Quinta Edição

Dyce, Sack e Wensing

Tratado de
ANATOMIA VETERINÁRIA

BALJIT SINGH BVSc&AH, MVSc, PhD, FAAA

3M National Teaching Fellow
Professor and Dean
Faculty of Veterinary Medicine
University of Calgary
Calgary, Canada

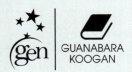

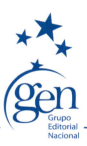

O GEN | Grupo Editorial Nacional – maior plataforma editorial brasileira no segmento científico, técnico e profissional – publica conteúdos nas áreas de ciências da saúde, exatas, humanas, jurídicas e sociais aplicadas, além de prover serviços direcionados à educação continuada e à preparação para concursos.

As editoras que integram o GEN, das mais respeitadas no mercado editorial, construíram catálogos inigualáveis, com obras decisivas para a formação acadêmica e o aperfeiçoamento de várias gerações de profissionais e estudantes, tendo se tornado sinônimo de qualidade e seriedade.

A missão do GEN e dos núcleos de conteúdo que o compõem é prover a melhor informação científica e distribuí-la de maneira flexível e conveniente, a preços justos, gerando benefícios e servindo a autores, docentes, livreiros, funcionários, colaboradores e acionistas.

Nosso comportamento ético incondicional e nossa responsabilidade social e ambiental são reforçados pela natureza educacional de nossa atividade e dão sustentabilidade ao crescimento contínuo e à rentabilidade do grupo.

Tradução e Revisão Científica

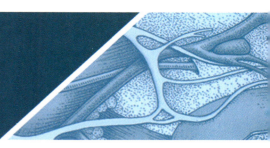

Coordenação da Revisão Científica
Paula de Carvalho Papa Keohane (Caps. 1, 3 e 5-10)
Professora Titular na área de Anatomia, Histologia e Embriologia do Veterinäranatomisches Institut, VetSuisse Fakultät, Universität Zürich
Graduada em Medicina Veterinária pela Universidade de São Paulo
Mestre em Fisiologia Humana, Instituto de Ciências Biomédicas I, pela Universidade de São Paulo
Doutora em Fisiopatologia da Reprodução, Klinik für Geburtshilfe, Gynäkologie und Andrologie, Veterinärmedizin Fakultät, Justus-Liebig Universität Giessen, Alemanha
Pós-doutora pelos Veternäranatomisches Instituts da Tierärztliche Hochschule Hannover, e Justus-Liebig Universität Giessen, Alemanha
Livre Docente em Anatomia Aplicada pela Faculdade de Medicina Veterinária e Zootecnia da USP

Revisão Científica
Alex Sander Dias Machado (Caps. 18-24)
Mestre e Doutor em Anatomia dia Animais Domésticos e Silvestres pela FMVZ (USP)
Pós-doutor em Ecofisiologia pelo Instituto Oceanográfico (USP)
Professor adjunto da Faculdade de Medicina UFVJM
Medicina Veterinária pela Universidade Federal de Pelotas RS-UFPEL

Carlos Eduardo Bezerra de Moura (Caps. 11-17)
Professor-Associado do Departamento de Ciências Animais do Centro de Ciências Agrárias da Universidade Federal Rural do Semi-árido
Graduado em Medicina Veterinária pela Universidade Federal Rural do Semi-árido
Mestre em Ciências, área de Anatomia dos Animais Domésticos e Silvestres, pela Universidade de São Paulo
Doutor em Ciências, área de Anatomia dos Animais Domésticos e Silvestres, pela Universidade de São Paulo

Danila Barreiro Campos (Caps. 37 e 38)
Professora-Associada na área de Anatomia dos Animais Domésticos do Departamento de Ciências Veterinárias do Centro de Ciências Agrárias da Universidade Federal da Paraíba
Graduada em Medicina Veterinária pela Universidade Federal de Uberlândia
Mestre em Ciências Veterinárias, área de Anatomia dos Animais Domésticos, pela Universidade Federal de Uberlândia
Doutora em Ciências, área de Anatomia dos Animais Domésticos e Silvestres, pela Universidade de São Paulo
Pós-doutora pela Universidade de São Paulo e pela Université de Montréal, CA

Liza Margareth Medeiros de Carvalho Sousa (Caps. 25-31)
Professora Titular na área de Anatomia dos Animais Domésticos do Instituto de Ciências da Saúde da Universidade Paulista
Graduada em Medicina Veterinária pela Universidade Estadual do Maranhão
Mestre em Ciências Veterinárias, área de Anatomia dos Animais Domésticos, pela Universidade de São Paulo
Doutora em Ciências, área de Anatomia dos Animais Domésticos e Silvestres, pela Universidade de São Paulo
Pós-doutora pela Universidade de São Paulo e pela Universidade Federal da Paraíba

Marcello Machado (Caps. 2, 4 e 32-36)
Professor Adjunto na área de Anatomia Veterinária do Departamento de Anatomia do Setor de Ciências Biológicas da Universidade Federal do Paraná
Graduado em Medicina Veterinária pela Pontifícia Universidade Católica do Paraná
Especialista em Biologia do Desenvolvimento e Células-tronco pela Universidade de São Paulo
Doutor em Ciências, área de concentração em Anatomia dos Animais Domésticos e Silvestres, pela Universidade de São Paulo

Tradução
Beatriz Perez Floriano (Caps. 18-24 e 37, 38)
Médica Veterinária formada pela UNESP
Mestre e Doutora em Ciência Animal pela UNESP
Professora e Anestesiologista Veterinária das Faculdades Integradas de Ourinhos

Felipe Gazza Romão (Caps. 4-10, 27-31 e índice)
Professor das FIO - Faculdasdes Integradas de Ourinhos
Doutorando pelo departamento de Clínica Veterinária da FMVZ - UNESP Botucatu Mestre pelo departamento de Clínica Veterinária da FMVZ - UNESP Botucatu
Residência em Clínica Médica de Pequenos Animais na FMVZ - UNESP Botucatu

Luciana Maria Cafasso (Cap. 25)
Bacharel em Letras – Inglês/Literaturas pela UERJ
Pós-graduanda em Edição e Gestão Editorial pelo Núcleo de Estratégias e Políticas Editoriais (NESPE)

Luciana Moura Campos Pardini (Caps. 32-36)
Graduação em Medicina Veterinária pela Faculdade de Medicina Veterinária e Zootecnia da UNESP-Botucatu
Residência em Cirurgia de Pequenos Animais e Mestrado em Biotecnologia Animal pela UNESP-Botucatu
Doutora em Bases Gerais da Cirurgia pela Faculdade de Medicina da UNESP-Botucatu

Raphaela Capella de Souza Póvoa (Cap. 26)
Mestranda em Clínica Odontológica com ênfase em Cirurgia pela Universidade Federal Fluminense (UFF/Niterói)
Especialista em Cirurgia e Traumatologia Bucomaxilofacial pela Universidade do Estado do Rio de Janeiro (UERJ)
Graduação em Odontologia pela UERJ

Renata Scavone (Caps. 1-3 e 11-17)
Doutorado em Imunologia pelo Instituto de Ciências Biomédicas da Universidade de São Paulo (USP)
Graduação em Veterinária pela Faculdade de Medicina Veterinária e Zootecnia da USP

- O autor deste livro e a editora empenharam seus melhores esforços para assegurar que as informações e os procedimentos apresentados no texto estejam em acordo com os padrões aceitos à época da publicação, *e todos os dados foram atualizados pelo autor até a data de fechamento do livro*. Entretanto, tendo em conta a evolução das ciências, as atualizações legislativas, as mudanças regulamentares governamentais e o constante fluxo de novas informações sobre os temas que constam do livro, recomendamos enfaticamente que os leitores consultem sempre outras fontes fidedignas, de modo a se certificarem de que as informações contidas no texto estão corretas e de que não houve alterações nas recomendações ou na legislação regulamentadora.

- O autor e a editora se empenharam para citar adequadamente e dar o devido crédito a todos os detentores de direitos autorais de qualquer material utilizado neste livro, dispondo-se a possíveis acertos posteriores caso, inadvertida e involuntariamente, a identificação de algum deles tenha sido omitida.

- **Atendimento ao cliente: (11) 5080-0751 | faleconosco@grupogen.com.br**

- Traduzido de
  DYCE, SACK AND WENSING'S TEXTBOOK OF VETERINARY ANATOMY, FIFTH EDITION
  Copyright © 2018 Elsevier Inc. All Rights Reserved, including those for text and data mining, AI training, and similar technologies.
  Publisher's note: Elsevier takes a neutral position with respect to territorial disputes or jurisdictional claims in its published content, including in maps and institutional affiliations.
  Previous editions copyrighted 2010, 2002, 1996, 1987.
  This edition of DYCE, SACK AND WENSING'S TEXTBOOK OF VETERINARY ANATOMY, FIFTH EDITION by Baljit Singh is published by arrangement with Elsevier, Inc.
  ISBN: 978-0-323442640
  Esta edição de DYCE, SACK AND WENSING'S TEXTBOOK OF VETERINARY ANATOMY, 5ª edição, de Baljit Singh, é publicada por acordo com a Elsevier, Inc.

- Direitos exclusivos para a língua portuguesa
  Copyright © 2019, 2025 (3ª impressão) by
  GEN | Grupo Editorial Nacional S.A.
  Publicado pelo selo Editora Guanabara Koogan Ltda.
  Travessa do Ouvidor, 11
  Rio de Janeiro – RJ – 20040-040
  www.grupogen.com.br

- Reservados todos os direitos. É proibida a duplicação ou reprodução deste volume, no todo ou em parte, em quaisquer formas ou por quaisquer meios (eletrônico, mecânico, gravação, fotocópia, distribuição pela Internet ou outros), sem permissão, por escrito, do GEN | Grupo Editorial Nacional Participações S/A.

- Capa: Vinicius Dias
- Editoração eletrônica: Thomson Digital

Nota

Esta obra foi produzida por GEN - Grupo Editorial Nacional sob sua exclusiva responsabilidade. Médicos e pesquisadores devem sempre fundamentar-se em sua experiência e no próprio conhecimento para avaliar e empregar quaisquer informações, métodos, substâncias ou experimentos descritos nesta publicação. Devido ao rápido avanço nas ciências médicas, particularmente, os diagnósticos e a posologia de medicamentos precisam ser verificados de maneira independente. Para todos os efeitos legais, a Elsevier, os autores, os editores ou colaboradores relacionados a esta obra não assumem responsabilidade por qualquer dano/ou prejuízo causado a pessoas ou propriedades envolvendo responsabilidade pelo produto, negligência ou outros, ou advindos de qualquer uso ou aplicação de quaisquer métodos, produtos, instruções ou ideias contidos no conteúdo aqui publicado.

- Ficha catalográfica

CIP-BRASIL. CATALOGAÇÃO NA PUBLICAÇÃO
SINDICATO NACIONAL DOS EDITORES DE LIVROS, RJ

S624t

    Singh, Baljit
        Tratado de anatomia veterinária / Baljit Singh ; coordenação da revisão científica
Paula de Carvalho Papa Keohane ; revisão científica Alex Sander Dias Machado ...
[et al.] ; tradução Beatriz Perez ... [et al.]. - 5. ed. [Reimpr.]. - Rio de Janeiro : GEN | Grupo Editorial Nacional.
Publicado pelo selo Editora Guanabara Koogan Ltda., 2025.

    28 cm.

    Tradução de: Dyce, sack and wensing's textbook of veterinary anatomy
    Inclui bibliografia e índice
    ISBN 9788535290240

    1. Anatomia veterinária. I. Keohane, Paula de Carvalho Papa. II. Machado, Alex
Sander Dias. III. Perez, Beatriz. IV. Título.

19-56413   CDD: 636.0891
                             CDU: 636.09:616-091

Leandra Felix da Cruz - Bibliotecária - CRB-7/6135

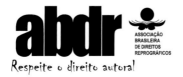

Colaboradores

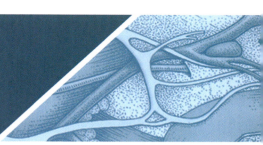

CHAPTER CONTRIBUTORS

 Judy Klimek, DVM, MS

Associate Professor
Department of Anatomy and Physiology
Kansas State University College of Veterinary Medicine
Manhattan, KS

 Emily J. Reppert, DVM, MS, DACVIM

Assistant Professor
Livestock Services
Department of Clinical Sciences
Kansas State University
Manhattan, KS

 Gillian Muir, DVM, PhD

Professor and Head
Department of Veterinary Biomedical Sciences
Western College of Veterinary Medicine
University of Saskatchewan
Canada

FIGURE CONTRIBUTORS

 Kalman Czeibert, DVM

Research Fellow
Justanatomy Ltd.
Hungary

 Ram S. Sethi, BVSc&AH, MVSc, PhD

Professor
School of Animal Biotechnology
Guru Angad Dev Veterinary and Animal Sciences University
Ludhiana, Punjab

 Ors Petnehazy, DVM, PhD

Research Fellow
Institute of Diagnostic Imaging and Radiation Oncology
Kaposvár University
CEO, Justanatomy Ltd.
Hungary

 Jaswant Singh, BVSc&AH, MVSc, PhD

Professor
Department of Veterinary Biomedical Sciences
University of Saskatchewan
Saskatoon, Canada

Prefácio

É uma honra e um verdadeiro privilégio ser incumbido com a tarefa de preparar a 5ª edição do *Tratado de Anatomia Veterinária* por Dyce, Sack e Wensing. Quando comecei como um professor assistente de graduação em cursos de anatomia veterinária, eu nunca imaginei ou poderia imaginar tal oportunidade. Dos três anatomistas altamente distintos e autores originais deste texto, eu conheci apenas o Professor Wolfgang Sack no encontro da American Association of Veterinary Anatomists em Knoxville em 1996, quando eu era um bolsista de pós-doutorado. Naturalmente, eu tinha medo dele! Mas ele foi um grande encorajador dos meus esforços para me tornar um professor de anatomia veterinária.

Eu tive um cuidado excepcional para manter a integridade fundamental do tratado conforme desenvolvido e cultivado pelos Professores Dyce, Sack e Wensing. Os estudantes aceitam este texto como um "guia" de anatomia para sua leitura fundamental, assim como um texto de verificação rápida. Eu também encontrei este livro em um grande número de clínicas veterinárias, e os veterinários atestam sua grande utilidade na prática clínica da medicina veterinária. Estas observações ressaltam o valor estabelecido do texto e sua permanência ao longo dos anos.

Existem diversas correntes atuais que influenciam o ensino da anatomia veterinária. Estas correntes, incluindo um aumento no volume de informações clínicas veterinárias e biomédicas, resultaram na diminuição da alocação de tempo para educar estudantes nas ciências anatômicas veterinárias de forma geral. A embriologia veterinária quase foi eliminada das matrizes curriculares médicas veterinárias. O tempo nas matrizes curriculares veterinárias para ministrar histologia também foi reduzido significativamente. Assim, está ressurgindo a concepção de que estas correntes não estejam estimulando o desenvolvimento de conhecimento básico suficiente da anatomia veterinária e um conjunto integrado de conceitos para os estudantes. Por exemplo, o crescimento da utilização de modalidades de imagem na medicina veterinária criou a necessidade de melhor ensino na anatomia veterinária. Ademais, a redução do tempo dedicado à instrução da anatomia veterinária está estimulando o interesse na educação mais integrada de anatomia, histologia e embriologia; o *Tratado de Anatomia Veterinária* está na vanguarda de tal instrução integrada da anatomia veterinária.

A 5ª edição do *Tratado de Anatomia Veterinária* introduz muitas alterações e faz uma indicação suave da direção futura do livro. Ao preparar esta edição, eu tive muitas discussões com estudantes e alguns colegas professores. As principais alterações são as seguintes:

- edição significativa do texto para remoção de várias redundâncias;
- remoção do texto que não é relevante ao estudante de medicina veterinária;
- adição de quase 100 novas figuras;
- adição de várias figuras em nível submacroscópico para criar uma ligação entre anatomia macroscópica e histologia;
- adição de um novo capítulo sobre camelídeos;
- criação de mais de 120 caixas de texto destacadas para tornar mais fácil a compreensão de importantes conceitos e algumas características clínicas;
- adição de novas tabelas para resumir informação;
- criação de um novo quadro chamado Verifique sua Compreensão no final de cada capítulo, para facilitar a discussão e a prática em grupo;
- introdução de novos colaboradores: Dra. Gillian Muir trabalhou em capítulos relacionados com o sistema nervoso, e Dra. Judy Kilmek e Dra. Emily Reppert contribuíram com o novo capítulo sobre camelídeos. Dr. Jaswant Singh, Dr. Ors Petnehazy, Dr. Kalman Czeibert e Dr. R. S. Sethi contribuíram com ilustrações.

No conjunto, estas alterações permitem que o tratado, ao mesmo tempo em que mantém seu conteúdo rigoroso, comece a olhar em direção a uma nova fase de sua vida.

Este trabalho não seria possível sem o apoio excepcional recebido da equipe da Elsevier. Em particular, eu expresso agradecimentos sinceros a Penny Rudolph, que me encorajou para criar materiais de ensino para o aprendizado da anatomia veterinária. Após ter trabalhado com ela na criação do *Flash Cards de Anatomia Veterinária* e *Atlas Colorido de Anatomia Veterinária* da Elsevier, eu apreciei novamente fazê-lo na preparação da 5ª edição do *Tratado de Anatomia Veterinária*. Durante toda a preparação desta edição, eu recebi grande apoio e encorajamento de Alexandra York, Kamatchi Madhavan, Shelly Stringer e Brian Loehr.

Finalmente, eu agradeço vários professores e estudantes que foram essenciais no meu desenvolvimento como professor. Agradecimentos especiais ao Dr. Alastair Summerlee, um excepcional professor e sábio, que me deu a primeira oportunidade como professor assistente de graduação em laboratórios de anatomia.

Eu estou ansioso para receber comentários de estudantes e de colegas professores de anatomia para realizar melhoras adicionais ao livro e serei receptivo às suas opiniões sobre as alterações introduzidas nesta edição.

Sobre o Autor

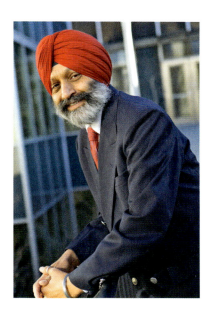

Baljit Singh é Diretor e Professor de Anatomia Veterinária na Faculdade de Medicina Veterinária da Universidade de Calgary. Antes disso, foi Professor e Pró-reitor de Pesquisa na Faculdade de Medicina Veterinaria do Oeste, Universidade de Saskatchewan. Obteve bacharelado e mestrado na Universidade Agrícola de Punjab e doutorado na Universidade de Guelph, e completou treinamento de pós-doutorado na Universidade Texas A&M e na Universidade de Columbia em Nova Iorque. Singh é licenciado como médico veterinário no Canadá.

Baljit recebeu diversos prêmios de ensino, incluindo o Prêmio de Anatomista Veterinário de Destaque (2016) da Associação Americana de Anatomistas Veterinários; o Prêmio Nacional de Ensino 3M no Canadá (2009), a maior honra de ensino do Canadá; e Prêmio de Melhor Professor da Universidade de Saskatchewan. Ele é um membro da Associação Americana de Anatomistas e serviu como presidente da Associação Americana de Anatomistas Veterinários (2005-2008), como um membro do Comitê Nacional Canadense para Medicina Veterinária (2006-2013), e como um membro do conselho de educação da Associação Americana-Canadense de Médicos Veterinários.

A linha de pesquisa de Baljit está voltada para as áreas de inflamação pulmonar, doenças infecciosas e nanomedicinas. Ele treinou mais de 90 pós-graduandos, graduandos e estudantes de pós-doutorado, e publicou aproximadamente 95 artigos científicos. Ele é atualmente Editor de Seção (Imunologia/Inflamação) da *Cell and Tissue Research* e editor da *Advances in Anatomy, Embriology and Cell Biology*. Ele recebeu o Prêmio Pfizer de Excelência em Pesquisa, foi Professor Visitante no Centro de Excelência em Imunologia, Hannover, Alemanha, e foi convidado para ministrar diversas palestras.

Fontes das Ilustrações

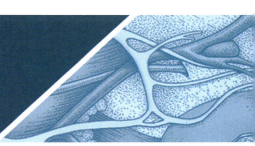

Figura 1.3: Adaptado de Feeney DA, Fletcher TF, Hardy RM: *Atlas of correlative imaging anatomy of the normal dog,* Philadelphia, 1991, Saunders.

Figuras 1.14, A; 1.20, A; 1.22, A; 2.1; 2.23; 2.24; 2.27; 2.53; 11.44, A; 12.9; 12.12; 15.13; 16.2; 16.5; 16.13; 17.3; 30.5: Desenhado por DS Geary. Cortesia Dr. A. Horowitz, Oregon State University; e por Horowitz A: *Guide for the laboratory examination of the anatomy of the horse,* Columbus, 1965, The University of Ohio, Dept. de Anatomia Veterinária [Publicado pelo autor]; e Horowitz A: *The fundamental principles of anatomy: dissection of the dog,* Saskatoon, 1970, University of Saskatchewan [Publicado pelo autor].

Figura 1.5, A: Cortesia de Dr. JS Boyd, Glasgow University.

Figuras 1.5, B; 22.16: Cortesia de Dr. BA Ball, Cornell University.

Figura 1.12: Adaptado de Dawkins MJR, Hull D: The production of heat by fat, *Scient Am,* 213:62-67, 1965.

Figura 1.15: Adaptado de Brokes M, Elkin AC, Harrison RG, Heald CB: A new concept of capillary circulation in bone cortex, *Lancet,* 1:1078-1081, 1961.

Figuras 2.15; 2.63; 17.5: Adaptado de Taylor IA: *Regional and Applied Anatomy of the Domestic Animals,* Edinburgo, 1970, Oliver & Boyd.

Figuras 2.25; 15.12: Cortesia de Dr. A. Rijnberk, Utrecht University.

Figura 2.26: Adaptado de Bradley OC: *Topographic anatomy of the dog,* ed 6, Edinburgo, 1959, Oliver & Boyd.

Figuras 2.37; 5.38; 18.3, B: Baseado em Nickel R, Schumer A, Seiferle E: *Lehrbuch der Anatomie der Haustiere,* Berlim, 1987, Paul Parey.

Figuras 3.26: Baseado em Nickel R, Schumer A, Seiferle E: *Lehrbuch der Anatomie der Haustiere,* Berlim, 1987, Paul Parey.

Figuras 3.37; 10.18; 10.19: Redesenhado a partir de Ellenberger W, Baum H: *Handbuch der vergleichenden Anatomie der Haustiere,* ed 18, Berlim, 1974, Springer.

Figura 3.45: Cortesia de Dr. F Preuss, Berlim.

Figuras 4.3, B; 11.10, B; 11.42; 11.45, B; 14.13, B; 14.27, B; 14.32, B; 23.22; 23.24, A: Cortesia de Dr. PV Scrivani, Cornell University.

Figuras 4.10; 4.18: Adaptado de Nickel R, Schummer A, Seiferle E, Sack WO: *The viscera of the domestic animals,* ed 2, Nova Iorque, 1978, Springer.

Figuras 5.40; 5.62; 5.73, B; 15.9; 15.10; 34.3: Cortesia de Dr. B Colenbrander, Utrecht University.

Figura 5.68: Cortesia de Dr. DF Antczak, Cornell University.

Figuras 5.72, A; 37.20: Cortesia de Dr. JM Fentener van Vlissingen, Roterdã.

Figuras 5.73; 11.2; 11.3; 11.4; 15.26: Cortesia de M Gaus, Lelystad.

Figura 7.2: Redesenhado a partir de Noden, DM, e de Lahunta A: *The embryology of domestic animals,* Baltimore, 1985, Williams & Wilkins.

Figura 7.26: Redesenhado a partir de Moore KL: *The developing human: clinically oriented embryology,* ed 5, Filadelfia, 1993, Saunders.

Figuras 7.39: A partir de Simoens P, de Vos NE: Angiology. In Schaller O, editor: *Illustrated veterinary anatomical nomenclature,* Kinderhook, NY, 1992, IBD Ltd.

Figura 7.41: Baseado em Evans HE, de Lahunta A: *Guide to the dissection of the dog,* ed 7, Filadelfia, 2010, Saunders.

Figuras 7.42, 7.44: A partir de Budras KD, Fricke W: *Atlas der Anatomie des Hundes, Kompendium für Tierärzte und Studierende,* Hannover, 1993, Schlütersche Verlagsanstalt.

Figuras 7.53; 7.54: Baseado em Frewein J, Vollmerhaus B, editors: *Anatomie von Hund und Katze,* Berlim, 1994, Blackwell.

Figuras 7.55; 7.59: A partir de Baum H: *Das lymphgefassystem des Hundes,* Berlim, 1918, Hirschwald.

Figura 7.60: Baseado em Vollmerhaus B: In Nickel R, Schummer A, Seiferle E, editors: *The anatomy of the domestic animals,* Vol. 3, Berlim, 1981, Paul Parey.

Figura 7.62: A partir de Steger G: Zur Biologie der Milz der Haussäugetiere, *Deutsch Tierärztl Wochenschr* 39:609–614, 1939.

Figuras 8.12; 8.25: Baseado em Romer AS: *The vertebrate body,* ed 3, Philadelphia, Saunders, 1962.

Figuras 8.20; 8.23; 8.58; 11.19; 11.20: Cortesia de Dr. J Ruberte, Barcelona.

Figura 8.61: A partir de Lahunta A: *Veterinary neuroanatomy and clinical neurology,* ed 3, Filadelfia, 2009, Saunders.

Figura 8.77: Redesenhado de Mizeres, NJ: The anatomy of the autonomic nervous system in the dog, *Am J Anat* 96:285–318, 1955.

Figuras 9.4; 9.6; 9.14; 11.37, A-B: Cortesia Dr. F Stades e Dr. M Boeve, Utrecht University.

Figura 9.22: Cortesia de Dr. P Simoens, Gent University.

Figuras 11.7, B; 11.10, C; 16.10, E-F; 17.8, B: Cortesia de Dr. C Poulsen Nautrup, Hannover.

Figuras 11.17, B; 15.2; 16.3, C-D; 16.8, C-D; 16.9, C-D; 17.1, C-D; 18.6; 18.27; 23.7; 23.9; 23.13: Cortesia Dr. N Dykes, Cornell University.

Figuras 11.18; 11.31, A-B; 11.43, A-B: Cortesia de Dr. AJ Venker van Haagen, Utrecht University.

Figura 11.22: Redesenhado de Lahunta A, Habel RE: *Applied veterinary anatomy,* Philadelphia, 1998, Saunders.

Figuras 11.23; 13.20; 15.23, B; 17.4, D; 17.7, C-D; 37.16, A: Cortesia de Dr. BJ Smith, Virginia Technical and State University.

Figuras 13.13, B; 14.2; 14.3: A partir de Marthen G: Über die Arterien der Körperwand des Hundes, *Morph Jahrb* 84:187–219, 1939.

Figura 15.20: Redesenhado a partir de Christensen GC: Angioarchitecture of the canine penis and the process of erection, *Am J Anat* 95:227–262, 1954.

Figuras 16.12; 17.10: Cortesia de Dr. RL Kitchell, University of California, Davis.

Figuras 18.21; 18.22: Cortesia de Dr. I Kassianoff, Hannover.

Figuras 18.24; 18.25: Cortesia de Dr. L de Schaepdrijver, Gent University.

Figura 18.33: Cortesia de Dr. KE Baptiste, Copenhagen.

Figuras 21.9; 21.15; 23.33; 23.38, A; 24.7, A: A partir de (e baseado em) Schmaltz R: *Atlas der Anatomie des Pferdes*, Vol. 4, Die Eingeweide, Berlim, 1927, Paul Parey; e Schmaltz R: *Atlas der Anatomie des Pferdes*, ed 3, Vol. 1. Berlim e Hamburgo, 1911, Paul Parey.

Figuras 22.4: Modificado de Hopkins GS: *Guide to the dissection and study of the blood vessels and nerves of the horse*, ed 3, lthaca, NY, 1937 [Publicado pelo autor].

Figura 22.12: Dr. TAE Stout, Utrecht University.

Figura 23.1: A partir de Blythe LL, Kitchell RL: Electrophysiologic studies of the thoracic limb of the horse, *Am J Vet Res* 43:1511–1524, 1982.

Figura 23.4: A partir de Ellenberger W, Dittrich H, Baum H: *Atlas of animal anatomy for artists*, Nova Iorque, 1956, Dover Publications.

Figura 23.14, B: Cortesia de Dr. AJ Nixon, Cornell University.

Figuras 23.16; 24.4; 24.11, A: A partir de B Volmerhaus, Munique.

Figura 23.35, B: Cortesia de Dr. N Crevier-Denoix, École National Vétérinaire Alfort.

Figura 23.37: Cortesia de Dr. H Brugalla, Berlim.

Figura 24.19: A partir de Pohlmeyer K, Redecker, R: Die für die Klinik bedeutsamen Nerven an den Gliedmassen des Pferdes einschliesslich möglicher Varianten*, Deutsche Tierärztl Wschr* 81:501–505, 1974.

Figuras 25.25; 30.14, A; 30.16; 31.9, A; 31.11: Cortesia de Dr. JE Smallwood, North Carolina State University.

Figura 26.1, B: Cortesia de Dr. A Meekma, Holanda.

Figura 27.1: Cortesia de Dr. C Pavaux, Toulouse.

Figuras 28.16, A; 28.17: Cortesia de Dr. RR Hofmann, Berlim.

Figura 28.20: A partir de Lagerlöf N: Investigations of the topography of the abdominal organs in cattle, and some clinical observations and remarks in connection with the subject, *Skand Vet* 19:1–96, 1929.

Figura 29.4: Redesenhado a partir de Habel RE: *Guide to the dissection of domestic ruminants*, ed 3, Ithaca, NY, 1983 [Publicado pelo autor].

Figura 29.38: Cortesia de Dr. GH Wentink, Arnhem.

Figura 29.44: Cortesia de J Peter, Zurique.

Figura 30.1: Cortesia de Dr. AD McCauley and Dr. FH Fox, Cornell University.

Figura 31.3: Cortesia de Dr. C Maala, University of the Philippines.

Figuras 31.7: Cortesia de Dr. GC van der Weyden, Utrecht.

Figuras 32.3; 32.14: Desenhado por Kramer B, Geary DS: De Sack WO, editor: *Horowitz/Kramer atlas of the musculoskeletal anatomy of the pig*, Ithaca, NY, 1982, Veterinary Textbooks.

Figura 32.13: A partir de Saar LI, Getty R: The interrelationship of the lymph vessel connections of the lymph nodes of the head, neck, and shoulder regions of swine, *Am J Vet Res* 25:618–636, 1964.

Figura 35.9: A partir de Mollerus FW: Zur funktionellen Anatomie des *Eberpenis*, Berlim (FU), 1967, Vet. Diss.

Figura 35.10: After Meyen J: Neue Untersuchungen zur Funktion des Präputialbeutels des Schweines, Zentralbl *Vet Med* 5:475–492, 1958.

Figuras 37.2; 37.4: A partir de Lucas AM, Stettenheim PR: *Avian anatomy: integument, parts I and II. Agriculture handbook 362*, Washington DC, 1972, US Government Printing Office.

Figura 37.3: Cortesia de Dr. M Frankenhuis, Zoológico de Amsterdã.

Figura 37.22: A partir de Komarek V: Die männliche Kloake der Entenvögel, *Anat Anz* 124:434–442, 1969.

Figura 38.1: Imagem de Richard Masoner; original não modificado. Disponível em: https://commons.wikimedia.org/w/index.php?curid=3131886. Este trabalho está licenciado sob a licença de Creative Commons Attribution-Share Alike 2.0 Generic.

Figura 38.2: Imagem de Andy Farrington; modificado do original (recortada). Disponível em: http://www.geograph.org.uk/reuse.php?id=2525996. Este trabalho está licenciado sob a licença de Creative Commons Attribution-Share Alike 2.0 Generic.

Figura 38.3: Imagem de Jaxxon; original não modificado. Disponível em: https://commons.wikimedia.org/wiki/File:Andean_woman_with_alpaca.jpg. Este trabalho está licenciado sob a licença de Creative Commons Attribution-Share Alike 3.0 Unported, 2.5 Generic, 2.0 Generic and 1.0 Generic.

Figura 38.4A: A, Imagem de Johann Dréo, Wikimedia Commons. Original não modificado. Disponível em: https://en.wikipedia.org/wiki/File:Unshorn_alpaca_grazing.jpg. Este trabalho está licenciado sob a licença de Creative Commons Attribution-Share Alike 2.0 Generic.

Figura 38.4B: B, Alpaca em Little Durnford Manor, by Trish Steel; modificado do original (recortado). Disponível em: https://commons.wikimedia.org/wiki/File:Alpaca_-_geograph.org.uk_-_511843.jpg. Este trabalho está licenciado sob a licença de Creative Commons Attribution-Share Alike 2.0 Generic.

Figura 38.10: Imagem de Arbutus Photography. Disponível em: https://www.flickr.com/photos/arbutus-ridge/8672528601/in/pool-1087584@n20. Este trabalho está registrado sob a licença de Creative Commons Attribution-Share Alike 2.0 Generic.

Figura 38.12: Original não foi modificado. Disponível em: https://www.flickr.com/photos/justinlindsay/91878991. Este trabalho está registrado sob a licença de Creative Commons Attribution-Share Alike 2.0 Generic.

Figuras 38.16, 38.21, 38.22, 38.25, 38.27, 38.31, 38.34, 38.37: de Cebra C, Anderson DE, Tibary A, et al.: *Llama and alpaca care: medicine, surgery reproduction,*

nutrition, and herd health, St. Louis, 2014, Elsevier, Fig. 38-11.

Figura 38.26: Desenhado a partir de Tibary A, and Vaughan J: Reproductive physiology and infertility in male South American camelids: a review and clinical observations, *Small Ruminant Res* 61:283–298, 2006.

Figura 38.30: De Cebra C, Anderson DE, Tibary A, et al.: *Llama and alpaca care: medicine, surgery reproduction, nutrition, and herd health*, St. Louis, 2014, Elsevier.

Figura 38.41: Cortesia de Dr. Gheorghe M. Constantinescu, University of Missouri. IN Constantinescu GM, Reed SK, Constantinescu IA: The Suspensory Apparatus and Digital Flexor Muscles of the Llama (Llama glama) 1. The Pelvic Limb, *Int J Morphol* 26(3):551-556, 2008.

Sumário

PARTE I — ANATOMIA GERAL

CAPÍTULO 1	Alguns Aspectos e Conceitos Básicos	1
CAPÍTULO 2	O Aparelho Locomotor	29
CAPÍTULO 3	O Aparelho Digestório	91
CAPÍTULO 4	O Aparelho Respiratório	139
CAPÍTULO 5	Sistema Urogenital	157
CAPÍTULO 6	Glândulas Endócrinas	203
CAPÍTULO 7	O Sistema Cardiovascular	210
CAPÍTULO 8	Sistema Nervoso	252
CAPÍTULO 9	Órgãos dos Sentidos	318
CAPÍTULO 10	Tegumento Comum	341

PARTE II — CÃES E GATOS

CAPÍTULO 11	A Cabeça e a Parte Ventral do Pescoço do Cão e do Gato	359
CAPÍTULO 12	O Pescoço, o Dorso e a Coluna Vertebral do Cão e do Gato	390
CAPÍTULO 13	O Tórax do Cão e do Gato	403
CAPÍTULO 14	O Abdome do Cão e do Gato	418
CAPÍTULO 15	Pelve e Órgãos Reprodutivos do Cão e do Gato	442
CAPÍTULO 16	Membros Anteriores do Cão e do Gato	464
CAPÍTULO 17	Membro Pélvico do Cão e do Gato	481

PARTE III — EQUINOS

CAPÍTULO 18	A Cabeça e o Pescoço Ventral do Equino	492
CAPÍTULO 19	O Pescoço, o Dorso e a Coluna Vertebral do Equino	522
CAPÍTULO 20	O Tórax do Equino	527
CAPÍTULO 21	Abdome dos Equinos	535
CAPÍTULO 22	Pelve e Sistemas Reprodutivos dos Equinos	552
CAPÍTULO 23	Membros Torácicos dos Equinos	574
CAPÍTULO 24	Membro Pélvico dos Equinos	612

PARTE IV — RUMINANTES

CAPÍTULO 25	A Cabeça e a Região Ventral do Pescoço do Ruminante	632
CAPÍTULO 26	Pescoço, Dorso e Cauda dos Ruminantes	652
CAPÍTULO 27	O Tórax do Ruminante	658
CAPÍTULO 28	O Abdome dos Ruminantes	664
CAPÍTULO 29	A Pelve e os Órgãos Reprodutivos do Ruminante	686
CAPÍTULO 30	O Membro Torácico do Ruminante	715
CAPÍTULO 31	O Membro Pélvico do Ruminante	729

PARTE V — SUÍNOS

CAPÍTULO 32	A Cabeça e a Parte Ventral do Pescoço do Suíno	739
CAPÍTULO 33	A Coluna Vertebral, o Dorso e o Tórax do Suíno	748
CAPÍTULO 34	O Abdome do Suíno	752
CAPÍTULO 35	A Pelve e os Órgãos Reprodutivos do Suíno	761
CAPÍTULO 36	Os Membros do Suíno	768

PARTE VI — AVES E CAMELÍDEOS

CAPÍTULO 37	A Anatomia das Aves	771
CAPÍTULO 38	A Anatomia Clínica das Lhamas e Alpacas	800

ÍNDICE	833

Parte I

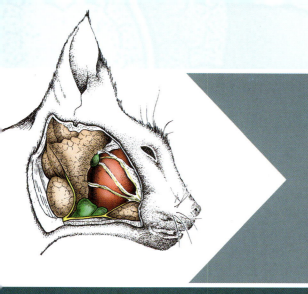

Anatomia Geral

Alguns Aspectos e Conceitos Básicos

1

 ### O ESCOPO DA ANATOMIA

A *anatomia* é o estudo da forma, arranjo (arquitetura) e estrutura dos tecidos e órgãos que compõem o corpo. É fundamental para a arte e a prática da medicina veterinária. A palavra, de origem grega, significa "cortar em pedaços", e a dissecação de cadáveres é o método tradicional usado na anatomia. Os anatomistas empregam diversas outras técnicas para complementar o conhecimento da anatomia macroscópica obtido com o uso do bisturi. O uso de microscopia óptica e eletrônica para estudo de componentes invisíveis a olho nu é uma subdivisão da anatomia conhecida como anatomia *microscópica*. A disciplina também se estende ao estudo dos estágios de desenvolvimento do organismo desde a concepção, passando pelo nascimento, juventude e maturidade, até a velhice; o estudo, conhecido como *anatomia do desenvolvimento*, tem escopo mais amplo que a embriologia clássica, cuja atenção está confinada aos embriões e fetos. Hoje, o foco central da anatomia é entender as relações entre estrutura e função, o que pode ser descrito como anatomia *funcional*.

Este livro discute principalmente a anatomia macroscópica, devido à prática geral de ministrar anatomia microscópica e anatomia do desenvolvimento em disciplinas separadas. Ainda assim, o livro trata de aspectos microscópicos e do desenvolvimento para promover o entendimento da anatomia macroscópica ou dar vida ao que poderia ser desinteressante.

As informações obtidas com a dissecação podem ser dispostas e organizadas de duas formas principais e complementares. A anatomia *sistemática* é o estudo de grupos de órgãos com funções bem similares e que constituem sistemas corpóreos – o sistema digestório, o sistema cardiovascular e assim por diante. Ela permite uma abordagem comparativa; combina aspectos macroscópicos, microscópicos, do desenvolvimento e funcionais; forma a base para o estudo de outras ciências médicas. Além disso, para o iniciante, é de mais fácil compreensão que a anatomia regional. Essa é a abordagem empregada nos Capítulos 2 a 10.

A abordagem alternativa, a anatomia *regional,* é usada na segunda e maior parte deste livro. A anatomia regional (ou topográfica) trata diretamente das formas e relações de todos os órgãos presentes em determinadas partes ou regiões do corpo. Dá menor atenção às funções que a anatomia sistemática, mas tem aplicação imediata no trabalho clínico. Uma vez que detalhes sem aparente interesse teórico podem ser relevantes para o clínico, é necessário considerar a anatomia regional das diferentes espécies de maneira separada. A anatomia regional é um dos fundamentos da prática clínica, e diferentes aspectos estudados com objetivos particulares são ocasionalmente conhecidos como anatomia *de superfície, aplicada, cirúrgica* e *radiológica* – termos com conotações sobrepostas, mas que não precisam de maior definição.

A LINGUAGEM DA ANATOMIA

A linguagem anatômica deve ser precisa e direta. Em um cenário ideal, cada termo teria um único significado e cada componente anatômico (corriqueiramente denominado de estrutura), apenas um nome. Infelizmente, há muito tempo, existe um excesso alarmante de termos e muita inconsistência em seu uso. Tentando diminuir essa confusão, um vocabulário de consenso internacional, a *Nomina Anatomica Veterinaria* (NAV)*, foi lançado em 1968 e, desde então, tem sido bastante aceito. A NAV foi revista pela última vez em 2012 e é usada de maneira consistente ao longo deste livro. Às vezes, incluímos uma segunda alternativa, mais antiga e não oficial, quando o termo está tão enraizado na prática clínica que sua eliminação parece improvável. Os termos da NAV estão em latim, mas é possível traduzi-los em equivalentes vernáculos. Uma vez que os nomes, em latim ou português, devem ser informativos e auxiliar a compreensão, caso seu significado não seja evidente, o leitor deve procurar os termos em dicionários médicos.

*Há um vocabulário separado, mas similar (a *Nomina Anatomica Avium*), devotado à anatomia de aves.

Os termos que indicam posição e direção devem ser dominados o quanto antes. Esses termos oficiais são mais precisos que as alternativas comuns, já que retêm sua relevância independentemente do posicionamento real do indivíduo. Eles são definidos na lista a seguir e seu uso é ilustrado na Fig. 1.1. Não os usamos de maneira pedante na ausência de possibilidade razoável de interpretação errônea. Ao empregar os termos comuns (acima, atrás e assim por diante), sempre temos em mente a posição anatômica padrão que, em um quadrúpede, é aquela em que o animal está em estação e alerta, o que difere da posição anatômica humana. Os anatomistas médicos usam muito mais os termos *anterior* e *posterior* e *inferior* e *superior*, que têm conotações bem diferentes quando aplicados a quadrúpedes. É melhor, portanto, evitar essas palavras, exceto em algumas aplicações específicas à anatomia da cabeça.

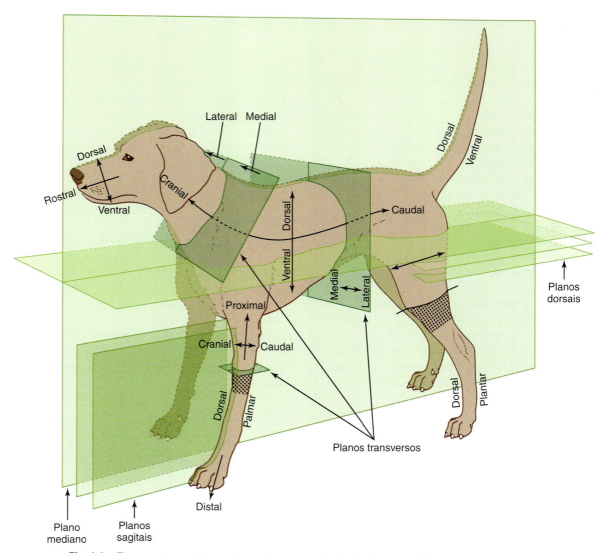

Fig. 1.1 Termos de posição e planos do corpo animal. As *áreas pontilhadas* representam o carpo e o tarso nos membros torácicos e pélvicos, respectivamente.

Os principais termos recomendados de posição e direção são dispostos em pares e deve-se enfatizar que se referem a posições relativas, não absolutas. Muitos destes adjetivos formam advérbios correspondentes por meio do uso do sufixo *-mente*.

Estruturas (ou posições) *dorsais* estão nas costas (dorso) do tronco ou, por extensão, em direção à superfície correspondente da cabeça ou da cauda.

Estruturas *ventrais* encontram-se na barriga (ventre) ou na superfície correspondente da cabeça ou da cauda.

Estruturas *craniais* estão na direção da cabeça (crânio), enquanto as *caudais* encontram-se em direção à cauda. Na cabeça, as estruturas voltadas para o focinho (rostro) são ditas *rostrais*; o termo caudal ainda é adequado.

Estruturas *mediais* estão no plano mediano (no meio), que divide o corpo em "metades" simétricas, direita e esquerda.

Estruturas *laterais* encontram-se nos lados (flancos) do animal.

Convenções diferentes se aplicam aos membros. Estruturas que repousam em direção à junção com o corpo são *proximais* (próximas), enquanto as mais afastadas são *distais* (distantes). Na parte proximal do membro (aqui definida como se estendendo do limite proximal do *carpo* [pulso] ou *tarso* [jarrete, tornozelo]), as estruturas que se encontram voltadas para a "frente" são ditas craniais, enquanto as voltadas para "trás" são caudais. Na parte distal restante do membro, as estruturas voltadas para a "frente" são dorsais (dorso, costas das mãos), enquanto as voltadas para "trás" são palmares, (palma das mãos) nos membros torácicos, e *plantares* (planta dos pés), nos membros pélvicos. Outros termos podem ser aplicados à anatomia dos dígitos. As estruturas axiais são próximas ao eixo de um dígito central ou do eixo do membro ao passar entre dois dígitos; as posições abaxiais (*ab*, longe de) são distantes do eixo de referência.

Os termos *externo* e *interno* e *superficial* e *profundo* não requerem explicação ou definição.

Às vezes, é necessário fazer referência a uma secção do corpo ou parte dele (Fig. 1.1). O plano *mediano* divide o corpo em metades simétricas direita e esquerda. Qualquer plano paralelo a esse é um plano *sagital*, e aqueles próximos ao mediano são ocasionalmente denominados planos *paramedianos*. Um plano *dorsal* secciona o tronco ou outra parte de forma paralela à superfície dorsal. Um plano *transversal* secciona o tronco, a cabeça, o membro ou outro apêndice de maneira perpendicular a seu próprio eixo longo.

Uma Introdução à Anatomia Regional

Embora os primeiros nove capítulos deste livro discutam a anatomia sistemática, os leitores prestes a iniciar um curso em laboratório descobrirão que precisam conhecer vários sistemas de uma só vez. O principal objetivo do restante deste capítulo é fornecer este fundamento.

Devotar alguma atenção a animais vivos, porém, também traz benefícios.

Estudo do Animal Vivo

A anatomia regional é bem estudada por meio da dissecação, mas esse método possui limitações óbvias quando o objetivo é o conhecimento da anatomia do animal vivo. Os órgãos embalsamados ou fixados são inertes e apresentam coloração e consistência muito diferentes daquelas observadas em seu estado vivo. As impressões obtidas na sala de dissecação devem, portanto, ser modificadas e corrigidas por frequentes consultas a materiais frescos ou imagens radiográficas, pela observação de cirurgias, sempre que possível, e pela aplicação de métodos mais simples de exame clínico de animais sadios. Sugerimos que o aluno use muitas oportunidades experimentais de aprendizado para desenvolver os bons fundamentos do conhecimento anatômico.

O método mais simples é a *observação* dos contornos, proporções e postura do corpo. As projeções ósseas são as referências mais evidentes, mas músculos superficiais e vasos sanguíneos também são úteis, embora menos evidentes; esses pontos de referência permitem a dedução do posicionamento de outras estruturas com base em suas relações conhecidas. Não é preciso muita experiência para revelar a importância de raça, idade, sexo e variações individuais ou mostrar que, embora algumas referências sejam fixas e confiáveis, outras tendem a se mover. Algumas (comoo arco costal) se movimentam a cada respiração, enquanto outras apresentam alterações mais graduais, tornando-se mais ou menos proeminentes ou mudando de posição com a deposição ou depleção de tecido adiposo ou com o avanço da gestação.

Estruturas que não são diretamente visíveis podem ser identificadas por *palpação*, ou seja, pelo toque gentil ou firme, conforme necessário. Os ossos podem ser identificados por sua rigidez, os músculos por sua contração, as artérias pela pulsação, as veias pelo aumento de volume quando seu fluxo é interrompido pela pressão, e os linfonodos e órgãos internos, por seu tamanho, forma e consistência. Ainda assim, a variação é extensa e influenciada por muitos fatores. A palpação através da pele pode ser complementada pela exploração digital ou manual por via retal ou vaginal.

Certos órgãos podem ser identificados por *percussão*, provocando ressonância quando a pele sobreposta recebe uma batida seca (de maneira clínica pré-determinada). Materiais diferentes produzem sons diferentes; um órgão repleto por gás é mais ressonante, enquanto um órgão sólido ou preenchido por fluido emite sons mais fracos. As atividades normais de determinados órgãos produzem sons de forma contínua ou intermitente. Embora os pulmões e o coração (inclusive o coração fetal) sejam os principais exemplos de órgãos cujas posições podem ser determinadas por *auscultação*, o movimento do sangue nos vasos ou do gás e da ingesta no estômago e nos intestinos também pode ser fonte importante de informação anatômica. Ao aplicar tais técnicas, lembre-se de que a condução errática do som por materiais de diferentes densidades pode distorcer as indicações de posicionamento e dimensões da fonte.

O estudo da anatomia de animais vivos pode ser complementado por outros métodos, cuja prática requer treinamento considerável e o uso de equipamentos mais elaborados do que um simples estetoscópio. Esses outros procedimentos originaram diversas das novas ilustrações espalhadas pelos últimos capítulos; o conhecimento elementar sobre sua obtenção pode auxiliar sua compreensão, mas o detalhamento das diversas tecnologias envolvidas está claramente além do escopo desta publicação.

Muitas partes e cavidades que normalmente não podem ser visualizadas são observadas com o auxílio de diversos instrumentos. Entre eles, talvez o mais popular seja o oftalmoscópio, usado para estudar o fundo do olho, e o otoscópio, utilizado na exploração do meato acústico externo. Existem outros instrumentos, genericamente denominados "endoscópios", que podem ser introduzidos em orifícios naturais para inspeção de partes mais profundas, como a cavidade nasal, a árvore brônquica ou o lúmen gástrico. Esses exemplos de endoscopia são procedimentos não invasivos, mas outros exames requerem uma cirurgia preparatória. Entre eles, a artroscopia, inspeção do interior das articulações sinoviais, e a laparoscopia, técnica em que um endoscópio passa por uma pequena abertura na parede abdominal. Esta última técnica pode ser empregada para fins diagnósticos ou ainda para o controle visual da cirurgia (*keyhole*, literalmente "buraco de fechadura") com instrumentos introduzidos em portais separados.

A rigidez dos primeiros endoscópios limitava sua utilidade. Os endoscópios modernos usam sistemas flexíveis feitos de fibra óptica e são controlados de maneira remota. Os principais componentes da fibra óptica são os dois feixes de fibra de vidro. Um conduz a luz em sentido distal, de uma fonte externa à região a ser observada; as fibras que o compõe podem ser relativamente espessas e dispostas de maneira aleatória. O segundo conduz a imagem e é composto por fibras mais finas, em posições fixas umas em relação às outras. A imagem é composta por diversas pequenas unidades, cada uma correspondente a uma única fibra, e é apresentada ao olho (ou à câmera ou sistema de vídeo) na extremidade proximal do instrumento.

A anatomia *radiográfica* foi, por algum tempo, um componente indispensável em todos os cursos de anatomia. Os raios X são produzidos pelo bombardeamento de elétrons em um alvo de tungstênio (foco) alojado em um tubo blindado. Somente um estreito feixe de raios X escapa e é direcionado à região relevante do indivíduo. A passagem dos raios pelo organismo é afetada pelos tecidos encontrados; aqueles compostos principalmente por elementos de grande peso atômico tendem a dispersar ou absorver os raios, enquanto os que apresentam maiores concentrações de elementos de baixo peso atômico têm efeitos proporcionais menores. Devido a seu teor de cálcio, os ossos claramente pertencem

à primeira categoria (radiopaca), enquanto os tecidos moles tendem a pertencer à segunda (radiotransparente). Os raios que conseguem atravessar o indivíduo impregnam um filme sensível (ou outro detector) que responde à radiação recebida. Ao ser revelado, hoje principalmente como imagens digitais, as áreas recobertas por tecidos moles (ou espaços preenchidos por gás) são escuras, até mesmo pretas, e as que contêm ossos (ou outro material radiopaco) são mais claras ou mesmo brancas. O uso de um contraste para recobrir a superfície ou preencher espaços pode melhorar a diferenciação de tecidos de radiodensidade similar. Existem métodos específicos, com diversos materiais, para ressaltar as características de diferentes estruturas, como o lúmen gástrico, o trato urinário e o espaço subaracnóide.

As projeções radiográficas são identificadas por referências ao trajeto do feixe de raios X que atravessa o indivíduo. Assim, a radiografia de um animal em posição supina, com o ventre voltado para a fonte de raios X, é descrita como *ventrodorsal*; a radiografia com o animal em posição contrária, agora com o ventre voltado para o filme, é denominada *dorsoventral*. A convenção dá pouca margem a confusões, mas, às vezes, origina termos estranhos, como *dorsolateral-plantaromedial*, que especifica determinada projeção oblíqua do jarrete.

O conhecimento de certos princípios ajuda a evitar algumas interpretações errôneas comuns: a imagem de qualquer estrutura é sempre ampliada pelo grau determinado pela relação entre a distância do foco ao filme e a distância do foco ao objeto; a divergência dos raios X produz um desvio aparente no posicionamento de qualquer objeto que não esteja logo abaixo do foco. Dois diagramas simples (Fig. 1.2) esclarecem esses pontos. Um problema de resolução mais complexa é causado pela sobreposição de imagens de estruturas que repousam umas sobre as outras. Uma solução engenhosa, mas apenas parcialmente eficaz, foi conseguida com o movimento coordenado, em direções opostas, do tubo e do filme durante o período de exposição (Fig. 1.3A). Nessa técnica, conhecida como *tomografia*, o eixo de movimentação do tubo e do filme coincide com o plano de secção horizontal do indivíduo sob avaliação. As estruturas contidas nessa secção permanecem mais ou menos no foco durante a exposição, enquanto as imagens produzidas pelas estruturas em outros níveis são borradas ou incorporadas pelo plano de fundo. Tais tomógrafos nunca foram muito empregados na radiologia veterinária. Uma técnica desenvolvida depois, mais sofisticada, conhecida como *tomografia computadorizada* (TC), possui uma base diferente, mas mantém o objetivo de mostrar claramente as partes de determinada secção do corpo, excluindo imagens irrelevantes. Apesar do custo considerável do aparelho e de seu uso limitado em animais de grande porte, essa técnica agora é amplamente oferecida em centros de referência em medicina veterinária.

Nos modernos aparelhos de TC, a fonte de raios X se move em um círculo centrado no eixo longitudinal do indivíduo; o movimento completo leva de um a vários

Capítulo 1 **Alguns Aspectos e Conceitos Básicos** 5

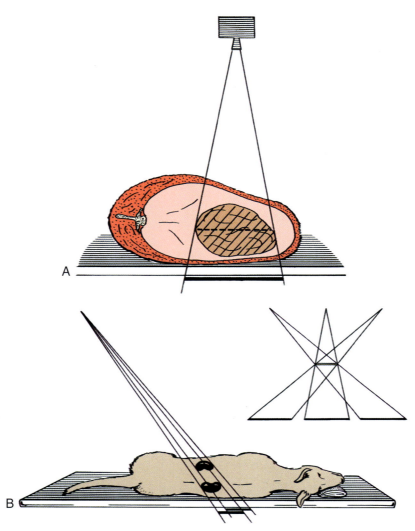

Fig. 1.2 (A) Desenho esquemático ilustrando o efeito da ampliação em radiografias causado pela divergência dos raios X. (B) Desenho esquemático ilustrando a aparente mudança de posição de um órgão que não está imediatamente abaixo do foco dos raios X.

segundos (Fig. 1.3B). Nesse período, o movimento do tubo é repetidamente interrompido por momentos muito breves; em cada um deles, uma explosão de radiação é direcionada ao indivíduo ao longo de um raio diferente. Os feixes que penetram a finíssima secção selecionada colidem com uma série de detectores distintos ou, em alguns modelos, com partes de um detector circunferencial contínuo, sendo então fotomultiplicados. Após o término do procedimento, os registros são analisados, comparados e combinados de acordo com fórmulas complexas (algoritmos); a partir desses cálculos, é construída uma única imagem transversal, onde formas, localizações e radiodensidades comparadas de todos os tecidos da secção corpórea selecionada são representadas (Fig. 1.4). Em casos mais complexos, sobreposições múltiplas ou secções adjacentes podem ser visualizadas em um processo contínuo, mais extenso. A quantidade de informações obtidas pelo processo contínuo possibilita, por meio de cálculos ainda mais elaborados, a construção de imagens em outros planos além dos transversais. Os dados também podem ser manipulados para aumentar as sutis diferenças de contraste apresentadas pelos tecidos de radiodensidade muito similar.

Obviamente, a TC também tem desvantagens: os indivíduos devem ficar imóveis durante o procedimento de exposição; a dose total de radiação pode ser considerável, embora as exposições individuais sejam muito curtas e as imagens resultantes, amplificadas; os artefatos podem gerar imagens enganosas; os atuais equipamentos de uso médico são adequados a pequenos animais, mas devem ser adaptados para animais de grande porte, onde são limitados a exames da cabeça e dos membros. Uma consequência da TC é a renovação do interesse em anatomia de secções transversais, abordagem à disciplina considerada irremediavelmente antiquada, mas hoje indispensável à interpretação das imagens.

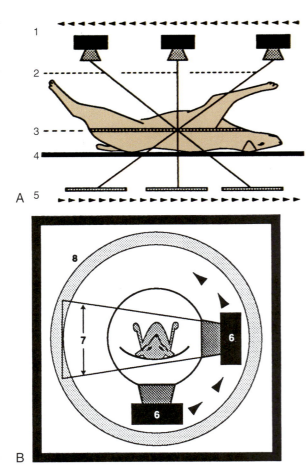

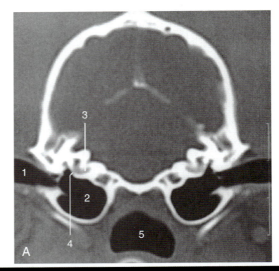

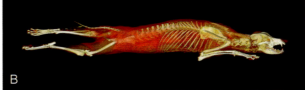

Fig. 1.3 Diagramas de um tomógrafo radiográfico básico (não computadorizado) (A) e de um equipamento de tomografia computadorizada (TC) de quarta geração (B). *1*, Movimentação da fonte de raios X durante a exposição; *2*, linhas que indicam a conexão mecânica entre a fonte de raios X e o detector de radiação (ou seja, o filme); *3*, plano do foco; *4*, paciente em posição supina em mesa estacionária; *5*, movimentação (em direção oposta) do detector durante a exposição; *6*, movimentação da fonte de raios X ao redor do paciente imóvel; *7*, feixe de raios X durante a exposição; *8*, anéis de detectores fixos ao redor do mecanismo rotativo do tubo de raios X.

Fig. 1.4 A, Imagem transversal de uma secção de tomografia computadorizada de 2 mm de espessura das bulas timpânicas e dos ossos temporais petrosos de cão. (Com uso de configurações ósseas). *1*, Meato acústico externo; *2*, bula timpânica; *3*, cóclea; *4*, janela redonda; *5*, nasofaringe. B, Modelo tridimensional gerado pela tomografia computadorizada de corpo inteiro de uma cadela.

O conhecimento da anatomia, principalmente as correlações entre estrutura e função, continuará a crescer com a implementação de novas ferramentas, como a tomografia por emissão de pósitrons-ressonância magnética (PET-RM), que explora a capacidade de alta resolução da RM com o uso de sofisticados traçadores de imagem da PET.

A familiaridade com a anatomia seccional (cortes transversais) é também necessária à prática da *ultrassonografia*. A técnica depende da capacidade de conversão de energia elétrica em ondas sonoras por um cristal piezelétrico e vice-versa. Ao ser estimulado, o cristal alojado adequadamente em um transdutor e colocado sobre uma área de pele envia um estreito feixe de ondas sonoras de frequência uniforme para o interior do corpo. As ondas são propagadas pelo tecido com intensidade cada vez menor, e uma parte volta à fonte a cada encontro, formando uma interface entre os tecidos que oferecem diferentes resistências (impedância acústica). Novamente convertidos em energia elétrica, os ecos geram uma imagem visível no monitor. A imagem, que pode ser "congelada" ou gravada de diversas formas, representa uma fina secção do corpo logo abaixo do transdutor. A onda sonora não é produzida de maneira contínua, mas em pequenos estampidos, com menos de um milionésimo de segundo de duração. Os silêncios mais longos que se alternam a esses sons permitem a recepção dos ecos que retornam de interfaces em diferentes profundidades.

A frequência e o comprimento das ondas sonoras são inversamente relacionados. A primeira variável determina a profundidade de penetração das ondas; a segunda, a resolução que pode ser obtida (ou seja, o detalhamento a ser alcançado). Uma vez que ondas de alta frequência penetram de forma menos profunda, mas registram mais detalhes, a seleção do cristal adequado a determinado exame exige conhecimento: cada um dos diversos cristais existentes apresenta uma frequência de oscilação inerente e invariável. A profundidade máxima onde é possível obter imagens aproveitáveis é de cerca de 25 cm, o que limita a aplicação da ultrassonografia em equinos e bovinos. Nessas espécies de grande porte, a utilização da técnica é mais ou menos restrita ao exame de partes distais dos membros e do aparelho

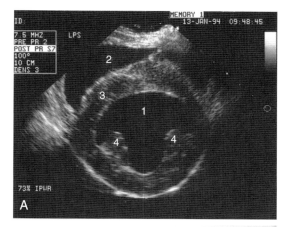

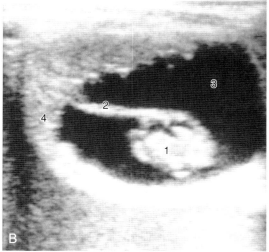

Fig. 1.5 (A) Visualização ultrassonográfica transversal (eixo curto) do coração de cão. *1*, Ventrículo esquerdo; *2*, ventrículo direito; *3*, septo; *4*, músculos papilares. (B) Visualização ultrassonográfica de embrião equino de 42 dias de idade. *1*, Embrião com cerca de 2 cm de comprimento; *2*, cordão umbilical; *3*, fluido alantoide; *4*, parede uterina.

genital (onde o transdutor pode ser aplicado à mucosa retal). A ultrassonografia é também bastante empregada no diagnóstico da gestação em porcas (embora, no caso, a abordagem transabdominal seja empregada).

A impedância acústica da água, do sangue e da maioria dos tecidos moles é bastante similar, e o reflexo nas interfaces entre tais substâncias é, na melhor das hipóteses, apenas moderado; no jargão dos ultrassonografistas, essas substâncias são hipoecoicas. Por outro lado, a diferença de impedância entre os tecidos moles e os ossos ou entre os tecidos moles e uma cavidade cheia de gás é muito grande, e o reflexo das ondas sonoras é quase total; a interface é *hiperecoica*. Isso torna impossível obter imagens de tecidos e órgãos que, como o cérebro no interior do crânio, repousam abaixo de ossos; diz-se que tais estruturas estão em sombra acústica. Uma bexiga distendida ou outro grande volume de impedância uniforme, por outro lado, pode ser usada como janela, permitindo o acesso a estruturas mais profundas.

Existem muitas diferenças no desenho e na utilização dos transdutores. Alguns transdutores contêm múltiplos cristais dispostos de maneira linear que, ao serem sequencialmente ativados, geram uma imagem retangular, representando uma secção fina do tecido situado abaixo do dispositivo. De modo geral, há um único cristal, mas disposto de forma tal que o estreito feixe gerado oscila, repetidamente, em arco, produzindo uma imagem em cunha ou setorizada (Fig. 1.5). Nesse modo B (brilho), a imagem representa uma secção transversal do campo analisado. No modo alternativo M (movimento), o feixe é emitido somente a partir de um ponto fixo da oscilação do cristal e, assim, o registro é limitado às estruturas penetradas ao longo de um único eixo. Em caso de movimentação das partes, as imagens sucessivas revelam as alterações de forma, enfatizadas ao serem registradas lado a lado. Os registros em modo M são bastante usados na demonstração dos movimentos das paredes das câmaras e valvas cardíacas.

Para iniciantes, a interpretação de ultrassonografias tende a ser mais difícil que a de radiografias. As reverberações causadas pelas ondas que batem e voltam, geralmente por erro no acoplamento do transdutor à pele, podem produzir o que parecem ser múltiplas interferências paralelas no interior do órgão. As pequenas interfaces entre o parênquima e as pregas fibrosas de determinados tecidos geram dispersões difusas, o efeito pontilhado. Apesar de tais desvantagens (e outras), a ultrassonografia tem muitas vantagens, inclusive a ausência de radiação ionizante.

A ressonância magnética requer consideração menos extensa, já que os custos da instalação e operação do equipamento limitam sua disponibilidade a pouquíssimos centros veterinários. A base teórica da RM é formada pelas alterações estruturais induzidas em átomos de hidrogênio por potentes campos magnéticos e ondas de rádio. A seguir, há a produção de sinais fracos de rádio quando a estrutura subatômica retorna a sua configuração normal. Esses sinais podem ser amplificados, e sua origem no organismo pode ser precisamente determinada em três dimensões. Uma vez que diferentes tecidos contêm diferentes concentrações de átomos de hidrogênio, suas diferentes respostas podem ser usadas para distingui-los. Tecidos ricos em hidrogênio, como a gordura, produzem imagens claras, diferentes das imagens escuras geradas por tecidos com pouco hidrogênio, como o ósseo (Fig. 1.6). A resolução pode ser extremamente alta. Aparentemente, não há riscos à saúde associados aos equipamentos de RM. A TC e a RM são especialmente indicadas ao estudo de estruturas intracranianas.

Pele

A pele (cútis) recobre o corpo e o protege de injúrias. A pele desempenha papel importante no controle da temperatura corpórea e permite que o animal responda a vários estímulos externos graças a suas muitas terminações nervosas. Existem diversas modificações cutâneas locais (Capítulo 10), mas, por hora, discutiremos apenas suas propriedades mais gerais.

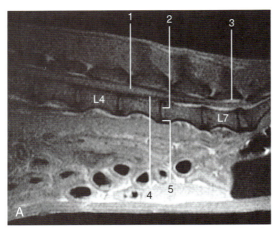

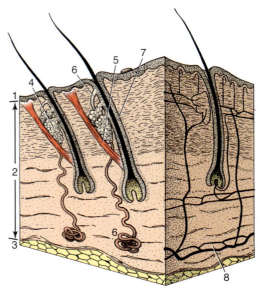

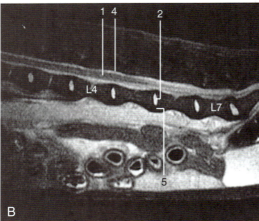

Fig. 1.6 Imagens sagitais medianas de secções de ressonância magnética *spin-eco* de 3 mm de espessura da coluna lombar de cão. (A) Imagem ponderada em T1 (a gordura é mostrada em branco; os fluidos, em preto). (B) Imagem ponderada em T2 (os fluidos são mostrados em branco; a gordura é mais escura que nas imagens ponderadas em T1). *1*, Medula espinhal; *2*, núcleo pulposo; *3*, gordura epidural; *4*, líquor; *5*, anel fibroso.

Fig. 1.7 Bloco de pele. *1*, Epiderme; *2*, derme; *3*, tela subcutânea; *4*, glândula sebácea; *5*, músculo eretor do pelo; *6*, glândula sudorífera; *7*, folículo piloso; *8*, redes arteriais.

A pele apresenta espessura e flexibilidade muito variáveis, tanto entre as espécies quanto no mesmo animal. É naturalmente mais espessa em animais de grande porte (embora sem constante proporção a seu tamanho) e áreas mais expostas. Embora a pele tenda a ser moldada pelas estruturas subjacentes, forma pregas e cristas que aumentam a área de contato de determinados locais, permitindo alterações posturais e dissipação de calor; às vezes, essas pregas são expressões dos caprichos de criadores, como grotescamente ilustrado em cães da raça Shar-Pei.

A pele é composta pela epiderme, externa, e pela derme, interna, e, na maioria dos casos, repousa sobre um tecido conjuntivo frouxo, conhecido como *tecido subcutâneo*, *hipoderme* ou *fáscia superficial* (Fig. 1.7). A epiderme é um epitélio escamoso estratificado e sua espessura corresponde ao uso extremo, como mostram os coxins palmares e plantares de cães e gatos. Essa camada sofre muitas modificações, como o surgimento de glândulas sebáceas e sudoríferas, bastante disseminadas, e de pelos. As glândulas sudoríferas são muito importantes para a perda de calor por evaporação superficial, mas também atuam de forma secundária na eliminação de resíduos. As glândulas sebáceas produzem uma secreção oleosa que torna a superfície impermeável à água e confere um brilho característico a áreas relativamente desprovidas de pelos, como a virilha. O pelame, característica exclusivamente mamífera, confere proteção mecânica e é um isolante térmico. O pelame também tende a ser disseminado. Entre as espécies mais familiares, apenas os humanos e os suínos são relativamente desprovidos de pelame extenso, embora isso também ocorra em outras espécies de maneira ocasional, como nos gatos da raça Sphynx. Alguns mamíferos aquáticos, como as baleias, não apresentam pelos.

A derme, composta principalmente por tramas de fibras de tecido conjuntivo, é a matéria-prima do couro. É presa à epiderme por papilas interligadas, mais pronunciadas onde o desgaste natural pode causar fissuras. Na maioria dos casos, a pele se move com facilidade sobre os tecidos subjacentes; tal característica facilita o esfolamento de carcaças. A derme é mais aderida nos poucos lugares onde recobre fáscias mais rígidas; bons exemplos disso são o escroto e os lábios. Há certo risco de lesão por pressão quando a derme é moldada sobre proeminências ósseas, onde o desenvolvimento eventual de bolsas sinoviais (página 22) é mais comum. Diferentemente da epiderme, a derme é bem suprida por vasos sanguíneos (Fig. 1.7) e nervos cutâneos.

A fáscia superficial será discutida na próxima seção.

Fáscia e Tecido Adiposo

O tecido conjuntivo que separa e envolve as estruturas de importância mais evidente é genericamente denominado *fáscia*; muitos de seus acúmulos maiores, em especial aqueles

Capítulo 1 **Alguns Aspectos e Conceitos Básicos** 9

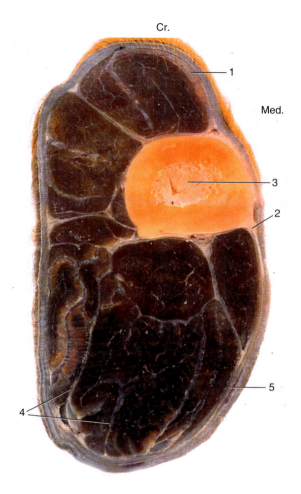

Fig. 1.8 Compartimentos osteofasciais do antebraço de cavalo. *1*, Fáscia superficial; *2*, veia cefálica; *3*, rádio; *4*, septos de fáscia profunda envolvendo músculos individuais ou grupos musculares; *5*, fáscia profunda. (A direção cranial [Cr.] e a direção medial [Med.] são indicadas em secções transversais dos membros).

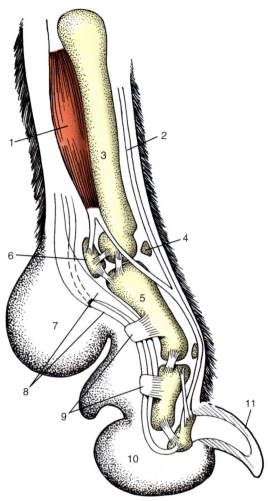

Fig. 1.9 Secção axial da mão de cão; com o animal em estação, o coxim metacárpico *(7)* está em contato com o solo. *1*, Músculo interósseo; *2*, tendão do músculo extensor; *3*, osso metacarpo; *4*, osso sesamoide dorsal; *5*, falange proximal; *6*, osso sesamoide proximal; *8*, tendões dos músculos flexores; *9*, retináculo; *10*, coxim palmar; *11*, unha.

de natureza laminar, possuem nomes específicos. A fáscia tem funções importantes, já que normalmente surge em cirurgias.

A *fáscia superficial* (tela subcutânea) é um tecido frouxo (areolar) bastante disseminado abaixo da pele dos animais que possuem pelame. Um tecido similar envolve muitos órgãos profundos e, em ambas as situações, a fáscia frouxa permite que estruturas vizinhas mudem de forma e se movam facilmente umas contra as outras. Sua lassidão varia de acordo com a quantidade de fluido que possui e pode indicar a presença de algum problema de saúde. A fáscia superficial é um dos principais locais de armazenamento de gordura. Em espécies desprovidas de pelos, a gordura forma uma camada contínua, o *panículo adiposo*.

A *fáscia profunda* é geralmente organizada em lâminas fibrosas muito mais resistentes. Uma camada abaixo da fáscia superficial se estende pela maior parte do corpo e se funde às proeminências ósseas. Em muitos locais, emite septos que penetram entre os músculos, envolvendo-os individualmente ou em grupos (Fig. 1.8); às vezes, o periósteo, revestimento fibroso dos ossos, participa do delineamento desses envoltórios. A divisão em compartimentos fasciais ou osteofasciais é bastante proeminente no antebraço e na perna e atua na circulação, auxiliando o retorno do sangue e da linfa ao coração. A contração dos músculos pressiona as estruturas, como as veias com valvas, contidas em suas paredes inflexíveis para levar o sangue para o coração. Por causa disso, a paralisia muscular e a inatividade prolongada podem provocar a estase do fluxo de sangue e linfa. As artérias e os nervos cujas funções não podem ser auxiliadas pela compressão geralmente trafegam por pequenos túneis no interior dos septos.

Funções mais específicas podem ser atribuídas a espessamentos localizados (p. ex., os *retináculos*, espessamentos) na fáscia profunda, que mantêm o posicionamento dos tendões e, às vezes, formam polias, usadas na mudança de direção dessas estruturas. Bons exemplos são os retináculos do aspecto dorsal do tarso e do aspecto palmar dos dígitos (Fig. 1.9/*9*).

Uma vez que a fáscia densa é relativamente impermeável, ela determina a direção tomada pelos fluidos dispersos, como o pus, que, às vezes, segue pela lâmina fascial antes de irromper em local distante de sua origem. Os cirurgiões exploram a resistência da fáscia profunda para a ancoragem segura de suturas e seus planos de clivagem para acesso cirúrgico a porções mais profundas com sangramento mínimo.

Em sua maioria, os depósitos de *gordura* (tecido adiposo) podem ser considerados primariamente reservas alimentares. Pequenas quantidades de gordura estão amplamente distribuídas pelo corpo, mas a maior parte está em três ou quatro lugares: na fáscia superficial (Fig. 1.10/2); entre os músculos e em seu interior; abaixo do peritônio (a delicada membrana que reveste a cavidade abdominal); e nas cavidades medulares dos ossos longos. Os depósitos subcutâneos de tecido adiposo ajudam a moldar os contornos corpóreos, geralmente com diferenças específicas e de gênero quanto à localização e desenvolvimento. Animais adaptados a *habitat* quentes tendem a apresentar depósitos localizados (p. ex., o cupim dos zebuínos, as corcovas dos camelos, as caudas dos ovinos), deixando que o restante da superfície corpórea perca calor para o ambiente. O início da puberdade leva à deposição de gordura nas mamas e nos quadris das mulheres. Em muitos animais do sexo masculino, grande parte da gordura se deposita na parte dorsal do pescoço: a robustez da área em garanhões é um bom exemplo.

Alguns depósitos de gordura, como aquele envolto em uma rede fibrosa nos coxins de cães, funcionam como amortecedores mecânicos (Fig. 1.9/7 e 10). A gordura com função mecânica geralmente resiste à mobilização durante o jejum.

As diferenças na natureza química e física da gordura podem refletir tanto a dieta quanto fatores genéticos específicos. A gordura de equinos e de bovinos de raças desenvolvidas nas Ilhas do Canal (Jersey, Guernsey e Alderney) é amarela; a de ovinos, firme e branca; e a de suínos, macia e acinzentada. Deve-se lembrar também que, à temperatura corpórea, a gordura é mais macia (semifluida) do que quando exposta a ambientes mais frios. Determinados procedimentos de cirurgia plástica, como a lipoaspiração e a lipofixação, dependem dessa feliz circunstância.

Todas as considerações feitas se referem ao tecido adiposo comum. Uma segunda categoria, a *gordura marrom,* tem distribuição temporal e espacial muito mais restrita. Possui estrutura, função e coloração diferentes (Fig. 1.11). Nas espécies domésticas, é encontrada principalmente durante os períodos fetal e neonatal; em animais silvestres, é mais proeminente em espécies que hibernam (Fig. 1.12). O adipócito marrom

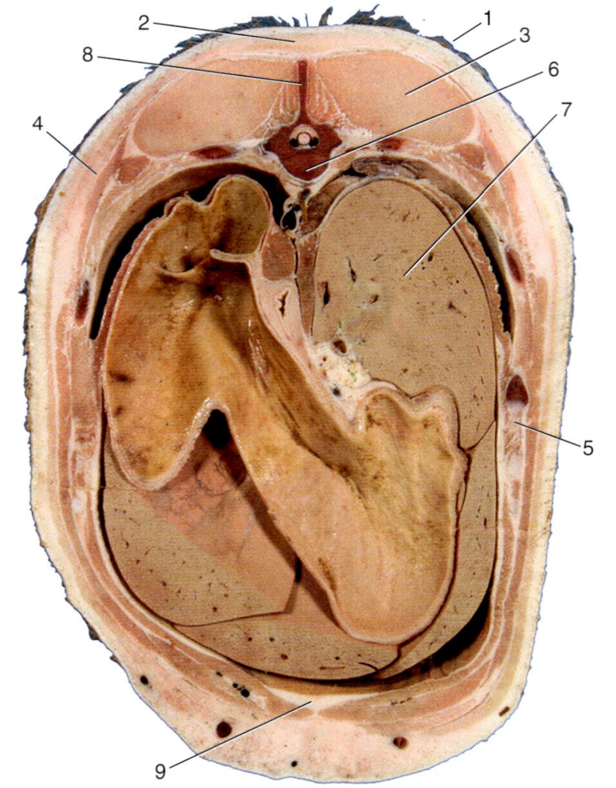

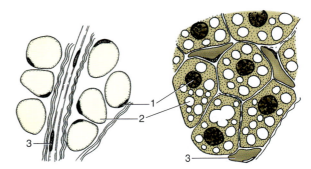

Fig. 1.11 Células de tecido adiposo branco *(à esquerda)* e marrom *(à direita).* No tecido adiposo branco, um único vacúolo grande de gordura desloca o citoplasma e o núcleo para a periferia da célula. Pequenos vacúolos de gordura são uniformemente distribuídos pelas células do tecido adiposo marrom. *1,* Núcleos; *2,* vacúolos de gordura; *3,* capilares.

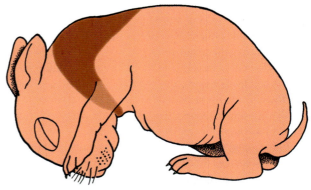

Fig. 1.10 Secção transversal do dorso de suíno. *1,* Pele; *2,* tecido adiposo associado à fáscia superficial; *3,* músculos epiaxiais; *4,* músculo cutâneo envolvido pela fáscia superficial; *5,* costela; *6,* vértebra torácica; *7,* fígado; *8,* processo espinhoso da vértebra; *9,* tecido adiposo depositado entre os músculos.

Fig. 1.12 Distribuição de tecido adiposo marrom em coelho recém-nascido, com concentração ao redor do pescoço e entre as escápulas [Conforme Dorland e outros capítulos].

contém numerosas gotículas menores e uma quantidade muito maior de mitocôndrias. O tecido é ricamente vascularizado. Assim, nos dois grupos em que é encontrado, há uma fonte imediata de calor, igualmente útil em neonatos com termorregulação imperfeita e em animais que hibernam e devem acordar rapidamente após o sono profundo do inverno.

Ossos

As funções primárias do esqueleto são: sustentação do corpo, formação do sistema de alavancas usado na locomoção e proteção das partes moles. Os fatores biomecânicos, portanto, são os mais importantes no desenvolvimento do formato dos ossos e na determinação de sua estrutura microscópica. O principal tecido esquelético, o osso, desempenha papel secundário na manutenção da homeostase mineral, formando uma reserva de cálcio, fosfato e outros íons.

A Classificação dos Ossos

Os ossos podem ser classificados de diversas formas. Uma classificação topográfica reconhece um esqueleto cranial (da cabeça) e um esqueleto pós-cranial, composto por duas divisões: o esqueleto axial do tronco e o esqueleto apendicular dos membros. Uma segunda classificação, baseada na ontogenia, distingue o esqueleto somático, formado a partir da parede corpórea, do esqueleto visceral, derivado dos arcos faríngeos (branquiais). Um terceiro sistema, também baseado no desenvolvimento, diferencia as partes pré-formadas por cartilagem (mais tarde, em grande parte substituída por osso) daquelas que sofrem ossificação direta no tecido conjuntivo fibroso. Essa classificação reflete a filogenia, já que os ossos que se desenvolvem em membranas são homólogos aos ossos dérmicos dos vertebrados, chamados inferiores.

Os ossos também são classificados com base na forma (Fig. 1.13).

Os *ossos longos,* como os dos membros, tendem a ser cilíndricos e agem como alavancas. Desenvolvem-se a partir de pelo menos três centros de ossificação: um na haste (diáfise) e um em cada extremidade (epífise) (p. 65).

Os *ossos curtos* não possuem uma dimensão que exceda as demais de maneira significativa. Muitos deles são agrupados no carpo e no tarso, gerando múltiplas articulações para facilitar a realização de movimentos complexos e reduzir a ocorrência de concussões. A maioria dos ossos curtos se desenvolve a partir de um único centro de ossificação; a replicação desses centros geralmente indica que o osso representa uma fusão de elementos distintos de formas ancestrais.

Os *ossos chatos* se expandem em duas direções. Nessa categoria estão a escápula, os ossos do cíngulo pélvico e muitos dos ossos do crânio. Suas faces amplas permitem a fixação a grandes massas musculares e a proteção de partes moles subjacentes.

Os demais ossos têm formas muito irregulares para que sejam agrupados em categorias claramente definidas. Tanto ossos chatos quanto irregulares não apresentam desenvolvimento uniforme.

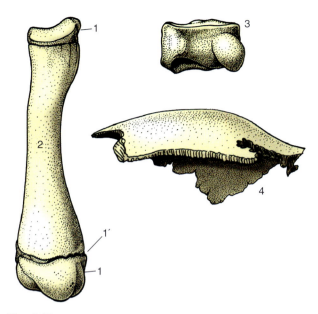

Fig. 1.13 Ossos longos *(à esquerda)*, curtos *(à direita, superior)* e chatos *(à direita, inferior)*. *1,* Epífises proximal e distal; *1',* cartilagem epifisária; *2,* diáfise do rádio de cão jovem; *3,* osso do carpo de cavalo; *4,* osso parietal do crânio de cão.

A Organização de um Osso Longo

A secção longitudinal de um osso longo mostra muitas características de sua construção (Fig. 1.14A). A forma do osso é determinada por uma bainha ou córtex de osso sólido (compacto), composta por finas lamelas dispostas principalmente como séries de tubos concêntricos ao redor de pequenos canais centrais. Cada um desses sistemas é conhecido como osteônio (Fig. 1.14B). O córtex é espesso no meio da diáfise, mas afina em direção a cada extremidade, onde se assemelha a uma crosta. A superfície externa é lisa, exceto onde as irregularidades são sítios de fixação para músculos ou ligamentos; essas irregularidades podem ser elevações ou depressões e, nos dois casos, permitem a aumentar a fixação. Essas características geralmente são mais pronunciadas em machos maiores e mais velhos. Tais irregularidades recebem diversos nomes descritivos, de significado convencional; muitas das elevações são conhecidas como *linhas*, *cristas*, *tubérculos*, *tuberosidades* ou *espinhas*; as depressões são chamadas de *fossas* ou *sulcos*.

A superfície interna da diáfise apresenta uma cavidade medular central e é rugosa; essas irregularidades são pequenas e sem significado aparente.

As extremidades são compostas por *osso esponjoso*, que forma uma trama tridimensional de espículas, placas e tubos entrelaçados de densidade variável.

A cavidade medular e os espaços intersticiais do osso esponjoso são ocupados pela medula óssea, observada em duas formas integradas. A medula óssea vermelha é um tecido gelatinoso, ricamente vascularizado, com propriedades hematopoiéticas, e produz as hemácias e as células brancas granulares do sangue. Embora toda a medula seja desse tipo em animais jovens, mais tarde, grande parte é infiltrada por

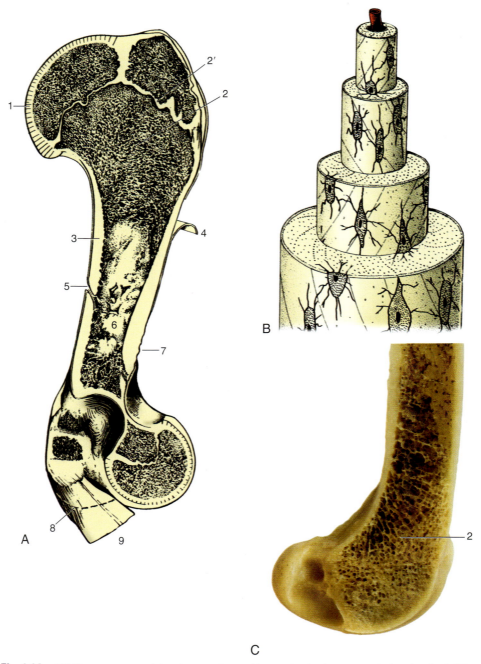

Fig. 1.14 (A) Figura esquemática de osso longo (úmero bovino) em secção longitudinal. (B) Osteônio com canal central (de Harves). (C) Fêmur de cão em secção sagital. *1*, Cartilagem articular; *2*, osso esponjoso; *2'*, cartilagem epifisária; *3*, osso compacto; *4*, periósteo, parcialmente rebatido; *5*, forame nutrício; *6*, cavidade medular; *7*, área rugosa de inserção de músculo ou ligamento; *8*, extensão distal do epicôndilo medial; *9*, tendões de origem dos flexores do carpo e dos dígitos.

tecido adiposo e convertida em uma medula amarela, gordurosa, com potencial hematopoiético dormente. A medula óssea dos espaços maiores é a primeira a se tornar inativa, seguida pela medula do osso esponjoso das porções distais dos membros; por fim, a medula ativa é confinada às extremidades proximais do úmero e do fêmur e aos ossos dos cíngulos e do esqueleto axial. A cronologia desses eventos em animais domésticos ainda não está definida.

As faces articulares são mais extensas que as áreas em contato em qualquer posição da articulação, sendo responsáveis pela amplitude do movimento. Essas faces são lisas e recobertas por uma *cartilagem articular* hialina. A cartilagem não possui estrutura uniforme; sua camada mais profunda é calcificada e firmemente fixa ao córtex subjacente, mas se torna mais fibrosa em direção à periferia, onde se mescla ao periósteo e à cápsula articular.

Capítulo 1 **Alguns Aspectos e Conceitos Básicos** 13

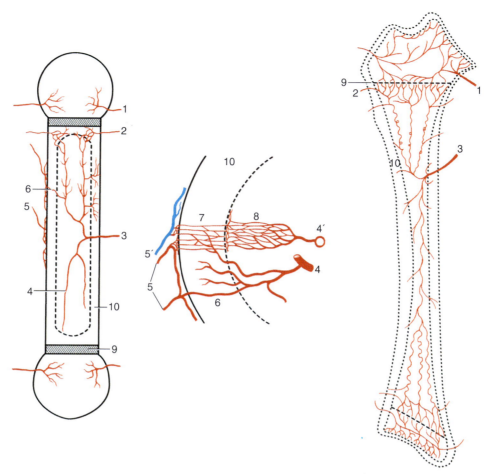

Fig. 1.15 Desenho esquemático do suprimento sanguíneo de osso longo. A irrigação do córtex é mostrada (em maior aumento) no centro. *1*, Artérias epifisárias; *2*, artérias metafisárias; *3*, artéria nutrícia; *4, 4'*, artéria e veia da medula óssea, respectivamente; *5*, artérias periósteas; *5'*, veia perióstea; *6*, anastomose entre as artérias periostais e medulares; *7*, capilares do córtex; *8*, sinusoides na medula óssea; *9*, cartilagem epifisária; *10*, córtex.

Uma membrana fibrosa grossa, o *periósteo*, envolve o restante da superfície externa, de onde pode ser facilmente retirada, exceto nos locais em que é penetrada por tendões e ligamentos que se fixam na substância compacta. Sua aparência é enganosa, já que a camada mais profunda é celular e, mesmo em adultos, retém a capacidade de formação de osso exercida durante o desenvolvimento. Essa função osteogênica é reativada na cicatrização de uma fratura.

Os ossos possuem um *suprimento sanguíneo* generoso, talvez chegando de 5% a 10% do débito cardíaco. Existem diversos tipos de vasos sanguíneos; embora a artéria nutrícia geralmente seja a maior fonte única, acredita-se que sua contribuição seja inferior à das demais artérias juntas. A artéria nutrícia penetra o meio da diáfise em um ponto razoavelmente constante em todos os ossos. Essa artéria normalmente se dirige para uma extremidade, e o forame pelo qual passa pode simular uma fratura oblíqua em radiografias. Os dois ramos da artéria divergem, ramificam-se mais na medula e assumem trajetos muitos tortuosos, o que

pode reduzir a pressão do sangue no interior da delicada medula (Fig. 1.15). Os ramos menores suprem os sinusoides do tecido medular e também as arteríolas e os capilares que permeiam um sistema de diminutos canais centrais (anteriormente denominados de canais de Harvers) no interior dos osteônios de osso compacto. Outro suprimento para o córtex se origina dos sinusoides medulares. Ramos da artéria nutrícia que chegam à região metafisária (a parte da diáfise adjacente à epífise) se anastomosam com os ramos dos vasos metafisários e epifisários que adentram a extremidade do osso. É provável que a região central dessa parte da diáfise dependa principalmente da artéria nutrícia, enquanto a periferia é suprida pelas artérias metafisárias. De modo geral, a circulação colateral é suficiente para a sobrevida do osso fraturado em caso de privação de parte de seu suprimento usual. Uma das técnicas utilizadas no reparo de fraturas (a colocação de pinos intramedulares) talvez danifique ainda mais os vasos que a primeira lesão e seu sucesso enfatiza o valor das anastomoses. Há certo debate sobre outro suprimento sanguíneo para o córtex, vindo de artérias periósteais pequenas, porém numerosas.

A maior parte da drenagem da medula é feita por grandes veias de paredes delgadas que acompanham as artérias principais e emergem pelos forames nutrícios, epifisários e metafisários. Os capilares do tecido cortical drenam em vênulas no interior do periósteo. A circulação cortical normal é, portanto, centrífuga – de dentro para fora. Não existem vasos linfáticos em ossos, embora as infecções ósseas possam se disseminar pelos vasos linfáticos que drenam os tecidos vizinhos.

Uma importante diferença é observada na circulação de ossos jovens em crescimento. Neles, a circulação nas epífises forma compartimentos separados e independentes, já que as artérias (com poucas exceções) não penetram a cartilagem de crescimento (epifisária).

Os nervos acompanham os vasos mais calibrosos, e seus ramos podem ser encontrados nos canais centrais dos osteônios. Algumas fibras (vasomotoras) passam pelos vasos, outras são sensoriais para os tecidos ósseos (principalmente o periósteo), e o destino das demais é desconhecido. Não se acredita mais que os nervos exerçam influência trófica sobre os ossos.

Aspectos Biomecânicos

Há muito se convencionou explicar a arquitetura tubular dos ossos longos comparando-a com um feixe de fibras de um material homogêneo e um tanto rígido apoiado em ambas as extremidades (Fig. 1.16). Nessa construção, as forças tensoras que tendem a romper o material estão concentradas na superfície inferior, enquanto as forças compressivas que tendem a compactar o material, estão concentradas na superfície superior. As forças tendem a neutralizar uma à outra ao longo e próximo ao eixo. Aqui, o material é relativamente redundante e pode ser substituído por algo mais fraco, porém mais leve, como em um osso longo. A analogia não é exata – para começar, o osso é um material composto –, mas, como primeira abordagem, tem seu valor. O diagrama da Fig. 1.16 mostra que as linhas dos principais estresses compressivos e tensores se cruzam de maneira ortogonal, em direção às extremidades do modelo; a arquitetura esponjosa de um osso (Fig. 1.17) mimetiza bem o padrão teórico.

O osso compacto é um material composto, plástico, de resistência considerável, capaz de sustentar deformações consideráveis e se recuperar. Ao ser envergado, as lamelas e os osteônios que formam os ossos longos se rompem; quando a deformação é muito extensa, surge uma fissura em ângulos retos na linha de ruptura, que rapidamente aumenta e cria uma fratura fragmentada. A maioria das fraturas é causada pelo envergamento excessivo, que causa estresse em ambos os lados do osso de forma aproximadamente igual. O lado submetido ao estresse por tensão tende a se romper primeiro, indicando que o osso compacto resiste melhor à compressão. No entanto, o osso esponjoso é mais comumente esmagado e impactado pela compressão.

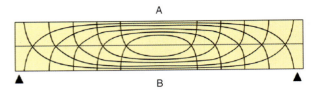

Fig. 1.16 Padrão de linhas de estresse de compressão (A) e tensão (B) em feixe com apoio em ambas as extremidades. Os maiores estresses (indicados pelas linhas mais próximas) ocorrem no meio do feixe, em direção às faces.

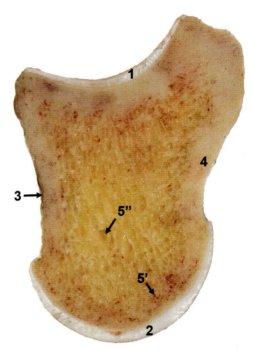

Fig. 1.17 Secção mediana de espécime fresco, não fixado, da segunda falange do pé equino, mostrando a cartilagem articular na extremidade proximal *(1)* e distal *(2)* e a fina camada de periósteo *(3)*. Observe a alteração de espessura das cartilagens articulares. O tecido ósseo compacto cortical *(4)* forma a periferia do osso, e o tecido ósseo esponjoso central *(5)* é preenchido pela medula óssea vermelha *(5')* e amarela *(5")*.

Alguns Tipos de Ossos Especializados

Há ossos no interior de tendões (mas raramente de ligamentos) que alteram a direção sobre proeminências que os exporiam à pressão e fricção excessivas. Esses ossos, denominados *ossos sesamoides,* formam articulações sinoviais regulares com os ossos principais com os quais estão em contato. Além de prevenir o desgaste do tendão, um osso sesamoide o desloca do eixo da articulação adjacente, aumentando a capacidade de alavanca exercida pelo músculo. O melhor exemplo conhecido é a patela (rótula) no extensor principal da articulação do joelho (Fig. 2-63 e 17-3). Em cães, sesamoides menores também se desenvolvem nos músculos atrás do joelho, nos tendões que passam atrás das articulações metacarpofalangianas (nas bases dos dígitos) e nos tendões extensores dos dígitos (Fig. 1.9). Esses sesamoides, e outros ainda menores, podem ser erroneamente identificados como estilhaços de fraturas em radiografias. Em animais de grande porte, há um ou mais sesamoides dorsais ao tendão do músculo flexor do dígito imediatamente antes de sua inserção nas falanges distais. Em cães, a reação é limitada ao desenvolvimento de um resquício de cartilagem em cada ramo do tendão.

Os sesamoides maiores se desenvolvem no embrião, antes que a realização de movimentos seja possível; sua origem, portanto, deve ser geneticamente determinada. Esses ossos voltam a se formar após a extirpação apenas quando a movimentação é permitida, indicando que seu desenvolvimento é uma reação a um estímulo apropriado durante a vida do animal.

Os *ossos esplâncnicos* se desenvolvem em órgãos moles, distantes do restante do esqueleto. Na anatomia veterinária, os exemplos mais familiares, e na verdade os únicos significativos, são o osso do pênis (e seu equivalente feminino, o osso do clitóris), em cães e gatos, e o osso cardíaco em algumas espécies, especialmente no coração de ruminantes.

Alguns ossos apresentam espaços aéreos. Em mamíferos, estes *ossos pneumáticos* são confinados ao crânio e contêm os seios paranasais, que se comunicam com a cavidade nasal. Os seios se desenvolvem principalmente após o nascimento, quando evaginações da mucosa nasal invadem determinados ossos do crânio e substituem a díploe, osso esponjoso entre as camadas interna e externa da substância compacta. A separação das camadas pode ser bastante considerável e provocar um grande remodelamento pós-natal do crânio, melhor observado em bovinos e suínos. O esqueleto pós-cranial de aves desenvolve um extenso sistema de cavidades preenchidas por ar que se comunicam com os órgãos respiratórios.

Articulações

Os ossos formam junturas ou articulações; algumas delas unem firmemente os ossos, outras permitem a livre movimentação. Os formatos e as estruturas articulares são muito variáveis, o que não permite um sistema fácil de classificação. Revisões periódicas de terminologia definiram novas categorias e fundiram ou renomearam antigas, o que ainda gera confusão e muitos termos supérfluos. O sistema oficial atual reconhece três categorias principais: as articulações fibrosas, nas quais os ossos são unidos por tecido conjuntivo denso; as articulações cartilagíneas, nas quais os ossos são unidos por cartilagens; e as articulações sinoviais, nas quais existe uma cavidade preenchida por fluido posicionada entre os ossos. É óbvio que a maioria das articulações das duas primeiras categorias deve ser relativamente imóvel ou mesmo rígida; juntas, essas classes eram conhecidas como *sinartroses*. Por outro lado, muitas das articulações da terceira categoria se movem livremente, tendo sido chamadas de *diartroses*. Os dois termos são obsoletos.

Articulações Fibrosas

Muitas das articulações fibrosas estão no crânio e são conhecidas como *suturas* (Fig. 1.18). As estreitas faixas de tecido fibroso que delineiam e unem as margens dos ossos representam a parte remanescente de uma membrana outrora contínua

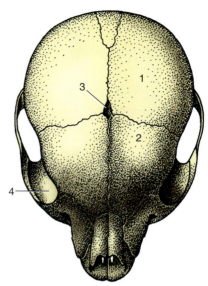

Fig. 1.18 Suturas entre os ossos do crânio de filhote de cão. *1*, Osso parietal; *2*, osso frontal; *3*, fontanela (fontículo); *4*, órbita.

que abrigava centros distintos de ossificação. As suturas têm papel importante em animais jovens, permitindo o crescimento do crânio pela extensão de suas margens, ao mesmo tempo em que a proliferação da membrana continua. As suturas são gradualmente eliminadas conforme a ossificação se estende pela membrana, após a interrupção de seu crescimento. O processo é lento e desigual, não estando completo mesmo em animais idosos. A modificação gradual do padrão das suturas é usada na antropologia e na medicina forense para indicar, embora de forma não muito precisa, a idade de um indivíduo. Em comparação às suturas do crânio adulto, as suturas mais amplas do crânio fetal permitem certa deformação passiva e útil durante o parto em algumas espécies, inclusive primatas.

As *sindesmoses* são articulações fibrosas onde dois ossos são unidos por ligamentos de tecido conjuntivo. Em algumas sindesmoses, áreas ósseas relativamente extensas são unidas por ligamentos curtos e, assim, a movimentação é muito limitada; são exemplos dessas articulações as que unem os ossos menores e maiores do metacarpo de equinos. Em outras, os ligamentos são longos e suas inserções, mais estreitas, possibilitando maior movimentação; um exemplo é a articulação entre as diáfises do rádio e da ulna no antebraço de cães.

A inserção de um dente ao osso que contém seu alvéolo, ou *gonfose*, pode ser incluída entre as articulações fibrosas.

Articulações Cartilaginosas

Muitas das articulações cartilaginosas são conhecidas como *sincondroses*. Entre elas incluem-se as articulações entre as epífises e as diáfises de ossos longos jovens e as articulações correspondentes da base do crânio. Essas articulações temporárias desaparecem com a ossificação da cartilagem. As poucas sincondroses permanentes são a articulação entre o crânio e o aparelho hioide (p. 57), que permite movimentação considerável em algumas espécies.

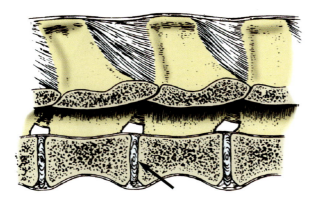

Fig. 1.19 Disco intervertebral *(seta)* unindo os corpos de vértebras adjacentes.

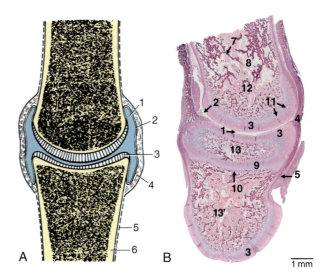

Fig. 1.20 (A) Secção de uma articulação sinovial. (B) Secção sagital do dígito descalcificado de ovino neonato, corado com tricromo de Masson. *1*, Cavidade articular; *2*, membrana sinovial; *3*, cartilagem hialina articular; *4*, camada fibrosa da cápsula articular; *5*, periósteo; *6*, osso compacto; *7*, trabéculas; *8*, tecido hematopoiético; *9*, diáfise; *10*, placa de crescimento; *11*, canais vasculares na cartilagem hialina; *12*, falange proximal; *13*, falange média.

Já na *sínfise*, mais complexa, os ossos articulados são divididos por uma sucessão de tecidos; a cartilagem geralmente recobre os ossos e há fibrocartilagem ou tecido fibroso no meio. A categoria inclui as articulações entre as metades simétricas da mandíbula (em espécies como cães, gatos e ruminantes, onde a fusão não é completa) e no cíngulo pélvico e as articulações entre os corpos de vértebras sucessivas (Fig. 1.19). Cada uma delas apresenta características próprias, às vezes de variação espécie-específica, que serão mais discutidas adiante.

Articulações Sinoviais

Estrutura. Nas articulações sinoviais, os ossos articulados são separados por um espaço preenchido por fluido, a cavidade articular (Fig. 1.20). As margens desse espaço são formadas por uma faixa de tecido conjuntivo delicado, a membrana sinovial. Essa membrana se liga à periferia das faces articulares. Na maioria das articulações sinoviais, porém, a membrana sinovial é externamente fortalecida por uma cápsula fibrosa e bandas fibrosas adicionais (ligamentos), de localização estratégica, unem os ossos e restringem a movimentação às direções e extensões necessárias. As lesões de articulações sinoviais são muito prevalentes em animais domésticos.

A face *articular* é recoberta pela cartilagem articular, geralmente do tipo hialino, embora alguns locais apresentem fibrocartilagem ou mesmo tecido fibroso denso. A espessura da cartilagem varia de cerca de um milímetro em cães a vários milímetros nas articulações maiores de bovinos e equinos. A cartilagem acentua a curvatura do osso subjacente, sendo mais espessa no centro das faces convexas e na periferia das faces côncavas. A cartilagem é um material maleável, de aparência translúcida e vítrea e, embora geralmente branca, com um toque azulado ou rosado em animais jovens, torna-se amarelada e perde elasticidade com a idade. A superfície é uniforme ao toque e ao olho nu, mas apresenta muitas irregularidades quando observada em aumento baixo.

A cartilagem possui estrutura complexa, com pequenas fibras embebidas em sua matriz que seguem do osso subjacente até a superfície, onde se curvam, formando agrupamentos. Uma vez que o rompimento da cartilagem, comumente observado em doenças articulares, tende a seguir o trajeto das fibras, as lesões superficiais provocam fragmentação tangencial, enquanto aquelas de extensão mais profunda criam rupturas mais ou menos verticais.

A *cartilagem articular* é insensível e avascular. A insensibilidade explica por que as lesões articulares podem progredir tanto antes que o paciente perceba sua existência. Seus requerimentos de oxigênio e nutrientes são atendidos por difusão, a partir de três fontes: fluido da cavidade articular, vasos dos tecidos na periferia da cartilagem e vasos dos espaços medulares subjacentes. A difusão é facilitada pela porosidade da matriz da cartilagem, que retém e libera fluidos conforme a cartilagem é alternadamente comprimida e descomprimida durante os movimentos articulares.

Algumas cartilagens articulares extensas são interrompidas por depressões que podem evaginar para a periferia ou serem parecidas com ilhas. Essas áreas desnudas (as fossas sinoviais) são recobertas por uma fina camada de tecido conjuntivo que repousa sobre o osso subjacente. Seu significado é incerto, mas não a constância de sua ocorrência ou a frequente coincidência em ossos opostos de determinadas posições articulares.*

---

*Entre os mamíferos domésticos, os equinos e os bovinos apresentam *fossas sinoviais*. Embora não tão constantes, essas fossas são observadas na maioria dos animais e, nos membros, sempre são bilaterais. Estas fossas surgem cerca de 10 dias após o nascimento de potros. Em equinos, fossas sinoviais opostas são encontradas nas articulações cárpicas, tarsocrurais, talocalcâneas e dos ombros e cotovelos. Uma única fossa é observada nas articulações do boleto (de membros torácicos e pélvicos), no acetábulo e na superfície do atlas na articulação atlantoaxial. Em bovinos, fossas sinoviais mais ou menos distintas podem ser encontradas em todas as articulações de membros, exceto no ombro e no quadril. Essas fossas também são observadas nas articulações atlanto-occipital e atlantoaxial.

A *membrana sinovial,* que completa o revestimento da cartilagem, é uma lâmina de tecido conjuntivo róseo e brilhante. Pode ser totalmente livre, repousar diretamente sobre uma cápsula fibrosa externa mais rígida ou ainda ser separada desta por coxins interpostos de tecido adiposo; as três disposições podem ocorrer em diferentes regiões da mesma articulação. Nos pontos sem sustentação, a membrana pode formar divertículos que podem ser muito extensos; o que é importante, pois explica como as articulações podem ser penetradas por feridas aparentemente remotas. A face interna da membrana possui muitas projeções, de diversos tamanhos e profundidades, que aumentam enormemente sua superfície de contato (Fig. 1.20B). Diferentemente das membranas mucosas, a membrana sinovial não possui cobertura celular contínua. As partes mais celulares, limitadas a situações relativamente protegidas, são responsáveis pela produção do componente lubrificante (aminoglicanas) do fluido sinovial. Os demais componentes são derivados do plasma sanguíneo. A membrana é vascularizada e sensível.

A *sinóvia,* o fluido presente no interior da cavidade, tem esse nome graças à semelhança com a clara de ovos. É um fluido viscoso de cor entre palha claro e marrom médio. Costuma-se dizer que a sinóvia é encontrada em quantidades diminutas, mas, na verdade, é abundante nas grandes articulações; entre 20 e 40 mL podem ser aspirados das articulações dos membros de equinos e bovinos. A quantidade é maior em animais que podem se exercitar livremente.

A sinóvia tem funções lubrificantes e nutritivas. As formas como exerce sua função lubrificante ainda são discutidas, mas não há dúvidas sobre sua eficiência, já que a fricção praticamente não desgasta as articulações saudáveis. O fluido ajuda a nutrir a cartilagem articular, quaisquer estruturas intra-articulares e, talvez, a camada superficial da própria membrana sinovial.

Uma *camada fibrosa* externa geralmente completa a cápsula. Ela se fixa às margens das faces articulares e apresenta espessamentos locais, individualmente chamados *ligamentos* quando bem desenvolvidos e diferenciados. Alguns, como os ligamentos cruzados do joelho, parecem atravessar a cavidade articular de osso a osso. Às vezes, são denominados *intracapsulares* para distingui-los dos muitos que ocupam posições periféricas e claramente extracapsulares; mas estes ligamentos são excluídos da cavidade por um revestimento de membrana sinovial (Fig. 1.21). A camada fibrosa e os ligamentos são supridos por terminações nervosas proprioceptivas, que registram a posição da articulação e a frequência de suas mudanças; outros receptores percebem a dor.

Algumas articulações possuem *discos* ou *meniscos* que são realmente intracapsulares (Fig. 1.22). Um disco, como o existente na articulação temporomandibular formada entre a mandíbula e o crânio, funde-se com a membrana sinovial em sua periferia, assim dividindo a cavidade em compartimentos superior e inferior. Meniscos pareados, que, como o nome sugere, são semilunares, estão na articulação do joelho. Os meniscos são fixos somente por suas margens convexas; portanto, dividem a cavidade de forma incompleta. As duas estruturas são compostas por cartilagem

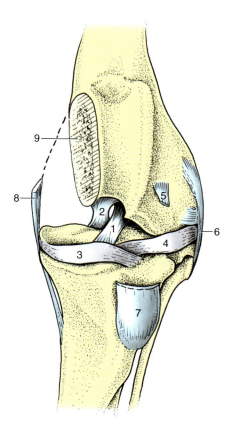

Fig. 1.21 Vista cranial da articulação do joelho esquerdo de cão, dissecada de forma a mostrar os ligamentos intracapsulares *(1, 2)* e extracapsulares *(6, 8)*. *1*, Ligamento cruzado cranial; *2*, ligamento cruzado caudal; *3*, menisco medial; *4*, menisco lateral; *5*, tendão de origem do músculo extensor longo do dígito; *6*, ligamento colateral lateral; *7*, ligamento patelar; *8*, ligamento colateral medial; *9*, côndilo medial, parcialmente removido.

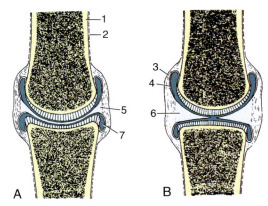

Fig. 1.22 (A) Articulação sinovial com disco articular. (B) Articulação sinovial com menisco. *1*, Osso compacto; *2*, periósteo; *3*, camada fibrosa da cápsula articular; *4*, membrana sinovial; *5*, disco articular; *6*, menisco; *7*, cavidade articular.

hialina, fibrocartilagem e tecido fibroso em proporções que variam conforme a parte, a espécie e a idade do indivíduo. Os meniscos e os discos conferem congruência a faces articulares incompatíveis, mas nem isso explica sua presença, já que, em outras articulações, essa congruência é obtida de modo mais simples. A explicação alternativa mais provável é que sejam uma forma de decompor movimentos complexos em componentes mais simples que aqueles atribuídos aos diferentes níveis da articulação. Assim, na articulação temporomandibular, o movimento de dobradiça para abertura da boca ocorre em nível mais baixo (entre o disco e a mandíbula), enquanto os movimentos de translação para protrusão, retração ou deslizamento lateral da mandíbula ocorrem um nível mais alto (entre o disco e o crânio).

Um *lábio articular* é um lábio ou margem fibrocartilaginosa ao redor da circunferência de certas faces articulares côncavas, como o acetábulo (cavidade profunda da articulação do quadril). O lábio estende e aprofunda a face articular, aumentando a área de suporte de cargas e ajudando a disseminar o fluido sinovial. Uma vez que o lábio pode ser deformado, permite que a superfície se adapte às disparidades da curvatura do osso com o qual entra em contato.

Os *coxins sinoviais* são formados pela inclusão de massas de tecido adiposo entre as camadas sinovial e fibrosa da cápsula articular. Essas estruturas são às vezes interpretadas como expansões que distribuem a sinóvia pela superfície, mas seu objetivo principal é permitir que a membrana sinovial acomode seu formato à parte do osso com a qual está temporariamente em contato.

Movimentos. Embora muitos movimentos articulares pareçam complicados, sempre podem ser decompostos em componentes simples. Além disso, muitas atividades são o resultado de movimentos coordenados em diversas articulações adjacentes; a soma das alterações pode ser considerável, mesmo quando o movimento de cada articulação é modesto.

O tipo mais simples de movimento é a *translação*. Em sua forma pura, a translação ocorre quando uma superfície achatada desliza sobre outra enquanto os corpos aos quais pertencem mantêm sua orientação original. É provável que os movimentos de translação verdadeira não existam, já que seus pré-requisitos são faces perfeitamente planas e ausência de rotação. Ainda assim, há uma categoria da articulação (a articulação plana) onde o movimento supostamente é desse tipo. Essas articulações possuem faces articulares pequenas que, a princípio, parecem planas; na verdade, porém, são sempre curvas.

Todos os demais movimentos têm alterações angulares. Em alguns, o osso em movimento gira ao redor de um eixo perpendicular à face articular, em um movimento chamado *rotação*. A rotação sempre pode ser revertida e, assim, sua direção deve ser especificada. De acordo com a convenção, a rotação interna de um membro carreia a face cranial medialmente (Fig. 1.23/4) e a externa, lateralmente (veja a Fig. 1.23/5).

Outros movimentos são o deslocamento do osso ao redor de um eixo paralelo à face articular, de forma pendular ou em rolamento (Fig. 1.24/3); esse deslizamento ocorre entre faces curvas e pode ser descrito como uma oscilação. Muitas oscilações são acompanhadas de certo grau de rotação, que, no entanto, geralmente não é detectado.

Os movimentos pendulares em planos sagitais predominam nas articulações dos membros e são conhecidos como

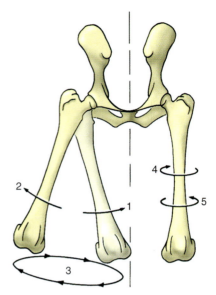

Fig. 1.23 Movimentos dos membros ilustrados por fêmures de cão, vista cranial. *1*, Adução; *2*, abdução; *3*, circundução; *4*, rotação medial; *5*, rotação lateral.

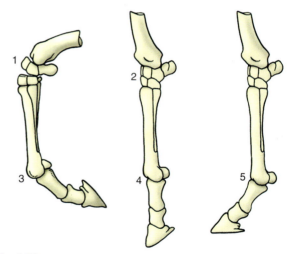

Fig. 1.24 Flexão, extensão e hiperextensão ilustradas pela parte distal do membro torácico do cavalo. *1*, Articulação do carpo em flexão; *2*, articulação do carpo em extensão; *3*, articulação do boleto em flexão; *4*, articulação do boleto em extensão; *5*, articulação do boleto em hiperextensão.

flexão e extensão. A *flexão* reduz o ângulo entre os dois segmentos do membro. O movimento oposto, de *extensão*, abre o ângulo e traz os dois segmentos mais próximos do alinhamento (Fig. 1.24). O movimento de algumas articulações, porém, vai de uma posição flexionada à extensão total (180 graus) e a uma segunda posição flexionada no outro limite. A articulação do boleto (metacarpofalangeana) dos equinos é um bom exemplo de articulação com tal amplitude de movimentos. Nesses casos, as duas posições finais podem ser diferenciadas como hiperextensão (ou flexão dorsal), postura do animal em estação e repouso, e flexão (palmar), postura de elevação passiva do pé. A Fig. 1.24 pode esclarecer essa distinção aparentemente confusa.

A adução e a abdução são movimentos pendulares em planos transversos (ver Fig. 1.23/*1* e *2*). A *adução* leva a parte em movimento em direção ao plano mediano; a *abdução* a afasta desse plano. Nos dígitos, os termos adução e abdução descrevem movimentos relativamente ao eixo do membro e indicam, respectivamente, aproximação ou distanciamento.

A combinação de flexão e extensão e adução e abdução permite que a extremidade do membro descreva um círculo ou uma elipse, movimento conhecido como *circundução*.

Os movimentos de todas as articulações são limitados. O formato das faces articulares é obviamente relevante. Um grau de incongruência é necessário para manter a lubrificação da sinóvia entre as faces. Essa lubrificação é menor quando o raio da curvatura da face convexa aumenta em direção à margem e se aproxima do raio da curvatura da face côncava oposta. As faces, assim, tornam-se congruentes ao se aproximarem, na posição final, e os demais movimentos resultam do esmagamento de uma contra a outra.

A tensão sobre os ligamentos extracapsulares certamente pode limitar os movimentos, embora não se saiba se tal método de frenagem é necessário em condições normais. Alguns ligamentos parecem ser moderadamente tensionados por movimentos de amplitude normal, enquanto outros estão relaxados e são tensionados apenas quando o movimento ameaça ir além do limite normal.

Em algumas situações, o contato entre estruturas extra-articulares pode ser importante; obviamente, o olécrano impede a hiperextensão forçada do cotovelo; a aposição dos músculos caudais da coxa e da panturrilha impedem a hiperextensão do joelho humano. A tensão nos músculos e outras estruturas moles adjacentes a uma articulação primeiro desacelera, depois impede o movimento; a incapacidade de distensão dos músculos da face caudal da coxa humana além de um determinado limite – insuficiência passiva – impede que muitas pessoas toquem os dígitos dos pés. A contração dos músculos que se opõem a certo movimento pode ser o fator mais importante; seu significado será discutido na próxima seção.

Classificação. As articulações sinoviais podem ser classificadas de acordo com critérios numéricos e geométricos. O sistema numérico diferencia as articulações *simples*, com um par de faces articulares, das articulações *compostas*, onde há mais de duas faces opostas e o movimento ocorre em mais de um nível, em uma cápsula compartilhada. A articulação do ombro ilustra a primeira variedade; a do carpo, a segunda.

A versão atual do sistema geométrico possui sete categorias. Uma, a *articulação plana* (Fig. 1.25A), já foi mencionada.

Na *articulação em dobradiça* (gínglimo; Fig. 1.25B), uma face articular tem formato de segmento cilíndrico e a outra é escavada de forma a receber a primeira. O movimento pendular é possível em apenas um plano. Os demais movimentos são proibidos pelos fortes ligamentos colaterais (um de cada lado) e, possivelmente, pelo desenvolvimento de cristas e fendas correspondentes nas faces articulares. A articulação do cotovelo, entre o úmero e os ossos do antebraço, é um exemplo.

A *articulação pivotante* (ou trocoide; Fig. 1.25C) é composta por um pino encaixado em um anel. O movimento ocorre ao longo do eixo maior do pino. Em algumas articulações (p. ex., a articulação radioulnar proximal), o pino gira em um anel fixo; em outras (p. ex., a articulação atlantoaxial entre as duas primeiras vértebras cervicais), o anel se move ao redor do pino fixo.

A *articulação condilar* (Fig. 1.25D) é formada por dois côndilos em forma de dobradiça que se encaixam em faces côncavas correspondentes. Os dois complexos podem ser próximos, como na articulação femorotibial, ou bastante separados e providos de cápsulas articulares independentes, como as articulações da mandíbula. Em cada caso, o conjunto completo é considerado uma única articulação condilar. O movimento é principalmente uniaxial, em um eixo transversal comum aos dois côndilos; certos graus de rotação e deslizamento também são permitidos.

A *articulação elipsoide* (Fig. 1.25E) é composta por uma face ovoide convexa que se encaixa em uma concavidade correspondente. Os movimentos ocorrem principalmente em dois planos, em ângulos retos um em relação ao outro (flexão-extensão; adução-abdução), mas certo grau de rotação é possível. A articulação radiocárpica de cães é elipsoide.

A *articulação selar* (Fig. 1.25F) combina duas faces, cada uma convexa ao máximo em uma direção e côncava ao máximo em uma segunda direção em ângulo reto em relação à primeira. Essas articulações são também biaxiais, permitindo flexão-extensão e adução-abdução, mas com certo grau de rotação tolerado ou imposto pela geometria das faces. Um exemplo é a articulação interfalangiana distal de cães.

Na *articulação esferoide* (Fig. 1.25G), parte de uma esfera está contida em um sulco correspondente. Essa articulação multiaxial tem a maior versatilidade de movimentos. A articulação do quadril é o melhor exemplo; o ombro humano também segue o padrão, mas, nas espécies domésticas, essa articulação tem seu movimento restrito à flexão e à extensão.

Deve-se enfatizar que as articulações anatômicas correspondem, de maneira bastante imperfeita, aos modelos teóricos. Às vezes, a diferença pode ser suficiente para que haja controvérsia acerca de qual categoria melhor acomoda determinada articulação.

Músculos

As contrações musculares são responsáveis pela maioria dos movimentos corpóreos visíveis a olho nu. Os músculos também são usados para impedir a movimentação, estabilizar articulações, para que não sofram colapsos sob determinadas cargas, e para manter a continência da bexiga e do intestino. Outra função dos músculos esqueléticos é gerar calor por meio dos *calafrios*, tremores involuntários iniciados pela exposição ao frio.

Existem três variedades de tecidos musculares, mas dois, os músculos especializados (cardíacos) que formam o coração e os músculos lisos (viscerais) dos vasos sanguíneos e

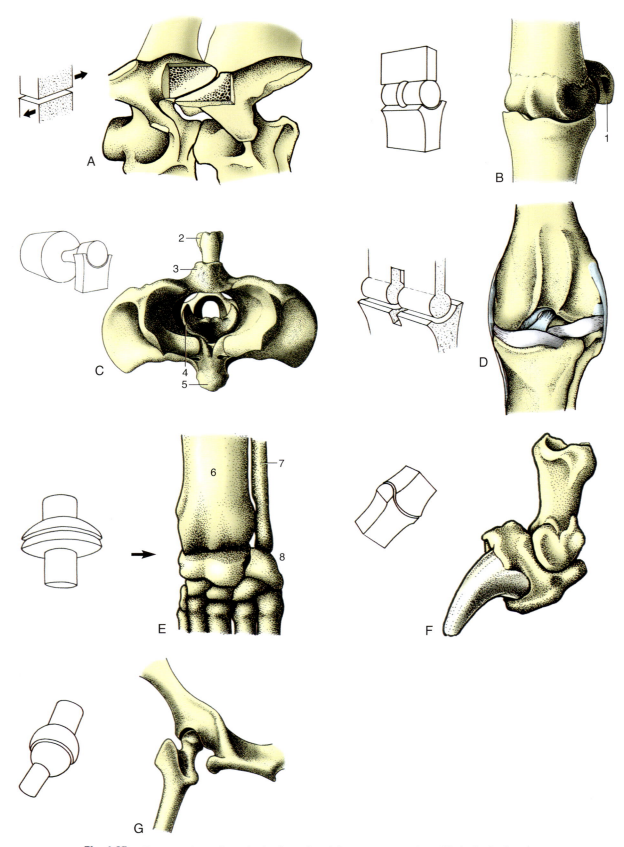

Fig. 1.25 Os sete tipos de articulações sinoviais, com exemplos. (A) Articulação plana: processos articulares das vértebras cervicais de equino. (B) Articulação em dobradiça: articulação do boleto (metacarpofalangeana) de equino. (C) Articulação pivotante: articulação atlantoaxial de bovino (vista cranial). (D) Articulação condilar: articulação femorotibial (joelho) de cão. (E) Articulação elipsoide: carpo de cão. (F) Articulação selar: articulação interfalangeana distal de cão. (G) Articulação esferoide: articulação do quadril de cão (vista caudodorsal). *1,* Osso sesamoide proximal; *2,* processo espinhoso do áxis; *3,* arco dorsal do atlas; *4,* dente do áxis; *5,* arco ventral do atlas; *6,* rádio; *7,* ulna; *8,* fileira proximal de ossos do carpo.

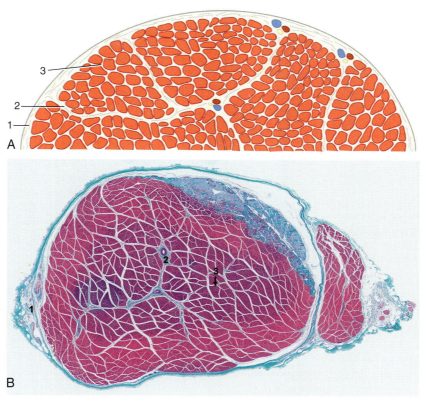

Fig. 1.26 (A) Desenho esquemático da secção transversal de músculo esquelético com ênfase no tecido fibroso. (B) Secção transversal de músculo esquelético corado com tricromo de Masson mostrando os elementos celulares em vermelho e o tecido conjuntivo em azul. *1*, Epimísio; *2*, perimísio; *3*, endomísio (partes menos coradas do fascículo).

das vísceras (órgãos internos) não serão discutidos agora. A terceira variedade é geralmente denominada *musculatura esquelética*, já que os músculos são fixos a ossos e induzem sua movimentação. O músculo esquelético é também conhecido como *estriado*, *somático* ou *voluntário*, mas tais termos são menos aceitáveis por uma razão ou outra.

A Organização dos Músculos Esqueléticos

Os músculos esqueléticos são a carne que compramos em açougues, responsáveis por cerca de metade do peso da carcaça de um animal (a proparte varia de acordo com espécie, raça, idade e sexo do indivíduo, além do método de criação). Cada músculo é composto por muitas células unidas por tecido conjuntivo. Comparadas a células comuns, as células musculares são gigantes, com 10 a 100 μm de diâmetro e 5 a 10 cm de comprimento (é provável que algumas sejam ainda maiores). Essas células, que são visíveis a olho nu quando separadas, são também chamadas de *fibras musculares*, por causa do tamanho e formato. O músculo todo é recoberto por uma lâmina de tecido conjuntivo denso, o *epimísio* (Fig. 1.26); mais internamente a ele, uma camada mais frouxa, o perimísio, recobre os pequenos feixes (fascículos) onde as fibras estão agrupadas. Cada fibra, por fim, possui seu próprio revestimento delicado, o *endomísio*. Esses componentes de tecido conjuntivo se fundem em cada extremidade do "ventre" muscular e continuam como os tendões de fixação dos músculos. A quantidade e a qualidade do tecido conjuntivo explicam, em parte, as variações de aparência e de cozimento de diferentes cortes de carne (outro fator importante é o grau de contração determinado pela suspensão da carcaça no rigor *mortis*).

Variações na Arquitetura Muscular. A disposição das fibras musculares no ventre muscular é muito variável, o que pode ser explicado por dois princípios. O encurtamento que um músculo pode apresentar à contração (cerca de 50%) é função do comprimento das fibras que o compõem. A força que pode se desenvolver é função da área transversal do ventre muscular. O maior deslocamento, não necessariamente a força, é, portanto, produzido pelo assim chamado músculo em forma de fita (Fig. 1.27), que possui fibras paralelas ao eixo longo por toda a extensão do músculo, acrescido de tendões curtos de fixação.

Os músculos cujas fibras se ligam aos tendões em ângulo tendem a ser fortes em relação à massa, já que acomodam mais fibras e maior área transversal total. Embora músculos desse tipo possam ser fortes, perdem parte da força e potencial de deslocamento; somente uma parte, correspondente ao cosseno do ângulo de inserção da fibra, é aplicada pela linha de tração. Ao calcular a força desenvolvida por tal músculo, é necessário substituir a secção transversal "anatômica" simples pela "fisiológica", plano complexo que secciona cada fibra em seu eixo transversal. Os músculos com fibras

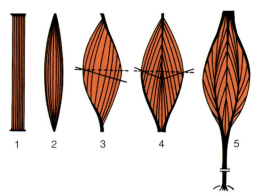

Fig. 1.27 Arquitetura dos músculos esqueléticos. As *linhas pontilhadas* representam as secções transversais "anatômicas"; as *linhas sólidas* representam as secções "fisiológicas". *1*, Músculo reto; *2*, músculo fusiforme; *3*, músculo penado; *4*, músculo bipenado; *5*, músculo multipenado.

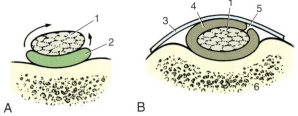

Fig. 1.28 Secções de bolsa sinovial (A) e de bainha tendínea (B). A bolsa permite a movimentação sem fricção de um tendão *(1)* sobre o osso, a bainha permite a movimentação de um tendão sobre o osso e sob um retináculo. As *setas* mostram que a bainha tendínea pode ser considerada uma grande bolsa que envolve um tendão. *2*, Bolsa; *3*, retináculo; *4*, bainha tendínea; *5*, mesotendão, por onde os vasos sanguíneos atingem o tendão; *6*, osso.

anguladas podem ser dispostos em diversas categorias de complexidade crescente: penados, bipenados, circumpenados e multipenados (ver Fig. 1.27).

Muitos músculos dos membros têm forma penada e, diferentemente dos músculos em fita, possuem tendões longos, semelhantes a cordões, que permitem que ventres musculares pesados fiquem próximos ao tronco; uma vez que somente os leves tendões se estendem até os dígitos para operar as articulações, a energia necessária para mover o membro de um lado para o outro é menor. Determinados músculos da parede corpórea formam finas camadas achatadas continuadas por lâminas tendíneas extensas (denominadas de aponeuroses), em disposição claramente adaptada para dar sustentação aos órgãos abdominais. Outros músculos surgem de duas, três ou quatro cabeças separadas que se unem em um tendão comum; tais arranjos são indicados pela inclusão dos termos descritivos *bíceps* (duas cabeças), *tríceps* ou *quadríceps*, respectivamente, em suas nomenclaturas.

Em outra variedade menos comum, duas ou mais unidades musculares são separadas por tendões intermediários, formando unidades digástricas (dois ventres) ou poligástricas. Outros músculos, ainda, são dispostos em anéis que circundam orifícios naturais, como a boca e o ânus, atuando como esfíncteres, para contrair ou fechar o orifício. Em todos esses exemplos, a construção do músculo é claramente adaptada a suas funções.

Músculos pareados que se inserem na linha mediana ou dela se originam são separados por uma tira de tecido conjuntivo denominada *rafe*.

A coloração dos músculos reflete a quantidade de mioglobina das fibras A diferença, bem exemplificada pelo peito pálido e pelas coxas rosadas de frangos, é geralmente considerada um reflexo da adaptação do músculo mais claro à rápida contração por períodos curtos e do músculo mais escuro à atividade mais lenta, porém contínua. Muitos músculos são, na verdade, compostos por dois tipos de fibras em proporções variáveis: fibras de espasmo rápido, que dependem do metabolismo glicolítico, predominam em músculos escuros (vermelhos); fibras de espasmo lento, que obtêm energia do metabolismo aeróbico, em músculos pálidos (brancos). Há diversas outras diferenças estruturais e fisiológicas entre as fibras, e a sugestão de que existem apenas essas duas variedades, tão distintas, embora conveniente, é uma simplificação enganosa.

Tendões. Os músculos sempre se fixam por meio de tendões de tecido conjuntivo. Às vezes, os tendões podem ser tão curtos que criam a ilusão de que o músculo se une diretamente ao osso. Os tendões são quase completamente compostos por feixes de colágeno em disposição regular e têm grande resistência à tensão. Na verdade, é mais provável a tensão excessiva romper o ventre muscular ou deslocar um fragmento de osso da inserção tendinosa que causar a ruptura do tendão em si. A natureza elástica dos tendões permite que absorvam e armazenem energia para gerar tração, o que auxilia a locomoção. Além disso, boa parte do trabalho metabólico realizado por muitos músculos é devotada ao estiramento de tendões, para que a energia armazenada possa ser liberada mais tarde.

Embora sejam resistentes, os tendões podem ser danificados por pressão ou fricção excessiva, principalmente quando mudam de direção sobre proeminências ósseas ou são desviados por tecidos duros. Uma forma de proteção desenvolvida em tais locais, a condrificação ou ossificação local (ossos sesamoides), foi mencionada. Uma alternativa é o desenvolvimento de coxins repletos por fluidos nesses pontos suscetíveis. Quando apenas uma parte dos tendões é suscetível, uma bolsa (a bolsa sinovial) pode ser interposta (Fig. 1.28A) daquele lado; quando grande parte da circunferência é vulnerável, o coxim envolve o tendão, abrigando-o em uma bainha tendínea (vagina sinovial; Fig. 1.28B). As paredes dessas bolsas e bainhas, assim como o fluido em seu interior, são similares aos componentes das articulações sinoviais. Quando o tendão se move, a fricção ocorre nas camadas sinoviais lubrificadas.

Uma vez que a inflamação das bolsas e bainhas sinoviais é bastante comum, é necessário conhecer suas posições e extensões; o que não é difícil, já que tais estruturas se localizam exatamente onde são necessárias.

Suprimento Sanguíneo e Nervoso para os Músculos. Os músculos recebem um suprimento sanguíneo relativamente generoso das artérias adjacentes. Às vezes, uma única artéria adentra o ventre muscular; então, o bem-estar desse músculo claramente depende da integridade de tal vaso. Com maior frequência, duas ou mais artérias adentram o músculo separadamente e se conectam em seu interior. Infelizmente, tais conexões (as anastomoses) nem sempre são suficientes para que o músculo sobreviva inalterado à interrupção de uma de suas fontes de suprimento. As artérias intramusculares se ramificam no perimísio, originando capilares que seguem as bainhas de endomísio de cada fibra.

As veias são satélites às artérias. A atividade normal, quando somente uma parte das fibras musculares se contrai, provavelmente promove a circulação de sangue no interior do músculo por massagear os capilares e as veias menores. Contrações maiores comprimem esses vasos em todas as direções, interrompendo a circulação; é provável que sejam nocivas, se prolongadas.

Os tendões possuem requerimentos metabólicos baixos, são pouco vascularizados e não sofrem hemorragia ao serem seccionados. Tais características, a princípio vantajosas, têm um lado adverso: a cicatrização de tendões lesionados é inevitavelmente lenta. Há vasos linfáticos nos tratos de tecido conjuntivo maiores do ventre muscular.

Muitos músculos são supridos por um único nervo, mas os do tronco, formados por diversos somitos (p. 28), retêm a inervação múltipla. O nervo que entra em um músculo, geralmente acompanhando os vasos principais, ramifica-se nos septos de tecido conjuntivo. Esse nervo é composto por fibras de vários tipos: as grandes fibras motoras, do tipo alfa, suprem as fibras musculares da massa principal; as fibras menores, do tipo gama, suprem células musculares modificadas no interior dos fusos; as fibras vasomotoras não mielinizadas suprem os vasos sanguíneos; e as fibras sensoriais, suprem fusos, órgãos tendíneos e outros receptores. A razão entre fibras motoras e sensoriais varia consideravelmente, sendo uma das muitas dificuldades na determinação do tamanho da unidade motora.

Os neurônios motores que suprem um determinado músculo são agrupados nos cornos ventrais de substância cinzenta da medula espinhal (ou nos núcleos motores do tronco encefálico). O axônio de cada neurônio se ramifica repetidamente em sua passagem, tanto no feixe nervoso quanto nos septos intermusculares, e termina nas placas motoras de várias fibras musculares. O conjunto formado por um neurônio e pelas fibras (alfa) por ele supridas é conhecido como *unidade motora*, conceito importantepor ser a unidade fisiológica da contração muscular. São esses grupos, não as fibras, que são solicitados ou não quando um músculo varia a força de sua contração. As fibras musculares que pertencem a uma unidade são entrelaçadas às de outras unidades, não correspondem a qualquer parte facilmente identificável do músculo – não correspondem a fascículos, como se poderia supor. As fibras que constituem uma unidade motora invariavelmente são de tipo uniforme.

Na espécie humana, o número de fibras em uma unidade é variável, cerca de 5 a 10 nos músculos que movem o bulbo do olho; 200, nos dos dígitos, e 2.000, nos dos membros. Os números exatos não são importantes, mas a tendência é: os músculos com unidades menores são os capazes de ajustes mais delicados. O tamanho da unidade motora é determinado pela taxa de inervação, relação entre o número de fibras em um músculo e o número de neurônios motores que as suprem.

Ações Musculares

A ativação de um músculo contrai suas fibras. Dependendo das circunstâncias, essa contração pode aumentar, não alterar ou diminuir a tensão no músculo. Quando forças externas impedem a contração do músculo, a tensão aumenta; a atividade é denominada isométrica.

Na atividade normal da maioria dos músculos, há uma alteração no ângulo da(s) articulação(ões) relacionada(s). Assim, o sistema musculoesquelético opera como um sistema de alavancas, onde as articulações são pontos de apoio. As vantagens mecânicas de tal configuração dependem do posicionamento (em relação ao ponto de apoio) da inserção muscular e da aplicação da carga (Fig. 1.29). Embora a inserção muscular próxima a um ponto de apoio tenha menos força em comparação com um músculo com inserção mais distante, seu efeito é mais rápido; os requerimentos de velocidade e força são, portanto, conflituosos. Quando diversos músculos podem mover uma articulação de determinada maneira, as inserções de alguns podem deixá-los mais aptos à iniciação do movimento, enquanto as de outros os tornam mais aptos a continuar o movimento até completá-lo.

Os músculos biarticulares ou poliarticulares (que cruzam duas ou mais articulações, respectivamente) podem não obter contração suficiente para a produção de um movimento de amplitude total em ambas ou todas as articulações relevantes ao mesmo tempo. Esses músculos são considerados insuficientes em relação à atividade.

Qualquer músculo que produza determinado efeito pode ser denominado *agonista* ou *movimentador inicial*; um músculo capaz de se opor ativamente ao movimento é chamado de *antagonista*. Obviamente, os termos apenas se aplicam a um movimento específico. Assim, na flexão do cotovelo, o músculo braquial que produz o movimento é o agonista, enquanto o tríceps braquial, que se opõe ao movimento, é o antagonista; na extensão da mesma articulação, porém, o tríceps é o agonista e o braquial, o antagonista. Outros músculos podem não facilitar nem se opor diretamente ao movimento, mas modificar a ação do agonista, talvez por eliminação de um efeito colateral indesejado. Tais músculos são conhecidos como *sinergistas*. Músculos que estabilizam as articulações e não promovem sua movimentação são denominados *fixadores*. Na fixação ou estabilização de uma articulação, geralmente há contração simultânea de músculos opostos durante a movimentação.

Os termos *origem* e *inserção* ainda não foram definidos. Convencionalmente, *origem* indica a fixação mais proximal ou

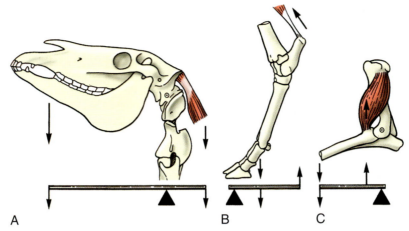

Fig. 1.29 A ação dos músculos no esqueleto pode ser comparada a diferentes sistemas de alavanca. (A) Sustentação da cabeça pelos músculos dorsais do pescoço. (B) Extensão da articulação do tornozelo (jarrete). (C) Flexão da articulação do cotovelo.

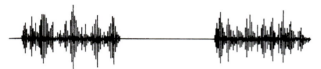

Fig. 1.30 Registro da atividade elétrica durante a contração muscular (eletromiografia).

central, e *inserção*, a fixação mais distal ou periférica. Embora seja verdade que, em seu uso comum, muitos músculos deslocam a inserção em direção à origem, a maioria é capaz de se contrair em ambas as direções. A determinação de qual fixação manterá a posição e qual será deslocada depende de circunstâncias externas. Essas circunstâncias devem ser sempre consideradas durante a avaliação de possíveis ações do músculo.

A análise das fixações dos músculos em relação ao(s) eixo(s) da(s) articulação(ões) permite deduzir suas funções. Deduções bem embasadas indicam o que um músculo pode fazer, mas não como habitualmente é utilizado em vida. A estimulação direta de um músculo ou de seu nervo mostra o que determinado músculo pode fazer ao agir sozinho. Mas isso não mostra como o músculo é naturalmente utilizado, já que, de modo geral, diversos músculos alternativos podem realizar certo movimento, embora nem todos sejam normalmente empregados.

A técnica mais refinada de estudo das ações musculares é a *eletromiografia*, registro da atividade elétrica que acompanha a contração muscular. No método, eletrodos são colocados sobre os músculos ou em seu interior para cronometrar a atividade e quantificar, a grosso modo, sua intensidade (Fig. 1.30). O uso da técnica esclareceu muitas crenças antigas acerca das ações e do uso de músculos em seres humanos; em relação aos animais domésticos, ainda há muito a pesquisar. A interpretação dos achados, porém, deve ser cautelosa. O método mostra quando um músculo está ativo, mas é o pesquisador que interpreta sua atividade como agonista, antagonista ou um simples ajuste à alteração do ângulo articular causado por outras forças.

Vasos Sanguíneos Periféricos

Os vasos sanguíneos periféricos compreendem as artérias, que levam o sangue do coração, as veias, que retornam o sangue para o coração, e os capilares, diminutas conexões entre as menores artérias e as menores veias no interior do tecido. Os vasos são organizados para formar dois circuitos (Fig. 1.31). O primeiro, circulação sistêmica, começa no ventrículo esquerdo, leva o sangue oxigenado (arterial) para todos os órgãos e partes do corpo, exceto o tecido de troca gasosa dos pulmões, e então transporta o sangue, agora desoxigenado (venoso), de volta para o átrio direito; o segundo, circulação pulmonar, leva o sangue desoxigenado do ventrículo direito para o tecido de troca gasosa dos pulmões, onde é reoxigenado antes de ser reenviado para o átrio esquerdo por um conjunto especial de veias. As circulações sistêmica e pulmonar e as câmaras cardíacas formam um trajeto único e complexo pelo qual o sangue circula indefinidamente.

Artérias

Na sala de dissecação, as artérias podem ser diferenciadas dos demais vasos por suas paredes brancas, espessas e relativamente rígidas e seu lúmen vazio (a não ser que preenchidas por algum material para conveniência do pesquisador). As artérias maiores seguem um padrão bastante constante, mas seus ramos menores apresentam muita variação – de tal monta que os padrões descritos na literatura, embora sejam os mais comuns, são, na verdade, observados em poucos indivíduos. Com a ramificação, a área transversal combinada dos ramos sempre excede a área transversal do tronco principal (Fig. 1.32).

Há uma correspondência geral entre os tamanhos absolutos e relativos dos vasos principais e seus ramos e os ângulos de divergência destes últimos de sua origem. Embora existam exceções, os ramos maiores divergem em ângulos mais agudos para redução da resistência. Os fatores hemodinâmicos têm importância menor nos ramos menores,

Capítulo 1 **Alguns Aspectos e Conceitos Básicos** 25

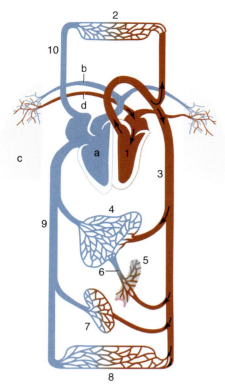

Fig. 1.31 Esquema da circulação; os vasos que carreiam o sangue oxigenado são mostrados em *vermelho*; os que transportam o sangue desoxigenado, em *azul*. Circulação sistêmica: *1,* Lado esquerdo do coração; *2,* vasos da parte cranial do corpo; *3,* aorta; *4,* fígado; *5,* intestinos; *6,* veia porta; *7,* rins; *8,* vasos da parte caudal do corpo; *9,* veia cava caudal; *10,* veia cava cranial. Circulação pulmonar: *a,* Lado direito do coração; *b,* artéria pulmonar; *c,* pulmão; *d,* veia pulmonar.

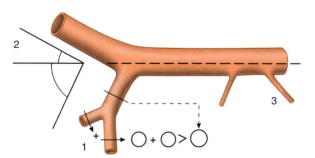

Fig. 1.32 Ramificação das artérias. Observe que *(1)* a soma das áreas transversais dos ramos sempre excede a área do tronco de origem; *(2)* os ramos maiores deixam o tronco em ângulos mais agudos que os ramos menores; *(3)* os ramos menores deixam o tronco de maneira errática.

que, de modo geral, seguem as rotas mais curtas até os destinos (Fig. 1.32).

Outro fator que influencia o trajeto de uma artéria é a preferência por locais protegidos, o que é bem ilustrado nos membros, onde os vasos maiores tendem a se localizar medialmente e também a se reorientar de modo a cruzar as faces flexoras de articulações sucessivas. Comparativamente, as artérias que

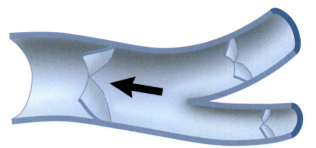

Fig. 1.33 Ramo venoso aberto, expondo as valvas. A *seta* indica a direção do fluxo sanguíneo.

suprem órgãos com grande variação de tamanho ou posição são protegidas da distensão por seus caminhos sinuosos.

Embora as artérias terminem em leitos capilares, a maioria possui conexões mais proximais e substanciais com os vasos adjacentes. Essas conexões interarteriais (anastomoses) criam vias alternativas, colaterais ou desvios que permitem a manutenção da circulação em caso de bloqueio de uma via mais direta. A circulação colateral passa a operar assim que o tronco principal é obstruído e fica mais eficiente com o passar do tempo.

A possibilidade de circulação colateral em diferentes regiões e órgãos tem importância óbvia para clínicos e patologistas; tópico que será discutido adiante (p. 228). Enquanto isso, essa possibilidade sugere que pode ser desnecessário conhecer os detalhes dos vasos menores.

Veias

Na sala de dissecação, as veias são diferenciadas por suas paredes mais finas, aparência sempre colabada e capacidade invariavelmente maior que a das artérias associadas. Preenchidas por sangue coagulado, as veias são azuladas. Muitas veias também são reconhecidas pela presença de valvas, repetidas em intervalos ao longo de sua extensão; as valvas asseguram o fluxo unidirecional e previnem a ocorrência de refluxo de sangue em caso de estagnação circulatória (Fig. 1.33). Cada valva é composta por duas ou três cúspides (válvulas) semilunares, voltadas uma(s) para a(s) outra(s). As valvas são mais numerosas em veias expostas a variações intermitentes de pressão externa e não são observadas naquelas que não sofrem tais influências. Assim, são comuns em veias que correm entre músculos e ausentes naquelas do canal vertebral e do crânio; em parte por causa disso, as veias deste último local são também conhecidas como *seios venosos*.

As maiores artérias e veias correm separadamente, mas muitas veias de calibre médio ou pequeno acompanham as artérias correspondentes, das quais são ditas satélites. As veias, porém, apresentam ainda mais variação que as artérias e, frequentemente são duplicadas, replicadas novamente ou formam plexos.

Estruturas Linfáticas

O sistema linfático possui dois componentes. O primeiro é um sistema de capilares linfáticos e vasos maiores que devolvem o fluido intersticial para a corrente sanguínea. O segundo é composto por diversos agregados bem disseminados de tecido linfoide, incluindo os muitos linfonodos; agregados linfoides menos distintos, como as tonsilas, serão discutidos posteriormente (p. 241).

Vasos Linfáticos

Um plexo de capilares linfáticos, disperso por grande parte dos tecidos, coleta uma fração do fluido intersticial. Essa fração tem importância desproporcional, já que contém proteínas e outras moléculas grandes que não conseguem entrar nos vasos sanguíneos, menos permeáveis. A maior permeabilidade dos capilares linfáticos também permite que ocasionalmente absorvam materiais particulados, inclusive microrganismos. Os capilares linfáticos começam em fundo cego e formam plexos que originam os vasos linfáticos maiores. Esses vasos maiores têm estrutura bastante similar às veias, mas são mais delicados. Uma vez que o fluido (a linfa) em seu interior é pálido, os vasos raramente são evidentes; no entanto, sua identificação é fácil, já que as valvas bastante próximas conferem a aparência de colar de contas (moniliforme) quando repletos. Os vasos maiores seguem trajetos independentes, mas muitos dos menores acompanham vasos sanguíneos e nervos. A árvore vascular linfática acaba por convergir em dois ou três troncos maiores que se abrem, de maneira errática, em veias maiores na junção do pescoço com o tórax (Fig. 1.34).

Linfonodos

Os linfonodos, muitas vezes incorretamente denominados gânglios, estão localizados ao longo dos vasos linfáticos em padrão com considerável variação específica e certa variação individual. Grupos de linfonodos adjacentes constituem linfocentros, cuja ocorrência e territórios de drenagem exibem maior constância que os linfonodos individuais. Os linfocentros apresentam variações interespecíficas importantes: nos carnívoros domésticos e ruminantes, particularmente em bovinos, cada centro contém poucos linfonodos, porém grandes; em suínos e, mais especificamente, em equinos, cada centro possui muitos linfonodos de tamanho pequeno.

Os linfonodos são firmes, têm superfície homogênea e formato geralmente ovoide ou semelhante a feijões. Alguns são superficiais e podem ser identificados sob a pele à palpação. Naturalmente, esses linfonodos são mais facilmente encontrados em caso de aumento de volume e, assim, é importante ter uma ideia clara de quais linfonodos podem ser identificados em um animal saudável. Cada linfonodo é envolto por uma cápsula, sob a qual há um espaço aberto (o seio linfático) onde os vasos aferentes desembocam em diversos pontos. Ramos do seio linfático levam ao seio medular, próximo a um hilo geralmente indentado, de onde emergem os poucos vasos eferentes (Fig. 1.35A; Fig. 7-50). O tecido do linfonodo é dividido em regiões cortical e medular. O córtex contém os centros germinativos, onde os linfócitos são produzidos continuamente; a medula é composta por cordões celulares frouxos. Ambos são sustentados por

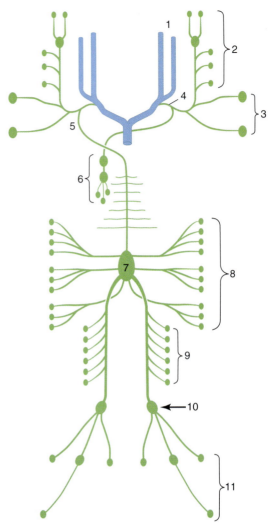

Fig. 1.34 Esquema geral dos linfonodos e dos vasos linfáticos (vista dorsal). A parte *superior* do diagrama representa a região do pescoço. *1,* Veias jugulares externas e internas; *2,* linfa proveniente da cabeça; *3,* linfa proveniente do ombro e do membro torácico; *4,* ducto traqueal; *5,* ducto torácico; *6,* linfa proveniente dos órgãos torácicos; *7,* cisterna do quilo; *8,* linfa dos órgãos abdominais; *9,* linfa da região lombar e dos rins; *10,* linfonodos da pelve; *11,* linfa do membro pélvico.

uma trama reticular que apresenta muitas células fagocíticas. A organização dos linfonodos de suínos (Fig. 1.35B) inverte o padrão usual de fluxo: os vasos aferentes entram juntos, enquanto os vasos eferentes têm origens dispersas (Fig. 7-51A-B).

Com pouquíssimas (e controversas) exceções, toda a linfa passa por pelo menos um linfonodo em seu trajeto dos tecidos à corrente sanguínea. Ao passar pelo linfonodo, a linfa recebe um recrutamento de linfócitos e é também exposta às atividades dos fagócitos. Essas células removem e destroem, ou tentam destruir e remover, materiais particulados, incluindo quaisquer microrganismos presentes na linfa. O linfonodo, assim, é uma barreira à disseminação de infecções

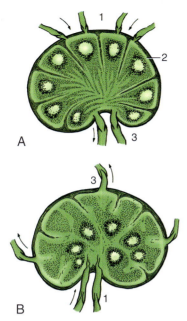

Fig. 1.35 (A) Estrutura de um linfonodo no qual os centros germinativos (nódulos linfáticos) ocupam a região cortical. (B) Em suínos, os centros germinativos têm localização central. As *setas* indicam a direção do fluxo linfático. *1*, Vaso linfático aferente; *2*, seio linfático; *3*, vaso linfático eferente.

e tumores; algumas neoplasias usam as vias linfáticas em sua disseminação. O aumento de volume de um linfonodo indica a existência de processo patológico em seu território de drenagem. É claro que o papel do sistema linfático em doenças é confuso. Por um lado, o fluxo linfático facilita a disseminação de microrganismos ou células tumorais; por outro, a intervenção de um linfonodo provê uma oportunidade para sua contenção e destruição. Existem razões óbvias para que posicionamento, acessibilidade, território de drenagem e destino do fluxo eferente de todos os linfonodos principais devam ser bem conhecidos pelos clínicos, patologistas e veterinários responsáveis pela inspeção de carnes.

Nervos Periféricos

O sistema nervoso central, formado pelo cérebro e pela medula espinhal, comunica-se de forma bidirecional com praticamente todos os tecidos corpóreos através de um sistema de nervos periféricos ramificados. O sistema é composto por fibras *aferentes* (sensoriais), que levam a informação de receptores periféricos para o sistema nervoso central, e fibras *eferentes* (motoras), que transportam as instruções do sistema nervoso central para os órgãos efetores periféricos. Os nervos periféricos compreendem os 12 pares de nervos cranianos e um número consideravelmente maior de pares de nervos espinhais, cujo total varia conforme a fórmula vertebral. O cão possui 8 pares cervicais, 13 torácicos, 7 lombares, 3 sacrais e cerca de 5 pares caudais. A discussão atual se restringe aos nervos espinhais, relativamente uniformes; os nervos cranianos diferem dos nervos espinhais e também entre si em muitos aspectos, como será discutido (p. 301).

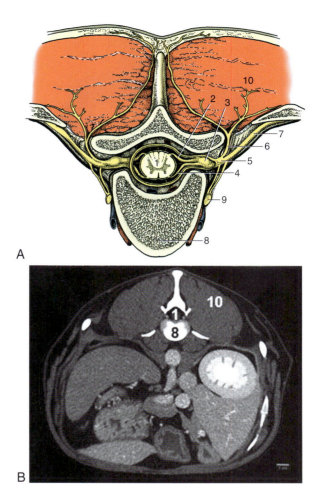

Fig. 1.36 Desenho esquemático da secção transversal da coluna vertebral (A) mostrando a formação do nervo espinhal. B mostra a tomografia computadorizada do abdome de uma cadela. *1*, Medula espinhal; *2*, raiz dorsal; *3*, gânglio da raiz dorsal; *4*, raiz ventral; *5*, nervo espinhal; *6*, ramo dorsal do nervo espinhal; *7*, ramo ventral do nervo espinhal; *8*, corpo vertebral; *9*, tronco simpático; *10*, músculos epiaxiais.

A origem ordenada dos nervos espinhais revela a segmentação da medula espinhal. Cada nervo é formado pela união de duas raízes (Fig. 1.36). A *raiz dorsal* é quase exclusivamente composta por fibras aferentes cujos corpos celulares são unidos de modo a formar um aglomerado visível, o gânglio espinhal (da raiz dorsal). Os prolongamentos centrais entram na medula pelo sulco dorsolateral. Os prolongamentos periféricos se estendem de uma grande variedade de terminações exteroceptivas, proprioceptivas e enteroceptivas que, respectivamente, respondem a estímulos externos, alterações em músculos ou outros órgãos locomotores e mudanças em órgãos internos. A *raiz ventral* é composta exclusivamente por fibras eferentes emanadas de neurônios motores no interior do corno ventral de substância cinzenta e deixa a medula pelo feixe ventrolateral; essas fibras se encaminham para órgãos efetores – músculos e glândulas.

As raízes dorsal e ventral se unem perifericamente ao gânglio da raiz dorsal, formando o *nervo espinhal* misto

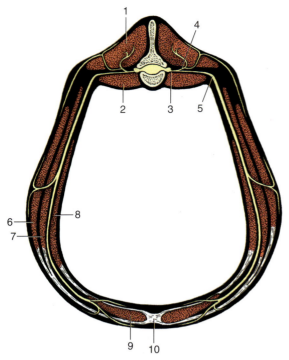

Fig. 1.37 Distribuição de nervo espinhal (lombar). *1,* Músculos epiaxiais; *2,* músculos sublombares; *3,* nervo espinhal; *4,* ramo dorsal do nervo espinhal; *5,* ramo ventral do nervo espinhal; *6, 7,* músculos oblíquos abdominais externo e interno; *8,* músculo transverso do abdome; *9,* músculo reto do abdome; *10,* linha branca (alba).

(Fig. 1.36/5), que deixa o canal vertebral pelo forame intervertebral adequado. Na região cervical, cada nervo emerge cranialmente à vértebra de mesma designação numérica do nervo, à exceção do oitavo, que emerge entre a última vértebra cervical e a primeira vértebra torácica. Nas demais regiões, cada nervo emerge caudalmente à vértebra de mesma designação numérica.

O tronco misto formado pela união das raízes dorsal e ventral se divide quase imediatamente em ramos dorsais e ventrais. O *ramo dorsal* se distribui pelos componentes dorsais: os músculos epiaxiais do tronco (de modo geral, aqueles dorsais aos processos transversos das vértebras) e a pele do dorso (Fig. 1.37). O *ramo ventral*, muito maior, distribui-se pelos músculos hipoaxiais do tronco (de modo geral, aqueles ventrais aos processos transversos), os músculos dos membros (com algumas poucas exceções) e o restante da pele, inclusive a que recobre os membros. Os ramos dorsais e ventrais se conectam aos ramos adjacentes, que formam plexos dorsais e ventrais contínuos. Esses plexos geralmente não são óbvios ou importantes, à exceção do aumento do plexo ventral próximo às origens dos membros. Essas estruturas, os plexos braquiais e lombossacrais, dão origem a nervos que se distribuem, respectivamente, pelos membros torácicos e pélvicos.

O *plexo braquial* (Fig. 1.38) geralmente é formado por contribuições dos três últimos nervos cervicais e dos dois

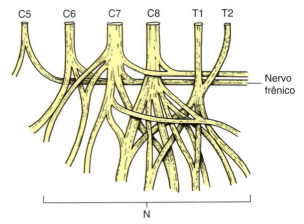

Fig. 1.38 Plexo braquial. As divisões ventrais dos nervos espinhais *(C6* a *T2)* que contribuem para o plexo estão na parte *superior* do esquema; os ramos periféricos *(N)* que suprem o membro torácico são mostrados na parte inferior. Contribuições de *C5, C6* e *C7* formam o nervo frênico.

primeiros nervos torácicos, enquanto o *plexo lombossacral* é formado por contribuições dos últimos nervos lombares e dos dois primeiros nervos sacrais. Os plexos dos membros permitem o reagrupamento e a reassociação das fibras nervosas constituintes; os troncos nervosos que emergem distalmente são compostos por fibras derivadas de dois ou três segmentos espinhais; o nervo mediano, portanto, é composto por fibras dos nervos espinhais C8 e T1; o nervo femoral é formado por fibras de L4 a L6.

Os trajetos dos principais troncos nervosos periféricos devem ser conhecidos para que os nervos não sejam expostos a riscos desnecessários durante a cirurgia. Suas conexões centrais são importantes em dois contextos. Primeiramente, as soluções de anestésicos locais injetadas nas proximidades de alguns nervos espinhais têm efeitos previsíveis, paralisando músculos e dessensibilizando áreas cutâneas. Por outro lado, a paralisia de determinados músculos ou a ausência ou alteração da sensibilidade de áreas específicas de pele podem indicar a localização precisa de uma lesão central.

Até agora, referências a fibras nervosas relacionadas à inervação de vasos sanguíneos, glândulas e órgãos internos foram evitadas. Essas estruturas são supridas pela divisão autônoma do sistema nervoso, descrita no Capítulo 8. No momento, é suficiente afirmar que, embora as fibras autônomas não estejam presentes nas raízes de todos os nervos espinhais, existem arranjos que garantem que cada nervo periférico receba sua cota necessária.

TESTE SUA COMPREENSÃO

O conhecimento da anatomia é importante para que um indivíduo se torne um(a) bom(ao) médico(a) veterinário(a)? Se sim, liste os argumentos que apoiam sua opinião.

O Aparelho Locomotor 2

Este capítulo enfoca o estudo integrado da osteologia, artrologia e miologia sistemáticas.[1] A descrição de ossos, músculos e articulações é agrupada conforme as regiões do corpo – o tronco, a cabeça, os membros torácicos e os membros pélvicos – para facilitar o acompanhamento da dissecção. Aqui, o cão é usado como espécie modelo e somente as características comparativas mais marcantes são apontadas. Muitos outros detalhes, em especial aqueles com valor aplicado, serão discutidos nos capítulos sobre anatomia regional. A introdução de cada seção menciona as características do desenvolvimento que podem ajudar o entendimento da anatomia do animal adulto.

O TRONCO

Plano Básico e Desenvolvimento

O tronco é a maior parte da carcaça após a remoção da cabeça, pescoço, cauda, membros torácicos e membros pélvicos (Fig. 2.1). É composto por três segmentos – tórax, abdome e pelve – que não são claramente divididos externamente. Cada uma destas divisões é delimitada pela parede corpórea e possui uma cavidade, ou cavidade em potencial, já que em vida o espaço é mais ou menos obliterado pela íntima aposição das paredes e seus conteúdos. A cavidade torácica estende-se da região cranial ao diafragma e é uma lâmina de músculo e tendão em formato de cúpula, com fixação periférica na parede corpórea e centro livre e protuberante em sentido cranial. A cavidade abdominal é caudal ao diafragma e corresponde ao ventre. Esta cavidade se comunica livremente com a cavidade pélvica na área limitada pela pelve óssea (Fig. 2.2).

A *parte dorsal da parede corpórea* sobre as cavidades torácica, abdominal e pélvica é conhecida como dorso. O dorso é formado pela coluna vertebral e músculos associados, que são estruturas que também se estendem entre o pescoço e a cauda. É conveniente, portanto, se não completamente apropriado, considerar as vértebras e estruturas associadas do pescoço e da cauda nesta seção. As estruturas da parte ventral do pescoço são discutidas com a cabeça.

O pescoço, a cabeça e a cauda apresentam uma repetição seriada de elementos semelhantes, mais notavelmente as vértebras. Esta segmentação aparente é, como mostram os embriões (Fig. 2.3), um legado dos somitos, os blocos formados pela divisão do mesoderma paraxial de cada lado do tubo neural e da notocorda. A aparência no adulto é um tanto enganosa: as vértebras são, na verdade, formadas por contribuições de dois somitos de cada lado, sendo, portanto, mais precisamente descritas como intersegmentares. Junto com as costelas e o esterno, as vértebras são originadas a partir das partes mediais dos somitos, chamadas *esclerótomos*. Os músculos da coluna vertebral são derivados das partes laterais dos somitos, os miótomos. Muitos músculos adultos são polissegmentares e combinam contribuições de alguns, ou mesmo muitos, miótomos, embora alguns grupos de unidades profundas retenham o padrão unissegmentar. Uma vez que as vértebras são intersegmentares, até mesmo os músculos mais curtos se estendem sobre a articulação e podem, assim, movê-la entre dois ossos sucessivos.

A princípio, cada miótomo atrai um único nervo (Fig. 2.3/8), que cresce a partir do tubo neural adjacente; por isso, a inervação motora dos músculos é também segmentar e, desta forma, músculos polissegmentares apresentam inervação múltipla. Um padrão similar é observado na inervação sensorial da pele. Acreditava-se que o tecido conjuntivo que compõe a pele, a derme, era derivado somente das terceiras partes dos somitos, os dermátomos. Células dos dermátomos supostamente migravam para recobrir regiões específicas do ectoderma superficial. Este padrão ordenado de migração é agora questionado e acredita-se que a derme pode ser, em parte, produzida pela diferenciação mesenquimal *in situ*. Seja como for, a inervação segmentar da pele (Fig. 2.4) do adulto é muito regular em algumas áreas e menos em outras. As bandas de pele supridas por determinados pares de nervos espinais são também conhecidas como *dermátomos*. Muitas se sobrepõem às adjacentes. As associações entre estas bandas e os nervos sensoriais específicos se desenvolvem de maneira um tanto distinta daquelas entre os nervos motores e os músculos. O componente sensorial do nervo espinal se desenvolve a partir de um grupo de células ganglionares originárias da crista neural; ramos centrais destas células formam a raiz dorsal, que cresce no segmento do tubo neural já definido pela excrescência da raiz motora. Juntas, as raízes dorsal e ventral compõem o nervo espinal misto.

Diferentemente do padrão segmentar dos nervos, as artérias para a parede corpórea são ramos da aorta que, a princípio, passam de forma intersegmentada entre os somitos (Fig. 2.3/5). Ainda assim, as artérias e nervos mais tarde se associam de uma forma que não refletem os diferentes padrões de suas origens.

---

[1] *Osteologia, artrologia* e *miologia* derivam, respectivamente, dos termos gregos *osteon* (osso), *arthron* (articulação) e *mys* (músculo). Estes termos, ao invés de seus equivalentes latinos, são o tronco de muitos termos médicos: osteoma, artrose, miosite e assim por diante. *Sindesmologia* é, às vezes, usado como termo alternativo para o estudo das articulações.

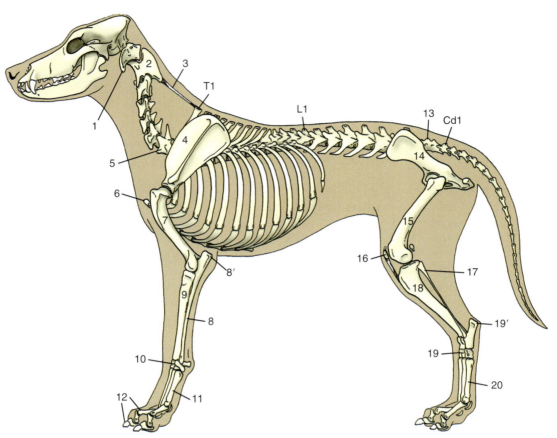

Fig. 2.1 O esqueleto do cão. *1*, Asa do atlas, primeira vértebra cervical (C1); *2*, processo espinhoso do áxis (C2); *3*, ligamento da nuca; *4*, escápula; *5*, última vértebra cervical (C7); *6*, extremidade cranial (manúbrio) do esterno; *7*, úmero; *8*, ulna; *8'*, olécrano (ponta do cotovelo); *9*, rádio; *10*, ossos do carpo; *11*, ossos do metacarpo; *12*, falanges proximais, médias e distais; *13*, sacro; *14*, osso coxal; *15*, fêmur; *16*, patela; *17*, fíbula; *18*, tíbia; *19*, ossos do tarso; *19'*, túber calcâneo (ponta do jarrete); *20*, ossos do metatarso; *T1*, *L1* e *Cd1*, primeiras vértebras torácica, lombar e caudal, respectivamente.

A princípio, as *partes lateral e ventral da parede corpórea* não são segmentadas (Fig. 2.3). Os tecidos destas partes se desenvolvem na somatopleura, formada pela associação entre o ectoderma e a mais externa das duas lâminas derivadas da divisão da placa lateral do mesoderma. A lâmina interna do mesoderma lateral obviamente se combina ao endoderma, formando a esplancnopleura ou parede visceral. A separação destas lâminas é obtida pela coalescência de espaços inicialmente distintos, o que forma uma cavidade contínua (Fig. 2.5/9). A cavidade, conhecida como *celoma*, é depois dividida para conter os espaços pericárdico e pleural do tórax e o espaço peritoneal do abdome e da pelve. Mais tarde, a somatopleura é invadida por células que migram ventralmente a partir dos somitos locais. As células que migram dos esclerótomos dos somitos torácicos se diferenciam e formam as costelas e o esterno. As células que migram dos miótomos dos somitos torácicos e abdominais se diferenciam nos músculos das paredes torácicas e abdominais. A presença das costelas assegura que a parede torácica mantenha seu padrão segmentar, que é quase completamente perdido pela parede abdominal.

Durante esses eventos, o embrião ainda apresenta a abertura ventral. A superfície ventral da parede corpórea somente se fecha no estágio final de dobramento (reversão; p. 91) que converte o disco embrionário em um corpo mais ou menos cilíndrico. Estruturas da linha mediana ventral, como o esterno e a linha alba – a faixa de tecido conjuntivo do assoalho do abdome – são, portanto, inicialmente representadas de forma bilateral. A cicatriz umbilical, o "umbigo", retrata o sítio de fechamento final da parede corpórea.

O principal interesse clínico da cicatriz umbilical está relacionado à prevalência de hérnias umbilicais, um defeito congênito (possivelmente hereditário) que frequentemente ocorre em espécies domésticas. Sempre há um certo atraso no fechamento da parede abdominal ventral, o que permite a formação de uma hérnia fisiológica temporária (p. 136) de parte do intestino no celoma extraembrionário (no interior do cordão umbilical). Normalmente, as alças intestinais herniadas logo voltam para o abdome; a seguir, há o estreitamento e, por fim, o fechamento do anel peritoneal na junção entre as partes intraembrionária e extraembrionária do celoma. Isto, por sua vez, permite o

Capítulo 2   O Aparelho Locomotor   31

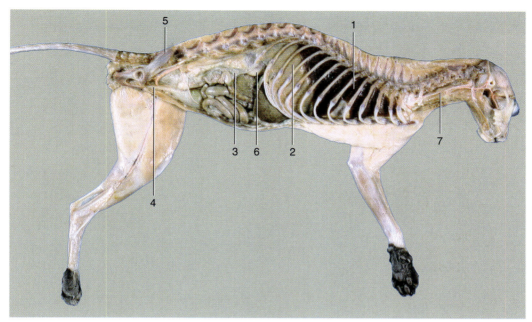

Fig. 2.2 As cavidades torácica, abdominal e pélvica de um gato, vistas da direita. *1*, Cavidade torácica (com pulmão); *2*, diafragma; *3*, cavidade abdominal; *4*, cavidade pélvica; *5*, sacro; *6*, rim direito; *7*, esôfago.

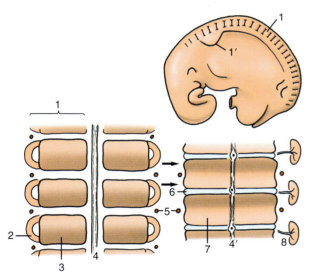

Fig. 2.3 Segmentação do mesoderma paraxial em um embrião bovino de 10 mm *(acima)* com dois estágios de desenvolvimento das vértebras e vasos e nervos relacionados *(abaixo)*. As *setas* indicam a formação de cada vértebra a partir de dois pares de somitos adjacentes. *1*, Somito; *1'*, broto do membro torácico; *2*, miótomo; *3*, esclerótomo; *4*, notocorda; *4'*, notocorda dando origem ao núcleo pulposo no centro do disco intervertebral *(6)*; *5*, artéria intersegmentar; *6*, disco intervertebral; *7*, corpo da vértebra; *8*, miótomo com nervo segmentar.

fechamento do defeito nos tecidos mesodérmicos, criando a cicatriz umbilical. Esses processos podem falhar. O intestino pode não conseguir retornar completamente ao abdome ou, então, escapar mais uma vez para o cordão umbilical por meio de um anel peritoneal persistente e, assim, ser exposto ao nascimento, quando o cordão é rompido. Mais comumente o anel

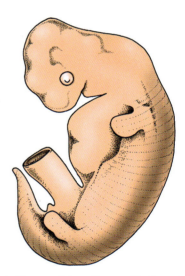

Fig. 2.4 Embrião com "dermátomos", indicando a inervação segmentar da pele.

peritoneal se fecha, mas os tecidos sobrejacentes são defeituosos, formando a hérnia, um saco protuberante gerado pela distensão do peritônio, das fáscias e da pele que o recobrem. Felizmente, a hérnia umbilical pode ser corrigida, geralmente, com uma simples intervenção cirúrgica.

O Esqueleto e as Articulações do Tronco
A Coluna Vertebral
A coluna vertebral, ou espinha, é composta pelas vértebras e estende-se do crânio à extremidade livre da cauda. As vértebras são unidas entre si de modo firme, mas não rígido.

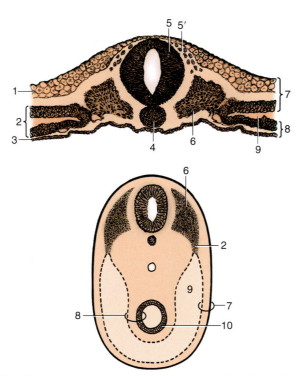

Fig. 2.5 Cortes transversais de um embrião discoide em fase inicial *(acima)* e de outro mais velho, fechado ventralmente *(abaixo)*, para demonstrar a divisão do mesoderma lateral e o desenvolvimento do celoma. *1*, Ectoderma; *2*, placa lateral do mesoderma; *3*, endoderma; *4*, notocorda; *5*, tubo neural; *5'*, células da crista neural; *6*, somito; *7*, somatopleura; *8*, esplancnopleura; *9*, celoma; *10*, intestino primitivo.

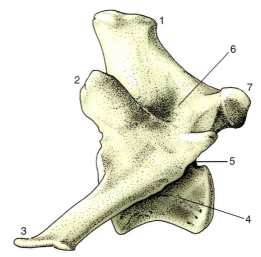

Fig. 2.6 Vértebra lombar de cão, vista lateral esquerda. *1*, Processo espinhoso; *2*, processo articular cranial; *3*, processo transverso; *4*, corpo; *5*, incisura vertebral caudal; *6*, arco; *7*, processo articular caudal.

Além de ajudar na manutenção da postura por sustentar o eixo corpóreo, a coluna vertebral participa da progressão e de outras atividades por meio de flexão e extensão e, às vezes, torção. A coluna vertebral envolve e protege, em particular, a medula espinal e estruturas acessórias contidas em seu canal central (canal vertebral); de modo mais geral, protege estruturas do pescoço, tórax, abdome e pelve (Fig. 2.1).

A maioria das vértebras apresenta um padrão comum, ao qual se sobrepõem características que diferenciam as diversas regiões: cervical (C; pescoço), torácica (T; dorso, em seu sentido mais estrito), lombar (L; lombo), sacral (S; garupa) e caudal (Cd; cauda). O número de vértebras que compõem essas regiões varia conforme a espécie e também, embora em extensão muito menor, de forma individual. Esse número pode ser representado por uma fórmula; a do cão é C7, T13, L7, S3, Cd20-23.

Uma vértebra típica é composta por um corpo maciço, encimado por um arco que completa a formação de um forame vertebral (Fig. 2.6). Em conjunto, os forames vertebrais constituem o canal vertebral. O corpo, em grande parte cilíndrico, é um tanto achatado em sua superfície dorsal, voltada para o canal vertebral, e pode apresentar uma crista ventral mediana. Suas extremidades são, de modo geral, curvas: a cranial é convexa e a caudal é côncava. O arco é composto por dois pedículos verticais e, a partir de cada um, uma lâmina se projeta medialmente até encontrar sua correspondente oposta e, assim, completar o anel que circunda a medula espinal. As bases dos pedículos são chanfradas e, quando vértebras sucessivas se articulam, estas chanfraduras (incisuras) combinam-se e delineiam os forames intervertebrais, as aberturas por onde passam os nervos espinais e os vasos que suprem as estruturas do canal vertebral. Às vezes, um forame vertebral lateral perfura o pedículo na região adjacente ao forame intervertebral.

As vértebras também apresentam certo número de processos. O processo espinhoso, dorsal e, geralmente, proeminente, é formado pela união das lâminas e sua extensão e inclinação variam de acordo com a região da coluna vertebral e com a espécie animal. Os processos transversos surgem no nível dos forames intervertebrais e dividem os músculos do tronco em dorsais e ventrais. Articulações sinoviais conectam partes restritas dos arcos. Às vezes, as facetas articulares mal se elevam de suas adjacências, mas em outros locais, principalmente nas regiões torácica caudal e lombar, são contidas em processos articulares que se projetam cranial e caudalmente a partir das partes dorsais dos arcos (Fig. 2.6/*2* e *7*).

Nas espécies domésticas, assim como na maioria dos mamíferos, existem sete *vértebras cervicais*. As duas primeiras, o atlas e o áxis, são muito modificadas para permitir a livre movimentação da cabeça e, assim, merecem descrições individualizadas. As cinco outras são mais típicas.

O *atlas* é a mais incomum de todas as vértebras, pois parece não apresentar corpo e ser composta por duas massas laterais, unidas por um arco dorsal e um arco ventral (Fig. 2.7A). Esta forma é resultante da fusão (no início da vida embrionária) de um componente do corpo do atlas com a parte correspondente do osso seguinte, o áxis. Este acréscimo confere ao áxis uma projeção cranial (dente; Fig. 2.7B/*5*), que se encaixa no forame vertebral do atlas e atua como um pivô ao redor do qual a vértebra (e a cabeça)

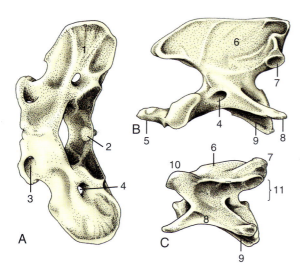

Fig. 2.7 Vértebras cervicais do cão; a direção cranial está à *esquerda*. (A) Atlas, vista dorsal. (B) Áxis, vista lateral. (C) Quinta vértebra, vista lateral. *1*, Asa do atlas; *2*, fóvea do dente; *3*, forame vertebral lateral; *4*, forame transverso; *5*, dente; *6*, processo espinhoso; *7*, processo articular caudal; *8*, processo transverso; *9*, corpo; *10*, processo articular cranial; *11*, posição do forame vertebral.

pode ser rotacionada. Uma placa óssea, a asa do atlas (*ala atlantis*, processo transverso), projeta-se lateralmente a partir de cada massa, constituindo um ponto de referência que, em animais vivos, é muitas vezes visível e sempre palpável. A superfície cranial do arco ventral e das áreas adjacentes das asas apresenta duas escavações profundas, que recebem os côndilos occipitais do crânio. Tais facetas se aproximam ventralmente e, em algumas espécies, fundem-se. A superfície caudal do arco ventral apresenta uma concavidade transversal que se articula com a extremidade cranial do áxis. Uma extensão (fóvea do dente) (Fig. 2.7A/*2*) desta faceta sobre a superfície dorsal do arco ventral acomoda o dente. O arco dorsal é perfurado por aberturas que correspondem aos forames transversos e intervertebrais das vértebras cervicais comuns; em algumas espécies, um terceiro forame (alar) perfura a asa.

O *áxis* é a vértebra mais longa. Em sua extremidade cranial está o dente, semelhante a um bastão em carnívoros e mais parecido com um bico de bule em algumas outras espécies. A extremidade cranial do corpo e a superfície ventral do dente se unem para formar uma única e extensa face articular para o atlas. Dorsalmente, o dente apresenta rugosidades para a fixação de ligamentos que o mantém em posição. O arco apresenta um processo espinhoso muito alto (e, no cão, longo) com facetas articulares em sua extremidade caudal que se articulam com facetas correspondentes à terceira vértebra cervical. Os processos transversos são extensos; cada um apresenta um forame transverso em sua raiz, por onde passam a artéria, a veia e o nervo vertebrais.

As demais vértebras cervicais se tornam progressivamente mais curtas à medida em que a série se aproxima da junção com o tórax. As extremidades do corpo são mais curvas do que em outras regiões e deslizam obliquamente. A superfície ventral apresenta uma crista robusta. O arco é forte e amplo, mas o processo espinhoso é pouco desenvolvido, exceto na última vértebra (variações consideráveis, porém, existem entre as espécies). O grande processo transverso (Fig. 2.7/*8*) se ramifica em tubérculos dorsal e ventral; este último geralmente desenvolve uma extensão caudal laminar (Fig. 2.8/*5*). Entre o terceiro e o sexto ossos, o processo é perfurado por um forame transverso, por onde passam o nervo e os vasos vertebrais. As facetas articulares são grandes e achatadas, mas não se elevam além do nível de suas adjacências. A sétima vértebra cervical, que faz a transição com a região torácica, diferencia-se por apresentar um processo espinhoso mais saliente, os processos transversos não perfurados e facetas na extremidade caudal do corpo para articulação com o primeiro par de costelas.

As *vértebras torácicas* (Fig. 2.9) se articulam com as costelas, às quais correspondem em número. Pequenas variações numéricas não são incomuns, mas a compensação na região lombar faz com que a região toracolombar não seja alterada. Todas as vértebras torácicas compartilham características comuns, mas alterações seriadas que ocorrem gradualmente (ou, em alguns pontos, de forma abrupta) diferenciam os ossos mais craniais daqueles mais caudais. As características torácicas comuns são os corpos curtos com extremidades achatadas; as fóveas costais, em ambas as extremidades e nos processos transversos para, respecti-

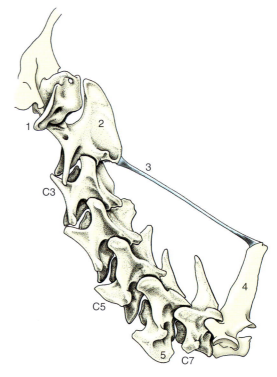

Fig. 2.8 Ligamento da nuca do cão. *1*, Asa do atlas; *2*, processo espinhoso do áxis; *3*, ligamento da nuca; *4*, processo espinhoso da primeira vértebra torácica; *5*, extensão laminar do processo transverso.

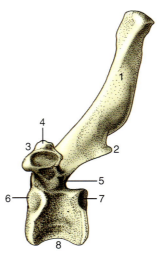

Fig. 2.9 Vértebra torácica do cão; vista lateral esquerda. *1*, Processo espinhoso; *2*, processo articular caudal; *3*, processo transverso com fóvea costal; *4*, processo mamilar; *5*, incisura vertebral caudal; *6* e *7*, fóveas costais; *8*, corpo.

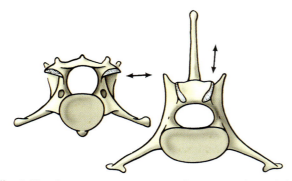

Fig. 2.10 Comparação entre as orientações *(setas)* das superfícies articulares de uma vértebra cervical *(à esquerda)* e de uma vértebra lombar *(à direita)* de cão, vista caudal.

vamente, a cabeça e o tubérculo das costelas; os processos transversos curtos e espessos; os arcos bem ajustados uns aos outros; os processos espinhosos muito proeminentes; e os processos articulares baixos.

Entre as características conspícuas seriadas, estão um rápido aumento da altura do processo espinhoso, que atinge o máximo de algumas vértebras após a junção cervicotorácica e, a seguir, sofre um declínio gradual; a simplificação progressiva das fóveas costais (aquelas nos processos transversos se aproximam e, por fim, fundem-se às da extremidade cranial); a redução (e, finalmente, desaparecimento) das fóveas costais caudais; e o aparecimento de um processo adicional, o mamilar, como uma projeção do processo transverso e sua migração gradual para se unir ao processo articular cranial. Alterações mais abruptas, em direção ao final da série torácica, incluem a súbita mudança da orientação caudodorsal para craniodorsal dos processos espinhosos e a mudança de caráter das facetas articulares, do padrão cervical para o padrão lombar (Fig. 2.10). Em algumas espécies, inclusive a canina, os últimos elementos da série torácica ainda apresentam outros processos, os acessórios, que surgem da parte caudal do arco para se sobreporem ao osso seguinte.

As *vértebras lombares* (Fig. 2.11) diferem-se das torácicas por apresentarem corpos mais extensos e de formato mais uniforme. Outras características regionais são a ausência de facetas costais; o processo espinhoso mais curto e, geralmente, inclinado cranialmente; os processos transversos longos e achatados que se projetam lateralmente, às vezes (como em cães) com uma inclinação cranioventral; os processos articulares enganchados; os processos mamilares, e ocasionalmente os acessórios, proeminentes.

Caudalmente ao lombo, a coluna vertebral continua como o *sacro*, um osso único, composto pela fusão de várias vértebras. O sacro forma uma articulação firme com o cíngulo pélvico, que transmite o impulso dos membros pélvicos para o tronco. De modo geral, somente uma ou duas das vértebras constituintes participam diretamente dessa articulação. Os ossos mais caudais se projetam após essa articulação e constituem a maior parte do teto da cavidade pélvica. Em alguns animais, principalmente suínos, uma ou mais vértebras da cauda podem se fundir ao sacro com o decorrer dos anos. Em cães, as três vertebrais sacrais formam um curto bloco quadrilátero (Fig. 2.12).

O sacro geralmente sofre um estreitamento em suas extremidades cranial e caudal e é curvado ao longo do seu comprimento, apresentando uma face lisa e ligeiramente côncava, voltada para a cavidade pélvica. Na maioria das espécies, a face dorsal é marcada por um determinado número de processos espinhosos, embora estes possam ser muito reduzidos ou mesmo ausentes (p. ex., nos suínos). Esses processos podem preservar sua independência (p. ex., em cães e equinos) ou se fundirem, formando uma crista contínua (p. ex., nos ruminantes). Lateralmente a essa crista, uma crista irregular e menor geralmente indica o local dos processos articulares em sequência. A margem do osso é formada pela fusão dos processos transversos e possui, em direção à extremidade cranial, a face articular para o ílio; esta costuma ter formato similar ao de uma orelha, por este motivo o nome *face auricular* (Fig. 2.12/2).

O grau de fusão das vértebras sacrais varia entre as espécies, exceto em suínos. Mesmo quando a fusão é total, a composição do sacro é demonstrada pelo número de forames que marcam ambas as faces; os ramos dorsal e ventral dos nervos sacrais seguem separadamente por tais orifícios. A junção da face ventral (pélvica) com a extremidade cranial forma um lábio conhecido como *promontório* (Fig. 2.12/1); embora muitas vezes inconspícuo, este é um ponto de referência em obstetrícia.

O número de *vértebras caudais* é muito variável, mesmo em uma única espécie. Estas vértebras apresentam uma simplificação progressiva na forma e, embora as primeiras lembrem vértebras lombares em miniatura, as pertencentes às partes média e caudal da série são reduzidas a simples bastões. Além das características usuais, as vértebras mais craniais de algumas espécies protegem a artéria principal da cauda sob a forma de arcos ventrais (hemais), pequenos ossos separados em forma de V (chévrons) conectados à superfície ventral dos corpos ou ainda pareados aos processos ventrais (hemais) (Fig. 2.12E).

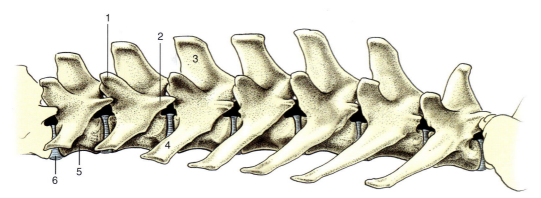

Fig. 2.11 Vértebras lombares de cão, vista lateral esquerda. *1*, Processo mamilar; *2*, processo acessório; *3*, processo espinhoso; *4*, processo transverso; *5*, corpo; *6*, disco intervertebral.

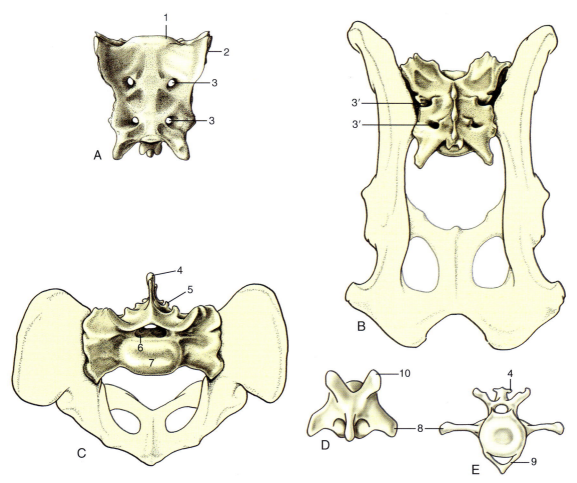

Fig. 2.12 Sacro e vértebras caudais de cão. (A) Sacro, vista ventral. (B) Sacro, vista dorsal. (C) Sacro, vista cranial. (D) Vértebra caudal, vista dorsal. (E) Vértebra caudal, vista cranial *1*, Promontório; *2*, face auricular; *3*, forames sacrais ventrais (*3'*, dorsais) para os ramos ventrais (*3'*, dorsais) dos nervos sacrais; *4*, processo espinhoso; *5*, processo articular rudimentar; *6*, canal vertebral; *7*, corpo; *8*, processo transverso; *9*, arco hemal, também denominado chévron; *10*, processo articular cranial.

Os *contornos da coluna vertebral* variam de acordo com a postura, espécie e raça do animal. De modo geral, as vértebras da região torácica caudal até a base da cauda seguem uma linha mais ou menos horizontal. As vértebras torácicas mais craniais inclinam-se para baixo, atingindo o ponto mais inferior à entrada do tórax, em que uma mudança abrupta de direção posiciona a coluna em um trajeto ascendente até a cabeça. A inclinação ventral das vértebras torácicas craniais é disfarçada nos animais vivos pela altura dos processos espinhosos; na verdade, em algumas espécies, principalmente em equinos, os processos são tão longos que o contorno dessa parte do dorso é elevado, constituindo a cernelha. Exceto em direção à cabeça, as vértebras cervicais seguem a alguma distância da pele do dorso. Esta característica não é aparente em animais vivos e, em indivíduos maiores, pode não ser fácil de determinar, mesmo à palpação. A maior parte da cauda é pendular em animais de grande porte, mas sua postura é mais variável em cães e gatos, espécies que transmitem expressões de emoção e, na espécie canina, é influenciada pela raça.

As Articulações da Coluna Vertebral

As vértebras formam dois conjuntos de articulações: um cartilaginoso, envolvendo a conexão direta entre os corpos das vértebras, e outro sinovial, entre as facetas suportadas pelos arcos das vértebras. Além disso, certos ligamentos longos se estendem por muitas vértebras. Este padrão é modificado em duas regiões; cranialmente, a movimentação livre da cabeça é permitida e, na região pélvica, ocorre a fusão sacral.

As duas articulações do atlas serão as primeiras descritas. A *articulação atlanto-occipital* (Fig. 2.13) se forma entre os côndilos do crânio e as concavidades correspondentes do atlas. Embora as superfícies articulares direita e esquerda, separadas, convirjam ventralmente, nem sempre se fundem; apesar disso, geralmente há uma única cavidade sinovial. A membrana sinovial fixa-se ao redor das facetas do occipital e do atlas. É reforçada externamente pelas membranas atlanto-occipitais dorsal e ventral, que se estendem dos arcos do atlas às partes correspondentes da margem do forame magno (Fig. 2.32/*12*), e por ligamentos laterais menores, que passam entre o atlas e áreas adjacentes do crânio. Apesar de sua natureza singular, a articulação funciona como um gínglimo: no plano sagital, o movimento é praticamente restrito à flexão e à extensão (o movimento que, em humanos, exprime concordância).

A *articulação atlantoaxial* é ainda mais peculiar. As extensas superfícies articulares do arco ventral do atlas e do corpo e do dente do áxis estão voltadas para uma única cavidade sinovial. As superfícies são formadas de modo que apenas áreas limitadas estejam em contato, qualquer que seja a posição da cabeça. Esta limitação de contato, associada à cápsula espaçosa, permite uma certa versatilidade de movimentação, embora confinada principalmente à rotação no eixo longitudinal (o movimento de cabeça que, em humanos, exprime negação). O ligamento atlantoaxial dorsal, que une partes adjacentes dessas vértebras, impõe pouca resistência.

> **O Áxis e a Morte:** Um ou mais ligamentos fixam o dente do áxis à parte adjacente da superfície dorsal do arco ventral do atlas e, às vezes, também ao osso occipital (como em cães). Em enforcamentos judiciais, é a ruptura desses ligamentos – ou a fratura do próprio dente – que permite que o áxis comprima a medula espinal, causando a morte.

Uma única descrição é suficiente para as articulações da maioria das demais vértebras. As *articulações intervertebrais* combinam sínfises entre os corpos e as articulações sinoviais entre os processos articulares. Coxins espessos e flexíveis, os discos intervertebrais, conectam os corpos dos ossos adjacentes e contribuem com cerca de 10%, 16% e 25% do comprimento da coluna em ungulados, cães e humanos, respectivamente. Os discos estão entre os órgãos que mais apresentam alterações degenerativas com o avanço da idade e são uma fonte comum de problemas de coluna, há tempos reconhecidos em humanos e cães, mas agora diagnosticados em outros animais domésticos e até mesmo selvagens. A natureza das doenças relacionadas aos discos intervertebrais, porém, não é a mesma em humanos e quadrúpedes.

Cada disco é composto por duas partes, um *núcleo pulposo* e um *anel fibroso* (Fig. 2.14). O núcleo ocupa uma posição levemente excêntrica. Em um animal jovem, é composto por um tecido incomum, semifluido, derivado da

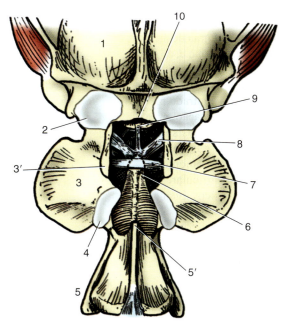

Fig. 2.13 Articulação atlanto-occipital de cão, vista dorsal; o arco dorsal do atlas foi removido. *1*, Crânio; *2*, cápsula da articulação atlanto-occipital; *3*, asa do atlas; *3'*, arco dorsal do atlas, ressectado; *4*, cápsula da articulação atlantoaxial; *5*, áxis; *5'*, espinha do áxis, a parte cranial saliente foi removida; *6*, dente; *7*, ligamento transverso do atlas; *8*, ligamentos alares; *9*, ligamento apical do dente; *10*, margem dorsal do forame magno.

notocorda embrionária, com a qual mantém alguma semelhança estrutural. Este material está contido sob pressão e escapa se tiver oportunidade. O anel fibroso é composto por feixes circulares de tecido fibroso que passam obliquamente de uma vértebra a outra e que, na maioria das espécies, fundem-se às placas cartilaginosas que recobrem os ossos. A orientação das fibras se altera entre as cerca de 20 lamelas sucessivas. A distinção entre o anel e o núcleo nem sempre é muito clara, principalmente em espécies de grande porte. A retenção do núcleo no anel fibroso absorve o choque e dissipa as forças compressivas às quais a coluna está sujeita na parte mais ampla das vértebras.

A Doença do Disco Intervertebral: Tanto o núcleo quanto o anel começam a sofrer sutis alterações em uma fase relativamente precoce da vida. A fragmentação do anel, por exemplo, permite o escape do núcleo para o canal vertebral, com consequente compressão da medula espinal. A calcificação do núcleo, com a progressão da idade, diminui a elasticidade e a flexibilidade normais da coluna. Alterações degenerativas podem afetar quaisquer discos, mas aqueles de regiões mais móveis, como o pescoço, e, em animais de grande porte, da junção lombossacral, são mais suscetíveis. A maioria dos discos torácicos é cruzada dorsalmente pelos ligamentos intercapitais que unem as cabeças das costelas direita e esquerda (p. 39); acredita-se que tais ligamentos reduzam os efeitos de uma ruptura de disco nestes níveis.

As articulações sinoviais são interpostas entre os arcos vertebrais e seu grau de mobilidade varia conforme o espaço articular, a região e, de certo modo, a espécie do animal. Nas regiões cervical e torácica cranial as superfícies articulares são dispostas de maneira tangencial à circunferência de um círculo centrado no corpo da vértebra (Fig. 2.10), o que permite rotação, além de flexão e extensão. O alinhamento radial das superfícies articulares das regiões torácica caudal e lombar restringe o movimento ao plano mediano. O movimento é mais livre no pescoço, onde as superfícies articulares são maiores e as cápsulas mais soltas. Os elásticos ligamentos interarqueados (amarelos) preenchem os espaços dorsais entre os arcos de vértebras sucessivas e sua extensão é inversamente proporcional à largura dos arcos. Em certas regiões, também existem ligamentos interespinhosos e intertransversários, mas sua importância é menor.

Três *ligamentos longos* se estendem por substanciais partes da coluna. Um ligamento longitudinal dorsal (Fig. 2.15/7) segue pelo assoalho do canal vertebral, do áxis ao sacro, estreita-se no meio de cada corpo vertebral e se alarga ao cruzar cada disco intervertebral. Um ligamento longitudinal ventral segue pela superfície ventral das vértebras, da região torácica média até o sacro; mais cranialmente, seu papel é desempenhado pelos músculos longos do pescoço. Este ligamento também se alarga sobre os discos intervertebrais e com eles se funde.

Um terceiro ligamento comum (supraespinhoso) segue sobre os ápices (ou a cada lado deles) dos processos espinhosos das vértebras torácicas e lombares. Este ligamento se funde aos tendões dos músculos epaxiais de maneira tão completa que alguns autores discutem sua existência independente. Exceto em suínos e felinos, uma continuação cranial deste ligamento deixa os processos espinhosos mais altos da cernelha e segue pela via mais curta até se fixar na superfície da nuca ou, como em cães, no processo espinhoso do áxis (Fig. 2.8). Este ligamento da nuca segue próximo ao contorno dorsal do pescoço e, em grande parte de sua extensão, é bem separado do trajeto mais ventral seguido pelas vértebras cervicais. Diferentemente de outros ligamentos longos, este ligamento é elástico e, assim, sustenta a cabeça em posição elevada sem interferir na capacidade do animal de abaixá-la até o chão para comer ou beber. Há uma correlação óbvia entre a força deste ligamento e o peso da cabeça e a extensão do braço da alavanca do pescoço; o ligamento da nuca é, portanto, muito mais forte, desenvolvido e complexo em espécies de grande porte (Fig. 19-3).

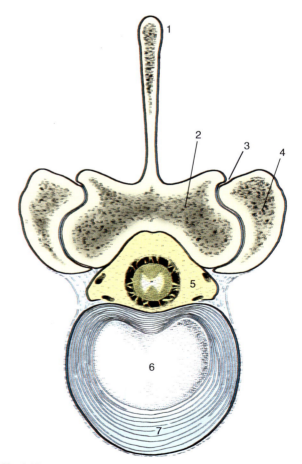

Fig. 2.14 Disco intervertebral lombar de bovino. *1*, Processo espinhoso; *2*, lâmina; *3*, articulação intervertebral sinovial; *4*, processo articular da vértebra adjacente; *5*, canal vertebral e seu conteúdo (medula espinal e meninges circundadas por gordura epidural); *6*, núcleo pulposo; *7*, anel fibroso.

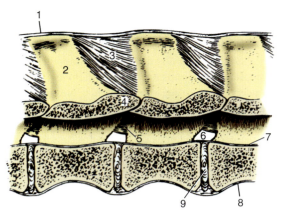

Fig. 2.15 Ligamentos da coluna vertebral. Secção paramediana das vértebras lombares de um cão, vista da esquerda. *1,* Ligamento supraespinhoso; *2,* processo espinhoso; *3,* ligamento interespinhoso; *4,* arco da vértebra; *5,* ligamento interarqueado (amarelo); *6,* forame intervertebral; *7,* ligamento longitudinal dorsal; *8,* ligamento longitudinal ventral; *9,* disco intervertebral.

As Costelas e o Esterno

As costelas e o esterno completam o esqueleto do tórax. As *costelas* são dispostas em pares e, de modo geral, articulam-se com duas vértebras sucessivas, pois a vértebra caudal apresenta a mesma designação numérica que a costela. Cada costela é composta por uma parte óssea dorsal, a costela propriamente dita, e uma parte cartilaginosa ventral, a cartilagem costal (Fig. 2.16A). As duas partes se encontram na articulação costocondral.

A parte dorsal da costela se articula com a coluna vertebral, enquanto a cartilagem se articula diretamente com o esterno, como nas primeiras oito costelas esternais ou "verdadeiras", ou indiretamente, pela conexão com a cartilagem à frente, como nas costelas asternais ou "falsas". Desta maneira, as cartilagens das costelas asternais se combinam, formando o arco costal (Fig. 2.17A/*6*), o limite cranial do flanco. A cartilagem da última costela pode não ser capaz de se conectar com a sua vizinha e, deste modo, essa costela passa a ser chamada de "flutuante".

A extremidade dorsal da costela termina em uma cabeça arredondada que possui duas facetas, cada uma voltada para a articulação com o corpo de cada uma das duas vértebras com as quais se conecta. Essas facetas são separadas por uma área de superfície irregular (crista da cabeça da costela) que se conecta com o disco intervertebral e que, na maioria das costelas, fornece área de fixação ao ligamento intercapital. A cabeça se une ao corpo da costela por meio de um colo curto e constrito, cuja parte mais baixa contém um tubérculo lateral. O tubérculo apresenta uma terceira faceta articular, que se encontra com aquela do processo transverso da mais caudal das vértebras em associação (Fig. 2.16B).

O corpo da costela começa abaixo do tubérculo. É longo, curvo e, de modo geral, achatado nas laterais, principalmente nas espécies de grande porte e em direção à extremidade ventral. Sua curvatura maior está na região conhecida como ângulo (Fig. 2.16/*4*), onde a superfície lateral é áspera para a inserção do músculo iliocostal. As margens cranial e caudal do

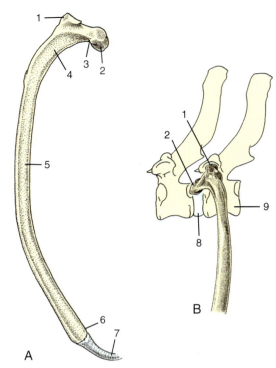

Fig. 2.16 (A) Costela esquerda de um cão, vista caudal. (B) Costela esquerda de um cão articulada a duas vértebras, vista lateral. *1,* Tubérculo; *2,* cabeça; *3,* colo; *4,* ângulo; *5,* corpo; *6,* articulação costocondral; *7,* cartilagem costal; *8,* disco intervertebral; *9,* vértebra de mesmo número que a costela.

corpo tendem a ser bem definidas e são o ponto de inserção dos músculos intercostais que preenchem os espaços entre costelas sucessivas. A margem caudal pode também apresentar sulcos que protegem o feixe neurovascular do espaço intercostal.

A cartilagem costal é flexível em animais jovens, principalmente quando longa e fina, como em cães. Essa cartilagem se torna mais rígida à medida que a calcificação se desenvolve e aumenta com a idade. A cartilagem encontra a costela óssea em um ângulo (joelho da costela) ou se apresenta flexionada cranioventralmente, a uma certa distância da articulação costocondral.

As alterações seriadas são óbvias. A primeira costela sempre é relativamente forte, curta e retilínea. Sua cartilagem também é curta e espessa, e encontra o esterno em uma articulação firme que fixa a costela e cria uma base estável para onde as outras costelas podem se dirigir durante a inspiração. As próximas costelas apresentam extensão, curvatura e inclinação caudoventral maiores, principalmente na parte caudal da parede torácica, embora as últimas duas ou três possam ser um pouco mais curtas. As três facetas articulares da extremidade dorsal se aproximam e, eventualmente, fundem-se às costelas em direção ao final da série. As cartilagens das costelas esternais são curtas e quase tão espessas quanto as costelas ósseas; enquanto as costelas asternais são mais delicadas e se afunilam nas extremidades ventrais.

O *esterno* é composto por três partes. A parte mais cranial, conhecida como manúbrio (Fig. 2.17/*1*), geralmente se projeta à frente das primeiras costelas e pode ser palpada na raiz do pescoço. O manúbrio tem formato de bastão em cães e

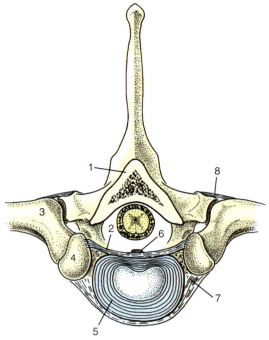

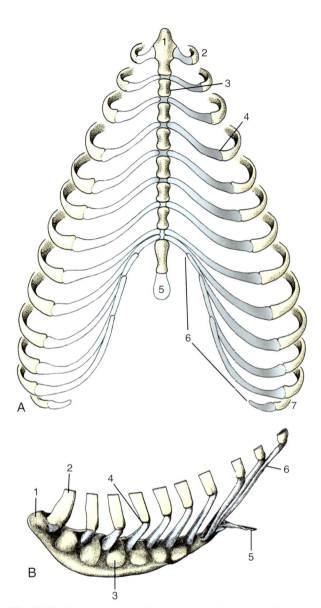

Fig. 2.17 Esterno e cartilagens costais de cão (A) e de cavalo (B), vista ventral e lateral esquerda. *1*, Manúbrio; *2*, primeira costela; *3*, estérnebra; *4*, articulação costocondral; *5*, cartilagem xifoide; *6*, arco costal; *7*, costela flutuante.

Fig. 2.18 Articulações costovertebrais; secção transversal da coluna vertebral de um cão (próximo a T8). *1*, Lâmina da vértebra; *2*, ligamento intercapital; *3*, tubérculo da costela; *4*, cabeça da costela; *5*, disco intervertebral; *6*, ligamento longitudinal dorsal; *7*, articulação da cabeça da costela; *8*, articulação costotransversária recoberta pelo ligamento costotransversário.

gatos, mas é lateralmente comprimido em animais de grande porte. O corpo do osso é composto por diversos segmentos (estérnebras); em animais jovens, as estérnebras são unidas por cartilagem que, mais tarde, se ossifica. O manúbrio é cilíndrico em cães, grande e plano em ruminantes e, em equinos, possui uma quilha ventral (Fig. 2.17B). Sua margem dorsolateral apresenta uma série de depressões que se articulam com as cartilagens costais. As depressões mais craniais se alternam com as estérnebras e cada uma recebe uma única cartilagem; as depressões mais caudais são mais próximas e podem receber mais de uma cartilagem. A parte caudal do esterno é composta por uma cartilagem achatada, chamada xifoide (Fig. 2.17/5), que se projeta entre as partes mais baixas dos arcos costais. Esta cartilagem sustenta a parte mais cranial do assoalho do abdome e confere fixação à linha alba.

As Articulações da Parede Torácica

A maioria das costelas estabelece duas articulações distintas com a coluna vertebral. A cabeça da costela participa de uma *articulação costovertebral* do tipo esferoide, de mobilidade incomumente restrita. A cavidade articular é dividida em dois compartimentos pelo ligamento intercapital (Fig. 2.18/2) originário da crista interarticular (crista da cabeça da costela). Este ligamento passa pelo forame intervertebral, cruza o assoalho do canal vertebral e termina se inserindo na região correspondente da costela do outro lado. Em sua passagem, este ligamento emite feixes que se ancoram no disco intervertebral e em partes adjacentes das vértebras, segue abaixo do ligamento longitudinal dorsal (Fig. 2.18/6) e confere certa proteção contra o material nuclear derivado da protrusão de um disco rompido no canal vertebral. Um ligamento intercapital não é encontrado na primeira ou nas últimas articulações costovertebrais. Outros ligamentos curtos e rígidos sustentam, dorsal e ventralmente, a articulação.

A *articulação costotransversária* da qual participa o tubérculo da costela é do tipo deslizante (plana). Esta articulação é sustentada por um ligamento que passa entre o colo da costela e o processo transverso da vértebra (Fig. 2.18/8).

As *articulações esternocostais* são sinoviais e do tipo pivotante (trocoide). As *articulações intercondrais* das costelas asternais são sindesmoses de natureza bastante elástica. As *articulações interesternebrais* são as sincondroses mais inconstantes, embora, em algumas espécies, o manúbrio se una ao corpo do esterno por meio de uma articulação sinovial.

Os movimentos possíveis nessas articulações serão discutidos com as ações dos músculos da parede torácica.

O Cíngulo do Membro Pélvico

Embora o cíngulo pélvico seja, formalmente, parte do esqueleto do membro pélvico, parece ser mais sensato discuti-lo aqui por causa de sua integração completa na construção do tronco. O cíngulo é composto por metades simétricas, os ossos coxais (*ossa coxarum*), que se encontram ventralmente na sínfise pélvica e formam articulações firmes, mas não rígidas, dorsalmente com o sacro. Quando complementado pelo sacro e pelas primeiras vértebras da cauda, o cíngulo forma um anel ao redor da cavidade pélvica, conhecido como *pelve óssea*. O formato da pelve óssea reflete a conciliação entre os processos fisiológicos, dos quais os relacionados ao parto são os mais importantes, e as necessidades de locomoção e postura.

Cada osso coxal é composto por três ossos que se desenvolvem a partir de ossificações separadas em uma única placa cartilaginosa. As faixas de cartilagem que demarcam os limites entre os ossos e permitem o crescimento, desaparecem quando este termina. É, portanto, artificial descrever estes três componentes – ílio, púbis e ísquio – como unidades separadas. O ílio (Fig. 2.19/*1*) é a parte craniodorsal que se estende obliquamente a partir da articulação do quadril (*articulatio coxae*) até o sacro. O púbis (Fig. 2.19/*6*) se estende medialmente a partir desta articulação para formar a parte cranial do assoalho da pelve. O ísquio (Fig. 2.19/*8*) é mais caudal e forma a maior parte do assoalho, embora também envie um segmento à articulação do quadril. Nas espécies domésticas, tanto o púbis quanto o ísquio participam da articulação sinfisial (sínfise pélvica), embora apenas o púbis o faça na pelve humana.

O *ílio* é composto por um prolongamento cranial ou asa e uma haste caudal ou corpo. A asa é oblonga e apresenta orientação mais ou menos sagital em cães e gatos, mas é triangular e quase vertical em equinos e ruminantes (Fig. 2.19). Suas margens formam saliências, geralmente espessadas, em determinados pontos. Dorsalmente (dorsomedialmente nas espécies de grande porte), forma o túber sacral, que é reduzido a duas espinhas baixas (ilíacas dorsais cranial e caudal) em cães e gatos (Fig. 2.19/*3*), mas é proeminente em grandes animais, nos quais se aproxima dos processos espinhosos das vértebras (Fig. 2.19/*3'*). Ventralmente (ventrolateralmente nas espécies de grande porte), o ílio forma o túber coxal (Fig. 2.19/*2',2*), também reduzido a espinhas baixas (ilíacas ventrais cranial e caudal) em carnívoros, mas é proeminente em grandes animais, formando a ponta do quadril no ângulo dorsocaudal do flanco (Fig. 2.20B/*8*). Incluindo essas projeções, a margem da asa é conhecida como *crista ilíaca*; espessa e convexa em carnívoros, é fina e côncava nas espécies de grande porte. Algumas destas características constituem importantes pontos de referência em animais vivos.

A superfície lateral (dorsolateral, face glútea) é escavada e, em sua maior parte, destinada à origem do glúteo médio, cuja fixação pode apresentar uma ou mais cristas salientes. A superfície medial (ventromedial, face sacropélvica) está voltada para a cavidade corpórea. A parte ventral origina o músculo ilíaco que, mais dorsalmente, abriga a áspera face auricular para o sacro (Fig. 2.19B/*15*). A margem dorsal da asa, em sua junção com o corpo, forma a incisura isquiática maior (Fig. 2.19/*4*), sobre a qual passa o nervo isquiático em seu trajeto para o membro pélvico.O corpo do ílio é robusto e colunar. Sua extremidade caudal contribui para a formação do acetábulo, a cavidade profunda que recebe a cabeça do fêmur. Sua margem ventral é marcada por uma linha arqueada baixa que é parte do limite arbitrário ("linha terminal") entre as cavidades abdominal e pélvica. Exceto em cães, a linha apresenta o tubérculo do psoas a meia distância ao longo de sua extensão, onde se insere o psoas menor.

O *púbis* (Fig. 2.19/*6*), essencialmente em formato de L, é composto por ramos cranial (acetabular) e caudal (sinfisial). A extremidade lateral do ramo cranial contribui para a formação do acetábulo e é conhecida como corpo. Sua margem cranial, conhecida como pécten do púbis, contém a iminência iliopúbica e oferece área para fixação dos músculos abdominais. Entre si, os dois ramos são responsáveis por cerca de metade da circunferência do forame obturado (Fig. 2.19/*7*), a maior abertura no assoalho da pelve, de onde emerge o nervo obturatório. Em espécimes frescos (não dissecados), o forame é obliterado por músculos obturadores e pela membrana obturatória.

O *ísquio* (Fig. 2.19/*8*) consiste em uma placa horizontal (tábua) que se estende cranialmente por meio de dois ramos, sinfisial e acetabular, localizados um de cada lado do forame obturado. A extremidade do ramo acetabular que contribui para a formação da cavidade articular é conhecida como *corpo*. O corpo e a parte cranial deste ramo são encimados por uma crista, a espinha isquiática (Fig. 2.19/*5*), que também se estende até a parte caudal do ílio. Marcada pela origem do glúteo profundo, a espinha isquiática é relativamente baixa em cães e bem alta em ruminantes. A parte caudolateral da tábua forma o túber isquiático (Fig. 2.19/*9*); a margem entre o túber e a espinha é recortada pela incisura isquiática menor (Fig. 2.19/*10*). O túber isquiático é um espessamento horizontal em cães e um aumento de volume triangular e evidente em bovinos. Na maioria das espécies, é subcutâneo e pode ser um ponto de referência visível. A parte restante da margem caudal forma, com a sua contralateral, o arco isquiático, uma incisura larga e, exceto em equinos, rasa.

O *acetábulo* é uma cavidade articular profunda formada por contribuições dos três ossos; um adicional e menor osso acetabular pode ser encontrado em animais jovens. O acetábulo é contido por uma margem proeminente, que é interrompida caudoventralmente por uma incisura. Internamente, apresenta uma superfície articular, a face semilunar, mas sua parte mais profunda (fossa) é áspera e não articular.

A forma do cíngulo do membro pélvico varia entre as espécies. Nas espécies maiores e mais pesadas o ílio é quase vertical, o que aproxima a articulação sacroilíaca e, portanto, o peso do tronco, da articulação do quadril (Fig. 2.20B). Nas espécies menores, o ílio, acentuadamente oblíquo (Fig. 2.1), desloca caudalmente o assoalho da pelve em relação à coluna vertebral e aumenta a eficácia dos músculos abdominais que a flexionam nos saltos. O deslocamento caudal do túber isquiático também aumenta a ação de alavanca que pode ser exercida pelos músculos caudais da coxa (também chamados isquiotibiais ou tendíneos) que se originam no local.

Capítulo 2 **O Aparelho Locomotor** 41

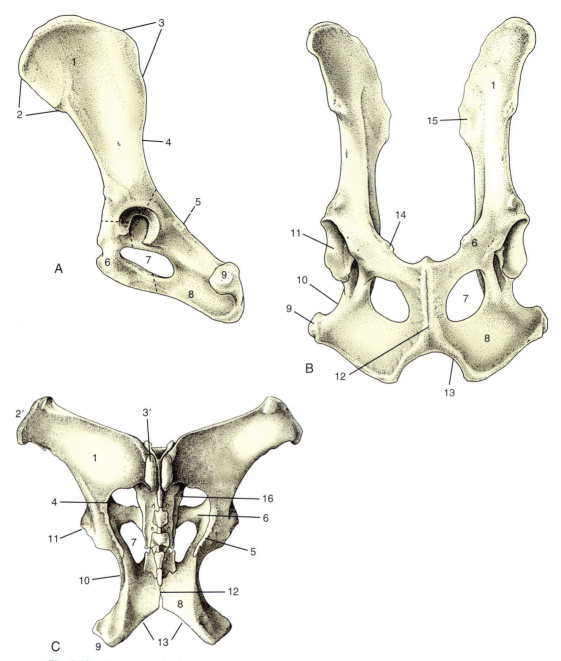

Fig. 2.19 Ossos coxais de cão em vistas lateral esquerda (A) e ventral (B). Vista dorsal (C) da pelve equina. As linhas tracejadas demarcam as extensões aproximadas do ílio, do púbis e do ísquio. *1,* Asa do ílio; *2,* espinhas ilíacas ventrais; *2',* túber coxal; *3,* espinhas ilíacas dorsais; *3',* túber sacral; *4,* incisura isquiática maior; *5,* espinha isquiática; *6,* púbis; *7,* forame obturado; *8,* ísquio; *9,* túber isquiático; *10,* incisura isquiática menor; *11,* acetábulo; *12,* sínfise pélvica; *13,* arco isquiático; *14,* eminência iliopúbica; *15,* face auricular; *16,* sacro.

As dimensões do cíngulo do membro pélvico são mais importantes em espécies que geram um único feto grande por gestação. São de pouca importância em espécies politocas (aquelas que normalmente geram uma ninhada), cujos fetos a termo são relativamente pequenos. Estes aspectos da conformação da pelve serão discutidos em capítulos posteriores.

As Articulações e os Ligamentos do Cíngulo do Membro Pélvico

A sínfise pélvica é uma articulação cartilaginosa secundária que se ossifica com o avanço da idade. O processo de ossificação é irregular, já que começa em idades diferentes e avança em taxas diferentes, mesmo em uma única espécie. Geralmente começa mais cedo e avança mais depressa em

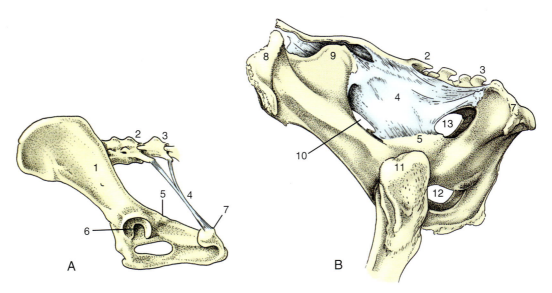

Fig. 2.20 Ligamento sacrotuberal de cão (A) e ligamento sacrotuberal largo de bovino (B), vistas laterais esquerdas. *1*, Ílio; *2*, sacro; *3*, vértebra(s) caudal(is); *4*, ligamento sacrotuberal em A, ligamento sacrotuberal largo em B; *5*, espinha isquiática; *6*, acetábulo; *7*, túber isquiático; *8*, túber coxal; *9*, túber sacral; *10*; forame isquiático maior; *11*, trocanter maior; *12*, forame obturado; *13*, forame isquiático menor.

qualquer estágio na parte púbica em comparação à isquiática. Afirma-se que, às vezes, em determinadas espécies domésticas, alterações nos tecidos da sínfise (e da articulação sacroilíaca) podem ser detectadas antes do parto. Estas alterações, caso ocorram, são menores do que as observadas em cobaias e muitos outros animais de pequeno porte no mesmo período; nestas espécies, pode haver dissolução completa da sínfise, o que permite que as duas metades da pelve se afastem para aumento do canal do parto.

As *articulações sacroilíacas* são curiosas, já que combinam uma articulação sinovial a uma região adjacente de extensa união fibrosa. O arranjo parece ser projetado de forma a combinar fixação firme com certa capacidade de absorção de choques, já que estas articulações transmitem o peso do tronco para os membros pélvicos quando o indivíduo está em estação, e o impulso dos membros para o tronco durante a marcha. O sacro está encaixado entre as duas metades do cíngulo do membro pélvico. Cada asa do sacro apresenta uma superfície articular que é, em grande parte, achatada (mas, em detalhes, irregular) para uma superfície ilíaca correspondente. A cápsula articular é firme e é cercada e sustentada por fascículos curtos de tecido conjuntivo, que unem partes adjacentes dos dois ossos. É uma questão de preferência considerar certos ligamentos sacroilíacos mais longos e mais distantes da articulação sinovial como componentes articulares ou estruturas independentes. Entre eles podem estar ligamentos dorsais longos e curtos, que passam entre a asa do ílio e os processos espinhosos e outras estruturas do sacro. Um ligamento ventral oferece sustentação mais imediata à articulação.

O *ligamento sacrotuberal* (Fig. 2.20/*4*) é de interesse consideravelmente maior. Em cães, é um cordão arredondado e robusto que se estende entre o ângulo caudolateral do sacro e a parte lateral do túber isquiático; os felinos não apresentam tal ligamento. Em ungulados, é melhor denominado *ligamento sacrotuberal largo* (ou sacroisquiático) por ser expandido a uma lâmina ampla, que preenche o espaço entre a margem lateral do sacro e as margens dorsais do ílio e do ísquio, o que forma dois forames adjacentes às incisuras isquiáticas maior e menor. A margem caudal é palpável em cães e bovinos (p. 481 e p. 686).

Os Músculos do Tronco

O Músculo Cutâneo do Tronco

O músculo cutâneo do tronco (Fig. 2.21) apresenta espessura e extensão relativas variáveis, mas, de modo geral, recobre as superfícies laterais do tórax e do abdome com fascículos de curso predominantemente horizontal. Contido na fáscia superficial, é responsável pela tensão e contração da pele. Em alguns animais, separações estão associadas ao prepúcio e, em equinos e bovinos, uma lamela separada recobre as regiões do ombro e do braço. A inervação é advinda do plexo braquial.

Os Músculos da Coluna Vertebral

Os músculos da coluna vertebral podem ser separados em duas divisões de acordo com seu posicionamento e inervação. A *divisão epaxial* (Fig. 2.22B/*12*) é dorsal à linha dos processos transversos das vértebras e recebe seu suprimento nervoso de ramos dorsais dos nervos espinais. A *divisão hipaxial* (Fig. 2.22/*4*), ventral aos processos transversos, é suprida pelos ramos ventrais destes nervos. Esta divisão inclui os músculos das paredes torácica e abdominal, além

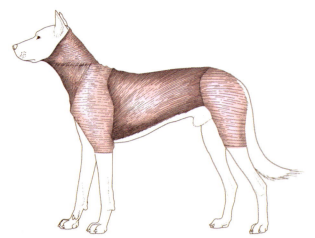

Fig. 2.21 Os músculos cutâneos do cão.

daqueles próximos às vértebras. Os músculos torácicos e abdominais serão discutidos em seções posteriores.

Os Músculos Epaxiais. Embora numerosos e complicados, os músculos epaxiais felizmente não requerem explicações detalhadas, já que raramente têm importância clínica, exceto em cães (p. 398). Os principais músculos são dispostos em três colunas paralelas (Fig. 2.22C /19-21), que mostram certa tendência a se fusionarem sobre o lombo e a se dividirem em unidades adicionais no pescoço. Esses músculos são extensores da coluna vertebral, de maneira local ou mais geral, conforme sua extensão, e são relativamente mais fortes em animais que saltam quando em velocidade (p. ex., cães).

A *coluna lateral*, o *iliocostal*, origina-se do ílio e dos processos transversos das vértebras lombares e se insere nas vértebras lombares mais craniais e nas costelas com, na maioria das espécies, uma continuação mais frágil no pescoço. O iliocostal é composto por muitos fascículos sobrepostos e que geralmente recobrem cerca de quatro vértebras. Seu posicionamento lateral também permite a flexão do tronco para os lados (Fig. 2.23B/*17*).

A *coluna intermédia*, o *longuíssimo* (Fig. 2.23/*16*), é mais forte e pode ser seguido até o pescoço ou, até mesmo, a cabeça. Algumas de suas partes mais craniais são, em maior ou menor grau, independentes. As fixações caudais, de origem convencional, são derivadas do ílio, do sacro e dos processos mamilares, enquanto que as inserções são nos processos transversos e nas costelas. Os fascículos, então, seguem por um trajeto cranial, um lateral e um ventral, e cada um cruza diversas vértebras; os fascículos mais longos estendem-se sobre a junção toracolombar, especialmente móvel. Partes diferentes deste músculo podem ser denominadas longuíssimo lombar, longuíssimo torácico, longuíssimo cervical, longuíssimo do atlas e longuíssimo da cabeça, mas, de modo geral, o termo genérico é suficiente. O músculo tende a se fundir com seus adjacentes mediais e laterais na região lombar.

Além de uma continuação mais ou menos direta, a parte cervical do longuíssimo está fortemente associada ao

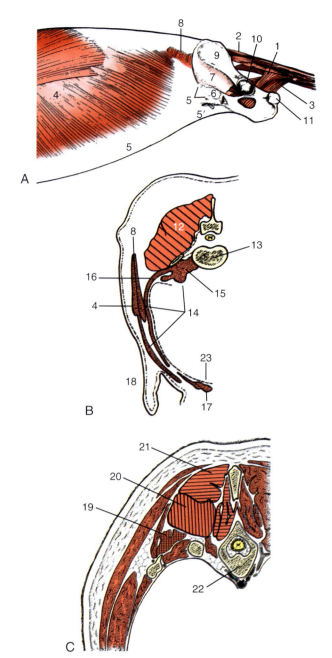

Fig. 2.22 (A) Músculos do tronco do cão, vista lateral; os membros foram removidos. (B) Músculos epaxiais *(hachurados)* e hipaxiais *(pontilhados)* mostrados em uma secção transversal da região lombar. (C) Os três sistemas de músculos epaxiais no nível do tórax. *1*, Coccígeo; *2*, sacrocaudal dorsal; *3*, levantador do ânus; *4*, oblíquo externo do abdome; *5*, sua aponeurose, o tendão pélvico e o ligamento inguinal; *5'*, tendão abdominal; *6*, lacuna vascular; *7*, iliopsoas; *8*, oblíquo interno do abdome; *9*, asa do ílio; *10*, acetábulo; *11*, túber isquiático; *12*, músculos epaxiais; *13*, vértebra lombar – seu processo transverso aparece como parte separada; *14*, músculos hipaxiais; *15*, músculos psoas; *16*, transverso do abdome; *17*, reto do abdome; *18*, prega do flanco; *19*, sistema iliocostal *(quadriculado)*; *20*, sistema longuíssimo *(listras verticais)*; *21*, sistema transversoespinal *(listras horizontais)*; *22*, vértebras torácicas e costelas; *23*, peritônio.

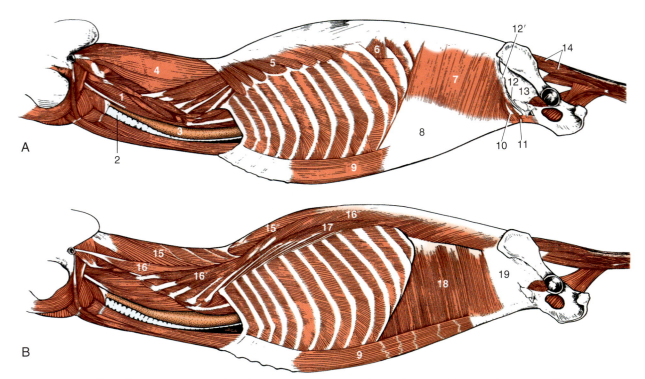

Fig. 2.23 (A) e (B) Músculos do tronco do cão, camadas profundas. *1,* Longo da cabeça; *2,* traqueia; *3,* esôfago; *4,* esplênio; *5,* serrátil dorsal cranial; *6,* serrátil dorsal caudal; *7,* oblíquo interno do abdome; *8,* sua aponeurose; *9,* reto do abdome; *10,* margem caudal livre do oblíquo interno do abdome; *11,* cremaster; *12,* ligamento inguinal; *12',* aponeurose do oblíquo interno do abdome, seccionada e rebatida; *13,* fáscia do iliopsoas; *14,* músculos sacrocaudais dorsais; *15,* sistema transversoespinal; *15',* semiespinal da cabeça; *15",* espinal e semiespinal; *16,* sistema longuíssimo; *16',* longuíssimo da cabeça e longuíssimo do pescoço; *16",* longuíssimo do tórax; *17,* iliocostal; *18,* transverso do abdome; *19,* fáscia transversa.

esplênio, mais superficial (Fig. 2.23A/4). O esplênio passa pelos processos espinhosos mais altos da cernelha e da fáscia toracolombar até a região occipitomastóidea do crânio. É recoberto por certos músculos do cíngulo do membro torácico, principalmente pelo trapézio e pelos romboides.

O complexo longuíssimo também inclui certos pequenos músculos que passam entre processos transversos adjacentes, assim como os músculos dorsais (sacrocaudais) da cauda (Fig. 2.23/14); estes últimos são carnosos em sua origem e continuados por tendões que seguem por toda a extensão da cauda.

A *coluna medial,* o *sistema transversoespinal* (Fig. 2.24/2), é a mais complexa, embora o número de unidades distintas varie conforme a espécie animal. Esse sistema repousa sobre e entre as partes mediais dos arcos vertebrais e dos processos espinhosos. Alguns fascículos seguem em direção sagital, enquanto outros seguem cranial, medial ou dorsalmente a partir de sua origem caudal. Entre os feixes sagitais, há unidades pequenas, muitas vezes convertidas em ligamentos, que passam entre processos espinhosos adjacentes, assim como unidades maiores, que se estendem por diversas vértebras. Os feixes oblíquos seguem dos processos mamilares para os espinhosos e podem ser distinguidos por nomes, de acordo com a sua extensão por uma, duas, três ou mais articulações. Os fascículos mais longos estão novamente concentrados na parte média, a região mais móvel do dorso.

Diversas unidades especializadas cruzam as articulações entre o áxis, o atlas e o crânio e são responsáveis por movimentos especiais nesta região. As observadas em cães serão brevemente descritas adiante (p. 398).

Os Músculos Hipaxiais. Os músculos hipaxiais são músculos flexores do pescoço ou da cauda. O *longo do pescoço* (Fig. 2.24/9) segue da região torácica cranial até o atlas, recobrindo as superfícies ventrais dos corpos vertebrais. Sua organização é complexa e muitos de seus feixes constituintes, de orientação variável, são relativamente curtos e cruzam apenas algumas articulações. É complementado pelo *reto ventral da cabeça* (Fig. 2.24/8), que se estende do atlas à superfície ventral do crânio, e pelo *longo da cabeça* (Fig. 2.24/1), que repousa lateralmente ao longo do pescoço e se estende dos processos transversos das vértebras cervicais médias até o crânio. O grupo *escaleno* ocupa uma posição similar em relação às vértebras cervicais caudais. Esses músculos passam pelas primeiras costelas, ajudando a estabilizá-las durante a inspiração. Em algumas espécies, o escaleno é facilmente divisível em partes dorsal, média e ventral.

Capítulo 2 **O Aparelho Locomotor** 45

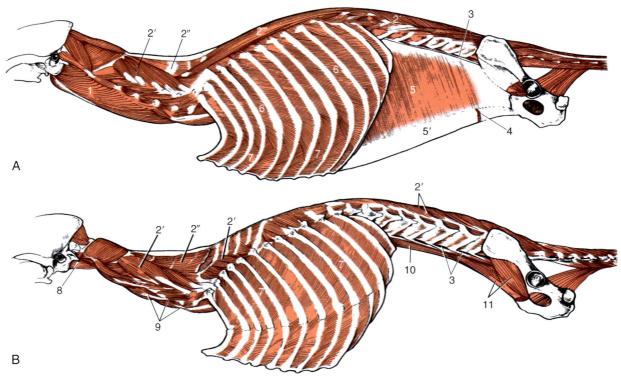

Fig. 2.24 (A) e (B) Músculos do tronco do cão, camadas mais profundas. *1,* Longo da cabeça; *2,* sistema transversoespinal; *2',* multífido; *2",* espinal do pescoço; *2''',* espinal e semiespinal; *3,* quadrado lombar; *4,* reto do abdome; *5,* transverso do abdome; *5',* sua aponeurose; *6,* músculos intercostais externos; *7,* músculos intercostais internos; *8,* reto ventral da cabeça; *9,* longo do pescoço; *10,* psoas menor; *11,* iliopsoas (psoas maior e ilíaco).

Os músculos ventrais da cauda são muito similares aos músculos dorsais.

Os Músculos da Parede Torácica

Os músculos da parede torácica estão fundamentalmente relacionados à respiração. Em sua maioria são inspiratórios e expandem a cavidade torácica, fazendo que o ar siga em direção aos pulmões. Alguns são expiratórios e diminuem o volume da cavidade, expelindo o ar, e compreendem músculos que preenchem os espaços intercostais, determinadas pequenas unidades laterais às costelas e, sem dúvida o mais importante, o diafragma.

Os músculos intercostais são, teoricamente, dispostos em três camadas que correspondem àquelas da parede abdominal. Os músculos *intercostais externos* são os mais periféricos (Fig. 2.24/6). Cada um destes músculos está confinado a um único espaço intercostal, onde suas fibras seguem caudoventralmente, a partir de uma costela até a costela seguinte. Os músculos intercostais preenchem os espaços desde a extremidade dorsal até as articulações costocondrais e, às vezes, além delas, mas não chegam ao esterno. As partes entre as cartilagens ocasionalmente recebem nomes distintos. Os músculos *intercostais internos* (Fig. 2.24/7) estão localizados mais profundamente nos espaços intercostais e seguem cranioventralmente, quase perpendicular ao trajeto dos músculos intercostais externos. Estes músculos não ocupam as partes mais dorsais dos espaços, mas chegam à margem do esterno. A terceira camada (subcostal) é tão frágil e pouco desenvolvida que pode ser ignorada. O *transverso do tórax* é uma lâmina triangular que surge da superfície dorsal do esterno e a recobre. O ápice aponta cranialmente e o músculo se divide em partes que seguem caudolateralmente e se inserem nas costelas esternais, nas proximidades das articulações costocondrais. Do ponto de vista morfológico, é equivalente à parte ventral do transverso do abdome.

Dois músculos repousam sobre a superfície lateral da parede torácica. O *reto do tórax* é uma pequena lâmina quadrilátera sobre as extremidades ventrais das quatro primeiras costelas, em uma aparente continuação do reto do abdome. O *serrátil dorsal* (Fig. 2.23A/5 e 6) repousa sobre as partes dorsais das costelas. Originário da fáscia toracolombar, este músculo se insere nas costelas por meio de uma série de bandas. As bandas da parte cranial do músculo deslizam caudoventralmente, enquanto as da parte caudal deslizam cranioventralmente, uma diferença que indica funções antagônicas. As duas partes são, às vezes, bastante separadas. O *escaleno,* mencionado na seção anterior, insere-se na primeira costela; em algumas espécies, este músculo passa sobre a caixa torácica de forma bastante extensa.

O *diafragma* separa as cavidades torácica e abdominal, e tem formato de cúpula, é convexo em todas as direções de sua superfície cranial e se projeta cranialmente sob as costelas, aumentando a extensão do abdome às custas da

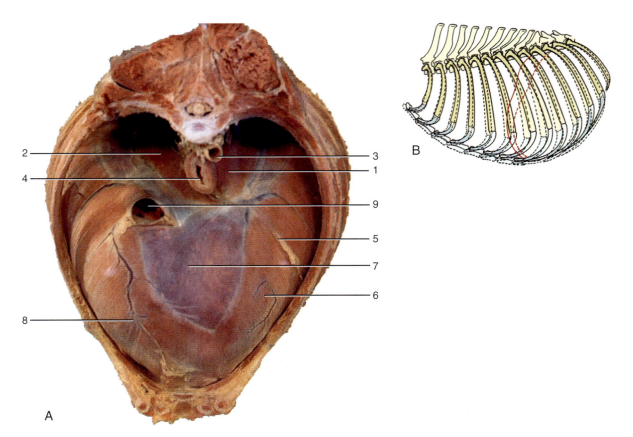

Fig. 2.25 (A) Diafragma de cão, vista cranial; amostra fixada. *1*, Pilar esquerdo; *2*, pilar direito; *3*, aorta; *4*, esôfago; *5*, fixação do mediastino caudal ao diafragma; *6*, partes esternal e costal do diafragma; *7*, centro tendíneo; *8*, fixação da prega da veia cava; *9*, veia cava caudal. (B) Diagrama do tórax de cão, mostrando as costelas e a extensão cranial do diafragma durante a inspiração *(linhas interrompidas)* e a expiração *(linhas sólidas)*, vista lateral.

cavidade torácica (Fig. 2.2 e 2.25A). O diafragma é composto por um tendão central em formato de coração (ou, em cães, de trevo) (Fig. 2.25/7) e um músculo periférico, divisível em partes originárias das vértebras lombares, das costelas caudais e do esterno.

O tendão central é a parte mais cranial e forma o vértice. Em posição neutra, entre a inspiração total e a expiração total, este tendão atinge o nível da parte ventral da sexta costela (ou do espaço subsequente) e, assim, fica somente um pouco atrás do plano do olécrano em animais em estação. O conhecimento deste fato e da linha de inserção costal é indispensável à avaliação da extensão da cavidade torácica (Fig. 2.25B).

A forte parte lombar do músculo periférico é composta pelos pilares direito e esquerdo (Fig. 2.25/*1* e *2*), originários da superfície ventral das primeiras três ou quatro vértebras lombares, por meio de potentes tendões. O pilar direito é consideravelmente maior e se divide em três ramos que se irradiam em direção ventral até se unirem ao tendão central. O pilar esquerdo não é dividido.

A parte costal, muito mais fina, é originária das superfícies internas das costelas e das cartilagens costais. Embora a banda mais caudal, que é também a mais dorsal, surja nas proximidades da extremidade dorsal da última costela, as bandas craniais são originárias de níveis sucessivamente mais ventrais e a última digitação costal segue a cartilagem da oitava costela até o esterno. Uma banda esternal final surge na superfície dorsal do esterno e segue dorsalmente até encontrar o tendão central, que é, assim, cercado de músculos por todos os lados.

O diafragma possui três aberturas, chamadas *hiato aórtico*, *hiato esofágico* e *forame da veia cava caudal* (Fig. 2.25). Estas aberturas diafragmáticas permitem a passagem de diversas estruturas.

O diafragma é suprido pelos *nervos frênicos*, formados por contribuições dos ramos ventrais dos nervos cervicais caudais (geralmente C5-C7). Apesar da natureza aparentemente involuntária da respiração, os nervos frênicos são nervos somáticos comuns de composição mista. Os demais músculos da parede torácica são supridos por nervos intercostais (ramos ventrais dos nervos espinais torácicos).

Considerações Funcionais. A forma e a construção do tórax representam um ajuste entre os requerimentos da postura e da locomoção e as necessidades mais especializadas da respiração. Na maioria dos mamíferos domésticos, as vantagens do tórax em formato de barril para a respiração são, em grande parte, sacrificadas pela movimentação facilitada das escápulas pelo achatamento da parte cranial da caixa torácica. O potencial de movimentação das costelas craniais é também reduzido em favor de uma construção mais rígida, que fornece uma origem estável aos músculos que passam entre o tronco e os membros torácicos.

A respiração altera a forma da parte caudal da caixa torácica e do abdome. Todos os animais apresentam respiração costal e abdominal (ou seja, diafragmática), mas sua importância relativa é variável conforme a espécie animal, as circunstâncias momentâneas e as características individuais. Certamente, é seguro concluir que a respiração normal é sempre acompanhada pela contração do diafragma, ao passo que o envolvimento dos músculos respiratórios intercostais e outros acessórios é mais discutível.

O diafragma se contrai contra a resistência das vísceras abdominais, que devem ser deslocadas caudalmente no espaço formado pelo relaxamento do assoalho do abdome e dos seus flancos. Durante este movimento, a parte central da cúpula diafragmática vai para trás, talvez por metade da extensão de uma vértebra na respiração tranquila, enquanto o adicional aumento de volume torácico é obtido pelo achatamento de partes periféricas do diafragma. A inserção do fígado no diafragma também atua como um pistão durante a locomoção rápida e achata partes dos lobos caudais dos pulmões. A contração das partes esternocostais do diafragma, fixadas às últimas costelas, tende a puxar esses ossos para dentro, ao contrário da tração para fora e para frente exercida pelos músculos intercostais. É uma observação comum (facilmente confirmada pela observação de um cão dormindo) que a última costela pode ser contraída para dentro durante a inspiração, enquanto as costelas mais craniais se movimentam para fora, ampliando o tórax.

Os reais movimentos realizados pelas costelas e as forças que os produzem são controversos. A inclinação caudal da parte ventral da costela (antes de ser virada para frente pela cartilagem) resulta em um movimento comparável à elevação da alça de um balde. Embora os mecanismos de atuação das superfícies articulares durante o movimento da costela sejam discutidos, é óbvio que seu efeito geral é alargar e encurtar a caixa torácica. Em humanos e alguns quadrúpedes (como os cães), também há deslocamento ventral do esterno.

Um número considerável de músculos fixados às costelas e ao esterno parece, a partir de sua geometria, ser capaz de produzir os movimentos necessários. Estudos em humanos, porém, mostraram que pouco deste potencial é realmente empregado na respiração tranquila. Durante a inspiração, os intercostais externos e as partes intercondrais dos intercostais internos participam de maneira mais constante. O escaleno (e possivelmente os músculos que seguem à frente do manúbrio) pode auxiliar na fixação da entrada do tórax. A expiração é principalmente passiva e o recuo elástico dos pulmões é a sua principal força. Os músculos da parede abdominal podem se contrair para reforçar a tensão passiva nas partes tendíneas que elevam as vísceras e que, indiretamente, ajudam a restaurar a posição inicial do diafragma. Às vezes, a camada mais profunda do músculo intercostal – as partes interósseas dos intercostais internos e o transverso do tórax – também participa desta movimentação.

Contrário à crença popular, o diafragma não é indispensável. Evidências obtidas de experimentos e observações clínicas (cães e ruminantes) mostram que a secção ou paralisia de ambos os nervos frênicos causa pouca perda óbvia de eficiência respiratória, mesmo sob estresse moderado. Esta evidência, obviamente, não refuta o principal papel do diafragma em animais normais, mas confirma tanto a existência de uma ampla reserva de músculos inspiratórios quanto o papel da função mecânica das vísceras abdominais na respiração.

Os Músculos da Parede Abdominal

Os músculos da parede abdominal são convenientemente divididos nos grupos ventrolateral e dorsal (sublombar) (Fig. 2.22B). O primeiro compreende os músculos dos flancos e do assoalho abdominal, que são importantes por serem seccionados em quase todas as abordagens cirúrgicas do abdome. A maioria dos músculos do segundo grupo pertence propriamente à divisão muscular do cíngulo do membro pélvico. Estes músculos são aqui incluídos por constituírem parte da parede abdominal, mais especificamente o teto do abdome a cada lado da coluna vertebral.

O Grupo Ventrolateral. A musculatura intrínseca do flanco é composta por três lâminas amplas, carnosas, sobrepostas umas às outras e com orientação contrastada de suas fibras. A continuação ventral de cada uma dessas lâminas é um tendão aponeurótico que se insere principalmente em um cordão fibroso, a linha alba, que segue, pela linha mediana ventral, da cartilagem xifoide à extremidade cranial da sínfise pélvica (por meio do tendão pré-púbico). Deste modo, os tendões envolvem o quarto músculo, o reto do abdome, que segue em direção sagital no assoalho abdominal, diretamente ao lado da linha alba. A descrição a seguir refere-se à conformação básica. Os detalhes variam entre as espécies e podem ter importância cirúrgica, principalmente em animais de pequeno porte (Fig. 2.26; pp. 419-420).

O músculo mais externo, o *oblíquo externo do abdome* (Fig. 2.24/*4*) origina-se das superfícies laterais das costelas e da fáscia toracolombar. A maior parte das suas fibras segue em direção caudoventral, mas os feixes mais dorsais têm trajeto mais horizontal. A aponeurose (Fig. 2.*22/5*) que sucede a parte carnosa se divide em duas partes (tendões) antes de sua inserção. O tendão abdominal é maior e termina na linha alba, depois de passar ventralmente ao músculo reto; o tendão pélvico, menor, liga-se à fáscia sobre o iliopsoas e à margem púbica, lateralmente à inserção do reto (Fig. 2.27/*3' e 4*).

O segundo músculo, o *oblíquo interno do abdome* (Fig. 2.23/*7*), é originário, principalmente, do túber coxal (ou da região equivalente do ílio), mas, em menor grau, da inserção do tendão pélvico do oblíquo externo, fáscia

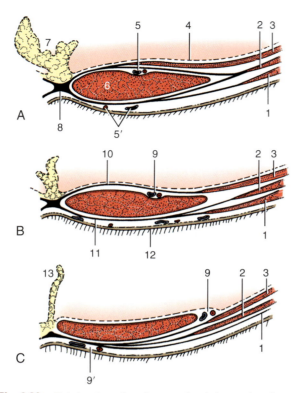

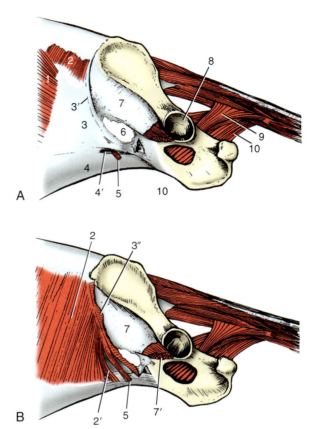

Fig. 2.26 Bainha do músculo reto do abdome de cão em secções transversais, cranial (A) e caudal (B) ao umbigo e nas proximidades do púbis (C). *1,* Oblíquo externo do abdome; *2,* oblíquo interno do abdome; *3,* transverso do abdome; *4,* peritônio; *5,* vasos epigástricos craniais; *5',* vasos epigástricos superficiais craniais; *6,* reto do abdome; *7,* ligamento falciforme preenchido por tecido adiposo; *8,* linha alba; *9,* vasos epigástricos caudais; *9',* vasos epigástricos superficiais caudais; *10,* lâmina interna da bainha do reto do abdome; *11,* lâmina externa da bainha do reto do abdome; *12,* pele; *13,* ligamento vesical mediano.

Fig. 2.27 Canal inguinal e diafragma pélvico de cão, vista lateral esquerda. O músculo oblíquo externo do abdome, presente em A, foi removido em B. *1,* Oblíquo externo do abdome; *2,* oblíquo interno do abdome; *2',* margem caudal livre do oblíquo interno, formando a margem do anel inguinal profundo; *3,* tendão pélvico da aponeurose do oblíquo externo; *3',* margem caudal de *3* (ligamento inguinal) terminando em *7; 3''',* coto da aponeurose do oblíquo externo refletido caudalmente (B); *4,* tendão abdominal da aponeurose do oblíquo externo; *4',* anel inguinal superficial; *5,* cremaster derivado do oblíquo interno; *6,* lacuna vascular; *7,* fáscia ilíaca recobrindo o iliopsoas; *7',* iliopsoas; *8,* acetábulo; *9,* coccígeo; *10,* levantador do ânus.

toracolombar e extremidades livres dos processos transversos lombares. Este músculo se expande de maneira mais óbvia: seus fascículos mais caudais seguem em direção ventrocaudal e, embora o próximo grupo siga no plano do túber coxal de forma mais ou menos transversal, sua maior parte tem trajeto ventrocranial. Alguns fascículos craniais se inserem diretamente na última costela, mas muitos são prolongados por uma aponeurose (Fig. 2.23/*8*) que passa ventral ao reto do abdome e atinge a linha alba. Em direção à linha mediana, geralmente há um certo intercâmbio de fibras entre as aponeuroses dos dois músculos oblíquos. A origem do tendão pélvico permite que o músculo apresente uma margem caudal livre (Fig. 2.23/*10*), que será novamente mencionada por causa de sua relação com o canal inguinal. Uma faixa caudal (cremaster; Fig. 2.23/*11*), derivada do oblíquo interno, passa pelo funículo espermático (p. 179).

O músculo mais profundo do flanco, o *transverso do abdome* (Fig. 2.24/*5*), é originário das superfícies internas das últimas costelas e dos processos transversos das vértebras lombares. Suas fibras seguem em direção mais ou menos transversal e são sucedidas por uma aponeurose (Fig. 2.24/*5'*) que passa dorsalmente ao reto do abdome antes de terminar na linha alba. Este músculo não se estende caudal ao túber coxal. A parte caudal do tendão passa ventralmente ao reto do abdome, de modo que a parte mais caudal do músculo é descoberta dorsalmente.

O quarto músculo, o *reto do abdome* (Fig. 2.23/*9*), forma uma ampla faixa ao lado da linha alba, no assoalho abdominal. Este músculo se origina das superfícies ventrais das cartilagens costais e do esterno e se insere na margem cranial do púbis por meio de um tendão pré-púbico. A parte carnosa, que é mais larga na parte média do abdome, é dividida em uma série de segmentos por septos transversos irregulares (intersecções tendíneas) que lembram sua origem polissegmentar. O tendão pré-púbico atua como uma inserção comum para os músculos abdominais e para a linha alba, além de poder incorporar parte dos tendões de origem de músculos adutores da coxa (pectíneo e grácil).

A *bainha do músculo reto do abdome* (*vagina musculi recti abdominis*), um conjunto de tendões aponeuróticos dos músculos do flanco ao redor do reto do abdome, apresenta detalhes que variam conforme a espécie animal. Em sua conformação básica, os tendões dos dois músculos oblíquos formam uma camada sobre a superfície externa (ventral) do reto do abdome, enquanto o tendão do transverso repousa sobre a superfície interna; essas duas camadas fundem-se à linha alba, completando o fechamento (Fig. 2.26 e p. 420).

A parede abdominal é perfurada na região da virilha pelo *canal inguinal* (Figs 2.27 e 21.5). É por este canal que, antes ou pouco depois do nascimento, os testículos descem até o escroto. Em machos adultos, contém o funículo espermático, composto pelo ducto oriundo do testículo e estruturas associadas, em uma bolsa externa de peritônio. Em ambos os sexos, o canal inguinal transmite a artéria e (geralmente) a veia pudenda externa, vasos eferentes dos linfonodos inguinais superficiais e o nervo genitofemoral, todas estruturas relacionadas à virilha.

O termo *canal* é enganoso, pois sugere uma passagem mais espaçosa do que é realmente. O canal é um espaço potencial e achatado, localizado entre a parte carnosa do oblíquo interno de um lado e o tendão pélvico da aponeurose do oblíquo externo do outro (Fig. 2.27/*2* e *3*). As paredes são justapostas e unidas por um tecido areolar, exceto onde as estruturas transmitidas as separam. A entrada abdominal do canal, em formato de fenda (o anel inguinal profundo) repousa na margem caudal livre do músculo oblíquo interno (Fig. 2.27/*2'*). A saída do canal (o anel inguinal superficial; Fig. 2.27/*4'*) está contida entre as duas divisões do tendão do oblíquo externo. (As margens do anel inguinal superficial são conhecidas como pilares medial e lateral.) As diferenças entre as espécies serão mencionadas em outros capítulos e podem ser de grande importância, já que algumas explicam porque o escape de órgãos para dentro e por meio do canal (hérnia inguinal) ocorre com maior frequência em determinados animais. Outras diferenças são de relevância imediata para cirurgias nesta área, principalmente relacionadas à castração, seja em machos normais ou naqueles em que os testículos não chegaram ao escroto e continuaram contidos no interior do abdome ou no próprio canal (criptorquidismo).

Considerações Funcionais. A observação e a palpação sugerem que os animais em estação tranquila fazem pouco uso ativo dos músculos abdominais para a sustentação das vísceras; o suporte é obtido pela tensão passiva. Alguns estudos eletromiográficos revelaram a existência de uma atividade branda, porém contínua, no oblíquo interno, e de atividades repentinas e esporádicas em outros músculos do flanco. Uma maior atividade dos músculos abdominais pode ocorrer ao final da expiração tranquila, mas de forma mais pronunciada na respiração forçada, para auxiliar no retorno do diafragma para a frente.

A contração dos músculos abdominais contra o diafragma fixo gera tensão. Isso aumenta a pressão intra-abdominal, o que reforça os esforços dos músculos viscerais para expelir urina, fezes ou um feto. O uso da tensão varia conforme a espécie do animal e suas condições. Os animais que agacham para urinar (p. ex., os caprinos) ou defecar (p. ex., os cães) obviamente usam mais os músculos abdominais para auxiliar a expulsão.

A rigidez da parede abdominal produzida pela contração desses músculos pode ser usada para proteger as vísceras durante a palpação em animais com dor. Esta defesa é usada por cães tensos submetidos à palpação abdominal, principalmente quando feita por mãos pouco hábeis; uma massagem delicada pode ser necessária para diminuir o medo antes que os músculos relaxem.

Esses músculos também são usados no ajuste da postura e na marcha. Agindo de forma unilateral, os músculos do flanco inclinam o tronco para o lado. Na ação bilateral, podem auxiliar o arqueamento do dorso, um movimento de grande importância em marchas saltitantes.

Os músculos abdominais ventrolaterais são supridos por nervos intercostais caudais e pelos ramos ventrais dos nervos lombares, principalmente pelos mais craniais.

Os Músculos Sublombares. O *psoas menor* (Fig. 2.24/*10*) é originário de corpos de vértebras torácicas e lombares e se insere no tubérculo de mesmo nome no ílio. Grande parte do tendão é entrelaçada à parte muscular, apoiando a alegação de que o músculo é provavelmente empregado, principalmente, na estabilização da coluna vertebral. Este músculo pode também rotacionar a pelve na articulação sacroilíaca.

Os músculos *psoas maior* e *ilíaco* podem ser considerados as cabeças vertebral e pélvica de um único músculo (iliopsoas, Fig. 2.24/*11*) que termina no trocanter menor do fêmur. O psoas maior origina-se dos corpos e das superfícies ventrais dos processos transversos das vértebras lombares, lateralmente ao psoas menor. O ilíaco surge da superfície ventral da asa e do corpo do ílio. Os tendões das duas cabeças se combinam logo antes da inserção. O iliopsoas é um flexor do quadril e faz a rotação lateral da coxa. É provável que a cabeça do psoas também contribua para a estabilidade da coluna vertebral.

O *quadrado lombar* (Fig. 2.24/*3*) tem sua origem nas últimas costelas e nos processos transversos das vértebras lombares e se insere na asa do sacro (às vezes, também no ílio). Este músculo estabiliza a parte lombar da coluna vertebral.

Todos esses músculos são inervados, principalmente por ramificações diretas dos ramos ventrais dos últimos nervos torácicos e pelos nervos lombares. Outras ramificações originam-se de ramos já nomeados do plexo lombossacral, em especial do nervo femoral.

Os Músculos da Saída da Pelve

A saída da pelve é fechada ao redor das partes terminais dos tratos digestório e urogenital por uma parte de parede corpórea conhecida como *períneo*. A projeção do períneo na pele delineia a região perineal, cujas principais características são a presença do ânus e da vulva (em fêmeas, às quais nos referimos principalmente aqui). Uma vez que a parte ventral da vulva fica abaixo do nível do assoalho da pelve, é comum estender o conceito de região perineal de forma a abranger toda a vulva. É muito comum incluir a parte dorsocaudal do úbere (em espécies como a bovina). Diversos músculos e fáscias se entrelaçam em um nodo entre o ânus, a vulva e o vestíbulo, em uma formação conhecida como corpo ou centro tendíneo perineal; na literatura clínica, principalmente obstétrica, porém, esta formação é referida como "o períneo", uma denominação simples, porém incorreta. Os três conceitos – períneo, região perineal e centro tendíneo perineal – devem ser diferenciados. Existe ainda outra possível fonte de confusão, em anatomia humana, diz-se que as estruturas que ocupam a saída da pelve formam um "assoalho" para a cavidade pélvica. Em quadrúpedes, este "assoalho" é formado pelo cíngulo do membro pélvico. A diferença de postura não somente afeta o uso adequado dos termos vernáculos, mas, mais importante, também modifica a função de estruturas homólogas. O principal componente da parte dorsal do períneo é o *diafragma pélvico*, um grupo de músculos estriados contidos entre as fáscias, que se fecha ao redor da junção anorretal. Uma conformação similar, mas menos evidente, na parte ventral do períneo, o diafragma urogenital (membrana perineal), fecha-se nas proximidades do vestíbulo.

O *diafragma pélvico* fixa-se lateralmente na parede pélvica, seguindo em direção caudomedial até se fechar no canal anal. O termo *diafragma* descreve apropriadamente o arranjo em humanos, que forma uma depressão, que lembra uma bacia, para acomodar os órgãos pélvicos. Nas espécies domésticas, este termo não é tão adequado, já que as "metades" do diafragma seguem trajetos mais sagitais e convergem até o ânus de maneira mais delicada devido à extensão relativamente maior do cíngulo do membro pélvico.

O mais lateral dos dois músculos do diafragma pélvico, o *coccígeo* (Fig. 2.27/9), é essencialmente um músculo da cauda. Apresenta contorno romboide, é originário da espinha isquiática, cruza medialmente o ligamento sacrotuberal e se insere sobre e ao redor dos processos transversos das primeiras vértebras da cauda.

O músculo medial, mais delgado e extenso, o *levantador do ânus,* segue um trajeto mais oblíquo, em direção dorsocaudal, e é apenas parcialmente recoberto pelo coccígeo. Os dois músculos têm origem próxima ou, em ungulados, originam-se por um tendão comum. Em cães, a origem do levantador do ânus é mais dispersa, continuando do corpo do ílio sobre o ramo cranial do púbis até a sínfise pélvica (Fig. 2.27/10). A inserção é dividida entre a fáscia e as vértebras da cauda (em extensão distal até a inserção do coccígeo) e a fáscia próxima ao ânus e ao esfíncter externo do ânus. A inserção caudal predomina em carnívoros, e a anal, em ungulados, nos quais há um intercâmbio considerável de fascículos entre os músculos esfíncter anal e constritor do vestíbulo.

O coccígeo flexiona a cauda lateralmente ou, quando age em conjunto com o seu contralateral, a coloca ventralmente,

cobrindo o períneo, em uma atitude bastante observada em cães tensos. A ação do levantador do ânus é mais conhecida por um estudo eletromiográfico em caprinos e é possível que existam importantes diferenças entre as espécies. Nestes animais, o músculo é ativado sempre que há aumento da pressão intra-abdominal, presumivelmente em oposição à tendência de deslocamento caudal dos órgãos pélvicos. Embora também participe de outras funções viscerais, sua relação com a defecação é muito bem definida, é ativo antes do evento (quando pode fixar a posição do ânus em oposição à contração da musculatura lisa do cólon), inativo durante a defecação e, em seguida, volta a ser ativo (quando pode ajudar a restaurar a posição de repouso das partes). Em cães, é provável que os movimentos espasmódicos da cauda, observados após a defecação, sejam evidências da atividade do levantador do ânus. Ambos os músculos são supridos por ramos ventrais dos nervos sacrais.

O *diafragma urogenital* (membrana perineal) é menor e apresenta músculos mais delgados, que serão descritos posteriormente de maneira mais adequada com os órgãos reprodutivos. A fáscia do diafragma urogenital fixa-se no arco isquiático e se curva em direção cranial, dorsal e medial para misturar-se à margem ventral do diafragma pélvico e envolver o vestíbulo. O diafragma urogenital auxilia a ancorar o trato reprodutivo contra a pressão para frente provocada pelo aprofundamento do útero gravídico no abdome e o deslocamento para trás ocasionado pelo parto.

Pode agora ser evidente que, para cada lado, há um espaço cercado pelo cíngulo do membro pélvico, mas excluído da cavidade pélvica pelo diafragma pélvico. Este espaço é piramidal e possui um ápice cranial, uma parede lateral formada pelo túber isquiático e pelo ligamento sacrotuberal, uma parede medial composta pelo diafragma pélvico, uma parede ventral formada pelo assoalho da pelve e uma base direcionada à pele. Adequadamente denominado *fossa isquiorretal*, este espaço é normalmente ocupado por tecido adiposo (Fig. 29.10/12). Quando este tecido adiposo sofre depleção, há um pronunciado afundamento da pele ao lado do ânus (exceto em equinos e suínos, espécies nas quais a cabeça vertebral do semimembranoso recobre a região).

A CABEÇA E A PARTE VENTRAL DO PESCOÇO

Plano Básico e Desenvolvimento

Até mesmo um exame superficial da cabeça, intacta ou em corte sagital, mostra que ela é composta por duas partes principais. Uma, a parte neural, compreende o encéfalo e as estruturas que o envolvem; a outra, a parte facial, que é muito maior na maioria dos mamíferos adultos e é formada pela mandíbula e partes iniciais dos sistemas digestório e respiratório. A distinção entre as partes neural e facial já é evidente em embriões no estágio de somitos (Fig. 2.28).

Nesse estágio de desenvolvimento, as estruturas dorsais são predominantes e o tamanho e o formato da cabeça são determinados principalmente pelo encéfalo.

A parte neural (crânio) da cabeça tem seus primórdios em uma série de cartilagens que se formam ventralmente ao encéfalo e são suplementadas por cápsulas cartilaginosas que contêm os órgãos olfatórios primitivos, os bulbos dos olhos e os labirintos das orelhas. Mais tarde, "ossos dérmicos" aparecem graças à ossificação da membrana que recobre as laterais e a parte dorsal do encéfalo; todos estes elementos, por fim, fundem-se entre si e com os ossos da face.

A parte ventral da cabeça – a futura face – é muito menor e, neste estágio, mistura-se uniformemente ao pescoço, ocupado, em grande parte, pelo coração. Esta parte ventral tem um padrão de segmentação bem diferente daquele imposto pelos arcos faríngeos, espessamentos seriados do mesoderma não dividido, laterais e ventrais à parte rostral do intestino anterior, que formará a faringe.

Detalhes sobre a formação, o significado e o destino desses arcos não serão descritos aqui; no momento, é suficiente lembrar que o esqueleto cartilaginoso e a musculatura associada suprida por um determinado nervo craniano desenvolvem-se no interior de cada arco. Cada um desses arcos também é suprido por uma alça arterial que conecta a aorta ventral à aorta dorsal. As estruturas formadas nos diversos arcos faríngeos são listadas na Tabela 2.1; a partir desta lista, é possível perceber que as partes cartilaginosas contribuem pouco para a formação do esqueleto da face. O esqueleto facial definitivo é determinado principalmente pelos ossos dérmicos formados no tecido conjuntivo das mandíbulas, embora certos elementos sejam sustentados, por um tempo, por precursores cartilaginosos, como a cartilagem do primeiro arco e a cápsula nasal.

Na maioria dos mamíferos, a parte facial cresce de forma desproporcional e passa a se localizar à frente e abaixo do encéfalo. Apesar de muitas diferenças qualitativas e quantitativas, o arranjo básico é o mesmo em todas as espécies. As relações e a topografia dos principais órgãos e cavidades da cabeça devem ser estudadas antes de assuntos mais detalhados. As informações necessárias são mostradas nas Figs. 4.2 e 4.3.

O Crânio

O esqueleto completo da cabeça compreende o crânio,[2] a mandíbula, o aparelho hioide, os ossículos da orelha média e as cartilagens da orelha externa, das narinas e da laringe.

O *crânio* (em seu sentido mais estrito) é um mosaico de muitos ossos de maioria pareada, mas alguns medianos e ímpares, que se encaixam de forma muito próxima para constituírem uma única construção rígida. Os elementos separados, que recebem nomes individualizados, desenvolvem-se a partir de centros independentes de ossificação e possuem, em grande parte, homologias bem estabelecidas. Em animais jovens, estes elementos são separados por estreitas faixas de tecido fibroso – cartilagem, em alguns poucos casos – e este padrão de articulações ou suturas permite o crescimento. Após o término do crescimento, a ossificação estende-se ao tecido conjuntivo e finalmente une os ossos. Este processo é longo e pode nunca terminar; os contornos da maioria dos ossos são, portanto, discerníveis, mesmo no crânio de animais idosos. A familiaridade com a nomenclatura, posições e extensões aproximadas de cada osso (Fig. 2.29) é essencial, pois fornece um sistema útil de referência para as regiões da cabeça, mas o conhecimento detalhado das unidades desarticuladas possui pouco valor prático.

As descrições convencionais são baseadas nas observações em diversas direções do crânio sobre uma superfície plana. Na maioria dos posicionamentos, duas partes distintas do crânio são imediatamente aparentes: a parte caudal, que contém o encéfalo, e a parte rostral, que sustenta a face. As órbitas, as fossas que contêm os bulbos dos olhos, são parte da face, mas situam-se em seu limite. Na maioria dos animais domésticos, a parte facial do crânio é maior do que a parte neural e situa-se, principalmente, à frente desta. Esta relação, porém, varia entre as espécies e também com a raça, a idade e a conformação individual. As muitas diferenças particulares fazem que seja impossível fornecer, mesmo de modo geral, uma descrição do crânio que seja válida para todas as espécies.

O Crânio do Cão

Esta descrição inicial do crânio de um cão adulto é de um animal de conformação média (mesaticefálica), nem de cabeça curta (braquicefálica), como um Pequinês, nem longa (dolicocefálica), como um Borzoi. Algumas diferenças raciais notáveis serão mencionadas posteriormente (p. 359).

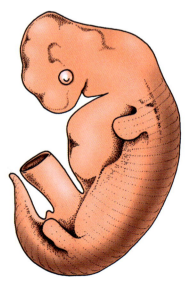

Fig. 2.28 Embrião suíno (1,5 cm) mostrando a dominância da parte neural em relação à parte facial da cabeça neste estágio.

---

[2]Esse termo é ocasionalmente usado em um sentido mais amplo, incluindo a mandíbula e, até mesmo, o aparelho hioide. Como a prática contemporânea é inconsistente, a intenção de um autor geralmente deve ser deduzida a partir do contexto.

TABELA 2.1 — DERIVADOS DOS ARCOS FARÍNGEOS

Arco Faríngeo	Esqueleto	Músculos
Primeiro (mandibular)	Mandíbula (em parte); alguns ossículos da orelha (martelo e bigorna)	Músculos da mastigação; milo-hióideo; digástrico (em parte); tensor do véu palatino; tensor do tímpano
Segundo (hioide) Aparelho hioide (em parte); ossículos da orelha (estribo)	Músculos da expressão facial; digástrico (em parte); estapédio	Nervo facial
Terceiro Aparelho hioide (parte restante)	Estilofaríngeo caudal; possivelmente outros músculos faríngeos	Nervo glossofaríngeo
Quarto (e arcos subsequentes)	Maioria das cartilagens da laringe	Músculos faríngeos e laríngeos; músculos do território do nervo acessório

Na *vista dorsal* (Fig. 2.30), o crânio ovoide encontra os ossos da face onde os processos zigomáticos (Fig. 2.30/*4'*) dos ossos frontais se projetam lateralmente e formam as partes dorsocaudais das paredes das órbitas. A extremidade caudal do crânio é marcada no plano mediano pela protuberância occipital externa; esta demarcação da superfície caudal (nucal) é completada por cristas nucais, que se estendem para os dois lados. A mediana crista sagital externa que se estende à frente da protuberância occipital (externa) é mais proeminente em animais robustos e musculosos. Todas estas características podem ser facilmente palpadas em animais vivos. As superfícies dorsal e lateral de cada metade do crânio fundem-se em uma superfície contínua e ligeiramente áspera, de onde surge o músculo temporal. Rostralmente aos processos zigomáticos dos ossos frontais, a superfície dorsal do crânio se inclina, às vezes de forma bastante acentuada, antes de continuar como o dorso reto e estreito do nariz. Este termina em uma grande abertura nasal, além da qual o crânio ósseo se prolonga por cartilagens nasais flexíveis.

A órbita é a característica mais notável da *vista lateral* (Fig. 2.31). Atrás das órbitas, a parte dorsolateral da caixa craniana forma a parede da fossa temporal (Fig. 2.31/*16*). A parte ventrolateral é mais complexa e apresenta as regiões do arco zigomático e da orelha. O arco zigomático (Fig. 2.31/*15*) é independente da caixa craniana e, curvando-se lateralmente, passa abaixo da órbita para se reunir à parte facial do crânio. É formado por dois ossos, o temporal (parte escamosa) e o zigomático, que se encontram em uma sutura sobreposta. A superfície ventral da parte caudal forma um sulco transversal para articulação com a mandíbula; a área articular continua caudal à superfície rostral do processo retroarticular (Fig. 2.31/*6*). O domo da bula timpânica, grande e liso (Fig. 2.31/*9*) (com inclusão de parte da cavidade da orelha média) e o áspero processo mastoide repousam atrás do processo retroarticular. Há três aberturas nesta região do crânio: o forame retroarticular, que emite a principal veia que drena a cavidade craniana; o forame estilomastoide, que fornece passagem para o nervo facial; e o meato acústico externo que, em espécimes frescos, é fechado por uma membrana (o tímpano) que separa o canal da orelha externa da cavidade da orelha média. O processo paracondilar (Fig. 2.31/*11*) é facilmente visível no limite caudal do crânio.

A órbita tem formato afunilado e, no estado macerado, suas paredes são bastante incompletas. Em animais vivos, a margem da órbita é completada por um ligamento (Fig. 2.31/*1*) que conecta o processo zigomático do osso frontal ao arco zigomático. Ventralmente, a cavidade orbital é contínua à fossa pterigopalatina (Fig. 2.31/*4*) mas, em espécimes frescos, estas regiões são separadas pela periórbita, uma densa lâmina de fáscia que completa a delimitação da órbita. Dois grupos de forames são visíveis nesta região. O grupo caudal (Fig. 2.31/*5*) é composto pelo canal óptico, a fissura orbital e o forame alar rostral. A abertura óptica, localizada no ápice da cônica cavidade orbital, é a porta de entrada do nervo óptico. A fissura orbital, mais ventral, transmite os nervos (oftálmico, oculomotor, troclear e abducente) que suprem as estruturas acessórias do olho e a veia oftálmica externa. Mais ventralmente, o forame alar rostral forma uma abertura comum para o nervo maxilar, advindo da cavidade craniana, e para a artéria maxilar, que transpõe um canal (o canal alar) no osso esfenoide.

O grupo rostral de forames é composto pelos forames *maxilar*, *esfenopalatino* e *palatino caudal*. O forame maxilar (Fig. 2.30/*2'*) leva ao canal infraorbital, o esfenopalatino, à cavidade nasal, e o palatino caudal, ao canal palatino, que emerge no palato duro; cada abertura conduz ramos de homônimos, oriundos da artéria e do nervo maxilar. Mais dorsalmente, a parede rostral da órbita contém a fossa do saco lacrimal (Fig. 2.30/*3*). Uma abertura no fundo da fossa, leva à passagem que conduz o ducto nasolacrimal até o nariz.

O *forame infraorbital* (Fig. 2.30/*2*), a característica mais notável e facilmente palpada da superfície lateral da face, é o local de onde emerge o nervo infraorbital, continuação do nervo maxilar por meio do canal infraorbital. Em direção à margem alveolar, o esqueleto da face é moldado pelas raízes dos dentes, mais especialmente pelas grandes raízes dos dentes caninos.

Na *vista ventral* (Fig. 2.32), três regiões do crânio são distinguidas: a base do crânio, a região da coana, onde os dois lados da cavidade nasal abrem-se na faringe, e o palato duro. O primeiro apresenta, em seu limite caudal, os ovoides e orientados obliquamente côndilos do occipital, a cada lado do forame magno (Fig. 2.32/*12*), por meio do qual a medula espinal se conecta ao cérebro. Rostralmente, a área mediana

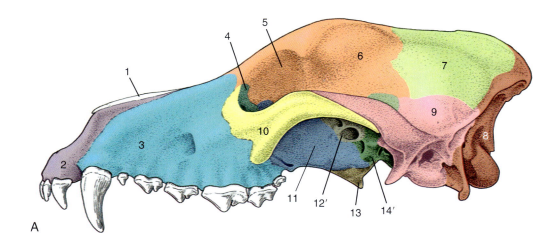
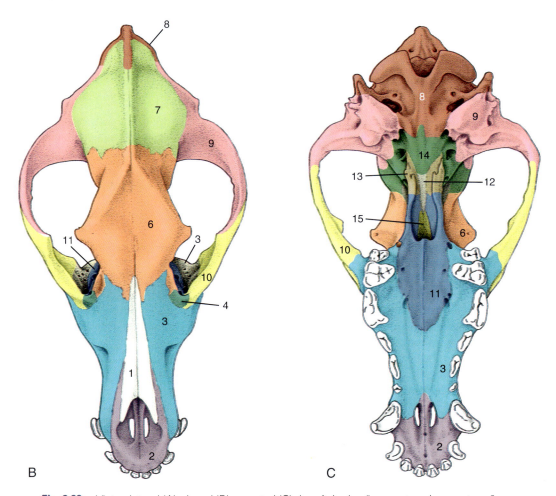

Fig. 2.29 Vistas lateral (A), dorsal (B) e ventral (C) do crânio de cão, mostrando as extensões dos ossos cranianos. *1*, Osso nasal; *2*, osso incisivo; *3*, maxila; *4*, osso lacrimal; *5*, órbita; *6*, osso frontal; *7*, osso parietal; *8*, osso occipital; *9*, osso temporal; *10*, osso zigomático; *11*, osso palatino; *12*, pré-esfenoide; *12'*, asa do pré-esfenoide; *13*, osso pterigoide; *14*, basisfenoide; *14'*, processo pterigoide do basisfenoide; *15*, vômer.

54 Parte I Anatomia Geral

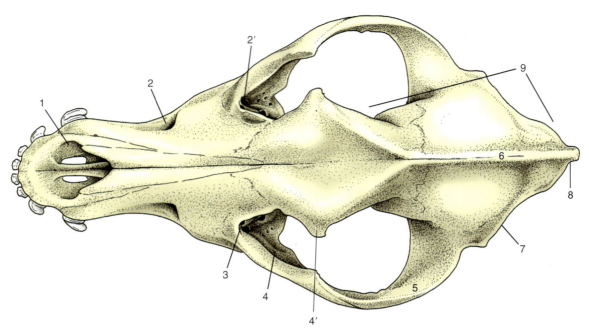

Fig. 2.30 Vista dorsal do crânio de cão. *1*, Abertura nasal; *2*, forame infraorbital; *2'*, forame maxilar; *3*, fossa do saco lacrimal; *4*, órbita; *4'*, processo zigomático do osso frontal; *5*, arco zigomático; *6*, crista sagital externa; *7*, crista da nuca; *8*, protuberância occipital externa; *9*, parte neural do crânio.

geralmente é achatada, embora a meia distância ao longo de sua extensão apresente tubérculos onde se inserem os músculos que flexionam a cabeça sobre o pescoço. A bula timpânica e o processo paracondilar, a cada lado, ocupam bastante espaço. A superfície medial da bula (Fig. 2.32/7) encontra o osso occipital e esta fusão se separa em duas aberturas que, em algumas outras espécies, são confluentes (p. ex., em equinos; Fig. 2.37); estas aberturas são o forame jugular, mais caudal, e o canal carótico, mais rostral (Fig. 2.32/8 e 6). Os nervos glossofaríngeo, vago e acessório emergem pelo forame jugular junto com uma grande veia que drena a cavidade craniana. Entre o forame jugular e o côndilo do occipital, está o canal do nervo hipoglosso, que conduz o nervo hipoglosso.

Lateralmente ao canal carótico, existem pequenas fissuras para a saída do nervo corda do tímpano (um ramo do nervo facial) e para a comunicação da tuba auditiva, cartilaginosa, com a cavidade da orelha média (cavidade timpânica). Rostral a estas fissuras, está o notável forame oval (Fig. 2.32/4), por onde emerge o nervo mandibular.

As aberturas (coanas), que comunicam os dois lados da cavidade nasal à nasofaringe, são as principais características da parte média da superfície ventral. A região das coanas é limitada, dorsalmente, pelo assoalho do crânio e, lateralmente, por finas placas ósseas, cujas superfícies externas formam, como já mencionado, as paredes mediais da fossa pterigopalatina. O palato mole, que surge da margem livre do palato duro, constitui, em vida, o assoalho do espaço – essencialmente, a primeira parte da nasofaringe – envolto por essas formações. O palato, localizado rostralmente à nasofaringe, é mais largo na parte de trás e estreito na frente. É margeado por alvéolos dentários, onde se implantam os dentes superiores. Em direção à sua extremidade rostral, é perfurado por grandes e bilaterais fissuras palatinas. Diversos forames menores, localizados em direção à extremidade caudal do palato, são as aberturas rostrais do canal palatino.

A *superfície da nuca* (Fig. 2.31/13), amplamente triangular, é limitada dorsalmente pela protuberância occipital externa e pelas cristas nucais. Sua parte ventral apresenta o forame magno, os côndilos do occipital e os processos paracondilares. O restante da superfície é áspero para fixação dos músculos dorsais do pescoço.

O *ápice* do crânio é formado pela abertura nasal, situada dorsalmente à extremidade rostral da mandíbula, que carreia os dentes incisivos.

As cavidades do crânio são descritas com o sistema respiratório (Capítulo 4), o sistema nervoso central (Capítulo 8) e a orelha (Capítulo 9).

A *mandíbula* é composta por duas partes (Fig. 2.33). Em cães, estas duas partes são unidas de forma firme, mas não rígida, pelos tecidos conjuntivos da sínfise mandibular. Cada metade é dividida em um corpo, parte horizontal, e um ramo, parte vertical. O corpo possui os alvéolos dos dentes inferiores e é lateralmente comprimido. À exceção de sua extremidade rostral, afasta-se de seu par para delimitar um espaço intermandibular. Em direção à sua extremidade rostral, a superfície lateral apresenta diversos forames mentuais, um geralmente bem maior do que os demais; por este forames emergem os ramos mentuais do nervo e dos vasos alveolares inferiores. O ramo (Fig. 2.33/2) é mais largo, porém menos robusto. Sua extremidade dorsal

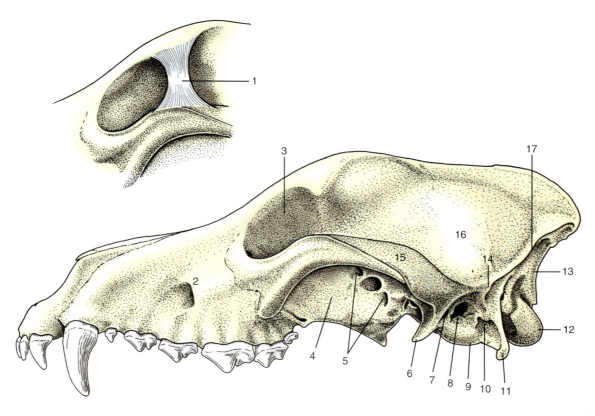

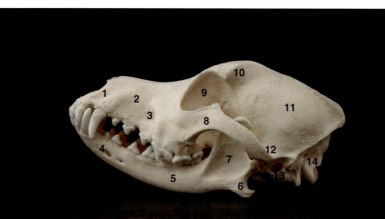

Fig. 2.31 Vista lateral do crânio de cão. *1,* Ligamento orbital *(detalhe); 2,* forame infraorbital; *3,* órbita; *4,* fossa pterigopalatina; *5,* canal óptico, fissura orbital e forame alar rostral; *6,* processo retroarticular; *7,* forame retroarticular; *8,* meato acústico externo; *9,* bula timpânica; *10,* forame estilomastoideo; *11,* processo paracondilar; *12,* côndilo do occipital; *13,* superfície da nuca; *14,* processo mastoideo; *15,* arco zigomático; *16,* fossa temporal; *17,* crista da nuca. **(Foto)** Vista lateral esquerda de um crânio de cão. *1,* Osso incisivo; *2,* maxila; *3,* forame infraorbital; *4,* forames mentuais; *5,* corpo da mandíbula; *6,* processo angular da mandíbula; *7,* fossa massetérica (no ramo da mandíbula); *8,* osso zigomático; *9,* órbita; *10,* processo zigomático do osso frontal; *11,* osso parietal; *12,* osso temporal (parte escamosa); *13,* osso temporal (parte timpânica); *14,* osso occipital.

termina no processo coronoide, que se projeta na fossa temporal e fornece fixação ao músculo temporal, e no processo condilar (Fig. 2.33/3), mais baixo e caudal, que possui uma cabeça articular em forma de um segmento de cone truncado. A parte ventral da margem caudal do ramo carreia o saliente processo angular, que fornece fixação aos músculos masseter e pterigoide medial. A superfície lateral apresenta uma depressão áspera, onde o masseter se insere. A superfície medial é o local de fixação dos músculos pterigoides e também apresenta o grande forame mandibular (Fig. 2.33/7) como entrada para o nervo e os vasos alveolares inferiores.

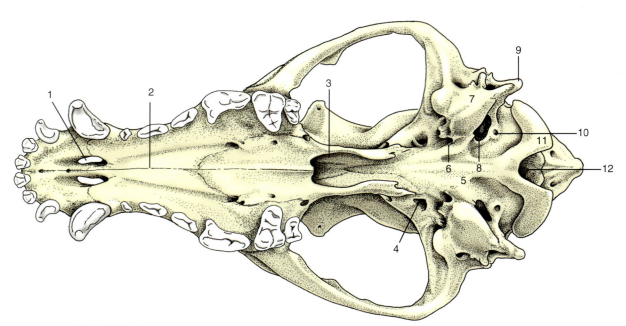

Fig. 2.32 Vista ventral do crânio de cão. *1*, Fissura palatina; *2*, palato duro; *3*, região das coanas; *4*, forame oval; *5*, base do crânio; *6*, canal carótico; *7*, bula timpânica; *8*, forame jugular; *9*, processo paracondilar; *10*, canal do nervo hipoglosso; *11*, côndilo do occipital; *12*, forame magno.

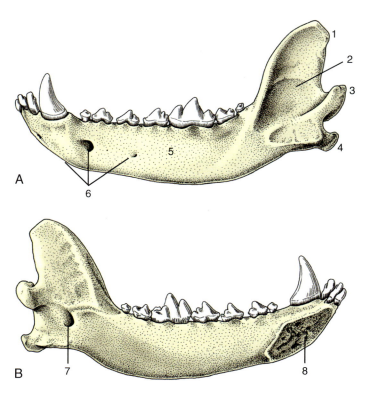

Fig. 2.33 Vistas lateral (A) e medial (B) da metade esquerda da mandíbula de cão. *1*, Processo coronoide; *2*, parte vertical (ramo); *3*, processo condilar; *4*, processo angular; *5*, parte horizontal (corpo); *6*, forames mentuais; *7*, forame mandibular; *8*, face sinfisial.

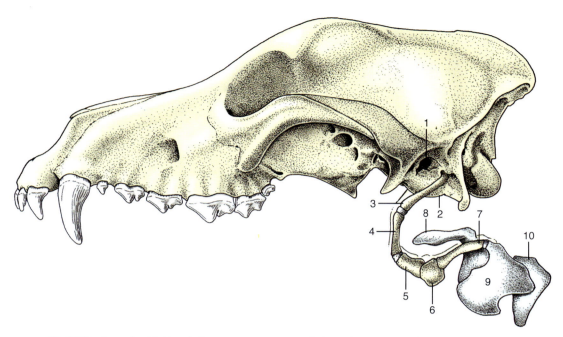

Fig. 2.34 Aparelho hioide e laringe, suspensos a partir da região temporal de um crânio de cão. *1*, Meato acústico externo; *2*, bula timpânica; *3*, estilo-hioide; *4*, epi-hioide; *5*, cerato-hioide; *6*, basi-hioide; *7*, tireo-hioide; *8*, epiglote; *9*, cartilagem tireoide; *10*, cartilagem cricoide.

O *aparelho hioide* é composto por uma série de hastes ósseas unidas que suspendem a língua e a laringe a partir do crânio. A Fig. 2.34 mostra os nomes das diversas partes, a configuração e a fixação do aparelho hioide como um todo na região temporal do crânio. O osso basi-hioide, de localização transversal, pode ser palpado no espaço intermandibular; outras partes são palpáveis – aliás, são visíveis suas posições – quando as paredes da faringe são inspecionadas por meio da boca.

Algumas Características Comparativas do Crânio

Com a mandíbula, o *crânio do gato* (Fig. 2.35) parece globular. Diversas características se combinam para criar tal conformação:
- A abóboda craniana arredondada, encimada por uma curta, muitas vezes frágil, crista sagital e bastante correspondente aos contornos do encéfalo;
- Os arcos zigomáticos, convexos e muito salientes;
- A face relativamente curta, que pode ser responsável por somente 20% da extensão total do crânio.

A região orbital é distinta. As órbitas são grandes, mais voltadas para frente do que as dos cães, e possuem margens ósseas mais completas. O processo frontal do osso zigomático e o processo zigomático do osso frontal deixam apenas um pequeno espaço na margem ovoide, que é fechado pelo ligamento orbital. O arco zigomático é surpreendentemente forte na parte que contribui para a formação da margem orbital. O forame infraorbital é próximo à parte rostroventral da órbita, onde pode ser palpado.

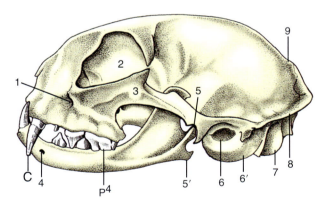

Fig. 2.35 Crânio de gato com mandíbula. *1*, Forame infraorbital; *2*, órbita; *3*, arco zigomático; *4*, forame mentual; *5*, articulação temporomandibular; *5'*, processo angular da mandíbula; *6*, meato acústico externo; *6'*, bula timpânica; *7*, côndilo do occipital; *8*, crista da nuca; *9*, crista sagital externa; *C*, dente canino; *p4*, quarto dente pré-molar superior.

Na superfície ventral, o palato duro é curto, amplo e possui alvéolos para apenas quatro dentes molariformes. O alvéolo do maior destes dentes (P4) é localizado perigosamente próximo à órbita, que pode ser acometida pela disseminação de um abscesso alveolar. Caudalmente, o sulco profundo da articulação temporomandibular é delimitado por um processo retroarticular proeminente. As bulas timpânicas, muito grandes, podem ser palpadas entre a parte caudal do arco zigomático e a asa do atlas.

58 Parte I Anatomia Geral

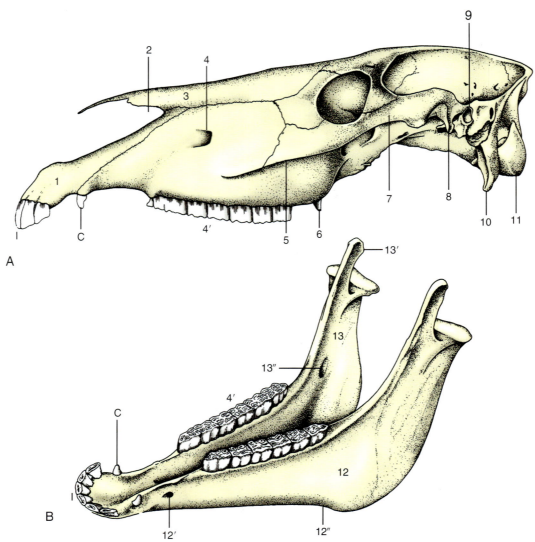

Fig. 2.36 (A) Crânio equino e (B) mandíbula equina. *1*, Osso incisivo; *2*, incisura nasoincisiva; *3*, osso nasal; *4*, forame infraorbital; *4'*, dentes molariformes; *5*, crista facial; *6*, hâmulo do osso pterigoide; *7*, arco zigomático; *8*, processo retroarticular; *9*, meato acústico externo; *10*, processo paracondilar; *11*, côndilo do occipital; *12*, parte horizontal (corpo) da mandíbula; *12'*, forame mentual; *12''*, incisura vascular; *13*, parte vertical (ramo) da mandíbula; *13'*, processo coronoide; *13''*, forame mandibular; *I*, dentes incisivos; *C*, dente canino (presente apenas em machos).

Como em cães, as metades da mandíbula não se fundem, mesmo em animais idosos, e a sínfise mandibular permite um pequeno grau de movimentação. Cada metade possui alvéolos para apenas três dentes molariformes.

As diferenças raciais podem ser mais pronunciadas do que se supõe. Os crânios do Siamês e de gatos similares apresentam as faces muito mais longas, que frequentemente se combinam à parte neural de maneira suave, sem qualquer interrupção (*stop*) no contorno dorsal. Em tipos contrastantes, por exemplo, nos Persas, a face é curta e rasa e o *stop* é notável.

O *crânio equino* (Fig. 2.36) é caracterizado por uma face relativamente longa, uma característica que se desenvolve posteriormente com o crescimento do animal; é, portanto, mais pronunciada em indivíduos maduros do que em jovens e em raças maiores do que em raças menores. O crânio é relativamente estreito e, de modo geral, não muito diferente do crânio de cães. A crista sagital externa é mais frágil. A fronte é ampla entre as origens dos processos zigomáticos dos ossos frontais, que se inclinam ventralmente até a união como os arcos zigomáticos.

O arco zigomático (Fig. 2.36/7) é evidentemente forte, mesmo sem considerar o suporte extra obtido da conexão com o osso frontal pelo processo zigomático. Não se curva lateralmente em qualquer extensão e apresenta uma superfície articular complexa em seu aspecto caudoventral; esta superfície é formada rostralmente por um tubérculo articular, uma fossa mandibular de posição média e, caudalmente, um saliente processo retroarticular (Fig. 2.36/8). A órbita é voltada quase que lateralmente e possui uma margem

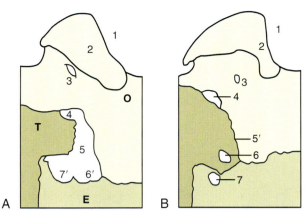

Fig. 2.37 Partes caudolaterais esquerdas da base do crânio equino (A) e canino (B), mostrando partes dos ossos occipital (O), esfenoide (S) e temporal (T); vista ventral (esquemática). 1, Forame magno; 2, côndilo do occipital; 3, canal do nervo hipoglosso; 4, forame jugular; 5, forame lácero; 5', sincondrose petro-occipital; 6, canal carótico; 6', incisuras caróticas; 7, forame oval; 7', incisura oval.

óssea completa. Um grande túber maxilar parece continuar o processo alveolar de maneira direta. O arco zigomático continua rostralmente, além da órbita, como uma crista proeminente na superfície lateral da face. Esta crista, chamada crista facial (Fig. 2.36/5), segue paralela ao contorno dorsal do nariz e termina acima de um septo entre os alvéolos do terceiro e quarto dentes molariformes de indivíduos adultos.

Uma profunda incisura (nasoincisiva) separa o pontiagudo osso nasal do osso incisivo (Fig. 2.36/1–3). Esta incisura e a extremidade rostral da crista facial são pontos de referência facilmente identificáveis; são usados para indicar o posicionamento do forame infraorbital, ligeiramente caudal ao ponto médio da linha que conecta estes dois elementos (Fig. 2.36/4).

As características visíveis na superfície lateral situam-se, mais ou menos, à mesma altura. A parte caudal desta superfície é distinguida pelos processos paracondilares, grandes e muito salientes (Fig. 2.36/10), e pelos contornos das extensas aberturas presentes em cada lado do osso occipital. As aberturas se formam porque o osso temporal não atinge a margem lateral do osso occipital, o que permite a confluência de diversos forames que, em cães, são distintos. A parte caudal é equivalente ao forame jugular; a parte cranial (o forame lácero) combina o forame oval e o canal carótico (Fig. 2.37/7 e 6). Em vida, grande parte desta abertura é ocluída por membranas que permitem somente a passagem dos diversos nervos e vasos sanguíneos. A bula timpânica não é proeminente, mas o processo estiloide (para o aparelho hioide) e o processo muscular do osso temporal são bem desenvolvidos.

As coanas estão quase no plano do palato duro. A placa óssea vertical que separa a região das coanas da região pterigopalatina apresenta um processo hamular proeminente (Fig. 2.36/6). A maior parte da margem do palato, achatado e sem características dignas de nota, é ocupada pelos alvéolos de dentes incisivos e molariformes. Uma protuberância occipital externa bem delimitada é observada na superfície da nuca, a meia distância entre a crista da nuca e a margem dorsal do forame magno.

- A mandíbula apresenta as seguintes características: É maciça e suas metades direita e esquerda divergem em um ângulo relativamente pequeno (Fig. 2.36B);
- Sua sínfise é obliterada de forma precoce, geralmente cerca de dois anos após o nascimento;
- Sua margem ventral apresenta uma incisura vascular notável, onde os vasos faciais atingem a face (Fig. 2.36/12''');
- Seu ramo é alto, o processo coronoide se projeta no interior da fossa temporal e o processo articular apresenta a superfície articular, ovoide, bem acima do plano de oclusão dos dentes molariformes.

As partes que compõem o aparelho hioide (Fig. 4.8) apresentam proporções diferentes de suas correspondentes em cães e são lateralmente comprimidas. Um grande processo lingual se projeta do basi-hioide até a raiz da língua.

O *crânio bovino* (Fig. 2.38) é relativamente curto e amplo, e sua forma geral é piramidal. Processos cornuais se projetam dos ossos frontais das raças que apresentam cornos no ponto de encontro das superfícies dorsal, lateral e nucal; seu tamanho e sua direção variam enormemente de acordo com a raça, a idade e o sexo do animal. A região frontal, ampla e achatada, é delimitada por uma linha temporal proeminente, que pende sobre a profunda fossa temporal, confinando-a à superfície lateral do crânio.

As principais características da superfície lateral são o confinamento da fossa temporal e a elevação da margem orbital acima de suas adjacências. A margem é completa e formada pelo encontro dos processos dos ossos zigomático e frontal em sua parte caudal. Não há crista facial, somente uma discreta tuberosidade facial, de onde surge a parte rostral do masseter. O forame infraorbital está localizado diretamente acima do primeiro dente molariforme, seguindo para baixo em direção ao palato.

A superfície ventral é muito desnivelada e a base do crânio está localizada em um plano consideravelmente mais dorsal do que o palato. Os ossos temporal e occipital são separados por uma fissura estreita, em uma configuração intermediária entre a sutura dos cães e a grande abertura dos equinos e suínos. A bula timpânica é proeminente e lateralmente comprimida. As coanas são separadas pelo prolongamento caudal da parte ventral do septo nasal e são lateralmente contidas por extensas placas ósseas. O palato, longo e estreito, é delimitado por altos processos alveolares. Obviamente, não há alvéolos para os dentes incisivos ou caninos superiores, inexistentes na maxila de ruminantes.

A ossificação da sínfise mandibular de ruminantes é tardia e pode sequer ocorrer. De modo geral, a mandíbula bovina é mais frágil do que a de equinos, o que é uma característica muito aparente no corpo do osso, cuja margem ventral é levemente convexa. O processo coronoide é alto e curvado caudalmente. A superfície articular é côncava e alargada lateralmente.

60 Parte I Anatomia Geral

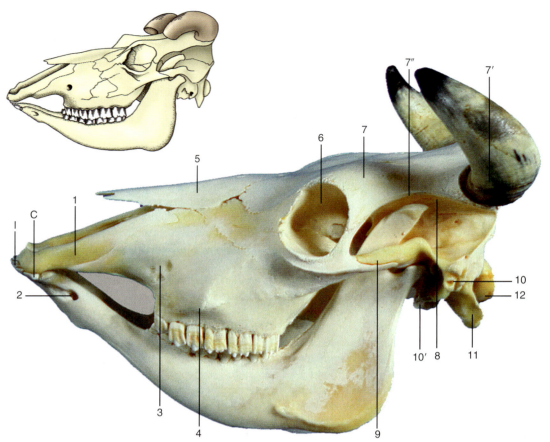

Fig. 2.38 Crânio bovino com mandíbula. *1*, Osso incisivo; *2*, forame mentual; *3*, forame infraorbital; *4*, túber facial; *5*, osso nasal; *6*, órbita; *7*, osso frontal; *7'*, corno ao redor do processo cornual do osso frontal; *7"*, linha temporal; *8*, fossa temporal; *9*, arco zigomático; *10*, meato acústico externo; *10'*, bula timpânica; *11*, processo paracondilar; *12*, côndilo do occipital; *I*, dentes incisivos; *C*, dente canino, incorporado na fileira dos incisivos.

As poucas considerações necessárias acerca dos crânios de pequenos ruminantes e suínos são encontradas, respectivamente, nas páginas 634 e 739.

As Articulações da Cabeça

As articulações entre o crânio e a mandíbula (articulações temporomandibulares) e entre as metades da mandíbula (sínfise mandibular) serão adequadamente descritas no próximo capítulo (p. 104), já que quando associadas aos dentes e aos músculos da mastigação, formam um único complexo funcional.

Os Músculos da Cabeça e da Parte Ventral do Pescoço

Os principais grupos nos quais os músculos da cabeça podem ser divididos são mostrados na Tabela 2.2, que aponta a correspondência entre a origem embriológica, a inervação e a função. As associações funcionais são tão bem definidas e específicas que é mais conveniente incluir a maioria em outros capítulos, com os órgãos relacionados.

Os primeiros quatro grupos são originários do mesoderma não dividido, que recobre as paredes lateral e ventral da faringe e se condensa, formando os núcleos dos arcos faríngeos.

Em vertebrados inferiores, os músculos equivalentes aos dois últimos grupos mostrados na Tabela 2.2 são conhecidos por se desenvolverem a partir dos somitos que aparecem de cada lado do encéfalo posterior, alguns rostrais ao otocisto, o primórdio da orelha interna, e os demais caudais. Uma origem similar pode ser assumida em mamíferos, embora as evidências de formação destes somitos sejam, no mínimo, pouco convincentes. São, certamente, músculos somáticos com o tipo de inervação apropriado.

A Musculatura Trigêmea

Os músculos da mastigação formam grande parte da musculatura suprida pela divisão mandibular do nervo trigêmeo, o nervo motor para o primeiro arco faríngeo. Estes músculos serão descritos no capítulo referente ao sistema digestório (p. 105). Este mesmo capítulo descreve o digástrico, um músculo composto que recebe contribuições do campo mandibular; o milo-hióideo, que movimenta a língua entre

TABELA 2.2 — ORIGEM EMBRIONÁRIA E INERVAÇÃO DOS PRINCIPAIS GRUPOS MUSCULARES DA CABEÇA

Grupo Muscular	Origem
Musculatura mastigatória	Primeiro arco faríngeo
Musculatura mimética	Segundo arco faríngeo
Musculatura faríngea e palatina	Terceiro e quarto arcos faríngeos
Musculatura laríngea	Sexto arco faríngeo
Musculatura ocular extrínseca	Somitos pré-óticos hipotéticos
Musculatura lingual	Somitos pós-óticos hipotéticos

a mandíbula; e um dos músculos (tensor do véu palatino) do palato mole (p. 109). O tensor do tímpano é discutido juntamente com a orelha média (p. 333).

A Musculatura da Face

A musculatura suprida pelo nervo facial, o nervo do segundo arco faríngeo, é distribuída em duas divisões. A divisão superficial, que é formada pelos músculos cutâneos da cabeça e do pescoço, além de muitas pequenas unidades que controlam o posicionamento dos lábios, bochechas, narinas, pálpebras e pavilhões auriculares. E a divisão profunda, que é mais disseminada, mas inclui alguns músculos associados ao aparelho hioide, uma contribuição para o digástrico (p. 109) e o estapédio (p. 334) da orelha média.

A Divisão Superficial. Acredita-se que os músculos da divisão superficial tenham origem em um ancestral músculo esfinctérico profundo do pescoço, que pode ser imaginado como três camadas sobrepostas de forma incompleta. A camada mais externa, composta por fascículos em disposição transversal, é reduzida à insignificância ou completamente ausente nos mamíferos domésticos. Um remanescente (o músculo esfíncter do pescoço) é observado em cães. Uma parte mais substancial da camada média comumente persiste como platisma, organizada como uma lâmina de fibras de disposição longitudinal que recobre a parte ventral da face e se estende pelo pescoço, chegando a atingir a nuca em cães. Supõe-se que faixas separadas formem pequenos músculos que se fixam caudalmente às orelhas externas.

A terceira camada, mais profunda, também é transversa e presume-se que seja a origem de muitos pequenos músculos distintos da face dos mamíferos. Estes músculos são extremamente variáveis entre as espécies, mas poucos merecem descrições detalhadas. Devido a seu efeito na aparência da face, estes músculos são coletivamente conhecidos como *músculos da expressão facial* ou *musculatura mimética.*

Os principais músculos dos lábios e das bochechas são o bucinador, o orbicular da boca, o canino, o levantador nasolabial, o levantador do lábio superior e o depressor do lábio inferior (Figs. 2.39 e 11.6). O *bucinador* (Fig. 2.39/4) passa entre as margens da maxila e da mandíbula, e é parcialmente coberto pelo masseter. Este músculo forma a base da bochecha e se opõe à língua, impedindo que o alimento se acumule no vestíbulo oral ao devolvê-lo à cavidade oral propriamente dita. As glândulas salivares bucais são disseminadas entre seus fascículos e a liberação de sua secreção pode ser auxiliada pela contração do músculo. O *orbicular da boca* (Fig. 2.39/1) circunda a abertura da boca, onde é bem fixo à pele e à mucosa dos lábios. Este músculo fecha a boca ao franzir os lábios e é muito importante na sucção. O *canino* (Fig. 2.39/2) surge ventralmente ao forame infraorbital e se irradia até a asa do nariz e o lábio superior. Este músculo dilata a narina e eleva o ângulo da boca em um gesto de ameaça, principalmente em cães. O *levantador nasolabial* (Fig. 2.39/5) surge sobre o dorso do nariz e se insere parcialmente na asa do nariz e parcialmente na parte lateral do lábio superior. É capaz de dilatar a narina e elevar e retrair o lábio superior. A parte medial do lábio superior é elevada pelo *levantador do lábio superior* (Fig. 2.39/6). Este músculo surge na superfície lateral da face e segue dorsorrostralmente até formar, com seu par, um tendão comum que desce para o lábio, entre as narinas. Um especial *depressor do lábio inferior* é encontrado no lábio inferior de algumas espécies (mas não em cães e gatos). Este músculo parece ser um destacamento do bucinador. Outros músculos associados aos lábios e às narinas não merecem menção específica, embora alguns sejam identificados em diversas ilustrações.

Entre os músculos das pálpebras, há um, o *levantador da pálpebra superior*, que é claramente estranho ao grupo da face, pois tem sua origem no interior da órbita e é suprido pelo nervo oculomotor (p. 328). Os músculos das pálpebras que são supridos pelo nervo facial incluem um esfíncter – o *orbicular do olho* (Fig. 2.39/7) – que se localiza ao redor da rima palpebral, a abertura entre as pálpebras. Este músculo é ancorado nas comissuras palpebrais medial e lateral e, assim, estreita a abertura, tornando-a uma faixa horizontal ao se contrair. Outros músculos estão presentes para elevar a pálpebra superior (levantador angular do olho) e deprimir a pálpebra inferior (malar), ampliando a abertura das pálpebras.

Os músculos da orelha externa são bastante numerosos, mas de pouca importância individual. Um grupo caudal já foi mencionado. Outros convergem para a aurícula – o pavilhão cartilaginoso, recoberto por pele, – vindos das direções medial, rostral e lateral; estes músculos repousam entre a pele e o músculo temporal e o crânio, formando uma lâmina fina e incompleta que envolve uma placa cartilaginosa (escutiforme). As origens distintas e as inserções precisamente localizadas permitem o deslocamento e a

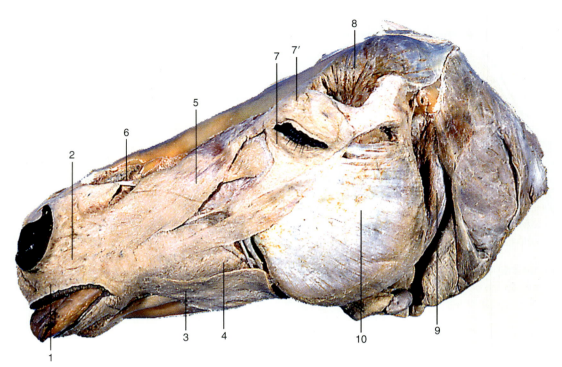

Fig. 2.39 Músculos superficiais da cabeça do equino. O músculo cutâneo foi removido. *1,* Orbicular da boca; *2,* canino; *3,* depressor do lábio inferior; *4,* bucinador; *5,* levantador nasolabial; *6,* levantador do lábio superior; *7,* orbicular do olho; *7',* levantador do ângulo medial do olho; *8,* temporal; *9,* parte occipitomandibular do digástrico; *10,* masseter.

rotação da orelha em todas as direções. Um destes músculos, o *parotidoauricular*, é de importância um pouco maior por ser encontrado em cirurgias de drenagem de infecções na orelha externa de cães (p. 381). Como o nome sugere, este músculo se origina da fáscia sobre a glândula parótida e chega à aurícula a partir da direção ventrolateral.

Apesar das funções individuais mencionadas ou implicadas nos parágrafos anteriores, esses músculos atuam de forma coletiva na comunicação, principalmente intraespecífica, mas também interespecífica. Os observadores humanos podem, intuitivamente, ou por experiência, interpretar muitas expressões faciais óbvias dos animais; basta recordar a expressão de submissão dos cães envergonhados, a evidente ameaça representada pelo rosnado ou pelo posicionamento das orelhas para trás, ou o olhar intrigado de questionamento que um cão pode adotar.

A paralisia desses músculos após lesões no nervo facial não é incomum. Uma vez que grupos musculares diferentes são supridos por ramos nervosos oriundos de diferentes níveis, o padrão particular das distorções pode ser um valioso indicador da localização da lesão (p. 305).

A Divisão Profunda. Os músculos que se fixam no aparelho hioide são um conjunto bastante heterogêneo. Embora certas pequenas unidades supridas pelo nervo facial elevem o aparelho hioide, trazendo a língua para trás para ajudar na deglutição, os músculos não parecem merecer descrição. O digástrico, em parte derivado da musculatura da face, é descrito na página 105; o estapédio, da orelha média, é descrito na página 333.

Os Músculos da Faringe e do Palato Mole
Os músculos da faringe e do palato mole serão descritos a partir da página 107.

Os Músculos da Laringe
Os músculos da laringe serão descritos a partir da página 107.

Os Músculos Extrínsecos do Bulbo do Olho
Os músculos extrínsecos do bulbo do olho serão descritos a partir da página 327.

Os Músculos da Língua
Os músculos da língua serão descritos a partir da página 95.

Os Músculos da Parte Ventral do Pescoço
O pescoço conecta a cabeça ao tronco e, de modo geral, diferencia-se por sua construção ligeiramente mais delgada – embora isto não ocorra em suínos. O pescoço é de contorno praticamente cilíndrico em cães e gatos, mas, em grandes animais, é obviamente comprimido em suas laterais e se aprofunda consideravelmente em direção à sua junção com o tórax (Fig. 2.40). Os componentes

Capítulo 2 **O Aparelho Locomotor** 63

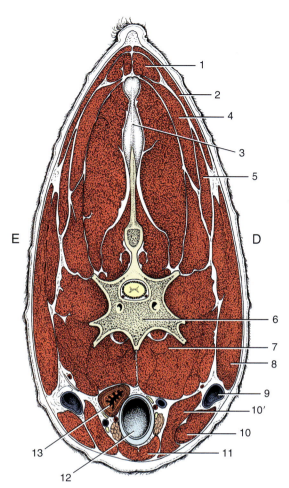

Fig. 2.40 Secção transversal do pescoço bovino. *1,* Romboide; *2,* trapézio; *3,* ligamento da nuca; *4,* esplênio; *5,* omotransversário; *6,* vértebra; *7,* longo do pescoço; *8,* braquiocefálico; *9,* veia jugular externa na fossa jugular; *10 e 10',* partes mandibular e mastóidea do esternocefálico; *11,* esterno-hióideo e esternotireóideo combinados; *12,* traqueia; *13,* esôfago (ventral a este, nervos, vasos sanguíneos e timo). *E,* esquerdo; *D,* direito.

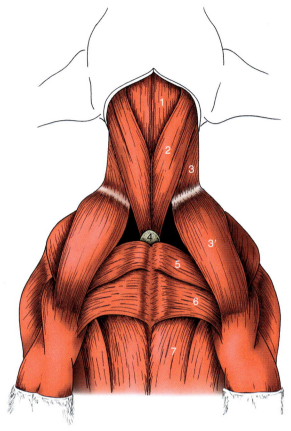

Fig. 2.41 Músculos ventrais do pescoço e do tórax do cão. *1,* Esterno-hióideo e esternotireóideo combinados; *2,* esternocefálico; *3* e *3',* braquiocefálico: cleidocervical e cleidobraquial; *4,* manúbrio do esterno; *5,* peitoral descendente; *6,* peitoral transverso; *7,* peitoral profundo.

estruturais do pescoço – as vértebras cervicais e os músculos intimamente relacionados – foram descritos com o tronco (p. 42). Certos músculos superficiais são considerados em "Músculos do Cíngulo do Membro Torácico" (p. 75). Esta seção, portanto, trata apenas da parte ventral do pescoço, uma região de considerável importância clínica devido aos numerosos componentes viscerais, vasculares e nervosos que a percorrem no trajeto entre a cabeça e o tronco.

Esses componentes, com a importante exceção das veias jugulares externas (Fig. 2.40/*9*), ocupam um espaço visceral central. O teto deste espaço é formado pelos músculos imediatamente ventrais às vértebras, denominados longo do pescoço, longo da cabeça, reto ventral da cabeça e escaleno (p. 44). As paredes laterais e ventrais se misturam e são formadas por músculos finos, dispostos de maneira sagital e unidos por fáscias robustas.

A parte cervical do *músculo cutâneo* (m. cutâneo do pescoço) não é importante em cães e gatos. Este músculo é muito mais desenvolvido em ungulados, espécies nas quais se irradia a partir de uma origem firme no manúbrio do esterno, estreita-se ao seguir cranial e lateralmente e, por fim, desaparece. Em equinos, o músculo cutâneo confere uma cobertura relativamente espessa ao terço caudal da fossa jugular.

O *esternocefálico* (Fig. 2.41/*2*), em forma de fita, é o mais ventral dos demais músculos. Este músculo também se origina do manúbrio, ascende o pescoço e diverge lateralmente em direção à sua inserção, que varia entre as espécies, mas inclui o ângulo da mandíbula e o processo mastoide do temporal, um ou outro (ou ambos). A divergência entre os músculos direito e esquerdo permite a palpação percutânea da traqueia, embora ainda exista uma fina camada do músculo mais profundo. O esternocefálico é suprido pelo ramo ventral do nervo acessório. A contração unilateral direciona a cabeça e o pescoço lateralmente. A contração bilateral flexiona a cabeça e o pescoço ventralmente. Nas espécies que apresentam a inserção mandibular, o esternocefálico pode auxiliar na abertura da boca.

O esternocefálico forma a margem ventral da fossa jugular, que acomoda a veia jugular externa (Fig. 2.42). A margem dorsal da fossa é formada pelo *braquiocefálico*, descrito em maiores detalhes mais adiante (p. 76). A fossa é geralmente visível em vida, em especial em direção à parte cranial do pescoço.

O grupo infra-hioide de músculos, mais profundo, recobre lateral e ventralmente a traqueia de forma incompleta e se insere, direta ou indiretamente, no aparelho hioide, o qual estabilizam e retraem em direção ao tórax durante a deglutição. Os membros óbvios deste grupo são o esternotireóideo, o esterno-hióideo e o omo-hióideo; o tireo-hióideo, na superfície lateral da laringe, pode ser considerado um membro à parte. O suprimento nervoso é, principalmente, mas possivelmente não de forma completa, proveniente do primeiro e do segundo nervos cervicais.

O *esternotireóideo* e o *esterno-hióideo* são músculos muito delgados, em formato de fita, com origem comum no manúbrio do esterno. As partes caudais dos músculos direito e esquerdo nem sempre são distintamente divididas e, no terço médio do pescoço, podem compartilhar um tendão comum, do qual três ou quatro tiras divergem em direção cranial.

O esternotireóideo se inclina lateralmente e termina na superfície lateral da cartilagem tireoide. O esterno-hióideo, nem sempre separável de seu par contralateral, passa ao lado da linha mediana e se insere no basi-hioide.

O *músculo omo-hióideo,* não observado em carnívoros, também é delgado e em formato de fita. Sua ausência é compensada pelo relativo aumento de volume dos outros músculos. Em equinos, este músculo tem sua origem na fáscia subescapular e, em ruminantes, na fáscia profunda do pescoço; depois disso, segue medialmente e se une à margem lateral do esterno-hióideo, inserindo-se atrás deste. Nos equinos, este músculo forma o assoalho da parte caudal da fossa jugular, separando a veia jugular dos demais componentes presentes no espaço visceral.

OS MEMBROS

Plano Básico e Desenvolvimento

Embora os membros torácicos e pélvicos não sejam homólogos, apresentam organização e segmentação similares e incrível correspondência das partes análogas. Cada um primeiramente surge como um broto, que cresce a partir da superfície ventrolateral do corpo do embrião jovem em uma altura correspondente à origem dos nervos que, mais tarde, o suprirão. O broto do membro torácico aparece antes daquele do membro pélvico e, por algum tempo, seu desenvolvimento mantém esta vantagem – na verdade, até depois do parto em cães e outros animais que nascem bastante imaturos. A princípio, nestes animais, a principal atividade motora é o arraste, usando apenas os membros torácicos, até as tetas de suas mães.

No início, o broto do membro é composto por uma massa de mesênquima, o tecido conjuntivo embrionário frouxo, recoberta por ectoderma. O ectoderma transforma-se na epiderme e seus

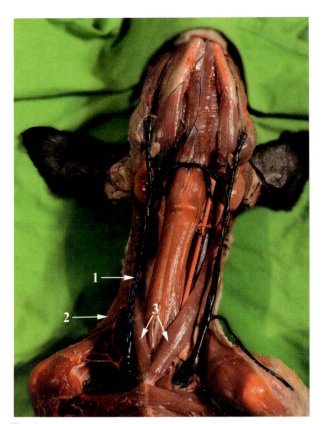

Fig. 2.42 Parte ventral do pescoço de um cão. Notar a veia jugular externa *(1)* no sulco formado pelo músculo braquiocefálico *(2)* dorsalmente e pelo músculo esternocefálico *(3)* ventralmente.

derivados; o mesênquima diferencia-se para formar tecidos esqueléticos, músculos e tendões, fáscias e vasos sanguíneos. Assim, apenas os nervos dos membros são provenientes do exterior; todas as outras estruturas se desenvolvem *in situ*. O broto do membro se alonga e sua parte distal livre se expande, formando uma placa achatada (lâmina) que será a mão (ou pé), enquanto que sua parte mais proximal adquire um formato colunar. Espessamentos correspondentes aos raios digitais logo surgem nessa placa e são acentuados com a redução dos tecidos intervenientes. Os detalhes deste desenvolvimento, naturalmente, variam conforme a espécie, já que somente algumas retêm o padrão pentadactilar (de cinco dígitos) primitivo e poucas apresentam separações digitais completas. É interessante notar que a maioria das espécies apresenta cinco dígitos; quando a evolução reduz o número de complementos, a condição do adulto é geralmente atingida pela regressão fetal de alguns dígitos. As pregas formadas na parte proximal do broto logo permitem o reconhecimento de alguns segmentos correspondentes ao braço e ao antebraço (ou à coxa e à perna) do adulto.

A primeira indicação do esqueleto do futuro membro é a condensação axial do mesoderma para produção de um centro mais denso. Nos primeiros estágios do desenvolvimento (embora, às vezes, mais tarde), ocorre um gradiente proximodistal definitivo de diferenciação. Este gradiente se estabelece e, então, mantém os elementos do cíngulo mais avançados do que os do braço ou da coxa, e estes mais avançados do que as partes mais distais.

No próximo estágio de desenvolvimento, há a transformação local de mesoderma, o que cria uma série de modelos cartilaginosos nos padrões dos ossos adultos. Estes precursores logo ficam parecidos com os contornos gerais das formas finais; estas estruturas continuam recobertas por delgadas camadas de mesoderma não modificado, agora chamado *pericôndrio*. Sempre permanece mesoderma denso entre as cartilagens, onde as articulações se desenvolverão.

Os modelos cartilaginosos crescem, principalmente, de forma intersticial, modo pelo qual cada parte expande de maneira mais ou menos uniforme, mantendo um formato geral. No próximo estágio, há substituição da cartilagem por tecido ósseo – não sua transformação em osso, uma distinção que merece ser enfatizada. O processo não ocorre de maneira idêntica ou sincronizada em ossos diferentes e as considerações a seguir são relacionadas a este conceito hipotético, o "osso longo típico".

O início da ossificação é composto por dois processos. Em um, o pericôndrio ao redor da parte média da diáfise deposita osso na cartilagem. Este processo de formação óssea é conhecido como ossificação intramembranosa, já que ocorre na membrana de tecido conjuntivo. Seus detalhes devem ser pesquisados em tratados de histologia. Uma bainha óssea tubular, o colar periosteal, é assim formado nas proximidades do centro da diáfise e estende-se em direção a cada extremidade de maneira gradual (Fig. 2.43). No outro processo, a cartilagem do centro da diáfise mostra alterações degenerativas ou relacionadas ao envelhecimento; suas células se hipertrofiam, passam a ocupar lacunas (espaços) maiores na matriz e, então, morrem, enquanto a matriz é impregnada por sais de cálcio. Esta área central de cartilagem morta é agora invadida por um broto de tecido conjuntivo que avança a partir do periósteo (como o pericôndrio é agora melhor denominado na região do colar). O progresso deste broto, que é celular e bem vascularizado, é facilitado pela textura esponjosa conferida pela cartilagem morta às lacunas aumentadas. Algumas das células que são carreadas para dentro têm a capacidade de fagocitar e remover a matriz calcificada, outras conseguem depositar tecido ósseo na estrutura sobrevivente e um terceiro grupo é formado por precursores das células medulares. Estes processos de construção e destruição continuam de forma paralela e transformam toda a parte média da diáfise em uma parte de osso chamada centro primário ou diafisário de ossificação.

Mais tarde (muito mais tarde em algumas espécies e principalmente após o nascimento em humanos), brotos similares de pericôndrio invadem os centros das duas extremidades e estabelecem os centros secundários ou epifisários de ossificação. Os centros secundários não são precedidos pela formação de qualquer equivalente ao colar periosteal da diáfise. O estágio geral de desenvolvimento do osso longo neste momento é mostrado na Fig. 2.43/8. Esta ilustração mostra que a cartilagem original agora sobrevive como apenas duas placas, as cartilagens fisárias ou de crescimento, que se interpõem aos centros primário e secundário. Estas cartilagens têm um significado especial, já que são responsáveis pelo

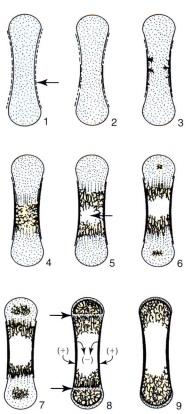

Fig. 2.43 Desenvolvimento de um osso longo, esquemático. *1*, Modelo cartilaginoso com membrana pericondral *(seta)*; *2*, ossificação intramembranosa da diáfise; *3, 4*, ossificação endocondral (primária) da diáfise com substituição da cartilagem; *5*, início da cavidade medular *(seta)*; *6*, aparecimento dos centros de ossificação epifisários; *7*, ossificação endocondral (secundária) das epífises; *8*, cartilagens fisárias estreitas *(setas)* separam a diáfise das epífises: estas e as cartilagens articulares são tudo o que resta do modelo cartilaginoso *(1)*; notar o crescimento circunferencial da diáfise por remoção *(-)* ou adição *(+)* de osso compacto; *9*, osso maduro, composto de cartilagem articular, osso esponjoso e osso compacto; as cartilagens fisárias desapareceram.

crescimento em comprimento dos ossos, e são claramente polarizadas; a divisão celular e a expansão da matriz são confinadas à parte epifisária e a degeneração, a calcificação e a substituição ocorrem na parte central ou diafisária (Fig. 2.44). A substituição aumenta continuamente a extensão da diáfise, enquanto o crescimento da cartilagem continua a afastar as epífises. Os dois processos são equilibrados até que o crescimento deixe de acompanhar a substituição. A placa se afina e, por fim, quase é destruída. A epífise e a diáfise agora fundiram-se e o crescimento longitudinal é impossível. As taxas de crescimento ou os momentos de desaparecimento final não são necessariamente os mesmos nas duas cartilagens de crescimento de um osso longo. Enquanto isso, porém, a circunferência do osso também aumenta devido à deposição sucessiva de lamelas no osso existente, no interior da bainha periosteal. Algumas das projeções maiores dos ossos longos desenvolvem-se a partir de centros independentes de ossificação e permanecem separadas da diáfise pelas placas cartilaginosas de crescimento, enquanto o crescimento continua. As projeções distintas desta forma são chamadas *apófises*.

Obviamente, o crescimento ósseo é mais complicado do que isso. O formato estabelecido pelo modelo original pode não ser mantido com a adição contínua. Um processo simultâneo de destruição conserva a forma das metáfises (as regiões da diáfise adjacentes às cartilagens de crescimento), mantém as relações entre as características superficiais e estabelece, e depois aumenta, a cavidade medular. Os ossos crescem por aposição, o depósito de novo material sobre um já existente, enquanto o periósteo cresce no interstício, como se fosse distendido de maneira uniforme. A bainha periosteal, portanto, desliza sobre o osso e, consequentemente, carreia os vasos nutrícios, o que explica a orientação geralmente oblíqua dos forames nutrícios em adultos. Ao nascimento, o desenvolvimento do esqueleto atinge estágios muito diferentes nas várias espécies de mamíferos. Nos precoces ungulados, imediatamente ativos após o nascimento, quase todas as epífises estão bem estabelecidas no feto a termo. Esta característica é muito diferente do estado bem menos maduro observado em cães e, principalmente, humanos neonatos, nos quais muitos dos centros secundários de ossificação ainda não surgiram. A taxa individual de desenvolvimento esquelético é afetada por muitos fatores – hereditários, nutricionais e hormonais – nestes últimos, uma complexa situação envolve hormônios de origem hipofisária, tireoidiana, adrenal e gonadal. Não é surpresa que anomalias do desenvolvimento ósseo sejam comuns.

O *desenvolvimento das articulações* ocorre por derivação dos tecidos articulares do mesoderma deixado entre os primórdios cartilaginosos dos ossos. Os espaços que se desenvolvem neste tecido coalescem e formam uma única cavidade sinovial, limitada pela cartilagem articular e pela membrana sinovial. A primeira é provavelmente produzida pela condrificação tardia do mesoderma que margeia os modelos cartilaginosos; diferenças estruturais sugerem que a cartilagem articular não é a cobertura externa do modelo que permaneceu após o término da ossificação epifisária. A membrana sinovial é uma transformação mais direta do mesoderma que margeia o espaço. A parte fibrosa da cápsula e os ligamentos periarticulares se desenvolvem a partir do mesoderma mais periférico. Atualmente, admitido-se que os músculos dos membros desenvolvem-se nos brotos. A atrativa noção de que as partes do miótomo migravam para estes brotos, levando consigo os nervos adequados, foi abandonada. Certas células mesenquimais, externas ao denso núcleo axial, diferenciam-se em células musculares precursoras (mioblastos) que se multiplicam por mitose, enquanto o recrutamento mesenquimal continua. Os mioblastos formam, então, miócitos, ou células musculares, por meio de um processo de maturação no qual os núcleos aumentam em número e migram para a periferia da célula. Na maioria das espécies, o número final de células musculares parece ser estabelecido muito antes do nascimento. O crescimento final dos músculos, portanto, depende do aumento de tamanho dos elementos existentes.

Os nervos dos membros crescem a partir de ramos ventrais de certos nervos espinais, geralmente C6-T2 nos membros torácicos e L4-S2 nos membros pélvicos. O padrão segmentar é alterado pelo desenvolvimento dos plexos dos membros,

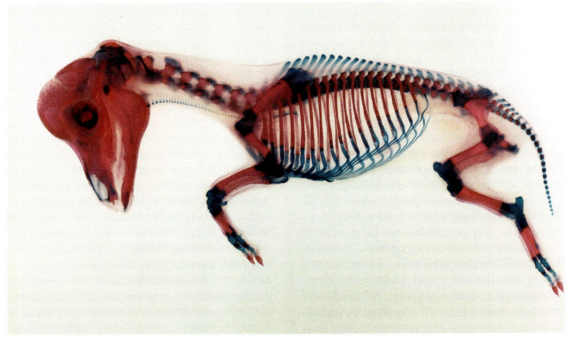

Fig. 2.44 Feto equino (pônei) de 80 dias. O esqueleto em desenvolvimento foi corado com azul de alciano e vermelho de alizarina. As partes calcificadas são *vermelhas* (alizarina). As epífises ainda não começaram a se calcificar; estas partes cartilaginosas são *azuis*.

nos quais as fibras de diversos ramos ventrais voltam a se unir antes de serem combinadas nos troncos periféricos de denominações conhecidas. Em consequência disso, todos os músculos, à exceção de alguns muito pequenos, são supridos por fibras de neurônios de mais de um segmento espinal. As fibras sensoriais para a pele distribuem-se de modo que determinadas regiões constituem, mais ou menos, o território de determinados segmentos espinais. A base deste padrão é mais difícil de entender agora, já que se acredita que a derme da pele do membro se desenvolve a partir de células de origem local, e não de células que migraram de determinados somitos.

A Tabela 2.3 lista, em colunas paralelas, os ossos do esqueleto do membro torácico e as partes por eles sustentadas; para comparação, colunas contendo os ossos e as partes correspondentes do membro pélvico (que, é valido lembrar, é análogo, mas não homólogo, ao torácico) são também mostradas. Uma coluna central mostra outros termos, mais corriqueiros na literatura zoológica do que na veterinária, comuns a ambos os membros; muitos não são usados neste texto, mas podem ser encontrados em outros.

Algumas entradas na primeira e na última coluna podem possuir mais de um termo. As palavras impressas em fonte simples são os termos técnicos usados para animais domésticos, comumente empregados por médicos veterinários; as grafadas em *itálico* são os correspondentes usados em anatomia humana; e as entre [colchetes] são termos latinos, mais nobres. É provável que a característica mais surpreendente da tabela seja a aparente ausência de termos vernáculos para certas regiões do corpo animal. A situação é, de fato, melhor ou pior do que parece, conforme o ponto de vista. Muitos termos vernáculos são restritos a algumas espécies;

em equinos, por exemplo, o metacarpo é conhecido como canela, o que não ocorre em cães. Uma dificuldade particular é apresentada pela ausência de equivalentes práticos para "pata" (ingl. paw) na descrição de animais de produção: mãos e pés são inaceitavelmente pedantes* e não empregados neste livro (em sua edição em inglês) e, assim, pata dianteira (ingl. forepaw) e pata traseira (ingl. hindpaw) são, de modo geral (se não lógico), preferidos (na língua inglesa); para o proprietário de cavalos, porém, "pé" (ingl. foot) se refere apenas ao casco e seu conteúdo. É impossível evitar todas as inconsistências.

É mais sensato, certamente, usar os termos rotineiros em conversas com leigos.

O Esqueleto do Membro Torácico

Cíngulo do Membro Torácico

A *escápula* (Fig. 2.45) é um osso plano que repousa sobre a parte craniodorsal, lateralmente comprimida, do tórax; seu posicionamento é mantido por um arranjo (sinsarcose) de

---

*Nota da Revisão Científica: Esse trecho consiste em uma concepção dos autores frente à sua língua de instrução, o inglês. As dificuldades e inconsistências na tradução literal do inglês para o português são conhecidas para os termos anatômicos. Entretanto, como a lista oficial de termos anatômicos é em latim, língua da qual deriva a língua portuguesa, os termos "mão" e "pé" fazem sentido e, por isso, são consagrados e empregados corriqueiramente pelos anatomistas veterinários brasileiros e na prática clínica. Deste modo, em português tais termos não apresentam a conotação "pedante" relatada no texto para a língua inglesa. Por esta razão, nesta edição brasileira julgou-se pertinente adaptar a linguagem para a realidade dos termos anatômicos em língua portuguesa que fazem referência a determinadas regiões do corpo dos animais.

> **TABELA 2.3** **TERMOS USADOS PARA DESIGNAR PARTES E OSSOS DOS MEMBROS[a] ***

Membro Torácico		Termos Comuns a	Membro Pélvico	
Parte do Corpo	Esqueleto	Ambos os Membros	Esqueleto	
Região do ombro, *ombro* [Regio articulationis humeri]	Escápula e clavícula	Cíngulo (cintura)	Osso coxal, *osso do quadril* [Os coxae] Ílio Púbis Ísquio	
Braço [Brachium]	Úmero [Humeri]	Estilopódio	Fêmur [os femoris]	
Antebraço [Antebrachium] Mão [Manus]	Rádio e ulna	Zeugopódio Autopódio	Tíbia e fíbula	
Carpo, *punho*	Ossos cárpicos	Basipódio	Ossos társicos	
Metacarpo	Ossos metacárpicos	Metapódio	Ossos metatársicos	
Dígito, *dedo*	Falanges proximais, médias e distais	Acropódio	Falanges proximais, médias e distais	

[a]As palavras impressas em fonte simples são os termos técnicos usados para animais domésticos, comumente empregados por médicos veterinários; as grafadas em *itálico* são os correspondentes usados em anatomia humana; e as entre [colchetes] são termos latinos, mais nobres.
*Nota da Revisão Científica: Por motivos óbvios, a versão original em inglês desta tabela não contempla termos técnicos e de uso comum em língua portuguesa no estudo da anatomia veterinária e na prática clínica (p. ex.: mão e pé – vide Nota da Revisão Científica p. 67). Por esta razão, nesta edição brasileira julgou-se pertinente adaptar a tabela com a inclusão de termos em português e sua origem latina, com base na concepção didática original dos autores e na atual edição (2017) da *Nomina Anatomica Veterinaria*.

68 Parte I **Anatomia Geral**

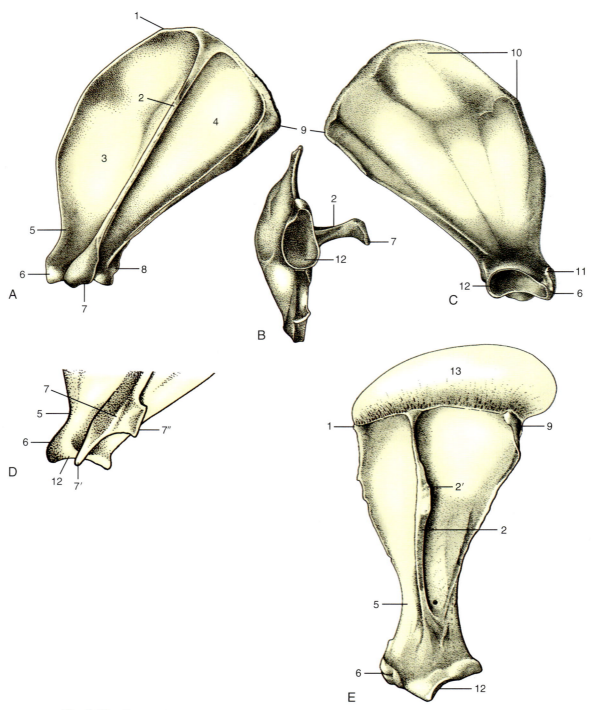

Fig. 2.45 Escápula esquerda de cão; vistas lateral (A), ventral (B) e medial (C). (D) Extremidade distal da escápula esquerda felina. (E) Escápula esquerda equina. *1*, Ângulo cranial; *2*, espinha da escápula; *2'*, túber da espinha da escápula; *3*, fossa supraespinhosa; *4*, fossa infraespinhosa; *5*, colo da escápula; *6*, tubérculo supraglenoidal; *7*, acrômio; *7'* e *7"*, processos hamato e supra-hamato do acrômio; *8*, tubérculo infraglenoidal; *9*, ângulo caudal; *10*, face serrata; *11*, processo coracoide; *12*, cavidade glenoide; *13*, cartilagem da escápula.

músculos, sem a formação de uma articulação convencional com o tronco. É a base da *região do ombro*, um termo que abarca muito mais do que a vizinhança imediata da articulação do úmero. Em ungulados, a escápula estende-se dorsalmente por uma parte não ossificada, a cartilagem da escápula (Fig. 2.45E/*13*), o que aumenta a área para fixação muscular. A cartilagem torna-se cada vez mais calcificada e, assim, mais rígida com a idade.

O osso é levemente triangular, embora menos em cães e gatos do que em outras espécies domésticas. Uma espinha proeminente divide sua face lateral nas fossas supraespinhosa e infraespinhosa, cada uma ocupada pelo músculo homônimo. A espinha estende-se da margem dorsal até quase o ângulo ventral, e pode apresentar uma rugosidade palpável para inserção da parte torácica do trapézio. Em todas as espécies, exceto em equinos e suínos, termina em um processo saliente (acrômio), lateralmente achatado para a formação do processo hamato em carnívoros (Fig. 2.45/7') e contemplado com uma projeção adicional, o processo supra-hamato, em felinos (Fig. 2.45/7''). A face costal (medial) do osso apresenta uma fossa rasa, em grande parte cedida à origem do subescapular; uma área dorsal mais áspera, para fixação do serrátil ventral, estende-se até a cartilagem da escápula em espécies de grande porte.

A margem caudal é espessa e quase reta. A margem cranial, delgada e sinuosa, apresenta uma incisura em sua extremidade distal para a passagem do nervo supraescapular. A margem dorsal também é praticamente reta e estende-se entre os ângulos cranial e caudal; este último é espesso e mais facilmente identificado à palpação. O ângulo ventral é unido ao corpo do osso por um colo levemente constrito. Sua parte caudal apresenta uma rasa cavidade glenoide (Fig. 2.45/12) para articulação com a cabeça do úmero. A cavidade, que é um pouco estendida sagitalmente, está voltada mais ou menos em direção ventral. Um grande processo muscular, o tubérculo supraglenoidal, projeta-se em frente à cavidade e é o local de origem ao bíceps braquial.

A clavícula é reduzida a um resquício ósseo em cães e a um delgado cilindro em gatos, repousa em uma intersecção fibrosa no braquiocefálico e pode ser erroneamente interpretada em radiografias.

Esqueleto da Parte Livre do Membro Torácico

O *úmero* (Fig. 2.46) forma o esqueleto do braço. É um osso longo, que repousa obliquamente contra a parte ventral do tórax, mais horizontalmente em espécies de grande porte do que nas de pequeno porte. É também relativamente curto e mais robusto em equinos e bovinos que em pequenos ruminantes e carnívoros. A extremidade proximal apresenta uma grande e esferoide cabeça articular (Fig. 2.46/2) que se articula com a cavidade glenoide da escápula, relativamente menor, e, assim, distancia-se da diáfise, à qual se une por um colo. Dois processos, os tubérculos maior (lateral) e menor (medial), estão localizados à frente e ao lado da área articular. Estes dois processos são separados pelo sulco intertubercular (Fig. 2.46/13), pelo qual passa o tendão do bíceps. Os processos são, às vezes, mais ou menos similares, como nos equinos. Mais frequentemente, o lateral, que forma a base da característica de superfície conhecida como ponta do ombro, é maior, como observado em cães. Em equinos e bovinos, os dois tubérculos são divididos em partes cranial e caudal (Fig. 2.46/1', 1'' e 3'); em equinos, o sulco intertubercular é também moldado por um tubérculo intermédio (Fig. 2.46/13'). Os tubérculos medial e lateral fornecem superfície para fixação de músculos que envolvem e sustentam a articulação do ombro, substituindo os ligamentos colaterais. Uma aparência torcida à diáfise (Fig. 2.46/12) é conferida por um sulco que segue em espiral sobre a face lateral e conduz o

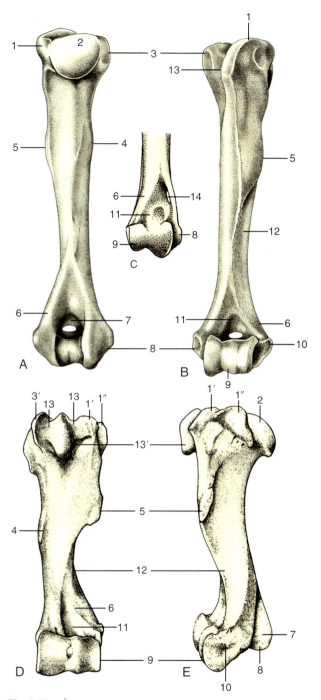

Fig. 2.46 Úmero esquerdo de cão; vistas caudal (A) e cranial (B). (C) Extremidade distal do úmero direito felino; vista cranial. Vistas cranial (D) e lateral (E) do úmero esquerdo equino. *1*, Tubérculo maior; *1' e 1''*, partes cranial e caudal do tubérculo maior; *2*, cabeça do úmero; *3*, tubérculo menor; *3'*, parte cranial do tubérculo menor; *4*, tuberosidade redonda maior; *5*, tuberosidade deltoide; *6*, crista supracondilar lateral; *7*, fossa do olécrano (com forame supratroclear em cão); *8*, epicôndilo medial; *9*, côndilo do úmero; *10*, epicôndilo lateral; *11*, fossa do rádio; *12*, sulco para o músculo braquial; *13*, sulco intertubercular; *13'*, tubérculo intermédio; *14*, forame supracondilar.

músculo braquial e o nervo radial. Lateralmente, em direção à sua extremidade proximal, a diáfise apresenta a tuberosidade deltoide (Fig. 2.46/5), grande e facilmente palpável, que se une ao tubérculo maior por meio de uma crista saliente. Uma outra crista, menos proeminente e que desaparece de forma gradual, a crista do úmero, continua distalmente além da tuberosidade deltoide. A face medial da diáfise é marcada por uma rugosidade mais discreta, a tuberosidade redonda maior.

A extremidade distal apresenta um côndilo articular (Fig. 2.46/9) que, em animais de grande porte, tem forma de tróclea para se articular com o rádio. Em cães e gatos, divide-se em uma área medial (tróclea) para a ulna e uma área lateral (capítulo) para o rádio. Em todas as espécies, a parte caudal do sulco da tróclea continua em sentido proximal como uma fossa profunda, a fossa do olécrano (Fig. 2.46/7), que recebe o processo ancôneo da ulna. Duas saliências, proximais à superfície articular, são conhecidas como epicôndilos. O epicôndilo medial, mais saliente (Fig. 2.46/8), forma uma projeção caudal em ângulo reto de onde se originam os músculos flexores do carpo e dos dígitos. Os músculos extensores do carpo e dos dígitos se originam da superfície cranial do epicôndilo lateral (Fig. 2.46/10). Ao lado, cada epicôndilo origina o ligamento colateral correspondente à articulação do cotovelo. Em cães, o assoalho da fossa do olécrano é perfurado por um forame supratroclear que se abre em uma fossa radial bem mais rasa, localizada na face cranial da diáfise (Fig. 2.46/7 e 11). Apenas em gatos, um forame supracondilar, localizado na parte mediodistal do úmero (Fig. 2.46/14), permite a passagem do nervo mediano e da artéria braquial.

O *esqueleto do antebraço* é formado por dois ossos, o rádio e a ulna (Fig. 2.47). Em estação, estes ossos estão organizados com a ulna posicionada caudalmente ao rádio na parte proximal do antebraço, mas lateralmente na parte distal. Na condição primitiva, estes ossos articulam-se apenas em suas extremidades, deixando um espaço interósseo entre as diáfises. Em animais domésticos, os dois ossos são unidos por ligamentos ou por fusão, o que resulta, respectivamente, em redução ou perda dos movimentos de rotação (supinação e pronação) observados no antebraço humano. Quando a supinação é possível, consiste na rotação da extremidade proximal do rádio sobre a ulna, enquanto a extremidade distal é conduzida em um trajeto arqueado ao redor da ulna.

Em ungulados, os ossos são fundidos e, em equinos, apenas a extremidade proximal da ulna permanece distinta

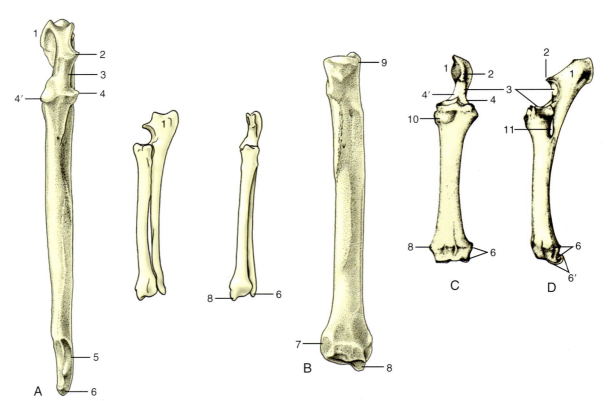

Fig. 2.47 Ulna esquerda (A) e rádio esquerdo (B) de cão. Em sequência, a partir da esquerda: vista cranial da ulna, vistas craniolateral e cranial do rádio e da ulna e vista caudal do rádio. Vistas cranial (C) e lateral (D) do rádio e da ulna esquerdos fusionados do equino. *1,* Olécrano; *2,* processo ancôneo; *3,* incisura troclear; *4 e 4',* processos coronoides lateral e medial; *5,* circunferência articular (faceta articular distal para o rádio); *6,* processo estiloide lateral (com faceta para o osso ulnar do carpo no cão – face articular cárpea); *6',* extremidade distal da ulna, incorporada ao rádio; *7,* incisura ulnar (faceta articular para a ulna); *8,* processo estiloide medial; *9,* circunferência articular (do rádio); *9',* circunferência articular (do rádio); *10,* tuberosidade do rádio; *11,* espaço interósseo.

(Fig. 2.47D/*1*). Ruminantes e suínos apresentam condições intermediárias. Em cães, a supinação pode ser de cerca de 45 graus e, em gatos, um pouco mais. (A rotação do carpo contribui de maneira substancial à movimentação subjetivamente interpretada como supinação).

O rádio é um osso bastante simples, em formato de bastão, geralmente mais forte do que a ulna em ungulados, mas menos dominante em carnívoros, em especial em gatos. Sua extremidade proximal é transversalmente ampla, embora tenda a um plano mais circular em carnívoros, que ainda apresentam certa capacidade de supinação. O rádio conecta-se à superfície articular distal do úmero. Uma faceta circunferencial (Fig. 2.47B/*9*) na parte caudal da extremidade proximal articula-se com a ulna e está presente mesmo quando a supinação não é possível. A diáfise é comprimida craniocaudalmente e levemente curva longitudinalmente. A parte distal da face cranial é sulcada para a passagem de tendões extensores (Fig. 2.47C), enquanto a face caudal é rugosa para a fixação muscular. A margem medial é subcutânea e, portanto, palpável.

A extremidade distal do rádio possui uma superfície articular que, em ungulados, é côncava em sua parte cranial e convexa em sua parte caudal; seu formato é levemente côncavo e ovoide em carnívoros, nos quais a articulação antebraquiocárpica pode apresentar certo grau de abdução, adução e rotação, além dos movimentos principais de flexão e extensão. Medialmente a esta articulação, o rádio prolonga-se, formando um processo estiloide (Fig. 2.47B/*8*). A projeção lateral correspondente é suportada pela ulna e, em equinos, pela parte do rádio que representa a ulna incorporada. A diáfise da ulna é bastante reduzida e sua extremidade proximal é prolongada além da superfície articular, formando o elevado olécrano, a ponta do cotovelo, que fornece fixação ao tríceps braquial. A margem cranial do olécrano apresenta o processo ancôneo (Fig. 2.47/*2*), semelhante a um bico, que se encaixa na fossa do olécrano, acima de uma incisura articular que se une à tróclea do úmero; ainda longe da extremidade, existe uma faceta para a área articular circunferencial do rádio.

Em cães, o corpo do osso, embora delgado, estende-se por toda da extensão do rádio, do qual é separado por um espaço interósseo, recoberto, em vida, por uma membrana. A extremidade distal apresenta uma pequena faceta articular para o rádio e, além desta, continua como processo estiloide lateral (Fig. 2.47/*6*), que faz contato com o osso ulnar do carpo.

A redução da ulna é maior em equinos, nos quais a diáfise do osso se afunila e termina no nível médio do antebraço (Fig. 2.45D). A parte distal é incorporada ao rádio durante a vida fetal (Fig. 2.47/*6'*).

Os curtos *ossos do carpo*, dispostos em duas fileiras em animais domésticos, articulam-se de maneira complexa (Fig. 2.48). A fileira proximal é composta (em sequência mediolateral) pelos ossos radial, intermédio, ulnar e acessório; este último parece um apêndice que se projeta atrás do carpo e, em animais vivos, é um importante ponto de referência. O radial e o intermédio se fundem em cães e gatos. Os elementos da fileira distal são numerados de um a cinco (novamente em sequência mediolateral), embora o quinto nunca surja como um osso separado, sendo suprimido ou fusionado ao quarto. De modo geral, o primeiro osso também inexiste, enquanto o segundo e o terceiro são fusionados em ruminantes. À exceção do osso acessório do carpo, de origem provavelmente sesamoide, um pequeno osso sesamoide está embutido nos tecidos mediais da articulação de cães. Intrinsicamente sem importância, este osso pode confundir a interpretação radiográfica ao erroneamente sugerir a presença de uma fratura por avulsão.

Visto como um todo, o carpo é convexo de lado a lado em sua face dorsal e é achatado e bastante irregular em sua face palmar; em vida, tais irregularidades são aplainadas por espessos ligamentos. A maior parte da movimentação ocorre no nível antebraquiocárpico, algum movimento no nível intercárpico e, virtualmente, praticamente nenhum movimento ocorre no nível carpometacárpico ou entre ossos adjacentes de uma mesma fileira. A superfície articular proximal combinada é recíproca àquela do rádio (anteriormente descrita) e, em carnívoros, apresenta formato ovoide e convexo.

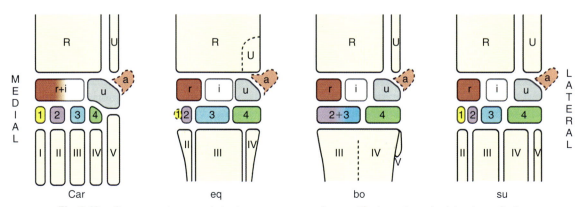

Fig. 2.48 Os ossos do esqueleto do carpo em carnívoros *(Car)*, equinos *(eq)*, bovinos *(bo)* e suínos *(su)*, esquemático.. Os *algarismos romanos* identificam os ossos metacárpicos e; os *numerais arábicos*, os ossos distais do carpo. *A,* Osso acessório do carpo; *i,* osso intermédio do carpo; *R,* rádio; *r,* osso radial do carpo; *U,* ulna; *u,* osso ulnar do carpo.

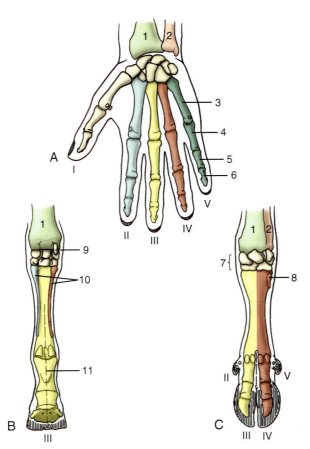

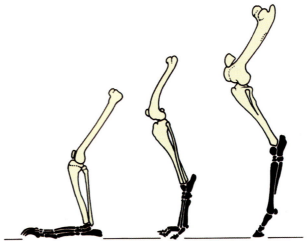

Fig. 2.49 Mão direita humana (A), equina (B) e de ruminante (C), vistas palmares. Os *algarismos romanos* ordenam os raios. *1*, Rádio; *2*, ulna; *3*, metacarpo; *4, 5* e *6*, falanges proximal, média e distal; *7*, ossos do carpo; *8*, V metacárpico rudimentar; *9*, osso acessório do carpo; *10*, metacárpicos II (medial) e IV (lateral) rudimentares; *11*, eixo longitudinal do membro alinhado ao raio III (mesaxônico), paraxônico em C.

Fig. 2.50 Membros pélvicos de urso, cão e cavalo (da *esquerda* para a *direita*), ilustrando as posturas plantígrada, digitígrada e unguligrada, respectivamente.

Um padrão primitivo do esqueleto da *mão* dos mamíferos exibe cinco raios mais ou menos semelhantes, cada um composto de metacarpo e falanges proximal, média e distal, alinhados (Fig. 2.49A). Este padrão foi modificado em todas as espécies domésticas, inclusive os suínos, que apresentam algum grau de especialização para a corrida. A especialização para a corrida envolve a elevação da mão (e do pé) a partir de uma primitiva postura plantígrada, como a demonstrada pelos ursos (Fig. 2.50). Um estágio intermediário, a postura digitígrada, é observado em cães, que se sustentam apenas sobre os dígitos; o ápice é a postura unguligrada dos ruminantes, suínos e equinos, nos quais apenas a ponta dos dígitos, protegida por cascos (úngulas), confere a sustentação. Este processo fez que os dígitos abaxiais perdessem o contato permanente com o solo e os demais se desenvolvessem de maneira compensatória para sustentar uma parte maior do peso. O processo não progrediu muito em cães e gatos, nos quais somente o dígito mais medial (o primeiro) perdeu o contato permanente com o solo e é mantido como um dígito rudimentar não funcional (Fig. 2.51). Os quatro dígitos funcionais são bastante semelhantes e o eixo longitudinal do membro passa entre o terceiro e o quarto dígitos (uma posição paraxônica). Os suínos perderam completamente o primeiro dígito; o segundo e o quinto dígitos são muito reduzidos, embora mantenham um esqueleto completo. Em ruminantes, o processo foi mais longe e, embora elementos dos quatro dígitos estejam presentes, os do par abaxial são vestigiais; os ossos metacárpicos do terceiro e do quarto dígitos funcionais são fundidos em um único osso que mantém evidências de sua origem composta (Fig. 2.49C).

Em equinos (Fig. 2.49B), apenas o terceiro raio digital permanece de forma funcional e seu eixo coincide com o do membro; a mão é dita mesaxônica. Remanescentes dos segundo e quarto ossos metacárpicos permanecem como hastes ósseas que flanqueiam o terceiro metacarpo ou osso da canela e terminam em nódulos.

As diferenças no esqueleto metacárpico e no esqueleto dos dígitos são muito impressionantes por serem consequências dessas alterações; a breve descrição a seguir será ampliada em capítulos posteriores por detalhes de natureza espécie-específica.

Com a diminuição do número de ossos *metacárpicos*, aumenta a robustez relativa dos membros remanescentes da série. O único osso metacárpico desenvolvido dos equinos, o terceiro, portanto, tem uma diáfise bastante forte, enquanto os ossos metacárpicos dos cães, individualmente, são relativamente muito mais fracos. Os ossos dos cães são também moldados por seus contatos mútuos; o terceiro e o quarto ossos são quadriláteros ao corte e o segundo e o quinto são triangulares. Como um todo, o esqueleto do metacarpo de todas as espécies é, de alguma forma, comprimido dorsopalmarmente. Cada osso possui uma extremidade proximal (base), uma diáfise (corpo) e uma extremidade distal (cabeça). A base apresenta uma superfície articular achatada, voltada para a fileira distal de ossos do carpo e pode, de acordo com sua posição na série metacárpica, apresentar facetas medial e lateral, onde faz

Capítulo 2 **O Aparelho Locomotor** 73

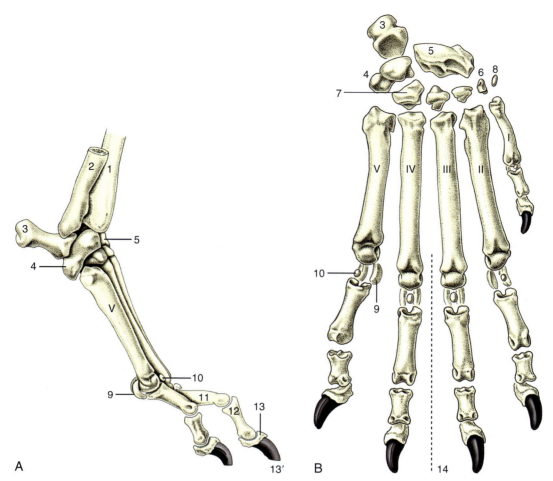

Fig. 2.51 Esqueleto da mão direita do cão. Vistas lateral (A) e dorsal (B). Os *algarismos romanos* identificam os ossos metacárpicos. *1,* Rádio; *2,* ulna; *3,* osso acessório do carpo; *4,* osso ulnar do carpo; *5,* osso radial do carpo (intermediorradial em cães); *6, 7,* primeiro e quarto ossos cárpicos da fileira distal; *8,* osso sesamoide; *9,* ossos sesamoides proximais; *10,* osso sesamoide dorsal; *11, 12* e *13,* falanges proximal, média e distal; *13',* unha; *14,* eixo longitudinal do membro.

contato com seus vizinhos. A extremidade distal articula-se com a falange proximal por meio de uma superfície hemicilíndrica com uma crista central. Diversas rugosidades para inserção ligamentar são observadas em ambas as extremidades.

A *falange proximal* é um curto osso cilíndrico, cuja extremidade proximal se adapta à cabeça do osso metacárpico correspondente; a superfície articular distal se apresenta no forma de uma tróclea rasa. Mais uma vez, o osso pode ser moldado pela sua posição na série de dígitos.

A *falange média* é mais curta do que a falange proximal, mas basicamente muito similar. A *falange distal* corresponde à forma do casco ou unha, nos quais está contida total (casco) ou parcialmente (unha). O esqueleto do dígito é completado pelos pares de *ossos sesamoides proximais* na face palmar da articulação metacarpofalangiana e por um *osso sesamoide distal* (cartilagem, em cães) na superfície palmar da articulação interfalangiana distal. Em cães, pequenos ossos sesamoides estão contidos nos tendões extensores sobre a face dorsal das articulações metacarpofalangianas.

As Articulações do Membro Torácico

A *articulação do ombro** (Fig. 2.52A) une a escápula ao úmero e, embora tenha atributos da variedade esferoide, há, na prática, predominância de excursões sagitais. A cavidade glenoide da escápula é consideravelmente menor do que a cabeça do úmero. Em animais de grande porte, ambas as superfícies podem ser perifericamente endentadas por áreas desnudas (fossas sinoviais) simulando, ao observador inexperiente, lesões na cartilagem. A cápsula articular é espaçosa e fortale-

---

*Nota da Revisão Científica: A atual edição (2017) da *Nomina Anatomica Veterinaria* sugere *"articulatio humeri"* para a denominação desta articulação na forma Latina. Sua tradução literal para o português é "articulação do úmero". Entretanto, nesta edição brasileira foi preferida a denominação não literal de "articulação do ombro" pelos seguintes motivos: 1) para preservar a concepção dos autores (ingl. shoulder joint); 2) porque "articulação do ombro" também é uma denominação aceita em português.

74 Parte I Anatomia Geral

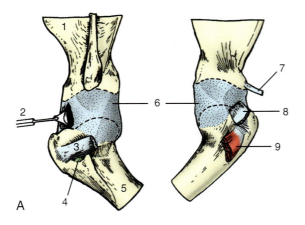

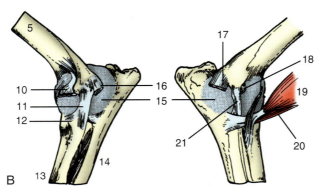

Fig. 2.52 Articulações do ombro (A) e do cotovelo (B) esquerdos do cão. Os desenhos *à esquerda* são vistas laterais e os desenhos à *direita* são vistas mediais. *1,* Escápula; *2,* cápsula articular aberta para exposição do tendão do bíceps braquial; *3,* tendão do infraespinhoso; *4,* bolsa subtendínea do infraespinhoso; *5,* úmero; *6,* cápsula articular, estirada pela tração dos ossos; *7,* tendão do coracobraquial; *8,* tendão do subescapular, rebatido ventralmente; *9,* tendão do bíceps braquial, emergindo do sulco intertubercular; *10,* coto do extensor radial do carpo e do extensor digital comum; *11,* ligamento colateral lateral do cotovelo; *12,* ligamento anular do rádio; *13,* rádio; *14,* ulna; *15,* cápsula articular; *16,* coto do ulnar lateral; *17,* coto comum dos flexores do carpo e dos dígitos; *18,* coto do pronador redondo; *19,* bíceps braquial; *20,* braquial; *21,* ligamento colateral medial do cotovelo.

cida, em alguns pontos, pela fusão com tendões de músculos adjacentes, principalmente o subescapular. O subescapular, medialmente, e o infraespinhoso, lateralmente, também envolvem a articulação na ausência dos ligamentos pericapsulares usuais. Em todas as espécies animais, exceto em equinos e bovinos, a cápsula forma uma bainha sinovial protetora ao redor do tendão de origem do bíceps braquial quando este passa pelo sulco intertubercular. A cápsula é substituída por uma discreta bolsa intertubercular nas duas espécies maiores.

O movimento é livre em direção sagital, mas combinações significativas de rotação, abdução e adução e, portanto, também de circundução, são possíveis, principalmente em cães e gatos; nestes animais, é provável que um componente do movimento interpretado como supinação também ocorra à altura do ombro.

A *articulação do cotovelo* (Fig. 2.52B) combina, em uma única cápsula, a articulação em dobradiça (gínglimo) entre o úmero, o rádio e a ulna e, pelo menos em carnívoros, a articulação pivotante entre as extremidades proximais do rádio e da ulna. A superfície do úmero é amplamente troclear e a superfície subjacente, variavelmente moldada pelo rádio e pela ulna, é a superfície recíproca. Cristas superficiais, mais pronunciadas em grandes animais, impedem a realização de outros movimentos além daqueles de dobradiça. Uma articulação radioulnar proximal, entre uma faceta circunferencial no rádio e uma área correspondente, porém menor, na ulna, está presente mesmo quando a fusão mais distal impede a movimentação. A cápsula articular é surpreendentemente espaçosa e, quando distendida, torna-se saliente de cada lado da ulna, na fossa do olécrano. Os ligamentos mais fortes desta articulação, basicamente em dobradiça, são os colaterais medial e lateral. O ligamento lateral é curto e espesso (Fig. 2.52/*11*) e o medial é mais longo, delgado e divide-se em duas partes (Fig. 2.52/*21*) – radial e ulnar, em cães e gatos, e superficial e profundo, em animais de grande porte. Cães e gatos apresentam um ligamento adicional, oblíquo, localizado sobre a face flexora da articulação. Nestas espécies, há também um ligamento anular (Fig. 2.52/*12*) entre os ligamentos colaterais, o que resulta no envolvimento completo da cabeça do rádio em um anel osteoligamentar.

Nas espécies de grande porte, principalmente em equinos, a curvatura da superfície do úmero não é uniforme. Esta característica, combinada à inserção proximal excêntrica dos ligamentos colaterais (Fig. 2.10), torna a articulação mais estável em estação (a qual se aproxima da extensão máxima, mas não chega a atingi-la); é preciso algum esforço para "destravar" a articulação antes de flexioná-la.

A *articulação do carpo* inclui níveis antebraquiocárpico, mediocárpico e carpometacárpico, como também a articulação radioulnar distal. As articulações antebraquiocárpica e radioulnar compartilham uma cavidade. As cavidades das articulações mediocárpica e carpometacárpica são interconectadas. Em ungulados, a articulação proximal pode ser considerada do tipo gínglimo (embora o formato de suas superfícies introduza certa obliquidade ao movimento em ruminantes), mas, em cães e gatos, é mais versátil, podendo ser considerada elipsoide, embora não muito característica. O movimento de dobradiça é bastante livre no nível antebraquiocárpico (chegando, em cavalos, a cerca de 90 graus). Uma movimentação considerável é também conseguida no nível mediocárpico (cerca de 45 graus), mas praticamente não há movimento no nível carpometacárpico. Os ligamentos colaterais mediais e laterais são bem desenvolvidos em ungulados, mas são necessariamente muito fracos em cães e gatos para permitir certo grau de adução e abdução. Na face dorsal, diversos ligamentos curtos unem ossos adjacentes de uma mesma fileira e aqueles da fileira distal ao metacarpo. Ligamentos mais robustos são encontrados na face palmar, onde um ligamento profundo (Fig. 2.53/*6*) recobre toda a

Capítulo 2   **O Aparelho Locomotor**   75

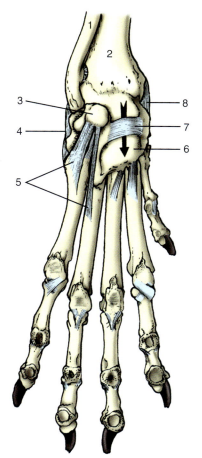

Fig. 2.53 Articulação do carpo (esquerda) do cão, vista palmar, com os ligamentos mostrados em *azul*. *1*, Ulna; *2*, rádio; *3*, osso acessório do carpo; *4*, ligamento colateral lateral do carpo; *5*, ligamentos distais do osso acessório do carpo (acessoriometacárpicos); *6*, ligamento carpometacárpico palmar; *7*, retináculo flexor; *8*, ligamento colateral medial do carpo; a *seta* indica o canal do carpo.

superfície palmar do esqueleto, encobrindo a irregularidade dos ossos. Um segundo ligamento superficial e transversal (retináculo flexor) passa obliquamente da extremidade livre do osso acessório do carpo até a face medial do carpo (Fig. 2.53/*7*), completando o canal do carpo, atrás do carpo, para passagem dos tendões flexores e outras estruturas do antebraço até a extremidade livre do membro. Outros pequenos ligamentos (Fig. 2.53/*5*) unem o osso acessório do carpo a ossos adjacentes do carpo e metacarpo. Estes ligamentos palmares não interferem na flexão, mas ajudam a impedir a hiperextensão.

As articulações mais distais não serão aqui descritas devido à grande variação interespecífica. Estas articulações são importantes somente nas espécies de grande porte.

Os Músculos do Membro Torácico

Os músculos do membro torácico compreendem a musculatura do cíngulo, que se estende entre o tronco e o membro, e a musculatura intrínseca.

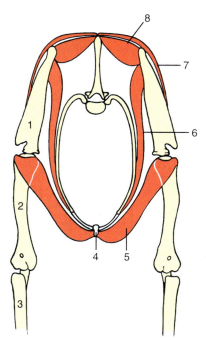

Fig. 2.54 Suspensão muscular do tórax entre os membros torácicos (cão). *1*, Escápula; *2*, úmero; *3*, rádio e ulna; *4*, esterno; *5*, peitoral profundo (ascendente); *6*, serrátil ventral; *7*, trapézio; *8*, romboide.

Músculos do Cíngulo

Os músculos do cíngulo unem o membro torácico ao tronco, formando uma conexão conhecida como sinsarcose, que substitui uma articulação convencional. Quando o animal está em estação, alguns dos músculos da sinsarcose (o serrátil ventral e o peitoral profundo) lançam o corpo entre os membros torácicos, para os quais transmitem o peso da cabeça, do pescoço e da parte cranial do tronco (Fig. 2.54). Estes e outros músculos do cíngulo também podem estabilizar a escápula contra forças externas, impedindo seu deslocamento ou rotação, como o observado em um gato que se lança ao ataque com os membros torácicos rigidamente juntos ao tronco. Durante a progressão, os mesmos músculos dividem-se em grupos antagônicos que controlam a pronação ou a retração do membro. É mais fácil entender estas ações ao observar como a escápula pode se mover contra a parede do tórax de duas formas diferentes. Na primeira, o osso gira ao redor de um eixo transversal, localizado em direção à sua extremidade proximal. A posição deste eixo imaginário é fixa pelo equilíbrio de músculos opostos, principalmente o romboide e o serrátil ventral, que se fixam à parte dorsal da escápula. No outro movimento, todo o osso é desviado para a parede torácica. O osso desliza para baixo e para frente conforme o membro avança e para cima e para trás ao se recuperar durante a retração. A lassidão do tecido conjuntivo entre o membro e o tronco permite este movimento da escápula e cria um espaço potencial, a axila, correspondente à axila humana. A axila também permite a passagem dos nervos e dos vasos que chegam ao membro a partir do tronco e contêm os linfonodos axilares.

Para fins descritivos, os músculos do cíngulo podem ser divididos em duas camadas.

A Camada Superficial. A camada superficial dos músculos do cíngulo é composta por um grupo cranial (trapézio, omotransversário e braquiocefálico) que se divide a partir de um único primórdio no embrião e é suprida principalmente pelo nervo acessório, à exceção da parte caudal do braquiocefálico, que tem origem deltoide e é inervada pelo nervo axilar. O grupo caudal é formado pelo grande dorsal e, o grupo ventral, pelos músculos peitorais.

O *trapézio* (Fig. 2.55/5, 5') é delgado. Sua origem é a rafe dorsal e o ligamento supraespinhoso, estende-se da altura da segunda vértebra cervical até a nona vértebra torácica e converge para se inserir na espinha da escápula. É composto por duas partes carnosas, cervical e torácica, geralmente separadas por uma aponeurose intermediária. As fibras da parte cervical seguem caudoventralmente e inserem-se na maior parte de todo o comprimento da espinha da escápula; as fibras da parte torácica seguem cranioventralmente até uma inserção mais confinada, no espessamento tuberoso da espinha. O trapézio pode elevar a escápula contra o tronco e movimentar o ângulo ventral do osso cranialmente, avançando o membro.

O *omotransversário* (Fig. 2.55/3) é um músculo estreito que se estende entre os processos transversos do atlas (e, possivelmente, também das vértebras sucessivas) e o acrômio e parte adjacente da escápula. Este músculo auxilia no avanço do membro.

O *braquiocefálico* (Fig. 2.55/2 e 2') é mais complexo, sendo formado pela união de dois elementos que são separados pela clavícula, muito reduzida. A parte caudal (cleidobraquial) estende-se entre a clavícula e o úmero e é um componente do músculo deltoide. Os músculos supridos pelo nervo acessório são originários de um único primórdio no embrião. Entretanto, a parte caudal do braquiocefálico de origem deltoide mantém a inervação do nervo axilar. A parte cranial estende-se cranialmente a partir da clavícula até diversas inserções na cabeça e no pescoço. Estas inserções variam entre as espécies animais e, por isso, recebem nomes variados, como cleido-occipital, cleidomastóideo e assim por diante. Nas espécies domésticas, as duas partes unem-se e a clavícula é reduzida a uma intersecção fibrosa, no músculo então combinado, no nível da articulação do ombro, embora ossificações vestigiais sejam observadas em cães e gatos. *Braquiocefálico* é o termo mais adequado para este complexo, já que não se refere a fixações específicas. O braquiocefálico avança o membro e, possivelmente, também estenda a articulação do ombro quando a inserção cranial está fixa e o membro pode se mover; por outro lado, com o membro fixo e a cabeça livre, este complexo traciona a cabeça e o pescoço em direção ventral quando a ação é bilateral e, em sentido lateral, quando a ação é unilateral.

O *grande dorsal* (Fig. 2.55/7) tem origem amplo na fáscia toracolombar e converge até sua inserção na tuberosidade redonda maior do úmero. As fibras mais craniais, que são também as mais verticais, recobrem o ângulo caudal da escápula, comprimindo-o contra o tórax. O músculo retrai o membro livre e pode também flexionar a articulação do ombro. Por outro lado, quando o membro está avançado e a mão firmemente apoiada no solo, o grande dorsal pode movimentar o tronco para frente. Este músculo pode ser considerado o antagonista do braquiocefálico. É suprido por um ramo local (o nervo toracodorsal) do plexo braquial.

Dois *músculos peitorais superficiais* (Fig. 2.41/5 e 6) originam-se, um após o outro, da parte cranial do esterno. O músculo cranial (peitoral descendente) termina na crista do úmero, distalmente à tuberosidade deltoide. O músculo caudal (peitoral transverso) segue sobre a face medial do braço e, em espécies de grande porte, continua distalmente sobre a articulação do cotovelo, cobrindo a artéria mediana e o nervo mediano, até se inserir na fáscia medial do antebraço. Os dois músculos aduzem o membro por meio do deslocamento lateral do tronco em direção ao membro previamente abduzido. O músculo também pode auxiliar a protração ou a retração, dependendo do posicionamento inicial do membro em relação ao tronco. Os músculos peitorais superficiais são inervados por ramos locais (nervos peitorais craniais) do plexo braquial.

A Camada Profunda. A camada profunda de músculos do cíngulo é formada pelo romboide, dorsalmente, pelo serrátil ventral, medialmente, e pelo peitoral profundo, ventralmente.

O *romboide* (Fig. 2.54/8) tem origem em estruturas medianas de tecido conjuntivo que se estendem da parte dorsal da cabeça até a cernelha e repousam abaixo do trapézio. Além das partes cervical e torácica, em carnívoros há uma parte relacionada à cabeça. Todas se fixam à margem dorsal e à área adjacente da face costal da escápula. A maior parte do músculo traciona a parte dorsal da escápula em direção cranial e, assim, retrai o membro. O músculo pode também elevar o membro e mantê-lo firmemente contra o tronco. É suprido

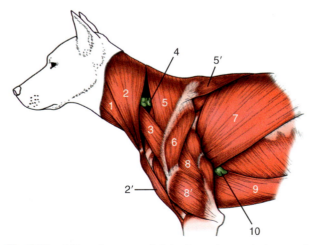

Fig. 2.55 Músculos superficiais do ombro e do braço. *1*, Esternocefálico; *2* e *2'*; braquiocefálico: cleidocervical e cleidobraquial; *3*, omotransversário; *4*, linfonodo cervical superficial; *5* e *5'*, partes cervical e torácica do trapézio; *6*, deltoide; *7*, grande dorsal; *8* e *8'*, cabeças longa e lateral do tríceps braquial; *9*, peitoral profundo (ascendente); *10*, linfonodo axilar acessório.

pelo plexo braquial em cães, mas, em algumas espécies, é também inervado pelos ramos *dorsais* dos nervos espinais locais, o que é incomum para o músculo de um membro.

O *serrátil ventral* (Fig. 2.54/6) é um músculo grande, em formato de leque, que tem origem extensa a partir de digitações separadas da quarta vértebra cervical à décima costela. As fibras seguem dorsalmente e terminam em uma área bem definida na face costal da escápula e da cartilagem da escápula. A direção das fibras indica que este músculo desempenha um papel importante na sustentação do peso do tronco e, em espécies de grande porte, é melhor adaptado a esta função pela presença de intersecções e de uma forte cobertura fascial. A parte cervical do músculo, que se insere craniodorsalmente ao eixo de rotação da escápula, pode retrair o membro; a parte caudal, que se insere caudodorsalmente ao eixo, pode avançá-lo. Agindo unilateralmente, as fibras cervicais podem também tracionar o pescoço para o lado; em ação bilateral, as fibras elevam o pescoço. A parte torácica é um músculo inspiratório em potencial, embora não seja normalmente usada para este fim. Sua inervação é feita principalmente por um ramo (o nervo torácico longo) do plexo braquial.

O *peitoral profundo* (Fig. 2.55/9) pode ser considerado como um músculo dividido em partes cranial e caudal. A primeira, bem desenvolvida apenas em equinos e suínos, provavelmente corresponde ao subclávio de outros mamíferos, e agora é assim denominada oficialmente. Ambas as partes (ou músculos) originam-se ao longo da superfície ventral do esterno e das cartilagens adjacentes e suas fibras mais caudais estendem-se até o assoalho do abdome. Em equinos e suínos, o subclávio segue dorsalmente e ao longo da margem dominante (cranial) da escápula e fixa-se no supraespinhoso (Fig. 23-5A/2). A parte caudal, maior, também conhecida como peitoral ascendente, insere-se no tubérculo menor do úmero. Ambas as partes atuam, de forma secundária ao serrátil ventral, no deslizamento do tronco entre os membros torácicos. Estes músculos também podem retrair o membro torácico quando este estiver livre. Quando o membro está avançado e fixo, estes músculos tracionam o tronco para frente, em direção ao membro. Os nervos que os suprem são ramos locais (nervos peitorais caudais) do plexo braquial.

Músculos Intrínsecos do Membro Torácico

Os músculos intrínsecos são convenientemente agrupados de acordo com sua localização, ações e inervações comuns.

Músculos de Atuação Primária na Articulação do Ombro. Os músculos que agem na articulação do ombro são dispostos em grupos lateral, medial e caudal.

O *grupo lateral* é formado pelo supraespinhoso e pelo infraespinhoso, que surgem das fossas correspondentes da escápula e as preenchem. O *supraespinhoso* (Fig. 2.56/3) termina nos pontos mais altos de ambos os tubérculos do úmero. O *infraespinhoso* insere-se por um tendão que se divide em uma parte profunda, mais curta, que se fixa ao ponto mais alto, e uma parte superficial, mais longa, que se fixa à face lateral (da parte caudal) do tubérculo maior; *uma bolsa sinovial, entre o osso e o tendão longo, pode ser acometida por um doloroso processo*

inflamatório. Ambos os músculos envolvem lateralmente a articulação. O tendão do supraespinhoso passa cranialmente ao eixo de rotação e pode, assim, também estender o ombro. Afirma-se, às vezes, que o tendão do infraespinhoso passa cranial ou caudalmente ao eixo de rotação, dependendo da posição real da articulação, e pode flexionar ainda mais uma articulação já flexionada; é claro que esta movimentação provavelmente não é muito eficaz. Estes dois músculos são supridos pelo nervo supraescapular do plexo braquial.

O *grupo medial* é composto pelo subescapular e pelo coracobraquial. O *subescapular* (Fig. 2.56/9) surge de uma ampla área da face costal da escápula e insere-se no tubérculo medial do úmero, distalmente ao eixo da articulação do ombro. O subescapular envolve a face medial da articulação. Este músculo também é um adutor em potencial do braço e, como o infraespinhoso, está ambiguamente relacionado à flexão e à extensão do ombro. É suprido pelo nervo subescapular do plexo braquial. O *coracobraquial* (Fig. 2.56/10) estende-se entre a superfície medial do tubérculo supraglenoidal e a parte proximal da diáfise do úmero. É um estabilizador do ombro, com a mesma relação ambígua com a flexão e a extensão do ombro. Este músculo é suprido pelo ramo proximal do *nervo musculocutâneo* do plexo braquial.

O *grupo caudal* ou *flexor* é composto pelos músculos deltoide, redondo maior e redondo menor. O *deltoide* apresenta uma cabeça de origem em equinos e duas nas espécies que possuem acrômio (Fig. 2.56/4 e 4'). A cabeça constante surge da margem caudal e da espinha da escápula; a segunda, inconstante, é originária do acrômio. Ambas se inserem na tuberosidade deltoide do úmero. O *redondo maior* (Fig. 2.56/2) origina-se da parte dorsal da margem caudal da escápula e termina na tuberosidade redonda maior, no terço médio do úmero. O *redondo menor*, relativamente insignificante, repousa sobre o aspecto caudolateral da articulação, entre o deltoide e o infraespinhoso. Estes três músculos são, claramente, flexores primários; o deltoide pode também atuar como abdutor e rotator lateral do braço. O grupo é suprido pelo nervo axilar do plexo braquial.

Diferentemente do bem definido grupo de flexores, parece que nenhum músculo é claramente estabelecido como extensor primário do ombro. Os candidatos em potencial, o braquiocefálico, o bíceps braquial, o supraespinhoso e o peitoral ascendente, possuem outras funções, aparentemente mais importantes.

Músculos de Atuação Primária na Articulação do Cotovelo. A articulação do cotovelo possui um grupo extensor e um grupo flexor. O *grupo extensor,* que preenche o ângulo entre a escápula e o úmero, é composto pelo tríceps braquial, pelo tensor da fáscia do antebraço e pelo ancôneo. O grande e forte *tríceps braquial* (Fig. 2.56/6, 6' e 6'') apresenta três (em cães, quatro) cabeças de origem. A cabeça longa, que surge na margem caudal da escápula, potencialmente também pode atuar como um flexor do ombro. As cabeças lateral, medial e acessória (em cães) têm suas origens na diáfise do úmero e atuam no cotovelo. As cabeças combinam-se e formam um tendão robusto que

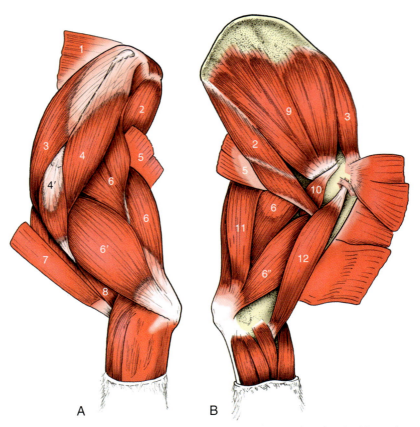

Fig. 2.56 Músculos intrínsecos do ombro e do braço esquerdos de cão. Vistas lateral (A) e medial (B). *1*, Romboide; *2*, redondo maior; *3*, supraespinhoso; *4 e 4'*, partes escapular e acromial do deltoide; *5*, grande dorsal; *6, 6' e 6''*, cabeças longa, lateral e medial do tríceps braquial; *7*, braquiocefálico; *8*, braquial; *9*, subescapular; *10*, coracobraquial; *11*, tensor da fáscia do antebraço; *12*, bíceps braquial.

se insere no ápice do olécrano, onde é protegido, profundamente – contra o osso – pela bolsa subtendínea do tríceps braquial. Uma segunda bolsa, subcutânea, é muitas vezes observada entre o tendão e a pele.

O *tensor da fáscia do antebraço* (Fig. 2.56/*11*) é uma lâmina fina, parte muscular, parte aponeurótica, que repousa sobre a face medial da cabeça longa do tríceps braquial, estendendo-se da escápula ao olécrano. O *ancôneo* é muito menor e origina-se da parte distal do úmero para se inserir na parte lateral do olécrano; este músculo está diretamente relacionado à cápsula da articulação do cotovelo e pode apresentar a função adicional de tensionar a cápsula para que esta não seja pinçada entre o úmero e a ulna. Todas as partes do grupo extensor são supridas pelo nervo radial do plexo braquial.

> Todos os extensores previamente descritos são supridos pelo **nervo radial**.

O *grupo flexor* compreende o bíceps braquial e o braquial. O biarticular *bíceps braquial* (Fig. 2.56/*12*) origina-se do tubérculo supraglenoidal da escápula e segue pelo sulco intertubercular do úmero antes de continuar distalmente até se inserir na tuberosidade do rádio, localizada medialmente na extremidade proximal do rádio, e na parte adjacente da ulna. Assim, este músculo pode ser um extensor do ombro. O *braquial* (Fig. 2.56/*8*) surge da parte proximocaudal do úmero e segue lateralmente em um sulco espiralado deste osso antes de se inserir próximo ao bíceps braquial. Ambos os músculos são supridos pelo *nervo musculocutâneo*.

Músculos Pronadores e Supinadores do Antebraço. Os mamíferos, de modo geral, apresentam no antebraço músculos que têm a supinação ou a pronação como funções primárias, mas estes tendem a se tornar vestigiais ou desaparecer quando a capacidade de movimentação é reduzida ou perdida. Entre as espécies domésticas, a movimentação significativa somente é possível em cães e gatos, espécies que possuem dois músculos supinadores e dois pronadores. O *braquiorradial,* também chamado supinador longo, é uma delgada fita muscular que se estende do epicôndilo lateral do úmero à parte distal da face medial do antebraço, contido na lâmina superficial da fáscia do antebraço. É consideravelmente saliente em gatos, mas, em cães, é muito fino, muitas vezes ausente. O curto músculo *supinador* é mais consistentemente desenvolvido. Trata-se de um pequeno músculo fusiforme, localizado profundamente aos músculos extensores, que passa obliquamente sobre a superfície

Capítulo 2   O Aparelho Locomotor

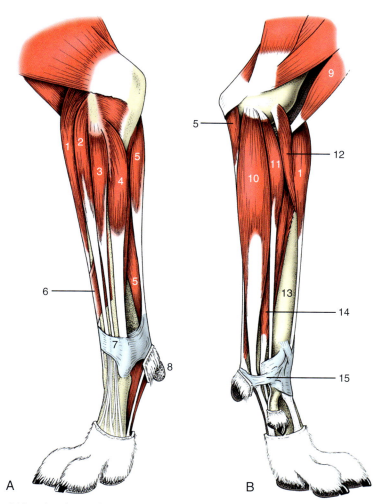

Fig. 2.57 Músculos do antebraço esquerdo do cão. Vistas lateral (A) e medial (B). *1*, Extensor radial do carpo; *2*, extensor digital comum; *3*, extensor digital lateral; *4*, ulnar lateral; *5*, flexor ulnar do carpo; *6*, extensor oblíquo do carpo; *7*, retináculo extensor; *8*, toro cárpico; *9*, bíceps braquial; *10*, flexor digital superficial; *11*, flexor radial do carpo; *12*, pronador redondo; *13*, rádio; *14*, flexor digital profundo; *15*, retináculo flexor.

---

flexora do cotovelo e estende-se do epicôndilo lateral do úmero ao quarto proximal da margem medial do rádio. Os músculos supinadores são supridos pelo nervo radial.

O *pronador redondo* (Fig. 2.57/*12*) origina-se do epicôndilo medial do úmero e converge até a inserção do supinador, no rádio. Este músculo é funcional apenas em cães e gatos. O *pronador quadrado* é encontrado somente em carnívoros. Passa da diáfise da ulna à diáfise do rádio, na superfície medial do espaço interósseo do antebraço. Os músculos pronadores são supridos pelo nervo mediano.

A rotação a partir da posição neutra que pode ser produzida por estes músculos é mais livre quando o cotovelo está flexionado. Os movimentos são limitados a cerca de 40 graus de pronação e 45 graus de supinação em cães, sendo um pouco mais amplos em gatos.

Músculos de Atuação Primária nas Articulações do Carpo e dos Dígitos. Os músculos que atuam principalmente nas articulações do carpo e dos dígitos são classificados apenas como extensores ou flexores, embora sua ação seja ambígua.

Os Músculos Extensores do Carpo e dos Dígitos. Entre os músculos extensores do carpo e dos dígitos, estão os músculos extensores dos dígitos e aqueles com ação confinada ao carpo.

Todos os extensores do carpo e dos dígitos têm ação extensora no carpo, apresentam posição craniolateral no antebraço, são supridos pelo nervo radial e, com uma exceção, originam-se cranialmente do epicôndilo lateral do úmero.

O *extensor radial do carpo* (Fig. 2.57/*1*), componente mais medial do grupo, está localizado diretamente do cranial à margem subcutânea do rádio. Este músculo insere-se na extremidade proximal do terceiro (às vezes, também do segundo) osso metacárpico. O *ulnar lateral* (Fig. 2.57/*4*) (extensor ulnar do carpo) é o componente mais lateral e segue paralelamente ao flexor ulnar do carpo no extremo da face lateral do antebraço, para se inserir no acessório do carpo e na extremidade proximal do metacárpico mais lateral. Este músculo pode estender o carpo já estendido, mas adicionalmente flexiona ainda mais a articulação já flexionada. Ainda, pode também desviar a mão lateralmente. Apesar de seu caráter ambíguo, o ulnar lateral mantém o suprimento nervoso extensor. O *extensor oblíquo do carpo* (Fig. 2.57/*6*) (também conhecido como *abdutor longo do primeiro dígito*) origina-se na face cranial do rádio e cursa um trajeto mediodistal oblíquo para se inserir no osso metacárpico mais medial. É extensor do carpo e pode, em cães e gatos, desviar a mão medialmente.

Todas as espécies possuem um músculo extensor digital lateral e outro comum; no entanto, este último pode ser subdividido. Uma vez que o *extensor digital comum* (Fig. 2.57/*2*) se insere no processo extensor da falange distal de cada dígito funcional, o número de tendões de inserção corresponde ao número de dígitos. Uma subdivisão do extensor comum, presente em todas as espécies à exceção de equinos e felinos, insere-se no dígito funcional mais medial; em cães, envia um tendão oblíquo ao dígito vestigial. Este músculo é denominado *extensor digital medial*, mas este termo não é oficial. O *extensor digital lateral* (Fig. 2.57/*3*) segue pela margem lateral do extensor digital comum. O tendão não dividido se insere na face dorsal da falange proximal de equinos. O músculo também apresenta um tendão de inserção em ruminantes, dois em suínos, três em cães e quatro em gatos; nestas espécies, a inserção ocorre em conjunto com a inserção do tendão do extensor comum da falange distal de um, dois, três ou quatro dígitos funcionais mais laterais. Nas espécies menores, a separação das divisões digitais começa mais proximalmente e é mais completa.

Os Músculos Flexores do Carpo e dos Dígitos. O grupo flexor do carpo é formado pelos músculos flexores dos dígitos e pelos músculos que atuam somente sobre o carpo.

Todos os flexores do carpo e dos dígitos têm posição caudal no antebraço; origem, pelo menos em parte, caudalmente no epicôndilo medial do úmero; e inervação proveniente do nervo mediano ou do nervo ulnar, ou de ambos.

Alguns possuem outras, inclusive principais, origens no antebraço e também atuam sobre as articulações dos dígitos. O *flexor radial do carpo* (Fig. 2.57/*11*) é o mais medial e segue diretamente caudal à margem subcutânea do rádio. Este músculo termina na extremidade proximal do segundo (às vezes, do terceiro) osso metacárpico. O *flexor ulnar do carpo* (Fig. 2.57/*5*) é lateral e termina no osso acessório do carpo. Ambos os músculos são apenas flexores do carpo.

O *flexor digital superficial* (Fig. 2.57/*10*) repousa na superfície caudomedial do antebraço e não está contido em uma bainha sinovial ao passar pelo carpo; mais adiante, é dividido em um tendão para cada dígito funcional e se insere na região da articulação interfalangiana proximal. Cada tendão derivado do tendão flexor digital superficial divide-se em duas faixas divergentes para criar um arco para passagem do tendão flexor digital profundo até suas inserções mais distais. O *flexor digital profundo* (Fig. 2.57/*14*) repousa mais profundamente no antebraço e passa o carpo por meio do canal do carpo antes de se dividir em um a quatro ramos tendíneos digitais; cada um perfura o ramo correspondente do tendão flexor digital superficial e, então, continua até sua inserção na face palmar de uma falange distal.

Músculos Digitais Curtos. Os *músculos interósseos* sustentam as articulações metacarpofalangianas. Estes músculos apresentam importantes diferenças espécie-específicas em número, estrutura (são bastante tendinosos em animais de grande porte) e função. Surgem da face palmar das extremidades proximais dos ossos metacárpicos e inserem-se, inicialmente, nos ossos sesamoides das articulações metacarpofalangianas; daí em diante, continuam como ligamentos sesamoides distais que se fixam às falanges e como ramos extensores, que envolvem a face dorsal dos dígitos e unem-se aos tendões extensores. Mais adiante, estas estruturas são descritas, em detalhes, nas espécies em que são importantes.

Em carnívoros e suínos, diversos pequenos músculos digitais auxiliam a extensão, a flexão, a abdução ou a adução dos dígitos abaixais – um, dois e cinco em cães e gatos, e dois e cinco nos suínos. Sua descrição é desnecessária.

O Esqueleto do Membro Pélvico

Cíngulo do Membro Pélvico

O cíngulo do membro pélvico foi descrito com o tronco (p. 40) pelas razões previamente mencionadas.

Esqueleto da Parte Livre do Membro Pélvico

O *fêmur* (*os femoris;* Fig. 2.58), que forma o esqueleto da coxa, é o mais forte entre os ossos longos. Sua extremidade proximal curva-se medialmente, de modo que a superfície articular proximal, a cabeça, é o contrapeso do eixo longo da diáfise do osso. A cabeça do fêmur é hemisférica e unida à diáfise por um colo, melhor definido nas espécies de pequeno porte. A superfície articular é interrompida por uma área não articular (fóvea) à qual o(s) ligamento(s) intracapsular(es) se fixam; a fóvea é arredondada e centralizada em cães e cuneiforme e estendida medialmente em equinos. Um grande processo, o trocanter maior (Fig. 2.58/*3*), é lateral à cabeça e a esta está nivelado à mesma altura em pequenos animais, mas se projeta bem acima em espécies maiores (Fig. 2.58/*3'* e *3''*). O trocanter maior confere fixação à maior parte dos músculos glúteos, a estes extensores do quadril como um longo braço de alavanca. A fossa trocantérica repousa entre o trocanter maior e o colo do fêmur (Fig. 2.58/*5*) e é o local de inserção dos pequenos músculos rotadores do quadril. A face caudal da diáfise do fêmur é plana, mas as demais faces combinam-se em uma superfície regular lisa contínua. As margens entre as áreas planas e arredondadas são ásperas para fixação muscular.

Dois processos marcam a metade proximal da diáfise do osso. Um trocanter menor, baixo e rugoso (Fig. 2.58/4), projeta-se a partir da margem medial e confere inserção ao músculo iliopsoas. O terceiro trocanter, na base do trocanter maior (Fig. 2.58/4'), é saliente apenas em equinos e confere fixação ao glúteo superficial. Em animais de grande porte, distalmente na face caudal da diáfise, localiza-se uma profunda fossa supracondilar, que aumenta a área de origem do flexor digital superficial (Fig. 2.58/7'). Em cães, a mesma função é realizada por uma tuberosidade (supracondilar lateral).

A extremidade distal do fêmur articula-se com a tíbia e com a patela. A articulação com a tíbia é feita por dois côndilos direcionados caudodistalmente e separados por uma profunda fossa intercondilar. As superfícies abaxiais dos côndilos são ásperas e conferem fixação aos ligamentos colaterais do joelho. O côndilo lateral apresenta, cranialmente, uma depressão chamada *fossa extensora* (Fig. 2.58/12), de onde se originam aos músculos extensor digital longo e fibular terceiro e, caudalmente, uma depressão (Fig. 2.58/13) para o poplíteo. Em cães e gatos, a face caudal de cada côndilo é encimada por uma pequena faceta achatada para articulação com um dos pequenos ossos sesamoides (Fig. 2.58/11; anteriormente chamados fabelas) na origem do gastrocnêmio (Fig. 17.3). (Fig. 2.58/6'). Uma tróclea cranial (Fig. 2.58/6) articula com a patela e estende-se proximalmente na face cranial. Ambas as cristas limitantes da tróclea são baixas e de tamanhos mais ou menos semelhantes em cães e relativamente maiores e variáveis em equinos e bovinos, espécies nas quais a crista medial, mais robusta, termina em um alargamento proximal (Fig. 2.58/6').

A *patela*, também chamada rótula, é um osso sesamoide desenvolvido o interior do tendão de inserção do quadríceps femoral, o principal extensor do joelho. É ovoide em cães, mas prismática em equinos e bovinos. Em espécimes frescos, a patela estende-se medial e lateralmente por meio de cartilagens parapatelares.

O *esqueleto da perna* é composto pela tíbia e pela fíbula (Fig. 2.59) que, diferentemente dos elementos análogos do membro torácico, seguem lado a lado, sem qualquer tendência a cruzamento. O osso medial, a tíbia, sem dúvida, é sempre o maior. A fíbula é excluída da articulação com o fêmur e seu contato com o esqueleto do jarrete é restrito.

A extremidade expandida proximal da *tíbia* apresenta dois côndilos divididos por uma incisura poplítea caudal, que acomoda o *músculo poplíteo*. Cada côndilo apresenta uma

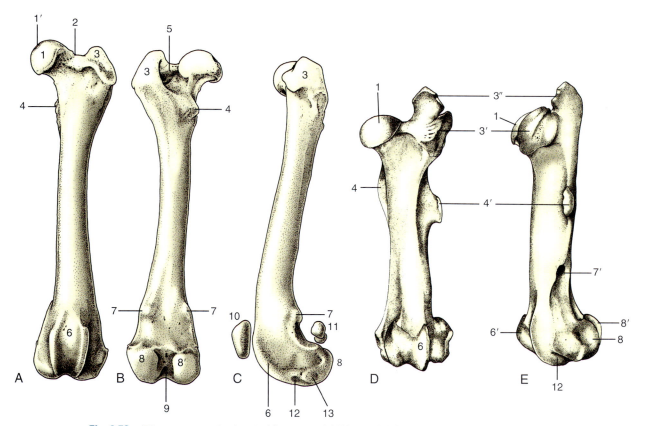

Fig. 2.58 Fêmur esquerdo do cão. Vistas cranial (A), caudal (B) e lateral (C). Fêmur esquerdo do equino. Vistas cranial (D) e lateral (E). *1*, Cabeça do fêmur; *1'*, fóvea da cabeça do fêmur; *2*, colo do fêmur; *3*, trocanter maior; *3'* e *3"*,partes cranial e caudal do trocanter maior; *4*, trocanter menor; *4'*, terceiro trocanter; *5*, fossa trocantérica; *6*, tróclea; *6'*, extremidade proximal aumentada da crista medial da tróclea (tubérculo troclear); *7*, tuberosidades supracondilares (lateral e medial); *7'*, fossa supracondilar; *8* e *8'*, côndilos lateral e medial; *9*, fossa intercondilar; *10*, patela; *11*, ossos sesamoides (dno gastrocnêmio); *12*, fossa extensora; *13*, fossa poplítea.

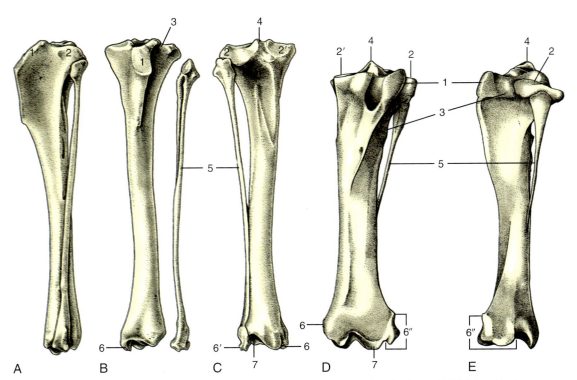

Fig. 2.59 Tíbia e fíbula esquerdas do cão. Vistas cranial (A), caudal (B) e lateral (C). Tíbia e fíbula esquerdas de equino. Vistas cranial (D) e lateral (E). *1*, Tuberosidade da tíbia; *2* e *2'*, côndilos lateral e medial da tíbia; *3*, sulco extensor; *4*, eminência intercondilar; *5*, fíbula; *6* e *6'*, maléolos medial e lateral; *6''*, maléolo lateral do cavalo (representando a extremidade distal da fíbula); *7*, cóclea.

superfície articular levemente ondulada para o côndilo correspondente do fêmur; uma estreita área intermédia e não articular possui uma eminência central (Fig. 2.59/*4*). Uma depressão na eminência e as áreas craniais e caudais a ela, menos definidas, indicam regiões para fixações ligamentares. A tuberosidade da tíbia, muito robusta (Fig. 2.59/*1*), na margem cranial desta extremidade é, em vida, um importante ponto de referência e continua como uma crista que desaparece gradativamente. Um sulco (Fig. 2.59/*3*) aloja os tendões de certos músculos da perna e separa a tuberosidade da superfície cranial do côndilo lateral. Caudal a este sulco, a margem do côndilo apresenta uma pequena faceta para articulação com a fíbula, embora em algumas espécies o espaço articular seja obliterado por fusão.

A parte proximal da diáfise da tíbia possui três faces, porém, mais distalmente, o osso é comprimido craniocaudalmente. Esta alteração ocorre porque a superfície lisa da parte proximal, que está voltada craniolateralmente, depois curva-se para se voltar diretamente para frente. Toda a superfície medial é subcutânea e achatada. A face caudal é estriada para inserção muscular.

A extremidade distal apresenta a cóclea (Fig. 2.59/*7*), que se articula com a tróclea do tálus. A crista central e os sulcos que flanqueiam a cóclea possuem uma deflexão craniolateral, embora seu ângulo varie conforme a espécie. Uma saliência óssea, o maléolo medial (Fig. 2.59/*6*), está presente na superfície medial da cóclea. Uma protuberância lateral similar, encontrada somente em equinos, representa a parte distal assimilada da fíbula (Fig. 2.59/*6''*). Em outras espécies, a característica correspondente (maléolo lateral) é dada pela fíbula.

Em carnívoros e suínos, a *fíbula* é reduzida em robustez, mas não em comprimento. É separada da tíbia por um espaço interósseo que segue toda a extensão da perna nos suínos, mas é limitado à metade proximal em cães. A diáfise da fíbula regride em ruminantes a um processo em formato de lágrima, fusionado ao côndilo lateral da tíbia; a extremidade distal está isolada como um pequeno osso maleolar compacto que forma uma articulação engrenada com a tíbia, completando a superfície articular para o tálus. A achatada cabeça da fíbula equina é firmemente aplicada à tíbia e à delgada diáfise que dela se estende convergindo para a tíbia, mas gradualmente desaparece em direção ao terço médio da perna.

Os *ossos do tarso* são dispostos em três fileiras. A proximal é composta por dois ossos relativamente grandes: o tálus, medialmente, e o calcâneo, lateralmente. A fileira média é formada por um único osso central do tarso, mas a distal é composta por até quatro ossos, numerados em sequência mediolateral. O quarto osso társico, de posição lateral, está constantemente presente e, por ser muito mais profundo do que os demais, introduz-se na fileira média (Fig. 2.60).

O tálus (Fig. 2.61) possui uma superfície troclear proximal que se encaixa na tíbia. A superfície distal, que se articula com o osso central do tarso, é achatada em equinos e mais arredondada nas demais espécies. O calcâneo repousa principalmente lateralmente ao tálus, mas estende-se em um processo saliente (sustentáculo do tálus, Fig. 2.61/*3'*) que se sobrepõe ao tálus em sua face plantar e sustenta o tendão flexor digital profundo. A maior parte do osso projeta-se proximalmente atrás da tíbia como um braço livre de alavanca, onde se fixa

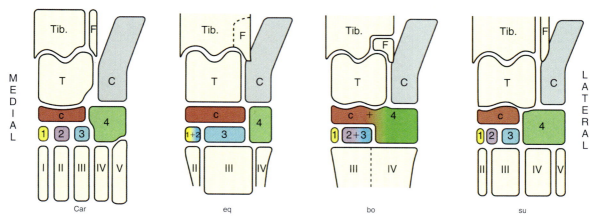

Fig. 2.60 Os ossos do esqueleto do tarso em carnívoros *(Car)*, equinos *(eq)*, bovinos *(bo)* e suínos *(su)*, esquemático. Os *algarismos romanos* identificam os ossos metatársicos e os *números arábicos*, os ossos da fileira distal do tarso. C, calcâneo; c, osso central do tarso; F, fíbula; T, tálus; Tib, tíbia.

o tendão comum do calcâneo. O tálus termina em um espessamento, que é a base da ponta do jarrete (Fig. 2.61/*3''*) e corresponde ao calcanhar humano. A extremidade distal do calcâneo repousa sobre o quarto osso társico (Fig. 2.61/*6*). O osso central do tarso interpõe-se entre o tálus, proximalmente, e o primeiro, o segundo e o terceiro ossos társicos, distalmente; sua superfície proximal se ajusta ao tálus e é côncava na maioria dos animais, mas achatada em equinos. Sua superfície articular distal também é achatada. Em ruminantes, o central do tarso e o quarto osso társico são fundidos.

Os ossos da fileira distal do tarso nem sempre são fundidos: o primeiro e o segundo são fundidos em equinos, e o segundo e o terceiro, em ruminantes. Individualmente irregulares, estes ossos, juntos, formam um disco mais ou menos achatado, que se interpõe entre o central do tarso e os ossos metatársicos. O quarto osso társico, cuboide, interpõe-se entre o calcâneo e os ossos metatársicos laterais; em algumas espécies, também sustenta o tálus.

Os demais ossos do membro pélvico são bastante similares aos do membro torácico. Os ossos metatársicos são mais longos (cerca de 20%) do que os metacárpicos e, em cortes transversais, mais arredondados. O primeiro osso metatársico é rudimentar em cães, entre os quais poucas raças apresentam um dígito vestigial no membro pélvico.

As Articulações do Membro Pélvico

A *articulação do quadril** (Fig. 2.62) é esferoide e formada entre a face semilunar do acetábulo e a cabeça do fêmur. A superfície acetabular é aumentada por um lábio articular

---

*Nota da Revisão Científica: A atual edição (2017) da *Nomina Anatomica Veterinaria* sugere *"articulatio coxae"* para a denominação desta articulação na forma latina. Sua tradução literal para o português é "articulação coxal". Entretanto, nesta edição brasileira foi preferida a denominação não literal de "articulação do quadril" pelos seguintes motivos: 1) para preservar a concepção dos autores (ingl. hip joint); 2) porque "articulação do quadril" também é uma denominação aceita em português.

(Fig. 2.62/*2'*), contínuo ao ligamento transverso do acetábulo (Fig. 2.62/*2''*) que transpõe a incisura que interrompe a parede medial do soquete. A membrana sinovial da articulação é sustentada externamente por um revestimento fibroso que não é forte de maneira uniforme. A cabeça do fêmur fixa-se ao fundo do acetábulo por meio de um ligamento intracapsular, o ligamento da cabeça do fêmur, que é recoberto por uma reflexão da membrana sinovial. Em equinos, um segundo ligamento (acessório) insere-se na área não articular da cabeça do fêmur (p. 612).

O quadril não desfruta de toda a amplitude de movimentos esperada em uma articulação esferoide. Em animais de grande porte, o movimento é bastante restrito à flexão e extensão. Devido à dominância do movimento sagital, a área articular tende a se estender até o colo do osso (fêmur) em ruminantes. A restrição de movimentação se deve ao(s) ligamento(s) intra-articular(es) e aos massivos músculos da face medial da coxa. A articulação tem a amplitude mais versátil em cães.

A *articulação do joelho* (Fig. 2.63), que corresponde ao joelho humano, é composta pelas articulações femorotibial, femoropatelar e tibiofibular proximal*. Os cães também apresentam uma articulação entre o fêmur e o par de ossos sesamoides nas origens do gastrocnêmio e entre a tíbia e o osso sesamoide no tendão poplíteo. Nestes animais, todas estas articulações compartilham uma cavidade sinovial comum, porém, nas espécies de grande porte, a comunicação entre os compartimentos femoropatelar e femorotibial medial e lateral é mais restrita.

A articulação femorotibial é incomum, já que apresenta dois meniscos fibrocartilaginosos (Fig. 2.63/*10* e *17*) interpostos entre os côndilos do fêmur e da tíbia. Os meniscos, que compensam a incongruência das superfícies articulares,

---

*Nota da Revisão Científica: A inclusão da articulação tibiofibular proximal como constituinte da articulação do joelho é uma concepção dos autores. A atual edição (2017) da *Nomina Anatomica Veterinaria* contempla apenas as articulações femoropatelar e femorotibial como constituintes da referida articulação.

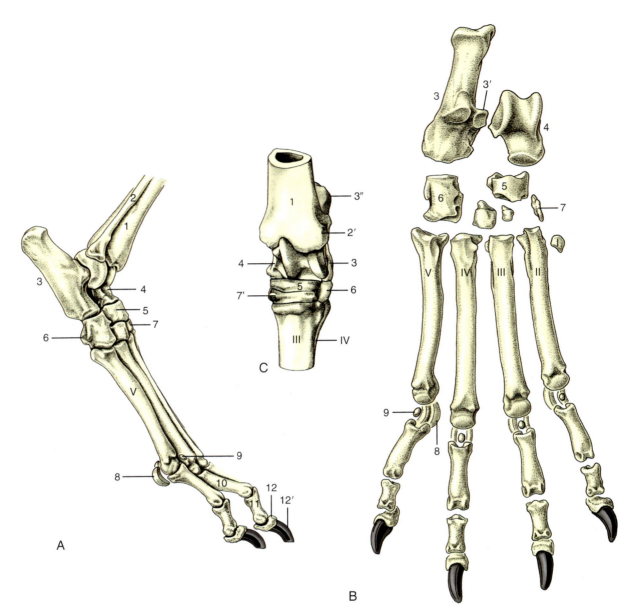

Fig. 2.61 Esqueleto do pé direito do cão. Vistas lateral (A) e dorsal (B). Tarso esquerdo do equino, vista dorsal (C). Os *algarismos romanos* identificam os ossos metatársicos. *1*, Tíbia; *2*, fíbula; *2'*, maléolo lateral; *3*, calcâneo; *3'*, sustentáculo do tálus; *3"*, túber do calcâneo (ponta do jarrete); *4*, tálus; *5*, osso central do tarso; *6*, quarto osso társico; *7*, primeiro, segundo e terceiro ossos társicos na fileira distal; *7'*, terceiro osso társico do cavalo; *8*, ossos sesamoides proximais; *9*, ossos sesamoides dorsais; *10, 11* e *12*, falanges proximal, média e distal; *12'*, unha.

são semilunares em plano, cuneiformes ao corte e apresentam a superfície proximal côncava e a distal achatada. Cada menisco é fixo por ligamentos que se estendem entre suas extremidades cranial e caudal e a área central não articular da extremidade proximal da tíbia; o menisco lateral também está fixado caudalmente à fossa intercondilar do fêmur.

Quatro ligamentos unem o fêmur aos ossos da perna. Um ligamento colateral medial passa entre o epicôndilo do fêmur e a parte proximal da tíbia, em direção à parte caudal da articulação. O ligamento lateral correspondente possui disposição similar, mas fixa-se à cabeça da fíbula. Os ligamentos cruzados são localizados centralmente. O ligamento cruzado cranial (lateral) (Fig. 2.63/*16*) surge no côndilo lateral do fêmur, na fossa intercondilar, e segue craniodistalmente para se fixar na tíbia. O ligamento cruzado caudal (medial) (Fig. 2.63/*15*) segue em ângulos retos em relação ao cranial e fixa-se caudalmente na tíbia, perto da incisura poplítea.

A articulação femoropatelar é formada entre a tróclea do fêmur e a patela e estende-se por meio de cartilagens parapatelares,

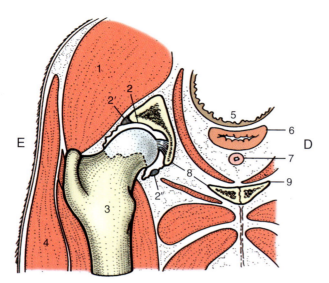

Fig. 2.62 Secção transversal esquemática da articulação do quadril esquerda do cão. O fêmur foi desenhado em repouso.
1, Glúteo médio; *2,* acetábulo, conectado à cabeça do fêmur pelo ligamento da cabeça do fêmur; *2',* margem fibrosa (lábio) do acetábulo; *2",* ligamento transverso do acetábulo; *3,* fêmur; *4,* bíceps femoral; *5,* reto; *6,* vagina; *7,* uretra; *8,* forame obturado; assoalho da pelve; *E,* esquerdo; *D,* direito.

das quais a medial é especialmente bem desenvolvida em animais de grande porte. Os ligamentos femoropatelares colaterais (Fig. 2.63/*12*), relativamente fracos, estendem-se entre as cartilagens e o fêmur. Distalmente, a patela une-se à tuberosidade da tíbia por meio de um único ligamento patelar, exceto em equinos e bovinos, espécies que apresentam três espessamentos ligamentosos – medial, intermédio e lateral – conectados por uma lâmina fibrosa (Fig. 24.4). O ligamento patelar intermédio (ou único) representa o tendão de inserção do quadríceps femoral; os demais, quando presentes, representam a continuação de outros músculos que se inserem nas proximidades da articulação.

A membrana sinovial fixa-se ao redor das periferias das superfícies articulares e dos meniscos. Esta membrana recobre os ligamentos cruzados e forma uma partição, completa apenas em equinos, entre as articulações femorotibiais medial e lateral. A parte femoropatelar da cavidade estende-se proximalmente entre o fêmur e o quadríceps. Em cavalos, geralmente comunica-se somente com o compartimento femorotibial medial, mas, em outras espécies, sua comunicação com ambos é livre. Divertículos da cápsula envolvem as articulações menores com a fíbula e os sesamoides, estendendo-se até os tendões de origem dos músculos extensor digital longo e poplíteo.

Apesar de sua complexidade, o joelho funciona como uma dobradiça, responsável principalmente por movimentos de flexão e extensão. Os côndilos do fêmur rolam sobre nos meniscos que, por sua vez, deslizam sobre o platô da tíbia – cranialmente à extensão, caudalmente à flexão. A distância entre o fêmur e os meniscos é cerca de três vezes a distância entre os meniscos e a tíbia. A configuração em espiral dos côndilos do fêmur, quando vista de lado, tensiona os ligamentos e retarda o movimento durante a extensão das articulações. A estabilidade da articulação é muito dependente dos ligamentos cruzados. A ruptura de um deles, que não é um infortúnio incomum, permite à tíbia mobilidade anormal. A ruptura do ligamento cruzado cranial provoca o deslizamento da tíbia para frente e a ruptura do ligamento cruzado caudal causa o deslizamento para trás. A rotação imposta sobre a articulação, principalmente em extensão, exerce grande tração sobre os meniscos e seus ligamentos.

A *articulação do tarso* dos quadrúpedes é comumente conhecida como jarrete. Embora possua quatro níveis de articulação, na maioria das espécies, quase todos os movimentos ocorrem no nível tarsocrural. Esta é uma articulação em dobradiça, mas a obliquidade das cristas os sulcos intercalados da tíbia e do tálus impõe um desvio lateral do pé durante a flexão. Em ruminantes e carnívoros, flexão limitada é também possível nas superfícies curvas da articulação entre o tálus e o osso central do tarso.

Entre os muitos ligamentos, os mais importantes são os ligamentos colaterais medial e lateral, que se estendem, com fixações intermediárias, da tíbia (e fíbula) à extremidade proximal do metatarso. Cada ligamento é composto por uma parte longa superficial de extensão completa e uma parte mais curta e profunda, restrita ao nível proximal da articulação. Outro ligamento longo é encontrado caudalmente, estendido da face plantar do calcâneo, sobre o quarto osso társico, até o metatarso. Os demais ligamentos são menores e mantêm os ossos do tarso firmemente unidos.

A articulação possui diversos compartimentos. O compartimento entre a tíbia e o tálus é o maior e pode apresentar algumas bolsas locais, como são conhecidas as partes de menor sustentação da cápsula. Os demais sacos sinoviais são mais justos e, de modo geral, se comunicam. Os detalhes são mais importantes em equinos (p. 621).

As demais articulações do membro pélvico serão descritas nos capítulos de anatomia regional, à medida que devem ser diferenciadas de suas correspondentes no membro torácico.

Os Músculos do Membro Pélvico

A musculatura do cíngulo já foi descrita (p. 49).

Os Músculos Intrínsecos do Membro Pélvico

Músculos de Atuação Primária na Articulação do Quadril. Os músculos que agem no quadril são topograficamente dispostos em grupos glúteo, medial, profundo e caudal (isquiotibiais ou tendíneos).

O *grupo do glúteo* é composto pelos músculos glúteos superficial, médio e profundo e pelo tensor da fáscia lata. Em cães, o glúteo superficial é um músculo relativamente estreito, que recobre a parte caudal do glúteo médio e estende-se das fáscias glútea e caudal até o terceiro trocanter do fêmur (Fig. 2.64/*4*). Em ungulados, uma parte é incorporada ao bíceps femoral e, algumas vezes, também ao semitendinoso,

86 Parte I **Anatomia Geral**

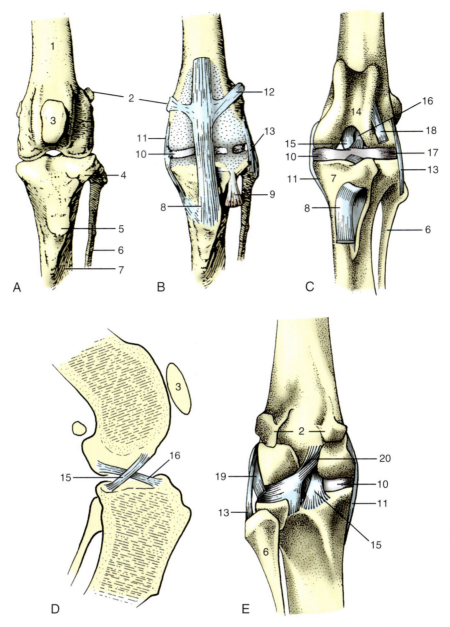

Fig. 2.63 (A a C) Articulação do joelho esquerdo do cão, vistas craniais. (B) Extensão da cápsula articular. (C) A patela foi removida. Trajeto dos ligamentos cruzados nas vistas medial (D) e caudal (E). *1*, Fêmur; *2*, ossos sesamoides do músculo gastrocnêmio; *3*, patela; *4*, sulco extensor; *5*, tuberosidade da tíbia; *6*, fíbula; *7*, tíbia; *8*, ligamento patelar; *9*, tendão do músculo extensor digital longo em sua passagem pelo sulco extensor; *10*, menisco medial; *11*, ligamento colateral medial; *12*, ligamento femoropatelar lateral; *13*, ligamento colateral lateral; *14*, tróclea; *15*, ligamento cruzado caudal; *16*, ligamento cruzado cranial; *17*, menisco lateral; *18*, coto de 9; *19*, tendão do músculo poplíteo; *20*, ligamento meniscofemoral.

suprindo-os com as cabeças vertebrais de origem. O glúteo superficial é um extensor do quadril e, portanto, retrai o membro. Este músculo é suprido pelo nervo glúteo caudal.

O *glúteo médio* (Fig. 2.64/3) é, sem dúvida, o maior músculo do grupo. Surge da face dorsal do ílio e da fáscia glútea e insere-se no trocanter maior do fêmur. É um extensor excepcionalmente forte do quadril, com algum potencial abdutor. As ações das subdivisões profundas, o glúteo acessório e, mais caudalmente, o piriforme, são similares às da massa principal. O músculo é suprido principalmente pelo nervo glúteo cranial.

O *glúteo profundo* é muito menor e completamente recoberto pelo glúteo médio. Este músculo origina-se na espinha isquiática e na região adjacente do osso coxal, para se inserir na parte cranial do trocanter maior do fêmur. Pode também estender-se o quadril, mas o trajeto transversal

Capítulo 2 **O Aparelho Locomotor** 87

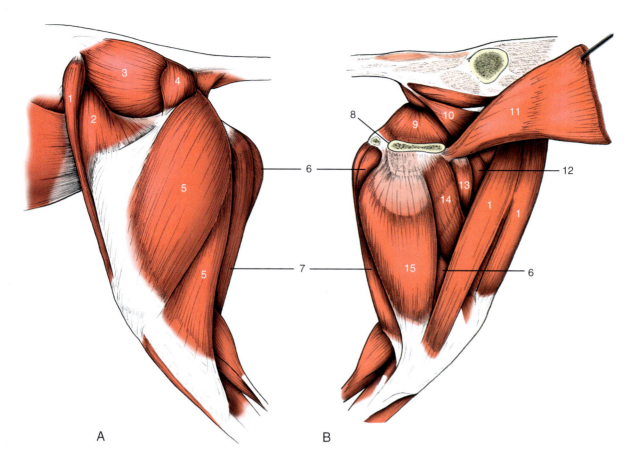

Fig. 2.64 Músculos do quadril e da coxa do cão. Vistas lateral (A) e medial (B). *1,* Sartório; *2,* tensor da fáscia lata; *3,* glúteo médio; *4,* glúteo superficial; *5,* bíceps femoral; *6,* semimembranoso; *7,* semitendinoso; *8,* sínfise pélvica; *9,* obturador interno; *10,* levantador do ânus; *11,* reto do abdome; *12,* quadríceps femoral; *13,* pectíneo; *14,* adutor; *15,* grácil.

da maioria de suas fibras faz que seja mais importante na abdução do membro. Este músculo também é suprido pelo nervo glúteo cranial. O *tensor da fáscia lata* (Fig. 2.64/*2*) é o músculo mais cranial do grupo. Originário do túber coxal (ou equivalente) e da parte adjacente do ílio, estende-se pela margem cranial da coxa antes de se inserir na espessa fáscia lateral do fêmur (fáscia lata), a qual permite sua fixação à patela e a outras estruturas da região do joelho. Suprido pelo nervo glúteo cranial, o tensor da fáscia lata é, primariamente, um flexor do quadril. Em equinos, sua parte mais caudal estende-se para frente e se funde a uma faixa cranial do glúteo superficial.

O *grupo medial* é principalmente empregado na adução do membro pélvico; *adução* é, obviamente, um termo que também abarca a prevenção da abdução indesejada. A maioria dos músculos deste grupo é suprida pelo nervo obturatório e estes – grácil, pectíneo, adutor e obturador externo – são, ocasionalmente, denominados como *os adutores*. O sartório tem origem e relação bem diferentes.

O *grácil*, um músculo largo, porém delgado, tem origem aponeurótica na região da sínfise pélvica (Fig. 2.64/*15*). Sua inserção, também aponeurótica, unde-se à fáscia crural, por meio da qual se fixa à crista da tíbia e a outras estruturas mediais da região do joelho.

O *pectíneo* é um pequeno músculo fusiforme que, em cães, forma uma proeminente característica de superfície na parte proximal da coxa (Fig. 2.64/*13*). Este músculo origina-se do ramo cranial do púbis e do tendão pré-púbico e se insere na parte proximal da "linha rugosa" medial do fêmur. Nas espécies de grande porte, mas não em cães, uma parte considerável do tendão de origem cruza com seu par no interior do tendão pré-púbico.

O *adutor* é geralmente dividido em diversas partes individualmente nomeadas, mas tais distinções são desnecessárias. O músculo surge sobre uma área extensa da superfície ventral do assoalho da pelve e se insere ao longo dos dois terços distais da "linha rugosa" medial do fêmur e na fáscia e nos ligamentos da face medial do joelho (Fig. 2.64/*14*).

O *obturador externo* é incluído aqui por conveniência, embora apresente afinidades óbvias com os músculos do grupo profundo, descrito a seguir. Surge na superfície ventral do assoalho da pelve, sobre o forame obturado e ao redor dele, e se insere na parte ventral da fossa trocantérica. Além de ser um adutor, é um potencial rotator lateral da coxa.

O *sartório* é distinto dos demais músculos mediais por sua inervação advinda do ramo safeno do nervo femoral. É superficial e segue o aspecto craniomedial da coxa; em cães, é composto por dois ventres paralelos, um dos quais forma o contorno cranial da coxa (Fig. 2.64/*1*). Exceto em equinos (nos quais se origina na fáscia ilíaca, no teto do abdome), surge na crista ilíaca e insere-se em estruturas mediais da região do joelho. É provável que sua principal ação seja a flexão do quadril, mas apresenta certa capacidade de adução da coxa e extensão do joelho. O espaço superficial entre a margem caudal do sartório e o pectíneo é comumente denominado *canal femoral*.

Os *músculos profundos do quadril* formam um conjunto bastante heterogêneo de músculos pequenos e essencialmente triviais: o obturador interno, os gêmeos, o quadrado femoral e o articular da coxa. Em sua maioria, estes músculos são supridos pelo nervo isquiático.

O *obturador interno* (Fig. 2.64/*9*) é um músculo delgado que surge na superfície dorsal do fêmur, nas proximidades do forame obturado; em carnívoros e equinos, seu tendão deixa a pelve passando sobre o ísquio, caudalmente ao acetábulo, e termina na fossa trocantérica. Em outras espécies, o tendão passa pelo forame obturado; nesta disposição, o músculo pode se originar como um derivado do obturador externo. Este músculo faz a rotação lateral da coxa.

Os *gêmeos* são dois pequenos feixes musculares "gêmeos" que passam da espinha isquiática à fossa trocantérica. Estes músculos também fazem a rotação lateral da coxa.

O *quadrado femoral* passa do aspecto ventral do ísquio à extremidade proximal da diáfise do fêmur, próximo à fossa trocantérica. É descrito como um extensor, mas pode não ser significativo.

O *articular da coxa* repousa sobre a superfície cranial a cápsula articular da articulação do quadril e a protege da compressão entre as superfícies femoral e acetabular.

Os *músculos do grupo caudal (isquiotibial ou tendíneo)* – bíceps femoral, semitendinoso e semimembranoso – preenchem a parte caudal da coxa. Estes músculos estendem-se do túber isquiático e parte adjacente do ligamento sacrotuberal até uma inserção ampla, tanto proximal quanto distalmente à articulação do joelho. Certos componentes continuam com o tendão comum do calcâneo até o calcâneo. Em ungulados, um músculo (ou mais de um) também é estendido proximalmente, por meio de uma origem (cabeça vertebral) a partir das vértebras sacrais e caudais. As cabeças vertebrais são mais desenvolvidas em equinos e responsáveis pelo contorno arredondado da garupa destes animais, que contrasta com o formato mais angulado observado em cães e bovinos. Ao menos parte da extensão vertebral deve-se à assimilação de um componente glúteo superficial. Para esta combinação, pode ser encontrado o termo *gluteobíceps*.

O *bíceps femoral* é, em maior parte, lateral (Fig. 2.64/*5*). Em equinos e ruminantes, mas não em cães, este músculo apresenta uma cabeça vertebral e outra pélvica. Na parte distal da coxa, o músculo unido divide-se em inserções que se fixam, por meio das fáscias femoral e crural, à patela e aos ligamentos da articulação do joelho, proximal e distalmente à articulação; uma inserção adicional, até a ponta do jarrete, é conseguida por uma contribuição (o tendão társico) para o tendão comum do calcâneo.

O semitendinoso (Fig. 2.64/*7*) forma o contorno caudal da coxa. Este músculo apresenta uma cabeça vertebral somente em equinos e suínos. Sua inserção ocorre na face medial da extremidade proximal da tíbia e no calcâneo. As inserções do bíceps femoral e do semitendinoso, uma de cada lado da depressão (fossa poplítea) atrás do joelho, podem ser palpadas em animais vivos – são os chamados "tendões da coxa", responsáveis pela denominação do grupo.

O *semimembranoso* (Fig. 2.64/*6*) é o mais medial e apresenta uma cabeça vertebral somente em equinos. A inserção é dividida em uma parte cranial, que se fixa no côndilo medial do fêmur, e uma parte caudal, fixada ao côndilo medial da tíbia.

Em cães, o abdutor crural caudal, em formato de fita e funcionalmente insignificante, repousa sobre a face profunda (medial) do bíceps femoral e, provavelmente, é dela derivado.

As cabeças vertebrais destes músculos são geralmente supridas pelo nervo glúteo caudal, enquanto as cabeças pélvicas são supridas pelo nervo isquiático (ou sua divisão tibial).

Coletivamente, estes músculos, sem dúvida, promovem uma extensão forçada da articulação do quadril, o que empurra o tronco para frente. Além disso, o bíceps femoral apresenta um potencial adutor, enquanto o semimembranoso, um potencial abdutor na articulação do quadril. Ao considerar as ações musculares no joelho, os pontos de inserção relativos ao eixo da articulação são mais informativos. É provável que seja mais útil dividir os músculos em uma divisão cranial, que se insere proximalmente ao eixo da articulação, e uma divisão caudal, que se insere distalmente ao eixo, do que considerar as unidades denominadas individualmente. Os músculos craniais ao eixo estendem o joelho quando o membro está apoiado no solo, enquanto a divisão caudal exerce a mesma ação se o membro estiver fixo, mas flexiona a articulação quando o membro está livre para se mover. As partes do bíceps femoral e do semitendinoso que se inserem no calcâneo podem, obviamente, estender o jarrete. Todos esses efeitos, no entanto, não podem ser realizados simultaneamente devido ao potencial antagonismo das divisões cranial e caudal no joelho e à inabilidade de flexionar o joelho durante a extensão do jarrete. De fato, particularmente em equinos, o aparelho recíproco do membro pélvico impede esta combinação de ações (p. 625). Partes diferentes destes músculos devem, portanto, ser usadas em diferentes momentos e em diferentes combinações.

Músculos de Atuação Primária na Articulação do Joelho. Os músculos que atuam na articulação do joelho são divididos em grupos extensor e flexor. O *quadríceps femoral,* o principal extensor do joelho, constitui a massa muscular cranial ao fêmur (Fig. 17.2/*9*), e origina-se com quatro partes, mas se insere distalmente como um único tendão. O reto do fêmur origina-se do corpo do ílio, imediatamente cranial ao acetábulo; os demais, porém – os vastos medial, intermédio e lateral – são originários, respectivamente, das faces medial, cranial e lateral da diáfise do fêmur. A inserção comum parece ser na patela, mas é, na verdade, na tuberosidade da tíbia, já que o músculo continua distalmente à patela por meio do(s) ligamento(s) patelar(es). O reto do fêmur tem uma potencial ação secundária de flexão do quadril. O quadríceps femoral é suprido pelo nervo femoral.

O pequeno músculo *poplíteo* repousa diretamente sobre a face caudal da articulação. Sua origem é tendínea e confinada ao côndilo lateral do fêmur e se expande para uma grande inserção carnosa no terço proximal da face caudal da tíbia (Fig. 2.65/15). Em cães e gatos, seu tendão de origem contém um osso sesamoide. Além de ser um flexor do joelho, o poplíteo é responsável pela rotação da parte distal do membro. É suprido pelo nervo tibial.

Músculos de Atuação Primária nas Articulações do Tarso e dos Dígitos. Os músculos que atuam nas articulações do tarso e dos dígitos, os extensores e flexores do jarrete e os extensores e flexores digitais, são agrupados em duas massas: uma craniolateral e outra caudal à tíbia.

Músculos Craniolaterais da Perna. Alguns músculos do grupo craniolateral são responsáveis apenas pela flexão do jarrete e outros flexionam o jarrete, mas também estendem os dígitos. Tal disposição contrasta com a dos músculos extensores digitais do membro torácico, que estendem as articulações do carpo e as articulações distais a este. Todos os músculos craniolaterais da perna são inervados pelo nervo fibular[3] (Fig. 2.65/3).

Um conjunto completo de músculos puramente flexores do jarrete não é encontrado em qualquer espécie doméstica; este conjunto seria composto pelos músculos tibial cranial, fibular terceiro, fibular longo e fibular curto.

O *tibial cranial*, sempre substancial, repousa imediatamente cranial à face medial subcutânea da tíbia (Fig. 2.65/5). Após originar-se do côndilo lateral da tíbia, este músculo

---

[3] O adjetivo *fibular* possui significado equivalente à peroneal e é por ele substituído por alguns autores. Atualmente, peroneal (na sua forma llatina, *peroneus*) é também oficial.

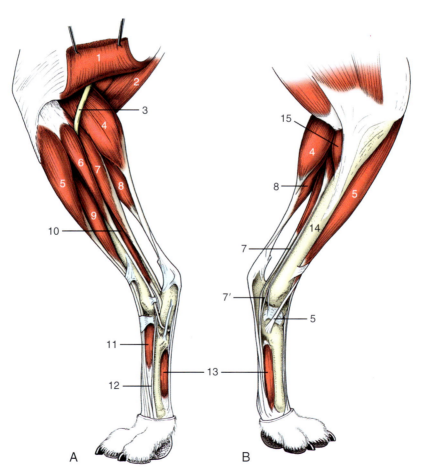

Fig. 2.65 Músculos da perna esquerda do cão. Vistas lateral (A) e medial (B). *1,* Bíceps femoral; *2,* semitendinoso; *3,* nervo fibular; *4,* gastrocnêmio; *5,* tibial cranial; *6,* fibular longo; *7,* flexor digital lateral profundo; *7',* tendão do flexor digital medial profundo, menor; *8,* flexor digital superficial; *9,* extensor digital longo; *10,* fibular curto; *11,* extensor digital curto; *12,* tendão do flexor digital lateral; *13,* interósseo; *14,* tíbia; *15,* poplíteo.

insere-se no mediodistalmente nos esqueletos do tarso e do metatarso adjacente. Sua ação principal é a flexão do jarrete, mas também atua como supinador. O *fibular terceiro* é mais importante em equinos, em virtude do seu papel como um componente essencial do chamado aparelho recíproco do membro pélvico.

O fraco *fibular longo* surge da parte distal do ligamento colateral lateral da articulação do jarrete e das regiões adjacentes (Fig. 2.65/6). Este músculo cruza a face lateral do tarso antes de voltar medialmente, sobre a face plantar, e terminar nas partes proximais do osso metatársico II (medial). É, primariamente, um pronador para o pé, mas também flexiona o jarrete. O *fibular curto* não tem importância prática.

O número e a disposição dos músculos extensores dos dígitos são, naturalmente, correlacionados ao padrão digital. Um *músculo extensor digital longo* (Fig. 2.65/9) origina-se da extremidade distal do fêmur e segue a margem lateral do tibial cranial. Seu tendão é mantido por um retináculo sobre a face dorsal do jarrete antes de se dividir em ramos, um para cada dígito funcional. Cada ramo insere-se em um processo extensor de uma falange distal. Em cães, os tendões desenvolvem pequenos ossos sesamoides, similares aos do membro torácico.

Um *extensor digital lateral* (Fig. 2.65/12) origina-se da cabeça da fíbula, cruza a face lateral do jarrete e alcança o dígito funcional mais lateral, onde termina na falange proximal (cães) ou une-se ao tendão extensor digital longo (equinos). Em algumas espécies, incluindo a canina, um pequeno e discreto *extensor longo do hálux (dígito I)* está associado ao dígito medial; este músculo se origina da margem cranial da fíbula e insere-se na parte proximal do dígito.

Músculos Caudais da Perna. Os músculos caudais da perna compreendem o gastrocnêmio, de ventres "gêmeos", o sóleo e os flexores digitais superficial e profundo. Todos estes músculos são supridos pelo nervo tibial.

O gastrocnêmio e o sóleo, este último insignificante, exceto em gatos, e ausente em cães, são, algumas vezes, coletivamente conhecidos como tríceps sural. As duas cabeças do *gastrocnêmio* (Fig. 2.65/4) originam-se na face caudal do fêmur, proximalmente aos côndilos; em carnívoros, dois ossos sesamoides estão inclusos em suas origens. As cabeças combinam-se na parte proximal da perna e dão origem a um único e robusto tendão, que se insere na ponta do jarrete. Este é o principal componente do tendão comum do calcâneo (tendão de Aquiles). Apesar de sua inclusão entre os extensores do jarrete, o papel do gastrocnêmio é enigmático, pois sua fixação proximal sugere que seja um potencial flexor do joelho; o joelho e o jarrete, porém, normalmente se movem em uníssono. A aparente contradição destas ações não é facilmente explicada. Foi sugerido que a função primária do músculo não é movimentar estas articulações, mas sim se opor à curvatura da tíbia, garantindo que a tensão seja sempre direcionada ao seu eixo longo.

O *flexor digital superficial* (Fig. 2.65/8) origina-se de uma fossa ou tubérculo supracondilar na face caudal do fêmur, próximo à origem do gastrocnêmio. A princípio, este músculo segue profundamente, entre as duas partes do gastrocnêmio; seu tendão, a seguir, envolve a margem medial do tendão do gastrocnêmio, ganhando uma posição mais superficial. Esta disposição forma uma ampla capa sobre a ponta do jarrete, onde parte fixa-se por meio de faixas mediais e laterais antes de continuar sobre a face plantar do calcâneo e alcançar o pé; em seguida, é disposto como o tendão correspondente do membro torácico. O músculo é bastante infiltrado por tecido conjuntivo, principalmente em equinos, nos quais se torna quase todo tendíneo e forma o componente caudal do aparelho recíproco do membro pélvico.

Existem três *músculos flexores digitais profundos,* cuja independência varia entre as espécies. Os três – *flexor digital lateral, flexor digital medial* e *tibial caudal* – repousam juntos na face caudal da tíbia (e da fíbula), de onde se originam (Fig. 2.65/7). Em ungulados, os tendões do músculo flexor digital lateral e do tibial caudal unem-se acima do tarso e, então, seguem pela face plantar da articulação, medialmente ao calcâneo; a seguir, este tendão comum une-se, na parte proximal do metatarso, ao tendão do músculo flexor digital medial, que desce sobre o maléolo medial. O tendão combinado do flexor digital profundo termina como o tendão correspondente do membro torácico. Em carnívoros, somente os músculos lateral (Fig. 2.65/7) e medial (Fig. 2.65/7') unem-se. O tibial caudal, bastante pequeno, permanece afastado e se insere separadamente no jarrete; este trajeto truncado o transforma em um extensor do jarrete e em um supinador do pé.

Os *músculos digitais curtos* mais importantes são os interósseos (Fig. 2.65/13), que são semelhantes ao membro torácico. Alguns outros pequenos músculos, observados principalmente em cães, têm significado trivial.

TESTE SUA COMPREENSÃO

Desenvolva um plano para ações integradas de ossos e músculos dos membros e do tórax que equilibram a locomoção com a respiração. Desenvolva um esquema das adaptações musculoesqueléticas que facilitam a sustentação da cabeça pelos quadrúpedes.

O que constitui o canal do carpo?

O Aparelho Digestório

3

O aparelho digestório* é composto pelos órgãos relacionados à recepção, redução mecânica, digestão química e absorção de alimentos e bebidas e à eliminação dos resíduos não absorvidos. É formado pelo trato alimentar, que se estende da boca ao ânus, e por determinadas glândulas — as glândulas salivares, o pâncreas e o fígado —, que drenam os produtos no interior do trato. Na sequência correta, as partes do trato alimentar são: boca, faringe, esôfago, estômago, intestino delgado e intestino grosso (Fig. 3.1). Alguns órgãos do aparelho digestório apresentam outras funções, às vezes tão vitais quanto, mas bastante diferentes do processamento da ingesta alimentar.

Esses órgãos são primariamente formados a partir do endoderma, camada germinativa que reveste o saco vitelino, embora os músculos e o tecido conjuntivo que sustentam o epitélio sejam de origem mesodérmica, como nos demais locais. A separação do tubo digestório do saco vitelino se deve a um processo de dobramento que converte o disco embrionário achatado em um embrião mais ou menos cilíndrico. O dobramento ocorre porque o disco cresce mais rápido que o tecido extraembrionário contíguo. Devido à compressão exercida pela periferia, o disco passa a apresentar saliência e suas margens se dobram ou enrolam. Uma vez que o crescimento é mais rápido no eixo longitudinal, o dobramento é mais pronunciado na cabeça e na cauda que nas margens laterais.

Esse processo possibilita que a parte do saco vitelino unida ao corpo apresente dois cornos em extensão cranial e caudal a partir da região medial, que mantém livre comunicação com a parte maior do saco vitelino, que permanece fora do embrião. A parte incorporada do saco vitelino é conhecida como *intestino* e suas três regiões são: *intestino anterior, intestino médio* e *intestino posterior.* O intestino médio se une às outras regiões por meio de partes afuniladas, chamadas *portais intestinais caudal e cranial* (Fig. 3.2).

▶ A BOCA

O termo *boca* (*os*, forma genitiva *oris*) designa a cavidade, suas paredes e as estruturas acessórias que se projetam (dentes, língua) e drenam (glândulas salivares) para seu interior.

---

*Os órgãos digestórios, respiratórios, urinários e reprodutivos, masculinos e femininos, constituem uma série de sistemas ou aparelhos cujo estudo é coletivamente chamado *esplancnologia*. Em sua maioria, seus componentes são denominados *vísceras* (plural de *viscus,* órgão, em latim).

As principais funções da boca são preensão, mastigação e umidificação do alimento. A boca também pode participar da agressão e da defesa e, em humanos, é importante na formulação dos sons da fala. Na maioria das espécies, atua como via aérea em caso de obstrução nasal.

A boca (cavidade oral) começa entre os lábios e prossegue até a faringe (Fig. 3.3) através de um estreitamento caudal à altura dos arcos palatoglossos (ver a seguir). É dividida pelos dentes e pelas margens da maxila e da mandíbula em um vestíbulo externo, limitado externamente pelos lábios e pelas bochechas e pela cavidade oral centralmente localizada. Com a boca fechada, essas divisões se comunicam pelos espaços atrás e entre os dentes. O vestíbulo se estende em direção caudal até o ramo vertical da mandíbula e o músculo masseter. A proporção das paredes formadas pelos lábios varia conforme os hábitos alimentares; espécies de alimentação voraz ou que usam os dentes para capturar presas ou lutar precisam de aberturas maiores, enquanto em herbívoros e roedores, uma abertura menor é suficiente.

A dieta e os hábitos alimentares também determinam a forma dos *lábios (da boca)*. Em algumas espécies, como os equinos, os lábios são móveis e sensíveis, para coletar o alimento e introduzi-lo na boca. Quando outras partes são mais importantes na preensão, os lábios podem ser menos móveis e menores (p. ex., em gatos) ou espessos e insensíveis (p. ex., em bovinos). Os lábios do cão são extensos, porém finos, e podem ser usados para demonstrar intenção agressiva ou submissão. Em neonatos, os lábios formam um envoltório ao redor da papila mamária, possibilitando uma sucção bem-sucedida. Os músculos miméticos que circundam a boca, e levantam, deprimem e retraem os lábios, sendo supridos pelo nervo facial.

Os lábios são compostos por pele, uma camada intermediária de músculo, tendão, glândulas e mucosa oral. A pele e a mucosa geralmente se encontram na margem dos lábios, embora o limite entre elas possa estar deslocado em direção a qualquer uma. Pequenas glândulas salivares distribuem-se entre os feixes musculares abaixo da mucosa, especialmente em direção aos ângulos (comissuras) de encontro dos lábios.

Comparado ao lábio superior, o inferior não apresenta características dignas de nota. Em cães, é significativamente frouxo, mas preso à mandíbula na altura do dente canino, apresentando margem delgada e serrilhada. Às vezes, o lábio superior apresenta uma área glabra mediana que continua com a pele modificada ao redor das narinas. O extenso plano nasolabial úmido e glandular dos bovinos e o plano rostral dos suínos são bons exemplos disso. A área de pele modificada, chamada de "couro nasal" pelos

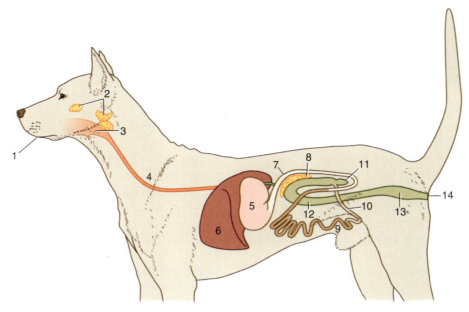

Fig. 3.1 Representação esquemática do aparelho digestório do cão. *1*, Boca; *2*, glândulas salivares; *3*, faringe; *4*, esôfago; *5*, estômago; *6*, fígado; *7*, duodeno; *8*, pâncreas; *9*, jejuno; *10*, íleo; *11*, ceco; *12*, cólon; *13*, reto; *14*, ânus.

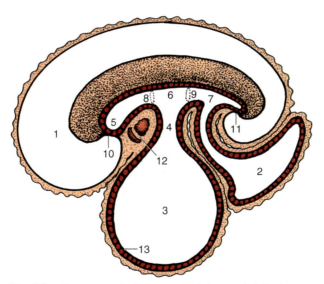

Fig. 3.2 Secção sagital de um embrião no início de seu desenvolvimento. Parte do saco vitelino é incorporado ao corpo no processo de dobramento. *1*, Cavidade amniótica; *2*, cavidade alantoide; *3*, saco vitelino; *4*, pedúnculo do saco vitelino; *5*, intestino anterior; *6*, intestino médio; *7*, intestino posterior; *8*, portal intestinal cranial; *9*, portal intestinal caudal; *10*, membrana oral; *11*, membrana cloacal; *12*, coração e cavidade pericárdica; *13*, endoderma.

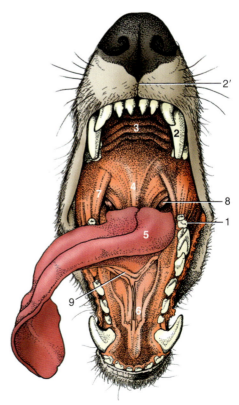

Fig. 3.3 Vista geral da cavidade oral no cão. *1*, Vestíbulo; *2*, dente canino; *2'*, filtro; *3*, palato duro; *4*, palato mole; *5*, língua; *6*, carúncula sublingual; *7*, arco palatoglosso; *8*, tonsila palatina; *9*, frênulo.

Capítulo 3 O Aparelho Digestório 93

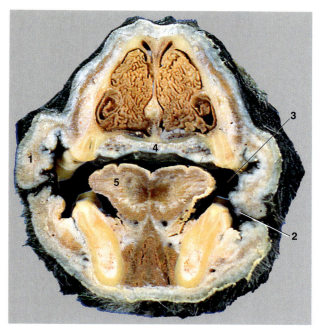

Fig. 3.4 Secção transversal da cabeça do cão à altura de P2. *1*, Bochecha (com pregas bucais); *2*, vestíbulo; *3*, cavidade oral propriamente dita; *4*, palato duro (com plexo venoso); *5*, língua.

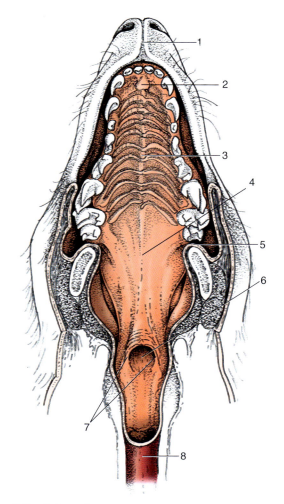

Fig. 3.5 Palato duro e mole do cão. *1*, Filtro; *2*, papila incisiva; *3*, palato duro com cristas; *4*, palato mole; *5*, arco palatoglosso; *6*, óstio intrafaríngeo; *7*, arcos palatofaríngeos; *8*, esôfago.

criadores de cães, normalmente é muito mais estreita e pode ser dividida por um sulco mediano (filtro) (Fig. 3.3). Em humanos e equinos, um tegumento piloso se estende por todo o lábio superior.

As bochechas, mais amplas em herbívoros, são estruturalmente similares aos lábios. O principal suporte é o músculo bucinador, que devolve à cavidade central quaisquer alimentos que tenham escapado para o vestíbulo. Determinados roedores e macacos apresentam divertículos de vestíbulo oral (bolsas faciais) para um rápido armazenamento do alimento coletado e posterior mastigação. As grandes bolsas faciais dos hamsters chegam ao tórax e têm musculatura de sustentação própria. Há outras glândulas salivares, às vezes agregadas em massas bem extensas, como a glândula zigomática do cão (Fig. 3.12/*8*), localizada ventralmente ao arco zigomático. A mucosa oral tende a ser bem ancorada em alguns locais para que seja suficientemente frouxa e, assim, permita a abertura máxima da boca sem formar grandes pregas, que seriam danificadas pelos dentes (Fig. 3.4). Em ruminantes, cujo alimento pode ser seco e áspero, a proteção é feita por extensas papilas pontiagudas e bastante próximas (Fig. 3.7). Uma pequena papila (facilmente encontrada com a ponta da língua em humanos) alberga a abertura do ducto da glândula parótida.

A cavidade entre as arcadas dentárias — a *cavidade oral propriamente dita* — é recoberta pelo palato; lateralmente delimitada pelos dentes, gengivas e margens da maxila e da mandíbula; seu assoalho é formado pela língua e pela pequena área de mucosa não revestida por ela. A maioria das paredes é rígida e, quando a boca está fechada, o tamanho da cavidade pode ser alterado apenas pela elevação ou depressão da língua e do assoalho.

A parte rostral do teto é maior e baseada em uma lâmina óssea formada pelos processos palatinos dos ossos incisivo, maxila e palatino; é chamada de *palato duro*. Caudalmente e sem demarcação externa, esta estrutura se prolonga como palato mole, onde uma aponeurose de tecido conjuntivo substitui o osso.

O palato duro geralmente é achatado (embora seja abobadado em humanos) e recoberto por uma mucosa espessa que apresenta uma série de cristas mais ou menos transversais (rugas), que podem levar o alimento caudalmente (Fig. 3.5). De modo geral, essas cristas são mais proeminentes e seu epitélio de revestimento é mais queratinizado em herbívoros. Uma pequena protuberância mediana, a papila incisiva, é comumente observada atrás dos dentes incisivos, ladeada pelos orifícios dos pequenos ductos (incisivos) que perfuram o palato. Esses ductos se ramificam, dirigindo-se à cavidade nasal e ao órgão vomeronasal (Fig. 3.6). Os ductos levam pequenas quantidades

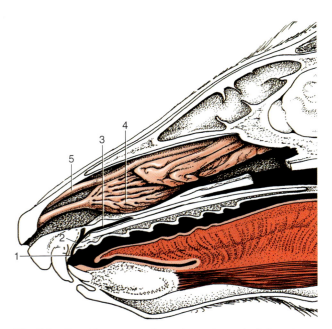

Fig. 3.6 Secção paramediana da parte rostral da cabeça do cão. O plano do secção não demonstra a abertura do ducto incisivo na cavidade nasal. *1*, Papila incisiva; *2*, ducto incisivo; *3*, órgão vomeronasal; *4*, concha nasal ventral; *5*, concha nasal dorsal.

de fluido da boca para análise pela mucosa olfatória do órgão vomeronasal (p. 337).

Uma notável peculiaridade dos ruminantes é o pulvino dentário, um toro rijo, mas complacente, no local geralmente ocupado pelos dentes incisivos superiores (neles inexistentes). O pulvino dentário atua como uma contraparte para os incisivos inferiores durante a pastagem (Fig. 3.7). Um denso tecido ricamente vascularizado abaixo do epitélio palatino age como a lâmina própria da mucosa e o periósteo do osso, fixando-se de maneira tão firme que nem a mastigação mais vigorosa o desloca. Na periferia, o palato duro se funde às gengivas, mucosa menos sensível nas margens alveolares da maxila e da mandíbula.

O palato mole é descrito com a faringe (p. 109).

A Língua

A língua ocupa a maior parte da cavidade oral, mas se estende até a orofaringe (Fig. 3.8). A raiz e o corpo da língua são fixos e seu ápice é livre. A constituição altamente muscular faz com que a língua seja capaz de executar movimentos vigorosos e precisos, como preensão, enrolamento, separação e manipulação do alimento no interior da boca, por um lado, e, por outro, articular a fala. A mobilidade se deve à restrição da fixação na parte mais caudal, deixando o ápice livre para se mover no interior e para fora da boca. A raiz se fixa ao osso hioide; o corpo, à região da sínfise mandibular. A língua é sustentada entre os ramos horizontais da mandíbula pelo par de músculos miloioides originários da face medial da

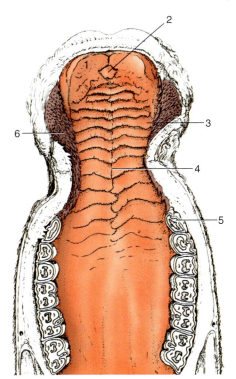

Fig. 3.7 O palato duro de um bovino. *1*, Pulvino dentário; *2*, papila incisiva; *3*, cristas do palato duro; *4*, rafe palatina; *5*, P2; *6*, papilas bucais.

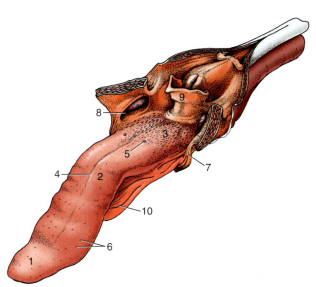

Fig. 3.8 A língua do cão. O palato mole e o esôfago foram seccionados no plano mediano. *1*, Ápice; *2*, corpo; *3*, raiz, formando o assoalho da orofaringe; *4*, sulco mediano; *5*, papila valada; *6*, papilas fungiformes; *7*, arco palatoglosso; *8*, tonsila palatina na fossa tonsilar; *9*, epiglote; *10*, frênulo.

mandíbula e se encontram na rafe mediana (Fig. 3.21/*4*). Os cães também usam a língua para perder calor por meio da respiração ofegante, um processo facilitado pelo suprimento sanguíneo muito generoso e pelas numerosas anastomoses arteriovenosas (p. 226).

O formato geral da língua corresponde à cavidade oral. O ápice é comprimido em sentido dorsoventral, a porção subsequente é ligeiramente triangular em secção, unindo-se ao assoalho da boca por uma prega mucosa ou frênulo; a raiz é ampla e uniforme o suficiente para permitir a entrada dos músculos vindos do osso hioide. Reflexões mucosas (arcos palatoglossos; Fig. 3.8/*7*) também passam de cada lado da raiz, unem-se ao palato mole e demarcam os limites da boca.

A mucosa é firme e bastante aderida nos locais de contato repetido com alimentos abrasivos, mas mais solta e menos queratinizada caso a dieta seja mais mole ou a posição, mais protegida. A maior parte da superfície é recoberta por papilas diversas. Algumas são macias e filiformes, dispersas pela língua humana para aumentar a proteção, mas as papilas cônicas e ásperas fazem que a língua dos gatos aja principalmente como uma lima. Outras papilas apresentam botões gustativos e distribuição mais restrita, característica de cada espécie (Fig. 3.9). Seus nomes — *papilas fungiforme, folhada e valada* — dão boas indicações de seus formatos. Algumas pequenas glândulas salivares repousam abaixo do epitélio.

A maior parte da língua é composta por músculos, geralmente divididos em grupos intrínsecos e extrínsecos. Há quatro pares de músculos extrínsecos (Fig. 3.10). Um, o *genioioideo*, repousa um pouco separado, abaixo da língua, e passa pela parte incisiva da mandíbula até chegar ao corpo do osso hioide. Esse músculo é capaz de levar o hioide e, assim, a língua, para frente. O *genioglosso* tem origem mais dorsal que o genioioideo; a princípio, segue por baixo do assoalho da boca antes de se dividir em feixes que se abrem dorsalmente no plano sagital. Os feixes que vão para o ápice da língua retraem esta parte, enquanto os que vão para a raiz levam a língua para frente. O grupo médio segue para a margem dorsal e pode abaixá-la. Os outros dois músculos são originários do aparato hioide. O *hioglosso* é originário do basioide e segue rostralmente, lateral ao genioglosso; o *estiloglosso* é originário do estiloioide, porém mais lateral. Ambos movimentam a língua para trás, mas de maneiras bem diferentes; o estiloglosso também tende a elevá-la. Os feixes dos músculos intrínsecos seguem em direção longitudinal, transversal e vertical (Fig. 4.2). A contração simultânea dos feixes transversais e verticais enrijece a língua.

Os feixes musculares são entremeados por quantidades consideráveis de gordura, o que confere a consistência e o sabor únicos da língua cozida. Essa gordura é muito resistente à mobilização durante o jejum.

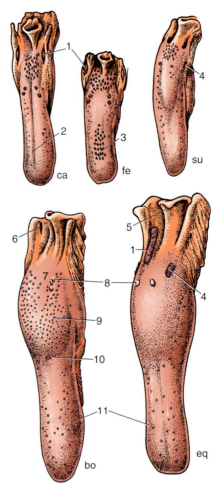

Fig. 3.9 Vista dorsal da língua e da epiglote do cão *(ca)*, gato *(fe)*, suíno *(su)*, bovino *(bo)* e equino *(eq)*. *1*, Tonsila palatina; *2*, sulco mediano; *3*, papila filiforme; *4*, papilas folhadas; *5*, epiglote; *6*, seio tonsilar; *7*, raiz da língua; *8*, papila valada; *9*, toro da língua; *10*, fossa da língua; *11*, papilas fungiformes.

Em cães, única entre as espécies domésticas, a parte ventral da língua apresenta uma condensação fibrosa proeminente, a lissa, facilmente identificável à palpação. Um septo fibroso que se estende a partir da lissa é responsável pelo sulco mediano evidente na margem dorsal.

A *inervação* reflete, de maneira precisa, a origem da língua como uma protuberância ímpar no assoalho faríngeo (Fig. 3.58C) mais tarde estendida por contribuições das partes ventrais dos arcos faríngeos (branquiais) adjacentes. A mucosa retém a inervação sensorial dos nervos dos arcos correspondentes. O ramo lingual do nervo mandibular é responsável pela sensibilidade geral dos dois terços rostrais da língua; a corda do tímpano, um ramo do nervo facial, é responsável pela sensação especial de paladar na mesma área. As sensações gerais e especiais da região da raiz são de responsabilidade do nervo glossofaríngeo e, em menor extensão, do nervo vago.

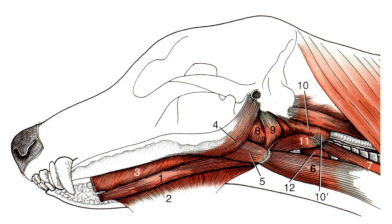

Fig. 3.10 Músculos da língua e da faringe do cão. *1*, Genioioideo; *2*, miloioideo; *3*, genioglosso; *4*, estiloglosso; *5*, hioglosso; *6*, esternoioideo; *7*, esternotireoideo; *8 e 9*, hiofaríngeo (duas partes); *10*, tireofaríngeo; *10'*, cricofaríngeo; *11*, tireoioideo; *12*, cricotireoideo.

Os músculos extrínsecos e intrínsecos são supridos pelo nervo hipoglosso, embora seja provável que as fibras sensoriais emanadas dos fusos e outros receptores destes músculos trafeguem principalmente pelo nervo lingual. O músculo miloioideo é suprido pelo nervo mandibular e é importante na fase inicial da deglutição.

Uma parte relativamente pequena do *assoalho da boca* pode ser acessada rostral e lateralmente às inserções da língua. A maior área livre repousa ventralmente ao ápice, atrás dos dentes incisivos. Aqui, a mucosa cobre a parte incisiva da mandíbula de forma direta, mas, em outros locais, repousa no músculo, e o assoalho cede sob pressão. As características mais proeminentes são as protuberâncias carnosas, ou carúnculas, atrás dos incisivos centrais; essas estruturas possuem as aberturas comuns dos ductos salivares sublinguais mandibulares e principais (Fig. 3.3). Em algumas espécies, elevações seriadas muito menores, de cada lado do frênulo, marcam as aberturas dos ductos menores da glândula sublingual.

As Glândulas Salivares

Diversas glândulas salivares, pequenas e grandes, drenam para a cavidade oral. As glândulas salivares pequenas são encontradas nos lábios, bochechas, língua, palato mole, faringe e esôfago. Embora não sejam individualmente importantes, sua contribuição coletiva deve ser considerada. No entanto, determinadas glândulas maiores liberam a maior parte da saliva na cavidade oral por meio de ductos secretórios (Fig. 3.11). Diferentemente das glândulas menores, que produzem secreção mais mucosa, algumas dessas glândulas maiores sintetizam um fluido mais aquoso (seroso), que contém a enzima ptialina, cujo papel é menor na digestão de carboidratos. A saliva mantém a boca limpa e úmida e, ao se misturar ao alimento, facilita a mastigação e lubrifica sua passagem. Também pode contribuir para a deposição de cálculo (tártaro) dos dentes.

A *glândula parótida*, puramente serosa na maioria das espécies (exceto em cães), é moldada à parte ventral da cartilagem auricular (Fig. 3.12). Em cães, é pequena e confinada à região adjacente à cartilagem. Em herbívoros, a glândula é grande e se estende rostralmente até o músculo masseter, ventralmente em direção ao ângulo da mandíbula e caudalmente até a fossa do atlas. Produz copiosas quantidades de saliva serosa para umedecer e amolecer os alimentos. Em todas as espécies, é contida em um revestimento fascial que envia trabéculas para o interior e divide a glândula em lóbulos evidentes. Os ductos coletores principais seguem por essas trabéculas e, por fim, unem-se e formam um único ducto, que emerge pela margem cranial. Em cães, esse ducto segue pelo trajeto mais curto, a superfície lateral do masseter, e se abre no vestíbulo da boca, do lado oposto ao quarto dente pré-molar superior. Nos animais domésticos de grande porte, o ducto segue pelo caminho mais longo, porém, mais protegido, medial ao ângulo da mandíbula, e direciona-se por sob a mandíbula, para entrar na face ao longo da margem rostral do masseter.

A *glândula mandibular* (Fig. 3.11B) produz uma secreção mista, mucosa e serosa. Geralmente menor que a parótida, a glândula mandibular é mais compacta e mais próxima ao ângulo da mandíbula. Em cães, é uma estrutura regularmente ovoide, de tamanho moderado. Em herbívoros, é muito maior e mais profunda. Esta glândula drena por meio de um único ducto extenso que segue ventral à mucosa do assoalho da boca, próximo ao frênulo da língua, e se abre na carúncula sublingual.

A *glândula sublingual* comumente também é mista; às vezes formada por partes: uma compacta (monostomática), que drena por um único ducto; outra, difusa (polistomática), que se abre em diversos pequenos ductos. Em cães, a parte

Capítulo 3   **O Aparelho Digestório**   97

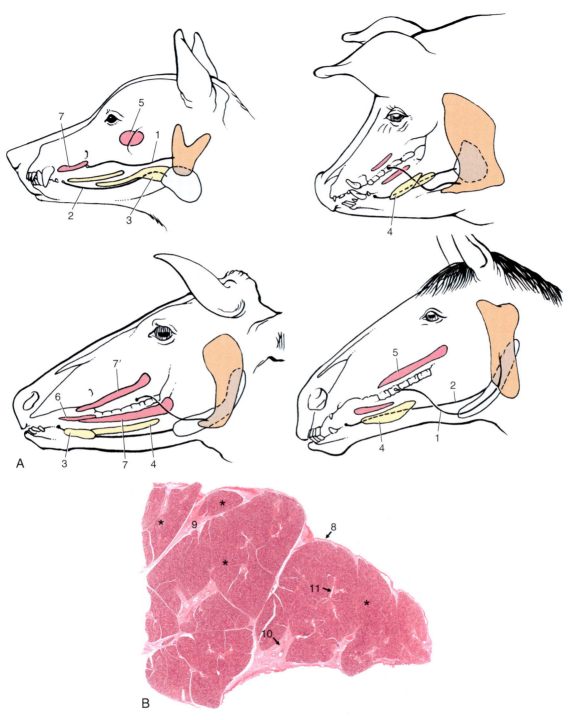

Fig. 3.11 (A) As principais glândulas salivares de cães, suínos, bovinos e equinos. *Em laranja,* glândula parótida; *em branco,* glândula mandibular; *em amarelo,* glândulas sublinguais; *em vermelho,* glândulas bucais. *1,* Ducto parotídeo; *2,* ducto mandibular; *3,* parte compacta (monostomática) da glândula sublingual; *4,* parte difusa (polistomática) da glândula sublingual; *5,* glândulas bucais dorsais (glândula zigomática em cães); *6,* glândulas bucais mediais; *7,* glândulas bucais ventrais; *7',* glândula bucal medial. (B) Glândula salivar mandibular dos equinos. Coloração de hematoxilina e eosina. Esta pequena parte da glândula ilustra a organização das unidades secretórias. Note que a glândula é envolvida por tecido conjuntivo *(8)*, e muitos lóbulos (*) são separados por septos de tecido conjuntivo *(9)* que contêm ductos interlobulares *(10)*, vasos sanguíneos e feixes nervosos. A natureza mista da glândula mandibular equina é evidenciada pelos componentes serosos (roxo escuro) e mucosos (rosa claro) presentes no mesmo lóbulo. Muitos ductos intralobulares ou estriados *(11)* são visíveis entre as porções terminais dentro dos lóbulos (coloração de hematoxilina e eosina).

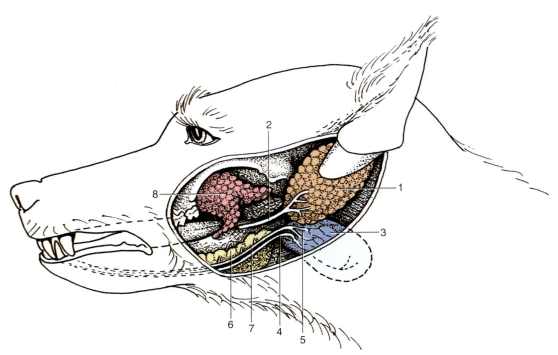

Fig. 3.12 As glândulas salivares do cão. *1,* Glândula parótida; *2,* ducto parotídeo; *3,* glândula mandibular; *4,* ducto mandibular; *5,* parte caudal da glândula sublingual compacta; *6,* parte rostral da glândula sublingual compacta; *7,* ducto sublingual principal; *8,* glândula zigomática.

compacta localiza-se na extremidade rostral da glândula mandibular, parecendo prolongá-la. Os ductos sublingual e mandibular percorrem o mesmo trajeto e se abrem lado a lado, podendo compartilhar uma abertura comum. A parte difusa, única encontrada em equinos, tem localização submucosa no assoalho oral e se abre em muitos ductos ao lado do frênulo.

Normalmente, o fluxo de saliva é contínuo e, embora seja influenciado por muitos fatores, seu controle é neural. A ansiedade e o medo reduzem o fluxo, e a desidratação pode interrompê-lo por completo; a resultante boca seca aumenta a sensação de sede. A introdução de substâncias na boca, mesmo não comestíveis, aumenta o fluxo; no entanto, os alimentos são mais eficazes nesta indução. A produção de saliva aumenta mesmo com a expectativa de alimentação. As glândulas salivares recebem inervações simpáticas e parassimpáticas; estas últimas, a mais importantes. As fibras parassimpáticas vêm de dois núcleos salivatórios do tronco cerebral; primeiro trafegam pelos nervos facial e glossofaríngeo; mais tarde, são carreadas até seu destino por diversos ramos do nervo trigêmeo. As fibras pré-ganglionares fazem sinapse nas adjacências da glândula; as pós-ganglionares terminam em contato direto com as células secretórias. A estimulação parassimpática induz o fluxo abundante acompanhado por vasodilatação. A estimulação simpática causa vasoconstrição, que reduz a taxa de produção e altera a composição da saliva.

O APARELHO MASTIGATÓRIO

O aparelho mastigatório compreende dentes, gengivas, articulações temporomandibulares, sínfises mandibulares e músculos mastigatórios.

Dentição

A *dentição** dos mamíferos apresenta determinadas características que, combinadas, ou até individualmente, são diagnósticas da classe. O complemento dos dentes é limitado a um número diminuto, raramente acima de 44 na dentição permanente, determinado para cada espécie, embora existam variações menores. Ao contrário da maioria dos demais vertebrados, os dentes dos mamíferos são bastante distintos nas diferentes regiões da boca, objetivando melhor desempenho de funções especiais; tal característica, conhecida como *heterodontia,* permite o reconhecimento dos grupos incisivos, caninos, pré-molares e molares. Há uma única reposição dos primeiros dentes irrompidos, formada por um segundo conjunto mais forte e melhor adaptado para maxilas e mandíbulas maiores e para a mastigação mais vigorosa de adultos. A sequência é conhecida como *difiodontia,* em contraste com a *poli-*

---

*Os termos relacionados aos dentes — por exemplo, *dentina, periodonto, ortodontia* e assim por diante — são derivados do latim (*dens*) ou do grego (*odous*).

fiodontia (sucessão múltipla) observada na maioria dos demais vertebrados. Por fim, os dentes são implantados em alvéolos nas margens da maxila e mandíbula, uma disposição descrita como *tecodonte*.

O número e a classificação dos dentes de uma espécie são convenientemente representados por uma fórmula, na qual I indica os incisivos; *C*, os caninos; *P*, os pré-molares, e *M*, os molares. Em cães, a fórmula da dentição permanente pode ser escrita como

$$\frac{I3 - C1 - P4 - M2}{I - C1 - P4 - M3} = 42$$

ou, de forma mais sucinta, porém não menos clara,

$$\frac{3 - 1 - 4 - 2}{3 - 1 - 4 - 3}$$

A dentição temporária (de leite ou decídua) do mesmo animal pode ser representada como

$$\frac{3 - 1 - 3}{3 - 1 - 3}$$

sem risco de confusão, já que não há dentes molares no conjunto decíduo. Há várias notações para a identificação individual dos dentes. A notação mais conveniente usa letras em maiúsculas e minúsculas para indicar dentes permanentes e decíduos, respectivamente, e números sobrescritos e subscritos para indicar dentes superiores e inferiores, respectivamente. Por exemplo, P^1 pode indicar o primeiro pré-molar superior permanente e i_2, o segundo incisivo inferior decíduo.

O termo *diastema* indica a distância considerável entre os dentes na maxila ou mandíbula, geralmente entre os incisivos e os pré-molares.

A *descrição simples de um dente* pode ser feita antes que a discussão retorne às características de seus diferentes tipos. Um dente (*dens*) é composto por coroa e raiz, facilmente diferenciados. A coroa é revestida por esmalte, material branco muito resistente, calcificado e ligeiramente opalino, enquanto a raiz é revestida por cemento, tecido amarelado, mais mole e menos brilhante. A parte do dente entre a raiz e a coroa é chamada *colo* (Fig. 3.13). O colo pode apresentar determinadas variações estruturais: cemento e esmalte normalmente são contíguos, mas o cemento pode se sobrepor ao esmalte ou, às vezes, os dois tecidos podem não se unir, expondo uma estreita faixa de dentina, terceiro tecido calcificado do dente. A dentina, também conhecida como marfim, forma a maior parte da substância do dente e contém uma pequena cavidade central que abriga a polpa de tecido conjuntivo. A polpa se prolonga por um canal na raiz do dente até se fundir ao tecido conjuntivo na região profunda do alvéolo.

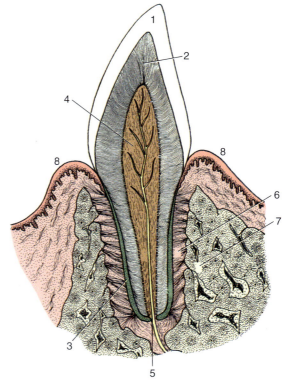

Fig. 3.13 Secção longitudinal esquemática de um dente simples. *1*, Esmalte; *2*, dentina; *3*, cemento; *4*, polpa; *5*, forame apical; *6*, ligamento periodontal; *7*, alvéolo; *8*, gengiva.

A Fig. 3.13 mostra uma situação idealizada na qual a gengiva envolve o colo e a coroa corresponde à parte exposta do dente. As gengivas podem se retrair com o avanço da idade, expondo a parte cervical da raiz; o que é observado em inúmeros idosos, que parecem ter dentes maiores. Em muitos mamíferos, principalmente em herbívoros, parte da coroa recoberta por esmalte fica oculta abaixo da linha da gengiva, gradualmente extruída para compensar o desgaste da superfície de mastigação. Esses dentes com coroas altas são chamados *hipsodontes* (ou hipseledontes) e são característicos de animais que ingerem alimentos abrasivos. Até mesmo em espécies como primatas ou cães, com dentes de coroas baixas (*braquidontes*) adequados à dieta mais pastosa, que gera menor desgaste, parte da região revestida por esmalte normalmente fica abaixo da linha da gengiva durante o início do uso do dente. Por isso, é importante distinguir "coroa clínica" de coroa anatômica: o primeiro termo especifica a parte exposta do dente, independentemente de sua estrutura; o segundo, a parte recoberta por esmalte, qualquer que seja sua localização (Fig. 3.14).

A descrição detalhada da *coroa* requer um sistema de indicação de suas diversas faces, já que os termos de posição relativa usuais são inadequados, considerando que a linha curva definida pela fileira de dentes (arcada) altera a orientação das faces equivalentes dos dentes que se sucedem. Termos menos ambíguos são *vestibular* (labial, bucal) e *lingual* e *mesial* e *distal;* sua utilização é indicada na

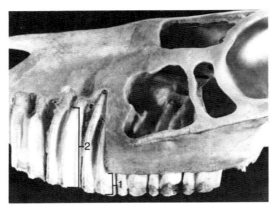

Fig. 3.14 Dentes pré-molares expostos na maxila de um equino. A parte saliente acima da gengiva é a coroa clínica *(1)*; a parte toda coberta por esmalte é a coroa anatômica ou corpo *(2)* do dente.

Fig. 3.18. Quando os dentes adjacentes se tocam, as superfícies mesial e distal podem ser denominadas *superfícies de contato*. A área de trabalho, caso extensa e não apenas uma lâmina de corte, é conhecida como *superfície oclusiva* ou *mastigatória*.

O *esmalte* é um tecido de origem ectodérmica densamente calcificado. É acelular e não apresenta capacidade regenerativa para cobrir um orifício ou reparar uma fratura. Por ser exposto a um tratamento rígido, é necessariamente muito duro. Ainda assim, o revestimento de esmalte pode ser invadido, expondo a dentina, mais delicada e que se desgasta com maior rapidez. A espessura e a resistência do esmalte, portanto, determinam, em grande parte, a vida útil do dente braquidonte. Em espécies com coroa alta, que ultrapassa a linha da gengiva gradativamente, o esmalte pode se dobrar de maneira muito complexa; esse enrugamento aumenta a eficiência da superfície mastigatória, já que a resistência desigual dos tecidos expostos na abertura do esmalte forma uma estrutura enrugada e irregular (Figs. 3.19 e 18.20).

O *cemento* é o menos rijo dos tecidos calcificados do dente; estruturalmente, é similar ao osso, embora sua organização não seja tão regular. O depósito inicial sobre a raiz é delgado, mas, com a sobreposição ao longo da vida, pode vir a formar uma camada bastante espessa. Fibras de colágeno se estendem do cemento ao ligamento periodontal (periodonto), tecido conjuntivo especializado que fixa o dente a seu alvéolo. Embora muito comparável ao osso em estrutura e desenvolvimento, o cemento difere em importante aspecto: é relativamente imune à erosão por pressão. Os ortodontistas aproveitam essa característica ao ajustarem a posição de um dente na maxila ou mandíbula, usando aparelhos que pressionam o dente contra a parede alveolar. Se o ajuste for realizado corretamente, a pressão produz uma erosão no osso, mas não afeta o dente, que fica livre para se deslocar pelo espaço criado. A ausência de resposta à pressão é relativa, não absoluta, e o excesso provoca reabsorção; na verdade, as raízes dos dentes decíduos são reabsorvidas com a pressão de seus substitutos permanentes, que os empurram.

A *dentina* também é similar ao osso, já que apresenta matriz calcificada e rica em colágeno. Nos ossos, os osteoblastos ficam aprisionados na matriz, mas as células produtoras de dentina (*odontoblastos*) se afastam da dentina recém-formada, permanecendo como uma camada contínua na superfície que reveste a cavidade do dente (*polpa*). Os odontoblastos retêm sua capacidade produtiva por toda a vida; a geração lenta, mas contínua, de dentina secundária, com correspondente redução da cavidade do dente, mantém-se até a velhice. Esse processo pode ser acelerado quando lesões locais ou abrasões da coroa ameaçam expor a polpa. A dentina secundária é facilmente reconhecida por sua cor mais escura. Apesar das controvérsias, acredita-se que nervos diminutos vindos da polpa penetrem a dentina por uma curta distância.

A *cavidade do dente* reflete sua forma externa; envia um ramo para cada elevação maior da coroa e um ramo através da estreita passagem na raiz, para se abrir no forame apical. Pode haver mais de uma raiz, cada uma conectada à cavidade central por meio de um canal.

A *polpa* que preenche este espaço é um tecido conjuntivo muito delicado, delimitado pela camada de odontoblastos e ricamente vascularizado. Há também um plexo linfático, mas de difícil demonstração. Muitos nervos seguem pela polpa; alguns são vasomotores, embora a maioria seja sensorial, apresentando terminações que podem ser estimuladas de diversas maneiras. Qualquer que seja o estímulo, térmico, mecânico ou químico, a sensação percebida é a dor. Uma vez que a polpa está contida entre paredes não complacentes, até um ligeiro aumento de volume inflamatório é rapidamente percebido.

Cada dente é implantado em um único alvéolo na margem da maxila e da mandíbula. A forma do alvéolo corresponde ao formato da raiz e, portanto, tende a ser ramificada e irregular. Em dentes muito próximos, os septos entre alvéolos adjacentes podem ser muito delicados ou mesmo defeituosos. De maneira geral, o alvéolo é revestido por uma fina lâmina de osso compacto perfurado para a passagem de vasos e nervos que suprem tanto o próprio alvéolo quanto o dente. A superfície externa da lâmina pode ser envolvida por trabéculas de osso esponjoso que se estendem até a superfície da maxila e mandíbula ou se irradiam às áreas adjacentes. Nas regiões em que a margem alveolar é estreita, porém, a lâmina se funde com a compacta externa da maxila e mandíbula. O dente é preso ao alvéolo por meio de um ligamento periodontal fibroso e rijo, formado por fibras de colágeno. As fibras se fixam ao cemento e ao osso alveolar e, na verdade, suspendem o dente em um gancho, o que permite que o dente tenha certa mobilidade (embora de modo geral, muito limitada), gerando discretas rotações e inclinações durante a mastigação.

Capítulo 3   **O Aparelho Digestório**   101

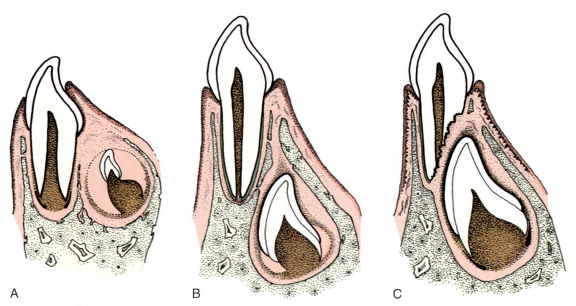

Fig. 3.15 Ilustrações esquemáticas representando a erupção e a substituição do dente. (A) Erupção de um dente decíduo. O primórdio do dente permanente está localizado no lado lingual do dente decíduo. (B) Dente decíduo totalmente desenvolvido no interior do alvéolo ósseo. A coroa do dente permanente já está formada. (C) O dente permanente está pronto para irromper. A raiz do dente decíduo foi reabsorvida; a raiz do dente permanente está em desenvolvimento.

Os vasos e nervos que suprem os dentes são derivados de troncos maiores (*artérias, veias e nervos alveolares superiores e inferiores*) que seguem por canais na maxila e na mandíbula.

A *erupção* dos dentes é um processo complexo e controverso e envolve vários fatores: crescimento da raiz, crescimento do osso, proliferação da polpa, pressão do tecido e tração periodontal. Sua importância relativa é controversa, mas é provável que o último fator seja o mais significativo. Os dentes decíduos irrompem na maxila e mandíbula após a formação completa da coroa, mas antes da formação da raiz; esse processo aproxima o dente da superfície e oferece o espaço necessário para a formação dela. O movimento da coroa é facilitado pela lassidão do tecido conjuntivo do folículo dentário e da gengiva e pela presença de resquícios de epitélio da lâmina dental, que define a linha de passagem. No entanto, caso tais resquícios sejam grandes e císticos, como às vezes acontece, eles podem obstruir, ao invés de facilitar, o movimento dos dentes, desviando-os de seu verdadeiro caminho e provocando anomalias inoportunas de localização e espaçamento. A retenção de uma cobertura epitelial na coroa não irrompida assegura que não haja perda de continuidade quando o dente irrompe a superfície, já que este resíduo de esmalte se funde ao epitélio das gengivas que acomodam o dente (Fig. 3.15).

A erupção dos dentes permanentes é mais complicada. Eles se desenvolvem em criptas ósseas profundas em relação às raízes dos dentes equivalentes do conjunto decíduo. Para irromperem, esses dentes devem escapar desse confinamento e deslocar seus predecessores. A erosão do teto e o ajuste contínuo das paredes do alvéolo envolvem o processo usual de remodelamento ósseo e, assim, o dente permanente e seu alvéolo migram como uma unidade pela maxila ou mandíbula e entram no alvéolo do dente decíduo. O dente substituto, então, pressiona a raiz do dente decíduo, provocando sua reabsorção. A fixação do dente decíduo fica mais solta, permitindo que se desloque e se torne cada vez mais móvel durante a mastigação; a seguir, o dente decíduo cai, sendo substituído pelo permanente. A erupção adequada dos dentes permanentes depende da manutenção de local adequado pelos dentes decíduos. Em caso de perda prematura dos dentes decíduos, o preenchimento dos alvéolos por osso dificulta o estabelecimento das relações oclusais adequadas dos dentes permanentes.

A *dentição do cão*, embora relativamente simples, é bem-adaptada a seus hábitos alimentares (Fig. 3.16). Os dentes incisivos são pequenos, semelhantes a pinos, e irrompem juntos na parte rostral da maxila e da mandíbula. Na erupção, cada incisivo superior apresenta uma coroa trilobada com margem labial cortante. Os incisivos inferiores são bilobados. Essas características se perdem conforme o desgaste reduz o dente a um simples pino prismático. O nome *incisivo* sugere a utilização desses dentes para a fragmentação do alimento antes da entrada na boca,

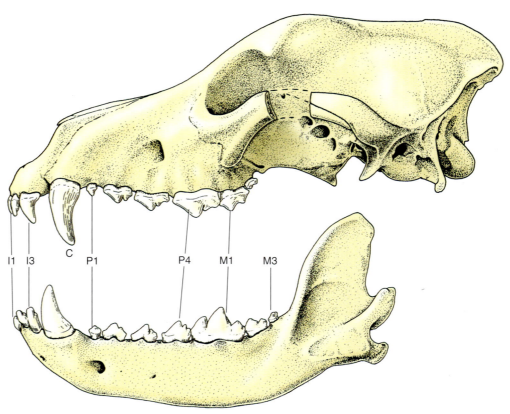

Fig. 3.16 Vista lateral da dentição permanente do cão. *I*, incisivo; *C*, canino; *P*, pré-molar; *M*, molar. Os *números* indicam a posição de um dente, a contagem começa pelos incisivos.

mas nessa espécie, uma segunda separação, mais eficiente, é feita pelos dentes mais caudais. Os cães utilizam os incisivos principalmente em pequenas mordidas e para se higienizarem.

Os *dentes caninos* são particularmente bem desenvolvidos, tanto que o nome genérico (*Canis*) de animais parecidos com cães é também o termo para dentes similares em todos os mamíferos. Os caninos são dentes grandes, curvos e lateralmente comprimidos, de formato simples e capazes de causar feridas profundas, usadas para fins agressivos e de retenção. Uma parte considerável de cada dente canino está implantada na maxila e na mandíbula. A crista óssea sobre o alvéolo revela a extensão e a posição da parte embutida do canino superior.

Juntos, pré-molares e molares constituem os *dentes molariformes*, termo mais usado na descrição do agrupamento destes dois conjuntos em um nas espécies herbívoras. Em todos os mamíferos, os primeiros (no máximo, quatro) dentes molariformes estão representados nas duas dentições e atribuídos ao grupo pré-molar; os demais (no máximo, três) estão representados apenas na dentição permanente e são chamados *molares*. Os *pré-molares do cão* formam uma série irregular, mas de espaçamentos regulares, com tamanho e complexidade crescentes. As cúspides, ou projeções, de cada coroa são alinhadas uma atrás da outra, formando uma margem serrilhada cortante descontínua, para uma fragmentação mais rápida e nítida enquanto as fendas ajudam a manter o alimento no lugar. Os *molares*, mais caudais, também são cortantes, mas, tendo superfícies mastigatórias mais amplas e largas, dedicam-se principalmente a esmagar. Suas cúspides são dispostas em um padrão fielmente reproduzido nos dentes de todos os membros da espécie; seus homólogos podem ser reconhecidos, embora por vezes com grande dificuldade, nos dentes de outros mamíferos.

A maioria dos molariformes, diferentemente dos incisivos e caninos, tem mais de uma raiz. As múltiplas raízes, em especial se divergentes, aumentam a força de ancoragem, mas dificultam a extração.

A *dentição do gato* é reduzida a

$$\frac{3 - 1 - 3 - 1}{3 - 1 - 2 - 1}$$

no conjunto permanente (Fig. 3.17). É ainda mais adaptada à dieta carnívora e o potencial de esmagamento é, em grande parte, eliminado pela redução da série molar. A ação de corte dos dentes molariformes dos gatos faz com que sejam descritos como *secodontes;* a estrutura de dupla finalidade

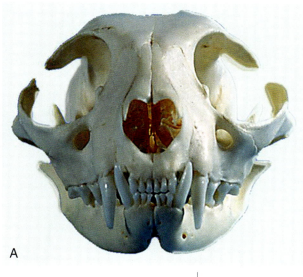
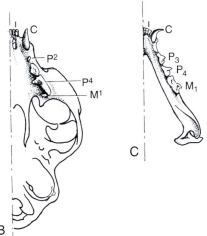

Fig. 3.17 Dentição permanente do gato. (A) Vista rostral. (B) Maxila. (C) Mandíbula. *I*, incisivo; *C*, canino; *P*, pré-molar; *M*, molar. Os *números* indicam a posição de um dente, a contagem começa pelos incisivos; o número *sobrescrito* indica a maxila; o *subscrito*, a mandíbula.

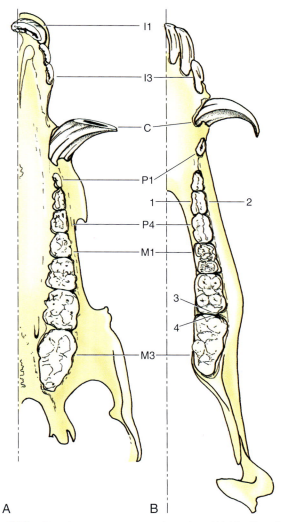

Fig. 3.18 Dentição permanente do suíno. (A) Maxila e (B) mandíbula. *1*, Face lingual; *2*, face vestibular; *3*, face distal; *4*, face mesial. *I*, incisivo; *C*, canino; *P*, pré-molar; *M*, molar. Os *números* indicam a posição de um dente, a contagem começa pelos incisivos.

dos molares dos cães é descrita como *tubérculo-setorial*. Os incisivos dos gatos são muito pequenos e seus caninos, relativamente grandes.

Em outras espécies domésticas, a dieta é muito mais abrasiva e requer consideravelmente mais esmagamento e trituração. Apenas as características mais conspícuas da dentição modificada são aqui apresentadas (os detalhes são apresentados nos capítulos seguintes). Na *dentição dos suínos*, as amplas coroas dos dentes molariformes apresentam formação de cúspides rombas elaborada, tornando-as instrumentos muito eficazes de trituração; esses dentes são denominados *bunodontes* (Fig. 3.18). Os dentes caninos da espécie continuam abertos na extremidade embutida (raiz), assim, a adição de tecidos dentários continua durante toda a vida do animal. Esse crescimento persistente, juntamente com sua forma curva, permite que assumam formatos muito surpreendentes em indivíduos mais velhos, principalmente em javalis.

A *dentição de equinos e ruminantes*, restritos à dieta herbívora, diferente da onívora dos suínos, deve permitir o desgaste contínuo e considerável das superfícies mastigatórias. Essa necessidade é atendida pelo aumento dessas superfícies da altura das coroas, apenas gradualmente estruídas (o desenvolvimento tardio das raízes permite a continuação do crescimento por alguns anos após os dentes terem começado a ser utilizados), e, acima de tudo, pelo enrugamento complexo do esmalte, que tem duas importantes consequências: o dente apresenta maior quantidade exposta do componente mais rijo e durável, reduzindo o atrito, e há uma alternância de materiais mais ou menos rígidos que se desgastam em diferentes taxas, produzindo superfícies mastigatórias irregulares, similares a limas (Figs. 3.19 e 3.20).

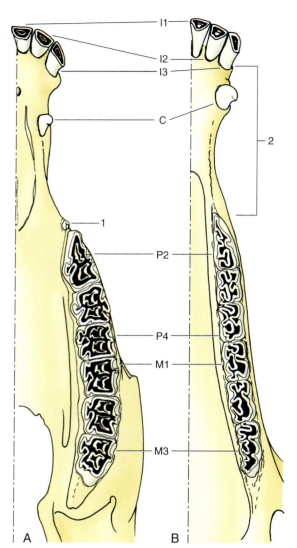

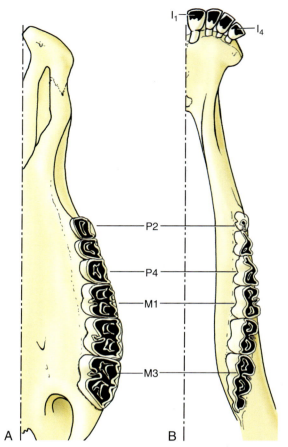

Fig. 3.19 Dentição permanente do equino. (A) Maxila e (B) mandíbula. *1*, Dente do lobo (P1); *2*, diastema. *I*, incisivo; *C*, canino; *P*, pré-molar; *M*, molar. Os *números* indicam a posição de um dente, a contagem começa pelos incisivos.

Fig. 3.20 Dentição permanente do bovino. (A) Maxila e (B) mandíbula. *I*, incisivo; *C*, canino; *P*, pré-molar; *M*, molar. Os *números* indicam a posição de um dente, a contagem começa na pelos incisivos.

As Articulações dos Maxilares

Embora habitualmente descritas como duas *articulações temporomandibulares,* estas estruturas podem ser consideradas metades separadas e distantes de uma única articulação condilar (p. 19). Evidentemente, o movimento de um lado deve ser acompanhado por um movimento (não necessariamente idêntico) do outro lado.

A articulação situa-se entre o processo condilar do ramo da mandíbula e a fossa mandibular do crânio, faceta formada principalmente pela parte escamosa do osso temporal. As formas das duas superfícies refletem os hábitos alimentares; em espécies como a canina, onde há predominância de movimentos mandibulares semelhantes a dobradiças, a cabeça passa a ser um côndilo transverso e a fossa é a canaleta correspondente. O deslocamento da mandíbula para trás se opõe ao processo retroarticular proeminente diretamente posterior à fossa mandibular. A peculiaridade da articulação é a presença de um disco articular fibroso ou fibrocartilaginoso que divide a cavidade em compartimentos dorsal e ventral. Embora a origem filogenética da estrutura seja contestada, ela pode decompor os movimentos complexos da articulação em componentes mais simples; o movimento de dobradiça ocorre entre a mandíbula e o disco, enquanto os movimentos mais amplos de deslizamento (translações) da mandíbula em relação ao crânio ocorrem no nível dorsal. O disco é bastante fino e pouco desenvolvido em cães. Nas espécies com predominância de movimentos laterais de trituração, a cabeça da mandíbula é maior, sua superfície é mais plana e o disco é mais espesso, embora os detalhes sejam bastante diferentes.

Na maioria das espécies, as duas metades da mandíbula estão firmemente fundidas. Em cães (e em ruminantes), a *sínfise* entre as duas metades permite pequenos movimentos, que podem ser importantes na obtenção de ajustes mais precisos nas arcadas superior e inferior, aumentando, assim, a eficiência do mecanismo de corte ou esmagamento.

Aparentemente, dois tipos de movimentos são possíveis: o de expansão, que altera o ângulo entre as metades da mandíbula, e o de rotação de cada metade sobre seu próprio eixo longo, o que modifica a inclinação vertical das cúspides dentárias. O cão parece utilizar esses mecanismos ao ajustar a posição do osso entre os dentes antes de tentar quebrá-lo.

O acesso à **articulação temporomandibular** ou ao ramo da mandíbula pode ser necessário para o reparo de fraturas. Esses reparos podem ser feitos na margem ventral do arco zigomático por meio de incisões no músculo platisma e no músculo masseter, cautelosamente, para proteger os ramos bucais dorsal e ventral do nervo facial e a glândula parótida e seu ducto.

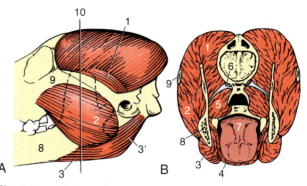

Fig. 3.21 Os músculos da mastigação do cão. (A) Vista lateral esquerda e (B) em secção. *1*, Temporal; *2*, masseter; *3* e *3'*, ventres rostral e caudal do digástrico; *4*, miloioideo; *5*, pterigoide medial; *6*, origem do pterigoide lateral; *7*, língua; *8*, mandíbula; *9*, arco zigomático; *10*, altura da transecção de (B).

OS MÚSCULOS DA MASTIGAÇÃO E SUAS AÇÕES

Os músculos mastigatórios (temporal, masseter, pterigoide medial e pterigoide lateral) são derivados do primeiro arco faríngeo, sendo, consequentemente, supridos pelo nervo mandibular (Fig. 3.21). Outros músculos que atuam nos movimentos da maxila e da mandíbula, principalmente na abertura da boca, em geral não são incluídos entre os músculos da mastigação.

O *temporal* tem sua origem em uma extensa área na superfície lateral do crânio e converge para inserção no processo coronoide da mandíbula. À contração, o músculo traciona a mandíbula para cima, principalmente, embora algumas fibras a levem para frente e outras coloquem o côndilo contra o processo retroarticular. O músculo é bastante desenvolvido em espécies como a canina e a felina, que apresentam movimentos de tesoura na articulação temporomandibular. Uma medida para se estimar o desenvolvimento do músculo temporal é a observação do arco zigomático, que confere espaço maior ao músculo.

O *masseter* situa-se lateralmente à mandíbula. Sua origem é a região maxilar do crânio e o arco zigomático, tendo ampla inserção na parte mais caudal da mandíbula. Tende a ser multipenado e entremeado por fortes lâminas tendíneas. As diferentes partes do músculo podem ter funções contrastantes. Algumas protruem a mandíbula; outras, retraem; no entanto, o efeito geral é a elevação da mandíbula e seu direcionamento para o lado ativo, já que a mastigação é restrita a um lado por vez nas espécies domésticas. O masseter é significativamente pequeno em cães, mas proporcionalmente maior nas espécies herbívoras, que fazem movimentos laterais e rotatórios durante a mastigação.

A massa muscular *pterigoidea* situa-se medialmente à mandíbula e chega a este osso pela região pterigopalatina do crânio. De modo geral, a massa é claramente dividida em um pequeno músculo lateral e outro mais desenvolvido, medial. Algumas fibras do músculo pterigoide lateral se fixam ao disco articular e ajudam a controlar seus movimentos, mas a principal função da massa é a elevação da mandíbula e seu tracionamento direcionam para dentro, com alguma protrusão simultânea. Nas espécies em que os movimentos transversais são importantes, os músculos masseter e pterigoides contralaterais podem formar um par funcional.

Além da gravidade, o músculo digástrico e o esternocefálico, nas espécies em que este último tem inserção mandibular, auxiliam na abertura da boca. O *digástrico* passa do crânio, caudalmente à articulação temporomandibular, à margem ventral da mandíbula. As partes rostral e caudal do músculo, dispostas uma atrás da outra, são supridas pelos nervos mandibular e facial, respectivamente, indicando a origem composta do músculo no mesoderma dos dois primeiros arcos faríngeos.

Na maioria dos mamíferos, a boca encontra-se em repouso quando está fechada. Essa posição se deve à atividade tônica dos músculos mastigatórios e, talvez, ao selo hermético criado pela aposição do dorso da língua ao palato. A maxila e a mandíbula estão simetricamente localizadas em relação ao plano mediano e as arcadas superior e inferior são ligeiramente separadas ou em discreto contato interrompido. A arcada formada pelos dentes superiores geralmente é mais ampla que sua contraparte e as arcadas se sobrepõem apenas parcialmente nas larguras. Em algumas espécies, como em ratos, a oclusão simultânea das regiões incisivas e molares é impossível; neles, a mandíbula deve avançar e abaixar para aproximar as pontas dos incisivos, e então retroceder e levantar, para que haja contato entre os molares. Em repouso, tais animais geralmente tendem a uma posição mandibular intermediária.

Um pequeno aumento na atividade muscular coloca os dentes em contato mais extenso, conhecido como *oclusão cêntrica*. As relações entre os dentes nessa posição são variáveis (até no mesmo indivíduo em idades diferentes), já que os dentes se aproximam de maneira diversa quando o desgaste reduz as projeções mais salientes (e, em algumas espécies, também pela migração dos dentes na maxila e

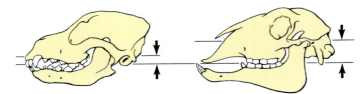

Fig. 3.22 As relações das faces articulares e oclusivas em cães *(à esquerda)* e ovinos *(à direita)* (indicadas pelas *setas superior* e *inferior*, respectivamente).

mandíbula). É comum que cada dente molariforme superior interaja com dois dentes da série oposta, e que os dentes inferiores sejam um pouco mesiais em relação a seus correspondentes superiores. Em cães, o último pré-molar superior e o primeiro molar inferior são os maiores dentes a ocluírem juntos; constituem os dentes setoriais (ou carniceiros) (Fig. 3.16). Os dentes à frente dos setoriais não se encontram, deixando um espaço aberto; os últimos dentes molares fazem extenso contato. O canino inferior interage à frente do superior, preenchendo o espaço entre este e o terceiro incisivo.

A relação entre os dentes é dinâmica. Um dente privado da sustentação normal pode se deslocar sob influência de forças mastigatórias. As pressões exercidas por lábios, bochecha e língua também são importantes na manutenção do contato e do alinhamento normais. Por meio do controle comum do crescimento da maxila e da mandíbula e do desenvolvimento dos dentes, a relação entre ambos é normalmente harmônica e dinâmica em todos os estágios da expansão. No entanto, anomalias não são incomuns; o prognatismo e o retroprognatismo mandibulares são bem ilustrados por Buldogues e Afghan Hounds, respectivamente.

A atividade mais simples e comum a todas as espécies, independentemente de seus hábitos mastigatórios, é a *abertura* da boca por depressão da mandíbula. A abertura é obtida por retardamento ou interrupção da atividade dos músculos mastigatórios, contração de seus antagonistas e gravidade. Ao abaixar a mandíbula, a cabeça do osso perpassa o disco articular, enquanto o próprio disco desliza para frente na fossa da mandíbula, provavelmente auxiliado pelas fibras do pterigoide lateral que nela se inserem. O fechamento da boca requer o inverso desses processos e, às vezes, deve ser vigoroso o suficiente para fragmentar um pedaço de alimento. Por vezes, a separação é feita pelos incisivos e, em determinadas espécies, o movimento de dobradiça é dificultado por uma protrusão preliminar da mandíbula que alinha as margens desses dentes. Na mordida, os dentes molariformes têm ação unilateral. Os herbívoros os usam para a trituração do alimento já levado à boca e o movimento ativo (de fechamento) é precedido pelo deslocamento lateral. A articulação temporomandibular desses animais se situa dorsalmente ao plano de oclusão, e os dentes inferiores são levados para frente, sobre seus correspondentes superiores, ao se aproximarem. Tal disposição contribui para o componente de trituração, ausente quando as faces de articulação e oclusão estão em alturas mais próximas. Ovinos e cães, bons exemplos de herbívoros e carnívoros, ilustram essas diferenças na posição da articulação em relação aos dentes (Fig. 3.22).

A FARINGE E O PALATO MOLE

A faringe repousa atrás da boca e se prolonga até o esôfago. É uma câmara afunilada entre a base do crânio e o primeiro par de vértebras cervicais em sua dorsal, a laringe ventralmente, e os músculos pterigoides, a mandíbula e a parte dorsal do aparato hioide, lateralmente. Uma vez que a faringe se comunica livremente com as outras cavidades da cabeça, é difícil formar um conceito claro sobre seus limites e sua extensão (Figs. 3.23 e 4.2). A Fig. 3.24 ilustra as vias de passagem de ar e alimento e enfatiza as funções respiratória e alimentar da faringe.

O principal aspecto para a compreensão da faringe é o palato mole, localizado como um prolongamento do palato duro, caudal às coanas. Em repouso, o palato recai sobre a língua, mas, durante a deglutição, assume posição mais horizontal, então dividindo a faringe em partes dorsal e ventral de maneira mais evidente. Dois pares de arcos conectam o palato mole às estruturas adjacentes. Os arcos palatofaríngeos passam pela parede lateral da faringe e podem ser longos o suficiente para se encontrarem dorsalmente à entrada do esôfago (Fig. 3.23). Juntamente com a margem livre do palato, circunscrevem a constrição do lúmen — o óstio intrafaríngeo — que marca a separação da faringe em compartimentos dorsal e ventral. O compartimento dorsal é denominado nasofaringe. Os arcos palatoglossos mais rostrais deslocam-se lateralmente à língua em sua raiz e demarcam a transição da boca para a orofaringe (Fig. 3.3). A orofaringe, de forma relativamente arbitrária, é separada de uma terceira subdivisão, a laringofaringe, na altura da epiglote. A laringofaringe repousa dorsalmente à laringe e apresenta a mesma extensão.

Funcionalmente, a *nasofaringe* pode ser considerada parte da cavidade nasal, já que o alimento não a perpassa,

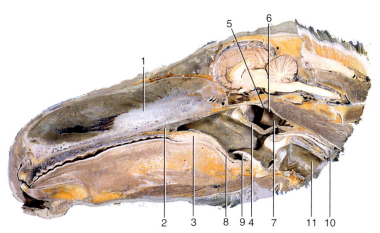

Fig. 3.23 Secção paramediana da cabeça equina. *1,* Septo nasal; *2,* palato duro; *3,* palato mole; *4,* arco palatofaríngeo; *5,* teto da nasofaringe; *6,* nasofaringe; *7,* entrada da tuba auditiva; *8,* orofaringe; *9,* epiglote; *10,* esôfago; *11,* traqueia.

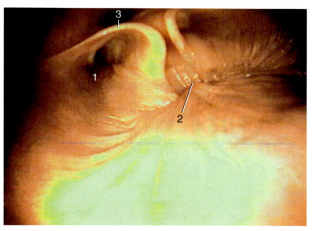

Fig. 3.24 Parte caudal da nasofaringe (equino). *1,* Entrada da tuba auditiva; *2,* fechamento entre as partes rostral e caudal da nasofaringe (durante a deglutição); *3,* cartilagem de sustentação da tuba auditiva.

nem ela participa do processo de deglutição, mas direciona o ar de maneira passiva. A topografia da conexão com a cavidade nasal varia muito entre as espécies; uma única comunicação, similar a um ducto, é observada em cães. Além das conexões maiores, a nasofaringe se comunica com as cavidades das orelhas médias por meio das tubas auditivas (de Eustáquio). Nos cães, o par de aberturas tubais localiza-se sobre pequenas elevações, semelhantes a bolhas. Pequenos feixes musculares saem da abertura, irradiam-se pela parede faríngea e formam um mecanismo de dilatação do orifício, permitindo a passagem de ar de ou para a orelha média, para que a pressão dos dois lados do tímpano possa ser equalizada (Fig. 3.25). Grande parte da parede da nasofaringe é reduzida a uma fina mucosa que se insere em estruturas vizinhas, principalmente na base do crânio e nos músculos retos ventrais da cabeça. A mucosa apresenta epitélio respiratório típico e contém numerosas glândulas mucosas e bastante tecido linfoide, parte disseminado, parte agregado. As massas linfoides que formam elevações visíveis a olho nu denominam-se *tonsilas faríngeas* (adenoides, em humanos) e compõem o anel de tecido linfoide que protege a passagem entre o nariz e a boca para a faringe e além dela (Fig. 3.26A); como outros agregados linfoides, são maiores na infância que na vida adulta. A tonsila palatina de bovinos (Fig. 3.26B) mostra a organização do tecido linfoide e o centro germinativo ativo. O aumento excessivo de volume das tonsilas prejudica o fluxo de ar.

O estreitamento da *orofaringe* limita o tamanho dos alimentos que podem ser deglutidos. Suas paredes laterais são apoiadas por uma fáscia e correspondem ao local das tonsilas palatinas. As tonsilas são muito diferentemente dispostas entre as espécies; em algumas (p. ex., em equinos), são difusas (embora um pouco mais elevadas); em outras, constituem uma massa compacta que pode se projetar para fora ou em direção ao lúmen, como em bovinos ou cães, respectivamente (Fig. 3.26). As tonsilas que se projetam no lúmen são recobertas por pregas de mucosa que as ocultam de forma parcial durante a inspeção pela boca aberta (Figs. 3.8/8 e 3.27).

A *laringofaringe* é a maior parte da faringe. A princípio é ampla, mas se estreita antes de se unir ao esôfago em um limite bem definido por uma prega mucosa, em cães, sendo de reconhecimento mais difícil na maioria das outras espécies. Em repouso, o lúmen da parte caudal da laringofaringe é fechado pela aposição das paredes laterais e do teto sobre o assoalho. O assoalho é ocupado principalmente pela entrada da laringe, que contém a epiglote, as cartilagens aritenoides e as pregas ariepiglóticas. A epiglote atua como uma barreira e desvia os fluidos para

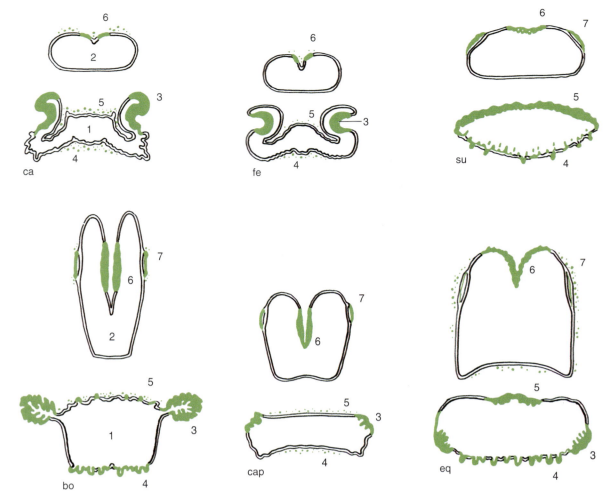

Fig. 3.25 Tonsilas na parede da orofaringe e da nasofaringe; *ca*, cão; *fe*, gato; *su*, suíno; *bo*, bovino; *cap*, caprino; *eq*, equino. *1*, Orofaringe; *2*, nasofaringe; *3*, tonsila palatina; *4*, tonsila lingual; *5*, tonsila do palato mole; *6*, tonsila faríngea; *7*, tonsila tubal.

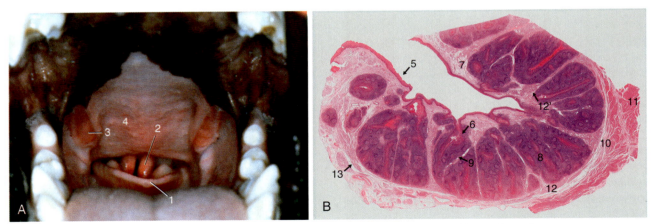

Fig. 3.26 (A) Vista da orofaringe de um cão. *1*, Epiglote; *2*, processo cuneiforme da cartilagem aritenoide; *3*, tonsilas palatinas; *4*, palato mole. (B) Tonsila palatina de bovino. Coloração de hematoxilina e eosina. As tonsilas são regiões da mucosa modificada do palato mole recobertas por epitélio escamoso estratificado (*5*) que formam fossas profundas ou criptas tonsilares (*6*) infiltradas por linfócitos. A lâmina própria e a túnica submucosa (*7*) subjacentes são convertidas em tecido linfático disseminado (*8*) e nodular. Os nódulos linfáticos (*9*) são muito ativos, como mostram os centros germinativos bem desenvolvidos (região central) e a camada do manto de pequenos linfócitos (região periférica mais escura) em frente ao epitélio das criptas. O tecido linfático é separado por uma cápsula de tecido conjuntivo (*10*) do músculo esquelético (*11*) subjacente e dos lóbulos das glândulas mucosas (*12*). As glândulas mucosas (*12'*) são também observadas entre o tecido linfático. Muitos vasos linfáticos (*13*) estão localizados no tecido profundo ao redor do tecido linfático (coloração de hematoxilina e eosina).

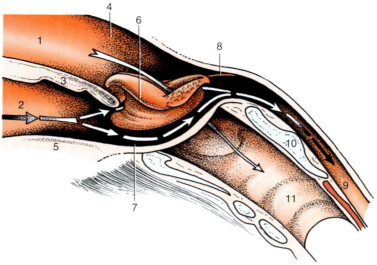

Fig. 3.27 Ilustração esquemática da faringe, mostrando sua conexão rostral com as cavidades nasal e oral e a conexão caudal com o esôfago e a laringe. A seta interrompida indica a passagem do alimento; a seta contínua mostra a passagem do ar. *1*, Cavidade nasal; *2*, cavidade oral; *3*, palato mole; *4*, nasofaringe; *5*, raiz da língua; *6*, laringe (protuberante no assoalho faríngeo); *7*, laringofaringe (recesso piriforme); *8*, extremidade caudal do arco palatofaríngeo; *9*, esôfago; *10*, lâmina da cartilagem cricoide; *11*, traqueia.

os lados, em canaletas (recessos piriformes) que acompanham a projeção da laringe (Fig. 3.24).

Abaixo de uma fáscia externa, a maior parte da parede faríngea é revestida por um conjunto de músculos estriados. Esses músculos pertencem a três grupos — constritor, dilatador e tensor — embora, individualmente, nenhum tenha ação tão simples quanto sugerem os termos (Fig. 3.28). Os músculos constritores são originários de determinados pontos fixos convenientemente localizados de cada lado, seguindo até o teto da faringe; com seus pares, formam uma série de arcos que cercam o lúmen em suas faces laterais e dorsal. De modo geral, é suficiente reconhecer os músculos constritores rostral, médio e caudal, embora cada um possa ser dividido em unidades menores. O *constritor rostral* é originário da região pterigoide do crânio (pterigofaríngeo) e da aponeurose do palato mole (palatofaríngeo) e envolve a faringe na altura do arco palatofaríngeo. Muitas de suas fibras têm trajeto quase longitudinal e, assim, também auxiliam a contração da faringe, tracionando-a sobre a ingesta recebida da boca. O *constritor médio* (hiofaríngeo) tem sua origem nas partes vizinhas do osso hioide. O *constritor caudal* se origina em duas partes, das cartilagens tireoide (tireofaríngeo) e cricoides (cricofaríngeo). A contração sucessiva dos três constritores empurra a ingesta distalmente até o esôfago. O *músculo dilatador* (estilofaríngeo caudal) se origina no aparato hioide, segue de forma mais transversal para se espalhar na parede faríngea e dilatar a parte rostral da faringe, facilitando a aceitação da ingesta.

A mucosa é sustentada por uma aponeurose fibroelástica nos músculos. A aponeurose também permite a inserção de inúmeras fibras dos pares de músculos, que continuam até o crânio e fixam todo o órgão em posição. A membrana mucosa das partes oral e laríngea da faringe é coberta por um epitélio escamoso estratificado e possui muitas glândulas salivares pequenas, que aumentam a lubrificação para a passagem do alimento.

O *palato mole* (véu palatino) é delimitado por uma mucosa respiratória na face dorsal e por uma mucosa oral ventralmente. É preso por uma firme aponeurose abaixo da mucosa dorsal. A parte ventral à aponeurose é composta principalmente por glândulas salivares muito próximas, interrompidas na linha mediana pelo músculo palatino, disposto longitudinalmente, que contrai o palato. O tensor e o elevador do véu palatino são originários do processo muscular do osso temporal, inserem-se na parte lateral da aponeurose e contraem ou elevam o palato mole, respectivamente. A membrana mucosa da faringe e do palato mole e os músculos, exceto o tensor, suprido pelo nervo mandibular, são inervados por plexo formado principalmente pelo nervo vago, mas também pelo glossofaríngeo.

▶ O ESÔFAGO

O esôfago leva o alimento da faringe ao estômago. O tubo relativamente estreito começa dorsal à cartilagem cricoide da laringe e segue a traqueia ao longo do pescoço, primeiro

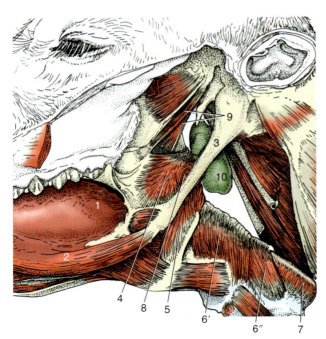

Fig. 3.28 Vista lateral da conexão da faringe com a base do crânio bovino. *1*, Raiz da língua; *2*, estiloglosso; *3*, estiloioide; *4*, constritor rostral da faringe; *5*, constritor médio da faringe; *6*, constritor caudal da faringe (*6'*, tireofaríngeo; *6''*, cricofaríngeo); *7*, esôfago; *8*, dilatador da faringe (estilofaríngeo caudal); *9*, tensor e elevador do véu palatino; *10*, linfonodo retrofaríngeo medial.

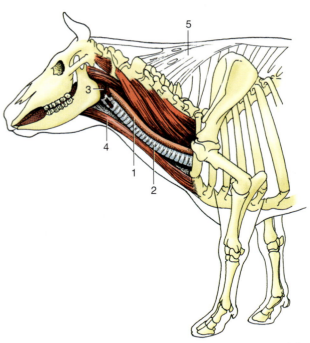

Fig. 3.29 Vista lateral do pescoço bovino. Na parte média do pescoço, o esôfago repousa no aspecto dorsolateral esquerdo da traqueia. *1*, Esôfago; *2*, traqueia; *3*, musculatura da faringe; *4*, músculo esternocefálico; *5*, ligamento nucal.

se posicionando à esquerda, mas voltando à posição mediana dorsal à traqueia antes ou logo após a entrada do tórax (Fig. 3.29). No tórax, o esôfago segue pelo mediastino (p. 147); prosseguindo além da bifurcação traqueal, passa sobre o coração antes de penetrar no hiato esofágico do diafragma. A seguir, segue pela margem dorsal do fígado e se une ao estômago na cárdia. Assim, o esôfago tem partes cervical, torácica e abdominal, embora esta última seja muito curta.

A parte cervical do esôfago segue pelo espaço visceral do pescoço, ligada aos músculos subvertebrais dorsalmente e ao lado esquerdo da traqueia medioventralmente (Fig. 3.29), acompanhada pela artéria carótida comum esquerda e pelos nervos vagossimpático e laríngeo recorrente.

A parte torácica passa à direita do arco aórtico. Caudalmente, suas margens dorsal e ventral são seguidas pelos respectivos troncos vagais, que reagrupam as fibras dos nervos vagos direito e esquerdo.

O padrão estrutural do esôfago é similar ao do restante do canal alimentar. O revestimento externo é de tecido conjuntivo frouxo (adventícia) no pescoço, em grande parte, substituído pela serosa* no tórax e no abdome.

O músculo é estriado na origem do esôfago, mas em algumas espécies (p. ex., em gatos, suínos e equinos) o estriado é substituído pelo liso em algum ponto do tórax. As duas camadas de músculos são espirais e giram em direções opostas na primeira parte do esôfago. Mais perto do estômago, o revestimento externo fica mais longitudinal, e o interno, mais circular (Fig. 3.30). Há um entrelaçamento considerável dos feixes musculares entre as duas camadas. Embora não haja comprovação morfológica, estudos funcionais sugerem a existência de diversos esfíncteres esofágicos. Entre eles, há o esfíncter cranial, provavelmente suprido por fibras do músculo cricofaríngeo e, talvez, por outros músculos do tórax, onde a passagem do alimento tende a ser retardada. Embora um espessamento sugestivo de um esfíncter seja observado na junção do esôfago com o estômago, na verdade, o fluxo do alimento é retardado imediatamente em frente ao diafragma.

---

*A maioria dos órgãos contidos em cavidades corpóreas (divisões do celoma embrionário) é protegida por "membranas serosas" (serosas). Esses revestimentos, que se estendem até as paredes das cavidades corpóreas, são compostos por uma camada de células mesoteliais achatadas e sustentadas por um tecido conjuntivo delicado. Uma pequena quantidade de fluido aquoso (seroso) mantém as membranas úmidas e minimiza a fricção quando as superfícies opostas se movimentam uma contra a outra.

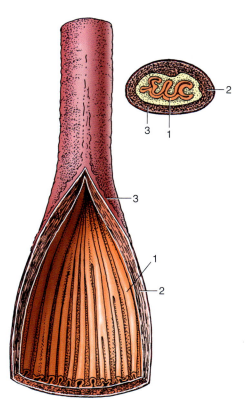

Fig. 3.30 Ilustração semi-esquemática da estrutura do esôfago seccionado longitudinal e transversalmente. *1*, Mucosa; *2*, camada muscular (longitudinal e circular); *3*, adventícia.

A parte interna da parede é dividida entre submucosa e mucosa por uma camada muscular fenestrada, geralmente mais proeminente no esôfago torácico (Fig. 3.31B), que ajuda a dispor o revestimento do órgão vazio em pregas longitudinais. O epitélio da superfície geralmente é escamoso estratificado; o grau de queratinização e a espessura refletem a dieta da espécie, como mostra a Fig. 3.31. Comparado ao esôfago caprino, o esôfago canino tem muitas glândulas tubuloacinares submucosas secretoras de muco. O limite entre os epitélios esofágico e gástrico é bem-definido e pode ser deslocado para os dois lados da cárdia. Em humanos, a exposição prolongada ou repetida ao suco gástrico (p. ex., azia) pode provocar a transformação do epitélio estratificado da parte caudal do esôfago em uma variedade gástrica colunar.

O esôfago recebe *inervação* dos nervos simpático e vago, inclusive dos ramos laríngeos recorrentes. O suprimento vagal é o mais importante. O músculo estriado é originário do mesoderma dos arcos faríngeos, sendo controlado pelos neurônios motores viscerais gerais do vago, enquanto partes do músculo liso são controladas diretamente pelo sistema nervoso intrínseco e indiretamente pelo sistema nervoso autônomo. Um plexo mioentérico se estende por todo o esôfago.

O suprimento sanguíneo de várias artérias locais não apresenta características de interesse especial.

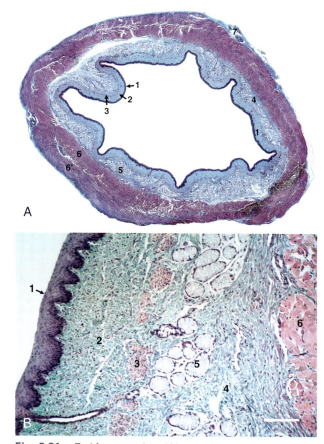

Fig. 3.31 Esôfago canino (A) corado com tricromo de Masson, que mostra o colágeno em verde e os componentes celulares em vermelho arroxeado, e caprino (B) corado com hematoxilina e eosina (70x), mostrando as quatro túnicas principais: *1*, mucosa; *2*, submucosa; *3*, camada muscular e *4*, adventícia. A camada mucosa é composta por *1'*, epitélio escamoso estratificado; *1''* lâmina própria (tecido conjuntivo); e *1'''*, lâmina muscular da mucosa (músculos lisos). A submucosa possui *5*, glândulas tubuloacinares secretoras de muco no tecido conjuntivo, a camada muscular é disposta em *3'*, camada interna; e *3''*, camada externa.

▶ DEGLUTIÇÃO

O primeiro estágio da deglutição é um ato voluntário, mas, após deixar a boca, a progressão do alimento não está sob controle voluntário.

O alimento suficientemente preparado pela mastigação e pela salivação é coletado em um recesso em forma de concha localizado na face dorsal da língua; a seguir, é isolado quando o ápice da língua é pressionado contra o palato. A maxila e a mandíbula são fechadas, e a súbita contração dos músculos miloioide, hioglosso e estiloglosso eleva a língua e impele o bolo para a orofaringe. Inevitavelmente, o alimento toca a mucosa faríngea, esse contato inicia o reflexo que completa a ação. Os nervos aferentes incluem ramos dos troncos mandibular, glossofaríngeo e vagal. Quando o alimento segue em direção caudal, o palato mole se eleva e sua margem livre é tracionada para a parede faríngea dorsocaudal. O fechamento do óstio intrafaríngeo impede a dissipação da pressão gerada na boca e assegura que o alimento seja levado até o esôfago, evitando o escape pela nasofaringe. Esse estágio é acompanhado pela breve inibição da respiração, com o fechamento da glote. O aparelho hioide e a laringe são simultaneamente tracionados para frente, e a epiglote, encontrando a língua, inclina-se para trás para cobrir, parcialmente, a entrada da laringe; no entanto, não há dúvidas sobre seu ajuste na abertura (como normalmente se supõe) e sabe-se que a ressecção cirúrgica de uma parte extensa da epiglote humana não prejudica muito a eficiência da deglutição. O alimento passa pela epiglote, ou pelos lados dela, com o ímpeto mantido pela contração sucessiva e rápida dos músculos constritores. A faringe, dilatada pelo músculo estilofaríngeo caudal para receber o bolo, é, então, contraída, sendo, de fato, tracionada para e sobre a ingesta pelas fibras longitudinais dos músculos constritores. A extremidade caudal da faringe relaxa para receber o alimento, que é, então, acelerado pelo esôfago por uma onda de peristaltismo iniciada imediatamente além das fibras cricofaríngeas. É provável que este último movimento seja coordenado por um reflexo local, diferentemente dos eventos anteriores, controlados pelo centro de deglutição do tronco cerebral.

A deglutição de fluido é praticamente igual. O fluido passa principalmente pelos recessos piriformes e o ímpeto inicial pode ser suficiente para projetá-lo no esôfago.

▶ A CAVIDADE ABDOMINAL

Algumas observações gerais acerca da cavidade abdominal são necessárias antes de prosseguir na descrição do sistema digestório.

O abdome é a do tronco localizada caudalmente ao diafragma. O abdome contém a maior das cavidades corpóreas e, no plano formado pelo promontório do sacro e a margem do púbis, continua na cavidade pélvica, mais caudal e muito menor (Fig. 2.2). A parte mais cranial (intratorácica) da cavidade abdominal é protegida pelas últimas costelas e cartilagens costais, e sua variação de tamanho é bem restrita; a parte mais caudal é sustentada pelo esqueleto somente em seu limite dorsal, sendo, portanto, mais variável. A cavidade pélvica tem suporte ósseo mais extenso e tamanho mais constante, embora até mesmo aqui determinada liberdade de movimentos seja permitida por alterações nos componentes de tecido mole de suas paredes (Fig. 29.25A e B).

A estrutura das paredes abdominais e pélvicas foi descrita com o aparelho locomotor. Características comparativas, inclusive conformação e fatores que a influenciam em diferentes espécies, são discutidas em capítulos posteriores. As cavidades abdominal e pélvica contêm o saco peritoneal; o estômago, os intestinos delgado e grosso, o fígado e o pâncreas; o baço; os rins, os ureteres, a bexiga e a uretra (em parte); os ovários e a maior parte do sistema reprodutivo feminino e a menor parte do sistema reprodutivo masculino; as glândulas adrenais; e muitos nervos, vasos sanguíneos, linfáticos e linfonodos.

Estruturas Peritoneais

Uma incisão por todas as camadas da parede abdominal atinge a cavidade peritoneal, divisão do celoma delimitada por uma delicada membrana serosa, o peritônio. A *cavidade peritoneal* é completamente fechada em machos, mas em fêmeas há uma possível comunicação com o exterior, o óstio abdominal de cada tuba uterina. A cavidade peritoneal contém apenas pequena quantidade de fluido seroso, já que os órgãos abdominais são excluídos do espaço por seu revestimento peritoneal. Os órgãos suspensos do teto abdominal, no interior das reflexões peritoneais, são chamados *intraperitoneais*. O termo, embora enganoso, enfatiza a diferença entre esta e a disposição retroperitoneal alternativa de outros órgãos, como os rins, diretamente unidos à parede abdominal. A Fig. 3.32 demonstra essa distinção e a divisão do peritônio na parte parietal que reveste as paredes (*parietes*), a visceral, que envelopa os órgãos (vísceras), e a série de pregas duplas, que conectam as partes parietais às viscerais. Essas pregas são coletivamente denominadas *mesentérios*, mas o uso adequado do termo é restrito à prega que suspende o intestino delgado (e, mais especificamente, apenas o jejuno e o íleo); determinadas pregas similares são convenientemente chamadas *mesocólon*, *mesovário* e assim por diante, de acordo com o órgão sustentado. Outras, como o omento maior, têm nomes menos óbvios.

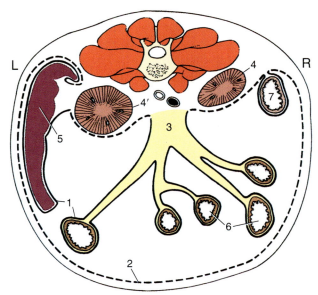

Fig. 3.32 Secção transversal esquemática do abdome do cão. *1*, Peritônio visceral *(linha contínua)*; *2*, peritônio parietal *(linha pontilhada)*; *3*, raiz do mesentério; *4* e *4'*, rins direito e esquerdo (retroperitoneais); *5*, baço; *6*, jejuno; *7*, duodeno descendente; *D*, direito; *E*, esquerdo.

Uma pequena protuberância de peritônio parietal (bolsa infracardíaca) se estende até o mediastino, no tórax, pela face direita do esôfago, onde penetra o diafragma.

O *peritônio* é composto por uma única camada de células mesoteliais achatadas e sustentadas por um tecido fibroelástico que se insere, de maneira mais ou menos firme, de acordo com a posição, nas estruturas subjacentes. De modo geral, há quantidade considerável de gordura armazenada abaixo do peritônio e alguns locais são mais favorecidos. Em animais saudáveis, a cavidade peritoneal é reduzida a uma série de espaços entre os órgãos abdominais bastante próximos. A maioria destes espaços tem dimensões capilares; o volume total de fluido peritoneal é, portanto, pequeno — alguns mililitros em cães. Ainda assim, o fluido tem importância vital, já que lubrifica as vísceras e permite que deslizem livremente umas sobre as outras ou contra a parede abdominal no desempenho de suas funções ou caso sejam deslocadas por outras atividades. A grande área superficial do peritônio (2 m^2 em humanos) auxilia a remoção rápida de substâncias; às vezes, fármacos são administrados por injeção intraperitoneal. As toxinas também são facilmente absorvidas; como a cavidade peritoneal, quente e úmida, propicia condições ideais para o crescimento bacteriano, a inflamação do peritônio sempre é preocupante.

As lâminas serosas inflamadas tendem a se unir e, com o passar do tempo, a aderência pode se tornar organizada e permanente. Por isso o cirurgião geralmente vira as margens da ferida para juntar as faces serosas ao fechar uma incisão. A aderência entre órgãos normalmente livres para se movimentarem é uma sequela possível e indesejável de infecções e traumatismo no peritônio. É evidente que qualquer fixação que limite a mobilidade pode interferir na função normal. No entanto, deve-se notar também que a aderência de faces serosas justapostas (com obliteração do espaço interveniente) é comum durante o desenvolvimento e explica a posição e a disposição definitivas de muitos órgãos e mesos.

No início do desenvolvimento, o trato gastrointestinal tem trajeto sagital pela cavidade corpórea; ao longo de toda a extensão, é fixado ao teto do tronco embrionário por um "mesentério" dorsal primitivo; somente uma parte do intestino anterior (que se torna o estômago e a primeira parte do duodeno) e uma parte caudal curta do intestino posterior têm inserções ventrais similares. As partes do mesentério dorsal associadas aos órgãos diferenciados recebem denominações apropriadas e podem ser listadas de maneira sucessiva: *mesogástrio* (dorsal)*, mesoduodeno, mesojejuno, mesoíleo, mesocólon e mesorreto.* A conexão ventral ao estômago é conhecida como mesogástrio ventral. Juntos, o mesojejuno e o mesoíleo constituem o mesentério (maior) da anatomia adulta. Grande parte do mesentério dorsal persiste em forma

mais ou menos não modificada (pelo menos em cães), mas os mesogástrios têm destino mais complicado, ditado pelo desenvolvimento subsequente do estômago.

O mesogástrio dorsal se alonga e dobra sobre si mesmo durante o desenvolvimento, sendo então chamado *omento maior*. O dobramento cria a bolsa do omento, que encerra parte da cavidade peritoneal. No entanto, a bolsa é achatada e suas paredes são muito próximas; assim, a cavidade é potencial, mas não real. O omento maior do cão se dobra caudalmente entre as vísceras, e o assoalho abdominal e suas paredes são descritas como parietais (ventral) e viscerais (dorsal), devido a suas relações com a parede abdominal e as vísceras. É a primeira estrutura observada após a abertura do assoalho abdominal. O crescimento posterior do fígado reduz o acesso ao interior da bolsa a uma abertura estreita, conhecida como forame *epiploico* (do omento), que permite a comunicação da cavidade da bolsa omental com a maior parte da cavidade peritoneal. As principais características desse arranjo são mostradas nas Figs. 3.33 e 3.61.

O crescimento diferencial e as inserções secundárias que determinam o arranjo no adulto são muito variáveis entre as espécies e os detalhes com importância prática são mencionados em seu contexto. Na maioria das espécies, o omento maior é rendilhado, um efeito produzido pela deposição de gordura em feixes ao longo do trajeto dos vasos sanguíneos; em ruminantes, pode haver tanta gordura que o omento parece ser composto somente desse tecido. O omento não tem capacidade intrínseca de movimentação, mas é passível de deslocamento pelo abdome por meio dos movimentos de outras estruturas. Por possuir a tendência comum de aderência das serosas em caso de inflamação, é frequentemente encontrado fixado em regiões infectadas e ajuda a isolá-las. O cirurgião pode suturar o omento maior sobre uma incisão fechada de uma víscera como garantia extra contra vazamentos.

A disposição não menos complexa das pregas peritoneais, que se desenvolvem principalmente na cavidade pélvica em associação aos órgãos urogenitais, é descrita com essas estruturas (p. 174).

Topografia Visceral

A disposição geral das vísceras é determinada pela forma da cavidade onde estão contidas e os detalhes de seu arranjo são influenciados pelas características individuais de fixação, motilidade e distensão. Por ser a cavidade peritoneal hermeticamente fechada e a maior parte do conteúdo abdominal não passível de compressão, quaisquer alterações no posicionamento ou nos contornos de um órgão devem ser acompanhadas por ajustes na parede abdominal ou por uma modificação associada em um órgão vizinho. O peso do conteúdo abdominal é considerável, especialmente em herbívoros de grande porte. Esses órgãos "flutuam" no fluido seroso, e as forças gravitacionais são ativa e passivamente opostas pela tensão desenvolvida pelas estruturas da parede abdominal, pela tração cranial sobre o diafragma, exercida

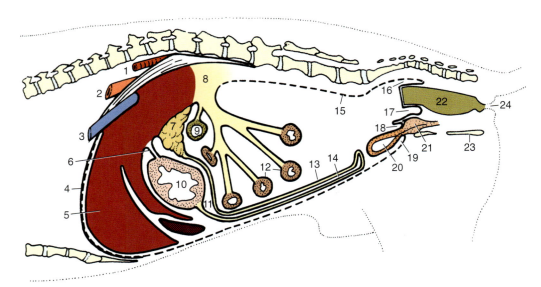

Fig. 3.33 Secção paramediana da cavidade abdominal de um cão para mostrar a disposição do peritônio (esquemático). *1,* Aorta; *2,* esôfago; *3,* veia cava caudal; *4,* diafragma; *5,* fígado; *6,* omento menor; *7,* pâncreas; *8,* raiz do mesentério; *9,* cólon transverso; *10,* estômago; *11,* bolsa do omento; *12,* intestino delgado; *13,* parede profunda do omento maior; *14,* parede superficial do omento maior; *15,* peritônio parietal; *16,* fossa pararretal; *17,* escavação retogenital; *18,* escavação vesicogenital; *19,* escavação pubovesical; *20,* bexiga; *21,* próstata; *22,* reto; *23,* ísquio; *24,* ânus.

pela pressão negativa no tórax, e, em extensão muito menor e incerta, pelos mesos e vasos de sustentação de determinados órgãos.

A essência da situação pode ser ilustrada de maneira esquemática (Fig. 3.34). Observa-se que a pressão interna varia em diferentes alturas no abdome. É menor que a pressão ambiente na parte mais dorsal, igual em certa altura e cada vez maior ao se aproximar do assoalho abdominal. Esse conceito explica a concavidade da parte dorsal do flanco, muito evidente em bovinos, e também a tendência de entrada de ar no reto quando sua exploração é malfeita. Evidentemente, as pressões internas locais também variam com as alterações respiratórias na pressão intratorácica e com a mudança de postura.

Os mesos e outras fixações influenciam a topografia visceral de maneira variável. As fixações entre o fígado e o diafragma, por exemplo, ancoram os órgãos com bastante firmeza. As demais são muito frágeis, e o posicionamento dos órgãos aos quais se unem deve ser mantido pelo contato mútuo e pela suspensão do diafragma. É claro que se soltam assim que o ar entra na cavidade peritoneal. Acredita-se que a aparência arredondada, observada em muitas pessoas idosas, seja, em parte, consequência da perda de elasticidade dos pulmões, que reduz a "tração" diafragmática. A íntima particularmente espessa de algumas das artérias que suprem os órgãos abdominais pode permitir a sustentação de peso em caso de distensão total dos mesos circundantes.

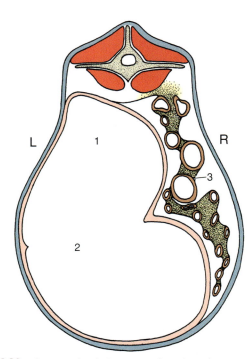

Fig. 3.34 Secção do abdome caprino. A maior pressão na parte ventral do abdome faz que a parede abdominal ventral seja convexa. A pressão na parte dorsal do abdome é mais baixa que a pressão atmosférica, e o flanco é afundado. *1,* Gás no saco dorsal do rúmen; *2,* ingesta no saco ventral do rúmen; *3,* intestinos; *D,* direito; *E,* esquerdo.

Em animais mortos, as vísceras geralmente apresentam um padrão fixo. No entanto, em animais vivos, a crença de que cada órgão oco possua uma forma "normal", razoavelmente constante, foi destruída pelos métodos de diagnóstico por imagem. Portanto, é suficiente dizer que afirmações detalhadas sobre a forma e a posição normais não têm lugar na descrição de órgãos ocos. Caso os posicionamentos dos órgãos abdominais precisem ser descritos, geralmente é suficiente relacioná-los à parede abdominal, usando expressões cotidianas.

O ESTÔMAGO

O estômago é a parte dilatada do aparelho digestório onde começa a digestão. É sucedido pelo intestino, composto pelo intestino delgado proximal (o principal órgão de digestão e absorção na maioria das espécies) e pelo intestino grosso distal (geralmente muito mais curto e envolvido na desidratação dos resíduos alimentares).

Entre os mamíferos, há considerável diversidade, em grande parte decorrente dos hábitos alimentares, na forma e na função do estômago e dos intestinos, coletivamente conhecidos como o trato gastrointestinal (Figs. 3.35 e 3.36). A dieta concentrada dos carnívoros é digerida com maior facilidade, esses animais têm estômagos pequenos e simples (Fig. 3.35A) e intestino relativamente curto e não complexo. A forragem dos herbívoros tem baixo valor nutritivo e deve ser consumida em grandes quantidades. Além disso, celuloses e outros carboidratos complexos, maior parte da dieta, precisam ser metabolizados por microrganismos simbióticos para que haja degradação enzimática e utilização. Esse processo relativamente lento requer a existência de uma grande câmara de fermentação para criar um ambiente favorável à multiplicação e atividade dos microrganismos. Essa câmara é formada por um estômago consideravelmente grande e subdividido (p. ex., em ruminantes) ou por um intestino grosso volumoso e complexo (p. ex., em equinos). Detalhes espécie-específicos são descritos em outros capítulos deste livro; a descrição a seguir se refere principalmente a cães e gatos.

O *estômago* (*ventriculus*)* recebe alimento do esôfago e o retém por algum tempo antes de liberá-lo no duodeno, primeira parte do intestino delgado. O estômago do cão tem capacidade relativamente modesta, entre 0,5 e 6,0 L de acordo com a raça, e se alinha a um padrão comum à maioria dos carnívoros e, na verdade, a muitos outros mamíferos, inclusive os humanos. É composto por duas partes distintas que convergem e se unem em um ângulo ventral (Fig. 3.37). A parte maior, onde o esôfago se abre na cárdia, repousa principalmente à esquerda do plano mediano, bem à frente, sob a proteção das costelas e em contato direto com o fígado

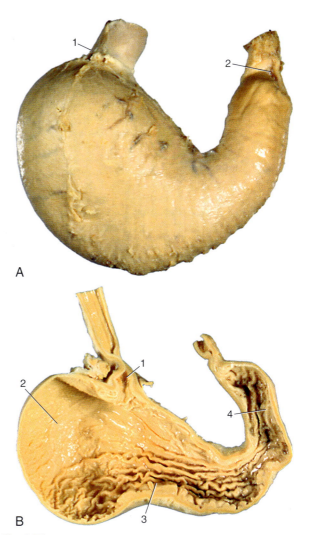

Fig. 3.35 (A) Face visceral do estômago (cão). *1*, Cárdia; *2*, piloro. (B) Interior do estômago (cão). *1*, Abertura cárdica; *2*, fundo; *3*, corpo; *4*, antro pilórico.

e o diafragma. A cárdia é relativamente distensível e logo se expande para acomodar a refeição. A segunda parte é mais estreita, apresenta paredes mais espessas e tem aparência mais constante, por ser menos afetada pela presença de alimento. Passa à direita e se prolonga no duodeno através do piloro (Fig. 3.35B). A face cranial (parietais) de ambas as partes entra em contato com o fígado, principalmente, enquanto as relações mais numerosas da face caudal (visceral) incluem a massa intestinal, o rim esquerdo, o pâncreas e o omento maior. A parte esquerda da margem mantém contato com a região do hilo do baço.

O grande saco esquerdo é dividido em um *domo* (*fundo*) cego que se projeta dorsal à cárdia e um *corpo* (*corpus*) que se estende da cárdia ao ângulo ventral. Com base nos espessamentos musculares terminais, a parte direita mais tubular, ou parte pilórica, é dividida entre o antro pilórico, mais proximal, e o canal pilórico, mais distal (Fig. 3.35B). A margem que separa as duas faces se divide em curvatura maior e curvatura menor, que se localizam entre as aberturas

---

*O termo alternativo, *gaster*, derivado do grego, é a raiz da maioria dos termos clínicos — por exemplo, gastrite e gastrectomia.

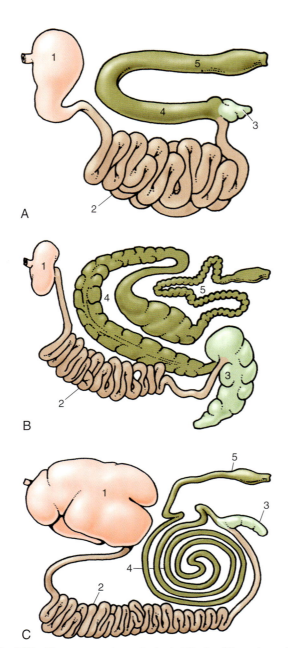

Fig. 3.36 Tratos gastrointestinais de (A) cão, (B) equino e (C) bovino dispostos em um plano bidimensional. *1*, Estômago; *2*, intestino delgado; *3*, ceco; *4*, cólon ascendente; *5*, cólon descendente.

da cárdia e do piloro. A convexa curvatura maior se conecta ao omento maior, do qual uma parte (o ligamento gastroesplênico) liga o baço ao estômago. A curvatura menor, côncava e mais curta, é conectada ao fígado pelo omento menor. Essa curvatura é marcada por uma súbita mudança de direção, chamada *incisura angular*.

A *parede do estômago* é composta por camadas correspondentes àquelas do esôfago e do intestino. O peritônio externo, ou *serosa*, recobre todo o órgão e adere ao músculo subjacente, exceto ao longo das curvaturas, onde é refletido e prossegue nos omentos; sua ausência nas curvaturas torna essas partes mais suscetíveis a rupturas em caso de distensão excessiva do órgão.

A camada seguinte é formada por *músculo liso* e disposta em três camadas sobrepostas, porém incompletas. A camada externa é mais ou menos longitudinal, continua o músculo externo do esôfago e se concentra ao longo das curvaturas, embora seja mais ampla sobre a parte pilórica. A camada média é disposta em aros, dos quais os mais proximais formam um esfíncter delgado ao redor da cárdia; além desse ponto, o padrão é interrompido pela projeção do fundo, sendo retomado mais ventralmente. A seguir, prossegue até o canal pilórico, onde os aros se unem na curvatura menor, formando um nó muscular (que, em algumas espécies, produz uma projeção evidente no lúmen), e se espalham na curvatura maior para constituir os esfíncteres pilóricos proximal e distal. A camada mais interna é muito incompleta, mas compensa as deficiências do músculo circular; fascículos muito espessos e curtos se arqueiam sobre a cárdia antes de seguirem distalmente de cada lado da curvatura menor, estendendo-se em direção à incisura angular, mas não além (Fig. 3.37).

A delgada *submucosa* interna ao músculo é separada da mucosa propriamente dita por uma muscular da mucosa plexiforme. A submucosa contém os principais plexos arteriais e venosos e grande quantidade de fibras elásticas que ajudam a muscular da mucosa a lançar as mucosas observadas no órgão vazio nas pregas (rugas) que caracterizam sua face (Fig. 3.37 e Fig. 3.38A). Essas pregas têm orientação predominantemente longitudinal, embora sejam individualmente tortuosas; elas desaparecem por completo quando o estômago é totalmente distendido.

A mucosa gástrica inteira apresenta inúmeras fovéolas gástricas, invisíveis a olho nu. As fovéolas são depressões responsáveis pelo preguemento da superfície observado em secções histológicas (Fig. 3.38B). O epitélio superficial de células colunares secretoras de muco continua nas fovéolas e se estende até as partes mais dorsais das glândulas gástricas, que depositam seus produtos nas profundezas dessas depressões. Esse epitélio é responsável, em grande parte, pelo revestimento protetor que torna a mucosa gástrica viscosa ao toque. Há três variedades de glândulas gástricas, *cárdicas, gástricas propriamente ditas* (fúndicas) e *pilóricas,* embora deva ser enfatizado que em muitas espécies, inclusive em cães, sua distribuição não coincide exatamente com as regiões macroscópicas de mesmo nome. As glândulas cárdicas e pilóricas produzem mais muco, enquanto apenas as glândulas gástricas propriamente ditas secretam pepsina e ácido clorídrico, partes importantes do suco digestivo. A enzima é sintetizada pelas células mais numerosas (principais), e o ácido é produzido pelas células parietais, encontradas em menor quantidade. Há também células secretoras de muco. A região gástrica glandular propriamente dita pode ter coloração um pouco mais escura que o restante da mucosa.

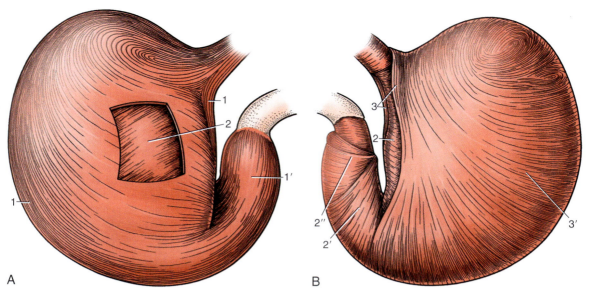

Fig. 3.37 A túnica muscular do estômago canino. (A) Face parietal após a remoção da serosa. (B) Estômago invertido de dentro para fora após a remoção da mucosa. A túnica muscular é composta pelas camadas longitudinal externa, circular média e oblíqua interna. A camada longitudinal reveste as curvaturas *(1)* e a parte pilórica *(1')*, mas é delgada sobre o corpo. A camada circular envolve o corpo *(2)* e é bastante proeminente na parte pilórica *(2')*, onde compõe os esfíncteres pilóricos *(2")*. A camada oblíqua *(3)* é mais espessa na curvatura menor, onde forma dois lábios que se fundem sobre a cárdia (alça cárdica); é mais delgada onde reveste o fundo e o corpo *(3')*.

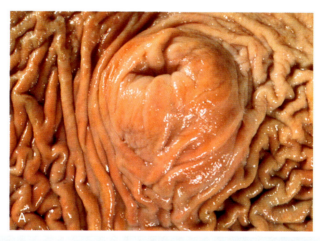

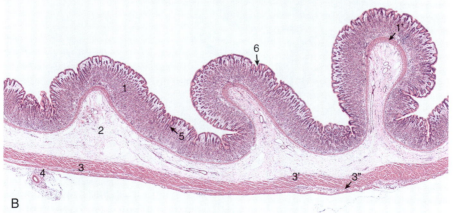

Fig. 3.38 (A) Protrusão da cárdia rodeada por pregas longitudinais. (B) Região glandular do estômago do gato. A região glandular apresenta três pregas. *1*, túnica mucosa; *1'*, lâmina muscular mucosa; *2*, túnica submucosa; *3*, túnica muscular composta pelas camadas oblíqua interna *(3')* e longitudinal externa *(3")*; *4*, túnica serosa, delgada, com vaso sanguíneo; *5*, glândulas gástricas localizadas na lâmina própria; *6*, fovéola gástrica (coloração de hematoxilina e eosina).

O *suprimento sanguíneo* do estômago é oriundo dos três ramos principais da *artéria celíaca, sendo* bastante generoso ao longo das duas curvaturas (Fig. 3.39). As artérias se anastomosam com bastante liberdade dentro e fora da parede do estômago. No geral, as artérias que penetram a parede passam pela submucosa antes de se ramificarem e formarem um plexo elaborado que alimenta os revestimentos musculares e mucosos. Os ramos mucosos suprem capilares de lúmen incomumente extenso abaixo do epitélio e ao redor das glândulas.

As veias são dispostas de maneia similar e, por fim, convergem e formam troncos que confluem para a veia porta. Numerosas anastomoses arteriovenosas permitem a regulação do suprimento sanguíneo da mucosa, grande quantidade de sangue é enviada pelo leito capilar do órgão em jejum.

Os vasos linfáticos são encontrados em profusão, principalmente na submucosa. Esses vasos conduzem a diversos linfonodos gástricos, cada um responsável pela drenagem de determinado território.

O estômago é *inervado* tanto por fibras parassimpáticas dos dois troncos vagais quanto por simpáticas, que chegam ao órgão com as artérias. As fibras eferentes dos dois conjuntos são acompanhadas pelas aferentes mais numerosas. As fibras parassimpáticas do nervo vago fazem sinapse com as células ganglionares em plexos intramurais da submucosa e entre as camadas musculares, exercendo grande controle sobre a motilidade gástrica. No estômago proximal, a atividade vagal suprime a contração muscular e provoca o relaxamento adaptativo; no estômago distal, a estimulação vagal provoca intensa atividade peristáltica. A estimulação vagal da motilidade do antro distal é mediada por acetilcolina, mas a identidade do mediador inibidor não é bem estabelecida, ele pode ser o peptídeo intestinal vasoativo. Os plexos intramurais participam de reflexos locais em que a parede do estômago reage à estimulação direta. As fibras simpáticas e parassimpáticas também inervam o epitélio superficial e as glândulas, mas apenas as fibras parassimpáticas terminam nas células endócrinas intragástricas.* A divisão dos nervos vagos, seja dos troncos principais ou de seus ramos, reduz a atividade e a secreção gástrica.

---

*Há diversas variedades destas células; as mais importantes são as secretoras de gastrina, dispersas apenas no epitélio das glândulas gástricas, especialmente na região antral. A liberação de gastrina é estimulada pelo nervo vago e também, mais diretamente, pela distensão do estômago por alimentos. A gastrina passa pela circulação porta, volta pelo sangue arterial e aumenta a atividade glandular e muscular da parede do estômago.

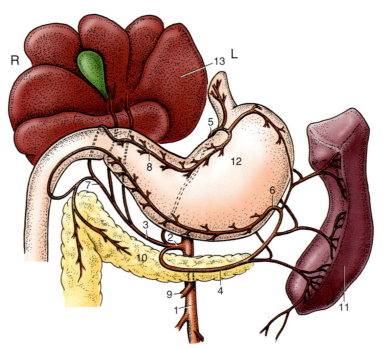

Fig. 3.39 Distribuição da artéria celíaca do cão (vista ventral). *1*, Aorta; *2*, artéria celíaca; *3*, artéria hepática; *4*, artéria esplênica; *5*, artéria gástrica esquerda; *6*, artéria gastroepiploica esquerda; *7*, artéria gastroduodenal; *8*, artéria gástrica direita; *9*, artéria mesentérica cranial; *10*, pâncreas; *11*, baço; *12*, estômago; *13*, fígado; *D*, direito; *E*, esquerdo.

O estômago vazio é pequeno e contraído em direção a um ponto fixo da entrada esofágica para ficar inteiramente no interior da caixa torácica e não atingir o assoalho abdominal. De modo geral, a parede é inerte, exceto pelas contrações peristálticas fracas e ocasionais e pela pequena secreção glandular. A atividade peristáltica residual é interrompida assim que o alimento é oferecido (ou esperado). A secreção aumenta como resposta reflexa ao sabor do alimento ou ao esforço da mastigação. Logo ao chegar no estômago, o alimento permanece em camadas (já que ainda não há movimentos de mistura), principalmente no corpo do órgão, que se expande em todas as direções, mas, em especial, ventral e caudalmente. A resposta motora é tardia e lentamente atinge um pico. As contrações peristálticas começam perto da cárdia e seguem distalmente, acelerando e se tornando mais vigorosas ao chegarem ao antro pilórico muscular. O segmento terminal se contrai em massa e movimenta a ingesta até o duodeno, enquanto a onda peristáltica ainda está a alguma distância do piloro. Estudos radiográficos sugerem que o piloro permanece aberto por cerca de um terço do tempo. É provável que o esvaziamento dependa mais do aumento intermitente da pressão intragástrica que da atividade peristáltica normal.

Os efeitos da alimentação sobre a topografia e as relações do estômago com outros órgãos são consideráveis, especialmente em animais mantidos em regimes de refeições raras, mas levam à repleção. O estômago totalmente distendido pode se estender quase até o umbigo, ou além, em cães filhotes, empurrando a massa intestinal dorsal e caudalmente. O fígado é empurrado para a direita, enquanto o baço, preso à parte esquerda da curvatura maior, acompanha a expansão daquele lado do estômago.

 O INTESTINO

O intestino* começa no piloro, seguindo até o ânus. É dividido em intestino delgado (*intestinum tenue*), proximal, e intestino grosso (*intestinum crassum*), distal, nem sempre de calibre tão diferentes quanto sugerido pelos nomes. No entanto, o limite se torna evidente pelo desenvolvimento de um divertículo cego, o ceco, na origem do intestino grosso (Fig. 3.40). O intestino delgado é composto por três partes: a primeira, o duodeno, curto e de posição mais fixa, e jejuno e íleo, relacionados ao mesentério maior. O intestino grosso também é formado por três partes; o reconhecimento do ceco em fundo cego é fácil, mas a separação entre cólon e reto é arbitrariamente localizada na entrada da pelve. O reto se une ao curto canal anal que leva ao exterior, mas esse canal não é parte do intestino, em sentido estrito.

---

*A palavra grega *enteron* é a base de muitos termos: *enterite, mesentério* e assim por diante.

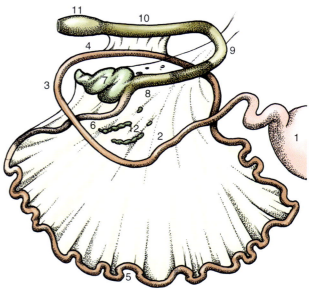

Fig. 3.40 Trato intestinal do cão (esquemático). *1,* Estômago; *2,* duodeno descendente; *3,* flexura caudal; *4,* duodeno ascendente; *5,* jejuno; *6,* íleo; *7,* ceco; *8,* cólon ascendente; *9,* cólon transverso; *10,* cólon descendente; *11,* ampola retal; *12,* linfonodos jejunais.

O comprimento do intestino pode ser dado em termos absolutos ou, de maior utilidade, por medidas do comprimento do corpo, embora nenhuma opção reflita a realidade. O cão, por sua dieta, apresenta intestino relativamente curto, cerca de três a quatro vezes seu comprimento corpóreo em vida. O comprimento do intestino dos herbívoros varia de acordo com a natureza da adaptação gastrointestinal, mas pode ser até 25 vezes o comprimento corpóreo em ovinos.

 O INTESTINO DELGADO

O *duodeno* é curto e bem fixado ao teto abdominal pelo pequeno mesoduodeno. Sua primeira porção é uma continuação da parte pilórica do estômago e se dirige à parede corpórea direita antes de ser defletido caudalmente e descer a um ponto entre o rim direito e a entrada da pelve. A seguir, passa medialmente atrás da raiz do mesentério, antes de ascender por curta distância; termina ao se dobrar em sentido ventral e entrar no mesentério, onde continua como jejuno. As relações mais constantes do duodeno do cão são o fígado, em sua origem, depois a parede corpórea direita, lateralmente; o pâncreas e depois o rim direito, em direção medial, e, de modo geral, outras partes da massa intestinal. Embora a primeira parte do duodeno não seja expandida de modo a formar um "bulbo duodenal" (ou "ampola") distinto (local comum de úlceras em seres humanos), sua independência funcional é mantida.

Jejuno e *íleo* apresentam localização menos constante. Apesar da disposição de cada alça se ajustar de maneira contínua, essa parte do intestino, como um todo, geralmente ocupa a região ventral da cavidade abdominal (Fig. 3.41). As alças são sustentadas pelo mesentério, que transporta os vasos e nervos. O mesentério se agrupa em sua raiz ao redor da origem da artéria mesentérica cranial, a partir da aorta, e se espalha pelo comprimento do intestino em sua outra margem. A primeira e a última parte do mesentério são mais curtas e facilitam as transições com o duodeno, relativamente fixo em uma ponta e com o cólon ascendente na outra (Fig. 3.40). A distinção entre o jejuno e o íleo é arbitrária, e talvez desnecessária; as alterações estruturais progressivas, embora existentes, não permitem o reconhecimento de um limite nítido. A convenção adotada neste artigo limita o íleo a uma parte final curta, relativamente mais muscular (e, assim, mais firme) e em conexão peritoneal direta com o ceco.

O *jejuno* preenche as partes do abdome não ocupadas por outras vísceras. Em cães, onde o intestino grosso é relativamente pequeno, o jejuno assenta-se de forma mais ou menos simétrica na linha mediana, entre o fígado e o estômago, cranialmente, e a bexiga, caudalmente. O órgão repousa no assoalho abdominal, embora separado do peritônio parietal pela intervenção do omento maior. As alças são muito móveis e sua disposição obedece a certo padrão, apesar da aparência casual. As alças dispostas sagitalmente na parte cranial da cavidade abdominal fazem contraponto às alças mais transversais da parte caudal (Fig. 3.41). O *íleo* apresenta um trajeto direto, primeiramente cranial, depois dorsal e em seguida à direita, até sua junção com o intestino grosso. Em vida, o intestino não é uniformemente repleto; a qualquer momento, muitas partes são achatadas e moldadas pelas pressões das vísceras adjacentes. O lúmen pode ser localmente obliterado e, quando a passagem é mantida, tende a ser reduzida a um canal estreito ao longo das margens, delineando a forma de "buraco de fechadura" ao ser seccionado. Isso também explica as faixas estreitas, representação comum do intestino delgado, em radiografias realizadas após a administração de uma suspensão de bário. Os movimentos segmentares e peristálticos continuamente alteram a configuração em vida.

O intestino também é composto por quatro túnicas (Fig. 3.42). A superfície luminal tem aparência aveludada devido às inúmeras projeções minúsculas, mas muito agregadas, chamadas *vilos intestinais*. Os vilos parecem dígitos em cães e equinos, mas são mais amplas e similares a folhas em muitas espécies (Fig. 3.43). Além das diferenças interespecíficas, variações em forma e dimensão podem ser observadas em vários locais ao longo do intestino delgado. A aparência e a morfologia detalhada podem ser profundamente influenciadas por mudanças na dieta (desmame precoce) ou doenças (infecções microbianas). Os vilos aumentam muito a superfície de absorção do epitélio, e a eficiência do processo é estimulada pelos abundantes

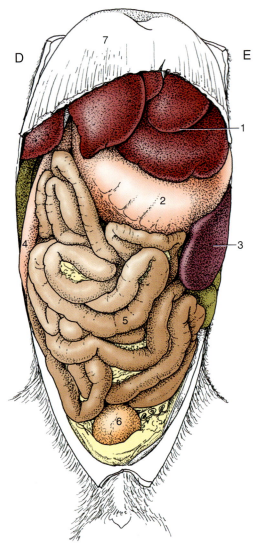

Fig. 3.41 Vista ventral dos órgãos abdominais do cão após a remoção do omento maior. *1*, Fígado; *2*, estômago; *3*, baço; *4*, duodeno descendente; *5*, jejuno; *6*, bexiga; *7*, diafragma; *E*, esquerdo; *D*, direito.

plexos capilares subepiteliais (Fig. 3.43B). As glândulas intestinais (criptas) microscópicas se abrem na superfície entre as bases dos vilos. As criptas produzem uma secreção mucosa que reveste a superfície do intestino e diversas enzimas que contribuem para a digestão de carboidratos e a degradação de proteínas.

Glândulas maiores (de Brunner), confinadas à submucosa do duodeno, especialmente em sua parte inicial, também secretam um muco protetor. Parte das células que revestem as criptas, talvez 1% da população total, pertence ao sistema enteroendócrino (enterocromafim) (p. 209). Esses tipos celulares incluem as células produtoras de gastrina do estômago e aquelas dos intestinos delgado e grosso que sintetizam diversos hormônios e influenciam vários aspectos da atividade gastrointestinal. Os componentes intestinais da série, diferente-

Capítulo 3　**O Aparelho Digestório**　121

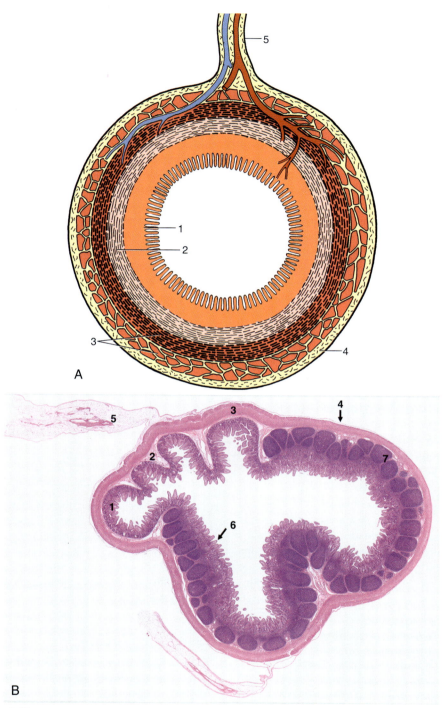

Fig. 3.42 (A) Secção transversal esquemática do intestino. (B) Secção transversal do íleo suíno (coloração de hematoxilina e ácido periódico de Schiff). A artéria e a veia chegam ao intestino através do mesentério; os ramos maiores não conseguem atingir a face antimesentérica. *1,* Mucosa; *2,* submucosa; *3,* camada muscular; *4,* serosa; *5,* mesentério; *6,* vilos intestinais em projeção no lúmen; *7,* placas de Peyer.

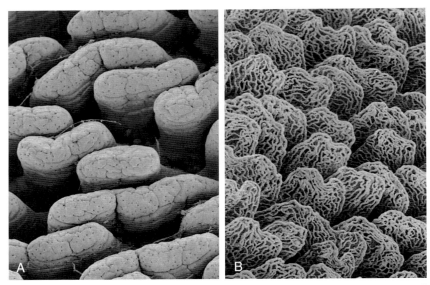

Fig. 3.43 Eletromicrografia (A) dos vilos duodenais do rato e (B) do arcabouço vascular do mesmo tecido, demonstrando os plexos capilares subepiteliais.

mente daqueles do estômago, são regulados por nervos intrínsecos da parede do órgão e superam em muito o suprimento nervoso extrínseco ao intestino. A colecistocinina, que contrai a vesícula biliar, é um importante membro do conjunto.

A mucosa é rica em nódulos de tecido linfoide, sejam solitários ou agrupados. As pregas da mucosa e os vilos aumentam a superfície de absorção do intestino. Os agregados maiores (placas de Peyer* [Fig. 3.44]) formam depressões e elevações mucosas visíveis, que podem ficar mais evidentes com a ausência de grande quantidade de vilos. Esses agregados tendem a ser mais numerosos e individualmente maiores na região próxima à junção com o intestino grosso.

O epitélio do intestino delgado se renova durante a vida por meio da divisão mitótica das células alojadas na profundidade das criptas. As células que revestem as criptas, continuamente recrutadas dessa maneira, ascendem à superfície de forma gradual, espalham-se pelas bases dos vilos e seguem para seus ápices, onde são eliminadas no lúmen intestinal. A passagem do fundo da cripta ao ápice de um vilo leva cerca de 3 dias e gera grande desgaste – um cálculo sugere a perda de aproximadamente 1 g de células epiteliais por centímetro linear de intestino delgado humano por dia. O processo tem a feliz consequência de permitir a renovação rápida da integridade do revestimento intestinal após danos extensos, como necrose e perda por degradação da camada superficial, que ocorrem em determinadas infecções em diversas espécies domésticas. Durante o reparo, os vilos diminuem de tamanho e assim permanecem até que haja um número suficiente de células epiteliais.

O fígado e o pâncreas liberam suas secreções no duodeno. Em cães, o ducto biliar e o primeiro ducto pancreático liberam seus produtos em aberturas separadas em uma papila (duodenal maior) a poucos centímetros além do piloro, enquanto o segundo ducto pancreático maior, abre-se em uma papila menor, um pouco mais à frente. Nenhuma dessas papilas é evidente.

O Intestino Grosso

Em sua forma mais elementar, o intestino grosso dos mamíferos é um tubo curto, um pouco mais largo que o intestino delgado, onde inicia seu trajeto, seguindo diretamente até o ânus. O intestino grosso de cães é um pouco mais complexo, embora ainda simples em comparação ao dos herbívoros (Fig. 3.45). Na maioria das espécies, é claramente dividido em ceco, cólon e reto; o cólon em si é diferenciado em partes ascendente, transversa e descendente (Fig. 3.45/3-5). O ceco é uma região em fundo cego, localizado na junção entre o íleo e o cólon. A divisão do cólon se deve à rotação do intestino embrionário, que impõe ao órgão adulto uma conformação que lembra um ponto de interrogação (ao ser visto por baixo) (Fig. 14.15).

O *ceco* canino é incomum, por não apresentar conexão direta com o íleo; no entanto, é convencional considerá-lo

---

*Estas placas podem ser os primeiros locais de acúmulo, após a ingestão, de agentes infecciosos responsáveis pelas encefalopatias espongiformes transmissíveis ("nova variante" da doença de Creutzfeldt Jacob, encefalopatia espongiforme bovina [BSE], *doença da vaca louca*) que chamaram tanta atenção nos últimos anos.

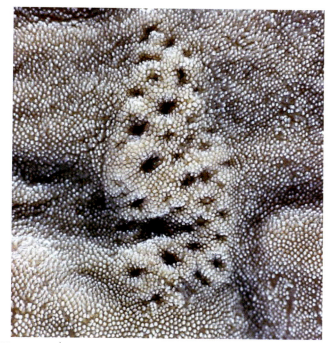

Fig. 3.44 Área de nódulos linfáticos agregados no íleo (equino).

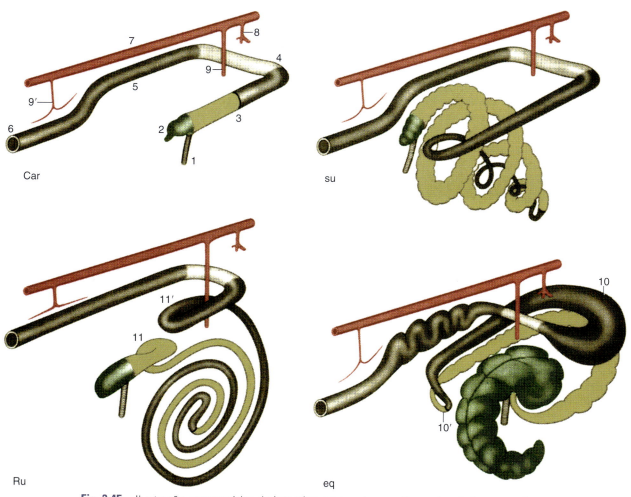

Fig. 3.45 Ilustração esquemática do intestino grosso de mamíferos domésticos: carnívoro *(Car)*, suíno *(su)*, ruminante *(Ru)* e equino *(eq)*. O sentido cranial está à *direita no canto superior das figuras*. *1,* Íleo; *2,* ceco; *3,* cólon ascendente; *4,* cólon transverso; *5,* cólon descendente; *6,* reto e ânus; *7,* aorta; *8,* artéria celíaca; *9* e *9',* artérias mesentéricas cranial e caudal; *10* e *10',* flexura diafragmática dorsal e flexura pélvica do cólon ascendente; *11* e *11',* alças proximal e distal do cólon ascendente.

a primeira parte do intestino grosso. O ceco do cão é curto e, à primeira vista, parece ainda menor, por ser espiralado e mantido contra o íleo pelas pregas do peritônio. É somente um pouco mais calibroso que o intestino delgado e se afunila gradualmente até sua extremidade cega arredondada. O lúmen se comunica com o interior do cólon, imediatamente após a junção ileocólica, por uma abertura resguardada por um anel muscular circular e interno (o esfíncter cecocólico) (Fig. 3.46).

O *cólon* é liso e não apresenta características externas dignas de nota; seu calibre é uniforme e significativo, mas não consideravelmente maior que o do intestino delgado. O cólon é suspenso por todo seu comprimento pelo mesocólon, de extensão moderada, permitindo certa mobilidade, e sua posição e relações variam dentro de certos limites. As flexuras que dividem o cólon em partes ascendente, transversa e descendente não são precisamente fixas. A curta parte ascendente continua o eixo do íleo a partir da junção internamente definida por uma abertura ileocólica de aparência e construção similares à do ceco. A parte transversa segue pelo abdome da direita para a esquerda, entre o estômago, cranialmente, e a massa do intestino delgado e a artéria mesentérica cranial, caudalmente. A parte descendente é a mais longa. Ela segue o flanco esquerdo antes de avançar medialmente para entrar na cavidade pélvica, onde continua como reto sem qualquer demarcação visível. O termo *reto* implica um trajeto direto, mas, de modo geral, essa parte do intestino é defletida para um lado pela pressão de outras vísceras, em especial a bexiga distendida. O *reto* é a mais dorsal das vísceras pélvicas e repousa acima dos órgãos reprodutivos, da bexiga e da uretra. Sua parte cranial tem a mesma relação com o peritônio que o cólon, mas ela muda com o encurtamento do mesorreto; o revestimento seroso é lateralmente refletido para continuar como peritônio parietal da cavidade pélvica e ventralmente continua sobre os órgãos urogenitais. A parte caudal é toda retroperitoneal, sendo diretamente presa à vagina em fêmeas, à uretra em machos e ao diafragma pélvico em ambos os sexos.

A mucosa do intestino grosso não possui vilos. Não há pregas mucosas permanentes, mas numerosos nódulos linfáticos dispersos, especialmente no reto, onde tendem a ser evidentes, devido às depressões e ápices das protuberâncias que formam pequenas fossas. Em muitas espécies, inclusive em equinos e suínos, entre os animais domésticos, o revestimento muscular externo do intestino grosso se concentra principalmente em bandas (tênias) que, ao se contraírem, enrugam o intestino, produzindo uma série linear de saculações (haustros) (Figs. 21.12 e 21.18). Essas bandas não são observadas no intestino de cães e gatos.

O *canal anal* liga o intestino ao exterior. É uma passagem curta derivada do proctodeu, uma invaginação do ectoderma superficial. O lúmen é comprimido na junção retoanal, onde a mucosa forma pregas longitudinais, normalmente pressionadas umas às outras para a oclusão do orifício (Fig. 3.47). A continência anal, no entanto, depende principalmente da presença de dois esfíncteres; o esfíncter anal interno é meramente um espessamento de músculo liso circular do intestino, mas o esfíncter anal externo é estriado, tem origem somática e está sob controle voluntário (Fig. 3.48).

Sempre há muitas glândulas na região anal, tanto na mucosa quanto na pele que a envolve. A maioria dessas glândulas é pequena, mas cães e gatos também apresentam os dois sacos anais (seios paranais). Cada um deles tem o tamanho de uma avelã (em cães) e está localizado ventrolateralmente ao ânus, entre os músculos esfíncteres interno e externo (Figs. 3.47 e 15.4). O fundo do saco secreta um fluido de odor desagradável drenado em um único ducto com abertura próxima à junção anocutânea. O saco é comprimido à defecação, expelindo a secreção, que provavelmente atua na demarcação territorial. Esses sacos são encontrados na maioria dos carnívoros, sendo mais notórios em gambás.

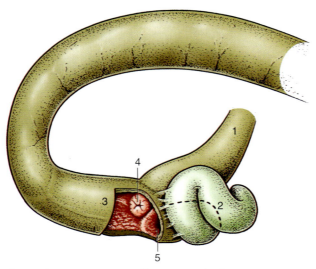

Fig. 3.46 A junção ileocólica e sua relação com o ceco no cão. *1*, Íleo; *2*, ceco; *3*, cólon ascendente; *4*, orifício do íleo rodeado pela prega anular; *5*, orifício cecocólico.

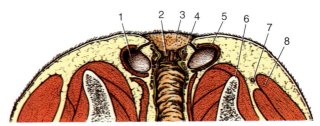

Fig. 3.47 Secção dorsal (horizontal) do canal anal do cão. *1*, Saco anal; *2*, zona colunar do canal anal; *3*, zona cutânea; *4*, esfíncter interno do ânus; *5*, esfíncter externo do ânus; *6*, ísquio; *7*, ligamento sacrotuberal; *8*, *músculo* glúteo superficial.

O suprimento sanguíneo do trato intestinal é feito principalmente pelas *artérias mesentéricas cranial e caudal*. No entanto, a primeira parte do duodeno é suprida pelo ramo hepático da artéria celíaca e a parte caudal do reto, pelos ramos retais da artéria pudenda interna. A artéria mesentérica cranial supre grande parte do intestino delgado, a região da junção ileocecocólica e a parte média do cólon em suas três divisões primárias; os detalhes da ramificação variam entre as espécies e, embora em menor extensão, entre os indivíduos. A distribuição da artéria mesentérica caudal, menor, é restrita ao cólon descendente e à parte cranial do reto. O conhecimento da ramificação arterial e da riqueza de anastomoses auxilia procedimentos cirúrgicos (Figs. 3.42 e 3.49). As anastomoses arteriais asseguram a sobrevida do intestino até mesmo após a obstrução completa de um vaso importante. A cadeia de anastomoses continua além dos territórios das artérias mesentéricas e as conecta às artérias celíacas e pudendas internas.

As *veias* são bastante similares e se unem para formar as veias mesentéricas cranial e caudal, duas das principais tributárias da veia porta (a veia esplênica é a terceira) (Fig. 3.50). Determinadas veias tributárias se conectam a veias sistêmicas nas extremidades de seus territórios, que são o esôfago torácico e o canal anal, partes que normalmente drenam por vias sistêmicas. A congestão da circulação porta (p. 127) pode provocar o ingurgitamento das veias submucosas nessas partes (e em outras), mas é muito mais importante na medicina humana que na veterinária. A parede do intestino contém uma proporção considerável da população linfocitária e representa um componente importante do mecanismo de defesa do corpo.

A *drenagem linfática* do intestino delgado, particularmente, é extensa, já que alguns produtos da digestão são absorvidos por essa via. Quando esses produtos possuem gordura, a linfa é leitosa, e os vasos linfáticos intestinais ("lactíferos") são incomumente evidentes. O fluxo é direcionado a determinados linfonodos que filtram a linfa antes de sua chegada à cisterna do quilo, origem dilatada do ducto torácico, o mais importante vaso linfático (p. 245). Em cães, esses linfonodos são grandes, pouco numerosos e centralizados na raiz do mesentério (Fig. 3.40), mas em outras espécies, podem ser mais numerosos e perifericamente dispersos próximo ao intestino em si.

O intestino recebe *nervos simpáticos e parassimpáticos*. A via simpática passa pelos gânglios celíaco, mesentérico cranial e mesentérico caudal, e as fibras pós-ganglionares acompanham as artérias relevantes (Fig. 8.76). As vias parassimpáticas envolvem os nervos vago e pélvico. O primeiro supre o intestino até a junção das partes transversa e descendente do cólon; o último supre o cólon descendente e o reto. Os nervos parassimpáticos aumentam o peristaltismo, mas os efeitos da perda de inervação intestinal são bem menos drásticos que os da perda da inervação gástrica.

Sob estresse, a vasoconstrição pode fechar o leito capilar da parede intestinal, causando uma anomalia de permeabilidade que permite moléculas grandes ultrapassarem a barreira intestinal; o que pode levar à ocorrência de choque séptico.

▶ O FÍGADO

O fígado (*hepar*) está localizado na parte mais cranial do abdome, imediatamente caudal ao diafragma. É, de longe, a maior glândula do corpo e realiza muitas funções essenciais para a vida. A mais óbvia é a produção de bile, mas sua atuação no metabolismo de proteínas, carboidratos e gorduras é ainda mais importante e depende de sua situação diante do sangue drenado pelo trato gastrointestinal. Essa localização assegura que os produtos da digestão, transportados pela corrente sanguínea após a absorção, sejam apresentados às células hepáticas antes da entrada na circulação geral.

As funções metabólicas do fígado explicam a grande variação interespecífica de tamanho: os valores médios são cerca de 3%-5% do peso corpóreo em carnívoros, 2%-3% em onívoros e apenas 1%-1,5% em herbívoros. O fígado

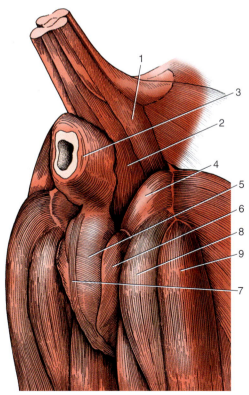

Fig. 3.48 Os músculos da região perineal do cão macho. *1*, Coccígeo; *2*, elevador do ânus; *3*, esfíncter externo do ânus; *4*, obturador interno; *5*, bulboesponjoso; *6*, isquiocavernoso; *7*, retrator do pênis; *8*, semimembranoso; *9*, semitendinoso.

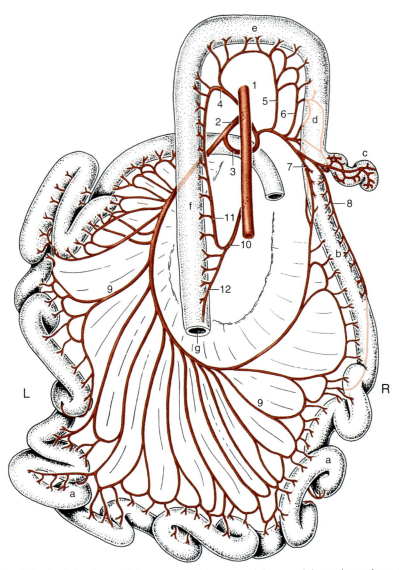

Fig. 3.49 Distribuição das artérias mesentéricas cranial e caudal nos intestinos do cão (vista dorsal). *a*, Jejuno; *b*, íleo; *c*, ceco; *d*, cólon ascendente; *e*, cólon transverso; *f*, cólon descendente; *g*, reto; *D*, direito; *E*, esquerdo; *1*, aorta; *2*, artéria mesentérica cranial; *3*, artéria ileocólica; *4*, artéria cólica média; *5*, artéria cólica direita; *6*, ramo cólico da artéria ileocólica; *7*, ramo mesentérico do íleo; *8*, ramo antimesentérico do íleo; *9*, artérias jejunais; *10*, artéria mesentérica caudal; *11*, artéria cólica esquerda; *12*, artéria cranial do reto.

é relativamente mais pesado em animais jovens que em adultos e atrofia de maneira considerável em idosos. De modo geral, o fígado fresco é vermelho-amarronzado, macio e tem consistência característica friável.

O fígado adulto se interpõe entre o diafragma, cranialmente, e o estômago e a massa intestinal, caudalmente. Embora o órgão se estenda pelo plano mediano, a maior parte repousa à direita em todas as espécies (Fig. 3.51). Não é muito assimétrico em cães, onde as proporções à direita e à esquerda do plano mediano correspondem a cerca de 3:2. Na maioria das espécies, inclusive em cães, o fígado se divide em lobos por meio de uma série de fissuras que se estendem para dentro a partir da margem ventral (Fig. 3.52). Esforços consideráveis foram empreendidos para facilitar a descrição de cada lobo e fissura e sua homologia entre as espécies. O padrão teórico, onde o fígado do cão apresenta os lobos lateral esquerdo, medial esquerdo, lateral direito, medial direito, quadrado e caudado, este último dilatado pelos processos papilar e caudado, é aqui ilustrado (Fig. 3.53). Estudos modernos minimizam a importância das fissuras externas e se baseiam principalmente nas ramificações internas dos vasos para o estabelecimento de homologias. Esses estudos também deram informações detalhadas sobre a arquitetura vascular para os cirurgiões, possibilitando a remoção segura de áreas doentes do fígado humano.

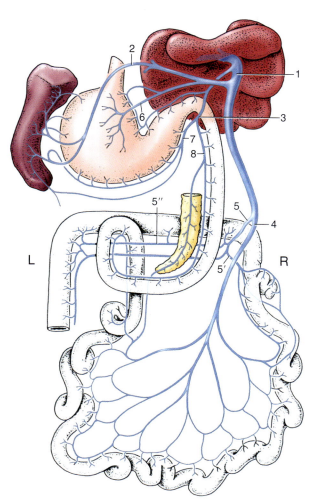

Fig. 3.50 Ilustração semi-esquemática da vista dorsal da formação da veia porta (cão). *1,* Veia porta; *2,* veia esplênica; *3,* veia gastroduodenal; *4,* veia mesentérica cranial; *5,* veia mesentérica caudal; *5',* veia ileocólica; *5'',* veia cólica média; *6,* veia gástrica esquerda; *7,* veia gastroepiploica direita; *8,* veia pancreaticoduodenal cranial.

Em vida, o fígado se adapta à forma dos órgãos vizinhos; quando fixo *in situ,* mantém a conformação e as impressões produzidas por tais estruturas. O fígado relativamente grande do cão torna-se abruptamente cônico ao combinar sua face diafragmática com a curvatura do diafragma, contra o qual é comprimido. A face visceral côncava apresenta grande escavação à esquerda para o estômago (impressão gástrica), que então continua pelo plano mediano em uma estreita impressão duodenal. A margem dorsal se estende em direção mais caudal e chega bem mais longe em sentido dorsal do lado direito, onde é posteriormente distendida pelo processo caudado, que apresenta uma impressão profunda da extremidade cranial do rim direito. Em direção ao plano mediano, essa margem possui um sulco para a passagem da veia cava caudal e, à esquerda, a impressão esofágica. A vesícula biliar repousa entre o lobo quadrado e o lobo medial direito. É parcialmente fixa e parcialmente livre e, em alguns cães, tão profunda que atinge a face diafragmática, entrando em contato com o diafragma (Fig. 3.53).

O fígado é recoberto pelo peritônio, exceto pelas áreas relativamente pequenas no hilo da veia porta, na fossa da vesícula biliar e na origem de determinadas reflexões peritoniais. O ligamento triangular direito e esquerdo, o ligamento coronário e o ligamento falciforme, que passam para o diafragma a partir da face diafragmática, possuem centros fibrosos e prendem o fígado de maneira firme. O omento menor, que passa da face visceral para o estômago e o duodeno, é mais frágil. A túnica fibrosa envolve o parênquima por sob a serosa. Essa túnica adentra a substância no hilo da veia porta e emite prolongamentos que levam os vasos sanguíneos para o interior do órgão, dividindo-se nos mesmos locais que os vasos e tornando-se mais delgada a cada divisão. As delgadas trabéculas atravessam todo o órgão e dividem o fígado em inúmeras pequenas unidades, os lóbulos hepáticos da descrição clássica. Embora muito evidente no fígado suíno (Fig. 3.54), o padrão lobular também é bastante marcante no fígado do cão, onde parecem áreas hexagonais (de cerca de 1 mm) na superfície intacta e também em secções macroscópicas e histológicas. A secção histológica (Fig. 3.54B) mostra a relação da vesícula biliar com o fígado.

O fígado recebe um *suprimento sanguíneo* muito generoso pela *artéria hepática,* ramo da artéria celíaca, e pela *veia porta.* As proporções relativas não são definitivas em cães, mas esses vasos suprem o fígado humano com um quinto do sangue e aproximadamente três quintos do oxigênio. Os ramos da artéria hepática que realmente entram no fígado são, de fato, artérias terminais. No entanto, há suprimento para uma circulação colateral fora do fígado, entre a artéria hepática e os outros ramos da artéria celíaca que irrigam o estômago e o duodeno (Fig. 3.39). As artérias intra-hepáticas se dividem com ramos da veia porta e tributários do ducto hepático. Essas artérias suprem as estruturas de tecido conjuntivo no caminho dos sinusoides hepáticos, nos quais desembocam junto com os ramos do sistema porta.

A *veia porta* é formada pela união de tributárias que drenam o trato digestório, o pâncreas e o baço (Fig. 3.50). É conectada às veias sistêmicas nas regiões cardioesofágicas e retoanais nas extremidades de seu território. Essas conexões formam vias alternativas para o sangue porta em caso de obstrução ou redução do fluxo pelo fígado. Os resultados da obstrução variam conforme a espécie e refletem as diversas eficácias da artéria hepática no suprimento de oxigênio. Em cães, a obstrução completa é rapidamente fatal.

Todo o sangue que chega ao fígado é coletado por um único conjunto de veias, das quais as centrais dos lóbulos hepáticos são as menores tributárias. Elas formam as poucas e calibrosas *veias hepáticas* que se abrem na veia cava caudal quando ela passa pelo fígado. A circulação

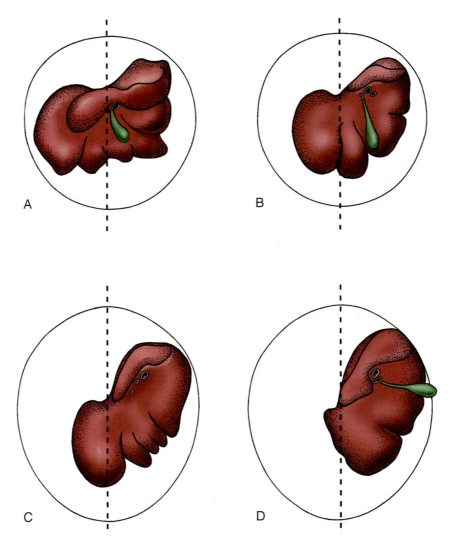

Fig. 3.51 Face caudal do fígado de (A) cão, (B) suíno, (C) equino e (D) bovino. Os planos medianos são indicados. O fígado é assimétrico, um pouco menos em cães, um pouco mais em suínos e equinos e bastante em bovinos, onde a maior parte do órgão é deslocada para a direita. Observe a ausência de vesícula biliar no fígado equino.

pelo fígado é controlada por diversos esfíncteres e possui numerosas anastomoses — interarteriais, intervenosas e arteriovenosas. Um defeito congênito relativamente raro permite que o sangue porta passe diretamente para a veia cava caudal.

O fígado recebe nervos simpáticos e parassimpáticos dos plexos periarteriais e dos troncos vagais, respectivamente.

O *sistema do ducto hepático* começa com canalículos microscópicos nos lóbulos. Eles confluem para ductos maiores que, por fim, formam os poucos extensos ductos hepáticos através de uniões sucessivas no tecido conjuntivo entre os lóbulos. Antes ou logo após saírem do fígado, no hilo, os ductos se combinam em um único tronco que segue até o duodeno (Fig. 3.55). Um ramo lateral sinuoso (ducto cístico), originário do tronco comum, leva à vesícula biliar, piriforme. A parte do tronco comum localizada distalmente à origem do ducto cístico é conhecida como *ducto biliar* (*colédoco*). Variações no sistema de ducto são comuns; alguns ductos hepáticos podem entrar diretamente na vesícula biliar, outros podem se unir à principal saída distal ao ducto cístico. A vesícula biliar não apenas armazena a bile, mas também a concentra, por meio de absorção pela mucosa pregueada. Como é de conhecimento geral, a vesícula biliar não é essencial; equinos, ratos e algumas outras espécies não possuem o órgão e compensam sua ausência por meio do aumento do sistema de ductos (Fig. 3.51).

Os músculos da parede e do ducto da bexiga biliar, inclusive o esfíncter, na entrada do duodeno, são supridos por nervos parassimpáticos. A dor originária do sistema de ductos, comum em pacientes humanos, é abolida pela secção dos nervos esplâncnicos (simpáticos).

Capítulo 3 **O Aparelho Digestório** 129

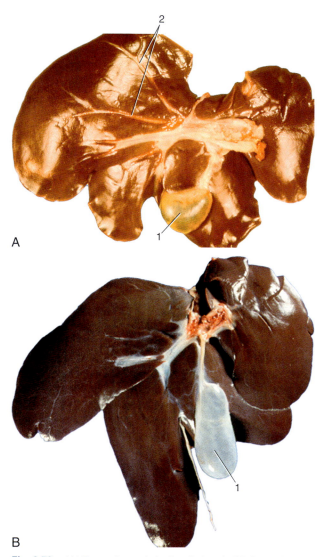

Fig. 3.52 (A) Face visceral do fígado (cão). (B) Face visceral do fígado (suíno). *1*, Vesícula biliar; *2*, ductos hepáticos.

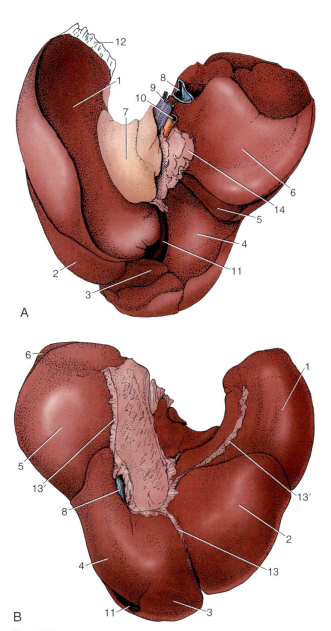

Fig. 3.53 (A) Faces visceral e (B) diafragmática do fígado canino. *1*, Lobo lateral esquerdo; *2*, lobo medial esquerdo; *3*, lobo quadrado; *4*, lobo medial direito; *5*, lobo lateral direito; *6*, processo caudado (do lobo caudado); *7*, processo papilar (do lobo caudado); *8*, veia cava caudal; *9*, veia porta; *10*, artéria hepática; *11*, vesícula biliar; *12*, ligamento triangular esquerdo; *13*, ligamento falciforme do fígado; *13'*, ligamento coronário do fígado; *14*, omento menor.

▶ O PÂNCREAS

O pâncreas é uma glândula muito menor e intimamente relacionada ao duodeno na parte dorsal da cavidade abdominal. É amarelado e guarda certa semelhança com as glândulas salivares, embora seja mais mole e entrelaçada de maneira mais frouxa. Combina funções exócrinas e endócrinas.

O componente exócrino, de longe o maior, produz o suco digestivo, liberado na parte proximal do duodeno por meio de um ou dois ductos. O suco contém enzimas que metabolizam proteínas, carboidratos e gorduras. O componente endócrino é formado pelas ilhotas pancreáticas, agregados celulares dispersos entre os ácinos exócrinos, que produzem insulina, glucagon e gastrina. As ilhotas são, portanto, extremamente importantes no metabolismo de carboidratos (p. 208).

O pâncreas é convencionalmente dividido em um corpo e dois lobos, uma descrição adequada para cães, mas não para algumas das outras espécies (Fig. 3.56). Se fixado *in situ*, o pâncreas canino apresenta uma flexão aguda, o ápice em V localizado próximo à flexura cranial do duodeno. O delgado lobo direito segue pelo mesoduodeno. O lobo esquerdo, mais espesso e curto, estende-se sobre a face caudal do estômago em direção ao baço, no interior do omento maior (Fig. 3.33/7).

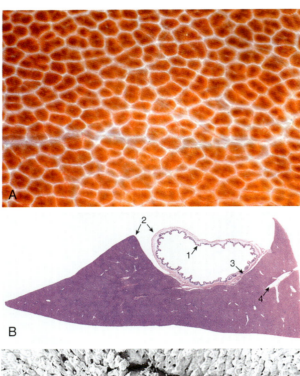

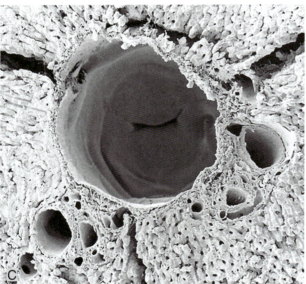

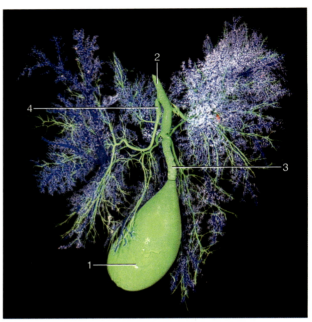

Fig. 3.55 O sistema de drenagem biliar do cão. *1*, Vesícula biliar; *2*, ducto biliar; *3*, ducto cístico; *4*, ductos hepáticos.

Fig. 3.54 (A) Face do fígado (ampliada) com lóbulos hepáticos claramente definidos (suíno). (B) Fígado e vesícula biliar (macaco) (coloração de hematoxilina e eosina). *1*, Túnica mucosa da vesícula biliar; *2*, peritônio visceral que reveste a face do fígado e da vesícula biliar; *3*, túnica adventícia da vesícula biliar; a túnica muscular é muito delgada; *4*, vasos porta hepáticos. (C) Imagem de microscopia eletrônica de varredura feita a partir de moldes de corrosão dos vasos hepáticos (rato); observe a valva na veia central.

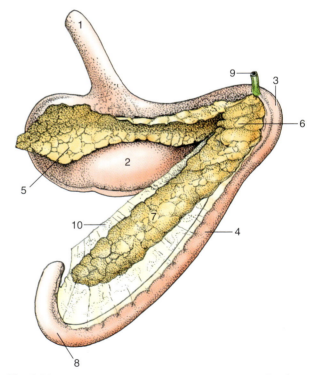

Fig. 3.56 O pâncreas do cão (vista caudal). *1*, Esôfago; *2*, estômago; *3*, flexura cranial do duodeno; *4*, duodeno descendente; *5*, lobo esquerdo do pâncreas; *6*, corpo; *7*, lobo direito; *8*, flexura caudal do duodeno; *9*, ducto biliar; *10*, mesoduodeno.

O pâncreas é originário de dois primórdios que brotam da parte proximal do duodeno. Depois os botões se fundem, mas em muitas espécies, evidências da origem dupla do pâncreas são dadas por seu sistema de ductos. O ducto pancreático maior comumente drena a parte do órgão originária do primórdio ventral e se abre no duodeno junto com, ou ao lado, do ducto biliar. O ducto menor (acessório) emerge da parte do pâncreas formada pelo primórdio dorsal e desemboca no intestino mais distalmente que o ducto principal. Essa é a disposição geralmente observada em cães, embora a parte terminal de um ducto às vezes regrida. Uma vez que os sistemas de ductos dos dois lobos se comunicam dentro da glândula, a ausência de uma ou outra saída não tem significado. Em algumas espécies, geralmente apenas um ducto permanece.

O generoso suprimento sanguíneo é feito pelas *artérias pancreaticoduodenais cranial e caudal*; a primeira se ramifica a partir da artéria celíaca; a última, da artéria mesentérica cranial. As veias drenam na veia porta. A glândula é suprida por nervos simpáticos e parassimpáticos.

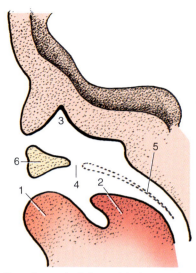

Fig. 3.57 Secção sagital da cavidade nasal e oral de um embrião no início do desenvolvimento. *1*, Lábio inferior; *2*, língua; *3*, cavidade nasal; *4*, coana primitiva (futuro ducto incisivo); *5*, posição do futuro palato secundário; *6*, palato primário.

O DESENVOLVIMENTO DO APARELHO DIGESTÓRIO

O intestino anterior e o intestino posterior terminam de forma cega nas membranas oral e cloacal, áreas medianas circunscritas onde há contato direto entre o endoderma e o ectoderma, sem mesoderma interveniente (Fig. 3.2). Essas membranas formam os assoalhos das depressões superficiais chamadas *estomodeu* e *proctodeu*. As depressões são acentuadas pelo crescimento relativamente rápido do tecido adjacente; quando as membranas se rompem, as depressões passam a ser confluentes com o intestino, estendendo-se até cada extremidade por uma passagem curta revestida por ectoderma. A extensão cranial forma a maior parte da boca e a extensão caudal, o canal anal.

O intestino anterior se diferencia e forma a faringe, o esôfago, o estômago e a primeira parte do duodeno, junto com as estruturas compostas por evaginações dessas regiões. O intestino médio forma o restante do intestino delgado, do ceco e a maior parte do cólon. O intestino posterior forma a parte distal do cólon, o reto, e, depois de se dividir, parte do trato urogenital.

A Boca

O estomodeu, carreado ventralmente durante o processo de dobramento, localiza-se entre o broto do cérebro anterior, dorsalmente, e aquele do coração em desenvolvimento, ventralmente. A membrana oral logo se rompe e, assim, não é mais possível reconhecer a extensão da contribuição do ectoderma ao revestimento da boca.

A boca é constituída pelo crescimento frontal de determinados processos que aparecem ao redor das margens da placa oral. Dorsalmente, um processo frontal parece ser decorrente do rápido crescimento do mesoderma paraxial ao redor do cérebro anterior. Lateral e ventralmente, a margem é formada pelo arco da mandíbula, o primeiro dos espessamentos (discutidos adiante) que se desenvolvem no mesoderma lateralmente à futura faringe.

A princípio, o processo frontal é uma simples proeminência. Logo depois, espessamentos bilaterais, os placoides olfatórios, surgem no ectoderma envolvente, imediatamente delimitando a depressão oral. Esses placoides penetram abaixo da superfície quando o crescimento do mesoderma adjacente forma uma rima ao redor de cada uma dessas estruturas. A rima tem forma de ferradura e apresenta uma interrupção ventral, levando a um sulco que se estende até à boca. A interrupção divide as partes lateral e medial da rima, depois conhecidas como processos nasais lateral e medial. Os arcos da mandíbula também se expandem e crescem em direção um ao outro neste período e logo se fundem na região ventral à depressão oral, formando a lâmina contínua da mandíbula e do assoalho da boca. Além disso, a extremidade dorsal de cada arco mandibular emite um processo maxilar que se estende para frente entre os processos frontal e mandibular, envolvendo a boca lateralmente. As diversas protuberâncias gradualmente se fundem.

Inicialmente, as depressões que contêm os placoides olfatórios se comunicam com a cavidade oral, mas tais conexões se perdem conforme os placoides se aprofundam mais nas fendas cegas, as fossas nasais, que agora escavam a maxila. O tecido que permanece entre essas fossas e a boca constitui o palato primário. A comunicação entre o nariz e a boca é retomada quando as fossas se rompem na cavidade bucal em duas aberturas denominadas *coanas primitivas* (Fig. 3.57). O rompimento é considerável e apenas a parte mais rostral do palato primário permanece.

As cavidades nasais definitivas são originárias de nova subdivisão dos espaços nasal e oral, temporariamente combinados. No aspecto interno de cada processo maxilar existe uma evaginação circular, o processo palatino, que, a princípio, pende ventralmente ao lado da língua em desenvolvimento. Em determinado estágio, sofre uma reorientação muito rápida e se vira para dentro e para cima até encontrar sua contraparte do outro lado (Fig. 3.58A e B). Os processos palatinos se fundem um ao outro, com o resíduo do palato primário e a margem ventral do septo entre as fossas nasais; assim, uma lâmina horizontal é formada entre as fossas nasais e a boca. A fusão do palato primário residual (a região da papila incisiva) com os processos palatinos está quase completa, mas deixa pequenas passagens abertas, que se tornam os ductos incisivos. A lâmina que agora divide as cavidades nasal e oral constitui o palato secundário (definitivo) que, depois, distingue-se na parte dura rostral e na parte mole caudal. O momento de ocorrência do processo é crítico, já que o estágio de formação do palato secundário normalmente é logo seguido por um grande aumento de volume da cabeça. Se a reorientação for tardia, os processos palatinos serão muito curtos para se encontrarem e se fundirem entre si e com a margem ventral do septo nasal; assim, o palato secundário ficará dividido por uma fissura mediana que permite a comunicação entre as cavidades nasal e oral. As consequências dessa anomalia (fenda palatina ou lábio leporino) podem ser graves, já que ela dificulta a amamentação.

A divisão da cavidade bucal em partes vestibular e central é avaliada pela aparência dos espessamentos ectodérmicos que seguem paralelos às margens dos processos

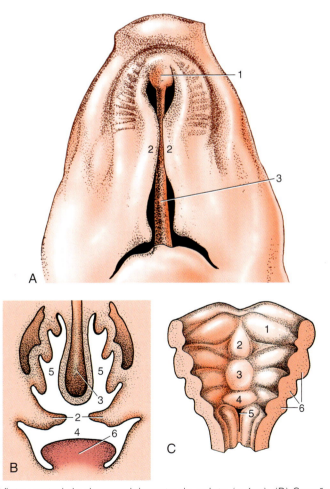

Fig. 3.58 (A) Vista ventral do desenvolvimento do palato (suíno). (B) Secção transversal da cavidade oral e nasal antes do fechamento do palato secundário. *1*, Palato primário; *2*, processos palatinos (palato secundário); *3*, septo nasal; *4*, cavidade oral; *5*, cavidade nasal; *6*, língua. (C) Desenvolvimento da língua no assoalho da cavidade oral. *1*, Protuberância lingual distal (lateral); *2*, protuberância lingual mediana; *3*, protuberância lingual proximal; *4*, primórdio da epiglote; *5*, ádito da laringe; *6*, arcos faríngeos.

maxilares e mandibulares. Esses espessamentos logo se transformam em sulcos, conhecidos como sulcos labiogengivais, que marcam a divisão dos lábios da face externa das gengivas. O aprofundamento dos sulcos cria e depois aumenta o espaço vestibular. Uma segunda formação similar, interna ao sulco labiogengival do processo mandibular, separa a gengiva da língua que agora se desenvolve no assoalho da boca.

As glândulas salivares maiores e menores se formam a partir de brotos sólidos do epitélio que empurram o mesênquima subjacente. Esses brotos se ramificam repetidas vezes e se canalizam, formando os ácinos e os ductos glandulares. É tentador supor que seus locais de origem correspondem aos pontos de entrada dos ductos adultos; no entanto, algumas evidências sugerem que as aberturas podem ser realocadas quando os sulcos do epitélio oral se unem, estendendo os ductos.

A língua se desenvolve no assoalho da boca por meio da complexa fusão de diversos brotos (Fig. 3.58C). Um, o broto lingual mediano (distal), surge no assoalho faríngeo entre as extremidades ventral dos arcos mandibulares, fundindo-se posteriormente a brotos mais laterais, que aparecem nas partes adjacentes a tais arcos. O broto mais caudal (proximal) se estende do assoalho até as partes ventrais do segundo, do terceiro, e, talvez, do quarto arco faríngeo. O broto caudal se divide da seguinte maneira: a parte caudal se torna a epiglote; a rostral, mistura-se às outras contribuições para a língua. A glândula tireoide se desenvolve a partir do assoalho faríngeo, entre os brotos mediano e proximal. Acredita-se que a substância da língua derive principalmente dos miótomos dos somitos occipitais. Alega-se que o material desses miótomos migra para frente, sob o assoalho da boca e, embora as evidências não sejam totalmente convincentes, a teoria considera, de maneira satisfatória, a inervação dos músculos linguais pelo nervo hipoglosso, específico para os somitos occipitais. O suprimento sensorial para o epitélio lingual é feito pelos nervos mandibular, facial, glossofaríngeo e vago, que são os nervos associados ao primeiro, segundo, terceiro e quarto arcos, respectivamente. A separação da língua do assoalho é gradual. É mais completa na parte que forma o corpo que naquela que forma a raiz.

As primeiras indicações dos *dentes* são espessamentos em formato de feixes do epitélio interno aos espessamentos labiogengivais. Os espessamentos se estendem como placas, as lâminas dentárias, até o mesênquima subjacente (Fig. 3.59); logo depois, uma série linear de protuberâncias arredondadas brota da margem profunda de cada lâmina. Elas representam os órgãos de esmalte dos dentes decíduos, seu número corresponde à fórmula dentária da espécie. Ocasionalmente, há disparidade no surgimento dos primórdios (e, possivelmente também em seu desenvolvimento) de dentes que, mais tarde, regridem sem erupção. Os incisivos superiores dos ruminantes são exemplos de dentes cujo desenvolvimento é abortado dessa maneira.

O mesênquima se condensa contra as faces livres de cada botão. O mesênquima, agora chamado *papila dentária*, preenche a depressão criada pela invaginação do botão. Todo o broto do dente, composto pelo órgão de esmalte e pela papila dental, é encerrado por um espessamento mesenquimatoso que se funde à papila em sua base, formando o saco, ou folículo, dentário.

O órgão de esmalte é composto por um epitélio interno (sobre a face côncava encostada na papila dentária), um epitélio externo (sobre a face convexa do folículo dentário) e um tecido interposto pouco celular (retículo do esmalte) (Fig. 3.59). As células do epitélio interno do dente são chamadas *ameloblastos*, por produzirem esmalte. A formação de esmalte começa no centro da coroa, mas logo se espalha para outros locais. Com o espessamento da camada, os ameloblastos recuam de forma centrífuga até finalmente se encontrarem e se fundirem ao epitélio externo do dente, formando uma cutícula epitelial sobre a coroa.

Enquanto isso, determinadas células da papila mesodérmica se dispuseram em uma lâmina de frente para os

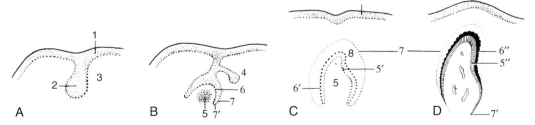

Fig. 3.59 (A) Desenvolvimento da placa dentária. (B) Desenvolvimento de um órgão de esmalte. (C) Órgão de esmalte. (D) Dente decíduo antes da erupção. *1*, Epitélio da cavidade oral; *2*, placa dentária; *3*, mesênquima; *4*, botão de um dente permanente; *5*, papila dental; *5′*, odontoblastos (diferenciados a partir da camada celular externa da papila); *5″*, dentina; *6*, epitélio interno do dente (futuros ameloblastos); *6′*, ameloblastos; *6″*, esmalte; *7*, epitélio externo do dente; *7′*, transição entre os epitélios interno e externo do dente (onde ocorre a formação da raiz); *8*, retículo do esmalte.

ameloblastos. Por produzirem dentina, são conhecidas como *odontoblastos*. A primeira dentina também surge no centro da coroa, um pouco depois da primeira deposição de esmalte. A seguir, a deposição de dentina também se espalha em todas as direções. Com o espessamento da camada, os odontoblastos recuam em direção centrípeta e, ao término da síntese de dentina, continuam revestindo a polpa, a parte remanescente menos diferenciada da papila original.

A princípio, a raiz do dente é envolta por um prolongamento do órgão de esmalte que não produz a substância. Mais tarde, esse envoltório se rompe quando o tecido folicular sintetiza cemento para revestir a dentina da raiz.

Depois do surgimento dos órgãos de esmalte dos dentes decíduos, a lâmina dentária sofre extensa destruição. No entanto, sua margem livre continua a produzir um segundo grupo de botões, os órgãos de esmalte dos dentes permanentes; esses botões ficam dormentes até serem ativados para replicarem a sequência que criou os dentes decíduos.

A Faringe

Muitos detalhes do desenvolvimento da região faríngea são mais aprofundados nos Capítulos 2 e 6. A princípio, a faringe inicialmente é achatada dorsoventralmente e mais larga imediatamente atrás da membrana oral, mas a forma inicial é alterada pelo crescimento desigual do mesoderma que acompanha o tubo endodérmico (Fig. 3.60). Esse mesoderma forma espessamentos seriados, os arcos faríngeos (branquiais), que saem pelo lúmen faríngeo e são observados como saliências na superfície do pescoço. A modelagem interna do lúmen define uma série de bolsas que correspondem a sulcos externos (Fig. 3.60). O número de arcos (e, portanto, de bolsas) é controverso. Normalmente, assume-se a existência de cinco arcos, representando os quatro primeiros e o sexto de uma longa série encontrada em outros vertebrados. Cada arco desenvolve um esqueleto interno e uma musculatura associada a determinado nervo craniano, cujos destinos já foram descrito (p. 52). Cada bolsa tem um destino específico (Fig. 6.5). As características de interesse imediato são as contribuições da primeira e, talvez, da segunda bolsa à cavidade da orelha média, destino revelado, em adultos, pelo local de entrada da tuba auditiva na nasofaringe. A parte ventral da segunda bolsa forma o seio tonsilar, ponto de referência que indica a antiga posição da membrana oral.

O crescimento do trato respiratório inferior no limite caudal da faringe é discutido no próximo capítulo.

A Parte Caudal do Intestino Anterior

Um aumento de volume fusiforme identifica o estômago em estágio inicial de desenvolvimento. O intestino

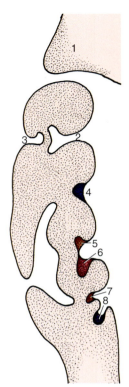

Fig. 3.60 Secção dorsal do lado esquerdo da faringe, mostrando o desenvolvimento dos arcos e bolsas faríngeas. *1*, Processo maxilar; *2*, tuba faringotimpânica (futura tuba auditiva); *3*, meato acústico externo; *4*, tonsila palatina (no seio tonsilar); *5*, glândula paratireoide III; *6*, timo; *7*, glândula paratireoide IV; *8*, corpo ultimobranquial.

anterior entre esse aumento de volume e a faringe se transforma em esôfago, que, a princípio, é muito curto, mas se alonga conforme o coração migra do pescoço para o tórax. O esôfago participa da origem do trato respiratório inferior (p. 156) mas, fora isso, é de pouco interesse. Em determinado momento, a proliferação do revestimento endodérmico obstrui o lúmen, mas, mais tarde, a passagem é restaurada.

O desenvolvimento do estômago envolve deslocamento, reorientação e dilatação diferencial. O deslocamento o leva a uma posição ventral aos segmentos torácicos caudais. A reorientação parece envolver rotações sobre os dois eixos. A rotação sobre o eixo longitudinal do fuso do estômago conduz a face originariamente dorsal para a esquerda, onde, mais tarde, distingue-se como curvatura maior. O mesogástrio dorsal, que se torna o omento maior, participa desse processo. A rotação pelo eixo vertical desloca a extremidade cranial (cárdica) para a esquerda e a extremidade caudal (pilórica) para a direita (Fig. 3.61). Na maioria das espécies, a alteração de formato mais evidente é a dilatação assimétrica à esquerda da cárdia, que produz o fundo; uma reformatação muito mais radical é necessária em ruminantes. No feto humano, as glândulas gástricas são funcionais no meio da gestação.

Capítulo 3 O Aparelho Digestório 135

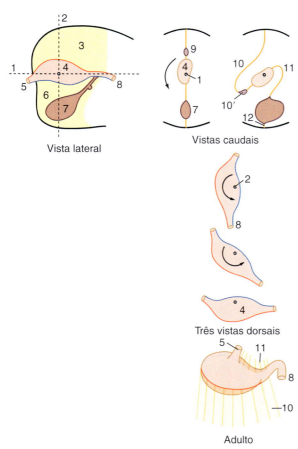

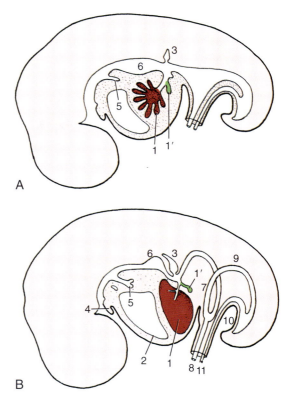

Fig. 3.61 A reorientação do estômago simples em desenvolvimento. O órgão gira em sentido anti-horário (visto de trás) ao redor de um eixo longitudinal (vistas caudais *[1]*) e continua na mesma direção (visto de cima) pelo eixo dorsoventral (três vistas dorsais *[2]*). *1*, Eixo longitudinal; *2*, eixo dorsoventral (vertical); *3*, mesogástrio dorsal; *4*, primórdio do estômago; *5*, esôfago; *6*, mesogástrio ventral; *7*, fígado em desenvolvimento; *8*, duodeno; *9*, baço em desenvolvimento; *10*, omento maior; *10′*, bolsa do omento; *11*, omento menor; *12*, ligamentos hepáticos em desenvolvimento.

A curta parte do intestino anterior entre o fuso gástrico e o intestino médio forma a primeira parte do duodeno, que termina na desembocadura dos ductos biliar e pancreáticos.

O Fígado e o Pâncreas

O fígado surge como um divertículo endodérmico na junção entre o intestino anterior e o médio. Rapidamente se divide em um ramo cranial, que forma o tecido glandular e os ductos hepáticos, e outro ramo caudal, que forma a vesícula biliar e o ducto cístico (Fig. 3.62).

O ramo cranial estende processos digitiformes para o mesoderma esplâncnico do septo transverso adjacente, trazido até aqui pela formação da prega da cabeça. Conforme os processos penetram no mesoderma, interagem com o

Fig. 3.62 Desenvolvimento do fígado. (A) Início do desenvolvimento: um ramo cranial *(1)* do divertículo endodérmico invade o septo transverso; um ramo caudal *(1′)* forma a vesícula biliar e o ducto cístico. (B) Estágio posterior, no qual o fígado em desenvolvimento se expande em sentido caudal na cavidade abdominal. *1*, fígado; *1′*, vesícula biliar; *2*, pericárdio e coração; *3*, primórdio dorsal do pâncreas; *4*, língua; *5*, divertículo traqueobrônquico; *6*, estômago; *7*, alça do intestino médio; *8*, ducto vitelino; *9*, intestino posterior; *10*, membrana cloacal; *11*, pedículo alantoide.

sistema de veias viteloumbilicais, proveniente das membranas extraembrionárias. Uma estrutura tridimensional esponjosa de cordões e placas de células hepáticas logo se forma e é cercada, por todos os lados, por vasos sanguíneos de paredes finas, refletindo a disposição adulta de maneira precoce. A atenuação da conexão entre o fígado e o intestino forma o omento menor.

O crescimento do fígado, extremamente rápido em embriões jovens, é o principal fator na herniação temporária do intestino médio (discutida adiante). Embora a velocidade de crescimento diminua mais tarde, o fígado continua desproporcionalmente grande (em comparação a adultos) até bem depois do nascimento. Um fator relevante é o exercício de atividade eritropoiética antes do nascimento, depois, é interrompida. Em fetos humanos, as funções secretoras e metabólicas são estabelecidas em torno da metade da gestação.

O pâncreas é originário da mesma parte de intestino anterior que o fígado. A princípio, há dois primórdios: um é dorsal e o outro é ventral e associado ao broto hepático (Fig. 3.63). Depois, esses primórdios se fundem,

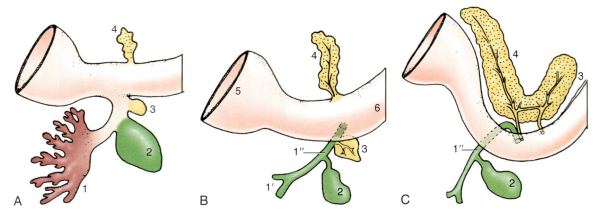

Fig. 3.63 Desenvolvimento do pâncreas. (A) Estágio inicial. (B) Estágio posterior mostra os sistemas separados de ductos nos dois primórdios. (C) Os dois primórdios fundiram-se após a migração do pâncreas ventral. A drenagem do pâncreas dorsal agora ocorre principalmente pelo sistema de ducto ventral. *1,* Primórdio do fígado; *1',* ductos hepáticos; *1'',* ducto biliar; *2,* vesícula biliar; *3,* primórdio ventral do pâncreas; *4,* primórdio dorsal do pâncreas; *5,* estômago; *6,* duodeno.

permitindo a combinação dos dois sistemas de ducto; a seguir, um deles pode perder sua conexão com o intestino. O tecido das ilhotas pancreáticas se desenvolve por meio do brotamento dos ductos. Os componentes endócrino e exócrino são competentes bem antes do nascimento.

A artéria celíaca é associada à parte pós-faríngea do intestino anterior.

 ## O INTESTINO MÉDIO

O intestino médio forma o intestino a partir da desembocadura do ducto biliar à junção das partes transversa e descendente do cólon. Sua ampla conexão inicial com o saco vitelino é rapidamente perdida.

O início do crescimento do intestino médio é muito rápido, fazendo que o órgão penda de uma alça de mesentério alongado por onde corre a artéria do intestino médio (mesentérica cranial). O fígado em expansão ocupa uma área tão extensa da cavidade abdominal que não há espaço suficiente para o intestino. O longo mesentério, então, permite que o intestino médio saia da cavidade abdominal no cordão umbilical, processo denominado *herniação fisiológica,* onde o crescimento continua. O ramo cranial da alça herniada passa a ser o intestino delgado. O aparecimento de um divertículo, o futuro ceco, indica a divisão do ramo caudal em parte terminal do intestino delgado e inicial do cólon. O ramo cranial cresce com maior rapidez e logo fica bem mais espiralado. O evento principal é a rotação da alça sobre o eixo arterial (Fig. 3.64), que leva o ramo originariamente caudal para frente à esquerda e então pelo abdome, antes de passar caudalmente para o lado direito, completando a rotação de cerca de 270 graus. A rotação, em sentido horário quando vista dorsalmente, conduz os intestinos mais ou menos para sua disposição adulta ao voltarem para o abdome (Fig. 3.65). O retorno é possível porque a taxa de crescimento do fígado diminui e fica inferior ao crescimento geral do embrião. A disposição final pode depender de encurtamentos locais do mesentério e de fusões das faces apostas cobertas por peritônio.

O Intestino Posterior

O intestino posterior forma o cólon descendente e o reto, supridos pela artéria mesentérica caudal em adultos. A princípio, o intestino termina em saco cego na membrana cloacal. Exceto em equinos e ruminantes, nos quais o cólon descendente apresenta aumento secundário no comprimento, alterações significativas afetam apenas a parte terminal do intestino posterior. Um botão, o alantoide, cresce a partir de sua face ventral em direção e através da abertura umbilical na parede abdominal; uma vez fora do embrião, dilata-se e forma o grande saco alantoide (Fig. 5.66). Uma cunha de tecido (o septo urorretal) cresce no ângulo entre o intestino e esse divertículo, dirigindo-se à membrana cloacal (Fig. 3.66). Ao encontrar a membrana, a cunha divide o intestino em dois tubos separados: o dorsal, contínuo ao cólon

Capítulo 3 **O Aparelho Digestório** 137

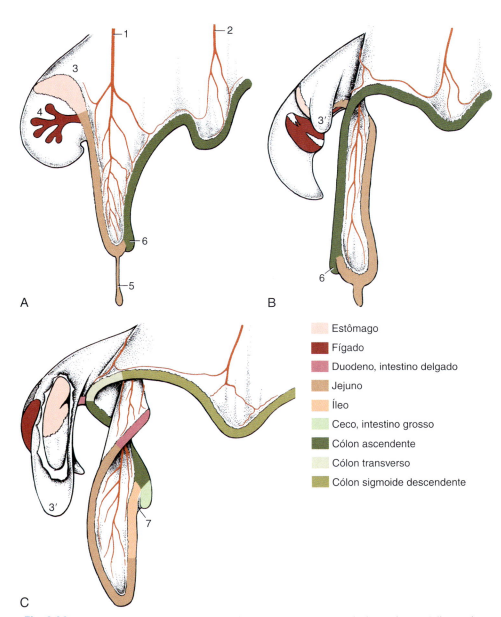

Fig. 3.64 (A a C) Três estágios no crescimento e na rotação do intestino médio canino, vistas laterais esquerdas. *1,* Artéria mesentérica cranial; *2,* artéria mesentérica caudal; *3,* mesogástrio dorsal; *3',* omento maior, fenestrado em (C) para expor o estômago; *4,* mesogástrio ventral com o fígado em desenvolvimento; *5,* ducto vitelino; *6,* primórdio do ceco; *7,* prega ileocecal.

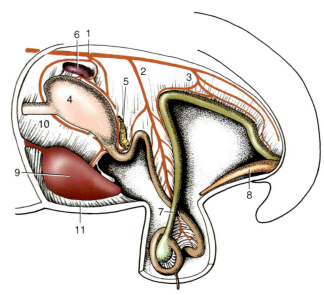

Fig. 3.65 Desenvolvimento do trato intestinal durante o processo de rotação. A alça do intestino médio é herniada no celoma extraembrionário. *1,* Artéria celíaca; *2,* artéria mesentérica cranial; *3,* artéria mesentérica caudal; *4,* estômago; *5,* pâncreas; *6,* baço; *7,* alça do intestino médio; *8,* expansão da bexiga do seio urogenital; *9,* fígado; *10,* omento menor; *11,* ligamento falciforme.

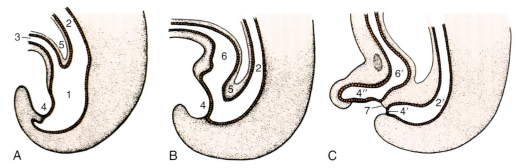

Fig. 3.66 Divisão da parte distal do intestino posterior para derivar o reto e o seio urogenital. (A) Formação do alantoide e início da extensão caudal do septo urogenital *(5)*. (B) O septo urogenital agora se aproxima da membrana cloacal. (C) Divisão completa do seio urogenital e do canal anorretal. *1,* Cloaca; *2,* intestino posterior; *2',* canal anorretal; *3,* alantoide; *4,* membrana cloacal; *4',* membrana anal; *4'',* membrana urogenital; *5,* septo urogenital; *6,* seio urogenital primitivo; *6',* seio urogenital; *7,* ponte tissular ventral ao futuro ânus.

descendente, e o ventral, contínuo ao alantoide e destinado a formar o trato urogenital inferior. Enquanto isso, a proliferação do mesoderma abaixo do ectoderma ao redor do proctodeu aprofunda a depressão, acrescida ao intestino pela ruptura da parte dorsal (membrana anal) da membrana cloacal. O resultado é o canal anal que leva ao exterior.

TESTE SUA COMPREENSÃO

Usando a estrutura embriológica, analise a disposição *in vivo* do aparelho digestório. Além disso, para demonstrar o entendimento, descreva as projeções dos diversos órgãos na superfície corpórea.

O Aparelho Respiratório

4

Os órgãos essenciais da respiração são os pulmões. Os órgãos auxiliares incluem as vias aéreas, as quais levam o ar para e a partir dos pulmões para a troca gasosa com a corrente sanguínea. O nariz também está incluído, embora possa ser alternativamente considerado entre os órgãos dos sentidos especiais, pois evoluiu como o órgão do olfato. A faringe, na qual as correntes de ar e comida se cruzam, é mais convenientemente considerada entre os órgãos digestórios, embora sua parte dorsal (nasofaringe) seja puramente uma via aérea. Uma breve descrição sobre o desenvolvimento segue a descrição da anatomia adulta.

O NARIZ

O nariz* (*nasus*), em sentido amplo, compreende o nariz externo, as cavidades nasais pareadas e os seios paranasais. Pode ser discutida a inclusão da nasofaringe.

A extensão verdadeira do nariz externo não é prontamente aparente, uma vez que está incluído nas características gerais do focinho; suas margens correspondem ao esqueleto cartilaginoso e flexível do focinho (Fig. 4.1). O nariz externo é dividido internamente em duas cavidades, os vestíbulos nasais, iniciados cada um em uma narina e que conduzem, através de uma região de constrição, à cavidade nasal, muito maior e situada em seguida. O formato e tamanho das narinas, sua orientação e a natureza do tegumento circundante demonstram diferenças específicas consideráveis. O tegumento ao redor das narinas, o qual é glabro e agudamente demarcado a partir da pele não modificada em todas as espécies domésticas, com exceção da espécie equina, é conhecido como plano nasal (carnívoros, pequenos ruminantes), nasolabial (bovinos) ou rostral (suínos). O plano nasal pode ser dividido por uma fissura mediana ou filtro (Fig. 4.1/2). O plano é úmido ao toque por conta das secreções das glândulas subjacentes em bovinos e suínos e pelas secreções da mucosa nasal, principalmente das glândulas nasais laterais, em cães.

Várias cartilagens suportam e conferem forma ao nariz externo. A parte rostral do septo nasal cria os vestíbulos direito e esquerdo e inclui um pequeno osso (osso rostral) no suíno. Outras cartilagens, como a cartilagem alar, estão ligadas às margens livres do septo, suportam as margens dorsal e lateral, e determinam a forma da abertura das narinas. Por exemplo, a grande cartilagem alar cria o singular formato de vírgula da narina equina, a qual é dividida em uma parte ventral, a assim chamada narina verdadeira, que leva à cavidade nasal, e uma parte dorsal, a falsa narina, que leva a um divertículo delimitado por pele e que ocupa a incisura nasoincisiva (Fig. 18.3). A narina é arredondada no suíno, mas, na maioria das outras espécies, é prolongada lateralmente por uma extensão em forma de fenda. O formato da narina pode ser alterado ativamente pela ação dos músculos da face na asa (ala) lateral do nariz ou passivamente pelo aumento do fluxo aéreo na respiração extenuante ou ao farejar. Estas alterações podem ser muito pronunciadas no equino, levando à compressão e obliteração quase completa do divertículo nasal.

O tegumento encontra a mucosa no vestíbulo nasal, em uma linha muito bem definida. Próximo a esta linha, os ductos longos das glândulas laterais, serosas, se abrem em conjunto com a saliente abertura do ducto nasolacrimal no assoalho do vestíbulo nasal no equino; a abertura é menos facilmente encontrada em outras espécies, seja porque os tecidos são menos flexíveis (bovinos) ou porque está localizada mais profundamente (cães). Este arranjo auxilia a umidificação do ar inspirado.

As *cavidades nasais* ocupam uma grande parte da face e se estendem caudalmente até o septo ósseo transverso na extremidade rostral da cavidade craniana (Fig. 4.2). A utilização da conformação da cabeça para estimar o tamanho das cavidades é grosseiramente enganosa, pois diversas características reduzem consideravelmente a extensão das cavidades abaixo das expectativas. Primeiramente, certos ossos que limitam a cavidade são espessados por espaços aéreos (seios paranasais) que se comunicam com a cavidade, mas não fazem parte dela. Em segundo lugar, as partes incrustadas dos dentes molariformes superiores ocupam uma surpreendente quantidade de espaço, especialmente no equino. Em terceiro lugar, os muito delicados ossos turbinados (conchas) recobertos por mucosa se projetam em direção ao interior das cavidades a partir das paredes dorsal e lateral. E por último, as paredes são recobertas por uma mucosa localmente espessada por plexos vasculares (Figs. 4.3-4.5).

As cavidades direita e esquerda são divididas pelo septo nasal, o qual é amplamente cartilaginoso, mas é ossificado em sua parte mais caudal (a lâmina perpendicular do osso etmoide). O septo encontra a superfície dorsal do palato duro, o qual separa as cavidades nasal e oral, mas os detalhes variam amplamente entre as espécies (Fig. 4.5). No equino, o septo encontra todo o comprimento do palato duro, o que faz que cada cavidade nasal se comunique com a faringe através de uma abertura separada (coana) (Fig. 18.11). Em outras espécies (p. ex., touro, cão), a parte caudal do septo não encontra o palato, e uma única abertura é compartilhada pelos dois lados (Figs. 4.4/7 e 25.9).

---

*A palavra grega para nariz, rhinus, fornece a raiz para diversos termos médicos, como por exemplo, rinite.

139

As *conchas nasais*, que são lâminas frágeis e espiraladas que invadem a cavidade, possuem um padrão complicado e variável. Classificadas por topografia (e não por morfologia), compreendem um sistema caudal (de conchas etmoidais) que constituem a massa lateral ou labirinto etmoidal e um sistema rostral (nasal) no qual as grandes conchas dorsal e ventral (e uma média muito menor) predominam (Figs. 4.2 e 25.9). As numerosas conchas etmoidais estão separadas por fendas estreitas (meatos etmoidais) e possuem um padrão altamente complicado em espécies com senso agudo de olfato (Fig. 4.4/5 e 6). As conchas nasais dorsal e ventral criam meatos das partes média e mais rostral da cavidade. A forma das conchas varia de acordo com a espécie e a localização. Rostralmente, a lâmina não se curva para encontrar a si mesma, e assim delimita um recesso da cavidade nasal; mais caudalmente, a espiral se encontra com ela própria ou com a parede nasal lateral, formando um espaço que é parte do sistema de seios paranasais. As conchas principais definem os meatos dorsal, médio e ventral, que se ramificam a partir de um meato comum contra o septo nasal, e o arranjo parece a letra E em corte transversal (Fig. 4.5). O meato dorsal leva diretamente ao fundo da cavidade nasal e conduz ar à mucosa olfatória. O meato médio geralmente dá acesso ao sistema de seios paranasais. Os meatos ventral e comum fornecem a via aérea principal que leva à faringe. A sonda gástrica é passada através do amplo espaço na junção dos meatos.

A mucosa nasal se mistura com o periósteo subjacente. Em algumas partes a mucosa é delgada, mas em outros locais, e especialmente ventralmente, é muito mais espessa pela inclusão de espaços sanguíneos cavernosos que a tornam um tecido semierétil (Fig. 4.5/8). A mucosa pode tornar-se congesta e mais espessa em certas condições, como em resfriados, de modo a impedir amplamente o fluxo aéreo e resultar em congestão.

Além da olfação, a cavidade nasal aquece o ar que passa sobre a mucosa altamente vascularizada, umedecida por vapores de lágrimas e secreções nasais serosas, e o filtra pela interação com o muco. As glândulas mucosas criam uma camada de muco sobre a mucosa nasal que aprisiona partículas em suspensão no ar inspirado. A camada mucosa é direcionada para a laringe pela ação ciliar do epitélio de revestimento e é então ingerida. A espécie humana pode engolir até meio litro de muco, inconscientemente, a cada dia.

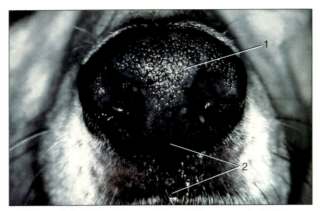

Figura 4.1 O focinho canino. *1*, Plano nasal; *2*, filtro.

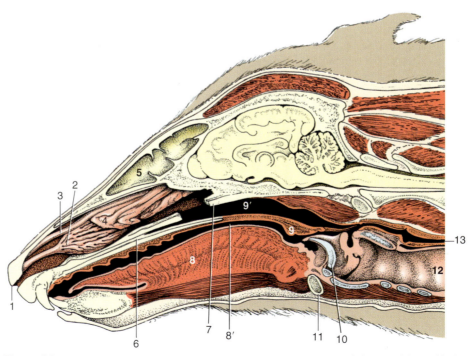

Figura 4.2 Secção paramediana da cabeça de cão; o septo nasal foi removido. *1*, Narina direita; *2*, concha nasal ventral; *3*, concha nasal dorsal; *4*, conchas etmoidais; *5*, seio frontal; *6*, palato duro; *7*, vômer, resseccionado; *8*, língua; *8'*, orofaringe; *9*, palato mole; *9'*, nasofaringe; *10*, epiglote; *11*, basi-hioide; *12*, traqueia; *13*, esôfago.

Capítulo 4 **O Aparelho Respiratório** 141

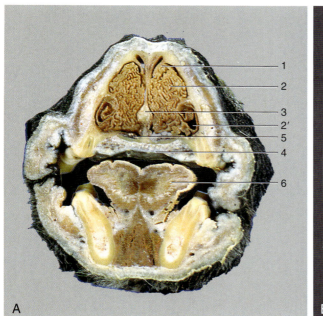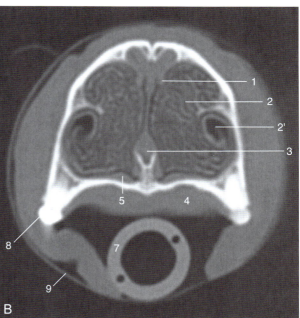

Figura 4.3 (A) Secção transversal da cabeça de um cão no nível de P2. (B) Imagem de tomografia computadorizada (TC) obtida no mesmo nível, mas sem a língua e estruturas da mandíbula. *1*, Concha nasal dorsal; *2*, concha nasal ventral; *2'*, recesso da concha nasal ventral; *3*, septo nasal; *4*, palato duro; *5*, plexo venoso na mucosa nasal; *6*, língua; *7*, sonda endotraqueal; *8*, P2; *9*, fita para manter a sonda endotraqueal encostada no palato duro durante o procedimento de TC.

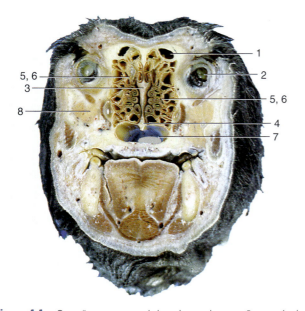

Figura 4.4 Secção transversal da cabeça de um cão no nível do bulbo dos olhos. *1*, Seio frontal; *2*, bulbo do olho; *3*, osso etmoide; *4*, vômer; *5 e 6*, conchas etmoidais; *7*, coana; *8*, glândula zigomática.

Os seios paranasais são divertículos da cavidade nasal que se desenvolvem após o nascimento em decorrência da separação das lâminas interna e externa dos ossos cranianos (Fig. 4.6). Estes processos alteram a conformação da cabeça, a qual é especialmente marcante em suínos e bovinos (Figs. 4.7 e 25.11), pois determinados seios se estendem dorsal e até mesmo caudalmente em direção à cavidade craniana. As estreitas aberturas dos seios retardam a troca de ar com a cavidade nasal e também são predispostas ao bloqueio pela mucosa congesta em casos de inflamação. Como nem todos os seios apresentam igual importância clínica, as projeções de superfície apenas daqueles comumente envolvidos na doença são consideradas nos capítulos topográficos.

Todas as espécies possuem os *sistemas frontal e maxilar de seios paranasais*, sem comunicação com seu contralateral. O sistema do seio frontal consiste de um ou mais espaços dentro dos ossos, no limite entre as cavidades nasal e craniana. Na maioria das espécies, os diversos compartimentos frontais abrem-se separadamente nos meatos etmoidais no fundo da cavidade nasal, mas no equino o seio frontal se comunica com a cavidade nasal, indiretamente, através do seio maxilar caudal.

O *sistema do seio maxilar* ocupa a parte caudolateral da maxila, acima dos dentes molariformes. Suas extensões em

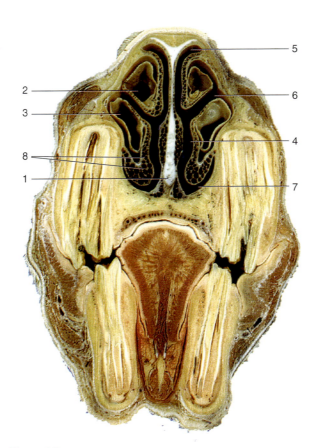

Figura 4.5 Secção transversal da cabeça equina no nível de P4. *1*, Septo nasal; *2*, concha nasal dorsal; *3*, concha nasal ventral; *4*, meato nasal comum; *5*, meato nasal dorsal; *6*, meato nasal médio; *7*, meato nasal ventral; *8*, plexo venoso na mucosa nasal.

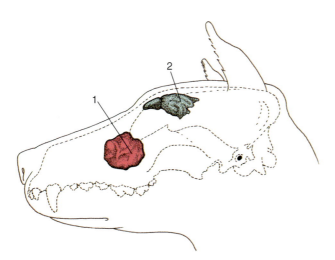

Figura 4.6 Seios paranasais no cão. *1*, Recesso maxilar; *2*, seio frontal.

direção ao palato duro, ossos esfenoides, aspecto medial da órbita e concha ventral, observadas em algumas espécies, são descritas como seios separados ou como divertículos. O seio maxilar do equino possui partes caudal e rostral que

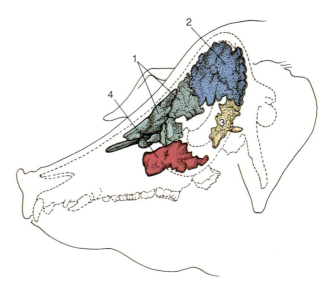

Figura 4.7 Seios paranasais no suíno. *1*, Seio frontal rostral; *2*, seio frontal caudal; *3*, seio esfenoidal; *4*, seio maxilar.

estão conectadas ao meato nasal médio. No cão, a cavidade maxilar se comunica livremente com a cavidade nasal e é conhecida como *recesso maxilar*.

A função dos seios é obscura, mas eles oferecem proteção térmica e mecânica à órbita e às cavidades nasal e craniana, aumentam as áreas do crânio disponíveis para inserção muscular sem aumentar indevidamente o peso, e afetam a ressonância da voz.

A LARINGE

A laringe forma a conexão entre a faringe e a árvore traqueobrônquica. Ela está localizada abaixo da faringe e atrás da cavidade oral, suspensa a partir da base do crânio pelo aparelho hioide. Na maioria das espécies, a laringe é parcialmente contida entre os ramos da mandíbula e parcialmente estendida em direção ao pescoço, onde seu esqueleto cartilaginoso é facilmente reconhecido à palpação no animal vivo (Fig. 4.8). Em razão de sua conexão com a língua e o aparelho hioide, a laringe muda sua posição quando o animal deglute.

As Cartilagens da Laringe

As formas das cartilagens da laringe, e até mesmo o número de elementos menores, variam de espécie para espécie, mas poucas diferenças são de grande significado prático. As principais cartilagens presentes consistentemente compreendem as medianas epiglote, tireoide e cricoide, e o par de cartilagens aritenoides (Figs. 4.9 e 4.10).

A *epiglote* é a mais rostral. Consiste de um pequeno pedículo e uma grande lâmina em forma de folha. O pedículo está incrustado entre a raiz da língua, o basi-hioide e a cartilagem tireoide, e está ligado a todas estas estruturas. Em repouso, a lâmina se inclina rostral e dorsalmente atrás do palato mole (a posição retrovelar), mas pode ser inclinada para trás para

Capítulo 4   O Aparelho Respiratório   143

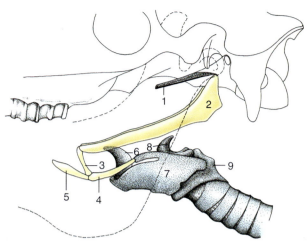

Figura 4.8 Aparelho hioide suspendendo a laringe a partir da base do crânio (equino). A *linha tracejada* indica a mandíbula. *1*, Cartilagem da tuba auditiva; *2*, estilo-hioideo; *3*, cerato-hioide; *4*, tíreo-hioide; *5*, processo lingual do basi-hioide; *6*, epiglote; *7*, cartilagem tireoide; *8*, cartilagem aritenoide; *9*, cartilagem cricoide.

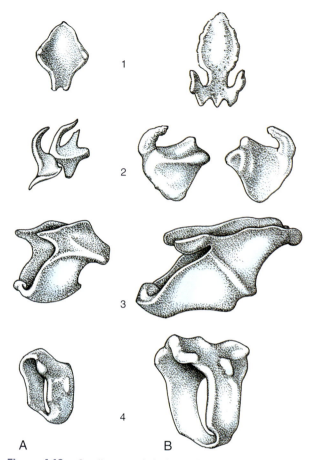

Figura 4.10 Cartilagens da laringe de cão (A) e de equino (B). *1*, Epiglote; *2*, cartilagem aritenoide; *3*, cartilagem tireoide; *4*, cartilagem cricoide.

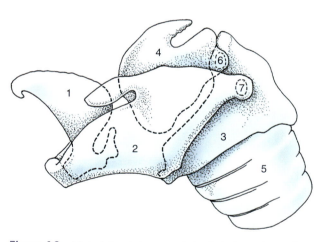

Figura 4.9 Vista lateral do esqueleto da laringe de equino. Os contornos das partes de cartilagens que são recobertas por outras estão indicados por linhas tracejadas. *1*, Epiglote; *2*, cartilagem tireoide; *3*, cartilagem cricoide; *4*, cartilagem aritenoide; *5*, traqueia; *6*, articulação cricoaritenóidea; *7*, articulação cricotireóidea.

parcialmente cobrir a entrada da laringe quando o animal deglute. É composta por cartilagem elástica e é flexível.

A *cartilagem tireoide*, a maior de todas, envolve parcialmente as cartilagens cricoide e aritenoide. Consiste de duas lâminas laterais que se fundem em graus variados ventralmente e formam a principal parte do assoalho da laringe (Fig. 4.10/*3*). O corpo formado por esta fusão ventral é menos extenso no equino, espécie na qual uma grande incisura direcionada para a frente fornece uma via conveniente de acesso para cirurgia da laringe. A parte mais rostral do corpo é geralmente espessa e corresponde ao "pomo de Adão", o qual é mais saliente em seres humanos do que em espécies domésticas. As extremidades rostral e caudal da margem dorsal de cada lâmina articulam-se com a cartilagem tireoide e com o arco da cartilagem cricoide, respectivamente. A cartilagem tireoide é hialina e, portanto, pode tornar-se mais frágil com o passar dos anos em razão de calcificação focal e ossificação.

A *cartilagem cricoide* parece um anel de sinete, consistindo de um "escudo" (lâmina) dorsal expandido e um arco ventral mais estreito (Fig. 4.10/*4*). A parte dorsal contém uma crista mediana e, em sua margem rostral, duas facetas para as cartilagens aritenoides. O arco possui uma faceta em cada lado para articulação com a cartilagem tireoide. A cartilagem cricoide também é hialina e sujeita ao processo de envelhecimento.

As *cartilagens aritenoides* possuem um formato bastante irregular, mais bem descrito como piramidal (Fig. 4.10/*2*). Os detalhes são de pouca importância, o que faz que seja suficiente reconhecer somente algumas características. Uma faceta caudal é articulada com a margem rostral da lâmina da cartilagem cricoide, e dela irradiam (1) um processo vocal que se projeta ventralmente em direção ao lume da laringe, e ao qual se fixam as cordas vocais; (2) um processo muscular que se estende lateralmente; e (3) um processo

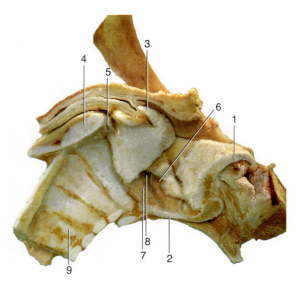

Figura 4.11 Secção mediana da laringe de um equino após remoção da mucosa *1*, Epiglote; *2*, cartilagem tireoide seccionada; *3*, processo corniculado da cartilagem aritenoide; *4*, lâmina seccionada da cartilagem cricoide; *5,* articulação cricoaritenóidea; *6*, músculo ventricular; *7*, músculo vocal; *8*, ventrículo da laringe; *9*, cartilagem traqueal.

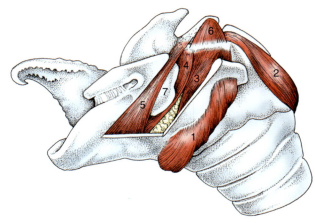

Figura 4.12 Músculos intrínsecos da laringe de equino. *1*, Cricotireóideo; *2*, cricoaritenóideo dorsal; *3*, cricoaritenóideo lateral; *4*, vocal; *5*, ventricular (*4* e *5* em conjunto: tireoaritenóideo); *6*, aritenóideo transverso; *7*, ventrículo da laringe.

corniculado que se estende dorsomedialmente, formando a margem caudal da entrada da laringe com seu par contralateral. A cartilagem aritenoide é majoritariamente hialina, mas o *processo corniculado* é elástico.

Entre as menores e menos proeminentes cartilagens estão os elásticos *processos cuneiformes*, que suportam as pregas mucosas que passam da epiglote às aritenoides. Estes processos não ocorrem em todas as espécies e, quando presentes, podem ser livres ou fusionados à epiglote ou às cartilagens aritenoides. Um nódulo discreto de cartilagem hialina, a *cartilagem interaritenoide*, pode estar encontrada dorsalmente entre as cartilagens aritenoides.

As Articulações, Ligamentos e Membranas da Laringe

Na maioria dos mamíferos, uma articulação sinovial está presente entre a cartilagem tireoioide e o ângulo dorsorrostral da cartilagem tireoide. Ocorre rotação sobre um eixo transversal, comum às articulações direita e esquerda. As articulações entre os ângulos dorsocaudais da cartilagem tireoide e as facetas laterais da cartilagem cricoide também permitem rotação sobre um eixo transversal comum. O terceiro par de articulações sinoviais é formado entre as cartilagens aritenoide e cricoide (Figs. 4.9 e 4.11). Estas articulações são mais complexas e permitem rotação sobre ambos os eixos sagital e transverso, assim como movimentos de deslizamento que trazem as duas cartilagens aritenoides próximas ou as leva mais distantes uma da outra. O movimento nas articulações cricoaritenoides é o fator mais importante para regulação do tamanho da abertura da glote, a abertura estreita do lume da laringe. Todas estas articulações possuem os atributos usuais de articulações sinoviais.

As cartilagens são adicionalmente unidas por meio de várias membranas e ligamentos que balanceiam a musculatura da laringe e determinam a postura de repouso da laringe. Membranas elásticas unem a epiglote às cartilagens tireoide e aritenoide, a cartilagem tireoide à cricoide, e a cartilagem cricoide ao primeiro anel traqueal. Ademais, ligamentos menos elásticos formam a base das pregas vocais (e as pregas vestibulares, quando estas estão presentes) que passam entre as cartilagens aritenoides e o assoalho da laringe.

A Musculatura da Laringe

Além dos músculos extrínsecos da laringe que passam entre a laringe e a faringe, língua, aparelho hioide e esterno, um conjunto de músculos pequenos, pareados e intrínsecos conecta as cartilagens da laringe e influencia suas relações mútuas (Fig. 4.12).

Um destes músculos, o cricotireoideo (Fig. 4.12/*1*), é de certa forma separado do restante pela sua posição superficial e sua inervação pelo nervo laríngeo cranial, um ramo do nervo vago. Este músculo segue entre as superfícies laterais da lâmina da cartilagem tireoide e do arco da cartilagem cricoide, ventralmente à articulação cricotireoide. Sua contração movimenta a parte dorsal da cricoide (e as cartilagens aritenoides a ela fixadas) caudalmente, tensionando assim as pregas vocais. Os demais músculos da laringe são mais profundos, ligam-se à cartilagem aritenoide e são inervados pelo ramo laríngeo caudal (recorrente) do nervo vago. O *cricoaritenoideo dorsal* (Fig. 4.12/*2*) surge a partir da superfície dorsal da lâmina da cartilagem cricoide e suas fibras convergem, rostrolateralmente, para inserção no processo muscular da cartilagem aritenoide. Sua contração abduz o processo vocal e as pregas vocais para alargar a glote. O *cricoaritenoideo lateral* (Fig. 4.12/*3*) tem origem a partir da parte rostroventral do arco da cricoide

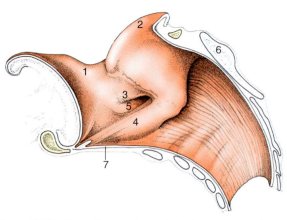

Figura 4.13 Secção mediana da laringe de equino. *1*, Epiglote; *2*, processo corniculado da cartilagem aritenoide; *3*, prega vestibular; *4*, prega vocal; *5*, ventrículo da laringe; *6*, lâmina da cartilagem cricoide; *7*, ligamento cricotireóideo.

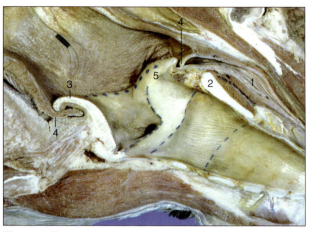

Figura 4.14 Secção sagital da junção entre a faringe e a laringe (equino). *1*, Esôfago; *2*, lâmina da cartilagem cricoide; *3*, epiglote; *4*, arco palatofaríngeo; *5*, processo corniculado da cartilagem aritenoide.

e passa dorsalmente para uma inserção no processo muscular. É, portanto, um adutor do processo vocal, e assim estreita a glote. O *tireoaritenóideo* surge da parte cranial do assoalho da laringe (principalmente da cartilagem tireoide) e segue dorsocaudalmente para inserção no processo muscular e parte adjacente da cartilagem aritenoide. Em determinadas espécies (incluindo a equina e a canina), é dividido em duas unidades, uma ventricular rostral (Fig. 4.12/5) e uma vocal caudal (Fig. 4.12/4), as quais ocupam as pregas vestibular e vocal. O músculo *tireoaritenóideo* ajusta a tensão da(s) prega(s) e forma parte do arranjo esfinctérico. O *aritenóideo transverso* (Fig. 4.12/6) segue a partir do processo muscular da cartilagem aritenoide até uma rafe mediana (que algumas vezes contém o nódulo interaritenóideo); algumas fibras pode cruzar a linha mediana e alcançar a cartilagem aritenoide do outro lado. O músculo aproxima as cartilagens aritenoides e completa o arranjo esfinctérico.

A Cavidade da Laringe

A cavidade da laringe pode ser dividida em três seções arranjadas em série (Figs. 4.13 e 18.35). O vestíbulo se estende a partir da entrada da laringe até a margem rostral das cartilagens aritenoides e pregas vocais. A rima da glote é delimitada pelas cartilagens aritenoides dorsalmente e pregas vocais ventralmente, e pode variar de tamanho. A terceira cavidade, infraglótica, possui dimensões fixas e se direciona suavemente ao lume da traqueia (Fig. 4.14).

As estruturas que delimitam a *entrada da laringe* (ádito da laringe) projetam-se em direção ao lume da faringe. Elas podem projetar-se através do óstio intrafaríngeo em direção à nasofaringe, onde podem ser aprisionadas pela margem livre do palato mole e sua continuação pelos arcos palatofaríngeos. A parte rostral da parede da entrada é formada pela epiglote, pelas partes laterais das pregas (ariepiglóticas) que se estendem entre a epiglote e as cartilagens aritenoides, e a parte caudal pelos processos corniculados das cartilagens aritenoides. Todas estas características do interior do *ves-*

tíbulo da laringe não são observadas em todas as espécies. Em alguns animais, uma prega vestibular segue quase paralelamente à prega vocal, mas em um nível mais rostral (Fig. 4.13/3). Esta prega faz par com uma evaginação da mucosa para formar um ventrículo ou divertículo que é adentrado entre as pregas vestibulares e vocais (Fig. 18.35). Estas características são especialmente notáveis no equino e receberão maior atenção posteriormente. A membrana mucosa que delimita o vestíbulo da laringe está firmemente aderida às cartilagens epiglote e aritenoide, mas é mais frouxa em outros locais onde jaz sobre tecido adiposo.

A *fenda glótica* (rima da glote) é mais estreita do que o vestíbulo da laringe. A parte dorsal da rima da glote é delimitada pelos processos vocais e partes adjacentes das cartilagens aritenoides, enquanto a parte ventral é delimitada pelas pregas vocais (as pregas e a cartilagens aritenoides constituem a glote). A rima, lateralmente comprimida e em forma de diamante, varia em dimensões e desaparece quando a glote é fechada. As pregas vocais correm caudodorsalmente a partir da parte rostral do assoalho da laringe até suas fixações nas cartilagens aritenoides. Cada prega contém um ligamento em sua margem livre e, lateral a ela, o músculo vocal, o qual é cercado em sua maior parte por tecido adiposo. As pregas vestibulares, quando presentes, possuem uma construção semelhante, mas não fazem parte da glote no sentido estrito. A mucosa está firmemente aderida às cartilagens aritenoides e ao longo das margens livres das pregas; é muito mais frouxa em outros locais.

A *cavidade infraglótica* possui poucas características de interesse: sua forma reflete aquela da cartilagem cricoide. Pode ser discretamente menor onde continua em direção à traqueia. A mucosa é relativamente fixada com firmeza.

A *membrana mucosa da laringe* contém diversas glândulas mucosas (especialmente agrupadas dentro dos ventrículos quando eles estão presentes) e também agregados linfoides (especialmente na região infraglótica). A natureza do epitélio varia entre as regiões de acordo com seu uso.

Este epitélio é estratificado escamoso ao redor da entrada para minimizar riscos de abrasão pelo alimento e também pelas margens livres das pregas, as quais por vezes são abruptamente aproximadas. Em outros locais, o epitélio é pseudoestratificado e ciliado como o epitélio que recobre a maior parte das vias respiratórias. A inervação sensorial é feita pelos nervos laríngeos cranial e caudal (recorrente); o limite entre os territórios coincide com a glote.

O Mecanismo da Laringe

A laringe protege as vias respiratórias inferiores (caudais) contra a entrada de alimento e líquidos, e produz a voz (fonação). Durante a deglutição, a laringe é trazida para a frente e a epiglote é inclinada de certa forma para trás, vindo de encontro à raiz da língua, o que forma uma cobertura parcial à entrada da laringe. A semelhança entre os contornos da epiglote e o ádito da laringe sugere um encaixe muito mais próximo do que de fato ocorre. Alimentos sólidos são rapidamente carreados sobre a entrada da laringe pelos músculos da faringe, enquanto líquidos são desviados pela epiglote através dos recessos piriformes do assoalho da faringe. É sabido que a remoção da maior parte da epiglote humana não interfere na deglutição normal. Uma segunda proteção ativa é fornecida em um nível mais profundo pela glote, a qual é fechada pela adução das pregas vocais. A inibição da inspiração neste momento reduz ainda mais o risco de o alimento ser levado em direção à laringe. De fato, comparativamente, o alimento raramente "vai pelo caminho errado", mas quando isso ocorre, seu contato com a mucosa do vestíbulo inicia o reflexo da tosse.

Durante a inspiração, a abdução das pregas vocais pode alargar a rima da glote, mas o efeito é pronunciado somente quando a respiração é incomumente vigorosa. Embora o músculo cricoaritenóideo dorsal seja o abdutor e o cricoaritenóideo lateral seja o adutor (Fig. 4.15/5, 6 e *setas*), ambos os músculos são inervados pelo nervo laríngeo caudal (recorrente).

O fechamento da glote também ocorre quando a passagem livre do ar para os pulmões ou oriundo deles deve ser prevenida. O aumento das forças expiratórias contra a glote fechada permite a expulsão forçada quando o ar é eventualmente liberado, como durante a tosse para limpeza das vias inferiores (caudais) de acúmulos de muco ou corpos estranhos. O fechamento sustentado pela elevação da pressão intratorácica também é utilizado em atividades como defecação, micção e parto. O bloqueio da via de escape do ar auxilia a manter a pressão intratorácica e, pela estabilização do diafragma, ajuda a ação dos músculos da parede abdominal. O esqueleto do tórax também pode ser mais efetivamente fixado para fornecer uma base firme para fixação dos músculos às costelas, quando a glote é fechada. Esta combinação de atividades é bem ilustrada em nós mesmos quando tentamos levantar muito peso ou alongar o tronco para a frente com uma das mãos sobre a cabeça.

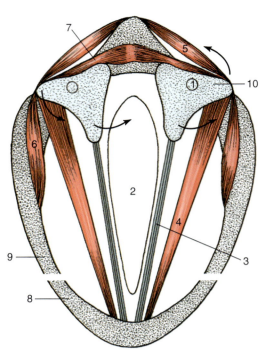

Figura 4.15 Secção transversal esquemática da laringe. *Setas* à esquerda indicam ação do cricoaritenóideo lateral (6) sobre a cartilagem aritenoide, e *setas* à direita, ação do cricoaritenóideo dorsal (5) sobre a cartilagem aritenoide (10). *1*, Localização da articulação cricoaritenoide; *2*, rima da glote; *3*, ligamento vocal na prega vocal; *4*, tireoaritenóideo; *5*, cricoaritenóideo dorsal; *6*, cricoaritenóideo lateral; *7*, aritenóideo transverso; *8*, cartilagem tireoide; *9*, cartilagem cricoide; *10*, cartilagem aritenoide.

A *produção da voz* é outra função importante da laringe. Seres humanos podem produzir sons mais complexos do que outras espécies, mesmo que a laringe não seja mais complexa. Um animal no qual a laringe teve de ser cirurgicamente removida em decorrência de doença maligna pode produzir alguns sons através da expulsão de ar pelo esôfago. Mesmo normalmente, os sons da laringe são muito modificados e "retocados" pelas câmaras de ressonância fornecidas por outras cavidades da cabeça. Existe alguma controvérsia sobre o mecanismo de produção de som na laringe. A corrente de ar é feita para vibrar conforme passa através da glote. O tom é controlado pela espessura, comprimento e tensão das pregas vocais e, assim, é de certa forma variável e determinado por características permanentes (ou semipermanentes, uma vez que a voz dos meninos se modifica com o crescimento) e individuais da anatomia da laringe. A tensão das pregas, ou parte delas, é variada pelo músculo cricotireóideo, o qual atua como um ajuste mais grosseiro, e o músculo vocal, como o ajuste fino. A maior parte dos pesquisadores acredita que as pregas vocais são feitas para vibrar passivamente pelo fluxo de ar que passa entre elas. Uma teoria alternativa sugere que os músculos contraem e relaxam na velocidade apropriada. Entretanto, esta última teoria é frágil, pois alguns tons de voz humanos excedem 200 ciclos por segundo e a contração tônica do músculo

Capítulo 4 **O Aparelho Respiratório** 147

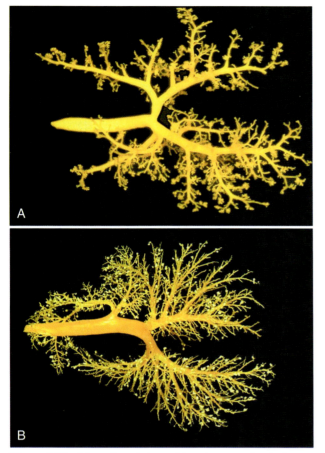

Figura 4.16 Vista dorsal de moldes de corrosão da árvore brônquica de pulmões de gato (A) e bezerro (B).

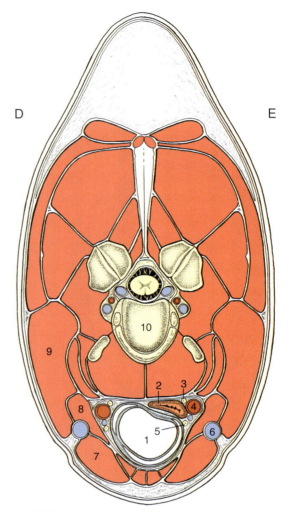

Figura 4.17 Secção transversal esquemática do pescoço (equino) no nível da quarta vértebra cervical. *1*, Traqueia; *2*, esôfago; *3*, tronco vagossimpático; *4*, artéria carótida comum; *5*, nervo laríngeo caudal (recorrente); *6*, veia jugular externa; *7*, músculo esternocefálico; *8*, músculo omo-hióideo; *9*, músculo braquiocefálico; *10*, corpo da quarta vértebra cervical; *E*, esquerda; *D*, direita.

vocal ocorre por estímulos repetidos 67 vezes por segundo. Estudos eletromiográficos demonstram que o ronronar de gatos é produzido por tremores rápidos dos músculos da laringe e do diafragma. Os músculos da laringe rapidamente estreitam e alargam a glote, fazendo que o ar da respiração vibre e produza o som.

A TRAQUEIA

A traqueia e os brônquios formam um sistema contínuo de tubos que conduzem ar entre a laringe e as menores vias (bronquíolos) nos pulmões. Possuem uma construção muito semelhante e, em conjunto, algumas vezes são chamados de *árvore traqueobrônquica*.

A traqueia tem início a partir da laringe, segue através do espaço visceral do pescoço, adentra o mediastino na entrada torácica e continua até sua bifurcação terminal, acima do coração. A bifurcação está localizada na região do quarto ao sexto espaços intercostais, mas varia de acordo com a espécie e com a fase respiratória. Os dois brônquios principais divergem a partir da linha da traqueia para rapidamente adentrarem os pulmões correspondentes em suas raízes (Figura 4.16) e se ramificam em padrões descritos posteriormente (p.150). Em ruminantes e suínos, um brônquio traqueal separado surge proximalmente à bifurcação traqueal para adentrar o lobo cranial do pulmão direito. A parte cervical da traqueia mantém uma posição mais ou menos mediana, embora sua relação com o esôfago seja alterada em diferentes níveis e em diferentes posturas da cabeça e do pescoço (Figuras 3.29 e 4.17/*1*). Outras relações no pescoço incluem a cinta de músculos ventrais do pescoço e a bainha carotídea e seu conteúdo. A artéria carótida comum possui origem ventrolateral, mas gradualmente se inclina para a posição dorsolateral onde a traqueia se origina a partir da laringe.

A parte torácica da traqueia é desviada discretamente para a direita onde cruza com o arco aórtico. Está relacionada ventralmente com a veia cava cranial, as artérias que surgem do arco aórtico e várias tributárias e ramos desses

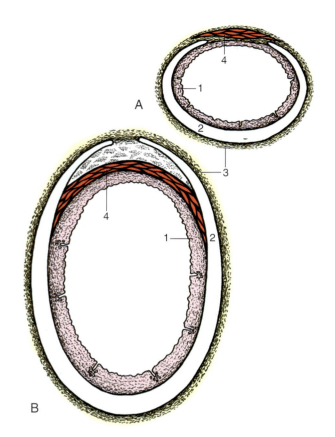

Figura 4.18   Secções transversais das traqueias de cão (A) e bovino (B). *1*, Membrana mucosa; *2*, cartilagem traqueal; *3*, túnica adventícia; *4*, músculo traqueal (externo em cães, interno em bovinos).

vasos. Está relacionada dorsalmente com o esôfago e de modo variável com os linfonodos mediastinais. Em indivíduos jovens, está relacionada com o timo.

A parede da traqueia é composta por uma mucosa interna, uma camada média fibrocartilaginosa, a qual previne seu colapso, e uma túnica adventícia (no pescoço) ou serosa (no tórax) (Figura 4.18). A mucosa, a qual possui epitélio pseudoestratificado ciliado, assim como na parte infraglótica da laringe, pode apresentar leve pregueamento longitudinal quando o lume está estreitado. Contém tanto glândulas mucosas unicelulares quanto multicelulares, as quais produzem uma cobertura protetora de muco que é continuamente movimentada em direção à laringe pelos cílios epiteliais. Este muco eventualmente alcança a faringe e é deglutido sem ser notado. O acúmulo excessivo de muco pode irritar a mucosa, estimulando a tosse para limpar as vias aéreas. A cobertura fibrocartilaginosa é composta de numerosas faixas de cartilagem que se curvam para formar "anéis" que são incompletos dorsalmente, onde as extremidades podem deixar de se encontrar ou se sobrepor. As margens das faixas são conectadas umas às outras por folhetos de tecido conjuntivo elástico contínuo com o pericôndrio. O músculo traqueal (Figura 4.18/*4*), liso, ocupa a lacuna dentro do "anel" na maioria das espécies, mas está localizado externamente no cão e no gato.

A traqueia está indiretamente fixada ao diafragma pelos ligamentos pulmonares e tecido conjuntivo mediastinal e, também, mais efetivamente, pela pressão intrapleural negativa que junta os pulmões à parede torácica, incluindo o diafragma. Estas fixações permitem os ajustes necessários no comprimento durante a extensão do pescoço ou contração do diafragma. Variações no diâmetro são reguladas pelo músculo traqueal. Além destas alterações funcionais, existem variações específicas e regionais permanentes na forma e na área da traqueia ao corte transversal.

A estrutura dos brônquios maiores é idêntica à da traqueia, com exceção de que suas superfícies externas se fundem ao tecido conjuntivo peribronquial (e através deste ao estroma pulmonar). Com as divisões adicionais dos brônquios, os anéis cartilaginosos são gradativamente substituídos por placas irregulares que finalmente desaparecem, demarcando a transição para bronquíolos.

Variações no diâmetro dos brônquios e bronquíolos são relativamente maiores e mais significativas do que aquelas da traqueia.

Antes de prosseguir, pode ser necessário reler a seção sobre forma e função da cavidade torácica (p. 45-47).

A PLEURA

Cada pulmão é revestido por uma membrana serosa, a pleura, a qual também reveste a "metade" correspondente da cavidade torácica. Assim, duas membranas pleurais existem, cada uma arranjada como um saco invaginado fechado. O espaço entre os sacos pleurais direito e esquerdo forma o mediastino, uma partição mais ou menos mediana no tórax, na qual o coração e outros órgãos torácicos estão situados (Figura 4.19/*7*).

A parte da pleura que reveste diretamente o pulmão é conhecida como pleura visceral ou pulmonar (Figura 4.19/*4*). Está refletida ao redor e também atrás da raiz do pulmão para se tornar contínua com a pleura mediastinal, a qual, por sua vez, é contínua com a pleura costal e diafragmática; estas últimas três partes são chamadas em conjunto de *pleura parietal*.

No animal saudável, a cavidade pleural é um espaço potencial, em vez de real, e contém somente uma pequena quantidade (alguns mililitros) de líquido seroso, o qual é disperso sobre a superfície pleural e facilita o movimento suave do pulmão contra a parede torácica e de um lobo pulmonar contra o outro. A pressão dentro da cavidade pleural, que é cerca de -5 cm H_2O na posição neutra de repouso do tórax, representa a diferença entre as forças que tendem a comprimir o pulmão e aquelas que tendem a expandir o tórax. A pressão não é uniforme em toda a cavidade pleural e, além do gradiente dorsoventral esperado, existem diferenças locais e parcialmente não explicadas. Estas variações na pressão intrapleural correspondem a diferenças regionais na expansão e na aeração dos pulmões. A pressão negativa prevalecente explica o motivo pelo qual a abertura

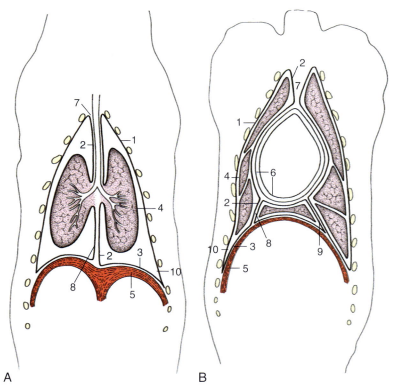

Figura 4.19 Secções dorsais esquemáticas das cavidades pleurais (cão) no nível da bifurcação traqueal (A) e no nível do coração (B). *1 a 3*, Pleura parietal, subdividida posteriormente; *1*, pleura costal; *2*, pleura mediastinal; *3*, pleura diafragmática; *4*, pleura visceral; *5*, diafragma; *6*, lâminas parietal e visceral do pericárdio seroso; *7*, mediastino cranial; *8*, mediastino caudal; *9*, prega da veia cava; *10*, recesso costodiafragmático.

cirúrgica ou traumática da parede torácica causa um influxo de ar na cavidade pleural, o que provoca o colapso dos pulmões e produz uma condição conhecida como *pneumotórax*.

O saco pleural é sempre mais extenso do que o pulmão e, em determinadas regiões, as superfícies da pleura parietal estão diretamente aderidas uma à outra. O exemplo mais importante de tal arranjo é observado caudal à margem basal do pulmão, onde a parte periférica da pleura diafragmática está encostada na pleura costal que delimita a parede torácica (o recesso costodiafragmático; Figura 4.19/*10*). Embora a extensão do recesso varie com a fase da respiração, permanece considerável mesmo na inspiração completa e, portanto, o potencial desta parte do saco pleural nunca é alcançado (Figura 4.22/*6*). Um recesso costomediastinal semelhante, embora menor, está presente ventral ao pulmão (Figura 4.20/*12*). Cranialmente, as partes costal e mediastinal da pleura juntam-se para formar uma cúpula, a cúpula pleural, a qual pode estender-se até a frente da primeira costela, onde é obviamente vulnerável à lesão (Figura 4.21/*8*). O mediastino não é simétrico, mas é desviado para a esquerda em alguns níveis. O importante desvio do mediastino caudal é causado pelo maior tamanho da base do pulmão direito.

Uma prega especial (prega da veia cava) da pleura do saco pleural direito se estende entre o diafragma e o pericárdio, e conduz a veia cava caudal em sua margem livre (Figura 4.20/*3*

e *9*). Esta partição triangular ajuda a definir o recesso no qual o lobo acessório do pulmão direito se encaixa (Figura 4.21).

É atribuído um considerável significado prático à resistência do mediastino, a qual varia bastante entre as espécies. Em algumas, por exemplo, nos ruminantes, o mediastino é espesso e capaz de suportar uma diferença de pressão considerável entre as duas cavidades pleurais e, potencialmente, tolerar o colapso de um pulmão. Em outras, por exemplo, nos cães, gatos e equinos, é muito delicado e rompe prontamente. De fato, o equino está entre as espécies nas quais o mediastino dos indivíduos mortos sempre apresenta numerosas pequenas aberturas que comunicam as cavidades pleurais direita e esquerda.

 ## OS PULMÕES

Os pulmões direito e esquerdo (*pulmones,**[pl]) estão contidos em seus respectivos sacos pleurais e são livres, exceto nas raízes, por onde estão ligados ao mediastino. Seu tamanho é determinado pelas dimensões do tórax e pela fase da respiração. Os pulmões são normalmente mantidos expandidos pela pressão de ar dentro da árvore respiratória.

---

*Tanto o termo latim, *pulmo,* como seu equivalente grego, *pneumon,* são utilizados como raízes na produção de termos médicos; pulmonite e pneumonia descrevem ambos inflamação dos pulmões.

Sua capacidade de recolhimento elástico leva ao seu colapso assim que o ar adentra as cavidades pleurais após trauma, cirurgia ou dissecção. Possuem uma textura lisa e esponjosa, e o ar residual dentro deles, mesmo quando colapsados, faz que eles crepitem quando pressionados e flutuem quando colocados na água. Em contraste, os pulmões não expandidos dos fetos ou animais recém-nascidos que ainda não respiraram parecem sólidos e afundam quando imersos. Os pulmões saudáveis possuem coloração rósea clara em vários espécimes de abatedouros, mas vermelha muito mais escura em pulmões obtidos de animais que não passaram por sangria. A coloração frequentemente desbotada é causada pela distribuição desigual do sangue. Os pulmões dos animais que passaram suas vidas em atmosferas altamente poluídas adquirem uma tonalidade acinzentada pela deposição de fuligem e outras partículas inaladas (Tabela 4.1).

As descrições anatômicas são geralmente baseadas em espécimes fixados *in situ* antes da abertura do tórax; na morte, os pulmões mantêm o seu tamanho, o qual é intermediário entre aquele adotado na inspiração completa e na expiração completa (Figura 4.22). Os dois pulmões são macroscopicamente semelhantes e se espelham com relação ao formato. O pulmão direito é sempre maior, mais obviamente em bovinos, parcialmente devido à posição inclinada do coração. Cada pulmão lembra a metade de um cone e possui as seguintes características: um ápice direcionado à entrada do tórax; uma base ampla e côncava que se opõe ao diafragma; uma superfície costal convexa, acomodada contra a parede torácica lateral; uma superfície medial irregular modelada no conteúdo do mediastino; uma margem dorsal espessa, que ocupa a calha entre as vértebras e as costelas; e uma margem delgada, que compreende uma parte ventral que delimita o recesso costomediastinal e uma parte basal (caudoventral) que delimita o recesso costodiafragmático (Figuras 4.20 e 4.22). A parte ventral está chanfrada sobre o coração (incisura cardíaca).

A *superfície mediastinal dos pulmões* possui várias reentrâncias, incluindo a grande e profunda impressão cardíaca, a qual é naturalmente maior no pulmão esquerdo. A impressão se estende até a margem ventral, que está profundamente sulcada nesta altura na maioria das espécies e que, por sua vez, permite que o coração (ou mais precisamente, o pericárdio) tenha contato direto com a parede torácica (Figura 4.22). A raiz do pulmão, situada dorsalmente à impressão cardíaca, é formada pelo agrupamento dos brônquios principais e artéria, nervo, veias e vasos linfáticos pulmonares. A reflexão da pleura mediastinal sobre o pulmão, que recobre a raiz, estende-se caudalmente à raiz em um formato cônico e, desta forma, deixa sem revestimento uma área pulmonar que está diretamente unida por tecido conjuntivo mediastinal à parte correspondente do outro pulmão. Em algumas espécies, incluindo o cão e o gato, a parte vazia da reflexão, a qual é conhecida como ligamento pulmonar, estende-se em direção à base do pulmão, que assim possui ligações adicionais ao diafragma. Em ruminantes e suínos, o brônquio que surge da traqueia antes da bifurcação em conjunto com os vasos associados cria uma segunda raiz menor do pulmão direito (Figuras 4.23 e 4.17B).

A base do pulmão direito revela o pequeno lobo acessório, o qual é separado da face medial do lobo caudal por uma fissura que se alarga em seu limite dorsal para acomo-

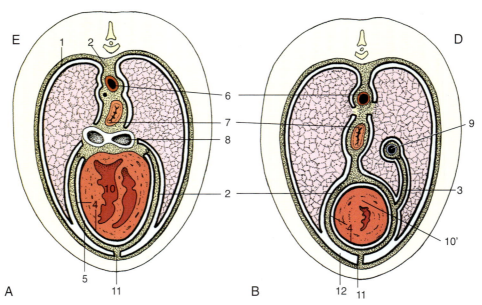

Figura 4.20 Secção transversal esquemática do tórax no nível do coração (A) e na transição entre o coração e mediastino caudal (B). *1,* Pleura costal; *2,* pleura mediastinal; *3,* prega da veia cava; *4,* lâminas parietal e visceral do pericárdio seroso; *5,* cavidade pericárdica; *6,* aorta; *7,* esôfago; *8,* bifurcação da traqueia; *9,* veia cava caudal; *10,* coração; *10',* ápice do coração; *11,* ligamento esternopericárdico; *12,* recesso costomediastinal; *E,* esquerda; *D,* direita.

dar a veia cava caudal em sua passagem entre o forame da veia cava, no diafragma, e o átrio direito. O lobo acessório está, de certo modo, encaixado na veia cava caudal.

Na maioria das espécies, uma ou mais fissuras se estendem pelo parênquima em direção à raiz, dividindo cada pulmão em partes que normalmente são chamadas de lobos. Os lobos, entretanto, são apropriadamente definidos não pelas fissuras, mas pela ramificação da árvore brônquica. O pulmão esquerdo consiste de lobos cranial e caudal, e o direito, dos lobos cranial, médio, caudal e acessório. O lobo cranial é comumente subdividido por uma fissura externa, enquanto o pulmão direito do equino não possui o lobo médio. As fissuras são muito mais profundas nos pulmões do cão e do gato do que nos pulmões de outras espécies. As fissuras mais profundas podem permitir que as partes deslizem umas sobre as outras com maior facilidade, favorecendo assim a adaptação dos pulmões às pronunciadas alterações que ocorrem na forma do tórax de animais que galopam.

A maior parte do parênquima pulmonar é composto por brônquios, vasos pulmonares e tecido conjuntivo peribronquial e perivascular. Ambos os brônquios principais, direito e esquerdo, que adentram o pulmão pela sua raiz, emitem um brônquio para o lobo cranial antes de continuar na direção caudal (Figuras 4.17 e 4.24). As duas gerações de subdivisões que seguem possuem um padrão bastante consistente de origem, mas ramificações subsequentes são menos previsíveis. O número de gerações bronquiais antes de sua transição para bronquíolos varia entre as espécies e também entre as partes de um único pulmão. Em camundongos e outros pequenos animais, somente quatro ou cinco gerações de brônquios estão presentes, enquanto mais de uma dúzia pode ser necessária em grandes animais. A consistência no padrão das primeiras ramificações permite o reconhecimento dos chamados segmentos broncopulmonares, partes específicas do pulmão supridas por brônquios identificáveis e parcialmente definidas por septos de tecido conjuntivo que se estendem a partir do tecido peribronquial e perivascular (e são responsáveis pela superfície marmórea na qual incidem sob a pleura visceral). Embora a segmentação broncopulmonar tenha sido estudada em espécies domésticas, ainda se procura aplicações importantes. É a elasticidade do estroma de tecido conjuntivo que permite que os pulmões se expandam durante a inspiração e colapsem na expiração subsequente. A perda desta elasticidade, que ocorre naturalmente pelo envelhecimento (mas também em certas condições patológicas), reduz a eficiência respiratória.

A estrutura dos brônquios principais lembra aquela da traqueia, mas com cada divisão sucessiva as cartilagens de suporte se tornam menores e mais irregulares, enquanto o músculo se expande para circundar o lume em todos os lados.

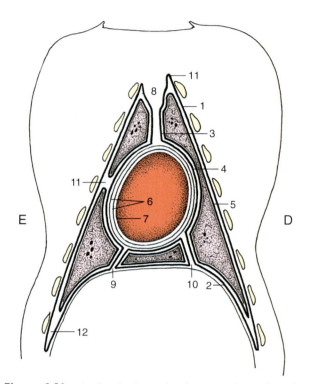

Figura 4.21 A distribuição da pleura e do pericárdio, esquemático. As *linhas cheias* indicam a pleura. *1* a *4*, Pleura parietal, posteriormente subdividida; *1*, pleura costal; *2*, pleura diafragmática; *3*, pleura mediastinal; *4*, pleura pericárdica; *5*, pleura visceral (pulmonar); *6*, parte parietal do pericárdio: o pericárdio fibroso, externo, está firmemente aderido à lâmina parietal do pericárdio seroso, interno; *7*, lâmina visceral (epicárdio) do pericárdio seroso, aderida ao coração; *8*, mediastino cranial; *8'*, cúpula pleural; *9*, mediastino caudal; *10*, prega da veia cava; *11*, incisura cardíaca esquerda; *12*, recesso costodiafragmático; *E*, esquerda; *D*, direita.

▶ TABELA 4.1 | **ANATOMIA COMPARADA DOS PULMÕES**

	Equino e Ovino	**Bovino e Suíno**	**Canino e Felino**
Pleura	Espessa	Espessa	Delgada
Tecido conjuntivo interlobular			Pouco
Tecido conjuntivo ao redor dos lobos	Parcial	Completamente	Nenhum
Bronquíolos não respiratórios	Muitas gerações e a última termina em ducto alveolar/bronquíolo respiratório curto	Muitas gerações e a última termina em ducto alveolar/bronquíolo respiratório curto	Bronquíolo terminal termina em bronquíolo respiratório que se divide várias vezes

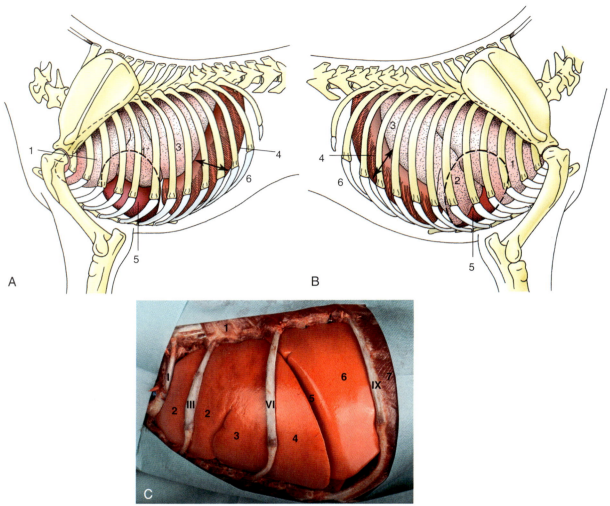

Figura 4.22 Ilustrações semiesquemáticas de projeções dos órgãos torácicos de cão nos lados esquerdo (A) e direito (B) do tórax. O contorno do coração está indicado por uma *linha tracejada*. *1*, Lobo cranial; *1'*, parte caudal do lobo cranial esquerdo; *2*, lobo médio; *3*, lobo caudal; *4*, diafragma; *5*, coração; *6*, recesso costodiafragmático (*seta*). (C) vista lateral esquerda do tórax canino parcialmente dissecado e com o pulmão esquerdo *in situ* e insuflado artificialmente (fotografia). *2*, Parte cranial do lobo cranial; *3*, fissura intralobar; *4*, parte caudal do lobo cranial; *5*, fissura interlobar caudal; *6*, lobo caudal; *7*, músculos intercostais; I, III, VI e IX indicam os números das costelas.

O lume é delimitado por um epitélio pseudoestratificado que compreende células colunares ciliadas altas, intercaladas com células caliciformes e secretoras de substância serosa, além de células-tronco que se proliferam a fim de reparar depleções dos outros tipos celulares. Glândulas maiores estão inclusas dentro da submucosa dos brônquios principais. A transição entre brônquios e bronquíolos é definida pelo desaparecimento da última placa de cartilagem e pelas glândulas submucosas. Bronquíolos são estreitos – menos que 1 milímetro de diâmetro – e também passam através de várias gerações. A última destas é caracterizada pela perda das células caliciformes e sua substituição por células epiteliais não ciliadas (células Clara), as quais se acredita secretarem um componente do surfactante pulmonar e atuar como células germinativas para o epitélio bronquiolar. Os bronquíolos terminais possuem evaginações alveolares dispersas em suas paredes, que são continuadas por ductos alveolares, depois por sacos alveolares e, finalmente, por alvéolos semelhantes a sacos – os espaços onde as trocas gasosas ocorrem através de um epitélio achatado e intimamente relacionado com os capilares pulmonares. A patência das vias mais finas, as quais não são suportadas por cartilagens, é garantida por fibras elásticas que as ancoram ao estroma pulmonar. Na primeira respiração, os alvéolos são preenchidos por ar e dilatam, embora por um momento permaneçam significativamente menores do que aqueles nos adultos (Figura 4.25).

A identificação dos pulmões de cada espécie é mais convenientemente baseada nos graus de lobação e lobulação. Os pulmões dos equinos demonstram quase nenhuma lobação e muito discreta lobulação externamente (Figura 4.26), aque-

Capítulo 4   O Aparelho Respiratório   153

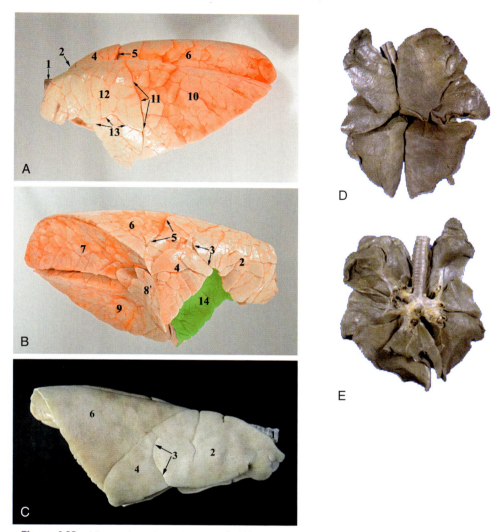

Figura 4.23 Vistas dorsolateral esquerda (A) e ventrolateral direita (B) dos pulmões de um suíno. (C) vista lateral do pulmão direito de um gato. *1*, Traqueia; *2*, lobo cranial do pulmão direito; *3*, fissura interlobar cranial do pulmão direito; *4*, lobo médio do pulmão direito; *5*, fissura interlobar caudal do pulmão direito; *6*, lobo caudal do pulmão direito (face costal); *7*, lobo caudal do pulmão direito (face diafragmática); *8*, lobo acessório do pulmão direito; *9*, lobo caudal do pulmão esquerdo (face diafragmática); *10*, lobo caudal do pulmão esquerdo; *11*, fissura interlobar caudal do pulmão esquerdo; *12*, lobo cranial do pulmão esquerdo; *13*, fissura intralobar do lobo cranial do pulmão esquerdo; *14*, impressão cardíaca; superfícies (D) dorsal e (E) ventral dos pulmões de um cão.

les dos ruminantes (Figura 4.27) e suínos são evidentemente lobados e lobulados (embora não uniformemente em ovinos e caprinos), e aqueles de carnívoros são muito profundamente fissurados em lobos, mas demonstram poucas evidências externas de lobulação (Figura 4.23).

As *artérias pulmonares* geralmente seguem os brônquios (Figura 4.24), mas as veias pulmonares algumas vezes trafegam separadamente, alternando posições com as associações broncoarteriais. O padrão varia não somente pelas espécies, mas também com relação à localização em um único pulmão, uma observação que atualmente não possui importante significado clínico. Um conjunto de artérias bronquiais surge a partir da aorta a fim de suprir os brônquios e tecido conjuntivo associado de forma totalmente independente das artérias pulmonares (Figura 4.28). Um grupo correspondente de veias bronquiais pode retornar este sangue ao átrio direito através da veia ázigos, mas frequentemente o fluxo bronquial é retornado inteiramente ao átrio esquerdo. Anastomoses arteriovenosas parecem estar ausentes, tornando o pulmão um filtro efetivo para prevenir a disseminação maior de êmbolos e células tumorais. Esta característica também é importante para a ocorrência frequente de abscessos e metástases tumorais no tecido pulmonar, secundárias a doenças de outros órgãos.

A linfa é drenada para os linfonodos traqueobronquiais e mediastinais, diretamente ou após passagem inicial através

154 Parte I **Anatomia Geral**

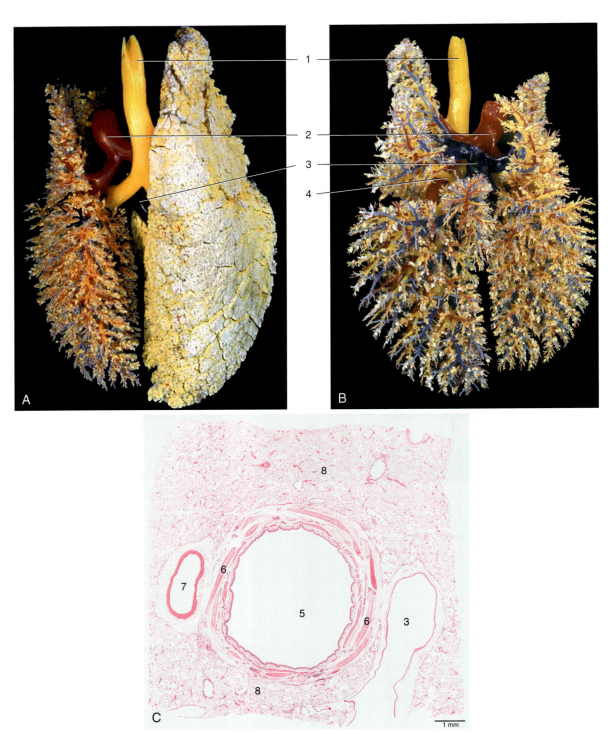

Figura 4.24 Vista dorsal (A) e (B) da árvore brônquica (*amarelo*) e vasos sanguíneos acompanhantes (molde de corrosão), e corte histológico (C) de pulmão de suíno. *1*, Traqueia; *2*, tronco pulmonar; *3*, veias pulmonares; *4*, brônquio traqueal; *5*, brônquio; *6*, placas de cartilagem hialina; *7*, artéria pulmonar; *8*, área de troca gasosa.

Capítulo 4 **O Aparelho Respiratório** 155

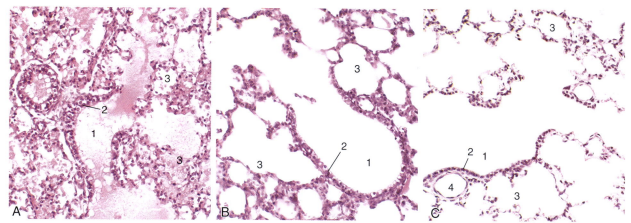

Figura 4.25 (A) Pulmão de feto suíno (140x); notar a presença de líquido nos bronquíolos e alvéolos pulmonares. (B) Pulmão de um leitão de um dia (140x). (C) Pulmão de um suíno adulto (140x). *1*, Bronquíolos terminais; *2*, células exócrinas bronquiolares (células Clara); *3*, saco alveolar; *4*, bronquíolo.

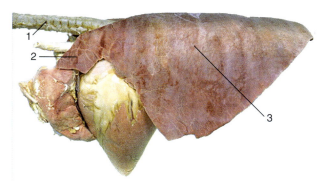

Figura 4.26 Vista lateral esquerda dos pulmões de um equino. Notar a pobre lobação e lobulação. *1*, Traqueia; *2*, lobo cranial; *3*, lobo caudal.

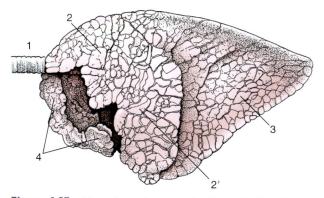

Figura 4.27 Vista lateral esquerda dos pulmões de um bovino. Notar a lobação e a lobulação definidas. *1*, Traqueia; *2* e *2'*, partes cranial e caudal do lobo cranial esquerdo; *3*, lobo caudal; *4*, lobo cranial direito.

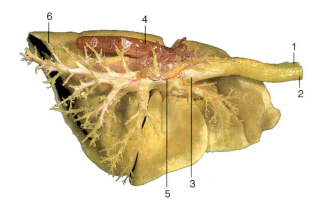

Figura 4.28 Espécime de corrosão dos pulmões e parte da aorta de um cão. No lado direito, a resina no bronquíolo e brônquios menores foi removida para expor a árvore traqueobrônquica principal. *1*, Esôfago; *2*, traqueia; *3*, bifurcação traqueal; *4*, aorta; *5*, artéria bronquial; *6*, lobo caudal do pulmão esquerdo.

de pequenos linfonodos pulmonares, localizados na árvore brônquica, dentro do parênquima pulmonar. Entretanto, os detalhes são complicados, variam entre as espécies e, quando possuem relevância patológica, recebem menção em capítulos posteriores.

A inervação pulmonar é feita por meio de um plexo pulmonar dentro do mediastino, ao qual tanto fibras simpáticas quanto parassimpáticas (vagais) contribuem. As fibras eferentes passam para glândulas bronquiais, musculatura e vasos sanguíneos. As fibras aferentes são oriundas da mucosa bronquial (reflexo da tosse), dos vasos e de receptores de estiramento. Foi observado que a secção do vago alivia a dor em carcinomas brônquicos inoperáveis em pacientes humanos.

As características de maior importância clínica dos pulmões são as suas projeções sobre a superfície do corpo e sua aparência radiográfica. As projeções variam entre as espécies e com a fase da respiração, e serão descritas posteriormente. Ademais, as áreas que podem ser efetivamente auscultadas e percutidas são mais limitadas do que poderia ser inicialmente suposto, em parte porque a parte proximal

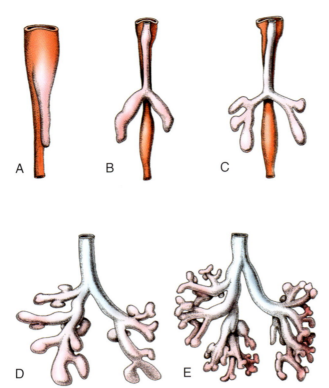

Figura 4.29 Cinco estágios no desenvolvimento da traqueia e pulmões (vista ventral). (A) Crescimento caudal do tubo traqueobronquial. (B) Sua divisão em dois brotos pulmonares. (C) Divisão subsequente em três brônquios no pulmão direito e dois no esquerdo. (D) e (E) Desenvolvimento subsequente da árvore brônquica.

dos membros torácicos impede o acesso à parte dos campos pulmonares e, em parte, porque a margem ventral do pulmão é muito delgada para fornecer informações mais úteis. As observações relevantes sobre a aparência dos pulmões em radiografias e figuras podem ser observadas no Capítulo 13, pois a radiografia pulmonar é realizada principalmente em pequenos animais (cães e gatos).

O DESENVOLVIMENTO DO APARELHO RESPIRATÓRIO

O desenvolvimento do nariz foi considerado no capítulo anterior em relação ao desenvolvimento da boca e da face (p. 131). Laringe, traqueia e pulmões possuem uma origem comum em uma saliência ventral a partir da parte cranial do intestino, diretamente caudal à segunda das duas tumefações que formam a língua (Figura 4.29). O primórdio se estende caudalmente como um sulco (traqueobronquial) no assoalho faringoesofágico; o sulco é posteriormente convertido em um tubo pelo desdobramento e pela fusão dos seus lábios. A fusão começa caudalmente e se estende para a frente até que o esôfago e a faringe sejam separados do trato respiratório, exceto por uma pequena abertura cranial que persiste como a entrada da laringe. O fato de que o desenvolvimento inicial possua a forma de um sulco e não de um tubo é importante, pois explica a ampla variedade de comunicações entre o esôfago e a traqueia que podem ocorrer como anomalias congênitas, quando o processo de divisão não obteve sucesso localmente.

A subsequente diferenciação da laringe inclui o surgimento de cartilagens separadas e músculos por condensação e diferenciação do mesoderma dos arcos faríngeos vizinhos. A epiglote possui uma origem de certa forma diferente, desenvolvendo-se como uma divisão caudal da segunda de duas tumefações medianas que dão origem à língua.

Após a separação do esôfago, a extremidade caudal do trato respiratório cresce pelo pescoço abaixo para se posicionar no mesoderma mediano interposto entre as duas extensões voltadas para a frente do celoma, que se tornarão as cavidades pleurais. O ápice do trato divide-se em dois brotos pulmonares (Figura 4.29B), cuja divisão posterior reproduz inicialmente o padrão da árvore brônquica e então cria as vias respiratórias menores que sucedem os brônquios. Em seres humanos, cerca de 18 divisões sucedem o tronco bronquial no momento do nascimento e divisões adicionais ocorrem após o nascimento. Os ramos dos brotos pulmonares são revestidos por mesoderma esplâncnico em direção ao qual são forçados e é este mesoderma que forma os tecidos dos órgãos respiratórios, com exceção do epitélio de revestimento (que é, de fato, suprido pelo endoderma da parte cranial do intestino). O desenvolvimento histológico dos pulmões compreende três fases, nomeadas de acordo com as características microscópicas dominantes: a primeira fase (*glandular*) estabelece o padrão bronquial, a segunda fase (*canalicular*) estabelece a parte respiratória do pulmão, e a terceira e última fase (*alveolar*) está relacionada com o desenvolvimento dos alvéolos.

A produção de surfactante, uma substância secretada por determinadas células alveolares e que reduz a tensão superficial, a fim de permitir a expansão alveolar no início da respiração, é de ocorrência bastante tardia. A síndrome da angústia respiratória do neonato está associada à imaturidade desta característica de desenvolvimento.

> **VERIFICAÇÃO DA COMPREENSÃO**
>
> Discuta a importância clínica das diferenças na anatomia macroscópica e microscópica dos pulmões de bovinos, equinos, cães e gatos.

Sistema Urogenital

5

A denominação oficial *sistema urogenital* engloba todos os órgãos urinários e genitais em um único título. A principal justificativa para esta convenção está na origem comum de determinados elementos dos dois sistemas no mesoderma intermediário e parte adjacente do epitélio celômico. Além disso, os sistemas urinário e reprodutivo do adulto dividem as partes finais dos tratos, uretra no macho e o vestíbulo na fêmea.

Em razão das íntimas associações de desenvolvimento dos sistemas urinário e reprodutivo, escolhemos neste capítulo preceder as considerações sobre a anatomia adulta com uma revisão do desenvolvimento. O desenho geral do sistema urogenital é detalhado nas Figs. 5.1 e 5.2.

▶ DESENVOLVIMENTO DO SISTEMA UROGENITAL

Desenvolvimento dos Órgãos Urinários

O mesoderma intermediário reflete de forma atenuada a segmentação que é tão evidente nos somitos adjacentes. Em pouco tempo, é formado em seu domínio caudal um espessamento longitudinal (nefrogênico) contínuo do qual ocorrem, em sequência craniocaudal e temporal, três tentativas de formação de um órgão excretor. A primeira tentativa, a qual é transitória e não funcional, constitui o pronefro, formado na presuntiva região do pescoço. A segunda tentativa, o mesonefro, é formada na região torácica e lombar, e é funcional durante grande parte da vida embrionária. A terceira tentativa, o metanefro, é formada na região lombar e se torna o rim no adulto (Fig. 5.3).

Todas estas três estruturas apresentam uma série de túbulos excretores como sua característica histológica essencial. No pronefro, uma extremidade de cada túbulo gira na direção caudal a fim de encontrar o seu vizinho para formar um ducto pronéfrico contínuo (Fig. 5.3/4), que se desenvolve em sua extremidade caudal para se abrir em direção à cloaca. O ducto permanece na regressão dos túbulos pronéfricos, os quais não são funcionais, e se torna a drenagem dos túbulos mesonéfricos que surgem nesse momento.

Cada um dos vários túbulos mesonéfricos assemelha-se a uma versão simples do néfron do rim adulto (ver Fig. 5.27). O fundo cego é invaginado por um agregado de capilares para formar um mecanismo de filtração, e a conexão da outra extremidade com o ducto pronéfrico, agora mais apropriadamente denominado *ducto mesonéfrico*, fornece uma saída para a urina. O *mesonefro* pode ser um órgão bastante proeminente em seu apogeu, quando se projeta a partir do teto do abdome (Fig. 5.4). Seu tamanho varia entre as espécies e é inversamente proporcional à permeabilidade (e, desta forma, à eficiência excretora) da placenta. O mesonefro é suplantado pelo metanefro quando inicia a sua regressão craniocaudal. Partes, entretanto, permanecem para serem utilizadas pelo sistema reprodutivo masculino (Fig. 5.5).

O *metanefro* apresenta dois primórdios. Um é fornecido por uma evaginação, o broto uretérico, oriundo da extremidade inferior do ducto mesonéfrico próximo à sua abertura na cloaca. Este broto cresce cranialmente em direção ao blastema metanéfrico constituído pela parte caudal do cordão nefrogênico (Fig. 5.3/5). A extremidade do broto sofre cerca de uma dúzia de divisões dicotômicas. Ramos das últimas ordens se tornam os túbulos coletores do rim, enquanto aqueles das primeiras ordens são posteriormente reabsorvidos na expansão terminal do ducto de maneira variável, o que corresponde às formas específicas da pelve e cálices renais. A parte externa da massa metanéfrica forma a cápsula e interstício do rim, e a condensação celular na parte interna cria os cordões celulares que serão transformados nos néfrons. Uma extremidade de cada cordão faz contato com um ducto conector, e assim que ocorre a canalização, uma passagem contínua é estabelecida (Fig. 5.6). A outra extremidade do néfron sofre invaginação por um tufo

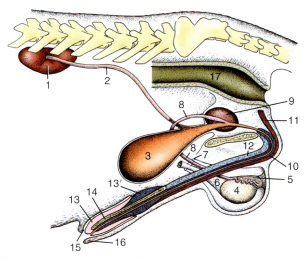

Fig. 5.1 Os órgãos urinários e reprodutivos masculinos (cão). *1*, Rim direito; *2*, ureter; *3*, bexiga; *4*, testículo; *5*, epidídimo; *6*, cordão espermático; *7*, anel vaginal; *8*, ducto deferente; *9*, próstata; *10*, *corpus spongiosum* (corpo esponjoso); *11*, músculo retrator do pênis; *12*, *corpus cavernosum* (corpo cavernoso); *13*, glande do pênis; *13'*, bulbo da glande; *14*, osso peniano; *15*, cavidade prepucial; *16*, prepúcio; *17*, reto.

157

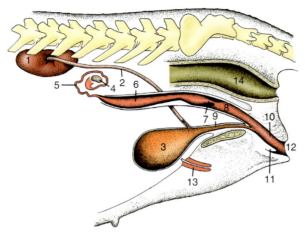

Fig. 5.2 Os órgãos urinários e reprodutivos femininos (cadela). *1*, Rim direito; *2*, ureter; *3*, bexiga; *4*, ovário; *5*, tuba uterina; *6*, corno uterino; *7*, cérvix; *8*, vagina; *9*, uretra; *10*, vestíbulo; *11*, clitóris; *12*, vulva; *13*, processo vaginal; *14*, reto.

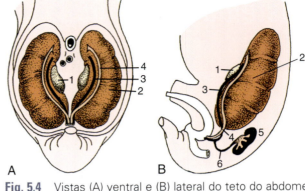

Fig. 5.4 Vistas (A) ventral e (B) lateral do teto do abdome em um embrião suíno de 2,5 cm. O ducto pronéfrico drena o mesonefro e agora é mais adequadamente denominado *ducto mesonéfrico*. *1*, Gônada em desenvolvimento; *2*, mesonefro; *3*, ducto mesonéfrico; *4*, ducto paramesonéfrico; *5*, metanefro; *6*, ureter.

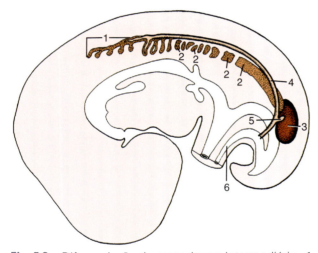

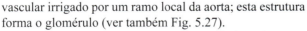

Fig. 5.3 Diferenciação do mesoderma intermediário. *1*, Pronefro; *2*, mesonefro, segmentados cranialmente, mas contínuos caudalmente; *3*, metanefro; *4*, ducto pronéfrico (mesonéfrico posteriormente); *5*, broto uretérico; *6*, úraco.

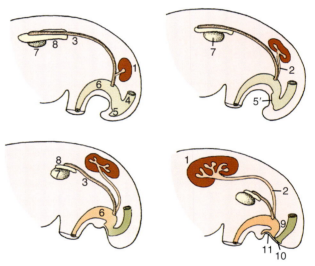

Fig. 5.5 O desenvolvimento do metanefro a partir dos dois primórdios (cordão metanéfrico e broto uretérico). Observe a regressão gradual do mesonefro. *1*, Metanefro; *2*, broto uretérico (futuro ureter); *3*, ducto mesonéfrico (deferente); *4*, reto; *5*, cloaca; *5'*, membrana cloacal; *6*, seio urogenital; *7*, gônada; *8*, remanescente do mesonefro (futuro epidídimo); *9*, septo urorretal; *10*, membrana anal; *11*, membrana urogenital.

vascular irrigado por um ramo local da aorta; esta estrutura forma o glomérulo (ver também Fig. 5.27).

A divisão horizontal da região cloacal do intestino posterior forma as vias urinárias inferiores. A divisão por si só ocorre devido ao crescimento caudal de uma crista do mesoderma, o septo urorretal, presente dentro do ângulo entre o intestino posterior e o broto do alantoide. O septo eventualmente alcança a membrana cloacal, que é, portanto, dividida em partes dorsal (anal) e ventral (urogenital) (Fig. 5.5/9). O local de fusão corresponde ao corpo perineal. A repartição da membrana anal transforma a passagem dorsal em um canal retoanal contínuo. Um processo semelhante na membrana urogenital abre a passagem ventral para a superfície do corpo. Esta passagem urogenital se diferencia em uma parte cranial, a futura bexiga e alantoide, e uma parte caudal, a partir da qual a uretra é formada.

A bexiga então surge como uma dilatação que é continuada cranialmente pelo ducto do alantoide e caudalmente por uma uretra não dilatada. O ducto do alantoide, ou *úraco* (Fig. 5.3/6), segue através de uma abertura umbilical para uma expansão extraembrionária, o alantoide, no qual a urina é acumulada, e que é descartado no nascimento. A parte do ducto dentro do feto então regride e é finalmente representada somente pela cicatriz ou marca no ápice da bexiga. A parte caudal do primórdio é transformada na uretra – a uretra como um todo na fêmea, mas somente a curta uretra pélvica no macho (no qual a uretra peniana se desenvolve com o sistema genital). As posições definitivas das aberturas dos ductos mesonéfrico e metanéfrico resultam da

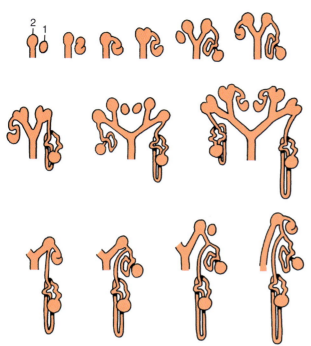

Fig. 5.6 Esta série de desenhos esquemáticos detalha as conexões entre os néfrons em desenvolvimento (*1*) e ramos (*2*) do broto uretérico. Observe a divisão dicotomizada do sistema de drenagem (broto uretérico).

incorporação de suas extremidades inferiores à passagem maior. O rearranjo traz a abertura do ducto metanéfrico (ureter) para a bexiga e desloca aquela do ducto mesonéfrico (ducto deferente) mais caudalmente dentro do seio urogenital (ver Fig. 5.5). Neste processo, o mesoderma do ducto mesonéfrico provê o epitélio da região do trígono dorsal da bexiga (p. 172) e o endoderma do intestino posterior, da parte restante. As camadas externas da parede da bexiga se diferenciam do mesoderma local.

Desenvolvimento dos Órgãos Reprodutivos Masculinos*

As fases iniciais da diferenciação morfológica dos órgãos reprodutivos seguem um padrão comum aos dois sexos. Em ambos, o primórdio gonadal surge como um espessamento do epitélio celômico na face medial do mesonefro. Ele se projeta como uma intumescência enquanto o mesênquima subjacente prolifera (Fig. 5.7A/*5*). Os cordões de células que se desenvolvem a partir do revestimento epitelial penetram no interior da intumescência (Fig. 5.7B/*5*) Estes cordões logo incorporam as células germinativas primordiais, que por sua vez, de forma surpreendente, têm uma origem distante no endoderma de uma porção restrita do saco vitelino, onde são identificáveis pelo seu grande tamanho. Eles alcançam a gônada por migração

*Nota da Revisão Científica: Nomenclatura utilizada pelo autor. Segundo a *Nomina Anatomica Veterinaria* (1999, 2005, 2012 e 2017), o termo correto seria órgãos genitais masculinos (ou femininos, quando aplicável mais adiante neste livro).

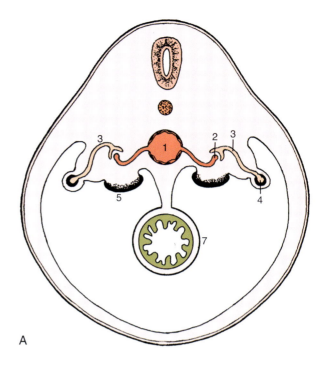

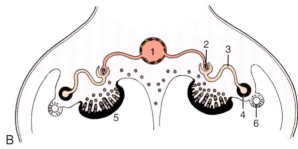

Fig. 5.7 (A) Desenvolvimento precoce da gônada indiferenciada. (B) Invasão da gônada por cordões epiteliais, que então incorporam as células germinativas primordiais. *1*, Aorta; *2*, tufo capilar (no néfron); *3*, néfron (túbulo); *4*, ducto mesonéfrico; *5*, gônada; *6*, ducto paramesonéfrico; *7*, intestino.

sobre o intestino e seu mesentério, mas o transporte na corrente sanguínea também parece possível.

Uma indicação precoce de que *a gônada* se tornará um testículo é uma condensação mesenquimal marcante (túnica albugínea) que ocorre sob o epitélio celômico. Agora isolados do epitélio superficial, os cordões aumentam de tamanho e em complexidade de arranjo (Fig. 5.8/*3*). Eles se conectam a um plexo ou rede (*rete*) dentro do testículo. No outro lado, o plexo faz contato com os fundos cegos dos poucos túbulos que permaneceram após regressão geral do mesonefro (Fig. 5.8B/*3-5*). A diferenciação dentro dos cordões celulares permite o reconhecimento de duas linhagens celulares. Uma fornece as células de sustentação (dos túbulos seminíferos) do testículo (também conhecidas como células de Sertoli). A segunda, constituída pelas células germinativas primordiais, fornece o epitélio germinativo. Durante o desenvolvimento fetal, as células germinativas primordiais se diferenciam em gonócitos,

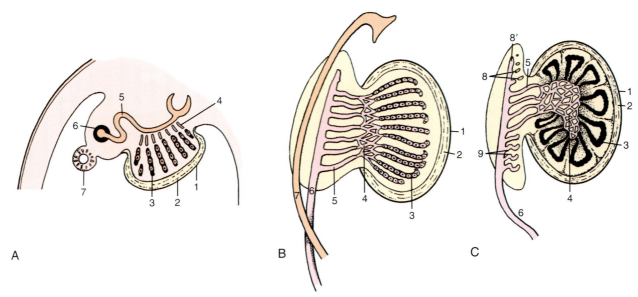

Fig. 5.8 Três estágios de desenvolvimento dos testículos. (A) Os cordões epiteliais são isolados do epitélio superfície pela formação da túnica albugínea. (B) Os cordões epiteliais, rede e túbulos mesonéfricos se interconectaram. (C) Os cordões epiteliais diferenciam-se em túbulos seminíferos, e o mesonefro é gradativamente transformado em parte do epidídimo. *1*, Epitélio celômico; *2*, túnica albugínea; *3*, cordões epiteliais, túbulos seminíferos; *4*, rede testicular; *5*, túbulos mesonéfricos, ductulos eferentes; *6*, ducto mesonéfrico (posteriormente deferente); *7*, ducto paramesonéfrico; *8*, remanescente cranial dos túbulos mesonéfricos (ductulos aberrantes); *8'*, remanescente de 6 (apêndice do epidídimo); *9*, remanescente caudal (paradídimo).

os quais, após o nascimento, dão origem às espermatogônias. Durante a puberdade, as espermatogônias proliferam e se diferenciam para suprir as células que sofrem meiose e espermiogênese para formar gametas masculinos (ver Fig. 5.39). Secções do testículo adulto demonstram túbulos seminíferos seccionados em vários planos. As paredes dos túbulos altamente convolutos são revestidas por um epitélio germinativo estratificado que consiste em células em diversos estágios de diferenciação. As células de suporte (de Sertoli ou de sustentação do testículo) nutrem as células germinativas. As células de Leydig (endocrinócitos intersticiais) produzem o esteroide testosterona, que é essencial para a continuação da espermatogênese. Seus progenitores, assim como aqueles das células de Sertoli e germinativas primordiais, presumivelmente migram do mesonefro durante o desenvolvimento fetal até se tornarem incrustados em um interstício mesenquimal, e, próximo à puberdade, quando o processo de espermatogênese é iniciado, uma segunda geração de células de Leydig se desenvolve.

A formação inicial dos *cordões seminíferos* é seguida, no final da vida fetal, pela canalização dos cordões para criar uma série de passagens que levam ao ducto mesonéfrico, que então se torna a saída para os gametas do testículo. As partes periféricas dos cordões se diferenciam em túbulos seminíferos, as partes centrais se diferenciam em rede testicular, e os túbulos mesonéfricos, em ductos eferentes (Fig. 5.8C). A primeira parte do ducto mesonéfrico se enovela e forma o ducto do epidídimo dentro do tecido conjuntivo denso daquele órgão; a porção remanescente retém um trajeto mais retilíneo, e, assim como o ducto deferente (Fig. 5.5/*3*), se abre na parte da cloaca que se torna o seio urogenital (Fig. 5.5/*6*). A proliferação glandular do revestimento do ducto produz o espessamento ampular em direção a sua terminação, enquanto, na maioria das espécies, menos nos carnívoros, o brotamento subterminal sofre alargamento e se diferencia na glândula vesicular (Fig. 5.9/*5*). Em algumas espécies, uma passagem final curta, o ducto ejaculatório, persiste, mas em outras, ajustes tardios fazem com que os ductos deferente e vesicular se abram separadamente. O aumento gonadal faz com que o testículo fique suspenso dentro de uma prega (mesórquio) que surge a partir do mesonefro em regressão. O ducto é conduzido dentro desta prega de suporte, cujo estiramento caudal se inclina medialmente para formar com seu vizinho a prega genital do peritônio, que ajuda a subdividir a cavidade peritoneal da pelve. Os testículos posteriormente migram para fora do abdome (p. 163) antes do início da espermatogênese.

A divisão da cloaca já foi descrita (p. 136). A parte caudal do seio constitui a parte pélvica da uretra. Protuberâncias oriundas de seu revestimento se diferenciam em próstata e glândulas bulbouretrais de maneira característica espécie-específica (Fig. 5.9). A maior parte da uretra masculina está situada dentro do pênis e tem origem diferente. Espessamentos surgem ao redor da margem da membrana urogenital no estágio indiferenciado (Fig. 5.10). Um espessamento, ventral e mediano, constitui o *tubérculo genital* (*fálico*) ou intumescência (Fig. 5.10/*1*), que origina a maior parte do pênis; outros espessamentos que são mais lateralizados contribuem para a

Capítulo 5 **Sistema Urogenital** 161

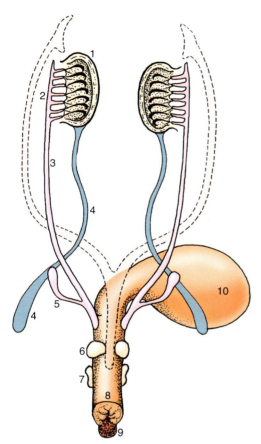

Fig. 5.9 Diferenciação do seio urogenital. Observe o brotamento da próstata e glândulas bulbouretrais, e o crescimento do tubérculo genital. Os ductos paramesonéfricos que sofreram regressão são indicados pelas *linhas tracejadas*. *1*, Testículo; *2*, epidídimo; *3*, ducto deferente; *4*, gubernáculo; *5*, glândula vesicular; *6*, próstata; *7*, glândula bulbouretral; *8*, seio urogenital (uretra); *9*, tubérculo genital; *10*, bexiga.

formação do escroto. Uma outra *prega urogenital* que surge medialmente a cada intumescência escrotal é uma contribuição adicional para o pênis. Um sulco se estende ao longo da face dorsal (inicialmente) do tubérculo genital; é gradativamente fechado pela junção e fusão dessas pregas urogenitais. Este processo é bastante complexo, pois o revestimento da uretra peniana é fornecido por uma extensão do endoderma do seio urogenital, embora as intumescências iniciais tenham coberturas ectodérmicas. O corpo esponjoso (*corpus spongiosum*) da uretra peniana é uma continuação direta do tecido bulbar da uretra pélvica, enquanto o corpo cavernoso do pênis é formado dentro da intumescência genital. As intumescências laterais crescem e se juntam para formar o escroto, que retém evidências de sua origem bilateral em uma rafe e septo medianos.

A diferenciação do sistema de ductos eferentes masculinos, glândulas genitais acessórias e genitália externa depende da presença de testosterona, o hormônio sexual masculino produzido pelos testículos em desenvolvimento. Os testículos também produzem diversos outros hormônios – por exemplo, o hormônio antimulleriano (AMH) e o fator semelhante à insulina-3 (descendina), responsáveis pelo desaparecimento do ducto mulleriano e crescimento do gubernáculo, respectivamente. Sem a exposição a esses três hormônios o trato genital se desenvolveria em órgãos genitais femininos. A remoção da pituitária por decapitação no período fetal não interrompe a produção desses hormônios pelos testículos (Fig. 5.11A e B).

Desenvolvimento dos Órgãos Reprodutivos Femininos

Os estágios iniciais do desenvolvimento gonadal se assemelham àqueles descritos para o macho. Posteriormente, os cordões celulares se fragmentam em agrupados celulares, cada um circundando uma célula germinativa imigrante. Os cordões penetram menos profundamente no interior da gônada do que no macho. Os folículos primordiais são formados aqui. A formação da rede é menos pronunciada no ovário, e como não é estabelecida conexão com túbulos mesonéfricos, nenhuma saída tubular sem interrupção para o escape dos gametas é criada (Fig. 5.12).

Consequentemente, a ruptura folicular libera os gametas femininos na superfície do ovário por lise tecidual, um processo facilitado pela ausência de uma espessa túnica albugínea. A mesma característica permite a formação de outros cordões sexuais e o estabelecimento de folículos adicionais durante grande parte da vida pré-natal; de fato, em determinadas espécies, esse processo pode continuar durante um tempo após o nascimento. Mesmo assim, ele finalmente cessa, e o número de gametas femininos atinge o seu máximo. Posteriormente, esse número é diminuído pela perda por atresia e, em uma extensão muito menor, por ovulação. A descida ovariana é muito limitada na maioria das espécies, sendo maior nos ruminantes, nos quais os ovários se deslocam caudalmente até o limite entre o abdome e a pelve.

O sistema de ductos da fêmea é majoritariamente formado pelos *ductos paramesonéfricos* (Fig. 5.12/7), que tem somente importância vestigial no macho. Esses ductos se desenvolvem

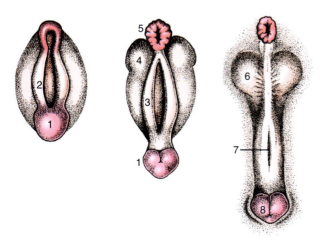

Fig. 5.10 Desenvolvimento da genitália externa masculina. *1*, Tubérculo genital; *2*, prega cloacal; *3*, prega urogenital; *4*, espessamento lateral (do escroto); *5*, ânus; *6*, escroto; *7*, oclusão do sulco para formação da uretra peniana; *8*, glande do pênis.

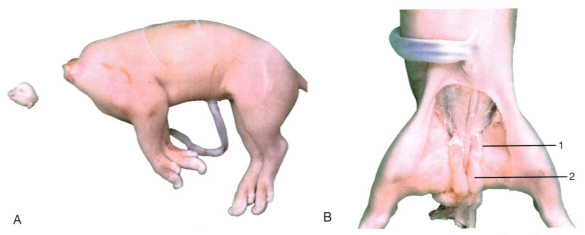

Fig. 5.11 (A) Suíno (feto) (próximo ao nascimento), cefalectomizado no útero 42 dias após a concepção. (B) Feto demonstrado em (A) com área inguinal dissecada para demonstrar o gubernáculo não afetado pela remoção da glândula pituitária. *1,* Testículo; *2,* gubernáculo.

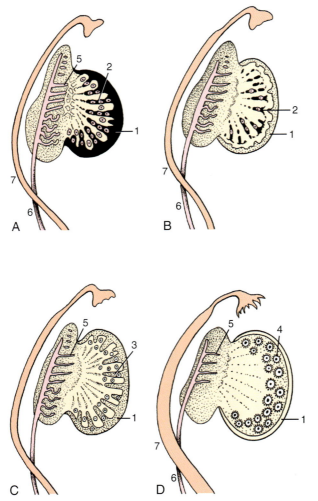

Fig. 5.12 (A) a (D), Estágios sucessivos no desenvolvimento do ovário. *1,* Epitélio celômico; *2,* cordões epiteliais, migrando (A) e regredindo (B); *3,* segunda formação dos cordões sexuais (C); *4,* folículos primitivos; *5,* remanescentes dos túbulos mesonéfricos; *6,* ducto mesonéfrico; *7,* ducto paramesonéfrico (D).

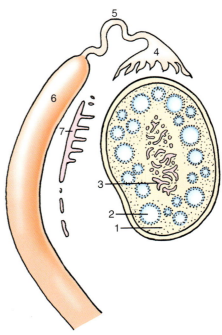

Fig. 5.13 Diferenciação do ducto paramesonéfrico e regressão do ducto mesonéfrico. *1,* Tecido intersticial do ovário; *2,* folículos primitivos; *3,* rede ovariana; *4,* infundíbulo; *5,* tuba uterina; *6,* corno uterino (4, 5 e 6 se diferenciam a partir do ducto paramesonéfrico); *7,* remanescentes dos túbulos e ducto mesonéfrico (epoóforo e paraóforo).

inicialmente por invaginação do epitélio celômico lateral aos ductos mesonéfricos e depois por crescimento ativo na direção do seio urogenital dentro das pregas genitais. Em contraste, os ductos mesonéfricos regridem em sequência craniocaudal (Fig. 5.13), e somente remanescentes permanecem no ligamento largo e na parede vaginal (ductos de Gartner, ducto epoóforo longitudinal), onde são ocasionalmente local de processos anômalos. A parte cranial de cada ducto paramesonéfrico segue lateralmente ao ducto mesonéfrico, mas o cruza mais caudalmente, onde se inclina para encontrar e se fundir ao seu

Capítulo 5 **Sistema Urogenital** 163

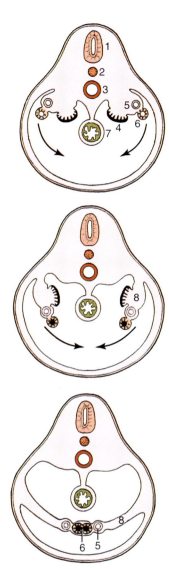

Fig. 5.14 Secções transversas (de cranial para caudal) da parte caudal do abdome, ilustrando a criação da prega genital no embrião fêmea. *1*, Tubo neural; *2*, notocorda; *3*, aorta; *4*, gônada; *5*, ducto mesonéfrico (em regressão); *6*, ducto paramesonéfrico (fusionado na secção caudal); *7*, intestino; *8*, prega genital.

contralateral (Fig. 5.14/*6*). A extremidade cranial de cada ducto paramesonéfrico permanece aberta para a cavidade abdominal (óstio abdominal da tuba uterina), mas a extremidade caudal do ducto unido inicialmente termina em fundo cego contra um crescimento sólido oriundo da parede dorsal do seio urogenital (Fig. 5.15). As tubas uterinas e os cornos, corpo e cérvix do útero são formados a partir dos ductos paramesonéfricos; suas partes caudais se fundem em uma extensão que varia de acordo com a espécie e é responsável pelas formas e proporções muito diferentes do útero de animais adultos (p. 186) (Fig. 5.16). A prega genital de sustentação origina o ligamento largo com suas várias partes. O lume vaginal surge no interior do sólido crescimento a partir do seio, embora uma partição tecidual, o hímen, possa persistir próximo à junção com os ductos paramesonéfricos fusionados. O hímen está presente somente em animais virgens e é raramente bem formado em espécies domésticas. Há discussões sobre a contribuição dos epitélios urogenital e paramesonéfrico para o revestimento da vagina na vida adulta, e alguns autores sugerem que o limite possa dividir regiões com diferentes respostas às influências hormonais que são observadas em algumas espécies.

O seio urogenital diferencia-se em vestíbulo com relativamente poucas alterações adicionais. Crescimentos epiteliais formam as glândulas vestibulares de forma variável de acordo com a espécie. As partes genitais externas são formadas a partir das mesmas estruturas que no macho; o tubérculo genital e pregas laterais (intumescências) surgem primeiro (Fig. 5.17). O primeiro forma o clitóris, mas as pregas laterais, que formam os lábios maiores da anatomia humana, regridem – com uma possível reserva para a cadela. Os lábios da vulva em espécies domésticas são formados pelas *pregas urogenitais* (Fig. 5.17/*3*) que surgem medialmente às intumescências laterais e correspondem aos lábios menores das mulheres.

Processo do Descenso Testicular

A descida dos testículos para o escroto é necessária na maioria dos mamíferos para a fertilidade normal. O processo depende da existência de uma condensação mesenquimal, o *gubernáculo testicular*, dentro de um descolamento da prega genital que orienta os testículos em direção e através do canal inguinal (Fig. 5.18). Em um determinado período crítico do desenvolvimento (que varia entre as diferentes espécies), a parte distal do gubernáculo, que se estende através do canal inguinal até a virilha, aumenta rapida e consideravelmente (Fig. 5.19A e B). O gubernáculo é invadido por uma extensão do revestimento peritoneal do abdome. Desta forma, o processo vaginal, que fornece o espaço no qual os testículos serão alojados, é formado (Fig. 5.18/*3*). A invasão pelo processo vaginal divide o gubernáculo em três partes: a parte proximal (*pars propria*) é envolta pelo revestimento peritoneal interno (futura lâmina visceral) do processo; a segunda parte (*pars vaginalis*) circunda o revestimento peritoneal externo (futura lâmina parietal) do processo; e a terceira parte (*pars infravaginalis*) está situada distal à invaginação e é, assim, contínua com as outras partes. A intumescência do gubernáculo começa distalmente, fazendo com que exerça pressão sobre a parede corporal situada sobre o anel superficial do canal inguinal. A intumescência desloca os testículos distalmente, na direção da entrada abdominal do canal. A intumescência então gradativamente se estende proximalmente, e sua ponta, na parte adjacente ao testículo (e dentro do canal inguinal), é tão espessa quanto o testículo em si (Fig. 5.19A e B). Neste estágio, qualquer discreto incremento na pressão intra-abdominal pode ser suficiente para expelir os testículos do abdome para o canal inguinal, embora por um período seu retorno ao abdome seja ainda possível. A descida está completa e irreversível assim que o núcleo do gubernáculo regride (Fig. 5.20). Uma regressão gubernacular bem programada é, portanto, tão indispensável para a descida normal quanto é a intumescência inicial. Como o momento é crítico e

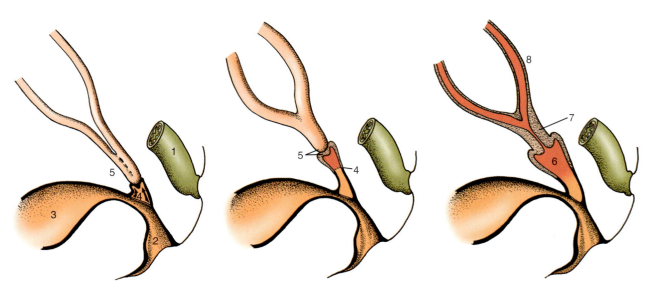

Fig. 5.15 A fusão dos ductos paramesonéfricos combinados ao broto oriundo do seio urogenital forma a vagina. *1*, Reto; *2*, parte caudal do seio urogenital (vestíbulo); *3*, parte cranial do seio urogenital (bexiga, uretra); *4*, broto oriundo do seio urogenital; *5*, ductos paramesonéfricos fusionados; *6*, vagina; *7*, cérvix do útero; *8*, corno uterino.

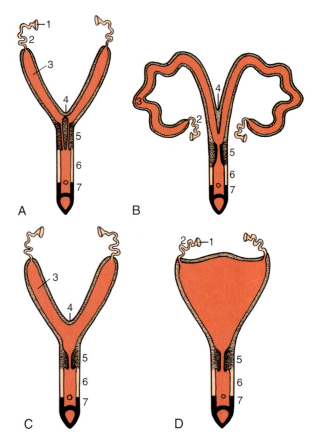

Fig. 5.16 Diferentes graus de fusão dos ductos paramesonéfricos. (A) Útero duplo (coelho). (B) Útero bicornual (corpo pequeno; porca, vaca). (C) Útero bicornual (grande corpo: égua). (D) Útero simples (mulher). *1*, Infundíbulo; *2*, tuba uterina; *3*, corno uterino; *4*, local de fusão dos dois ductos; *5*, cérvix; *6*, vagina; *7*, vestíbulo.

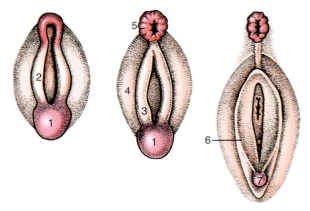

Fig. 5.17 Desenvolvimento da genitália externa feminina. *1*, Tubérculo genital; *2*, prega cloacal; *3*, prega urogenital; *4*, intumescência lateral; *5*, ânus; *6*, lábios da vulva; *7*, clitóris.

o processo está sujeito a vários distúrbios, não é surpreendente que a retenção abdominal e a descida anormal sejam ambas relativamente frequentes. A incapacidade dos testículos de descerem para a virilha é conhecida como criptorquidismo (testículos escondidos). Ele toma várias formas: pode ser unilateral ou bilateral, e os testículos podem estar dentro do abdome ou presos dentro do canal inguinal. Como resultado da maior temperatura à qual os testículos que não desceram são expostos, a espermatogênese não é iniciada na puberdade. A condição é claramente indesejável, e embora animais com criptorquidismo unilateral possam ser férteis, eles devem ser excluídos da reprodução, pois esta condição é frequentemente hereditária.

Estruturas semelhantes são formadas no sexo feminino, mas não se desenvolvem de forma significativa, exceto na cadela, entre os mamíferos domésticos, na qual a existência do processo vaginal é ocasionalmente problemática (p. 448).

Em diversas espécies, quando uma gestação gemelar ocorre, a circulação dos dois fetos pode se tornar interconectada, resultando na troca não somente de células, mas também de hormônios (ver Fig. 29.18). A influência hormonal do feto macho pode interferir no desenvolvimento da fêmea gêmea. Nos bovinos, esta interferência pode resultar em um "*freemartin*", no qual os ovários e o sistema de ductos femininos estão severamente subdesenvolvidos ou ausentes. Também pode resultar no crescimento do gubernáculo na gêmea fêmea (ver Fig. 35.8A e B). Muito raramente, este problema também pode ocorrer em um feto suíno que está interconectado ao feto macho no útero.

ÓRGÃOS URINÁRIOS

O sistema urinário compreende rins pareados, que formam a urina a partir do sangue; ureteres, que transportam a urina dos rins; a bexiga, onde a urina é armazenada até que possa ser eliminada convenientemente; e a uretra, através da qual finalmente a urina passa para o meio externo. Já que quase toda a uretra masculina também transporta os produtos reprodutivos, é usualmente descrita com os órgãos genitais.

Rins

Os rins tem com principal tarefa a manutenção do meio interno. Eles o fazem pela filtração do plasma, inicialmente extraindo um enorme volume de fluido antes de submeter este ultrafiltrado para processamento adicional no qual substâncias úteis são seletivamente reabsorvidas, catabólitos são concentrados para eliminação, e o volume é ajustado pela conservação de água suficiente para manter a composição do plasma dentro da faixa apropriada. Alguns exemplos podem dar uma ideia das dimensões desta tarefa. Em cães grandes (e animais de tamanho semelhante), 1.000 a 2.000 litros de sangue perfundem os rins diariamente; os 200 a 300 litros de fluido que são filtrados a partir deste volume são posteriormente reduzidos por reabsorção até que somente 1 ou 2 litros de urina permaneçam para serem descartados.

O rim produz e libera dois hormônios endócrinos: a renina, que tem um papel vital na regulação da pressão sanguínea sistêmica, e a eritropoietina, que influencia a eritropoiese.

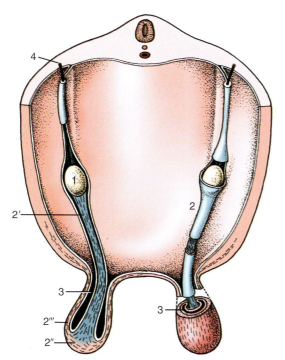

Fig. 5.18 Representação esquemática dos testículos e gubernáculo dentro da prega peritoneal na qual ocorre a o descenso testicular. *1*, Testículo; *2*, gubernáculo; *2'*, *pars* (parte) *propria*; *2"*, *pars infravaginalis*; *2'''*, *pars vaginalis*; *3*, processo vaginal; *4*, artéria testicular.

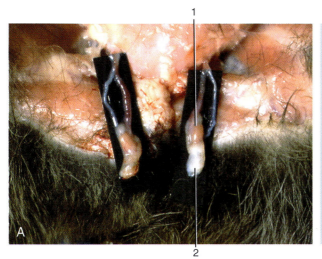
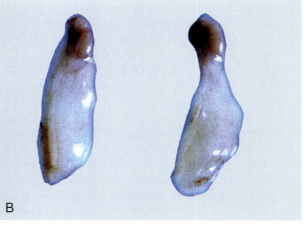

Fig. 5.19 Estágios no processo das intumescências do gubernáculo. O testículo e o gubernáculo já passaram pelo canal inguinal. A região inguinal do neonato. (A) *1*, Testículo; *2*, gubernáculo exposto. (B) Testículo e gubernáculo do feto suíno (110 dias).

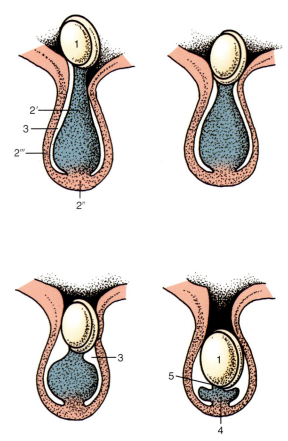

Fig. 5.20 Estágios sucessivos na regressão do gubernáculo no feto suíno. Observe a migração do testículo causada por esta regressão. *1,* Testículo e epidídimo; *2,* gubernáculo; *2',* pars (parte) propria; *2'',* pars infravaginalis; *2''',* pars vaginalis; *3,* processo vaginal; *4,* ligamento da cauda do epidídimo; *5,* ligamento próprio do testículo.

Ambas são produzidas dentro dos complexos justaglomerulares, regiões localizadas de íntima associação entre arteríolas formadas pela união dos capilares glomerulares aferentes com porções adjacentes dos túbulos contorcidos distais (p. 209).

Os rins são glândulas marrom-avermelhadas, firmes, cuja aparência varia consideravelmente entre os mamíferos (Fig. 5.21). A forma mais familiar, que introduziu o termo *reniforme* ao vocabulário comum, é encontrada no cão (Fig. 5.21D), no gato e em pequenos ruminantes. Os rins do suíno (Fig. 5.21C) são uma versão muito mais achatada, enquanto aqueles do equino (Fig. 5.21E) têm um formato de coração. Em contraste, os rins bovinos (Fig. 5.21B) têm uma superfície profundamente fissurada para delinear vários lobos. Maiores subdivisões são observadas nos rins de algumas espécies marinhas (Fig. 5.21A), que se assemelham a cachos de uvas com lobos somente um pouco fusionados e mantidos unidos principalmente pelo "pedúnculo" ramificado.

Os rins são geralmente encontrados pressionados contra o teto abdominal, um de cada lado da coluna vertebral, e predominantemente na região lombar, embora frequentemente se desloquem para a frente sob as últimas costelas. Suas posições mudam em metade do comprimento de uma vértebra em cada respiração. Eles raramente são simétricos; em animais domésticos, com exceção dos suínos, o direito está aproximadamente metade de seu comprimento mais cranial do que o esquerdo. A extremidade cranial do rim direito comumente se ajusta a uma impressão do fígado, que ajuda a fixá-lo em sua posição. O rim esquerdo, sem esse alojamento, é mais móvel e mais propenso a deslocamentos no abdome. O rim esquerdo penduloso em ruminantes é deslocado para a metade direita do abdome pelo grande rume. De forma geral, os rins pressionados contra o teto abdominal são majoritariamente retroperitoneais, enquanto aqueles suspensos em um nível mais ventral têm cobertura peritoneal mais extensa (Fig. 5.22).

Cada rim está situado dentro de uma divisão da fáscia sublombar, que também mantém considerável quantidade de gordura (algumas vezes suficiente para esconder completamente o rim). A gordura protege contra pressões deformadoras dos órgãos vizinhos. A superfície de um rim é geralmente discretamente convexa, exceto por um recuo da margem medial. Este recuo leva a um espaço delimitado (seio renal; Fig. 5.23) ocupado pela origem dilatada (pelve renal) do ureter, os vasos e nervos que entram e saem do hilo renal, e mais gordura.

Em sua organização geral, o rim, conforme demonstrado por uma secção que divide o órgão em "metades" dorsal e ventral, tem seu parênquima envolto dentro de uma cápsula fibrosa firme. A cápsula restringe a capacidade de expansão do rim. O edema que ocorre em certas condições mórbidas, portanto, tende a comprimir o tecido e estreitar as vias internas. A cápsula é prontamente removida do rim sadio, mas se adere em resposta à inflamação.

O *parênquima* é visivelmente dividido em um córtex externo e uma medula interna (ver Fig. 5.23). O *córtex* é distinto por sua coloração marrom-avermelhada e aparência finamente granular. A *medula* consiste em uma zona externa de coloração roxa escura, da qual faixas (raios medulares) se estendem em direção ao córtex, e uma zona interna estriada radialmente, de coloração vermelha-acinzentada e mais pálida, que se estende em direção ao seio renal. O arranjo macroscópico da medula revela diferenças entre espécies muito marcantes. Em várias espécies, a medula é arranjada como algumas (ou até mesmo muitas) massas discretas quase que piramidais. Em rins desse tipo, uma porção do córtex está associada a cada pirâmide e circunda sua base. O ápice das pirâmides está apontado em direção ao seio renal e forma uma *papila* que se encaixa em uma expansão caliciforme (cálice) da pelve renal. Cada pirâmide medular com seu córtex associado constitui um *lobo renal*. Rins que mantêm esta organização são tidos como *multipiramidais* ou multilobares. Em alguns rins multipiramidais, como o dos bovinos (Fig. 5.23A), os limites entre os lobos são revelados pelas fissuras que penetram a partir da superfície; em outros, incluindo aqueles dos suínos, não há nenhuma evidência externa de lobação (Fig. 5.23B).

Todos os rins de mamíferos passam por uma fase multipiramidal em seu desenvolvimento, embora na maioria das espécies o número de lobos seja expressivamente reduzido posteriormente (Fig. 5.24). Em algumas espécies, incluindo o cão, o equino e o ovino, todas as pirâmides finalmente se fundem para formar uma única massa medular que confina o córtex à periferia, onde forma um invólucro contínuo.

Capítulo 5 **Sistema Urogenital** 167

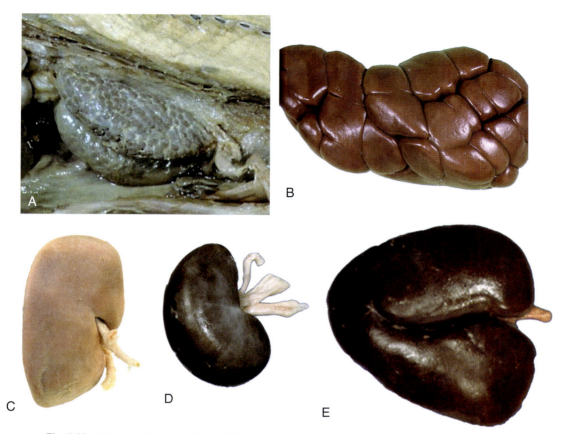

Fig. 5.21 Rins de (A) um golfinho, (B) um bovino, (C) um suíno, (D) um cão e (E) um equino.

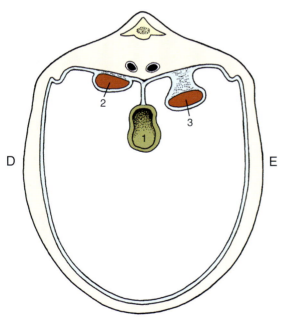

Fig. 5.22 Representação esquemática da posição dos rins em relação à cavidade peritoneal. *1*, Intestino; *2*, rim direito (retroperitoneal); *3*, rim esquerdo (intraperitoneal: penduloso ou "flutuante"); D, direito; E, esquerdo.

Mesmo este tipo de rim *unipiramidal* ou unilobar mantém alguma evidência de sua ontogenia complexa; um discreto abaulamento da junção corticomedular, pontuado pelas artérias que marcam os limites interlobares, demonstra onde as pirâmides estão fusionadas. A fusão conecta as papilas em uma crista comum (Figs. 5.25 e 5.26), que pode ser modelada para revelar sua origem mista; é assim modelada no cão e no caprino, mas não no equino.

Os **túbulos renais** são revestidos por epitélio, sustentados por um tecido conjuntivo intersticial e estimados em várias centenas de milhares ou até mesmo um milhão em rins caninos.

Cada néfron começa com uma expansão cega que é invaginada por um agrupado de capilares conhecido como *glomérulo* (Figs. 5.27/*1* e 5.28). O epitélio e sua cobertura epitelial em conjunto constituem o *corpúsculo renal* (Fig. 5.27/*1*), uma estrutura grande o suficiente para ser visível a olho nu, especialmente se os capilares estiverem congestos. Os corpúsculos estão distribuídos por todo o córtex e dão a ele uma aparência finamente granular.

A parte restante do néfron forma um longo túbulo diferenciado em diversos segmentos sucessivos. O primeiro, o túbulo contorcido proximal, é muito sinuoso e está localizado próximo ao corpúsculo do qual ele surge (Fig. 5.27/*2*). Esta porção gradativamente se endireita e adentra por um dos raios estreitos que penetram no córtex a partir da medula. O túbulo então forma uma longa alça em grampo (antigamente conhecida como alça de Henle) dentro da medula. A primeira parte da alça, o ramo descendente, é relativamente estreita e segue seu trajeto através da medula para alcançar a papila antes de voltar. O ramo ascendente é geralmente mais espesso, embora a alteração no calibre não precise coincidir com a mudança na direção, e trafega de volta para o raio medular. Ao deixar este ponto, o túbulo forma uma segunda parte, ou parte contorcida distal, que também está situada próximo ao corpúsculo de origem (Fig. 5.27/4). Uma parte juncional curta então trafega para se unir a um túbulo coletor dentro do raio medular. Cada *túbulo coletor* (Fig. 5.27/5), que serve vários néfrons, segue através da medula antes de se abrir em um vaso maior, um *ducto papilar*, próximo ao ápice (Fig. 5.27/6). Vários ductos papilares drenam para a pelve renal. Os ductos papilares podem ser claramente demonstrados em espécimes injetados com resina (ver Fig. 5.24). As áreas perfuradas (cribriformes) onde desembocam são confinadas aos ápices das papilas independentes ou a regiões específicas de uma crista comum. Variações na localização dos corpúsculos e no comprimento geral e proporções dos túbulos têm importância funcional.

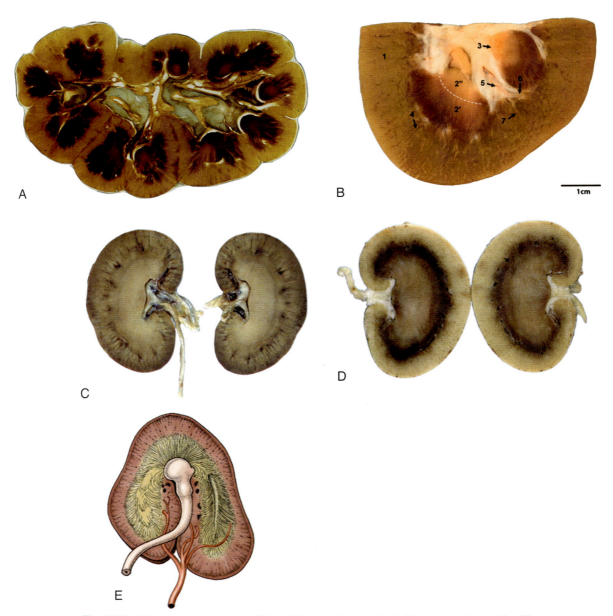

Fig. 5.23 Rins seccionados de (A): *1*, Córtex; *2*, medula dividida em lobos e *3*, cálices renais; *4*, raios medulares no córtex; zonas medulares interna (*2'*) e externa (*2''*) (separadas pela linha tracejada), e vasos lobares (*5*), arqueados (*6*) e interlobulares (*7*). Observe que a complexidade da pelve renal diminui do bovino para o equino. F demonstra a secção do rim suíno para indicar córtex (*1*), medula (*2*) dividida em lobos e cálices renais (*3*). Observe os raios medulares (*4*) no córtex, zonas medulares interna (*2'*) e externa (*2''*) (separadas pela linha tracejada), e vasos lobares (*5*), arqueados (*6*) e interlobulares (*7*).

Capítulo 5 **Sistema Urogenital** 169

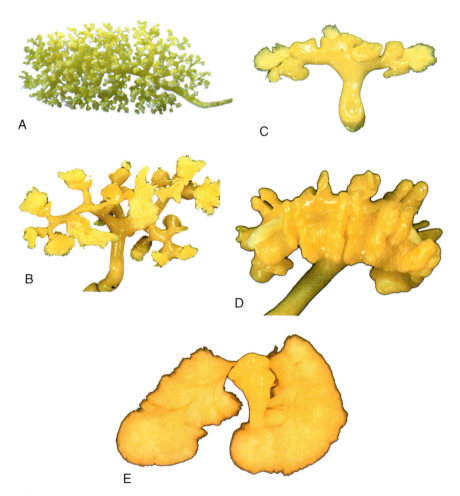

Fig. 5.24 Moldes de corrosão da pelve renal. (A) Golfinho; observe a pelve renal ramificada com vários cálices. (B) Bovino; observe os ductos papilares que se estendem a partir dos cálices. (C) Suíno; a pelve renal se torna confluente; novamente observe os ductos papilares. (D) Cão; a pelve renal é uma cavidade, mas observe as cristas entre as papilas renais. (E) Equino; pelve renal simples e vários ductos papilares se abrem na pelve renal.

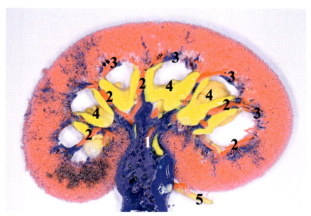

Fig. 5.25 Molde de corrosão do rim de cão. *1,* Veia e artéria renal; *2,* artérias e veias interlobares; *3,* artérias e veias arqueadas; *4,* pelve renal e o recesso da pelve; *5,* ureter.

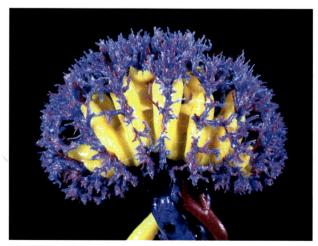

Fig. 5.26 Molde de corrosão da pelve renal, artéria renal (vermelha) e veias renais (azuis) de um caprino. As depressões das cristas das papilas renais são claramente visíveis.

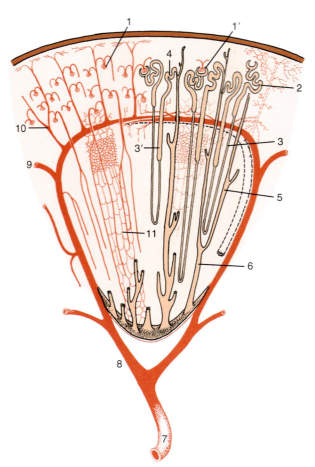

Fig. 5.27 Representação esquemática de um lobo renal. *1*, Glomérulo; *1'*, corpúsculo renal; *2*, túbulo contorcido proximal; *3*, ramo descendente do néfron; *4*, túbulo contorcido distal; *5*, túbulo coletor; *6*, ducto papilar; *7*, artéria renal; *8*, artéria interlobar; *9*, artéria arqueada; *10*, artéria interlobular; *11*, plexo capilar.

Cada rim é irrigado por uma *artéria renal*, um ramo da aorta abdominal, que pode transportar mais de um décimo do débito total do ventrículo esquerdo! A artéria renal é dividida em várias *artérias interlobares* (Fig. 5.27/*8*) que seguem as divisões, antigas ou existentes, entre as pirâmides renais na junção corticomedular. Esses vasos são proeminentes em cortes macroscópicos do rim. Eles dão origem a ramos conhecidos como *artérias arqueadas* que se curvam sobre as bases das pirâmides (Fig. 5.27/*9*). Essas, por sua vez, dão origem a diversas *artérias interlobulares* que irrigam as unidades ou lóbulos nos quais o córtex é dividido pelos raios medulares (Fig. 5.27/*10*). Cada artéria interlobular dá origem a vários ramos que irrigam cada glomérulo. Os capilares glomerulares unem-se novamente em um vaso emissário no polo distal do glomérulo, e este vaso então irriga um outro plexo capilar ao redor dos túbulos (Fig. 5.27/*11*). O fluxo de sangue através deste segundo leito capilar é contracorrente à direção do fluxo urinário. Os vasos que saem dos corpúsculos justamedulares (aqueles da camada mais interna do córtex) têm

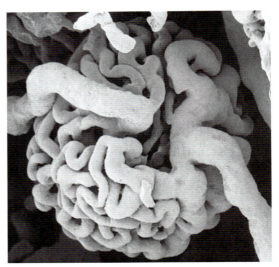

Fig. 5.28 Eletromicrografia de varredura de um molde de corrosão de um glomérulo renal de rato.

importância particular na irrigação da medula. As artérias interlobulares são certamente artérias terminais do ponto de vista funcional, porém as artérias interlobares podem ser às vezes consideradas artérias terminais funcionais. Obviamente, a circulação renal é mais complexa do que descrito aqui.

As *veias*, que levam finalmente à veia cava caudal, são geralmente satélites. Os vasos linfáticos drenam para os linfonodos da série lombar que acompanham a aorta. Os nervos simpáticos que chegam aos rins são direcionados através do plexo celíaco mesentérico e daí seguem ao longo das artérias renais. As sinapses podem estar localizadas dentro dos gânglios principais ou dentro dos gânglios menores (aorticorrenais) inseridos em partes periféricas do plexo. O nervo vago contribui para a inervação parassimpática.

Pelve Renal e Ureter

Nos bovinos, o ureter é formado pela união das passagens curtas que saem dos cálices e confinam as papilas renais individuais (Figs. 5.24 B). Na maioria das espécies domésticas, o ureter tem origem em uma expansão comum, a *pelve renal*, na qual todos os ductos papilares desembocam – embora de diferentes formas em diferentes espécies (Figs. 5.24). Poucas diferenças na anatomia pélvica são de importância prática. Entretanto, no cão e no gato, a forma da pele renal ganha uma importância, que não existe nas outras espécies em virtude de sua pronta visualização em radiografias. A pelve renal desses animais é moldada na crista renal e estende abas dorsal e ventralmente a ela. Cada aba revela uma série de expansões locais ou recessos que são divididos um do outro por projeções do tecido renal (Fig. 5.29). Recessos adjacentes também são separados pelos vasos interlobares.

A parte tubular restante de cada *ureter* tem um calibre consideravelmente uniforme, o qual trafega

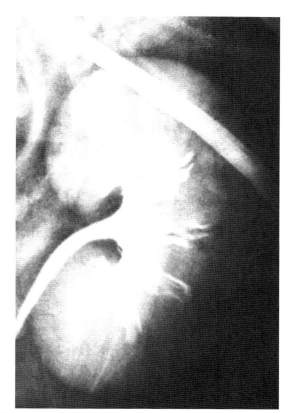

Fig. 5.29 Radiografia da pelve renal de cão. Observe os recessos pélvicos.

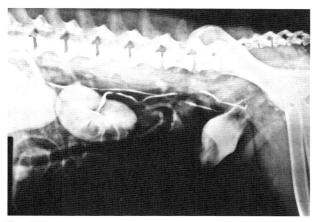

Fig. 5.30 Radiografia das pelves renais, ureteres e bexiga de cão.

sagitalmente contra o teto abdominal e pode exibir alterações de direção repentinas. Cada ureter se curva medialmente ao adentrar a cavidade pélvica, a fim de entrar na prega genital em machos ou ligamento largo em fêmeas para sua jornada sobre a face dorsal, antes de desembocar na bexiga próximo ao seu colo (Fig. 5.30). No macho, o ureter apresenta trajeto dorsal ao ducto deferente correspondente.

O ureter penetra na parede da bexiga muito obliquamente, evitando assim o refluxo de urina em direção ao ureter quando a bexiga estiver preenchida (Fig. 5.31). Entretanto, o ângulo não impede o preenchimento adicional da bexiga, pois a resistência é superada por contrações peristálticas da parede uretérica. A parede da pelve renal e ureter apresenta uma adventícia externa, uma camada muscular média bem desenvolvida e uma mucosa interna.

Bexiga Urinária

A natureza distensível da *bexiga* cria variações no tamanho, na posição e nas relações de sintopia. Quando completamente contraída, é pequena e globular com paredes espessas e lume desprezível. Está confinada à cavidade pélvica nas espécies de grande porte, mas se estende em direção ao abdome em carnívoros. A bexiga cheia tem formato de pera e apresenta um vértice cranial (ápice), um corpo intermediário e um colo caudal que se estreita até o óstio uretral interno na junção com a uretra. A distensão contínua desloca uma porção cada vez maior da bexiga em direção ao abdome; porém, o colo permanece fixo dentro da pelve pela sua continuidade com a uretra (Fig. 5.32/*11*).

O preenchimento inicial da bexiga não causa um aumento imediato na pressão interna. Entretanto, o preenchimento considerável da bexiga leva a elevação repentina na pressão e vontade de urinar, seguida pelo ato de fato da micção pela maioria dos animais domésticos. Os cães adestrados podem resistir à vontade, o que leva ao desconforto e, posteriormente, dor à medida que a bexiga é preenchida e distendida até um ponto no qual o seu ápice repousa cranial à cicatriz umbilical e ocasiona o risco de ruptura. Embora o contorno da bexiga muito distendida seja liso, o contorno do órgão menos distendido é irregular (ver Fig. 5.30).

A bexiga vazia nas espécies maiores é majoritariamente retroperitoneal. Entretanto, sua localização se torna intraperitoneal após moderada expansão. Três pregas continuam esta cobertura serosa em direção às paredes abdominal e pélvica (Fig. 5.33). *Pregas vesicais laterais* pareadas compõem os ligamentos redondos da bexiga (parte dos ligamentos laterais da bexiga); esses vestígios das artérias umbilicais permanecem com lumes estreitos para que alguma quantidade de sangue alcance a parte cranial da bexiga. A terceira, *prega vesical mediana*, é vazia no adulto, mas no feto suporta o úraco, a continuação cranial constrita da bexiga que deixa o abdome através do forame umbilical antes de se expandir externamente em direção ao saco alantoide. O úraco e as artérias umbilicais rompem no momento do nascimento; o úraco permanece como uma cicatriz no vértice da bexiga, mas as artérias umbilicais se tornam ligamentos redondos. No animal adulto, as pregas unem o par ventral das diversas escavações nas quais a parte pélvica da cavidade peritoneal está dividida (ver Figs. 22.6 e 22.7).

As relações dorsais permanentes da bexiga são com o útero e vagina dentro do ligamento largo, na fêmea, e com o ducto deferente (e talvez com as glândulas vesiculares) dentro da prega genital, no macho. A bexiga também pode

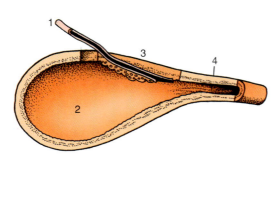

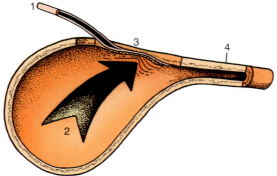

Fig. 5.31 *Acima*, A junção ureterovesical. *Abaixo*, Em razão de sua passagem oblíqua através da parede, o ureter é comprimido (*seta*) conforme a pressão intravesical aumenta. *1*, Ureter; *2*, lume da bexiga; *3*, parede da bexiga; *4*, colo da bexiga.

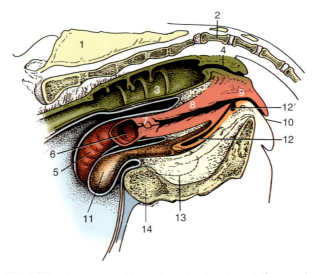

Fig. 5.32 Secção mediana da pelve bovina. *1*, Sacro; *2*, primeira vértebra caudal; *3*, interior do reto; *4*, canal anal; *5*, exterior do corno uterino direito; *6*, interior do coto do corno uterino esquerdo; *7*, cérvix; *8*, vagina; *9*, vestíbulo; *10*, vulva; *11*, exterior da bexiga; *12*, uretra; *12'*, divertículo suburetral; *13*, forame obturador; *14*, sínfise pélvica.

fazer contato indireto com o reto através dessas pregas. A face ventral toca o assoalho pélvico e abdominal. Outras relações da porção intra-abdominal da bexiga são menos previsíveis em razão das alterações de tamanho e formato.

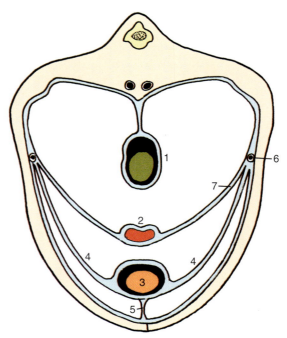

Fig. 5.33 Disposição peritoneal na parte caudal do abdome. *1*, Cólon; *2*, útero; *3*, bexiga; *4*, ligamentos vesicais laterais; *5*, ligamento vesical mediano; *6*, ureter; *7*, ligamento largo do útero (mesométrio).

A adesão frouxa da mucosa e sua capacidade de distensão permitem alterações marcantes na aparência do interior da bexiga. A superfície, muito pregueada quando o lume está pequeno, torna-se geralmente lisa quando a bexiga é preenchida. Entretanto, duas pregas particulares resistem à deformação. Elas seguem a partir dos orifícios em forma de fenda dos ureteres, convergem na sua saída da bexiga, e fundem-se para formar uma *crista uretral* mediana que continua em direção à uretra pélvica (Fig. 5.34/5). O triângulo limitado pelos óstios uretéricos e uretral é chamado de *trígono*; parece ter uma origem diferente do restante da parede da bexiga (p. 159) e supostamente tem maior sensibilidade (Fig. 5.34/4). O epitélio da bexiga é do tipo de transição.

A *musculatura vesical* está arranjada em três camadas que trocam fascículos. O músculo é provavelmente inteiramente detrusor – capaz de comprimir e esvaziar a bexiga – e não consegue formar um esfíncter interno, o que geralmente é descrito. Vários autores agora acreditam que, no lugar do esfíncter, alguns feixes musculares formam uma série de arcadas cujos ápices estão direcionados para o orifício; eles, portanto, dilatam, ao invés de ocluir, a saída quando se contraem. Se esta última afirmação for precisa, a continência depende da tensão exercida passivamente pelos elementos elásticos dentro da mucosa e da ação do esfíncter externo, o músculo estriado uretral. Esta interpretação condiz com a demonstração de que, em certas espécies (cão, caprinos), a parte proximal da uretra forma parte do reservatório de urina, expandindo à medida que a bexiga é preenchida. O limite funcional

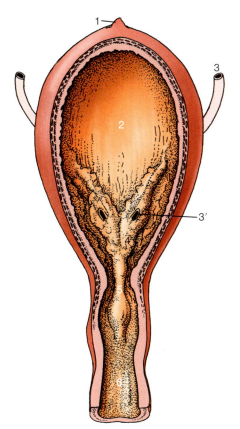

Fig. 5.34 O interior da bexiga urinária. *1*, Cicatriz do úraco; *2*, bexiga; *3*, ureter; *3'*, óstio do ureter, *4*, trígono vesical; *5*, crista uretral; *6*, uretra.

uretral circundam a uretra, enquanto os caudais a mantêm dentro de alças em forma de U que surgem e terminam na parede vaginal. A contração desta parte do músculo fecha a uretra, pela pressão conjunta sobre os dois órgãos, além de estreitar a vagina. O músculo uretral obtém a inervação somática oriunda do nervo pudendo, mas o envolvimento simpático e parassimpático também é descrito. A submucosa da uretra contém várias veias que constituem uma forma de tecido erétil que pode contribuir para a continência pelo auxílio à aposição da mucosa. Essas características à parte, a estrutura da uretra continua a da bexiga.

ÓRGÃOS REPRODUTIVOS MASCULINOS

Os órgãos genitais masculinos incluem as gônadas pareadas, os testículos, que produzem tanto gametas masculinos (espermatozoides) quanto hormônios; sistemas de ductos gonadais pareados, cada um consistindo em epidídimo e ducto deferente (*ductus deferens*), que transportam os produtos exócrinos dos testículos até a uretra; um conjunto de glândulas genitais acessórias, que contribui para o volume do sêmen; a uretra masculina, que se estende desde a bexiga até a extremidade livre do pênis e serve para a passagem tanto de urina quanto do sêmen; o pênis, o órgão copulador masculino, que deposita o sêmen dentro do trato reprodutivo da fêmea; e adaptações cutâneas, o escroto e o prepúcio, desenvolvidos em relação aos testículos e ao pênis.

entre a bexiga e a uretra seria assim representado pelo limite cranial do músculo uretral nessas espécies.

Fibras autônomas chegam à bexiga através dos nervos hipogástrico, simpático, e pélvico, parassimpático; o último inerva o músculo detrusor. As fibras sensoriais são direcionadas através do nervo pudendo. O principal suprimento sanguíneo é oriundo da artéria vaginal (ou prostática), mas, conforme já mencionado, é suplementado por artérias umbilicais reduzidas.

Uretra Feminina

A uretra feminina está localizada caudalmente no assoalho pélvico ventralmente aos órgãos genitais. Ela passa obliquamente através da parede vaginal para desembocar ventralmente na junção da vagina com o vestíbulo (Fig. 5.35). É visivelmente curta e larga em éguas. Em alguns animais, como na vaca e na porca, ela abre em conjunto com o divertículo suburetral (Fig. 5.32/12'), e em outros, como na cadela, em um tubérculo. Ambos os arranjos criam dificuldades em tentativas de cateterização da bexiga.

Quando há um *divertículo*, este está envolto pelo músculo uretral, que circunda a uretra ao longo da maior parte do seu comprimento. Os fascículos craniais do músculo

Testículo e seus Anexos

Testículo

O testículo combina componentes endócrinos e exócrinos dentro de uma cápsula comum. O componente endócrino funciona normalmente à temperatura interna do organismo, mas, na maioria dos mamíferos, a produção eficaz dos gametas masculinos requer uma temperatura alguns graus abaixo do que aquela dentro do abdome. Entretanto, a espermatogênese ocorre normalmente na temperatura interna em alguns mamíferos (descritos como *testicondos*, p.ex., elefantes, hiraces), que têm testículos intra-abdominais. Em vários pequenos mamíferos (principalmente em roedores, insetívoros e morcegos), os testículos descendem do abdome para o escroto transitoriamente para a estação reprodutiva. Esta descida ocorre pela contração do envoltório do músculo cremáster em forma de bolsa observado nessas espécies.

Os testículos são órgãos elipsoides sólidos cujo volume não tem relação fixa com o tamanho corporal. Eles são notadamente pequenos em gatos e visivelmente grandes em ovinos e caprinos. Sua orientação também varia. Eles são mantidos com seus eixos longos verticais em ruminantes (precisando de um escroto profundo e pendulo), horizontais em equinos e cães, e inclinados em direção ao

174 Parte I **Anatomia Geral**

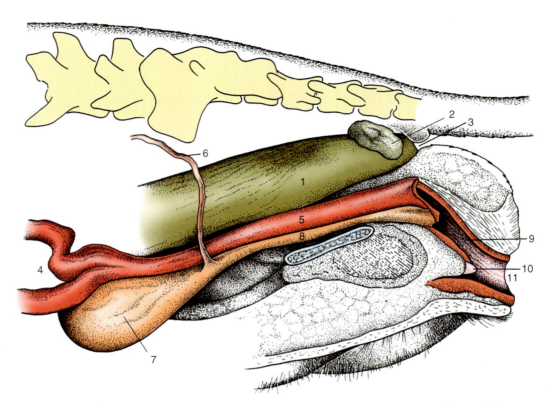

Fig. 5.35 Órgãos pélvicos da cadela. A parede pélvica lateral e a parede lateral do vestíbulo foram removidas. *1*, Reto; *2*, saco anal; *3*, ânus; *4*, útero; *5*, vagina; *6*, ureter; *7*, bexiga; *8*, uretra; *9*, vestíbulo; *10*, clitóris; *11*, vulva.

ânus em suínos e gatos. Essas diferenças estão amplamente correlacionadas à posição do escroto, que se localiza ventralmente à parte caudal do abdome em ruminantes, perineal em suínos e gatos, e em posição intermediária em equinos e cães (Fig. 5.36). Cada testículo é suspenso separadamente dentro do escroto por um cordão espermático, um feixe de estruturas que inclui o ducto deferente, os vasos e nervos que o suprem, envoltos por camada dupla de peritônio.

A superfície externa dos testículos é lisa por conta do revestimento peritoneal direto, exceto nos polos e ao longo de uma das margens, onde o testículo está ligado ao *epidídimo*, uma estrutura formada pela parte inicial enrolada do sistema externo de ductos. O peritônio cobre uma cápsula mais espessa (*túnica albugínea*) composta principalmente por tecido conjuntivo denso, mas que algumas vezes inclui musculatura lisa. Os ramos maiores da artéria e veia testicular formam um padrão visível dentro da cápsula. O parênquima está contido sob pressão moderada e sofre eventração após qualquer incisão da cápsula. Embora o edema discreto do parênquima possa ser acomodado pela suposição de que os testículos possam assumir um formato mais globular, qualquer expansão significativa eleva a pressão intratesticular e causa dor severa, especialmente em testículos inflamados (orquite)*. A cápsula

destaca os septos e as trabéculas que dividem o parênquima em lóbulos. Os septos não estão sempre visíveis, mas nas espécies nas quais eles são bem desenvolvidos, observa-se que eles convergem em um espessamento substancial (mediastino testicular), que pode ser axial ou estar deslocado em direção ao lado que margeia o epidídimo (Fig. 5.37).

O parênquima macio, amarelado ou amarronzado consiste em túbulos seminíferos interligados e tecido intersticial (Fig. 5.38). A maior parte (60% em cachaços e garanhões, 90% em carneiros e touros) do parênquima é formado pelos túbulos, onde ocorre a espermatogênese. Cada *túbulo seminífero* (Fig. 5.38) é muito contorcido e também circular, o que faz com que ambas as extremidades desemboquem na rede testicular (Fig. 5.38/5), um plexo de espaços dentro do mediastino. Dentro dos túbulos seminíferos, dois tipos celulares podem ser discernidos: as células de Sertoli, que dão suporte e nutrem as células germinativas pela produção de hormônios e fatores de crescimento, e o epitélio seminífero (Fig. 5.39). A rede drena por aproximadamente uma dúzia de ductos eferentes (Fig. 5.38/*6*), que perfuram a cápsula para se unir à cabeça do epidídimo. O tecido intersticial consiste em células (Leydig) intersticiais agrupadas suportadas por um arcabouço composto por tecido conjuntivo delicado, que contém pequenos vasos sanguíneos e linfáticos (Fig. 5.39).

---

*Muitos termos derivados são baseados no nome alternativo, *orchis,* derivado do grego.

Capítulo 5 **Sistema Urogenital** 175

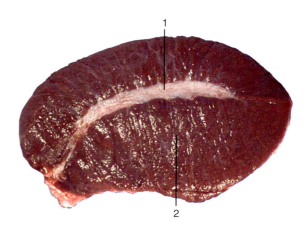

Fig. 5.37 Secção mediana do testículo (touro). *1*, Mediastino testicular; *2*, parênquima testicular.

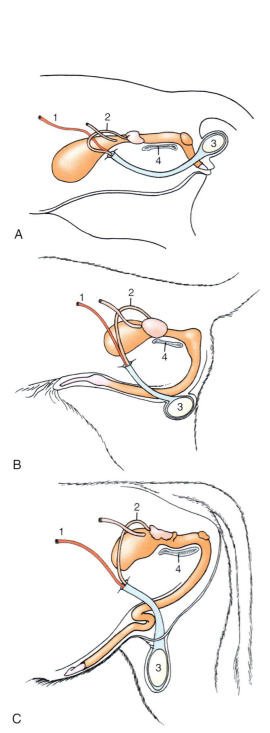

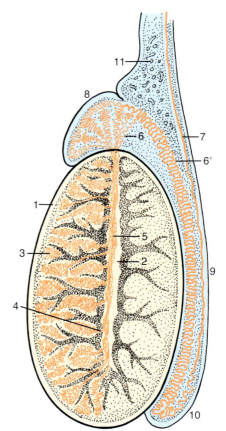

Fig. 5.36 As posições perineal, intermediária e inguinal do escroto exibidas pelo (A) gato; (B) cão e (C) touro. *1*, Artéria testicular; *2*, ducto deferente; *3*, testículo; *4*, sínfise pélvica.

Fig. 5.38 Secção longitudinal de um testículo e epidídimo, esquemático. *1*, Túnica albugínea; *2*, mediastino; *3*, túbulos seminíferos; *4*, túbulos retos; *5*, rede testicular; *6*, ductulos eferentes (do testículo); *6'*, ducto do epidídimo; *7*, ducto deferente; *8*, cabeça do epidídimo; *9*, corpo do epidídimo; *10*, cauda do epidídimo; *11*, plexo pampiniforme.

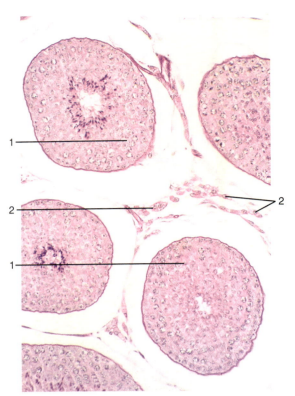

Fig. 5.39 Testículo (cão) (140x). *1*, Túbulos seminíferos (demonstrando a espermatogênese); *2*, tecido intersticial com células produtoras de andrógenos (Leydig).

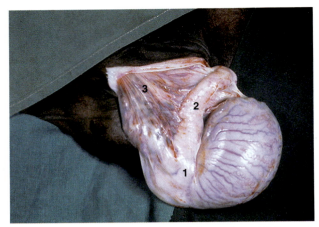

Fig. 5.40 Testículo (equino). *1*, Cabeça do epidídimo; *2*, corpo do epidídimo; *3*, plexo pampiniforme.

Componente Endócrino

As funções endócrinas dos testículos são realizadas pelas células intersticiais (Leydig), responsáveis pela produção de andrógenos, e pelas células de sustentação (Sertoli), responsáveis pela produção de inibina. Ambos os tipos estão normalmente sob controle pulsátil, embora mais ou menos tônico, das gonadotropinas (hormônio luteinizante [LH] e hormônio folículo-estimulante [FSH], respectivamente) produzidas na pituitária (p. 204). Dentre outras funções, as células de sustentação produzem activina e inibina, que regulam a síntese e liberação de FSH por meio de mecanismos que podem ser diretos ou mediados pelo hipotálamo. Os andrógenos claramente têm função local distinta, mas também são responsáveis por características sexuais secundárias, como a maturação das glândulas genitais acessórias, desenvolvimento musculoesquelético masculino, características cutâneas e até mesmo diferenciação pré-natal de certos núcleos cerebrais e da medula espinal. Esses hormônios também são parcialmente responsáveis pelo comportamento típico do macho. Eles também atuam sobre o hipotálamo a fim de exercer *feedback* negativo sobre a secreção da pituitária de gonadotropinas. No período fetal, a produção ativa de andrógenos pode ocorrer sem o controle pituitário. As células intersticiais neste período também são responsáveis pela produção do fator semelhante à insulina-3, que está associado ao crescimento gubernacular e, assim, à descida testicular. No período fetal, as células de sustentação produzem hormônio antimulleriano (AMH), que exerce um efeito inibitório sobre os ductos paramesonéfricos (p. 159), causando o desaparecimento da maior parte do sistema de ductos feminino.

Epidídimo

Um órgão firme, o epidídimo é majoritariamente formado por diversas contorções do único ducto epididimário dentro da matriz de tecido conjuntivo. Está fixo ao longo de uma das bordas mais longas – dorsal no cão, caudomedial no touro – do testículo e geralmente se propaga por alguma distância sobre ambos os polos (Fig. 5.40). Ele é convencionalmente dividido em três partes arbitrárias – cabeça, corpo e cauda, que nem sempre correspondem às funções.

A cabeça (Fig. 5.38/*8*) está firmemente aderida à cápsula testicular. Ela recebe os ductos eferentes, que imediatamente ou após algum enovelamento, juntam-se para formar o *ducto epididimário* mais longo (Fig. 5.38/*6*). O corpo pode ser menos completamente aderido à superfície do testículo e cria um espaço intermediário denominado *bolsa testicular* (homóloga à bolsa ovárica) (ver Fig. 5.41/*3*). A cauda está firmemente aderida ao testículo pelo ligamento próprio do testículo e também à camada parietal do saco peritoneal que o envolve pelo ligamento da cauda do epidídimo (Fig. 5.41/*7* e *8*). A cauda diminui em diâmetro gradativamente, e o ducto emerge para continuar como ducto deferente (Fig. 5.41/*4*). O epidídimo parece esponjoso ao corte, pois o ducto enovelado é inevitavelmente cortado inúmeras vezes.

Ducto Deferente

O ducto deferente é enovelado quando emerge, mas gradativamente se torna retilíneo quando segue em direção ao abdome (Fig. 5.42). Ele inicialmente segue medial ao epidídimo à medida que se direciona aos vasos testiculares que formam os componentes mais volumosos do cordão espermático. Os constituintes do cordão permanecem juntos quando passam através do canal inguinal, mas dispersam no anel vaginal (ver Figs. 5.36). O ducto assume então uma direção caudomedial

Capítulo 5 **Sistema Urogenital** 177

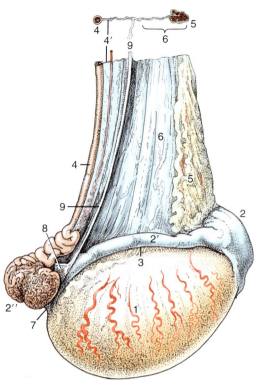

Fig. 5.41 Vista lateral do testículo direito de garanhão. *1*, Testículo; *2*, cabeça do epidídimo; *2'*, corpo do epidídimo; *2''*, cauda do epidídimo; *3*, bolsa testicular; *4*, ducto deferente; *4'*, mesoducto deferente; *5*, plexo pampiniforme; *6*, mesórquio; *7*, ligamento próprio do testículo; *8*, ligamento da cauda do epidídimo; *9*, margem seccionada da prega que une as camadas visceral e parietal da túnica vaginal.

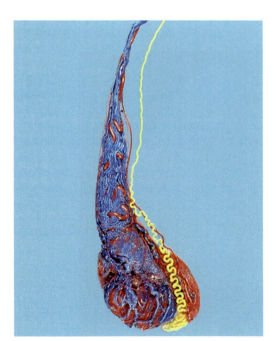

Fig. 5.42 Molde de corrosão (cão) da artéria testicular (*vermelho*), plexo pampiniforme (*azul*) e ducto deferente (*amarelo*).

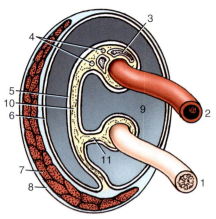

Fig. 5.43 Secção transversal do cordão espermático e seus revestimentos imediatos, esquemático. *1*, Ducto deferente; *2*, artéria testicular (enovelada); *3*, plexo pampiniforme; *4*, nervos e vasos linfáticos do testículo; *5*, lâmina visceral da túnica vaginal; *6*, lâmina parietal da túnica vaginal; *7*, músculo cremáster; *8*, fáscia espermática externa; *9*, cavidade vaginal; *10*, mesórquio; *11*, mesoducto.

para passar sob o ureter antes de ganhar a margem dorsal da bexiga (ver Fig. 5.36). Ele penetra a próstata antes de finalmente entrar na uretra um pouco além da origem desta na bexiga. A parte abdominal continua suspensa por uma prega peritoneal (mesoducto), que se une a seu parceiro contralateral para formar uma prega genital horizontal sobre a bexiga. A maior parte do ducto tem aparência uniforme com lume mais estreito com relação à espessa parede muscular. Na maioria das espécies, o trecho subterminal situado na bexiga apresenta uma dilatação, a ampola do ducto deferente ou glândula da ampola (ver Fig. 5.51/*4*) pela proliferação de tecido glandular na mucosa, e não pelo real alargamento do lume. Nos ungulados, uma segunda glândula acessória, a glândula vesicular, se desenvolve a partir do ducto, próximo à sua terminação (descrita posteriormente). A via curta e compartilhada é conhecida como *ducto ejaculatório*.

Túnica Vaginal e Cordão Espermático

O processo peritoneal (túnica vaginal) que envolve o testículo é uma invaginação do revestimento do abdome através do canal inguinal. A parte proximal estreita que circunda o cordão espermático se alarga distalmente para formar uma expansão em forma de bolsa, dentro do escroto, que circunda o testículo e o epidídimo. As camadas parietal e visceral da túnica estão conectadas por uma prega que se estende a partir do anel vaginal até a cauda do epidídimo (ver Fig. 5.41).* A cavidade entre as camadas parietal e visceral (Fig. 5.43/*9*) normalmente contém apenas uma quanti-

---

*O mesórquio é a túnica visceral entre a prega (Fig. 5.41) e a margem epididimária do testículo, mas também inclui a longa prega peritoneal que leva os vasos testiculares e nervos a partir de suas origens no teto do abdome até os testículos; forma assim uma parte considerável do cordão espermático. A estreita prega que fixa o ducto deferente às paredes pélvica e abdominal e (mais distalmente) ao mesórquio é o mesoducto deferente.

dade mínima de fluido seroso. Comunica-se com a cavidade peritoneal do abdome através do anel inguinal, uma abertura estreita em forma de fenda dentro do óstio interno do anel inguinal. Algumas vezes uma alça do intestino delgado ou outro órgão abdominal sofre herniação e passa pelo anel inguinal, permanecendo dentro do processo peritoneal. É importante mencionar que, em crianças humanas, o colo do processo peritoneal geralmente se oblitera logo após o nascimento, isolando a cavidade sobre os testículos.

O cordão espermático varia em comprimento e formato de acordo com a posição e orientação dos testículos. É mais curto e mais compacto naquelas espécies nas quais os testículos pendem verticalmente. A maior parte do cordão é formada pela *artéria testicular* e veias, ambas notavelmente modificadas. Os ramos arteriais oriundos da aorta abdominal primeiro seguem um trajeto razoavelmente direto em direção ao anel vaginal para se unir aos outros constituintes do cordão espermático. A parte mais distal é extraordinariamente convoluta – uma contagem mostra não menos que 7 m de artérias aglomeradas dentro de 10 cm de cordão (Figs. 5.44 e 5.45A e B). As veias testiculares que se direcionam à veia cava caudal constituem uma rede fechada muito elaborada, o plexo pampiniforme, na qual as contorções da artéria estão presentes (Fig. 5.45B). Anastomoses arteriovenosas estão presentes entre a artéria testicular enovelada e seus ramos epididimários, e as veias do plexo pampiniforme (Fig. 5.46). Uma generosa drenagem linfática passa aos linfonodos localizados sobre a bifurcação da aorta. Em algumas espécies, um pequeno linfonodo está presente próximo ao canal inguinal. O linfonodo recebe uma fração substancial da produção hormonal dos testículos. Os nervos testiculares imperceptíveis têm origem simpática.

Escroto

O escroto apresenta um septo mediano que o divide em compartimentos direito e esquerdo, revelando uma visível assimetria entre eles. A parte ventral do escroto é moldada sobre os testículos e se ajusta conforme a posição dos testículos varia de acordo com a temperatura ambiente (Fig. 5.47).

A pele (cútis) do escroto, relativamente delgada, é provida tanto de glândulas sudoríferas quanto sebáceas. É algumas vezes glabra, mas escondida por pelos no gato e densamente coberta por lã em ovinos de determinadas raças. Quando gla-

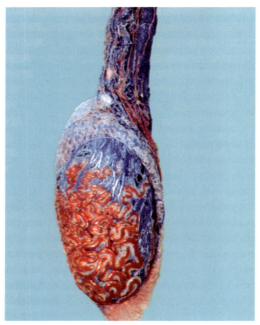

Fig. 5.44 Molde de corrosão de vasos, artérias em vermelho e veias em azul, dentro e ao redor os testículos e o plexo pampiniforme (touro).

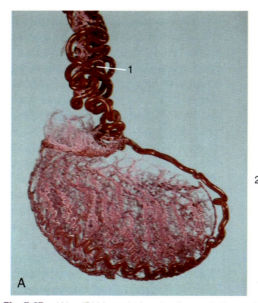
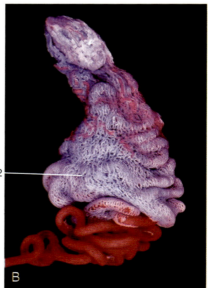

Fig. 5.45 (A) e (B) Vascularização do testículo equino. Observe o curso dos ramos arteriais na superfície testicular. *1*, Artéria testicular (em vermelho, se tornando muito sinuosa conforme chega ao testículo); *2*, parte do plexo pampiniforme.

bra, é geralmente pigmentada. A pele do escroto encontra-se aderida à firme camada fibromuscular (*túnica dartos*), que também se estende como um septo entre os compartimentos que alojam separadamente os testículos. Interna à túnica dartos, uma fáscia (espermática) está presente em várias camadas, que supostamente corresponde às camadas da parede abdominal. A camada predominante é a *fáscia espermática externa*, que pode ser claramente separada da túnica dartos (Fig. 5.48). O estrato intermediário frouxo permite que a túnica vaginal se movimente com independência dentro do escroto; além de seu significado funcional (ver posteriormente), este arranjo facilita a castração pelo método fechado (no qual o testículo é trazido ao exterior dentro da túnica vaginal antes que o cordão espermático seja cortado proximalmente). A densa fáscia espermática externa que dá suporte à túnica vaginal também reveste o *cremáster*, uma faixa de músculo que passa pelo cordão espermático e se origina da margem caudal do músculo oblíquo interno do abdome.

Função Testicular

A maioria dos mamíferos selvagens apresenta reprodução sazonal, uma característica que é refletida em alterações na morfologia e atividade dos órgãos genitais de ambos os sexos. Ao contrário, machos domesticados possuem epitélio seminífero ativo durante todo o ano, com, no máximo, uma discreta variação na produção espermática. Embora o processo de espermatogênese não seja descrito, o leitor é lembrado que as divisões celulares seriadas e os processos de maturação que constituem o ciclo não são sincrônicos em toda parte do epitélio seminífero. Em vez disso, segmentos adjacentes demonstram estágios sucessivos, o que faz com que um corte longitudinal "de sorte" de um túbulo demonstre os estágios diferentes do processo que ocorre como uma onda se disseminando por todo seu comprimento (ver Fig. 5.39).

O processo de espermatogênese não ocorre normalmente na temperatura corporal interna na maioria dos mamíferos. O

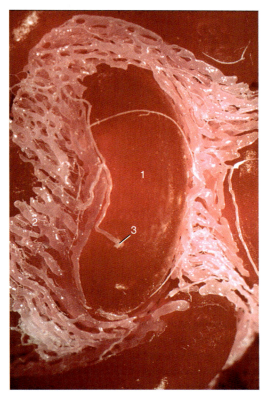

Fig. 5.46 Molde de corrosão da artéria testicular. *1*, Enovelado da artéria; *2*, plexo pampiniforme; *3*, anastomoses arteriovenosas (plexo recebe sangue por esta anastomose).

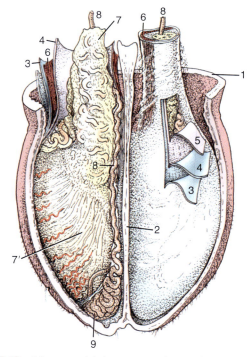

Fig. 5.48 Vista cranial do escroto aberto de um touro; os revestimentos do testículo foram parcialmente dissecados. *1*, Pele do escroto e túnica dartos; *2*, septo do escroto; *3*, fáscia espermática externa; *4*, lâmina parietal da túnica vaginal; *5*, lâmina visceral (dissecada da superfície do testículo); *6*, músculo cremáster; *7*, lâmina visceral da túnica vaginal envolvendo estruturas no cordão espermático; *7'*, lâmina visceral sobre o testículo; *8*, ducto deferente; *9*, cauda do epidídimo.

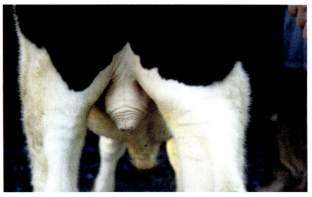

Fig. 5.47 Escroto de um touro. A musculatura na túnica dartos está contraída, causando elevação do escroto.

epitélio seminífero está lesado em testículos que não conseguem descer ao escroto (a condição "criptorquida"), e estes não produzem espermatozoides. Alterações semelhantes são evidentes em testículos que retornam ao abdome após terem efetivamente descido ao escroto, e em testículos dentro do escroto quando mantidos superaquecidos por uma incomum cobertura espessa de pelos ou lã. Como o tecido intersticial é menos susceptível à temperatura, a libido e a potência podem estar normais em animais criptorquídicos inférteis.

Vários fatores ajudam a manter apropriada a temperatura endotesticular. A posição exposta do escroto, a ausência de gordura dentro da fáscia e a situação intracapsular dos grandes vasos testiculares, todas favorecem a perda de calor por radiação (Fig. 5.49); a generosa presença das glândulas sudoríferas permite a perda adicional através da evaporação pela superfície cutânea. Talvez ainda mais importante, o contato extenso entre os vasos arteriais e venosos dentro do cordão espermático resfria o sangue arterial (ver Fig. 5.45). As oportunidades para perda de calor são tantas que a temperatura testicular pode ser excessivamente diminuída em climas mais frios. Medidas de proteção estão disponíveis. A contração da túnica dartos, que é diretamente sensível à alteração da temperatura, comprime e encolhe o escroto, reduzindo, desta forma, a superfície exposta e tracionando os testículos em direção ao tronco mais aquecido (ver Fig. 5.47). Os testículos também podem ser separadamente suspensos dentro do escroto pela contração do músculo cremáster, que traciona as túnicas vaginais; sendo estriado, este músculo reage rapidamente, afastando os testículos de estímulos potencialmente nocivos.

A castração tem sido utilizada para o controle de populações animais e para promover características particulares de carcaça. A castração rotineira é atualmente questionada porque os animais são abatidos em idades mais precoces do que antes e são selecionados para características específicas

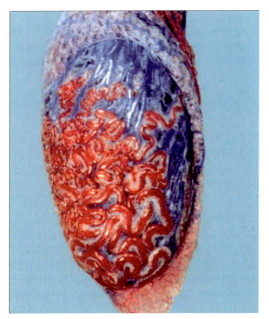

Fig. 5.49 Artérias testiculares (*vermelho*) e veias (*azul*) na superfície do testículo bovino e plexo pampiniforme.

da carne. A influência direta da castração sobre os órgãos genitais é considerada com alguns detalhes no Capítulo 29.

Órgãos Reprodutivos Pélvicos
Uretra Masculina

A uretra masculina estende-se do orifício interno no colo da bexiga até um óstio uretral externo na extremidade livre do pênis. É desta forma dividida em parte interna ou pélvica e uma parte externa ou esponjosa; aqui, *esponjosa* se refere ao tecido muito vascularizado que circunda a uretra em sua saída da cavidade pélvica. A parte esponjosa está amplamente incorporada dentro do pênis e é considerada parte dele. A parte pélvica recebe os ductos deferente e vesicular (ou ejaculatório quando ambos se unem) a pouca distância de sua origem na bexiga; portanto, a maior parte da uretra serve para eliminar tanto urina quanto sêmen.

Embora a uretra pélvica demonstre variações de acordo com a região e a espécie, ela consiste essencialmente em um tubo mucoso sucessivamente revestido por uma submucosa vascular e uma túnica muscular. A camada mucosa está disposta em pregas longitudinais no estado inativo. A parte inicial também possui uma crista (uretral) localizada dorsalmente que se estende desde o orifício até um espessamento denominado *colículo seminal*. O colículo apresenta em seus lados os orifícios em forma de fenda dos ductos deferentes e as muito menores aberturas, através das quais os vários ductos prostáticos liberam seus produtos (Fig. 5.50/7). Aberturas semelhantes, embora mais distais, marcam a entrada dos ductos de outras glândulas genitais acessórias (Fig. 5.50/8). A submucosa contém um sistema bastante imperceptível de espaços sanguíneos conectados, que é contínuo ao amplamente mais desenvolvido revestimento esponjoso da segunda parte da uretra. O principal componente da camada muscular é o músculo estriado uretral que circunda o tubo.

A uretra está envolvida por gordura e outros tecidos conjuntivos onde repousa sobre o assoalho pélvico. A superfície dorsal está relacionada ao reto e, com diferenças espécie-específicas, a várias glândulas genitais acessórias; geralmente somente uma estreita faixa mediana em contato direto com a escavação retogenital está coberta pelo peritônio. A uretra é facilmente palpada pelo reto, um procedimento que pode estimular atividade rítmica de sua musculatura.

Glândulas Genitais Acessórias

O conjunto completo compreende as glândulas vesiculares, bulbouretrais, a próstata e as ampolas dos ductos deferentes, embora nem todas essas estejam presentes em todas as espécies (Fig. 5.51). As *ampolas* já foram suficientemente descritas.

Um par de *glândulas vesiculares* (Fig. 5.51/5) está presente em todas as espécies domésticas, com exceção do cão e do gato. Cada uma se desenvolve a partir da parte distal do ducto deferente no embrião, e esta relação comumente persiste. No suíno, a absorção tardia do ducto ejaculatório pela uretra faz com que a glândula vesicular se abra separadamente. Essas glândulas variam amplamente em sua aparência; no equino, são grandes, lisas externamente e em forma de bexiga, assemelhando-se aos órgãos humanos previamente conhecidos como *vesículas* seminais. Esse termo é inapropriado porque, na maioria das espécies, as glândulas são nodosas e apresentam paredes espessas com lume estreito e ramificado. As glândulas vesiculares repousam completamente ou parcialmente no interior da prega genital, cada uma lateral ao ducto deferente correspondente.

A *próstata* (Fig. 5.51/6) está presente em todas as espécies domésticas. Em algumas, consiste em duas partes: uma está difusamente disseminada dentro da parede da uretra pélvica, e a outra é um corpo compacto situado externamente ao músculo uretral. Ambas as partes drenam por diversos pequenos ductos. Os pequenos ruminantes têm somente a parte difusa ou disseminada e o equino, somente a parte compacta. A parte disseminada é vestigial no cão e no gato, mas a parte compacta é muito grande e globular, e tão bem desenvolvida que circunda a uretra quase (gato) ou completamente (cão).

As glândulas bulbouretrais são pareadas (Figs 5.51/7 e 5.52), tubulares e compostas por um epitélio secretor, situadas dorsalmente à uretra próximo à saída pélvica. Elas são observadas em todas as espécies, com exceção dos cães (embora sejam vestigiais no gato). Elas apresentam tamanho moderado em equinos e ruminantes, mas são muito desenvolvidas em suínos, nos quais surgem como cilindros

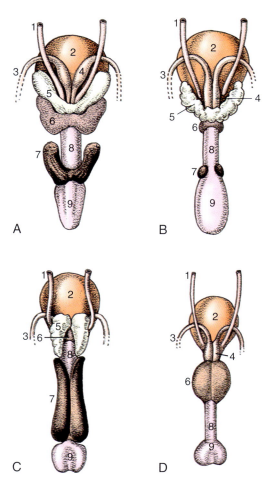

Fig. 5.51 Glândulas genitais acessórias do (A) garanhão, (B) touro, (C) cachaço e (D) cão, vista dorsal. *1*, Ureter; *2*, bexiga; *3*, ducto deferente; *4*, ampola do ducto deferente; *5*, glândula vesicular; *6*, corpo da próstata; *7*, glândula bulbouretral; *8*, uretra; *9*, bulbo do pênis.

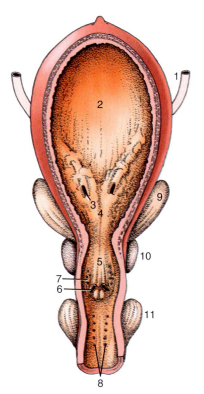

Fig. 5.50 Vista ventral da secção dorsal da bexiga e uretra de um garanhão. *1*, Ureter; *2*, bexiga; *3*, óstio do ureter; *4*, trígono vesical; *5*, crista uretral e colículo seminal; *6*, abertura do ducto ejaculatório; *7*, múltiplas aberturas dos ductos prostáticos; *8*, múltiplas aberturas dos ductos bulbouretrais; *9*, glândula vesicular; *10*, próstata; *11*, glândula bulbouretral.

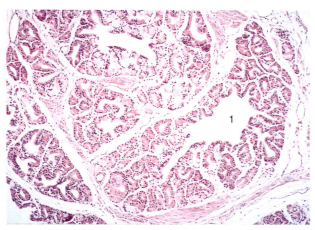

Fig. 5.52 Glândula bulbouretral (bode) (hematoxilina e eosina; 70x), uma glândula tubular composta revestida por epitélio secretor colunar. *1*, Ducto coletor.

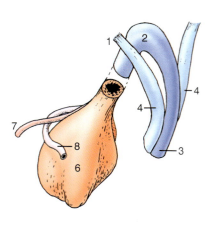
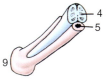

Fig. 5.53 Ilustração esquemática dos componentes que constituem o pênis equino em sua raiz (acima) e em sua glande (abaixo). *1*, Pilares do pênis; *2*, bulbo; *3*, corpo esponjoso; *4*, corpo cavernoso; *5*, uretra; *6*, bexiga; *7*, ureter; *8*, ducto deferente; *9*, glande.

alongados bastante irregulares posicionados em cada lado da uretra. Elas podem drenar por um ou vários ductos.

Todas as glândulas maiores apresentam cápsulas e septos internos bem desenvolvidos nos quais grande parte da musculatura lisa está localizada para expelir a secreção no momento apropriado.

Pênis e Prepúcio

O pênis está suspenso ventralmente ao tronco e é parcialmente contido entre as coxas, onde está ancorado ao assoalho da pelve por um ligamento suspensório nas espécies de grande porte. No estado quiescente, a extremidade livre está oculta dentro de uma invaginação de pele abdominal, o prepúcio, que se abre em uma localização variável caudalmente à cicatriz umbilical. O órgão é constituído principalmente por três colunas de tecido erétil (Fig. 5.53), independentes caudalmente onde constituem a raiz do pênis, mas unidas em suas partes principais no corpo do pênis.

Os pilares (crura) *do pênis,* pareados (Fig. 5.53/*1*), apresentam origem amplamente separada a partir do arco isquiático, convergem, se curvam e se direcionam cranialmente sob o assoalho pélvico, quando se unem. Cada um consiste em um núcleo de tecido cavernoso envolto por tecido conjuntivo espesso (túnica albugínea), e o complexo é denominado corpo cavernoso (Fig. 5.53/*4*). Existe um septo entre os dois corpos cavernosos na parte proximal do corpo, mas na maioria das espécies esta estrutura esmaece e finalmente desaparece no ápice do pênis. Em carnívoros, o septo é completo. A estrutura combinada apresenta um sulco ventralmente para acomodar o terceiro componente, a uretra em seu envoltório vascular, o *corpo esponjoso* (Fig. 5.53/*3*). Os espaços sanguíneos dentro dos pilares e corpos cavernosos se comunicam livremente.

O corpo cavernoso não se estende até o ápice do pênis, que é formado pela expansão do corpo esponjoso. O corpo esponjoso tem início na saída da pelve com o súbito alargamento do tecido esponjoso escasso da uretra pélvica. A expansão constitui o *bulbo do pênis* (Fig. 5.53/*2*), uma estrutura bilobada que diminui gradativamente para continuar como uma cobertura mais uniforme. O corpo esponjoso é mais delicado do que o corpo cavernoso, com espaços sanguíneos maiores separados por septos mais finos. Sua expansão cranial sobre a extremidade distal do corpo cavernoso, usualmente conhecida como *glande* (Fig. 5.53/*9*), forma o ápice de todo o órgão. Como o corpo cavernoso circunda a uretra, o óstio uretral está localizado na extremidade do pênis; de fato, em pequenos ruminantes, um processo uretral livre prolonga a uretra bem além desse ponto.

Diferenças Específicas na Estrutura Peniana

Há outras diferenças espécie-específicas pronunciadas na estrutura peniana, como a transformação do corpo cavernoso em osso peniano no cão e no gato. A glande também difere em seu formato; é minimamente desenvolvida no suíno, quase não aparente em ruminantes, porém grande e em formato de cogumelo no equino. É mais especializada no cão, no qual apresenta as partes bulbar proximal e cilíndrica longa distal. O pênis do gato é singular (entre as espécies domésticas) pelo fato de reter sua posição embrionária e se direcionar caudoventralmente a partir do arco isquiático, o que afeta a maneira de copular da espécie.

A construção do corpo cavernoso também exibe diferenças importantes. Em algumas espécies, contém pequenos espaços sanguíneos envolvidos e divididos por quantidades consideráveis de tecido fibroelástico rígido. Este tipo de pênis *fibroelástico,* observado nos suínos e ruminantes, requer relativamente pouco sangue adicional para se tornar ereto (Fig. 5.54A). O pênis dos ruminantes também possui uma flexura sigmoide na parte do seu corpo mantida entre as coxas. O tipo de pênis *musculo-cavernoso,* observado no garanhão e, na forma atípica, no cão, apresenta espaços sanguíneos maiores separados por septos delicados (Fig. 5.54B). Esse pênis muscular requer maior quantidade de sangue para alcançar a ereção, que é acompanhada por aumento significativo tanto no comprimento quanto na circunferência.

O prepúcio, ou bainha, é uma prega tubular que consiste em uma camada externa (lâmina externa), contínua com o tegumento geral, e uma camada interna (lâmina interna), que está voltada para a face livre do pênis; a camada interna continua como a cobertura da parte livre do pênis após reflexão na profundidade da cavidade prepucial. Tanto a camada interna quanto a cobertura peniana não apresentam pelos, mas geralmente são bem providas de glândulas secretoras

Capítulo 5 **Sistema Urogenital** 183

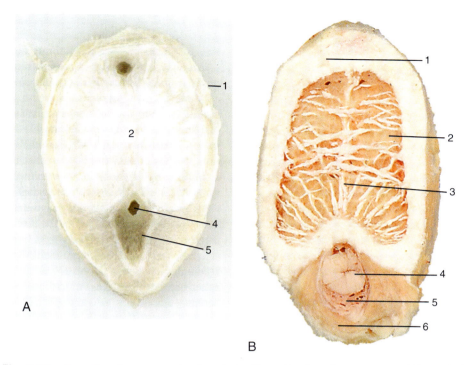

Fig. 5.54 Secções transversais do pênis fibroelástico de um touro (A) e pênis musculocavernoso de um garanhão (B). *1*, Túnica albugínea; *2*, corpo cavernoso; *3*, septo; *4*, uretra; *5*, corpo esponjoso; *6*, bulboesponjoso.

de esmegma e tecido linfoide. No neonato macho, o pênis e o prepúcio estão fusionados, e a separação é gradativamente alcançada durante o período antes da puberdade (p. 705). As fixações do prepúcio do adulto são suficientemente frouxas para permitir que a lâmina interna seja rebatida sobre o pênis ereto quando protrai através do óstio prepucial.

Certos músculos estão associados ao pênis. O músculo *bulboesponjoso* é a continuação espessa extrapélvica do músculo uretral. Ele tem início abrupto e se estende distalmente para terminar na superfície do corpo esponjoso, em uma distância variável além do ponto no qual esta estrutura é incorporada ao pênis. Os poderosos músculos *isquiocavernosos* pareados tem sua origem no arco isquiático, quase envolvem os pilares e os acompanham até sua fusão. O músculo retrator do pênis também é pareado. Os dois músculos se originam nas vértebras caudais e descendem através do períneo, curvando-se lateralmente para passar ao redor do canal anal, até alcançar o pênis. Ao contrário de outros músculos associados ao pênis, os retratores são principalmente compostos por fibras musculares lisas. Faixas estreitas de musculatura estriada (*prepucial cranial* e *caudal*) podem passar pelo prepúcio e se inserir próximos à sua abertura. Os músculos caudais são menos frequentemente encontrados e retraem o prepúcio, expondo, assim, a extremidade do pênis. Os músculos craniais expõem o pênis. Tanto os músculos craniais quanto caudais devem ser tidos como destacamentos do cutâneo do tronco e são mais bem desenvolvidos no touro, mas ausentes no garanhão.

O pênis obtém sua exclusiva (no equino, principal) *irrigação sanguínea* da *artéria do pênis*, um ramo terminal da pudenda interna. A artéria do pênis tem um trajeto muito curto, e no arco isquiático é rapidamente dividida para formar uma artéria do bulbo, que adentra o bulbo do pênis e irriga o corpo esponjoso; uma artéria profunda, que perfura a túnica albugínea para irrigar o corpo cavernoso; e a artéria dorsal, que passa apicalmente na margem dorsal do órgão para irrigar a extremidade livre. A artéria dorsal pode ser reforçada por anastomose pela artéria obturatória (equino) e geralmente pela anastomose com a artéria pudenda externa para irrigação do prepúcio. As veias são majoritariamente satélites. Detalhes inter-espécies serão considerados nos próximos capítulos se forem importantes.

Os nervos que inervam o pênis acompanham os vasos. As fibras motoras são predominantemente parassimpáticas e oriundas dos nervos pélvicos.

Transporte de Espermatozoides no Trato Masculino: Ereção do Pênis

Os espermatozoides são imóveis quando liberados no lume dos túbulos seminíferos, onde flutuam no fluido secretado pelas células de sustentação (Sertoli) do revestimento epitelial. Sua passagem através da rede testicular em direção à cabeça do epidídimo é garantida pela corrente gerada pela combinação da pressão secretória testicular e reabsorção de fluido pelas células que revestem os ductos eferentes. O progresso através do epidídimo parece depender de vários fatores, dentre os quais o peristaltismo espontâneo do músculo do ducto do epidídimo é o mais importante. A pressão hidrostática pode continuar a desempenhar um papel, e, em várias espécies, os espermatozoides adquiriram por eles mesmos a capacidade de movimentos coordenados no momento que alcançam a cauda do epidídimo. A maturação fisiológica dos espermatozoides – que demoram alguns dias para completar sua passagem através do epidídimo – pode ser resultado do envelhecimento e de moléculas específicas em seu ambiente. A fertilização com esperma proveniente do epidídimo, especialmente aquele oriundo da cauda, foi alcançada sob condições experimentais. A atividade secretora do revestimento epitelial do ducto do epidídimo é mantida por andrógenos, e é possível que essas substâncias também exerçam efeito direto sobre os espermatozoides. O ducto deferente também exibe peristaltismo, que gradativamente movimenta os espermatozoides na direção da ampola. Em animais sexualmente inativos, espermatozoides são perdidos a partir deste ponto por lixiviação pela uretra e descarte pela urina. Alguns podem ser reabsorvidos pelas células de revestimento do sistema de ductos.

Esta emissão regular, embora lenta, de espermatozoides contrasta com a ejaculação vigorosa que ocorre durante o coito através do pênis ereto por ingurgitamento dos espaços cavernoso e esponjoso. O pênis, rígido e com aumento de volume expõe sua extremidade livre para adentrar a vagina. Os detalhes do processo, que difere significativamente entre as espécies, dependem amplamente da estrutura do pênis. O pênis fibroelástico necessita de pouco sangue adicional para distender completamente os espaços cavernosos, não aumenta muito de tamanho e utiliza a disponibilidade da flexura sigmoide preexistente para sua protrusão. Além disso, como relativamente pouco sangue adicional é necessário, a ereção completa do pênis fibroelástico pode ser alcançada rapidamente. Os espaços cavernosos são muito maiores e mais distensíveis no pênis musculocavernoso de equinos e cães. Nestas espécies, um aumento muito maior ocorre no comprimento e circunferência. O processo precisa de mais tempo para sua conclusão.

Ereção do pênis em duas fases distintas. Nos primeiros estágios de excitação sexual, o fluxo sanguíneo no pênis aumenta conforme as paredes das artérias que fazem a irrigação relaxam, com obstrução simultânea do efluxo venoso. A pressão dentro dos espaços cavernosos é rapidamente elevada e logo se iguala àquela dentro das artérias que fornecem sangue ao corpo cavernoso através dos pilares do pênis e ao corpo esponjoso através do bulbo. O efluxo venoso é restrito na extremidade proximal do órgão, onde as veias são comprimidas contra o arco isquiático; isso tem maior efeito na drenagem dos pilares e corpo cavernoso do que naquela do corpo esponjoso, cuja saída mais distal não se mostra afetada ainda (ver Fig. 15.20).

O processo continua e é intensificado após intromissão. Contrações rítmicas dos músculos isquiocavernoso e bulboesponjoso são iniciadas, impulsionando o sangue através do corpo cavernoso e corpo esponjoso. A pressão interna flutua em compasso com esta atividade. O sangue adicional bombeado distalmente dentro do corpo cavernoso não pode escapar porque as veias de drenagem estão comprimidas; a pressão, portanto, é elevada mais ainda. Em contraste, as contrações do bulboesponjoso ocasionam somente elevações intermitentes na pressão, pois uma parte do sangue continua a escapar na extremidade livre do pênis; o efeito deste fluxo é massagear a uretra, que fornece um impulso adicional ao movimento do sêmen quando ocorre a ejaculação.

Na maioria das espécies, a pressão cai rapidamente após a ejaculação, alcançando inicialmente aquela dentro das artérias e então caindo à pressão de repouso (menos 15 a 20 mm Hg). Conforme o sangue escapa, o pênis encolhe, tornando-se mais flácido, e retorna ao prepúcio. O retorno ocorre pelo envolvimento ativo dos músculos retratores do pênis (ver Fig. 29.34).

O volume e a composição do ejaculado variam de acordo com a espécie e também com a atividade sexual recente. Somente uma pequena porção do sêmen é representada pela fração rica em espermatozoides que emana dos testículos e epidídimos, sendo que a maior parte é originária das glândulas acessórias reprodutivas. Como o volume do sêmen depende em grande parte dessas glândulas, pode-se esperar que o ejaculado seja maior no cachaço. As várias contribuições ao sêmen são muito imperfeitamente misturadas quando expelidas na uretra. O sêmen é transportado através da uretra pela atividade de músculos estriados (uretral, bulboesponjoso), e sua ejaculação na vagina ou cérvix (de acordo com a espécie) é, portanto, ativa.

ÓRGÃOS REPRODUTIVOS FEMININOS

Os órgãos genitais femininos incluem as gônadas femininas pareadas, ou ovários, que produzem tanto gametas femininos (óvulos) quanto hormônios; tubas uterinas pareadas, que capturam os óvulos após sua liberação dos ovários e os transportam até o útero; o útero, no qual os óvulos fertilizados são mantidos e nutridos até a conclusão do desenvolvimento pré-natal; a vagina, que serve tanto como órgão copulatório como canal do parto; e o vestíbulo, que prolonga a vagina até abertura externa na vulva, que também tem função dupla como via urinária (ver Fig. 5.2).

As alterações funcionais e de acordo com a idade nesses órgãos são particularmente notáveis. Alterações relacionadas à idade incluem o rápido crescimento e maturação associados à puberdade e também regressão conforme a capacidade para reprodução diminui. As alterações funcionais incluem aquelas que são relativamente transitórias e ocorrem a cada ciclo reprodutivo assim como outras, mais duradouras, associadas à gestação e ao parto. Esta descrição inicial concentra-se na descrição dos órgãos do animal maduro não gestante; as alterações de crescimento e funcionais são deixadas para comentários posteriores. Mesmo assim, alguns termos gerais são introduzidos neste momento para ajudar o leitor.

Fêmeas de mamíferos geralmente aceitam o macho somente próximo ao momento da ovulação, um período caracterizado por diversas alterações estruturais, excitabilidade geral e características comportamentais específicas; o período é conhecido como *cio* ou período de monta, na linguagem leiga, e como *estro* na linguagem técnica. O estro ocorre com frequência variável de acordo com um programa que é característico de cada espécie, embora sujeito a modificações ambientais. Em determinados mamíferos selvagens, a estação reprodutiva é confinada a uma determinada parte do ano, e a receptividade sexual, com as concomitantes alterações estruturais e comportamentais, ocorre somente uma vez (espécies monoéstricas) ou talvez diversas vezes (espécies poliéstricas sazonais) dentro desse período. Em outras espécies (verdadeiramente poliéstricas), o ciclo é repetido durante todo o ano; a adoção do modo poliéstrico frequentemente distingue espécies domésticas e de laboratório dos seus progenitores selvagens. A condição na qual a receptividade feminina é contínua e não ligada à ovulação ocorre somente em mulheres e em alguns primatas mais evoluídos (p.ex., chimpanzé pigmeu); na maioria destes, parece ser mais comum entre os espécimes de cativeiro, se não restrita a eles.

O ciclo estral é dividido em várias fases. Estro, o clímax, é antecedido pelo proestro, um período de desenvolvimento folicular; é seguido por um período de atividade luteínica dividido entre metaestro e diestro. Em espécies monoéstricas, um período longo de inatividade sexual (anestro) ocorre antes que o ciclo seja renovado com um período preparatório de proestro. Em espécies poliéstricas, o proestro segue diretamente o diestro. O proestro e o estro em conjunto representam a fase folicular, que é dominada pelos níveis crescentes de estradiol produzidos no grupo de folículos ovarianos, desenvolvendo-se rapidamente até a maturidade e ovulação. O metaestro e o diestro representam a fase luteínica, quando a influência hormonal dominante é exercida pela progesterona produzida pelo(s) corpo(s) lúteo(s) que transitoriamente substitui(em) o(s) folículo(s) ovulado(s).

Animais que já pariram são chamados de *paros*; aqueles que ainda não pariram são *nulíparos;* e *uníparos* e *multíparos* estendem esta terminologia de forma óbvia. Outros termos referem-se ao número de filhotes habitualmente gerados pela fêmea gestante. Uma égua com seu (geralmente) potro único é denominada monótoca; uma porca com sua leitegada é politóca.*

Ovários

Os ovários têm funções gametogênicas e endócrinas. Cada ovário é um corpo sólido, basicamente elipsoide, embora comumente se apresente irregular pela projeção na superfície de grandes folículos e corpos lúteos (Fig. 5.55 A-F). A irregularidade é naturalmente maior em espécies politocas, nas quais os folículos amadurecem em grupos. Os ovários são muito menores do que os testículos dos machos da mesma espécie, mas, como estes, não apresentam proporção constante relacionada ao tamanho corporal. Aqueles da égua são relativamente grandes e também peculiares pelo seu formato de rim. Os ovários geralmente podem ser encontrados na parte dorsal do abdome, próximos às extremidades dos cornos uterinos, pois eles não migram para longe de seu local de desenvolvimento. Esta migração é mais considerável em ruminantes, nos quais os ovários podem vir próximos à entrada da pelve. Cada ovário está suspenso dentro da parte cranial (mesovário) do ligamento largo, a sustentação comum dos órgãos genitais femininos.

Um corte do ovário de um animal adulto demonstra uma parte central mais frouxa e mais vascularizada contida dentro de um arcabouço mais denso. A *zona parenquimatosa* (córtex) é limitada por uma túnica albugínea diretamente sob o peritônio com folículos disseminados em vários estágios de desenvolvimento e regressão. Cada *folículo* contém um único óvulo; os estágios pelos quais ele passa estão demonstrados de forma esquemática na Figura 5.56. O rápido crescimento dos folículos selecionados para amadurecer no ciclo atual ocorre principalmente devido ao acúmulo de fluido. A cavidade dentro do folículo ovulado, embora possa ser inicialmente preenchida por sangue, é logo ocupada pela hipertrofia das células da granulosa e da teca, que originalmente revestem o espaço. Isso forma um corpo sólido, conhecido como *corpo lúteo* (corpo amarelo), por conta de sua coloração (Fig. 5.55E). Os *corpos lúteos* são estruturas transitórias que aumentam e diminuem entre um período estral e o próximo (assumindo que não ocorra gravidez) (Fig. 5.57A-C). A degeneração dos corpos lúteos é caracterizada pela vacuolização do citoplasma das células luteínicas devido ao acúmulo lipídico e regressão nuclear. Embora transitórias, as células luteínicas são importantes como fonte de progesterona, assim como os folículos em amadurecimento são fontes de estradiol. Os corpos lúteos finalmente regridem e são substituídos por cicatrizes de tecido conjunto, os corpos albicantes (corpos brancos). A alternância nos níveis de estradiol e progesterona determina as alterações no padrão de comportamento e na morfologia e atividade dos órgãos genitais.

Tubas Uterinas

As tubas uterinas** são estreitas e geralmente muito flexíveis. Elas capturam os óvulos liberados pelos ovários e os transportam ao útero; como as tubas também transportam os espermatozoides na sua ascensão, a fertilização geralmente ocorre dentro das tubas.

A extremidade cranial livre toma o formato de um funil de paredes delgadas (*infundíbulo*; Fig. 5.58/*2*) posicionado próximo à extremidade tubária do ovário. A margem livre do funil é irregular, e as irregularidades (fímbrias) entram em

---

*Infelizmente, existem alguns conflitos com relação à utilização destes termos: vários autores reservam unípara e multípara para os casos em que utilizamos monótoca e politóca.

**Os termos obsoletos trompas de Falópio e ovidutos são ainda encontrados, talvez mais comumente na literatura médica. Outro termo, salpinge, recebe reconhecimento oficial; embora menos frequentemente encontrado, é a raiz de termos derivados como *mesossalpinge* e *salpingite* (inflamação da tuba uterina).

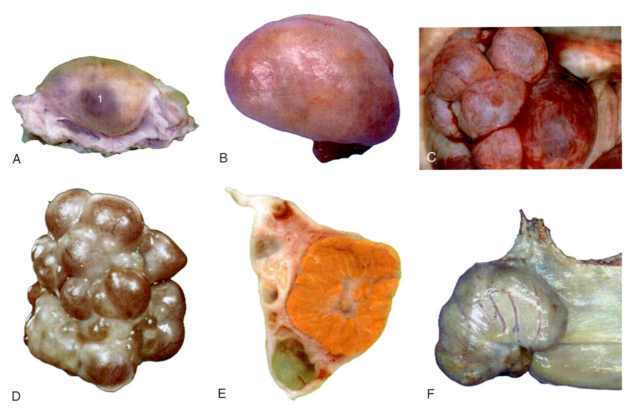

Fig. 5.55 Variações específicas e funcionais na morfologia ovariana. (A) Ovário de vaca (monótoca). 1, Folículo maduro. (B) Ovário de cadela em estágio de anestro. (C) Ovário de cadela com diversos folículos maduros. (D) Ovário de porca (polítoca) exibindo folículos maduros. (E) Ovário seccionado de vaca contendo um grande corpo lúteo. (F) Ovário de égua, com fossa da ovulação.

contato e algumas vezes se aderem à superfície do ovário. Um pequeno orifício (óstio abdominal da tuba uterina) na profundidade do funil leva à parte tubular maior que é dividida em dois segmentos aproximadamente iguais. O segmento proximal, conhecido como *ampola*, é seguido pelo mais contorcido e estreito *istmo*, mas a distinção entre estes segmentos não é igualmente óbvia em todas as espécies ou em todas as fases do ciclo (Fig. 5.58/3 e 4). O istmo se junta à extremidade do corno uterino na junção uterotubárica (salpingouterina), uma região de aparência muito variável. A junção é gradativa em ruminantes e suínos, e abrupta em equinos e carnívoros; de fato, na égua, e em menor extensão também na cadela e na gata, a parte terminal da tuba é direcionada à extremidade do corno para erguer uma pequena papila perfurada pelo óstio (uterino) da tuba. Independentemente de sua aparência, a junção sempre representa uma barreira real, impedindo tanto a ascensão dos espermatozoides quanto a descida dos óvulos. A parede da tuba consiste em túnicas serosa externa, muscular média e mucosa interna. A mucosa é pregueada longitudinalmente ao longo de toda sua extensão, do infundíbulo ao istmo; pregas secundárias e até mesmo terciárias reduzem o lume da ampola a uma série de fendas ramificadas estreitas. A tuba está situada em uma prega lateral (mesossalpinge) do ligamento largo que dá suporte ao ovário.

Útero

O útero,* o ventre na linguagem popular, é a parte vasta do trato na qual os embriões estabelecem formas de trocas fisiológicas com a corrente sanguínea materna. É o órgão genital que demonstra as diferenças mais evidentes entre as espécies, embora as formas mais extremas não ocorram entre as espécies domésticas. Essas diferenças encontram uma explicação pronta na maneira de formação do trato reprodutivo (p. 161) a partir dos dois ductos paramesonéfricos que se desenvolvem caudalmente, se encontram e se fundem entre si e com o seio urogenital mediano, a divisão ventral da cloaca (Figs. 5.15 e 5.16). Em algumas espécies, incluindo vários roedores, a fusão dos ductos é limitada às partes mais caudais, que contribuem para a vagina. Em razão das partes craniais distintas, o útero consiste em tubas pareadas que abrem separadamente na vagina (útero duplo ou duplex). Em contraste, em mulheres e na maioria dos primatas, a fusão é muito mais extensa e somente as tubas uterinas permanecem pares; um útero mediano com um lume simples não dividido

---

*Termos compostos são geralmente derivados a partir do nome alternativo, metrium: por exemplo, *mesométrio* e *metrite*; remoção cirúrgica do útero, entretanto, é chamada de *histerectomia* (Grego, *hystera*, útero).

Capítulo 5   **Sistema Urogenital**   187

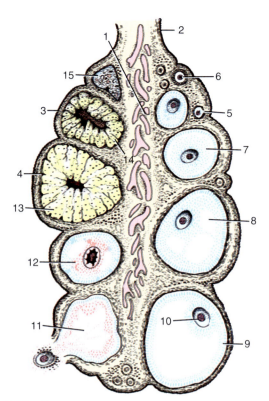

Fig. 5.56 Representação esquemática dos diferentes estágios funcionais na atividade ovariana. *1*, Medula; *2*, mesovário; *3*, epitélio superfícial; *4*, túnica albugínea (pouco desenvolvida); *5*, folículo primordial; *6*, folículo primário; *7*, folículo secundário; *8*, folículo terciário precoce; *9*, folículo maduro; *10*, oócito; *11*, folículo rompido; *12*, folículo atrésico; *13*, corpo lúteo; *14*, corpo lúteo atrésico; *15*, corpo albicante.

está presente. Na variedade intermediária (útero bicornual) observada na maioria das espécies domésticas, o útero contém uma porção mediana caudal a partir da qual dois cornos divergem cranialmente para continuar como tubas uterinas.

Em todos os mamíferos domésticos, a parte mediana do útero tem dois segmentos. O segmento caudal, de parede muito espessa, a cérvix (Fig. 5.59/*8*), funciona como um esfíncter que controla o acesso para e a partir da vagina. Uma parte da cérvix (Fig. 5.59/*9*) (parte vaginal) geralmente se projeta em direção ao lume da vagina com o qual se comunica no óstio uterino externo. O lume da cérvix (canal cervical) é constrito e quase sempre ocluído pelas pregas mucosas. Ele se abre no *corpo do útero* (Fig. 5.59/*6*) no óstio uterino interno. O corpo é geralmente um segmento muito pequeno em espécies domésticas, embora as proporções variem (Fig. 5.16); é maior na égua. A divisão do interior não é sempre óbvia externamente porque um septo interno pode dividir parcialmente um espaço aparentemente único. A extensão da cérvix, não aparente visualmente, é facilmente descoberta pela palpação retal, com base em sua firmeza se comparada com as partes adjacentes.

O comprimento dos *cornos* varia amplamente, e são maiores em espécies politocas. Sua disposição também varia de enrolados em ruminantes a retilíneos e divergentes em

éguas e cadelas, e dispostos em alças como as intestinais em porcas. A cérvix geralmente está localizada dentro da cavidade pélvica, interposta entre o reto e a bexiga (Fig. 5.32/*7*), mas o corpo e os cornos uterinos tipicamente repousam no abdome sobre a massa intestinal.

O útero apresenta revestimento seroso, muscular e mucoso que são conhecidos como *perimétrio, miométrio* e *endométrio*, respectivamente. A camada serosa chega ao útero pela extensão do ligamento largo (mesométrio; Fig. 5.33/*7*) que sustenta o órgão. O músculo está disposto em camadas longitudinais externas fracas e circulares internas mais espessas que são separadas por um estrato muito vascularizado de tecido conjuntivo. Os tecidos, especialmente a camada muscular externa, estende-se (como paramétrio) em direção aos ligamentos largos de sustentação. O tecido conjuntivo denso está entremeado com o músculo da cérvix, tornando-se uma parte extremamente não distensível do trato na maioria das vezes (Fig. 5.60).

O endométrio é espesso. Seu relevo superficial varia entre as espécies e é mais notável nos ruminantes, nos quais diversas elevações permanentes (carúnculas) marcam os locais onde as membranas fetais estão firmemente aderidas durante a gestação (Fig. 5.59/*7*). Diversas glândulas tubulares se abrem na superfície, que é geralmente revestida por um epitélio colunar simples. A mucosa da cérvix é proeminentemente modelada por pregas longitudinais e circulares, cujas interdigitações ajudam a fechar a passagem (Fig. 5.59/*8*). O muco secretado obstrui o canal na maioria das vezes e assim ajuda a separar o útero da vagina. A passagem está aberta somente durante o estro e imediatamente antes, durante, e por um curto período, após o parto.

Vagina

O restante do trato feminino, embora algumas vezes vagamente denominado *vagina*, consiste em duas partes. A parte cranial, a vagina em seu sentido estrito (Fig. 5.59/*10*), é uma passagem puramente reprodutiva que se estende da cérvix até a entrada da uretra. A parte caudal, o vestíbulo, estende-se do óstio uretral até a vulva localizada externamente, e combina funções reprodutivas e urinárias. As duas partes em conjunto constituem o órgão copulatório feminino e canal do parto.

A *vagina* é um tubo relativamente longo, de paredes finas, distensível em comprimento e largura. Ela ocupa uma posição mediana dentro da cavidade pélvica, relacionada ao reto dorsalmente, e à bexiga e uretra ventralmente (Fig. 5.32/*8*). Está em sua maior parte situada na região retroperitoneal, embora o peritônio cubra as partes craniais de ambas as margens dorsal e ventral em extensão variável. A incisão desta parte da parede dorsal, um procedimento de realização relativamente simples a partir de dentro da vagina em espécies de grande porte, provê um acesso con-

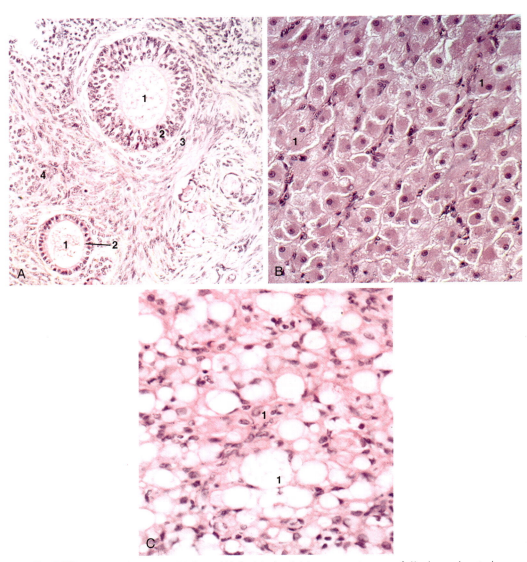

Fig. 5.57 Preparações histológicas. (A) Ovário (cadela) em anestro com folículos pré-antrais (140x). *1*, Oócito; *2*, células da granulosa; *3*, células da teca; *4*, estroma. (B) Corpo lúteo ativo (gata) (140x). (C) Corpo lúteo inativo (gata) (140x). *1*, Células luteínicas em degeneração.

veniente para a cavidade peritoneal (ver Fig. 22.6/*2* e *8*). A abordagem ventral correspondente é impedida pela presença de um plexo de veias que drenam o útero e a vagina.

O músculo vaginal, embora mais fraco, tem uma disposição semelhante àquele do útero. A mucosa é revestida por um epitélio escamoso estratificado que reage, mais enfaticamente em algumas espécies do que em outras, a alterações nos níveis hormonais durante todo o ciclo estral. As glândulas estão confinadas à parte cranial da vagina, embora a umidade possa se difundir mais amplamente. A superfície é lisa, mas circular, e as pregas longitudinais podem ser formadas quando as paredes do órgão inativo colabam por dentro. A protrusão da cérvix na parte cranial da vagina reduz o lume dessa parte para (geralmente) um espaço semelhante a um anel conhecido como fórnix (Fig. 5.59/*10*).

A junção da vagina com o vestíbulo é supostamente marcada em animais virgens por uma prega mucosa transversa (hímen). Ela é mais desenvolvida em potras e leitoas, mas mesmo nessas espécies é raramente muito proeminente. Ela não sobrevive ao coito. A região juncional é menos distensível do que as partes do trato cranial e caudal a ela.

Vestíbulo e Vulva

O vestíbulo, muito mais curto do que a vagina, está situado principalmente, se não completamente, caudal ao arco isquiático, uma circunstância que permite que a vagina se incline ventralmente em direção à sua abertura na vulva. O ângulo da "inclinação" é variável, tanto entre espécies como entre indivíduos (Fig. 5.61). Esta inclinação resultante do eixo da vagina deve ser mantida memorizada ao introduzir um espéculo vaginal ou outro instrumento.

As paredes do vestíbulo são menos elásticas do que aquelas da vagina e se juntam quando em repou-

Capítulo 5 **Sistema Urogenital** 189

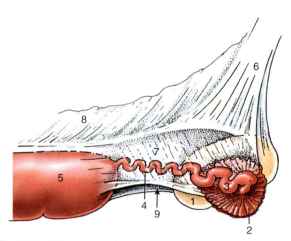

Fig. 5.58 Vista lateral da sustentação do ovário, tuba uterina e corno uterino direitos na égua. *1*, Ovário; *2*, infundíbulo da tuba uterina; *3*, ampola da tuba uterina; *4*, istmo da tuba uterina; *5*, corno uterino; *6*, mesovário; *7*, mesossalpinge; *8*, mesométrio; *9*, seta indica a entrada da bolsa ovárica.

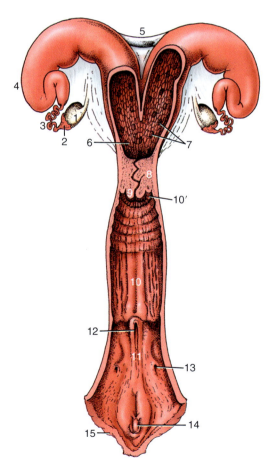

Fig. 5.59 O trato reprodutivo da vaca, em secção dorsal. *1*, Ovário; *2*, infundíbulo; *3*, tuba uterina; *4*, corno uterino; *5*, ligamento intercornual; *6*, corpo do útero; *7*, carúnculas; *8*, cérvix; *9*, parte vaginal da cérvix; *10*, vagina; *10'*, fórnix; *11*, vestíbulo; *12*, óstio uretral externo; *13*, óstio da glândula vestibular principal; *14*, clitóris; *15*, vulva.

so, reduzindo o lume a uma fenda vertical. A uretra abre-se no assoalho, diretamente caudal a qualquer indicação de um hímen (Fig. 5.62/*4*) que possa existir. Em alguns animais, como na cadela, o óstio uretral é elevado sobre o nível geral do assoalho vestibular (Fig. 5.35). Em outros, como na vaca, está associado ao *divertículo suburetral* (Fig. 5.32/*12*). Mais caudalmente, as paredes vestibulares são marcadas pelas entradas de ductos de *glândulas vestibulares*. Em determinadas espécies (p. ex. cadela), as glândulas são pequenas, mas numerosas, e os orifícios dos ductos formam séries lineares, enquanto em outras (p. ex., vaca) uma grande massa glandular em cada lado drena por um único ducto (Fig. 5.59/*13*). Em algumas poucas espécies (p. ex. ovelha), tanto glândulas vestibulares menores quanto maiores estão presentes. Estas glândulas produzem uma secreção mucosa que lubrifica a passagem durante o coito e o parto. Durante o estro, o odor da secreção tem um efeito sexualmente estimulante sobre o macho. A parede vestibular é excepcionalmente bem vascularizada, e apresenta concentração de veias lateralmente que formam um tecido erétil conhecido como *bulbo do vestíbulo* e tido como o homólogo do bulbo do pênis.

O vestíbulo se abre para o exterior na vulva. A rima da vulva é vertical e limitada pelos lábios que se encontram em comissuras dorsal e ventral. Com exceção da égua, a comissura dorsal é arredondada, a ventral é pontiaguda e mais alta que o nível da pele circundante. Os lábios correspondem aos lábios menores (internos) da anatomia humana; os lábios maiores (externos) são suprimidos em espécies domésticas.

O *clitóris*, o homólogo feminino do pênis, está situado dentro da comissura ventral (Fig. 5.59/*14*). É composto por dois pilares, um corpo e uma glande, do mesmo modo que seu homólogo muito maior masculino. Sem dissecção, somente a glande é visível onde se projeta dentro de uma fossa no assoalho vestibular, parcialmente envolto por uma prega mucosa que constitui o prepúcio.

Anexos

Os *ligamentos largos*, as principais fixações do órgãos genitais femininos, são folhetos bilaterais que têm sua origem no teto abdominal e paredes da pelve. A parte cranial de cada um está suspensa verticalmente e sustenta o ovário, a tuba uterina e o corno uterino. A parte caudal insere-se horizontalmente ao lado do corpo do útero, cérvix e parte cranial da vagina.

As partes caudais direita e esquerda com suas inserções viscerais dividem a cavidade pélvica em espaços dorsal e ventral (Figs. 5.33/*7*). Partes diferentes dos ligamentos largos obtêm as designações específicas já mencionadas (p.ex., mesovário). Estes ligamentos não são como a maioria das pregas peritoneais, pois as membranas serosas são mantidas separadas por quantidades consideráveis de tecido, principalmente musculatura lisa; isso algumas vezes torna difícil apontar o exato limite entre o útero e

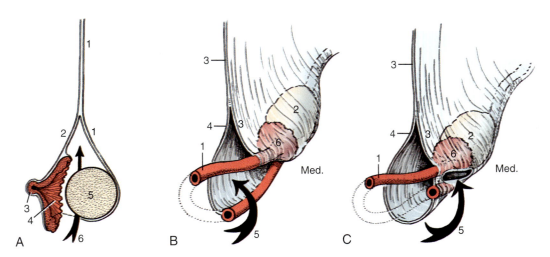

Fig. 5.60 (A) Representações esquemáticas do ovário e sistema suspensório do ovário e tuba uterina, e de formas variadas da bolsa ovárica. *1*, Mesovário; *2*, mesossalpinge; *3*, óstio abdominal da tuba uterina; *4*, infundíbulo; *5*, ovário; *6*, a *seta* está na bolsa ovárica. (B) Bolsa espaçosa com larga entrada (vaca, égua). (C) Bolsa com entrada constrita e ovário preso (cadela). *1*, Tuba uterina; *2*, ovário; *3*, mesovário; *4*, mesossalpinge; *5*, *seta* entrando na bolsa ovárica; *6*, infundíbulo; *Med.*, medial.

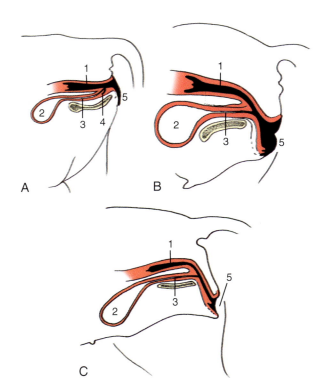

Fig. 5.61 Variação na posição do vestíbulo em relação ao arco isquiático na (A) vaca, (B) égua e (C) cadela. *1*, Vagina; *2*, bexiga; *3*, uretra; *4*, divertículo suburetral; *5*, vulva.

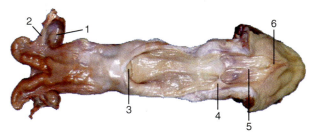

Fig. 5.62 Útero e vagina (seccionada) da vaca. *1*, Ovário; *2*, tuba uterina; *3*, cérvix; *4*, hímen; *5*, vestíbulo; *6*, glande do clitóris.

seus anexos. O músculo permite que os ligamentos tenham participação ativa na sustentação e disposição dos órgãos genitais, além de servirem como suporte para a passagem de vasos e nervos.

Quando seguido distalmente a partir de sua ligação ao teto abdominal, o *mesovário*, que sustenta o ovário, emite uma prega lateral (mesossalpinge) que passa pela tuba uterina (Fig.s 5.58/7 e 5.60A). A mesossalpinge e o mesovário formam uma bolsa, a *bolsa ovárica*, em direção à qual o ovário se projeta. A bolsa pode ser rasa e incapaz de envolver o ovário (égua; Fig. 5.58/9), ou profunda e tão enclausurada pela fusão das superfícies serosas aposicionadas que faz com que o ovário esteja permanentemente preso (cadela; Fig. 5.60C). Em certas espécies não domesticadas (p.ex., camundongo), a fusão é tão completa que o espaço dentro da bolsa não mais se comunica com a cavidade peritoneal. As paredes da bolsa podem conter tanta gordura que o ovário está bastante oculto. O mesovário também sustenta uma faixa fibromuscular, o ligamento próprio do ovário, que se estende desde a extremidade caudal do ovário até a ponta adjacente do corno uterino.

A maior parte do ligamento largo que passa em direção ao corno e corpo do útero ajuda a dar ao órgão o formato característico das espécies. As duas membranas serosas estão muito amplamente separadas por gordura onde se ligam à cérvix e especialmente à vagina, e tornam a parte lateral da vagina retroperitoneal. Um cordão de tecido fibroso e musculatura lisa, o *ligamento redondo do útero*, passa desde a extremidade do corno uterino até (e na cadela, além) o canal inguinal, apoiado por uma prega especial de peritônio destacada da superfície lateral do ligamento largo.

Os músculos e fáscias associadas aos órgãos genitais femininos têm maior importância topográfica para alguns animais, como ruminantes (p. 692). Será relembrado que a saída da pelve é fechada por uma divisão musculofascial com formato e estrutura complicados. A parte dorsal, o diafragma pélvico, fecha a saída ao redor do ânus. A parte ventral, o *diafragma urogenital* (membrana perineal), fecha a saída ao redor do vestíbulo. Os músculos formam o principal componente do diafragma pélvico, enquanto as fáscias predominam no diafragma urogenital.

A irrigação sanguínea dos órgãos genitais femininos é obtida de diversas fontes. A *artéria ovárica*, um ramo direto da aorta, irriga o ovário e se ramifica em padrões variados para a tuba uterina e parte cranial do corno uterino. A artéria ovárica assume um trajeto extraordinariamente contorcido e, dependendo da espécie, está mais ou menos intimamente relacionado à veia ovárica. O ramo uterino realiza anastomoses com a artéria uterina dentro do ligamento largo (Fig. 5.63/*1'* e *2*).

A *artéria uterina* surge como um ramo indireto da artéria ilíaca interna (exceto na égua) e segue adiante no ligamento largo. Ela emite uma série de ramos anastomóticos ao corpo e corno uterino; as anastomoses mais craniais com a artéria ovárica, e as mais caudais com a artéria vaginal. Assim, uma galeria arterial é estabelecida por todo o comprimento do útero e suprida a partir das duas extremidades (Fig. 5.64). Acredita-se que maior suprimento sanguíneo possa ocorrer em áreas como locais de implantação no útero, e uma diminuição do suprimento a determinadas partes pode resultar em filhotes mal desenvolvidos, o que é bastante comum em suínos. As partes mais caudais do sistema genital são variavelmente irrigadas por ramos das artérias *pudenda interna* e *vaginal*; algumas diferenças específicas mais importantes serão abordadas em outros momentos.

As veias geralmente são satélites das artérias. A *veia ovárica* plexiforme é relativamente muito maior e a *veia uterina* relativamente muito menor do que a artéria que as acompanha (Fig. 5.63). Um plexo venoso proeminente e elaborado presente na face ventral do útero e vagina drena ambos os órgãos através de qualquer uma das veias ovárica, uterina e vaginal pareadas. A íntima relação entre a artéria e a veia ovárica, melhor observada em ruminantes e porcas, fornece um meio para transferência contracorrente do hormônio luteolítico (prostaglandina) do sangue venoso para o arterial (p. 198).

Os linfáticos provenientes dos ovários e partes mais craniais passam para os linfonodos aórtico e ilíaco medial, e aqueles das partes mais caudais, para os linfonodos ilíaco medial e outros dentro da pelve.

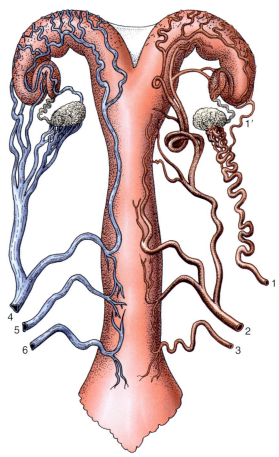

Fig. 5.63 Vista ventral esquemática do suprimento sanguíneo para o sistema reprodutivo da vaca. As artérias estão representadas do lado direito, e as veias do lado esquerdo. *1*, Artéria ovárica; *1'*, ramo uterino; *2*, artéria uterina; *3*, artéria vaginal; *4*, veia ovárica; *5*, veia vaginal acessória; *6*, veia vaginal.

A *inervação* dos órgãos genitais femininos é provida tanto por fibras simpáticas como parassimpáticas, por vias que ainda devem ser completamente esclarecidas. Embora as fibras simpáticas se dirijam ao ovário, incluindo os folículos em amadurecimento, em conjunto com a artéria ovárica, sua denervação mal interrompe a função ovariana. As fibras para a tuba uterina, útero e vagina principalmente seguem as outras artérias para formar plexos dentro dos ligamentos largos e dos próprios órgãos genitais. Na parte caudal dos ligamentos largos, essas fibras são ampliadas por outras fibras simpáticas que se deslocam por meio do plexo localizado no tecido pélvico retroperitoneal.

As fibras parassimpáticas são ramificações dos nervos pélvicos e alcançam os órgãos genitais através do plexo pélvico. Uma grande proporção segue para o tecido erétil.

Tanto fibras simpáticas quanto parassimpáticas parecem estar relacionadas à atividade uterina, embora suas funções precisas sobre a estimulação e inibição ainda sejam controversas. O útero é capaz de coordenar contrações e concluir um parto normal mesmo após denervação.

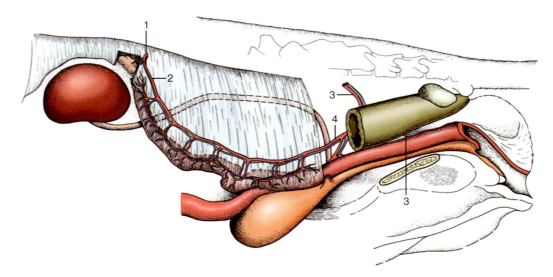

Fig. 5.64 Ilustração semiesquemática do suprimento sanguíneo do sistema reprodutivo feminino (cadela). *1*, Artéria ovárica; *2*, ramo uterino da artéria ovárica; *3*, artéria vaginal; *4*, artéria uterina.

Alterações Etárias e Funcionais na Fêmea

Somente um panorama geral das importantes alterações etárias e funcionais será apresentado neste capítulo, que abordará as várias diferenças específicas que afetam todos os aspectos, mas particularmente o momento e duração dos eventos.

Alterações Etárias e Cíclicas

Os órgãos genitais *juvenis* são desproporcionalmente pequenos. No momento do nascimento, os ovários não fornecem nenhuma evidência de seu futuro papel endócrino, que não é estabelecido até pouco antes da puberdade, quando folículos em amadurecimento e os corpos lúteos que os substituem produzem os hormônios que estimulam o crescimento, diferenciação tecidual e atividade do sistema reprodutivo, assim como a manifestação do comportamento feminino. Em contraste, a função gametogênica ou exócrina foi estabelecida no feto jovem com a migração de células germinativas primordiais para o ovário. Essas células migrantes proliferam rapidamente para produzir uma população de talvez 3 milhões no máximo, mas este número logo começa a ser progressivamente reduzido em um processo que continua até a puberdade, e além. Somente algumas centenas de milhares geralmente sobrevivem ao nascimento e, já que um acréscimo posterior ao seu número geralmente não é possível, a liberação tardia de gametas femininos é muito menos abundante do que de gametas masculinos. Cada oócito sobrevivente é inicialmente circundado por uma única camada de células epiteliais achatadas (granulosa) para formar a estrutura conhecida como *folículo primordial*. A maioria dos folículos primordiais permanece em desenvolvimento interrompido ou sofrem atresia, mas alguns são transformados em folículos primários, que são caracterizados pelo aumento do oócito e sua inclusão em uma cobertura de células da granulosa que assumiram uma conformação cuboide.

O *crescimento* dos órgãos genitais é inicialmente isométrico, na mesma velocidade do crescimento somático geral. Após a puberdade, as ações dos hormônios ovarianos, cumulativas durante os primeiros ciclos, ocasiona um rápido crescimento e melhor diferenciação dos componentes teciduais. Folículos em todos os estágios de desenvolvimento podem agora ser encontrados dentro de ovários em conjunto com corpos lúteos e cicatrizes de substituição (Fig. 5.56).

Há um crescimento lento contínuo de vários folículos dentro de ovários adultos. No ovário de animais em anestro, os folículos crescem até um estágio antral precoce (Fig. 5.57A), mas depois sofrem degeneração. O início da estação reprodutiva é anunciado por um desenvolvimento mais rápido de alguns, que são escolhidos desta população maior, por um mecanismo ainda pouco compreendido. Esses folículos favorecidos aumentam em uma taxa exponencial sob a influência de FSH da pituitária. Seu crescimento é explicado pela proliferação de células da granulosa e da teca, e o acúmulo de fluido folicular. Esse fluido distende cada vez mais uma vesícula central (antro), na qual o óvulo se projeta, suspenso em um agrupado de células (cumulus oophorus) e envolto por uma cobertura celular (coroa radiada). O folículo é envolto por uma cápsula de duas camadas (teca interna e externa) diferenciadas do estroma circundante (Fig. 5.56). Conforme cada folículo cresce, ele é direcionado para a superfície do ovário, onde forma uma

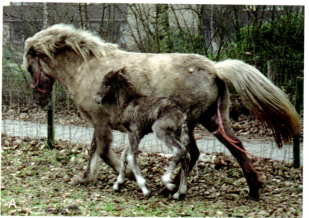
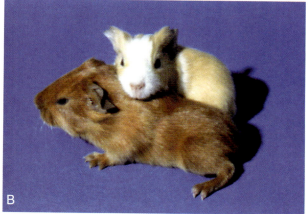

Fig. 5.72 Estado de desenvolvimento logo após o nascimento. (A) Potro recém-nascido com a mãe (a égua ainda deve eliminar as membranas fetais [após o nascimento]). (B) Porquinhos-da-Índia neonatos, que nascem em um estado mais desenvolvido.

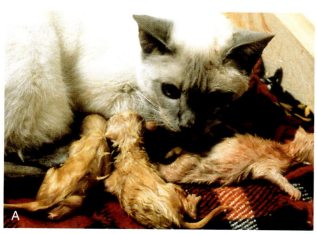
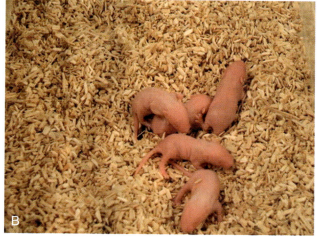

Fig. 5.73 Estado de desenvolvimento logo após o nascimento em espécies altriciais. (A) Gatos recém-nascidos. (B) Filhotes de camundongo com três dias de idade.

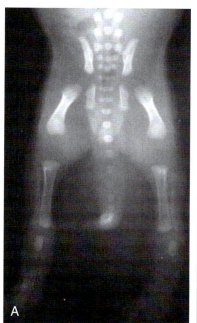
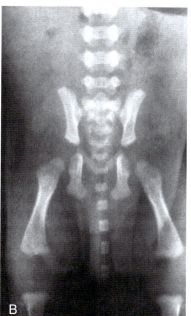
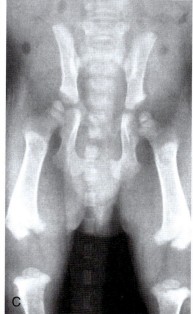

Fig. 5.74 Progresso da ossificação esquelética no filhote (A) 1, (B) 14 e (C) 28 dias após o nascimento.

se arrastem em direção aos tetos, mas aquela dos membros pélvicos é menos competente e contribui pouco para este progresso. O desenvolvimento dos órgãos dos sentidos é de certa forma retardado, e as pálpebras não se separam até aproximadamente o décimo dia. Essas diferenças no estado neonatal são gradativamente "eliminadas", e a maioria dos mamíferos – exceto os seres humanos – demonstra maturidade comparável ao final do período comum de lactação.

VERIFIQUE SUA COMPREENSÃO

Demonstre como o desenvolvimento embriológico leva ao arranjo anatômico macroscópico dos órgãos genitais masculinos e facilita o desenvolvimento espermático normal.

Utilizando um cadáver de cão ou gato, indique a abordagem cirúrgica para remover os ovários e o útero.

Glândulas Endócrinas

6

As glândulas endócrinas, ou glândulas sem ducto, são aquelas que liberam seus produtos secretórios (hormônios) no sangue, na linfa ou no fluido tissular, que os transportam até os órgãos-alvo. Embora cada glândula tenha sua função particular e distinta, elas colaboram com o sistema nervoso a fim de manter o ambiente interno e as respostas gerais e específicas apropriadas a estímulos externos e internos. Em comparação aos efeitos do sistema nervoso, os efeitos dos hormônios demoram a ter início, porém são mais duradouros.

O estudo da anatomia das glândulas, da produção e da química dos hormônios, das respostas dos órgãos-alvo e da complexa interface dos vários tecidos endócrinos entre si e com o sistema nervoso é intitulado *Endocrinologia*. Em razão de suas implicações clínicas, a Endocrinologia é um dos ramos mais importantes e ativos da Biologia. Este capítulo concentra-se principalmente na anatomia macroscópica das glândulas.

Os órgãos endócrinos são coletivamente chamados de *sistema endócrino*. Entretanto, deve ser compreendido que os órgãos individuais estão dispersos, não apresentam continuidade física e têm diversas origens embriológicas, alvos e funções. Eles são unidos somente por sua subserviência em comum ao sistema nervoso central (hipotálamo), por seus padrões similares de efeitos de seus órgãos-alvo e por algumas características estruturais comuns; estas últimas compreendem a característica epitelioide das células secretórias, a ausência de ductos de drenagem, o esparso arcabouço de suporte e a íntima associação com o sangue vascular ou outros meios de transporte (Fig. 6.1).

Três tipos de órgãos endócrinos podem ser reconhecidos pragmaticamente. O primeiro grupo inclui os poucos órgãos endócrinos primários: a hipófise (glândula pituitária), a epífise (glândula pineal) e as glândulas tireoide, paratireoides e adrenais. O segundo compreende aqueles órgãos que combinam as principais funções endócrinas com outras importantes funções relacionadas: o pâncreas, os testículos, os ovários e a placenta. O último grupo são os componentes endócrinos discretos de órgãos com funções primárias bastante diferentes; cérebro, rins, fígado, timo, coração e trato gastrointestinal são os melhores exemplos. Há diferenças notáveis entre as espécies.

▶ HIPÓFISE

A hipófise, ou glândula pituitária, algumas vezes chamada de glândula-mestre, produz certos hormônios que influenciam

diretamente as atividades de outras glândulas endócrinas. Atua como elo entre os mecanismos nervosos e humorais que conjuntamente controlam determinadas funções.

A hipófise é um corpo escuro elipsoide que mede cerca de 1 x 0,75 x 0,5 cm no cão de médio porte. Está suspensa ventralmente ao hipotálamo por uma haste estreita e frágil e repousa em uma depressão (fossa hipofisária ou sela túrcica) do assoalho cranial que é definida por cristas rostral e caudal de tecido ósseo. Uma cobertura de dura-máter reveste diretamente a glândula e também cobre a depressão, estendendo-se a partir de suas margens para abranger e confinar a haste hipofisária por todos os lados; este arranjo (diafragma da sela) torna extremamente difícil remover o cérebro na autópsia com a hipófise aderida.

Características de Interesse Clínico ou Experimental

Um grande canal venoso (seio cavernoso) para cada lado da hipófise fornece uma conexão longitudinal entre o plexo oftálmico (e assim as veias da face), rostralmente, e a veia jugular externa e plexo venoso vertebral, caudalmente (p. 300); seios transversos (intercavernosos) rostral e caudal à glândula completam um anel venoso circundante. A artéria carótida interna (ou o vaso emissário a partir da rete mirabile que a substitui nos gatos, ruminantes e suínos [p. 298]) trafega através do seio cavernoso para se unir ao círculo arterial sob o cérebro. O quiasma óptico está diretamente rostral à hipófise (ver Figs. 8.22/21 e 24), e lateralmente, próximo ao seio cavernoso, estão os nervos cranianos que inervam os anexos do olho (os nervos oculomotor, troclear, oftálmico e abducente).

O crescimento patológico ou um aumento fisiológico no tamanho da hipófise, que ocorre na gestação, pode exercer pressão nessas estruturas, especialmente nos nervos ópticos. Características específicas da topografia afetam tanto a forma de expansão quanto a abordagem cirúrgica mais conveniente. Esta abordagem é feita pelo nariz e o seio esfenoidal (na base do crânio, rostroventral à fossa hipofisária) em paciente humanos, mas mais diretamente por baixo, pela boca, faringe e osso esfenoide no cão. Uma abordagem temporal tem sido utilizada nos suínos.

Embora a hipófise pareça ser um único órgão sólido, suas partes têm origens e funções muito diferentes, o que inclui certos espaços. Uma parte, a *neuro-hipófise* (por alguns autores ainda chamada de lobo posterior), é formada por um crescimento ventral do hipotálamo; a haste que persiste como a conexão com o cérebro representa uma extensão do

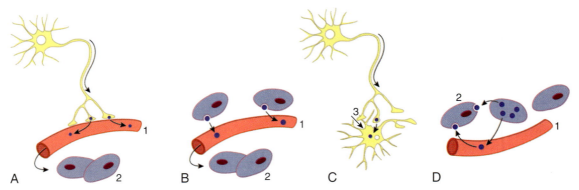

Fig. 6.1 As várias formas pelas quais os peptídeos alcançam seus alvos: (A) neuroendócrina, (B) endócrina, (C) neurotransmissora, neuromoduladora (ação sobre a membrana pós-sináptica) e (D) parácrina (ação hormonal localizada). *1, Corrente sanguínea; 2, célula-alvo; 3, sinapse.*

terceiro ventrículo. A outra parte, a *adeno-hipófise* (às vezes denominada lobo anterior), é formada por um crescimento epitelial dorsal do teto da boca em desenvolvimento. Contém um espaço vestigial plano, a cavidade hipofisária. O tecido caudal à cavidade está diretamente implantado à neuro-hipófise e é denominado *pars intermedia* (lobo intermediário). As relações topográficas dos três "lobos" mostram algumas diferenças entre as espécies (Fig. 6.2).

A adeno-hipófise produz diversos hormônios comumente designados por acrônimos: hormônio do crescimento (somatotrófico) (GH); hormônios gonadotróficos – folículo-estimulante (FSH) e luteinizante (LH); hormônio adrenocorticotrófico (ACTH); hormônio tireoestimulante (TSH); e prolactina. A parte intermediária produz o hormônio α-estimulante de melanócitos (MSH). A produção de todos esses hormônios é controlada por hormônios hipofisiotróficos reguladores e fatores estimulatórios ou inibitórios, tais como o hormônio liberador de gonadotropina (GnRH), somatostatina (SS), hormônio liberador do hormônio do crescimento (GHRH) e hormônio liberador de corticotrofina (CRH), para nomear os mais importantes. Eles são produzidos por células neurossecretórias em diversos núcleos hipotalâmicos, particularmente o núcleo paraventricular, área pré-óptica, núcleo arqueado e núcleo periventricular. Esses hormônios são secretados a partir de seus terminais axônicos e são liberados em capilares fenestrados dentro da eminência mediana (ver Fig. 8.67/*6*); esses hormônios estimulatórios ou inibitórios são transportados para uma rede sinusoidal dentro da adeno-hipófise (Fig. 6.3).

Os hormônios armazenados e então liberados na circulação pela neuro-hipófise incluem a ocitocina e a vasopressina. A ocitocina estimula a contração da musculatura lisa do útero e as células mioepiteliais do úbere. A vasopressina estimula vasoconstrição e promove reabsorção de fluido pelos rins. Estas substâncias são produzidas por neurônios neurossecretórios magnocelulares dentro dos núcleos supraóptico e paraventricular do hipotálamo e são transportados ao longo dos axônios para liberação direta pelo leito capilar neuro-hipofisário na circulação principal.

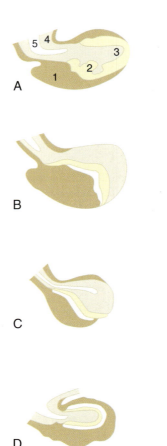

Fig. 6.2 Secções medianas da hipófise do (A) equino, (B) bovino, (C) suíno e (D) cão. A extremidade rostral da glândula está localizada à *esquerda*. *1*, Adeno-hipófise; *2*, parte intermediária; *3*, neuro-hipófise; *4*, haste hipofisária; *5*, recesso do terceiro ventrículo.

A neuro-hipófise é irrigada por pequenos ramos oriundos da artéria carótida interna (ou vaso substituto) e círculo arterial (de Willis) do cérebro. A adeno-hipófise é irrigada indiretamente; artérias hipofisárias rostrais, também oriundas da artéria carótida interna, se expandem em direção ao assoalho do hipotálamo, de onde o sangue é transportado

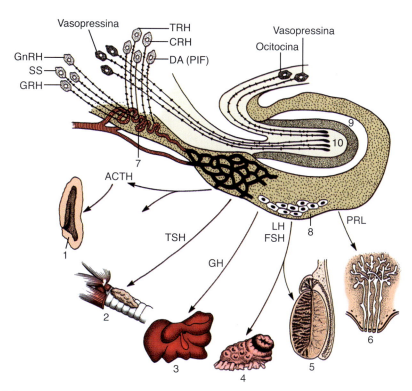

Fig. 6.3 Organização do eixo hipotálamo-hipófise-órgão-alvo. *ACTH*, hormônio adrenocorticotrófico; *CRH*, hormônio liberador de corticotrofina; *DA*, dopamina; *FSH*, hormônio folículo-estimulante; *GH*, hormônio de crescimento; *GnRH*, hormônio liberador de gonadotrofina; *GHRH*, hormônio liberador do hormônio do crescimento; *LH*, hormônio luteinizante; *PIF*, fator inibidor de prolactina; *PRL*, prolactina; *SS*, somatostatina; *TRH*, hormônio liberador de tireotrofina; *TSH*, hormônio tireoestimulante. *1*, córtex adrenal; *2*, tireoide; *3*, fígado; *4*, ovário; *5*, testículos; *6*, glândula mamária; *7*, eminência mediana; *8*, adeno-hipófise; *9* parte intermédia; *10*, neuro-hipófise.

através da haste por um sistema portal de veias. A rede capilar da adeno-hipófise drena, então, em direção ao seio cavernoso.

Certas regiões do cérebro, coletivamente conhecidas como *órgãos circunventriculares* (OCVs), recebem diretamente estimulação quimiossensorial a partir de substâncias oriundas do sangue. Isso ocorre como resultado da fenestração de capilares que as perfundem, a qual permite troca de grandes moléculas entre o plasma e o ambiente extracelular dos OCVs, ao contrário da estreita barreira hematoencefálica presente em outros locais. A proximidade entre os OCVs e sistema de ventrículos dentro do cérebro também sugere um papel do líquido cefalorraquidiano na difusão de mensageiros químicos. Os neurônios dentro das diferentes regiões são certamente capazes de se comunicar por meio de conexões sinápticas na forma usual, mas também permitem que os OCVs utilizem mecanismos neuro-hormonais para influenciar a função periférica. Os OCVs compreendem o órgão subfornical, a glândula pineal, o órgão sub-comissural, a área postrema, a neuro-hipófise, a eminência mediana e o órgão vascular da lâmina terminal (ver Fig. 8.67). Esses órgãos estão amplamente relacionados à função homeostática e autonômica (regulação por mecanismos de retroalimentação) e induzem efeitos periféricos por meio de secreção de substâncias que são carreadas até a circulação geral por capilares fenestrados.

EPÍFISE

A epífise, ou glândula pineal, é uma pequena projeção pigmentada escura com origem no teto do diencéfalo na parte mais caudal do assoalho do terceiro ventrículo e diretamente antes dos colículos rostrais (ver Fig. 8.22/*11*). Em certas espécies, a epífise está relacionada a uma grande cavidade (recesso pineal) formada pelo epêndima da pia-máter que recobre o teto do ventrículo. Está oculta entre os hemisférios cerebrais e cerebelo no cérebro intacto.

A epífise é sólida, mas nem sempre é homogênea em decorrência dos focos de calcificação ("areia do cérebro") que frequentemente se desenvolvem com o passar dos anos. Ela produz melatonina, uma indoleamina derivada da serotonina, a qual tem um efeito circadiano antigonadotrófico. Observou-se que tumores que destroem o tecido secretório estão frequentemente associados à puberdade precoce.

A secreção de melatonina pela glândula pineal é controlada por uma via polissináptica pelo relógio circadiano endógeno localizado no núcleo supraquiasmático do hipotálamo (NSQ). A inervação autônomica da glândula pineal trafega pelo gânglio cervical superior. A melatonina é secretada como um hormônio noturno durante o sono e atua em diversas áreas cerebrais, incluindo o NSQ e a hipófise. O cérebro sabe que é dia pelo aumento da atividade do NSQ e sabe que é noite pela secreção de melatonina. A ação da melatonina na *pars tuberalis* é importante por flutuações hormonais sazonais. O ajuste fino do relógio biológico no NSQ pode ser alcançado por alterações gradativas na luz do dia, que regulam tanto variações no longo prazo (sazonais) quanto no curto prazo (diurnas) na atividade gonadal.

GLÂNDULA TIREOIDE

A glândula tireoide localiza-se ventral ou lateral à traqueia, diretamente caudal à laringe ou algumas vezes sobre ela. Sua forma varia amplamente; no cão e no gato, a glândula consiste em massas separadas que estão ocasionalmente conectadas pelo istmo (Fig. 6.4A); no equino, os lobos pareados estão amplamente separados, mas conectados por um istmo insubstancial (Fig. 6.4B); em bovinos, os lobos são conectados por um amplo istmo de tecido parenquimatoso (Fig. 6.4C); em pequenos ruminantes, o istmo é, inconstante e, quando presente, é uma mera faixa de tecido conjuntivo. Em suínos e seres humanos, a tireoide tem uma forma mais compacta e exibe um lobo mediano relativamente grande (piramidal), além dos lobos laterais que fornecem uma cobertura na traqueia que se estende em direção à entrada do tórax (Fig. 6.4D).

A glândula desenvolve-se como um broto mediano originado do assoalho faríngeo que contribui para a formação da língua (p. 133). O primórdio estende-se caudalmente sobre a face ventral da traqueia antes de se dividir no seu ápice em processos divergentes que se direcionam dorsolateralmente, até alcançarem o limite entre a traqueia e o esôfago (Fig. 6.5/2). Na maioria dos mamíferos, a conexão com a língua em desenvolvimento (ducto tireoglosso) nunca é patente, e depois regride em sua totalidade.

A glândula madura está confinada dentro de uma cápsula de tecido conjuntivo que se conecta frouxamente aos órgãos vizinhos. A glândula apresenta vários folículos que lhe dão consistência, geralmente de coloração vermelho-tijolo, com textura granular. A superfície do órgão intacto é irregular em algumas espécies (p.ex., bovinos), mas lisa em outras (p.ex., cães). O tecido é relativamente firme, e esta consistência, aliada ao formato, tamanho e localização, permite que os lobos sejam identificados em espécies de grande porte pela palpação caudal da laringe, embora não em cães saudáveis.

O tamanho da glândula tireoide varia amplamente, dependendo em grande parte do conteúdo de iodo da dieta. Como a deficiência de iodo leva ao aumento (bócio), o iodo é adicionado ao sal de cozinha em muitas regiões do mundo.

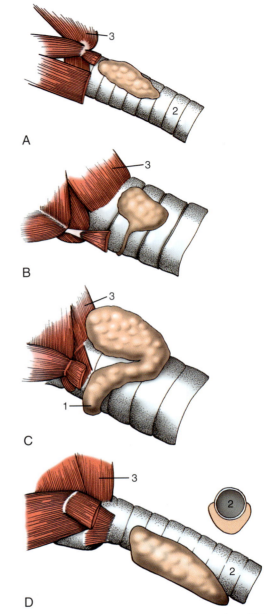

Fig. 6.4 A glândula tireoide do (A) cão, (B) equino, (C) bovino e (D) suíno. A *inserção* para (D) ilustra a conexão à região traqueal ventral em secção transversa da tireoide do suíno. *1*, istmo; *2*, traqueia; *3*, cricofaríngeo.

Em cães, o peso relativo da tireoide pode variar por um fator de até 6 vezes, embora o uso crescente de dietas comerciais (de composição uniforme) agora tende a reduzir esta variação. As dimensões médias em cães de porte médio são da ordem de 6 x 1,5 x 0,5 cm. Massas acessórias de tecido tireoidiano estão algumas vezes localizadas ao longo da traqueia cervical e são ocasionalmente carreadas em direção ao tórax pelo coração quando de sua migração descendente.

A glândula é principalmente irrigada pela *artéria tireóidea cranial*, a qual emerge da artéria carótida comum e faz uma curvatura ao redor do polo cranial. Um suprimento

Capítulo 6 **Glândulas Endócrinas** 207

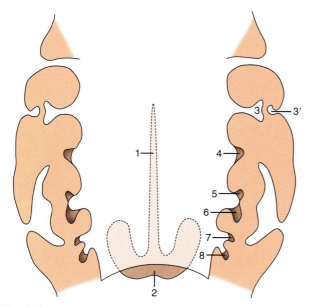

Fig. 6.5 Os primórdios faríngeos de certas estruturas endócrinas; vista dorsal, esquemática. *1*, Ducto tireoglosso; *2*, glândula tireoide; *3*, primeiro arco faríngeo; *3'*, meato acústico externo; *4*, tonsila palatina (segundo arco); *5*, paratireoide III; *6*, timo; *7*, paratireoide IV; *8*, corpo ultimobranquial.

subsidiário é ocasionalmente fornecido por uma artéria tireóidea caudal, a qual tem origem mais cranial. No cão, os dois vasos estão conectados por uma anastomose substancial ao longo da margem dorsal. A drenagem venosa é feita pela veia jugular interna. O tecido glandular recebe tanto *fibras simpáticas* quanto *parassimpáticas* direcionadas através dos gânglios cervicais craniais e ramos laríngeos do nervo vago, respectivamente. As fibras são predominantemente vasomotoras, e a denervação tem pouco efeito sobre a atividade secretória. A drenagem linfática principal da tireoide no cão se direciona aos linfonodos cervicais craniais profundos.

Uma pequena parte do parênquima é composta por células parafoliculares (ou C). Estas aparentemente têm sua origem nos corpos ultimobranquiais que derivam dos cordões epiteliais dos quartos arcos faríngeos que são invadidos pelas células da crista neural (Fig. 6.5/*8*). As células C produzem calcitonina, um hormônio antagonista ao paratormônio em algumas espécies. Este hormônio aparentemente também desempenha um papel no crescimento ósseo fetal, e protege o esqueleto materno contra a desmineralização excessiva.

Os **hormônios tireoidianos**, os quais regulam o metabolismo e crescimento, são produzidos pelas células foliculares que compõem a maior parte do parênquima. Eles são armazenados no fluido folicular e depois transformados para resultar nos produtos finais, que são liberados na corrente sanguínea.

 GLÂNDULAS PARATIREOIDES

As glândulas paratireoides, geralmente quatro, também se desenvolvem a partir do revestimento faríngeo; um par (paratireoides III ou glândulas paratireoides externas) surge dos terceiros arcos faríngeos, e o outro (paratireoides IV ou glândulas paratireoides internas) dos quartos arcos (Fig. 6.5/*5* e *7*). Em cães, gatos e pequenos ruminantes, as glândulas paratireoides geralmente se tornam recuadas ou embebidas dentro da substância da glândula tireoide e frequentemente não são notadas em dissecções rotineiras. Quando expostas, podem ser identificadas por sua coloração pálida, a qual contrasta com o tecido tireoidiano vermelho-tijolo. Em bovinos e equinos, elas estão geralmente localizadas próximas à glândula tireoide.

As paratireoides III são transportadas em direção à região cervical caudal pelo timo em desenvolvimento e repousam em diversos níveis, geralmente próximas às bifurcações carotídeas, mas muito mais distantes caudalmente nos equinos (nos quais elas podem alcançar a entrada torácica). Elas podem ser distintas dos linfonodos com base em sua palidez e ausência de exterior liso e brilhante. Essas glândulas estão geralmente localizadas na parte mais rostral da glândula tireoide no cão e na parte mais caudal no gato. A relação íntima entre as glândulas paratireoides e a tireoide aponta a necessidade de precaução na cirurgia tireoidiana.

O **hormônio paratireoideo** (paratormônio) tem papel vital na regulação da absorção de cálcio no intestino, sua mobilização a partir do esqueleto e sua excreção na urina. A produção de paratormônio é amplamente regulada pela concentração plasmática de cálcio.

 GLÂNDULAS ADRENAIS

As glândulas adrenais retroperitoneais e pareadas localizam-se próximo ao teto do abdome, perto da junção toracolombar. Geralmente são localizadas craniomedialmente ao rim correspondente (mais medialmente no equino). As glândulas estão intimamente conectadas à aorta à esquerda e veia cava caudal à direita. Elas estão aderidas aos vasos sanguíneos quando os rins se deslocam de suas posições costumeiras (p. ex., o rim esquerdo do ruminante; ver p. 685).

Embora geralmente alongadas, as glândulas são frequentemente assimétricas e bastante irregulares, moldadas nos vasos vizinhos (Fig. 6.6/*1*). É difícil especificar seu tamanho. Elas são relativamente maiores em espécies selvagens do que em domésticas relacionadas, em indivíduos jovens quando comparados a adultos, e em fêmeas gestantes ou lactantes do que naquelas inativas reprodutivamente. As glândulas adrenais de um cão de porte médio comumente medem cerca de 2,5 x 1 x 0,5 cm.

As glândulas adrenais são corpos firmes e sólidos que se quebram rapidamente quando flexionadas. A superfície

208 Parte I **Anatomia Geral**

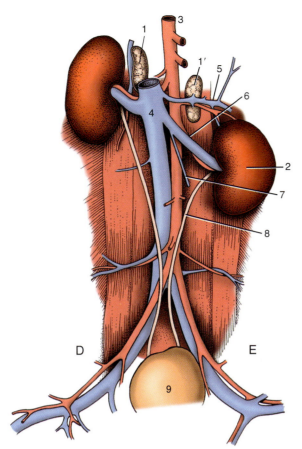

Fig. 6.6 A topografia das glândulas adrenais caninas. *1, 1',* Glândulas adrenais direita e esquerda; *2,* rim esquerdo; *3,* aorta; *4,* veia cava caudal; *5,* vasos frênico-abdominais; *6,* vasos renais; *7,* veia ovárica; *8,* ureter; *9,* bexiga.

quebrada (ou seccionada) expõe a divisão de seu interior em um córtex externo e medula interna. O córtex, coberto por uma cápsula fibrosa, é amarelado e radialmente estriado; a medula muito mais escura tem aparência mais uniforme. As duas partes também contrastam na origem, na estrutura microscópica e na função (Fig. 6.6B).

O córtex é de origem mesodérmica e derivado de um fragmento de epitélio celômico próximo à crista gonadal. À inspeção macroscópica, certas alterações de cor vagamente sugerem uma subdivisão em diversas conchas concêntricas (zonas), mas essas distinções tornam-se claras somente em preparações microscópicas. A zona externa produz o hormônio mineralocorticoide. As zonas subjacentes produzem glicocorticoides e certos esteroides sexuais.

A medula tem origem ectodérmica, com contribuição de uma parcela de células que migram a partir da crista neural para fornecer os neurônios dos gânglios simpáticos periféricos. As células medulares produzem as substâncias transmissoras norepinefrina e epinefrina, e assim compartilham com o sistema nervoso simpático o controle da resposta corporal ("luta ou fuga") para situações de estresse agudo. Essas células obtêm a designação adicional de *cromafins*

pela sua marcante afinidade por sais de crômio e outros metais pesados.

As glândulas adrenais são variavelmente, embora sempre generosamente, vascularizadas por pequenos ramos da aorta, assim como pelas artérias renal, lombar, frênico-abdominal e mesentérica cranial. Após perfundir a glândula, o sangue é armazenado dentro de uma veia central a partir da qual vasos emissários conduzem através de um hilo a fim de se unir à veia cava caudal ou uma tributária. Embora não facilmente identificados, finos nervos dentro do córtex sujeitam o tecido ao controle hipotalâmico. Feixes nervosos são mais evidentes dentro da medula; apropriadamente, eles são predominantemente fibras pré-ganglionares simpáticas que passam pelas células medulares, as quais são equivalentes aos neurônios pós-ganglionares simpáticos de outros locais.

Massas acessórias de tecidos cortical e medular podem surgir. Aquelas de tecido cortical podem estar incorporadas dentro de qualquer outro órgão, mas são mais comumente encontradas ligadas à cápsula da própria glândula adrenal. Células cromafins acessórias formam os corpos conhecidos como *paragânglios*, os quais são agrupados de células endócrinas particularmente associados aos nervos simpáticos; um exemplo claro é observado dentro do plexo na aorta, próximo à origem da artéria mesentérica cranial. Agrupados semelhantes de células não cromafins, geralmente atribuídas ao sistema parassimpático, são melhor conhecidos a partir dos corpos carotídeos e aórticos (descritos no Capítulo 7, p. 227).

▶ OUTROS TECIDOS ENDÓCRINOS

Os outros tecidos endócrinos estão incorporados dentro de órgãos de função composta. O exemplo mais familiar é fornecido pelo componente endócrino do pâncreas, as ilhotas pancreáticas, também conhecidas como *ilhotas de Langerhans*. A anatomia geral do pâncreas já foi descrita (p. 129). O componente endócrino compreende muitas centenas (ou milhares) de ilhotas de tamanhos variados distribuídas heterogeneamente dentre o tecido exócrino predominante. As ilhotas não são normalmente visíveis a olhos nu, mas as maiores – do tamanho da cabeça de um alfinete – podem se tornar aparentes pela utilização de corantes intravitais. O tecido das ilhotas tem a mesma origem do pâncreas exócrino e brota de cordões epiteliais em um estágio inicial; ele permanece sólido quando o restante da "árvore" canaliza.

As células das ilhotas são de vários tipos, sendo que as duas populações mais numerosas são dos tipos A e B (antigamente chamadas de *alpha* e *beta*), as quais produzem glucagon e insulina, respectivamente. Esses hormônios afetam o metabolismo de carboidratos, e seu papel é melhor conhecido pelo diabetes que ocorre quando a produção de insulina é insuficiente pelo tecido da ilhota. O pâncreas também é a fonte de outros hormônios, incluindo somatostatina e polipeptídeo pancreático. Outras células menos numerosas produzem gastrina; a distinção e funções de outros tipos ainda estão em discussão. As frequências relativas dos diferentes tipos não são as mesmas em todas as regiões do pâncreas, e há algumas evidências de que ocorrem diferentes relações ocorrem nas regiões que se originam dos primórdios dorsal e ventral.

Os componentes e funções endócrinos dos testículos (p. 176), ovários (p. 192) e placenta (p. 198) foram abordados no Capítulo 5.

Os componentes endócrinos de outros órgãos são ainda mais discretos e, portanto, não são descritos, pois não têm representação macroscópica. Os exemplos mais importantes são os complexos justaglomerulares produtores de renina dentro do rim e a variedade de células enteroendócrinas distribuídas dentro dos epitélios gástrico e intestinal (p. 120). Os números, diferenças e funções dos tipos celulares enteroendócrinos são pouco conhecidos. Embora distribuídos isoladamente na maioria dos casos, essas células são tão numerosas que poderiam constituir uma glândula considerável se agrupadas. Elas são consideradas como pertencentes ao sistema celular chamado APUD* (agora demonstrado como de origem endodérmica, e não neuroectodérmica, como previamente suposto), e acredita-se que produzam gastrina, secretina, glucagon, peptídeo intestinal vasoativo, peptídeo inibitório gástrico e diversos outros hormônios.

VERIFIQUE SUA COMPREENSÃO

Explique como o desenvolvimento embrionário influencia a localização anatômica macroscópica dos órgãos endócrinos.

Desenhe uma figura para demonstrar o papel de órgãos endócrinos no desenvolvimento do esqueleto.

---

*Um acrônimo para amine precursor uptake and decarboxylation (captação de precursores de amina e descarboxilação)

7 O Sistema Cardiovascular

O estudo dos sistemas vasculares sanguíneo e linfático é oficialmente denominado *angiologia*, termo que, estritamente, significa o estudo dos vasos. No entanto, seu âmbito é convenientemente ampliado para incluir coração, baço e vários outros órgãos linfáticos.

Um sistema circulatório é essencial para qualquer organismo que excede o tamanho relativamente trivial no qual a difusão pode fornecer o combustível metabólico e remover os detritos. Esse tamanho crítico é rapidamente obtido no embrião em rápido crescimento. Embora o sistema circulatório não seja o primeiro a ser concluído, é o primeiro sistema do organismo a alcançar a funcionalidade.

Os órgãos circulatórios e as hemácias têm uma origem comum em agregados de células mesenquimais que inicialmente surgem na parede do saco vitelino. As células mais externas destas "ilhotas sanguíneas" estão dispostas como um endotélio, enquanto as células remanescentes, hemocitoblastos ou células-tronco sanguíneas, flutuam dentro de um plasma líquido. As ilhotas inicialmente formadas são logo acrescidas de outras que surgem no mesoderma do corioalantoide e dentro do corpo do embrião; conforme os diversos agrupados se disseminam e se ligam, eles formam um sistema difuso de vasos conectados que é então estendido mais ainda por ramificações oriundas dos canais existentes. Os vasos principais são formados assim, independentemente um do outro, e relacionados com o surgimento e o crescimento das regiões e órgãos do embrião.

O coração também surge precocemente porque o bombeamento é necessário para uma circulação apropriada. É formado por diferenciação de canais dentro de uma parte do mesoderma apropriadamente conhecida como *área cardiogênica*, que está situada em frente à membrana oral do embrião discoide, e os primórdios cardíacos estão relacionados desde o início com os mais rostrais dos espaços teciduais, que depois coalescem para formar a cavidade celômica, que divide a somatopleura da esplancnopleura. A área cardiogênica, incluindo primórdios cardíacos e pericárdicos, torna-se pregueada ventralmente e é direcionada caudalmente no processo que converte o disco embrionário em um corpo cilíndrico (p. 91). Neste estágio, o coração consiste em tubos endoteliais (endocárdicos) pareados, posicionados ventralmente ao intestino cranial, mas esses tubos logo se fundem para formar um único órgão mediano que gradativamente se desloca caudalmente para o nível dos somitos torácicos (Fig. 7.1/5 e 7).

No início, o coração está conectado em uma extremidade com vasos que originam a aorta e em outra com vasos que originam as veias vitelínicas (onfalomesentéricas), as veias umbilicais e as veias cardinais, que drenam o saco vitelino, a placenta corioalantoica e o corpo, respectivamente. A aorta ventral, contínua com o coração, é logo unida à aorta dorsal independentemente formada por um sistema de arcos aórticos contidos dentro dos arcos faríngeos (branquiais) laterais à faringe (Fig. 7.2). É possível seguir a origem de determinadas artérias da anatomia adulta a partir dos seis pares de arcos aórticos que se desenvolvem (embora nem todos persistam). O sistema circulatório em desenvolvimento responde aos variáveis requerimentos funcionais pelo remodelamento do padrão dos vasos, sempre conservando partes obsoletas até que suas reposições se tornem funcionais.

Descrições do desenvolvimento cardíaco por si só e das alterações particularmente dramáticas que ocorrem na circulação ao nascimento serão encontradas posteriormente neste capítulo.

▶ O CORAÇÃO

O coração (cor) é o órgão central que bombeia sangue continuamente pelos vasos sanguíneos por contrações rítmicas. O coração adulto possui átrio direito, átrio esquerdo, ventrículo direito e ventrículo esquerdo (Fig. 7.3). Os dois átrios e os dois ventrículos estão separados por um septo interno, mas o átrio e o ventrículo de cada lado se comunicam por uma grande abertura. O coração consiste em duas bombas que estão combinadas dentro de um único órgão. O sangue

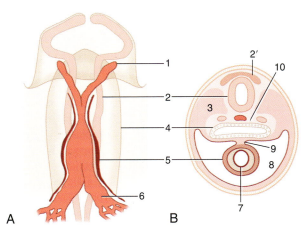

Fig. 7.1 (A) Vista ventral da parte cranial de um embrião suíno de 15 dias de idade após fusão do tubo endocárdico. (B) Secção transversal de um embrião de sete a oito somitos na altura do número 5. *1*, Primeiro arco aórtico; *2*, tubo neural; *2'*, crista neural; *3*, somito; *4*, intestino cranial; *5*, parede epimiocárdica dos tubos endocárdicos fusionados; *6*, veia vitelina; *7*, tubo endocárdico; *8*, cavidade pericárdica; *9*, mesocárdio dorsal; *10*, notorcorda e aorta dorsal.

Capítulo 7   **O Sistema Cardiovascular**   211

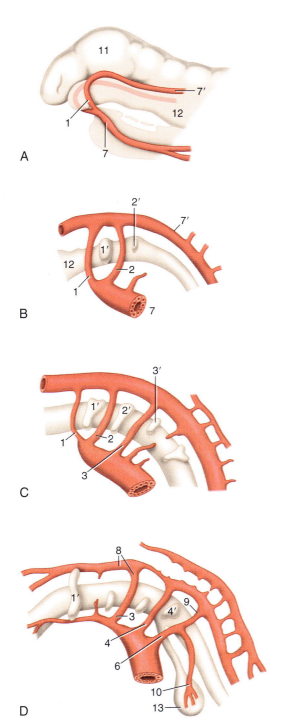

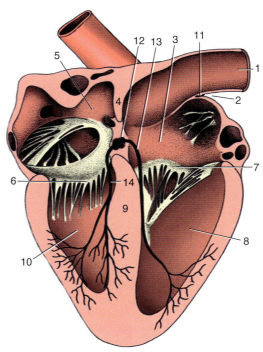

Fig. 7.3 Secção do coração expondo as quatro câmaras. *1*, Veia cava cranial; *2*, sulco terminal; *3*, átrio direito; *4*, septo interatrial; *5*, átrio esquerdo; *6*, valva atrioventricular esquerda; *7*, valva atrioventricular direita; *8*, ventrículo direito; *9*, septo interventricular; *10*, ventrículo esquerdo; *11*, nodo sinoatrial; *12*, nodo atrioventricular; *13* e *14*, ramos direito e esquerdo do feixe atrioventricular.

desoxigenado (venoso) entra pelo átrio direito e é ejetado aos pulmões pelo tronco pulmonar. A bomba esquerda recebe o sangue oxigenado dos pulmões pelas veias pulmonares e o ejeta na aorta para distribuição ao corpo (Fig. 7.4).

O tamanho do coração varia consideravelmente entre as espécies e também entre indivíduos, mas geralmente corresponde a 0,75% do peso corporal. O coração é típica e relativamente maior em espécies menores e animais de menor tamanho, porém é maior em animais atléticos, como o cavalo Puro-sangue inglês e o Greyhound. O coração se torna maior (hipertrofiado) com o exercício, entretanto sua construção, forma e posição geral são semelhantes entre mamíferos. As diferenças topográficas serão mencionadas em capítulos posteriores em razão de sua importância no exame clínico.

O PERICÁRDIO E A TOPOGRAFIA DO CORAÇÃO

O coração é quase completamente coberto pelo *pericárdio* e se encaixa perfeitamente nele (Fig. 7.5). O pericárdio é um saco seroso, mas seu encaixe muito justo ao redor do coração reduz o lúmen a um mero espaço capilar que contém uma pequena quantidade de fluido seroso para facilitar o movimento da parede cardíaca no saco pericárdico (Fig. 7.5/4). As camadas visceral e parietal do pericárdio são contínuas

Fig. 7.2 (A) a (D) Vistas laterais esquerdas dos arcos aórticos e suas transformações. (A) Aortas dorsal e ventral estão conectadas pelos primeiros arcos aórticos. (B) Primeiro e segundo arcos aórticos estão presentes. (C) O primeiro arco começa a desaparecer, o terceiro está completo e o quarto e sexto, em desenvolvimento. (D) O terceiro arco e a parte cranial da aorta dorsal estão agora transformados na artéria carótida interna, e o sexto dá origem ao tronco pulmonar e ao ducto arterioso. *1-4* e *6*, Arcos aórticos; *1'-4'*, bolsas faríngeas; *7* e *7'*, aortas ventral e dorsal; *8*, artéria carótida interna; *9*, ducto arterioso; *10*, artéria pulmonar esquerda; *11*, vesícula cerebral; *12*, intestino cranial; *13*, broto do pulmão.

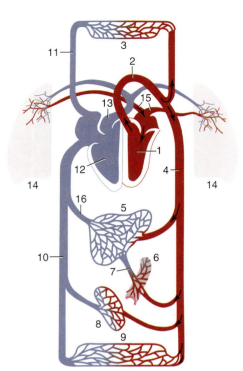

Fig. 7.4 Ilustração esquemática da circulação sistêmica e pulmonar. *1*, Ventrículo esquerdo; *2*, aorta; *3*, leito capilar de cabeça, pescoço e membros torácicos; *4*, aorta abdominal; *5*, fígado; *6*, leito capilar dos intestinos; *7*, veia porta; *8*, leito capilar dos rins; *9*, leito capilar da parte caudal do corpo; *10*, veia cava caudal; *11*, veia cava cranial; *12*, ventrículo direito; *13*, tronco pulmonar; *14*, leito capilar dos pulmões; *15*, veia pulmonar; *16*, veias hepáticas.

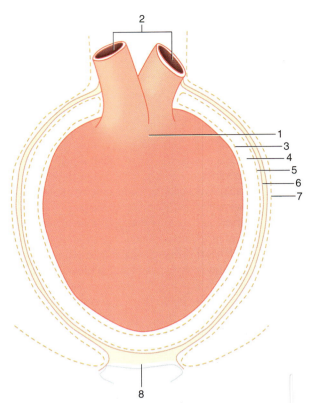

Fig. 7.5 Ilustração esquemática do pericárdio. *1*, Coração; *2*, grandes vasos; *3*, pericárdio visceral (epicárdio); *4*, cavidade pericárdica (exagerada em tamanho); *5*, pericárdio parietal; *6*, camada de tecido conjuntivo do pericárdio parietal; *7*, pleura mediastinal; *8*, ligamento esternopericárdico.

uma à outra após reflexão complicada que segue os átrios e as raízes dos grandes vasos. A camada visceral está tão intimamente aderida ao epicárdio, que pode ser descrita como um componente deste. A camada parietal possui uma cobertura fibrosa externa espessa (Fig. 7.5/6) que se une à adventícia dos grandes vasos dorsalmente e forma um ligamento no ápice ventral do saco para se ligar ao esterno (*ligamento esternopericárdico*) (Fig. 7.5/8) ou ao diafragma (*ligamento frenicopericárdico*). Estas ligações causam uma grave restrição da mobilidade cardíaca, embora discreta movimentação ocorra de fato em cada movimento respiratório.

Embora o pericárdio sofra distorção para acomodar a forma mutável do coração durante o ciclo cardíaco, seu componente fibroso previne qualquer distensão significativa em curto prazo. Ele pode sofrer estiramento em longo prazo se o coração aumentar por exercício ou doença, ou se efusão ou acúmulo de líquido inflamatório ocorrer dentro da cavidade pericárdica.

O coração (dentro do pericárdio)* está situado no mediastino, a partição que separa as cavidades pleurais direita e esquerda (Fig. 4.20A). Ele tem forma cônica e está posicionado assimetricamente dentro do tórax, e sua maior parte (cerca de 60%) está situada à esquerda do plano mediano (Fig.s 13.13B e 20.8). A base é dorsal e chega aproximadamente ao plano horizontal (dorsal) que divide a primeira costela; em algumas espécies (p. ex., o cão), está inclinado em graus variados para se voltar craniodorsalmente. O ápice está posicionado próximo ao esterno, oposto à sexta cartilagem costal. O eixo longo que une o centro da base e o ápice se inclina caudoventralmente, com algum desvio para a esquerda imposto pela orientação distorcida (Fig. 7.6). A projeção do coração sobre a parede torácica se estende entre a terceira e sexta costelas (ou aproximadamente). Assim, grande parte do coração é coberta pelo membro torácico, o que torna desafiador o exame clínico, especialmente em animais de grande porte (Caps. 20 e 27).

O coração demonstra certa compressão lateral para se adequar ao formato do tórax na maioria dos quadrúpedes. Este formato do coração melhor define as faces direita e esquerda (que também são cruzadas pelos nervos frênicos correspondentes) para melhor adaptação aos pulmões correspondentes. A incisura cardíaca na margem ventral de cada pulmão permite que o coração tenha contato restrito com a parede torácica, que é normalmente maior no lado esquerdo em razão da posição assimétrica (Fig. 13.5). A face cranial está extensivamente relacionada com o timo

---

*Esta classificação, necessária para precisão estrita, pode ser suposta em referências posteriores às relações do coração.

Capítulo 7 **O Sistema Cardiovascular** 213

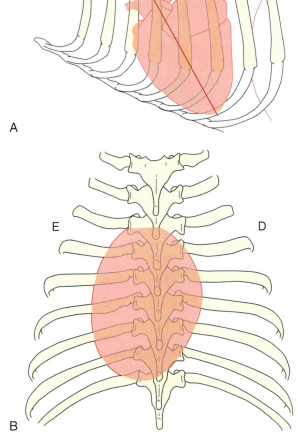

Fig. 7.6 Ilustrações esquemáticas para demonstrar a posição do coração canino com base em radiografias. (A) Vista lateral esquerda; eixo longo inclinado caudoventralmente (linha vermelha) do coração está indicado. (B) Vista dorsoventral demonstrando a posição assimétrica do coração. *E*, esquerda; *D*, direita.

(no animal jovem), mas a face caudal está voltada para o diafragma e pode estar indiretamente relacionada por intermédio deste aos órgãos abdominais craniais, um ponto importante em determinadas espécies, como em bovinos (Cap. 28).

Anatomia Geral do Coração

A base do coração é formada pelos *átrios* de parede fina, que estão claramente separados dos ventrículos por um *sulco coronário* circundante que contém os principais troncos dos vasos coronarianos dentro de um revestimento de tecido adiposo. Os átrios direito e esquerdo se combinam em uma formação contínua em forma de U que envolve a origem da aorta; a formação é interrompida cranialmente à esquerda, onde cada átrio termina em um apêndice livre em fundo cego, a aurícula (Fig. 7.7A/*1*), que sobrepõe a origem do tronco pulmonar. As margens dos átrios são frequentemente recortadas.

Os *ventrículos* de parede espessa proveem uma parte maior e mais firme do coração. Embora os ventrículos se unam externamente, seus limites são definidos por sulcos superficiais que descendem em direção ao ápice. O *sulco paraconal (esquerda)* segue próximo à face cranial do coração (Fig. 7.7A); o *sulco subsinuoso (direita)* corre próximo à face caudal (Fig. 7.7B). Ambos os sulcos direcionam vasos importantes que seguem as margens do septo interventricular e em conjunto revelam a disposição assimétrica dos ventrículos. A câmara direita está situada tão cranialmente quanto à direita da câmara esquerda (Fig. 7.10). Ramos adicionais dos vasos coronarianos se estendem por certa distância sobre os ventrículos em um padrão menos constante, mas, fora isso, a superfície externa é lisa e sem traços característicos. Embora não seja aparente externamente, um esqueleto fibroso separa a massa muscular atrial da ventricular.

O Átrio Direito

O átrio direito está localizado principalmente no lado direito, embora a aurícula em fundo de saco se estenda até a face cranial do tronco pulmonar para se projetar no lado esquerdo. A maior parte forma uma câmara (seio venoso das veias cavas) na qual as principais veias sistêmicas desembocam (Fig. 7.8/*1*). A veia cava caudal adentra a parte caudodorsal desta câmara, sobre a abertura da veia muito menor (óstio do seio coronário) que drena o próprio coração. A veia cava cranial se abre craniodorsalmente na *crista terminal* (Fig. 7.8/*7*). A veia ázigos desemboca de maneira variável. Quando uma *ázigos direita* está presente (como em equinos, cães e ruminantes), ela desemboca dorsalmente, seja pela união à veia cava cranial (Fig. 7.8/*6*) ou por desembocar entre as aberturas das cavas; quando uma veia *ázigos esquerda* (como em ruminantes e suínos) está presente, ela se une ao seio coronário próximo à sua terminação após contornar a face caudal da base a partir do lado esquerdo (Fig. 7.9A/*12*).

O interior do átrio é liso entre as desembocaduras das veias, que não são obstruídas por valvas. Seu teto adentra os óstios das cavas, sendo denteado pela passagem das veias pulmonares que retornam sobre o átrio direito e entram no átrio esquerdo. A crista formada pela endentação (*tubérculo intervenoso*) (Fig. 7.8/*5*) impede o confronto entre as correntes das cavas pelo desvio ventral de ambas em direção ao óstio atrioventricular (Fig. 7.8/*3*) que ocupa grande parte do assoalho. Uma área membranosa abaulada (*fossa oval*) (Fig. 7.8/*8*) da parede do septo está presente caudal ao tubérculo e corresponde ao forame oval da vida fetal. Em acentuado contraste, o interior da aurícula (Fig. 7.8/*1'*) torna-se irregular por uma série de cristas (músculos pectinados) que

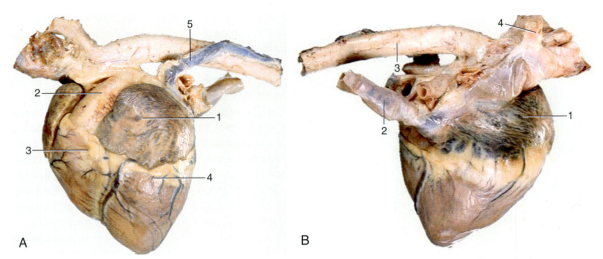

Fig. 7.7 (A) Vista esquerda do coração. *1*, Aurícula esquerda; *2*, tronco pulmonar; *3*, ventrículo direito; *4*, ventrículo esquerdo; *5*, veia ázigos esquerda. (B) Vista direita do coração. *1*, Átrio direito; *2*, veia cava caudal; *3*, aorta; *4*, veia ázigos direita (desembocando na veia cava caudal).

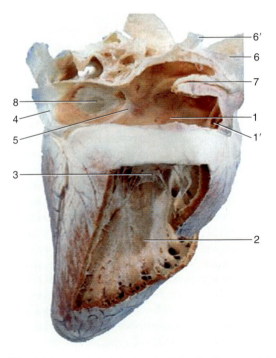

Fig. 7.8 Vista geral do interior do átrio direito e ventrículo direito do coração equino. *1*, Átrio direito; *1'*, aurícula direita; *2*, ventrículo direito; *3*, valva atrioventricular direita; *4*, veia cava caudal; *5*, tubérculo intervenoso; *6*, veia cava cranial; *6'*, veia ázigos direita; *7*, crista terminal; *8*, fossa oval.

se originam a partir da crista terminal e demarcam o limite entre a aurícula e o componente principal.

O Átrio Esquerdo

A forma do átrio esquerdo é geralmente semelhante àquela do átrio direito. Ele recebe as veias pulmonares, que entram separadamente ou em grupos em dois a três locais: cranialmente à esquerda, cranialmente à direita e, em algumas espécies, caudalmente (Fig. 7.9/*11i* e *11'*). A parede do septo pode apresentar uma cicatriz que demarca a posição da válvula do forame oval fetal. A aurícula assemelha-se àquela do lado direito.

O Ventrículo Direito

Esta câmara apresenta forma de meia-lua em secção transversa. O ventrículo direito envolve a face direita e a margem cranial do ventrículo esquerdo (Fig. 7.10). É incompletamente dividido por um feixe muscular robusto (crista supraventricular) que se projeta a partir do teto, cranialmente ao óstio atrioventricular. A principal parte da câmara está situada sob esta grande abertura alongada, enquanto o prolongamento à esquerda, o *cone arterioso* (Fig. 7.11), leva diretamente à saída circular muito menor em direção ao tronco pulmonar.

A *valva atrioventricular direita* (*tricúspide*) é composta de três válvulas ou cúspides que se ligam a um anel fibroso que circunda a abertura. As cúspides são contínuas no ponto de fixação, mas se separam em direção ao centro da abertura, onde suas margens livres são espessas e irregulares, especialmente com o passar dos anos. Cada cúspide é unida por filamentos fibrosos (cordas tendíneas) que descendem em direção ao lúmen do ventrículo para inserção em projeções musculares em suas paredes (*músculos papilares*). Geralmente, três músculos papilares estão presentes, e as cordas tendíneas estão dispostas de tal modo que conectam cada cúspide a dois músculos e cada músculo a duas cúspides (Fig. 7.11/*2* e *3*). A disposição impede a eversão das cúspides em direção ao átrio durante a contração ventricular (sístole). O lúmen do ventrículo é cruzado por uma fina faixa muscular (*trabécula septomarginal*) que vai da parede do septo até a parede externa (Fig. 7.17B/*2*). Ela fornece um atalho para um feixe de tecido condutor, garantindo, assim, uma contração quase simultânea de todas as partes do ventrículo (Fig. 7.3). O músculo é ainda mais modificado pelas

Capítulo 7 **O Sistema Cardiovascular** 215

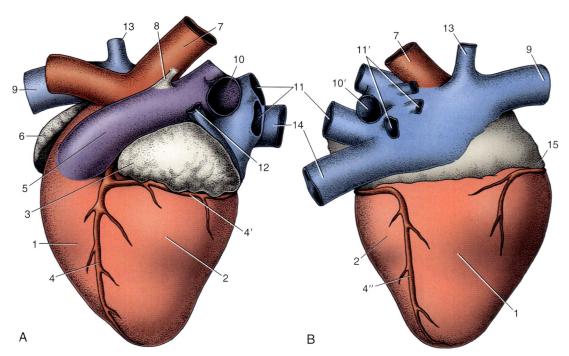

Fig. 7.9 Vistas (A) esquerda e (B) direita do coração bovino. *1*, Ventrículo direito; *2*, ventrículo esquerdo; *3*, aurícula esquerda; *4*, ramo interventricular paraconal da artéria coronária esquerda; *4'*, ramo circunflexo da artéria coronária esquerda; *4"*, ramo interventricular subsinuoso da artéria coronária esquerda; *5*, tronco pulmonar; *6*, aurícula direita; *7*, aorta; *8*, ligamento arterioso; *9*, veia cava cranial; *10* e *10'*, artérias pulmonares esquerda e direita; *11* e *11'*, veias pulmonares esquerda e direita; *12*, veia ázigos esquerda (v.); *13*, veia ázigos direita; *14*, veia cava caudal; *15*, artéria coronária direita.

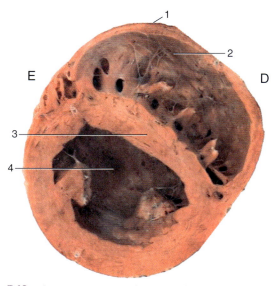

Fig. 7.10 Secção transversal através dos ventrículos. Note as diferentes espessuras das paredes dos ventrículos direito e esquerdo. *1*, Ponto mais cranial; *2*, ventrículo direito; *3*, septo interventricular; *4*, ventrículo esquerdo; *E*, esquerda; *D*, direita.

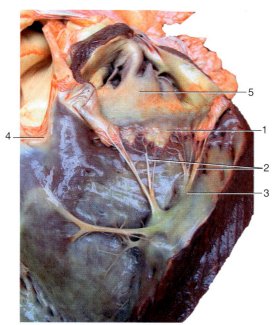

Fig. 7.11 Vista cranioventral do interior do ventrículo direito. *1*, Cúspide da valva atrioventricular direita; *2*, cordas tendíneas; *3*, músculos papilares; *4*, valva pulmonar; *5*, aurícula direita.

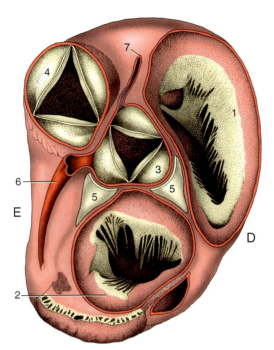

Fig. 7.12 Vista dorsal da base do coração bovino após remoção dos átrios. Os ossos cardíacos em ambos os lados da valva aórtica foram expostos. *1*, Valva atrioventricular direita; *2*, valva atrioventricular esquerda; *3*, valva aórtica; *4*, valva pulmonar; *5*, ossos cardíacos; *6*, artéria coronária esquerda; *7*, artéria coronária direita; *E*, esquerda; *D*, direita.

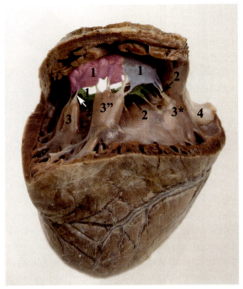

Fig. 7.13 Valva tricúspide e ventrículo direito do cão. *1*, Cúspides (válvulas) da valva tricúspide, magenta: cúspide parietal, azul: cúspide angular, verde: cúspide septal; *2*, cordas tendíneas; *3*, músculos papilares (*Mm. papilares menores*; *3"*, músculos papilares (*m. papilar maior*); *3**, músculos papilares (*m. papilar subarterioso*); *4*, valva pulmonar.

diversas cristas irregulares (trabéculas cárneas) que dão à parte ventral da parede uma aparência esponjosa. Estas cristas, que estão confinadas à parte de "influxo" da cavidade, supostamente reduzem a turbulência do sangue.

A abertura para o tronco pulmonar está situada em um nível mais dorsal do que o óstio atrioventricular e também cranialmente à esquerda em relação à origem da aorta. Está fechada durante o relaxamento ventricular (diástole) pelo fluxo retrógrado de sangue que força suas três cúspides em conjunto, que se originam ao redor de sua margem e constituem a *valva pulmonar* (Fig. 7.12). As cúspides são semilunares e profundamente côncavas no lado arterial, todas encaixadas de forma bastante justaposta quando a valva está fechada; espessamentos das áreas de contato, algumas vezes pronunciados em animais idosos, melhoram a vedação (Fig. 7.13).

O Ventrículo Esquerdo

Em secção, o ventrículo esquerdo apresenta-se circular (Fig. 7.10) e forma o ápice do coração como um todo. Exceto em direção ao ápice, sua parede é muito mais espessa do que a do ventrículo direito, em conformidade com a demanda de maior trabalho; entretanto a impressão de que o lúmen da câmara esquerda é também muito menor é ilusória. A *valva atrioventricular esquerda (bicúspide ou mitral)* que fecha o óstio atrioventricular geralmente possui somente duas cúspides principais, mas, fora essa informação, é comparável àquela do lado direito. O ventrículo esquerdo está situado majoritariamente à esquerda do plano mediano (Figs. 7.12/*2* e 7.14/*3*). A saída para a aorta toma uma posição mais central dentro do coração.

A valva aórtica, geralmente semelhante à valva pulmonar, demonstra uma orientação diferente de suas cúspides (Fig. 7.12/*3*). Os espessamentos nodulares nas margens livres das cúspides aórticas são notáveis.

A Estrutura do Coração

A camada média espessa da parede (*miocárdio*) é composta por músculo cardíaco, que é uma variedade de músculo estriado peculiar a este órgão. É coberto externamente pelo pericárdio visceral (*epicárdio*) e internamente pelo *endocárdio*, uma camada delgada e de superfície lisa contínua com o revestimento dos vasos sanguíneos.

As partes atriais e ventriculares do músculo são separadas por um esqueleto fibroso que é formado principalmente pela conjunção de anéis que circundam os quatro óstios cardíacos. O esqueleto contém ilhas de fibrocartilagem nas quais nódulos de ossos (*ossa cordis*) podem se desenvolver (Fig. 7.12/*5*). Embora estes ossos surjam precocemente nos corações de bovinos, eles não são exclusivos dessa espécie, conforme foi sugerido por algumas vezes. Próximo à entrada do seio coronário, o esqueleto fibroso permite a passagem do *feixe atrioventricular*, que conduz o impulso para contração e constitui a única conexão direta entre os músculos atriais e ventriculares. Extensões delicadas do tecido fibroso também formam os centros das cúspides de várias valvas.

Capítulo 7 **O Sistema Cardiovascular** 217

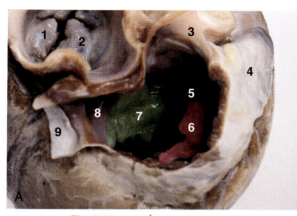 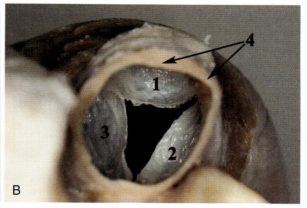

Fig. 7.14 (A) Óstios atrioventriculares do cão (vista dorsal): *1*, Cúspide parietal da valva atrioventricular esquerda; *2*, cúspide septal da valva atrioventricular esquerda; *3*, veia cava cranial; *4*, aurícula direita; *5*, cúspide angular da valva atrioventricular direita; *6*, cúspide parietal da valva atrioventricular direita; *7*, cúspide septal da valva atrioventricular direita; *8*, abertura do seio coronário; *9*, veia cava caudal. (B) Válvulas semilunares do tronco pulmonar; *1*, válvula semilunar intermediária; *2*, válvula semilunar direita; *3*, válvula semilunar esquerda; *4*, tronco pulmonar.

O músculo atrial é delgado – de fato, a parede da aurícula pode ser translucente entre as cristas pectinadas – e está disposto em feixes superficiais e profundos; alguns dos primeiros são comuns a ambos os átrios, mas o restante e todos os feixes profundos estão confinados a um único átrio. Já foi postulado que os fascículos que circundam as diversas aberturas venosas, tanto sistêmicas quanto pulmonares, atuam como valvas para se opor ao refluxo de sangue em direção às veias durante a sístole atrial.

O músculo ventricular muito mais espesso também está disposto em feixes superficiais e profundos. Alguns feixes superficiais estão circundando ambas as câmaras, utilizando o septo para completar um trajeto em forma de 8. Outros, como os feixes mais profundos, circundam somente uma câmara. O arranjo destes músculos e seus mecanismos de contração são certamente muito complexos.

O ritmo inerente ao coração é controlado por um marca-passo, um *nodo sinoatrial* pequeno e ricamente inervado composto por fibras cardíacas modificadas (miofibras nodais) (Fig. 7.16A). Este nodo, que não é aparente a olho nu, está situado sob o epicárdio da parede atrial direita, ventral à abertura da veia cava cranial (Fig. 7.3/*11*). Em cada ciclo cardíaco, uma onda de excitação surge no nodo sinoatrial e se dissemina por todo o músculo atrial até alcançar o nodo atrioventricular (Figs. 7.15 e 7.16B e C). Em ungulados, um tecido condutor especializado está presente abaixo do endocárdio no átrio, principalmente sobre os músculos pectinados. A partir do *nodo atrioventricular*, um estímulo excitatório passa rapidamente por todo o miocárdio ventricular através do *feixe atrioventricular*, que é majoritariamente composto por fibras de Purkinje, fibras miocárdicas modificadas que conduzem impulsos muito mais rapidamente do que aquelas do tipo comum (Fig. 7.15). O nodo atrioventricular consiste em fibras nodais modificadas e de Purkinje, sendo encon-

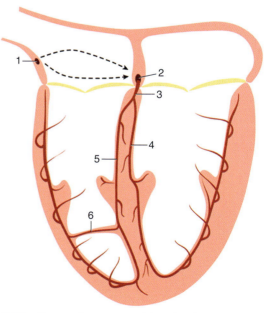

Fig. 7.15 Ilustração esquemática do sistema condutor do coração. As *linhas tracejadas* e as *setas* sugerem a passagem da onda de excitação pela parede atrial. *1*, Nodo sinoatrial; *2*, nodo atrioventricular; *3*, feixe atrioventricular; *4*, ramo esquerdo; *5*, ramo direito; *6*, ramificação do ramo direito atravessando a trabécula septomarginal.

trado dentro do septo interatrial, cranial à abertura do seio coronário, e ricamente inervado. Este nodo dá origem ao *feixe atrioventricular*, que penetra o esqueleto fibroso antes de se dividir em ramos direito e esquerdo (pilares), que se estendem pelo septo interventricular (Fig. 7.17A e B). Cada ramo continua ventralmente próximo ao endocárdio e se ramifica para alcançar todas as partes do músculo cardíaco; parte do ramo direito vai para a parede externa

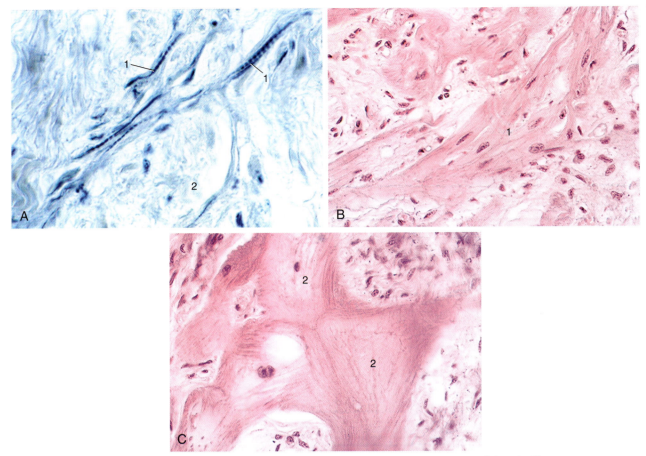

Fig. 7.16 (A) Nodo sinoatrial do coração equino. *1*, Miofibras nodais; *2*, feixe de fibras nervosas (hematoxilina e eosina [HE]; aumento 279x). (B) e (C) Nodo atrioventricular do coração equino. *1*, Miofibras nodais; *2*, células de Purkinje com glicogênio em abundância.

pelo trajeto da trabécula septomarginal. As principais estruturas condutoras não são difíceis de se demonstrar por dissecação no coração bovino.

Vasos e Nervos Cardíacos

O coração é generosamente suprido por sangue, recebendo cerca de 15% do débito do ventrículo esquerdo. A irrigação é feita pelas artérias coronárias que se originam de dois dos três seios localizados sobre as válvulas semilunares no início da aorta (Fig. 7.18).

A artéria coronária esquerda é geralmente a maior. Ela se origina sobre a cúspide esquerda caudal, alcança o sulco coronário, passando entre a aurícula esquerda e o tronco pulmonar, e é dividida quase que imediatamente. O ramo interventricular esquerdo (paraconal) segue o sulco de mesmo nome em direção ao ápice do coração (Fig. 7.19/*2'*). O tronco continua como um ramo circunflexo (Fig. 7.19/*2"*) que segue o sulco coronário em direção à margem caudal do coração, onde pode terminar próximo à origem do sulco interventricular direito (subsinuoso) (equino e suíno) ou continuar em direção a ele (carnívoros e ruminantes) (Figs. 7.20A e B e 7.21).

A *artéria coronária direita* se origina sobre a cúspide cranial (Fig. 7.18/*6*) e alcança o sulco coronário após passagem entre a aurícula direita e o tronco pulmonar. Ela segue um trajeto circunflexo que desaparece em direção à origem do sulco subsinuoso ou se transforma nele naquelas espécies nas quais a artéria esquerda possui uma distribuição restrita. Ambas as artérias coronárias enviam outros ramos, de variáveis tamanhos e constância de posição, a partes adjacentes das paredes atrial e ventricular. Ramos muito pequenos se prolongam por certa distância em direção aos centros das cúspides valvares (Fig. 7.22).

Não são formadas anastomoses entre os ramos principais das artérias coronárias, mas existem diversas entre os ramos menores. Mesmo assim, o fechamento súbito de um destes pequenos vasos leva ao infarto local do miocárdio.

O sangue retorna ao coração principalmente por meio da *veia cardíaca magna* que desemboca separadamente no átrio direito através do seio coronário (Fig. 7.20/*3* e *4*). De forma bastante surpreendente, várias veias muito pequenas (tebesianas) desembocam diretamente nas quatro câmaras.

A inervação do coração é topograficamente complicada. Uma contribuição simpática é encaminhada por inter-

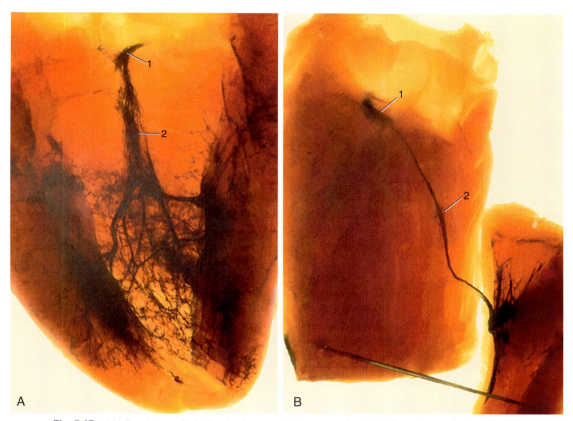

Fig. 7.17 (A) Espécime diafanizado de ventrículo esquerdo. *1*, Nodo atrioventricular; *2*, pilar esquerdo do tronco atrioventricular (injetado de azul). (B) Espécime diafanizado do ventrículo direito. *1*, Nodo atrioventricular; *2*, pilar direito do tronco atrioventricular, continuando em direção à trabécula moderadora.

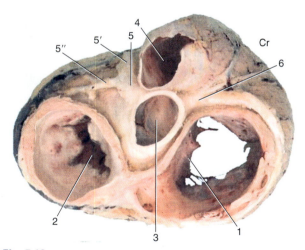

Fig. 7.18 Vista dorsal da base do coração após remoção dos átrios. As artérias coronárias estão expostas. *1*, Valva atrioventricular direita; *2*, valva atrioventricular esquerda; *3*, valva aórtica; *4*, valva pulmonar; *5*, artéria coronária esquerda; *5'*, ramo interventricular paraconal; *5"*, ramo circunflexo; *6*, artéria coronária direita; *Cr*, cranial.

médio dos gânglios cervical caudal e primeiros torácicos do tronco simpático. As fibras pós-ganglionares formam plexos cardíacos dentro do mediastino cranial antes de se estenderem à parede cardíaca (Fig. 7.23). Fibras parassimpáticas ramificam-se a partir do nervo vago, seja diretamente ou após curta passagem dentro dos nervos laríngeos recorrentes. Elas terminam em células nervosas na parede cardíaca, especialmente dentro e ao redor dos nodos sinoatrial e atrioventricular. Muitas dessas fibras pós-ganglionares passam aos nodos, mas outras alcançam a periferia do coração, seguindo o feixe atrioventricular e seus ramos.

Anatomia Funcional

O coração possui uma tarefa exigente, pois 60%, 80% e 100% do sangue total passam através dele a cada minuto em seres humanos, cães e equinos, respectivamente. Este bombeamento eficiente requer contração coordenada, pois a contração assincrônica (fibrilação) do músculo cardíaco, especialmente dos ventrículos, é ineficaz e rapidamente fatal. O nodo sinoatrial, o marca-passo, gera uma onda de excitação que normalmente se dissemina ao músculo atrial para alcançar o nodo atrioventricular (Figs. 7.15/*2* e 7.17A e B).

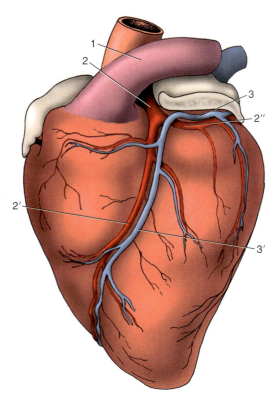

Fig. 7.19 Ramificação da artéria coronária esquerda do coração, vista lateral esquerda. A aurícula esquerda foi diminuída. *1*, Tronco pulmonar; *2*, artéria coronária esquerda; *2'*, ramo interventricular paraconal; *2"*, ramo circunflexo; *3*, veia cardíaca magna (continuada pelo seio coronário na face direita do coração); *3'*, tributária interventricular paraconal de 3.

Ele possui a maior taxa de atividade espontânea quando isento de estímulos externos, mas é regulado por um balanço fino exercido por contribuições aceleradoras simpáticas e desaceleradoras vagais. Após um curto atraso no nodo atrioventricular para permitir a conclusão da contração atrial, o impulso então se dissemina ao músculo ventricular por intermédio do tecido condutor atrioventricular. Embora a contração ventricular seja quase sincrônica, a camada subendocárdica, que inclui os músculos papilares, possui uma discreta vantagem.

O sangue entrará pelos átrios enquanto a pressão dentro das veias exceder aquela dentro do coração. Vários fatores de magnitude incerta e variável contribuem para a pressão venosa. A força exercida contra a corrente (*vis a tergo* ou força por trás) é a soma dos seguintes fatores: *pressão residual transmitida ao sangue pela contração ventricular, forças exercidas pelos músculos, atividade visceral e pulsação arterial, e contração do diafragma (a chamada bomba abdominal)* expelindo sangue a partir da veia cava caudal e suas grandes tributárias dentro do abdome. A força favorável à corrente (*vis a fronte* ou força pela frente) oscila entre um efeito negativo de aspiração (fornecido pela expansão torácica e pelo relaxamento

atrial) e uma pressão positiva desenvolvida na sístole atrial. Uma pressão lateral pode ser exercida pela contração da cobertura muscular das grandes veias. A gravidade também é importante, algumas vezes auxiliando e outras vezes impedindo o fluxo de acordo com a postura. Muito sangue flui diretamente aos ventrículos por intermédio de óstios atrioventriculares abertos, e somente um efeito "residual" é exercido pela contração atrial, que coincide com o último estágio do relaxamento ventricular. Quando os átrios se contraem, alguma quantidade de sangue pode retornar às veias (apesar do mecanismo acelerador conjecturado já mencionado), conforme evidenciado pelo pulso jugular observado principalmente em bovinos.

As valvas pulmonar e aórtica (arteriais) estão fechadas durante o relaxamento ventricular. A contração ventricular fecha as valvas atrioventriculares enquanto os músculos papilares impedem a eversão das cúspides em direção aos átrios. À medida que ocorre a contração, o sangue mantém abertas as valvas arteriais, e as artérias condutoras são expandidas por esta entrada súbita. O lúmen ventricular direito é comprimido em uma ação de fole na qual a parede externa é tracionada em direção ao septo (Fig. 7.24) e o ventrículo esquerdo, mais concêntrico, se contrai radialmente e em comprimento, gerando um efeito mais poderoso.

Auscultação. O fechamento das valvas cardíacas produz sons distintos que são audíveis na auscultação e que fornecem informações valiosas sobre a condição das valvas. Devido aos tecidos intervenientes de diversas densidades, as projeções das valvas cardíacas na parede torácica não são necessariamente nos focos (pontos máximos) onde os sons são mais claramente auscultados. *Como orientação geral, as valvas pulmonar, aórtica e atrioventricular esquerda são mais bem auscultadas sobre a terceira, quarta e quinta costelas no lado esquerdo, e a valva atrioventricular direita, sobre a quarta costela do lado direito. As valvas arteriais são de certa forma dorsais às valvas atrioventriculares.* A percussão também é utilizada como um método de avaliação do tamanho cardíaco. A qualidade da macicez cardíaca contrasta com o alto tom obtido quando a percussão é realizada sobre os pulmões. O limite da área cardíaca não é muito bem definido porque o tecido pulmonar que cobre o coração varia em espessura sobre a incisura cardíaca.

O Desenvolvimento do Coração

O coração primitivo, a única estrutura mediana formada pela fusão de brotos rudimentares pareados, é conduzido ventralmente ao intestino cranial pelos processos reversos que remodelam a extremidade cefálica do embrião (p. 91). Apesar de inicialmente consistir em um tubo endotelial simples, o coração logo adquire um revestimento de mesoderma que forma os componentes

Capítulo 7 **O Sistema Cardiovascular** 221

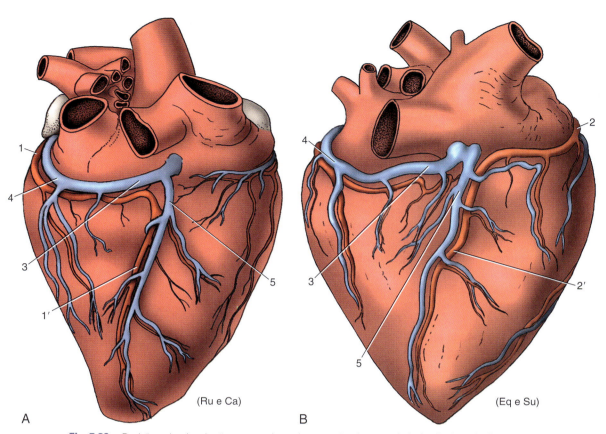

Fig. 7.20 Padrões de circulação coronariana do coração vistos pelo lado direito. (A) Situações em ruminantes (*Ru*) e carnívoros (*Ca*); o ramo interventricular direito (subsinuoso) (*1'*) é a continuação da artéria coronária esquerda. (B) Situação no equino (*Eq*) e no suíno (*Su*); o ramo interventricular direito (subsinuoso) (*2'*) é uma continuação da artéria coronária direita. *1*, Ramo circunflexo da artéria coronária esquerda; *2*, artéria coronária direita; *3*, seio coronário; *4*, veia cardíaca magna; *5*, veia cardíaca média.

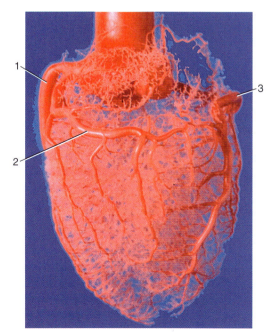

Fig. 7.21 Molde de corrosão da aorta e circulação coronária (suíno). *1*, Artéria coronária esquerda; *2*, ramo circunflexo; *3*, artéria coronária direita.

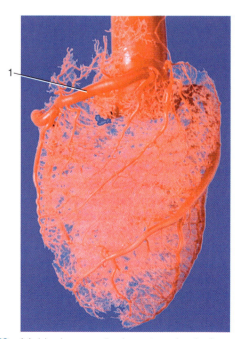

Fig. 7.22 Molde de corrosão da aorta e circulação coronária (suíno). *1*, Artéria coronária direita.

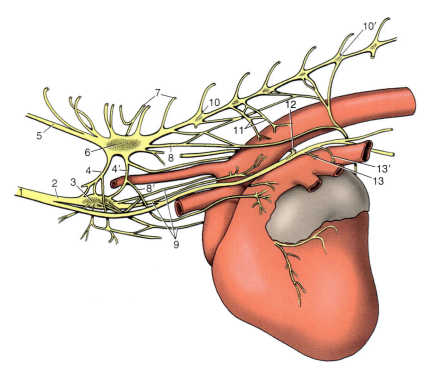

Fig. 7.23 Nervos cardíacos e gânglios relacionados do cão; vista lateral esquerda. *1*, Tronco vagossimpático; *2*, tronco simpático; *3*, gânglio cervical médio; *4* e *4'*, ramos cranial e caudal da alça subclávia; *5*, nodo vertebral; *6*, gânglio cervicotorácico; *7*, ramos comunicantes; *8* e *8'*, nodos cardíacos cervicotorácicos caudodorsal e caudoventral; *9*, nodos cardíacos vertebrais; *10* e *10'*, terceiro e sétimo gânglios torácicos; *11*, nodos cardíacos torácicos; *12*, nodo laríngeo recorrente esquerdo; *13* e *13'*, nodos cardíacos vagais cranial e caudal.

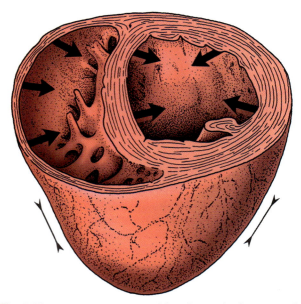

Fig. 7.24 Ilustração esquemática do modo de contração dos ventrículos esquerdo e direito. A parede do ventrículo esquerdo se contrai radialmente, enquanto o lúmen do ventrículo direito é comprimido em uma ação de fole. *Setas* indicam a direção da contração.

miocárdico e epicárdico de sua parede. A parte cranial do tubo, que posteriormente formará o tronco arterioso e os ventrículos, neste estágio está contida na cavidade pericárdica e suspensa por uma prega (mesocárdio dorsal) que se estende entre o mioepicárdio e a parede pericárdica (Fig. 7.1B/9). A parte caudal, que forma os átrios e o seio venoso, inicialmente está situada caudalmente à cavidade pericárdica incrustada dentro do septo transverso. A parte enclausurada (tronco ventricular) do coração cresce mais rapidamente do que o espaço pericárdico e é forçada em direção a uma flexura cujo ápice está direcionado ventrocaudalmente e, de certa forma, para o lado direito. As expansões atriais dos tubos endoteliais inicialmente pareados agora se fundiram em um único átrio comum, contínuo com o seio venoso; este apresenta uma parte transversa ímpar, que recebe as projeções pareadas criadas pela entrada das veias (Fig. 7.25).

As quatro câmaras cardíacas neste estágio, em sequência caudocranial, são *seio venoso*, *átrio*, *ventrículo* e *tronco arterioso*. O átrio e o ventrículo são separados por uma constrição chamada de *canal atrioventricular*, enquanto a transição do ventrículo ao tronco forma o *cone arterial* (bulbo do coração). O tronco prolonga-se rostralmente em direção aos arcos aórticos, que agora surgem no mesoderma em ambos os lados da faringe (Fig. 7.2B). O seio

Capítulo 7 **O Sistema Cardiovascular** 223

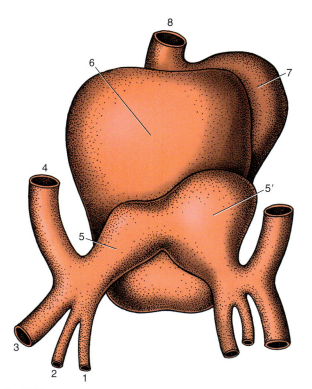

Fig. 7.25 Vista dorsal do coração em desenvolvimento. *1*, Veia (v.) vitelina; *2*, v. umbilical; *3*, v. cardinal caudal; *4*, v. cardinal cranial; *5* e *5′*, cornos esquerdo e direito do seio venoso; *6*, átrio; *7*, ventrículo; *8*, tronco arterioso.

venoso recebe os sistemas cardinal, vitelino e umbilical de veias que se estendem do corpo do embrião, saco vitelino e corioalantoide, respectivamente (Fig. 7.25). O caráter bífido do seio venoso persiste durante um período, mas sua ampla comunicação com o átrio gradativamente desvia em direção ao lado direito conforme a quantidade de sangue que adentra o corno esquerdo é diminuída após obliteração das veias umbilical e vitelínica esquerdas. Quando o seio é eventualmente incorporado ao átrio, a parte não dividida e o corno direito contribuem para o seio venoso do átrio direito do adulto, mas o corno esquerdo é reduzido ao seio coronário. Neste estágio, o seio venoso e o átrio comum também foram incluídos na cavidade pericárdica, onde estão situados dorsalmente ao ventrículo.

O surgimento e o subsequente crescimento de uma crista em meia-lua, conhecida como *septo primário*, iniciam a divisão do átrio comum em câmaras direita e esquerda (Fig. 7.26/*2*). Esta crista projeta-se ventralmente em direção ao lúmen e, em suas extremidades, cresce em direção a espessamentos da parede do canal atrioventricular conhecidos como *coxins endocárdicos* (Fig. 7.26/*6*). A abertura entre sua margem livre e os coxins é conhecida como *óstio primário* (Fig. 7.26/*4*), o qual é gradativamente ocluído pelo alargamento adicional dos coxins, mas, antes da conclusão do fechamento, uma série de perfurações surge dentro do septo e coalesce para formar uma nova comunicação, o *óstio secundário* (Fig. 7.26/*5*), entre os dois átrios. A divisão definitiva dos átrios é realizada por uma segunda crista (Fig. 7.26/*3*) que surge agora à direita da primeira divisão. A margem ventral livre côncava desta

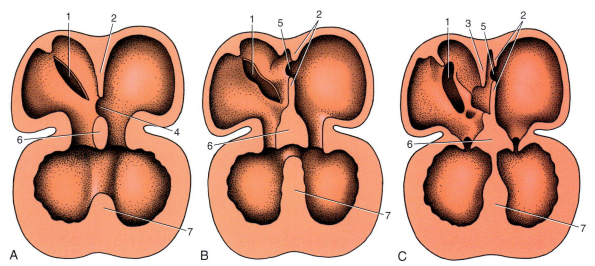

Fig. 7.26 (A) a (C) Divisão esquemática do átrio e do ventrículo. (A) O septo atrial primário foi formado, e o desenvolvimento do septo interventricular começou. (B) O septo atrial primário fundiu-se com os coxins endocárdicos e um forame secundário (*5*) foi formado. (C) O septo atrial secundário foi formado, e uma passagem (forame oval) entre os septos primário e secundário conecta os átrios direito e esquerdo. Note a fusão do septo interventricular com os coxins endocárdicos. *1*, Abertura sinoatrial; *2*, septo atrial primário; *3*, septo atrial secundário; *4*, óstio primário; *5*, óstio secundário; *6*, coxins endocárdicos fusionados; *7*, septo interventricular.

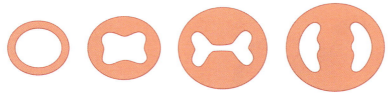

Fig. 7.27 Da *esquerda para direita*, divisão do canal atrioventricular pelos coxins endocárdicos. O único canal atrioventricular é gradativamente dividido em óstios atrioventriculares direito e esquerdo.

segunda crista sobrepõe o óstio secundário, reduzindo a passagem entre os átrios a um espaço estreito, o forame oval, entre os dois septos (Fig. 7.26C). O remanescente do septo primário forma a valva do forame oval. O fechamento final da abertura é concluído após o nascimento pela aposição e subsequente fusão da valva com o septo secundário (p. 241).

O crescimento adicional e a eventual fusão dos coxins endocárdicos dividem o canal em duas aberturas que se tornam os óstios atrioventriculares direito e esquerdo (Figs. 7.27 e 7.28B).

A septação do tronco arterioso e do bulbo é concluída pelo surgimento, crescimento e fusão de duas cristas endocárdicas que passam ao longo de todo o comprimento do tronco. A esquerda é conhecida como *crista septal*, e a direita, *crista parietal* ou *dorsal*. A fusão das cristas começa na extremidade distal do tronco e gradativamente se prolonga proximalmente, formando uma divisão que termina em uma margem livre arqueada sobre o ventrículo comum (Fig. 7.28B/2 e 3). A extremidade ventral da crista parietal se expande dentro do ventrículo e contribui para o fechamento do óstio atrioventricular. A crista septal funde-se com a parte mais cranial do septo interventricular que está se desenvolvendo neste período.

Este septo interventricular surge inicialmente como uma crista falciforme formada pelo espessamento local do miocárdio no ápice do ventrículo; conforme se prolonga, ele divide a cavidade comum em câmaras direita e esquerda (Fig. 7.26/7). Embora a conformação externa do coração neste estágio praticamente se aproxime de sua forma final, o tronco arterioso (apesar de agora dividido internamente) parece surgir somente a partir do ventrículo direito (Fig. 7.28A). Os dois ventrículos ainda se comunicam entre si sobre a margem livre do septo interventricular, mas estão em comunicação separada do átrio por meio de aberturas pareadas em forma de fenda criadas pela subdivisão do canal atrioventricular. A abertura atrioventricular direita está substancialmente limitada pela parte direita do coxim endocárdico caudal, menos extensivamente pelo coxim cranial, e, em parte, conforme já mencionado, pela crista parietal do tronco. Cada uma destas três contribuições forma uma cúspide separada da valva, e a crista do tronco contribui para a cúspide parietal.

A valva atrioventricular esquerda possui uma origem semelhante, principalmente a partir dos coxins endocárdicos cranial e caudal, mas com um pequeno coxim adicional (lateral) formando a cúspide parietal. A divisão dos ventrículos é basicamente concluída pela fusão do septo interventricular com o coxim caudal, sendo finalizada pela fusão da margem ventral do septo do tronco com a parte direita do coxim caudal e com o septo interventricular. Como o mesmo processo completa a parte aórtica do tronco, o débito cardíaco é agora dividido em duas correntes: uma oriunda do ventrículo esquerdo em direção à aorta e outra originada do ventrículo direito que segue com destino ao tronco pulmonar.

Como o processo de desenvolvimento cardíaco requer encontros e fusões de diversos elementos altamente precisos, as malformações cardíacas estão entre as anormalidades congênitas mais comuns, afetando até 1% de todos os nascimentos humanos. Malformações cardíacas também são frequentes em animais domésticos, sendo as mais comuns: defeitos do septo cardíaco, atresia ou estenose dos troncos pulmonar ou aórtico, ou alguma combinação destas anomalias (p. ex., a tetralogia de Fallot: estenose pulmonar, aorta sobreposta e dilatada, defeito septal ventricular e hipertrofia do ventrículo direito). A incapacidade de fechamento do forame oval geralmente não tem significado clínico, mas a maioria das outras malformações é incompatível com a vida normal após o nascimento. A correção cirúrgica pode não surtir efeito naqueles animais afetados que não vão a óbito espontaneamente.

OS VASOS SANGUÍNEOS

As artérias, capilares e veias formam um sistema contínuo revestido por um endotélio contínuo de baixa fricção. As outras camadas de suas paredes variam amplamente com relação a construção, espessura e até mesmo presença, em adaptação evidente ou presumida a diferentes necessidades funcionais.

As Artérias

A parede arterial é composta por três túnicas concêntricas (Fig. 7.29A e B). O endotélio da camada interna (*túnica interna*) é apoiado sobre uma fina camada de tecido conjuntivo especializado que é limitado externamente por um folheto elástico fenestrado e bem desenvolvido, a membrana elástica interna (Fig. 7.29/2). O tecido conjuntivo subendotelial é frequentemente afetado por alterações ateriscleró-

Capítulo 7 **O Sistema Cardiovascular** 225

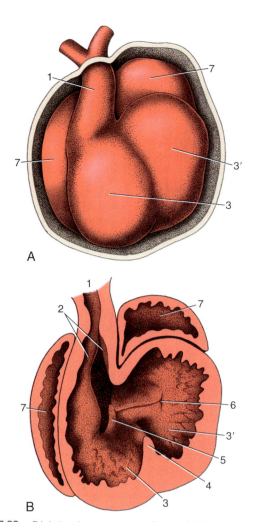

Fig. 7.28 Divisão do tronco arterioso. (A) Vista ventral do coração em desenvolvimento. (B) A parte ventral do coração foi removida para expor as cristas em desenvolvimento (2) no tronco arterioso. *1*, Tronco arterioso; *2*, cristas no tronco; *3*, ventrículo direito; *3'*, ventrículo esquerdo; *4*, septo interventricular; *5*, canal atrioventricular direito; *6*, canal atrioventricular esquerdo; *7*, átrio.

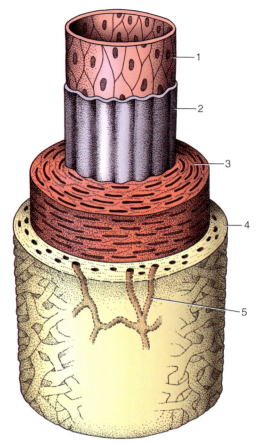

Fig. 7.29 Componentes da parede arterial. *1* e *2*, Túnica interna (*1*, endotélio; *2*, membrana elástica interna); *3*, túnica média; *4*, túnica adventícia; *5*, *vasa vasorum*.

ticas (endurecimento das artérias), particularmente, embora não exclusivamente, em humanos. A túnica média, composta por uma mistura cuidadosamente organizada de tecido elástico e musculatura lisa em proporções variáveis, é a camada mais espessa e mais variável (Fig. 7.29/*3*). A túnica externa (*túnica adventícia*) é predominantemente fibrosa e se transforma gradativamente em tecido fibroareolar, que limita a expansão da artéria (Fig. 7.29/*4*).

As diferenças na estrutura da túnica média resultam nas três principais classes de artérias. Algumas poucas artérias muito grandes que sofrem estiramento após receberem o débito sistólico dos ventrículos possuem uma túnica média composta predominantemente de membranas elásticas fenestradas concêntricas com relativamente pouco músculo liso interposto. O tecido elástico se expande para absorver e armazenar a energia seguido por sua liberação após retração para dirigir o fluxo sanguíneo para a periferia. Estas artérias elásticas ou condutoras são a primeira parte da aorta, alguns dos seus ramos principais e o tronco pulmonar.

A túnica média da maioria das principais artérias e outras de menor tamanho é composta majoritariamente por várias camadas intimamente espiraladas de músculo liso. O calibre destas artérias musculares ou distribuidoras é intimamente controlado por uma inervação do sistema nervoso autônomo.

As menores artérias, conhecidas como *arteríolas*, regulam principalmente a resistência ao fluxo de sangue e, consequentemente, a pressão sanguínea periférica. O músculo, reduzido a algumas poucas camadas, é progressivamente eliminado. As aberturas das arteríolas em capilares são marcadas por esfíncteres que regulam a perfusão vascular do leito capilar (Fig. 7.30).

Os Capilares e Sinusoides

Os capilares são reduzidos a estreitos tubos endoteliais envoltos por um revestimento de tecido conjuntivo muito delicado. Eles permitem a saída de fluido do sangue para o interstício tecidual na extremidade arterial seguida pela reabsorção de certa quantidade de líquido na extremidade venosa (Fig. 7.30). Eles permeiam quase todos os tecidos com densidades variáveis e possuem endotélio completo que permite o transporte transcelular do fluido. Alguns capilares (fenestrados) presentes nas vilosidades intestinais e glomérulos renais, no entanto, possuem poros diminutos.

Os sinusoides constituem um tipo especial de capilar encontrado em determinados órgãos, incluindo fígado, baço e medula óssea. Eles são mais largos, menos regulares e mais comumente fenestrados do que os capilares comuns, e suas células endoteliais são capazes de extrair substâncias coloidais a partir do sangue.

As Veias

Embora de paredes mais delgadas, as veias maiores possuem uma construção semelhante à das artérias. As menores, as vênulas, podem passar por diversas confluências sucessivas antes de adquirirem musculatura lisa. A túnica interna das veias é sempre delgada, não possui membrana elástica e está envolvida na formação das valvas (p. 25). A túnica média é relativamente frágil, majoritariamente muscular e possui pouca mistura de elementos elásticos. Fibras elásticas são mais abundantes na adventícia.

A estrutura das veias é muito menos uniforme do que a das artérias, mas o significado específico das adaptações estruturais ainda não é bem compreendido. Existem indicações claras, entretanto, de que a camada muscular pode aumentar em espessura em resposta a elevadas pressões venosas (p. ex., as veias digitais dos equinos).

Anastomoses Arteriovenosas

Conexões diretas entre pequenas artérias e veias existem em várias partes do corpo, onde elas são utilizadas para criar atalhos no leito capilar (Fig. 7.31). Um propósito de tais conexões é desviar sangue para longe dos tecidos de atividade intermitente quando estão em repouso; bons exemplos são fornecidos pela glândula tireoide e mucosa gástrica. Anastomoses arteriovenosas também estão relacionadas com a regulação térmica e são abundantes nos dígitos, orelhas externas e nariz. Paradoxalmente, parecem ser utilizadas em duas vias. Elas se abrem em um ambiente frio para prevenir o superaquecimento dos apêndices. As anastomoses também promovem perda de calor pelo aumento do tráfego de sangue próximo à superfície do corpo em animais superaquecidos. O cão ofegante utiliza a circulação sanguínea por meio de diversas anastomoses arteriovenosas dentro da língua para promover a evaporação da saliva a partir da superfície, que compensa em certo grau a distribuição restrita das glândulas sudoríferas na pele canina.

No suíno, até 30% do débito cardíaco total passa pelas anastomoses arteriovenosas alguma vez. A estruturas desses canais interconectantes não é uniforme. Alguns são distinguidos por apresentarem paredes muito musculares, e, em outros, as células musculares assumem um caráter epitelioide peculiar; estas células epitelioides supostamente aumentam de volume em resposta a estímulos químicos específicos, fechando, desta forma, o canal.

Tecido Erétil

O tecido erétil ou cavernoso é uma especialização vascular que consiste em vários espaços agrupados revestidos por endotélio. Os espaços são geralmente fechados, porém supridos diretamente por arteríolas e rapidamente ingurgitam sob apropriada estimulação nervosa. O tecido erétil provê uma grande parte da estrutura do pênis (p. 184) e do clitóris. Na forma modificada, também é encontrado na parede da papila mamária, na mucosa nasal, no órgão vomeronasal e em alguns outros locais. Uma res-

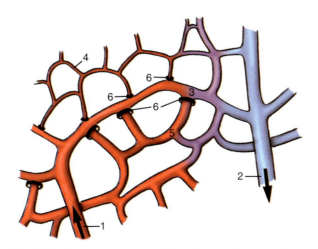

Fig. 7.30 Ilustração esquemática de um plexo capilar. *1*, Arteríola; *2*, vênula; *3*, canal comunicante (baixa resistência); *4*, capilares fechados; *5*, capilares abertos; *6*, esfíncteres pré-capilares. *Setas* indicam a direção do fluxo sanguíneo.

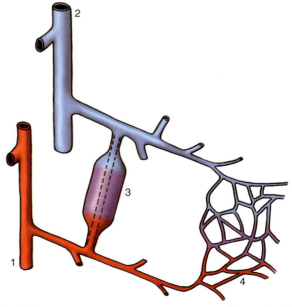

Fig. 7.31 Anastomose arteriovenosa pré-capilar. *1*, Artéria; *2*, veia; *3*, anastomose arteriovenosa; *4*, plexo capilar.

posta simultânea do tecido erétil genital e nasal é comum e pode ocorrer porque a percepção de odores tem um papel significativo no comportamento sexual de vários animais.

"Coxins sanguíneos" formados por uma concentração de veias estão associados ao trato gastrointestinal. Um deles, que é de interesse veterinário, é formado pelas papilas do íleo do equino (Cap. 21), que possui uma capacidade considerável para ingurgitamento. Na mucosa anal humana, os coxins formados pelas veias subjacentes supostamente contribuem para o fechamento do orifício.

Vascularização e Inervação da Parede Vascular

Assim como outros tecidos, as paredes dos vasos sanguíneos necessitam de nutrição. A difusão a partir do lúmen é suficiente para suprir as necessidades dos vasos menores, mas requer suplementação por uma circulação intramural para aqueles de tamanho maior. As artérias que realizam esta nutrição (*vasa vasorum*) mais frequentemente se originam em um local com certa distância do estiramento da parede que elas nutrem, frequentemente oriundas de ramos colaterais. Elas penetram a adventícia pelo lado externo e sofrem ramificações dentro desta camada e da parte adjacente da túnica média (Fig. 7.32/*1*). Elas não penetram além da túnica média em artérias. A túnica íntima não é vascularizada, a menos que seja patológico.

Artérias e veias recebem uma inervação motora e uma inervação sensitiva. Os nervos vasomotores controlam os diâmetros dos lumens das artérias e, consequentemente, a resistência periférica. A maioria é composta por fibras vasoconstritoras de origem simpática. Algumas passam diretamente às grandes artérias a partir dos plexos simpáticos dentro do mediastino, mas a maioria inicialmente segue dentro de troncos nervosos locais a partir dos quais elas emergem posteriormente para se ligarem às artérias periféricas. O componente aferente está relacionado com os reflexos vasculares locais e gerais; algumas fibras medeiam a sensação de dor percebida após lesões arteriais.

Ademais, certos locais específicos são muito mais abundantemente supridos por nervos cujas terminações respondem à pressão ou a estímulos químicos. Estas concentrações de baroceptores e quimioceptores, de grande importância na regulação da circulação, estão confinadas a artérias que se originam nos arcos faríngeos (branquiais): as artérias carótidas internas, o arco aórtico, a artéria subclávia direita e o tronco pulmonar. Os exemplos mais conhecidos de cada tipo, o seio carotídeo e o corpo carotídeo (*glomus caroticum*), são encontrados em íntima associação à origem da artéria carótida interna (Fig. 7.33).

O seio carotídeo pode ser reconhecido no cadáver como um nodo discretamente expandido e especialmente distensível na origem da carótida interna. Seus baroceptores respondem a alterações de pressão que alteram a tensão mecânica em sua parede. O corpo carotídeo é um nódulo adjacente (algumas vezes palpável) composto por uma massa altamente vascularizada de células epitelioides. Os quimioceptores respondem a alterações nas tensões de oxigênio e dióxido de carbono e à concentração de íons hidrogênio no sangue em perfusão. As fibras aferentes oriundas de ambos os tipos de receptores viajam no ramo do seio carotídeo (conhecido por fisiologistas como o nervo de Hering) do nervo glossofaríngeo para se projetar em centros dentro do tronco encefálico.

As áreas de receptores menos familiares nas outras artérias citadas são semelhantes, mas menos importantes. Diferenças específicas existem, e em alguns animais parecem ter menor importância com o alcance da maturidade.

Padrões de Distribuição Arterial

Nós já mencionamos algumas características mais óbvias de distribuição arterial: o aumento da área seccional transversa total em cada ramificação, a variação no ângulo de ramifica-

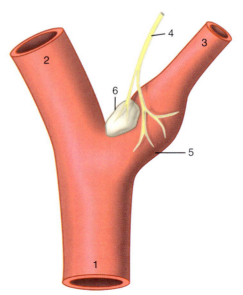

Fig. 7.33 Baroceptores e quimioceptores na origem da artéria (a.) carótida interna. *1*, A. carótida comum; *2*, a. carótida externa; *3*, a. carótida interna; *4*, ramo do seio carotídeo do nervo glossofaríngeo; *5*, seio carotídeo (baroceptor); *6*, corpo carotídeo (quimioceptor).

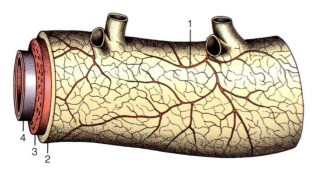

Fig. 7.32 *Vasa vasorum* na parede de uma grande artéria. *1*, *Vasa vasorum*; *2*, túnica adventícia; *3*, túnica média; *4*, túnica interna.

ção, a preferência por trajetos protegidos dentro de membros e a generosidade de anastomoses interarteriais (p. 25). A ampliação da descrição de certas características é necessária.

Circulação Colateral

Poucas artérias de qualquer tamanho terminam em leitos capilares sem inicialmente dar origem a ramos laterais ou colaterais. A maioria dos ramos colaterais, sejam grandes ou pequenos, se anastomosa com seus vizinhos, conexões que podem estar ocultas dentro de músculos e outros órgãos (Fig. 7.34). As anastomoses aumentam quando a corrente sanguínea é direcionada de sua rota normal por oclusão de um tronco principal; o alargamento inicialmente ocorre devido ao relaxamento e estiramento da parede, mas, posteriormente, pela reconstrução das ligações anastomóticas. Assim, contanto que sangue suficiente possa passar por um tempo, tecidos privados de suas fontes usuais de suprimento geralmente sobrevivem, embora a possível perda temporária de função das partes isquêmicas possa ocorrer. Experimentos já demonstraram que cães saudáveis possuem chance moderada de sobrevivência mesmo se a aorta for ligada (caudal à origem das artérias renais). A capacidade de desenvolver uma circulação colateral adequada é maior quando a obstrução ocorre lentamente, mas é menor de forma marcante pelo início súbito da obstrução, pelo envelhecimento ou por alterações patológicas na parede do vaso.

O bloqueio das artérias terminais causa um infarto em forma de cone. Pela definição estrita, a artéria terminal é uma raridade, mas artérias terminais "funcionais", para as quais as conexões colaterais são de calibre insuficiente, são mais comuns (Fig. 7.35). A adequação da circulação colateral não pode ser avaliada somente por evidências morfológicas. Artérias intramusculares, por exemplo, parecem sofrer anastomoses livremente, mas a oclusão de uma frequentemente leva a necrose local. As consequências da obstrução da artéria central da retina e vários pequenos vasos dentro do cérebro que não possuem anastomoses adequadas são imediatas e catastróficas. Esta situação pode ser contrastada com as anastomoses abundantes entre as principais artérias que se unem para formar o círculo arterial na base do cérebro. Embora anastomoses entre ramos mais finos das artérias coronárias também sejam escassas e geralmente incapazes de manter uma circulação colateral adequada, nem todos os êmbolos coronarianos são fatais. Muito do resultado final pode depender do tamanho e do local específico do infarto e do cuidado médico imediato.

Anastomoses entre artérias pequenas dentro dos membros são especialmente numerosas nas regiões das articulações e algumas vezes formam redes visíveis; um exemplo proeminente é observado na face dorsal do carpo do equino (rede dorsal do carpo).

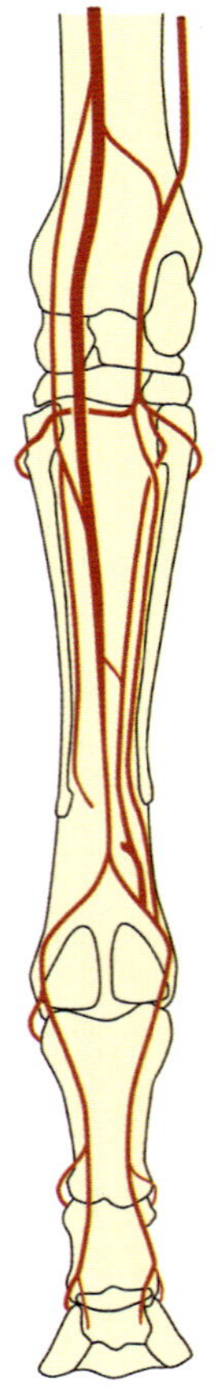

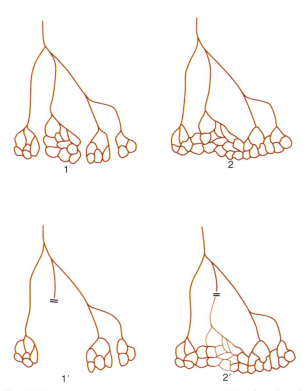

Fig. 7.34 Esta ilustração do padrão arterial do membro equino demonstra a generosidade das anastomoses interarteriais.

Fig. 7.35 Artérias terminais verdadeiras (1) e funcionais (2). O fechamento (linhas escuras duplas) de uma artéria terminal leva à necrose do tecido que ela irriga (1'). No caso de uma artéria terminal funcional (2), uma via alternativa possível, porém inadequada, existe (2').

A rede que acabou de ser descrita não deve ser confundida com a chamada rede *mirabile*, de ocorrência mais restrita. A rede *mirabile* é encontrada onde um tronco principal se divide quase imediatamente em uma cadeia de vasos paralelos. A disposição "bipolar" possui troncos paralelos que se reúnem posteriormente, como nas artérias cerebrais em algumas espécies (Fig. 7.36/7) e, em menor escala, nos glomérulos renais (Fig. 5.28). Na disposição "unipolar", as ramificações permanecem separadas, como observado dentro dos membros de criaturas arbóreas de movimentos lentos (preguiças, lêmures) e na cavidade torácica de baleias e outros mamíferos marinhos. Não existem explicações convincentes do valor adaptativo da maioria desses arranjos; os glomérulos renais, entretanto, são a exceção óbvia (p. 170).

▶ ANGIOLOGIA SISTÊMICA

Esta seção fornece uma descrição das árvores arteriais e venosas derivadas do cão como modelo. Somente algumas poucas características comparativas mais importantes serão discutidas aqui; a vascularização de órgãos e regiões particulares de importância funcional especial ou clínica é incluída em outros capítulos.

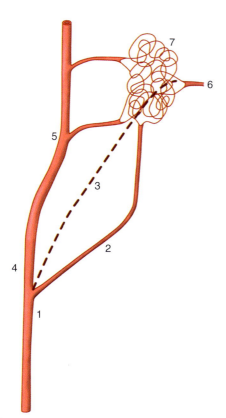

Fig. 7.36 Rede *mirabile* interposta na irrigação sanguínea do cérebro bovino. *1*, Artéria (a.) carótida comum; *2*, a. occipital; *3*, a. carótida interna (regride após o nascimento); *4*, a. carótida externa; *5*, a. maxilar; *6*, ramificação oriunda da rede para o círculo arterial do cérebro; *7*, rede *mirabile* epidural rostral.

A Circulação Pulmonar

As Artérias Pulmonares

O *tronco pulmonar* se origina no óstio pulmonar do ventrículo direito, na margem cranial e face esquerda do coração. É discretamente expandido em sua origem, onde apresenta um pequeno seio sobre cada cúspide da valva pulmonar. O tronco (Fig. 7.9A/5) passa entre as duas aurículas e, então, curva-se caudalmente sobre a base do coração, onde é acompanhado, em sua face direita, pelo ligamento arterioso, o remanescente fibroso do ducto arterioso (p. 241). Depois de penetrar o pericárdio, é dividido em *artérias pulmonares* direita e esquerda, cada uma direcionada ao hilo do pulmão correspondente em companhia do brônquio principal e veias pulmonares (Fig. 7.9/*10* e *10'*). O trajeto da artéria direita segue ventral à traqueia.

As artérias pulmonares sofrem sua ramificação inicial antes de adentrar os pulmões (Fig. 4.23). Suas ramificações adicionais já foram brevemente destacadas (p. 153).

As Veias Pulmonares

As veias pulmonares, que desembocam variavelmente no teto do átrio esquerdo, formam dois grupos no cão, para as veias que drenam cada pulmão. Em algumas outras espécies, as veias que drenam os lobos caudais de ambos os pulmões formam um terceiro grupo. As valvas estão ausentes nestas veias.

A Circulação Sistêmica

As Artérias Sistêmicas

O Arco Aórtico. A origem da aorta é semelhante àquela do tronco pulmonar, mas é oriunda do ventrículo esquerdo. A parte inicial, o bulbo aórtico, está oculta entre os átrios e forma seios sobre as três cúspides da valva aórtica; a artéria coronária direita tem sua origem no seio cranial e a artéria esquerda é oriunda do seio caudal esquerdo (Fig. 7.18/*5* e *6*). Após este ponto, a aorta se curva cranial, dorsal e caudalmente, penetrando o pericárdio para ascender dentro do mediastino a fim de alcançar a face ventral esquerda da coluna vertebral, na altura da sétima vértebra torácica (Fig. 7.37). Além das artérias coronárias (p. 218), a primeira parte da aorta dá origem a duas *artérias subclávias* e duas artérias *carótidas comuns*. Estes vasos se ligam em suas origens para formar um curto *tronco braquiocefálico* direcionado cranialmente em espécies de grande porte (Fig. 7.38). No cão e no suíno, a artéria subclávia esquerda permanece distinta e apresenta uma origem separada, mais distal (Fig. 7.37/*4*). As artérias carótidas comuns irrigam estruturas da cabeça.

A *artéria subclávia* (Fig. 7.37/*4*) fornece sangue aos membros torácicos e a estruturas do pescoço e da junção cervicotorácica. Ela rodeia a margem cranial da primeira costela para entrar no membro pela axila e se tornar a artéria axilar. A subclávia destaca quatro ramos em seu trajeto intratorácico. O primeiro, a *artéria vertebral* (Fig. 7.37/*6*), corre craniodorsalmente, penetra entre os músculos escaleno e longo do pescoço e, então, passa pelos forames trans-

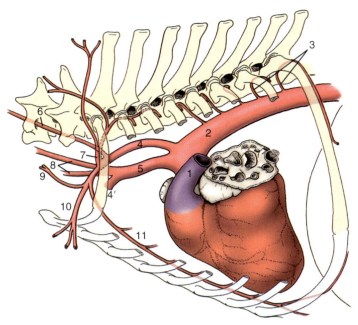

Fig. 7.37 Ramificações do arco aórtico no cão. (Nesta sequência de figuras, nem todas as artérias demonstradas são nomeadas.) *1*, Tronco pulmonar; *2*, aorta; *3*, aa. intercostais; *4*, a. subclávia esquerda; *4'*, a. subclávia direita; *5*, tronco braquiocefálico; *6*, a. vertebral; *7*, tronco costocervical; *8*, aa. carótidas comuns esquerda e direita; *9*, a. cervical superficial; *10*, a. axilar; *11*, a. torácica interna.

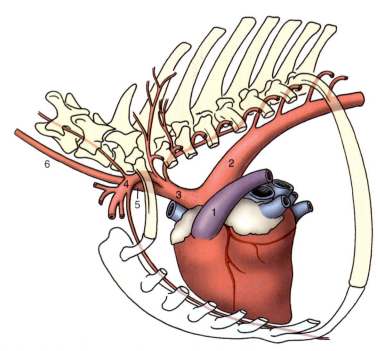

Fig. 7.38 Ramificação do arco aórtico no equino. As artérias para a cabeça e pescoço e para os membros torácicos são originadas a partir do curto tronco braquiocefálico (3). *1*, Tronco pulmonar; *2*, arco aórtico; *3*, tronco braquiocefálico; *4*, a. subclávia esquerda; *5*, tronco bicarotídeo; *6*, artéria carótida comum esquerda.

versos sucessivos da sexta à primeira vértebra cervical. Após receber a terminação da artéria occipital, adentra o canal vertebral pelo atlas e lá se divide em uma artéria basilar que se dirige ao cérebro e uma artéria ventral da medula espinal (p. 239). Ramos emergem para a coluna vertebral, os músculos de cobertura e o conteúdo do canal vertebral.

O segundo maior ramo, o *tronco costocervical* (Fig. 7.37/7), fornece as primeiras artérias intercostais dorsais e a *artéria cervical profunda*, que ascende pelo pescoço dentro da musculatura cervical dorsal que ela irriga.

A *artéria torácica interna* (Fig. 7.37/11), o terceiro ramo, curva-se ventralmente dentro do mediastino para passar entre o músculo transverso do tórax e o esterno. Ela segue o esterno e trafega sob o diafragma para continuar como a artéria epigástrica cranial do assoalho abdominal. Ramos colaterais incluem ramificações para pleura, timo e pericárdio; ramos perfurantes, para os músculos peitorais, glândulas mamárias torácicas e artérias intercostais ventrais. Os ramos intercostais ventrais mais caudais se originam a partir de um tronco comum, a artéria musculofrênica, que segue a face lateral do diafragma. A *artéria epigástrica cranial* é dividida em ramos superficial e profundo: este último segue a face profunda do músculo reto do abdome até uma anastomose com a artéria epigástrica caudal dentro da massa deste músculo. O ramo superficial passa à fáscia superficial, onde ajuda no suprimento das glândulas mamárias abdominais.

A *artéria cervical superficial* (Fig. 7.37/9), o quarto ramo, origina-se a partir da subclávia oposta à origem da torácica interna. Ela irriga os músculos da parte ventral do pescoço, além das partes cranial do ombro e superior do braço.

A Artéria Axilar. A *artéria axilar* (Fig. 7.39/1), o tronco magistral dos membros torácicos, cruza a axila para continuar distalmente sobre a face medial do braço. Ela se torna a artéria braquial na altura da tuberosidade do músculo

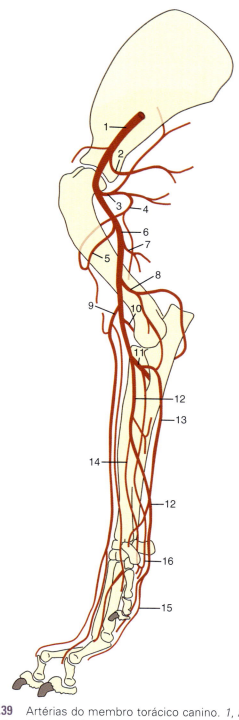

Fig. 7.39 Artérias do membro torácico canino. *1*, Artéria (a.) axilar; *2*, a. torácica lateral; *3*, a. subescapular; *4*, a. umeral circunflexa caudal; *5*, a. umeral circunflexa cranial; *6*, a. braquial; *7*, a. braquial profunda; *8*, a. ulnar colateral; *9*, a. braquial superficial; *10*, a. transversa do cotovelo; *11*, a. interóssea comum; *12*, a. mediana; *13*, a. ulnar; *14*, a. radial; *15*, arco palmar superficial; *16*, arco palmar profundo.

Arco aórtico
- A. coronária (irriga a musculatura cardíaca)
- Tronco braquiocefálico
  - A. subclávia direita (irriga membros torácicos, estruturas do pescoço e junção cervicotorácica)
    - A. vertebral (irriga coluna vertebral, músculos de cobertura e conteúdo do canal vertebral)
    - Tronco costocervical
      - A. cervical profunda (irriga músculos cervicais dorsais)
    - A. torácica interna
      - Aa. intercostais ventrais (irrigam músculos intercostais)
      - A. epigástrica cranial (músculos retos do abdome e glândulas mamárias abdominais)
      - A. musculofrênica (irriga estruturas do diafragma)
    - A. cervical superficial (irriga músculos na base do pescoço, parte cranial do ombro e o braço)
  - Aa. carótidas comuns (irrigam estruturas da cabeça)
- A. subclávia esquerda (seus ramos correspondem àqueles da artéria subclávia direita)

A., artéria; aa., artérias.

redondo maior (Fig. 7.39/*6*). A artéria axilar dá origem às *artérias torácicas externa* e *lateral*, que correm pela parede do tórax, e a um importante ramo colateral ao membro, a *artéria subescapular* (Fig. 7.39/*3*), que passa dorsalmente ao longo da margem caudal da escápula entre os músculos subescapular e redondo maior para emitir ramos aos músculos do ombro.

A *artéria braquial* (Fig. 7.39/*6*) passa obliquamente sobre a face medial do úmero até chegar à face craniomedial do cotovelo, continua em direção ao antebraço e se torna a artéria mediana. Seus ramos colaterais incluem vários aos músculos do braço, principalmente a *braquial profunda* (7.39/*7*) aos músculos tríceps; em direção ao cotovelo, divide-se em *artérias ulnar colateral* e *braquial superficial* (Fig. 7.39/*8* e *9*), que passam nas faces caudal e cranial do antebraço, respectivamente. Ramos da artéria braquial superficial trafegam sob a pele ao lado da veia cefálica e do ramo superficial do nervo radial até chegar ao dorso da mão. A *artéria cubital transversa* (Fig. 7.39/*10*) é emitida proximalmente à articulação do cotovelo. Um ramo substancial, a *artéria interóssea comum*, é originado a partir da artéria principal distal ao cotovelo.

A *artéria interóssea comum* (Fig. 7.39/*11*) dá origem à artéria ulnar (Fig. 7.39/*13*) para os flexores dos dedos e do carpo e à artéria interóssea caudal, que passa entre o rádio e a ulna para chegar aos arcos palmares do metacarpo proximal. Uma artéria interóssea cranial penetra o espaço interósseo para suprir os músculos craniais do antebraço.

A *artéria mediana* (Fig. 7.39/*12*) desce pela face caudomedial do antebraço em companhia do nervo mediano e sob proteção do músculo flexor radial do carpo. Ela atravessa o canal do carpo para terminar concorrendo com ramos da interóssea comum e formar os arcos arteriais palmares (Fig. 7.39/*15* e *16*), a partir dos quais a face palmar da mão é suprida.

A mão recebe sua principal irrigação sanguínea em sua face dorsal, onde as artérias metacárpicas palmares (profundas) e palmares comuns dos dedos (mais superficiais) seguem nos limites dos ossos metacárpicos antes de se dividirem, em suas extremidades, em artérias palmares dos dedos propriamente ditas que seguem as margens axiais dos dígitos. As correspondentes artérias digitais comuns dorsais e próprias, embora menos calibrosas, seguem um padrão semelhante.

A Artéria Carótida Comum. As artérias carótidas comuns surgem separadamente no cão (Fig. 7.37/*8*) e a partir de um tronco comum (bicarotídeo) em ungulados (Fig. 7.38/*5*). Cada uma cruza a face ventrolateral da traqueia (ou esôfago à esquerda) para ascender pelo pescoço acompanhada do tronco vagossimpático antes de se dividir, sobre a laringe, em artérias carótidas externa e interna. As *artérias tireóideas caudal* e *cranial* são os únicos ramos colaterais significativos da artéria carótida comum, e a artéria tireóidea cranial dá origem aos ramos laríngeos e faríngeos.

A *artéria carótida externa*, o maior dos ramos terminais, surge como continuação direta do tronco principal (Fig. 7.40/*1* e *2*). No cão, ela em breve originará a *artéria*

A. axilar (irriga os membros torácicos)
— A. torácica externa (irriga o músculo peitoral superficial)
— A. torácica lateral (irriga músculos da parede torácica, como o grande dorsal)
— A. subescapular (irriga músculos do ombro e escápula)
A. braquial
— A. braquial profunda (irriga os músculos triceptais)
— A. ulnar colateral (irriga o tríceps)
— A. braquial superficial (irriga a superfície dorsal da mão)
— A. antebraquial superficial cranial
— Aa. comuns dorsais dos dedos
— A. cubital transversa
— A. interóssea comum
— A. ulnar (irriga os flexores ulnares dos dedos e do carpo e as cabeças umerais do flexor profundo do dedo e flexor ulnar do carpo)
— A. interóssea cranial (irriga músculos craniais do antebraço)
— A. interóssea caudal (irriga as áreas metacárpicas e digitais)
— Arco palmar superficial
— Aa. palmares comuns dos dedos
— Arco palmar profundo
— Aa. metacárpicas palmares
A. mediana (irriga a face palmar da mão)
— **A. radial**
(As pequenas artérias da mão surgem de anastomoses não listadas)

occipital, que se ramifica a partir da carótida interna em algumas outras espécies, e será continuada como a artéria maxilar (Fig. 7.40/*11*).

Neste sentido restrito, a carótida externa forma dorsalmente um curto arco convexo situado sobre a faringe e coberto pela glândula mandibular e pelo músculo digástrico. Ela possui os seguintes ramos:

- A *artéria occipital* (Fig. 7.40/*4*) segue para a fossa condiloide, onde se divide em vários ramos que irrigam, entre outras estruturas, as orelhas média e interna e as meninges caudais. O maior ramo, efetivamente a continuação do tronco, passa à fossa do atlas e se anastomosa com a artéria vertebral para participar da irrigação cerebral (p. 299).

- As *artérias laríngea cranial* e *faríngea ascendente* (Fig. 7.40/*5* e *6*) são as principais fornecedoras de sangue para laringe e faringe, respectivamente. A grande *artéria lingual* (Fig. 7.40/*7*) segue um trajeto rostroventral sobre a faringe para adentrar a língua entre os músculos genioglosso e hioglosso. Ela principalmente irriga a língua, mas um dos ramos colaterais emitidos segue para a tonsila palatina, o que é de potencial importância para o cirurgião (p. 376).

- A *artéria facial* (Fig. 7.40/*8*) tem sua origem próxima ao ângulo da mandíbula e segue dentro do espaço intermandibular antes de estar ao redor do ramo ventral da

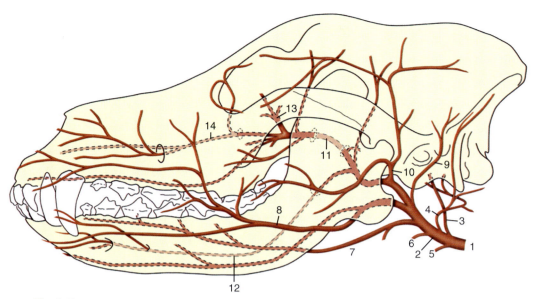

Fig. 7.40 Artérias da cabeça do cão. *1*, Artéria (a.) carótida comum; *2*, a. carótida externa; *3*, a. carótida interna; *4*, a. occipital; *5*, a. laríngea cranial; *6*, a. faríngea ascendente; *7*, a. lingual; *8*, a. facial; *9*, a. auricular caudal; *10*, a. temporal superficial; *11*, a. maxilar; *12*, a. alveolar inferior; *13*, a. oftálmica externa; *14*, a. infraorbital.

mandíbula, onde está convenientemente localizada para aferição do pulso em espécies de grande porte. Ela então se divide em vários ramos para lábios, parte lateral do nariz e ângulo da boca. A relativamente grande *artéria auricular caudal* (Fig. 7.40/*9*) irriga generosamente a orelha externa e os músculos associados, e a *artéria parótida*, a glândula parótida.

- A *artéria temporal superficial* (Fig. 7.40/*10*) se dobra sobre a face e segue adiante para irrigar o masseter. No cão, ela se ramifica para as pálpebras superior e inferior, além da região dorsal do nariz. A posição e o firme suporte de um dos ramos (artéria transversa da face) a tornam compatível para aferição do pulso em espécies de grande porte.
- A *artéria maxilar* (Fig. 7.40/*11*) passa pelo canal alar para entrar na fossa pterigopalatina. Antes de chegar ao canal, emite seu ramo principal, que é a *artéria alveolar inferior* (Fig. 7.40/*12*), que acessa a mandíbula para irrigar os alvéolos e os dentes, e por intermédio de ramos mentuais que emergem a partir do osso, o lábio inferior e a região do queixo. Outros ramos maxilares passam para a cavidade timpânica, os músculos da mastigação e as meninges craniais (os últimos passando pelo forame oval). Não surgem ramificações no trecho da artéria dentro do canal medular, mas um agrupado de vasos divergentes sai diretamente conforme chegam à fossa pterigopalatina. O mais importante é a *artéria oftálmica externa* (Fig. 7.40/*13*), que vai para as estruturas da órbita (p. 329). Outros vasos incluem a *artéria etmoidal* para a cavidade nasal, as artérias palatinas maior e menor para os palatos duro e mole, respectivamente, e a continuação (*artéria infraorbital*) do tronco principal em direção ao canal alveolar superior (Fig. 7.40/*14*).

- A *artéria carótida interna* (Fig. 7.40/*3*) adentra a cavidade craniana pelo forame jugular e canal carotídeo, percorrendo um trajeto bastante indireto no cão (p. 384). Ela se divide dentro da cavidade em ramos divergentes caudal e rostral que concorrem com suas contrapartes contralaterais, formando um círculo arterial com a artéria basilar para irrigar o cérebro (p. 299).

A. carótida comum
- A. tireóidea caudal
- A. tireóidea cranial
- A. carótida externa
  - A. occipital *(irriga orelhas média e interna e meninges)*
  - A. laríngea cranial *(irriga a laringe)*
  - A. faríngea ascendente *(irriga a faringe)*
  - A. lingual *(irriga língua e tonsila palatina)*
  - A. facial *(irriga lábios, parte lateral do nariz e ângulo da boca)*
  - A. auricular caudal *(irriga orelha externa e músculos associados)*
  - A. parótida *(irriga a glândula parótida)*
  - A. temporal superficial *(irriga masseter e pálpebras superior e inferior)*
  - A. maxilar
    - A. alveolar inferior *(irriga alvéolos e dentes)*
    - A. oftálmica externa *(irriga as estruturas da órbita)*
    - A. etmoidal *(irriga a cavidade nasal)*
    - Aa. palatinas *(irrigam os palatos duro e mole)*
    - A. infraorbital *(irriga o canal alveolar)*
- A. carótida interna *(irriga o cérebro em conjunto com a artéria basilar)*

A Aorta Torácica. A aorta torácica segue caudalmente, ventral ao teto do tórax, para adentrar o abdome pelo hiato aórtico do diafragma. Ela continua como a aorta abdominal em conjunto com a veia ázigos e o ducto torácico. A aorta torácica dá origem às *artérias intercostais dorsais* (com exceção daquelas dos primeiros espaços), que surgem variavelmente e com frequência de troncos comuns para os vasos direitos e esquerdos, e a uma *artéria broncoesofágica*, que é bastante errática em sua origem.

Além dos espaços intercostais, as artérias intercostais dorsais emitem ramos substanciais para a coluna vertebral e estruturas associadas. Elas terminam em uma anastomose com as artérias intercostais ventrais oriundas da artéria torácica interna e seus ramos musculofrênicos. A artéria correspondente caudal à última costela é conhecida como *costoabdominal dorsal*. A artéria broncoesofágica dá origem aos ramos bronquiais para os tecidos pulmonares e ramos esofágicos para grande parte do esôfago torácico.

Aorta torácica
- Aa. intercostais dorsais *(irrigam músculos intercostais e coluna vertebral)*
- A. broncoesofágica
  - Ramos bronquiais *(irrigam tecidos pulmonares)*
  - Ramos esofágicos *(irrigam esôfago torácico)*
- A. costoabdominal dorsal *(irriga a área caudal à última costela)*

A Aorta Abdominal. A aorta abdominal segue o teto do abdome, estando relacionada com a veia cava caudal à sua direita e os músculos psoas à sua esquerda. Após originar o par de artérias ilíacas externas, a aorta abdominal termina, no cão, sob a última vértebra lombar, ramificando-se em artérias ilíacas internas, e, então, prossegue como a muito menor *artéria sacral mediana*, que se estende em direção à cauda (Fig. 7.41/*2-4*). Ao longo de seu trajeto, a aorta abdominal dá origem a ramos viscerais e parietais.

As artérias viscerais têm sido consideradas com os órgãos que irrigam. Elas compreendem as artérias ímpares celíaca (p. 118), mesentérica cranial (p. 125) e mesentérica caudal (p. 125), além dos pares de artérias renais (p. 170) e testiculares (p. 178 ou ováricas [p. 191]). Os vasos ímpares representam as artérias do intestino cranial, médio e caudal do embrião (Fig. 3.65).

Os ramos colaterais parietais começam com as artérias frênica caudal e abdominal cranial, que compartilham uma origem comum *frenicoabdominal* no cão. Eles também incluem o par de *artérias lombares* dos tecidos e estruturas do dorso, as *ilíacas circunflexas profundas* ao flanco e as *artérias ilíacas externas* aos membros pélvicos, além de *artérias ilíacas internas*, que servem tanto as vísceras como as paredes pélvicas.

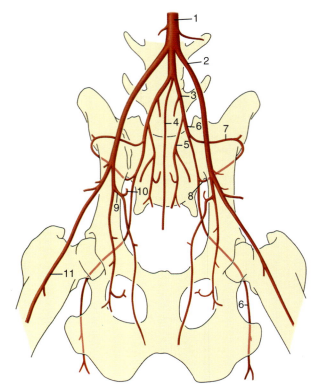

Fig. 7.41 Terminação da aorta abdominal do cão (vista ventral). *1*, Aorta; *2*, artéria (a.) ilíaca externa; *3*, a. ilíaca interna; *4*, a. sacral mediana; *5*, a. pudenda interna; *6*, a. glútea caudal; *7*, a. iliolombar; *8*, a. glútea cranial; *9*, a. femoral profunda; *10*, tronco pudendoepigástrico; *11*, a. femoral.

Vale a pena chamar a atenção neste ponto para a existência de diversas vias estabelecidas por anastomoses que atenuam os efeitos da constrição ou do bloqueio da aorta (p. ex., por trombose, especialmente comum no gato). As vias colaterais incluem aquelas formadas ao longo da medula espinhal por anastomoses entre artérias lombares sucessivas, aquelas ao longo do intestino formadas por conexões entre as principais artérias viscerais e aquelas no assoalho do abdome formadas pelas artérias epigástricas cranial e caudal.

A Artéria Ilíaca Externa. A principal artéria do membro pélvico, a artéria ilíaca externa, tem sua origem próximo à terminação da aorta e corre obliquamente sob o teto abdominal para deixar o abdome pela lacuna vascular situada caudodorsalmente ao flanco (Fig. 7.42/*3*). Ela dá origem a um ramo dentro do abdome, a *artéria femoral profunda* (Fig. 7.42/*12*), que é a origem comum do tronco pudendoepigástrico e um importante ramo aos músculos adutores da coxa. O curto *tronco pudendoepigástrico* (Fig. 7.42/*13*) termina dando origem às artérias *epigástrica caudal* e *pudenda externa*. A primeira é dividida de maneira semelhante à epigástrica cranial; a outra passa pelo canal inguinal para irrigar estruturas na virilha, incluindo o

Aorta abdominal
- Aa. frenicoabdominais *(irrigam as estruturas diafragmáticas e a parede do abdome)*
- Aa. lombares *(irrigam o tecido e as estruturas do dorso)*
- A. celíaca *(irriga fígado, baço e estômago com as artérias citadas)*
  - A. gástrica esquerda
  - A. hepática
    - Ramos hepáticos
    - A. gástrica direita
    - A. gastroduodenal
    - A. pancreaticoduodenal cranial
    - A. gastroepiploica direita
  - A. esplênica
    - Ramos pancreáticos
    - Aa. gástricas curtas
    - A. gastroepiploica esquerda
- A. mesentérica cranial *(irriga o intestino)*
  - A. pancreaticoduodenal caudal
  - Aa. jejunais
  - Aa. ileais
  - A. iliocólica
    - A. cólica média
    - A. cólica direita
    - Aa. cecais
- Aa. renais *(irrigam os rins)*
- Aa. testiculares (ováricas) *(irrigam testículos ou ovários)*
- A. mesentérica caudal *(irriga o intestino)*
  - A. cólica esquerda
  - A. retal cranial
- Aa. ilíacas circunflexas profundas *(irrigam região de flanco)*
- Aa. ilíacas externas *(irrigam os membros pélvicos)*
- Aa. ilíacas internas *(irrigam parede pélvica e vísceras pélvicas)*
- A. sacral mediana *(irriga a cauda)*
  - A. lombar VI
- A. caudal mediana

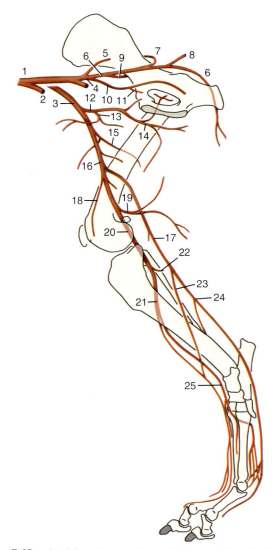

Fig. 7.42 Artérias do membro pélvico canino. *1*, Aorta abdominal; *2*, artéria (a.) ilíaca externa esquerda; *3*, a. ilíaca externa direita; *4*, aa. ilíacas internas esquerda e direita; *5*, a. sacral mediana; *6*, a. glútea caudal; *7*, a. glútea cranial; *8*, a. caudal lateral; *9*, a. iliolombar; *10*, a. pudenda interna; *11*, a. vaginal (prostática); *12*, a. femoral profunda; *13*, tronco pudendoepigástrico; *14*, a. femoral circunflexa medial; *15*, a. femoral circunflexa lateral; *16*, a. femoral; *17*, a. safena; *18*, a. descendente do joelho; *19*, a. femoral caudal distal; *20*, a. poplítea; *21*, a. tibial cranial; *22*, a. tibial caudal; *23*, ramo cranial da a. safena; *24*, ramo caudal da a. safena; *25*, a. dorsal do pé.

prepúcio no macho e as glândulas mamárias caudais (pela artéria epigástrica superficial caudal) na cadela.

Ao deixar o abdome, a ilíaca externa prossegue como *artéria femoral* (Fig. 7.42/*16*). Sua primeira parte situa-se superficialmente no trígono femoral – entre os músculos sartório e pectíneo –, onde se origina uma crista visível, estando localizada de forma ideal para aferição do pulso. Ela então se abriga mais profundamente entre os músculos até cruzar a face medial do fêmur para acessar a face caudal da coxa; ela continua diretamente sobre a cápsula da articulação do joelho como *artéria poplítea*. A artéria femoral possui vários ramos, nomeados ou não, aos músculos da coxa, mas a maioria não requer citações individuais. A *artéria safena* (Fig. 7.42/*17*), que é emitida no terço médio da coxa, é um vaso mais importante em carnívoros do que em espécies de grande porte, e descende sobre a face medial do membro antes de se dividir em ramos cranial e caudal. O ramo cranial (Fig. 7.42/*23*) irriga os músculos dorsais da coxa antes de cruzar a face cranial do jarrete para continuar como as *artérias comuns dorsais dos dedos*. O ramo caudal (Fig. 7.42/*24*) percorre um trajeto profundo entre os músculos da face caudal da perna (*crus*) – o qual ela irriga –, cruza a face caudal do jarrete e termina como artérias comuns plantares dos dedos, que são comparáveis às artérias correspondentes dos membros torácicos.

A *artéria poplítea* (Fig. 7.42/*20*) é dividida em artérias tibiais cranial e caudal. A *artéria tibial cranial* (Fig. 7.42/*21*) passa pelo espaço interósseo entre a tíbia e a fíbula e segue distalmente com o nervo fibular profundo. Ela cruza a face cranial do jarrete (como a artéria dorsal do pé) (Fig. 7.42/*25*) e dá origem às artérias metatársicas dorsais, entre outros ramos. Uma dessas artérias metatársicas reforça o ramo caudal da safena na face plantar do membro após passar entre o segundo e terceiro ossos metatársicos. A *artéria tibial caudal* (Fig. 7.42/*22*) é pouco importante em carnívoros. A seguinte lista inclui vários ramos musculares não mencionados no texto.

A. ilíaca externa *(principal irrigação do membro pélvico)*
 ├─A. femoral profunda *(irriga músculos adutores)*
 │ └─Tronco pudendoepigástrico
 │   ├─A. epigástrica caudal *(irriga o músculo reto do abdome)*
 │   └─A. pudenda externa *(irriga estruturas da virilha, prepúcio e glândulas mamárias caudais)*
A. femoral *(utilizada para aferição do pulso na área do trígono femoral)*
 ├─A. femoral circunflexa lateral
 ├─Aa. femorais caudais proximais média e distal
 ├─A. safena
 │ └─Ramo cranial *(irriga músculos caudais dorsais)*
 │   └─Aa. comuns dorsais dos dedos *(irrigam os dígitos)*
 ├─Ramo caudal (irriga músculos caudais da perna/*crus*)
 │   └─Aa. comuns plantares dos dedos *(irrigam os dígitos)*
A. poplítea *(irriga a região da articulação e os músculos gastrocnêmio e poplíteo)*
 ├─A. tibial cranial *(irriga músculos tibiais craniais)*
 │ └─A. dorsal do pé *(irriga a região metatársica)*
 │   ├─Aa. metatársicas dorsais
 │   └─Aa. metatársicas plantares
 └─A. tibial caudal

A Artéria Ilíaca Interna. A artéria ilíaca interna irriga as vísceras e paredes pélvicas, incluindo os músculos da região glútea e aqueles da região proximal caudal da coxa. A artéria segue caudoventralmente a partir de sua origem, e no cão possui um único ramo, a *artéria umbilical* (Fig. 7.43/*5*), um vestígio sem grande importância da irrigação placentária do feto (p. 239). A parte proximal da artéria umbilical carreia uma quantidade pequena de sangue para a parte cranial da bexiga; a parte distal é transformada no ligamento redondo da bexiga dentro do ligamento lateral da bexiga.

A artéria ilíaca interna termina ao se dividir em artérias glútea caudal e pudenda interna. O ramo parietal, a *artéria glútea caudal* (Fig. 7.43/*6*), deixa a pelve com o nervo isquiático. Este tronco, com seus ramos *iliolombar* e *glúteo cranial* (Fig. 7.43/*7*), irriga os músculos próximos da

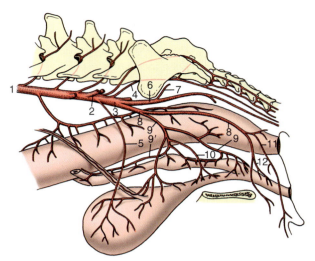

Fig. 7.43 Artérias da pelve da fêmea canina, vista lateral esquerda. *1*, Aorta abdominal; *2*, artéria (a.) ilíaca externa; *3*, a. ilíaca interna; *4*, artéria sacral mediana; *5*, a. umbilical; *6*, a. glútea caudal; *7*, a. glútea cranial; *8*, a. pudenda interna; *9*, a. vaginal; *9'*, a. uterina; *10*, a. uretral (frequentemente um ramo da a. vaginal); *11*, a. perineal ventral; *12*, a. do clitóris.

junção lombossacra e aqueles das regiões glútea e femoral proximal caudal; as estruturas desta última região incluem as partes proximais dos músculos caudais da coxa nos quais os glúteos caudais terminam.

O segundo ramo terminal, a *artéria pudenda interna* (Fig. 7.43/*8*), irriga as vísceras pélvicas (pp. 553 e 687). Seus ramos são nomeados e dispostos diferentemente nos dois sexos. O primeiro ramo é a artéria prostática no macho e a artéria vaginal (Fig. 7.43/*9*) na cadela. A *artéria prostática* irriga a artéria retal média até a penúltima parte do reto e vários ramos até as partes caudais do ureter e da bexiga, a próstata e a primeira parte da uretra. A *artéria vaginal* também irriga o reto e os órgãos urinários, além do útero e da vagina. Seu ramo cranial, a artéria uterina, forma a parte caudal do arcabouço arterial dentro do ligamento largo (p. 463).

A próxima artéria, a *artéria uretral* (Fig. 7.43/*10*), é a mesma em ambos os sexos. Ela irriga a parte caudal da uretra pélvica. Os ramos terminais da pudenda interna são a artéria perineal ventral e a artéria do pênis ou clitóris. A *artéria perineal ventral* (Fig. 7.43/*11*) emite a artéria retal caudal até a última parte do reto e os ramos para o escroto (ou lábios da vulva). A *artéria do pênis* segue todo o comprimento dorsal deste órgão até a região do bulbo da glande; ela se torna conhecida como a artéria dorsal do pênis após divisão em um ramo para o bulbo do pênis, que também irriga o corpo esponjoso e a parte longa da glande, e um ramo profundo para o corpo cavernoso (p. 456 e Fig. 15.20). A artéria do clitóris (Fig. 7.43/*12*) é semelhante, mas em uma escala menor.

A. Ilíaca interna
- A. umbilical (vestigial)
- A. glútea caudal *(por intermédio de seus ramos, irriga os músculos próximos à junção lombossacra e as áreas glútea e femoral proximal caudal)*
  - A. iliolombar
  - A. glútea cranial
- A. pudenda interna *(irriga vísceras pélvicas)*
  - A. prostática (vaginal) *(irriga partes do reto, uretra, ureter, bexiga e próstata [vagina e útero na fêmea])*
    - A. do ducto deferente
    - A. caudal da bexiga
    - A. retal média
  - A. uretral *(irriga a parte caudal da uretra)*
  - A. perineal ventral
    - A. retal caudal *(irriga a parte terminal do reto e o escroto)*
  - A, do pênis (clitóris) *(irriga o bulbo da glande)*
    - A. do bulbo (irriga o bulbo do pênis)
    - A, profunda *(irriga o corpo cavernoso)*
    - A. dorsal *(irriga o corpo esponjoso e a parte longa da glande)*

As Veias Sistêmicas

As veias sistêmicas retornam sangue ao coração pelas veias cavas cranial, e caudal e pelo seio coronário. O *seio coronário* retorna grande parte do sangue da parede cardíaca em ruminantes e suínos, e é acompanhado pela veia ázigos esquerda. No equino e no cão, o território equivalente (ázigos) é drenado pela ázigos direita.

A Veia Cava Cranial. A veia cava cranial é formada próximo à entrada do tórax pela união das veias jugular externa e subclávia, que drenam cabeça e pescoço e membros torácicos, respectivamente. No cão, as veias subclávia e jugular de cada lado se unem em um tronco comum, que então se combina com seu contralateral; outra disposição é a união de duas jugulares em um único tronco bijugular, que é então adicionado pelas veias subclávias. A veia cava cranial segue pelo canal do mediastino, ventral e à direita da traqueia, e está relacionada com o tronco braquiocefálico (dorsalmente em sua origem, posteriormente em sua face esquerda). É acompanhada por várias tributárias, amplamente correspondendo a ramos da artéria subclávia, e pela veia ázigos direita, de calibre maior, em direção à sua terminação (Fig. 7.44/*3*) – a menos que a última tome uma entrada separada ao átrio direito, como no equino.

A *veia ázigos* (Fig. 7.44/*3*) é formada pela união das primeiras veias lombares e passa pelo hiato aórtico para o tórax, onde recebe veias intercostais dos espaços intercostais caudais e médios. Veias direita e esquerda estão presentes no embrião, mas o tronco principal é formado pela veia ázigos direita em equinos e cães e pela ázigos esquerda em ruminantes e suínos – a menos, como é comum em ruminantes, que ambas permaneçam de determinado tamanho. A veia ázigos direita se curva ventralmente, passando em frente à raiz do pulmão direito, até alcançar a parte terminal da veia cava cranial ou a parte adjacente do átrio direito (equino). A veia ázigos esquerda se curva em frente à raiz do pulmão esquerdo e deve então seguir caudalmente, sobre o átrio esquerdo, para alcançar sua confluência com o seio coronário (Fig. 7.9A/*12*). As veias intercostais craniais que não drenam neste sistema unem-se a várias tributárias da subclávia ou seguem diretamente para a veia cava cranial. A importância especial do sistema ázigos ao drenar o plexo dentro do canal vertebral é considerada em outro momento (p. 300).

A *veia subclávia* geralmente corresponde à artéria subclávia, e a maioria das tributárias na parte proximal do membro é satélite para ramos arteriais. Na parte distal do membro, entretanto, são importantes veias superficiais desacompanhadas, conectadas com veias mais profundas em vários níveis. Estas veias também drenam em direção à *veia cefálica* (Fig. 7.44/*13*), que segue entre os músculos peitoral e braquiocefálicos no braço para se juntarem à veia jugular externa na região ventral do pescoço.

Dois pares de veias jugulares existem dentro do pescoço. A *jugular interna profunda* (Fig. 7.44/*5*) segue com a artéria carótida comum dentro do espaço visceral do pescoço, entretanto, com exceção do cão e do gato, é bastante reduzida com relação ao tamanho ou ausente em alguns animais após o nascimento, não tendo grande importância mesmo em cães e gatos. A *veia jugular externa* (Fig. 7.44/*16*) é formada próximo ao ângulo da mandíbula pela união das veias linguofacial e maxilar. Seu trajeto pelo pescoço ocupa um sulco (jugular) entre os músculos braquiocefálicos dorsalmente e esternocefálicos ventralmente nas espécies de grande porte; no cão, está situada sobre o esternocefálico. É facilmente destacada para injeções intravenosas e coleta de sangue, e nas espécies maiores é a primeira escolha para estes procedimentos. A veia linguofacial é, em geral, a principal drenagem das estruturas mais superficiais e mais rostrais da cabeça, enquanto a veia maxilar drena territórios mais profundos e mais caudais, incluindo o conteúdo da cavidade craniana (Fig. 11.44).

A Veia Cava Caudal. A veia cava caudal é formada no teto do abdome, próximo à entrada pélvica, pela união das veias ilíacas comuns direita e esquerda, cada uma formada, por sua vez, pela união de uma *veia ilíaca interna*, que drena as paredes pélvicas e grande parte do conteúdo da cavidade pélvica, e uma *veia ilíaca externa*, que drena os membros pélvicos (Fig. 7.44/*25* e *31*). A veia ilíaca externa e grande parte de suas tributárias são satélites para as artérias. As veias safenas medial e lateral independentes da perna (Fig. 7.44/*35* e *37*) drenam as veias superficiais do pé.

Dentro do abdome, a veia cava caudal se une a tributárias adicionais que drenam o teto abdominal e às grandes *veias renais* antes de mergulhar ventralmente para penetrar o fígado e, subsequentemente, o diafragma no forame da veia cava. Ela adentra a cavidade torácica em um nível relativamente ventral e segue um trajeto dentro da margem livre da prega da veia cava entre os lobos caudal e acessório do pulmão direito (Fig. 4.21B/*9*), unindo-se ao átrio direito dorsal na entrada do seio coronário.

(é, de fato, sua continuação direta – as artérias pulmonares direita e esquerda [Fig. 7.47/7] são os ramos laterais). O ducto arterioso recebe a maior parte do débito do ventrículo direito porque o leito vascular dos pulmões não expandidos oferece considerável resistência ao fluxo sanguíneo.

O baixo fluxo que retorna ao átrio esquerdo dos pulmões mistura-se lá com o maior volume de sangue que passou pelo forame oval. O sangue que entra na aorta (Fig. 7.47/*10*) é, desta forma, relativamente bem oxigenado; parte desta corrente adentra as artérias coronárias e carótidas. A cabeça e o cérebro são, portanto, favorecidos por receberem um suprimento de oxigênio mais rico do que é fornecido aos órgãos irrigados por aqueles ramos da aorta que surgem distais à entrada do ducto arterioso; estes ramos recebem o débito misto de ambos os ventrículos. A placenta recebe a maior parte do fluxo pela aorta descendente (Fig. 7.47/*10'*) por meio das artérias umbilicais (Fig. 7.47/*11*); estes vasos se ramificam a partir das artérias ilíacas internas e deixam o feto no umbigo, em conjunto com o ducto alantoide (Fig. 7.46/*13*). A corrente sanguínea fetal é mantida em aposição íntima à corrente sanguínea materna dentro da placenta, embora a barreira tecidual interveniente varie em espessura e permeabilidade entre as espécies (p. 196).

Alterações pós-natais na circulação podem ocorrer após várias horas ou até mesmo dias para resultar em um padrão de circulação de um adulto. O fechamento permanente dos canais fetais redundantes requer um tempo muito maior. A interrupção da circulação placentária pode preceder ou seguir o início da ventilação pulmonar de acordo com as circunstâncias do parto. Os vasos umbilicais são cortados pela mãe (p. ex., filhote de cão) ou rompidos, sendo incapazes de suportar o peso da cria (p. ex., bezerro). Em ambas as circunstâncias, ocorre pouca hemorragia porque o manejo abrupto estimula a contração do músculo na parede vascular. Os cotos arteriais são lentamente transformados em ligamentos redondos da bexiga. O coto da veia umbilical fora do abdome encolhe, e a parte intra-abdominal é, por sua vez, transformada no ligamento redondo do fígado. As faces umbilicais residuais fornecem uma potencial via de entrada para infecções ("onfalite"), e o ducto alantoide e a veia semiobliterada são vias convenientes para disseminação.

O ducto venoso é fechado dentro de algumas horas ou dias após o nascimento, o que resulta na perfusão de todas as partes do fígado pela veia porta.

A perda do retorno umbilical reduz tanto o volume como a pressão da corrente sanguínea pela veia cava caudal. Esta

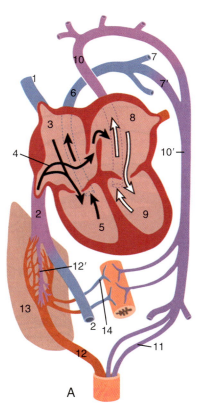
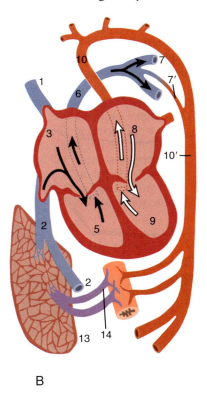

Fig. 7.47 Diagramas dos sistemas circulatórios fetal (A) e pós-natal (B). *1*, Veia cava cranial; *2*, veia cava caudal; *3*, átrio direito; *4*, seta entrando no forme oval; *5*, ventrículo direito; *6*, tronco pulmonar; *7*, artéria pulmonar; *7'*, ducto arterioso (vestígio em [B]); *8*, átrio esquerdo; *9*, ventrículo esquerdo; *10*, arco aórtico; *10'*, aorta descendente; *11*, artéria umbilical; *12*, veia umbilical; *12'*, ducto venoso; *13*, fígado; *14*, veia porta. *Setas pretas* indicam o sangue que entra e sai das câmaras direitas do coração, enquanto as *setas brancas* indicam o movimento de sangue nas câmaras esquerdas do coração, vindo em direção ao lado direito do coração e das setas *brancas* indicadas.

alteração, combinada com a elevação concomitante na pressão atrial esquerda, interrompe o desvio pelo forame oval. A contração da parede muscular do ducto arterioso é estimulada pela elevada tensão de oxigênio do sangue em perfusão; não é concluída imediatamente, e por algumas horas ou dias o sangue pode ser desviado em ambas as direções de acordo com as pressões relativas na aorta e artéria pulmonar. A expansão dos pulmões reduz a resistência do leito vascular, e a queda na pressão arterial pulmonar resulta no fluxo através do ducto que normalmente é oriundo da aorta. A passagem de sangue pelo tubo estreito causa vibração da sua parede, que pode ser detectada à auscultação como um *sopro contínuo* durante o primeiro ou segundo dia de vida pós-natal em bezerros e potros. Alterações permanentes estruturais eventualmente obliteram o lúmen, convertendo o ducto em uma estrutura fibrosa (ligamento arterioso); entretanto, por algum tempo após o nascimento, o ducto sofre dilatação em circunstâncias que causam hipóxia, sendo com frequência encontrado amplamente aberto no espécime neonatal *post mortem*.

O maior retorno venoso a partir dos pulmões eleva a pressão dentro do átrio esquerdo, forçando a valva do forame oval contra o septo atrial, o que fecha o forame (Figs. 7.26 e 7.47). A valva é uma simples aba em carnívoros, porém mais elaborada e tubular em ungulados, nos quais o músculo faz que seja amassada, melhorando o fechamento. Embora a fibrose eventualmente sele a valva no local, este processo demora algum tempo, e não é incomum que a abertura esteja presente após meses ou até anos; tal presença raramente tem importância. O aumento da sobrecarga agora situada no ventrículo esquerdo leva a sua hipertrofia muscular e espessamento das paredes.

A ORGANIZAÇÃO DO SISTEMA LINFÁTICO

O sistema linfático é integrante da defesa do organismo contra uma série de patógenos e moléculas endógenas anormais. Ele inclui todos os órgãos linfáticos: timo, tonsilas, baço, linfonodos e linfonodos hemais, além do tecido linfático difuso e dos nódulos linfáticos presentes em várias mucosas. Os linfócitos circulantes, assim como os linfócitos e plasmócitos distribuídos por todo o organismo, também participam deste sistema de proteção.

Dois tipos de linfócitos funcionalmente distintos são reconhecidos: linfócitos T e linfócitos B. Ambos resultam de proliferação antígeno-independente e diferenciação de células-tronco nos órgãos linfáticos primários: células T são oriundas do timo, e células B são originadas da bursa de Fabricius (bolsa cloacal) em pássaros e da medula óssea em mamíferos. A partir dos órgãos primários, ambos os tipos de linfócitos habitam os órgãos linfáticos secundários, dentro dos quais os linfócitos B e T sofrem proliferação antígeno-dependente e diferenciação em células efetoras que participam da remoção de antígenos particulares ou produzem as células de memória, que se tornam temporaria-

mente inativas. Existe, além disso, uma população reserva de linfócitos indiferenciados.

A breve introdução ao sistema apresentada no Capítulo 1 enfatiza o papel dos capilares linfáticos e vasos maiores em retornar uma importante fração de fluido tecidual ao sangue circulante. Este papel justifica a inclusão destes vasos e dos linfonodos através dos quais a linfa passa, dentro do amplo conceito de um sistema circulatório (Fig. 1.34). A estrutura que sustenta os nódulos linfáticos (centros germinativos) contém células fagocíticas que removem da linfa partículas em suspensão, incluindo microrganismos ocasionalmente; este elemento deve ser incluído no amplamente difundido sistema fagocítico macrofágico ou mononuclear, que também compreende os macrófagos teciduais e o endotélio dos sinusoides hepáticos, esplênicos e da medula óssea.

Existem também estruturas linfoepiteliais que compreendem agregados de linfonodos não encapsulados dentro de diversas mucosas. Estes são convenientemente chamados genericamente de *tonsilas*, embora o nome seja mais frequentemente utilizado especificamente para aqueles na região faríngea (Fig. 7.48/*2*). Tonsilas faríngeas e palatinas, que são mencionadas na p. 108, e outras são encontradas nas mucosas de laringe, intestino, prepúcio e vagina, além de outras partes do sistema genital feminino. As características comuns que

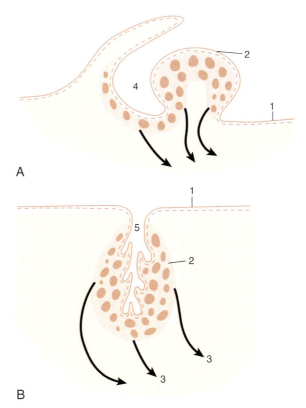

Fig. 7.48 Desenho esquemático das tonsilas palatinas de (A) um cão e (B) um bovino. As tonsilas do cão desenvolvem-se ao redor de uma fossa, mas se projetam em direção à orofaringe. As do bovino circundam o seio tonsilar dentro da parede da orofaringe. *1*, Epitélio; *2*, tonsila palatina; *3*, vasos eferentes (*setas*); *4*, fossa tonsilar; *5*, seio tonsilar.

distinguem as tonsilas de linfonodos são a ausência de uma cápsula, a relação íntima com uma superfície epitelial úmida e a posição na origem de uma via de drenagem linfática.

Além dos linfonodos comuns, uma segunda variedade de estrutura semelhante, chamada de linfonodo hemal, está posicionada por toda a corrente sanguínea (Fig. 7.49). Estes linfonodos não são encontrados em todas as espécies e são mais familiares em ovinos, nos quais sua coloração escura (devido ao sangue represado) contrasta com a gordura branca na qual eles estão comumente incrustados. Eles são encontrados principalmente ventralmente ao teto do abdome e tórax. Uma chamada terceira variedade, o linfonodo hemolinfático, é provavelmente apenas um linfonodo que contém hemácias em seus seios como resultado de hemorragia em seu campo tributário.

É incerto se os vasos linfáticos se desenvolvem independentemente e posteriormente desembocam secundariamente nas veias, brotam de veias existentes ou surgem por uma combinação destes métodos. Ambos os métodos contribuem para a existência de conexões linfaticovenosas entre os principais troncos linfáticos e as grandes veias na entrada do tórax. Em alguns mamíferos (selvagens), conexões adicionais são descritas, frequentemente com veias renais, que se desenvolvem em resposta à obstrução do fluxo normal.

Os linfonodos inicialmente são formados como condensações mesenquimais posicionadas ao longo dos plexos capilares linfáticos. Elas são posteriormente povoadas por linfócitos que emigram do órgão linfático central, o timo. Todas as estruturas linfáticas são especialmente bem desenvolvidas em jovens.

Como já mencionado (p. 27), existem importantes diferenças específicas por espécie na disposição dos componentes dos linfonodos. Na maioria dos animais, os nódulos linfáticos estão localizados no córtex periférico, próximo ao local onde os vasos linfáticos aferentes penetram a cápsula (Figs 7.50 e 7.51). A medula central consiste em tecido linforreticular frouxo, onde os vasos eferentes se originam para deixar o linfonodo na região endentada do hilo. Ao contrário, em linfonodos de suínos, o tecido "cortical" é central e a maioria dos nódulos está situada adjacente aos seios trabeculares. Os vasos aferentes penetram a cápsula em um ou mais locais e seguem as trabéculas até alcançar os nódulos localizados centralmente. A periferia do linfonodo é amplamente ocupada por tecido linforreticular frouxo (Fig. 7.52), de onde os vasos linfáticos eferentes emergem.

A TOPOGRAFIA DA DRENAGEM LINFÁTICA

A importância aplicada da drenagem linfática foi enfatizada, e considerações sobre sua organização em diferentes espécies serão apresentadas posteriormente. Como estas considerações são necessariamente fragmentadas pelo caráter regional dos capítulos seguintes, pode ser útil fornecer uma curta descrição geral aqui. Nós começamos com as Figuras 7.53 e 7.54, que demonstram os linfonodos palpáveis do cão e do gato.

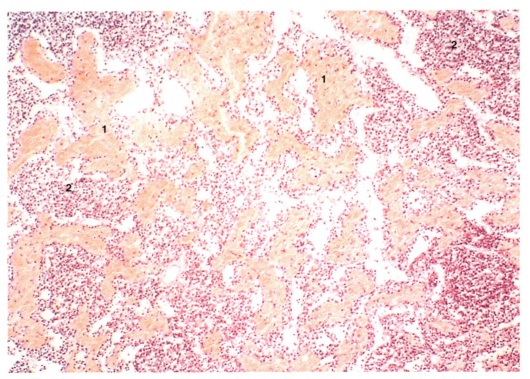

Fig. 7.49 Linfonodo hemal de um ovino (hematoxilina e eosina; aumento 70x). *1*, Eritrócitos; *2*, linfócitos.

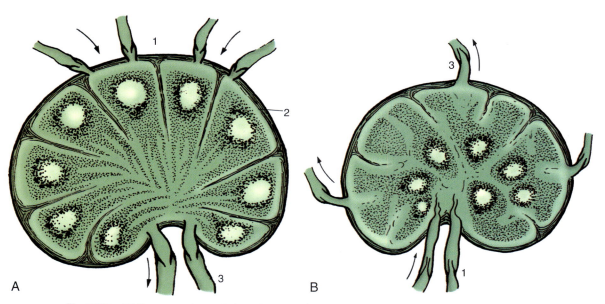

Fig. 7.50 (A) Estrutura de um linfonodo no qual os centros germinativos (nódulos linfáticos) ocupam a região cortical. (B) No suíno, os centros germinativos estão situados na região central. Setas indicam a direção do fluxo linfático. *1*, Linfáticos aferentes; *2*, seio subcapsular; *3*, linfáticos eferentes.

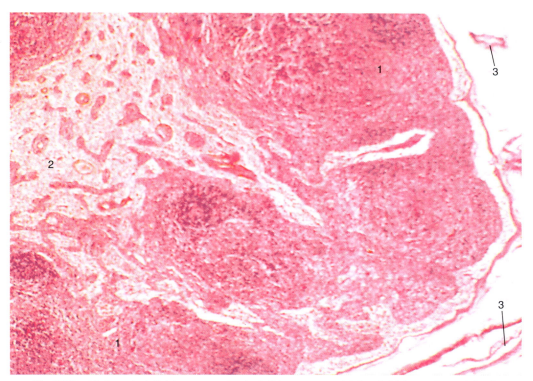

Fig. 7.51 Linfonodo (cão) (aumento 28x). *1*, Córtex com nódulos linfáticos; *2*, medula; *3*, vasos linfáticos aferentes.

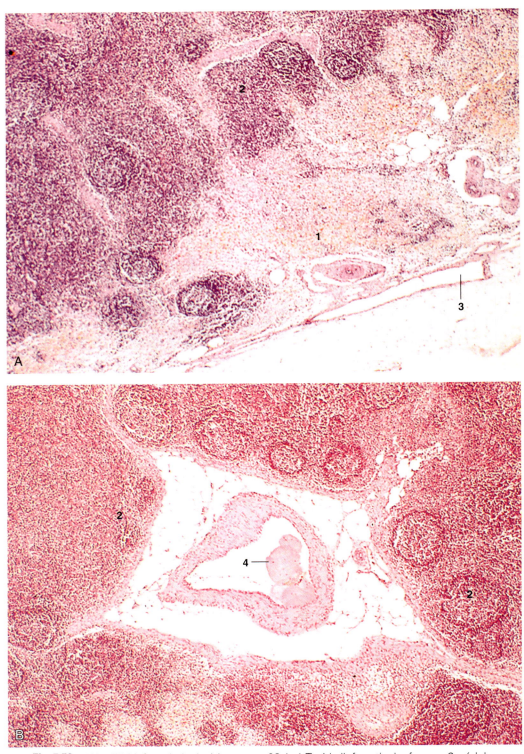

Fig. 7.52 (A) e (B) Linfonodo (suíno) (aumento 28x). *1*, Tecido linforreticular frouxo; *2*, nódulos linfáticos no "córtex" localizado na região central; *3*, vasos linfáticos eferentes; *4*, vasos linfáticos aferentes localizados na região central, com valva.

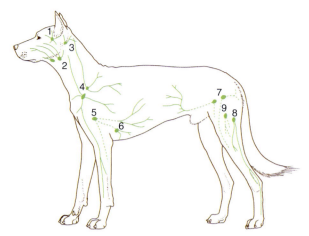

Fig. 7.53 Linfonodos palpáveis do cão. *1*, Parotídeo; *2*, mandibular; *3*, retrofaríngeo lateral (inconstante); *4*, cervical superficial; *5*, axilar; *6*, axilar acessório (inconstante); *7*, inguinal superficial; *8*, poplíteo; *9*, femoral (inconstante).

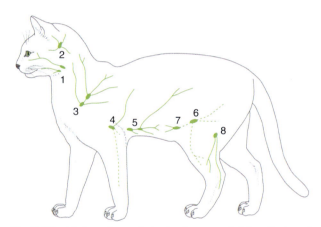

Fig. 7.54 Linfonodos palpáveis do gato. *1*, Mandibular; *2*, retrofaríngeo lateral; *3*, cervical superficial dorsal; *4*, axilar; *5*, axilar acessório; *6*, inguinal superficial; *7*, epigástrico caudal; *8*, poplíteo.

Os Linfonodos da Cabeça

Três linfocentros estão presentes na cabeça. O *centro parotídeo* consiste em um ou mais linfonodos situados no masseter, próximo à articulação temporomandibular, e comumente cobertos pela glândula parótida (Fig. 7.55/*2*). Estes linfonodos recebem linfa de estruturas dorsais da cabeça, incluindo pele, ossos dorsais do crânio, estruturas da órbita e músculos mastigatórios (em parte).

O *centro mandibular* (Fig. 7.55/*1*) compreende um grupo de linfonodos situados dentro do espaço intermandibular ou mais caudalmente, no ângulo da mandíbula. Eles drenam estruturas do plano nasal, as glândulas salivares, o espaço intermandibular (incluindo a língua) e uma parte adicional dos músculos mastigatórios.

O *centro retrofaríngeo* consiste em dois grupos de linfonodos, medial e lateral; o primeiro (Fig. 7.55/*4*) está situado próximo ao teto da faringe, enquanto o último (Fig. 7.55/*3*), dentro da fossa do atlas. Em conjunto, eles drenam estruturas mais profundas da cabeça e partes adjacentes do pescoço, incluindo a faringe e a laringe; um ou outro também recebe linfa que já passou pelos centros mais periféricos. Na maioria das espécies, o grupo medial recebe o conteúdo oriundo dos linfonodos retrofaríngeo lateral, parotídeos e mandibulares; no bovino, este papel é realizado pelo grupo lateral (Cap. 25).

Os Linfonodos do Pescoço

O *centro cervical superficial* (Fig. 7.55/*6*) está localizado na margem cranial do ombro, sob a cobertura dos músculos superficiais laterais do pescoço. Ele consiste em um ou mais linfonodos que drenam um território muito amplo, embora superficial, estendendo-se da nuca até o meio do tronco, e inclui a parte proximal dos membros torácicos. O efluxo tem como destino os vasos linfáticos da entrada torácica (Fig. 7.55/*12*).

O *centro cervical profundo* (Fig. 7.55/*5*) compreende uma cadeia de linfonodos geralmente arranjados em grupos cranial, médio e caudal, porém frequentemente irregulares com relação à disposição. Os linfonodos estão situados ao longo da traqueia, dentro do espaço visceral do pescoço, e drenam principalmente estruturas mais profundas e mais ventrais. Grande parte da linfa atravessa os linfonodos sucessivos da cadeia antes de entrar em um dos principais canais linfáticos na entrada do tórax.

O Ducto Traqueal

Na maioria das espécies, o ducto traqueal (Fig. 7.55/*12*) é um par de grandes vasos que segue o trajeto da traqueia dentro do pescoço. Com exceção do equino, tem origem nos linfonodos retrofaríngeos, que servem como centros coletores da cabeça. Pode ser reforçado por tributários oriundos dos linfonodos cervicais profundos antes de se unir ao ducto torácico (no lado esquerdo) ou ducto linfático direito. Alternativamente, um ou ambos os ductos traqueais podem adentrar a jugular ou outra veia na confluência venosa na entrada do tórax (ver Fig. 1.34). No equino, o fluxo pode ser interrompido pela passagem seriada pelos linfonodos cervicais profundos (Cap. 18).

Os Linfonodos dos Membros Torácicos

Existe um *centro axilar*. Os principais linfonodos estão contidos dentro da axila, situados sobre os músculos mediais do ombro. Linfonodos adicionais podem ser encontrados em relação à primeira costela ou mais caudalmente na parede torácica. Somente no equino, um grupo mais distal de linfonodos cubitais está situado sobre a face medial do cotovelo. O centro drena as estruturas mais profundas de todo o membro e as estruturas mais superficiais dos segmentos distais, e o conteúdo vai para um dos principais canais linfáticos ou venosos na entrada do tórax.

Os Linfonodos do Tórax

Quatro linfocentros são responsáveis pela drenagem das paredes e da cavidade torácica. Os linfonodos dentro de

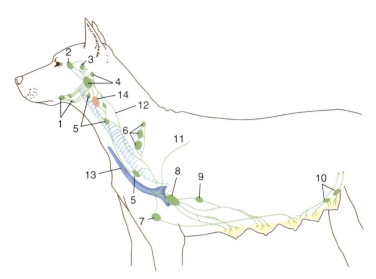

Fig. 7.55 Drenagem linfática de cabeça, pescoço e glândulas mamárias do cão. *1*, Linfonodos mandibulares; *2*, linfonodo parotídeo; *3*, linfonodo retrofaríngeo lateral; *4*, linfonodos retrofaríngeos mediais; *5*, linfonodos cervicais profundos craniais e caudais; *6*, linfonodos cervicais superficiais; *7*, linfonodo esternal; *8*, linfonodo axilar; *9*, linfonodo axilar acessório; *10*, linfonodos inguinais superficiais; *11*, ducto torácico; *12*, ducto traqueal; *13*, veia jugular externa; *14*, glândula tireoide.

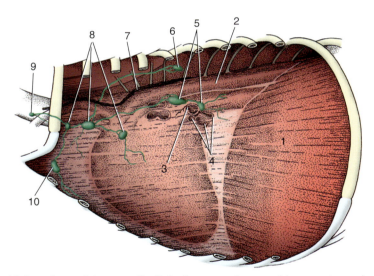

Fig. 7.56 Linfonodos torácicos no cão. Pulmão esquerdo removido; o contorno do coração é visível dentro do mediastino. *1*, Diafragma; *2*, aorta torácica; *3*, brônquio esquerdo; *4*, vasos pulmonares; *5*, linfonodos traqueobrônquicos; *6*, linfonodo intercostal; *7*, ducto torácico; *8*, linfonodos mediastinais craniais; *9*, linfonodo cervical profundo caudal; *10*, linfonodo esternal.

certos grupos são disseminados bastante difusamente, e não é sempre fácil determinar sua correta designação.

O *centro torácico dorsal* compreende dois grupos de pequenos linfonodos inconstantes. O conjunto intercostal (Fig. 7.56/*6*) é encontrado dentro dos terços dorsais de alguns espaços intercostais. O conjunto aórtico torácico está disperso ao longo do trajeto do vaso. O centro drena o dorso e os tecidos mais profundos da parede torácica e envia seu conteúdo, possivelmente após passagens seriadas por vários linfonodos, ao ducto torácico ou linfonodos mediastinais (Fig. 7.56/*8*).

O *centro torácico ventral* consiste em linfonodos esternais craniais (Fig. 7.56/*10*) situados próximo ao manúbrio do esterno, e somente em ruminantes, linfonodos esternais caudais situados em ambas as faces do músculo transverso do tórax. O centro drena as estruturas mais profundas da parte ventral da parede torácica e envia seu fluxo eferente para os linfonodos mediastinais ou para um dos grandes vasos coletores.

O *centro mediastinal* é dividido em um grupo de linfonodos dentro do mediastino cranial (Fig. 7.56/*8*), um grupo médio sobre a base do coração e um grupo caudal (ausente

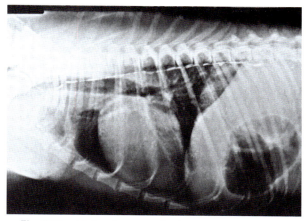

Fig. 7.58 Linfangiograma do ducto torácico canino.

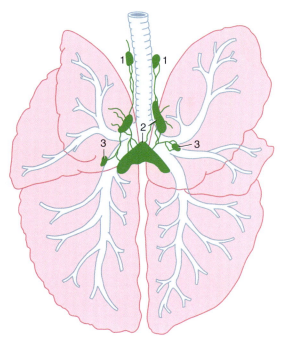

Fig. 7.57 Linfonodos associados a traqueia e pulmões do cão. *1*, Linfonodos mediastinais craniais; *2*, linfonodos traqueobrônquicos; *3*, linfonodos pulmonares.

em carnívoros) próximo ao esôfago conforme se aproxima do diafragma (Cap. 27). Os vários linfonodos drenam estruturas da parede torácica, principalmente após a primeira passagem da linfa pelos outros linfonodos primários, e das vísceras torácicas. Eles fornecem uma estação secundária para a linfa oriunda dos pulmões que já tenha passado pelos linfonodos traqueobrônquicos. O efluxo vai para os grandes vasos coletores na entrada do tórax, em parte após passagem seriada por vários linfonodos.

O *centro bronquial* consiste em grupos de linfonodos traqueobrônquicos situados ao redor da bifurcação traqueal e, em vários animais, em pequenos linfonodos pulmonares incrustados dentro do parênquima pulmonar (Figs. 7.56/5 e 7.57). Os primeiros grupos são individualmente nomeados (linfonodos traqueobrônquicos esquerdo, médio, direito e [em ruminantes e suínos] craniais) de acordo com suas relações com o brônquio principal. Eles coletam linfa oriunda dos pulmões e a enviam de forma inconstante para os linfonodos mediastinais médio e caudal, e, algumas vezes, diretamente ao ducto torácico.

O Ducto Torácico

O ducto torácico é o principal canal coletor de linfa. Ele surge a partir da cisterna do quilo, que recebe linfa do abdome, da pelve e dos membros pélvicos (Fig. 1.34/5 e 7). A cisterna possui um formato bastante irregular e até mesmo plexiforme, e, embora esteja principalmente contida entre a aorta e as vértebras na junção toracolombar, pode também estender-se ventralmente ao redor da veia cava e origem da artéria celíaca. O ducto torácico passa pelo hiato aórtico para o mediastino. Seu trajeto segue cranial e ventralmente, sobre a face esquerda da traqueia, até terminar dentro de uma das veias, mais frequentemente a veia jugular esquerda, que forma a veia cava cranial ou a própria veia cava (Fig. 7.58). O ducto recebe mais linfa de estruturas e linfonodos do lado esquerdo do tórax. Um ducto linfático direito separado oferece drenagem semelhante para estruturas torácicas craniais do lado direito e segue para uma terminação semelhante. Um ou ambos comumente recebem o(s) ducto(s) traqueal(is) correspondente(s).

Os Linfonodos das Vísceras Abdominais e da Região Lombar

O teto do abdome é drenado por um *centro lombar* que contém vários linfonodos disseminados ao longo da aorta abdominal e possivelmente também dentro de espaços entre os processos transversos das vértebras lombares (Fig. 7.59). Usualmente, os linfonodos (renais) (Fig. 7.59/7) que estão associados aos rins são maiores do que os outros na série. Além de drenarem as estruturas da região lombar, dos rins e das glândulas adrenais, estes linfonodos podem receber certa quantidade de linfa dos órgãos genitais. O fluxo segue para a cisterna do quilo (Fig. 7.59/5) diretamente ou após passagens seriadas.

Três centros associados à drenagem das vísceras abdominais possuem territórios majoritariamente correspondentes àqueles das artérias celíaca, mesentérica cranial e mesentérica caudal. Eles demonstram distinções espécie-específicas muito consideráveis e incluem o seguinte (Fig. 7.60): o centro celíaco compreende os linfonodos esplênico, gástrico (subdividido em ruminantes), hepático e pancreaticoduodenal (Fig. 7.60/*1-4*). O *centro mesentérico cranial* consiste em linfonodos mesentéricos craniais próximos à raiz do mesentério e linfonodos jejunais, cecais e cólicos mais periféricos (Fig. 7.60/*5-7*). O *centro mesentérico caudal* compreende linfonodos mesentéricos caudais associados ao cólon descendente (Fig. 7.60/*8*). Os três centros dão origem a diversos troncos viscerais que convergem na cisterna do quilo.

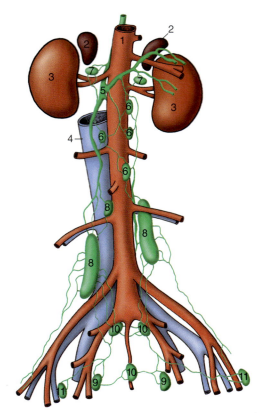

Fig. 7.59 Drenagem linfática da área lombossacra de cão, vista ventral. *1*, Aorta; *2*, adrenais; *3*, rins; *4*, veia cava caudal; *5*, cisterna do quilo; *6*, linfonodos aórticos lombares; *7*, linfonodos renais; *8*, linfonodos ilíacos mediais; *9*, linfonodos hipogástricos; *10*, linfonodos sacrais; *11*, linfonodos inguinais profundos (iliofemoral).

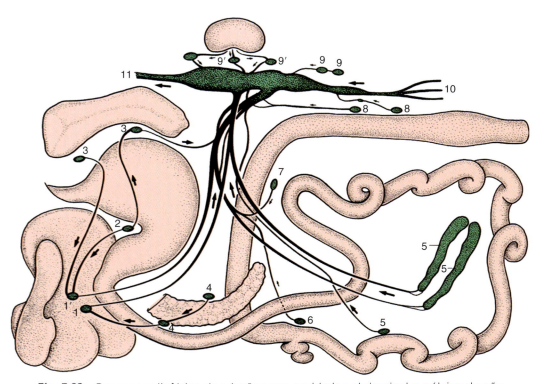

Fig. 7.60 Drenagem linfática dos órgãos nas cavidades abdominal e pélvica de cão (esquematizado). *1* e *1'*, Linfonodos hepáticos direito e esquerdo; *2*, linfonodo gástrico; *3*, linfonodos esplênicos; *4*, linfonodos pancreaticoduodenais; *5*, linfonodos jejunais; *6*, linfonodo cólico direito; *7*, linfonodo cólico médio; *8*, linfonodos mesentéricos caudais; *9*, linfonodos aórticos lombares; *9'*, linfonodos renais; *10*, eferentes oriundos da região iliossacral; *11*, continuação da cisterna do quilo como ducto torácico.

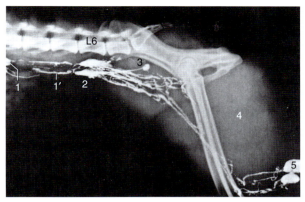

Fig. 7.61 Linfangiograma da área lombar, pelve e coxa de um cão. *1*, Linfonodo aórtico lombar; *1'*, troncos lombares; *2*, linfonodos ilíacos mediais; *3*, linfonodo hipogástrico; *4*, músculos da coxa; *5*, linfonodos poplíteos; *L6*, sexta vértebra lombar.

Os Linfonodos dos Membros Pélvicos, Pelve e Parede Abdominal

Embora seja um território inconvenientemente grande para se considerar como um todo, os membros pélvicos, a pelve e a parede abdominal não podem ser subdivididos porque as responsabilidades de certos linfonodos não coincidem com a divisão usual do corpo. O mais periférico *centro poplíteo*, que consiste em um linfonodo (ou linfonodos) posicionado(s) dentro da fossa poplítea caudal à articulação do joelho (Fig. 7.53/*8* e 7.61/*5*), drena a parte distal do membro. O fluxo eferente é direcionado ao centro ilíaco medial (exceto em equinos, nos quais segue para os linfonodos inguinais profundos).

O *centro isquiático* contém o linfonodo isquiático situado na face lateral do ligamento sacroisquiático (de ungulados [Cap. 31] – não existe linfonodo comparável em carnívoros). Ele coleta a linfa dos músculos e da pele da área lombar, além do terço proximal da coxa, e envia seu efluxo a vários linfonodos do centro iliossacral.

Os linfonodos do *centro inguinal* (iliofemoral) *profundo* estão situados ao longo do trajeto da artéria ilíaca externa ou de sua continuação femoral (Fig. 7.59/*11*). Eles drenam primariamente a parte da coxa, mas também recebem linfa dos linfonodos poplíteos para a passagem subsequente ao centro iliossacral.

O *centro inguinal superficial* mais periférico inclui os linfonodos inguinais superficiais da virilha, os linfonodos subilíacos da prega do flanco (exceto no cão), o linfonodo coxal e os linfonodos da fossa paralombar do bovino (Fig. 7.55/*10* e Capítulo 31). Os linfonodos inguinais superficiais também são chamados de *escrotais* ou *mamários* porque drenam os órgãos genitais masculinos externos ou o úbere (em cães, glândulas mamárias caudais), além da região da virilha. O linfonodo subilíaco drena a pele e estruturas mais profundas que se estendem a partir do meio do flanco até a coxa. A linfa eferente passa ao centro iliossacral diretamente ou após passagem pelos linfonodos inguinais profundos.

O *centro iliossacral* é uma coleção muito grande de linfonodos amplamente distribuídos, posicionados próximo ao teto da região caudal do abdome e dentro da cavidade pélvica (Fig. 7.59). Os principais componentes são os linfonodos ilíacos mediais (Fig. 7.59/*8*), próximo à origem das artérias ilíacas externa e interna, e, embora não ocorra no cão, ilíacos laterais próximos à ramificação dos vasos ilíacos circunflexos profundos. Existem outros linfonodos nas paredes (linfonodos sacrais) e ao redor das vísceras (linfonodos hipogástricos e anorretais) na cavidade pélvica. Estes diversos linfonodos são os centros primários de filtração para estruturas adjacentes e um estágio secundário na drenagem do membro pélvico, órgãos genitais e outros órgãos pélvicos. A linfa destes linfonodos flui até os linfonodos ilíacos mediais que dão origem aos troncos lombares.

Os Troncos Lombares

Os troncos lombares são formados principalmente por vasos eferentes oriundos dos linfonodos ilíacos mediais. Eles formam um plexo no teto do abdome, onde recebem parte do efluxo lombar antes de se expandirem como a cisterna do quilo (FIig.S 7.59/*5* E 7.61/*1'*). Esta estrutura também recebe troncos viscerais dos órgãos digestórios.

▶ O BAÇO

O baço está situado na região cranial esquerda do abdome, onde se liga à curvatura maior do estômago pelo omento maior. A posição exata do baço depende do grau de preenchimento do estômago e de seu próprio conteúdo de sangue. A forma básica é muito diferente nas várias espécies domésticas, com forma de haltere em cães e gatos, semelhante a uma cinta nos suínos, de formato oblongo mais largo em bovinos e falciforme em equinos (Fig. 7.62). Sua cápsula emite trabéculas em direção ao interior. Em algumas espécies (carnívoros), a cápsula e as trabéculas são muito musculares, enquanto em outros (ruminantes), muito menos, e estas diferenças determinam a extensão da variação fisiológica de tamanho. Quando relaxado, o baço do cão e do gato aumenta muitas vezes quando em comparação com o seu estado contraído.

Os tecidos moles contidos no esqueleto de sustentação são divididos em polpas vermelha e branca. A polpa vermelha consiste em espaços em série com os vasos sanguíneos e é ocupada por uma concentração de elementos celulares do sangue. A polpa branca, que é dividida em focos usualmente visíveis a olho nu, é formada por linfonódulos dentro de um arcabouço reticuloendotelial de suporte. Este tecido possui as usuais propriedades linfogênicas e fagocíticas.

As funções do baço são armazenamento do sangue, remoção de materiais particulados da circulação, destruição dos eritrócitos velhos e produção de linfócitos. A função de armazenamento do sangue é familiar a todos que sofreram uma "pontada na lateral", a dor que algumas vezes acompanha o estresse físico e está associada à contração da cápsula esplênica.

---

*O nome oficial, *lien*, é a raiz para vários termos descritivos – por exemplo, a. lienal, a artéria esplênica.

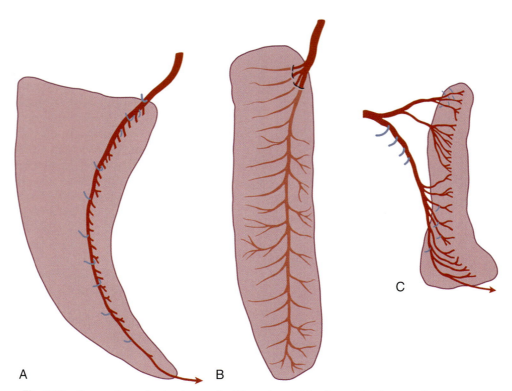

Fig. 7.62 Faces viscerais dos baços de (A) equino, (B) bovino e (C) cão para demonstrar a distribuição das artérias esplênicas. Ramos para outras estruturas são demonstrados em *azul*.

O baço é irrigado pela artéria esplênica de tamanho generoso, um ramo da artéria celíaca (Fig. 3.39/*4*). A drenagem venosa pela veia esplênica leva à veia porta (Fig. 3.50/*1* e *2*). Existem características específicas importantes na disposição destes vasos. A artéria e a veia podem passar por um hilo confinado sem se separarem (ruminantes) (Fig. 7.62/B), seguir por todo o comprimento do órgão, emitindo ramos em determinados intervalos (equino, suíno) (Fig. 7.62A) ou se dividir conforme se aproximam do baço em ramos que vascularizam compartimentos esplênicos que são normalmente independentes, embora se comuniquem (cão, gato) (Fig. 7.62C), Os vasos linfáticos encontrados na cápsula e trabéculas não se prolongam até a polpa. Os nervos simpáticos e parassimpáticos chegam com a artéria.

O baço se desenvolve a partir de uma condensação mesodérmica dentro do mesogastro dorsal (que se torna o omento maior) (Fig. 3.65/*6*). A parte do folheto interveniente entre o estômago e o baço pode ser especificamente definida como o ligamento gastroesplênico.

O TIMO

O timo tem muita importância no animal jovem. Ele começa a regredir por volta da puberdade e pode eventualmente quase desaparecer. Mesmo quando um vestígio considerável persiste, consistirá principalmente em gordura e elementos fibrosos.

O timo tem uma origem pareada a partir da terceira bolsa faríngea (Fig. 6.5/*6*). Embora certa incerteza exista sobre as precisas contribuições feitas pelo endoderma e mesoderma subjacente ao desenvolvimento do timo, uma contribuição ectodérmica é aventada em algumas espécies. Os brotos crescem pelo pescoço ao lado da traqueia e invadem o mediastino, no qual se estendem até o pericárdio. A parte cervical regride prematuramente em várias espécies (incluindo o cão), e o timo então surge como um órgão único, mediano. Em seu apogeu, o timo é uma estrutura lobulada que preenche a parte ventral do mediastino cranial, encaixando-se em outros elementos deste espaço.

O tecido do timo é dividido em córtex e medula. O córtex produz os linfócitos T imunocompetentes, que entram na corrente sanguínea para distribuição e multiplicação nos órgãos linfáticos periféricos (linfonodos e nódulos linfáticos dispersos). A medula é formada por células epitelioides de significado mais especulativo (Fig. 7.63). Em razão de sua relevância para o desenvolvimento pós-natal e manutenção da competência imunológica, o timo é muito importante.

Capítulo 7   O Sistema Cardiovascular   251

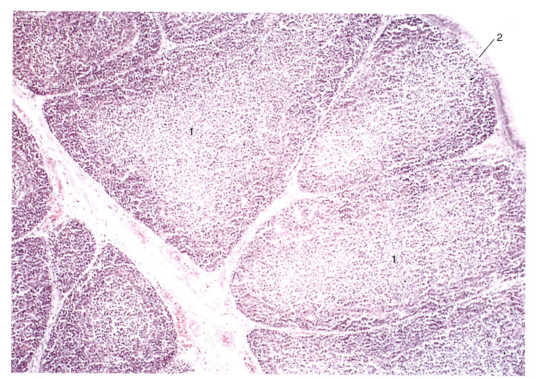

Fig. 7.63 Timo de um bezerro (hematoxilina e eosina; aumento 70x). *1*, Lóbulos tímicos; *2*, cápsula.

VERIFIQUE SUA COMPREENSÃO

Crie uma lista de órgãos que têm irrigação sanguínea arterial auxiliar.

Utilizando fundamentos embriológicos, compare a estrutura do coração fetal e pós-natal e detalhe a transição do coração da vida fetal para a pós-natal.

Pratique auscultação em espécies de sua escolha.

Imagine que você auscultou um "sopro". Trabalhe com diferentes tipos de sopros e suas origens estruturais.

8 Sistema Nervoso

CONCEITOS INTRODUTÓRIOS

Cada organismo vivo deve ser capaz de reagir apropriadamente a alterações em seu ambiente se deseja sobreviver. A detecção destas alterações ambientais, sua subsequente integração e interpretação, e, finalmente, a produção de uma resposta comportamental são a função do sistema nervoso, incomparavelmente o mais complexo dos sistemas corporais.

A imensa complexidade do sistema nervoso ocorre em nível microscópico e, como tal, não pode ser apreciada apenas por uma revisão de sua estrutura macroscópica. Avanços contínuos nos métodos de pesquisa, incluindo o desenvolvimento de ferramentas genéticas, moleculares e ópticas, permitiram-nos examinar e manipular a atividade de células individuais e do circuito, mas conhecimento detalhado suficiente das complexas e diversas conexões que compõem os circuitos neurais do sistema nervoso ainda nos falta. Entretanto, há muito a ser aprendido a partir da descrição da organização do sistema nervoso e as regiões funcionais gerais, do encéfalo em particular, mantendo em mente de que há ainda muito que não sabemos.

A abordagem neste capítulo é a apresentação de uma descrição inicial da organização básica, células e circuitos do sistema nervoso seguida por uma descrição mais detalhada de cada região, de seu desenvolvimento neural, morfologia e função. Nós fazemos isso sabendo que análises funcionais mais completas serão fornecidas por cursos concorrentes ou subsequentes de fisiologia e neurologia.

AS SUBDIVISÕES DO SISTEMA NERVOSO

Embora o sistema nervoso forme um conjunto único e integrado, é útil discutir várias divisões anatômicas e funcionais (Fig. 8.1). A divisão mais fundamental pode ser feita com base na anatomia, distinguindo o *sistema nervoso central* – que consiste de encéfalo (Fig. 8.1/*1*) e medula espinal (Fig. 8.1/*2*) – do *sistema nervoso periférico* (Fig. 8.1/*3*), que inclui os nervos espinais, os quais seguem por todo o corpo e membros, e os nervos cranianos, que estão dentro da cabeça. Embora estas duas partes do sistema nervoso funcionem intimamente juntas, elas possuem origens embriológicas distintas, conforme discutimos posteriormente neste capítulo, e também respondem diferentemente às injúrias – ou seja, o sistema nervoso periférico possui certa capacidade de regeneração das fibras lesadas, mas o sistema nervoso central não sofre regeneração.

O sistema nervoso periférico é, ainda, dividido funcionalmente em divisões *aferente* e *eferente*. O componente aferente do sistema nervoso periférico, também chamado de componente *sensitivo*, conduz impulsos *em direção* à medula espinal e ao encéfalo (Fig. 8.1/*4*); o eferente, ou componente *motor* do sistema nervoso periférico, transporta impulsos *para fora* do encéfalo e da medula espinal (Fig. 8.1/*5*). Cada um dos componentes aferentes e eferentes do sistema nervoso periférico é subdividido, ainda, em sistemas *somático* e *visceral*. O *sistema somático* está relacionado com as funções sensitivas e motoras que determinam a relação do organismo com o mundo externo. Elas incluem a detecção de estímulos na pele e nos tecidos dos membros e tronco, e também ações comportamentais como a locomoção. O sistema somático é algumas vezes chamado de *sistema voluntário*, porque há maior percepção consciente e maior controle voluntário das funções somáticas do que das funções viscerais. O *sistema visceral* está relacionado com as funções sensitivas e motoras que estão relacionadas com as vísceras internas: a regulação da pressão sanguínea e da frequência cardíaca, o controle da atividade glandular e os processos da digestão, e daí em diante. O componente motor do sistema nervoso periférico visceral também é chamado de sistema nervoso autônomo, discutido com maiores detalhes aqui e posteriormente no capítulo.

Existem diversas subdivisões significativas do sistema sensitivo ou aferente que necessitam de descrição adicional. A *classificação geral* refere-se à parte do sistema sensitivo que sente a pressão, o estiramento, a temperatura e os estímulos nocivos oriundos de tecidos do corpo e da cabeça. A classificação *especial* refere-se àqueles sentidos da cabeça para visão, audição, paladar, olfato e equilíbrio.

Vias *aferentes somáticas gerais* originam-se em receptores dentro da pele e dos tecidos somáticos mais profundos das paredes corporais e dos membros. As vias que surgem dos receptores cutâneos estão relacionadas com as sensações *exteroceptivas*, como toque, temperatura e dor, que respondem aos estímulos fornecidos pelo meio externo. Receptores dentro dos tecidos mais profundos, a categoria *proprioceptiva*, incluem receptores de estiramento e tensão nos músculos e nas cápsulas articulares. Estes receptores fornecem informações sobre a posição e os movimentos dos músculos e segmentos corporais relacionados entre si. Fibras aferentes somáticas gerais estão presentes em todos os nervos espinais e no nervo craniano V, o nervo trigêmeo (Tabela 8.2).

Vias *aferentes viscerais gerais* originam-se nos receptores de vasos e glândulas, e nas vísceras da cabeça e do tronco que respondem amplamente ao estiramento e aos estímulos

Capítulo 8 **Sistema Nervoso** 253

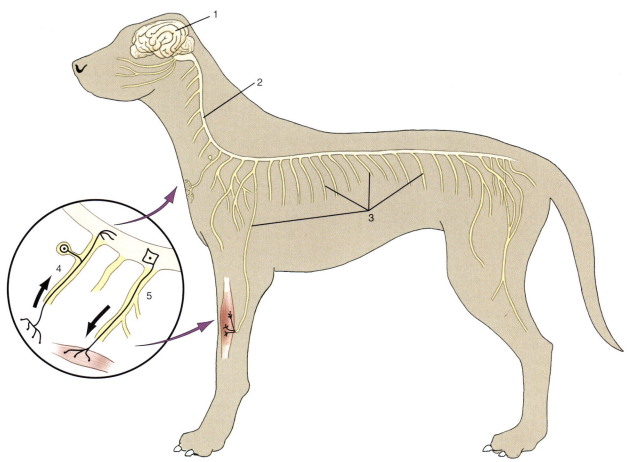

Fig. 8.1 O sistema nervoso pode ser dividido em sistema nervoso central, composto por encéfalo (*1*) mais medula espinal (*2*), e o sistema nervoso periférico, formado pelos nervos periféricos (*3*) e gânglios associados. O sistema nervoso periférico é dividido adicionalmente em sistema sensitivo, ou aferente (*4*) e sistema motor, ou eferente (*5*). Ler o texto para maiores detalhes.

químicos. As fibras desta divisão são encontradas nos nervos cranianos III, V, VII, IX e X, e em todos os nervos espinais.

Vias *aferentes somáticas especiais* possuem uma origem mais restrita dentro de determinados órgãos de sentido especial da cabeça: a retina do olho e os componentes coclear e vestibular da orelha interna, que estão relacionados com visão, audição e equilíbrio, respectivamente. Fibras aferentes somáticas especiais são, desta forma, encontradas somente dentro de dois nervos cranianos, os nervos óptico (II) e vestibulococlear (VIII).

Vias *aferentes viscerais especiais* surgem dos órgãos de sentido especiais do olfato e paladar. Fibras que carreiam informações olfatórias estão confinadas ao nervo olfatório (I); aquelas que transportam informações gustativas (paladar) estão confinadas a um pequeno grupo de nervos cranianos, VII e IX.

Sistemas eferentes ou motores são divididos mais simplesmente:
- Vias *eferentes somáticas* inervam músculos estriados. No corpo e nos membros, estes são os músculos que surgem dos somitos. Na cabeça, músculos estriados surgem dos arcos faríngeos, ou branquiais. Fibras eferentes somáticas são encontradas em todos os nervos espinais e em todos os nervos cranianos, com exceção daqueles que são exclusivamente nervos sensitivos (I, II e VIII).
- Vias *eferentes viscerais* – ou seja, o sistema nervoso autônomo, inervam a musculatura lisa dos vasos sanguíneos, vísceras, músculo cardíaco e glândulas. O sistema autônomo possui duas divisões principais – os componentes simpático e parassimpático. A maioria dos órgãos recebe inervação de ambos os componentes (p. 313). Os componentes simpático e parassimpático são frequentemente descritos como possuidores de ações antagônicas em cada órgão, embora o "equilíbrio" possa descrever melhor seu papel cooperativo. Fibras eferentes viscerais da *divisão simpática* deixam o sistema nervoso central por nervos espinais nas regiões toracolombares da medula espinal; aquelas da *divisão parassimpática* são encontradas em um pequeno grupo de nervos cranianos (III, VII, IX e X) e em nervos espinais na região sacral da medula espinal. Várias fibras eferentes viscerais seguem até o órgão-alvo acompanhando outros nervos, para que obtenham uma distribuição periférica muito mais disseminada.

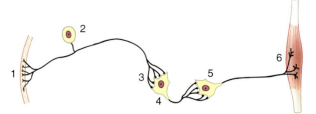

Fig. 8.2 Um receptor simplificado: circuito neural efetor. *1*, Receptor cutâneo; *2*, neurônio sensitivo ou aferente; *3*, sinapses no interneurônio; *4*, interneurônio; *5*, neurônio motor ou eferente; *6*, musculatura estriada (efetor). Ler o texto para maiores detalhes.

Os Elementos Estruturais

A base celular para o funcionamento notável do sistema nervoso é a rede de células interconectadas conhecidas como *neurônios*. Os neurônios são células altamente especializadas nas quais as propriedades da membrana de excitabilidade e condutibilidade são extremamente bem desenvolvidas. Alterações rápidas e transitórias nos potenciais elétricos seguem ao longo das membranas neuronais e então são transmitidas entre neurônios dentro do mesmo circuito através de conexões conhecidas como *sinapses*. Uma breve descrição de um circuito altamente simplificado servirá para explicar a maneira como os neurônios embasam uma reação comportamental do organismo a um estímulo ambiental (Fig. 8.2). Um estímulo, como a alteração na pressão ou temperatura, é inicialmente detectado por um órgão receptor (*1*). Independentemente do tipo de estímulo, o neurônio associado ao receptor (*2*), normalmente um *neurônio sensitivo* no sistema nervoso periférico, traduz esta alteração em um potencial elétrico, e o impulso, ou *potencial de ação*, segue por todo o comprimento do neurônio antes da transmissão, através de uma ou mais sinapses (*3*), até o próximo neurônio do circuito. Este segundo neurônio (*4*), localizado no sistema nervoso central, recebe e por sua vez transmite o sinal elétrico para um terceiro neurônio dentro do sistema nervoso central (*5*). Este neurônio, o neurônio motor, transmite o sinal para fora do sistema nervoso central até um órgão efetor na periferia, normalmente um músculo (*6*), resultando na contração muscular e finalmente no movimento. Embora esta descrição seja uma simplificação exagerada de qualquer circuito neuronal particular, ela ilustra que as propriedades dos neurônios e suas organizações em circuitos anatômicos formam a base subjacente para a função do sistema nervoso.

O *neurônio* típico consiste do pericárdio, ou corpo celular, que contém o núcleo do qual são estendidos diversos processos alongados (Fig. 8.3). Os processos, que variam consideravelmente em número, comprimento e formato, são de duas variedades, os dendritos e o axônio. Os dendritos são diversos e altamente ramificados, e transmitem impulsos em direção ao corpo celular; o axônio é sempre único em sua origem no corpo celular e transporta impulsos para longe do corpo celular. Esta morfologia geral é a base de quatro regiões funcionais do neurônio: *contribuições* de outros neurônios ou receptores são recebidas como sinapses nos dendritos (Fig. 8.3/*1*); a membrana do corpo celular está posicionada para dar suporte à *integração* dos sinais de cada dendrito (Fig. 8.3/*2*); a geração de um novo sinal elétrico ocorre na junção do corpo celular com o axônio; e então ocorre a *transmissão* do impulso ao longo do axônio, em direção às conexões sinápticas com outros neurônios ou com células musculares (Fig. 8.3/*3*). O arranjo destes processos resulta em uma ampla variedade da morfologia neuronal (Fig. 8.3D), mas permite superficialmente uma classificação simples. A maioria dos neurônios é *multipolar* pelo fato de possuírem um número (frequentemente muito grande) de dendritos ramificados que se unem ao pericárdio em pontos dispersos (Fig. 8.3A). Alguns neurônios, predominantes no sistema nervoso periférico, são bipolares ou unipolares. Neurônios *bipolares* possuem dendritos que são acompanhados em um tronco comum antes de chegar ao pericárdio em um local remoto a partir da origem do axônio (Fig. 8.3B). Neurônios com morfologia bipolar existem na retina do olho e no epitélio olfatório. Os dendritos e axônio de um neurônio *unipolar* são diretamente contíguos ao longo de um processo único (convencionalmente conhecido como axônio), e o pericário está ligado ao axônio por um processo curto (Fig. 8.3C). Todos os neurônios sensitivos no sistema nervoso periférico possuem morfologia unipolar. Tanto em neurônios bipolares quanto unipolares, a integração e a geração do novo sinal elétrico ocorrem na confluência dos dendritos, e não no corpo celular (Fig. 8.3B e C).

As diferentes variedades de neurônios possuem distribuições específicas que estão relacionadas com as suas funções particulares. Claramente, uma árvore dendrítica muito ramificada permite que o neurônio receba impulsos oriundos de várias fontes. De maneira semelhante, um axônio muito ramificado faz conexão e estimula várias células. O primeiro arranjo permite uma convergência de impulsos de várias origens; o segundo proporciona uma divergência ou difusão de uma mensagem. Um axônio pode estabelecer conexões sinápticas com os corpos, dendritos ou axônios de outros neurônios, ou no caso do axônio de um neurônio motor com a membrana celular de células musculares. A maioria dos neurônios estabelece várias sinapses; algumas podem ter milhares de locais sinápticos. As sinapses possuem morfologia variável, mas somente uma descrição elementar é necessária aqui. A sinapse é uma especialização da membrana da célula transmissora, ou pré-sináptica, e da célula receptora, ou pós-sináptica. As membranas celulares de cada uma são separadas por uma fenda muito pequena. Um potencial de ação que chega à membrana terminal pré-sináptica não pula de uma célula a outra; em vez disso, causa a liberação de uma substância transmissora química específica que se difunde pela fenda. Este transmissor químico é normalmente armazenado em vesículas no terminal pré-sináptico, esperando a chegada do potencial de ação. A chegada do potencial de ação inicia a fusão da membrana da vesícula sináptica com a membrana celular do terminal pré-sináptico, ocasionando a liberação do transmissor químico na fenda sináptica. Quando esta substância chega

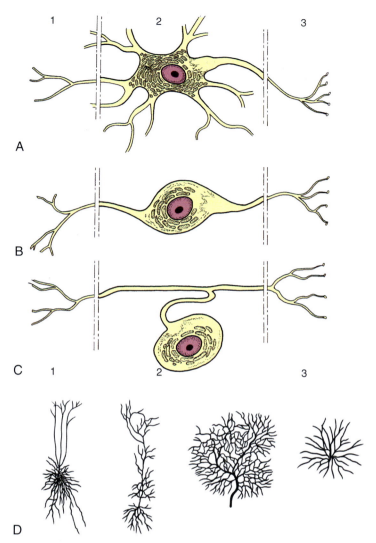

Fig. 8.3 (A-C) Diagramas esquemáticos de neurônios (A) multipolar, (B) bipolar e (C) unipolar. *1*, Lado receptor (dendritos); *2*, corpo celular (pericário); *3*, lado efetor (axônio). (D) Ilustrações de neurônios verdadeiros.

à membrana celular da célula pós-sináptica, ela se liga aos receptores incrustados na membrana pós-sináptica. Estes receptores, assim que ligados ao transmissor, causam um ou dois efeitos: eles podem tanto despolarizar ou excitar a membrana pós-sináptica, contribuindo assim para um novo potencial de ação, ou hiperpolarizar a membrana, causando assim um efeito inibitório tornando menos provável a liberação de um potencial de ação. A existência de sinapses excitatórias ou inibitórias, algumas vezes na mesma célula, proporciona uma forma para uma grande diversidade de respostas. Várias substâncias transmissoras são conhecidas; as mais comuns são a acetilcolina, glutamato, GABA (ácido gama-aminobutírico), noradrenalina, serotonina e vários neuropeptídios. Esta descrição da atividade sináptica como excitatória ou inibitória é, por questão de concisão, uma simplificação geral das complexidades da transmissão sináptica no sistema nervoso. Vários receptores pós-sinápticos não contribuem diretamente e nem inibem a geração de um potencial de ação, mas, em vez disso,

tornam a célula pós-sináptica mais ou menos responsiva a outros transmissores em sinapses próximas. Esta resposta, chamada de *neuromodulação*, permite o ajuste fino de uma resposta neuronal a contribuições particulares, contribuindo assim para as nuances sutis da neurotransmissão química.

Os neurônios são sustentados por outras células especializadas. As células de suporte do encéfalo e da medula espinal, que são mais numerosas do que os neurônios, são conhecidas como *neuroglia* e consistem de dois tipos principais: *astrócitos* e *oligodendrócitos*. Brevemente, astrócitos auxiliam na nutrição de neurônios, manutenção do ambiente extracelular e neurotransmissão; oligodendrócitos fornecem bainhas para membranas celulares aos axônios dentro do encéfalo e da medula espinal que isolam os axônios de seus adjacentes e aceleram a condução do potencial de ação. As bainhas da membrana celular, chamadas de *mielina*, são formadas pela embalagem concêntrica da membrana do oligodendrócito ao redor do axônio (Fig. 8.4).

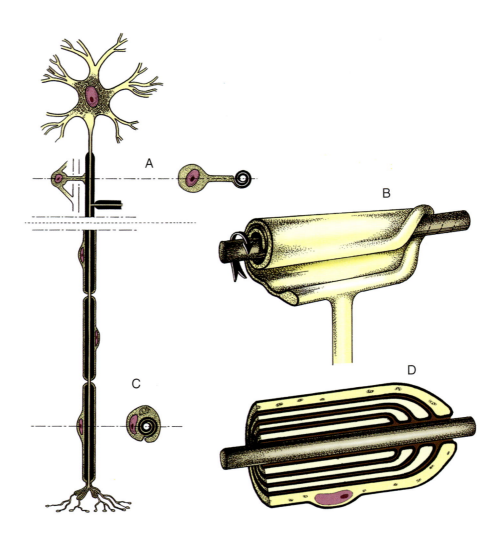

Fig. 8.4 (A) e (B) Neurônio com seu axônio envolto por uma bainha de mielina fornecida por oligodendrócitos dentro do sistema nervoso central. (C) e (D) Assim, que o axônio deixa o sistema nervoso central, a mielina é produzida por células de Schwann no sistema nervoso periférico. Em ambos os casos, a mielina consiste de camadas de plasmalema concêntricas que formam uma bainha isolante.

A mielina proporciona uma coloração branca às fibras nervosas observadas *agrupadas*, e grupos de axônios mielinizados no encéfalo e na medula espinal são chamados de *substância branca*. Dentro da substância branca do encéfalo e da medula espinal, axônios de origem, destino e função comuns tendem a estar agregados em conjunto em *fascículos* ou *tratos*. A maioria dos tratos é nomeada pela combinação de sua origem empregada como prefixo, com seu destino empregado como sufixo. Assim, os tratos espinocerebelares são originados na medula espinal e terminam no cerebelo; o inverso é verdadeiro para os tratos cerebeloespinais. Grupos de pericários, ou corpos celulares neuronais, no encéfalo e na medula espinal são chamados de *núcleos* e, quando se destacam da parte branca dos feixes de fibras adjacentes, tomam uma coloração acinzentada ou bege; este efeito permite a distinção entre a *substância cinzenta* e a substância branca do encéfalo e da medula espinal.

Dentro do sistema nervoso periférico (fora do encéfalo e da medula espinal), os axônios recebem isolamento semelhante àquele dos axônios do encéfalo e da medula espinal, mas de outro tipo de célula de sustentação, a célula de Schwann (também chamada de *neurolemócito*; Fig. 8.4). Axônios periféricos estão agrupados em conjunto e são protegidos, sustentados e subdivididos por bainhas de tecido conjuntivo e septos, formando os *nervos periféricos*. A presença de pericários neuronais no sistema nervoso periférico é limitada àqueles dos aferentes sensitivos e eferentes viscerais ou neurônios autônomos, e eles são encontrados em agrupamentos conhecidos como *gânglios*. Gânglios autônomos ou nervos periféricos e gânglios sensitivos nas raízes dos nervos periféricos podem formar protuberâncias visíveis; eles também podem ser distintos por sua coloração e textura, que são mais escuros e mais firmes do que os nervos relacionados ou raízes nervosas.

Função de Resposta a Estímulo do Sistema Nervoso

Tendo estabelecido estes pontos fundamentais, agora podemos retornar a considerar o aparelho de resposta a estímulos com maiores detalhes (Fig. 8.2). Cada neurônio no sistema nervoso é parte de um ou mais circuitos que possuem funções comportamentais específicas. Embora nem todo o comportamento possa ser visto como uma resposta direta a um estímulo sensitivo, nós podemos considerar que o comportamento é produzido finalmente como resultado do processamento de estímulos sensitivos. Este processamento pode ocorrer imediatamente quando os estímulos são detectados – ou seja, um simples movimento de reflexo – ou como resultado de um processamento em longo prazo de estímulos sensitivos previamente recebidos e integrados – armazenado como memória, por exemplo –, que pode contribuir para comportamentos mais complexos iniciados pelo próprio organismo. Entretanto, é importante considerar inicialmente os comportamentos reflexos, porque os circuitos neurais subjacentes contêm vários dos elementos básicos do comportamento mais complexo e é por si só útil em um conceito clínico.

O *arco reflexo monossináptico* é frequentemente descrito como o reflexo mais simples, no qual somente dois neurônios, e a conexão sináptica entre eles, estão envolvidos no circuito reflexo. Este de fato é um arranjo incomum, já que todos os outros reflexos conhecidos envolvem vários neurônios. O reflexo monossináptico, geralmente denominado como reflexo de *estiramento* ou *miotático*, está associado à maioria dos músculos, sendo que o exemplo mais familiar é o reflexo patelar ou automático do joelho (Fig. 8.5). Este reflexo envolve a contração rápida e breve do músculo quadríceps femoral iniciada por um toque apropriado no ligamento patelar, a continuação funcional do quadríceps femoral (*1*). O toque estira o músculo e estimula receptores chamados de *fusos musculares* dentro do ventre muscular (*2*), os quais detectam alterações no comprimento; a ativação do fuso muscular gera potenciais de ação nos neurônios sensitivos aferentes (*3*), os quais inervam os fusos, e estes impulsos são transmitidos ao longo dos axônios sensitivos dentro do nervo femoral até alcançar a medula espinal. Dentro da substância cinzenta da medula espinal, os neurônios sensitivos formam sinapses excitatórias com aqueles motoneurônios que inervam o músculo quadríceps (*4*). Os axônios destes motoneurônios por sua vez saem da medula espinal e seguem na direção eferente dentro do nervo femoral, (5) para inervar as fibras musculares do músculo quadríceps (*6*). A excitação do motoneurônio resulta na excitação da fibra muscular e na contração para ocasionar uma extensão breve da articulação do joelho. Este reflexo é útil clinicamente e é iniciado quando o animal não está apoiando peso, a fim de causar extensão articular detectável. Sua função essencial para o animal, entretanto, é manter a ativação muscular extensora quando o animal está apoiando peso, para que os membros permaneçam estendidos contra a ação da gravidade (ver Fig. 8.48).

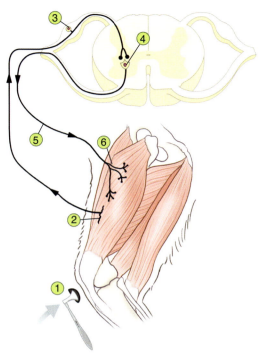

Fig. 8.5 O reflexo patelar monossináptico. O estímulo do tendão (*1*) ativa os fusos musculares (*2*), gerando potenciais de ação que seguem através do neurônio aferente (*3*) até a medula espinal. O impulso é então transmitido ao neurônio eferente (*4*), cujo axônio (*5*) inerva o músculo quadríceps (*6*).

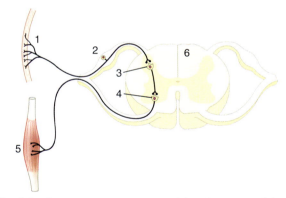

Fig. 8.6 Representação esquemática de uma cadeia de reflexo no qual o interneurônio está interposto. *1*, Receptor cutâneo; *2*, neurônio aferente; *3*, sinapse no interneurônio; *4*, sinapse no neurônio eferente; *5*, músculo; *6*, medula espinal.

Em todos os reflexos com exceção do reflexo monossináptico, os neurônios estão interpostos no circuito entre os neurônios aferente e eferente (Fig. 8.6/*3*). Estes neurônios são convenientemente conhecidos como *interneurônios*, embora existam diversas sinonímias. Ademais, todos os reflexos, incluindo o reflexo de estiramento, envolvem circuitos colaterais complexos nos quais neurônios adicionais que não estão diretamente interpostos entre os neurônios aferente e eferente são estimulados ou inibidos. Este arranjo é permitido pela presença de ramos colaterais dos axônios sensitivos aferentes dentro do sistema nervoso central, tal que o sinal sensitivo inicial é divergentemente distribuído dentro deste sistema e é utilizado por diversos circuitos neurais (Figs. 8.7 e 8.48). O propósito de tal divergência inclui controle mais refinado sobre os movimentos reflexos e notificação de centros superiores relacionados com o estado da atividade aferente, entre outras funções.

Um bom exemplo do quanto uma resposta refinada e integrada é fornecida pela resposta a um estímulo nocivo aplicada ao membro do animal em estação. O estímulo nocivo é detectado por neurônios sensitivos especializados por esta modalidade, chamados *nociceptores*. A resposta reflexa, chamada de *reflexo de retirada* ou *flexor*, é a flexão de todas as articulações do membro estimulado, tal que o membro é removido do estímulo ofensor. Esta ação ocorre pela contração coordenada de vários músculos flexores por várias articulações do membro. O sinal oriundo da ativação nociceptora é distribuído dentro da medula espinal por ramificações colaterais dos axônios aferentes dos nociceptores, cada ramo dos quais faz sinapse com um interneurônio individual, que por sua vez transmite esta excitação a diversos motoneurônios flexores (Fig. 8.7/*2*). Ademais, a flexão suave das articulações do membro é facilitada pelo relaxamento dos músculos extensores antagonistas que poderiam normalmente estar ativos no animal em estação. Este processo necessita, novamente pela divergência do mesmo sinal aferente, de excitação de um diferente grupo de interneurônios que são capazes de inibir motoneurônios extensores do mesmo membro. As vias envolvidas nesta ativação e inibição coordenadas dos músculos apropriados estendem-se por diversos segmentos da medula até alcançar e excitar ou inibir os neurônios eferentes que inervam os músculos flexores e extensores do membro estimulado (Fig. 8.7/*3*). Ao mesmo tempo, o animal tem de se ajustar à remoção do apoio de um dos seus membros pela redistribuição do peso sobre os outros membros; as vias necessárias para este ajuste mais amplo estendem-se por trechos consideráveis da medula espinal, alguns dos quais cruzam ao lado contralateral (Fig. 8.7). Além da divergência e da integração de informações aferentes dentro da medula espinal para coordenar estes movimentos, algumas informações seguem cranialmente até alcançar regiões do encéfalo especializadas para o equilíbrio, o que faz que o animal possa se manter equilibrado enquanto permanece em três membros. A esta complexidade da resposta reflexa é adicionada a transmissão inevitável da ativação nociceptora inicial àquelas regiões do encéfalo envolvidas na tomada de decisões, para que o animal possa avaliar a situação e considerar se uma resposta mais geral, como a fuga ou a retaliação contra o agressor, seria apropriada. Esta resposta considerada envolve circuitos integrados de vários graus de complexidade, que se estendem através da medula e do encéfalo e se aproximam daqueles centros superiores que estão relacionados com a memória e o julgamento. Assim, a relação entre movimentos reflexos e comportamento mais complexo impulsionado cognitivamente é uma constante, uma função da integração e do processamento de diversas contribuições aferentes por circuitos neurais cada vez mais sofisticados.

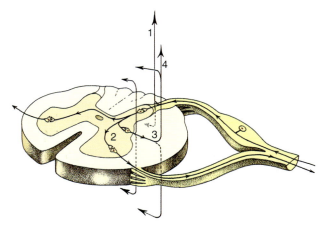

Fig. 8.7 O trajeto das fibras dentro da medula espinal. Algumas fibras aferentes no funículo dorsal seguem diretamente ao encéfalo (*1*); outras terminam em interneurônios no corno dorsal. A partir daqui impulsos podem ser transmitidos diretamente para neurônios eferentes (*2*) ou para outros interneurônios que transmitem impulsos nas direções caudal ou cranial dentro da medula espinal (*3*), sendo que alguns chegam até o encéfalo (*4*).

MORFOLOGIA GERAL E EMBRIOLOGIA DO SISTEMA NERVOSO CENTRAL

Estudo Introdutório

O encéfalo* e a medula espinal[†] são contínuos sem qualquer demarcação clara. O encéfalo é um órgão muito irregular cujo formato se adapta muito aproximadamente à cavidade craniana na qual está alojado, enquanto a medula, delgada e alongada, possui uma aparência mais regular e uniforme.

O tamanho do encéfalo não possui uma relação linear com o tamanho do animal do qual é proveniente, mas é relativamente menor em espécies maiores e é proporcionalmente maior em mamíferos mais avançados. A relação entre a massa encefálica e corporal é da ordem de 1:50, 1:200 e 1:800 no ser humano, cão e equino, respectivamente. Como regra geral, a domesticação de uma espécie leva a uma relação menor entre massa encefálica e corporal do que em espécies não domesticadas do mesmo tipo; o processo não é revertido colocando animais domésticos de volta à vida selvagem. Talvez mais importante seja o desenvolvimento relativo de partes particulares do encéfalo; mamíferos possuem uma preponderância relativa de partes filogeneticamente mais novas, particularmente no cérebro em geral e em mamíferos "superiores" especificamente, em comparação com outras formas.

---

*O termo oficial, *encephalon*, fornece uma raiz muito mais utilizada – *encefalite* e *eletroencefalograma*. Porém, encéfalo é muitas vezes substituído por cérebro na linguagem corriqueira, o que não vem ao caso em um tratado de anatomia veterinária.

†O termo oficial é medula espinal. Infelizmente, medula é utilizada em diversos contextos. O termo *medulla simplesmente* significa medula oblonga, a parte mais caudal do tronco encefálico.

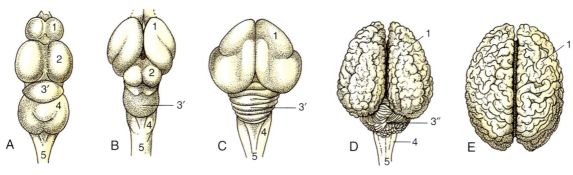

Fig. 8.8 Encéfalos de vertebrados ilustrando o desenvolvimento filogenético. O aumento no volume e complexidade do telencéfalo e do cerebelo é mais evidente. (A) Peixe (carpa); (B) réptil (píton); (C) ave (pato); (D) mamífero (bovino); (E) mamífero (ser humano). *1*, Telencéfalo; *2*, mesencéfalo; *3'e 3''*, metencéfalo (3'arquicerebelo em A-C; 3'' neocerebelo em D); *4*, mielencéfalo; *5*, medula espinal.

O maior tamanho e a complexidade dos hemisférios cerebrais humanos fornecem o exemplo extremo desta tendência evolutiva (Fig. 8.8).

Uma introdução inicial do encéfalo como um todo é fornecida aqui, seguida por considerações sobre seu desenvolvimento. Descrições detalhadas das partes do sistema nervoso central seguem neste capítulo. Consultas repetidas devem ser feitas às figuras indicadas, para que as estruturas nomeadas possam ser localizadas e identificadas.

Projeções dorsais mostram os hemisférios cerebrais e cerebelo como os componentes dominantes do encéfalo de mamíferos e aves; somente uma pequena parte da medula oblonga é visível em continuidade com a medula espinal (Fig. 8.8C, D). Os hemisférios cerebrais semiovoides são separados por uma profunda fissura longitudinal e do cerebelo por uma fissura transversa; quando o encéfalo está *in situ*, ambas as fissuras são ocupadas por pregas da rígida membrana dura-máter que reveste a cavidade craniana. Em vários mamíferos domésticos, cada hemisfério é moldado para demonstrar cristas (giros) e fissuras (sulcos) em padrões que diferem significativamente entre as diversas espécies. O cerebelo tem um pregueamento da superfície mais pronunciado, com o propósito de aumentar a área disponível para processamento neural.

A face ventral do encéfalo é, de forma geral, mais achatada e revela as subdivisões do encéfalo mais claramente (Fig. 8.19). A parte mais caudal é a medula oblonga, que sofre alargamento cranialmente até que termina em uma crista transversa proeminente. Esta crista representa a superfície ventral da próxima parte do encéfalo, a ponte. A crista é formada por fibras transversas da ponte, que podem ser acompanhadas dorsalmente sobre a face lateral para se unir ao cerebelo (Fig. 8.19). O mesencéfalo está localizado cranial à ponte e é representado na face ventral do encéfalo por duas colunas divergentes, os pilares ou pedúnculos cerebrais (Fig. 8.19/*12*). Eles prosseguem rostralmente até desaparecerem nas profundezas dos hemisférios. Eles são separados pela fossa interpeduncular, uma depressão superficial na linha média ventral do mesencéfalo (Fig. 8.19/*13*). O prosencéfalo está situado rostralmente a esta depressão; suas características medianas ventrais mais proeminentes são o hipotálamo (ao qual a hipófise [glândula pituitária] está conectada por uma haste) e o cruzamento ou quiasma formado pelos nervos ópticos. A maior parte do prosencéfalo é representada pelos hemisférios cerebrais pareados, que têm como características ventrais mais proeminentes os lobos piriformes redondos (Fig. 8.19/*3*), flanqueando os pedúnculos cerebrais e os tratos olfatórios localizados rostralmente (Fig. 8.19/*2*), os quais são originados nos bulbos olfatórios que se projetam na extremidade rostral. As origens superficiais dos nervos cranianos, com exceção do par troclear (IV), são também visíveis na superfície ventral.

Os hemisférios cerebrais e cerebelo dominam a face dorsal do encéfalo e, quando são removidos, tudo o que permanece é chamado de *tronco encefálico*, que é diretamente contínuo com a medula espinal (Fig. 8.22).

Desenvolvimento

A anatomia do encéfalo é mais facilmente compreendida por referência ao seu desenvolvimento. Como tal, uma consideração geral é fornecida aqui; detalhes adicionais são mencionados conforme apropriado durante as descrições da neuroanatomia regional.

O sistema nervoso torna-se aparente muito precocemente, ficando evidente no estágio de disco embrionário como um espessamento alongado (placa neural) do ectoderma que sobrepõe a notocorda e mesoderma paraxial. As partes laterais da placa neural são logo elevadas sobre a superfície circundante pelo crescimento do mesoderma subjacente e formam pregas neurais bilaterais que se inclinam em direção à prega axial, a crista neural. Conforme o processo continua, as margens das pregas tornam-se cada vez mais proeminentes e se curvam para dentro em direção uma à outra; eventualmente elas se encontram e se fundem, convertendo a crista neural em um tubo neural (Fig. 8.9). O tubo, que é o primórdio do encéfalo e da medula espinal, então mergulha na direção ventral, e é separado do ectoderma não neural sobrejacente, que se funde dorsal ao tubo neural para produzir uma camada ectodérmica contínua. Ao mesmo tempo,

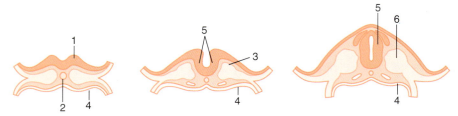

Fig. 8.9 *Esquerda para direita*. Três estágios no fechamento da placa neural. *1*, Placa neural; *2*, notocorda; *3*, mesoderma paraxial; *4*, endoderma; *5*, tubo neural; *6*, somito.

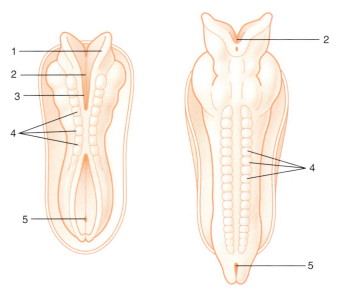

Fig. 8.10 Vista dorsal dos embriões em desenvolvimento. Dois estágios na formação e fusão das pregas neurais são ilustrados. *1*, Prega neural; *2*, sulco neural; *3*, neuroporo rostral; *4*, somitos; *5*, neuroporo caudal.

células na crista das pregas neurais, na junção com o ectoderma não neural, separam-se das pregas para formar cordões contínuos, as cristas neurais, que seguem durante quase todo o comprimento do tubo em sua face dorsolateral. Células da crista neural que permanecem adjacentes ao tubo neural eventualmente se desenvolvem em neurônios, que povoam gânglios periféricos (isto é, neurônios sensitivos periféricos e neurônios do sistema motor visceral), e aquelas células da crista neural que emigram do tubo neural produzem neurônios do sistema nervoso entérico, das partes medulares das glândulas adrenais, glia, melanócitos cutâneos e uma variedade de tecidos conjuntivos craniofaciais.

O fechamento do tubo neural inicialmente ocorre na presuntiva região occipital, que se tornará a junção entre a medula espinal e o encéfalo, mas a fusão logo se dissemina rostralmente e caudalmente até que somente duas pequenas aberturas (neuroporos; Fig. 8.10/*3* e *5*) permanecem para fornecer comunicação na superfície do embrião, entre o lume do tubo e cavidade amniótica. Estas aberturas não persistem por muito tempo: o neuroporo rostral fecha primeiro, e o caudal permanece aberto por 1 ou 2 dias enquanto o tubo continua a se alongar em sua extremidade caudal pela extensão e subsequente dobramento da placa neural. A persistência anormal destas aberturas causa defeitos relativamente comuns do encéfalo e na medula espinal, nos quais o tecido nervoso pode estar exposto na superfície do corpo. A incapacidade na extremidade rostral leva à má-formação do prosencéfalo e do mesencéfalo com anomalias concomitantes do crânio; é conhecida como *anencefalia*, e embora o termo implique na falha completa do desenvolvimento do encéfalo, pode demonstrar variação considerável com relação à severidade. A maioria das formas é incompatível com a vida após o nascimento. A falha na extremidade caudal é mais comum e conhecida como *espinha bífida*. Está associada ao fechamento defeituoso dos arcos vertebrais. Crianças e animais jovens com esta má-formação podem viver após o nascimento, embora com severos distúrbios funcionais; geralmente não é encorajado que animais com esta má-formação sobrevivam.

A parte do tubo neural que forma o encéfalo é mais larga desde o princípio e revela expansões localizadas mesmo antes que o tubo seja completamente fechado. Estas definem três vesículas cerebrais primárias: prosencéfalo (encéfalo cranial), mesencéfalo (encéfalo médio) e rombencéfalo (encéfalo caudal). A parte restante, mais uniforme do tubo, torna-se a medula espinal. A diferenciação da parede do tubo neural é inicialmente semelhante ao longo do comprimento do tubo, mas em seguida torna-se amplamente modificada na parte que se converte no encéfalo, cada vez mais na direção de sua extremidade rostral. A medula espinal se desenvolve mais uniformemente, e sua diferenciação é considerada inicialmente.

Uma secção transversa do tubo em sua formação revela três camadas concêntricas em sua estrutura (Fig. 8.11A). Estas não são igualmente desenvolvidas ao redor da circunferência, que é divisível em partes laterais espessas conectadas por regiões mais delgadas dorsal e ventral conhecidas como *placa do teto* e *placa do assoalho*. A camada mais interna (Fig. 8.11A/*1*) que limita o lume do tubo é uma camada contínua de células neuroepiteliais – estas células são semelhantes àquelas que permanecem como o epêndima que reveste os derivados adultos do lume, o canal central, e o sistema ventricular da medula espinal e do encéfalo do adulto. Durante o desenvolvimento inicial, estas células neuroepiteliais proliferam rapidamente, e, embora algumas células-filhas permaneçam posicionadas adjacentes ao lume, a maioria das células migra para a camada média (manto) da parede do tubo neural (Fig. 8.11A/*3*). Estas células migrantes são células-tronco nervosas, precursores de neurônios e glia. A camada média, por si só, se torna a

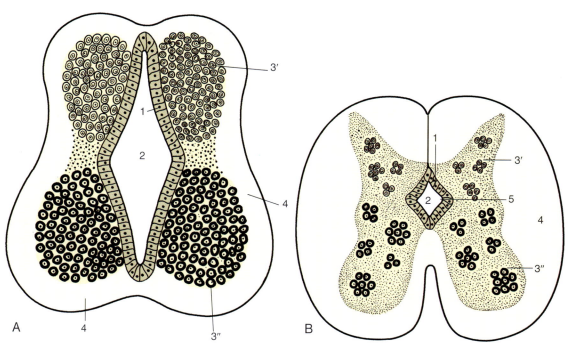

Fig. 8.11 (A) Diferenciação do tubo neural. *1*, Camada neuroepitelial (ependimária); *2*, canal central; *3'* e *3"*, camada do manto (*3'*, coluna dorsal, lâmina alar; *3"*, coluna ventral, lâmina basal); *4*, camada marginal. (B); Diferenciação subsequente do tubo neural (medula espinal). *1*, Camada neuroepitelial (ependimária); *2*, canal central; *3'* coluna dorsal da camada do manto; *3"*, coluna ventral da camada do manto; *4*, camada marginal; *5*, fenda longitudinal limitante, ou sulco limitante.

substância cinzenta do encéfalo e da medula espinal, contendo corpos celulares neuronais e inúmeros processos neuronais. Alguns destes processos – nomeadamente, os axônios dos neurônios em desenvolvimento – crescem lateralmente no tubo, prolongando-se para o exterior para formar a camada externa (marginal) do tubo neural. A camada marginal (Fig. 8.11A/*4*) eventualmente se torna a substância branca da medula espinal, na qual as fibras descendem ou ascendem ao longo do comprimento da medula espinal por distâncias variáveis.

Conforme o número de células da camada média aumenta por divisão celular e migração, a camada média se arranja em colunas dorsal e ventral que se pronunciam em direção ao lume do tubo, colunas que são separadas por uma fissura longitudinal limitante (Fig. 8.11B/*5*). A proeminência dorsal (placa alar) forma o corno dorsal ou a coluna dorsal da substância cinzenta da medula; seus neurônios constituintes são aqueles que recebem contribuição sináptica de neurônios aferentes ou sensitivos, entre outras contribuições. A proeminência ventral (placa basal) transforma-se em corno ventral ou coluna ventral da substância cinzenta medular, que é a localização dos corpos celulares de neurônios eferentes ou motores; tanto o corno dorsal como o ventral também contêm vários interneurônios. Neurônios com funções somáticas são segregados àqueles com funções viscerais, e quatro grupos de neurônios são então dispostos em sequência dorsoventral: aferentes somáticos, aferentes viscerais, eferentes viscerais e eferentes somáticos (Fig. 8.12). As placas do teto e do assoalho fornecem passagens para as fibras nervosas que passam de um lado da medula para outro, conhecidas como *comissuras*.

O crescimento adicional das placas alar e basal faz que as paredes laterais do tubo se expandam para fora em todas as direções, submergindo as placas do teto e do assoalho e criando o sulco mediano dorsal e a fissura mediana ventral, que dividem a medula do adulto em suas metades direita e esquerda. Uma segmentação seriada ao longo do comprimento rostrocaudal da medula espinal é criada pelo surgimento das raízes dorsal e ventral associadas aos nervos espinais. As raízes dorsais se desenvolvem como axônios recém-formados de neurônios sensitivos em desenvolvimento, sofrendo diferenciações das condensações locais das células da crista neural localizadas logo laterais à medula. Os processos axonais destes neurônios sensitivos prolongam-se medialmente na medula até alcançar e penetrar a camada marginal externa. Ramificações destes axônios podem estender-se por diversos segmentos antes de adentrar a camada média para terminar em neurônios nas colunas dorsais em desenvolvimento; algumas ramificações não fazem sinapses dentro da medula espinal, mas se voltam para a direção cranial e se estendem dentro da camada marginal, até alcançar o encéfalo em desenvolvimento (Fig. 8.7). As raízes ventrais são formadas por axônios de neurônios motores em desenvolvimento dentro das colunas ventrais. Estes axônios se prolongam lateralmente através da camada marginal até emergir na superfície da medula. O surgimento das raízes dorsais na superfície dorsolateral da medula espinal e das raízes ventrais na superfície ventrolateral da medula divide a substância branca em funículos dorsal, lateral e ventral (Fig. 8.13/*7-9*).

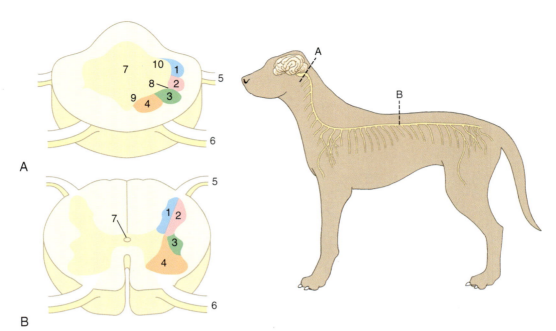

Fig. 8.12 Organização da substância cinzenta da (A) medula oblonga e (B) medula espinal. *1*, Coluna aferente somática; *2*, coluna aferente visceral; *3*, coluna eferente visceral; *4*, coluna eferente somática (neurônios motores inferiores); *5*, raiz dorsal; *6*, raiz ventral; *7*, canal central ou quarto ventrículo; *8*, sulco limitante; *9*, lâmina basal; *10*, lâmina alar.

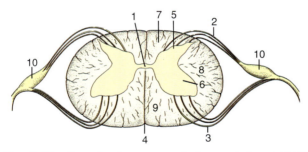

Fig. 8.13 Secção transversal da medula espinal demonstrando a subdivisão da substância branca pelas raízes dorsal e ventral dos nervos espinais. *1*, Canal central; *2*, fibras da raiz dorsal; *3*, fibras da raiz ventral; *4*, fissura mediana ventral; *5*, corno dorsal; *6*, corno ventral; *7*, funículo dorsal; *8*, funículo lateral; *9*, funículo ventral; *10*, gânglio da raiz dorsal.

Embora o desenvolvimento celular do sistema nervoso não seja descrito neste livro, dois pontos devem ser observados. Na maioria das partes do encéfalo e da medula espinal, o conjunto completo de neurônios é estabelecido logo após, se não antes, do nascimento. Entretanto, ao contrário de crenças prévias, em algumas regiões há um significativo recrutamento pós-natal mais prolongado das células-tronco neurais, em áreas como o cerebelo e o hipocampo, que continua posteriormente durante a vida. Existem fortes evidências de que as células-tronco neurais persistem, ainda que em números menores, nos estágios adultos, e podem ser recrutadas para produzir novos neurônios sob certas condições. O segundo ponto está relacionado com o processo de mielinização de axônios dentro do sistema nervoso central. Tratos diferentes dentro do encéfalo e da medula adquirem isolamento adequado (essencial para sua função) em diferentes estágios de desenvolvimento, incluindo muito além do nascimento. Existem importantes diferenças espécie-específicas neste processo.

Durante o desenvolvimento precoce do encéfalo, três vesículas cerebrais primárias, o prosencéfalo, mesencéfalo e rombencéfalo são evidentes antes do fechamento do tubo neural. Neste momento, o prosencéfalo já prolongou suas evaginações que se tornam os cálices ópticos e eventualmente formam a retina dos olhos. O encéfalo cresce mais rapidamente do que os tecidos não neurais que o circundam e enclausuram no embrião, e estas restrições impõem o remodelamento de sua forma, tal que surgem três flexuras. A flexura mais caudal curva o encéfalo ventralmente na sua junção com a medula. Uma segunda flexura no nível do mesencéfalo aparece quase simultaneamente e é suficientemente pronunciada para trazer as superfícies ventrais do prosencéfalo e do rombencéfalo próximas; esta relação é posteriormente revertida pela terceira flexura, ou dorsal, que dobra o rombencéfalo dorsalmente sobre si próprio (Fig. 8.14). A formação das principais divisões do encéfalo é concluída pelo surgimento de evaginações laterais pareadas a partir da região alar do prosencéfalo. Estas saliências, os futuros hemisférios cerebrais, constituem o telencéfalo; a parte mediana ímpar do prosencéfalo, futuramente conhecida como diencéfalo, diferencia-se no tálamo adulto e nas estruturas relacionadas. O telencéfalo se expande em todas as direções, mas principalmente em uma curvatura que se estende dorsal e caudalmente para se sobrepor ao diencéfalo (Fig. 8.32).

Diretamente caudal ao telencéfalo e ao diencéfalo em desenvolvimento, a parte média do encéfalo, ou

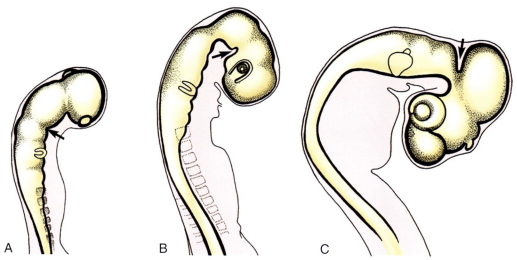

Fig. 8.14 Formação das flexuras (A) caudal ventral, (B) rostral ventral e (C) dorsal (*setas*).

TABELA 8.1 — DERIVADOS DO TUBO NEURAL

Divisão Principal	Subdivisões	Principais Derivados	Lume
Prosencéfalo	Telencéfalo	Córtex cerebral Núcleos da base Sistema límbico	Ventrículos laterais (pareados)
	Diencéfalo	Epitálamo Tálamo Hipotálamo	Terceiro ventrículo
Mesencéfalo		Tecto (corpos quadrigêmeos) Tegmento	Aqueduto do mesencéfalo
Rombencéfalo	Metencéfalo	Cerebelo Ponte	Parte rostral do quarto ventrículo
	Mielencéfalo	Medula oblonga	Parte caudal do quarto ventrículo
Restante do tubo neural		Medula espinal	Canal central

mesencéfalo, permanece não dividida. A região alar a esta altura torna-se o teto do mesencéfalo, e a região basal o tegmento do mesencéfalo. O rombencéfalo se desenvolve cranialmente em metencéfalo e caudalmente em mielencéfalo. A placa basal do metencéfalo desenvolve-se nas estruturas da ponte no adulto, enquanto a placa alar sofre uma expansão bilateral dorsalmente, transformando-se em cerebelo. O mielencéfalo transforma-se na medula oblonga no adulto, contínua caudalmente com a medula espinal.

Durante todo o desenvolvimento neural, o lume do tubo neural original persiste e passa por modificações no formato e no tamanho em conjunto com flexuras e expansões do tubo neural, eventualmente se transformando no canal e no sistema ventricular do sistema nervoso central do adulto. A origem dos principais componentes e ventrículos cerebrais pode ser convenientemente resumida na forma tabular (Tabela 8.1).

ANATOMIA DESCRITIVA DO SISTEMA NERVOSO CENTRAL

A Medula espinal

A medula espinal é uma estrutura alongada que é mais ou menos cilíndrica, mas com certo achatamento dorsoventral e determinadas variações regionais na forma e dimensões. As mais importantes destas são os espessamentos (*intumescências*; Fig. 8.15) das regiões que dão origem

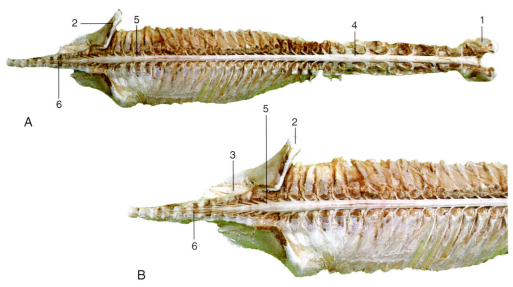

Fig. 8.15 (A) Vista dorsal da medula espinal e os pedículos vertebrais do equino. A medula espinal é mais curta do que o canal vertebral (*ascensus medullae spinalis*). (B) Alargamento da parte caudal. *1*, Atlas; *2*, ílio; *3*, sacro; *4*, intumescência cervical; *5*, intumescência lombar; *6*, cauda equina.

aos nervos que inervam os membros torácicos e pélvicos, além do afunilamento caudal final (*cone medular*). A medula espinal está situada dentro do canal vertebral, formado pelo alinhamento das séries de vértebras, e é dividido em segmentos ao longo de seu comprimento craniocaudal. Cada segmento espinal é definido por sua associação com um par de nervos espinais, formado pela união de uma raiz dorsal que surge da face dorsolateral da medula espinal, contendo fibras aferentes sensitivas, e uma raiz ventral, contendo fibras eferentes motoras, que surgem ventrolateralmente conforme descrito (p. 27). Os segmentos, e nervos espinais correspondentes, são agrupados e nomeados de acordo com a região do corpo: de cranial a caudal, estes são cervical, torácico, lombar, sacral e caudal. O número de segmentos em cada grupo varia entre as espécies e é idêntico ao número correspondente de vértebras para cada espécie, com exceção da região cervical, onde há sempre uma vértebra cervical a menos do que o segmento cervical espinal. A posição dos segmentos espinais com relação às vértebras correspondentes varia ao longo do comprimento da medula. Detalhes espécie-específicos são discutidos nos capítulos correspondentes, mas a disparidade mais consistente e notável está na região lombar, onde o curto comprimento craniocaudal de cada um dos segmentos lombares mais caudais e dos segmentos espinais sacrais e caudais resulta no deslocamento cranial destes segmentos para estarem situados dentro das vértebras lombares. A relação entre os nervos espinais e vértebras correspondentes permanece consistente ao longo do comprimento da coluna vertebral; porém, com o resultado de que o último nervo lombar e os nervos espinais sacrais e caudais necessariamente devem seguir caudalmente dentro do canal vertebral antes de sair em suas vértebras correspondentes. Este grupo de nervos, que supostamente se assemelha à cauda de um equino, é chamado de *cauda equina* e representa a inervação de grande parte do períneo, cauda e vísceras pélvicas (Fig. 8.15/*6* e Fig. 12.9/*9*). A localização da cauda equina serve como um acesso conveniente para anestesia destas estruturas, particularmente em casos obstétricos.

Uma simples seção transversal demonstra uma massa central de substância cinzenta perfurada na linha mediana por um pequeno canal central, o qual é derivado do lume do tubo neural embrionário (Figs. 8.13/*1* e 8.11A e B/*2*). A substância cinzenta, que possui certa semelhança com uma borboleta ou a letra *H*, é comumente descrita exibindo cornos ou colunas dorsais e ventrais; o primeiro é um termo bastante enganador, pois os *cornos* estendem-se por todo comprimento da medula (Fig. 8.16). O corno dorsal corresponde à placa alar embrionária. Ele contém neurônios que recebem contribuição aferente a partir de axônios sensitivos que entram na medula através da raiz dorsal, assim como de inúmero interneurônios. A contribuição sensitiva somática faz sinapse com interneurônios localizados dorsomedialmente, e neurônios aferentes viscerais realizam sinapse com interneurônios localizados dorsolateralmente (Fig. 8.17). O corno ventral é derivado da placa basal; é composto em parte por corpos celulares de neurônios eferentes somáticos, ou motores, que estão localizados ventralmente, e neurônios eferentes viscerais, que formam um corno lateral adicional confinado às regiões toracolombar e sacral da medula.

Os neurônios dentro de cada coluna são mais especificamente agrupados de acordo com suas associações funcionais e tópicas, mas este agrupamento não é discernível macroscopicamente.

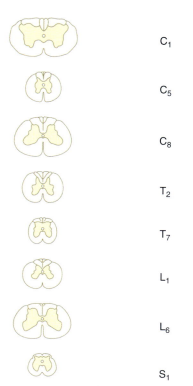

Fig. 8.16 Secções transversas da medula espinal canina (os níveis vertebrais estão indicados: C, cervical; T, torácico; L, lombar; S, sacral). Note as alterações no diâmetro da medula e nas proporções relativas da substância cinzenta (*mais escura*) e branca (*mais clara*).

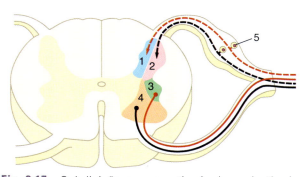

Fig. 8.17 Subdivisão esquematizada das substâncias cinzentas na medula espinal. *1*, Contribuição de neurônios aferentes somáticos; *2*, contribuição de neurônios aferentes viscerais (*1* e *2* formam o corno dorsal); *3*, neurônios eferentes viscerais; *4*, neurônios eferentes somáticos (*3* e *4* formam o corno ventral); *5*, gânglio da raiz dorsal.

A substância branca que circunda a substância cinzenta é dividida em três funículos de cada lado (Fig. 8.18/*I-III*). O funículo dorsal está contido entre um sulco dorsal raso, que se estende profundamente por um septo glial mediano, e a linha de origem das raízes dorsais dos nervos espinais (Fig. 8.13). O funículo lateral está contido entre as linhas das raízes dorsal e ventral, e o funículo ventral entre a linha das raízes ventrais e uma fissura ventral que penetra na substância branca, embora deixe uma comissura considerável que conecta as metades direita e esquerda. Esta fissura ventral é ocupada por uma massa de pia-máter que surge como uma faixa brilhante na superfície ventral da medula.

Os funículos são compostos de fibras nervosas ascendentes e descendentes, das quais várias estão agrupadas dentro de feixes (fascículos ou tratos) de origem, destinação e funções comuns (Fig. 8.18). Embora os detalhes variem entre as espécies, o funículo dorsal é quase inteiramente composto por tratos ascendentes (Fig. 8.18/*1* e *2*), como são as regiões mais laterais dos funículos laterais (Fig. 8.18/*5* e *6*). A maior parte do funículo lateral e do funículo ventral contém tratos ascendentes e descendentes.

O Rombencéfalo

O rombencéfalo compreende a medula oblonga, a ponte e o cerebelo. Estas partes se diferenciam da vesícula cerebral caudal logo após o fechamento do tubo neural. O adelgaçamento da placa do teto nesta região enfraquece a estrutura e faz que a vesícula seja achatada conforme a flexura pontina se desenvolve. O achatamento alarga a parede lateral do tubo neural em direção ao exterior, o que faz que as superfícies luminais se confrontem dorsomedialmente; as placas alares agora estão situadas laterais às placas basais (Fig. 8.24). A parte do rombencéfalo situada caudalmente à flexura pontina, o mielencéfalo, transforma-se na medula oblonga da anatomia do adulto. A parte rostral é o metencéfalo, que se transformará na ponte e cerebelo no adulto. As partes da placa do teto caudais e rostrais ao cerebelo permanecem delgadas e formam os véus medulares rostral e caudal, que formam o teto do lume, conhecido como o *quarto ventrículo* no adulto (Fig. 8.24).

A Medula Oblonga e a Ponte

A medula oblonga e a ponte em conjunto formam as regiões caudais do tronco encefálico, e internamente não há divisão distinta entre eles. Externamente, a ponte corresponde em extensão ao grande grupo transverso de axônios que circundam suas faces ventral e lateral, e continua até o cerebelo como pedúnculos cerebelares médios (Fig. 8.22/*9*).

Embora a medula oblonga seja uma continuação da medula espinal, ela se alarga em direção à sua extremidade rostral como resultado do achatamento causado pelo desenvolvimento do mielencéfalo. A superfície ventral da medula oblonga é marcada por uma fissura mediana contínua com aquela da medula espinal e flanqueada por cristas longitudinais, as *pirâmides* (Fig. 8.19/*17*). Muitas das fibras constituintes das pirâmides decussam (cruzam ao lado oposto) na transição entre medula espinal e medula oblonga, formando feixes que se interlaçam dentro da fissura. Mais cranialmente, uma crista menos transversa, o *corpo trapezoide*, cruza a superfície ventral da medula oblonga diretamente caudal às fibras transversais da ponte. As outras características dignas de nota na face ventral da ponte e na medula oblonga são as origens superficiais de vários dos nervos cranianos. O nervo trigêmeo (V) surge na face lateral das fibras pontinas transversais; o nervo abducente (VI) emerge caudal a este ponto

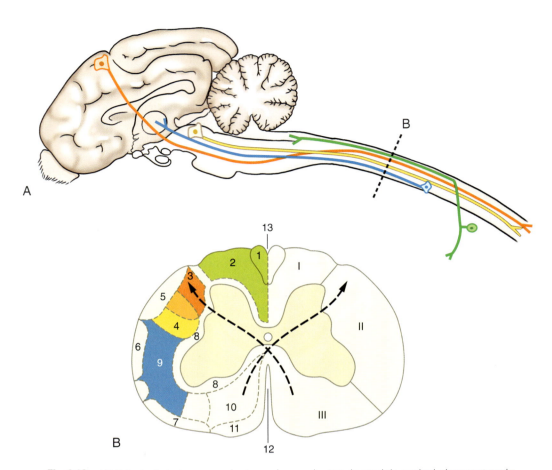

Fig. 8.18 (A) Principais tratos ascendentes e descendentes da medula espinal, demonstrando as localizações dos corpos celulares e vias dos axônios. (B) Secção transversal hipotética no nível indicado demonstra a localização relativa dos principais tratos. As *setas curvas tracejadas* indicam o cruzamento dos tratos piramidais, que ocorre na junção do encéfalo e medula espinal. (A ilustração foi simplificada por razoes didáticas.) *I*, Funículo dorsal; *II*, funículo lateral; *III*, funículo ventral; *1*, fascículo grácil; *2*, fascículo cuneado; *3*, trato corticoespinal lateral; *4*, trato rubroespinal; *5*, trato espinocerebelar dorsal; *6*, trato espinocerebelar ventral; *7*, tratos espino-olivar ou olivoespinal; *8*, sistema proprioespinal (fascículos próprios); *9*, trato espinotalâmico; *10*, trato corticoespinal ventral; *11*, trato vestibuloespinal; *12*, fissura mediana ventral; *13*, sulco mediano dorsal.

e mais medialmente, a partir do corpo trapezoide lateral à pirâmide; os nervos facial (VII) e vestibulococlear (VIII) surgem como continuação do corpo trapezoide lateralmente; os nervos glossofaríngeo (IX), vago (X) e acessório (XI) surgem a partir da face lateral da medula oblonga em sucessão íntima; e o nervo hipoglosso (XII) possui uma origem mais ventral alinhado com o nervo abducente e as raízes ventrais dos nervos espinais (Figs. 8.19 e 8.20).

É útil estudar uma secção mediana do encéfalo (Fig. 8.21) antes de examinar a face dorsal da medula oblonga e da ponte. Esta secção demonstra que o quarto ventrículo está localizado próximo à superfície dorsal do tronco encefálico. O ventrículo é coberto por um teto formado em parte pela superfície ventral do cerebelo e em parte pelos *véus medulares rostral* e *caudal* (Fig. 8.21/*15* e *15'*), que se estendem a partir do cerebelo até o mesencéfalo, e desde o cerebelo até a parte caudal da medula oblonga, respectivamente. A exposição da face dorsal da medula e da ponte requer a remoção do cerebelo por transecção de seus pedúnculos que o ligam à ponte, uma operação que quase inevitavelmente destrói o frágil véu (Fig. 8.22).

O *quarto ventrículo* possui formato de diamante em sua face dorsal (Fig. 8.22) e é adequadamente chamado de *fossa romboide*; sua parte mais larga está na junção pontino-medular. As margens da fossa são ocupadas pelos três pares de pedúnculos cerebelares. O assoalho é irregular e é marcado por um *sulco mediano* na linha mediana e *sulcos laterais* (limitantes) pareados. A parte mais rostral do véu medular rostral, uma parte que ocasionalmente permanece após a remoção do cerebelo, contém as origens superficiais dos nervos trocleares (IV), os únicos nervos que emergem da face dorsal do encéfalo.

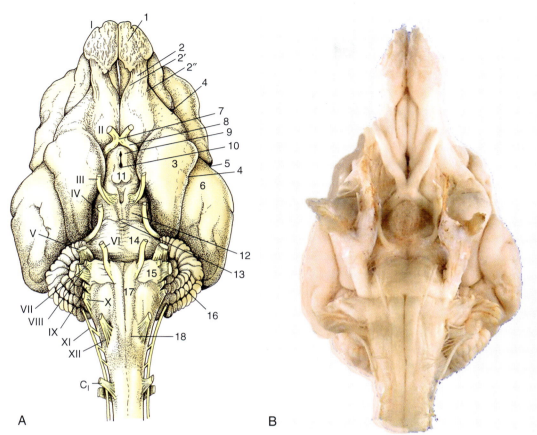

Fig. 8.19 (A) Vista ventral do encéfalo canino. *1*, Bulbo olfatório; *2*, trato olfatório; *2'*, trato olfatório medial; *2"*, trato olfatório lateral; *3*, lobo piriforme; *4*, sulco rinal; *5*, sulco silviano; *6*, giro ectosilviano; *7*, quiasma óptico; *8*, trato óptico; *9*, túber cinéreo; *10*, infundíbulo (a hipófise foi removida e o terceiro ventrículo aberto); *11*, corpo mamilar; *12*, pilar do cérebro; *13*, fossa interpeduncular; *14*, ponte; *15*, corpo trapezoide; *16*, hemisfério cerebelar; *17*, trato piramidal; *18*, decussação dos tratos piramidais. *I-XII* designam os nervos cranianos apropriados; C_1, nervo cervical 1. (B) O espécime real do cão.

Em cada lado da parte caudal do quarto ventrículo, a face dorsal da medula oblonga é representada por eminências imperceptíveis, os núcleos *grácil* e *cuneado* (Fig. 8.23/5 e 7), que são as terminações craniais dos semelhantemente nomeados *fascículos grácil* e *cuneado* do funículo dorsal da medula espinal. Estes núcleos transmitem informações somatossensitivas oriundas do corpo e dos membros, conforme discutido posteriormente no capítulo.

As principais características da *anatomia interna* da medula oblonga e da ponte são as seguintes: os núcleos dos nervos cranianos, os núcleos olivar e pontino, a formação reticular e determinados tratos de fibras ascendentes e descendentes que conectam a medula espinal a regiões encefálicas superiores. Estas estruturas são descritas aqui, mas sem atenção excessiva para estabelecer suas relações topográficas.

Os Núcleos dos Nervos Cranianos

Os núcleos dos nervos cranianos representam a continuação dos quatro componentes funcionais, aferente somático, aferente visceral, eferente visceral e eferente somático, que compõem a substância cinzenta da medula espinal (Fig. 8.12). Estes componentes são adicionados por mais dois componentes, aferente somático especial e aferente visceral especial, que são transportados por nervos cranianos em conexão com a inervação de receptores para sentidos especiais, os quais não possuem contrapartes no tronco ou nos membros (isto é, audição, equilíbrio, paladar).

É importante relembrar que na medula espinal, as regiões que recebem contribuição aferente somática e visceral estão localizadas em conjunto na coluna cinzenta dorsal, enquanto os neurônios motores somáticos e viscerais estão localizados na coluna ventral. Na medula oblonga, o alargamento do teto do quarto ventrículo e o achatamento do tronco encefálico fazem que estes componentes estejam dispostos da região medial para lateral (Fig. 8.12). Estes componentes agora exibem uma sequência lateromedial em vez de dorsoventral, com uma coluna aferente somática lateral e uma coluna eferente somática medial. Algumas destas colunas também são fragmentadas em partes discretas (núcleos), e

268 Parte I **Anatomia Geral**

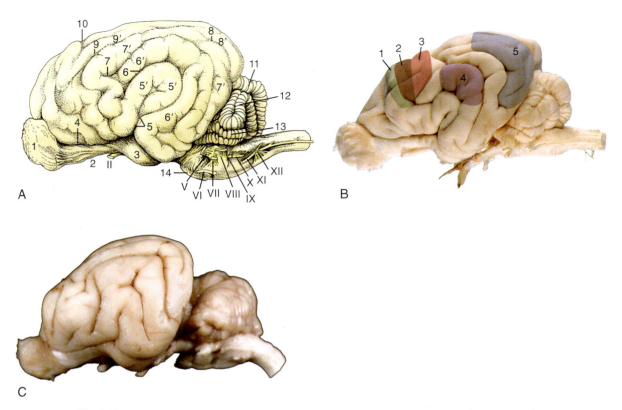

Fig. 8.20 (A) Vista lateral do encéfalo canino. *1*, Bulbo olfatório; *2*, trato olfatório; *3*, lobo piriforme; *4*, sulco rinal; *5*, sulco silviano; *5'*, giro silviano; *6*, sulco ectossilviano; *6'*, giro ectossilviano; *7*, sulco suprassilviano; *7'*, giro suprassilviano; *8*, sulco ectomarginal; *8'*, giro ectomarginal; *9*, sulco coronal; *9'*, giro coronal; *10*, sulco cruzado; *11*, vermis do cerebelo; *12*, hemisfério cerebelar; *13*, paraflóculo; *14*, ponte. II e V-XII designam os nervos cranianos correspondentes. (B) Projeção lateral do encéfalo canino. *1*, Córtex motor; *2*, sobreposição do córtex motor e somatossensitivo; *3*, córtex somatossensitivo; *4*, córtex auditivo; *5*, córtex visual. (C) Projeção lateral do encéfalo felino.

em alguns níveis as relações são ainda mais ajustadas a fim de permitir a intrusão de componentes adicionais. Como consequência, aqueles nervos cranianos que contêm mais de um componente funcional surgem de mais de um núcleo e que determinados núcleos dão origem a componentes semelhantes de mais de um nervo. O arranjo geral dos seis componentes está ilustrado na Fig. 8.25 em uma maneira esquemática.

A *coluna eferente somática* serve músculos que foram originados de somitos e branquiômeros da cabeça. Sua parte medial é fragmentada em um longo *núcleo hipoglosso* e um *núcleo abducente* menor dentro do assoalho do quarto ventrículo (e os *núcleos troclear* e *oculomotor* dentro do tegmento do encéfalo médio, ou mesencéfalo). As fibras dos núcleos oculomotor, abducente e hipoglosso tomam o curso esperado até emergir na face ventral do encéfalo, próximo à linha mediana e alinhados entre eles e as raízes ventrais dos nervos espinais (Fig. 8.19). Aquelas que compõem o nervo troclear emergem a partir da face dorsal do encéfalo após decussação dentro do véu medular rostral (Fig. 8.22/*IV*); este é um curso aberrante para um nervo craniano, para o qual não há explicação satisfatória.

A parte lateral (branquiomérica) da coluna eferente somática (Fig. 8.25) inerva os músculos estriados mastigatórios, faciais, laríngeos e faríngeos através dos nervos trigêmeo, facial, glossofaríngeo, vago e acessório. Esta parte é dividida em *núcleos* motores dos nervos *trigêmeo* e *facial* (Fig. 8.25/*16* e *17*) e o núcleo ambíguo (Fig. 8.25/*14*) compartilhados pelos nervos glossofaríngeo e vago. As fibras emergem da face ventrolateral do tronco encefálico, mas nem sempre tomam o trajeto interno mais direto até o destino.

A *coluna eferente visceral* inerva o componente motor autonômico (parassimpático) de determinados nervos cranianos. A parte lateral das colunas eferentes (Fig. 8.24/*4*) é dividida em *núcleo parassimpático do nervo vago* (Fig. 8.25/*13*), o *núcleo salivar caudal* do nervo glossofaríngeo, e o *núcleo salivar rostral* do nervo facial (Fig. 8.25/*15*) (e, no encéfalo médio, o núcleo parassimpático do nervo oculomotor [Fig. 8.25/*18*]). As fibras parassimpáticas vagais estão distribuídas às vísceras cervicais, torácicas e abdominais (mas não pélvicas), enquanto as fibras parassimpáticas nos nervos glossofaríngeo e facial estão distribuídas às glândulas da cabeça. Mais rostralmente, fibras parassimpáticas

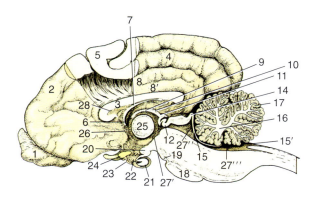

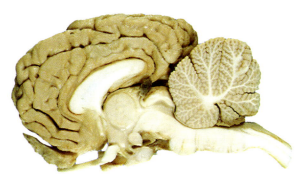

Fig. 8.21 Secção mediana do encéfalo canino. Parte da parede medial do hemisfério foi removida. *1*, Bulbo olfatório; *2*, hemisfério; *3*, corpo caloso; *4*, sulco esplênio; *5*, córtex cerebral; *6*, forame interventricular; *7*, fórnix; *8*, giro cingulado; *8'*, giro supracaloso; *9*, tálamo; *10*, epitálamo; *11*, epífise; *12*, comissura posterior; *13*, e *14*, comissuras dos colículos rostral e caudal; *15*, véu medular rostral; *15'*, véu medular caudal; *16*, corpo medular; *17*, córtex cerebelar; *18*, ponte; *19*, pilar do cérebro; *20*, corpo mamilar; *21*, hipófise; *22*, infundíbulo; *23*, túber cinéreo; *24*, quiasma óptico; *25*, adesão intertalâmica; *26*, comissura anterior; *27'*, terceiro ventrículo; *27"*, aqueduto do mesencéfalo; *27'''*, quarto ventrículo; *28*, septo telencefálico (pelúcido).

dentro do nervo oculomotor inervam a musculatura lisa extrínseca do bulbo do olho.

A *coluna aferente visceral* (Fig. 8.24/*2* e *3*) é de fato dupla e formada por neurônios que recebem contribuições aferentes viscerais ou viscerais especiais. Ela forma um único núcleo muito longo (*núcleo do trato solitário* [Fig. 8.25/*10*]) que é subdividido em relação aos nervos facial, glossofaríngeo e vago. Vários neurônios recebem contribuição visceral da parte caudal da boca e das vísceras cervicais, torácicas e abdominais; o componente especial, que está relacionado com o paladar, está distribuído entre os nervos facial, glossofaríngeo e vago.

A *coluna aferente somática* (Fig. 8.24/*1*) estende-se a partir da parte cervical da medula espinal através da medula oblonga e da ponte em direção ao mesencéfalo. É dividida em vários núcleos. A extensão mais rostral, o *núcleo mesencefálico do nervo trigêmeo* (Fig. 8.25/*7*), está relacionada com a propriocepção; ele apresenta uma característica singular, a inclusão de corpos celulares neuronais aferentes primários dentro do sistema nervoso central (a única exceção a uma regra outrora inviolável de que os corpos celulares dos neurônios aferentes primários estão localizados dentro dos gânglios periféricos). Os dois núcleos exteroceptivos (Fig. 8.25/*7*) são o *núcleo sensitivo principal do nervo trigêmeo* dentro da ponte e o *núcleo do trato descendente (espinal) do nervo trigêmeo*, que se estende a partir da altura da ponte até a região cervical da medula espinal.

A *coluna aferente somática especial* está associada aos nervos óptico e vestibulococlear e, portanto, com os sentidos especiais somáticos da visão (II), equilíbrio (divisão vestibular do VII) e audição (divisão coclear do VIII) (Fig. 8.25/*6*, *8* e *9*). As vias aferentes destes importantes sentidos são consideradas em outras seções; nosso objetivo atual é localizar os núcleos relevantes dentro do tronco encefálico. Os quatro *núcleos vestibulares* intimamente relacionados estão disseminados por partes da medula oblonga e da ponte, medialmente ao pedúnculo cerebelar caudal. Os dois *núcleos cocleares* (dorsal e ventral) estão localizados dentro da parte mais rostral da medula oblonga, próximos à entrada do oitavo nervo.

A composição da fibra dos nervos é resumida convenientemente na Tabela 8.2.

Outras Características Internas

O *complexo nuclear olivar* ocupa uma posição na parte caudal da medula oblonga, dorsolateral ao trato piramidal, onde algumas vezes se projeta como uma protuberância superficial discreta (Fig. 8.26/*10*). É composto por várias partes e varia consideravelmente com relação ao formato entre as espécies, geralmente tomando formato de uma lâmina nuclear dobrada em si mesma até formar uma bolsa. Ele possui uma importante função na regulação do *feedback* motor (p. 288-289). Diversos outros núcleos dentro da ponte (Fig. 8.27) também estão relacionados com o controle motor.

A formação reticular é um sistema difuso de núcleos e tratos de fibras (Figs. 8.26/*8* e 8.28/*13*) que se estende desde a medula espinal até o diencéfalo e ocupa uma grande parte do núcleo da medula oblonga e da ponte. É discutida na p. 284.

Os principais tratos de fibras que passam através da ponte e da medula oblonga estão resumidos aqui, mas serão discutidos posteriormente neste capítulo em conjunto com sua morfologia funcional. O grande trato corticoespinal descendente que forma a *pirâmide* na superfície ventral da medula oblonga (Fig. 8.26/*11*) e o trato ascendente conhecido como *lemnisco medial* (Fig. 8.28/*9*) são proeminentes em secções transversais. O lemnisco medial consiste de axônios que surgem de neurônios nos núcleos grácil e cuneado, axônios que seguem de início ventralmente a partir dos núcleos (como as fibras arqueadas profundas [internas]), e então cruzam a linha mediana na parte ventral da medula oblonga caudal antes de se curvar em direção rostral como o proeminente feixe lemniscal medial. Também atravessando a ponte e a medula oblonga estão axônios dos tratos trigeminotalâmico e cervicotalâmico, que surgem dos principais núcleos

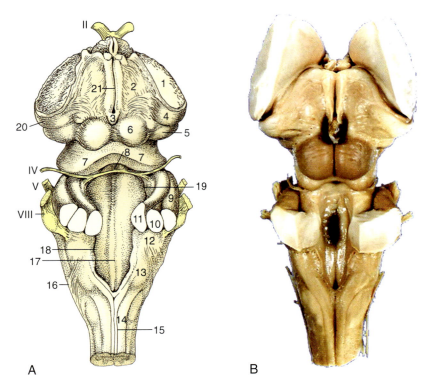

Fig. 8.22 (A) Vista dorsal do tronco encefálico canino com o cerebelo removido e o quarto ventrículo aberto. *1*, Fibras cortadas da cápsula interna; *2*, parte dorsal do tálamo; *3*, epífise; *4*, corpo geniculado lateral; *5*, corpo geniculado medial; *6*, colículo rostral; *7*, colículo caudal; *8*, fibras em decussação dos nervos trocleares no véu medular rostral; *9*, pedúnculo cerebelar médio; *10*, pedúnculo cerebelar caudal; *11*, pedúnculo cerebelar rostral; *12*, núcleo coclear dorsal; *13*, tubérculo cuneado; *14*, fascículo cuneado; *15*, fascículo grácil; *16*, fibras arqueadas superficiais; *17*, sulco mediano; *18*, eminência medial; *19*, sulco limitante; *20*, trato óptico; *21*, margem da raiz do terceiro ventrículo; IV, V e VIII designam os nervos cranianos apropriados. (B) Vista dorsal do tronco encefálico equino.

sensitivos do nervo trigêmeo e do núcleo cervical lateral na medula espinal, respectivamente. Os três pedúnculos cerebelares também são proeminentes aqui, sendo que a composição, a origem e o destino destes serão descritos posteriormente.

O Cerebelo

O cerebelo é uma massa profundamente fissurada e múltipla, quase que globular, que está localizada dorsalmente à ponte e à medula oblonga, e está conectado ao tronco encefálico por três pedúnculos de cada lado (Fig. 8.22/*9-11*). Está separado dos hemisférios cerebrais cranialmente pela fissura do cerebelo (transversa ao plano mediano) ocupada pelo tentório membranoso do cerebelo (p. 295) quando o encéfalo está *in situ* no crânio.

O cerebelo consiste de dois grandes *hemisférios laterais* e uma região mediana mais estreita chamada de *vermis* devido à sua suposta semelhança com uma minhoca. Profundamente a estas regiões, um pequeno *lobo floculonodular* é separado por fissuras profundas da massa maior (Fig. 8.20). Fissuras menores dividem cada região em lóbulos e estes em ainda menores unidades conhecidas como *folhas*. Os lóbulos são individualmente nomeados, mas nem seus nomes ou suas formas exatas são importantes.

O arranjo da substância cinzenta e da substância branca contrasta agudamente com aquele observado na medula espinal e na medula oblonga. No cerebelo, a maior parte da substância cinzenta está disposta como um córtex externo que enclausura a substância branca, ou "medula" (Fig. 8.21). O córtex é bastante dobrado a fim de acomodar a grande quantidade de substância cinzenta necessária para o processamento neural. A medula, que consiste de tratos axonais mielinizados, os quais surgem a partir dos pedúnculos e irradiam para os vários lobos, lóbulos e folhas, formam uma estrutura ramificada com certa semelhança a uma árvore. Em razão desta aparência e também da crença antiga de que é o local de permanência da alma, é algumas vezes chamada de *arbor vitae* – árvore da vida. Uma série de núcleos pareados estão incrustados na substância branca da medula; o mais importante destes são os *núcleos fastigiais* (Fig. 8.27/*13*) próximos à linha mediana, o *núcleo cerebelar lateral* (ou *dentado*) (Fig. 8.27/*15*) lateralmente e os *núcleos interpósitos* (Fig. 8.27/*14*) entre os dois primeiros.

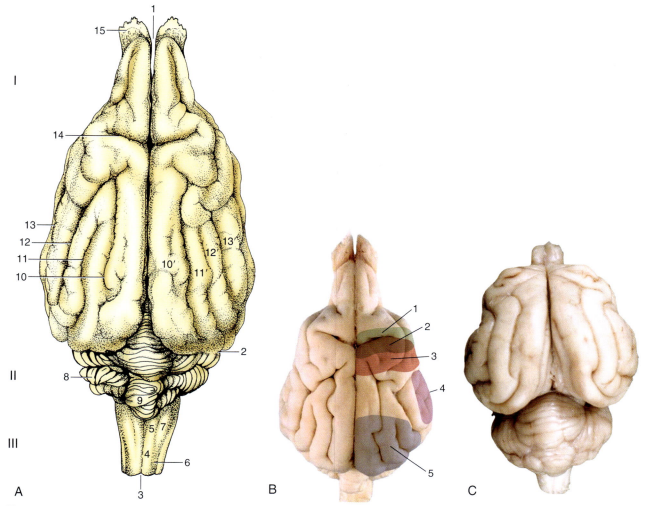

Fig. 8.23 (A) Vista dorsal do encéfalo canino. *I*, hemisférios cerebrais; *II*, cerebelo; *III*, medula oblonga. *1*, Fissura longitudinal; *2*, fissura transversa; *3*, sulco mediano dorsal; *4*, trato grácil; *5*, núcleo grácil; *6*, trato cuneado; *7*, núcleo cuneado; *8*, hemisfério cerebelar; *9*, vermis do cerebelo; *10*, sulco marginal; *10'*, giro marginal; *11*, sulco ectomarginal; *11'*, giro ectomarginal; *12*, sulco suprassilviano; *12'*, giro suprassilviano; *13*, sulco ectossilviano; *13'*, giro ectossilviano; *14*, sulco cruzado; *15*, bulbo olfatório. (B) O espécime real do cão. *1*, Córtex motor; *2*, sobreposição do córtex motor e somatossensitivo; *3*, córtex somatossensitivo; *4*, córtex auditivo; *5*, córtex visual. (C) O espécime real do felino.

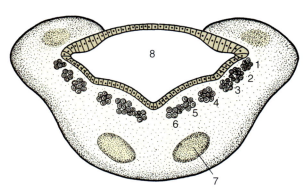

Fig. 8.24 Secção transversal esquemática do metencéfalo. Os núcleos aferentes somáticos especiais não são demonstrados. *1*, Coluna aferente somática; *2*, coluna eferente visceral; *3*, coluna aferente visceral especial; *4*, coluna eferente visceral; *5 e 6*, coluna eferente somática; *7*, núcleos da ponte; *8*, quarto ventrículo.

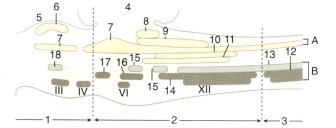

Fig. 8.25 Representações esquemáticas do tronco encefálico demonstrando os núcleos no mamífero adulto. *Numerais romanos* são utilizados para os núcleos e alguns nervos cranianos. (A) Núcleos aferentes; (B) núcleos eferentes. *1*, Mesencéfalo; *2*, rombencéfalo; *3*, medula espinal; *4*, cerebelo; *5*, tecto do mesencéfalo; *6*, colículo rostral (eferente somático especial [ESE]); *7*, núcleos trigêmeos (eferente somático [ES]); *8*, núcleos cocleares (ESE); *9*, núcleos vestibulares (ESE); *10*, núcleo solitário do VII, IX, X (aferente visceral [AV]); *11, 11'*, núcleos gustativos de VII, IX (aferente visceral especial [AVE], respectivamente; *12*, núcleo motor de XI (eferente somático [ES]); *13*, núcleo motor de X (eferente visceral [EV]); *14*, núcleo ambíguo de IX, X (ES); *15*, núcleo salivar de VII, IX (EV); *16*, núcleo motor de VII (ES); *17*, núcleo motor de V (ES); *18*, núcleo parassimpático de III (EV).

TABELA 8.2 COMPONENTES DOS NERVOS CRANIANOS[a]

Número	Nome	Eferente Somático	Eferente Visceral	Aferente Somático	Aferente Somático Especial	Aferente Visceral	Aferente Visceral Especial
I	Olfatório	–	–	–	+	–	–
II	Óptico	–	–	–	+	–	–
III	Oculomotor	+	+	–	–	–	–
IV	Troclear	+	–	–	–	–	–
V	Trigêmeo	+	–	+	–	–	–
VI	Abducente	+	–	–	–	–	–
VII	Facial	+	+	–	+	+	
VIII	Vestibulococlear	–	–	–	+	–	–
IX	Glossofaríngeo	+	+	–	–	+	+
X	Vago	+	+	–	–	+	+
XI	Acessório	+	+			+	–
XII	Hipoglosso	+	–	–	–	–	–

[a]Certos pontos são controversos; notavelmente, os troncos nervosos seguidos por fibras que transmitem informação proprioceptiva oriunda de vários músculos da cabeça e a distribuição precisa do componente medular do nervo acessório.

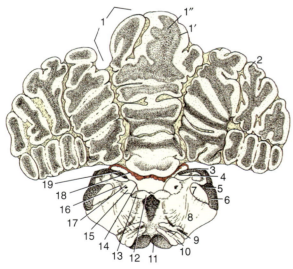

Fig. 8.26 Secção transversal do encéfalo canino na altura do nervo hipoglosso (XII). *1, Vermis* do cerebelo; *1'*, córtex; *1''*, medula; *2*, hemisfério cerebelar; *3*, fascículos grácil e cuneado; *4*, núcleos grácil e cuneado; *5*, pedúnculo cerebelar caudal; *6*, trato espinal do nervo trigêmeo; *7*, núcleo do trato espinal do nervo trigêmeo; *8*, formação reticular; *9*, raiz do nervo hipoglosso; *10*, núcleo olivar caudal; *11*, trato piramidal; *12*, trato longitudinal medial; *13*, núcleo motor de XII; *14*, sulco limitante; *15*, núcleo motor de X; *16*, trato solitário (aferente visceral especial de VII, IX e X); *17*, núcleo solitário; *18*, plexo coroide; *19*, quarto ventrículo.

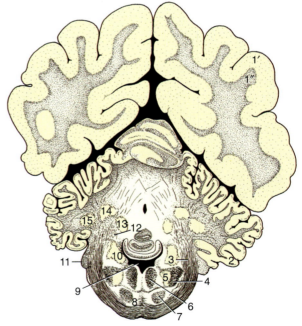

Fig. 8.27 Secção transversal do encéfalo canino na altura do pedúnculo cerebelar médio. *1'*, Neocórtex; *1''*, fibras; *2*, paraflóculo lateral; *3*, pedúnculo cerebelar médio; *4*, trato espinal do nervo trigêmeo; *5*, núcleo do trato espinal do nervo trigêmeo; *6*, fascículo longitudinal medial; *7*, trato piramidal; *8*, núcleos pontinos; *9*, quarto ventrículo; *10*, núcleos do nervo vestibulococlear (VIII); *11*, raiz de VIII; *12*, pedúnculo cerebelar rostral; *13*, núcleo fastigial; *14*, núcleo interpósito; *15*, núcleo cerebelar lateral.

Capítulo 8 **Sistema Nervoso** 273

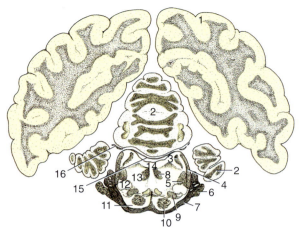

Fig. 8.28 Secção transversa do encéfalo canino na altura do nervo trigêmeo. *1,* Hemisfério cerebral; *2,* cerebelo; *3,* pedúnculo cerebelar rostral; *4,* lemnisco lateral; *5,* trato rubroespinal; *6,* raiz de V; *7,* pedúnculo cerebelar médio; *8,* fascículo longitudinal medial; *9,* lemnisco medial; *10,* trato piramidal; *11,* núcleos pontinos; *12,* núcleo do lemnisco lateral; *13,* formação reticular; *14,* quarto ventrículo; *15,* véu medular rostral; *16,* raiz de IV.

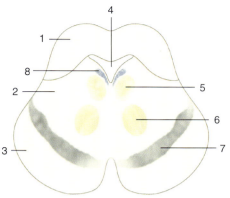

Fig. 8.29 Secção transversal esquemática do mesencéfalo. *1,* Tecto; *2,* tegmento; *3,* pilar cerebral; *4,* aqueduto do mesencéfalo; *5,* núcleo oculomotor (III); *6,* núcleo rubro; *7,* substância negra; *8,* locus ceruleus.

Axônios que seguem nos três *pedúnculos cerebelares* formam as ligações do cerebelo em cada lado. O cerebelo é também ligado ao tronco encefálico pelos véus medulares caudal e rostral (Fig. 8.21/*15,15'*). O pedúnculo caudal (Fig. 8.22/*10*) conecta o cerebelo à medula oblonga e é amplamente composto por fibras aferentes que adentram o cerebelo, das quais algumas seguem a partir de origens dentro da medula espinal e outras provenientes dos núcleos vestibulares, o núcleo olivar e a formação reticular. O pedúnculo médio (braço da ponte; Fig. 8.22/*9*) é também composto por fibras aferentes que surgem dos núcleos pontinos. O pedúnculo rostral (braço da conjuntiva; Fig. 8.22/*11*) está ligado ao mesencéfalo; é majoritariamente composto por fibras eferentes que deixam o cerebelo para realizarem sinapses no núcleo rubro, formação reticular e tálamo. O pedúnculo rostral também inclui um considerável componente aferente que continua o trato espinocerebelar ventral. Os três pedúnculos estão comprimidos intimamente em conjunto com suas ligações ao cerebelo.

As funções do cerebelo estão relacionadas com o controle do equilíbrio, com a coordenação das atividades posturais e locomotoras, e com o planejamento motor. O equilíbrio, incluindo os movimentos da cabeça e dos olhos, é amplamente controlado dentro do nodo floculonodular. O *vermis* e as partes mais mediais dos hemisférios estão relacionados com a regulação do *feedback* da função motora dos músculos axiais e dos membros. Os hemisférios laterais estão envolvidos no planejamento dos movimentos motores. Há representação somatotópica no córtex cerebelar, no qual regiões adjacentes do corpo são representadas por áreas adjacentes correspondentes no córtex.

O cerebelo não tem projeções diretas para neurônios motores inferiores e, assim, não inicia movimentos. Em vez disso, o cerebelo coordena movimentos pelo ajuste contínuo dos sinais dos neurônios motores superiores. Assim, lesões ao cerebelo causam incoordenação, mas não paralisia.

O ENCÉFALO MÉDIO

O encéfalo médio, ou mesencéfalo, é uma parte relativamente curta do tronco encefálico que melhor preserva a organização básica do tubo neural do que outras regiões do tronco encefálico.

O mesencéfalo é representado na face ventral do encéfalo intacto pela *crus cerebri* (pedúnculos cerebrais Fig. 8.19/*12*), a fossa interpeduncular e a origem superficial dos nervos oculomotores (III). O mesencéfalo é oculto dorsalmente pelos hemisférios cerebrais suspensos e cerebelo. Seu lume, o aqueduto mesencefálico, é um canal simples que une as cavidades muito maiores do terceiro e quarto ventrículos. O mesencéfalo possui uma estrutura estratificada, que compreende de dorsal para ventral: tecto, tegmento e pedúnculo cerebral (Fig. 8.29).

O *tecto* está situado dorsal ao aqueduto. Suas principais características são quatro intumescências superficiais redondas (Fig. 8.22). O par de intumescências caudais, os *colículos caudais*, estão amplamente afastados porém estão unidos por uma comissura substancial. Eles servem como importantes centros de integração para as vias auditivas (p. 287). O braço, um trato de axônios que vai do colículo caudal até o corpo geniculado medial ipsilateral no tálamo, é visível como uma crista distinta. Os *colículos rostrais* são mais próximos e são unidos aos corpos geniculados laterais do tálamo por braços semelhantes, porém menos intrusivos. O colículo rostral, um importante centro de integração para as vias visuais, estão envolvidos em reflexos somáticos iniciados pela contribuição visual, como movimentos cefálicos e respostas de alarme.

O *tegmento* constitui o núcleo do mesencéfalo e é diretamente contínuo à região correspondente da ponte. Como tal, grande parte do tegmento mesencefálico é composta pela formação reticular. Os principais núcleos mesencefálicos incluem aqueles associados aos nervos cranianos: os *núcleos mesencefálicos dos nervos trigêmeos* (V), os *núcleos trocleares* (IV), os *núcleos principal* e *parassimpático* (III), os *núcleos rubros* (nomeados assim por sua vascularização pronunciada), e a *substância cinzenta periaquedutal*, um centro de substância cinzenta ao redor do aqueduto. A *substância negra* é uma lâmina proeminente no tegmento que pode ser identificada em secções transversais por sua coloração mais escura, que ocorre devido ao acúmulo gradativo do pigmento melanina dentro dos neurônios constituintes. Assim como o núcleo rubro, está associada aos núcleos basais (p. 277) no controle do movimento voluntário.

Os *pedúnculos cerebrais* são visíveis na superfície ventral do encéfalo. Eles compreendem tratos de fibras que seguem a partir do telencéfalo até o tronco encefálico caudal. Estas fibras convergem conforme emergem do telencéfalo, embora sejam separadas pela fossa interpeduncular (Fig. 8.19/*13*). Os nervos oculomotores (III) também emergem nesta região, diretamente rostrais à ponte.

O prosencéfalo

O prosencéfalo ou encéfalo anterior compreende o diencéfalo e o par de hemisférios cerebrais (telencéfalo). Os hemisférios sobrepõem as faces dorsolaterais do diencéfalo, aos quais estão conectados por extensos tratos de fibras.

O Diencéfalo

O diencéfalo (não existe nome alternativo conveniente) está situado rostralmente ao tronco encefálico. Somente sua parte ventral, o hipotálamo, é visível na superfície externa do encéfalo intacto (Fig. 8.19), mas é mais extensamente revelado em secções medianas (Fig. 8.21). O diencéfalo possui três partes: epitálamo, tálamo (incluindo subtálamo) e hipotálamo, que se desenvolvem em relação ao teto, paredes e assoalho do terceiro ventrículo, respectivamente.

O *epitálamo*, a parte mais dorsal, compreende a glândula pineal (*epífise do cérebro*), estria habenular, habênula e comissura habenular (Fig. 8.30). A *glândula pineal* (Fig. 8.30/*6*) é um pequeno corpo mediano que se projeta dorsalmente a partir do diencéfalo caudalmente a uma evaginação do teto do terceiro ventrículo, composta somente por pia-máter e epêndima. A glândula pineal possui um importante papel no desenvolvimento sexual e no comportamento; supostamente está particularmente relacionada com a regulação sazonal da atividade ovariana em resposta à alteração da duração do dia. A glândula pineal produz melatonina, que é importante nos ritmos circadianos e sazonais (p. 206). A *habênula* é composta por complexos nucleares que se desenvolvem dentro das partes mais dorsais da parede do terceiro ventrículo. Eles possuem importantes

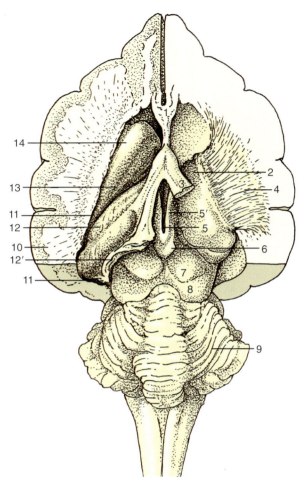

Fig. 8.30 Vista dorsal do encéfalo canino. Parte do hemisfério esquerdo foi removida, abrindo o ventrículo lateral. À direita, o hipocampo e os núcleos da base também foram removidos, expondo o tálamo e a cápsula interna. *1*, Núcleos septais; *2*, face dorsal do tálamo; *3*, fórnix (seccionado); *4*, cápsula interna; *5*, parte dorsal do terceiro ventrículo; *5'*, núcleos habenulares (no teto do terceiro ventrículo); *6*, epífise; *7*, colículo rostral; *8*, colículo caudal; *9*, cerebelo; *10*, parede lateral do hemisfério seccionada; *11*, lume do ventrículo lateral; *12*, hipocampo; *12'*, margem seccionada do giro denticulado; *13*, cauda do núcleo caudado; *14*, cabeça do núcleo caudado.

funções relacionadas à emoção, motivação e recompensa. Os núcleos recebem fibras (*estrias habenulares*) a partir do hipocampo e de outras partes do telencéfalo e enviam fibras aos núcleos mesencefálicos. Os núcleos habenulares esquerdo e direito estão interconectados através da *comissura habenular* (Fig. 8.30/*5*).

O *tálamo* é o maior componente do diencéfalo. Ele se desenvolve dentro das paredes laterais do terceiro ventrículo, mas em diversas espécies, incluindo espécies domésticas, as paredes de cada lado do tálamo expandem-se medialmente em direção ao ventrículo até conectarem os lados direito e esquerdo. Este, a massa intermediária ou *adesão intertalâmica*, reduz o ventrículo a um espaço anular circundante (Fig. 8.31/*3*). As relações do tálamo são difíceis de prever

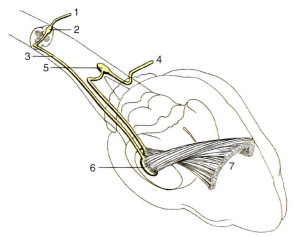

Fig. 8.43 Representação tridimensional da projeção extralemniscal no cão. *1*, Nervo espinal; *2*, corno dorsal da medula espinal; *3*, trato espinotalâmico; *4*, nervo trigêmeo; *5*, núcleo do trato espinal do nervo trigêmeo; *6*, parte medial do núcleo talâmico caudoventral; *7*, córtex somatossensitivo.

do tronco encefálico até segmentos mais rostrais, como o tálamo; e um grupo frouxamente organizado de axônios ascendentes proprioespinais que se originam e terminam repetidamente na substância cinzenta espinal, formando um sistema de transmissão multissináptico para que a informação ascenda até o encéfalo. Estes três principais componentes do grupo medial demonstram pouca variação entre os vertebrados, em contraste com o grupo lateral descrito adiante.

O grupo lateral é formado por tratos que se projetam no complexo nuclear caudoventral medial do tálamo, semelhante às vias lemniscais. Os tratos que compõem o grupo lateral incluem o trato (neo)espinotalâmico, o sistema espinocervicotalâmico e a via da coluna dorsal de segunda ordem (Figs. 8.42 e 8.43).

O trato (neo)espinotalâmico constitui o trato clássico da dor de primatas, incluindo seres humanos. É inteiramente cruzado e ascende dentro da substância branca da medula espinal em sua face ventrolateral e depois através do tronco encefálico em direção ao MCV.

O sistema espinocervicotalâmico é bem desenvolvido em mamíferos subprimatas, particularmente carnívoros. Axônios de segunda ordem que surgem dos interneurônios espinais ascendem ipsilateralmente como o trato espinocervical, localizado na região dorsolateral da substância branca espinal, e realizam sinapse no núcleo cervical lateral, localizado na junção da medula espinal e tronco encefálico. Os axônios de terceira ordem que surgem deste núcleo cruzam a linha mediana e seguem o lemnisco medial até terminar no MCV, onde se sobrepõem ao local de projeção do trato (neo)espinotalâmico.

O terceiro sistema já foi encontrado em gatos. É composto por axônios de segunda ordem oriundos de interneurônios espinais que, de maneira surpreendente, ascendem como um componente das colunas dorsais espinais ao lado de axônios de neurônios aferentes primários do sistema lemniscal. Os axônios pós-sinápticos, transmissores da sensação de dor, deste terceiro sistema, fazem sinapse nos núcleos da coluna dorsal ipsilateral. A partir de neurônios nos núcleos da coluna dorsal, axônios de terceira ordem cruzam a linha mediana e também seguem ao MCV.

Para informação sensitiva oriunda da cabeça e do pescoço que seguem no sistema extralemniscal, axônios de segunda ordem surgem da parte caudal do núcleo trigêmeo descendente. Estes axônios se juntam ao sistema lateral e ascendem para fazer sinapse no MCV, ou se juntam ao sistema medial e ascendem até a formação reticular do tálamo. Os axônios de terceira ordem que surgem no tálamo projetam-se para uma área do córtex somatossensitivo rostral à área alocada ao sistema lemniscal.

Foram propostos modelos para explicar as funções respectivas dos sistemas de sinalização de dor lateral e medial na geração da sensação de dor e comportamento. Foi proposto que os sistemas lateral e medial contribuem de maneira diferente para as dimensões psicológicas da experiência de dor: uma sugestão é de que o sistema lateral transporta informações relacionadas com as dimensões discriminativas sensitivas da dor, enquanto o medial está principalmente envolvido na dimensão motivacional-afetiva através da formação reticular, tálamo medial e sistema límbico. Outro modelo sugere que o sistema lateral é regulado preferencialmente ao início súbito dos estímulos nocivos e assim pode estar relacionado com a modalidade de ameaça da dor. Em contraste, o sistema medial é ajustado para componentes persistentes da dor, e assim é mais compatível para mediar sinais relacionados com a lesão tecidual existente.

Vias Proprioceptivas Subconscientes

As vias que transmitem informações sobre a posição e o movimento dos membros – ou seja, informação proprioceptiva – ao córtex somatossensitivo já foram descritas como um componente do sistema lemniscal. Um conjunto inteiramente diferente de vias transmite a mesma informação proprioceptiva ao encéfalo, mas somente até o cerebelo. Estas vias são consideradas vias proprioceptivas subconscientes já que não terminam no córtex cerebral. As vias começam na via usual com axônios sensitivos primários que surgem de receptores musculares e articulares, os quais terminam em interneurônios na substância cinzenta espinal dentro de segmentos espinais iniciais e adjacentes. Os axônios de neurônios de segunda ordem seguem cranialmente como *tratos espinocerebelares dorsal* e *ventral*, que constituem as regiões mais laterais da substância branca espinal (Fig. 8.18/5 e 6). O trato dorsal toma uma via ipsilateral direta que entra no cerebelo através do pedúnculo cerebelar caudal; a informação que transmite é obtida pela estimulação de fusos musculares. Em contraste, o trato espinocerebelar ventral está relacionado principalmente com a transmissão de informações que surgem de receptores nos tendões. Os axônios do trato ventral decussam dentro da medula próximos às suas origens; eles então ascendem ao mesencéfalo antes de se direcionarem caudalmente para adentrar o cerebelo através do pedúnculo cerebelar rostral. Uma segunda decussação dentro da medula cerebelar restaura os axônios do trato ventral para o lado da origem do estímulo antes que terminem dentro do córtex cerebelar. Estes dois tratos transmitem informações somente a partir do tronco e dos membros pélvicos; a representação equivalente do membro torácico segue uma via diferente que não é descrita aqui.

Uma via ascendente bastante difusa é formada dentro da formação reticular, o tema da próxima seção. Ela fornece um meio para integrar informações transmitidas pelas vias previamente descritas com informações oriundas de outros sistemas aferentes, somáticos e viscerais, gerais e especiais.

A Formação Reticular

A formação reticular estende-se através do tronco encefálico como um arranjo difuso de corpos de neurônios intercalados com tratos de axônios. No sentido evolutivo, é um sistema antigo. Apesar da ausência de organização óbvia, uma análise mais próxima permite o reconhecimento de diversos núcleos de tamanhos e arquiteturas variadas; alguns são suficientemente distintos de seus homólogos para serem reconhecidos em diferentes espécies.

A formação reticular está conectada a todos os sistemas de projeção dentro do sistema nervoso central, seja aferente ou eferente, e possui conexões recíprocas com os principais centros de integração dentro do encéfalo. Assim, entre suas várias conexões ascendentes, descendentes e transversas, existem determinados tratos como reticulocerebelar, cerebelorreticular, reticulotalamocortical e corticorreticular. A inferência inevitável é de que a formação reticular possui um importante papel na modulação das atividades destes centros de integração.

A formação reticular ocupa uma grande parte do tronco encefálico; ela forma a maior parte da medula oblonga, ponte e mesencéfalo, e quando chega ao tálamo, ela contribui com alguns dos grupos de núcleos desta estrutura complexa. Ela também se estende à parte cervical da medula espinal.

A formação reticular pode ser dividida em partes distintas por morfologia e localização. A parte medial, a *cinzenta periventricular*, está localizada adjacente ao sistema ventricular do encéfalo. Foi provado ser impossível analisar em detalhes, mas parece fornecer vias multissinápticas compostas por um número indeterminado de neurônios com processos curtos e muito ramificados. O *segundo componente* exibe uma organização mais óbvia com núcleos e tratos ascendentes e descendentes mais prontamente identificáveis. Por exemplo, os núcleos reticulares do tálamo recebem uma contribuição oriunda das partes ventrais da formação reticular como trato espinorreticulotalâmico e se projetam difusamente em todo o neopálio. Este trato é um importante componente do sistema reticular e pode ser uma rota, complementar ao trato espinotalâmico, para informação sensitiva somática chegar ao córtex. Ele contém axônios que

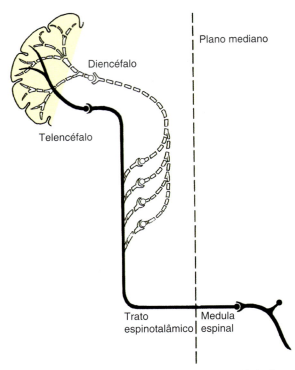

Fig. 8.44 Um trato ascendente multissináptico (*linha branca tracejada*) até o telencéfalo via formação reticular. O trato colateral neste exemplo representa a projeção extralemniscal (*linha preta sólida*).

se projetam por longas distâncias e conduzem mais rapidamente do que aquelas encontradas no trato espinotalâmico.

Uma via ascendente reticular extensa que finalmente se projeta além do tálamo até o córtex é conhecida como *sistema ativador reticular ascendente* (SARA). O SARA recebe contribuições através dos ramos colaterais de todos os sistemas sensitivos, sejam somáticos ou viscerais (Fig. 8.44). Sua ativação excita o animal tornando-o mais consciente de suas condições e arredores; a diminuição da atividade do SARA induz letargia ou sono. O SARA é tido como um importante componente do estado de consciência, embora a maioria dos neurologistas poderia afirmar que "não existe um único local onde a consciência habita".

O sistema reticular também possui um papel essencial no controle motor por meio de vias descendentes oriundas do telencéfalo que fazem sinapse nos núcleos reticulares. Por sua vez, estes núcleos projetam axônios para sinapses em neurônios motores inferiores do tronco encefálico e da medula.

Vias Aferentes Somáticas Especiais
As Vias Visuais

A informação visual é transmitida a partir da retina pelo nervo óptico. Após entrar no crânio através do forame óptico, o nervo converge para encontrar seu contralateral no quiasma óptico na superfície ventral do encéfalo. No quiasma, há uma decussação parcial de axônios de cada retina. A proporção de axônios que cruzam ao lado oposto está inversamente correlacionada com o grau de visão binocular em uma espécie particular. Em ungulados, o campo de visão binocular é pequeno, e uma porcentagem muito grande (85% a 90%) das fibras cruzam. Carnívoros possuem uma visão mais binocular e uma proporção correspondente menor (75%) de axônios que cruzam nestas espécies. Aproximadamente 50% cruzam em primatas, nos quais a visão binocular é mais bem desenvolvida. Em pássaros, todos os axônios supostamente cruzavam, e foi considerado que pássaros não possuíam visão binocular – ou seja, que supostamente cada olho enxergava partes completamente separadas do campo visual. Entretanto, informações mais modernas indicam que alguns pássaros possuem um campo ainda maior de visão binocular do que seres humanos.

Após rearranjo de axônios no quiasma, estes axônios então continuam como tratos ópticos, que se curvam sobre a face lateral do tálamo (Fig. 8.22/20). A maioria dos axônios termina dentro do núcleo geniculado lateral do tálamo, que forma uma saliência na região dorsolateral do tálamo. Os axônios dos neurônios de segunda ordem então se projetam, através da radiação óptica dentro da cápsula interna, até o córtex visual, que está localizado dentro do lobo occipital do cérebro. O córtex visual é a região cortical responsável pela percepção visual consciente (Fig. 8.45/6).

Aquelas fibras do trato óptico que não fazem sinapse nos núcleos geniculados laterais projetam-se para vários núcleos mesencefálicos. Uma proporção destes axônios de tratos ópticos faz sinapse na região pré-tectal, uma área próxima à transição entre o tálamo e mesencéfalo. Neurônios de segunda ordem na região pré-tectal então se projetam e realizam sinapses com neurônios do nervo oculomotor localizados no mesencéfalo, que são responsáveis pela redução do diâmetro pupilar em resposta à luz. Fibras do trato óptico também realizam sinapses no colículo rostral, um importante centro de integração visual no mesencéfalo, responsável por controlar a direção do olhar. Axônios que surgem do colículo rostral também terminam em neurônios motores inferiores na medula espinal cervical e constituem o trato tectoespinal, parte do chamado sistema motor extrapiramidal.

Vias Vestibulares

Os axônios vestibulares que surgem da parte sensitiva do aparelho vestibular na orelha interna seguem dentro do nervo vbestibulococlear (NC VIII) que entra no encéfalo na altura do corpo trapezoide. Estes axônios então terminam, ou se ramificam, em neurônios dos núcleos vestibulares (Fig. 8.46/2). Alguns axônios vestibulares entram no pedúnculo cerebelar caudal para realizar sinapse dentro da parte vestibular do cerebelo. Os axônios de segunda ordem que surgem a partir de neurônios nos núcleos vestibulares estão divididos entre aqueles que também passam ao cerebelo e o restante, que segue até a medula espinal através do trato vestibuloespinal e até o tronco encefálico

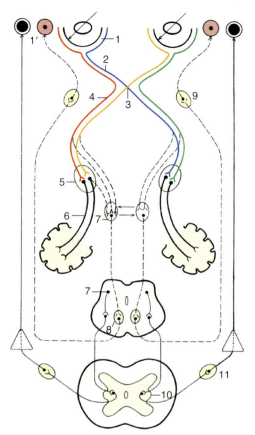

Fig. 8.45 Um esquema simplificado das vias visual e do reflexo pupilar. *Linhas sólidas espessas* indicam fibras somáticas especiais; *linhas sólidas delgadas*, fibras simpáticas; e *linhas tracejadas*, fibras parassimpáticas. *1*, Retina; *1'*, pupilas dilatas e constrictas; *2*, nervo óptico; *3*, quiasma óptico; *4*, trato óptico; *5*, núcleo geniculado lateral; *6*, radiação óptica; *7*, colículo rostral e núcleos pré-tectais; *8*, núcleo oculomotor (parte parassimpática); *9*, gânglio ciliar; *10*, coluna eferente visceral lateral; *11*, gânglio cervical lateral.

pelo fascículo longitudinal medial. Dentro da medula espinal, axônios vestibuloespinais se projetam através de uma série de interneurônios até os neurônios motores inferiores da substância cinzenta ventral ipsilateral. Os tratos vestibuloespinais fazem parte do sistema extrapiramidal. Aquelas fibras de segunda ordem que seguem o fascículo longitudinal medial (Fig. 8.46/4) e a formação reticular prosseguem para realizar sinapses nos núcleos dos nervos cranianos que inervam os músculos externos do olho.

Finalmente, os axônios que levam à percepção consciente dos estímulos vestibulares seguem a partir dos núcleos vestibulares através do lemnisco lateral e núcleos talâmicos até uma região particular do córtex cerebral do lobo temporal.

Vias Auditivas

Os axônios do componente coclear do nervo vestibulococlear fazem sinapse dentro dos núcleos cocleares dorsal e ventral localizados na face dorsal do tronco encefálico

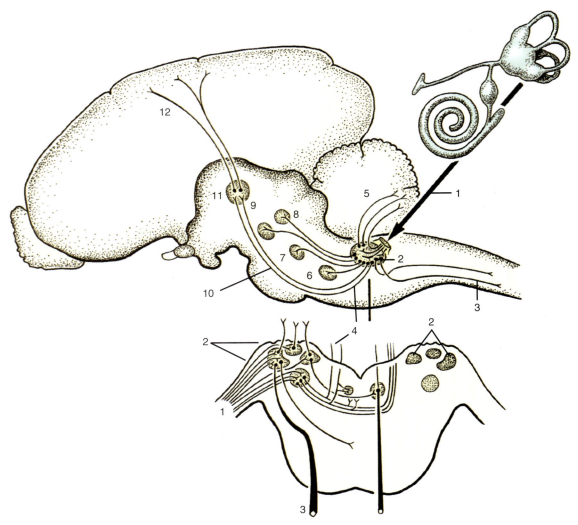

Fig. 8.46 Um esquema simplificado das vias vestibulares. *1*, Fibras vestibulares no nervo vestibulococlear; *2*, núcleos vestibulares; *3*, trato vestibuloespinal; *4*, fascículo longitudinal medial; *5*, trato vestibulocerebelar; *6*, núcleo abducente; *7*, núcleo troclear; *8*, núcleo oculomotor; *9*, núcleo rubro; *10*, trato vestibulotalâmico (no lemnisco lateral); *11*, núcleos talâmicos; *12*, fibras de projeção talamocorticais.

(Fig. 8.47/*1* e *2*). Os axônios de segunda ordem do núcleo coclear ventral então prosseguem para sinapses dentro de um núcleo ipsilateral ou contralateral do corpo trapezoide (Fig. 8.47/*3*). A via é então continuada por axônios de neurônios de terceira ordem situados dentro do lemnisco lateral. Uma proporção destes axônios faz sinapse dentro do núcleo do lemnisco lateral (Fig. 8.47/*5*), um segundo grupo de axônios segue até e faz sinapse dentro do colículo caudal (Fig. 8.47/*6*), e um terceiro conjunto de axônios, relacionados com a percepção consciente do som, segue mais adiante rostralmente para realizar sinapse no núcleo geniculado medial do tálamo, que por sua vez envia axônios até o córtex auditivo, localizado dentro do lobo temporal.

Os axônios de segunda ordem que emergem a partir dos núcleos cocleares dorsais juntam-se ao lemnisco lateral ipsilateral ou contralateral, e depois seguem os mesmos trajetos que aqueles que prosseguem a partir dos núcleos cocleares ventrais.

Vias Motoras Somáticas

A atividade motora somática é regulada hierarquicamente dentro do sistema nervoso central por grupos separados de neurônios chamados de *neurônios motores inferiores* e *neurônios motores superiores*.

Neurônios motores inferiores são neurônios que possuem corpos celulares localizados dentro do sistema nervoso central e axônios que deixam o sistema nervoso central para realizar sinapse com fibras musculares na periferia – estes são os neurônios que foram chamados de neurônios motores até este ponto. Os axônios dos neurônios motores inferiores formam o componente motor dos nervos periféricos. Os corpos celulares daqueles neurônios motores inferiores que

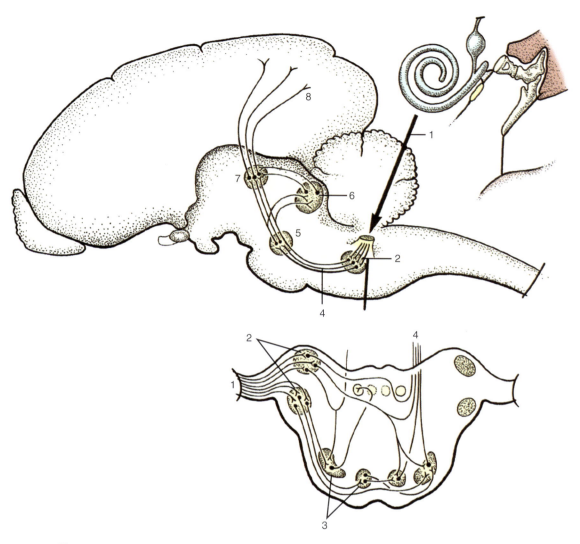

Fig. 8.47 Um esquema simplificado das vias da audição. *1*, Fibras cocleares no nervo vestibulococlear; *2*, núcleos cocleares (dorsal e ventral); *3*, núcleos no corpo trapezoide; *4*, lemnisco lateral; *5*, núcleo no lemnisco lateral; *6*, colículo caudal; *7*, núcleo geniculado medial; *8*, fibras de projeção para percepção consciente.

inervam a musculatura esquelética do pescoço, do tronco e dos membros estão localizados dentro do corno ventral da substância cinzenta da medula espinal (Figs. 8.12/*4* e 8.13/*6*) e seus axônios seguem nos nervos periféricos do pescoço, do tronco e dos membros (Fig. 8.48). Os corpos celulares daqueles neurônios motores inferiores que inervam a musculatura esquelética da cabeça estão localizados dentro de núcleos motores somáticos no tronco encefálico, e seus axônios seguem nos nervos cranianos que contêm componentes eferentes somáticos. O número de neurônios motores inferiores que inervam um determinado músculo varia com a precisão de *performance* requerida daquele músculo (p. 23). Neurônios motores inferiores são os componentes eferentes das respostas reflexas locais que envolvem os músculos em questão (Fig. 8.48), mas também são controlados de maneira importante pela atividade dos neurônios motores superiores.

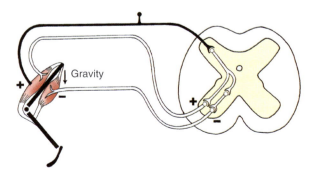

Fig. 8.48 Um arco reflexo miotático. A gravidade (*seta*) estira o músculo extensor, estimulando sua contração através do arco reflexo. Para permitir o encurtamento do músculo extensor, o músculo flexor é inibido ao mesmo tempo por uma fibra colateral e um interneurônio inibitório.

Os *neurônios motores superiores* estão envolvidos nos reflexos mais complexos e também iniciam movimentos voluntários. Os corpos celulares dos neurônios motores superiores estão localizados no cérebro, dentro da área motora do neopálio, mas também em outras regiões do encéfalo, incluindo a formação reticular e o núcleo rubro. Os axônios destes neurônios seguem através do tronco encefálico e da medula espinal até realizar sinapse em neurônios motores inferiores. A quantidade de área cortical alocada para neurônios motores superiores que controlam neurônios motores inferiores e, finalmente, os músculos de diferentes partes do corpo variam em extensão com a importância e a complexidade dos movimentos destas partes nas atividades habituais das espécies. Assim, a região do córtex que controla a mão em seres humanos é relativamente muito maior do que a alocada para todo um membro em ungulados. De maneira importante, os axônios dos neurônios motores superiores não deixam o sistema nervoso central, e assim não se projetam diretamente sobre as fibras musculares, mas exercem seu controle por excitação ou inibição dos neurônios motores inferiores.

As conexões axonais entre os neurônios motores superiores e inferiores seguem vias que variam consideravelmente entre as espécies em seu relativo desenvolvimento e detalhes de organização. A distinção primária, derivada da neuroanatomia humana, é realizada entre os chamados sistemas piramidal e extrapiramidal, embora os dois sejam coordenados e trabalhem em íntima colaboração. O sistema piramidal está mais relacionado com a execução de movimentos de ajuste fino, enquanto o sistema extrapiramidal é empregado no controle de movimentos mais grosseiros, particularmente em padrões locomotores estereotipados. Segue que o sistema piramidal é mais bem desenvolvido em primatas do que em espécies domésticas, uma distinção que explica as consequências diferentes de lesões à via piramidal. Danos severos à via piramidal causam uma paralisia completa e permanente da musculatura voluntária contralateral em primatas, mas os efeitos em espécies domésticas são principalmente confinados a distúrbios de reações posturais contralaterais dos quais ocorre recuperação parcial após alguns dias. Tanto o sistema piramidal quanto o extrapiramidal são formados por mecanismos de retroalimentação (*feedback*) elaborados que permitem o monitoramento e ajuste contínuos da atividade motora.

O Sistema Piramidal

O *sistema piramidal* tem origem a partir de neurônios motores superiores dentro de diversas regiões do neopálio, particularmente a área motora primária. Os axônios destes neurônios convergem conforme eles saem do telencéfalo e formam uma parte importante da cápsula interna; em sua passagem, preservam o arranjo ponto a ponto ordeiro da representação motora cortical. Eles então continuam sobre o aspecto lateral do tálamo até adentrar o pedúnculo cerebral na superfície ventral do encéfalo (Fig. 8.32/*9*); após atravessarem a face ventral da ponte, eles ressurgem na superfície como as pirâmides da medula oblonga (Fig. 8.19/*17*). Três

grupos de fibras podem ser distintos dentro do sistema: *fibras corticoespinais* continuam através da medula oblonga até a medula espinal; *fibras corticobulbares* destacam-se em níveis apropriados do tronco encefálico até alcançarem neurônios motores inferiores nos núcleos motores dos nervos cranianos contralaterais; e *fibras corticopontinas* passam a vários núcleos na ponte (Fig. 8.49/*a-c*).

Determinadas fibras corticoespinais decussam dentro da medula oblonga, e as outras continuam diretamente em direção à medula espinal e decussam somente quando próximas às suas terminações. As fibras com uma decussação medular formam um *trato corticoespinal lateral* dentro do funículo lateral; aquelas que continuam sem cruzarem constituem um *trato corticoespinal ventral* dentro do funículo ventral (Fig. 8.18/*3* e *10*). As fibras de ambos os tratos finalmente se projetam sobre os neurônios motores da substância cinzenta ventral do lado contralateral à origem das fibras no córtex. Em espécies domésticas, como na maioria dos mamíferos, um interneurônio curto está frequentemente interposto entre o neurônio motor superior e inferior; em primatas, fibras corticoespinais fazem sinapse diretamente com neurônios motores inferiores na medula espinal.

Existem outras diferenças entre as espécies. Em primatas e carnívoros, fibras piramidais chegam a todos os níveis da medula; no cão, cerca de 50% terminam em segmentos cervicais, 20% em segmentos torácicos, e 30% em segmentos lombossacrocaudais. Em contraste, o sistema piramidal de ungulados parece ter terminado completamente na altura da origem do plexo braquial (Fig. 8.50), embora alguns axônios corticoespinais aparentemente sigam por todo o comprimento da medula espinal dentro do funículo dorsal – a rota, incidentalmente, que representa a maior parte do sistema corticoespinal em roedores. A proporção de fibras que decussam dentro da medula oblonga também varia: cerca de 50% em ungulados, 75% em primatas, e todas ou quase todas no cão e no gato.

As fibras corticopontinas fazem sinapses em neurônios nos núcleos ventrais da ponte (Fig. 8.51/*1*); os axônios destes neurônios de segunda ordem então decussam e passam dentro de fibras transversas da ponte até entrar no cerebelo através do pedúnculo cerebelar médio. Outras sinapses sucessivas ocorrem dentro do córtex cerebelar e então dentro dos núcleos profundos do cerebelo (Fig. 8.51/*8*). A partir destes núcleos cerebelares, os axônios voltam ao córtex cerebral por um caminho através dos núcleos ventrais do tálamo (Fig. 8.51/*11*). Este arranjo constitui um sistema de *feedback* piramidal.

O Sistema Extrapiramidal

O sistema motor extrapiramidal compreende todas as áreas cerebrais envolvidas na regulação das funções motoras que não estão incluídas dentro do sistema piramidal. É mais complexo e envolve diversas vias multissinápticas que transmitem informações dentro de uma série de núcleos dispersos através do encéfalo, desde o telencéfalo até a medula oblonga. Alguns destes núcleos são estruturas grandes, macroscopicamente visíveis; outros são pequenos

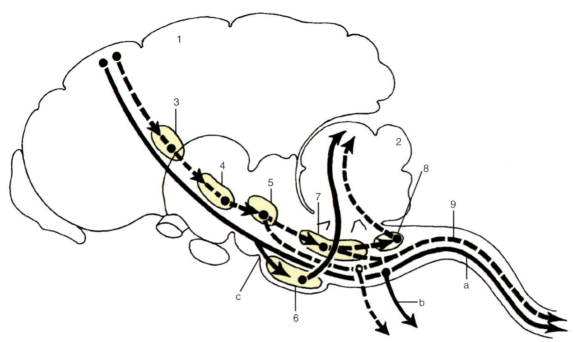

Fig. 8.49 Diagrama da transmissão dos sistemas piramidal (*linhas sólidas e setas*) e extrapiramidal (*linhas tracejadas e setas*). *1*, Córtex motor; *2*, cerebelo; *3*, núcleos da base; *4*, substância negra (mesencéfalo); *5*, núcleo rubro (mesencéfalo); *6*, núcleos pontinos (metencéfalo); *7*, formação reticular; *8*, núcleo olivar; *9*, trato rubroespinal; *a*, fibras corticoespinais; *b*, fibras corticobulbares; *c*, fibras corticopontinas.

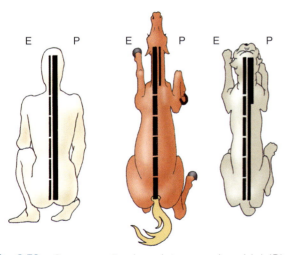

Fig. 8.50 Comparação dos sistemas piramidal (P) e extrapiramidal (E) do ser humano, do equino e do cão. A composição multissináptica do sistema extrapiramidal é indicada pelas interrupções nesta coluna; a largura de uma coluna é uma indicação de sua importância relativa.

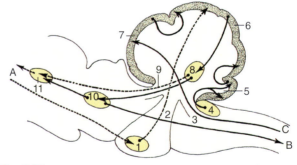

Fig. 8.51 Algumas importantes conexões de fibras do cerebelo. As conexões com o neocórtex estão representadas por *linhas tracejadas*. A, Tratos oriundos e com destino ao neocórtex; B, tratos em direção à coluna motora da medula espinal (extrapiramidal); C, tratos proprioceptivos; *1*, núcleos pontinos; *2*, pedúnculo cerebelar médio; *3*, pedúnculo cerebelar caudal; *4*, núcleos cocleares; *5*, lobo floculonodular do cerebelo; *6*, neocerebelo; *7*, lobo rostral do cerebelo; *8*, núcleos cerebelares; *9*, pedúnculo cerebelar rostral; *10*, núcleo rubro; *11*, núcleos talâmicos.

ou difusos, constituindo um sistema reticular descendente dentro da formação reticular do tronco encefálico. Tratos que se originam no tecto do mesencéfalo e no núcleo vestibular lateral na medula oblonga são tratados na discussão das vias visual e vestibular (p. 284).

O sistema extrapiramidal em parte tem origem em regiões do córtex cerebral, incluindo a área motora primária.

A atividade destas regiões é transmitida através de uma série de estruturas cerebrais denominadas coletivamente como os núcleos basais, que incluem o núcleo caudado, núcleos subtalâmicos e substância negra, antes de retornar via tálamo ao córtex, formando assim uma alça de *feedback* subcortical. Outra saída extrapiramidal oriunda do córtex chega ao núcleo rubro do mesencéfalo, a formação reticular e a oliva na medula oblonga (Fig. 8.49). Somente o núcleo rubro e a formação reticular contêm neurônios que se projetam diretamente (ou através de interneurônios) nos neurônios motores inferiores do tronco encefálico e da medula espinal.

Os axônios oriundos de neurônios no núcleo rubro no mesencéfalo decussam imediatamente antes de descenderem através da parte ventrolateral da medula oblonga até constituírem um *trato rubroespinal* discreto que margeia o trato corticoespinal lateral dentro do funículo lateral da medula (Fig. 8.18/*4*). Este trato chega à parte mais caudal da medula, projetando-se de passagem sobre neurônios motores inferiores na substância cinzenta ventral. Este é um importante trato em carnívoros e é a mais desenvolvida de todas as vias motoras em ungulados (Fig. 8.50). Ele serve como um modulador de circuitos neurais que estão localizados dentro da substância cinzenta da medula espinal.

O sistema reticuloespinal é dividido entre tratos dorsal e ventral bem definidos localizados dentro do funículo lateral e um terceiro trato (pontino reticuloespinal) dentro do funículo ventral (Fig. 8.18/*II* e *III*).

As atividades de diversos núcleos e tratos comunicantes do sistema extrapiramidal são intimamente coordenadas e sincronizadas finamente, tanto que lesões a qualquer parte podem seriamente prejudicar a capacidade do animal em manter a postura ou executar movimentos intencionais. Diferentes partes do sistema possuem papéis diferentes: alguns são excitatórios, outros inibitórios, e outros ainda facilitadores pela remoção de influências inibitórias. Os diversos circuitos de *feedback* associados ao sistema extrapiramidal mantêm o equilíbrio necessário entre estas influências excitatórias e inibitórias.

Função Cerebelar

O cerebelo não inicia por si só o movimento. Em vez disso, ele serve uma função regulatória essencial garantindo que os movimentos sejam executados conforme pretendido. Para esta finalidade, o cerebelo recebe uma corrente contínua de informações oriundas de proprioceptores na periferia pelas vias proprioceptivas subconscientes, do aparelho vestibular via núcleos vestibulares, e das vias motoras piramidal e extrapiramidal através de sinapses dentro do complexo nuclear olivar (Fig. 8.51). Desta forma, o cerebelo recebe informações sobre a posição atual e movimentos dos segmentos dos membros e da cabeça (propriocepção e contribuição vestibular), assim como informações sobre os comandos motores que foram enviados aos neurônios motores inferiores que controlam os membros e a cabeça (contribuições piramidal e extrapiramidal). O cerebelo compara ambas as contribuições e envia quaisquer ações corretivas necessárias de volta aos circuitos piramidal e extrapiramidal. A saída mais importante do cerebelo segue a partir dele até os núcleos talâmicos, e então para o córtex motor e os núcleos da base; outras vias seguem aos núcleos rubros contralaterais, a formação reticular e os núcleos vestibulares (para a coordenação dos reflexos vestibulares).

O SISTEMA NERVOSO VISCERAL

O sistema nervoso visceral governa as funções viscerais. Ele possui diversas responsabilidades, que podem ser geralmente resumidas na manutenção do ambiente interno dentro dos limites permitidos. O sistema nervoso visceral, assim como o sistema nervoso somático, consiste de centros de comando e regiões regulatórias dentro do sistema nervoso central, além de componentes do sistema nervoso periférico, como as vias aferentes viscerais e as vias mais comumente discutidas eferentes viscerais (isto é, simpática e parassimpática). Além disso, esta seção inclui breves discussões sobre a hipófise e o sistema límbico, que embora não sejam parte estritamente do sistema nervoso visceral, estão incluídos em razão de sua associação íntima com a função visceral.

O Hipotálamo

O hipotálamo é um centro de integração importante para diversas funções viscerais, endócrina e comportamental, sendo que todas ajudam a manter o animal vivo. Estas funções incluem o controle de ritmos biológicos, apetite, equilíbrio hídrico, temperatura corporal, performance cardiovascular, comportamento sexual e atividade, sono e emoção. O hipotálamo deve receber e coordenar informações a partir da maioria das outras partes do sistema nervoso, incluindo informações viscerais assim como informações somáticas relevantes. Informações sobre as atividades somáticas são transmitidas pelos núcleos talâmicos para os quais as vias aferentes somáticas levam mensagens. Informações relacionadas com a função visceral são recebidas de núcleos mesencefálicos e formação reticular da medula oblonga. Por exemplo, o núcleo do trato solitário na medula oblonga é o núcleo sensitivo visceral principal que recebe contribuição organizada topograficamente dos principais sistemas de órgãos pela via dos nervos glossofaríngeo (IX) e vago (X). Este núcleo é a região de processamento inicial das informações visceral, cardiovascular, respiratória e gustativa, que então se projeta ao hipotálamo. Uma contribuição bastante importante para o hipotálamo vem do telencéfalo, especificamente do córtex pré-frontal, e especialmente do hipocampo, através do fórnix. Este arranjo permite que contribuições emocionais estejam relacionadas e sejam coordenadas com as informações viscerais e somáticas. A contribuição hipotalâmica oriunda de sistemas de órgãos periféricos é também possível por sinalizações transmitidas pelo sangue.

O hipotálamo regula a atividade através de mecanismos neurais e endócrinos, algumas vezes em combinação. Vias axonais oriundas do hipotálamo estendem-se até o tronco encefálico e a medula espinal por rotas diretas ou por vias multissinápticas dentro da formação reticular, onde ocorre a integração final. Regiões hipotalâmicas que exercem controle sobre os neurônios eferentes viscerais – nomeadamente, neurônios ganglionares simpáticos e parassimpáticos (ver adiante) – são anatomicamente distintas, sendo que regiões hipotalâmicas caudais controlam as funções simpáticas enquanto regiões mais craniais exercem controle sobre funções parassimpáticas. Outras projeções hipotalâmicas fornecem um *feedback* ao prosencéfalo direcionado através dos núcleos talâmicos rostrais.

As vias endócrinas operam através de células neurossecretórias cujos produtos podem adentar a corrente sanguínea diretamente para a distribuição geral ou podem ser transportados especificamente à hipófise por meio de um sistema de vasos portais (Fig. 6.3).

Anatomicamente, o hipotálamo é bastante oculto, e somente as partes caudais – nomeadamente, o túber cinéreo e corpos mamilares – estão expostas na superfície ventral do encéfalo (Figs 8.19/*9* e *11*, e 8.21/*20* e *23*).

A Hipófise

A hipófise (glândula pituitária; Figs 8.21 e 8.52), que está ligada ao hipotálamo pelo infundíbulo, possui duas partes. Uma, a neuro-hipófise, é uma protuberância cerebral por si só; a outra, a adenohipófise, desenvolve-se a partir do ectoderma da boca (p. 203) e compreende também a *pars* intermédia. Diferenças interespecíficas nas interrelações topográficas dos lobos não fazem parte do escopo atual (Fig. 6.2).

Tanto adeno, quanto neuro-hipófise e *pars* intermédia produzem ou armazenam diversos hormônios (p. 204). Os hormônios da neuro-hipófise (vasopressina e ocitocina) são produzidos por células neurossecretórias dentro dos núcleos supraóptico e paraventricular do hipotálamo, e são transportados ao longo dos axônios para liberação direta no leito capilar neuro-hipofisário (Fig. 6.3).

Vias Aferentes Viscerais

Existem vias aferentes viscerais gerais e especiais. Vias aferentes viscerais especiais estão relacionadas com o paladar e o olfato, e serão discutidas posteriormente. Os receptores da via aferente visceral geral estão localizados dentro de vísceras e vasos sanguíneos; a maioria destes receptores é mecanoceptora responsiva a pressão, estiramento e, menos comumente, fluxo, embora uma minoria seja composta por quimioceptores responsivos à pressão de dióxido de carbono do sangue. Os axônios que transmitem impulsos a partir destes receptores seguem dentro de nervos periféricos e podem viajar ao longo de outros axônios de origem visceral ou somática. Os corpos celulares de neurônios sensitivos primários que transmitem informações aferentes viscerais estão localizados dentro dos gânglios da raiz dorsal de todos os nervos espinais (e os equivalentes gânglios de determinados nervos cranianos) ao longo destes transmitindo informação aferente somática; os axônios oriundos destes corpos celulares projetam-se em interneurônios e neurônios de projeção dentro da coluna aferente visceral da medula espinal e do tronco encefálico (Fig. 8.12/*2*).

Dentro do sistema nervoso central, cadeias curtas de interneurônios compõem reflexos viscerais locais simples que utilizam vias eferentes viscerais, discutidas na próxima seção, e desta forma possuem seus últimos dois transmissores dentro da coluna eferente visceral e dos gânglios autonômicos periféricos. Informações aferentes viscerais também chegam ao encéfalo através de neurônios de projeção que formam vias ascendentes, as quais seguem sistemas somáticos, tanto o lemniscal como o extralemniscal, até terminar, assim como o sistema aferente somático, dentro dos núcleos do tálamo ventrocaudal. Uma projeção final ao córtex pode dar origem à percepção consciente da sensação visceral, embora a maior parte da atividade visceral passe despercebida. (A sensação de plenitude que surge dos órgãos digestórios ou da bexiga está entre as atividades viscerais das quais a consciência é mais comum.) A contração pronunciada e a distensão excessiva dos órgãos viscerais podem ser percebidas como dor. A dor de origem visceral pode ser "sentida" na superfície do corpo, presumivelmente como consequência da convergência de vias somáticas cutâneas e aferentes viscerais nos mesmos neurônios em algum ponto ao longo de seu trajeto.

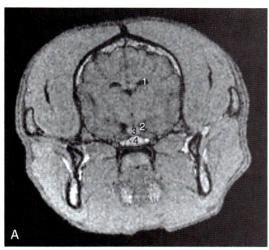
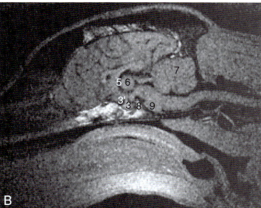

Fig. 8.52 (A) imagem transversal na altura da fossa pituitária e (B) Imagem mediana de secções de 1 milímetro de espessura em T1 por ressonância magnética eco-gradiente da cabeça de um cão. *1*, Ventrículo lateral; *2*, cisterna basal; *3*, glândula pituitária; *3'*, infundíbulo; *4*, gordura no osso esfenoide; *5*, terceiro ventrículo; *6*, adesão intertalâmica; *7*, cerebelo; *8*, dorso da sela; *9*, ponte.

A via aferente visceral especial relacionada com o paladar segue uma rota semelhante àquela tomada pelas modalidades sensitivas viscerais gerais. Os axônios seguem desde as papilas gustativas na cavidade oral dentro dos nervos facial, glossofaríngeo e vago, e terminam nos núcleos do trato solitário. As vias olfatórias mais complicadas serão descritas em outro local (Fig. 8.40).

Vias Eferentes Viscerais

Ao contrário do componente aferente, o componente eferente do sistema nervoso visceral, em determinado momento denominado como *sistema nervoso autônomo*, está arranjado em duas divisões, simpática e parassimpática, distintas pela morfologia, farmacologia e fisiologia. A via condutora final de ambas as divisões, ao contrário daquela do sistema somático, consiste de dois neurônios motores em sucessão: o primeiro tem seu corpo celular, ou pericário, dentro do sistema nervoso central, e o segundo está localizado dentro de um gânglio periférico (Fig. 8.53). Os dois neurônios motores sucessivos são mais frequentemente distintos como os neurônios pré-ganglionar e pós-ganglionar, e em conjunto são equivalentes ao neurônio motor inferior do sistema somático.

As divisões parassimpática e simpática do sistema nervoso autônomo são distintas anatomicamente pela distribuição não sobreposta dos neurônios pré-ganglionares dentro do sistema nervoso central. Os corpos celulares dos neurônios pré-ganglionares da divisão simpática estão localizados dentro da coluna lateral (eferente visceral) da substância cinzenta da medula espinal, entre o primeiro segmento torácico e segmento lombar médio (com certa variação espécie específica) (Fig. 8.75). Os corpos celulares dos neurônios pós-ganglionares simpáticos são encontrados em gânglios paravertebrais da cadeia simpática ou nos gânglios subvertebrais na aorta; ambos os grupos estão relativamente próximos da medula espinal.

Os corpos celulares dos neurônios pré-ganglionares parassimpáticos estão restritos ao tronco encefálico; até os núcleos dos nervos oculomotor, facial, glossofaríngeo e vago; ou até as colunas laterais da substância cinzenta dos segmentos sacrais medulares (Fig. 8.74). Os corpos celulares dos neurônios pós-ganglionares parassimpáticos estão localizados dentro de pequenos gânglios em proximidade íntima ou de fato incorporados dentro de paredes dos órgãos que inervam.

O neurotransmissor liberado na musculatura lisa visceral por neurônios pós-ganglionares simpáticos é a norepinefrina, e aquele por neurônios pós-ganglionares parassimpáticos é a acetilcolina; ambos são liberados com uma gama de neuropeptídios. As duas divisões, portanto, reagem diferentemente a drogas autonômicas agonistas e antagonistas.

Apesar da disposição não sobreposta dos neurônios pré-ganglionares simpáticos e parassimpáticos, os dois sistemas possuem distribuições amplamente semelhantes com relação à inervação de órgãos viscerais e são frequentemente descritos como antagonistas: um inibe enquanto

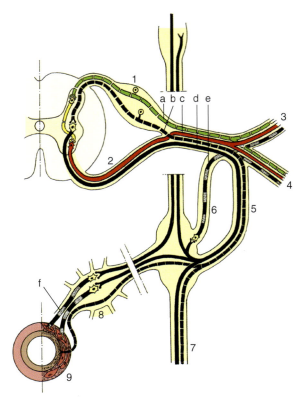

Fig. 8.53 Comparação da organização dos sistemas nervosos visceral (*preto*) e somático (*vermelho*) em nível toracolombar da medula espinal. Fibras aferentes estão indicadas por *linhas interrompidas*, fibras eferentes por *linhas sólidas*. As fibras simpáticas pós-ganglionares são indicadas por *linhas pretas e pontilhadas alternadas*. *1*, Gânglio da raiz dorsal; *2*, raiz ventral; *3*, ramo dorsal do nervo espinal; *4*, ramo ventral do nervo espinal; *5* e *6*, ramos comunicantes brancos (pré-ganglionares) e cinzentos (pós-ganglionares), frequentemente fusionados; *7*, tronco simpático com gânglios; *8*, gânglio pré-vertebral; *9*, intestino; *a*, fibras aferentes somáticas; *b*, fibras aferentes viscerais; *c*, fibras eferentes somáticas; *d*, fibras eferentes viscerais (pré-ganglionares simpáticas); *e*, pós-ganglionares simpáticas (para estruturas periféricas); *f*, pós-ganglionares simpáticas (para órgãos abdominais).

o outro estimula uma atividade particular. Esta regra é menos absoluta do que já foi previamente suposto, e suas funções são melhor tidas como colaborativas. A anatomia mais difusa dos nervos simpáticos periféricos (que serão descritos adiante) e a utilização de norepinefrina como um transmissor indicam os efeitos mais gerais produzidos pela atividade simpática, em contraste àqueles da atividade parassimpática, que são frequentemente locais, afetando funções específicas únicas.

O Sistema Límbico

O sistema límbico envolve uma série de estruturas do prosencéfalo que controlam comportamento somático e visceral associados a fortes emoções, como raiva e medo. Anatomicamente, o sistema límbico possui uma organização complexa e é composto do córtex límbico e vários núcleos subcorticais. A parte cortical do sistema límbico forma um anel na superfície medial do hemisfério cerebral, incluindo, entre outras estruturas, os giros do cíngulo e do supracaloso, o lobo piriforme e o hipocampo. A parte subcortical é composta pelo hipotálamo, área septal, amídala, núcleos habenulares e parte dorsal do tegmento mesencefálico. Existem diversas associações entre estas estruturas e outras regiões do encéfalo. O sistema límbico é frequentemente considerado como um "encéfalo visceral" primariamente, pelo fato de grande parte de suas funções principais serem expressas através de atividade motora visceral. Os tipos de comportamento mais influenciados pelo sistema límbico são aqueles essenciais para a preservação do indivíduo ou da espécie.

Contribuições olfatórias transmitidas pelos lobos piriformes podem influenciar várias estruturas do sistema. De todas as contribuições sensitivas, o olfato exibe os efeitos mais profundos sobre as atividades motoras viscerais que estão associadas ao comportamento emocional, como apetite, raiva, atividade sexual, medo e ingestão hídrica. O sistema límbico também recebe estímulos ópticos, auditivos, exteroceptivos e enteroceptivos.

As vias eferentes oriundas das regiões corticais límbicas envolvem quase todos os núcleos subcorticais do sistema. Uma parte importante das influências do córtex límbico é mediada através de sistemas eferentes dos núcleos amidaloides. A estimulação elétrica da amídala causa uma ampla variedade de reações viscerais e somáticas, além de diversas reações comportamentais, como agressividade e ansiedade.

O hipocampo está relacionado com as funções de memória, como o processamento de memória recentemente adquirida e sua consolidação mais permanente. O hipotálamo também possui um papel essencial no controle do sistema límbico de expressão emocional e comportamento através de sua integração com as funções autonômicas, endócrinas e somáticas.

TOPOGRAFIA, AMBIENTE E VASCULARIZAÇÃO DO ENCÉFALO E DA MEDULA ESPINAL

Topografia

O encéfalo e a medula espinal estão contidos dentro de um espaço contínuo formado pela cavidade craniana e canal vertebral, que é formado por anéis ósseos sucessivos, além de ligamentos e discos da coluna vertebral.

A *cavidade craniana* está situada diretamente caudal às cavidades nasais. É menor do que comumente suposto, sendo que a forma e a extensão da cavidade craniana não são facilmente previstas pela aparência externa da cabeça e do crânio, pois os seios paranasais, chifres, cristas musculares e outras projeções do crânio, assim como os músculos temporais, contribuem todos significativamente para a conformação desta parte da cabeça. A semelhança mais próxima entre os contornos externos e a cavidade dentro do

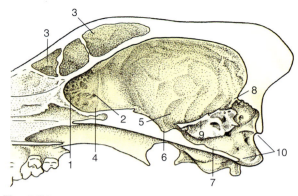

Fig. 8.54 Secção sagital do crânio do cão. *1*, Placa cribiforme; *2*, forame etmoide; *3*, seio frontal; *4*, fossa rostral; *5*, fossa média; *6*, fossa hipofisária; *7*, fossa caudal; *8*, tentório ósseo do cerebelo; *9*, crista petrosa; *10*, forame magno.

crânio é observada nos neonatos de todas as espécies; entre os adultos, esta semelhança é mantida em gatos e cães de raças braquicefálicas. Felizmente, a localização exata do encéfalo raramente possui importância prática, com exceção das técnicas cirúrgicas humanas mencionadas em capítulos posteriores. É provavelmente suficiente saber que o limite caudal da cavidade se estende até a parede caudal do crânio – espessada pelo seio frontal em bovinos –, mas que o limite rostral demonstra variação considerável; em cães e gatos, o limite rostral da cavidade craniana está associado à margem caudal dos processos zigomáticos dos ossos frontais, e em equinos e bovinos no nível rostral destes processos. Em suínos e pequenos ruminantes, o limite rostral da cavidade craniana estende-se até o meio da órbita.

O interior da cavidade craniana demonstra uma correspondência relativamente íntima com os contornos do encéfalo, embora espaços intracranianos significativos sejam necessários para as meninges e os espaços intermeníngeos que circundam o encéfalo e para os espaçosos seios venosos intracranianos. Embora o teto (calvário) da cavidade permaneça majoritariamente não dividida, a base é dividida em três fossas; estas não precisam ser descritas em detalhes porque as principais características estão ilustradas na Fig. 8.54. A fossa rostral é formada pelos ossos esfenoide e etmoide, e se estende até a altura dos canais ópticos, as passagens de saída dos nervos ópticos. A fossa rostral contém os bulbos olfatórios incrustados dentro dos recessos da placa cribiforme (Fig. 8.54/*1*) e as partes rostrais dos hemisférios cerebrais. A fossa média se estende a partir dos canais ópticos até as pontiagudas cristas petrosas (Fig. 8.54/*9*) que se projetam para dentro a partir da parte petrosa dos ossos temporais das paredes laterais. O assoalho da fossa média é formado pelo osso esfenoide, que possui a fossa hipofisária (sela túrcica) na qual a hipófise se encaixa; ele também contém vários forames – a fissura orbital e os forames redondo e oval – que foram encontrados na descrição prévia do crânio (p. 54). Esta fossa média, a parte mais ampla da cavidade craniana, contém os lobos temporal e parietal dos hemisférios cerebrais. A fossa caudal se estende a partir do limite caudal da fossa hipofisária até o forame magno na parede caudal. Suas principais características são as invaginações das paredes laterais feitas pelas partes petrosas dos ossos temporais (cada uma perfurada por um meato acústico interno) e os forames jugular e hipoglosso no assoalho. A fossa caudal aloja o mesencéfalo, ponte e medula oblonga ventralmente, e o cerebelo dorsalmente.

As paredes caudal, dorsal e laterais de toda a cavidade craniana são suavemente unidas em conjunto. A característica interna mais proeminente da cavidade craniana é o tentório ósseo do cerebelo (Fig. 8.54/8), uma grande projeção na junção entre as paredes dorsal e caudal, formando a parte média do tentório cerebelar dentro da fissura transversa do encéfalo. O tentório contém passagens para ramificações dos seios venosos intracranianos dorsais.

O *canal vertebral* é mais amplo cranialmente dentro do atlas e diminui gradativamente em sentido caudal dentro do sacro; entre os dois extremos, é maior onde contém as intumescências cervicais e lombares da medula espinal, a partir de onde surgem os nervos que formam os plexos dos membros torácicos e pélvicos, respectivamente (Fig. 8.15). A topografia da medula espinal é de considerável importância na prática veterinária porque aplicações no canal são frequentemente realizadas, particularmente injeções de anestésicos locais, com a intenção de bloquear nervos espinais específicos; ademais, há algumas vezes a necessidade de localizar lesões no sistema nervoso central em níveis vertebrais específicos, um procedimento possível pela associação de déficits sensitivos e motores específicos com segmentos espinais particulares.

Mesmo com a inclusão de seus envoltórios meníngeos, a medula espinal é consideravelmente menor do que o canal vertebral (Fig. 8.55). Também é consideravelmente mais curta no comprimento caudoventral. Esta discrepância ocorre em decorrência do crescimento desigual entre a medula espinal e a coluna vertebral, que começa bem antes do nascimento e continua depois. O desvio relativo da posição (*ascensus medullae*) resulta na localização mais cranial dos segmentos da medula espinal em comparação com suas vértebras originais correspondentes. Este desvio é mais pronunciado em segmentos localizados mais caudalmente e explica a posição do final afunilado da medula espinal (*cone medular*) na região lombar ou sacral da coluna vertebral. A altura na qual a medula termina varia entre as espécies (e, no início da vida, com a idade); dentro de L5 ou L6 no suíno, L6 em ruminantes, L6 ou L7 no cão, S2 no equino e bastante variavelmente entre L6 e S3 no gato (Fig. 8.56).

O desvio cranial na posição dos segmentos localizados mais caudalmente também explica o arranjo peculiar dos nervos espinais associados. Os nervos espinais associados aos segmentos espinais lombares e sacrais seguem caudalmente dentro do canal vertebral até chegar às suas vértebras corres-

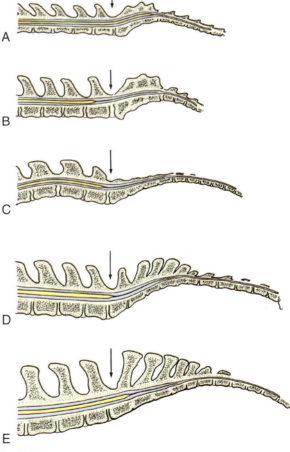

Fig. 8.56 Secção mediana do canal vertebral e medula espinal do (A) gato, (B) cão, (C) suíno, (D) bovino e (E) equino. O espaço interarqueado lombossacro é indicado por uma *seta*. Note a diferença na extensão caudal da medula espinal em diferentes espécies. A extensão delgada da medula espinal é o filamento terminal que termina nas vértebras caudais (não demonstrado).

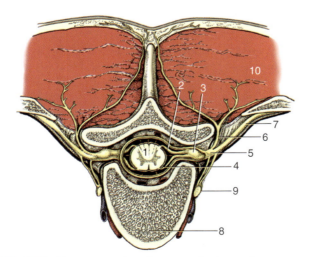

Fig. 8.55 Transecção da coluna vertebral para demonstrar a formação de um nervo espinal. *1*, Medula espinal; *2*, raiz dorsal; *3*, gânglio espinal; *4*, raiz ventral; *5*, nervo espinal; *6*, ramo dorsal do nervo espinal; *7*, ramo ventral do nervo espinal; *8*, corpo vertebral; *9*, tronco simpático; *10*, músculos epaxiais.

pondentes para sair do canal. Esta coleção de nervos espinais direcionados caudalmente em cada lado do cone medular é conhecida como cauda equina em razão de sua semelhança superficial com uma cauda de um equino (Fig. 12.9/9).

As Meninges e o Meio Líquido

O encéfalo e medula espinal são cercados por três membranas contínuas ou meninges compostas por tecido conjuntivo que exibem diferenças topográficas importantes em suas partes craniana e vertebral.

A membrana mais externa rígida, a *dura-máter*, está fusionada com o periósteo interno dos ossos cranianos; ela se separa deste dentro da margem do forame magno até formar um tubo livre de tecido conjuntivo separado da parede do canal vertebral por um espaço epidural distinto. O *espaço epidural* é ocupado por gordura, mais fluida durante a vida do que em espécimes *post mortem*, e por plexos venosos vertebrais internos; a gordura e vasos em conjunto protegem a medula espinal e permitem que se ajuste aos movimentos do pescoço e do dorso (Fig. 8.55). O tubo dural está ligado em sua extremidade caudal, onde as várias meninges finalmente se combinam em um cordão fibroso (filamento terminal) que se funde com a superfície superior das vértebras caudais.

A fusão da dura-máter craniana com o periósteo oblitera o espaço peridural dentro do crânio, e os seios venosos cranianos vêm assim a ser enclausurados dentro da espessura da combinação entre periósteo e dura-máter. Além de revestir a cavidade, a dura-máter craniana forma determinadas pregas que se projetam para dentro e limitam os movimentos do encéfalo; estas são um considerável obstáculo para a remoção do encéfalo intacto na necropsia. Uma, a *foice do cérebro*, estende-se ventralmente a partir das paredes cranianas dorsal e rostral, e serve para separar os dois hemisférios cerebrais; caudalmente, a *foice do cérebro* se une à segunda prega transversa, o *tentório membranoso do cerebelo*, que separa o cerebelo do cérebro (Fig. 8.57/7). O tentório é ossificado em sua parte mediana. Uma terceira especialização da dura-máter circunda o aspecto dorsal da fossa hipofisária na qual a hipófise está alojada, formando um diafragma ao redor da haste infundibular.

Um espaço capilar, o *espaço subdural*, separa a dura-máter da *aracnoide*, a primeira das duas membranas meníngeas internas mais delicadas. Este espaço subdural normalmente contém somente uma quantidade diminuta de um fluido claro semelhante à linfa, mas pode ser maior por efusão de sangue após uma lesão. O espaço subdural da medula espinal é cruzado por uma série bilateral de ligamentos triangulares (*denticulados*), cada um dos quais se alterna com as origens dos nervos espinais; eles ligam as meninges internas ao tubo dural e, desta forma, suspendem indiretamente a medula espinal dentro da dura-máter ao longo de seu comprimento craniocaudal (Fig. 8.58/4). A parte externa da aracnoide forma uma membrana contínua moldada contra o tubo dural. A parte interna da aracnoide é composta por diversas trabéculas e filamentos finos (imaginativamente comparados com uma teia de aranha, por isso o nome *aracnoide*), que unem a membrana meníngea mais interna, a pia-máter.

A pia-máter cobre a superfície do encéfalo e da medula espinal, e segue cada alteração em seus contornos. A pia-máter é firmemente ligada à superfície externa do encéfalo e da medula, e ramos oriundos de artérias que seguem dentro da pia-máter penetram o parênquima do encéfalo e da da medula espinal. Estes vasos estão inicialmente enclausurados por bainhas de pia-máter, mas conforme os vasos continuam em direção ao parênquima do encéfalo e da medula espinal, o tecido conjuntivo da pia-máter logo se funde às paredes vasculares. Na medula espinal, um espessamento da

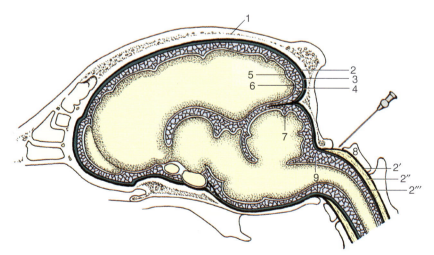

Fig. 8.57 Representação esquemática das meninges do encéfalo. A agulha aponta para o espaço atlanto-occipital e cisterna cerebelomedular. *1*, Crânio; *2*, dura-máter (também conectada ao osso como periósteo); *2'*, periósteo do canal vertebral; *2"*, espaço epidural (com gordura); *2'''*, dura-máter da medula espinal; *3*, espaço subdural; *4*, aracnoide; *5*, espaço aracnoide; *6*, pia-máter; *7*, tentório membranoso do cerebelo; *8*, atlas; *9*, cisterna cerebelomedular.

pia-máter preenche a fissura ventral da medula, onde surge como uma linha brilhante prateada.

Todas as três meninges formam bainhas ao redor das raízes da origem dos nervos cranianos e espinais.

O *espaço subaracnoide* existe como o espaço entre a pia-máter e a parte interna da aracnoide, atravessado pelas trabéculas aracnoides. O espaço que contém o líquido cerebroespinal claro e aquoso é muito mais amplo do que o espaço subdural, mas menos uniforme, particularmente em sua parte cranial (Fig. 8.57).

As partes mais largas ("cisternas") do *espaço aracnoide* cranial estão localizadas ventralmente entre as partes mais proeminentes da face ventral do encéfalo e dorsalmente no ângulo entre o cerebelo e a face dorsal da medula. O alargamento dorsal, a *cisterna cerebelomedular*, é especialmente grande e pode ser acessado no animal vivo por uma agulha inserida entre o atlas e o crânio através do forame magno (Fig. 8.57). A punção da cisterna é empregada em trabalhos clínicos e experimentais para obtenção de amostras do líquido cerebroespinal. O espaço subaracnoide espinal é relativamente uniforme, mas se alarga ao redor do cone medular, uma circunstância favorável porque o espaço subaracnoide no canal vertebral é acessado mais facilmente por uma rota dorsal através do espaço intervertebral lombossacro (Fig. 8.59).

O líquido cerebroespinal dentro do espaço subaracnoide forma uma capa de água que apoia e protege os delicados encéfalo e medula. É majoritariamente um produto do revestimento ependimário do sistema ventricular dentro do encéfalo, e a maior parte do líquido cerebroespinal é produzida nos *plexos coroides*. Os plexos capilares são agrupados de capilares cobertos por epêndima que se invaginam em direção aos ventrículos em localizações específicas por todo o encéfalo (Fig. 8.60/6 e 9). Uma contribuição adicional ao líquido cerebroespinal é feita pelos vasos da pia-máter.

Os ventrículos são os derivados adultos do lume do tubo neural embrionário; possuem formatos complicados, mas como são ilustrados (Fig. 8.61) e os detalhes possuem pouco significado para a medicina veterinária, eles não necessitam ser descritos. É mais importante compreender suas relações com os plexos coroides. Os plexos de cada um dos dois ventrículos laterais e do terceiro ventrículo, que convergem ao forame interventricular, desenvolvem-se dentro de uma prega de pia-máter que se torna aprisionada entre as vesículas telencefálicas em expansão e o teto do diencéfalo (Fig. 8.62). Os plexos do quarto ventrículo se desenvolvem separadamente dentro da pia-máter sobre o véu medular caudal. No curso do desenvolvimento, estes plexos sofrem invaginações em direção ao lume do quarto ventrículo; as partes posteriormente convergem em direção ao espaço aracnoide pela herniação através de aberturas laterais pareadas no teto (Fig. 8.63).

O *líquido cerebroespinal* claro e incolor é formado a partir do plasma sanguíneo por ultrafiltração através da "barreira hematoencefálica" nos plexos coroides. Células ependimárias dos plexos coroides são unidas por junções estreitas, forçando assim quaisquer substâncias que não a água ou pequenas moléculas lipofílicas que sejam transportadas através de células para alcançar os ventrículos. O líquido possui uma concentração maior de íons potássio e cálcio, e menor concentração de íons sódio, magnésio e cloreto do que no plasma; é também bastante deficiente em glicose e, de forma mais importante, contém poucas proteínas porque a barreira é impermeável a moléculas maiores, as quais obviamente incluem aquelas de antibióticos e de outras drogas.

Além da sua função mecânica, o líquido cerebroespinal protege o encéfalo através de sua capacidade de tamponamento

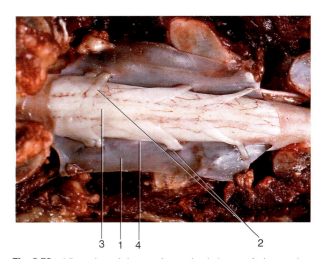

Fig. 8.58 Vista dorsal do canal vertebral aberto. A dura-máter foi dissecada e rebatida. *1*, Dura-máter; *2*, radícula dorsal de um nervo espinal; *3*, medula espinal (coberta por pia-máter); *4*, ligamento dentado.

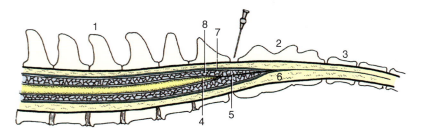

Fig. 8.59 Secção mediana esquemática do canal vertebral e seu conteúdo. A agulha aponta para o espaço interarqueado lombossacro. *1*, Vértebra lombar; *2*, sacro; *3*, vértebra caudal; *4*, cone medular; *5*, filamento terminal; *6*, espaço epidural; *7*, dura-máter; *8*, espaço aracnoide com líquido cerebroespinal.

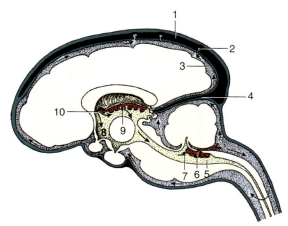

Fig. 8.60 A produção e circulação do líquido cerebroespinal (secção sagital). Os vasos sanguíneos são demonstrados em *preto*, os plexos coroides em *vermelho*, os espaços subaracnoides em *azul pontilhado*, os ventrículos são *amarelos pontilhados* e o tecido nervoso é *amarelo sólido*. A direção do fluxo do líquido cerebroespinal é indicada por *setas*. O líquido cerebroespinal é secretado pelos plexos coroides (*6, 9*) dos ventrículos laterais, terceiro e quarto. Ele adentra o espaço subaracnoide através da abertura do quarto ventrículo (*7*). O líquido cerebroespinal é transferido à circulação sistêmica (*1*) nas vilosidades aracnoides (*2*). *1*, Seio sagital dorsal; *2*, espaço subaracnoide; *3*, tentório membranoso do cerebelo; *4*, quarto ventrículo; *5*, plexo coroide do quarto ventrículo; *6*, abertura do quarto ventrículo; *7*, terceiro ventrículo; *8*, plexo coroide do terceiro ventrículo; *9*, forame interventricular, conectando os ventrículos laterais e terceiro.

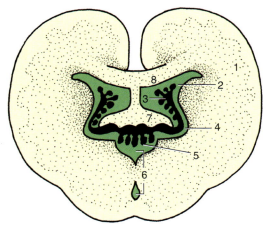

Fig. 8.62 Secção esquemática do encéfalo ilustrando as interrelações dos ventrículos terceiro e laterais, e seus plexos coroides. *1*, Hemisfério cerebral; *2*, ventrículo lateral; *3*, plexo coroide do ventrículo lateral; *4*, forame interventricular; *5*, plexo coroide do terceiro ventrículo; *6*, terceiro ventrículo; *7*, fórnix; *8*, corpo caloso.

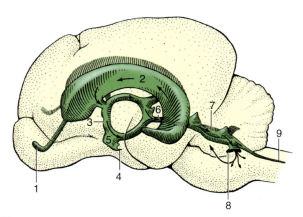

Fig. 8.61 Vista lateral de um molde dos ventrículos do encéfalo de um cão. *1*, Cavidade do bulbo olfatório; *2*, ventrículo lateral; *3*, terceiro ventrículo; *4*, recesso infundibular; *5*, recesso óptico; *6*, aqueduto do mesencéfalo; *7*, quarto ventrículo; *8*, recesso lateral; *9*, canal central.

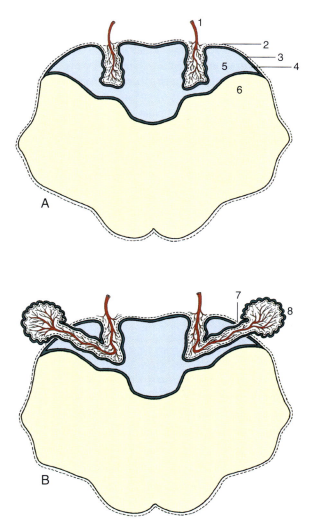

Fig. 8.63 (A) A formação do plexo coroide no teto do quarto ventrículo e (B) sua extensão em direção ao espaço subaracnoide. *1*, Invaginação do vaso sanguíneo; *2*, pia-máter; *3*, véu medular caudal; *4*, epêndima; *5*, quarto ventrículo; *6*, mielencéfalo; *7*, abertura do quarto ventrículo; *8*, plexo coroide estendendo-se em direção ao espaço subaracnoide.

químico, formando um meio bastante estável. Ele também transporta nutrientes, remove catabólitos e serve como um meio de difusão de substâncias neuroendócrinas e neurotransmissoras.

O líquido é produzido continuamente, em uma taxa aproximada de 30 mililitros por hora no cão, e inicialmente circula através do sistema ventricular, movimentado adiante pela pressão de filtração e atividade ciliar do revestimento ependimário. Ele então sai do interior do encéfalo através das aberturas laterais do quarto ventrículo (Fig. 8.60/7; em algumas espécies há uma terceira abertura mediana). O líquido banha o encéfalo e a medula antes de retornar ao sangue, majoritariamente através das vilosidades aracnoides (Fig. 8.64/10), que são projeções da aracnoide e do espaço subaracnoide que penetram a dura-máter para entrar no seio venoso sagital dorsal do cérebro; estas formações tornam-se cada vez mais proeminentes com o envelhecimento. (A obliteração das vilosidades resulta em hidrocefalia porque a drenagem do líquido é prejudicada enquanto sua produção é mantida e não é influenciada por um mecanismo de *feedback*.) Uma parte menor do líquido atravessa ao longo das bainhas meníngeas que circundam os nervos cranianos e espinais em suas origens e é eventualmente absorvido por vasos linfáticos perineurais; estas conexões supostamente oferecem vias potenciais para a disseminação retrógrada (isto é, em direção às meninges e tecido nervoso) de infecções.

A Irrigação Sanguínea Arterial

A irrigação sanguínea ao encéfalo vem principalmente do *círculo arterial do cérebro* (previamente conhecido como círculo de Willis), que está situado ventral ao hipotálamo, onde forma um anel ao redor – mas a certa distância – do infundíbulo. O surgimento do círculo e o padrão dos seus ramos principais são notavelmente constantes entre mamíferos, embora as fontes arteriais que irrigam o círculo e as direções nas quais o sangue flui em determinados vasos variem entre as espécies. Por esta razão, a descrição inicial fornecida aqui é baseada nas disposições do cão, que não são somente relativamente simples, como também mais comuns.

O círculo arterial do cão é irrigado por três fontes: um par de artérias carótidas internas lateralmente e a artéria basilar caudalmente (Fig. 8.65). A *artéria carótida interna* (8.65/5) surge como um ramo terminal da carótida comum no nível da faringe. A carótida interna então segue em direção à base do crânio. Em várias espécies, a artéria faz entrada imediata na cavidade craniana através do forame carotídeo no assoalho craniano, mas no cão ela deve primeiro atravessar um túnel (*canal carotídeo*) no osso medial à bula timpânica. A artéria deixa a extremidade rostral do túnel e forma uma alça que de início segue ventralmente,

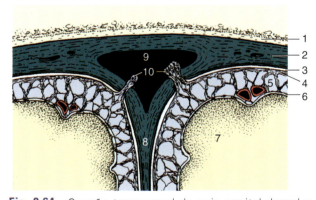

Fig. 8.64 Secção transversal do seio sagital dorsal e meninges adjacentes. O líquido cerebroespinal é transferido do espaço subaracnoide ao seio através das granulações (vilosidades) aracnoides. *1*, Teto da cavidade craniana; *2*, dura-máter e periósteo fusionados; *3*, espaço subdural; *4*, aracnoide; *5*, espaço subaracnoide; *6*, pia-máter; *7*, hemisfério cerebral; *8*, foice do cérebro; *9*, seio sagital dorsal; *10*, granulações (vilosidades) aracnoides.

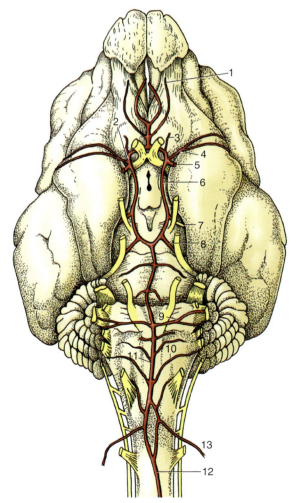

Fig. 8.65 Artérias na face ventral do encéfalo canino. *1*, Artéria (a.) etmoidal interna; *2*, a. cerebral rostral; *3*, a. oftálmica interna; *4*, a. cerebral média; *5*, a. carótida interna; *6*, a. comunicante caudal; *7*, a. cerebral caudal; *8*, a. cerebelar rostral; *9*, a. labirintina; *10*, a. cerebelar caudal; *11*, a. basilar; *12*, a. espinal ventral; *13*, a. vertebral.

depois dorsalmente, até que por fim entra no crânio. Ela então penetra nas meninges externas, um processo que envolve a passagem através do seio venoso cavernoso enclausurado dentro da dura-máter, antes da divisão em ramos rostral e caudal. O ramo rostral das artérias carótidas internas direita e esquerda unem-se na linha média até completar a metade rostral do círculo. A partir desta parte rostral, ambas as artérias cerebrais rostral e média surgem. O ramo caudal de cada artéria carótida interna faz anastomose com a *artéria comunicante caudal*, um ramo da *artéria basilar* (Fig. 8.65/*6*). A artéria basilar tem origem mais caudalmente como uma artéria única (Fig. 8.65/11 e ver adiante), mas é dividida em ramos direito e esquerdo na altura do mesencéfalo antes que cada ramo se comunique com as artérias carótidas internas para completar o círculo. As artérias cerebral caudal e cerebelar rostral deixam a metade caudal do círculo; a quinta principal artéria do encéfalo, a cerebelar caudal, deixa a única artéria basilar diretamente (Fig. 8.65/10).

O sangue dentro da artéria basilar possui uma origem mista. A artéria parece ser a continuação direta da pequena artéria espinal ventral, mas é amplamente reforçada pela anastomose com a artéria vertebral (Fig. 8.65/*13*), que passa pelo canal vertebral através do atlas. A *artéria vertebral* por si só recebe ramos anastomóticos (cão e equino) a partir da artéria occipital (outro ramo da carótida comum) antes de entrar no canal, e desta forma pareceria que a artéria occipital também contribui para a irrigação do encéfalo. Entretanto, a artéria vertebral é a principal, se não a única, irrigação dos lobos occipitais dos hemisférios cerebrais e outras partes caudais do encéfalo.

O arranjo é mais complicado em várias outras espécies (Fig. 8.66). Nestas, a carótida interna junta-se a outras artérias da cabeça, especialmente a maxilar, antes de se unir ao círculo arterial. A carótida interna a esta altura pode ser um pequeno vaso inicialmente, mas em diversas espécies ela aumenta quanto mais próxima do encéfalo e dá origem a vários ramos tortuosos, que então se reúnem para formar o canal único original antes de se encontrar com o círculo arterial. Este arranjo, que pode apresentar uma aparência bastante emaranhada, é conhecido como a *rede mirabile* (maravilhosa), e possui um significado bastante enigmático: a disposição melhora a eficiência do mecanismo de resfriamento do sangue que é discutido brevemente. Em algumas espécies, o lume da parte da artéria carótida interna proximal à rede torna-se obliterado, algumas vezes apenas um tempo considerável após o nascimento; quando isto ocorre, a artéria distal à rede que fornece sangue ao encéfalo é completamente originada da carótida externa (Fig. 7.36). Esta disposição é encontrada em ovinos e bovinos, embora estas espécies difiram em outras características da irrigação arterial ao encéfalo (p. 648).

O encéfalo, particularmente sua substância cinzenta, possui requerimentos metabólicos muito altos, e a irrigação arterial é proporcional a eles, correspondendo a 15% ou 20% do débito cardíaco. Entretanto, os vasos que de fato penetram o encéfalo são uniformemente pequenos, uma característica que pode estar relacionada com a necessidade de evitar grandes artérias pulsantes dentro do delicado tecido nervoso. Ademais, em contraste visível às amplas anastomoses entre os grandes vasos que irrigam o encéfalo, qualquer anastomose intracerebral é estreita e em sua maioria conectam artérias finais funcionais. Este fato, aliado à muito limitada capacidade de regeneração do tecido encefálico, explica porque a oclusão ou ruptura de um único vaso pequeno, sendo o único suprimento sanguíneo efetivo para alguns núcleos ou tratos vitais, podem ter sérias consequências funcionais. Exemplos notórios são fornecidos pelas pequenas artérias dentro do corpo estriado em seres humanos, onde um infarto é frequentemente a causa de um derrame.

A permeabilidade dos capilares sanguíneos do tecido nervoso é amplamente reduzida em comparação com a de outros tecidos, formando a barreira hematoencefálica. O principal componente estrutural desta barreira é composto por junções firmes entre células endoteliais dos capilares cerebrais, tal que todas as substâncias que entrem no tecido cerebral que não sejam pequenas moléculas lipossolúveis, devem ser transportadas através do endotélio capilar. A barreira hematoencefálica é mantida através de íntima comunicação celular entre células endoteliais, pericitos e astrócitos que circundam estes capilares. Existem diversas regiões no encéfalo onde a barreira hematoencefálica como descrita não está presente; estas regiões, chamadas de órgãos circunventriculares, são descritas com detalhes em outros locais (Fig. 8.67) (p. 204).

A medula espinal é irrigada por três artérias que seguem seu trajeto craniocaudalmente. A maior, a *artéria espinal ventral*, segue o trajeto da fissura ventral da medula; um par de *artérias espinais dorsolaterais* seguem próximas ao sulco a partir do

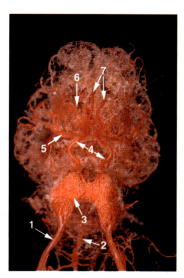

Fig. 8.66 Molde de corrosão do encéfalo suíno (vista ventral). *1*, Artéria carótida interna; *2*, artéria basilar; *3*, rede mirabile; *4*, círculo arterial do cérebro; *5*, artéria cerebral média; *6*, artéria cerebral rostral; *7*, artéria etmoidal interna.

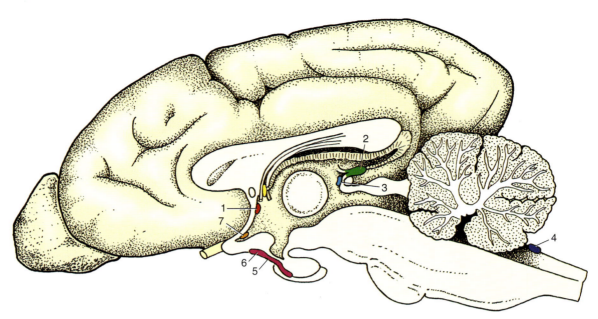

Fig. 8.67 Secção mediana esquemática do encéfalo canino com uma indicação das localizações dos órgãos circunventriculares. *1*, Órgão subfornical; *2*, corpo pineal; *3*, órgão subcomissural; *4*, área postrema; *5*, lobos caudal e intermédio da pituitária; *6*, eminência mediana; *7*, órgão vascular da lâmina terminal.

qual surgem as raízes dorsais dos nervos espinais. Todos os três vasos são periodicamente reforçados por ramos das artérias regionais: artérias vertebrais no pescoço, e artérias intercostais, lombares e sacrais no tronco. Estes vasos entram nos forames intervertebrais, frequentemente na forma de vasos estreitos que acompanham as raízes dos nervos espinais; eles formam plexos na superfície da medula com os quais as principais artérias longitudinais se conectam. Este padrão teoricamente regular está sujeito a muitas variações, tanto específicas como individuais, nas quais várias artérias que reforçam o fluxo estão ausentes, o plexo é desigualmente desenvolvido e trechos dos troncos longitudinais são atenuados.

Ramos da artéria espinal ventral irrigam o "núcleo" da medula, a substância cinzenta e a camada adjacente da substância branca por uma abordagem através da fissura ventral (Fig. 19.5). A maior parte da substância branca é irrigada por ramos radiais oriundos das artérias dorsolaterais e plexo superficial. Anastomoses internas entre os dois conjuntos de vasos, embora comuns, são de eficiência questionável.

A Drenagem Venosa

Um sistema complicado de seios venosos dentro da cavidade craniana e do canal vertebral está conectado em intervalos às veias regionais expostas. Os seios cranianos enclausurados dentro da dura-máter estão divididos em sistemas dorsal e ventral, entre os quais há somente uma comunicação limitada. O sistema dorsal coleta sangue das partes dorsais do encéfalo e da díploe dos ossos da calvária. Ele inclui um seio sagital dorsal dentro da face cerebral (Fig. 8.64/9). O *seio sagital dorsal* recebe inúmeras veias tributárias diretamente dos hemisférios cerebrais, e é acompanhado em direção à sua extremidade caudal pelo *seio reto*, que segue dentro da parte ventral da foice e coleta sangue de uma veia principal que drena as partes mais profundas do encéfalo. O seio dorsal é dividido (de forma variável) em *seios transversos bilaterais* dentro do *tentório do cerebelo;* cada um deles posteriormente é dividido – uma tributária deixa o crânio através de um forame, enquanto a outra se conecta ao sistema ventral.

O *sistema basilar* ou ventral drena a parte ventral do encéfalo (e outros conteúdos do crânio e paredes) e também recebe um influxo importante de uma veia que adentra a cavidade craniana a partir da órbita após drenar grande parte da face, incluindo a cavidade nasal. A parte rostral do tronco longitudinal do sistema ventral, o *seio cavernoso* (Fig. 8.68/6), está conectada ao seu contralateral, tanto rostral como caudalmente à hipófise. É dividido caudalmente no *seio basilar*, que continua até o forame magno como o principal componente do plexo vertebral interno, e em uma tributária que recebe uma conexão oriunda do sistema dorsal antes de emergir através do forame ventral para contribuir com a veia maxilar.

O fluxo de sangue na cavidade craniana oriundo da face é notável por dois motivos. Inicialmente, ele oferece uma importante via para a disseminação de infecções originadas na face para o conteúdo craniano. Em segundo lugar, é importante para o resfriamento da irrigação arterial particularmente para o hipotálamo, a parte do encéfalo responsiva e relacionada com a regulação da temperatura corporal. O resfriamento ocorre devido à passagem da artéria carótida interna (ou rede *mirabile*) através do seio cavernoso, onde o vaso arterial está cercado por sangue venoso mais frio drenado do nariz e estruturas superficiais da cabeça. Um

Capítulo 8   **Sistema Nervoso**   301

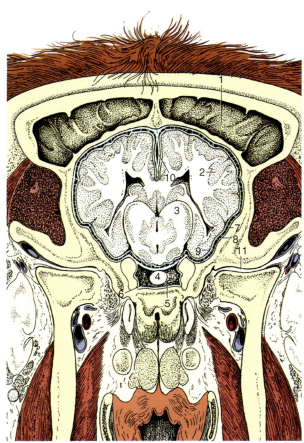

Fig. 8.68 Posição do encéfalo em relação ao teto do crânio bovino. Algumas características das meninges também são demonstradas. *1*, Seio frontal; *2*, córtex cerebral; *3*, diencéfalo; *4*, hipófise; *5*, sela túrcica; *6*, seio cavernoso; *7*, dura-máter; *8*, aracnoide; *9*, pia-máter; *10*, foice do cérebro com seio sagital dorsal; *11*, articulação temporomandibular.

mecanismo adicional para proteção do encéfalo contra lesões por hipertermia é fornecido pelo trajeto da artéria carótida comum, que está localizada próxima à traqueia em uma profundidade não muito abaixo da pele. Estas relações promovem perda de calor, especialmente porque qualquer esforço físico que tende a elevar a temperatura corporal também aumenta o fluxo de ar dentro do sistema respiratório cranial.

O *plexo venoso vertebral* é provavelmente mais importante clinicamente. Ele segue por todo o comprimento da coluna vertebral e drena sangue das vértebras, da musculatura adjacente e das estruturas dentro do canal vertebral. Ele recebe veias segmentares que passam pelo canal através dos forames intervertebrais até se unirem aos canais venosos principais do pescoço e do tronco: as veias vertebral, cava cranial, ázigos e cava caudal (Fig. 7.43/*8*). A principal parte do plexo consiste de pares de canais longitudinais dentro do espaço epidural ventral à medula. Eles são compostos de segmentos em formato de meia-lua pareados que se estendem entre forames intervertebrais sucessivos (Fig. 26.5). A parte média alargada de cada segmento oscila em direção

e é geralmente ligada ao seu adjacente sobre o meio da vértebra, ocasionando um padrão vascular semelhante a uma escada. As conexões com veias segmentares através dos forames intervertebrais formam um plexo ao redor dos nervos espinais emergentes, protegendo-os de lesões.

As veias que compõem o plexo possuem paredes finas e, por não terem valvas, podem transportar o sangue em qualquer direção. Elas são espaçosas e ajustam seu tamanho para compensar as variações no retorno venoso ao coração induzidas por alterações nas pressões intratorácicas que acompanham a respiração. Como o sistema fornece canais alternativos às principais veias sistêmicas, e sua localização dentro do canal vertebral ósseo protege os vasos de compressão externa, sua presença pode atenuar os efeitos da obstrução jugular (quando o pescoço é comprimido) ou obstrução da veia cava caudal (quando a pressão dentro do abdome é elevada). A intermitência do fluxo causada por estes diversos fatores facilita a disseminação de doenças sépticas ou neoplásicas à coluna vertebral; o sangue desviado para o plexo vertebral quando o fluxo através de outros canais é impedido pode ser temporariamente mantido estagnado, permitindo que células neoplásicas ou microrganismos se alojem dentro das tributárias que se originam dos ossos.

Um outro ponto de importância clínica está no risco de hemorragia quando é realizada punção epidural ou subaracnoide. O risco é maior no espaço atlanto-occipital, onde as tributárias do plexo mais frequentemente circundam o tubo dural.

Não existem vasos linfáticos no tecido nervoso central.

OS NERVOS CRANIANOS

Os nomes e a sequência dos nervos cranianos devem agora ser familiares. Embora estes nervos não possuam a uniformidade relativa da composição e o padrão de distribuição que é observado nos nervos espinais, é possível distribuí-los em três grupos: aqueles exclusivamente relacionados com os sentidos especiais (os nervos olfatório, óptico e vestibulococlear); aqueles que inervam os músculos da cabeça de origem somítica (os nervos oculomotor, troclear, abducente e hipoglosso); e aqueles principalmente relacionados com as estruturas de origem nos arcos faríngeos (nervos trigêmeo, facial, glossofaríngeo, vago e acessório). Entretanto, é provavelmente mais conveniente lidar com eles na sequência numérica – ou seja, rostrocaudal.

O NERVO OLFATÓRIO (I)

As fibras que compõem o nervo olfatório surgem como os processos centrais das células olfatórias da mucosa nasal. Elas estão agrupadas em uma série de filamentos que atravessam separadamente a placa cribiforme, até se unirem ao adjacente do bulbo olfatório (Fig. 8.19/*1*). O outro trajeto das vias olfatórias já foi descrito (p. 276).

O curto trajeto e a localização profunda protegem estes nervos contra lesões casuais, e ainda que possam estar envolvidos em doenças infecciosas ou neoplásicas, a interferência com o sentido do olfato ocorre mais frequentemente devido ao bloqueio das passagens de ar que levam à mucosa olfatória. Os filamentos são cercados por bainhas meníngeas que circundam extensões do espaço subaracnoide, que fornecem vias importantes para a disseminação de infecções oriundas do nariz para a cavidade craniana.

O órgão vomeronasal também faz parte do sistema olfatório (ver p. 337).

O Nervo Óptico (II)

O nervo óptico medeia o sentido da visão e é de fato um trato cerebral que conecta a retina ao diencéfalo (a partir do qual se originou). A parte intracraniana do nervo se estende a partir do quiasma óptico (Fig. 8.19/7), onde proporções variáveis das fibras decussam (p. 254), ao forame óptico no ápice do cone da órbita; o trajeto intraorbital é descrito em outra seção (p. 331) (Fig. 9.17/9). O nervo óptico é também envolto por extensões da meninge, e a dura-máter se funde com a esclera onde o nervo se une ao bulbo do olho. A secção do nervo obviamente resulta em cegueira daquele olho.

O Nervo Oculomotor (III)

O nervo oculomotor consiste de fibras eferentes somáticas oriundas do núcleo principal (motor) e fibras eferentes viscerais do núcleo parassimpático (de Edinger-Westphal), ambos localizados no tegmento do mesencéfalo (Fig. 8.25/III e 18). Fibras de ambos os núcleos emergem juntas como o nervo oculomotor a partir da face ventral do mesencéfalo, próximas à linha mediana (Fig. 8.19). Em seu trajeto intracraniano, o nervo oculomotor segue próximo aos nervos troclear, abducente e óptico, além do seio cavernoso, e então passa através da fissura orbital em conjunto com estas estruturas. O nervo é dividido dentro da órbita para inervar os músculos retos dorsal, medial e ventral, oblíquo ventral e elevador da pálpebra superior (alguns autores também incluem parte do retrator do bulbo). As fibras pré-ganglionares parassimpáticas fazem sinapse dentro do pequeno gânglio ciliar posicionado em um dos ramos (Figs 8.45/9 e 8.71/1 e 6). A partir daqui fibras pós-ganglionares passam dentro dos curtos nervos ciliares para inervar os músculos ciliares intraoculares e constritores da pupila. A lesão isolada do nervo oculomotor e seu envolvimento em doenças não são comuns; os efeitos podem ser deduzidos levando em consideração as ações dos músculos que inerva (p. 331).

O Nervo Troclear (IV)

O nervo troclear, que é pequeno, fornece inervação eferente somática ao músculo oblíquo dorsal. O núcleo de origem dentro do tegmento do mesencéfalo emite um feixe de fibras que decussa internamente antes de emergir do véu medular rostral (Fig. 8.22/8). O nervo então segue a margem do tentório do cerebelo até o assoalho da cavidade craniana. Em algumas espécies, faz uma entrada separada na órbita, mas geralmente passa através da fissura orbital. Os efeitos da lesão isolada ao nervo troclear, rara como as outras, são de paralisia do músculo oblíquo dorsal (p. 327).

O Nervo Trigêmeo (V)

O nervo trigêmeo, o maior dos nervos cranianos, é sensitivo para a pele e tecidos mais profundos da face, e fornece inervação motora aos músculos com origem no primeiro arco faríngeo (mandibular). Fibras aferentes proprioceptivas, que incluem várias oriundas dos músculos que recebem inervação motora de outros nervos cranianos, passam ao núcleo mesencefálico trigeminal rostral; as outras fibras aferentes exteroceptivas fazem sinapses com os núcleos pontino e da medula oblonga do trigêmeo (Fig. 8.25/7). As fibras se originam no núcleo motor do trigêmeo (Fig. 8.25/17). O nervo periférico por si só é formado pela fusão das raízes sensitiva e motora que se ligam à face ventrolateral da ponte. A raiz sensitiva, maior, na qual se localiza o massivo gânglio trigêmeo, divide-se em três ramos primários (oftálmico, maxilar e mandibular) que dão ao tronco seu nome, assim que termina o gânglio. O ramo mandibular se une à raiz motora para constituir o nervo mandibular misto; as divisões oftálmica e maxilar permanecem puramente sensitivas até este ponto, embora conexões periféricas com outros nervos cranianos introduzam fibras eferentes somáticas e viscerais em determinados ramos. O nervo mandibular emerge através do forame oval no assoalho da cavidade craniana. Os nervos oftálmico e maxilar seguem rostralmente até emergir através da fissura orbital e do forame redondo, respectivamente (em ruminantes as duas aberturas são combinadas).

As três divisões primárias são inicialmente restritas cada uma a um processo diferente da face embrionária, um fato que explica a nítida definição dos territórios adultos (cf. os dermátomos do tronco). O nervo oftálmico inerva o processo frontonasal, o primórdio das regiões frontal e nasal; o nervo maxilar inerva o processo maxilar, o primórdio da maxila, e partes associadas; e o nervo mandibular inerva o processo mandibular, o primórdio da mandíbula, e partes associadas, que incluem os músculos mastigatórios e outros do primeiro arco faríngeo (Fig. 8.69).

O *nervo oftálmico* (Fig. 8.69/1), para o qual a notação conveniente é V-1, é dividido em três ramos divergentes (lacrimal, frontal e nasociliar) logo após adentrar a órbita. O *nervo lacrimal* (Fig. 8.69/3) passa à região lateral do perímetro orbital e, após sofrer ramificações para a glândula lacrimal e outras estruturas mais profundas, emerge para inervar a pele ao redor do ângulo lateral do olho. O

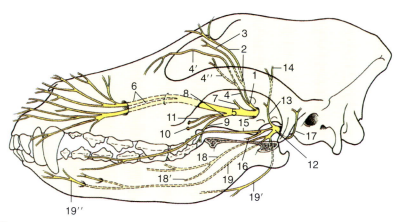

Fig. 8.69 Padrão de distribuição do nervo (n.) trigêmeo do cão. *1*, N. oftálmico; *2*, n. frontal; *3*, n. lacrimal; *4*, n. nasociliar; *4'*, n. infratroclear; *4''*, n. ciliar longo; *5*, n. maxilar; *6*, n. infraorbital; *7*, n. zigomático; *8*, n. pterigopalatino; *9*, n. palatino menor; *10*, n. palatino maior; *11*, n. nasal caudal; *12*, n. mandibular; *13*, n. mastigatório; *14*, n. temporal profundo; *15*, n. bucal; *16*, n. pterigoide; *17*, n. auriculotemporal; *18*, n. lingual; *18'*, n. sublingual; *19*, n. alveolar inferior; *19'*, n. milo-hióideo; *19''*, n. mentual.

território mais considerável do nervo frontal (Fig. 8.69/*2*) inclui grande parte da pálpebra superior, a região frontal e, através de ramos que penetram o osso, a mucosa do seio frontal.

O *nervo nasociliar* (Fig. 8.69/*4*) segue em direção à parede medial da órbita. Um ramo, o *nervo infratroclear* (Fig. 8.69/*4'*), emerge na face após inervar estruturas no ângulo medial; ele inerva outra parte da mucosa do seio frontal e em pequenos ruminantes dá origem ao principal nervo do corno. Outros ramos do nervo nasociliar incluem os nervos longo ciliar e etmoidal. Os *nervos longos ciliares* (Fig. 8.69/*4'*) penetram a face posterior do bulbo do olho para inervar tecidos sensitivos, incluindo a córnea; o *nervo etmoidal* inicialmente adentra novamente a cavidade craniana através do forame etmoidal e passa subsequentemente à cavidade nasal pela placa cribiforme antes de se dividir em ramos medial e lateral até a mucosa.

O nervo maxilar (V-2) segue pela parede da fossa pterigopalatina ventral à órbita (Fig. 8.69/*5*). Ele alberga o gânglio pterigopalatino, ou está situado próximo dele, mas a relação é puramente topográfica. Ele então adentra o canal infraorbitário no forame maxilar, onde se torna conhecido como o *nervo infraorbital* (Fig. 8.69/*6*) em antecipação ao seu ressurgimento na face pelo forame infraorbital.

Ramos colaterais do nervo maxilar surgem dentro da fossa pterigopalatina. Eles incluem o *nervo zigomático* (Fig. 8.69/*7*), que inerva a pálpebra inferior e a pele adjacente, e é a origem do nervo principal do corno em bovinos.

O segundo ramo do nervo maxilar, o *nervo pterigopalatino* (Fig. 8.69/*8*), dá origem ao nervo palatino menor (Fig. 8.69/*9*) que se dirige ao palato mole; o *nervo palatino maior* (Fig. 8.69/*10*), que alcança o palato duro após atravessar o canal palatino e inerva tanto a mucosa palatina quanto o assoalho do vestíbulo nasal; e o *nervo nasal caudal* (Fig. 8.69/*11*), que passa através do frame pterigopalatino para inervar a mucosa da parte ventral da cavidade nasal, o seio maxilar e o palato.

Dentro do canal infraorbital, o *nervo infraorbital* (Fig. 8.69/*6*), sendo a continuação do nervo maxilar, dá origem a pequenos ramos aos alveolos dos dentes molares e mucosa nasal, e ramos maiores alveolares rostrais que continuam dentro do osso, além do forame infraorbital, aos alveolos dos dentes incisivos e caninos. Após emergir no forame infraorbital, o nervo infraorbital dá origem a vários ramos labiais e nasais que inervam estruturas do nariz, incluindo alguns ramos que seguem de volta ao nariz até a margem do território infratroclear. Embora coberto por músculo em sua emergência do forame infraorbital, o nervo infraorbital pode geralmente ser palpado, estimulado por pressão, ou bloqueado por aplicação de solução anestésica local.

Ao deixar o crânio, o *nervo mandibular* (V-3) dá origem a diversos ramos em sucessão próxima que passam aos músculos masseter, temporal, pterigoide medial e lateral, tensor do véu palatino e tenso do tímpano (Fig. 8.69/*12*). Existem pequenas variações no seu padrão, e os nervos aos músculos masseter e temporal são com frequência inicialmente unidos como um curto nervo mastigatório (Fig. 8.69/*13*). O *nervo massetérico* passa ao músculo masseter entre os processos coronoide e condilar da mandíbula. Os nervos temporais profundos (Fig. 8.69/*14*) seguem dorsomedialmente até o músculo temporal. O gânglio ótico está situado próximo à origem dos nervos pterigoides (Fig. 8.69/*16*).

O próximo ramo oriundo do nervo mandibular, o *nervo bucal* (Fig. 8.69/*15*), é sensitivo para os tecidos da bochecha, à qual ele chega após inicialmente passar entre o pterigoide e o temporal, e então entre o túber da maxila e a mandíbula. Sua origem é seguida por aquela do *nervo auriculotemporal* (Fig. 8.69/*17*), que se curva ao redor da margem caudal da mandíbula até entrar na face, um pouco ventral à articulação temporomandibular. É sensitivo à pele da região temporal e sobre grande parte da orelha externa, incluindo o revestimento do canal que leva ao tímpano. Ele continua em direção à face como o *ramo facial transverso*, inervando uma faixa de pele que se estende até o canto da boca.

O nervo mandibular continua entre os músculos pterigoide medial e lateral antes de se dividir em seus ramos terminais, os nervos lingual e alveolar inferior.

O *nervo lingual* (Fig. 8.69/*18*) dá origem a ramos para a mucosa orofaríngea antes de se dividir em um ramo profundo que entra na língua, e um ramo superficial, o *nervo sublingual* (Fig. 8.69/*18'*), que segue medial ao músculo milo-hioideo sob a mucosa do assoalho da boca, o qual inerva. O ramo do nervo lingual à língua é acompanhado pelo nervo *corda do tímpano*, um ramo do facial, que contém axônios de fibras eferentes viscerais pré-ganglionares para as glândulas salivares, que fazem sinapse no gânglio mandibular adjacente assim como as fibras gustativas (eferentes viscerais especiais) que inervam as papilas gustativas dos dois terços rostrais da língua. Outras fibras sensitivas no nervo lingual transmitem a sensibilidade geral (aferentes somáticos gerais) nos mesmos dois terços rostrais da mucosa lingual.

O *nervo alveolar inferior* (Fig. 8.69/*19*) dá origem ao nervo milo-hioide (Fig. 8.69/*19'*) para suprir a inervação motora ao milo-hioideo e ventre rostral do digástrico antes de adentrar o canal mandibular no forame mandibular. O nervo alveolar inferior realiza a inervação sensitiva dos dentes molares inferiores antes que uma grande parte ressurja no forame mentual como o *nervo mentual* (Fig. 8.69/*19''*), que inerva tecidos do lábio inferior e queixo. Em algumas espécies, diversos ramos mentuais saem através de vários forames. Embora também coberto por músculo, o(s) nervo(s) mentual(is) pode ser palpado, comprimido e bloqueado em sua emergência a partir dos forames.

Lesões ou doenças dos ramos do nervo trigêmeo causam deficiências sensitivas em seus territórios e algumas vezes manifestam-se como irritação facial crônica; alguns ramos são frequentemente bloqueados para cirurgias pequenas da cabeça. Lesões destrutivas do nervo mandibular causam paralisia dos músculos que fecham a mandíbula; quando a lesão é unilateral, a atrofia resultante pode ser mais óbvia do que qualquer incapacidade motora. Uma paralisia bilateral idiopática temporária da musculatura trigeminal, caracterizada por queda da mandíbula, foi relatada em cães.

O Nervo Abducente (VI)

As fibras do nervo abducente tem origem dentro do tronco encefálico em sua parte caudal e emergem do encéfalo próximos à linha mediana, como é típico das fibras eferentes somáticas gerais (Fig. 8.19). As fibras seguem intracranialmente até a fissura orbital (ou forame orbitorredondo); dentro da órbita, o nervo é dividido em um ramo para o músculo reto lateral e outro para o retrator, embora a inervação exata do último seja ainda controversa. A lesão ao nervo abducente causa incapacidade de direcionar lateralmente o bulbo do olho (p. 327).

O Nervo Facial (VII)

O nervo facial é algumas vezes conhecido como o *nervo intermediofacial*, um termo que indica sua natureza mista. O componente intermediário é visceral com funções sensitivas (incluindo gustativa) e motoras (parassimpáticas); o componente facial é o nervo do segundo arco faríngeo cuja distribuição principal é para os músculos da face (musculatura mimética).

O nervo facial surge próximo ao nervo vestibulococlear na margem lateral do corpo trapezoide (Fig. 8.20/*VII* e *VIII*), e os dois nervos seguem dentro da cobertura meníngea comum que cobre o meato acústico interno da parte petrosa do osso temporal. O nervo facial adentra o canal facial dentro do osso que leva, através de uma convexidade caudal ("joelho"), até o forame estilomastóideo, onde o nervo surge na superfície do crânio. O nervo facial contém o apropriadamente nomeado *gânglio geniculado* no canto da convexidade dentro do canal facial. Com a exceção de um pequeno ramo ao músculo estapédio, os ramos do nervo facial originados dentro do canal facial representam o componente intermediário (visceral), e aqueles originados após deixarem o osso, o componente motor (Fig. 8.70/*1*).

Dentro do canal facial, o *nervo petroso maior* se ramifica a partir do nervo principal na altura do gânglio e emerge através de um forame independente. Ele inicialmente contém somente axônios parassimpáticos, mas logo é acompanhado por fibras simpáticas até formar um nervo autonômico misto, o *nervo do canal pterigoide*. Este nervo segue através do canal pterigoide até chegar ao gânglio pterigopalatino dentro da fossa pterigopalatina (Fig. 8.71/*7* e *11*). O nervo do canal pterigoide é discutido posteriormente em maiores detalhes (p. 313). O nervo estapédio, que surge dentro do canal, é motor ao músculo estapédio da orelha média. O próximo ramo, o nervo corda do tímpano (Fig. 8.71/*13*), cruza a cavidade timpânica até emergir na fissura petrotimpânica, após a qual converge e torna-se incorporado ao ramo lingual do nervo mandibular (p. 338).

Após a emersão do nervo facial a partir do forame estilomastóideo, seus primeiros ramos são os *nervos auricular interno* e *caudal*, que inervam músculos da orelha externa e diversos ramos aos músculos hioideos, incluindo o ventre caudal do digástrico. O principal tronco entra na face fazendo uma curva ao redor da mandíbula, onde é inicialmente mantido entre o masseter e a glândula parótida. É dividido aproximadamente neste ponto (embora existam diferenças específicas) em três

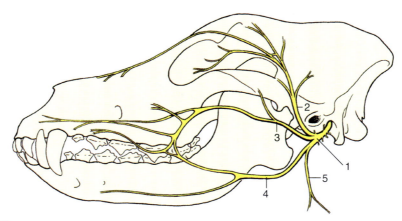

Fig. 8.70 Padrão de distribuição do nervo (n.) facial do cão. *1*, N. facial; *2*, n. auriculopalpebral; *3*, ramo bucal dorsal; *4*, ramo bucal ventral; *5*, ramo cervical.

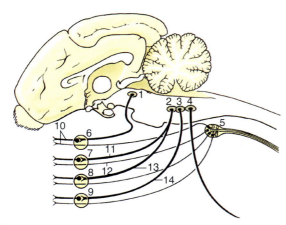

Fig. 8.71 Representação esquemática da inervação autônômica de estruturas da cabeça. *1*, Núcleo oculomotor parassimpático (III); *2*, núcleo facial parassimpático (VII); *3*, núcleo glossofaríngeo parassimpático; *4*, núcleo vago parassimpático; *5*, gânglio cervical cranial; *6*, gânglio ciliar; *7*, gânglio pterigopalatino; *8*, gânglio mandibular; *9*, gânglio ótico; *10*, nervos curtos ciliares; *11*, nervo petroso maior; *12*, nervo petroso profundo; *13*, corda do tímpano; *14*, plexo timpânico, nervo petroso menor.

ramos terminais, o nervo auriculopalpebral e os nervos bucal dorsal e ventral.

Em algumas espécies, o *nervo auriculopalpebral* (Fig. 8.70/*2*) surge antes que o tronco principal alcance a face, e então é menos vulnerável à lesão por traumas superficiais ao lado da cabeça. Ele cruza o arco zigomático, seguindo em direção ao espaço entre a pálpebra superior e orelha externa, antes de se dividir em ramos que inervam os músculos das pálpebras (excluindo o elevador da pálpebra superior) e os músculos auriculares rostrais à orelha externa.

O *ramo bucal dorsal* (Fig. 8.70/*3*), que pode tomar a forma de um grupo de ramos divergentes, cruza o masseter em seu trajeto em direção ao nariz.

Em algumas espécies, o *ramo bucal ventral* (Fig. 8.70/*4*) pode tomar um caminho semelhante àquele do ramo dorsal em um nível discretamente mais ventral, mas em outras toma um trajeto divergente, inicialmente seguindo dentro do espaço intermandibular antes de adentrar a face com o ducto parotídeo e os vasos faciais, onde eles cruzam a mandíbula em frente ao masseter. Juntos, os ramos bucais inervam os músculos da bochecha, lábios e narinas. Seus ramos periféricos juntam-se àqueles do nervo trigêmeo em vários níveis, e vários dos troncos menores combinam fibras motoras (facial) e sensitivas (trigêmeo).

Os efeitos da lesão ou doença claramente dependem do local da lesão. Lesões que estão situadas mais centralmente, que tendem a ter origens mais sérias, afetam todo o campo facial e levam à perda de atividade secretória pelas glândulas lacrimal e salivar (exceto as parótidas), além de paralisia muscular. Lesões envolvendo o tronco principal próximas à saída do osso paralisam toda a musculatura facial, enquanto lesões mais periféricas podem poupar algumas funções, dependendo do local e das variações específicas e individuais no padrão de ramificação. Lesões confinadas ao nervo auriculopalpebral causam ptose da orelha externa e estreitamento da rima palpebral com incapacidade de fechar o olho. Lesões aos ramos bucais podem paralisar os músculos dos lábios e das bochechas, permitindo que o alimento se acumule no vestíbulo da boca. Elas também podem levar à deformação do nariz, que se torna assimétrico pela atividade sem oposição dos músculos do lado são. A alteração na aparência não é sempre muito pronunciada, e o lado não lesado, em direção ao qual o nariz é tracionado, pode algumas vezes parecer com o aspecto mais distorcido. A distorção tende a ser mais pronunciada no equino e no ovino do que em outras espécies domésticas. É importante ter consciência que no espasmo facial unilateral, observado ocasionalmente no cão, o nariz pode ser desviado em direção ao lado afetado.

O nervo auriculopalpebral é algumas vezes bloqueado para facilitar o exame do olho.

O Nervo Vestibulococlear (VIII)

O nervo vestibulococlear é dividido intracranialmente no meato acústico interno em partes vestibular e coclear, que tomam seus trajetos separados através da parte petrosa do osso temporal até os componentes vestibular e coclear do labirinto membranoso da orelha interna. Eles são discutidos com maior ênfase em conjunto com os órgãos de sentido especiais de equilíbrio e audição (p. 336).

O Nervo Glossofaríngeo (IX)

O nervo glossofaríngeo combina fibras que inervam estruturas com origem no terceiro arco faríngeo, com importantes componentes eferentes viscerais (parassimpático) e aferentes. É motor à parte da musculatura palatofaríngea e a determinadas glândulas salivares, e sensitivo à mucosa da raiz da língua, palato e faringe. Ademais, há um ramo importante que se dirige ao seio e ao corpo carotídeos.

O nervo glossofaríngeo surge da face ventrolateral da medula oblonga, a partir das radículas mais rostrais da série linear, que também dão origem ao nervo vago e à parte medular do nervo acessório (Figs. 8.19 e 8.20). Ele segue com estes nervos até o forame jugular e por volta deste ponto alberga dois pequenos e bastante indistintos gânglios. O primeiro ramo, o *nervo timpânico*, adentra a cavidade timpânica, onde participa com ramos dos nervos facial e carotídeo interno (simpáticos) na formação de um plexo a partir do qual um nervo leva ao gânglio ótico para a inervação da glândula parótida (Fig. 8.71/*3* e *14*).

O principal tronco segue intimamente aos nervos vago e acessório, e neste ponto dá origem ao *ramo do seio carotídeo*, que prossegue até o seio carotídeo, onde termina em barorreceptores dentro da parede do seio e quimiorreceptores do corpo carotídeo. O nervo glossofaríngeo então se volta rostroventralmente, paralelo ao estilo-hióideo, antes de se dividir em ramos faríngeo e lingual. Os *ramos faríngeos* incluem um ao estilofaríngeo caudal; o outro torna-se disperso dentro do plexo faríngeo para o qual o vago também contribui. Embora a maioria das fibras seja sensitiva para a mucosa, é provável que algumas fibras forneçam inervação motora à musculatura faríngea.

O maior *ramo lingual* entra na língua paralelo à artéria lingual, o ramo lingual do nervo mandibular e o nervo hipoglosso. É sensitivo à mucosa da raiz da língua (incluindo as papilas gustativas desta área) e motor ao músculo elevador do palato e às glândulas do palato mole.

A lesão ao nervo glossofaríngeo, que é mais comum em equinos como resultado de inflamação do bolsa gutural (divertículo da tuba auditiva), pode levar a dificuldades de deglutição. Como o vago também pode ser afetado, é difícil saber a extensão à qual a paresia de palato e faringe ocorre devido ao envolvimento glossofaríngeo. Estudos experimentais sugerem que o papel do nervo glossofaríngeo é mais importante do que muitos autores afirmavam.

O Nervo Vago (X)

O nervo vago é o nervo do quarto e subsequentes arcos faríngeos. Ele também contém as fibras parassimpáticas que inervam as vísceras cervicais, torácicas e abdominais. O segundo componente dá a ele absolutamente a distribuição mais disseminada de qualquer nervo craniano (Fig. 8.72/*5*).

O vago forma parte do feixe de nervos que passa através do forame jugular. Ele alberga dois pequenos gânglios no trecho situado dentro e imediatamente externo ao forame, e além daqui o vago segue em íntima associação com os nervos glossofaríngeo e acessório. Após o nervo glossofaríngeo tomar uma direção rostral, o vago continua caudalmente, seguindo próximo ao gânglio cervical cranial. Ele então continua seu trajeto caudal pelo pescoço em contato próximo com o tronco simpático, com o qual está cercado por uma bainha (carotídea) comum, na face dorsal da artéria carótida comum, ao longo da traqueia. O tronco vagossimpático esquerdo possui um contato adicional com o esôfago. Os nervos vago e simpático divergem na entrada do tórax, após a qual o vago segue mais ou menos horizontalmente através do mediastino, até ser dividido sobre o pericárdio em ramos dorsal e ventral. Estes ramos se combinam com os ramos contralaterais correspondentes para formar os troncos vagais dorsal e ventral que adentram o abdome em conjunto com a face correspondente do esôfago. Dentro do abdome, os dois nervos se ramificam livremente, participando com as fibras simpáticas na formação de plexos a partir dos quais as vísceras abdominais são inervadas (p. 315).

O primeiro ramo significativo a partir do tronco principal após o nervo vago deixar o crânio é um *ramo auricular* que toma parte na inervação da pele da orelha externa. Este é seguido por *ramos faríngeos* que combinam com aqueles dos nervos glossofaríngeo, laríngeo cranial e simpático para a formação do plexo faríngeo. Uma extensão do plexo inerva o esôfago cervical. O *nervo laríngeo cranial* vai até a laringe, onde é dividido em um ramo externo para o músculo cricotireóideo e um ramo interno para a mucosa laríngea do ádito até a glote. Este ramo interno faz conexões com o nervo laríngeo recorrente (descrito adiante). O *nervo depressor* do coração é formado parcialmente por fibras oriundas do nervo laríngeo cranial e parcialmente por fibras do nervo vago principal; é difícil de acompanhar porque na maioria dos animais ele se une novamente ao tronco principal para seu progresso adiante através do pescoço e do tórax até o coração.

A parte torácica do vago é dividida em *ramos cardíacos* que formam um plexo mediastinal com fibras simpáticas que também inervam o músculo cardíaco. Um grande *nervo laríngeo caudal* (*recorrente*) surge dentro do tórax.

Capítulo 8 **Sistema Nervoso** 307

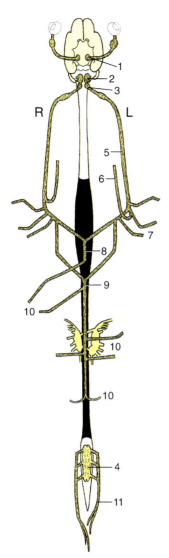

Fig. 8.72 Origem e distribuição do sistema nervoso parassimpático. Vista ventral, esquemática. *1*, Núcleo oculomotor parassimpático; *2*, núcleos parassimpáticos rostral e médio da medula oblonga; *3*, núcleo vagal dorsal; *4*, parte sacral; *5*, nervo vago; *6*, nervo laríngeo recorrente; *7*, fibras parassimpáticas ao coração e pulmões; *8*, tronco vagal ventral; *9*, tronco vagal dorsal; *10*, fibras parassimpáticas aos órgãos abdominais; *11*, nervos pélvicos; *E*, esquerda; *D*, direita.

O nervo laringeo recorrente do lado direito muda de direção ao girar ao redor do ramo da artéria subclávia, enquanto o esquerdo contorna a aorta. O nervo laríngeo recorrente reascende o pescoço ventral à artéria carótida comum, em um trajeto que leva de volta à laringe, onde inerva a maior parte da musculatura laríngea intrínseca (toda com exceção do cricotireóideo) e a mucosa caudal à glote. Pequenos ramos do nervo laringeo recorrente que surgiram no trajeto passam ao plexo cardíaco, além da traqueia e do esôfago. A distribuição do tronco principal é concluída pelos ramos pulmonares que se combinam em um plexo comum com nervos simpáticos.

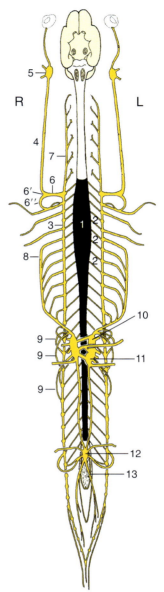

Fig. 8.73 Origem e distribuição do sistema nervoso simpático. Vista ventral, esquemática. Os núcleos parassimpáticos no encéfalo e na medula espinal estão indicados em cinza. *1*, Inervação simpática de T1 a L3; *2*, ramos comunicantes; *3* e *4*, tronco simpático; *5*, gânglio cervical cranial; *6*, gânglio cervicotorácico; *6'*, gânglio cervical médio; *6"*, alça subclávia; *7*, n. vertebral; *8*, n. esplâncnico maior; *9*, nn. esplâncnicos menores; *10*, gânglio celíaco; *11*, gânglio mesentérico cranial; *12*, gânglio mesentérico caudal; *13*, n. hipogástrico.

A *lesão ao nervo vago* e seus ramos pode ser manifestada de várias formas, incluindo dificuldades de deglutição e alteração do funcionamento do coração e outras vísceras. A degeneração do nervo laríngeo recorrente é especialmente comum em equinos, causando uma condição conhecida como ronco (p. 515); ela também ocorre em cães.

O Nervo Acessório (XI)

O nervo acessório é curiosamente formado por duas raízes. A raiz espinal é formada por axônios que emergem no meio do trajeto entre as raízes dorsal e ventral dos primeiros cinco (ou aproximadamente) nervos espinais (Figs. 8.19 e 8.20). Estas raízes se combinam em um tronco que segue cranialmente dentro do espaço subaracnoide até adentrar o crânio através do forame magno; ele então alcança a raiz cranial, que é formada pelas radículas mais caudais da série glossofaríngeo-vago. Há apenas um breve contato entre as duas raízes, e embora algumas fibras possam ser trocadas, a raiz cranial então se junta ao vago com o qual fornece as fibras que chegam à musculatura laríngea através do nervo laríngeo recorrente. É a raiz espinal que forma o nervo acessório da anatomia descritiva. Este nervo passa através do forame jugular até ser dividido dentro da fossa do atlas em ramos dorsal e ventral.

O *ramo dorsal* segue caudalmente sobre o esplênio e serrátil ventral antes que inerve o braquiocefálico, o omotransversário e o trapézio. O *ramo ventral* inerva somente um músculo, o esternocefálico, ao qual se liga próximo à sua inserção cranial.

Não há explicação convincente para o desvio feito pelas fibras espinais deste nervo.

O Nervo Hipoglosso (XII)

O nervo hipoglosso é motor aos músculos intrínsecos e extrínsecos da língua, os quais são derivados dos miótomos dos somitos occipitais. Após deixar a face ventral da medula oblonga (Fig. 8.19), o nervo passa através do canal hipoglosso antes de cruzar os nervos do grupo vagal para seguir em direção à língua, na qual entra ventral ao nervo glossofaríngeo. Ele sofre ramificações dentro da língua até alcançar os diversos músculos.

Uma lesão destrutiva deste nervo paralisa os músculos ipsilaterais, permitindo um desvio da língua em direção ao lado normal. Uma atrofia marcante do lado denervado ocorre eventualmente.

 ## OS NERVOS ESPINAIS

Uma consideração geral sobre a formação e distribuição dos nervos espinais foi feita (ver p. 27). Aquela consideração descreveu a formação de cada nervo pela união das raízes dorsal e ventral, além de suas divisões posteriores em ramos primários dorsais e ventrais, que divergem um do outro quando passam através do forame intervertebral (Fig. 8.55). O termo *ramo* é utilizado aqui para se referir às ramificações dorsais e ventrais mais proximais de cada nervo espinal, para evitar confusão com divisões adicionais destes nervos. O padrão bastante consistente de distribuição do ramo dorsal pode ser representado por uma única descrição; características regionais importantes do ramo ventral necessitam de atenção especial.

Os Ramos Dorsais

Como regra geral, os ramos dorsais são consideravelmente menores do que os ventrais e possuem distribuições mais simples. Cada ramo dorsal é dividido em um ramo medial que inerva a parte local da musculatura epaxial do pescoço, tronco ou cauda, e um ramo lateral que é distribuído à parte dorsal do segmento cutâneo (dermátomo) servido pelo nervo espinal particular. Estas áreas se estendem desde a linha mediana dorsal por uma distância variável sobre a lateral do animal. Os territórios servidos pelos ramos dorsais dos primeiros nervos cervicais estendem-se rostralmente até a região temporal da cabeça, além de inervar a pele sobre o pescoço; os ramos dorsais dos nervos espinais na junção cervicotorácica inervam a pele sobre a região dorsal do ombro; aqueles das regiões média e caudal torácica e lombar servem áreas cada vez maiores da pele da parede torácica e flanco. Os ramos dorsais dos nervos espinais sacrais servem áreas mais restritas. Conexões insignificantes entre nervos adjacentes formam um plexo contínuo através do qual a troca de fibras distorce os limites entre os dermátomos inervados por nervos individuais; de fato, é provável que todas as partes da pele recebam fibras sensitivas de dois, se não três, nervos espinais.

Os Ramos Ventrais

Os maiores ramos ventrais inervam os músculos hipaxiais, incluindo aqueles dos membros (com exceção dos músculos do cíngulo torácico inervados pelo décimo primeiro nervo craniano, e o romboide, inervado em algumas espécies pelos ramos dorsais) e a pele restante do pescoço, do tronco e dos membros. Com exceção da região torácica, onde uma distribuição segmentar mais precisa é mantida, os ramos ventrais são também acompanhados por seus adjacentes craniais e caudais por ramos conectores. Estas conexões são amplamente exageradas na altura da origem dos nervos aos membros torácicos e pélvicos, onde eles constituem os plexos braquial e lombossacro, respectivamente.

Os Ramos Ventrais Cervicais

A distribuição cutânea dos primeiros dois ramos ventrais cervicais estende-se rostralmente à orelha externa e regiões massetérica e da glote. Os ramos ventrais cervicais mais caudais, além de fornecer inervação sensitiva aos dermátomos da região cervical, também fornecem axônios motores ao nervo frênico e ao plexo braquial, discutidos adiante.

Em espécies domésticas, o *nervo frênico*, que inerva o diafragma, é geralmente formado pelo quinto, sexto e sétimo nervos cervicais. Axônios que contribuem para o nervo frênico deixam os grandes ramos ventrais para seguir ventralmente sobre o músculo escaleno, até se unirem em um tronco (Fig. 1.38) que se curva sob o músculo até entrar no mediastino entre as duas primeiras costelas. O nervo frênico segue caudalmente dentro do mediastino, cruzando a face lateral do pericárdio, até chegar ao diafragma; o nervo direito utiliza a prega da veia cava na última parte de seu trajeto (Fig. 13.14/*12* e Fig. 13.15/*6*). Os nervos frênicos se ramificam dentro do diafragma, para o qual são a única inervação motora; suas fibras sensitivas são suplementadas por outras canalizadas através dos nervos intercostais. É válido enfatizar que o músculo diafragma é um músculo esquelético e nervos frênicos contêm fibras eferentes somáticas; não deve ser inferido a partir da natureza normalmente involuntária da respiração que os nervos frênicos contêm fibras eferentes viscerais – em outras palavras, autonômicas. Experimentos em algumas espécies demonstraram que a secção bilateral dos nervos frênicos possui pouco efeito, embora a disfunção respiratória possa se tornar evidente quando o animal está severamente estressado.

O Plexo Braquial

O plexo braquial é uma rede de nervos que fornece a inervação sensitiva e motora a quase todas as estruturas do membro torácico – exceto pelos músculos trapézio, omotransversário, braquiocefálicos e romboide – e a pele sobre a região dorsal do ombro.

O plexo é geralmente formado por contribuições dos últimos três nervos cervicais e primeiros dois nervos torácicos; o quinto nervo cervical algumas vezes participa, e a contribuição do segundo nervo torácico é então reduzida ou ausente. O plexo alcança a axila passando entre as partes do escaleno e rapidamente é dividido em nervos periféricos que divergem em direção aos seus destinos separados (Fig. 8.74). Vários destes nervos possuem distribuições locais muito restritas, e a menção simples de seus nomes e destinos é tudo o que necessitamos; eles incluem o *nervo torácico longo* (Fig. 8.74/*9*) ao serrátil ventral, o nervo toracodorsal (Fig. 8.74/*9'*) ao grande dorsal, os *nervos peitorais cranial e caudal* (Fig. 8.74/*3* e *9"*) aos músculos peitorais (incluindo o subclávio), o *nervo subescapular* (Fig. 8.74/*2*) ao subescapular, e o *nervo torácico lateral* (Fig. 8.74/*9"*) ao cutâneo do tronco e à pele sobre a parte ventral do tórax e do abdome. Os outros nervos, descritos aqui, necessitam de descrições mais completas. Existem algumas diferenças interespecíficas, mas estas raramente possuem importância, com exceção da mão.

O *nervo supraescapular* (Fig. 8.74/*1*) deixa a parte cranial do plexo braquial (C6-C7). Ele passa entre o supraespinhoso e o subescapular até chegar à margem cranial do colo da escápula, ao redor do qual gira até a face lateral do osso, onde é distribuído para inervar os músculos supraespinhoso e infraespinhoso. Assim como

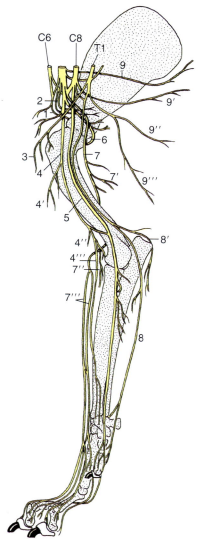

Fig. 8.74 Os nervos do membro torácico direito do cão. *1*, Nervo (n.) supraescapular; *2*, nervos (nn.) subescapulares; *3*, nn. peitorais craniais; *4*, n. musculocutâneo; *4'*, ramo muscular proximal; *4"*, ramo muscular distal; *4'''*, n. cutâneo medial do antebraço; *5*, n. mediano; *6*, n. axilar; *7*, n. radial; *7'*, ramos musculares ao tríceps; *7"*, ramos musculares aos extensores; *7'''*, n. cutâneo cranial do antebraço; *8*, n. ulnar; *8'*, n. cutâneo caudal do antebraço; *9*, n. torácico longo; *9'*, n. toracodorsal; *9"*, n. torácico lateral; *9'''*, n. peitoral caudal; *C6* e *C8*, sexto e oitavo nervos cervicais; *T1*, primeiro nervo torácico.

outros nervos em direta aposição ao osso, é vulnerável a lesões; neste caso, é geralmente estirado contra a escápula quando o membro é excessivamente abduzido ou retraído com violência. A paralisia resultante dos músculos laterais do ombro não afeta a postura de estação, mas pode resultar em um movimento lateral óbvio da articulação do ombro ("luxação do ombro") durante a marcha. A condição ocorre mais frequentemente em equinos, nos quais é conhecida também como "paleta caída"; ela se manifesta por si só após um período de depleção muscular óbvia ao lado da espinha da escápula.

O *nervo musculocutâneo* (Fig. 8.74/*4*) possui também origem cervical (C7-C8). Após um curto trajeto dentro da axila, o nervo provém um ramo proximal (Fig. 8.74/*4'*), que inerva e termina no coracobraquial e bíceps na parte cranial do braço. No cão, a parte principal do nervo continua em direção ao terço distal do braço, onde um ramo comunicante passa distal e caudalmente ao nervo mediano. O tronco remanescente do nervo musculocutâneo passa sob a parte terminal do bíceps braquial, onde forma um ramo distal (Fig. 8.74/*4'*), que inerva o braquial, e o nervo cutâneo medial do antebraço (Fig. 8.74/*4"*), que cruza a face flexora do cotovelo antes de se ramificar na pele.

Em ungulados, o nervo musculocutâneo se curva ao redor da artéria axilar até se unir ao nervo mediano; mais distalmente, as fibras musculocutâneas novamente se separam do nervo mediano nas regiões cranial e caudal do braço, onde eles formam os ramos musculares proximal e distal do nervo musculocutâneo. Apenas no equino, o ramo cutâneo se estende além do carpo até o boleto.

A lesão ao tronco musculocutâneo principal é uma lesão improvável; ela paralisaria os principais flexores do cotovelo, embora a compensação provavelmente fosse realizada pela atividade dos extensores do carpo e dos dedos.

O *nervo axilar* (C8) (Fig. 8.74/*6*) passa caudalmente à articulação do ombro até chegar à face lateral do membro. De passagem inerva o redondo maior, redondo menor, capsular e deltoide – os verdadeiros flexores da articulação do ombro. Ele também supre pequenos ramos à parte distal do braquiocefálico, que, será relembrado, é de origem deltoide. Um ramo cutâneo inerva a pele sobre a face cranial do braço e do antebraço.

Os três ramos restantes do plexo possuem os trajetos mais complicados e as distribuições mais extensas. O *nervo radial* (Fig. 8.74/*7*) surge a partir dos dois últimos nervos cervicais e do primeiro torácico (C7-T1). Ele primeiro segue distalmente dentro do braço, caudal à artéria braquial, antes de mergulhar entre as cabeças longa e medial do tríceps, até seguir ao sulco braquial do úmero, que leva à face craniolateral do membro. O nervo fornece ramos às várias cabeças deste músculo (Fig. 8.74/*1'*) e ao tensor da fáscia do antebraço e ancôneo. Na parte distal do braço, o nervo radial fornece um outro grupo de ramos (Fig. 8.74/*7"*) a todos os músculos do carpo e extensores dos dedos, incluindo o ulnar lateral anômalo. Um ramo (ou ramos) cutâneo (Fig. 8.74/*7*) desce sobre a face craniolateral do antebraço e do carpo até alcançar a face dorsal dos dígitos. No equino, esta contribuição cutânea termina na altura do carpo, e a inervação mais distal é assumida pelo nervo musculocutâneo.

A lesão ao nervo radial pode ter três consequências óbvias: paralisia dos extensores do cotovelo, paralisia dos extensores do carpo e dos dedos, e anestesia das regiões cutâneas denervadas. A combinação de todas as três deficiências aponta para uma lesão proximal ou média do braço, a combinação da segunda e da terceira aponta para uma lesão na parte distal do braço, e um déficit puramente sensitivo sugere lesão além da origem dos ramos motores distais. A lesão no braço é bastante comum, pois nos locais somente uma camada delgada de músculo separa o nervo radial do úmero, e o nervo pode estar envolvido em fratura ou tumor deste osso. O dano extenso ao nervo radial proximal à origem dos ramos ao tríceps é séria porque impede a fixação do cotovelo, proibindo o suporte de peso pelo membro; a mão é arrastada com sua face dorsal no chão. Lesões mais distais são menos sérias porque o cotovelo pode ser fixado, e a maioria dos animais aprende a compensar a paralisia dos músculos do antebraço pelo deslocamento do membro à frente e fixação da mão rapidamente para prevenir o arrastamento do dedo.

O *nervo mediano* (Fig. 8.74/*5*) surge principalmente do último nervo cervical e primeiro torácico (C8-T1). Ele segue pela face medial do braço, caudal à artéria principal, e adentra o músculo do antebraço sobre o ligamento colateral medial da articulação do cotovelo, onde fornece inervação motora a vários dos flexores do carpo. Ele se inclina caudalmente, passa sob o flexor radial do carpo, e mantém esta situação protegida até que alcance o carpo. É dividido na parte distal do antebraço, ou dentro do canal do carpo, em duas ou mais divisões que descendem através do canal do carpo para inervar a maioria das estruturas da região palmar da mão. O nervo mediano inerva a maioria dos músculos flexores do carpo e do dedo em um padrão que sobrepõe (mas não coincide de fato) a distribuição do ulnar. Portanto, o dano confinado ao nervo mediano não é geralmente manifestado através de qualquer anormalidade de postura ou marcha.

O *nervo ulnar* (Fig. 8.74/*8*) deixa a parte caudal do plexo (C8-T2). Ele segue pelo braço adjacente e possivelmente unido ao nervo mediano antes de desviar na direção do olécrano, até cruzar a face caudal da articulação do cotovelo. Dentro do braço dá origem ao nervo cutâneo caudal do antebraço. O tronco principal é severamente esvaziado pela divisão dos ramos aos músculos flexores do carpo e e dos dedos na região proximal do antebraço, e a continuação estreita desce pela face caudal do antebraço. Ele finalmente é dividido a uma curta distância sobre o osso acessório do carpo. O ramo dorsal desta divisão emerge entre os tendões do flexor ulnar do carpo e ulnar lateral, e desce sobre a face lateral do osso acessório para inervar a pele na face lateral da mão. O ramo palmar continua através do canal do carpo e posteriormente inerva os músculos interósseo e outros menores da mão. Ele também fornece ramos sensitivos à pele e estruturas mais profundas. A distribuição dentro da mão está em íntima colaboração com o nervo mediano, parcialmente através dos troncos mistos. A inervação do membro torácico, um tópico de importância prática considerável em equinos, é em seguida considerada separadamente.

Danos confinados ao nervo ulnar provavelmente não afetarão a locomoção; os déficits sensitivos demonstram variações interespecíficas consideráveis.

Os Ramos Ventrais Torácicos

Os ramos ventrais torácicos demonstram uma distribuição segmentar mais estrita do que observada em outras regiões. Os primeiros dois ramos torácicos contribuem para o plexo braquial, mas geralmente os ramos ventrais torácicos fornecem os nervos intercostais que seguem ventralmente dentro dos espaços intercostais, seja diretamente sob a pleura ou entre as duas camadas de músculos intercostais; a relação varia de acordo com a localização e a espécie. Além de inervar os músculos intercostais, os nervos intercostais se dividem em ramos cutâneos laterais que inervam uma faixa de pele sobre a face lateral da parede torácica e os ramos cutâneos ventrais que inervam a pele da parede torácica ventral; os ramos torácicos mais caudais também suprem a inervação sensitiva ao assoalho abdominal. Na porca, na cadela e na gata, os ramos cutâneos laterais ramificam-se para suprir a inervação sensitiva às glândulas mamárias torácicas.

O último ramo ventral torácico (nervo costoabdominal) é discretamente diferente em seu trajeto e distribuição porque segue caudalmente à última costela. Ele se une aos ramos ventrais lombares para inervar o flanco.

Os Ramos Ventrais Lombares

Os ramos ventrais lombares e sacrais formam um plexo contínuo, mais bem desenvolvido onde os últimos três ou quarto nervos lombares e os primeiros dois nervos sacrais, constituem o plexo lombossacro que inerva os membros pélvicos. Os ramos ventrais lombares mais craniais possuem uma importância considerável em bovinos porque eles são frequentemente bloqueados para cirurgias abdominais. São dados a eles nomes individuais; em espécies (incluindo bovinos) nas quais existem seis nervos lombares, o primeiro ramo ventral é conhecido como *ílio-hipogástrico*, o segundo é denominado de *ilioinguinal*, e o terceiro e o quarto combinam-se para formar o *nervo genitofemoral*. Em espécies com sete nervos lombares, os dois primeiros ramos ventrais são distintos como o *ílio-hipogástrico cranial* e *caudal*; o terceiro se chama ilioinguinal e também faz uma contribuição ao nervo genitofemoral. O nervo genitofemoral é dividido em um ramo femoral que inerva a pele sobre a face medial da coxa e um ramo genital que inerva as fáscias espermáticas, o escroto e o prepúcio.

É importante notar que os ramos ventrais seguem em uma direção caudoventral em vez de estritamente ventral – esta característica é mais óbvia nos ramos lombares, mas é aparente com os ramos torácicos mais caudais, os nervos intercostais. Assim, as localizações de seus dermátomos correspondentes e as localizações onde estes nervos podem mais facilmente ser acessados para aplicação de soluções anestésicas locais são ambas consideravelmente mais caudais do que seria naturalmente suposto

(Fig. 28.2). Os nervos lombares passam através do músculo transverso próximos à extremidade dos processos transversos e então seguem profundamente ao oblíquo interno em direção ao assoalho do abdome (Fig. 1.37). Além de suprir o flanco e os músculos retos, os nervos lombares se ramificam em ramos cutâneos laterais e ventrais; os primeiros surgem no tecido subcutâneo em níveis cada vez mais dorsais conforme a série é seguida caudalmente.

O Plexo Lombossacro

O plexo lombossacro que dá origem aos nervos dos membros pélvicos (com as mínimas exceções daqueles de determinadas áreas cutâneas proximais) é uma melhoria do plexo contínuo descrito previamente. Ele usualmente começa no ramo ventral do quarto nervo lombar e termina com aquele do segundo nervo sacral (L4-S2); possui assim uma raiz adicional em espécies que possuem sete nervos lombares (Fig. 8.75).

O *nervo femoral* (Fig. 8.75/*1*) surge a partir da parte cranial (L4-L6) do plexo e continua um trajeto através dos músculos psoas até chegar ao vazio (dorsocaudal) do flanco e o músculo iliopsoas. É acompanhado pela artéria e veia ilíaca externa, e ao entrar na coxa segue em uma posição protegida entre o sartório e o pectíneo. Ele logo se divide no nervo safeno, e após um trajeto adiante bastante curto mergulha entre o reto femoral e vasto medial, para se ramificar dentro e inervar a massa do quadríceps (Fig. 8.75/*1'*). Danos severos ao nervo, embora relativamente infrequentes, possuem sérias consequências porque a paralisia do quadríceps impede a fixação da articulação do joelho, ocasionando incapacidade por parte do membro em apoiar peso. Não é possível compensação para este defeito.

O *nervo safeno* (Fig. 8.75/*1''*) inerva o sartório antes de continuar a inervar a pele sobre a face medial do membro, desde o joelho até o metatarso.

O *nervo obturador* (Fig. 8.75/2) possui majoritariamente a mesma origem (L4-L6) que o nervo femoral. Ele segue a face medial da crista do ílio até chegar ao forame obturado, através do qual passa aos músculos adutores da coxa; este grupo de músculos compreende o grácil, pectíneo, adutor e obturador externo – e obturador interno em ruminantes e suínos*. A íntima relação do nervo obturador com a pelve é potencialmente perigosa, porque expõe o nervo ao risco de laceração em fraturas e ao risco de compressão durante o parto de bezerros e potros. O risco é menor em espécies nas quais os filhotes são pequenos em relação à cavidade pélvica. Os efeitos da lesão variam dependendo da localização da lesão em conjunto com a extensão do nervo, mas consequências da injúria são maiores em animais mais pesados e são exageradas pela necessidade de andar em um piso liso, quando o membro tende a escorregar para os lados.

---

*A variação pode ser mais aparente do que real; foi sugerido que o obturador interno dos artiodáctilos seja de fato uma parte intrapélvica do obturador externo.

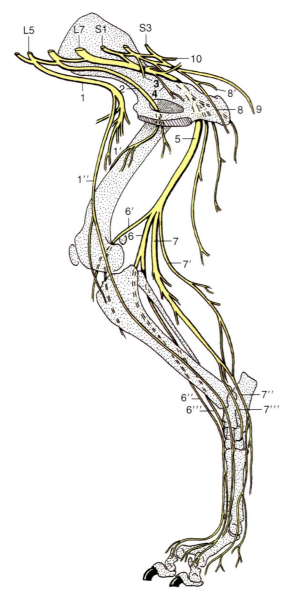

Fig. 8.75 Os nervos lombares e sacrais do cão; vista medial. *1*, N. femoral; *1'*, ramos ao quadríceps; *1"*, n. safeno; *2*, n. obturador; *3*, n. pélvico; *4*, ramo ao obturador interno, gêmeos e quadrado femoral; *5*, n. isquiático; *6*, n. fibular; *6'*, n. cutâneo lateral da coxa; *6"*, n. fibular superficial; *6"'*, n. fibular profundo; *7*, n. tibial; *7'*, n. cutâneo caudal da coxa; *7"*, n. plantar medial; *7"'*, n. plantar lateral; *8*, n. pudendo; *8'*, n; perineal profundo; *9*, n. cutâneo femoral caudal; *10*, n. retal caudal; *L5 e L7*, quinto e sétimo nervos lombares; *S1 e S3*, primeiro e terceiro nervos sacrais.

Os ramos remanescentes do plexo lombossacro surgem a partir de um *tronco lombossacro* comum que é amplamente formado pelo último nervo lombar e dois primeiros nervos sacrais, em conjunto com uma contribuição menor do penúltimo nervo lombar. O tronco deixa a pelve através do forame isquiático maior e quase imediatamente se divide em três ramos antes de continuar como o nervo isquiático.

O *nervo glúteo cranial curto* inerva o tensor da fáscia lata, os glúteos médio e profundo, e em algumas espécies parte dos músculos glúteos superficiais, um grupo que – ao contrário da expectativa usual – inclui os músculos flexores e extensores do quadril.

O *nervo glúteo caudal* inerva o músculo glúteo superficial e as cabeças vertebrais da origem dos músculos da face caudal da coxa (bíceps femoral, semitendinoso e semimembranoso). Estas partes supostamente representam uma assimilação de elementos do glúteo superficial. Desta forma, ele inerva os músculos extensores do quadril.

O *nervo femoral cutâneo caudal* (Fig. 8.75/9) inerva a pele na face caudal da coxa.

O *nervo isquiático* (Fig. 8.75/5) prossegue o tronco lombossacro na direção caudal, passando entre os músculos glúteos médio e profundo antes de virar em direção à coxa, caudal à articulação do quadril, onde é projetado pelo trocânter maior do fêmur. Ele então segue entre o bíceps femoral lateralmente e o semitendinoso medialmente antes de se dividir em seus ramos terminais, os nervos fibular comum e tibial, em uma altura que varia entre as espécies. Na parte proximal do seu trajeto, o isquiático fornece pequenos ramos ao obturador interno (sem importância, com exceção de ruminantes e suínos), gêmeos e quadrado femoral (Fig. 8.75/4); outros ramos musculares que podem parecer surgir diretamente do nervo isquiático estão em geral associados a suas divisões fibular comum e tibial.

O *nervo fibular comum* (Fig. 8.75/6'), o menor dos ramos terminais, surge a partir das raízes lombares do tronco lombossacro. Ele segue inicialmente com o nervo tibial, mas separa-se deste nervo para passar ao ventre lateral do gastrocnêmio até entrar na perna. Ele dá origem a um ramo, o nervo lateral da coxa (Fig. 8.75/6'), até a pele sobre a face lateral da perna antes de ser dividido em ramos superficial e profundo quando próximo à cabeça da fíbula. O *nervo fibular superficial* (Fig. 8.75/6") inerva a pele sobre a face cranial da perna e dorsal do pé, com exceção do equino, no qual desaparece ao redor do ponto da articulação do boleto. O *nervo fibular profundo* (Fig. 8.75/6'") inerva os músculos dorsolaterais da perna (flexores do casco e extensores dos dedos) e também é sensitivo às estruturas do pé. Como a inervação sensitiva de estruturas podais varia consideravelmente, os detalhes são adiados até as considerações individuais das espécies.

A paralisia do nervo fibular comum causa hiperextensão do casco e flexão dos dígitos, que pode estar em repouso sobre sua superfície dorsal. O pé pode ser passivamente posicionado para apoiar peso, e no momento pode ser possível a compensação (cf. paralisia radial, p. 310). Há também considerável déficit sensitivo.

O *nervo tibial* (Fig. 8.75/7) surge a partir das raízes sacrais do tronco lombossacro. Ele dá origem a importantes ramos musculares proximais às cabeças pélvicas dos músculos caudais da coxa antes de se libertar do tronco isquiático para entrar na perna, passando entre as duas cabeças do gastrocnêmio. Por volta deste ponto, ele inicialmente dá origem ao nervo caudal da coxa (Fig. 8.75/7′) para a pele desta face da perna, e depois se ramifica em ramos musculares distais para os músculos gastrocnêmio, sóleo, poplíteo e caudal da coxa. O nervo prossegue como um tronco quase exclusivamente sensitivo (embora vá inervar músculos curtos dos dedos) dentro das lâminas fasciais entre o tendão calcâneo comum e os músculos caudais da coxa; ele termina na divisão entre os nervos plantares medial e lateral quando se alinham na altura do casco. Os *nervos plantares* (Fig. 8.75/7″ e 7‴) continuam até a face plantar do pé para suprir a sensibilidade das estruturas plantares principalmente, mas com certa penetração dorsal que varia entre as espécies.

A secção ou danos severos ao nervo tibial é manifestada como hiperflexão do casco e hiperextensão dos dígitos. Lesões semelhantes ao tronco isquiático combinam os efeitos das lesões aos nervos fibular comum e tibial, tornando o membro amplamente incapaz, embora a fixação da articulação do joelho pelo quadríceps não afetado, inervado pelo nervo femoral, possa permitir que apoie peso.

Os Ramos Sacrais e Ventrais Caudais

Os ramos sacrais ventrais, caudais e sobrepostos às raízes do plexo lombossacro dão origem a outros importantes nervos individuais. Os *nervos pélvicos* (Fig. 8.75/3), compostos principalmente por axônios parassimpáticos, são considerados na próxima seção.

O *nervo pudendo* (Fig. 8.75/8) surge de vários nervos sacrais (S1-S3 no cão, S2-S4 em ruminantes, S[2]3-S4 no equino). É sensitivo para reto, pele do períneo e órgãos reprodutivos internos e externos, e motor para a maior parte da musculatura perineal estriada. O nervo possui importância fisiológica e aplicada, mas em razão de variações específicas, é suficiente dizer aqui que o nervo pudendo toma um trajeto oblíquo através da pelve em direção à região ventral da saída pélvica (Fig. 29.5/7). O nervo dá origem aos nervos perineal profundo e superficial, além de vários ramos cutâneos, e finalmente continua como o nervo dorsal do pênis (ou clitóris). O *ramo perineal superficial* inerva a pele do ânus, da vulva e da região perineal ventral.

O *nervo perineal profundo* inerva a porção ventral da musculatura estriada do períneo, particularmente aquela dos órgãos reprodutivos. O tronco principal também fornece ramos à pele do prepúcio e do escroto no macho e à parte caudal do úbere em ungulados.

Os *nervos retais caudais* (Fig. 8.75/10) surgem a partir dos nervos sacrais mais caudais, algumas vezes se sobrepondo à origem do nervo pudendo. Eles fornecem fibras sensitivas ao reto, ao ânus e à pele do períneo, e fibras motoras à musculatura estriada perineal dorsal, incluindo o elevador do ânus. A divisão do território entre estes nervos e o nervo pudendo é bastante variável.

Os ramos ventrais dos nervos caudais inervam os músculos ventrais ou depressores da cauda.

No animal em estação, músculos extensores dos membros devem estar continuamente ativos para apoiar o corpo contra a gravidade. Assim, a lesão a estes nervos que inervam os principais músculos extensores dos membros – ou seja, os nervos radial, femoral e isquiático – causam sinais clínicos óbvios e consequências severas para o animal.

O SISTEMA NERVOSO AUTÔNOMO PERIFÉRICO

A regulação apropriada das atividades viscerais envolve funções aferentes e eferentes. As vias aferentes viscerais, entretanto, são de forma geral indistinguíveis em estrutura e arranjo das suas contrapartes aferentes somáticas. Em contraste, as vias eferentes viscerais são claramente distintas das vias eferentes somáticas. Estas distinções incluem a existência de dois neurônios em série (a fibra pré-ganglionar mielinizada e uma fibra pós-ganglionar finamente mielinizada), a localização do último neurônio na cadeia dentro de um gânglio periférico, e a restrição da localização dos corpos celulares pré-ganglionares a núcleos específicos do tronco encefálico e regiões particulares da medula (Figs 8.72, 8.73 e 8.76). Assim, o termo *sistema nervoso autônomo* foi originalmente, e ainda é mais bem definido como completamente eferente. Ademais, certas características anatômicas, fisiológicas e farmacológicas distinguem as duas divisões contrastantes do sistema autônomo – simpático e parassimpático – enquanto não existe distinção semelhante para as vias aferentes viscerais. Fibras aferentes viscerais são, todavia, presumidas como inclusas em todos os nervos cranianos e espinais, somente por causa da distribuição ubíqua dos vasos sanguíneos.

Antes que sigamos para descrições mais detalhadas dos sistemas parassimpático e simpático específicos na próxima seção, uma distinção geral relaciona-se com a natureza das ações dos dois sistemas – nomeadamente, que as atividades do sistema parassimpático tendem a ser mais discretas do que aquelas do sistema simpático. A acetilcolina é utilizada na sinapse entre o neurônio pós-ganglionar parassimpático e o órgão-alvo, e como a acetilcolina é liberada e destruída localmente, seus efeitos tendem a ser bem específicos. A localização mais restrita das respostas parassimpáticas é auxiliada ainda mais pela localização dos gânglios parassimpáticos, próximos ou até mesmo dentro dos órgãos-alvo. Em contraste, a norepinefrina é utilizada como neurotransmissor na última sinapse da via simpática, com exceção onde a epinefrina é produzida, na medula adrenal, a partir

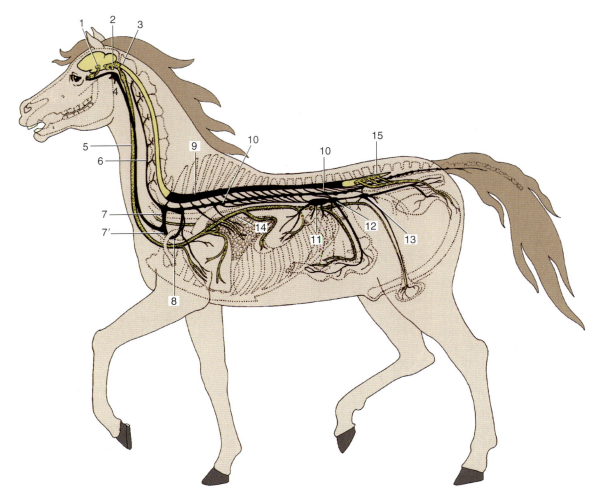

Fig. 8.76 Distribuição dos sistemas nervosos simpático (preto) e parassimpático (amarelo pontilhado), semiesquemático. *1*, Núcleo oculomotor parassimpático; *2*, núcleos salivares (núcleos parassimpáticos rostral e médio); *3*, núcleo vagal dorsal; *4*, gânglio cervical cranial; *5*, tronco vagossimpático; *6*, nervo vertebral; *7*, gânglio cervicotorácico; *7'*, gânglio cervical médio; *8*, alça subclávia; *9*, saída de nervos simpáticos da medula espinal; *10*, tronco simpático com gânglios paravertebrais; *11*, gânglio celíaco; *12*, gânglio mesentérico cranial; *13*, gânglio mesentérico caudal; *14*, nervo vago com distribuição aos órgãos torácicos e abdominais; *15*, saída de nervos sacrais do sistema nervoso parassimpático.

de onde é liberada na corrente sanguínea, evocando uma resposta simpática em massa. Adicionalmente, os gânglios simpáticos estão localizados próximos ao sistema nervoso central, tal que as fibras pós-ganglionares simpáticas radiam mais amplamente antes de alcançar seus órgãos-alvo, resultando em respostas simpáticas mais gerais e menos discretas.

O Sistema Parassimpático

As células pré-ganglionares do sistema parassimpático estão restritas a um número de núcleos discretos dentro do tronco encefálico e à coluna cinzenta lateral de um trecho curto do segundo, terceiro e possivelmente quarto segmentos sacrais da medula espinal (Fig. 8.72). O apropriadamente designado fluxo de saída craniossacral é desta forma confinado aos nervos oculomotor, facial, glossofaríngeo, vago e pélvico, já que somente estes nervos contêm fibras parassimpáticas.

As vias parassimpáticas cranianas geralmente seguem em nervos cranianos em conjunto com axônios somáticos, e exclusivamente feixes parassimpáticos de axônios são encontrados próximos aos órgãos-alvo. As características macroscopicamente visíveis destes nervos cranianos já foram previamente descritas, então a consideração seguinte foca especificamente no fluxo de saída parassimpático craniano.

O núcleo parassimpático mais rostral, o núcleo oculomotor parassimpático, está situado dentro do mesencéfalo em associação ao núcleo motor do terceiro nervo craniano. As fibras pré-ganglionares parassimpáticas emergem a partir do tronco principal do nervo dentro da órbita para constituir a raiz oculomotora (curta) do gânglio ciliar. Além do gânglio, as fibras pós-ganglionares prosseguem com os nervos ciliares curtos, que também incorporam fibras simpáticas e sensitivas; estes nervos penetram na esclera para formar o plexo ciliar a partir do qual as fibras parassimpáticas se estendem até os músculos ciliares e do esfíncter da pupila (Fig. 8.71/6 e 10).

O componente parassimpático do nervo facial tem origem no núcleo parassimpático rostral (salivar) da medula oblonga (Fig. 8.71/2). As fibras pré-ganglionares estão incorporadas dentro do tronco facial principal, seguem através do gânglio geniculado somático sem interrupção, e depois deixam o nervo corda do tímpano e o nervo petroso maior (Fig. 8.71/11 e 13). O nervo corda do tímpano se une ao nervo lingual a partir do qual fibras parassimpáticas posteriormente emergem para fazer sinapse dentro do gânglio mandibular; as fibras pós-ganglionares inervam as glândulas salivares mandibular e sublingual.

O nervo petroso maior é acompanhado pelo nervo petroso profundo (simpático) (Fig. 8.71/12) para constituir o nervo do canal pterigoide, que leva ao gânglio pterigopalatino (Fig. 8.71/7). As fibras parassimpáticas pós-ganglionares se unem ao nervo lacrimal (após passagem através do nervo zigomático) e de passagem à glândula lacrimal e vários outros ramos do nervo maxilar, e então às glândulas dentro das mucosas nasal e palatina.

O componente parassimpático do nervo glossofaríngeo origina-se a partir do núcleo parassimpático médio na medula oblonga (Fig. 8.71/3). As fibras pré-ganglionares passam através do gânglio somático deste nervo antes de se unirem ao plexo timpânico; a partir deste elas prosseguem e fazem sinapse no gânglio ótico (Fig. 8.71/9). As fibras pós-ganglionares são levadas pelo nervo pterigoide e um ramo comunicante do nervo auriculotemporal à glândula parótida.

O componente parassimpático do nervo vago constitui a maior parte do nervo; de fato, o vago é composto completamente de fibras parassimpáticas após a origem do nervo laríngeo recorrente (Fig. 8.72/5 e 6). As fibras parassimpáticas pré-ganglionares fazem sinapse em diversos pequenos gânglios distribuídos ao longo dos plexos nervosos que inervam e estão frequentemente localizados dentro dos tecidos dos órgãos-alvo. Os plexos incluem os plexos cardíaco e pulmonar dentro do tórax (Fig. 8.72/7) e os plexos gástrico, hepático, mesentérico, gonadal e renal dentro do abdome, formados pela convergência de ramos dos troncos vagais com nervos simpáticos (Fig. 8.72/10). De forma geral, o tronco vagal dorsal supre os plexos hepático e gástrico, e o tronco vagal ventral, maior, supre os plexos celíaco, mesentérico, renal e gonadal.

As fibras sacrais do parassimpático são inicialmente incorporadas em determinados ramos ventrais sacrais, a partir dos quais elas emergem para constituir os nervos pélvicos (Fig. 8.72/11). Estes nervos formam um plexo retroperitoneal, sendo acompanhados por fibras simpáticas fornecidas pelos nervos hipogástricos que descendem a partir do gânglio mesentérico caudal. Diversos pequenos gânglios são encontrados distribuídos no plexo, enquanto outros gânglios (terminais) estão incrustados dentro das paredes das vísceras predominantemente pélvicas; o cólon descendente, reto, bexiga, útero e vagina (na fêmea); glândulas reprodutivas acessórias (no macho); e o tecido erétil genital. As vias parassimpáticas fazem sinapse exclusivamente nos gânglios terminais, enquanto algumas sinapses periféricas simpáticas estão divididas entre o plexo e os gânglios terminais.

O Sistema Simpático

Os axônios pré-ganglionares do sistema simpático originam-se a partir de neurônios pré-ganglionares simpáticos localizados na coluna cinzenta lateral da região toracolombar da medula espinal (Fig. 8.73/1) e passam pelas raízes ventrais dos nervos torácicos e primeiros lombares. Eles continuam em direção aos nervos espinais e então deixam os ramos ventrais, tornando-se os ramos comunicantes mielinizados (Fig. 8.73/2), que se unem aos gânglios do tronco simpático (Fig. 8.53/5 e 7, e 8.73/3). Estes troncos bilaterais seguem por todo o comprimento do pescoço e do dorso, e cada um tem um arranjo segmentar, embora a correspondência estrita dos gânglios com os nervos espinais seja evidente somente nas regiões torácica e lombar cranial.

A parte cervical do tronco começa no grande gânglio cervical, em forma de fuso, localizado próximo à base do crânio (Fig. 8.73/5). O tronco cervical está associado ao vago dentro da bainha carotídea e forma o tronco vagossimpático que prossegue pelo pescoço. Enquanto o vago contém axônios parassimpáticos que seguem caudalmente para inervar vísceras torácicas e abdominais, o tronco simpático no pescoço contém axônios simpáticos que seguem cranialmente para inervar estruturas da cabeça. Os dois componentes se separam na entrada do tórax, onde o tronco simpático geralmente alberga um gânglio cervical médio na altura da primeira costela (Fig. 8.76/7'). A parte torácica do tronco simpático então continua sob a pleura, sobre a linha de articulações costovertebrais, antes de passar dorsal ao diafragma para adentrar o abdome. Sua parte torácica contém gânglios regularmente espaçados, embora o primeiro ou dois primeiros estejam fusionados aos gânglios cervicais caudais para formar o grande gânglio cervicotorácico, profundamente à cabeça da primeira costela (Fig. 8.76/7). A parte lombar do tronco, que está situada entre a musculatura do psoas e corpos vertebrais, inicialmente também transporta um arranjo regular de gânglios, mas este arranjo posteriormente se torna mais errático no sentido de que alguns gânglios lombares caudais se dividem em dois ou, menos comumente, fundem-se aos seus vizinhos. A parte sacral é ainda menos regular, e os troncos direito e esquerdo podem fundir-se, temporia ou definitivamente, antes de se estenderem à cauda, onde rapidamente desaparecem (Fig. 8.73/3).

As localizações dos neurônios simpáticos pré-ganglionares estão restritas aos segmentos espinais torácicos e lombares; então o que ocorre é que somente gânglios torácicos e lombares craniais são conectados por ramos comunicantes mielinizados. Entretanto, todos os nervos espinais e vários cranianos são unidos por ramos comunicantes não mielinizados de fibras pós-ganglionares destinadas para vasos, glândulas cutâneas, e assim em diante. Deve ser enfatizado que a parede corporal e os membros são inervados somente por estas fibras simpáticas pós-ganglionares. Fibras simpáticas que contribuem para a maioria dos nervos cervicais se unem dentro de um único tronco, o nervo vertebral, que segue a partir do gânglio cervicotorácico através dos forames de sucessivos processos transversos cervicais (Fig. 8.73/*7*). As fibras simpáticas pós-ganglionares que seguem ao longo dos dois primeiros nervos cervicais e ao lado dos nervos cranianos estendem-se a partir do gânglio cervical cranial; muitas formam o nervo carotídeo interno que acompanha a artéria carótida interna.

Vários destinos alternativos são possíveis com as fibras simpáticas pré-ganglionares que entram na cadeia simpática, sendo que cada uma se projeta em várias células ganglionares. Algumas fibras fazem sinapse imediatamente dentro do gânglio local, outras seguem cranial ou caudalmente dentro do tronco para fazer sinapse dentro de gânglios que são mais craniais ou caudais na série, e ainda outros passam ininterruptamente através do tronco para seguir a um segundo grupo de gânglios (pré-vertebrais) localizados ao redor da origem dos ramos vicerais da aorta abdominal (Figs 8.73/*10* e *11*, e Fig. 8.76/*11* e *12*). Este último grupo constitui os nervos esplâncnicos, que são bastante variáveis com relação ao arranjo; geralmente um *nervo esplâncnico maior* é formado por fibras pré-ganglionares que deixam o tronco a partir do sexto ao penúltimo gânglios torácicos, com nervos *torácico menor* e *esplâncnico lombar* surgindo em níveis mais caudais (Fig. 8.73/*8* e *9*).

As vísceras e vasos da cabeça recebem sua inervação simpática via gânglio cervical cranial (Fig. 8.71/*5*). As fibras pós-ganglionares que emergem deste gânglio irradiam em uma série de direções que levam elas a territórios dos nervos cranianos e dois primeiros nervos cervicais. Embora muitas fibras passem através dos gânglios parassimpáticos, elas certamente fazem isso sem interrupção. Os detalhes de importância clínica bastante limitada (embora relevantes para trabalhos experimentais), e somente alguns pontos serão apresentados aqui (Fig. 8.71).

Um grande grupo de fibras segue a artéria carótida interna em direção à cavidade craniana e lá fornece ramos para os vasos intracranianos e feixes de fibras que se unem a diversos nervos, especialmente o trigêmeo e aqueles dos músculos extraoculares. Outro grupo de fibras passa através do gânglio ciliar para o bulbo do olho para distribuição final ao dilatador da pupila. Em um nível mais proximal, o *nervo carotídeo interno* dá origem ao nervo petroso maior (Fig. 8.71/*11*) em sua passagem através do canal pterigoide para o gânglio pterigopalatino (Fig. 8.71/*7*). Estas fibras são finalmente dispersas com os vários nervos que inervam estruturas dentro da órbita, cavidade e seios nasais e palato.

Outros ramos participam com fibras parassimpáticas na formação de um plexo dentro da cavidade timpânica a partir da qual a glândula parótida é inervada após passagem além

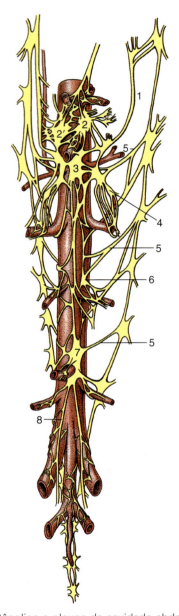

Fig. 8.77 Gânglios e plexos da cavidade abdominal. Vista ventral. *1*, Nervo esplâncnico maior; *2*, gânglio celíaco esquerdo; *2'* gânglio celíaco direito; *3*, gânglio mesentérico cranial; *4*, gânglio renal; *5*, nervos esplâncnicos lombares; *6*, gânglio gonadal; *7*, gânglio mesentérico caudal; *8*, nervo hipogástrico direito.

do gânglio ótico. Ainda outros feixes de fibras entrelaçam a artéria carótida externa e seus ramos.

Os órgãos torácicos – coração, traqueia e pulmões – são inervados por fibras pós-ganglionares que formam plexos cardíacos e pulmonares dentro do mediastino após deixarem a porção torácica do tronco simpático. Estes plexos se combinam com o componente parassimpático correspondente (Fig. 8.76).

Os órgãos abdominais e pélvicos recebem sua inervação simpática através de vários nervos esplâncnicos que levam aos gânglios celíaco, mesentérico cranial, renal,

TABELA 8.3 — AÇÕES CONTROLADAS PELO SISTEMA NERVOSO AUTÔNOMO

Inervação simpática		Órgão-alvo	Inervação parassimpática	
Fonte	**Efeito**		**Efeito**	**Fonte**
Segmento torácico cranial via gânglio cervical cranial	Dilatação da pupila	Íris	Contração da pupila	N. oculomotor via gânglio ciliar
Segmento torácico cranial via gânglio cervical cranial	Relaxamento; acomodação para visão à distância	Músculos ciliares	Contração; acomodação para visão próxima	N. oculomotor via gânglio ciliar
Segmento torácico cranial via gânglio cervical cranial	Vasoconstrição e contração de células mioepiteliais	Glândulas salivares	Vasodilatação e secreção	N. facial via gânglio mandibular N. glossofaríngeo via gânglio ótico
Segmento torácico cranial via gânglio cervical cranial	Vasoconstrição	Glândula lacrimal	Secreção	N. facial via gânglio pterigopalatino
Segmentos torácicos craniais	Aumento da atividade	Coração	Atividade reduzida	N. vago via gânglios cardíacos
Segmentos torácicos e lombares	Vasoconstrição em alguns tecidos, p. ex., pele; vasodilatação em outros, p. ex., músculos esqueléticos	Vasos sanguíneos	Vasodilatação, e possivelmente vasoconstrição em alguns vasos	
Segmentos torácicos craniais	Relaxamento	Brônquíos	Constrição	N. vago
Segmentos torácicos caudais	Secreção	Medula adrenal		
Segmento torácico caudal e lombar via gânglios abdominais	Diminuição da atividade	Trato gastrointestinal	Aumento da motilidade e secreção	N. vago e nn. pélvicos
Segmentos lombares via gânglios abdominais	Relaxamento	Parede da bexiga	Contração	Nn. pélvicos
		Tecido erétil	Vasodilatação	Nn. pélvicos

n. nervo; nn. nervos

aorticorrenal, gonadal e mesentérico caudal na face ventral da aorta próximos às origens das artérias viscerais. As fibras pré-ganglionares fazem sinapse nestes gânglios, e as fibras pós-ganglionares que emergem destes plexos intrínsecos (combinando contribuições vagais) se enredam, e seguem paralelas às artérias viscerais a partir das quais elas obtêm seus nomes (Fig. 8.77).

Os órgãos pélvicos são inervados por fibras pós-ganglionares que deixam o gânglio mesentérico caudal dentro do par de nervos hipogástricos (Fig. 8.77/8'). Estas fibras adentram a cavidade pélvica sob o peritônio para formar um plexo pélvico comum com os nervos pélvicos parassimpáticos (Fig. 8.76). Como já mencionado, a contribuição simpática ao plexo pélvico inclui fibras simpáticas pré-ganglionares que fazem sinapse em localizações periféricas dentro da pelve.

Resumo da Inervação Autonômica

Certos efeitos do sistema nervoso autônomo estão tabulados (Tabela 8.3) para ilustração, mas alguns pontos mais controversos, como a inervação da bexiga e da uretra, ou aqueles que necessitam de descrição mais detalhada, o leitor é encaminhado para trabalhos modernos de fisiologia.

VERIFIQUE SUA COMPREENSÃO

O conhecimento dos componentes celulares, vias neurais e a estrutura macroscópica do sistema nervoso ainda não nos forneceram um retrato minucioso de como o sistema nervoso trabalha. O que mais poderia ser compreendido para melhorar nossa compreensão de como o sistema nervoso funciona e produz comportamento?

9 Órgãos dos Sentidos

Para detectar alterações no ambiente, os animais precisam ter mecanismos para sentir essas mudanças. Os órgãos dos sentidos são estruturas receptoras, localizadas na cabeça e por toda a pele, músculos e órgãos internos, que são capazes de detectar mudanças em modalidades sensoriais específicas, incluindo tato/pressão, luz, som e propriocepção. Alguns receptores sensoriais são parte do próprio sistema nervoso – os receptores na pele e distribuídos por todo o corpo que detectam estímulos nocivos, por exemplo, mas a maioria dos receptores é composta tanto por tecido nervoso quanto não nervoso. Receptores de propriocepção localizados no músculo, conhecidos como *fusos musculares*, são compostos amplamente por células musculares especializadas. O olho é uma estrutura altamente complexa na qual somente a retina tem origem nervosa. Independentemente de sua composição, cada receptor está conectado a um neurônio sensorial que transmite a informação sobre a atividade do receptor, na forma de uma série de potenciais de ação, ao sistema nervoso central.

Muitos desses sentidos são conscientes, o que significa que o animal está ciente do que foi registrado. Entretanto, existem sistemas sensoriais associados a músculos e vísceras dos quais o animal é menos consciente e através dos quais está conectado ao "ambiente interno" de seu próprio corpo.

Os órgãos dos sentidos são geralmente classificados naqueles dos sentidos especiais – visão, audição, olfato, paladar – e dos sentidos mais gerais de toque, pressão e dor. Os órgãos dos sentidos especiais serão descritos inicialmente.

OLHO

O olho, o órgão da visão, consiste em um bulbo do olho e vários anexos – estruturas acessórias como os músculos oculares que movimentam o bulbo do olho, as pálpebras que o protegem e o aparelho lacrimal que mantém úmidas suas partes expostas. A maioria dos anexos está alojada na órbita, onde o bulbo do olho está incrustado em generosas quantidades de gordura. As pálpebras surgem das margens ósseas da órbita e, assim como cortinas, são intermitentemente fechadas sobre a parte exposta do olho (piscar) a fim de distribuir as lágrimas ou fluido lacrimal para proteção; são mantidas sobre os olhos durante o sono, quando a visão não é necessária.

Os olhos dos mamíferos domésticos protraem mais a partir da superfície da face do que os olhos dos primatas, incluindo o ser humano. Sua posição na cabeça está relacionada ao ambiente do animal, aos hábitos e ao modo de alimentação. De forma geral, espécies predadoras (cão, gato) têm olhos situados bem à frente, para fornecer um amplo campo de visão binocular que permite foco em objetos próximos e percepção de profundidade (Fig. 9.1). Aquelas espécies que são presas (herbívoros: equinos, ruminantes, coelhos) têm olhos situados mais lateralmente, para que os campos direito e esquerdo de visão dificilmente se sobreponham; consequentemente, esses animais apresentam um amplo campo de visão, mas pouca capacidade de visão binocular.

Quando um animal está emaciado, a gordura orbital torna-se reduzida e os olhos afundam dentro das órbitas, dando à face uma aparência esquelética.

 BULBO DO OLHO

O bulbo do olho (antes denominado globo ocular) dos mamíferos domésticos é praticamente esférico, mas com uma leve compressão anteroposterior* em equinos e bovinos. Além disso, a córnea, a parte transparente do bulbo do olho, é sobressalente na superfície anterior em virtude do seu menor raio de curvatura (Fig. 9.2).

O eixo óptico é a linha reta que passa através do ponto mais alto da córnea, o *polo anterior*, e o ponto mais alto da superfície posterior, o *polo posterior* do bulbo do olho. O *equador* é uma linha imaginária sobre o bulbo do olho que, assim como na Terra, está equidistante dos polos. Um *meridiano* é uma das várias linhas que passam de polo a polo que intersecionam o equador em ângulos retos. O nervo óptico (Fig. 9.2/6) deixa o bulbo do olho discretamente ventral ao polo posterior.

O bulbo do olho apresenta três túnicas delgadas que, estando em íntima aposição, formam um folheto laminado que circunda o centro parcialmente líquido, parcialmente gelatinoso. As três túnicas são: (1) uma túnica fibrosa externa, a única túnica completa, que dá forma e proteção ao bulbo do olho; (2) uma túnica vascular média, rica em vasos sanguíneos e musculatura lisa, que supre nutrientes ao bulbo do olho e contribui para a regulação do formato da lente e tamanho da pupila; e (3) uma túnica nervosa interna, que consiste majoritariamente em tecido nervoso, que é a camada mais diretamente relacionada à visão – a tradução dos estímulos visuais em impulsos nervosos para interpretação pelo cérebro.

Túnica Fibrosa

A túnica fibrosa do bulbo do olho é composta por tecido conjuntivo muito denso que, ao resistir à pressão interna, dá ao olho sua forma e rigidez. Ela consiste em esclera e córnea, que se encontram no limbo (Fig. 9.2/7).

---

*Anterior e posterior, em frente e atrás, respectivamente, são utilizados em vez de rostral e caudal para se referir ao olho.

Capítulo 9 **Órgãos dos Sentidos** 319

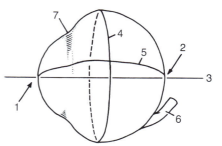

Fig. 9.2 Vista medial do bulbo do olho direito. *1*, Polo anterior; *2*, polo posterior; *3*, eixo óptico; *4*, equador; *5*, um meridiano; *6*, nervo óptico; *7*, limbo.

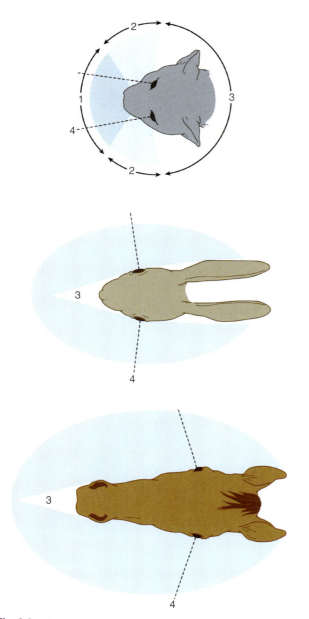

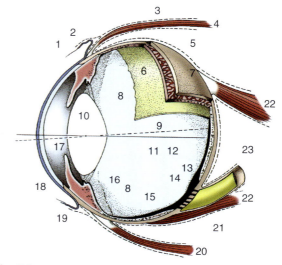

Fig. 9.3 Olho aberto para demonstrar as três túnicas, que foram desenhadas mais grossas do que de fato são. *1*, Limbo; *2*, fórnix superior; *3*, fáscia muscular profunda; *4*, músculo reto dorsal; *5*, bainha do bulbo; *6*, coroide; *7*, esclera; *8*, ora serrata; *9*, retina; *10*, lente; *11*, eixo óptico; *12*, eixo visual; *13*, área crivosa; *14*, disco óptico; *15*, retina; *16*, corpo ciliar; *17*, íris; *18*, córnea; *19*, conjuntiva; *20*, músculo reto ventral; *21*, nervo óptico; *22*, retrator do bulbo; *23*, bainha do nervo óptico.

Fig. 9.1 Campos visuais do gato, coelho e equino (*de cima para baixo*). *1*, Visão binocular; *2*, visão monocular; *3*, ponto cego; *4*, eixo visual do olho em posição central.

A *esclera* é a parte posterior opaca da túnica fibrosa. Ela consiste em uma densa rede de fibras colágenas e elásticas, e é geralmente branca ("o branco do olho"), embora com uma tonalidade azulada; em algumas espécies contém células pigmentadas que a tornam cinza. Ventral ao polo posterior, a esclera consiste em uma pequena área cribriforme (Fig. 9.3/13) através da qual as fibras do nervo óptico passam. O nervo é envolto por uma bainha de tecido conjuntivo que prolonga a dura-máter até a esclera. A esclera também é penetrada por diversas pequenas artérias ciliares e nervos, e por veias maiores conhecidas como *veias vorticosas*. A esclera confere ligação aos tendões dos músculos oculares anteriores ao equador. Posteriormente, exceto pelas áreas tomadas pelo músculo retrator do bulbo, a esclera é coberta por uma membrana delgada (bainha do bulbo; Fig. 9.3/5) que a separa da gordura retrobulbar, que forma um soquete no qual o bulbo do olho pode rotacionar. Próximo ao limbo, a esclera é coberta pela conjuntiva (ver adiante), que fornece uma conexão com a parte interna das pálpebras (Fig. 9.3/19).

A *córnea*, que compõe cerca de um quarto da túnica fibrosa e tem abaulamento frontal (Fig. 9.4), é composta por um tipo especial de tecido conjuntivo denso organizado de forma lamelar. Geralmente se reconhece que, além do arranjo cuidadoso de suas fibras, a transparência não é somente um fenômeno estrutural, mas também fisiológico, e depende do bombeamento contínuo de fluidos intersticiais, um processo que ocorre no epitélio posterior. A principal substância da córnea, a *substância própria*, é contínua com a esclera (Fig. 9.5/*6* e *9*) e é envolta por membranas limitantes anterior e posterior e camadas

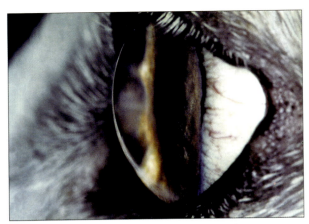

Fig. 9.4 Curvatura da córnea canina.

epiteliais. A camada epitelial anterior é contínua com o epitélio da conjuntiva, enquanto a camada epitelial posterior é contínua com a superfície anterior da íris por meio do ângulo iridocorneal (Fig. 9.5/4). A córnea não contém vasos sanguíneos; os nutrientes para suas células permeiam a substância própria dos vasos no limbo ou são transportados até sua superfície no fluido lacrimal e humor aquoso. A superfície da córnea é muito sensível em virtude da presença de terminações nervosas livres próximas ao epitélio anterior. Elas surgem dos longos nervos ciliares, que são ramos do nervo oftálmico (descrito adiante).

Túnica Vascular

A túnica vascular do olho (também conhecida como *úvea*) localiza-se profundamente à esclera à qual se fixa. Ela consiste em três zonas: coroide, corpo ciliar e íris, na sequência posteroanterior (ver Fig. 9.3). A coroide, a zona mais posterior, reveste a esclera desde o nervo óptico até praticamente o limbo; o corpo ciliar é uma zona espessada oposta ao limbo; a íris se projeta em direção à cavidade do bulbo do olho posterior à córnea. A íris é a única estrutura interna prontamente observada através da córnea sem a utilização de um instrumento, como o oftalmoscópio. A principal função da túnica vascular é fornecer irrigação sanguínea às estruturas do olho, mas também serve para suspender a lente, regular a curvatura da lente e ajustar o tamanho da pupila por ação da musculatura lisa no corpo ciliar e íris (ver Fig. 9.5).

A *coroide* contém uma densa rede de vasos sanguíneos incrustados em tecido conjuntivo altamente pigmentado. A rede é irrigada pelas artérias ciliares posteriores e drenada pelas veias vorticosas. Um folheto achatado de capilares na superfície interna é responsável pela nutrição das camadas externas da túnica nervosa (retina), a qual está localizada profundamente (interna) à coroide. O sangue nesses capilares produz a vermelhidão do fundo (superfície interior do hemisfério posterior) observada quando o olho é examinado com um oftalmoscópio. Na parte dorsal do fundo de olho, a coroide forma uma área variavelmente colorida e que reflete a luz, conhecida como *tapete lúcido*

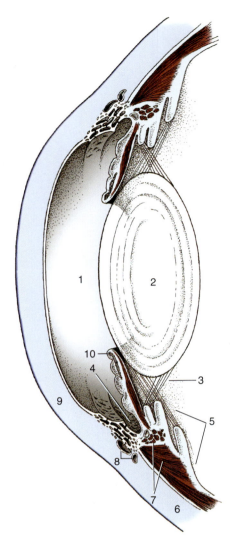

Fig. 9.5 Secção da parte anterior do olho. *1*, Câmara anterior; *2*, lente; *3*, fibras zonulares; *4*, ângulo iridocorneal; *5*, corpo ciliar; *6*, esclera; *7*, músculos ciliares; *8*, plexo venoso da esclera; *9*, córnea; *10*, íris com músculos esfíncter e dilatador demonstrados.

(Fig. 9.6). Esta é uma camada avascular (celular em carnívoros, fibrosa em ruminantes e equinos) entre os capilares e a rede de vasos maiores. As células do tapete contêm bastões cristalinos arranjados de tal forma que a luz que incide sobre elas seja dividida em dois componentes, o que resulta na iridescência característica. No tapete fibroso, o agrupamento do colágeno tem o mesmo efeito. O tapete faz os olhos dos animais "brilharem" quando eles olham em direção à luz, como os faróis de um carro que se aproxima. Os olhos do ser humano e dos suínos não possuem tapete e, portanto, não apresentam este efeito. Acredita-se que o tapete seja uma adaptação noturna; pela reflexão da luz incidente, ocorre aumento da estimulação das células receptoras sensíveis à luz na retina sobrejacente, o que auxilia a visão em locais escuros. A coroide

Capítulo 9 **Órgãos dos Sentidos** 321

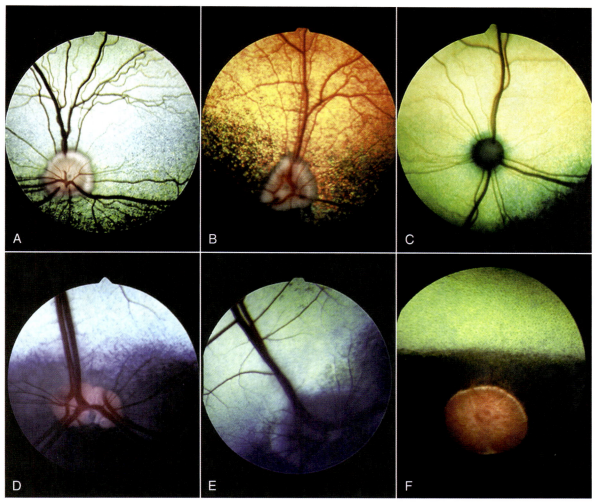

Fig. 9.6 Fundo de olho de (A) cão Pastor Holandês, (B) Old English Sheepdog, (C) gato, (D) vaca, (E) cabra, e (F) cavalo.

está intimamente aderida à camada externa pigmentada da retina, o que faz com que a camada pigmentada permaneça ligada à coroide quando a maior parte da retina é removida durante dissecação. A retina não contém pigmento onde se sobrepõe ao tapete lúcido.

Em direção ao limbo, a coroide fica mais espessa para formar o corpo ciliar (Fig. 9.5/5). Esta estrutura é um anel elevado com cristas que convergem em direção ao centro da lente; na região anterior, o anel é continuado pela íris. Pode-se compreender melhor o corpo ciliar ao observá-lo em sua totalidade, olhando em direção à parte anterior do olho por trás (Figs. 9.7/2 e 9.8). As cristas radiais, conhecidas como *processos ciliares*, prolongam as *fibras zonulares* (Fig. 9.5/3) até o equador da lente, a suspendendo ao redor de sua periferia. Entre o corpo ciliar e a esclera está o músculo *ciliar* liso (Fig. 9.5/7), que funciona na acomodação, ou seja, a capacidade do olho em focar em objetos próximos ou distantes pela alteração do formato da lente (descrita adiante).

A terceira e menor parte da túnica vascular é a íris (Fig. 9.5/10), que está suspensa entre a córnea e a lente. É um anel plano de tecido ligado em sua periferia à esclera (pelo ligamento pectinado; Fig. 9.12/7) e ao corpo ciliar. A abertura no centro é a *pupila* (Fig. 9.9) através da qual a luz entra na parte posterior do olho. O tamanho da pupila e, portanto, a quantidade de luz que alcança a retina é regulada por dois músculos lisos na íris: o músculo esfíncter (constritor) e o músculo dilatador. O esfíncter está localizado próximo à margem da pupila, mas as fibras do dilatador estão agrupadas radialmente e, durante a contração, alargam a pupila. Protuberâncias irregulares (grânulos irídicos; Fig. 9.9) que contêm espirais de capilares são frequentemente observadas nas margens pupilares superior e inferior de ungulados; a sua função não é conhecida, embora haja sugestões de que atuam como "sombras".

A íris divide o espaço entre a lente e a córnea em câmeras anterior e posterior que se comunicam pela pupila (ver Fig. 9.9). Ambas são preenchidas por *humor aquoso*, um líquido claro aquoso (descrito adiante).

A íris consiste em três camadas: uma camada epitelial anterior, que é contínua pelo ângulo iridocorneal e se une ao

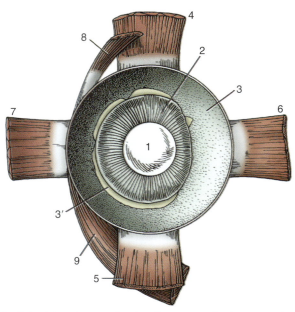

Fig. 9.7 Metade anterior do olho esquerdo de um equino, vista caudal. *1*, Lente; *2*, corpo ciliar; *3*, coroide coberta por camada externa pigmentada da retina; *3'*, remanescentes da camada interna nervosa da retina, que foi removida; *4, 5, 6* e *7*, músculos retos dorsal, ventral, medial e lateral; *8* e *9*, músculos oblíquos dorsal e ventral.

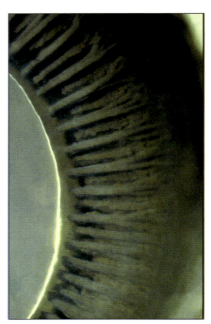

Fig. 9.8 Vista caudal do corpo ciliar com processos ciliares (equino).

epitélio posterior da córnea; uma camada média de estroma de tecido conjuntivo, que contém os dois músculos lisos; e uma camada posterior de epitélio pigmentado, que é extensão cranial da camada pigmentada da retina mencionada anteriormente. A camada posterior é conhecida como a parte irídica da retina e é adjacente ao músculo dilatador (Fig. 9.5/*10*).

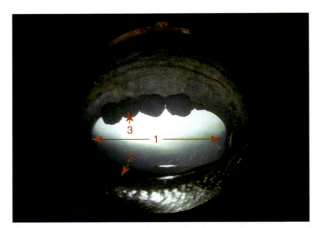

Fig. 9.9 Face anterior da íris equina com grânulos irídicos característicos. *1*, Pupila; *2*, margem pupilar; *3*, grânulo irídico.

A cor da íris determina a "cor do olho" e depende tanto do número de células pigmentadas presentes no estroma quanto do tipo de pigmento presente nas células. Se as células pigmentadas (melanócitos) estiverem bem compactadas, a íris é marrom-escura (Fig. 9.10); com menos células, a íris é mais clara e amarelada; um mínimo de células pigmentadas resulta em uma aparência azulada. Em animais albinos, o pigmento está ausente da parte irídica da retina, tal que a íris está totalmente desprovida de pigmento; olhos albinos parecem vermelhos porque o sangue nos capilares não é obscurecido pela pigmentação.

Túnica Interna

A túnica interna ou nervosa do bulbo do olho contém as células receptoras sensíveis à luz e é conhecida como *retina* (Fig. 9.3/*9* e *15*). A retina desenvolve-se como uma extensão do cérebro ao qual permanece conectada pelo nervo óptico. A retina começa onde o nervo penetra a coroide; com formato semelhante a um cálice oco, ela delimita a superfície interna do olho e termina na margem pupilar. Somente cerca dos dois terços posteriores da retina podem ser alcançados pela luz que entra pela pupila. Consequentemente, somente essa *parte óptica da retina* é formada por células fotorreceptoras e é relativamente espessa. O terço anterior remanescente não apresenta fotorreceptores e é, portanto, "cego" (*parte cega da retina*) e constitui a camada pigmentada que se prolonga sobre o corpo ciliar e parte de trás da íris. A margem causada pela diminuição abrupta da espessura da retina na junção das partes óptica e cega é a *ora serrata* (Fig. 9.3/*8*); também demarca o limite entre a coroide e corpo ciliar. As duas camadas da retina desenvolvem-se a partir das camadas interna e externa da cúpula óptica presente no embrião. O espaço entre as camadas da cúpula óptica, embora obliterado após o nascimento, permanece uma região frágil onde a delaminação causa o "descolamento" de retina.

A presença de grandes quantidades de pigmentos na retina e na coroide torna o interior da parte posterior do

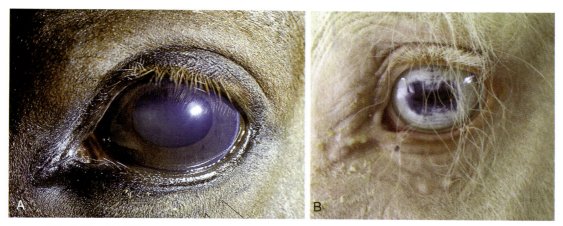

Fig. 9.10 (A) Olho esquerdo equino. Observe a pigmentação marrom da íris. (B) Olho esquerdo equino de um animal albino. Observe a ausência de pigmento.

olho escura como o interior de uma câmera, o que faz com que a pupila pareça preta. As paredes negras absorvem luz dispersa e refletida, e impedem que a luz incida sobre a retina uma segunda vez, o que poderia contribuir para a visão turva.

As camadas na parte óptica da retina são as seguintes, começando na coroide e seguindo para o interior: uma camada única de células pigmentadas; uma camada neuroepitelial que contém as células fotorreceptoras – ou seja, os bastonetes e cones (os bastonetes, até onde sabemos, são responsáveis pela visão em preto e branco [noturna] e os cones, pela colorida [diurna]) (Fig. 9.11/2); uma camada de células ganglionares bipolares (Fig. 9.11/3); e uma camada de células ganglionares multipolares cujos axônios não mielinizados, localizados internamente (profundos) às células, passam ao disco óptico, onde se agregam para formar o nervo óptico (Fig. 9.11/4). É óbvio por este arranjo que a luz passa através de todas as camadas, exceto pela primeira, antes de alcançar e estimular os bastonetes e cones.

A área onde os axônios da quarta camada convergem para deixar o olho, o *disco óptico*, pode ser facilmente visualizada quando o fundo do olho é examinado com um oftalmoscópio (ver Fig. 9.6). Como aqui os axônios desviam em direção à área cribriforme da esclera, não há espaço para células receptoras; o disco óptico, portanto, é um ponto cego. Ao contrário, uma área de resolução óptica máxima (mácula) está localizada a uma curta distância dorsolateral ao disco óptico. Acredita-se que quando examinamos os objetos atentamente, nós os focamos com a mácula. Não é sabido se ocorre o mesmo com os animais. Em algumas espécies, a mácula é discretamente visível com o oftalmoscópio. O *eixo visual* é a linha que conecta a mácula, o centro da lente e o objeto visualizado. Não coincide exatamente com o eixo óptico porque a mácula é discretamente dorsal ao polo posterior do bulbo do olho (ver Fig. 9.3).

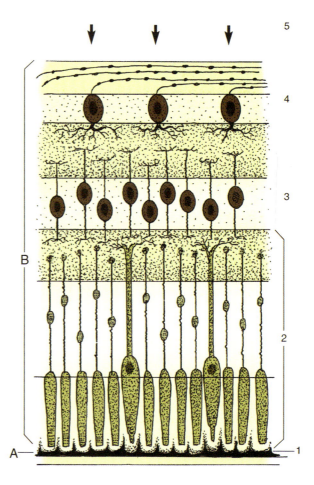

Fig. 9.11 (A) Camada externa pigmentada e (B) camada interna neuroepitelial da retina. *1*, Células pigmentadas; *2*, células receptoras (bastonetes e cones); *3*, células ganglionares bipolares; *4*, células ganglionares multipolares; *5*, luz incidente (*setas*).

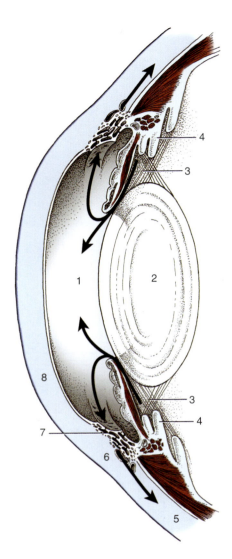

Fig. 9.12 O fluxo (*setas*) do humor aquoso. *1*, Câmara anterior; *2*, lente; *3*, câmara posterior; *4*, corpo ciliar; *5*, esclera; *6*, plexo venoso; *7*, ligamento pectinado; *8*, córnea.

Arteríolas e vênulas que emergem do disco óptico se dispersam em vários padrões espécie-específicos para nutrir e drenar a retina (ver Fig. 9.6). As arteríolas são ramos da artéria central da retina, a qual chega no disco óptico pelo centro do nervo óptico.

A compressão anteroposterior do bulbo do olho equino sugere que o equino apresenta uma retina inclinada, que seria aquela em que todas as partes da retina não estão equidistantes do polo posterior da lente; a distância da lente torna-se progressivamente maior conforme a retina segue no plano dorsal. Presumivelmente, conforme objetos mais próximos são visualizados, eles são focalizados nas partes mais dorsais da retina; o comprimento focal é automaticamente aumentado, e é necessária pouca acomodação da lente (p. 516).

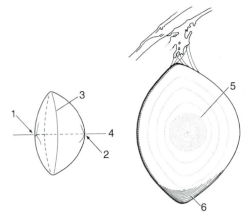

Fig. 9.13 Lente bovina; à direita, uma secção meridional. *1*, Polo anterior com estrela da lente; *2*, polo posterior com estrela da lente; *3*, equador; *4*, eixo óptico; *5*, núcleo; *6*, camadas das fibras da lente, demonstradas somente em parte.

Meios Refratores do Bulbo do olho

Agora que as camadas da parede do bulbo do olho foram explicadas, o interior do bulbo do olho é descrito seguindo o caminho tomado pela luz que entra pelo olho.

A luz entra inicialmente pela *córnea*, uma parte integral da túnica fibrosa de sustentação. Embora densa e resistente, ela é transparente e, assim, permite que a luz entre no olho. A córnea tem um papel importante na refração; ou seja, é capaz, assim como a lente, de desviar a luz para que o objeto visualizado pelo animal seja suficientemente miniaturizado para ser focalizado pela retina.

Os raios depois encontram o *humor aquoso* que preenche o espaço entre a córnea e a lente. O humor aquoso é um fluido aquoso e claro que, além de suas propriedades refratoras, tem um importante papel na manutenção da pressão intraocular. É continuamente produzido por células dos processos ciliares e entra no sistema pela câmara posterior, caudal à íris. A partir desse ponto, passa através da pupila para a câmara anterior e pelos espaços no tecido trabecular (ligamento pectinado) do ângulo iridocorneal. Esses espaços transportam o fluido aos seios venosos na esclera e, assim, para a corrente sanguínea (Fig. 9.12). No olho saudável, a taxa de produção é proporcional à taxa de drenagem, mantendo uma pressão constante. A interferência na drenagem permite que o excesso de fluido se acumule, o que faz com que a pressão intraocular se eleve (glaucoma). Essa grave condição é menos comum em animais domésticos do que em seres humanos.

A *lente* (Fig. 9.13), ao contrário de seus vizinhos líquidos, é uma estrutura sólida, embora suficientemente elástica para poder alterar seu formato. É biconvexa e apresenta polos anterior e posterior, um equador e um eixo central que coincide com o eixo óptico do olho. A superfície posterior é geralmente mais convexa do que a anterior. A lente apresenta uma cápsula externa que é mais espessa anteriormente e com espessura máxima no equador, onde as fibras zonulares do corpo ciliar estão inseridas. A cápsula

Capítulo 9 **Órgãos dos Sentidos** 325

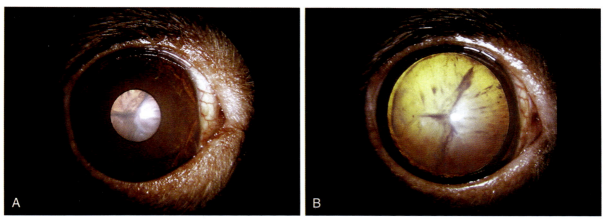

Fig. 9.14 (A) Pupila canina em constrição leve. Catarata da lente visível. (B) Pupila canina em midríase (pupila dilatada). A lente é agora totalmente visível; observa-se que a opacidade afeta toda a lente.

da lente é elástica e está permanentemente sob tensão, que, sem a oposição exercida na periferia, poderia resultar em uma lente de formato mais esférico. A substância da lente consiste em fibras agrupadas de forma muito regular. Elas formam folhetos concêntricos que podem ser removidos como as camadas de uma cebola. Dentro de cada folheto, as fibras estão arranjadas para que formem alças a partir de um ponto na superfície anterior para outro na superfície posterior. Suas extremidades estão ligadas às extremidades de outras fibras, formando suturas visíveis em forma de pequenas estrelas de três pontas (raios das lentes; Fig. 9.13/*1* e *2*). Na parte periférica, ou cortical da lente, as fibras são relativamente macias; elas são mais firmes e mais delgadas em direção ao centro da lente onde formam um núcleo mais duro. Em virtude das suas propriedades elásticas, o córtex pode ser moldado para que a lente altere o formato durante a acomodação. Em vários animais idosos, a lente se torna turva, prejudicando a visão; esta condição é conhecida como catarata (Fig. 9.14).

Acomodação. Conforme previamente mencionado, a cápsula elástica da lente espremeria o córtex relativamente macio da lente em uma forma mais redonda, a menos que sofresse oposição das fibras zonulares que surgem dos processos ciliares, que exercem uma tração radial constante no equador. Esta tração torna a lente plana, que corresponde a seu formato de repouso adaptada para visão de longe e também presente durante o sono. Quando o animal quer focar em um objeto próximo, o músculo na superfície do corpo ciliar se contrai, espessando o corpo ciliar. Esta alteração desloca os processos em direção à lente e assim relaxa as fibras zonulares. A lente, liberada da tensão em seu equador, torna-se mais redonda e focaliza o objeto. Em comparação com o músculo em seres humanos, o músculo ciliar e, portanto, a capacidade de acomodação, é mal desenvolvido em animais domésticos.

Após passar através da lente, os raios de luz entram no *corpo vítreo*. Uma massa semelhante a gel que consiste principalmente em água (humor vítreo), o corpo vítreo apresenta um estroma de finas fibras transparentes que se condensam em uma membrana na superfície. O corpo ocupa o espaço entre a lente e a retina, e mantém esta última junto à coroide. No embrião, a lente é nutrida pela artéria hialoide, um ramo da artéria central da retina que passa através do corpo vítreo. A artéria geralmente sofre degeneração após o nascimento, e a lente é então nutrida por difusão (Fig. 9.15). Ao contrário do humor aquoso, o humor vítreo não é continuamente substituído; e, portanto, tem volume constante.

Anexos do Olho

As estruturas que protegem e movimentam o bulbo do olho incluem as fáscias da órbita, os músculos oculares, as pálpebras e a túnica conjuntiva e o aparelho lacrimal; a maioria está contida na *órbita*. Esta estrutura é uma cavidade em forma de cone na face lateral do crânio que é delimitada externamente por uma margem óssea (base do cone). Nos carnívoros e suínos, o osso é deficiente lateralmente, mas o anel é completo pelo *ligamento da órbita* (ver Fig. 2.31/*1*). A parede da órbita humana é inteiramente óssea, mas em mamíferos domésticos as faces lateral e ventral são formadas pela periórbita fibrosa, uma das fáscias da órbita (descrita adiante).

Fáscia da Órbita

O bulbo do olho é envolto por três camadas fasciais irregularmente cônicas. A mais externa destas é a periórbita, mencionada anteriormente; internas à periórbita estão as fáscias musculares superficial e profunda (Fig. 9.16).

A *periórbita* insere-se próximo ao forame óptico no ápice do cone. Ela se combina ao periósteo na margem da órbita e nas paredes medial e dorsal da órbita. Em outros locais (principalmente lateral e ventralmente) está livre, e forma uma divisão substancial fibrosa entre as estruturas orbitais e extraorbitais (Fig. 9.17/*11*). A periórbita divide-se na margem da órbita. Uma parte se prolonga como o periósteo dos ossos da face; a outra, o *septo da órbita* (Fig. 9.17/*2*), forma as duas

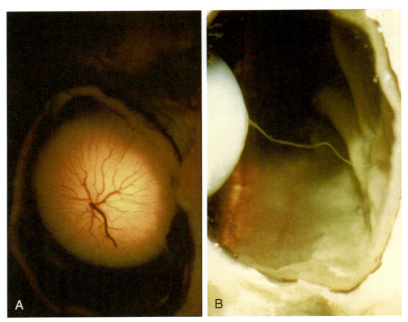

Fig. 9.15 (A) Face posterior da lente (filhote recém-nascido) demonstrando remanescente da artéria hialoide. (B) Artéria hialoide persistente (cão).

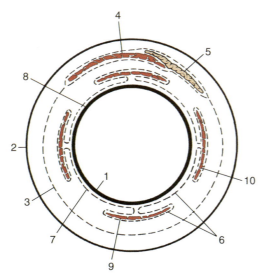

Fig. 9.16 Representação esquemática das fáscias da órbita: transecção das estruturas da órbita na altura do bulbo do olho. Parte da fáscia muscular profunda (6) forma a bainha do bulbo (7). *1*, Bulbo do olho; *2*, periórbita; *3*, fáscia muscular superficial; *4*, músculo levantador da pálpebra; *5*, glândula lacrimal; *8*, espaço episcleral; *9*, músculo reto ventral; *10*, músculo reto lateral.

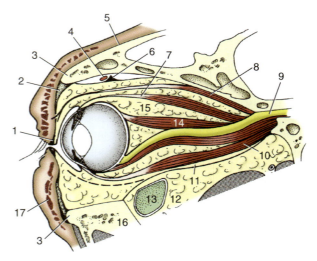

Fig. 9.17 Olho bovino direito seccionado ao longo do eixo orbital, face rostromedial. *1*, Tarso; *2*, septo da órbita; *3*, margem da órbita; *4*, músculo oblíquo dorsal; *5*, periósteo da face; *6*, tróclea; *7*, músculo reto dorsal; *8*, músculo levantador da pálpebra superior; *9*, nervo óptico no forame óptico; *10*, músculo reto ventral; *11*, periórbita; *12*, gordura extraperiorbital; *13*, bula lacrimal, um recesso caudal do seio maxilar; *14*, músculo retrator do bulbo; *15*, gordura intraperiorbital; *16*, arco zigomático; *17*, músculo orbicular do olho.

pregas semilunares com margens livres espessadas (tarsos) que enrijecem as margens das pálpebras superior e inferior. A *tróclea* (Fig. 9.17/6), uma parte plana da cartilagem incrustada na parede dorsomedial próxima à margem da órbita, atua como uma roldana ao redor da qual o músculo oblíquo dorsal se dobra até mudar de direção em aproximadamente 90°.

A *fáscia muscular superficial* frouxa e gordurosa está situada dentro da periórbita e envolve o músculo levantador da pálpebra superior e a glândula lacrimal (Fig. 9.16/3). A *fáscia muscular profunda* é mais fibrosa; ela surge a partir das pálpebras e do limbo do bulbo do olho, o qual envolve firmemente. Está refletida ao redor dos músculos que se inserem no bulbo do olho e ao redor do nervo óptico, fornecendo, a cada um, um envelope fascial. O local onde

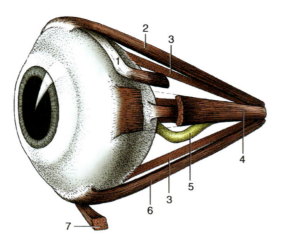

Fig. 9.18 Músculos oculares. *1*, Músculo oblíquo dorsal (m.); *2*, m. reto dorsal; *3*, m. retrator do bulbo; *4*, m. reto medial; *5*, nervo óptico; *6*, m. reto ventral; *7*, m. oblíquo ventral.

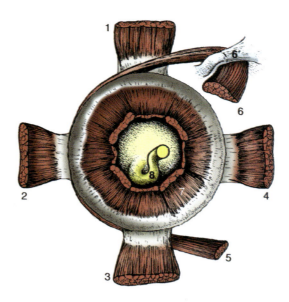

Fig. 9.19 Cotos dos músculos oculares visualizados por trás do bulbo do olho esquerdo. *1*, Músculo reto dorsal (m.); *2*, m. reto lateral; *3*, m. reto ventral; *4*, m. reto medial; *5*, m. oblíquo ventral; *6*, m. oblíquo dorsal; *6'*, tróclea; *7*, m. retrator do bulbo; *8*, nervo óptico.

a fáscia muscular profunda está aderida ao bulbo do olho é chamado de bainha do bulbo (Fig. 9.16/*7*), embora seja separado por um estreito espaço episcleral. A presença deste espaço facilita o movimento do bulbo do olho contra a gordura retrobulbar, que é vantajosa durante a enucleação para liberar o bulbo do olho e deixar a bainha do bulbo e as estruturas retrobulbares no local.

Músculos do Bulbo do Olho

Os músculos que movimentam o olho estão localizados atrás do bulbo do olho. Todos, exceto um, se originam nas proximidades do forame óptico no ápice do cone orbital. Existem quatro músculos retos, dois músculos oblíquos e um retrator.

Os quatro *músculos retos* – dorsal, ventral, medial e lateral – estão inseridos anteriormente ao equador do bulbo do olho por tendões largos, embora bastante finos (ver Fig. 9.7). Os *músculos oblíquos dorsal* e *ventral* se ligam ao bulbo do olho próximos ao equador e atuam para rotacionar o bulbo do olho ao redor do eixo visual (Fig. 9.18/*1* e *7*). O músculo oblíquo dorsal tem sua origem próximo ao forame óptico e segue pela parede dorsomedial da órbita antes de ser desviado ao redor da tróclea para se inserir na superfície dorsolateral do bulbo do olho sob o tendão do músculo reto dorsal. Uma pequena bainha sinovial protege o músculo conforme ele passa ao redor da tróclea, o que de fato corresponde à sua origem funcional. Se este músculo se contraísse por si só, tracionaria a parte dorsal do bulbo do olho medialmente.

O *músculo oblíquo ventral*, excepcionalmente, não tem sua origem nas redondezas do forame óptico. Em vez disso, tem sua origem em uma depressão na parede ventromedial da órbita, passando lateral e ventralmente ao bulbo do olho e ao tendão do músculo reto ventral antes de se inserir na parte ventrolateral do bulbo do olho. Sua contração, se isolada da ação dos outros músculos, rotacionaria o bulbo do olho ao redor do eixo visual fazendo com que a parte dorsal do bulbo do olho fosse movimentada lateralmente. O músculo *retrator do bulbo* (Fig. 9.17/*14*) tem sua origem próximo ao forame óptico, mas insere no bulbo do olho posterior ao equador. Ele forma um cone muscular quase completo ao redor do nervo óptico (Fig. 9.19/*7*). As razões para a ausência do músculo retrator em seres humanos não são compreendidas.

Os movimentos do olho são muito mais complexos do que sugerem as origens e inserções dos músculos individuais. A atividade dos músculos do bulbo do olho é finamente coordenada, tal que a tensão é maior ou menor apropriadamente em músculos opostos para suave transição de uma posição do olho para outra. As ações mais difíceis de explicar são aquelas dos músculos oblíquos porque não há rotação significativa ao redor do eixo visual em qualquer movimento usual. Sua participação é necessária pela seguinte razão. Os músculos retos tem sua origem discretamente medioventrais ao ponto onde o eixo visual, se estendido caudalmente, alcançaria o crânio. Ou seja, o eixo visual não coincide com o eixo do cone da órbita. Como resultado, o músculo reto dorsal, por exemplo, simplesmente não elevaria o polo cranial do bulbo do olho, mas também rotacionaria o bulbo do olho, fazendo com que sua parte dorsal fosse movimentada discretamente na direção medial. Esta leve torção é reflexamente resistida pelo oblíquo ventral, e o resultado é uma elevação suave do polo anterior. O inverso ocorre na depressão do bulbo do olho, na qual os músculos reto ventral e oblíquo dorsal estão envolvidos.

Um músculo estriado adicional dentro da órbita será aqui descrito por conveniência. O músculo levantador da pálpebra superior (Fig. 9.17/*8*) não se insere no bulbo do olho, mas passa sob o mesmo e se insere para elevar a pálpebra superior.

Além desses músculos estriados, existem três folhetos de musculatura lisa associados ao bulbo do olho, embora eles sejam raramente observados durante a dissecção rotineira. O músculo orbital consiste em uma camada de fibras circulares (com relação ao eixo visual) inseridas na superfície interna da periórbita. Uma camada longitudinal ventral de musculatura lisa se origina na bainha do músculo reto ventral e se insere na pálpebra inferior, assim como o músculo do tarso, e também na terceira pálpebra (descrita adiante). Uma camada longitudinal medial se estende a partir da bainha do músculo reto medial e da tróclea em direção à pálpebra superior, como o músculo superior do tarso, e em direção à terceira pálpebra. A tensão nesses folhetos mantém a posição proeminente normal do olho e a posição retraída das pálpebras.

Pálpebras e Conjuntiva

As pálpebras são duas pregas musculofibrosas das quais a superior é mais extensa e mais móvel. As margens livres das pálpebras encontram-se nos *ângulos oculares* medial e lateral, e limitam uma abertura conhecida como *rima palpebral*. As pálpebras consistem em três camadas: a pele, uma camada musculofibrosa média e uma membrana mucosa, conhecida como *conjuntiva palpebral*, voltada para o olho (Fig. 9.20). A pele das pálpebras é fina e delicada, e coberta por pelos curtos; também pode ter alguns poucos pelos táteis proeminentes.

A *camada fibromuscular* é formada pelo músculo orbicular do olho, o septo orbital, a aponeurose do músculo levantador e o músculo liso do tarso. O orbicular do olho fecha as pálpebras. Ele se localiza logo abaixo da pele e pode ser dissecado das camadas restantes, as quais são intimamente entremeadas. O septo orbital surge da margem da órbita; a aponeurose dos músculos levantador e do tarso tem origem na órbita. Em direção à margem livre da pálpebra, estes componentes são sucedidos pelo *tarso* (Fig. 9.20/2'), uma condensação fibrosa em forma de placa que estabiliza o ângulo da pálpebra. As extremidades dos dois tarsos estão ancoradas à margem da órbita pelos *ligamentos palpebrais* medial e lateral, que garantem que a rima palpebral seja alongada quando o olho está fechado. Profundamente ao tarso e com abertura na margem da pálpebra por meio de uma fileira de aberturas minúsculas está uma série de *glândulas do tarso* (Fig. 9.20/6) que secretam um material oleoso. Logo em frente a estas aberturas glandulares estão os cílios (pestanas), que em geral são mais proeminentes e numerosos na pálpebra superior do que na inferior; cílios conspícuos estão ausentes da pálpebra inferior de carnívoros. Pequenas glândulas ciliares e sebáceas estão associadas às raízes dos cílios; a inflamação de uma dessas glândulas é conhecida como *terçol* (hordéolo).

A *conjuntiva palpebral* é uma membrana mucosa transparente e fina que forma a superfície posterior da pálpebra. É refletida na base das pálpebras para seguir na esclera como *conjuntiva do bulbo*, que termina no limbo, embora o epitélio continue como epitélio anterior da córnea. O espaço potencial entre as pálpebras e o bulbo do olho é conhecido por *saco conjuntival*, e suas extremidades dorsal e ventral são os *fórnices* (Fig. 9.3/2). A transparência da conjuntiva faz com que os menores vasos sanguíneos sejam visíveis, especialmente em infecções, quando estão congestos. Aqueles na conjuntiva do bulbo se movimentam junto com esta camada frouxa; os vasos esclerais mais profundos não. Este arranjo permite a distinção clínica entre a inflamação da conjuntiva e aquela das estruturas mais profundas. Uma conjuntiva pálida sugere anemia, choque ou hemorragia interna.

Uma discreta elevação mucosa, a *carúncula lacrimal*, está presente no ângulo medial do olho; ela alberga alguns pelos finos nas espécies de grande porte (Fig. 9.21/2).

Entre a carúncula lacrimal e o bulbo do olho está uma prega conjuntival orientada dorsoventralmente conhecida como terceira pálpebra (Fig. 9.21/6). Ao contrário de uma pálpebra verdadeira, ela é coberta pela conjuntiva em ambos os lados e é invisível quando o olho está fechado. A terceira pálpebra é sustentada por uma cartilagem em forma de T (Fig. 9.21/6), cuja barra horizontal está situada na margem livre da prega e cuja barra vertical está direcionada para trás

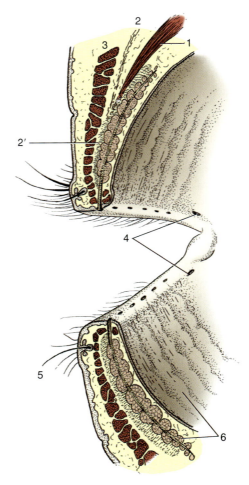

Fig. 9.20 Pálpebras, seccionadas e visualizadas obliquamente por trás. *1*, Levantador da pálpebra superior; *2*, septo da órbita; *2'*, tarso; *3*, orbicular do olho; *4*, pontos lacrimais; *5*, cílio com glândulas ciliar e sebácea associadas; *6*, glândulas tarsais.

em direção à órbita, medial ao bulbo do olho. A barra vertical da cartilagem está cercada por uma glândula lacrimal adicional, a *glândula da terceira pálpebra*; suínos e bovinos também apresentam uma segunda glândula mais profunda. A secreção dessas glândulas entra pelo saco conjuntival na superfície bulbar, ou interna, da terceira pálpebra. A terceira pálpebra é mantida retraída por musculatura lisa (músculo orbital, previamente descrito) e inervado por fibras simpáticas. A terceira pálpebra desliza passivamente sobre o bulbo do olho quando esta é ativamente retraída ou trazida em direção à órbita. Acredita-se que a pálpebra, em conjunto com o músculo retrator do bulbo, forneça proteção adicional aos olhos proeminentes dos animais.

Aparelho Lacrimal

O aparelho lacrimal consiste na glândula lacrimal propriamente dita, a(s) glândula(s) associada(s) à terceira pálpebra, diversas pequenas glândulas acessórias e um sistema de ductos que transporta o líquido lacrimal (lágrimas), em direção à cavidade nasal para evaporação. A *glândula lacrimal* é achatada e está situada entre o bulbo do olho e a parede dorsolateral da órbita (Fig. 9.21/9). Sua secreção é drenada por vários ductos diminutos no fórnix dorsal do saco conjuntival, onde se mistura com as secreções das glândulas acessórias. O ato de piscar distribui o fluido lacrimal sobre a parte exposta do olho, que é assim mantida úmida; as lágrimas carreiam materiais estranhos e suprem a córnea com nutrientes. O líquido é repelido pela secreção oleosa das glândulas do tarso ao longo da margem das pálpebras e normalmente se acumula no ângulo medial do olho, no chamado lago lacrimal, uma depressão rasa que circunda a carúncula lacrimal. O fluido lacrimal é então removido pela ação capilar em direção ao sistema de ductos através do ponto lacrimal, descrito adiante (Fig. 9.20/4). O líquido lacrimal escapa sobre a borda da pálpebra inferior para a face somente quando produzido em quantidades excessivas ou quando a drenagem normal está prejudicada.

Os *pontos lacrimais* são minúsculas aberturas, situadas na extremidade de cada pálpebra, próximo à carúncula. Cada ponto leva a um curto e estreito *canalículo* através do qual o líquido drena para o *ducto nasolacrimal*, muito maior (Fig. 9.21/3). O início do ducto nasolacrimal é discretamente alargado, formando o saco lacrimal, que ocupa uma fossa em formato de funil próxima à margem óssea da órbita. O ducto nasolacrimal segue rostralmente, inicialmente dentro da espessura da maxila, e depois em sua face interna, onde é coberto por mucosa nasal. Em algumas espécies, o ducto desemboca profundamente na cavidade nasal, e em outras se estende até a narina.

O filme lacrimal que lava o olho consiste em três camadas. A camada lipídica mais externa é derivada da secreção de glândulas do tarso; ela ajuda a distribuir as lágrimas igualmente e retarda a dissolução do filme. A espessa camada média aquosa é derivada das glândulas lacrimais; ela umedece e nutre a córnea. A camada mucinosa mais interna é produzida pelas células caliciformes da conjuntiva e mantém o filme lacrimal intimamente ligado à córnea. O fluxo lacrimal pode ser aumentado por drogas ou reflexamente após estímulo da conjuntiva, córnea ou mucosa nasal. O choro como uma expressão de emoção não ocorre em animais domésticos.

Irrigação Sanguínea do Olho

A irrigação sanguínea do bulbo do olho e seus anexos é complexa (Figs. 9.22 e 9.23). A irrigação sanguínea do olho humano entra pela órbita com o nervo óptico, mas em mamíferos domésticos esta via é representada por uma artéria oftálmica interna rudimentar (Fig. 9.22/2). A principal irrigação sanguínea é realizada, em vez disso, pela *artéria oftálmica externa* (Fig. 9.22/3), um ramo da artéria maxilar, conforme ela passa ventral à órbita para irrigar estruturas mais rostrais da face. As artérias que se originam das artérias oftálmica externa e malar (um outro ramo menor da maxilar) podem ser divididas em três grupos: (1) aquelas que irrigam o bulbo do olho, (2) aquelas que irrigam os músculos oculares e (3) aquelas que deixam a órbita para irrigar estruturas adjacentes, independentemente se estão ou não associadas ao olho:

1. Os ramos da artéria oftálmica externa para o bulbo do olho penetram a esclera para alcançar a túnica vas-

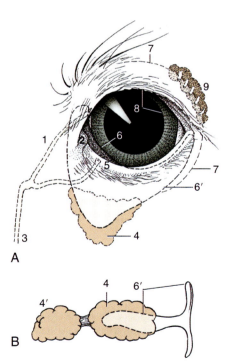

Fig. 9.21 (A) Olho esquerdo do cão demonstrando a terceira pálpebra e aparelho lacrimal. (B) Cartilagem isolada da terceira pálpebra e glândulas associadas de um suíno. *1*, Canalículo superior; *2*, carúncula lacrimal; *3*, ducto nasolacrimal; *4*, glândula da terceira pálpebra; *4'*, glândula profunda da terceira pálpebra; *5*, ponto lacrimal; *6*, terceira pálpebra; *6'*, cartilagem da terceira pálpebra; *7*, posição do fórnix conjuntival; *8*, pupila; *9*, glândula lacrimal.

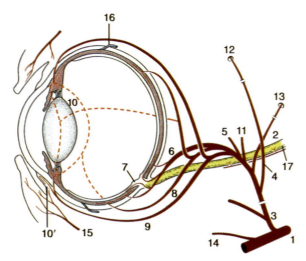

Fig. 9.22 As principais artérias (aa.) que irrigam o olho. *1*, Artéria (a.) maxilar; *2*, a. oftálmica interna rudimentar; *3*, a. oftálmica externa; *4*, anastomoses entre aa. oftálmicas externa e interna; *5*, a. lacrimal para glândula lacrimal e pálpebra superior; *6*, aa. ciliares posteriores curtas; *7*, aa. da retina; *8*, aa. ciliares posteriores longas; *9*, aa. ciliares anteriores, ramos importantes para *10* no equino, ramos menos importantes nas outras espécies domésticas; *10*, círculo arterial maior da íris; *10'*, rede pericorneal anular; *11*, ramos musculares; *12*, a. e forame supraorbital; *13*, a. e forame etmoidal externa(o); *14*, a. malar; *15*, ramos palpebrais; *16*, veias vorticosas; *17*, nervo óptico.

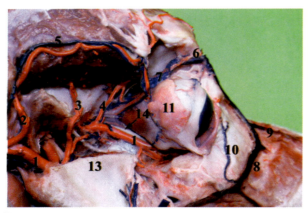

Fig. 9.23 Suprimento sanguíneo da fossa orbital. *1*, Artéria maxilar; *2*, Artéria temporal superficial; *3*, Artéria temporal profunda caudal; *4*, Artéria temporal profunda rostral; *5*, Veia temporal superficial; *6*, Veia angular do olho; *7*, Plexo oftálmico; *8*, Veia facial; *9*, Veia nasal dorsal; *10*, Veia palpebral inferior; *11*, Glândula lacrimal; *12*, Articulação temporomandibular (fossa mandibular); *13*, Ramo da mandíbula (cortado); *14*, Nervo infraorbital.

cular e a retina. As *artérias ciliares posteriores curtas* (Fig. 9.22/*6*) penetram próximas ao nervo óptico e irrigam a coroide adjacente, além de irrigarem o nervo. As artérias ciliares posteriores curtas então formam a *artéria central da retina*, o vaso do qual se originam as artérias da retina (Figs. 9.22/*7* e 9.6). As *artérias cilia-*

res posteriores longas (Fig. 9.22/*8*) passam através da esclera mais próximas ao equador. As *artérias ciliares anteriores* (Fig. 9.22/*9*) penetram próximas ao limbo e irrigam a parte anterior da coroide, o corpo ciliar e a íris. Essas artérias se anastomosam para formar o *círculo arterial maior da íris* (Fig. 9.22/*10*), a partir do qual numerosos ramos finos passam em direção à pupila e ao corpo ciliar. Os capilares próximos ao limbo nutrem a córnea por difusão. As artérias ciliares anteriores também enviam ramos à conjuntiva. O principal retorno venoso é feito através de várias *veias vorticosas* (Fig. 9.22/*16*) que emergem da esclera próximas ao equador. As veias extraoculares de carnívoros e ruminantes formam importantes plexos venosos dentro da periórbita. O sangue venoso que retorna da retina deixa o disco óptico através de pequenas veias associadas às artérias ciliares posteriores curtas.

2. As artérias que irrigam os músculos oculares entram posteriormente ao músculo. A ausência de vasos maiores nas extremidades anteriores explica a hemorragia reduzida quando os músculos são seccionados nessas extremidades durante a enucleação.

3. Somente quatro das artérias que deixam a órbita serão descritas. A *artéria lacrimal* (Fig. 9.22/*5*) passa em direção à parte lateral do cone da órbita e, após irrigar a glândula lacrimal quando por ela passa, cruza a parte dorsolateral da margem da órbita para suprir as partes laterais das pálpebras e conjuntiva. A *artéria supraorbital* (Fig. 9.22/*12*) passa dorsalmente e deixa a órbita pelo forame supraorbital. Ela sofre ramificação no tecido subcutâneo, medial à órbita, e pode enviar ramos para a pálpebra superior. As pálpebras dos carnívoros são irrigadas por longos ramos da artéria temporal superficial, pois eles não apresentam forame e artéria supraorbital. A *artéria malar* (Fig. 9.22/*14*) tem origem diretamente na artéria maxilar e passa sobre a parede ventral da órbita para o ângulo medial do olho, onde irriga as pálpebras e também a área adjacente da face. A *artéria etmoidal externa* (Fig. 9.22/*13*) tem o trajeto intraorbital mais curto das quatro. Ela deixa a órbita através do forame etmoidal e irriga o labirinto etmoidal da cavidade nasal.

A maioria das artérias descritas também atua irrigando a gordura, fáscia e nervos dentro da órbita. Existem variações entre as espécies, mas elas são raramente importantes na prática. Entretanto, pode ser observado que a artéria oftálmica externa em ruminantes se ramifica e forma uma rede arterial (rede admirável oftálmica) após adentrar a órbita. As várias artérias, exceto a malar, surgem desta rede.

Inervação do Olho

A inervação do olho e de suas estruturas acessórias é derivada de não menos que seis pares de nervos cranianos (indicados aqui por numerais romanos). A maioria deles adentra o cone orbital, mas alguns alcançam diretamente as estruturas acessórias.

O *nervo óptico* (II) adentra a órbita através do forame óptico e contém axônios que têm origem na camada mais interna da retina. Ele é bem frouxo, a fim de permitir os movimentos do olho, e é revestido por meninges, adquiridas durante o desenvolvimento como pedículo da cúpula óptica.

Embora o nome nervo *oculomotor* (III) signifique que ele controla o movimento do bulbo do olho, ele não inerva todos os músculos oculares. Ele adentra a órbita através do forame orbital (fissura; forame orbitorredondo em ruminantes e suínos) e envia ramos ao músculo levantador da pálpebra; aos músculos retos dorsal, medial e ventral; ao músculo oblíquo ventral; e parte dos músculos retratores do bulbo.

O *nervo troclear* (IV) acompanha o terceiro par e inerva o músculo oblíquo dorsal.

As divisões oftálmica e maxilar do *nervo trigêmio* (V) enviam ramos ao olho. O *nervo oftálmico* passa através do forame orbital e irriga os seguintes ramos sensoriais: nervos ciliares longos ao bulbo do olho, especialmente a córnea; um nervo lacrimal às pálpebras e conjuntiva do ângulo lateral; um nervo supraorbital que acompanha a artéria supraorbital através do forame supraorbital para suprir a pálpebra superior e pele medial à órbita; um nervo infratroclear (não está presente em todas as espécies) sensorial para estruturas próximas ao ângulo medial do olho; e um nervo etmoidal que acompanha a artéria etmoidal para inervar a parte caudal da cavidade nasal. O *nervo maxilar* possui somente um ramo relevante, o nervo zigomático, que inerva o segmento ventrolateral das pálpebras e conjuntiva por um ramo zigomaticofacial, e a pele caudal à órbita por um ramo zigomaticotemporal. Em bovinos com cornos, o ramo zigomaticotemporal emite o nervo cornual, de relevância clínica para o corno. Esses nervos sensoriais para a órbita fornecem os segmentos aferentes dos reflexos palpebral e corneal, que estimulam o músculo orbicular do olho a fechar as pálpebras quando elas ou a córnea são tocadas.

O *nervo abducente* (VI) penetra através do forame orbital. Ele inerva a maior parte dos músculos retrator do bulbo e reto lateral.

O ramo auriculopalpebral do *nervo facial* (VII) passa entre o olho e orelha, e desta forma alcança as pálpebras pela face caudal. Ele inerva o músculo orbicular do olho e pode ser bloqueado para imobilizar as pálpebras ou para aliviar a "pressão" que a tensão no músculo pode exercer sobre um bulbo do olho dolorido. O músculo elevador da pálpebra não é imobilizado por este bloqueio.

As *fibras nervosas pós-ganglionares simpáticas* originam-se no gânglio cervical cranial e seguem artérias ou o nervo oftálmico até a órbita, onde inervam o músculo orbital e o dilatador da pupila. A tensão no músculo orbital mantém o olho protraído, a terceira pálpebra retraída e a rima palpebral aberta. A dilatação ativa da pupila (midríase) ocorre por medo, excitação ou dor.

As *fibras nervosas pré-ganglionares parassimpáticas* entram na órbita dentro do nervo oculomotor. Elas fazem sinapse no gânglio ciliar, e as fibras pós-sinápticas, que formam os nervos ciliares curtos, inervam os músculos ciliar e constritor da pupila. Eles controlam tanto a acomodação da lente quanto a constrição da pupila (miose) em resposta à luz.

Os axônios do nervo ciliar longo, um ramo do nervo oftálmico, formam o segmento aferente do **reflexo corneal**, que é o fechamento das pálpebras quando a córnea é tocada. O segmento eferente deste reflexo é o ramo auriculopalpebral do nervo facial. Este reflexo é usado clinicamente para monitorização de anestesia profunda.

Tanto o músculo orbital quanto o músculo dilatador da pupila recebem contribuição simpática. A perda da inervação simpática resulta em endoftalmia, protrusão da terceira pálpebra e constrição da pupila (miose), um conjunto de sinais clínicos conhecido como **síndrome de Horner**.

 ## ORELHA

A orelha como um todo é algumas vezes chamada de *órgão vestibulococlear*, não somente porque permite que o animal ouça, mas também por dar a ele o senso de equilíbrio. Os estímulos mecânicos produzidos por ondas sonoras são transformados em impulsos nervosos na *cóclea*, e o movimento de fluido e a ação da gravidade sobre receptores dentro do *aparelho vestibular* conferem ao animal um senso de posicionamento e movimentação da cabeça. Ambas as funções são realizadas pela *orelha interna*, a mais medial das três subdivisões da orelha como um todo, sendo as outras subdivisões a orelha média e a orelha externa. Somente a orelha externa é visível no animal inteiro; as outras duas estão escondidas dentro do osso temporal (Fig. 9.24/*4*).

Orelha Externa

A orelha externa consiste em duas partes, a aurícula e o meato acústico externo (Fig. 9.24/*1* e *2*). A aurícula, ou pina, é a "orelha" entendida em linguagem leiga, a parte que emerge da cabeça. O meato acústico externo é o canal que sai da base da aurícula e vai até o tímpano (membrana timpânica), se estendendo através de uma abertura no osso temporal.

A aurícula tem formato de funil; distalmente é amplamente larga para receber o som, e mais proximalmente é compactada para formar um tubo que se curva medialmente para conexão com o meato acústico externo. O formato particular da aurícula é determinado pela *cartilagem auricular* (Fig. 9.25) de sustentação. Na maioria dos mamíferos domésticos, a cartilagem é suficientemente rígida para manter a aurícula ereta em todos os momentos. Em várias raças de cães e em outros animais, a cartilagem é relativamente macia, permitindo que a aurícula colapse; mesmo assim, a maioria dos cães pode levantar suas orelhas.

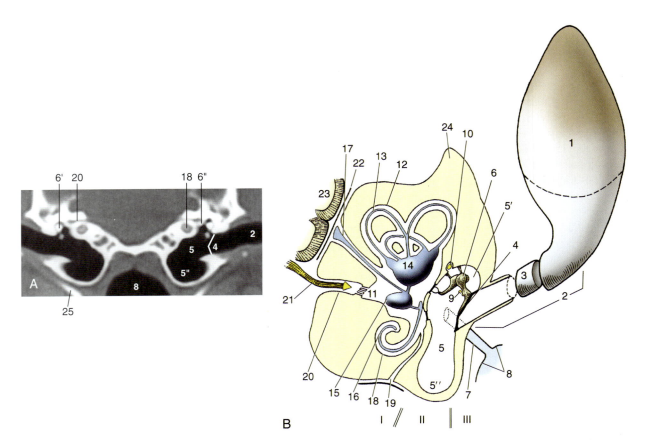

Fig. 9.24 (A) Imagem transversa de um corte de 2 mm de espessura por tomografia computadorizada da bula timpânica e parte petrosa do osso temporal (foram utilizadas configurações para ossos). (B) Esquema da orelha direita, vista caudal. Observe que os tamanhos de estruturas demonstrados estão fora de proporção. I, Orelha interna; II, orelha média; III, orelha externa. *1*, Aurícula; *2*, meato acústico externo; *3*, cartilagem anular; *4*, membrana timpânica; *5*, cavidade timpânica; *5'*, recesso epitimpânico; *5"*, bula timpânica; *6*, ossículos auditivos; *6'*, martelo; *6"*, base do estribo na janela vestibular; *7*, tuba auditiva; *8*, nasofaringe; *9*, corda do tímpano; *10*, nervo facial; *11*, vestíbulo; *12*, canais semicirculares; *13*, ductos semicirculares; *14*, utrículo; *15*, sáculo; *16*, ducto coclear; *17*, ducto endolinfático; *18*, cóclea; *19*, ducto perilinfático; *20*, meato acústico interno; *21*, nervo vestíbulo-coclear no meato acústico interno; *22*, meninges; *23*, cérebro; *24*, parte petrosa do osso temporal; *25*, osso estilo-hioide.

Em animais domésticos, a aurícula pode ser direcionada para a fonte de som; as aurículas direita e esquerda podem se mover independentemente, o que faz com que cada uma possa focar em sons separados. Um conjunto complexo de *músculos auriculares*, todos voluntários, é responsável pelo movimento da orelha. Estes músculos surgem de vários pontos do crânio e fáscias adjacentes, e se inserem na base da aurícula. Uma cartilagem plana e palpável (em forma de escudo) rostral à orelha redireciona a tração de alguns músculos. Os músculos auriculares são inervados por ramos do nervo facial.

O *meato acústico externo* começa onde a parte ondulada da cartilagem auricular se estreita e termina no tímpano (Fig. 9.24/*2*). O meato, portanto, apresenta uma parte cartilaginosa distal e uma parte óssea mais proximal. É revestido por pele que contém glândulas sebáceas e ceruminosas tubulares. As últimas secretam a cera (cerúmen), que supostamente impede que a poeira alcance a delicada membrana timpânica. A orelha do cão tem grande importância clínica. Infelizmente, seu meato acústico externo é curvado, o que dificulta a passagem do otoscópio reto para o exame da parte proximal do meato e do tímpano.

Orelha Média

A orelha média está alojada no osso temporal e é, essencialmente, o pequeno espaço preenchido por ar conhecido como *cavidade timpânica* (Fig. 9.24/*5*). É revestida por uma fina membrana mucosa e se comunica com a nasofaringe pela tuba auditiva (Fig. 9.24/*7*). A parede lateral da cavidade incorpora a membrana timpânica (Fig. 9.24/*4*). A parede medial é formada pela parte petrosa do osso

Capítulo 9   **Órgãos dos Sentidos**   333

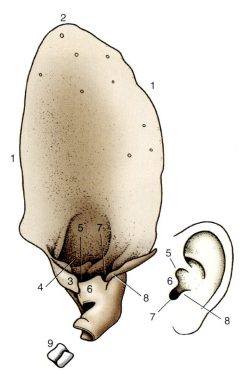

Fig. 9.25   Cartilagem auricular esquerda do cão (esquerda) comparada à orelha humana (direita). *1*, Hélice; *2*, ápice; *3*, pilar medial da hélice; *4*, pilar lateral da hélice; *5*, incisura pretrágica; *6*, trago; *7*, incisura intertrágica; *8*, antitrago; *9*, cartilagem anular.

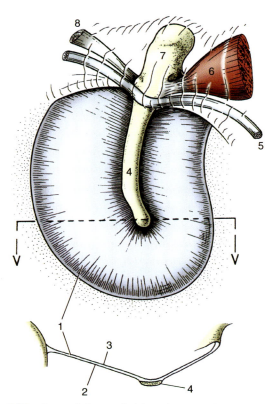

Fig. 9.26   Superfície medial (topo) e secção transversal (embaixo; localização da secção indicada por *linhas tracejadas* e *setas*). *1*, Parte tensa da membrana timpânica; *2*, face medial; *3*, face lateral; *4*, manúbrio do martelo; *5*, corda do tímpano; *6*, músculo tensor do tímpano; *7*, cabeça do martelo; *8*, um dos ligamentos associados ao martelo.

temporal, a qual aloja a orelha interna. Ela contém duas janelas (fenestras), fechadas em estado natural, através das quais os estímulos mecânicos produzidos por ondas sonoras entram na orelha interna para transdução em impulsos nervosos. A *janela vestibular* mais dorsal conecta a cavidade timpânica ao vestíbulo da orelha interna. No animal vivo, a janela vestibular está em contato com o estapédio, o mais medial dos ossículos auditivos na orelha média (Fig. 9.24/*6*). A outra janela, a *janela coclear*, leva à cavidade da cóclea (Fig. 9.24/*18*). É fechada pela fina membrana timpânica secundária. Ventral às duas janelas, a parede medial da cavidade timpânica emite uma protuberância sobre a cóclea, que forma o promontório.

A cavidade timpânica pode ser dividida em partes dorsal, média e ventral. A parte dorsal da cavidade timpânica, o recesso epitimpânico, está situada dorsalmente à altura da membrana timpânica e é comprimida de um lado a outro e inclinada lateralmente. Contém a cadeia dos três ossículos auditivos e seus dois músculos associados. A parte média inclui a membrana timpânica em sua parede lateral e se abre rostralmente na nasofaringe através da tuba auditiva. A parte ventral é uma extensão bulbar alargada do osso temporal, conhecida como *bula timpânica* (Fig. 9.24/*5*). A bula varia em proeminência entre as espécies; em algumas, é subdividida em diversas células ósseas. A função não é conhecida com certeza, mas pode ser relacionada a melhorar a percepção de sons de frequências muito baixas e muitos altas.

A *membrana timpânica* (Fig. 9.26) é uma partição fina que separa o lume do meato acústico externo daquele da cavidade timpânica. Assim como a cavidade timpânica, é inclinada, o que faz com que sua parte dorsal seja mais lateral do que sua parte ventral, e sua área de superfície seja assim consideravelmente maior do que aquela do meato acústico externo seccionado. O tímpano do cão em média mede 10 x 15 mm; seu eixo longo está orientado rostrocaudalmente. Sua face externa, voltada lateralmente, é recoberta por uma epiderme contínua àquela do meato, enquanto sua face medial é contínua com a mucosa que reveste a cavidade timpânica. Uma camada de tecido fibroso entre a epiderme e a mucosa une firmemente as margens da membrana ao anel timpânico ósseo do osso temporal. O anel timpânico é interrompido dorsalmente por uma incisura que se estende em direção ao teto do meato acústico externo. A parte da membrana timpânica ligada ao anel timpânico é tensa; a parte que fecha a incisura é flácida.

O manúbrio do martelo (Fig. 9.26/*4*), o mais lateral dos ossículos da orelha, está incrustado na superfície medial da membrana timpânica. A tensão na cadeia de ossículos traciona a membrana timpânica medialmente, tornando

334 Parte I **Anatomia Geral**

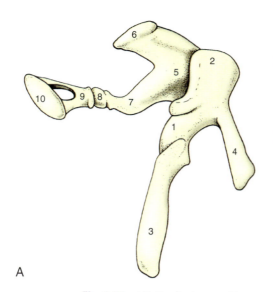
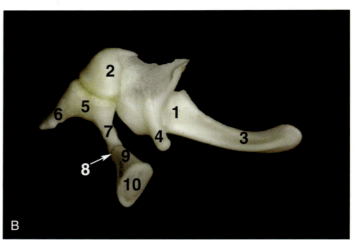

Fig. 9.27 (A) Ossículos auditivos esquerdos do equino, vista craniomedial. (B) Ossículos auditivos esquerdos do cão. *1*, Martelo; *2*, cabeça do martelo; *3*, manúbrio do martelo; *4*, processo rostral; *5*, bigorna; *6*, processo curto; *7*, processo longo; *8*, osso lenticular; *9*, cabeça do estapédio (estribo); *10*, base (plataforma) do estapédio.

sua face lateral côncava. O manúbrio brilha através da fina membrana e é visível como uma faixa clara (estria malear) quando o tímpano é examinado com um otoscópio (ver Fig. 11.43 A e B).

Ossículos Auditivos

A transmissão de ondas sonoras através da cavidade timpânica é mediada por três ossículos auditivos (Fig. 9.24/*6*) conhecidos, em sequência lateromedial, como *malleus*, *incus* e *stapes* (do latim, martelo, bigorna e estapédio, ou estribo, por sua semelhança fantasiosa com esses objetos).

O manúbrio do *martelo* (Fig. 9.27 A/*3* e B) está incorporado à membrana timpânica, conforme previamente mencionado, de modo que a cabeça do martelo se projete sobre a membrana em alguns milímetros. A cabeça se articula com o corpo da *bigorna*, e este se articula com a cabeça do estapédio por meio do pilar longo. A base (plataforma) do *estapédio* está situada na janela vestibular na parede medial da cavidade timpânica.

As oscilações da membrana timpânica transmitidas pelo manúbrio do martelo são magnificadas e transmitidas à janela vestibular pela ação de alavanca através da cadeia de ossículos. A base do estapédio é colocada em movimento, causando vibração no fluido da orelha interna. A vibração estimula as células receptoras na cóclea, e o som é percebido.

O mecanismo da transmissão sonora do exterior para a orelha interna pode, na verdade, não ser tão simples. Existem evidências de que algumas ondas sonoras também são transmitidas ao fluido através das paredes da cavidade timpânica e diretamente através da janela coclear.

Os ossículos auditivos estão fixados à parede do recesso epitimpânico por diversos ligamentos, e suas relações podem ser alteradas por dois pequenos músculos (tensor do tímpano e estapédio). Esses músculos tencionam a membrana timpânica e a cadeia de ossículos a fim de diminuir a amplitude de suas vibrações durante frequências menores e proteger o sistema dos danos causados por sobrecarga súbita (ver p. 304 para sua inervação).

Tuba Auditiva

Esta estrutura, frequentemente denominada de *tuba de Eustáquio*, conecta a cavidade timpânica à nasofaringe (Fig. 9.24/*8*). É curta com um lume estreito, comprimido lateralmente, e geralmente se encontra colabada. A tuba está confinada por uma depressão cartilaginosa invertida, exceto ao longo de sua margem ventral. A parede membranosa da tuba auditiva dos equinos sofre evaginação através deste defeito ventral no suporte cartilaginoso para formar o amplo divertículo da tuba auditiva (*bolsa gutural*), de paredes delgadas, dorsolateral à nasofaringe (ver p. 511).

As *aberturas faríngeas das tubas auditivas* estão localizadas nas paredes laterais da nasofaringe e são marcadas por acúmulos de tecido linfoide (linfonodos da tuba) (ver Fig. 18.11/*8*). A cartilagem da tuba auditiva se estende em direção à parede medial da abertura faríngea e a enrijece. As tubas auditivas permitem equalização das pressões nos dois lados dos delicados tímpanos. A pressão às vezes se torna desbalanceada, por exemplo, durante rápidas alterações de altitude, e sua súbita restauração causa uma sensação de estalo. As tubas auditivas abrem temporariamente cada vez que engolimos ou bocejamos. Esta abertura permite que a discreta secreção oriunda das células caliciformes e das

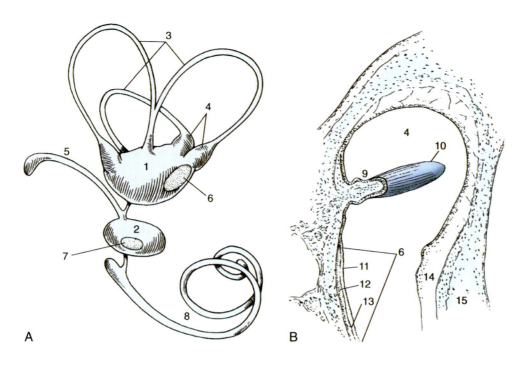

Fig. 9.28 (A) Labirinto membranáceo. (B) Secção da ampola. *1*, Utrículo; *2*, sáculo; *3*, ductos semicirculares; *4*, ampolas contendo cristas ampulares; *5*, ducto endolinfático; *6* e *7*, máculas; *8*, ducto coclear; *9*, crista ampular; *10*, cúpula contendo pelos sensoriais; *11*, camada de células ciliadas neuroepiteliais; *12*, estatocônios; *13*, camada gelatinosa da mácula; *14*, espaço perilinfático; *15*, parede do labirinto ósseo.

glândulas existentes no revestimento da cavidade timpânica escapem.

Orelha Interna

Os estímulos mecânicos produzidos pelo som e pelas alterações posicionais da cabeça são transformados em impulsos nervosos na orelha interna. Este é um local delicado, de espessura não maior do que 12 mm no cão, e é completamente envolvido pela parte petrosa muito rija do osso temporal, para proteção e funcionamento adequados (ver Fig. 9.24A). É exposto a vibrações sonoras na face lateral, e os impulsos elétricos nos quais essas vibrações são convertidas deixam a orelha interna em fibras nervosas do nervo vestíbulo-coclear, que passa através do meato acústico interno em sua face medial.

A orelha interna consiste em um sistema fechado de ductos membranosos e cavidades minúsculos conhecidos, em razão de sua complexidade, como *labirinto membranáceo* (Fig. 9.28 A). Ela contém endolinfa cujo movimento no interior do sistema estimula células sensoriais na parede membranosa. Duas dilatações no centro do labirinto membranáceo são conhecidas como *utrículo* e *sáculo*. A partir do utrículo surgem três ductos semicirculares, e o sáculo está fixado ao ducto coclear espiral. Embora essas estruturas estejam todas intimamente relacionadas umas com as outras dos pontos de vista de desenvolvimento e anatômico, suas funções são distintas. O utrículo, sáculo e ductos semicirculares estão relacionados à detecção da posição e movimento da cabeça, enquanto o ducto coclear está relacionado à audição.

Os *ductos semicirculares* estão dispostos quase que em ângulos retos entre si e são designados como anterior, posterior e lateral; uma extremidade de cada ducto é dilatada, ou em forma de ampola, próxima ao utrículo. A endolinfa dentro dos ductos começa a se movimentar pelos movimentos da cabeça, pela aplicação da força em estruturas receptoras conhecidas como *cristas ampulares* em cada ampola (Fig. 9.28/*9* e *10*). Um importante componente das cristas ampulares são as células ciliadas, assim chamadas por conta de seus cílios, que se projetam em direção à ampola. As forças exercidas pela movimentação da endolinfa fazem com que os cílios se curvem, o que estimula as células ciliadas a liberar neurotransmissor em neurônios sensoriais intimamente associados à parte vestibular do nervo vestíbulo-coclear, o qual por sua vez envia impulsos ao sistema nervoso central.

Duas outras áreas receptoras denominadas *máculas* (Fig. 9.28/*6* e *7*) estão presentes nas paredes do utrículo e sáculo. Elas monitoram a posição da cabeça com relação à gravidade. Assim como as cristas ampulares, as máculas estão banhadas em endolinfa e também contêm células ciliadas. Ao invés de reagir ao movimento da endolinfa, entretanto, os cílios destas células maculares estão embebidos em uma substância gelatinosa na qual uma camada de cristais (estatocônios) está aderida. Quando a camada gelatinosa das máculas se volta em direção ao solo, as células são maximamente estimuladas pela tração gravitacional dos estatocônios. As máculas detectam a *posição e movimentos lineares* da cabeça, enquanto as crias ampulares detectam os *movimentos rotacionais* da cabeça.

O sáculo dá origem ao ducto endolinfático, que termina em um fundo cego no espaço epidural (Fig. 9.24/*17*). Supostamente atua na reabsorção da endolinfa secretada pelo revestimento epitelial do labirinto membranáceo.

O labirinto membranáceo está alojado em um *labirinto ósseo* semelhante, embora maior, uma complexa escavação no osso temporal. A câmara central do labirinto ósseo, o vestíbulo, abriga o utrículo e o sáculo. Os ductos semicirculares estão situados dentro dos canais semicirculares ósseos. O ducto coclear está localizado dentro do canal espiral ósseo da cóclea, o qual é uma escavação muito semelhante ao interior da concha de um caramujo. O centro da cóclea é uma pirâmide óssea conhecida como modíolo (Fig. 9.29/*2*). Ao redor do modíolo está o canal espiral, o lume verdadeiro da cóclea, que termina em fundo cego no ápice do modíolo. Projetando-se no canal espiral a partir do modíolo está uma placa óssea, a membrana espiral (Fig. 9.29/*5*), que termina no fundo cego do canal espiral da cóclea. A membrana espiral por si só é oca, formando o canal espiral do modíolo.

O labirinto ósseo é ligeiramente maior do que o labirinto membranoso, que está contido no primeiro. Há um diminuto espaço entre os labirintos ósseo e membranoso que contém perilinfa. O espaço perilinfático somente é importante na área associada à cóclea, onde forma duas câmaras, a rampa do tímpano e a rampa do vestíbulo, descritas a seguir.

O canal espiral ósseo da cóclea é dividido em três canais (Fig. 9.29/A*6-8*), por uma membrana longitudinal, e todos correm ao redor do modíolo até o ápice da cóclea. A membrana longitudinal surge centralmente a partir da membrana espiral e, após a divisão, se fixa à parede externa do canal espiral. O canal mais dorsal é a rampa do vestíbulo (Fig. 9.29/*6*), o médio é o ducto coclear (Fig. 9.29/*7*), e o mais ventral é a rampa do tímpano (Fig. 9.29/*8*). As duas rampas se comunicam no ápice da cóclea ao redor do fundo cego do ducto coclear. Na base da cóclea, a rampa do vestíbulo se comunica com o espaço perilinfático no vestíbulo, e a rampa do tímpano termina na membrana timpânica secundária da janela coclear (descrita previamente; ver Fig. 9.24).

Uma secção transversa ampliada do canal espiral da cóclea revela a composição da membrana dividida, particularmente a parte que forma as paredes do ducto coclear triangular (Fig. 9.29/*7*). A mais simples destas paredes separa o ducto coclear da rampa do vestíbulo; ela consiste em uma única camada de células e é conhecida como *membrana espiral* (Fig. 9.29A/*12*). A parede do ducto coclear que está voltada para a rampa do tímpano é complexa em decorrência de um arranjo de diversas fileiras de células ciliadas e outras células ali observadas, chamado de *órgão espiral* (Fig. 9.29A/*13*). Sua base de tecido conjuntivo é a lâmina basilar, cujas características são importantes para a transdução de diferentes frequências sonoras.

O funcionamento da cóclea é descrito aqui brevemente. Na orelha média, os movimentos mecânicos da base do estapédio vibram a janela vestibular, conforme descrito anteriormente. O movimento da janela vestibular por sua vez comprime a perilinfa no sistema fechado dos espaços perilinfáticos na orelha interna. Como os fluidos não podem sofrer compressão, a pressão exercida sobre o fluido na rampa do tímpano resulta em uma onda de pressão que vai até o ápice da cóclea óssea. Conforme a onda de pressão passa, a força serve para movimentar a lâmina basilar flexível do ducto coclear. Este movimento curva os cílios das células ciliadas na lâmina basal, causando liberação de neurotransmissores em neurônios sensoriais intimamente associados à

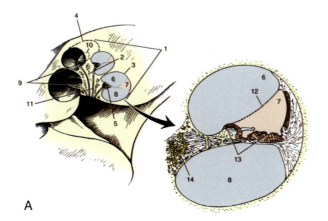
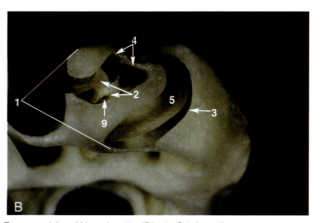

Fig. 9.29 Cóclea e ducto coclear aumentado. Esquemático (A) e do cão (B). *1*, Cóclea; *2*, modíolo; *3* e *4*, canal espiral da cóclea; *5*, lâmina espiral óssea; *6*, rampa do vestíbulo; *7*, ducto coclear; *8*, rampa do tímpano; *9* e *10*, canal espiral do modíolo; *11*, canais longitudinais; *12*, membrana espiral; *13*, órgão espiral; *14*, gânglio espiral.

parte coclear do nervo vestíbulo-coclear. Os detalhes da ação dos movimentos da lâmina basilar sobre as células ciliadas são complexos e além do escopo deste livro. É suficiente dizer que a espessura e a complacência da lâmina basilar resultam na transdução de ondas de frequência menores pelo órgão espiral localizado próximo ao ápice da cóclea e naquela de sons de frequências maiores pelas regiões mais proximais da lâmina basilar e órgão espiral.

Os impulsos gerados nas fibras cocleares seguem em direção ao modíolo para células ganglionares alojadas no canal espiral. O agregado dessas células forma o *gânglio espiral* (Fig. 9.29A/*14*), que também circunda o modíolo. A partir do gânglio espiral, os impulsos trafegam ao longo das fibras nervosas dentro dos canais até a base do modíolo, onde as fibras se agregam para formar a parte coclear do nervo vestíbulo-coclear.

O nervo vestíbulo-coclear (nervo craniano VIII) é composto por partes vestibular e coclear conforme adentra o meato acústico interno. Como anteriormente mencionado, os ramos da parte vestibular têm origem na mácula no utrículo e sáculo, e nas ampolas dos canais semicirculares, transportando impulsos relacionados ao equilíbrio; a parte coclear surge da base da cóclea para mediar os impulsos relacionados à audição.

A anatomia da orelha interna e média é complicada pela passagem do nervo facial nesta área (Fig. 9.24/*10*). O nervo facial entra no meato acústico interno em conjunto com o nervo vestíbulo-coclear e, dentro do canal facial (ósseo) atravessa o osso temporal para emergir no forame estilomastoideo. O canal facial faz uma curva aguda dentro do osso temporal, e neste ponto o nervo é dilatado pelo gânglio geniculado. A partir deste gânglio surge o nervo petroso maior, que regula a secreção das glândulas lacrimal e nasal. A corda do tímpano, nervo que regula as glândulas sublingual e mandibular, mas também responsável pelo paladar nos dois terços rostrais da língua, deixa o nervo facial um pouco mais distalmente. A corda do tímpano é assim chamada porque, por um curto segmento da sua trajetória, jaz sobre a parte dorsal da membrana timpânica (Fig. 9.26/*5*). Tanto o nervo petroso maior quanto a corda do tímpano deixam o osso temporal através de forames na face rostroventral do osso. O nervo facial também inerva o músculo estapédio. (O tensor do tímpano é ativado pela divisão mandibular do nervo trigêmio [V3]).

ÓRGÃO OLFATÓRIO

O sentido do olfato é muito melhor desenvolvido em mamíferos domésticos do que no ser humano; isto é particularmente verdadeiro em cães, que podem detectar substâncias dispersas no ar em concentrações inacreditavelmente baixas. Muito do contato dos animais com o ambiente e com outros animais é feito através do olfato, destacando a importância deste sentido na experiência sensorial dos animais. Esta capacidade é explorada quando cães são utilizados para "apontar" em um jogo, para rastrear uma essência perseguindo fugitivos, ou para detectar drogas e explosivos, e quando cães e suínos são treinados para encontrar trufas enterradas. As cadelas reconhecem sua ninhada majoritariamente pelo sentido do olfato, animais selvagens identificam a extensão de seu território por odores no terreno, e herbívoros selvagens sentem o ar buscando o odor de predadores.

O órgão olfatório está obviamente situado no nariz. Em animais com um sentido de olfato bem desenvolvido, ele consiste em uma área relativamente grande de *mucosa olfatória* que recobre a parede lateral e conchas etmoidais na parte caudal da cavidade nasal. Embora supostamente um pouco mais amarelada do que a mucosa respiratória rostral a ela, a mucosa olfatória não pode convincentemente ser identificada pela inspeção macroscópica. Secções histológicas demonstram a presença de células olfatórias que, assim como os fotorreceptores na retina, são neurônios bipolares. Seus dendritos alcançam a superfície do epitélio, apresentando diversos pelos olfatórios diminutos (cílios) ao ar na cavidade nasal. Os axônios das células se combinam para formar os fascículos do nervo olfatório (nervo craniano I) que passam através da placa cribriforme até bulbo olfatório, situado na região mais rostral do cérebro. *Glândulas olfatórias* serosas sob o epitélio olfatório umedecem a superfície do epitélio, presumivelmente para lavar odores percebidos anteriormente e que não estão mais presentes no ar.

O *órgão vomeronasal** encontrado na cavidade nasal está também relacionado ao olfato. Ele consiste em dois ductos estreitos e paralelos que estão incrustados no palato duro, um de cada lado de sua junção com o septo nasal. Os ductos, que são sustentados lateral, ventral e medialmente por cartilagens finas, estão revestidos em parte por mucosa olfatória (Fig. 9.30 A e B). Caudalmente, eles terminam em fundo cego, mas rostralmente eles se abrem nos ductos incisivos, os quais na maioria dos mamíferos conectam as cavidades nasal e oral através de aberturas no palato duro. A comunicação com a cavidade oral está ausente em equinos e muares. Este órgão tem recebido atenção considerável por parte de etólogos animais e fisiologistas da reprodução em razão de seu envolvimento na atividade sexual, particularmente na reação de elevação do lábio (flehmen) demonstrada por animais machos excitados pelo odor de secreção vaginal ou urina de fêmeas em estro (Fig. 9.31 A e B). É ainda matéria de especulação se a reação de flehmen, assim como a extensão concomitante da cabeça, ajuda os odores

---

*Um órgão vomeronasal não é encontrado em humanos adultos; ele surge durante o desenvolvimento, mas depois regride, embora vestígios ocasionais permaneçam dentro do septo nasal. Como a estimulação do órgão vomeronasal sabidamente afeta a atividade dos neurônios que secretam o hormônio liberador de gonadotrofinas (GnRH), é interessante saber que esses neurônios têm uma origem incomum nas placas olfatórias. Suas localizações definitivas são difusa e variavelmente disseminadas (de acordo com a espécie) dentro da região hipotalâmica do cérebro.

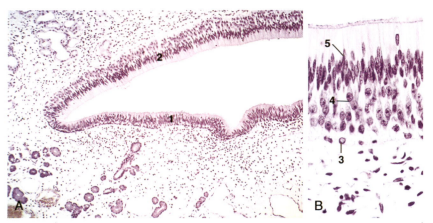

Fig. 9.30 (A) Órgão vomeronasal (suíno) (hematoxilina e eosina [HE]; aumento x70). (B) Órgão vomeronasal (suíno) (HE; aumento x279). *1*, Epitélio respiratório colunar pseudoestratificado ciliado; *2*, epitélio colunar pseudoestratificado, amplificado em (B), consistindo em *3*, células basais; *4*, células sustentaculares; e *5*, células neurossensoriais.

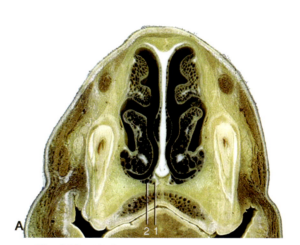
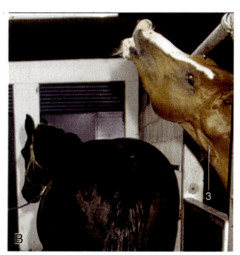

Fig. 9.31 (A) Secção transversal do órgão vomeronasal do equino. (B) Durante a reação de flehmen, a cabeça é completamente estendida, acentuando diversas características do pescoço. *1*, Cartilagem vomeronasal; *2*, ducto vomeronasal; *3*, sulco jugular.

a alcançar o órgão vomeronasal. O bloqueio experimental dos ductos incisivos modifica, mas não elimina a reação de flehmen e outras respostas de touros expostos aos feromônios contidos na secreção vaginal de vacas em estro.

ÓRGÃO GUSTATIVO

Os receptores para o sentido do paladar são os *botões gustativos* (Fig. 9.32), redes microscópicas de células principalmente associadas às papilas da língua, embora alguns sejam encontrados no palato mole e ao redor da epiglote. Botões gustativos apresentam altura semelhante ao epitélio no qual estão situados e se comunicam com a cavidade oral por poros gustativos através dos quais as soluções entram para estimular as células receptoras. Os poros gustativos não podem ser observados a olho nu.

Os botões gustativos consistem em células sustentaculares ou de suporte, além de células receptoras ou *gustativas*. As células gustativas possuem núcleos alongados e em suas margens livres albergam microvilosidades (células ciliadas) que se projetam em direção aos poros gustativos. As glândulas profundas às papilas da língua descarregam uma secreção serosa na superfície do epitélio. Supostamente a secreção limpa os poros gustativos e aumenta a percepção pelas células gustativas.

Para serem discernidas, as substâncias alimentares devem estar em solução. Uma das razões pela qual o alimento sofre ação da saliva é para dissolver partes para amostrar aos botões gustativos. As principais sensações de paladar são de doce, azedo e salgado. No cão, doce e salgado parecem ser percebidos nos dois terços rostrais da língua, onde os botões gustativos estão presentes nas papilas fungiformes. Substâncias azedas são percebidas por toda a língua. O

Fig. 9.32 Corte histológico de um botão gustativo. *1*, Célula sustentacular; *2*, células gustativas; *3*, poro gustativo; *4*, epitélio.

terço caudal da língua, que incorpora as papilas valadas e folhadas, parece responder somente ao sabor azedo.

As vias aferentes que transmitem essas sensações ao cérebro são divididas de maneira semelhante. Nos dois terços rostrais da língua, as fibras sensoriais trafegam inicialmente no nervo lingual e então passam ao nervo corda do tímpano, que nós encontramos na descrição da orelha. Corpos celulares neuronais associados a essas fibras estão localizados no gânglio geniculado do sétimo par de nervos cranianos, e os axônios direcionados centralmente desses neurônios sensoriais se dirigem à medula oblongata.

▶ SENSIBILIDADE CUTÂNEA

Conforme mencionado no início do capítulo, muito do ambiente mais imediato é sentido pelo animal através da pele. Este sentido, denominado *exterocepção*, inclui sensações como toque, pressão, dor, calor e frio; o toque é um estímulo leve, como aquele produzido por uma mosca no pelame, e pressão é um estímulo mais forte e profundo, como aquele que o cavalo sente por uma sela ou cilha. Os receptores responsáveis pela detecção desses estímulos variam consideravelmente em sua estrutura. Infelizmente, como existem muitas formas intermediárias, é difícil classificá-las e designar funções definitivas a cada tipo. A classificação simples dada aqui é provavelmente adequada para o propósito deste livro.

Os receptores sensoriais da pele podem ser divididos de acordo com critérios estritamente anatômicos em terminações nervosas livres e terminações livres que albergam corpúsculos terminais. As *terminações nervosas livres* são aglomerados formados pelos ramos das fibras nervosas que terminam sejam em pontas delgadas ou em proeminências semelhantes a botões; elas são encontradas principalmente na epiderme, e seu propósito é detectar estímulos nocivos, ou dolorosos (Fig. 9.33/*1*). As *terminações corpusculares* são de três tipos: bulbosa, lamelar e meniscoide. Os corpúsculos bulbosos, encontrados na derme, são agregados de fibras nervosas terminais encapsuladas e supostamente respondem ao calor e ao frio (Fig. 9.33/*2*). Os corpúsculos lamelares são grandes (2-3 mm) e cada um consiste em várias lamelas concêntricas (células achatadas) que circundam a extremidade distal de uma fibra nervosa aferente;

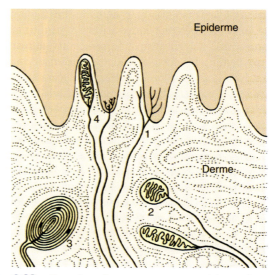

Fig. 9.33 Terminações nervosa sensitivas da pele, esquemático. *1*, Terminações nervosas livres (dor); *2*, corpúsculos bulbosos (calor ou frio); *3*, corpúsculos lamelares (vibração); *4*, terminações nervosas meniscoides (toque).

eles são encontrados na tela subcutânea e supostamente são receptores de pressão (Fig. 9.33/*3*). Os corpúsculos meniscoides são pequenos discos caliciformes (meniscos) nas extremidades das fibras nervosas, que fazem contato com as células "táteis"; eles são encontrados, geralmente encapsulados, tanto na camada papilar da derme quanto livres na epiderme adjacente, e supostamente são receptores de tato (Fig. 9.33/*4*).

Um sentido cutâneo especial é mediado por *pelos táteis*. Eles são pelos longos que se sobressaem a partir da cabeça e são substancialmente mais espessos do que os pelos que formam o pelame. Os bigodes do gato são bons exemplos, mas todos os mamíferos domésticos os possuem, principalmente associados ao focinho e olhos. As raízes dos pelos táteis são cercadas por seios sanguíneos, as paredes dos quais são densamente populadas por terminações nervosas aferentes (ver Fig. 10.12). Quando as pontas dos pelos táteis são tocadas, o movimento é amplificado por movimento de fluido nos seios, excitando as fibras nervosas sensoriais, que transmitem esta mensagem ao sistema nervoso central (ver também p. 346).

PROPRIOCEPÇÃO

A propriocepção, ou cinestesia, é a sensação de posição e movimento dos segmentos corporais, e depende da presença de receptores incrustados no músculo esquelético, tendões, cápsulas articulares e ligamentos. Estes receptores especializados respondem ao estiramento ou força e fornecem informações sobre a contração ou relaxamento muscular, a flexão articular além da proporção na qual estas alterações ocorrem. A detecção imediata desta informação é de fundamental importância para o controle do movimento, e as maiores e mais rápidas fibras aferentes de condução no corpo inervam esses receptores a fim de permitir a rápida transmissão da informação proprioceptiva ao sistema nervoso central. Os corpos celulares sensoriais que sustentam essas grandes fibras aferentes estão localizados seja na raiz dorsal dos gânglios próximos à medula espinal ou no gânglio trigêmio na cabeça, e os axônios que se projetam centralmente a partir desses neurônios sensoriais carreiam esta informação em direção à medula espinal e cérebro. A informação proprioceptiva é utilizada localmente para ativar reflexos necessários para a manutenção do tônus muscular. As fibras proprioceptivas também trafegam dentro do sistema nervoso central e fornecem informações essenciais para a coordenação apropriada de grupos musculares para manutenção da postura e produção de movimentos efetivos. Se, por alguma razão, a propriocepção for prejudicada, os movimentos se tornam incoordenados, uma condição conhecida como *ataxia*. Há também um aspecto consciente relacionado à propriocepção à medida que sabemos a posição e movimentação de nossos membros sem ter que olhar para eles.

ENTEROCEPÇÃO

A enterocepção é a sensação de estiramento ou dor que surge nas vísceras. Receptores sensoriais presentes nas vísceras são ativados em resposta à dilatação, contração ou espasmo (cólica) e à irritação química. Essas sensações são geralmente percebidas como não prazerosas ou dolorosas, e quando o órgão afetado está situado na cavidade abdominal, elas são frequentemente acompanhadas por contração reflexa dos músculos abdominais e cessação da respiração abdominal. Um abdome rígido é um sinal diagnóstico adicional importante.

A *dor reflexa*, embora importante na medicina humana, é de significado desconhecido em animais. O exemplo mais amplamente conhecido em humanos é a dor reflexa na região pré-esternal, pescoço, ombros e face medial do braço esquerdo em seres humanos com *angina pectoris*, a falta de oxigênio ao tecido cardíaco devido ao suprimento sanguíneo inadequado. Fibras aferentes oriundas dos receptores nas vísceras viajam nas mesmas vias da medula espinal que as fibras sensoriais somáticas que inervam aquelas regiões da pele, que se desenvolvem no mesmo nível embriológico. Acredita-se que a predominância de fibras somáticas nestas vias espinais é em parte responsável pela percepção incorreta de que a atividade em receptores viscerais seja sinônimo de dor, com origem de fato em tecidos somáticos próximos.

> **VERIFIQUE SUA COMPREENSÃO**
>
> Olfação e audição são muito melhor desenvolvidos em animais domésticos do que em seres humanos, enquanto a visão é menos importante. Como essas diferenças nos informam sobre a experiência sensorial geral de animais domésticos em comparação com a nossa?

Tegumento Comum

O termo *tegumento comum* compreende a pele convencional com sua cobertura de pelos e variedade de glândulas cutâneas, assim como partes mais especializadas, como garras, cascos e chifres. A pele reveste completamente o corpo e se mescla com as mucosas nos vários orifícios naturais. O tegumento fornece proteção contra o desgaste, assim como contra a entrada de patógenos e outros tóxicos ambientais. É importante para a termorregulação (p. 343) e impermeável à água, ao mesmo tempo que previne a desidratação corporal. No entanto, o tegumento também previne a captação excessiva de água em mamíferos aquáticos. Certas substâncias lipídicas podem penetrar a pele e são utilizadas (na forma de unguentos) como veículos para administração de medicamentos.

Os grânulos de pigmentos em determinadas células conferem cor à pele, protegem contra radiação ultravioleta e refletem o calor solar para proteção contra aumentos na temperatura corporal. Sabe-se que a cor da pele e dos pelos afetam a adaptabilidade de animais para vida em climas ensolarados. A cor de áreas glabras ou despigmentadas é também afetada pela perfusão de vasos sanguíneos em camadas mais profundas, como, por exemplo o rubor em seres humanos, a palidez da anemia ou choque, e a coloração azulada (cianose) da falta de oxigênio e amarela da icterícia. Alterações de cor muito espetaculares, como aquela pela qual o camaleão é famoso, não ocorrem em mamíferos, embora possa ser feita menção com relação à coloração aberrante da pele da máscara e períneo de mandris machos e outras espécies relacionadas.

ESTRUTURA DA PELE

É necessário agora fazer uma recapitulação e ampliação da descrição anterior (p. 7) da estrutura básica da pele. A pele é composta por duas partes: um epitélio superficial (epiderme) e uma camada fibrosa densa (derme) que se apoia sobre um estrato de tecido conjuntivo frouxo (tela subcutânea) (ver Fig. 1.7).

A *epiderme* é continuamente renovada. As células superficiais são descamadas em flocos (p.ex., seborreia) ou como partículas menores (provenientes da pele humana que compõem muito da poeira das casas) e são substituídas por divisão celular na camada mais profunda, seguida pela migração de células-filhas em direção à superfície. Conforme as células epidérmicas migram para a superfície, elas passam por uma série de alterações moleculares que levam a suas mortes, o que as torna incapazes de reagir às várias influências assim que alcançam a superfície. A sequência de alterações, demonstradas na Figura 10.1, impõe uma estratificação óbvia. A camada mais profunda (*estrato basal*) é rigorosamente moldada sobre as irregularidades da derme subjacente e apresenta uma área consideravelmente maior do que a superfície corporal (Fig. 10.1/*1*). À medida que as células se movem em direção ao *estrato espinhoso*, elas encolhem e se separam, embora permaneçam conectadas por pontes intercelulares (desmossomos). O processo de queratinização (cornificação) tem início, e na próxima camada (*estrato granuloso*) as células contêm grânulos querato-hialinos espalhados (Fig. 10.1/*4*). Em algumas regiões, esta camada é seguida por um estreito *estrato lúcido*, composto por células achatadas que já perderam seus núcleos e contornos distintos, mas obtêm uma aparência homogênea pela dispersão uniforme de seus grânulos. Finalmente, a camada escamosa mais externa (*estrato córneo*; Fig. 10.1/*6*) é densamente compactada com a proteína fibrosa queratina, a verdadeira substância córnea, a qual é transformada em querato-hialina. É a queratina que confere dureza e força às especializações epidérmicas (p. ex., pelo, casco e chifre).

As camadas epidérmicas são mais espessas e mais claramente diferenciadas onde a pele é exposta ao uso intenso, como em toros (coxins) plantares no cão (Fig. 10.2). Onde a abrasão é menos severa, como em regiões pilosas, a epiderme é muito mais fina, e nem o estrato granuloso ou o estrato lúcido podem ser claramente diferenciados. A espessura da epiderme depende da taxa mitótica dentro do estrato basal, a qual é ajustada por uma substância (calônio epidérmico) que inibe a divisão celular. Embora a produção e a perda celulares normalmente se ajustem para manter uma espessura epidérmica uniforme, este balanço pode ser comprometido em certas circunstâncias.

Não existem vasos sanguíneos ou linfáticos na epiderme, a qual é nutrida por difusão a partir da derme subjacente.

A *derme* é amplamente composta por feixes de colágeno, densamente agrupados, conforme pode ser demonstrado pelo couro curtido (derme curtida). Fibras elásticas, as quais também estão presentes, tornam a pele flexível e são capazes de restaurar seu formato após ser pregueada ou deformada. Essas fibras também separam as margens de uma ferida, tornando-a aberta (Fig. 10.3). A tensão crônica lesiona a estrutura da derme, rompendo os feixes de tecido conjuntivo; o reparo subsequente é geralmente feito por um tecido cicatricial mais discreto. As linhas brancas (estrias) de pele abdominal que surgem após o final da gestação, especialmente em mulheres, são um exemplo.

A derme é generosamente vascularizada e inervada. Também é invadida por folículos dos pelos e glândulas sudoríferas, sebáceas e outras que têm origem na epiderme (ver Fig. 1.7).

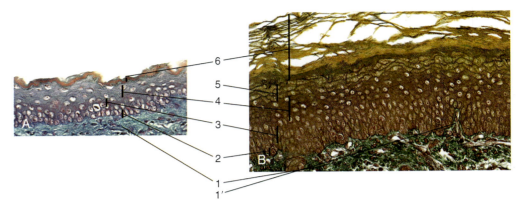

Fig. 10.1 Estrutura da pele adulta (Crossmon). (A) Pele do flanco canino. (B) Pele de um toro plantar felino desgastado; observe a maior queratinização e a presença de estrato lúcido e papilas dérmicas. *1*, Derme; *1'*, papila dérmica; *2*, estrato basal; *3*, estrato espinhoso; *4*, estrato granuloso; *5*, estrato lúcido; *6*, estrato córneo.

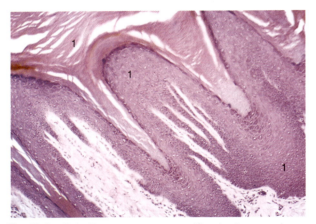

Fig. 10.2 Epitélio escamoso estratificado de toro plantar de um cão (hematoxilina e eosina; ampliado 70x). *1*, Estrato córneo muito espesso.

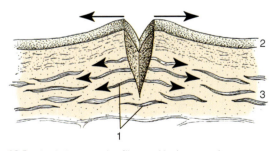

Fig. 10.3 Incisão na pele; fibras elásticas na derme causam abertura da ferida (*setas*). *1*, Fibras elásticas; *2*, epiderme; *3*, derme.

A interface para difusão entre a epiderme e a derme é ampliada pela estrutura complexa desses componentes. As projeções digitiformes e em forma de cristas (papilas; Fig. 10.1/*1'*) da derme se ajustam intimamente em direções recíprocas da epiderme, e sob condições normais a adesão entre as duas camadas da cutis não é facilmente rompida. Um trauma, como, por exemplo, aquele causado pela fricção de um sapato que não está bem ajustado, às vezes as separa forçosamente, e líquido intersticial então se acumula em

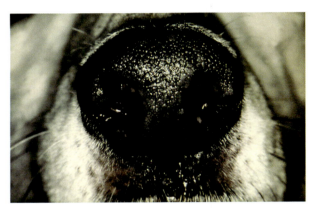

Fig. 10.4 A impressão nasal do cão pode ser utilizada para identificação de um indivíduo.

uma bolha. A superfície desprotegida da derme exposta após a ruptura da bolha normalmente é rapidamente coberta pelo crescimento de epitélio a partir de suas margens.

As maiores cristas e papilas dérmicas, geralmente desenvolvidas onde a cobertura epitelial é mais espessa, são replicadas por contornos epidérmicos correspondentes. Esses contornos são permanentes e individualmente distintos, e fornecem um meio de identificação, amplamente utilizado em seres humanos (impressão digital) e menos comumente utilizado em outras espécies (impressão nasal de cães e bovinos; Fig. 10.4).

A tela subcutânea (hipoderme) consiste em tecido conjuntivo frouxo intercalado com tecido adiposo. A quantidade varia de acordo com a situação, e é fina ou até mesmo ausente onde o movimento é indesejável (p.ex., sobre os lábios, pálpebras e papilas da mama). É particularmente ampla em cães e gatos, cuja pele facilmente deslocada pode ser agarrada em grandes pregas sobre grande parte do corpo (Fig. 10.5). No suíno e no ser humano, a tela subcutânea contém acúmulos mais substanciais de gordura, mesmo em indivíduos relativamente desnutridos; esta parte constitui o panículo adiposo familiar em pedaços de bacon fatiados.

O significado clínico dos efeitos de desidratação ou edema da tela subcutânea já foi mencionado (p. 7).

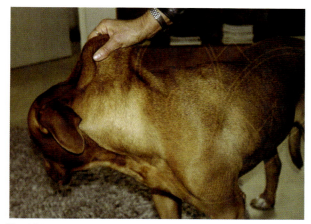

Fig. 10.5 Pele frouxa do pescoço de um cão. A ampla tela subcutânea permite o deslocamento da pele.

Os *vasos sanguíneos cutâneos* se originam dos vasos que irrigam as fáscias e músculos superficiais. As artérias formam uma série de redes dentro da derme. A rede mais superficial se localiza nas bases das papilas e emite artérias terminais que adentram as papilas e originam diversos capilares que nutrem as células epidérmicas basais. Outros plexos capilares cercam os folículos dos pelos e glândulas associadas (ver Fig. 1.7). Quando a temperatura corporal se eleva, a vasodilatação dos vasos superficiais promove perda de calor – diretamente pela radiação da superfície e indiretamente por favorecer a atividade das glândulas que produzem suor, o qual então evapora. Ao contrário, os vasos da superfície sofrem constrição em ambientes frios ou quando a temperatura diminui. O fluxo sanguíneo é parcialmente regulado pela abertura ou fechamento de diversas anastomoses que conectam as artérias cutâneas às veias. Os vasos cutâneos normalmente contêm um volume considerável de sangue, mas grande parte pode ser direcionado à musculatura e órgãos internos após hemorragia ou choque.

A pele apresenta uma rica *inervação sensitiva*. Os nervos acompanham os vasos através das fáscias e formam redes dentro da derme. A partir destas, as fibras se dispersam para uma série de receptores sensitivos; alguns até penetram um pouco na epiderme (ver Fig. 9.33). Outras fibras (autonômicas) regulam o calibre de vasos menores, controlam a atividade de glândulas da cutis e excitam os músculos eretores do pelo que estão ligados aos folículos dos pelos.

A epiderme se desenvolve a partir do ectoderma embrionário. Esta estrutura é inicialmente uma camada única de células que repousa sobre o mesênquima, que em determinado momento dá origem à derme (Fig. 10.6 A). Muito antes do nascimento, as células ectodérmicas começam a proliferar, empurrando as novas células em direção à superfície a fim de produzir um epitélio com várias camadas, enquanto condensações locais crescem em direção ao mesênquima conforme os brotos epiteliais originados de cada pelo e glândula se diferenciam. No momento do nascimento, a pele dos mamíferos domésticos tem um caráter basicamente adulto, ao contrário daquele de vários roedores e outros pequenos mamíferos que nascem sem pelos.

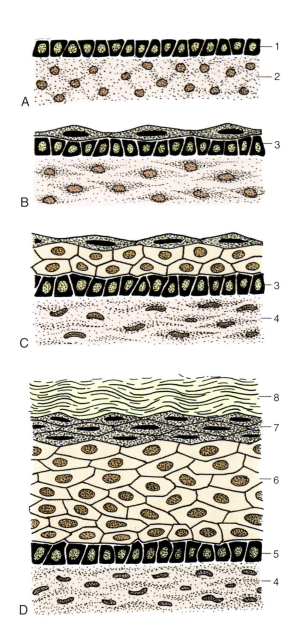

Fig. 10.6 Desenvolvimento da pele, esquemático. (A) Pele de um embrião precoce. (B) Diferenciação entre epiderme e derme. (C) Diferenciação adicional da epiderme. (D) Diferenciação completa da epiderme e derme. *1*, Ectoderma; *2*, mesoderma (mesênquima); *3*, estrato basal primitivo; *4*, derme; *5*, estrato basal; *6*, estrato espinhoso; *7*, estrato granuloso; *8*, estrato córneo.

▶ PELOS

O pelo é uma característica dos mamíferos, diagnóstico da classe. Na maioria das espécies, um pelame espesso está disperso por todo o corpo, exceto ao redor da boca e outros orifícios, e nas palmas das mãos e plantas dos pés; em alguns animais, incluindo o suíno doméstico (embora não em seus ancestrais), a cobertura é esparsa (ver Fig. 10.10 E). Os pelos individuais apresentam uma série de formas intermediárias, mas somente três precisam ser distintas aqui: liso, pelos de proteção mais rígidos que fornecem uma "cobertura externa"; fino, pelos lanosos ondulados que fornecem uma "cobertura interna" (subpelo); e pelos táteis grossos de distribuição restrita que estão associados a receptores de toque.

Os *pelos de proteção (revestimento)* se localizam principalmente junto à pele e se distribuem uniformemente em amplos tratos, conferindo à pelagem uma aparência macia, modificada somente por redemoinhos, cristas e riscas formadas onde diferentes correntes convergem e se combinam ou divergem uma da outra. A regularidade do arranjo é significativa, já que promove o escoamento da água, prevenindo os tremores que poderiam ocorrer caso fosse permitido que a água penetrasse o pelame e alcançasse a pele. Ocasionalmente, animais nascem com um padrão de pelagem alterado, o que pode prejudicar seriamente sua capacidade de suportar condições climáticas severas.

Cada pelo cresce a partir de um minúsculo orifício ou folículo para se projetar acima da superfície da pele. O folículo se desenvolve a partir de um botão ectodérmico que cresce em direção ao mesênquima subjacente durante o estágio embrionário de vida. As ramificações do botão dão origem às glândulas cutâneas (Fig. 10.7). A extremidade distal do botão forma uma dilatação bulbar, a qual é então envolvida por uma papila mesenquimal (dérmica) para formar um folículo do pelo primitivo. As células epiteliais da papila se multiplicam, formando uma matriz pilosa; as células ali produzidas se tornam queratinizadas e se combinam para formar um pelo primitivo que cresce a partir do centro do botão até que surja sobre a epiderme na superfície da pele. Em sua passagem pelas glândulas sebáceas, que se desenvolvem ao lado do folículo, o pelo obtém a cobertura oleosa tão importante para sua saúde. Embora o ectoderma sofra diferenciação desta forma, o mesoderma também se condensa, de modo que a bainha minúscula ao redor da parte incrustada do pelo adquire um componente mesodérmico externo.

A Figura 10.8 demonstra somente características essenciais de um pelo. Aqui deve ser suficiente dizer que, em essência, um pelo consiste em uma coluna flexível de células epiteliais intimamente consolidadas e altamente queratinizadas, e, portanto, mortas. Seu arranjo permite a distinção de uma medula ou núcleo, um córtex e uma cutícula "escamosa" externa. A variação nas proporções e o arranjo das partes permitem a determinação microscópica da origem de uma amostra de pelo. De forma geral, pelos com uma medula espessa são lisos, embora quebradiços, enquanto aqueles nos quais o córtex predomina são mais fortes e mais maleáveis.

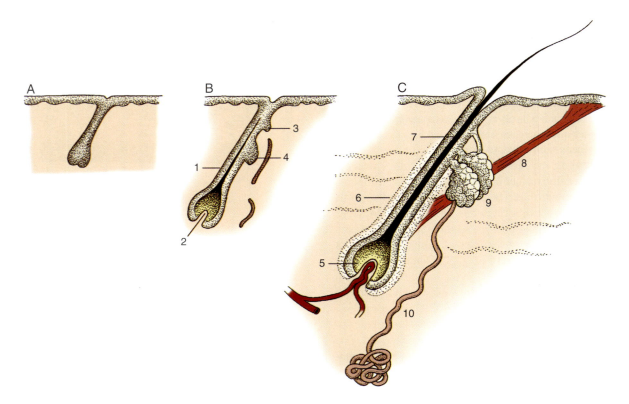

Fig. 10.7 Desenvolvimento do pelo e das glândulas sebáceas e sudoríferas associadas, esquemático. (A) Botão ectodérmico crescendo em direção ao mesênquima. (B) Diferenciação do botão; indicações das glândulas aparecem. (C) Folículo do pelo com estruturas acessórias. *1*, Folículo do pelo primitivo; *2*, Papila dérmica; *3*, botão da glândula sudorífera; *4*, botão da glândula sebácea; *5*, bulbo (matriz) do pelo; *6*, folículo do pelo; *7*, raiz do pelo; *8*, músculo eretor do pelo; *9*, glândula sebácea; *10*, glândula sudorífera. No adulto, várias glândulas se abrem de forma independente, e não apenas nos folículos pilosos.

A extremidade dérmica do folículo está ligada por um delicado músculo eretor do pelo que se origina próximo às papilas dérmicas (Fig. 10.7/8). A contração involuntária deste músculo, que pode ser estimulada por uma baixa temperatura ambiente, causa ereção do pelo; a ereção em massa do pelo aprisiona mais ar e melhora o isolamento térmico do corpo. Embora funcionalmente não tenha importância na espécie humana, o efeito é muito óbvio em nossa pele relativamente sem pelos quando pequenos montes ("pele arrepiada") aparecem sobre o trajeto dos músculos eretores. A reação de luta ou fuga mediada pelo sistema nervoso simpático eleva a crina, o que dá ao animal uma aparência ameaçadora.

Existem diversas variações locais na forma e desenvolvimento dos pelos de proteção. Exemplos familiares são as cerdas duras esparsamente dispersas dos suínos (ver Fig. 10.10E), o pelo espesso da crina e cauda dos equinos, os longos pelos da cauda dos bovinos, os tufos dos boletos dos equinos, e a penugem da cauda e membros de certas raças de cães. As variações locais hormônio-dependentes particularmente evidentes na espécie humana incluem a barba do homem e a distribuição sexualmente dimórfica do pelo corporal. A calvície como um acompanhamento do avanço da idade é especialmente um problema no homem. A testosterona, a qual é responsável pelo crescimento da barba e pelo corporal espesso, paradoxalmente parece desencadear a calvície precoce em indivíduos geneticamente predispostos; uma redução dos níveis sanguíneos de tiroxina, a qual inicia e controla o crescimento dos pelos, também desempenha algum papel.

Os pelos têm vida limitada e são descartados mais cedo ou mais tarde. Embora a queda de pelos em seres humanos seja um processo contínuo envolvendo somente alguns pelos de uma vez, a maioria das outras espécies, especialmente as selvagens, demonstram queda de vários pelos de uma só vez de maneira sazonal. Mesmo animais domésticos protegidos das alterações climáticas mais extremas demonstram um padrão recorrente com picos na primavera e outono; a queda na primavera dura cerca de cinco semanas em cães. A queda é mais óbvia em animais que não são regularmente escovados para remoção dos pelos mortos. Gatos também sofrem muda do pelo principalmente na primavera, com menos perda durante o verão e outono, seguida pela volta à condição ótima do pelo no inverno. Pela mesma razão, as peles são obtidas no inverno, embora o seu número tenha diminuído após alterações das atitudes sociais.

A reposição sazonal começa com o retardo do crescimento dos pelos existentes principalmente devido ao aumento da temperatura. Conforme o crescimento se torna mais lento (na chamada fase catágena), a matriz pilosa e a papila que a cobre sofrem atrofia (Fig. 10.19 B). Não ocorre crescimento na fase subsequente (*telógena*) quando o folículo, incluindo a papila, diminuem, fazendo com que a maior parte do pelo se projete acima da pele em estímulo ao crescimento (Fig. 10.9 D). Quando o crescimento é retomado, o folículo, com sua matriz agora reativada, se alonga, e conforme novamente se distancia da superfície, perde contato com o pelo velho, que cai. Um pelo substituto então é formado na fase de crescimento ativa (anágena) que então emerge na superfície da pele.

Pelos lanosos fornecem uma cobertura interna macia. Eles são finos, ondulados, e na maioria das espécies, mais curtos e mais numerosos do que os pelos de proteção, sob os quais eles estão camuflados. A distinção entre os tipos de fibra do pelo não é sempre clara, e formas intermediárias existem para complicar a descrição, especialmente em ovelhas.* A lã não é, certamente, confinada às ovelhas dentre os animais domésticos. Cabras Cashmere e Angorá, coelhos Angorá e alpacas produzem lã de qualidade distinta que é utilizada na produção de fios e tecidos de luxo.

---

*O pelame de ovelhas selvagens e de raças primitivas exibe uma cobertura externa de pelos de proteção muito grossos, de núcleo oco, conhecidos como pelos ásperos de lã, os quais camuflam e protegem, facilitando o escoamento da água da chuva, uma curta cobertura interna de pelos lanosos muito mais finos. O crescimento de ambos os tipos de pelos é sazonalmente restrito e é sucedido por uma muda de primavera quando a lã que cai forma emaranhados que são eventualmente removidos. A lã é recolhida do pasto e arrancada diretamente dos animais. A evolução da lã dos animais sob domesticação tem sido caracterizada por perda de pigmentação e pela redução na quantidade de pelos ásperos de lã, em parte pela depleção do número de pelos ásperos e pela transformação de uma proporção destes em formas mais finas e mais típicas de pelo. A lã agora cresce continuamente e em uma velocidade maior, embora demonstre variação sazonal, e a eliminação da muda de primavera introduz a necessidade da tosquia. O crescimento mais rápido resulta em aumento do comprimento da fibra no corte anual da lã; outras alterações afetam a ondulação do pelo (friso) e introduzem maior diversidade nas incidências relativas de pelos de diferentes diâmetros. As variações nessas características adquiridas são importantes para o fenótipo e, portanto, para os valores, das lãs de diferentes raças. A lã grossa e espessa de algumas é mais apropriada para o mercado de carpetes menos valioso, enquanto a melhor lã de outras é adequada para a produção de fios e tecidos mais finos. O peso da lã produzida anualmente também varia amplamente de acordo com a raça, variando de 1,4 a 9 kg.

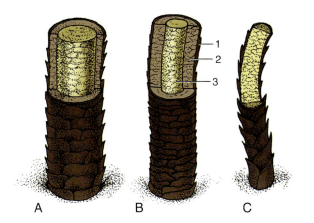

Fig. 10.8 A representação esquemática de três tipos de pelos. (A) Pelo de proteção com medula espessa. (B) Pelo de proteção com córtex espesso e medula fina. (C) Pelo lanoso; o córtex está ausente. *1*, Cutícula; *2*, córtex; *3*, medula.

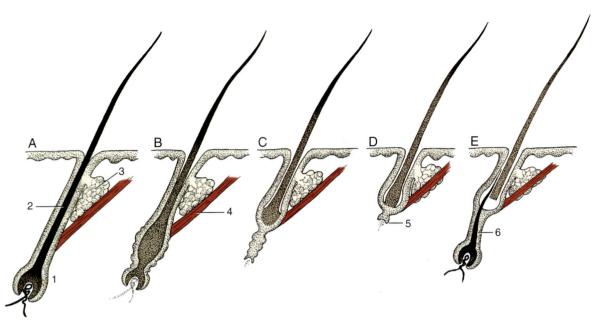

Fig. 10.9 Fases do ciclo do pelo. (A) Folículo do pelo completamente funcional; fase anágena. (B) Folículo começa a atrofiar; fase catágena inicial. (C) Atrofia adicional do folículo; fase catágena tardia. (D) Folículo atrofiado; o pelo está deslocado para a superfície e nova matriz do pelo começa a se formar; fase telógena. (E) Estabelecimento da nova matrix do pelo e o novo pelo começa a crescer; fase anágena inicial. *1*, Folículo do pelo; *2*, raiz do pelo; *3*, glândula sebácea; *4*, músculo eretor do pelo; *5*, nova matriz do pelo; *6*, novo pelo.

Em várias espécies, incluindo cães e gatos adultos, diversos pelos compartilham uma única abertura de folículo (Fig. 10.10 B-D). O pelo central (primário) é o maior e do tipo de proteção, mas os pelos circundantes (secundários) são mais curtos e macios; eles fornecem a cobertura interna e podem ser designados como pelos lanosos, pois apresentam pouca medula.

Pelos táteis são substancialmente mais espessos e geralmente se projetam além dos pelos de proteção vizinhos. A maioria deles é encontrada na face, principalmente no lábio superior e ao redor dos olhos, embora outros estejam dispersos (de modo variável entre as espécies) no lábio inferior, região mentoniana e em outros locais da cabeça. O gato, cujos bigodes são bons exemplos (Fig. 10.11), também apresenta um agrupado de pelos semelhantes no carpo. Folículos dos pelos táteis alcançam profundamente a tela subcutânea ou até mesmo os músculos superficiais. Eles são caracterizados pela presença de um seio venoso preenchido com sangue e localizado entre as camadas interna e externa da derme (Fig. 10.12). As terminações nervosas responsivas à estimulação mecânica também estão contidas dentro da derme (Fig. 10.12A). O estímulo fornecido pelo distúrbio do pelo é amplificado por um movimento ondulatório no sangue. Os folículos dos pelos táteis surgem precocemente no desenvolvimento, antes daqueles dos pelos de proteção, e suas aparências em diferentes estágios fornecem critérios úteis para inferir a idade de embriões em desenvolvimento.

A pele de cães e gatos apresenta diminutas elevações táteis (toros táteis) dispersas, geralmente associadas a pelos de proteção especiais (tilotriz); as raízes destes são cercadas por seios venosos semelhantes, embora menores, que dos pelos táteis verdadeiros. Essas elevações também são sensíveis ao toque (Fig. 10.13).

A distribuição restrita de diversos pigmentos cria um padrão distinto de pelame como observado em algumas raças, como bovinos Holstein e cães Dálmatas. Os pigmentos, polímeros de melanina que variam de preto a marrom e vermelho, ou a tons mais claros, estão presentes na forma de grânulos* dentro de células da epiderme, folículos dos pelos e pelos. Na maioria dos mamíferos, ao contrário da espécie humana, a pigmentação cutânea é, portanto, restrita a algumas partes expostas que incluem a área modificada associada à parte externa do nariz. Ela pode estar ausente em indivíduos de pelame branco que obtêm proteção equivalente de um estrato córneo espessado.

---

*Os grânulos de pigmentos são produzidos dentro de melanócitos, células especializadas originadas da crista neural, que estão confinadas à camada basal da epiderme e folículo dos pelos. Os grânulos se movem para as extremidades dos processos dendríticos dos melanócitos, são liberados no meio extracelular e, então, fagocitadas por células vizinhas (queratinócitos) em um processo que continua até serem amplamente difundidos. A produção de melanina é influenciada por diversos fatores, incluindo presença de cobre, e pelo hormônio estimulante de melanócitos. A produção de melanina pode ser afetada pela estação do ano (pelame branco em lagomorfos e mustelídeos no inverno) e idade.

Capítulo 10　**Tegumento Comum**　347

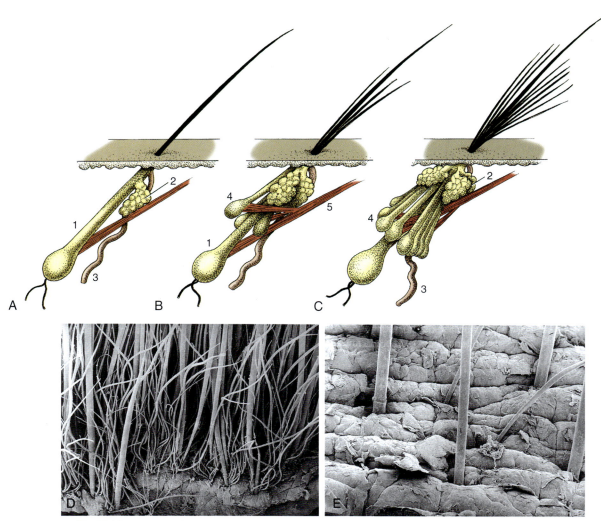

Fig. 10.10 Folículos dos pelos do cão. (A) Folículo simples presente logo após o nascimento; (B) Folículo presente durante os primeiros meses após o nascimento; (C) Folículo complexo do adulto; o pelo primário está cercado por vários pelos secundários. (D) Eletromicrografia eletrônica de varredura da pele canina adulta; observe um ou dois folículos sem pelos (de proteção) primários. (E) Pele "nua" de um suíno com pelos primários esparsos (cerdas) e debris superficiais. *1*, Folículo do pelo primário; *2*, glândula sebácea; *3*, ducto da glândula sudorífera; *4*, folículo do pelo secundário; *5*, músculo eretor do pelo.

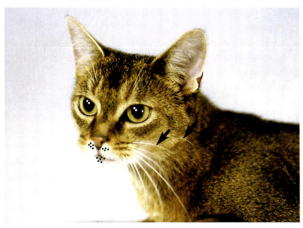

Fig. 10.11 Pelo táteis na cabeça do gato. Os *pontos* nos lábios mostram a posição das glândulas circum-orais. As *setas* apontam para os pelos (táteis) da boca.

▶ TOROS

Os toros (coxins) palmares/plantares são as almofadas sobre as quais os animais andam. Eles são cobertos por uma epiderme nua densamente queratinizada (ver Fig. 10.2). A derme é insignificante, e a maior parte da substância é dada por uma tela subcutânea espessa e resiliente, uma mistura de fibras colágenas e elásticas intercaladas com tecido adiposo.

Os toros são mais bem desenvolvidos em mamíferos plantígrados (p. ex., ursos), nos quais os toros digitais, metacárpicos (metatársicos) e cárpicos (társicos) estão todos presentes (Fig. 10.14). No cão e gato digitígrado, somente toros digitais e metacárpicos (metatársicos) fazem contato com o chão; há um toro cárpico sem utilização óbvia, mas não existe um toro társico correspondente (Fig. 10.15).

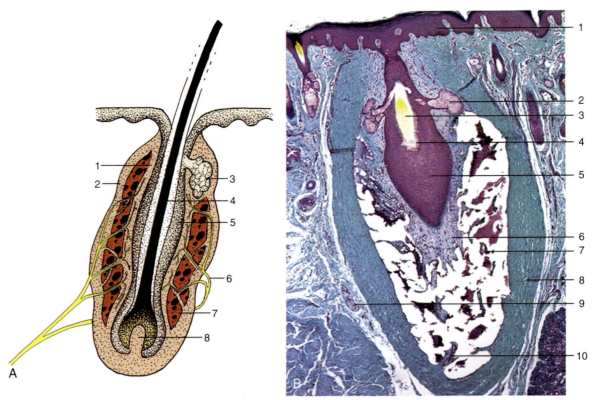

Fig. 10.12 (A) Secção longitudinal esquemática de um folículo de pelo tátil. *1* e *2*, Paredes interna e externa do seio venoso; *3*, glândula sebácea; *4*, raiz do pelo; *5*, parede epidérmica do folículo do pelo; *6*, terminação nervosa na parede do seio sanguíneo; *7*, seio sanguíneo; *8*, papila dérmica. (B) Folículo de pelo tátil (Crossmon) de bezerro. *1*, Epiderme; *2*, glândula sebácea; *3*, pelo; *4* e *5*, bainhas interna e externa da raiz do pelo; *6* e *7*, seio sanguíneo trabeculado; *8*, camada interna e externa da derme; *9*, terminação nervosa; *10*, trabécula.

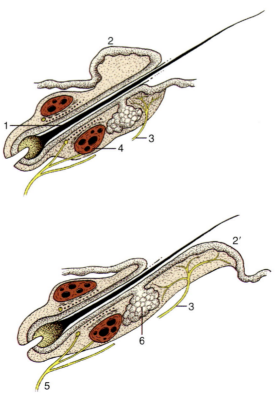

Fig. 10.13 Elevações táteis (*2* e *2'*) dos pelos tilotriz. *1* Raiz do pelo; *3*, terminações nervosas associadas a elevações táteis; *4*, seio sanguíneo; *5*, terminações nervosas associadas ao seio sanguíneo; *6*, glândula sebácea.

Apenas toros digitais, chamados de *bulbos* em ruminantes e suínos, e *ranilha* em equinos, localizados nos cascos são funcionais e estão em contato com o solo em ungulados. Os bulbos do suíno são mais macios que aqueles dos ruminantes e bem destacados da sola (ver adiante) (Fig. 10.16/*1*).

O toro digital (pulvino digital) profundo com relação à ranilha do equino consiste em um ápice e uma base. A ápice encontra-se profundamente à ranilha córnea na superfície do casco que entra em contato com o solo (Fig. 10.17/*4*), enquanto a base ajuda a modelar a superfície palmar (plantar), formando as elevações nos talões, os bulbos dos talões (Fig. 10.17/*3*). Estes não mantêm contato com o solo e são cobertos por perióplo, o tecido córneo mais macio produzido na junção da pele com a parede do casco. O equino, ao contrário de outros ungulados domésticos, também apresenta toros metacárpicos (metatársicos) rudimentares ("esporões", Fig. 10.17/*2*) incrustados em um tufo de pelos atrás da articulação do boleto e toros cárpicos (társicos) vestigiais (castanhas; Fig. 10.17/*1* e *1´*).

A tela subcutânea dos toros caninos, bulbos suínos e ranilha equina contém glândulas sudoríferas cujos ductos canalizam através da epiderme espessa e queratinizada. As secreções funcionam como marcadores territoriais ou de percurso.

▶ UNHAS, GARRAS E CASCOS

As estruturas basicamente semelhantes que compreendem a falange distal parecem surpreendentemente diferentes. Suas origens como modificações locais da pele são refletidas por suas camadas epidérmica, dérmica e tela subcutânea (embora

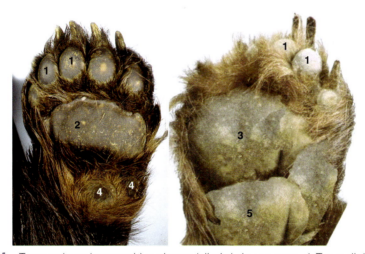

Fig. 10.14 Toros palmar (*esquerda*) e plantar (*direita*) de um urso. *1,* Toros digitais; *2,* toro metacárpico; *3,* toro metatársico; *4,* toros cárpicos; *5,* toro társico, fusionado com o toro metatársico.

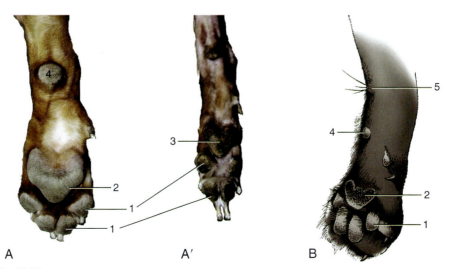

Fig. 10.15 Toros palmares de membro torácico (A) e plantares de membro pélvico (A´) de cão e de membro torácico de gato (B). *1,* Toros digitais; *2,* toro metacárpico; *3,* toro metatársico; *4,* toro cárpico; *5,* glândula cárpica e pelos táteis associados.

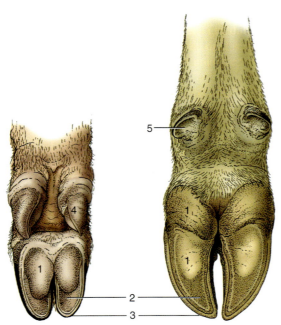

Fig. 10.16 Face palmar da mão do suíno (*esquerda*) e do bovino (*direita*). *1,* Bulbo (toro digital) do casco; *2,* sola do casco; *3,* parede do casco; *4,* casco do dígito acessório; *5,* casco rudimentar do dígito vestigial.

talvez em um formato completamente alterado). Unhas, garras e cascos servem primariamente para proteger os tecidos subjacentes, mas cada um é utilizado também para outros propósitos, como coçar e cavar, ou como uma arma. O casco equino, o mais complexo, reduz a concussão pelo impacto dos membros. A Figura 10.18 demonstra as correspondências entre estes apêndices, cada um dos quais apresenta três partes: parede, sola e toro associado. Somente em ungulados o último faz parte da estrutura córnea; ele corresponde ao bulbo digital de primatas e toro digital de carnívoros.

A *unha* (parede) dos primatas cresce a partir da epiderme que cobre uma prega curva de derme em sua base. A epiderme sob a maior parte da unha produz um pouco de queratina que ajuda a manter a adesão conforme a unha gradativamente se desloca distalmente. A derme sob esta parte, por sua vez, não produtiva da epiderme, se resume a algumas poucas pregas longitudinais (lamelas) que se interdigitam com as lamelas epidérmicas correspondentes; o aumento do contato dermoepidérmico fortalece a conexão entre a unha e os tecidos mais profundos. A epiderme subjacente à borda livre da unha produz pequenas quantidades de "sola córnea" macia (Fig. 10.18/2).

A parede da *garra* de carnívoros pode ser comparada à unha que tenha sido lateralmente comprimida e, desta forma, obteve uma margem dorsal acentuada. Sua parte proximal e a camada germinativa a partir da qual é derivada têm formatos semelhantes e estão alojadas com a derme associada dentro da crista unguicular da falange distal, com formato distinto (Fig. 10.18D). A epiderme profunda à parede é minimamente produtiva. A derme que cobre o processo unguicular se funde ao periósteo, e, assim como

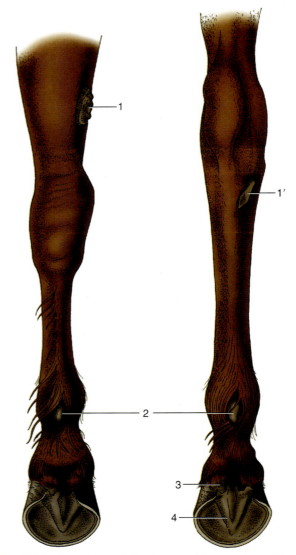

Fig. 10.17 Membro torácico (*esquerda*) e membro pélvico (*direita*) esquerdo do equino, vista caudal. *1 e 1',* Castanha sobre o carpo e sob o jarrete (tarso), respectivamente; *2,* esporões; *3,* bulbos do telão; *4,* ranilha.

na unha dos primatas, as interdigitações longitudinais entre as lamelas dérmicas e epidérmicas ligam fortemente a garra à margem dorsal do osso. O espaço entre as margens livres da parede da superfície sob o processo unguicular é preenchido por "sola córnea" escamosa (Fig. 10.18/5).

A parede do *casco do equino* também é acentuadamente curva, e os lados são agudamente flexionados para formar as chamadas barras (Fig. 10.19E/2). O espaço entre as barras é ocupado pela ranilha, a parte do toro que faz contato com o solo. A sola córnea que preenche a face entre a parede e a ranilha encontra a parede em uma junção conhecida como linha branca (zona alba; Fig. 10.19/5). A parede cresce distalmente a partir da epiderme sobre uma derme* (coronária)

---

*Antes, e ainda ocasionalmente, chamada de *cório*.

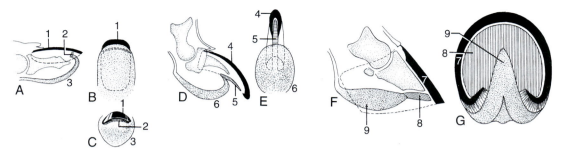

Fig. 10.18 Representações esquemáticas de unha (A)-(C), garra (D) e (E) e casco (F) e (G). (A) Secção longitudinal, (B) face palmar e (C) vista cranial da ponta do dedo humano. (D) Secção longitudinal e (E) face palmar da garra canina. (F) Secção longitudinal e (G) face solear do casco equino. *1*, Unha (parede); *2*, "sola córnea" da unha; *3*, bulbo do dedo; *4*, parede da garra; *5*, "sola" da garra; *6*, toro digital; *7*, parede do casco; *8*, sola do casco; *9*, ranilha.

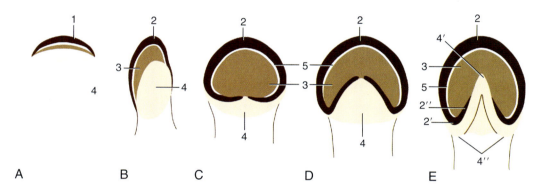

Fig. 10.19 Uma interpretação do "desenvolvimento" filogenético das estruturas córneas associadas à falange distal. (A) Ponta de dedo humano. (B) Casco suíno. (C) Casco de rinoceronte. (D) Casco de anta. (E) Casco equino. *1*, Unha; *2*, parede do casco; *2'* e *2''*, talão e barra (do equino); *3*, sola; *4*, toro plantar (bulbo no dedo humano e suíno); *4'* e *4''*, ranilha e bulbos dos talões (do equino); *5*, linha branca.

protuberante composta por diversas papilas direcionadas ao solo. A epiderme que recobre essas papilas produz túbulos córneos que se dirigem distalmente, em direção à margem da parede que sustenta peso. Os túbulos estão incrustados em tecido córneo intertubular menos estruturado formado pela epiderme sobre as regiões interpapilares da derme; a combinação dos tipos córneos dá ao tecido uma aparência finamente estriada. A epiderme (lamelar) profunda à parede é, novamente, apenas minimamente produtiva. Está arranjada como centenas de lamelas bem formadas que criam interdigitações firmes com um número igual de lamelas dérmicas (ver Capítulo 23, p. 600), ligando a parede à falange distal subjacente. Deve-se lembrar que esta é uma ligação viva que permite à parede deslizar gradativamente em direção ao solo, onde sua margem distal é desgastada. Uma faixa de tecido córneo macio (períoplo) está localizada sobre a superfície externa da parede próxima à sua junção com a pele (Fig. 10.20/*1*). Essa faixa desce com a parede e acaba em uma camada protetora lustrosa. A faixa se alarga na face caudopalmar/plantar do casco, onde cobre os bulbos dos talões e parte da ranilha.

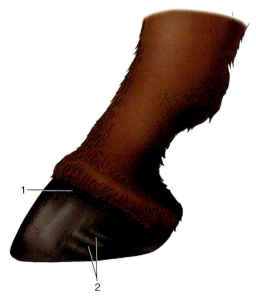

Fig. 10.20 Casco equino. *1*, Períoplo; *2*, anéis indicando crescimento córneo desigual.

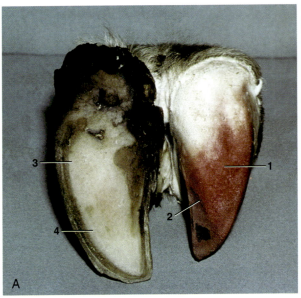 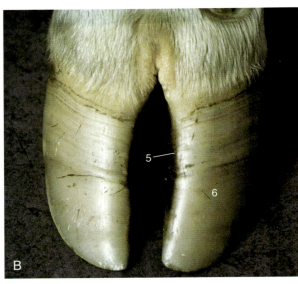

Fig. 10.21 (A) Mão de bovino, vista palmar. (B) Mão de bovino, vista dorsal. O casco (epiderme) foi retirado de um dígito em (A), expondo a derme. *1*, Derme do bulbo; *2*, derme da sola; *3*, tecido córneo do bulbo; *4*, tecido córneo da sola; *5*, Margem dorsal do casco; *6*, Face abaxial do casco.

Os cascos de *ruminantes e suínos*, embora a princípio se assemelhem àqueles dos equinos, diferem em diversos aspectos; a parede é nitidamente curvada para formar uma margem dorsal (como aquela das garras); o toro palmar/plantar (bulbo) é relativamente grande e recobre a parte caudal do casco (Fig. 10.19B/*4*); a sola entre o bulbo e a parede é pequena; e as lamelas interdigitantes são menos desenvolvidas (Fig. 10.21/*2*).

Em todas as espécies, períodos de interrupção ou diminuição da produção córnea criam sulcos na parede paralelos à região formadora na junção com a pele (Fig. 10.20/*2*).

Considerações mais completas sobre essas especializações são encontradas nos capítulos posteriores apropriados.

▶ CORNOS

Os cornos dos ruminantes domésticos apresentam bases ósseas formadas pelos processos cornuais dos ossos frontais. Ao contrário das galhadas (chifres), as quais se desprendem e são substituídas anualmente, os cornos são permanentes* e crescem continuamente após sua primeira aparição logo ao nascimento.

A derme está firmemente aderida ao processo cornual e alberga numerosas papilas curtas que estão inclinadas no sentido apical, garantindo que o corno se alongue e se torne mais espesso conforme cresce (Fig. 10.22). A substância córnea lembra aquela do casco por ser uma mistura de túbulos e tecido córneo intertubular. O tecido córneo (epíceras) produzido pela epiderme na base é macio e de certa forma transparente, lembrando o perío-

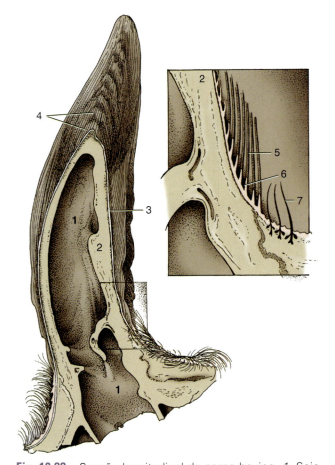

Fig. 10.22 Secção longitudinal do corno bovino. *1*, Seio frontal caudal que se estende em direção ao corno; *2*, processo cornual do osso frontal; *3*, periósteo, derme e estrato não queratinizado da epiderme combinados; *4*, túbulos córneos separados por tecido córneo intertubular; *5*, túbulos córneos (em evidência); *6*, papila dérmica; *7*, pelo.

---

*Exclusivamente, os chifres do Antilocapra americano se desprendem anualmente.

plo do casco. Ele dá ao corno sua aparência brilhante acetinada.

Com exceção das raças naturalmente mochas, os cornos são encontrados tanto em machos, que têm cornos maiores, quanto em fêmeas. Seu formato é fortemente característico da raça e reflete o formato e tamanho do processo cornual. Em bovinos, esses processos são invadidos pelos seios frontais (Fig. 10.22/*1*), uma característica que pode ter implicações para a descorna de um animal adulto.

O corno pode ser separado do núcleo ósseo por meio de maceração, o que explica a designação zoológica (obsoleta) de cavicórneos (animais com cornos ocos) algumas vezes dada a ruminantes com cornos permanentes. Ruminantes da família dos veados (cervídeos) apresentam chifres e estão especificamente excluídos deste grupo. Os chifres são robustas protuberâncias do crânio que são inicialmente cobertas com pele, mas se tornam expostas quando a pele morre. A pele morta, ou veludo, é removida pela fricção contra árvores e outros objetos. Os processos ósseos perdem seu suprimento sanguíneo quando expostos, morrem e se desprendem, deixando o animal relativamente indefeso até que um novo conjunto de chifres cresça na próxima temporada.

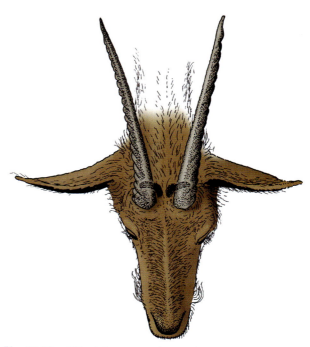

Fig. 10.23 Glândulas cornuais caudomediais à base dos cornos no bode.

 GLÂNDULAS CUTÂNEAS

As glândulas da pele desenvolvem-se como brotos epidérmicos que invadem o mesoderma subjacente. Elas geralmente se desenvolvem a partir de folículos dos pelos primários e retêm essas conexões; os ductos conduzem a secreção para folículos adultos a partir dos quais é liberada na superfície da pele junto aos pelos que se projetam. Dois tipos básicos, glândulas sudoríferas e sebáceas (Fig. 10.7/*9* e *10*), são distintos, mas cada um ocorre em diversas subvariedades e em formas definitivamente mais especializadas.

 GLÂNDULAS SEBÁCEAS

As glândulas sebáceas produzem uma secreção gordurosa (sebo) que lubrifica e impermeabiliza a pele e o pelame. Também promove a distribuição do suor, retarda o crescimento bacteriano e, em certas situações, serve como um marcador territorial que é reconhecido por outros membros da espécie. O odor de cão molhado se deve a essas glândulas. Certas substâncias (feromônios) presentes no sebo são conhecidas como atrativos sexuais. Sua taxa de produção é controlada por hormônios esteroides (andrógenos geralmente promovem secreção, e estrógenos retardam a secreção). Uma boa ilustração de um efeito seletivo de andrógenos é observada na chamada região de acne do adolescente humano. O sebo da lã das ovelhas, conhecido como *lanolina* comercialmente, é utilizado como base para unguentos, em cosméticos, e como agente de limpeza em sabonetes. As secreções de certas glândulas especializadas (p.ex., as glândulas prepuciais do cervo-almíscarado e as glândulas anais do civeta) têm sido coletadas por longos períodos para utilização da indústria de perfumaria.

Os principais acúmulos localizados de glândulas sebáceas encontrados em animais domésticos e grandes o suficiente para serem visíveis a olho nu estão listados; vários estão associados a bolsas cutâneas.

Glândulas Circum-orais (Fig. 10.11)

As glândulas circum-orais são grandes glândulas encontradas nos lábios dos gatos, os quais as utilizam para marcar seus territórios. A secreção é depositada diretamente pela fricção da cabeça do animal contra um objeto ou insinuantemente contra seu tutor, e indiretamente após transferência ao seu corpo durante a lambedura (*grooming*).

Glândulas Cornuais (Fig. 10.23)

As glândulas cornuais são glândulas almíscares ou de odor, presentes em caprinos de ambos os sexos, caudomediais à base do corno (ou no local correspondente em animais mochos). Elas são maiores e mais produtivas durante a estação reprodutiva; estimuladas pela testosterona, aquelas dos machos produzem uma secreção com um odor tão pungente que alguns proprietários insistem em sua remoção cirúrgica.

Glândulas do Seio Infraorbital (Fig. 10.24)

Algumas glândulas nos ovinos estão contidas em uma bolsa cutânea, chamada de *seio infraorbital*, situada rostralmente ao bulbo do olho e com abertura ventrolateral na mesma região. A parede do seio contém tanto glândulas sebáceas quanto tubulares serosas, cuja secreção mista cora a pele quando escapa da bolsa. As glândulas, as quais servem como marcadores territoriais, são maiores em carneiros.

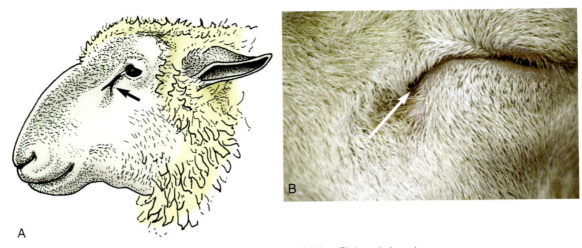

Fig. 10.24   Bolsa infraorbital (A) e (B) (*seta*) do ovino.

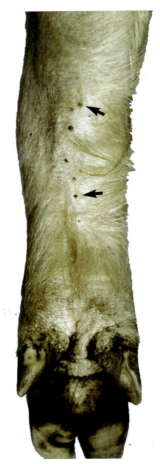

Fig. 10.25   Glândulas cárpicas (*setas*) do suíno, vista palmar.

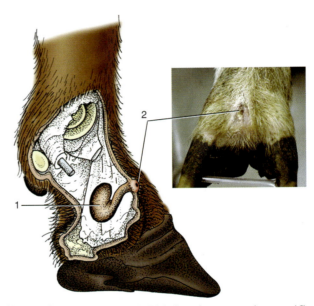

Fig. 10.26   Bolsa interdigital (*1*) do ovino e sua abertura (*2*).

Glândulas Cárpicas (Fig. 10.25)

Suínos e gatos apresentam glândulas cárpicas. Em suínos, elas cercam várias invaginações cutâneas na face mediopalmar do carpo. Elas são observadas em ambos os sexos e servem para indicar reivindicações territoriais; acredita-se que os cachaços façam particular uso delas ao "demarcar" fêmeas durante a cópula.

A localização das glândulas no gato é marcada por um tufo de alguns poucos pelos táteis próximos ao toro cárpico. O local é evidenciado por um espessamento palpável da pele (Fig. 10.15B/5).

Glândulas do Seio Interdigital (Fig. 10.26)

As bolsas interdigitais são encontradas nos membros torácicos e pélvico de ovinos de ambos os sexos. As bolsas são invaginações tubulares da pele cujas paredes contêm glândulas sebáceas e serosas ramificadas. A secreção oleosa é liberada por uma única abertura sobre os cascos e serve como um "marcador de trilha". Muitas espécies selvagens que vivem em bandos apresentam glândulas semelhantes.

Glândulas do Seio Inguinal (Fig. 10.27)

Bolsas inguinais, encontradas próximas à base do úbere ou escroto de ovinos, contêm tanto glândulas sebáceas quanto sudoríferas.

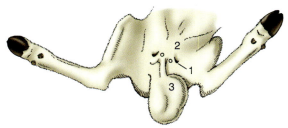

Fig. 10.27 Região inguinal do carneiro. *1*, Seio inguinal; *2*, Papila mamária rudimentar; *3*, escroto.

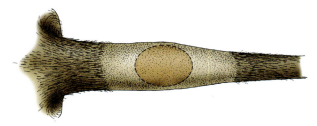

Fig. 10.28 Localização das glândulas da cauda do cão (*área rosa escura com delineamento tracejado*).

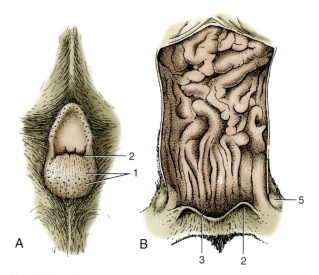

Fig. 10.29 (A) Zona cutânea do canal anal de cão. (B) Canal anal de gato seccionado dorsalmente. *1*, Zona cutânea com glândulas circum-anais formando um anel ao redor do ânus do cão; *2*, abertura do saco anal direito; *3*, linha anocutânea; *4*, zona colunar; *5*, saco anal direito.

A secreção é liberada como uma substância marrom oleosa cujo odor pode auxiliar o cordeiro a achar o úbere.

Glândulas Prepuciais (Fig. 35.11)
Glândulas sebáceas e sudoríferas apócrinas dentro do prepúcio produzem secreções que combinam com células descamadas para formar a substância friável conhecida como *esmegma*. Elas são mais bem desenvolvidas nos cachaços, nos quais estão agrupadas dentro de um divertículo dorsal da cavidade prepucial (ver Capítulo 35). Sua secreção dá ao cachaço seu odor característico. Elas estão presentes, mas com odor menos evidente em outras espécies (as quais não apresentam divertículo).

Glândulas da Cauda (Fig. 10.28)
Coleções de grandes glândulas sebáceas e serosas são observadas em uma placa oval na superfície dorsal da cauda de determinados carnívoros. A pele sobre essas glândulas é frequentemente definida por seu pelo mais escasso e de coloração amarelada. A atividade é maior durante a estação reprodutiva. A placa está situada mais cranialmente em gatos, direcionada à raiz da cauda, do que em cães (Fig. 10.28).

Glândulas Circum-anais (Fig. 10.29)
Algumas glândulas sebáceas estão restritas à pele perianal de certos carnívoros (glândulas circum-anais), incluindo cães, nos quais drenam para (e acredita-se que influenciam) glândulas sudoríferas especiais. Provavelmente é a sua secreção que estimula a atenção particular dada à região anal quando os cães se reconhecem.

Glândulas dos Sacos Anais (Fig. 10.30)
Glândulas sebáceas e serosas são encontradas nas paredes dos sacos anais, bolsas cutâneas que se abrem ao lado

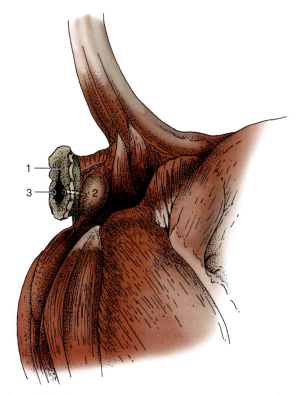

Fig. 10.30 Saco anal direito exposto de um cão. *1*, Ânus; *2*, saco anal; *3*, abertura do ducto excretor do saco anal (enfatizado; ver Fig. 10.29A/*2*).

do ânus de carnívoros (Fig. 10.29/*2*). A secreção, de odor particularmente fétido, é eliminada durante a defecação e aparentemente serve como marcador. É bem sabido que gambás podem forçosamente expelir o conteúdo dos sacos para afastar agressores.

Glândulas Sudoríferas

As glândulas sudoríferas estão distribuídas por todo o corpo, mas são de certa forma esparsas em carnívoros e suínos. Dois tipos são distintos pela (uma provável interpretação errônea) histologia do processo secretório. As glândulas sudoríferas apócrinas eliminam um suor albuminoso nos folículos dos pelos sobre a maioria do corpo*. Glândulas écrinas secretam um suor mais aquoso diretamente em determinadas regiões glabras, ou quase, da pele (p.ex., o plano nasolabial de bovinos e toros dos cães). A variedade apócrina predomina, e sua secreção e subsequente evaporação são importantes no metabolismo de sal e termorregulação. A secreção é degradada por bactérias, o que forma substâncias que fornecem o odor corporal característico. Acredita-se que o produto da variedade écrina desempenhe um papel muito menor na termorregulação.

A maioria dos mamíferos apresenta menos glândulas e transpira menos profusamente do que seres humanos. Entretanto, pode ser que haja erros de interpretações porque o suor produzido tende a ser mascarado por pelames mais generosos. O equino transpira abundantemente e também produz um suor especialmente albuminoso que se transforma em espuma quando trabalhado pelo movimento da pele e do pelame ("coberto de espuma"). Certas raças de bovinos, principalmente tropicais, também transpiram visivelmente ao longo do pescoço e sobre os flancos. Surpreendentemente, o búfalo asiático tem menos glândulas sudoríferas do que bovinos e recorre a entradas na água como forma de compensação. Entre as espécies de companhia, cães e gatos transpiram menos, embora a pele de indivíduos de pelo curto algumas vezes pareçam úmidas. As glândulas sudoríferas estão presentes nos toros de cães e gatos. Em cães, a atividade excessiva dessas glândulas pode, em climas frios, levar à formação de bolas de neve ou gelo nos pelos dos dedos, fazendo com que seja doloroso caminhar. Esta questão pode ser importante no cruzamento de raças que levam trenós. Lobos árticos não apresentam essas glândulas.

Glândulas Mamárias

As glândulas mamárias (mamas) são glândulas sudoríferas maiores e amplamente modificadas, cuja secreção nutre os animais jovens. O leite modificado (colostro) produzido imediatamente após o parto transfere imunoglobulinas ao neonato. Cada glândula mamária é uma glândula tuboloalveolar composta que consiste em unidades secretórias agrupadas em lóbulos definidos por septos de tecido conjuntivo intercalados (ver Capítulo 29). As glândulas mamárias desenvolvem-se como brotos que crescem em direção ao mesênquima subjacente a partir dos espessamentos ectodérmicos lineares (cristas mamárias). Essas cristas

*Existem importantes diferenças entre as espécies. A distribuição e outras características das glândulas sudoríferas humanas (e de outros primatas) diferem significativamente.

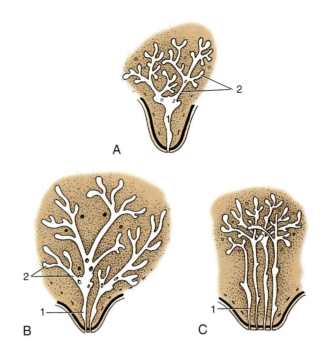

Fig. 10.31 Sistemas de ducto em desenvolvimento crescendo a partir da papila mamária do feto. (A) Vaca, ovelha e cabra. (B) Égua e porca. (C) Cadela e gata (somente os quatro primeiros brotos são demonstrados). *1*, Broto primário, que dá origem ao seio lactífero; *2*, brotos secundários e terciários, que dão origem aos ductos lactíferos.

podem se estender a partir da axila até a região inguinal (como em carnívoros e suínos) ou podem ter extensão mais limitada, restrita à axila (como em elefantes), ao tórax (como nas mulheres) ou à região inguinal (como em ruminantes e equinos). Geralmente surgem mais brotos do que sobrevivem no adulto, e embora a maioria dos brotos extras regresse logo, alguns persistem para dar origem aos *tetos (papilas mamarias) supranumerários*. Esses tetos podem ser independentes ou estar ligados a outras glândulas mais desenvolvidas (ver Fig. 10.33 A/7). Eles são disformes, e como podem interferir na ordenha, são frequentemente removidos dos úberes de vacas e cabras.

A proliferação do mesênquima ao redor do broto cria uma papila na superfície do corpo. Um ou mais brotos epidérmicos crescem a partir do broto mamário no tecido conjuntivo da papila e começam a formar canais próximo ao momento do nascimento. Cada broto é destinado a formar um sistema de ductos separado com tecido glandular associado. A glândula mamária que surge a partir de somente um broto possui um sistema de ductos que leva a um único orifício na ponta da papila (Fig. 10.31 A).

O número de brotos resulta em um número correspondente de sistemas de ducto separados, cada qual com uma massa glandular associada e orifício separado. O crescimento dos ductos e tecido glandular é continuado após a puberdade e especialmente durante a primeira gestação, formando a tumefação que afasta a papila mamária da parede corporal.

Capítulo 10 **Tegumento Comum** 357

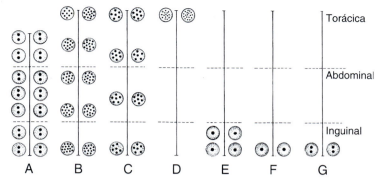

Fig. 10.32 Distribuição das glândulas mamárias em determinados mamíferos. Os pontos indicam o número de orifícios das papilas mamárias. (A) Porca. (B) Cadela. (C) Gata. (D) Mulher. (E) Vaca. (F) Ovelha e cabra. (G) Égua.

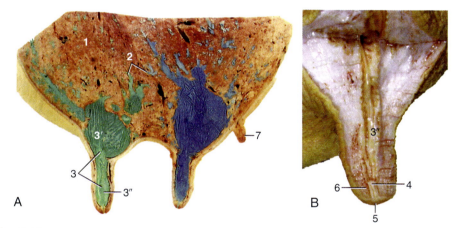

Fig. 10.33 (A) Secção sagital do úbere, demonstrando as partes glandular e papilar dos seios lactíferos e os ductos lactíferos preenchidos com látex (quarto cranial, *verde*; quarto caudal, *azul*). (B) Secção do teto (papila mamária). *1*, Parênquima da glândula; *2*, ductos lactíferos de diversos diâmetros; *3*, seios lactíferos; *3'*, parte glandular do seio lactífero; *3''*, parte papilar do seio lactífero; *4*, ducto papilar; *5*, óstio papilar; *6*, esfíncter papilar; *7*, papila mamária supranumerária.

O processo é controlado pela interface intrínseca de diversos hormônios oriundos da hipófise, ovários e outras glândulas endócrinas.

Cada uma das unidades formadas ao longo do tronco de uma porca lactante (ver Fig. 10.31B) é composta por tecido glandular sustentado e envolto por um arcabouço de tecido fibroso no qual correm os vasos e nervos mamários. Toda a formação é penetrada por gordura e coberta pela pele. As glândulas mamárias em determinadas espécies, como ruminantes e equinos, podem parecer fusionadas em um complexo consolidado único chamado de úbere. Esse termo também é aplicado às glândulas ainda mais distintamente separadas na porca. Os números de glândulas mamárias (assim como seus sistemas de ductos) nas espécies domésticas é demonstrado esquematicamente na Figura 10.32.

A organização mais detalhada é ilustrada com relação à vaca. O tecido glandular está arranjado em lóbulos, cada qual com 1 mm, ou talvez um pouco mais, de diâmetro, consistindo em cerca de 200 alvéolos. O leite é drenado para um ducto intralobular que se junta a outros para formar um ducto interlobular maior (Fig. 10.33/*2*). Os ductos interlobulares levam, por sua vez, a um sistema de ductos lactíferos (carreadores de leite) que finalmente conduz o leite à cavidade relativamente grande conhecida como *seio lactífero* (Fig. 10.33/*3*). Os ductos lactíferos de ordens sucessivas aumentam de diâmetro, mas diminuem em número, o que faz com que apenas cerca de 10 adentrem o seio. Ao contrário da maioria dos ductos, eles apresentam partes estreitas e dilatadas alternadas, onde a contração da parede muscular das partes estreitas mantém o leite nas dilatações antes que ele "desça" quando a vaca amamenta ou é ordenhada. O seio lactífero estende-se em direção à papila e é dividido incompletamente em partes glandular e papilar (Fig. 10.33/*3'* e *3''*) por uma constrição. O seio do teto é continuado pelo ducto papilar (Fig. 10.33/*4*), o qual abre na ponta do teto, onde o orifício é cercado por um esfíncter de musculatura lisa (Fig. 10.33/*6*).

Partes correspondentes podem ser identificadas em outras espécies, incluindo aquelas nas quais cada glândula contém diversos seios lactíferos pequenos, cada qual servido por um sistema de ductos separado e com uma abertura independente.

Deve ser enfatizado que as glândulas mamárias estão completamente desenvolvidas e totalmente funcionais somente no pico da lactação. Elas então estão grandes e mostram uma predominância de tecido glandular amarelado sobre o estroma fibroso mais pálido. Quando a vaca desmama seu bezerro, ocorre a involução, o parênquima regride (ver Capítulo 29), e os tecidos conjuntivos agora formam a maior parte do órgão. Entretanto, a glândula nunca reverte totalmente ao tamanho pré-lactação, e cresce um pouco mais após cada gestação.

Os brotos mamários também são formados em embriões machos e persistem para dar origem aos tetos rudimentares observados na superfície ventral do tronco (carnívoros e suíno) ou na superfície cranial do escroto (ruminantes). Eles são menos comuns em equinos, mas ocasionalmente surgem ao lado do prepúcio. Em certas espécies, como em ratos, entretanto, as glândulas masculinas regridem completamente.

VERIFIQUE SUA COMPREENSÃO

Demonstre a sua compreensão sobre a estrutura da pele, suas funções e anatomia comparada de suas modificações na mão/pé do cão, bovino e equino.

Parte II

Cães e Gatos

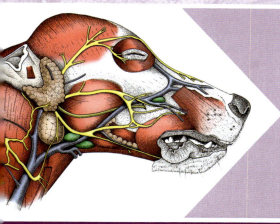

A Cabeça e a Parte Ventral do Pescoço do Cão e do Gato

11

Este capítulo é o primeiro de uma série sobre a anatomia regional dos dois animais de estimação, o cão e o gato. Embora cães e gatos pertençam a diferentes subordens de Carnivora (Canoidea e Feloidea, respectivamente), suas anatomias gerais são parecidas o suficiente para serem discutidas juntas. Ainda que os gatos rivalizem e, em muitos países, agora superem os cães em popularidade, é convencional e conveniente (devido à maior riqueza da literatura) basear os primeiros relatos em cães e, a seguir, mencionar as diferenças clinicamente significativas em gatos. Os cães, é claro, são bastante diferentes entre si. Aqui, a descrição se refere a animais de tamanho moderado e conformação generalizada, como os Beagles. Lembramos o leitor de que os capítulos sistêmicos são baseados principalmente na anatomia do cão, retratada na maior parte das ilustrações.

CONFORMAÇÃO E CARACTERÍSTICAS EXTERNAS

A conformação é muito mais variável em cães do que em outras espécies domesticadas. As preferências dos criadores produziram raças muitíssimo diferentes entre si e de seu ancestral comum, o lobo. A atual popularidade dos gatos de raças puras aumentou a conscientização sobre a variação racial, embora as diferenças sejam muito menos consideráveis do que entre os cães. Nas duas espécies, esta variação é expressa principalmente na cabeça.

A aparência da cabeça do cão é determinada principalmente pelo formato do crânio, pela posição e tamanho dos olhos e pela forma e porte das orelhas. As orelhas podem ser eretas, pendentes para o lado ou ter porte intermediário, sendo eretas na base e pendulares na ponta. Determinadas diferenças são atributos permanentes de uma raça, mas outras são somente expressões temporárias de humor.

O crânio do cão adulto é caracterizado por uma parte facial bem desenvolvida, órbitas e fossas temporais extensas, barras pós-orbitais incompletas, bulas timpânicas proeminentes e ausência de forames supraorbitais. É mais largo atrás dos olhos, onde os arcos zigomáticos são bem separados. No crânio, as diferenças raciais são relacionadas principalmente ao comprimento relativo da parte facial. As raças podem ser dolicocefálicas, braquicefálicas e mesaticefálicas ou mesocefálicas (com cabeças de comprimento longo, curto e intermediário, respectivamente) (Fig. 11-1). Em raças dolicocefálicas, como o Galgo, a cabeça é longa e estreita. As faces dorsais do focinho e do crânio formam dois planos quase paralelos divididos à altura dos olhos por uma fenda (ângulo nasofrontal ou *stop*), onde o crânio desce à altura do focinho. A parte facial longa geralmente é acompanhada pela mandíbula curta (braquignatismo). A crista sagital externa é bem-desenvolvida para a inserção dos músculos temporais e os arcos zigomáticos se projetam menos do que em outros grupos. Em raças braquicefálicas, como Buldogue Inglês e Pequinês, a parte facial é curta e o crânio é amplo e globular. O *stop* é pronunciado e a face dorsal do crânio é convexa e apresenta crista sagital externa muito menor. Em algumas raças, as fontanelas continuam abertas por toda a vida. As numerosas pregas cutâneas marcam a face, e os olhos são muito espaçados. As raças braquicefálicas geralmente apresentam prognatismo, a protrusão da mandíbula para a frente em relação à maxila

(Fig. 11-1C). A maioria das raças é do tipo mesaticefálico, onde o comprimento do crânio é mais harmoniosamente proporcional a sua largura.

A face do cão expressa mais emoções do que as demais espécies e é capaz de indicar intenção de agressividade (Fig. 11-2), submissão e dor, ainda que não possa particularizá-las. A idade também é claramente revelada em cães de pelame pigmentado pelo "branqueamento" que começa no lábio superior e se espalha, atingindo a área ao redor dos olhos por volta dos oito anos ou um pouco mais (Fig. 11-3).

A redundância da pele facial é uma característica de diversas raças, como Buldogue, Shar Pei (Fig. 11-4) e Bloodhound (cão de Santo Humberto). Em forma extrema, pode formar pregas frontais que obscurecem a visão e, uma vez que a pálpebra superior é virada para dentro (entrópio), a córnea pode ser irritada pelo contato com a pele pilosa.

Nos gatos, diferentemente das raças de cães mencionadas, a pele é bem presa sobre o crânio e quase insuficiente para o fechamento de feridas extensas. A cabeça do gato também exibe características distintivas de raça ou tipo. Na maioria dos gatos, a face é relativamente curta, mas em determinadas raças orientais, em especial em siameses, é proporcionalmente mais longa e a cabeça toda tem formato mais cuneiforme, com *stop* menos pronunciado. Por outro lado, os gatos Persas apresentam faces muito curtas e "achatadas"; quando exagerado, este traço pode ser associado ao bloqueio dos ductos lacrimais, o que provoca lacrimejamento persistente (Fig. 11-5). Os olhos e as órbitas são relativamente extensos e a face é mais diretamente frontal do que em cães, com campo maior de visão binocular (Fig. 9-1). As orelhas são mais largas

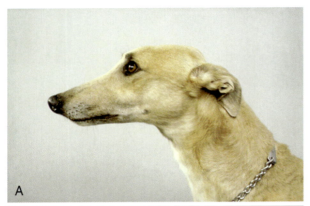
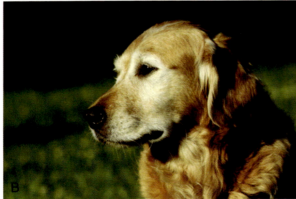
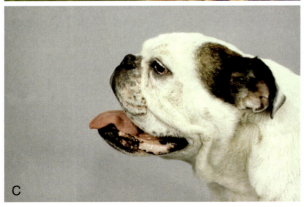

Figura 11-1 Representantes de raças (A) dolicocefálica, (B) mesaticefálica e (C) braquicefálica.

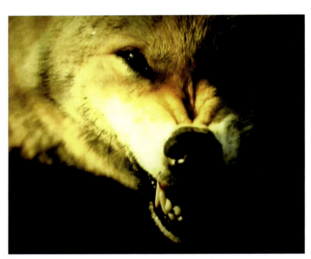

Figura 11-2 Sinal claro de intenção agressiva de um cão.

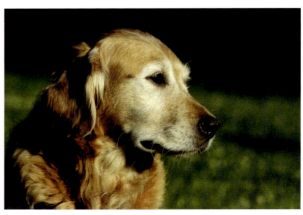

Figura 11-3 Pelos brancos no lábio superior e ao redor dos olhos.

na base e têm porte ereto, exceto no Scottish Fold, onde a parte distal dos pavilhões auriculares é caída. O contraste entre as orelhas curtas e arredondadas da maioria das raças europeias e as orelhas maiores e pontudas das raças orientais tem pouca importância prática, mas contribui muito para o "caráter" da raça. Os pelos táteis (vibrissas) são proeminentes (Fig. 10-11).

ESTRUTURAS SUPERFICIAIS

Grande parte da superfície do crânio pode ser palpada por ser diretamente subcutânea ou revestida somente por uma fina camada de músculo. As características palpáveis da face são os forames infraorbitais e mentuais e a crista sobre a raiz longa do dente canino superior. Em gatos, o forame infraorbital é pequeno e não facilmente encontrado à palpação; este forame é bem próximo à órbita.

Músculos Mastigatórios

Os músculos mastigatórios são muito grandes. O temporal e masseter impedem o acesso direto à placa lateral dos ossos frontal e parietal e ao ramo da mandíbula. O limite entre estes músculos é formado pelo arco zigomático, relativamente vulnerável à separação traumática na sutura oblíqua entre os ossos zigomático e temporal (Fig. 2-34).

Crânio

A caixa craniana é sobrepujada pela crista sagital e pela crista nucal, que conecta a extremidade caudal da crista sagital à base da orelha, formando o limite dorsal da face caudal triangular (nucal) do crânio. As duas cristas são palpáveis, embora uma pequena parte da superfície nucal possa ser observada. No crânio de filhotes de cão, a parte cranial é maior do que a parte facial e relativamente muito mais larga do que em adultos (Fig. 1-18); a crista sagital ainda não se formou, a crista nucal, embora visível no crânio, não é palpável. A fontanela, caracterís-

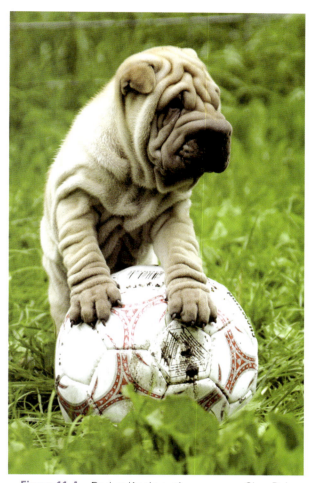

Figura 11-4   Redundância cutânea em um Shar Pei.

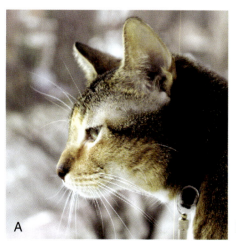 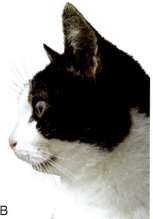 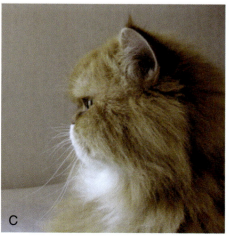

Figura 11-5   Representantes de gatos com (A) cabeças longas (abissínio), (B) cabeças de tamanho mediano (pelo curto europeu) e (C) cabeças curtas (persa).

tica do crânio neonatal, pode persistir até a vida adulta em determinadas raças miniaturas e continuar a ser uma característica palpável. A margem ventral da mandíbula e o processo angular proeminente em sua extremidade caudal são facilmente palpados. As metades da mandíbula se encontram em uma articulação cartilaginosa que persiste por toda a vida.

Glândulas Salivares e Linfonodos

As parótidas, as glândulas mandibulares e os linfonodos mandibulares podem ser palpados caudais à mandíbula. A glândula mandibular é envolta pela veia maxilar e pela veia linguofacial, que se unem para formar a veia jugular externa. O ducto da parótida (Fig. 11-6/*8*) atravessa o masseter, à meia distância entre os dois ramos do nervo facial. O ducto pode, às vezes, ser palpado antes de seguir abaixo dos nervos comunicantes e dos vasos faciais para se abrir na cavidade vestibular. Os lobos acessórios da glândula parótida podem acompanhar o ducto. A ponta deste ducto é ocasionalmente transplantada no saco conjuntival quando o fluxo de lágrimas é insuficiente para manter a conjuntiva úmida.

Vasos Superficiais

A veia linguofacial é curta (Fig. 11-6/*11*). Em cães, as veias lingual esquerda e direita se unem e formam o arco hioide, de localização superficial. Em gatos, este arco é formado pelas veias linguofaciais esquerda e direita. A veia facial, em direção rostral, passa primeiro sobre os linfonodos mandibulares e, então, pela margem ventral do masseter antes de atravessar a face em sentido oblíquo. Esta veia é originária da fusão entre a proeminente veia nasal dorsal e a veia angular do olho, rostral aos olhos. Estes vasos são suscetíveis à lesão durante o acesso cirúrgico à cavidade nasal e aos seios frontais. A veia angular do olho, que emerge da órbita, também é vulnerável durante a enucleação (remoção) do olho. A artéria facial e a veia que a acompanha suprem os lábios, a bochecha e o focinho. O lado do focinho é suprido por uma artéria que emerge do forame infraorbital.

Nervos Superficiais

A distribuição dos nervos cutâneos segue o padrão geral (Figs. 8-69 e 8-70). O ramo dorsal (Fig. 11-6A/*7*) do nervo facial segue pela metade dorsal do masseter. O ramo ventral segue pelo caminho mais protegido pela margem ventral. Estes ramos se unem a ramos comunicantes na margem rostral do músculo. O ramo auriculopalpebral do nervo facial (Fig. 11-6/*6*) atravessa o arco zigomático, onde pode ser bloqueado para impedir que o olho pisque (músculo orbicular do olho) ao ser examinado.

O PLANO NASAL, A CAVIDADE NASAL E OS SEIOS PARANASAIS

A Parte Externa do Focinho

A pele glabra e úmida ao redor das narinas, o plano nasal, é dividida por um filtro mediano que continua ventralmente e sulca o lábio superior (Fig. 4-1). A nasal é recoberta por uma epiderme queratinizada espessa. Em gatos, sua superfície é formada por tubérculos delgados, mas em cães é composta por placas e sulcos de formato irregular que criam um padrão considerado individual que, portanto, permite a identificação (impressão nasal). O plano nasal de cães não apresenta glândulas próprias e é umidificado por um fluxo intenso de secreções das glândulas da cavidade nasal (p. 139 e 140).

A cartilagem alar curva sustenta o teto e a asa do focinho. O assoalho é fortalecido por uma pequena cartilagem nasal acessória. A asa, a parte dorsolateral espessada da narina, é a área mais móvel. As narinas dos cães têm formato de vírgula, e a cauda se curva lateralmente abaixo da asa. Sugere-se que esta separação entre a asa e o assoalho da narina permite a determinação da direção de um odor (Fig. 4-1). A prega alar é uma extensão da concha nasal ventral, que termina no vestíbulo nasal, em uma dilatação bulbosa fundida à asa da narina.

A malformação congênita do plano nasal é um achado comum em cães braquicefálicos e gatos persas. Nestes casos, a cartilagem de sustentação das narinas é muito fraca; as asas colapsam e estreitam as narinas, principalmente durante a inspiração. O defeito pode ser corrigido cirurgicamente por meio da remoção de partes das pregas alares. O tecido é altamente vascularizado e sangra de maneira profusa quando seccionado.

A Cavidade Nasal

A cavidade nasal se estende das narinas à altura dos olhos. Sua parte rostral, o vestíbulo nasal, tem formato tubular; caudal à altura do forame infraorbital, se alarga e ganha em altura (Fig. 11-7). O vestíbulo nasal é ocupado pela prega alar.

A cavidade nasal é dividida em duas metades pelo septo nasal. Em cães, somente as partes caudal e dorsal do septo se ossificam; a extremidade rostral que se projeta além do crânio continua cartilaginosa, sendo responsável pela mobilidade passiva da ponta do focinho. A parte medial do septo é membranosa. O focinho do gato não apresenta motilidade ativa e suas cartilagens lembram as cartilagens nasais do cão, mas são mais curtas.

Em cães, a cavidade é mais preenchida pelas conchas nasais e etmoidais do que em outras espécies, e os meatos intervenientes são estreitos. A metade rostral aloja as conchas dorsal e ventral. A concha dorsal (Fig. 11-7/*3*) é uma placa simples no local em que é originária do osso nasal e se alarga caudalmente até se

Capítulo 11 **A Cabeça e a Parte Ventral do Pescoço do Cão e do Gato** 363

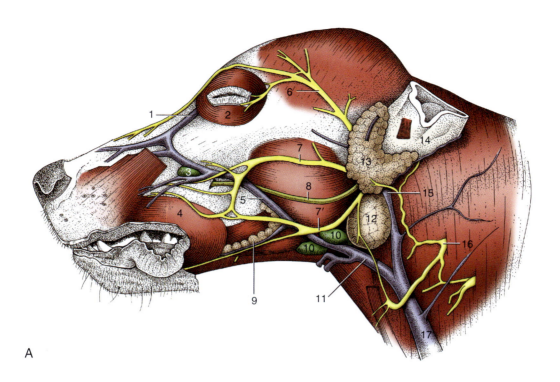

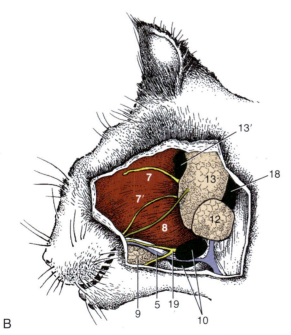

Figura 11-6 Dissecção superficial da (A) cabeça de cão e (B) de gato. *1*, Veia angular do olho; *2*, orbicular do olho; *3*, linfonodo facial; *4*, orbicular da boca; *5*, veia facial; *6*, nervo auriculopalpebral; *7* e *7'*, ramos bucais dorsal e ventral da nervo facial; *8*, ducto da parótida; *9*, glândulas bucais salivares; *10*, linfonodos mandibulares; *11*, veia linguofacial; *12*, glândula mandibular; *13*, glândula parótida; *13'*, linfonodo parotídeo; *14*, base da orelha; *15*, veia maxilar; *16*, segundo nervo cervical; *17*, veia jugular externa; *18*, linfonodo retrofaríngeo lateral; *19*, nervo facial, ramo ventral.

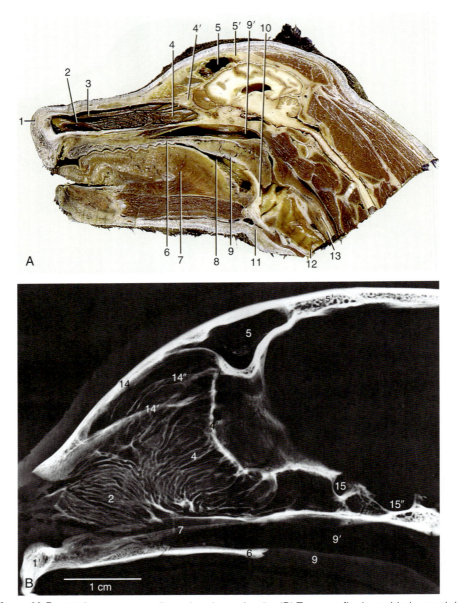

Figura 11-7 (A) Seção paramediana da cabeça de cão. (B) Tomografia da cavidade nasal de gato. *1,* Narina direita; *2,* concha nasal ventral; *3,* concha nasal dorsal; *4,* concha etmoidal; *4′,* placa cribiforme; *5,* seio frontal; *5′,* osso frontal; *6,* palato duro; *7,* língua; *7′,* vômero; *8,* orofaringe; *9,* palato mole; *9′,* nasofaringe; *10,* epiglote; *11,* basioide; *12,* traqueia; *13,* esôfago; *14,* osso nasal; *14′,* crista horizontal do osso nasal; *14″,* parte dorsal da cavidade nasal invadida pela concha etmoidal; *15,* canal óptico; *15′,* fossa hipofisária.

fixar ao etmoide. A concha ventral é espessa, mas curta, originária da maxila e se divide em muitas volutas que aumentam bastante a área coberta pela mucosa ricamente vascularizada (Fig. 11-7/*2*). A concha se estende da altura do primeiro ao terceiro dentes pré-molares e se fixa à crista da concha na face medial da maxila. Esta crista cria uma sombra linear muito característica em radiografias (Fig. 11-7B/*14′*). A concha ventral continua rostralmente como prega alar. A metade caudal da cavidade nasal é quase totalmente preenchida pela concha etmoidal recoberta pela mucosa olfatória.

Estas conchas também invadem a parte inferior do seio frontal. A mucosa olfatória do Pastor-alemão tem área de 150 cm² e mais de 20 milhões de receptores. A membrana olfatória é pouco diferente do restante da membrana mucosa, embora possa ser um pouco mais espessa e cinzenta. Coletivamente, as conchas etmoidais são maiores do que as conchas nasais, o que indica o incrível olfato dos cães (Fig. 11-10/*11*).

A cavidade nasal dos gatos é similar à dos cães braquicefálicos. No entanto, a concha nasal ventral é menor e isto é compensado pela dilatação e pelo desenvolvimento da

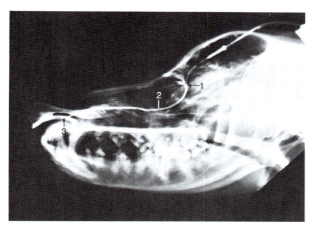

Figura 11-8 O contraste delineia o ducto nasolacrimal em uma radiografia de cão. *1*, Posição do ponto ventral; *2*, ducto nasolacrimal; *3*, abertura do ducto nas narinas.

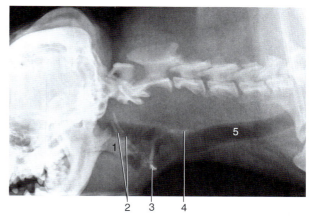

Figura 11-9 Radiografia da pequena região faríngea de um cão braquicefálico. (O espaço existente é bastante restrito.) *1*, Palato mole; *2*, aparato hioide; *3*, basioide; *4*, cartilagem cricoide; *5*, traqueia.

concha medial e suas lamelas. A concha medial atinge a altura da entrada do recesso maxilar que recobre.

Nas duas espécies, o ducto nasolacrimal (Fig. 11-8) se abre onde o assoalho do vestíbulo se encontra com a prega alar e é visível pela narina. De modo geral, há uma segunda abertura mais caudal à altura do dente canino. O ducto é descrito de maneira mais extensa a seguir. O ducto da glândula nasal lateral se abre na extremidade rostral da concha nasal dorsal, mas, por ter somente 0,5 mm de diâmetro, sua identificação pode ser difícil, mesmo à dissecção. A glândula repousa na parede nasal lateral, próximo à entrada do recesso maxilar. Sua secreção pode ter significado social, representado pelo encostar de focinhos, comum quando os cães se encontram. Em gatos, a glândula nasal lateral e seu ducto não são macroscopicamente visíveis; a secreção é mucosa, e não serosa.

As poucas glândulas nasais, muito menores, encontradas na parte rostral do septo se abrem no limite caudal do vestíbulo e contribuem de forma marginal à umidade do focinho. As secreções aquosas das glândulas lacrimais, nasais laterais e nasais menores dispersas umidificam o plano nasal.

A cavidade nasal tem suprimento sanguíneo extremamente generoso, conferido pelas artérias carótidas externa e interna; há anastomoses entre a artéria carótida interna e as artérias maxilares (o principal ramo da artéria carótida externa) de ambos os lados. A artéria maxilar é o principal suprimento da cavidade nasal. A ligadura da artéria carótida externa em cães (em casos de sangramento nasal persistente) origina conexões colaterais entre os vasos correspondentes dos dois lados.

Os Seios Paranasais

O sistema sinusal do cão é mal desenvolvido. Os seios podem até estar ausentes em cães braquicefálicos, mas isso pode não causar quaisquer sinais clínicos. O seio frontal é o maior, ocupa grande parte do osso frontal, inclusive seu processo zigomático, e é separado de sua contraparte por um septo mediano. Este seio pode se estender à altura das articulações temporomandibular em animais de porte maior (especialmente nos dolicocefálicos) (Fig. 11-11). As três cavidades (lateral, medial e rostral) de cada seio frontal se comunicam separadamente com a cavidade nasal por meio de aberturas nasofrontais (meatos etmoidais). O compartimento lateral é o maior, apresenta etmoturbinados em sua parte rostral e pode ser subdividido por septos incompletos. Os compartimentos medial e rostral também são preenchidos pelos etmoturbinados, que prejudicam a identificação destas áreas em radiografias. Os etmoturbinados são revestidos pela mucosa olfatória, diferentemente das paredes do seio, recobertas pelo mucoperiósteo não olfatório.

O sistema sinusal de gatos é composto pelos compartimentos frontal, esfenoide e maxilar, dos quais o frontal é o mais importante (Figs. 11-7B e 11-12/*1*). Sua posição geralmente corresponde àquela observada em cães, mas o compartimento não é dividido e se estende bem mais ventralmente na parede medial da órbita. A comunicação com a cavidade nasal está em sua parte rostral e a drenagem pode ser insuficiente na sinusite bacteriana; neste caso, a drenagem é cirúrgica. Em gatos maduros, o seio pode ser cirurgicamente abordado imediatamente lateral à linha média, na linha que conecta as margens rostrais dos processos supraorbitais. Em filhotes de três a quatro meses de idade, a abordagem é feita à meia distância entre a linha que conecta as margens rostrais dos processos supraorbitais e aquela que une os ângulos mediais dos olhos.

Em cães e gatos, a comunicação entre o seio maxilar (Fig. 11-10/*13*) e a cavidade nasal é tão livre que o termo *recesso nasal* é preferido. Esta estrutura não é um seio verdadeiro por não ser formado entre duas placas de osso maxilar, sendo limitado pela maxila em sua porção lateral

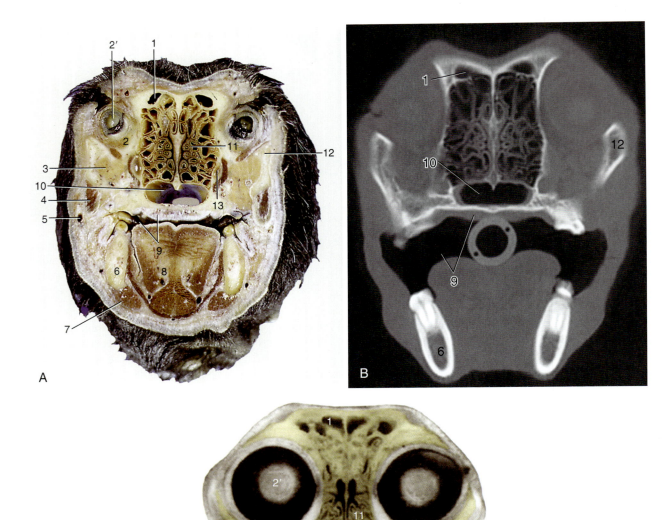

Figura 11-10 Seções transversais da (A) cabeça de cão e (C) de gato pela parte rostral da órbita, face rostral. (B) Tomografia computadorizada (janela óssea) da cabeça de cão à altura de (A). *1,* Seio frontal; *2,* estruturas orbitais; *2',* olho; *3,* glândula zigomática; *4,* masseter; *5,* veia facial; *6,* mandíbula; *7,* digástrico; *8,* língua; *9,* cavidade oral e palato duro; *10,* coana; *11,* concha etmoidal; *12,* arco zigomático; *13,* recesso maxilar; *14,* dentes setoriais, interação de P^4 e M^1; *15,* vestíbulo oral.

e pelo etmoide na região medial. O recesso ocupa a face imediatamente rostral à órbita, acima das raízes dos três últimos dentes molares, e se comunica com o meato medial por uma ampla abertura nasomaxilar flanqueada pelas conchas nasais. Em sua parede lateral, o recesso abriga a glândula nasal lateral, ampla e achatada, que parece um espessamento da mucosa. Os abscessos da raiz do dente setorial (quarto pré-molar superior) P^4 podem atingir o recesso e, depois, a superfície do crânio. A drenagem cirúrgica é mais facilmente realizada por meio da extração do dente setorial para abrir a passagem até a boca; a presença do canal infraorbital faz com que a abordagem lateral direta não seja indicada.

Os gatos apresentam um pequeno seio esfenoide; a cavidade similar encontrada em cães é preenchida por etmoturbinados.

Capítulo 11   **A Cabeça e a Parte Ventral do Pescoço do Cão e do Gato**   367

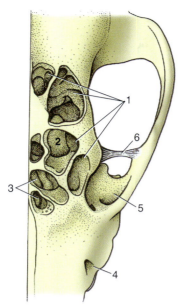

Figura 11-11   Os seios frontais do cão, vista dorsal. *1*, Seio frontal lateral; *2*, concha etmoidal invadindo o seio; *3*, seios frontais medial e rostral; *4*, forame infraorbital; *5*, órbita; *6*, ligamento orbital.

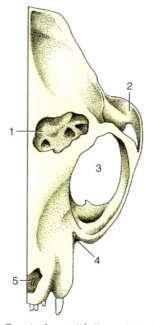

Figura 11-12   O seio frontal felino, vista dorsal. *1*, Seio frontal, aberto; *2*, arco zigomático; *3*, órbita; *4*, posição do forame infraorbital; *5*, abertura nasal.

A BOCA

Os carnívoros conseguem abrir bem a boca devido à localização caudal dos ângulos da boca e às bochechas correspondentemente curtas. O interior da boca, incluindo a orofaringe, é, portanto, facilmente examinado. A margem do

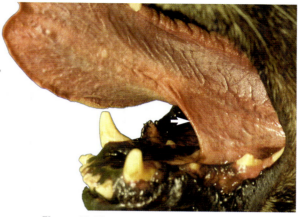

Figura 11-13   Língua com frênulo *(seta)*.

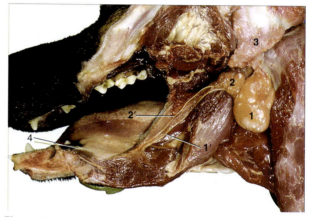

Figura 11-14   Glândulas salivares. *1*, Glândula mandibular; *1'*, ducto mandibular; *2*, glândula sublingual, parte monostomática; *2'*, seu ducto; *3*, glândula parótida; *4*, carúncula sublingual.

lábio inferior apresenta papilas rombas. O lábio superior é pendular e pressiona o lábio inferior, que é invertido próximo à comissura em determinadas raças com pele ampla na cabeça, como em Spaniels (Figs. 11-6 A e 11-13). As pregas resultantes predispõem ao desenvolvimento de infecções. A frouxidão geral dos lábios cria um extenso vestíbulo — uma vantagem para a administração de medicamentos líquidos, que, então, escapam por trás dos dentes molares até a cavidade central.

Os ductos da parótida (Figs. 11-6/*13* e 11-14/*3*) e as glândulas salivares zigomáticas (Figs. 11-10/*3* e 11-27/*8*) se abrem no vestíbulo: os primeiros, por um único orifício em uma pequena papila oposta ao quarto pré-molar superior (P^4) e as últimas por uma fileira de quatro ou cinco orifícios na saliência mucosa um pouco mais caudal. Os ductos das glândulas sublinguais mandibulares e compactas (monostomáticas) se abrem no assoalho da boca na carúncula sublingual. Estes ductos seguem abaixo da membrana mucosa que conecta o lado da língua às gengivas; em caso de lesão do ducto, a saliva pode escapar e formar uma grande protuberância mucosa

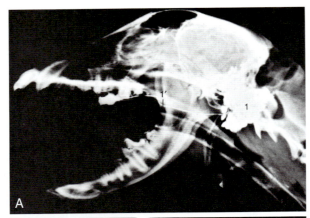
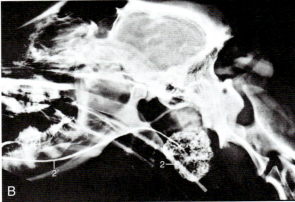
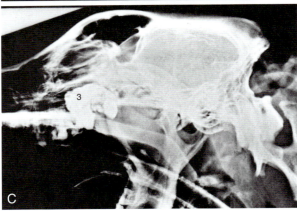

Figura 11-15 O contraste delineia as glândulas (A) parótida, (B) mandibular e (C) zigomática de um cão. *1,* Glândula parótida; *1',* ducto; *2,* glândula mandibular; *2',* ducto; *3,* glândula zigomática.

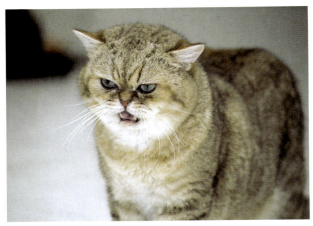

Figura 11-16 Reflexo *flehmen* em gato macho não castrado.

(rânula) lateral à língua. Os ductos salivares maiores são ocasionalmente canulados para remoção de obstruções ou injeções de contraste para exames radiográficos (sialografia; Fig. 11-15).

A cavidade oral em si, como a cavidade nasal acima dela, se dilata de frente para trás antes de se contrair à altura dos arcos palatoglossos, além dos quais é continuada pela orofaringe.

O palato duro apresenta saliências transversais e uma proeminente papila incisiva (Fig. 3-5). A fenda de cada lado da papila incisiva se abre em um ducto incisivo que se estende caudodorsalmente por 1 ou 2 cm pela fissura palatina e se abre no assoalho da cavidade nasal. Antes disso, o ducto se comunica com a cavidade do órgão vomeronasal. O reflexo *flehmen* associado à percepção de feromônios é apresentado por cães e gatos, mas é menos claramente demonstrado que em animais como os equinos (Fig. 11-16).

A mucosa oral, geralmente rósea, pode apresentar áreas pigmentadas. O ápice largo e achatado da língua apresenta uma depressão central (como uma colher) quando o animal lambe líquidos. Uma pequena haste mediana (lissa) de tecido conjuntivo, muscular e cartilaginoso situa-se próximo à face ventral da língua. Sua importância não é conhecida, embora uma fantástica conexão com a raiva já tenha sido postulada.

A face dorsal da língua é recoberta por papilas. As papilas filiformes são predominantes, mas são substituídas por papilas cônicas mais espessas em direção à raiz; ambas têm funções protetoras e mecânicas. Outras papilas são relacionadas ao paladar; as papilas fungiformes arredondadas estão dispersas entre as papilas filiformes; as papilas foliadas, representadas por algumas fendas rasas, são encontradas na borda lateral, próximas ao arco palatoglosso; e quatro a seis papilas valadas formam um V rostralmente aberto na raiz (Fig. 11-17). A língua de neonatos apresenta papilas rendilhadas (marginais) que persistem pelas duas primeiras semanas; acredita-se que estas papilas facilitem o encaixe da língua à teta da mãe.

A cavidade oral do gato é curta, larga e facilmente examinada em pacientes cooperativos (Fig. 11-18). A natureza abrasiva da língua do gato se deve à extensa queratinização do epitélio das grandes papilas cônicas que substituem as delicadas papilas filiformes da maioria das espécies. As papilas em formato de gancho e em sentido caudal do dorso da língua auxiliam a autolimpeza (*grooming*), mas também aprisionam pelos e outros pequenos objetos (Figs. 11-19 e 11-20). Os pelos removidos do corpo durante o *grooming*, portanto, se acumulam no estômago (tricobezoares ou bolas de pelos) e podem ser expelidos com as fezes ou ejetados pela boca.

Capítulo 11 **A Cabeça e a Parte Ventral do Pescoço do Cão e do Gato** 369

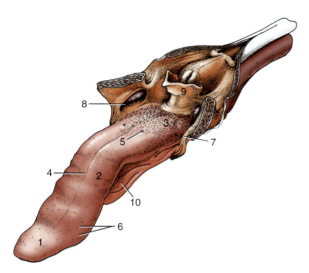

Figura 11-17 A língua do cão. O palato mole e o esôfago são seccionados no plano mediano. *1*, Ápice; *2*, corpo; *3*, raiz, formando o assoalho da orofaringe; *4*, sulco mediano; *5*, papilas valadas; *6*, papila fungiforme; *7*, arco palatoglosso; *8*, tonsila palatina na fossa tonsilar; *9*, epiglote; *10*, frênulo.

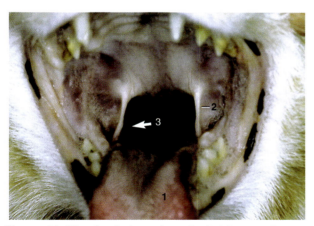

Figura 11-18 Orofaringe (gato). *1*, Língua; *2*, arco palatoglosso; *3*, posição da tonsila palatina direita *(seta)*.

Além das glândulas salivares labiais difusas, os lábios dos gatos possuem extensas glândulas sebáceas e apócrinas. A secreção destas glândulas circumorais é usada no *grooming* e pode ser esfregada em objetos, aparentemente para demarcação de território (Fig. 10-11).

Fendas congênitas do palato primário (lábio leporino) ou secundário foram relatadas em gatos, especialmente siameses. Em cães, a incidência de fendas palatinas é maior em raças braquicefálicas, embora outras raças (Labrador, Cocker Spaniel) possam ser afetadas. O palato primário forma os lábios e a pré-maxila e o palato secundário forma o palato duro e o palato mole. O fechamento incompleto destas estruturas é atribuído a traços genéticos recessivos ou dominantes irregulares e à exposição a agentes tóxicos ou infecções virais intrauterinas, principalmente àquelas

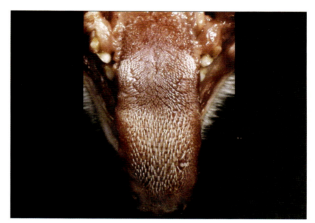

Figura 11-19 Língua (gato) com papilas.

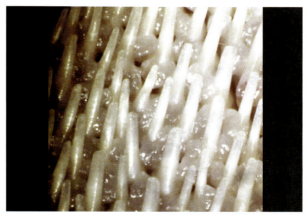

Figura 11-20 O maior aumento mostra as papilas filiformes queratinizadas de sentido caudal na língua (gato).

que ocorrem em momentos muito específicos durante o desenvolvimento fetal (25° ao 28° dia em cães).

As fraturas da mandíbula e a separação na sínfise, geralmente associadas a acidentes de trânsito, são bastante comuns em ambas as espécies. O acometimento simultâneo da maxila, das estruturas nasais, dos dentes e dos tecidos moles da face é mais frequente em gatos que sofrem quedas.

A DENTIÇÃO

Grande parte da descrição geral dos dentes foi baseada na dentição do cão, onde as características mais notáveis são a proeminência dos dentes caninos e a extensa especialização regional dos demais dentes (Fig. 3-16). A arcada dentária superior, apesar de ter menos dentes, é um pouco maior do que a arcada inferior; os dentes superiores, portanto, incidem sobre o lado bucal dos dentes inferiores ao corte rente. Esta característica impede a movimentação lateral da mandíbula, impossibilitando a trituração. Há pouco contato oclusivo entre os dentes superiores e os dentes inferiores, exceto caudalmente, onde certo esmagamento do alimento

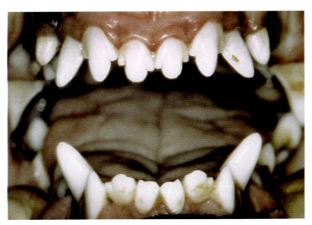

Figura 11-21 Forma trilobular dos incisivos superiores.

é possível. Os primeiros pré-molares não se tocam, o que cria o assim chamado espaço de transporte. Cães e gatos engolem o alimento sem mastigá-lo.

A fórmula da dentição decídua de cães é

$$2\,(1\frac{3}{3}\;C\,\frac{1}{1}\;PM\,\frac{3}{3}) = 28$$

e da dentição permanente é

$$2\,(1\frac{3}{3}\;C\,\frac{1}{1}\;PM\,\frac{4}{4}\;M\,\frac{2}{3}) = 42$$

O sistema de Triadan também é usado em referência a dentes específicos. Neste sistema, cada dente recebe um número de três dígitos. O primeiro dígito (no local das centenas) indica o quadrante da boca: 1(00) indica o quadrante superior direito, 2(00), superior esquerdo, 3(00), inferior esquerdo, e 4(00), inferior direito. Os outros dois dígitos indicam o local do dente na arcada, onde 01 é o mais mesial. Assim, 102 especifica o segundo incisivo superior, direito e 409 o primeiro molar inferior direito.

Os dentes incisivos são frouxamente embebidos nos ossos incisivos e na mandíbula. À erupção, as coroas do incisivo superior apresentam uma cúspide central flanqueada por duas cúspides menores; os incisivos inferiores não possuem cúspide mesial (Fig. 11-21). Estas características se perdem quando o desgaste reduz os incisivos a simples pinos prismáticos. O desgaste dá certa indicação da idade de um cão, mas não é muito confiável devido às diferenças no tamanho do crânio, na frequência de problemas de oclusão e na variação individual na dieta e nos hábitos alimentares (Fig. 11-22). Todos os incisivos têm uma única raiz. Estes dentes são usados principalmente para mordiscar, tanto no *grooming* quanto na obtenção de pequenos pedaços de comida.

A raiz do canino é muito extensa — na verdade, maior do que a coroa — e se curva em direção caudal para repousar dorsal (ou ventral) ao primeiro pré-molar (Fig. 11-23).

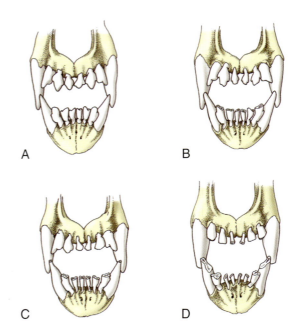

Figura 11-22 Alterações nos incisivos de cão com o aumento da idade. (A) Seis meses; (B) cerca de 2,5 anos; (C) cerca de 6 anos; (D) cerca de 10 anos.

Estes dentes são ocasionalmente removidos em cães agressivos. A simples extração é impossível devido ao tamanho e ao implante firme da raiz; a tentativa de liberação pode fraturar a mandíbula. É necessário remover o osso sobre a face lateral da raiz antes de poder elevá-la de seu alvéolo. Os abscessos dos dentes caninos superiores podem fistular na cavidade nasal.

Em cães adultos, há quatro dentes pré-molares; o primeiro pode ter uma ou duas raízes, enquanto os demais possuem duas. Uma exceção é o quarto pré-molar superior ou dente setorial, que tem três raízes (Fig. 11-24). Os quatro pré-molares aumentam em tamanho e complexidade do primeiro ao último nas duas maxilas. As coroas lateralmente comprimidas têm perfil triangular e apresentam pequenas cúspides mesial e distal de cada lado da cúspide principal. O último pré-molar superior, P^4, é grande e possui uma pequena parte medial, com sua própria raiz, que invade o palato duro. Os molares diminuem de tamanho do primeiro ao último. Os dois molares superiores, embora ainda tuberculados, possuem coroas mais achatadas do que os pré-molares e orientação transversal, e não rostrocaudal (Fig. 11-24). Estes dentes apresentam três raízes divergentes. O primeiro dos molares inferiores, M_1, o dente setorial, é o maior da arcada inferior. Este dente é achatado de lado a lado e tem duas raízes divergentes espessas que ocupam a maior parte da largura da mandíbula. A extração deve ser realizada com cuidado, evitando a fratura da mandíbula. M_2 e M_3 são muito menores; estes dentes interagem com o último molar superior e, como ele, apresentam coroas achatadas e tuberculadas. Cada um destes dois molares também possui duas raízes.

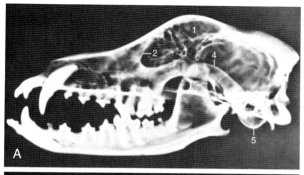
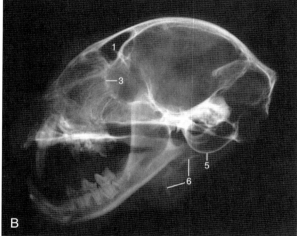

Figura 11-23 (A) Radiografia da metade de um crânio de cão, mostrando os dentes permanentes e suas raízes. (B) Radiografia da metade da cabeça de gato. *1*, Seio frontal; *2*, rebordo orbital; *3*, placa cribiforme; *4*, arco zigomático; *5*, bula timpânica; *6*, aparato hioide.

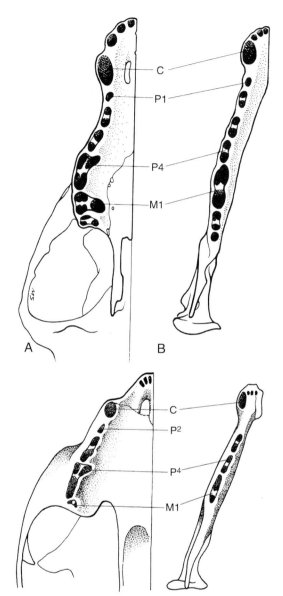

Figura 11-24 Os alvéolos dentários de *(acima)* cão e *(abaixo)* gato nas arcadas (A) superior e (B) inferior, mostrando o número e a disposição das raízes. *C*, canino; *M*, molar; *P*, pré-molar; os *números* indicam as posições dos dentes.

É importante saber o padrão dos alvéolos para assegurar que não sobre nada após a extração de um dente (Fig. 11-24). As múltiplas raízes sempre divergem e, com frequência, é necessário dividir um dente para poder extraí-lo sem trauma excessivo.

As raças braquignáticas apresentam número menor de dentes: P1 e M3 superior e inferior são os mais comumente ausentes. Os dentes molares destas raças podem ter localização mais oblíqua do que o normal para caberem nas maxilas menores.

Ao nascimento, os filhotes de cães não possuem dentes. Os primeiros dentes aparecem em algumas semanas, e o conjunto decíduo está completo e é funcional ao final do segundo mês. O primeiro dente permanente irrompe depois de mais um mês ou um pouco mais e o conjunto permanente está completo aos 6-7 meses, uma idade considerada baixa (Tabela 11-1). Os dentes permanentes irrompem mais cedo em cães de raças de grande porte. De modo geral, os dentes decíduos lembram os do conjunto permanente, mas são menores e mais afiados. Suas raízes são longas e delgadas. O canino decíduo é ocasionalmente retido após a erupção do dente permanente porque este último surge atrás de seu predecessor e, assim, a pressão de reabsorção é assimétrica e, às vezes, insuficiente. Nestes casos, o canino decíduo é caudal ao canino permanente na maxila e lateral a ele na mandíbula. Os dentes retidos devem ser removidos para que seus substitutos assumam suas posições normais. Os três pré-molares decíduos são chamados p2, p3 e p4; o dente conhecido como *primeiro pré-molar* irrompe várias semanas depois destes e é parte da dentição permanente (Tabela 11-1).

Os dentes superiores são inervados pelo nervo infraorbital e os membros rostrais da série podem ser dessensibilizados pelo bloqueio nervoso no forame infraorbital. Os dentes inferiores são supridos pelo nervo alveolar inferior, que pode ser bloqueado localmente, cerca de um centímetro caudal ao último dente, antes da entrada na mandíbula.

TABELA 11-1	DATAS DE ERUPÇÃO DOS DENTES DE CÃO	
	Erupção do Dente Decíduo (semanas)	Erupção do Dente Permanente (meses)*
1° Incisivo	4-6	3-5
2° Incisivo	4-6	3-5
3° Incisivo	4-6	4-5
Canino	3-5	5-7
1° Pré-molar		4-5
2° Pré-molar	5-6	5-6
3° Pré-molar	5-6	5-6
4° Pré-molar	5-6	4-5
1° Molar		5-6
2° Molar		5-6
3° Molar		6-7

*A erupção dos dentes permanentes ocorre um pouco antes em raças de grande porte.
Modificado de Schummer A, Nickel R, Sack WO: *The viscera of the domestic mammals*, ed 2, New York, 1979, Springer-Verlag; and Evans HE: *Miller's anatomy of the dog*, ed 3, Philadelphia, 1993, Saunders.

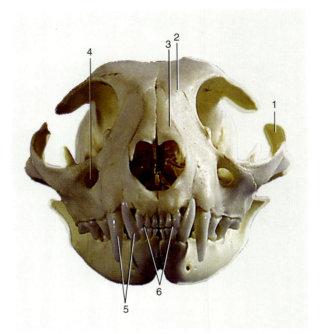

Figura 11-25 Crânio felino, vista rostral. *1,* Arco zigomático; *2,* osso frontal; *3,* ossos nasais; *4,* forame infraorbital; *5,* caninos superiores e inferiores; *6,* incisivos superiores e inferiores. Os dentes superiores estão nos ossos incisivos e os dentes inferiores, na mandíbula.

Os membros rostrais desta série também podem ser dessensibilizados pelo bloqueio do nervo no forame mentual.

Os gatos possuem dentes afiados e pontiagudos. A fórmula da dentição decídua é

$$2 \times \frac{(3\ i,\ 1\ c,\ 3\ pm)}{(3\ i,\ 1\ c,\ 2\ p)} = 26$$

e da dentição permanente é

$$2 \times \frac{(3\ I,\ 1\ C,\ 3\ PM,\ 1\ M)}{(3\ I,\ 1\ C,\ 2\ PM,\ 1\ M)} = 30$$

O menor número de dentes molares se deve à ausência de P^1 e M^2 e de P_1, P_2, M_2 e M_3 (Fig. 3-17). A perda do molar priva o gato dos dentes esmagadores de coroa achatada e sua mordida é exclusivamente cortante (Fig. 11-25). P^4, o setorial superior, é o único dente a ter três raízes, que são implantadas a poucos milímetros da parede ventral da órbita. Seu correspondente inferior é M_1. Não é incomum descobrir a perda de um ou mais dentes incisivos menores por gatos de meia-idade, sem causa óbvia.

Em gatos filhotes, a erupção dos dentes decíduos normalmente começa na terceira semana pós-natal. Os dentes permanentes estão todos irrompidos aos cerca de seis meses da idade. No entanto, há tanta variação individual e racial que as datas médias de erupção dos dentes decíduos e permanentes mostradas na Tabela 11-2 não são confiáveis para determinação da idade de um animal.

A deposição de placa e o consequente desenvolvimento de doença periodontal são comuns nas duas espécies. Em

TABELA 11-2	DATAS DE ERUPÇÃO DOS DENTES DE GATO	
	Erupção do Dente Decíduo (semanas)	Erupção do Dente Permanente (semanas)
1° Incisivo	3-4	3,5-5,5
2° Incisivo	3-4	3,5-5,5
3° Incisivo	3-4	3,5-5,5
Canino	3-4	5,5-6,5
2° Pré-molar	5-6	4-5
3° Pré-molar	5-6	4-5
4° Pré-molar	5-6	4-5
1° Molar		5-6

De Schummer A, Nickel R, Sack WO: *The viscera of the domestic mammals*, ed 2, New York, 1979, Springer-Verlag.

gatos, a doença é geralmente acompanhada por lesões de reabsorção nos colos dos dentes.

A ARTICULAÇÃO TEMPOROMANDIBULAR

As superfícies articulares da articulação temporomandibular são quase congruentes. O cilindro transverso formado pela mandíbula se encaixa em uma fossa em formato de calha na superfície inferior do processo zigomático do osso temporal

Capítulo 11   **A Cabeça e a Parte Ventral do Pescoço do Cão e do Gato**   373

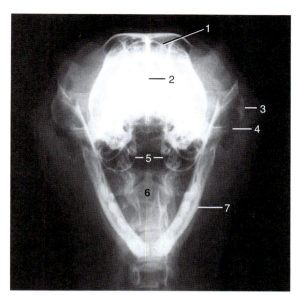

Figura 11-26 Radiografia rostrocaudal da cabeça de um gato com a boca aberta. *1*, Seio frontal; *2*, septo nasal; *3*, arco zigomático; *4*, articulação temporomandibular; *5*, bulas timpânicas; *6*, áxis com dente; *7*, mandíbula.

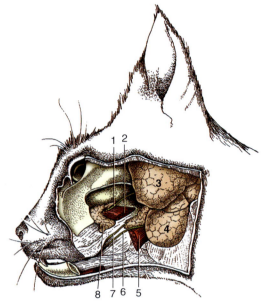

Figura 11-27 Dissecção profunda de cabeça de gato para exposição da glândula salivar zigomática *(8)*. *1*, Ducto da parótida, seccionada; *2*, músculo pterigoide medial; *3*, glândula parótida; *4*, glândula mandibular; *5*, músculo digástrico; *6*, ducto mandibular; *7*, ducto sublingual emergindo da extremidade rostral da glândula salivar sublingual monostomática.

(Figs. 11-23, 11-26, 11-28 e 11-29). A fossa é caudalmente dilatada por um processo retroarticular proeminente que prende o cilindro com firmeza e impede sua luxação em direção caudal. De acordo com a congruência da articulação, o disco articular é fino. A cápsula articular é fortalecida por um ligamento lateral.

O movimento da mandíbula é quase exclusivamente de dobradiça, mas uma ligeira protrusão é possível quando a boca está totalmente aberta. O movimento lateral pode ser produzido por traumas e, às vezes, é tão grave que o processo coronoide compromete o arco zigomático, travando as maxilas em posição deprimida.

A articulação repousa sob a parte caudal do masseter, onde o ramo bucal dorsal do nervo facial atravessa a margem do músculo. É rostral à glândula parótida.

Os músculos mastigatórios foram suficientemente descritos (p. 105-106).

AS GLÂNDULAS SALIVARES

Glândula Parótida

A glândula parótida (Fig. 11-6) tem formato triangular, é relativamente delgada e moldada ao redor da parte proximal da cartilagem auricular, contra a qual pode ser rolada à palpação. A glândula ocupa a depressão formada pelo músculo masseter, pela asa do atlas e pela cartilagem auricular. Ventral à cartilagem, é medialmente relacionada ao nervo facial e à veia maxilar e, em sentido mais rostral, ao linfonodo parotídeo e à articulação temporomandibular. O ducto parotídeo deixa o aspecto cranial da glândula e continua pelo aspecto lateral do masseter entre os ramos bucais do nervo facial. O ducto se abre no vestíbulo em uma pequena papila parotídea oposta à parte caudal do quarto pré-molar superior, a aproximadamente 5 mm da margem da gengiva. O ducto se inclina em um ângulo reto imediatamente antes da abertura na papila; a canulação do ducto é facilitada pela preensão da mucosa imediatamente caudal à abertura e sua tração rostral para endireitar a inclinação.

Glândula Zigomática

As glândulas bucais ventrais são algumas pequenas unidades solitárias localizadas na submucosa, rostrais ao masseter, mediais à parte ventral do bucinador e laterais à mandíbula.

As glândulas bucais dorsais são consolidadas em uma massa geralmente chamada *glândula zigomática* (Figs. 11-10A, 11-27/*28* e 11-36/*2*). Esta estrutura é uma extensa glândula mista localizada na parte ventral da órbita, recoberta pelo arco zigomático e medialmente relacionada à artéria maxilar, ao nervo maxilar e ao músculo pterigoide medial e dorsalmente à periórbita. Seu aumento de volume, em caso de doença, pode causar protrusão do bulbo do olho (exoftalmia) ou a dilatação da mucosa oral próxima ao último dente molar superior, onde o ducto se abre no vestíbulo. Traumas faciais podem causar extravasamento de saliva e a mucocele zigomática resultante pode produzir exoftalmia.

O ducto principal da glândula zigomática (Fig. 11-15C) se abre em uma pequena papila lateral à parte caudal do primeiro molar superior. Uma pequena protuberância conecta

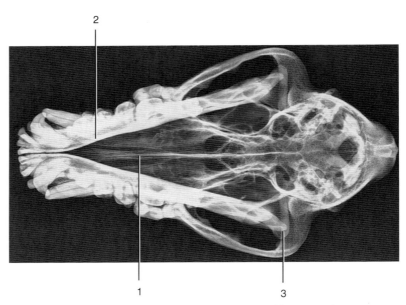

Figura 11-28 Radiografia ventrodorsal da cabeça de cão. Note a posição e o tamanho da caixa craniana. *1,* Septo nasal; *2,* mandíbula; *3,* articulação temporomandibular.

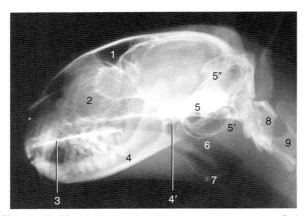

Figura 11-29 Radiografia da cabeça de gato. *1,* Seio frontal; *2,* placa cribiforme e concha etmoidal; *3,* palato duro; *4,* mandíbula; *4',* articulação temporomandibular; *5,* osso temporal petroso; *5',* bulas timpânicas; *5",* tentório cerebelar; *6,* nasofaringe; *7,* basioide; *8,* atlas; *9,* áxis.

as aberturas do ducto zigomático principal e do ducto da glândula parótida. De modo geral, há um a quatro pequenos ductos acessórios que se abrem caudais ao principal. Estas aberturas normalmente são óbvias e canuladas com facilidade.

Glândula Mandibular

A glândula mandibular, grande e ovoide, está contida em uma forte cápsula fibrosa que é responsável por seu formato. Esta cápsula, com sua firme inserção, facilita a palpação da glândula, diferentemente dos linfonodos mandibulares adjacentes, que "flutuam" sob os dedos que os examinam. As relações da glândula são: rostralmente, os linfonodos mandibulares, a glândula sublingual e os músculos masseter e digástrico; medialmente, o músculo digástrico, a artéria carótida externa e o linfonodo retrofaríngeo medial; e caudalmente, os músculos do pescoço. Sua cápsula continua em sentido rostral até a parte compacta da glândula sublingual, a qual é firmemente fundida (Fig. 11-14). O trajeto do ducto mandibular é descrito com a glândula sublingual.

Glândula Sublingual

A estreita glândula sublingual compacta continua à frente da glândula mandibular. Segue o ducto mandibular entre o digástrico, em sentido ventral, e o pterigoide medial, em direção dorsal, e logo assume a posição lateral à raiz da língua antes de terminar à altura dos dentes molares. Seu ducto acompanha o da glândula mandibular até a carúncula sublingual; juntos, estes ductos elevam a prega sublingual, próxima ao corpo da mandíbula. Um número variável de lóbulos da parte polistomática da glândula sublingual é encontrado na prega sublingual, localizada rostral ao ramo lingual do nervo trigêmeo; estes lóbulos se abrem no assoalho da boca adjacente à língua por meio de vários ductos. O nervo lingual atravessa as faces laterais dos ductos mandibular e sublingual na região imediatamente caudal à altura das órbitas.

As aberturas fendidas dos ductos mandibulares e sublinguais são reconhecidas na face lateroventral das carúnculas linguais, ao final do frênulo da língua (Fig. 11-14/*4*). O ducto mandibular (Fig. 11-15B), o maior e mais rostral dos dois, é canulado com facilidade. A canulação do ducto sublingual é mais difícil. O ducto sublingual se une ao ducto mandibular ao longo de seu trajeto em 20% a 40% dos cães.

A doença mais comum das glândulas salivares em cães e gatos é a mucocele salivar, o acúmulo de saliva mucoide extravasada por uma glândula ou ducto danificado. A glândula sublingual é a mais frequentemente afetada. A saliva extravasada tende a se acumular nos tecidos subcutâneos intermandibulares, nos tecidos sublinguais (rânula) ou da área cervical cranial. O local menos comum é a parede da faringe. O tratamento requer a remoção do complexo glândula mandibular-sublingual. A remoção destas duas glândulas não prejudica o animal, mesmo se bilateral, mas deve-se ter cuidado para não atingir o nervo lingual.

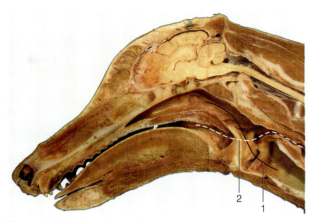

Figura 11-30 Seção mediana da cabeça e do pescoço. *1,* Via entre a nasofaringe e a traqueia *(linha sólida)*; *2,* trajeto do alimento entre a boca e o esôfago *(linha pontilhada).*

As glândulas salivares de gatos são mostradas nas Figs. 11-6B e 11-27.

A FARINGE

As tubas auditivas se abrem na porção elevada das paredes laterais da nasofaringe, imediatamente rostral aos pequenos coxins mucosos de cerca de 10 mm de comprimento em cães e 4 mm em gatos. Pólipos nasofaríngeos, comuns em gatos, se originam na orelha média como hipertrofias focais da mucosa, desenvolvem hastes e se estendem pela tuba auditiva até chegarem à nasofaringe. Há uma tonsila faríngea achatada no teto da nasofaringe. Nesta área, a pressão digital pode estimular a respiração.

A orofaringe é achatada em sentido dorsoventral e se estende a partir dos arcos palatoglossos, que se destacam com a tração da língua para a frente. Durante a respiração normal, o palato mole repousa sobre a língua com sua margem livre rostral à epiglote (Figs. 11-29 e 11-33). Em muitos cães braquicefálicos, o palato mole é desproporcionalmente longo e repousa na entrada da laringe, causando problemas respiratórios. O palato mole excessivamente longo pode ser encurtado com o uso dos vasos palatinos lateralmente e do músculo palatino em direção à linha média como pontos de referência. Maior orientação é dada pelo enrugamento da mucosa palatina onde não repousa sobre músculo. Por diferentes motivos, o epioide é um bom ponto de referência ao atravessar a parede lateral da orofaringe. O contato com a parede orofaríngea durante o exame da boca normalmente causa ânsia em cães; a ausência deste reflexo (do vômito) sugere a existência de lesão nos nervos glossofaríngeo e vago.

A respiração oral pode ocorrer quando o palato está em posição normal (Fig. 11-30) e, em cães, é bastante comum. Gatos também podem respirar pela boca, mas de maneira mais discreta, sentados e deixando o ar entrar e sair dos lábios ligeiramente separados em direção à comissura. Às vezes, a boca está mais aberta, permitindo a visualização da língua.

As tonsilas palatinas fusiformes ocupam fossas nas paredes laterais da orofaringe, na região caudal ao arco palatoglosso e ventral ao palato mole, e são recobertas em sua porção medial por pregas semilunares, originárias da parte ventrolateral do palato mole (Figs. 11-17/*8* e 11-31). Em gatos, a tonsila palatina é muito pequena e é recoberta por uma prega mucosa.

As tonsilas são relativamente grandes em cães jovens e tendem a se protrair das fossas; em adultos, saliências similares geralmente indicam o aumento de volume patológico. Na tonsilectomia, o tecido linfoide avermelhado que reveste a fossa dorsal à tonsila também deve ser removido; este tecido é exposto quando a parte principal é retraída da fossa. A tonsila é lateralmente relacionada ao nervo lingual e aos ductos mandibulares e sublinguais; todas estas estruturas correm algum risco nesta cirurgia. A tonsila é suprida pelos ramos tonsilar e hioide da artéria lingual, que segue ventrolateral à tonsila. A inervação sensorial para a tonsila é feita pelo nervo glossofaríngeo. Os vasos linfáticos eferentes drenam nos linfonodos retrofaríngeos e mandibulares mediais. Obviamente, não há aferentes.

A margem caudal do palato mole continua, de cada lado, como a parede dorsolateral do arco palatofaríngeo. O músculo palatofaríngeo e a mucosa que a recobre formam este arco.

DEGLUTIÇÃO

Durante a deglutição, a regurgitação do alimento na nasofaringe e sua aspiração pela laringe são impedidas pela atividade coordenada dos músculos faríngeos. Estes músculos se arqueiam sobre o teto da faringe e encontram seus correspondentes contralaterais na rafe mediana e se contraem de maneira sequencial, mas sobreposta, assegurando que sua cooperação movimente o alimento para o esôfago. Os músculos constritores mais rostrais também levam a faringe para a frente e para cima, o que melhora a recepção do bolo alimentar vindo da boca. Uma característica essencial do processo é o fechamento, similar ao esfinctérico,

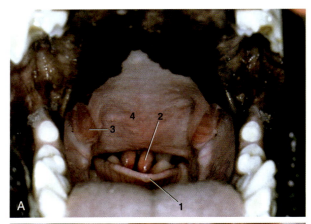
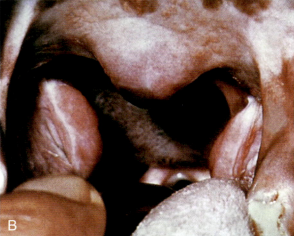

Figura 11-31 (A) Orofaringe. *1*, Epiglote; *2*, processos cuneiformes das cartilagens aritenoides; *3*, tonsilas palatinas; *4*, palato mole. (B) Tonsilas palatinas; a parte caudal do palato mole foi removida.

do óstio intrafaríngeo que envolve a elevação do palato mole, em parte realizado pelos pequenos músculos (tensor e elevador) que tracionam o palato entre os ossos pterigoides. O relaxamento temporário do músculo cricofaríngeo permite o escape do alimento para o esôfago. Durante o processo, a laringe se eleva, sua entrada é parcialmente bloqueada e a glote é fechada.

O fechamento inadequado do óstio intrafaríngeo provoca o espirro.

▶ A LARINGE

A laringe é caudal ao espaço intermandibular e ventral às duas ou três primeiras vértebras cervicais. Suas partes craniais podem ser examinadas pela boca em cães sedados, elevando o palato mole com uma espátula (Fig. 11-31A). A palpação pela pele revela, em sucessão caudorrostral, a cartilagem cricoide (especialmente seu arco), a face ventral arredondada da cartilagem tireoide e os proeminentes tireoides que conectam os cornos rostrais da cartilagem tireóidea ao basioide. Os demais ossos do aparato hioide, além do estiloioide, também são palpáveis (Figs. 2-34, 11-9 e 11-32).

A epiglote lembra uma espada pontiaguda e é conectada ao corpo do osso hioide e à parte cranioventral da cartilagem tireóidea. As pregas ariepiglóticas unem os lados da epiglote às partes dorsais das cartilagens aritenoides e seus processos corniculados (Figs. 11-31 e 11-33). O canal lateral às pregas ariepiglóticas é chamado *recesso piriforme*; é por ele que os fluidos deixam a laringofaringe e chegam ao esôfago durante a deglutição (Fig. 11-33).

O vestíbulo laríngeo se estende caudalmente da entrada às pregas vocais. As pregas vestibulares são curtas, mas pregas mucosas amplas seguem das margens ventrais expandidas da cartilagem aritenoide até a face dorsal da cartilagem tireóidea. As pregas vocais visíveis pela entrada são formadas pelos ligamentos vocais, faixas de fibras elásticas caudalmente contínuas aos músculos vocais. As pregas vocais são separadas das pregas vestibulares mais rostrais pelos extensos ventrículos laríngeos, invaginações laterais da mucosa que se estendem até a cartilagem tireóidea. A abertura dos ventrículos tem cerca de 1,5 mm de largura e o comprimento da prega vocal que a delimita. Cada ventrículo tem duas partes. Uma parte se estende em sentido cranial e lateral ao vestíbulo e a outra parte segue em direção caudal e lateral à corda vocal. A secreção das glândulas nas saculações impede a desidratação das pregas vestibulares e vocais. Nódulos linfáticos solitários são encontrados nas paredes dos ventrículos. As saculações podem dar espaço para a vibração das pregas vocais durante o latido; esta teoria é apoiada pela redução, ou até mesmo ausência, dos ventrículos em cães da raça Basenji, que nunca ladram.

As partes da laringe ao redor da entrada se projetam na faringe e, exceto quando o cão engole ou respira pela boca, a margem livre do palato mole se aloja abaixo da epiglote, que alinha o lúmen laríngeo ao da nasofaringe (Fig. 11-33).

A laringe é ventralmente recoberta pelos músculos esternoióideos subcutâneos (Fig. 11-45). É relacionada lateralmente ao linfonodo retrofaríngeo medial, à artéria carótida comum e ao tronco vagossimpático, à veia linguofacial e aos linfonodos mandibulares. É relacionada dorsalmente à parte caudal da laringofaringe que leva ao esôfago.

O suprimento nervoso sensorial da mucosa laríngea é feito pelo nervo laríngeo cranial, que entra na cavidade laríngea pela incisura tireóidea rostral. Os nervos laríngeos recorrentes que suprem o restante da musculatura laríngea intrínseca, à exceção das cricotireoides (supridas por um ramo do nervo laríngeo cranial), saem de troncos vagais do tórax. O nervo direito surge à altura do gânglio cervical médio, segue dorsalmente ao redor da artéria subclávia e cranialmente no ângulo entre o músculo longo do pescoço e a traqueia. O nervo esquerdo sai do vago à altura do arco aórtico, que forma uma alça distal ao ligamento arterioso.

Capítulo 11   A Cabeça e a Parte Ventral do Pescoço do Cão e do Gato

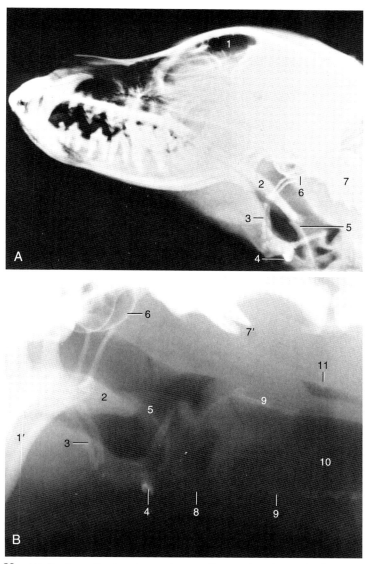

Figura 11-32 (A) Radiografia da cabeça de um cão mostrando a relação entre o aparato hioide, o crânio e o atlas. (B) Maior aumento da região laríngea de outro cão. *1*, Seio frontal; *1'*, mandíbula; *2*, palato mole; *3*, aparato hioide (epioide); *4*, basioide; *5*, epiglote; *6*, bula timpânica; *7*, atlas; *7'*, asas do atlas; *8*, cartilagem tireoidiana; *9*, cartilagem cricoide; *10*, traqueia; *11*, ar no esôfago.

Este nervo ascende o pescoço ventromedial ao esôfago. Os dois nervos suprem a traqueia e o esôfago antes de terminarem na laringe.

A paralisia laríngea, como doença genética, ocorre em determinadas raças, principalmente Boiadeiro de Flandres e Leonberger, mas é também observada de forma ocasional em cães idosos de outras raças de grande porte.

As artérias laríngeas craniais são responsáveis pelo suprimento sanguíneo principal. Estes vasos são originários das artérias carótidas externas e, com os nervos laríngeos craniais, passam pelas incisuras tireoidianas rostrais. As veias satélite drenam para as veias maxilares externas. Os vasos linfáticos drenam para os linfonodos retrofaríngeos mediais.

A laringe do gato é mostrada em radiografias (Fig. 11-29) e corte mediano (Fig. 11-35). As cartilagens aritenoides têm formato mais simples do que em cães. As pregas ariepiglóticas atravessam as cartilagens aritenoides e conectam os lados da epiglote diretamente à cartilagem cricoide. As cordas vocais são espessas e redondas; por outro lado, as pregas vestibulares são finas e afiadas. Não há um ventrículo genuíno, mas pequenas bolsas de mucosa vestibular se estendem laterais à prega. Nódulos linfáticos solitários são observados na superfície laríngea da epiglote e nódulos agregados (as tonsilas paraepiglóticas) engrossam as pregas ariepiglóticas.

Estudos eletromiográficos mostram que o ronronar dos gatos é produzido pela rápida contração dos músculos da

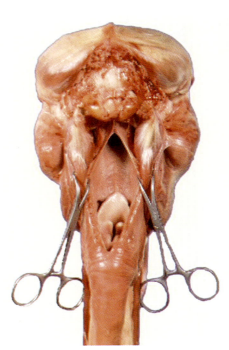

Figura 11-33 A cavidade nasofaríngea exposta por uma incisão mediana no teto. Note a posição pós-velar da ponta da epiglote.

laringe e do diafragma. Os músculos laríngeos rapidamente estreitam e alargam a glote, causando a vibração do ar respiratório e, assim, o som.

Há diferenças entre as vias aéreas superiores das raças braquicefálicas e mesaticefálicas. A síndrome de obstrução braquicefálica pode ser associada à estenose das narinas, à faringe curta e estreita com mucosa redundante e espessa, à raiz da língua extensa e ao palato mole excessivamente longo. A dispneia progressiva é causada por aumento do peso corpóreo, crescimento relativamente insuficiente das estruturas laríngeas, aumento da massa da mucosa faríngea e abertura insuficiente da glote. Além disso, há um colapso progressivo das estruturas laríngeas e eversão dos ventrículos laríngeos devido à maior tração causada pela maior velocidade do ar exalado que passa pela abertura laríngea relativamente pequena.

▶ O OLHO E A ÓRBITA

As margens da órbita são facilmente palpáveis e formadas pelos ossos frontal, lacrimal e zigomático; a fenda no segmento dorsolateral é fechada pelo ligamento orbital (Fig. 11-11/6). Somente o terço medial da parede orbital é óssea; o restante é formado pela periórbita. O eixo da órbita assume direção dorsal, lateral e anterior a partir do ápice do cone. Em cães braquicefálicos, principalmente naqueles com

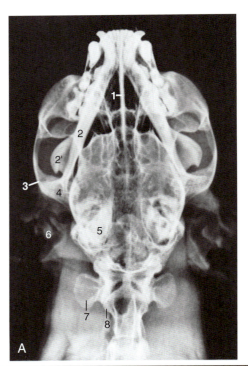

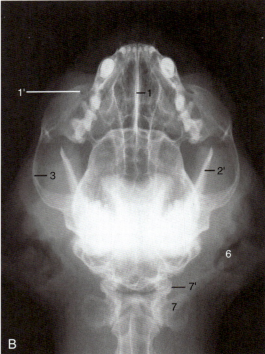

Figura 11-34 Radiografias da cabeça de um gato. (A) Vista ventrodorsal. (B) Vista ventrodorsal com a boca totalmente aberta. *1*, Septo nasal; *1'*, forame infraorbital; *2*, mandíbula; *2'*, processo coronoide; *3*, arco zigomático; *4*, articulação temporomandibular; *5*, osso temporal petroso; *6*, orelha externa; *7*, asa do atlas; *7'*, articulação atlanto-occipital; *8*, áxis.

Capítulo 11 — A Cabeça e a Parte Ventral do Pescoço do Cão e do Gato

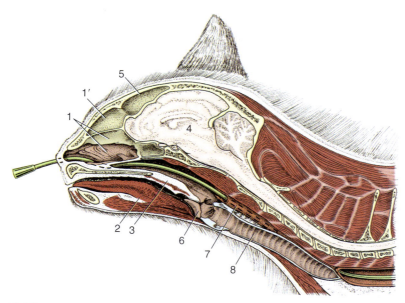

Figura 11-35 Seção paramediana da cabeça e do pescoço de um gato. Observe a sonda nasogástrica. *1*, Cavidade nasal; *1'*, parte dorsal da cavidade nasal; *2*, língua; *3*, palato mole; *4*, cérebro; *5*, seio frontal; *6*, epiglote; *7*, esôfago; *8*, traqueia.

crânios amplos, os eixos se dirigem de forma mais lateral, restringindo a visão binocular.

As aberturas da órbita compreendem o canal óptico, a fissura orbital, os forames etmoides duplicados e a fossa do saco lacrimal. O canal óptico transmite o nervo óptico e a artéria oftálmica interna; a fissura orbital transmite os nervos oculomotor, troclear, abducente e oftálmico; os forames etmoides transmitem as divisões do nervo e da artéria de mesmo nome; e a fossa contém uma discreta dilatação na origem do ducto nasolacrimal.

A parede óssea da órbita é dorsomedialmente relacionada ao seio frontal e rostromedialmente ao recesso maxilar, o que possibilita a disseminação de infecções destas cavidades para as estruturas orbitais. A periórbita apresenta as seguintes relações: medioventralmente ao músculo pterigoide medial; ventralmente ao coxim de gordura caudal à margem orbital, à glândula zigomática e à grande veia facial profunda; lateralmente ao arco zigomático; e caudodorsalmente ao ligamento orbital e ao músculo temporal. O aspecto dorsolateral da órbita é cirurgicamente acessível sem ressecção óssea.

O importante *nervo maxilar e artéria maxilar* e seus ramos para a face e o palato seguem ventrais à órbita, entre o pterigoide medial e a glândula zigomática (Fig. 11-36). A artéria maxilar origina a artéria oftálmica externa, que atravessa a periórbita na região próxima ao ápice e supre estruturas no interior do cone. O temporal, que cerca o processo coronoide da mandíbula, atinge a periórbita quando a boca está aberta. Isto pode causar dor em doenças como o abscesso retrobulbar, que também pode drenar atrás do último dente molar.

As dimensões da margem orbital em cães de grande e pequeno porte são menos diferentes do que o esperado. Uma vez que o diâmetro do bulbo do olho varia ainda menos, o "espaço" de trabalho cirúrgico geralmente é mais estreito em cães de porte maior. No entanto, a posição do bulbo do olho na órbita é bastante diferente. Em cães dolicocefálicos, o bulbo do olho é muito profundo e a fissura palpebral é pequena. Os olhos de cães braquicefálicos são salientes e mais suscetíveis a lesões de córnea.

A glândula lacrimal (Fig. 11-36/*7*) é achatada, lobulada e tem 12 a 15 mm de largura. Repousa entre o bulbo do olho e o ligamento orbital, dorsal ao ângulo lateral do olho. A glândula deve ser identificada e removida na enucleação (remoção do olho). A fina margem da terceira pálpebra é visível no ângulo medial do olho em "repouso". Uma área maior é vista quando as pálpebras superior e inferior são retraídas com os dedos e a protrusão total é obtida pela delicada pressão do bulbo do olho pela pálpebra superior (Fig. 9-21/*6*). Embora a glândula superficial que cerca a cartilagem da terceira pálpebra normalmente não seja visível, é observada quando a pálpebra é retraída, já que a maior pressão retrobulbar a empurra para a frente. A protrusão ativa da terceira pálpebra, realizada por um arranjo muscular específico, é comum em gatos e pode ter origem emocional ou física. A pressão retrobulbar anormal pode provocar a eversão da glândula da terceira pálpebra no ângulo medial do olho, onde é observada como uma protuberância redonda abaixo da conjuntiva. Os nódulos linfáticos subepiteliais na superfície bulbar da terceira pálpebra podem ficar inflamados.

Em seções transversais, as pálpebras apresentam a pele externa, o músculo orbicular do olho, a lâmina tarsal, as glândulas tarsais (também chamadas glândulas meibomianas) e a conjuntiva palpebral. As aberturas das glândulas tarsais (20 a 40 em cada pálpebra) podem ser observadas

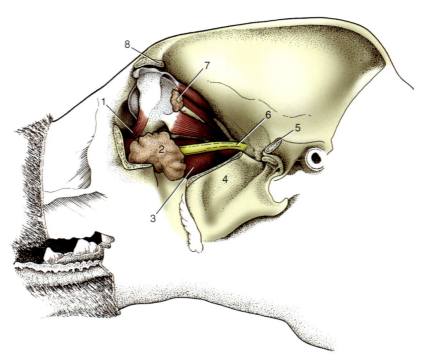

Figura 11-36 Dissecção da órbita e da fossa pterigopalatina de cão, vista lateral. *1,* Músculo oblíquo ventral; *2,* glândula zigomática; *3,* músculo pterigoide medial; *4,* processo coronoide da mandíbula, seccionado; *5,* coto caudal do arco zigomático; *6,* nervo maxilar; *7,* glândula lacrimal; *8,* processo zigomático do osso frontal.

nas margens palpebrais. À eversão das pálpebras, estas glândulas são vistas como cordões brancos de 5 a 7 mm de extensão a partir da margem da pálpebra sob a conjuntiva. Às vezes, pelos aberrantes se projetam nas aberturas das glândulas tarsais e podem irritar a córnea. Os cílios de cães estão na superfície externa da margem palpebral superior; não há cílios na pálpebra inferior. Os gatos não possuem cílios em nenhuma das duas pálpebras.

O músculo orbicular do olho, rostral à placa tarsal, é ancorado à órbita pela fáscia medialmente e, lateralmente, pelo músculo retrator do ângulo lateral. Estas inserções preservam o formato elíptico da fissura palpebral.

As extremidades lacrimais, a 2 a 4 mm do ângulo medial do olho, são geralmente localizadas na junção entre epitélios pigmentados e não pigmentados. Embora possam ser difíceis de encontrar e a extremidade inferior possa até mesmo estar ausente ou deslocada para a superfície bulbar da pálpebra, estas estruturas podem ser canuladas. As extremidades lacrimais são as aberturas de canalículos superiores e inferiores que se unem para formar o saco lacrimal, que origina o ducto nasolacrimal (Fig. 9-21). O ducto continua em sentido rostral pela parede medial da maxila, abaixo da mucosa nasal. Uma abertura acessória, ou, raramente, a única, do ducto nasolacrimal pode entrar no focinho à altura do dente canino em uma proporção significativa de cães. O ducto faz uma curva abrupta de 90 graus cerca de 2 mm antes da abertura no assoalho da cavidade nasal (Fig. 11-8).

O sistema lacrimal felino é similar; no entanto, uma abertura na cavidade oral, localizada em uma pequena papila imediatamente atrás dos incisivos superiores, foi registrada.

Cães de diversas raças e gatos persas podem não apresentar uma ou ambas as extremidades lacrimais. Na ausência das duas, uma discreta depressão na conjuntiva pode indicar onde estaria a abertura normal.

O bulbo do olho é quase esférico e relativamente grande. A córnea é ligeiramente ovalada e seu diâmetro maior é mediolateral, condizente com o formato do bulbo em si. É um pouco mais espessa no polo do que na periferia. A íris de cães é marrom, amarelo-dourada ou azulada e, dilatada ou contraída, a pupila continua redonda. Diz-se que é menor em cães idosos sob iluminação padronizada. Resquícios da membrana papilar podem ser observados em sua margem superior em filhotes de cão de até cinco semanas de idade.

O fundo é ilustrado na Figura 11-37. O tapete lúcido é triangular, preenche quase toda a metade dorsal e inclui o disco óptico em cães de grande porte. Os vasos retinianos se irradiam a partir do disco; vênulas proeminentes formam um círculo parcial de onde as tributárias tendem a se disseminar em sentido dorsal, medioventral e lateroventral. Arteríolas mais delgadas se estendem em todas as direções e muitas acompanham vênulas.

Em gatos, há pouco espaço para o trabalho cirúrgico entre o olho e a margem orbital. A terceira pálpebra é extensa e, em determinadas circunstâncias, pode recobrir toda a córnea. Como em cães, responde à retração do bulbo do olho.

Capítulo 11   **A Cabeça e a Parte Ventral do Pescoço do Cão e do Gato**   381

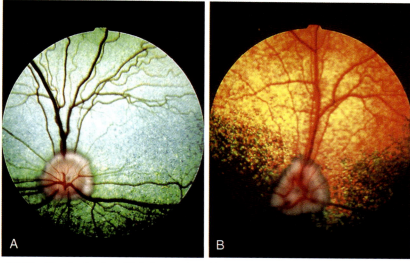

Figura 11-37   Fundo do olho. (A) Schapendoes (Dutch Sheepdog) e (B) Old English Sheepdog.

A córnea é relativamente grande e permite um amplo campo visual. A cor da íris varia entre azul, verde e dourado. Em determinadas raças, a cor da íris é estritamente determinada para atender a padrões de exposição. Os filhotes geralmente nascem com olhos azuis que, mais tarde, mudam de cor.

As pupilas dos gatos domésticos são redondas quando dilatadas, mas são fendas verticais quando contraídas (as pupilas de alguns felídeos silvestres são sempre redondas) (Fig. 11-38). A forma vertical se deve à orientação dorsoventral das fibras musculares que se estendem até a periferia da íris e se cruzam nas extremidades da pupila. O fundo é dominado por um grande tapete lúcido que cerca o disco óptico. O tapete dos gatos é verde amarelado ou verde azulado e, devido a seu brilho, acredita-se que seja mais eficaz ao refletir a luz do que o tapete de cães, uma vantagem em perambulações noturnas (Fig. 11-39).

▶ A ORELHA (P. 331)

Orelha Externa

A orelha externa é composta pelo canal auditivo externo e por sua extensão cartilaginosa, a aurícula (pavilhão auricular). A aurícula, às vezes conhecida como *couro da orelha* por criadores de cão, tem formato afunilado com uma pequena bolsa cutânea na margem caudal que encurta a distância acima da abertura da orelha (Figs. 11-40 e 11-41). Há uma ampla diversidade de formato, tamanho e postura (ereta ou dobrada) nas orelhas de cães. A maioria dos gatos tem aurículas eretas, mas uma exceção é o Scottish Fold, onde a parte mais distal da aurícula se dobra rostroventralmente a partir das 3-4 semanas de idade.

A base da aurícula é uma placa da cartilagem fibroelástica recoberta por tecido subcutâneo e pele. A pele na superfície interna (côncava) adere com maior firmeza à cartilagem do que à parte externa.

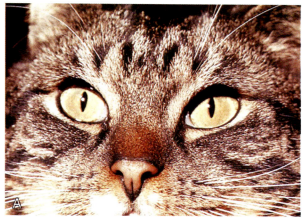

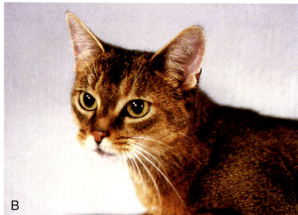

Figura 11-38   (A) Forma fendida da pupila felina contraída. (B) Forma redonda da pupila felina dilatada.

As características da cartilagem auricular são importantes pontos de referência cirúrgica, conhecidas como *hélice*, *anti-hélice*, *trago*, *antitrago* e *escafa* (Fig. 11-41). O trago, separado do antitrago mais caudal pelo sulco intertrágico, forma a margem lateral da abertura do canal auditivo. Ambos

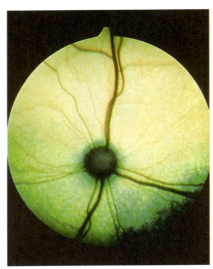

Figura 11-39 Fundo do olho de um gato.

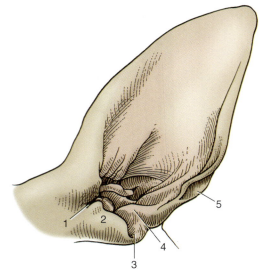

Figura 11-41 Orelha esquerda de cão, tricotomizada. *1*, Sulco pré-trágico; *2*, trago; *3*, sulco intertrágico; *4*, antitrago; *5*, bolsa cutânea.

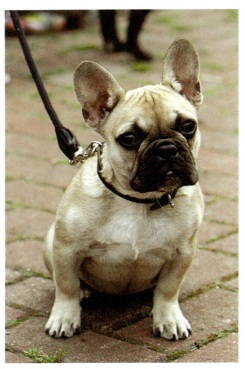

Figura 11-40 Postura ereta das orelhas externas.

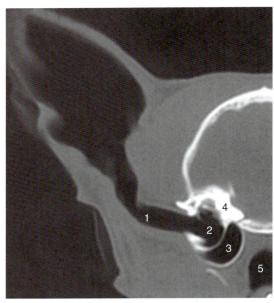

Figura 11-42 Tomografia computadorizada transversal (janela óssea) da metade da cabeça de um gato, mostrando o canal auditivo e a orelha média. *1*, Canal auditivo; *2*, cavidade timpânica; *3*, bula timpânica; *4*, osso temporal petroso; *5*, nasofaringe.

são compostos por rolos de cartilagem articular que sustentam a abertura da orelha externa. O antitrago forma a parte caudal da abertura da orelha e ascende em direção ao final da parte lateral.

A parte proximal da cartilagem auricular se enrola e forma uma tuba parcial chamada *concha*, que atua como uma entrada maior do canal auditivo. Esta primeira parte do canal se conecta à curta cartilagem anular, que termina em um curto canal externo ósseo. O canal auditivo primeiro segue ventralmente (cartilagem auricular) antes de virar em sentido medial e formar o canal horizontal (parte das cartilagens auriculares e anulares), que é cercado e sustentado pelo osso temporal. Este trajeto prejudica a passagem do otoscópio reto para exame da parte proximal do canal e do tímpano. O examinador deve endireitar o canal por meio da tração da orelha, primeiramente em sentido caudal e, então, ventral durante o avanço do otoscópio (Fig. 11-42). O canal tem cerca de 7 cm de comprimento.

O canal auditivo horizontal termina no tímpano. A membrana timpânica é composta por uma camada epitelial

Capítulo 11 **A Cabeça e a Parte Ventral do Pescoço do Cão e do Gato** 383

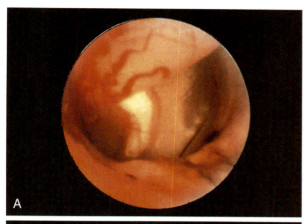

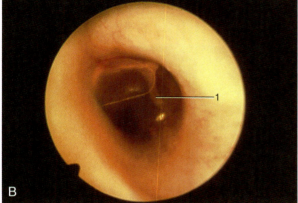

Figura 11-43 (A) Vista otoscópica do tímpano, mostrando o cabo do martelo. (B) Vista otoscópica do tímpano (gato). *1*, Martelo.

externa, que é uma continuação da pele do canal auditivo externo, uma camada mucosa interna e uma camada fibrosa intermediária. A membrana timpânica é delgada, ligeiramente oval, semitransparente e côncava devido à tração de seu lado medial pelo músculo tensor do tímpano (Fig. 11-43). A membrana timpânica é composta por uma pequena parte superior, a parte flácida, e uma parte inferior maior, a parte tensa (delgada, firme e brilhante). O contorno do manúbrio do martelo é claramente visível.

A pele auricular continua como o revestimento do canal auditivo. Esta pele é delgada e sua parte lateral apresenta glândulas ceruminosas e sebáceas. De modo geral, esta pele tem poucos pelos, mas, em algumas raças (Poodles), os pelos são abundantes. A pele da parte óssea do canal auditivo, que é muito mais fina do que a da parte cartilaginosa, é contínua à camada epitelial da membrana timpânica. Aqui, não há glândulas ou folículos pilosos e, por sua espessura, a pele é mais sensível a traumas.

A base da aurícula e o canal auditivo são lateral e ventralmente relacionados à glândula parótida. O nervo facial atravessa a face ventral do canal abaixo da glândula antes de invadi-la e se dividir no nervo auriculopalpebral e nos dois ramos bucais. O primeiro ramo passa dorsalmente em frente à orelha com os vasos temporais superficiais. Este trecho do nervo facial também origina o nervo auricular caudal e um ramo para a orelha média. A inervação sensorial é feita pelos nervos trigêmeo, glossofaríngeo e vago e pelo segundo nervo cervical. A inervação dos músculos da orelha externa é feita pelo nervo facial.

As veias da área se unem à veia maxilar, que desce em direção à glândula mandibular a partir de sua formação pelas veias auriculares caudal e cranial e veias temporais superficiais, que são substanciais e podem passar pela glândula parótida (Fig. 11-44).

As artérias são mais profundas. A carótida externa, após emitir a artéria auricular caudal para a superfície convexa da aurícula, termina rostroventral ao canal auditivo ao se dividir em artéria maxilar e artéria temporal superficial. Esta última, como a veia de mesmo nome, fica abaixo da glândula parótida e próxima à face rostral do canal auditivo.

A artéria auricular caudal se divide na superfície externa convexa da aurícula e envia finos ramos para a pele sobre a superfície côncava por meio de pequenos orifícios na cartilagem. O balançar vigoroso e repetido da cabeça e o coçar, na maioria das vezes estimulado pela presença de parasitas ou infecções do canal auditivo, podem danificar os vasos e causar hematomas devido à ruptura de pequenos ramos penetrantes. Uma vez que tal hematoma é revestido por cartilagem de ambos os lados, a cartilagem auricular também é dividida. O sangramento entre as cartilagens continua até que a pressão interna seja igual à pressão nas artérias que o alimentam.

Orelha Média e Interna

A orelha média e interna apresentam poucas características especiais importantes. As tubas auditivas são estreitas e se abrem na parede dorsolateral da nasofaringe, à altura do ponto de referência formado pelo hâmulo do osso pterigoide, que é palpável pela boca, caudomedial ao último dente molar do cão. As bulas timpânicas são grandes, hemisféricas e, exceto por um septo serrilhado em suas metades rostrais, contínuas (Fig. 11-23).

Em gatos, um septo ósseo incompleto subdivide a orelha média em um pequeno compartimento dorsolateral e um extenso compartimento ventromedial. Os dois compartimentos se comunicam entre si por uma abertura na margem caudodorsal do septo, adjacente à janela coclear.

As infecções da orelha média (otite média) podem ser drenadas na nasofaringe por meio da bula, que pode ser palpada pela orofaringe e pelo palato mole, caudal ao hâmulo. Em gatos, a bula timpânica inflamada também é facilmente encontrada à palpação pela pele, entre a asa do atlas e o arco zigomático.

A bula pode ser cirurgicamente abordada pelo lado ventral, com o uso da margem medial do músculo digástrico rostral, dos músculos mileoide e estileoide e das cartilagens timpanoioides do aparato hioide como pontos de referência; deve-se ter cuidado para não danificar os nervos do plexo faríngeo (Fig. 11-44/*12*) e o suprimento vascular do linfonodo mandibular.

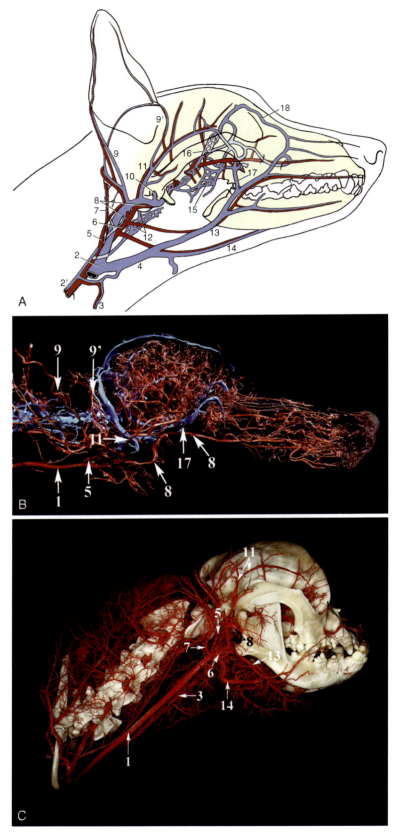

Figura 11-44 As principais artérias *(em vermelho)* e veias *(em azul)* da cabeça de cão. Ilustração esquemática (A), molde por corrosão sem a cabeça (B) e com a cabeça (C). O ramo da mandíbula foi removido. *1,* Carótida comum; *2,* jugular externa; *2',* jugular interna; *3,* tireoidiana cranial; *4,* linguofacial; *5,* carótida interna; *6,* carótida externa; *7,* occipital; *8,* maxilar; *9* e *9',* auricular caudal e rostral; *10,* emissária dorsal; *11,* temporal superficial; *12,* emissária ventral e plexo faríngeo; *13,* facial; *14,* lingual; *15,* plexo pterigoide; *16,* plexo oftálmico; *17,* facial profunda; *18,* angular do olho.

Diversos nervos atravessam a orelha média, mas somente dois têm importância clínica. O nervo facial segue pelo canal facial do osso temporal petroso e emite um ramo, a corda timpânica, que entra na cavidade da orelha média.

Fibras pós-ganglionares do gânglio cervical cranial, localizadas imediatamente atrás da bula timpânica, participam de um plexo na orelha média. A disfunção resultante é a síndrome de Horner, uma complicação da otite média. Os sinais são miose e retração do bulbo, que causa protrusão da terceira pálpebra e estreitamento da fissura palpebral. A síndrome geralmente desaparece de forma espontânea em cerca de três meses.

 A PARTE VENTRAL DO PESCOÇO

A parte do pescoço que repousa ventral às vértebras é convenientemente descrita com a cabeça. A parte dorsal do pescoço é discutida no próximo capítulo. A pele na face ventral do pescoço é frouxa e, em algumas raças, forma pregas longitudinais. A gordura subcutânea tende a ser concentrada na região caudal, especialmente na depressão dorsolateral ao manúbrio.

A veia jugular externa mergulha nesta depressão após seguir pela face lateral do músculo esternocefálico (Fig. 2-42). A veia não repousa em um sulco jugular distinto como nas espécies de porte grande. Embora seja a principal veia drenante da cabeça, a veia jugular externa é auxiliada por pequenos vasos associados a vértebras (veia vertebral, plexo vertebral interno) e acompanhada pela artéria carótida comum (veia jugular interna) (Figs. 11-44 e 11-46) que drena principalmente as estruturas mais profundas. A veia jugular externa é formada por tributárias que abarcam a glândula mandibular; estes vasos são facilmente elevados pela pressão sobre a jugular e são uma forma de diferenciação entre a glândula e os linfonodos mandibulares (Fig. 11-6). O maior diâmetro da veia jugular faz com que seja uma boa alternativa à veia cefálica na coleta de quantidades consideráveis de sangue. É bem importante em gatos, cujas veias dos membros são naturalmente pequenas.

Partes do hioide e da laringe podem ser palpadas imediatamente caudais ao ângulo da mandíbula. O basioide transverso, o componente mais rostral, é flanqueado pelos ossos ceratoioides, que se projetam para a frente, e tireoioides, que passam em sentido oblíquo e caudal. Outras duas saliências, facilmente identificáveis na linha média, são a proeminência tireóidea e a cartilagem cricoide.

 O CONTEÚDO DO ESPAÇO VISCERAL

O espaço visceral do pescoço é encerrado por quatro músculos superficiais e dois músculos profundos. O músculo esternoióideo ventral à traqueia se estende do manúbrio ao basioide; é frouxamente conectado a sua contraparte na linha média. O esternotireóideo, também delgado e em formato de fita, repousa lateral à traqueia, terminando na face lateral da cartilagem tireóidea. Estas são as únicas estruturas que se interpõem entre a laringe, a traqueia e a pele na metade cranial do pescoço (Fig. 11-45). Ambas são revestidas pelo esternocefálico na metade caudal. Este músculo é composto por duas partes, o esternomastóideo e o esterno-occipital, que divergem em direção à cabeça (Fig. 11-46). O músculo esterno-occipital dorsal termina atrás do crânio.

O braquiocefálico também tem duas partes no pescoço, o cleidomastóideo e o cleidocervical. O cleidomastóideo passa abaixo do esterno-occipital até a inserção comum com o esternomastóideo no processo mastoide do osso temporal. O cleidocervical desliza sobre a face lateral do pescoço e encontra sua contraparte na linha média dorsal (Fig. 2-55/2). O esternocefálico e braquiocefálico são fundidos, exceto na região caudal, onde a separação permite que a veia jugular externa se torne mais superficial (Fig. 11-46).

Os músculos profundos são o longo da cabeça, ventrolateral às vértebras cervicais, e o longo do pescoço, que é mais medial (Fig. 11-45/4 e 5). A fáscia que recobre estes músculos em sua parte ventral emite uma lâmina superficial que encerra muitas estruturas no espaço visceral: o esôfago, a traqueia, a tireoide e as paratireoides, as artérias carótidas comuns, os troncos vagossimpáticos, as veias jugulares internas, os nervos recorrentes e os linfonodos traqueais (Figs. 11-44 e 11-46). Não há componente cervical do timo.

O *esôfago* primeiro segue em direção dorsal à traqueia e, então, fica à esquerda da traqueia do meio do pescoço até a entrada do tórax. Desta forma, a traqueia e o esôfago ficam em contato com o longo do pescoço na metade caudal do pescoço. O esôfago pode ser palpado com as pontas dos dedos como um tubo pliável sinistrodorsal à traqueia. Uma vez que o esôfago pode se expandir pouco à entrada do tórax, pequenos pedaços de carne, cartilagem ou osso podem se alojar neste ponto.

A *traqueia* continua a partir da laringe e sua firmeza facilita sua palpação, inclusive da face dorsal achatada entre os anéis traqueais incompletos. A traqueia cervical, principalmente em sua parte caudal, se estreita um pouco durante a inspiração e logo se recupera durante a expiração. As alterações na traqueia torácica são recíprocas. As cartilagens traqueais mantêm o lúmen da traqueia. A traqueia pode sofrer grave estenose devido à degeneração congênita ou adquirida das cartilagens traqueais, mais frequentemente observada na parte cervicotorácica. As raças braquicefálicas apresentam traqueias relativamente estreitas, enquanto dachshunds e basset hounds têm traqueias amplas. A normalidade do diâmetro da traqueia pode ser estimada por meio da comparação à altura da entrada do tórax; em algumas raças, a razão pode ser de até 0,5, mas em buldogues com traqueia muito estreita é de apenas 0,05.

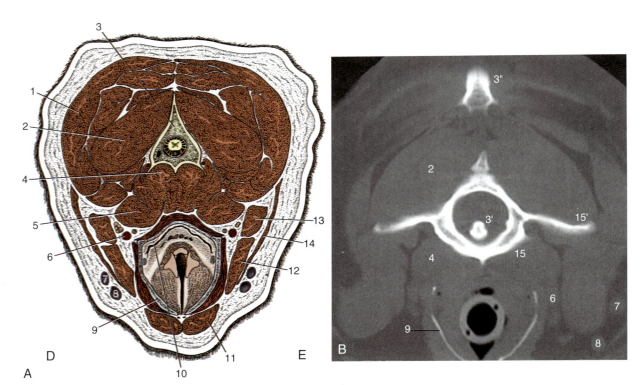

Figura 11-45 (A) Seção transversal do pescoço de cão à altura do áxis. (B) Tomografia computadorizada correspondente (janela óssea) ligeiramente mais cranial do que (A). *1*, Músculo (m.) esplênio; *2*, m. oblíquo caudal da cabeça; *3*, áxis; *3'*, dente do áxis; *3"*, ponta cranial da espinha do áxis; *4*, m. longo do pescoço; *5*, m. longo da cabeça; *6*, artéria carótida comum, tronco vagossimpático e linfonodo retrofaríngeo medial; *7*, veia maxilar; *8*, veia linguofacial; *9*, cartilagem tireóidea (calcificada); *10*, laringofaringe, levando até o esôfago; *11*, m. esternoióideo; *12*, m. esternomastóideo; *13*, m. cleidomastóideo; *14*, m. esterno-occipital; *15*, atlas; *15'*, asa do atlas; *D*, direito; *E*, esquerdo.

A traqueia é frouxamente encerrada em uma lâmina de fáscia. A lâmina mais profunda forma parte da fáscia pré-vertebral que separa a traqueia do músculo longo do pescoço. Também contribui para a bainha carotídea, que envolve os nervos vago e simpáticos, a artéria carótida, a veia jugular interna e, às vezes, o tronco linfático traqueal. A bainha carotídea é dorsolateral à traqueia. O nervo laríngeo recorrente segue um trajeto similar, mas independente.

Cada anel traqueal é mais espesso em sua parte ventral e se afina até terminar dorsalmente como lâminas flexíveis e sobrepostas. Somente o primeiro anel é fechado por completo em cães e é parcialmente revestido por cartilagem cricoide. A parte dorsal da traqueia é composta por tecido conjuntivo e músculo. Em carnívoros, este músculo liso se insere na superfície externa das cartilagens a alguma distância de suas extremidades.

A *tireoide* é composta por dois lobos alongados e achatados opostos e frouxamente inseridos nos aspectos laterais das primeiras cartilagens traqueais sob o músculo esternotireóideo (Fig. 6-4 A). Seus polos caudais são às vezes conectados pela face ventral da traqueia por um istmo vestigial. As duas glândulas estão embebidas na fáscia cervical profunda. Os músculos esternocefálico e esternoióideo passam imediatamente laterais à superfície convexa de cada glândula. O nervo laríngeo recorrente passa dorsalmente. Em cães de porte médio, os lobos têm cerca de 5 cm de comprimento (abarcando os primeiros cinco a oito anéis traqueais) e 1,5 cm de largura. Em cães imaturos e raças braquicefálicas, são maiores. Em gatos, cada lobo tireoidiano tem aproximadamente 2 cm de comprimento e 0,3 cm de largura. Durante o desenvolvimento, ilhotas de células em rápida proliferação do primórdio tireoidiano se separam da massa principal e se incorporam às estruturas da região do arco branquial e do tórax — é por isso que um tecido tireoidiano acessório pode ser encontrado ao longo da traqueia, na entrada do tórax, na parte torácica da aorta e no mediastino.

O principal suprimento sanguíneo para cada lobo é feito pela artéria tireoidiana cranial (um ramo da artéria carótida comum). Dentre seus ramos tireoidianos, um segue a margem dorsal caudalmente a uma anastomose com a artéria tireoidiana caudal, muito menor e inconsistente (um ramo da artéria braquiocefálica), um segue a margem ventral e outro passa diretamente pelo polo cranial (e pela glândula parótida externa). Ramificações de todos estes vasos permitem que a tireoide seja suprida por pontos disseminados por grande

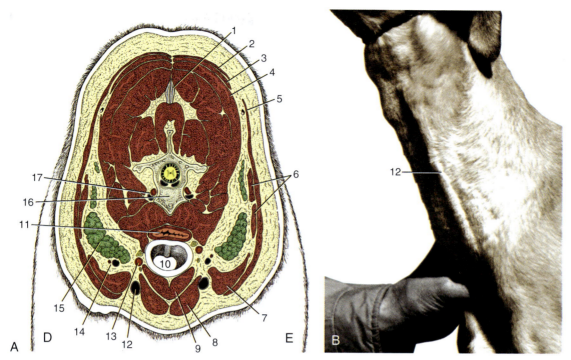

Figura 11-46 (A) Seção transversal do pescoço de cão à altura da V vértebra cervical. (B) Veia jugular externa esquerda elevada pela pressão do polegar na base do pescoço. *1*, Ligamento nucal; *2*, músculo (m.) trapézio; *3*, m. romboide; *4*, m. esplênio; *5*, m. cleidocervical; *6*, m. omotransversário; *7*, m. cleidomastóideo; *8*, m. esternocefálico; *9*, m. esternotireóideo; *10*, traqueia; *11*, esôfago; *12*, veia jugular externa; *13*, artéria carótida comum, tronco vagossimpático e nervo laríngeo recorrente; *14*, vasos cervicais superficiais; *15*, linfonodos cervicais superficiais; *16*, V vértebra cervical; *17*, vasos vertebrais.

parte de sua periferia. O sangue que sai da glândula entra na veia jugular interna, enquanto parte é transportada às grandes veias na entrada do tórax por uma veia ímpar (tireoidiana caudal) que repousa na superfície ventral da traqueia.

Cada lobo é bastante associado às duas *paratireoides* (descontando a possível existência de tecido paratireoidiano acessório) em uma relação de relevância óbvia para a cirurgia de tireoide. A paratireoide externa geralmente está próxima ou contra o polo cranial da tireoide, ao qual se une de maneira frouxa; em gatos, mais do que em cães, esta glândula desce a um ponto bem distante de seu local de origem (p. 211) e repousa adjacente ao polo caudal. A paratireoide interna está localizada na cápsula de tecido conjuntivo da tireoide e pode ser difícil descobri-la, principalmente quando toda submersa no tecido glandular tireoidiano. O reconhecimento é auxiliado por sua cor pálida, que contrasta com o vermelho-amarronzado do tecido tireoidiano, e a identificação pode ser feita à ultrassonografia. Embora de tamanho variável, as paratireoides têm, em média, 3 mm em cães. A tireoidectomia parcial ou completa pode ser realizada no tratamento de hiperplasia ou neoplasia do órgão; hoje, a hiperplasia é considerada mais frequente em gatos. A perda mais ou menos inevitável de parte do tecido paratireoidiano durante a tireoidectomia intracapsular é geralmente tolerada desde que o suprimento sanguíneo à porção remanescente seja preservado.

A artéria carótida comum segue dorsolateral à traqueia (embora a artéria esquerda seja normalmente deslocada para o lado do esôfago na metade caudal do pescoço). Após sua origem no tronco braquiocefálico, a cerca de 1 cm (às vezes, há formação de um tronco bicarotídeo) no tórax, cruza a face lateral da traqueia (com o esôfago à esquerdo) de maneira oblíqua para assumir uma posição dorsolateral no pescoço. Depois de dar originar à artéria tireoidiana cranial, o único ramo cervical importante, a artéria comum termina à altura da articulação atlanto-occipital e se divide em artérias carótidas interna e externa. A primeira entra no crânio por meio do forame carotídeo depois de um trajeto bastante incomum (p. 298).

A artéria carótida interna (muito menor do que a externa) deixa o lado medial do vaso-mãe e, quase de uma vez, apresenta uma dilatação bulbosa chamada *seio carotídeo* (Fig. 7-33). A artéria passa entre as estruturas profundas da cabeça, atravessa a face lateral da faringe sem emitir quaisquer ramos e entra rostral à bula timpânica no crânio para suprir o cérebro. Uma vez que a artéria carótida interna regride em gatos adultos, os ramos da artéria maxilar são os principais suprimentos do cérebro.

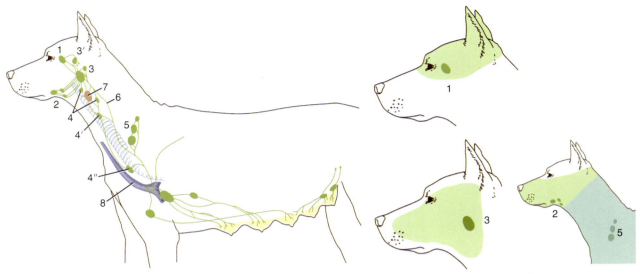

Figura 11-47 Estruturas linfáticas da cabeça e do pescoço do cão. O inserto mostra as áreas aproximadas de drenagem dos principais linfonodos. *1*, Linfonodo parotídeo; *2*, linfonodos mandibulares; *3* e *3'*, linfonodos retrofaríngeos medial e lateral; *4, 4'* e *4"*, linfonodos cervicais profundos cranial, medial e caudal; *5*, linfonodos cervicais superficiais; *6*, tronco linfático traqueal; *7*, tireoide; *8*, veia jugular externa.

A artéria carótida externa forma uma flexura sigmoide ao passar sob o nervo hipoglosso, a glândula salivar submandibular e o músculo digástrico. Seus muitos ramos incluem as artérias occipital, laríngea cranial, faríngea ascendente, lingual, facial, auricular caudal, parótida, temporal superficial e maxilar (Fig. 7-40). A artéria occipital às vezes surge de maneira independente da carótida comum.

A veia jugular interna é formada pela confluência da veia vertebral, pelo seio sigmoide, e, ocasionalmente, pela veia do canal hipoglosso. A jugular interna é primeiramente associada à artéria carótida interna na bainha da carótida comum. Esta veia geralmente termina na parte caudal da veia jugular externa, que é o principal canal para o retorno venoso da cabeça. É originária da união entre a veia linguofacial e a veia maxilar. Em adultos, possui algumas valvas pouco eficientes e espaçadas de maneira irregular.

AS ESTRUTURAS LINFÁTICAS DA CABEÇA E DO PESCOÇO

À exceção do linfonodo facial, sem importância, os linfonodos da cabeça se concentram na região caudal à mandíbula; os linfonodos do pescoço estão à altura do ombro e dispersos de forma inconstante ao longo da traqueia (Fig. 11-47).

Linfonodo Parotídeo

O linfonodo parotídeo repousa na margem caudal do masseter, cranial à base da orelha, sob a margem rostrodorsal da glândula parótida. Drena estruturas superficiais, como aquelas dorsais ao palato e à orelha, inclusive as pálpebras e as glândulas associadas e a articulação temporomandibular. Seus eferentes drenam no linfonodo retrofaríngeo medial. O linfonodo parotídeo nem sempre é palpável.

Linfonodo Mandibular

Dois ou três linfonodos mandibulares são agrupados ao redor da veia facial, próximos ao ângulo da mandíbula. Estes linfonodos drenam estruturas superficiais da face e o espaço intermandibular. Há uma sobreposição com a região drenada pelo parotídeo e os linfonodos mandibulares. Seus eferentes drenam no linfonodo retrofaríngeo medial. Estes linfonodos sempre são palpáveis (Fig. 11-6/*10*).

Linfonodo Retrofaríngeo Medial

O grande linfonodo retrofaríngeo medial repousa medial à glândula mandibular e ao músculo esternomastóideo, entre a asa do atlas e a laringe. A porção terminal da artéria carótida comum passa por sua face medial, bem como os nervos hipoglossos, vagos e simpáticos e a veia jugular interna. Este linfonodo drena estruturas profundas da cabeça, inclusive a língua, a tonsila palatina, as glândulas salivares e partes profundas da orelha externa e recebe linfa de outros linfonodos da cabeça. Este linfonodo também recebe aferentes da laringe e do esôfago na parte superior do pescoço. Seus eferentes formam o tronco linfático traqueal. O linfonodo retrofaríngeo medial não pode ser palpado (Fig. 11-47/*3*).

Linfonodo Retrofaríngeo Lateral

Caso presente, o linfonodo retrofaríngeo lateral está localizado na margem caudal da parótida e das glândulas mandibulares. Este linfonodo drena as estruturas profundas dorsais a ele e pode ser palpado.

Tronco Traqueal

O tronco traqueal é originário do polo caudal do linfonodo retrofaríngeo ipsilateral medial e segue pela parede lateral da bainha carotídea ou adjacente a ela. O tronco esquerdo geralmente termina no ducto torácico e o tronco direito termina no ângulo formado pela fusão entre a veia jugular externa direita e a veia axilar direita, formando a veia braquiocefálica.

Linfonodos Cervicais Profundos

Os pequenos linfonodos cervicais profundos são ocasionalmente encontrados próximos à tireoide e à parte cervical da traqueia. Estes linfonodos recebem aferentes da laringe, da tireoide, da traqueia, do esôfago e das vértebras cervicais.

Enviam eferentes em direção caudal a outros linfonodos da cadeia e, então, para o ducto torácico, o tronco traqueal ou o linfonodo mediastinal cranial. O linfonodo cranial do grupo está localizado entre a extremidade caudal do linfonodo retrofaríngeo medial e a tireoide, seja dorsomedialmente à glândula, ao longo da bainha carotídea, ou na faringe cranial à tireoide. O linfonodo medial é posicionado ao longo da bainha carotídea ou ventral à traqueia, no terço medial do pescoço. O linfonodo caudal repousa na face ventral do terço caudal da traqueia cervical.

TESTE SUA COMPREENSÃO

Com cadáveres e técnicas de diagnóstico por imagem, compreenda as relações entre as estruturas da parte ventral do pescoço.

Liste as estruturas que se abrem na cavidade oral e descreva sua localização anatômica.

Ao enumerar as estruturas que formam a órbita, descreva a disposição do olho em seu interior, bem como sua musculatura, suprimento sanguíneo e suprimento nervoso.

12 O Pescoço, o Dorso e a Coluna Vertebral do Cão e do Gato

O pescoço e as regiões dorsais são de crescente importância clínica em animais de companhia. Esta mudança se deve ao melhor reconhecimento da fisioterapia veterinária como profissão e às muitas evidências de que a claudicação em cães é frequentemente relacionada a problemas de coluna.

CONFORMAÇÃO E ANATOMIA SUPERFICIAL

O comprimento e as proporções do pescoço variam conforme a raça; sua seção transversal, geralmente circular em cães menores, é um pouco comprimida de lado a lado em raças de porte maior, mas se alarga em direção ao tronco, com o qual se funde de maneira suave. Somente algumas raças apresentam elevação significativa na cernelha. Na maioria, o dorso se inclina ligeiramente para baixo em direção à cauda. Os Pastores-alemães apresentam inclinações muito maiores e caminham com os joelhos e os tornozelos bem flexionados. Em algumas raças, o dorso é horizontal e, em poucas (inclusive em Galgos) se eleva em direção à região lombar depois de se curvar ao longo do tórax. O porte da cauda é variável. Algumas conformações são características de determinadas raças (p. ex., a cauda bem enrolada das raças do tipo Spitz). Os cães podem enrijecer a cauda e mantê-la na horizontal ou elevada para denotar a intenção agressiva ou abaixá-la para cobrir o ânus, indicando submissão. O dorso do cão sentado é quase reto.

Surpreendentemente, muito pouco da coluna vertebral é palpável, mesmo em indivíduos moderadamente magros. A protuberância occipital externa é um importante ponto de referência na extremidade cranial do pescoço e, atrás dela, as asas do atlas e o processo espinhoso do áxis são facilmente distinguidos, confirmando a posição destas duas vértebras próximas à face dorsal. As demais vértebras cervicais são mais profundas e, às vezes, a observação dos processos transversos e espinhosos é difícil ou mesmo impossível. Apenas as extremidades dos processos espinhosos podem ser palpadas com certeza no restante da coluna até a cauda. As partes dorsais das escápulas e as cristas ilíacas são pontos de referência da cernelha e da anca.

Em gatos, as margens dorsais das escápulas são muito proeminentes e formam uma cavidade sobre a parte adjacente da coluna vertebral. Ao espreitarem a caça, os gatos abaixam o tronco entre os membros anteriores, mostrando cristas escapulares pronunciadas. Os gatos também apresentam variações na conformação do pes-coço, do tronco e da cauda. Muitos gatos de pelo curto podem ser descritos como *robustos*, com pescoço curto e grosso e tronco espesso, profundo e razoavelmente curto e próximo ao chão. Gatos de raças orientais são mais esguios e têm tronco mais longo e estreito, mais distante do chão, com membros proporcionalmente mais longos, principalmente os posteriores. A aparência graciosa e elegante é acentuada pela cauda mais longa e pelo pelame macio. Ao sentar, o dorso do gato é arqueado. O porte neutro da cauda é ligeiramente baixo, mas mudanças desta postura são frequentes e reveladoras do comportamento felino. Os gatos domésticos, de maneira única e como traço comportamental adquirido na domesticação, tendem a andar com a cauda elevada ao estarem aparentemente satisfeitos e tranquilos. A cauda abaixada do gato assustado, em posição submissa, e o balançar de lado a lado do gato em brigas ou apenas irritado pela atenção indesejada são universalmente familiares.

A COLUNA VERTEBRAL (VER TAMBÉM P. 31-36)

Normalmente, o cão tem sete vértebras cervicais, 13 torácicas, sete lombares, três sacrais e cerca de 20 vértebras caudais (Fig. 12.1); a variação mais comum é a redução para seis vértebras lombares. A fórmula das vértebras pré-caudais é a mesma em gatos, mas nestes animais os ossos tendem a ser mais delgados e diferem dos ossos de cães de maneiras fáceis de reconhecer, mas difíceis de definir (Fig. 12.2).

Os *discos intervertebrais* de cães e gatos são relativamente mais espessos do que na maioria das espécies e contribuem com 15% e 17% a 20%, respectivamente, do comprimento total da coluna. O crescimento longitudinal da coluna continua até aproximadamente 12 meses de idade, quando as epífises se fundem às diáfises das vértebras — exceto na região sacral, onde há certa demora. A Tabela 12.1 registra as idades de surgimento e fusão dos centros secundários de ossificação das vértebras.

Os contornos da coluna vertebral não reproduzem o perfil dorsal do animal em estação. A nuca convexa é seguida por uma parte cervical relativamente reta. Uma alteração pronunciada, mas oculta, em direção à junção cervicotorácica redireciona a coluna em curso ascendente em relação ao contorno do dorso. O segmento torácico caudal e o segmento lombar são relativamente retos (dependendo da raça), mas, sobre a pelve, a coluna se curva ventralmente na cauda.

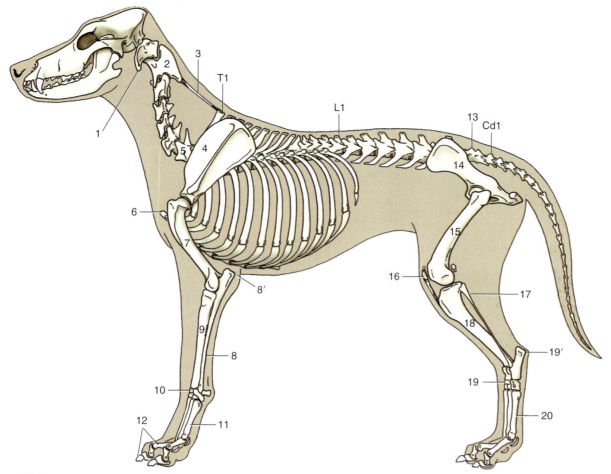

Figura 12.1 Esqueleto do cão. *1*, Asa do atlas, I vértebra cervical (C1); *2*, espinha do áxis (C2); *3*, ligamento nucal; *4*, escápula; *5*, última vértebra cervical (C7); *6*, extremidade cranial (manúbrio) do esterno; *7*, úmero; *8*, ulna; *8'*, olécrano; *9*, rádio; *10*, carpos; *11*, metacarpos; *12*, falanges proximais, mediais e distais; *13*, sacro; *14*, coxal; *15*, fêmur; *16*, patela; *17*, fíbula; *18*, tíbia; *19*, tarsos; *19'*, túber do calcâneo; *20*, metatarsos; *T1*, *L1* e *Cd1*, primeiras vértebras torácica, lombar e caudal.

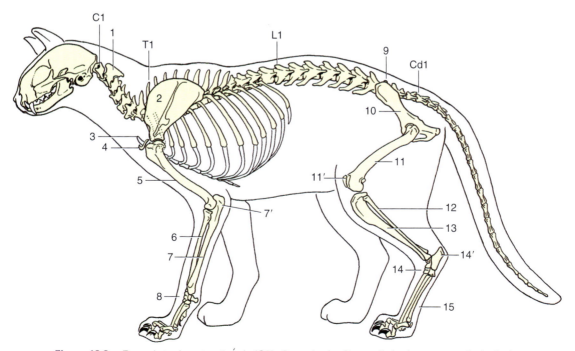

Figura 12.2 Esqueleto do gato. *1*, Áxis (C2); *2*, escápula; *3*, manúbrio do esterno; *4*, clavícula; *5*, úmero; *6*, rádio; *7*, ulna; *7'*, olécrano; *8*, carpos; *9*, sacro; *10*, coxal; *11*, fêmur; *11'*, patela; *12*, fíbula; *13*, tíbia; *14*, tarsos; *14'*, calcâneo; *15*, metatarsos; *C1*, *T1*, *L1* e *Cd1*, primeiras vértebras cervical, torácica, lombar e caudal.

TABELA 12.1 — DESENVOLVIMENTO E AMADURECIMENTO DA COLUNA VERTEBRAL DE CÃO[a]

Centros de Ossificação Presentes ao Nascimento (Após o Nascimento)	Idade Aproximada ao Fechamento da Placa de Crescimento Observado em Radiografias
Vértebras, exceto C1 e C2	
Epífise cranial (2-8 semanas)	7-14 meses[b]
Corpo	
Epífise caudal (2-8 semanas)	7-14 meses[b]
Dois lados do arco	
Atlas	
Arco ventral	
Dois lados do arco dorsal	4 meses[c]
Áxis	
Ápice do dente (3-4 meses)	3-4 meses[c]
Dente e face articular cranial	7-9 meses[c]
Intercentro (3 semanas)	4 meses[c]
Corpo	
Epífise caudal (3 semanas)	7-9 meses[c]
Dois lados do arco	3 meses[c]

[a]Aparentemente, não há informações similares relativas a gatos.
[b]Baseado em Hare WCD: Zur Ossifikation und Vereinigung der Wirbelepiphysen beim Hund, *Wien Tierärztl Monatsschr* 48:210-215, 1961.
[c]Baseado em Hare WCD: *Radiographic anatomy of the cervical region of the canine vertebral column*, JAVMA 139:209-220, 1961.
De de Lahunta A e Habel RE: *Applied veterinary anatomy*, Philadelphia, 1986, Saunders.

A extremidade caudal do segmento cervical é a parte mais flexível, e esta flexibilidade permite que o cão atinja quase todas as partes de seu tronco e dos membros com a boca. A flexão ventral para abaixar a cabeça até o chão é, principalmente, o resultado do movimento das articulações torácicas craniais, que meramente alinham as vértebras cervicais. A mobilidade considerável das articulações torácicas caudais e lombares é necessária para alternância da flexão sagital e extensão dorsal no galope de gatos e cães em velocidade. Os membros posteriores podem ficar ao lado (se não à frente) dos membros anteriores; a seguir, as articulações dos membros posteriores e da coluna lançam o corpo para a frente. A flexão lateral das articulações dos segmentos torácicos e lombares é surpreendentemente livre e permite que os cães se aninhem para dormir. A coluna do gato é ainda mais flexível.

Em três locais da coluna vertebral, as partes dorsais dos arcos vertebrais são menos conectadas e deixam espaços interarqueados relativamente amplos: o espaço atlanto-occipital entre o osso occipital e a I vértebra, o espaço atlantoaxial entre a I e II vértebras e o espaço lombossacral entre a última vértebra lombar e o sacro. Estes espaços interarqueados têm importância clínica por poderem ser usados para entrada no canal vertebral para injeções ou coleta de amostras de liquor. Do ponto de vista clínico, é importante conhecer a aparência da coluna vertebral em radiografias de animais jovens e maduros, principalmente nestas três junções (Figs. 12.3, 12.4 e 12.5).

Devido à frequência de problemas de coluna na prática clínica, pode ser importante recapitular e amplificar as descrições mostradas no Capítulo 2.

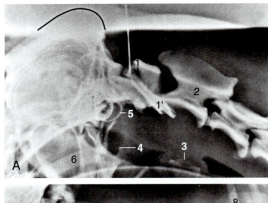
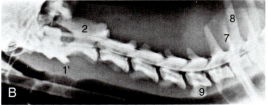

Figura 12.3 (A) Radiografia lateral da junção da cabeça com o pescoço de um cão intubado. Note a agulha colocada no espaço atlanto-occipital para coleta de licuor. O contorno dorsal do crânio é bem-definido. (B) Mielograma de um cão intubado. *1*, Forame vertebral lateral do atlas; *1'*, asa do atlas; *2*, áxis; *3*, cartilagem cricoide; *4*, processo angular da mandíbula; *5*, bula timpânica; *6*, palato mole; *7*, espinha da escápula; *8*, processo espinhoso de T1; *9*, tubérculo ventral de C6.

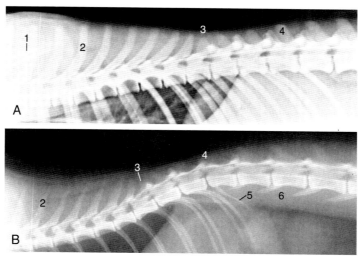

Figura 12.4 Radiografias laterais das vértebras torácicas e lombares de (A) cão e (B) gato. A radiografia (A) foi obtida após a injeção de um contraste no espaço subaracnoide. *1,* Espinhas da escápula; *2,* processo espinhoso de T5; *3,* vértebra anticlinal (T11); *4,* processo espinhoso de L1; *5,* costela rudimentar; *6,* músculos sublombares.

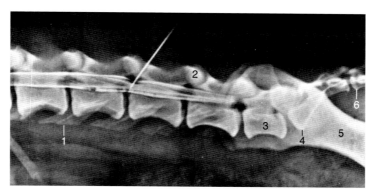

Figura 12.5 Radiografia lateral da área lombar de um cão submetido a um mielograma. A agulha está no espaço interarqueado entre L4 e L5. *1,* Processos transversos de L4; *2,* processos articulares; *3,* última vértebra lombar (L7); *4,* promontório (do sacro); *5,* corpo do ílio; *6,* I vértebra caudal (CdI).

Atlas

O arco ventral do atlas é consideravelmente menor (em sentido craniocaudal) do que o arco dorsal. O forame vertebral lateral do primeiro nervo cervical é próximo à margem cranial do arco dorsal; a incisura na margem cranial da asa substitui o forame alar das outras espécies e transmite o ramo ventral do mesmo nervo. As asas, processos transversos estendidos, se inclinam em sentido caudal e se sobrepõem à junção atlantoaxial. A base da asa é perfurada pelo forame transverso (Fig. 2.7 A).

Os arcos dorsal e ventral do atlas participam das fóveas articulares craniais profundas, que recebem os côndilos occipitais. A única cavidade articular tem formato em U, com suas partes dorsais amplamente espaçadas e pouco unidas na parte ventral. A membrana atlanto-occipital se estende da margem dorsal do forame magno ao arco dorsal do atlas e, ao se inserir lateralmente às cápsulas articulares, fecha a abertura atlanto-occipital. Esta membrana é perfurada na coleta de liquor e na injeção de contraste radiopaco no espaço subaracnoide (Figs. 12.3 e 12.6).

Áxis

O áxis é caracterizado por seu comprimento e enorme processo espinhoso, que se projeta sobre o arco dorsal do atlas e as lâminas da III vértebra e carreia os processos articulares caudais. A extensão cranial do processo espinhoso é compatível à do dente, que repousa na face dorsal do arco ventral do atlas (Figs. 2.7 e 2.8). O dente, o corpo deslocado do atlas, é o pivô de rotação do atlas e, assim, da cabeça. A articulação atlantoaxial é encerrada por uma única cápsula articular. Os dois ossos são mantidos justapostos por um fino ligamento mediano (ligamento do ápice do dente), que

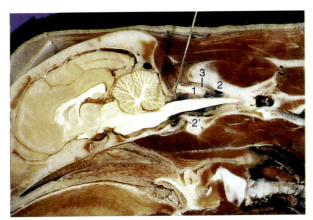

Figura 12.6 Seção mediana da cabeça e do pescoço (cão); a agulha penetra a membrana atlanto-occipital e entra na cisterna cerebelomedular subaracnoide. *1,* Arco dorsal do atlas; *2,* processo espinhoso do áxis; *2',* dente; *3,* ligamento atlantoaxial dorsal.

culações, estreitam os extensos forames intervertebrais a partir de cima.

Os espaços articulares amplos das articulações atlanto-occipital e o atlantoaxial sustentam movimentos verticais e giratórios de relativa liberdade. O ligamento nucal se estende do processo espinhoso do áxis à extremidade do primeiro processo espinhoso torácico; a seguir, continua como ligamento supraespinhoso até a III vértebra sacral. O ligamento nucal é muito importante na sustentação da cabeça do cão e deve ser poupado durante a cirurgia (Fig. 2.8/3). Este ligamento não é observado em gatos, que possuem um ligamento supraespinhoso.

Distúrbios da coluna vertebral cervical, que provocam compressão da medula espinal, ocorrem em cães de grande porte, principalmente das raças Dinamarquês e Doberman Pinscher. Estes distúrbios podem envolver deformação do arco vertebral, malformação das facetas articulares, instabilidade vertebral de C5-C6 ou C6-C7 e deslocamento dorsal do corpo vertebral.

conecta a extremidade do dente à margem ventral do forame magno (Fig. 2.13) e por um par de ligamentos (alares), que passam em sentido oblíquo do dente às margens ventrolaterais do forame. O dente é também fixo por um ligamento transverso que conecta as paredes internas do arco ventral do atlas em sua face dorsal. Este ligamento transverso permite rotações, mas impede que o dente encoste na medula espinal. O dente desempenha um importante papel na estabilidade da articulação atlantoaxial e o desenvolvimento aberrante da placa de crescimento (fusão precoce, parcial ou nula), observado em raças miniaturas (Chihuahua, Lulu-da-pomerânia-miniatura, Pequinês e Poodle Toy), provoca instabilidade.

A membrana atlantoaxial fecha o espaço interarqueado; sua parte mediana é espessada por fibras elásticas que conectam a extremidade cranial da espinha do áxis com o tubérculo no arco dorsal do atlas (ligamento atlantoaxial dorsal) (Fig. 12.6/*3*).

III a VII Vértebras Cervicais

Os processos espinhosos das demais vértebras cervicais apresentam maior altura e inclinação cranial. As cristas ventrais são mais proeminentes nas extremidades caudais dos corpos, marcando as posições dos discos intervertebrais diretamente caudais a elas. Os processos transversos possuem extensões craniais e caudais distintas (tubérculos ventrais e dorsais). O tubérculo ventral da VI vértebra é uma placa quase sagital que se projeta consideravelmente abaixo do contorno do corpo (Fig. 12.3/*9*). O processo transverso da VII vértebra é uma projeção lateral alongada que não se sobrepõe ventralmente ao corpo. A extremidade caudal daquele corpo possui uma fóvea articular para a cabeça da I costela. As faces articulares achatadas das articulações sinoviais são quase horizontais. Os processos articulares craniais, que formam o componente ventral destas arti-

Vértebras Torácicas

Os corpos das vértebras torácicas são relativamente curtos, mas seu comprimento aumenta a partir da X vértebra, em sentido caudal (Fig. 12.4). Os longos processos espinhosos da primeira metade da região torácica são de comprimentos aproximadamente iguais. Na segunda metade, a altura destas estruturas diminui de forma gradual; sua inclinação caudal muda na XI vértebra torácica, a anticlinal. A alteração mais significativa ocorre na orientação das faces articulares. Nas primeiras 10 (aproximadamente) vértebras torácicas, estas faces repousam em um plano dorsal (como aquelas das vértebras cervicais); na região caudal, são quase sagitais e os processos articulares craniais encerram os caudais (Fig. 2.10). Os espaços articulares das primeiras articulações são mais bem observados em radiografias laterais (Fig. 12.5) e das últimas, em radiografias ventrodorsais. As vértebras torácicas mais craniais favorecem o movimento lateral da coluna, enquanto os ossos mais caudais favorecem a flexão e a extensão sagitais. Outras características das vértebras caninas e felinas são a presença de processos mamilares e acessórios. Os processos mamilares são projeções dorsais curtas dos processos transversos que primeiro surgem na III vértebra torácica e, a partir da XI, migram dorsalmente e passam por cima dos processos articulares craniais. Os processos acessórios são originários da margem caudal do pedículo e observados entre a região torácica medial e lombar medial; são confinados às três últimas vértebras torácicas em gatos (Fig. 2.11 /*1* e *2*).

Vértebras Lombares

As vértebras lombares mantêm diversas características das vértebras torácicas. Seus corpos têm cerca do dobro do tamanho daqueles das primeiras vértebras torácicas e são caracterizados por longos processos transversos que se estendem em sentido cranioventral, sobrepondo-se à vérte-

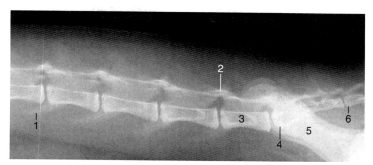

Figura 12.7 Radiografia lateral da região lombar de um gato. *1*, Processos transversos de L4; *2*, processos articulares; *3*, última vértebra lombar (L7); *4*, promontório (do sacro); *5*, corpo do ílio; *6*, I vértebra caudal (Cdl).

bra anterior (Fig. 12.7/*1*). O desvio ventral destes processos é ainda mais pronunciado em gatos. Em comparação aos espaços interarqueados menores dos segmentos lombares e torácicos, o espaço na junção lombossacral é muito mais adequado à inserção de uma agulha para acesso ao canal vertebral. Tem cerca de 1 cm de diâmetro (em cães de porte médio) e repousa no plano transverso dos pontos palpáveis mais altos das asas dos ílios, mas aproximadamente 2 cm abaixo. Em gatos, o espaço interarqueado entre as duas últimas vértebras lombares também é amplo o suficiente para a realização de injeções no canal vertebral.

Os processos mamilares também são fundidos aos processos articulares craniais das regiões lombares.

Vértebras Sacrais

A fusão dos três segmentos que constituem o sacro pode não terminar até os 18 meses de idade; a fusão ocorre nas vértebras e nos discos intervertebrais ossificados. O sacro é bastante embebido entre as asas dos ílios e, assim, apenas os processos espinhosos (crista sacral) são palpáveis pela pele; no entanto, sua parte caudoventral e as primeiras (ou mais) vértebras caudais podem ser palpadas digitalmente pelo reto. A I vértebra sacral forma uma articulação rígida com a asa do ílio.

Vértebras Caudais

As características de determinadas vértebras caudais (geralmente da quarta à sexta) são os arcos hemais, pequenos ossos em formato de V presos às extremidades caudais das faces ventrais (Fig. 2.12/*9*). Processos hemais curtos são encontrados em posições similares em diversos segmentos. Estes processos protegem os vasos na face ventral da vértebra. Anomalias congênitas da cauda felina são a distinta cauda diminuta ou ausente dos manx e a torção antigamente comum em siameses, eliminada da raça moderna.

Discos Intervertebrais

Os discos intervertebrais são observados em todos os espaços intervertebrais, exceto naqueles entre a I e a II vértebra cervical (p. 36). Estes discos são funcionalmente importantes devido à sua contribuição à flexibilidade da coluna e à distribuição da pressão sobre as extremidades das vértebras. Algumas alterações degenerativas são normais com a idade, inclusive as modificações metaplásicas do tecido fibroso, a calcificação do núcleo gelatinoso e, com frequência, a separação das lamelas fibrosas do ânulo, de onde a parte dorsal estreita é a mais vulnerável. Em caso de degeneração grave, como em algumas raças de cão (adiante), a distensão ou ruptura total da parte dorsal do ânulo permite a protrusão de material discoide pelo canal vertebral, onde pode pressionar (através das meninges) a medula espinal e os nervos, causando diversas disfunções neurológicas, geralmente severas.

O ligamento longitudinal dorsal é bem-desenvolvido na região cervical, impedindo a herniação dorsal do material discoide no canal vertebral. Nesta região, o material discoide degenerado se protrui dorsolateralmente em direção às raízes dos nervos espinais, causando sua compressão. Aproximadamente 15% dos problemas de disco em cães ocorrem na região cervical; os sinais clínicos são dor cervical, espasmos nos músculos do ombro e claudicação por dor referida ao membro anterior. A presença dos ligamentos intercapitais (entre as cabeças de um par de costelas, abaixo do ligamento dorsal) nas articulações T1-T2 a T9-T10 oferece proteção quase completa contra a formação de hérnias na maior parte da medula torácica (Fig. 2.18). As lesões toracolombares são responsáveis pelos 85% restantes dos problemas de disco intervertebral (T11/12 a L1-L2). Na região torácica caudal e na região lombar da coluna, onde o ligamento longitudinal dorsal é mais delgado, protrusões dorsais e consequentes compressões da medula espinal são mais frequentes.

Nos casos de hérnia de disco, os achados radiográficos comuns são estenose ou colapso do espaço do disco intervertebral, o colapso das articulações sinoviais, a estenose do forame intervertebral e a calcificação do material no interior do canal vertebral. A interpretação errônea da aparente estenose do disco intervertebral é fácil se pouca atenção for dada à geometria da formação da imagem (p. 5). Além disso, deve-se enfatizar que as calcificações nucleares geralmente são evidentes em radiografias de cães sem sinais de disfunção ou dor. Os discos intervertebrais de gatos não

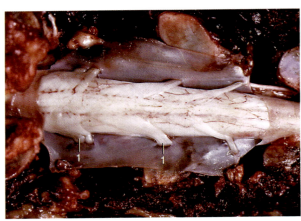

Figura 12.8 Vista dorsal do canal vertebral aberto (gato). *1*, Nervos espinais penetrando a aracnoide e a dura-máter.

são imunes à degeneração, mas, por motivos obscuros, os animais acometidos normalmente não apresentam quaisquer sinais clínicos.

Existem diferenças raciais e regionais na incidência de patologias discoides. Raças condrodistróficas, como Dachshund e Pequinês, nas quais o processo degenerativo é precoce e acentuado, são muito suscetíveis a protrusões em idade relativamente baixa. Em cães normais, a doença discoide é caracterizada por degeneração fibroide lenta, mais evidente entre os 8 e os 10 anos de idade; a mineralização do disco é incomum. A discopatia degenerativa crônica (sem sinais clínicos) pode levar ao desenvolvimento de espondilose. Os locais acometidos com maior frequência são aqueles submetidos ao maior estresse mecânico. O estresse leva à formação de esporões ósseos ventrais e laterais ao espaço do disco intervertebral e, por fim, à fusão completa das vértebras. Em radiografias, a presença da espondilose é geralmente considerada um achado incidental.

O Canal Vertebral (ver também p. 295-298)

O diâmetro do canal vertebral é maior à altura da I e da II vértebra cervical. Sua largura é menor na coluna cervical, volta a aumentar na região torácica cranial e se estreita na região torácica caudal. O diâmetro aumenta novamente na região lombar para acomodar a dilatação lombar da medula antes de se estreitar de maneira gradual na cauda.

Meninges: A medula espinal e as raízes nervosas são cercadas por três camadas meníngeas: a dura-máter espessa, fibrosa e externa, a delgada membrana aracnoide que reveste a face interna da dura-máter e a pia-máter, que é ligada à medula espinal. A dura-máter adere ao periósteo das duas primeiras vértebras cervicais, mas, depois, se separa (Fig. 12.8), deixando um espaço epidural relativamente estreito que contém gordura. O líquor no espaço subaracnoide e a gordura epidural protegem a medula e permitem o deslocamento durante a movimentação normal da coluna.

A medula é mais espessa no atlas, onde mede cerca de 1 cm. Em outros locais, exceto nas dilatações cervical e lombar, tem aproximadamente metade deste diâmetro. A dilatação cervical envolve os segmentos medulares C6-T1, que possuem os neurônios motores que suprem os membros anteriores e dos quais os nervos formadores do plexo braquial necessariamente são originários. Pelo mesmo motivo, a dilatação lombar, que envolve os segmentos medulares L5-S1, origina o plexo lombossacral. O posicionamento craniocaudal da medula (p. 295) na coluna vertebral explica a topografia de seus segmentos (Fig. 12.9). A maioria dos segmentos cervicais da medula espinal é posicionada em cerca de metade da vértebra e a maioria dos segmentos torácicos, na vértebra inteira, cranial à vértebra de mesma designação numérica. Os segmentos torácicos caudais e lombares craniais ocupam vértebras de mesma designação. A partir da região lombar média, os segmentos medulares são muito mais curtos e, de modo geral, o final da medula se posiciona sobre a última articulação interlombar (Figs. 12.9 e 8.56 B). As dilatações cervicais e lombossacrais repousam na VI e VII vértebras cervicais e na IV e V vértebras lombares, respectivamente. A relativa posição cranial dos segmentos lombares da medula espinal é menos distinta em cães de pequeno porte, onde a medula pode chegar ao sacro; em cães de grande porte, pode terminar em L4. O canal sacral contém somente nervos espinais e a bainha da dura-máter, que se estende cerca de 2 cm além da terminação caudal da medula espinal. A terminação da medula é variável em gatos: todas as alturas da margem caudal de L7 à margem caudal de S3 foram descritas por diferentes autores. Parte desta incerteza pode se dever à variação individual e racial, mas é provável que o limite mais cranial seja mais próximo à marca em adultos e o limite mais caudal, em filhotes.

A *cauda equina* é o feixe de nervos espinais que continua no canal vertebral após o término da medula espinal. É composta pelos nervos espinais L6-Cd5 e inclui aqueles que formam o nervo isquiático (L6-S1) e o nervo pudendo (S2-S3). Cada nervo sai do canal vertebral de seu respectivo forame intervertebral. Clinicamente, o nervo pode ser aprisionado no forame pela herniação do disco adjacente. No sacro, os ramos ventrais dos dois primeiros nervos sacrais emergem pelos forames no assoalho do canal sacral. A "síndrome da cauda equina", uma importante causa de disfunção neurológica e dor, é decorrente da compressão de um ou mais nervos da cauda equina. Os sinais podem incluir dor lombar, atrofia dos músculos supridos pelo nervo isquiático, paresia, fraqueza da cauda, incontinência urinária e fecal e parestesias (sensações anormais que podem provocar automutilação). A compressão também pode ser causada por uma patologia óssea (p. ex., osteocondrose da I vértebra sacral) ou pela hipertrofia secundária de ligamentos.

A punção do espaço subaracnoide é realizada para coleta de líquor e injeção de contraste para mielografia. As mielografias são feitas com menor frequência graças à existência de modalidades mais sofisticadas de diagnóstico por imagem, como a tomografia computadorizada e a ressonância

Capítulo 12   **O Pescoço, o Dorso e a Coluna Vertebral do Cão e do Gato**   397

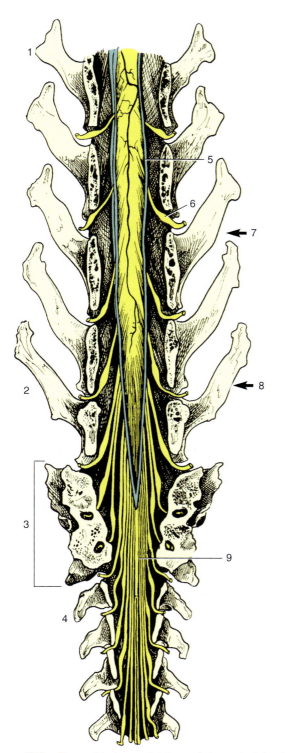

Figura 12.9 Extremidade caudal da medula espinal *in situ* de cão, vista dorsal. *1,* III vértebra lombar; *2,* última vértebra lombar (L7); *3,* sacro; *4,* I vértebra caudal; *5,* dura-máter; *6,* gânglio da raiz dorsal; *7,* altura aproximada do segmento medular L7; *8,* final da medula espinal; *9,* cauda equina.

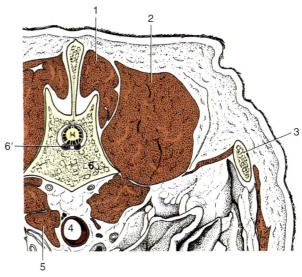

Figura 12.10 Seção transversal do dorso de um cão à altura da I vértebra lombar. *1,* Músculos (mm.) multífido e espinhoso; *2,* mm. longuíssimo e iliocostal; *3,* última costela; *4,* aorta; *5,* crura direita do diafragma; *6,* I vértebra lombar; *6',* plexo venoso vertebral interno.

magnética, mas seu princípio é aqui explicado. O contraste delineia o espaço subaracnoide e, assim, pode revelar lesões medulares que não são aparentes em radiografias comuns; o mielograma é muito importante na detecção de lesões múltiplas ou quando os achados radiográficos não são compatíveis com os sinais clínicos. Os locais recomendados para punção são o espaço atlanto-occipital e a coluna lombar à altura de L4-L5 e L5-L6. As punções atlanto-occipitais adentram a cisterna cerebelomedular do espaço subaracnoide (Fig. 12.6). Neste procedimento, o pescoço é bastante flexionado em sentido ventral e a entrada ocorre a meia distância entre a protuberância occipital externa e a extremidade cranial do processo espinhoso do áxis. Estes pontos de referência são identificados com mais facilidade antes da flexão (Fig. 12.3A). A punção lombar (Fig. 12.7) também é usada. Surpreendentemente, a penetração acidental da medula espinal tem efeito clínico mínimo, embora provoque uma reação histológica.

Os *anestésicos epidurais* são administrados no espaço intervertebral lombossacral ou sacrocaudal. O espaço lombossacral está localizado um pouco em frente às espinhas ilíacas dorsais craniais (Fig. 12.7). Uma impressão errônea de seu tamanho pode ocorrer ao não se perceber que o último processo espinhoso lombar é relativamente curto e não se aproxima tanto da pele quanto aquele da vértebra anterior. O espaço sacrocaudal é menor e as características definidoras das vértebras são menos óbvias, mas sua localização é muito mais próxima à pele.

Como em outras espécies, o plexo venoso vertebral interno é composto por duas veias longitudinais sem valvas no assoalho do canal vertebral, onde são embebidas na gordura epidural (Fig. 12.10/*6'*; PÁG. 295). As veias esquerda e direita geralmente se anastomosam em diferentes pontos; algumas conexões passam abaixo do ligamento longitudinal dorsal e outras, pelos corpos vertebrais. O plexo recebe sangue da medula espinal e das vértebras; é associado a redes extensas, mas menos regulares, e às grandes veias adjacentes (veia cava caudal, veia ázigos) pelas veias intervertebrais. Estas veias, que podem ser duplas e triplas, protegem os nervos espinais onde saem do canal vertebral.

No forame magno, as veias do plexo interno são contínuas aos seios basilares direito e esquerdo que saem do sistema de seios venosos do assoalho da caixa craniana.

Como muitos outros mamíferos, o cão usa a cauda para se equilibrar durante vários movimentos, mas também como meio de comunicação. Às vezes, a amputação de parte da cauda é necessária por causa de uma lesão. Uma característica relevante para a cirurgia é a presença da artéria mediana caudal que corre abaixo dos corpos vertebrais. A artéria é parcialmente protegida pelos processos ósseos que assumem o formato dos ossos hemais em V localizados abaixo da IV à VI vértebra caudal e pelos processos hemais que se projetam ventralmente aos corpos vertebrais mais distais. Obviamente, a amputação é mais simples à altura de um disco intervertebral. Estes discos não são imunes aos processos degenerativos já descritos.

OS MÚSCULOS ASSOCIADOS À COLUNA VERTEBRAL (VER TAMBÉM P. 42-44)

Os músculos diretamente associados ao pescoço e ao dorso se estendem principalmente entre pontos nas vértebras (e nas costelas) (Fig. 12.11), mas alguns também se inserem no crânio e no ílio; além disso, os músculos do grupo do psoas se fixam no fêmur.

O conhecimento superficial destes músculos é suficiente para perceber sua importância funcional e a adequação da divisão epaxial para administração de injeções intramusculares. Profissionais que desejam realizar procedimentos cirúrgicos na coluna vertebral precisam do entendimento muito mais detalhado das localizações, da construção e das inserções de cada unidade.

As descrições a seguir trazem as informações básicas, convenientemente dispostas da seguinte maneira: divisão epaxial; divisão hipoaxial, composta por grupos cervicais e lombares distintos; e músculos cujas ações são confinadas aos movimentos da cabeça.

Músculos Epaxiais

Os *músculos epaxiais* (Fig. 2.22 B) são usados em injeções intramusculares. Com menor frequência, devem ser separados para acesso à coluna vertebral. Os músculos epaxiais formam três sistemas longitudinais: iliocostal, longuíssimo e transversoespinal. Os músculos hipoaxiais são o músculo longo do pescoço e o músculo longo da cabeça nas regiões cervical e torácica cranial e o músculo psoas na região lombar.

O *músculo esplênio* é um músculo forte na região dorsolateral do pescoço que se estende da cernelha à região occipital (Fig. 2.23 A/*4*). Este músculo recobre o músculo longuíssimo da cabeça, o músculo semiespinhoso da cabeça e partes do músculo espinhoso, semiespinhoso cervical e torácico. É originário da fáscia espinocostotransversal, dos processos espinhosos das três primeiras vértebras torácicas e do ligamento nucal e se insere na crista nucal e no processo mastoide.

O músculo iliocostal é relativamente delgado (Fig. 2.23B/*17*) e apresenta somente uma parte lombar e uma parte torácica. Seus feixes se estendem por diversos segmentos vertebrais e, de modo geral, seguem de caudomedial e dorsal a craniolateral e ventral. O músculo é facilmente identificado sobre as costelas pelos tendões brilhantes. Sua origem caudal é a asa do ílio e também a fáscia lombar dos processos espinhosos das vértebras lombares. A *parte lombar* diminui de tamanho cranialmente e se insere nas três a quatro últimas costelas. A parte torácica surge lateral à parte lombar, mas sem qualquer demarcação nítida e se estende da XII costela ao processo transverso das últimas vértebras cervicais.

O iliocostal é lateral ao sistema do longuíssimo e é recoberto pelo serrátil dorsal e pelas origens dos músculos longuíssimo e oblíquo do abdome. A parte lombar do músculo iliocostal do gato é pouco separada do longuíssimo.

O *músculo longuíssimo* é muito mais espesso do que o músculo anterior (Fig. 2.23B). Seus feixes têm orientação similar, mas são mais fundidos, o que confere uma aparência uniforme às regiões lombar e torácica. A parte toracolombar (longuíssimo do dorso) é responsável pela grande extensão da coluna vertebral durante a fase de propulsão do galope. Este músculo é medialmente relacionado ao multífido e, sobre as vértebras torácicas, é dorsalmente recoberto pelo espinhoso e pelo semiespinhoso (Fig. 12.10/*1* e *2*), embora seja separado de ambos por um septo fibroso que serve como a origem deste último. A margem ventral deste septo termina próximo aos processos transversos das vértebras e é um ponto de referência na abordagem cirúrgica aos discos intervertebrais.

A *parte lombar* do músculo longuíssimo é originária da asa do ílio e dos processos espinhosos lombares, contra os quais repousa. Por todo seu comprimento, emite diversos ramos, dispostos em uma fileira lateral e uma fileira medial, que cobrem as bases dos processos transversos lombares antes de terminarem nos processos acessórios das seis vértebras lombares craniais. A estreita parte caudal, não coberta pelo glúteo médio, se insere dorsalmente principalmente no arco da última vértebra lombar e no último disco intervertebral, com fixação mais limitada na VI e na V vértebra lombar. O longuíssimo lombar é coberto por uma densa aponeurose separada da fáscia toracolombar por gordura.

A *parte torácica* (Fig. 2.23B/*16″*) se insere nos tendões mediais dos processos transversos ou acessórios das vértebras torácicas e nos tendões laterais dos colos das sete últimas costelas. Os ramos dorsais dos nervos torácicos passam entre o tendão medial e o tendão lateral.

Capítulo 12 — O Pescoço, o Dorso e a Coluna Vertebral do Cão e do Gato

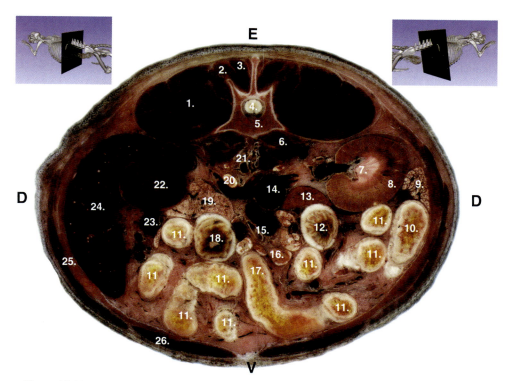

Figura 12.11 Seção transversal de cão à altura da II vértebra lombar. *1*, Músculos iliocostal e longuíssimo; *2*, músculo espinhoso e semiespinhoso; *3*, músculos multífidos; *4*, medula espinal; *5*, II vértebra lombar; *6*, músculos psoas; *7*, medula renal (papila renal); *8*, córtex renal; *9*, pâncreas, lobo direito; *10*, duodeno descendente; *11*, jejuno; *12*, cólon ascendente; *13*, fígado (processo caudado do lobo caudal); *14*, veia cava caudal; *15*, artéria e veia mesentérica cranial; *16*, linfonodos mesentéricos; *17*, flexura duodenojejunal (parte terminal do duodeno ascendente); *18*, cólon descendente; *19*, pâncreas, lobo esquerdo; *20*, adrenal esquerda; *21*, aorta abdominal; *22*, rim esquerdo (polo cranial); *23*, vasos do baço; *24*, baço; *25*, músculo transverso do abdome e músculos oblíquos interno e externo do abdome; *26*, músculo reto do abdome.

A *parte cervical* (Fig. 2.23B/*16'*) do músculo longuíssimo tem formato triangular, preenchendo o ângulo entre as vértebras cervicais e torácicas e é composta por quatro feixes separados de maneira incompleta, que são originários dos processos transversos e articulares das primeiras vértebras torácicas e se inserem nos processos transversos da VI à III vértebra cervical.

O *músculo longuíssimo da cabeça*, forte e achatado, repousa medial ao longuíssimo cervical e ao esplênio (Fig. 2.23/*16'*). É originário dos processos transversos das três primeiras vértebras torácicas e dos processos articulares caudais das três ou quatro últimas vértebras cervicais. O músculo segue pela face dorsal do atlas e se insere no processo mastoide, fundido à altura do atlas com o músculo esplênio.

O *músculo longuíssimo do atlas,* presente em apenas 20% dos cães, é originário dos processos articulares das três últimas vértebras cervicais e termina na asa do atlas.

Em gatos, há o longuíssimo da *cabeça*, mas não o longuíssimo do *atlas*. Além disso, não é possível separar os músculos longuíssimos cervical e torácico; uma fenda longitudinal rasa parece separar a parte lombar em partes lateral e medial.

O *sistema transversoespinhal* é mais complexo e intimamente relacionado às vértebras. Alguns fascículos conectam uma vértebra à próxima, enquanto outros se estendem sobre diversas vértebras; a maioria é orientada de caudoventral e lateral a craniodorsal e medial, diferentemente da direção tomada pelos músculos anteriores. O sistema transversoespinhal é composto pelos músculos *espinhoso, semiespinhoso torácico e cervical, semiespinhoso da cabeça* e vários outros menos importantes e mais obviamente segmentares (*multífidos, intertransversais, interespinhosos* e *rotatores*) que repousam diretamente sobre as vértebras (Fig. 2.23B/*15*).

Os músculos *espinhoso e semiespinhoso torácico e cervical* se estendem da região lombar média à espinha do áxis e repousa contra a face lateral dos processos espinhosos (Fig. 2.24 A/*2"* e *2'''*) dorsomediais ao longuíssimo torácico. Seus fascículos conectam os processos espinhosos e mamilares aos processos espinhosos mais craniais. São músculos fortes e divididos de maneira incompleta em uma parte lateral, o *espinhoso e semiespinhoso torácico* e uma parte medial, o *espinhoso cervical.*

O *espinhoso e semiespinhoso torácico* (parte lateral) é originário da aponeurose da parte torácica do músculo longuíssimo e dos processos espinhosos da região lombar medial. Este músculo se insere nos processos espinhosos da VI vértebra torácica à VI vértebra cervical. Os tendões que se inserem nas duas últimas espinhas cervicais são muito fortes e formam uma placa que se funde ao tendão da parte medial do músculo. Em gatos, o *espinhoso e semiespinhoso torácico* é originário apenas do 10° ou 11° processo espinhoso torácico em diante.

O *espinhoso cervical* (parte medial) repousa dorsomedial à parte lateral. É originário dos processos espinhosos da VI à I vértebra torácica e continua como um músculo achatado com quatro interseções tendíneas em seu ventre nos processos espinhosos da V à II vértebra cervical.

O *semiespinhoso da cabeça* é o músculo cervical mais independente e repousa entre o esplênio e os componentes cervicais do músculo anterior (Fig. 2.23B/*15*). É claramente dividido em *biventral cervical* e *complexo*, que fazem contato com seus pares e com o ligamento nucal no plano mediano. O biventral é o mais dorsal e mais caudal dos dois. É originário dos processos transversos das primeiras vértebras torácicas, na região medial ao longuíssimo cervical e da cabeça, e termina no osso occipital ventral à protuberância occipital externa. Pode ser identificado por diversas interseções tendíneas. O complexo é originário dos processos articulares das quatro vértebras cervicais caudais e da I vértebra torácica e termina na crista nucal; este músculo não é segmentado.

Em gatos, o *biventral* é relativamente mau desenvolvido e apresenta somente duas a três interseções tendíneas. O *complexo,* ainda menos desenvolvido, é dividido por uma faixa tendínea distinta que segue horizontalmente por seu meio.

O *multífido* é mais segmentado em cães do que em gatos, principalmente na região cervical. A parte *lombar* dos cães é composta por 10 a 11 feixes originários do processo mamilar da I vértebra caudal, dos processos articulares rudimentares do sacro e dos processos mamilares das vértebras lombares e das duas últimas vértebras torácicas (Fig. 2.24B/*2′*). Como regra, dois segmentos passam por cada feixe: assim, as inserções ocorrem nos processos espinhosos da VI vértebra lombar à X vértebra torácica. A parte *torácica* é composta por nove feixes distintos originários dos processos mamilares e transversos da maioria das vértebras torácicas e, após passar por dois segmentos, se insere nos processos espinhosos das oito primeiras vértebras torácicas e das últimas vértebras cervicais.

A parte *cervical*, completamente recoberta pelo semiespinhoso da cabeça, é composta por seis partes individuais que se dividem em grandes feixes laterais e feixes mediais menores.

Os *músculos intertransversais,* divisíveis em unidades *lombar*, *torácica* e *cervical*, são às vezes considerados separados do sistema do longuíssimo. As unidades *lombares* são muito bem desenvolvidas em gatos e, em cães, o músculo é composto por feixes delgados. Em ambas as espécies, estes músculos unem os processos mamilares e acessórios das vértebras lombares e as quatro últimas vértebras torácicas aos processos transversos da XII à VI vértebra torácica, sem nunca passar por mais de três segmentos.

Os intertransversais *cervicais* são muito mais fortes e estão dispostos em camadas dorsal, medial e ventral. A camada dorsal está localizada entre as inserções dos músculos longuíssimos do pescoço e da cabeça e é formada por cinco feixes apenas parcialmente separáveis. A camada medial é composta por cinco a seis partes distintas e delgadas, cujas fibras mais profundas passam de segmento a segmento e as fibras superficiais sempre atravessam um segmento. A camada ventral repousa dorsal ao longo da cabeça. É originária da margem ventral, o processo transverso da VI vértebra cervical, e segue para a frente, como três digitações, a processos da IV à II vértebra.

Os músculos *interespinhais* conectam os processos espinhosos das vértebras nas regiões lombar, torácica e cervical; as partes lombares são completamente recobertas pelo multífido. As partes torácicas são mais amplas.

Os profundos *músculos rotadores* repousam mediais aos multífidos na região torácica cranial. Os oito longos rotadores se estendem entre o transverso e o espinhoso, passando por duas articulações; os nove curtos passam entre vértebras adjacentes. Não é possível separar os músculos rotadores do multífido em gatos.

Músculos Hipoaxiais Cervicais

O *longo do pescoço* está localizado ventralmente às vértebras cervicais e às primeiras vértebras torácicas. A parte torácica é originária da face ventral das seis primeiras vértebras torácicas e se insere em um processo laminar na VI vértebra cervical. A parte cervical é originária de vértebras cervicais separadas e se insere nas partes ventrais dos corpos das vértebras cervicais mais craniais, próximo à linha média (Fig. 2.24B/*9*).

O *longo da cabeça* é um músculo longo e achatado que repousa lateral e ventral às vértebras cervicais e lateral ao músculo longo do pescoço. É originário dos processos transversos das cinco vértebras cervicais mediais e se insere no osso occipital entre as bulas timpânicas.

Músculos Hipoaxiais Lombares

O *músculo psoas menor* pode ser encontrado entre a fáscia ilíaca e o peritônio ventralmente e os músculos iliopsoas e quadrado lombar dorsalmente. É originário dos corpos das últimas vértebras torácicas e das quatro a cinco primeiras vértebras lombares. O forte tendão achatado é brilhante e se insere na eminência iliopúbica, na entrada da pelve. Este tendão estabiliza e flexiona a parte lombar da coluna vertebral.

O *músculo iliopsoas* é composto pelo *psoas maior* e pelo *ilíaco*. Repousa ventral ao quadrado lombar e dorsal ao psoas menor. O psoas maior é originário dos corpos das vértebras lombares e passa caudalmente, medial às asas do ílio, onde se funde ao ilíaco para formar o iliopsoas (Fig. 2.24B/*11*). O ilíaco é originário da asa e do corpo do ílio. Os dois músculos apresentam uma inserção comum no trocanter menor do fêmur. O músculo combinado flexiona a coluna vertebral lombar e participa da protração do membro posterior.

O *quadrado lombar* repousa diretamente ventral aos corpos das últimas três vértebras torácicas e aos corpos e processos transversos de todas as vértebras lombares e termina na face medial da asa do ílio (Fig. 2.24B/*3*).

Músculos que Controlam os Movimentos da Cabeça

Os quatro músculos retos e os dois músculos oblíquos associados às articulações atlanto-occipital e atlantoaxial formam um grupo distinto.

O *reto dorsal maior da cabeça* (Fig. 12.12/*2*) é originário da espinha do áxis, imediatamente cranial à inserção do ligamento nucal e se insere na face nucal do crânio, ventral à inserção do semiespinhoso da cabeça, que o recobre.

O *reto dorsal menor da cabeça* (Fig. 12.12/*8*), abaixo do músculo anterior, é um músculo curto e achatado; é originário do arco dorsal do atlas e se insere no crânio acima do forame magno.

O *reto ventral da cabeça* vem do arco ventral do atlas e vai até a face ventral do osso occipital. Repousa dorsal ao longo da cabeça, muito maior, cuja inserção é próxima.

O *reto lateral da cabeça* passa entre o arco ventral do atlas e o processo paracondilar do osso occipital. Os músculos retos movem a cabeça para cima e para baixo e para os lados.

O *oblíquo cranial da cabeça* é originário da face cranial da asa do atlas e se insere na face nucal do crânio.

O *oblíquo caudal da cabeça* é maior, originário da face lateral da espinha do áxis e se insere na face caudal da asa do atlas. Os músculos oblíquos são responsáveis pela rotação da cabeça na articulação atlantoaxial.

▶ CONSIDERAÇÕES CLÍNICAS

Os músculos das divisões epaxial e hipoaxial precisam ser separados durante o acesso à coluna vertebral. No pescoço, a abordagem ventral é normalmente escolhida, embora a abordagem dorsal também seja possível. Na região lombar, a abordagem dorsal é preferida.

A *abordagem ventral às vértebras cervicais* (Fig. 12.13) é indicada para fenestração do disco em casos de hérnia ou no tratamento da instabilidade atlantoaxial. A traqueia é exposta por uma incisão na linha média ventral, à meia distância entre os músculos esternomastóideo e esternoióí-

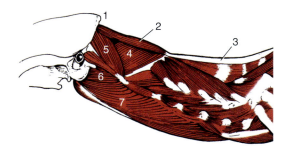

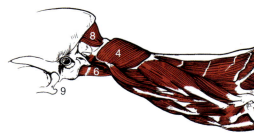

Figura 12.12 Músculos associados às articulações atlanto-occipital e atlantoaxial em cães, vista lateral. *1*, Protuberância occipital externa; *2*, músculo (m.) reto dorsal maior da cabeça; *3*, ligamento nucal; *4*, m. oblíquo caudal da cabeça; *5*, m. oblíquo cranial da cabeça; *6*, m. reto ventral da cabeça; *7*, m. longo da cabeça; *8*, m. reto dorsal menor da cabeça; *9*, processo angular da mandíbula.

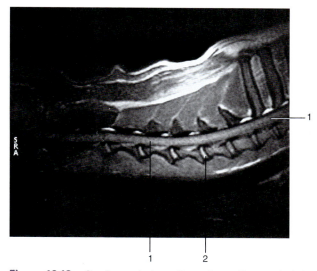

Figura 12.13 Seção sagital mediana da região cervical de cão, ressonância magnética ponderada em T2. *1*, Medula espinal; *2*, núcleo pulposo.

deo. A reflexão da traqueia à esquerda protege o esôfago e expõe o ar de músculos longos do pescoço, que podem ser separados de maneira longitudinal.

A *abordagem dorsal às vértebras cervicais* é indicada em casos de fraturas vertebrais. Esta abordagem inclui a exposição do biventral cervical e do reto dorsal maior da cabeça cranialmente, e do ligamento nucal, do espinhoso e semiespinhoso cervical e do multífido cervical mais caudalmente. A artéria vertebral repousa no reto dorsal maior da cabeça, ventrolateral à articulação sinovial C1/C2 e deve ser evitada ao continuar a dissecção em sentido lateral.

A *abordagem dorsal às vértebras torácicas craniais e cervicais caudais* para laminectomia dorsal (remoção de parte do arco vertebral) e reparo de fraturas primeiramente expõe as aponeuroses do trapézio cranialmente e o romboide caudalmente. A seguir, o subescapular, o esplênio e o serrátil dorsal são expostos pela retração lateral dos músculos trapézio e romboide e da escápula. Por fim, o semiespinhoso da cabeça e o longuíssimo cervical, o ligamento nucal e as espinhas dorsais das vértebras são expostos pela retração lateral do esplênio e do serrátil dorsal. A artéria cervical profunda atravessa o semiespinhoso da cabeça.

A *abordagem dorsal às vértebras toracolombares* é indicada na laminectomia dorsal e em casos de fraturas toracolombares. A retração lateral da fáscia lombar expõe o longuíssimo lombar e os multífidos caudalmente e o espinhoso e semiespinhoso torácico cranialmente. O multífido, o interespinhoso e os rotadores longos são elevados dos processos espinhosos e dos arcos vertebrais. O ramo dorsal da cada nervo espinal emerge imediatamente cranial e ventral às inserções do longuíssimo nos processos acessórios.

> ## TESTE SUA COMPREENSÃO
>
> Use um cadáver para praticar as abordagens ventral e dorsal às vértebras cervicais do cão.

O Tórax do Cão e do Gato

13

CONFORMAÇÃO E ANATOMIA SUPERFICIAL

O formato do tórax é muito diferente entre as raças, como bem ilustra o tórax profundo e lateralmente comprimido do Galgo (Fig. 13.1) e amplo, similar a um barril, do Pug (Fig. 13.2). Estas diferenças se refletem na forma das costelas, que são longas e relativamente retas no Galgo e mais curtas e curvas no Pug. Em gatos, variações correspondentes, mas menos pronunciadas, distinguem as raças orientais dos Persas.

O pequeno tamanho da parte cranial do tórax ósseo e, assim, a entrada do tórax é mascarada pelo encerramento das partes superiores dos membros anteriores na pele do tronco (Fig. 13.3) e pela altura dos primeiros processos espinhosos torácicos (Fig. 13.4). Os contornos dorsais do pescoço e o tórax geralmente se encontram sem elevação notável da cernelha. Aqui, a pele é frouxa, possibilitando a infusão subcutânea de grandes volumes de fluido quando necessário. As extremidades dos processos espinhosos torácicos são individualmente palpáveis, junto com a espinha e os ângulos craniais e caudais da escápula de cada lado. No cão em estação, os ângulos craniais e caudais são opostos aos processos espinhosos da I vértebra torácica e aos corpos da quarta e da V vértebra torácica, respectivamente. A articulação do ombro é oposta à extremidade ventral da I costela e o ponto do ombro encontra-se ligeiramente atrás do manúbrio do esterno. O esterno, levemente curvado, se eleva entre os membros anteriores na entrada do tórax, trazendo o manúbrio, facilmente palpado, a poucos centímetros do primeiro par de costelas. O olécrano se projeta na parede torácica imediatamente abaixo da extremidade ventral do quinto espaço intercostal. No entanto, variações raciais e individuais destas características são comuns (Figs. 13.4 e 13.5).

Os músculos epaxiais recobrem bem as vértebras torácicas e as partes dorsais das costelas. Os músculos tríceps ocupam o ângulo entre a escápula e o úmero, dificultando a distinção da margem caudal da escápula. Medialmente ao tríceps e atrás do membro, as partes laterais das costelas são cobertas de forma mais delgada pelos músculos serrátil ventral, grande dorsal, escaleno e oblíquo externo do abdome; as costelas podem ser palpadas pelos músculos (Fig. 13.6). A face ventral do tórax é revestida pelos músculos peitorais. A axila é profunda e permite a palpação das cinco primeiras costelas e dos linfonodos axilares e axilares acessórios, principalmente em caso de aumento de volume. A tração do membro para a frente aumenta a exposição do tórax.

O tórax de cães e gatos jovens resiste à pressão externa de maneira considerável, uma característica que os protege de danos maiores em casos de acidentes de trânsito. As articulações costocondrais de determinados pares de costelas podem ser aproximadas pela compressão manual cranial ao coração. Os membros anteriores do gato podem ser deslocados contra o tronco (o que é exemplificado pela posição das escápulas na postura adotada por um gato que espreita sua presa) de maneira livre (Fig. 13.5).

O *pectus excavatum* (tórax escavado) é uma anomalia congênita incomum em cães e gatos. É caracterizado por uma deformação côncava do esterno caudal e das cartilagens costais e pode causar graves problemas respiratórios e circulatórios.

A PAREDE TORÁCICA E A PLEURA (VER TAMBÉM PÁGS 38-39, 45-47, E 148-149)

O cão geralmente apresenta 13 pares de costela, dos quais nove são esternais. A assimetria do número e a presença de 12 ou 14 pares são ocasionalmente observadas. Embora as três a quatro primeiras costelas sejam quase verticais, as demais se inclinam cada vez mais em sentido caudoventral (Fig. 2.1). As costelas são relativamente estreitas, o que amplia os espaços intercostais, uma vantagem na cirurgia torácica. A princípio, as cartilagens costais continuam em direção às costelas ósseas, mas, então, se inclinam para a frente, em ângulos quase retos (Fig. 13.5), formando os

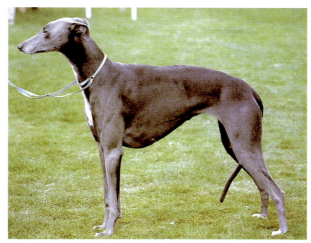

Figura 13.1 Tórax profundo e lateralmente comprimido do Galgo.

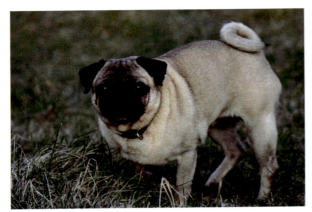

Figura 13.2 O tórax amplo e em formato de barril do Pug.

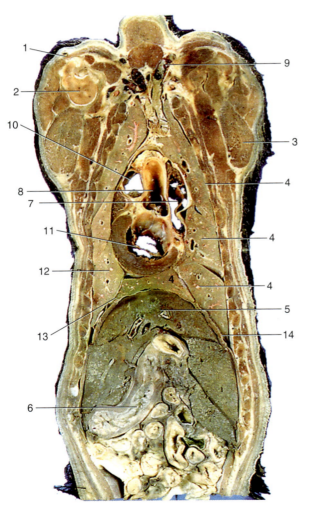

Figura 13.3 Seção dorsal do tronco do cão à altura da base do coração, vista dorsal. *1*, Veia cefálica; *2*, extremidade proximal do úmero; *3*, tríceps; *4*, lobos cranial, médio, caudal e acessório do pulmão direito; *5*, fígado; *6*, estômago; *7*, átrio direito; *8*, arco aórtico; *9*, veia cava cranial; *10*, valva pulmonar; *11*, valva atrioventricular esquerda; *12*, lobos cranial e caudal do pulmão esquerdo; *13*, mediastino caudal; *14*, diafragma.

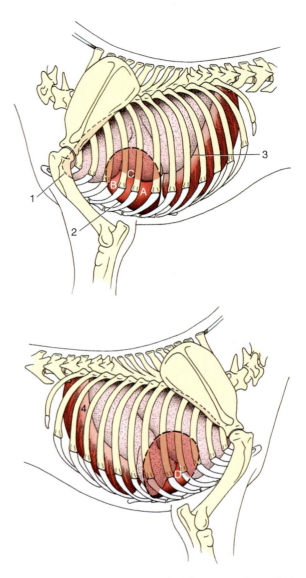

Figura 13.4 Projeções superficiais esquerda e direita do coração e dos pulmões do cão. *Letras circundadas* no coração: ponta máxima da valva atrioventricular esquerda *(A)*, valva pulmonar *(B)*, valva aórtica *(C)* e valva atrioventricular direita *(D)*. *1*, Ápice do pulmão esquerdo *(linha pontilhada)* na cúpula pleural; *2*, coração; *3*, margem basal do pulmão; *4*, diafragma.

"joelhos" das costelas. As cartilagens das costelas esternais formam articulações sinoviais com o esterno, que permitem a expansão do tórax quando as costelas se dirigem cranialmente no movimento da "alça de balde". As cartilagens das quatro costelas esternais se unem para formar o arco costal, que é facilmente palpado e pode ser acompanhado até as proximidades da cartilagem xifoide (Fig. 13.7/5). As esternebras delgadas e cilíndricas são discretamente espessadas em suas extremidades, no local de inserção das cartilagens costais. Apenas uma fina camada de osso compacto encerra o interior esponjoso das esternebras; esta característica,

Capítulo 13 **O Tórax do Cão e do Gato** 405

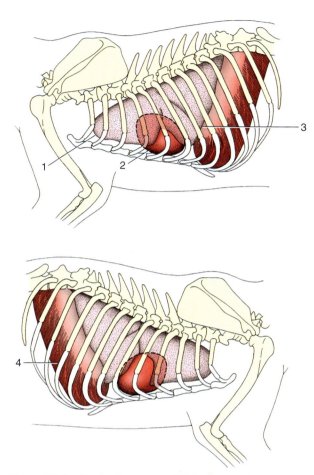

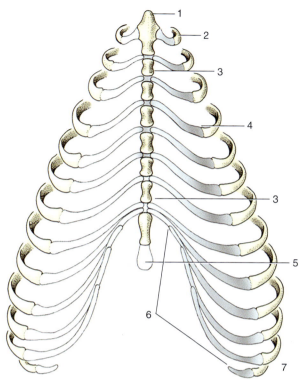

Figura 13.7 Esterno e cartilagens costais do cão, vista ventral. *1,* Manúbrio; *2,* I costela; *3,* esternebra; *4,* junção costocondral; *5,* cartilagem xifoide; *6,* arco costal; *7,* costela flutuante.

Figura 13.5 Projeções superficiais esquerda *(acima)* e direita *(abaixo)* do coração e dos pulmões do gato. *1,* Ápice do pulmão esquerdo; *2,* coração; *3,* margem basal do pulmão; *4,* diafragma.

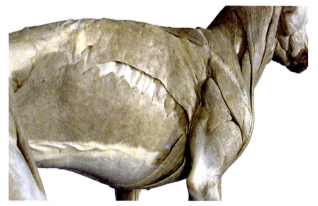

Figura 13.6 Note a inserção do músculo oblíquo externo do abdome nas costelas.

combinada à sua posição superficial, faz com que seja o local ideal para realização de uma biópsia de medula óssea.

Os principais vasos e nervos intercostais seguem caudomedialmente às costelas, sob a fáscia endotorácica. Outros vasos dos troncos torácicos internos acompanham as margens craniais das costelas nas partes ventrais dos espaços (Fig. 13.8). Estes locais devem ser lembrados durante incisões ou punções. É importante saber que o limite entre os músculos escaleno e oblíquo externo do abdome é o quinto espaço intercostal. As costelas são tão mais facilmente deslocadas em sentido cranial do que caudal que a exposição mais favorável da região "alvo" de um procedimento clínico pode ser conseguida pela abertura do espaço imediatamente caudal ao que, a princípio, parece ser adequado.

O *diafragma* é originário a partir dos pilares direito e esquerdo das primeiras vértebras lombares e se insere nas faces mediais das costelas, próximo aos arcos costais e ao esterno. Sua forte curvatura traz seu ponto mais cranial à altura da VI ou VII costela. O pequeno centro tendinoso triangular transmite a veia cava caudal um pouco à direita do plano mediano. As aberturas para o esôfago e a aorta repousam na parte carnosa lombar e a primeira é oposta à parte superior palpável da X costela (Fig. 13.9). Em radiografias laterais, a parte ventral fortemente convexa do diafragma apresenta uma margem simples que continua dorsalmente como os contornos pareados das cúpulas (Fig. 13.10A/*4*); o contorno mais cranial desta imagem dupla é formado pela cúpula no lado "inferior" de um animal em decúbito lateral, que é o lado sujeito à maior pressão dianteira das vísceras abdominais. A identificação correta das elevações gêmeas é ainda feita pela bolha de gás geralmente observada no fundo

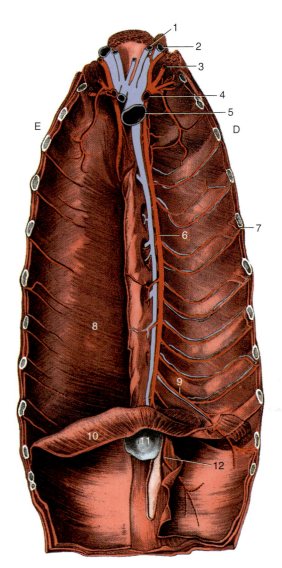

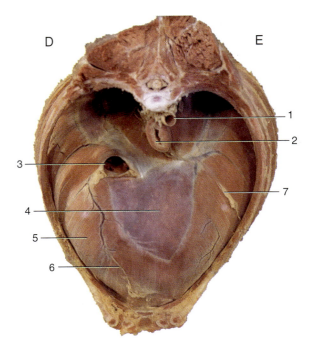

Figura 13.8 Vasos no assoalho do tórax do cão; à direita da ilustração, o músculo transverso do tórax foi removido. *1*, Veia jugular interna; *2*, veia jugular externa; *3*, artéria vertebral; *4*, artéria subclávia direita; *5*, veia cava cranial; *6*, artéria torácica interna; *7*, artéria intercostal; *8*, músculo transverso do tórax; *9*, artéria musculofrênica; *10*, diafragma; *11*, cartilagem xifoide; *12*, artéria epigástrica cranial; *D*, direito; *E*, esquerdo.

Figura 13.9 Vista cranial do diafragma do cão. *1*, Aorta; *2*, esôfago; *3*, veia cava caudal; *4*, centro tendinoso; *5*, partes esternal e costal do diafragma; *6*, inserção da prega da veia cava; *7*, inserção do mediastino caudal; *D*, direito; *E*, esquerdo.

o esternocefálico, o serrátil ventral e o escaleno possam auxiliar a inspiração, o intercostal interno e os músculos abdominais podem ajudar a expiração.

> **As características clínicas mais importantes das cavidades pleurais** são as cúpulas, cranialmente, a reflexão caudal da pleura costal no diafragma e a presença e a extensão dos recessos costomediastinais e costodiafragmáticos. Embora as cúpulas (Fig. 13.5) se projetem apenas levemente em frente às primeiras costelas em cães, ainda são suscetíveis a feridas perfurantes que parecem confinadas à base do pescoço; a resultante entrada de ar na cavidade pleural (pneumotórax) separa o pulmão da parede torácica e provoca o colapso do órgão.

gástrico, que, é claro, está localizado do lado esquerdo. A duplicação do contorno é menos distinta em gatos, onde os órgãos abdominais são mais leves e talvez exerçam menor pressão. A hérnia diafragmática é a entrada das vísceras abdominais na cavidade torácica. Esta hérnia ocorre em caso de ruptura do diafragma por um aumento súbito da pressão abdominal, comumente gerado pela compressão decorrente de acidentes de trânsito.

Em repouso, a ventilação depende principalmente do diafragma. No entanto, a maior demanda respiratória também aciona outros músculos. Embora o intercostal externo,

A linha de reflexão pleural é a junção entre a pleura costal e diafragmática e define a extensão caudal da cavidade pleural. A linha segue pelo esterno ao longo da oitava cartilagem costal, atravessa o meio da nona cartilagem e, então, segue em uma curva que intersecta a 11ª junção costocondral até atingir a extremidade dorsal da última costela. Os dois recessos nunca são, obviamente, explorados por completo pelos pulmões. O fluido pode ser coletado pelo terço ventral de qualquer um do quarto ao sétimo espaço intercostal de um cão em estação ou em decúbito esternal. Em casos de pneumotórax, o ar pode ser aspirado na parte dorsal do

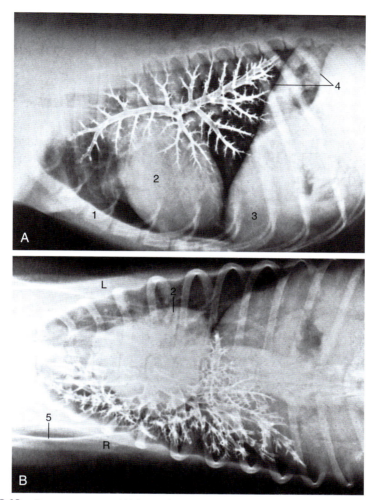

Figura 13.10 Broncogramas (A) lateral e (B) ventrodorsal do pulmão direito do cão. *1,* Esterno; *2,* coração; *3,* fígado atrás do diafragma; *4,* sombras pareadas da extensão cranial do diafragma; *5,* escápula; *D,* direito; *E,* esquerdo.

sétimo ou oitavo espaço de cães em mesma posição. Em gatos, o oitavo espaço é ideal para isso.

OS PULMÕES (VER TAMBÉM PP. 149-156)

Os pulmões do cão têm sua aparência distinta por causa das fissuras profundas que dividem os lobos, às vezes de maneira tão completa que continuam conectados por pouco mais do que os ramos da árvore brônquica e os vasos pulmonares. Consequentemente, a torção de um lobo é uma possível complicação do trauma torácico, talvez com mais frequência após acidentes de trânsito. Por outro lado, a lobulação não é evidente a olho nu pela pleura. O pulmão direito, sempre um pouco maior, apresenta lobos cranial, médio, caudal e acessório (Fig. 13.11); o esquerdo possui apenas um lobo cranial e um lobo caudal. A impressão cardíaca na face medial do pulmão esquerdo é mais rasa do que no pulmão direito. Apesar da existência de uma pequena incisura entre as duas partes do lobo cranial, o pulmão esquerdo praticamente recobre a face lateral do pericárdio. A incisura entre os lobos cranial e médio do pulmão direito é maior e restrita à parte ventral do quarto espaço intercostal. É recomendada para punção cardíaca (ventricular direita) e obtenção de imagens cardíacas por ultrassonografia.

Os ligamentos pulmonares conectam a região hilar do pulmão esquerdo à aorta e aqueles do pulmão direito ao esôfago, que segue pelo hiato no diafragma.

Ausculta Pulmonar Os campos para ausculta e percussão dos pulmões são triangulares: a margem cranial é formada pela V costela (na verdade, a margem caudal do tríceps), a margem dorsal é a margem lateral dos músculos dorsais da V costela ao 11° espaço e a margem basal é composta pela linha que une a sexta junção costocondral, o meio da VIII costela e a extremidade dorsal do 11° espaço. O membro anterior pode ser colocado para a frente para aumentar a área acessível pelo espaço de algumas costelas.

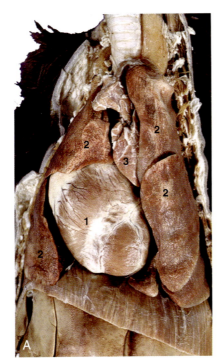

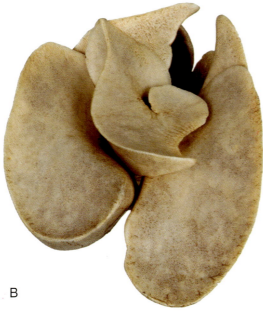

Figura 13.11 (A) Vísceras torácicas do cão. *1*, Coração; *2*, lobos pulmonares; *3*, timo. Em (B), um espécime inflado, as fissuras profundas entre os lobos do pulmão são claramente visíveis.

Em radiografias simples, as principais características dos pulmões são os vasos e os brônquios. O sangue nas artérias e nas veias, que não podem ser imediatamente diferenciadas, produz um padrão de listras tênues que se irradiam a partir da região hilar em direção à periferia, emitindo ramos e se afunilando ao longo do trajeto. Os brônquios, por serem preenchidos por ar, são observados como listras escuras de contraste menos definido com o parênquima pulmonar. As paredes dos brônquios podem ser invisíveis ou vistas como linhas estreitas e esbranquiçadas, principalmente em animais idosos, onde a cartilagem tende a ser calcificada. As relações nas tríades brônquicas-vasculares variam nas diferentes regiões e em diferentes radiografias. Os componentes são mais claramente mostrados de frente; os círculos escuros dos lúmens brônquicos são, então, flanqueados por círculos brancos que representam os vasos acompanhantes. O tecido conjuntivo subpleural que delimita as fissuras interlobares pode ser observado como linhas finas ao ser penetrado em sentido tangencial à radiografia.

A árvore brônquica e a vasculatura pulmonar podem ficar muito mais evidentes com o uso de uma técnica contrastada (broncografia de contraste: Fig. 13.10; angiocardiografia: Fig. 13.23). As divisões maiores da árvore brônquica são mostradas de maneira muito clara e, se o padrão normal de ramificação for conhecido, qualquer desvio pode revelar a existência de uma patologia. A natureza e a extensão da patologia podem ser demonstradas com maior clareza com a broncoscopia, que também exige o conhecimento do padrão de ramificação. Os brônquios principais produzidos na bifurcação da traqueia são separados por uma crista, a carina. Os brônquios que inicialmente se ramificam a partir dos brônquios principais suprem os diferentes lobos e são assim denominados. As divisões da próxima ordem, os brônquios segmentares, também são geradas por um padrão consistente e associadas a partes bem-definidas dos lobos. As divisões subsequentes em brônquios menores são menos regulares e previsíveis. As partes do pulmão associadas aos brônquios segmentares (os segmentos broncopulmonares) constituem as divisões pulmonares em que se baseiam os procedimentos cirúrgicos. Diversos sistemas de nomenclatura, como aqueles baseados na topografia, foram criados para identificação.

A ramificação progressiva produz uma maior área transversal e reduz a resistência ao ar ao seguir para as partes mais profundas do pulmão. Este processo é similar ao observado no sistema respiratório superior, onde as narinas, a cavidade nasal, a faringe, a laringe e a traqueia são associadas à obstrução sucessivamente menor do que o segmento anterior. Estima-se que a resistência ao fluxo aéreo inspiratório em cães seja 79% devido à parte nasal, 6% à laríngea e 15% à parte broncopulmonar do trato; à expiração, os valores são 74%, 3% e 23%, respectivamente. A resistência ao ar inspiratório e expiratório na cavidade nasal é ainda maior em cães de raças braquicefálicas, o que provoca dispneia mesmo em repouso. Exceto por sua baixa profundidade, os pulmões do gato não são significativamente diferentes dos cães.

O MEDIASTINO (VER TAMBÉM PP. 150-151)

O tecido fibroso associado aos órgãos torácicos e entre os sacos pleurais (fáscia endotorácica) é tão delgada que o mediastino é, em vários locais, reduzido a uma membra-

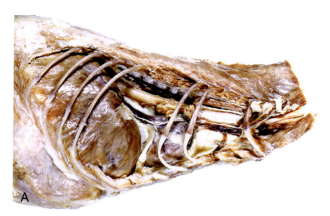 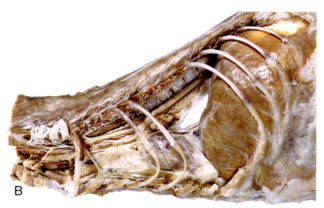

Figura 13.12 (A) Mediastino do gato, vista direita. Na parte medial, o coração é o principal componente. Os mediastinos cranial e caudal são delgados e, em alguns locais, frágeis. (B) Mediastino, vista esquerda. Uma extensa abertura na parte caudal, provavelmente causada pela dissecção, demonstra a fragilidade da estrutura.

na muito delicada e transparente (Fig. 13-12B) composta somente pela justaposição das lâminas pleurais direita e esquerda. O mediastino se rompe com facilidade e, embora os dois sacos pleurais possam ser considerados normalmente independentes, a maioria dos cães submetidos à indução unilateral de pneumotórax apresentam alterações bilaterais às radiografias.

O *mediastino cranial* é amplo em sua região dorsal, que contém a traqueia e o esôfago, os quais repousam lado a lado ao passarem pela entrada do tórax, e a veia cava cranial e o tronco braquiocefálico, com suas tributárias e ramos, embebidos em quantidades generosas de gordura. Ventralmente, o mediastino cranial possui linfonodos, os vasos torácicos internos, gordura, e, em animais jovens, o timo. Esta parte se estreita com a regressão do timo, aumentando o espaço para os ápices dos pulmões.

A *parte dorsal do mediastino médio* é um pouco mais estreita do que o coração (Fig. 13.13). Contém o final da traqueia, o esôfago, o arco aórtico, as estruturas que compõem as raízes dos pulmões e linfonodos. Sua face direita é achatada, mas a aorta (Fig. 13.13/4) se dilata do outro lado e marca o pulmão esquerdo. Nesta altura, a parte média contém o coração (no interior do pericárdio), mas a parte ventral, entre o pericárdio e o esterno, é dobrada e possui apenas o ligamento frenicopericárdico, que une o pericárdio ao esterno e ao diafragma de maneira mais frouxa do que o ligamento esternopericárdico correspondente das espécies de grande porte.

A *parte dorsal do mediastino caudal* é triangular e contém a aorta e a veia ázigos direita e, mais ventralmente, o esôfago (Figs. 13.12 A e 13.13; também Figs. 13.14-13.16). A delicada parte ventral segue entre o pericárdio e o diafragma, que se aproxima da linha deslocada tão à esquerda chega à parede torácica adjacente à nona junção costocondral. Há o recesso usual entre o mediastino e a prega que encerra a veia cava caudal, que é ocupado pelo lobo acessório do pulmão direito.

A bolsa infracardíaca é um divertículo do peritônio que se intromete no hiato esofágico do diafragma e repousa contra a face direita do esôfago, se estendendo do diafragma até a raiz do pulmão. Esta bolsa ocasionalmente recebe a parte herniada de um órgão abdominal, seja como anomalia congênita ou decorrente de um trauma.

O CORAÇÃO (VER TAMBÉM PP 219-220)

O coração do cão é ovoide. Forma um ângulo de cerca de 45 graus com o esterno, com a base em sentido craniodorsal e o ápice rombo próximo à junção do esterno ao diafragma, um pouco à esquerda da linha média (Figs. 13.17 e 13.18). No entanto, o ângulo anteriormente mencionado e o espaço entre o ápice e o diafragma variam de maneira muito considerável. O ângulo é maior e o coração tem formato mais cônico em raças de tórax profundo. Devido à inclinação do coração e à presença de somente uma finíssima camada de tecido pulmonar entre o órgão e a parede torácica esquerda, os sons cardíacos são mais pronunciados do lado esquerdo (Figs. 13.10, 13.17, 13.19 e 13.23).

O coração contribui com, em média, cerca de 0,7% do peso corpóreo, mas seu peso, tanto absoluto quanto relativo, é consideravelmente variável. Em cães treinados para caça ou corrida, o coração é duas a três vezes mais pesado do que em indivíduos obesos e menos atléticos de tamanho comparável.

A face esquerda apresenta as aurículas que envolvem o tronco pulmonar e, abaixo do sulco coronário, os ventrículos são divididos pelo sulco interventricular paraconal (Fig. 13.14). A face direita apresenta os átrios e o sulco interventricular subsinuoso. Na verdade, a face esquerda é um pouco mais virada para o esterno e a face direita fica um pouco mais em direção às vértebras. Em sentido anti-horário a partir da base, a periferia da sombra cardíaca

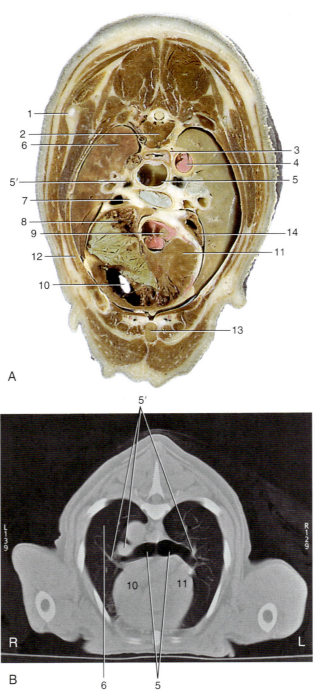

Figura 13.13 (A) Seção transversal do tronco do cão, à altura da VI vértebra torácica. (B) Tomografia computadorizada correspondente em altura ligeiramente mais caudal. *1,* Ângulo caudal da escápula; *2,* VI vértebra torácica; *3,* esôfago; *4,* aorta; *5,* bifurcação traqueal; *5′,* os grandes vasos sanguíneos que acompanham os brônquios principais provavelmente são as artérias pulmonares direita e esquerda; *6,* pulmão direito; *7,* linfonodos traqueobrônquicos e artéria pulmonar; *8,* átrio direito; *9,* origem da aorta; *10,* ventrículo direito; *11,* septo interventricular; *12,* V costela; *13,* esterno; *14,* átrio esquerdo; *D*, direito; *E*, esquerdo.

Capítulo 13 **O Tórax do Cão e do Gato** 411

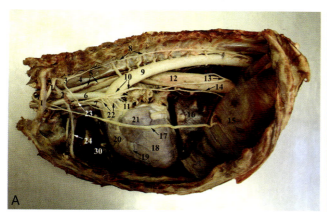
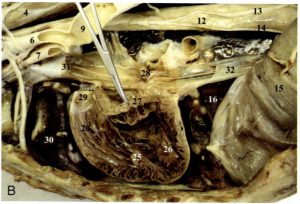
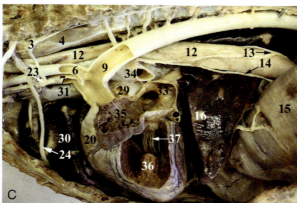

Figura 13.14 Cavidade torácica do cão, lado esquerdo com o pulmão esquerdo e a pleura mediastinal removidos (A), com o lado esquerdo do coração aberto (B) e o lado esquerdo do coração removido (C). *1,* Nervo T2 ao plexo braquial; *2,* veia costocervical; *3,* gânglio cervicotorácico esquerdo; *4,* músculo longo do pescoço; *5,* ducto torácico; *6,* artéria subclávia esquerda; *7,* tronco braquiocefálico; *8,* tronco simpático; *9,* aorta descendente (parte torácica); *10,* nervo vago; *11,* nervo laríngeo recorrente esquerdo; *12,* esôfago; *13,* ramo dorsal do nervo vago; *14,* ramo ventral do nervo vago; *15,* diafragma; *16,* lobo acessório do pulmão direito; *17,* nervo frênico esquerdo; *18,* ventrículo esquerdo do coração; *19,* artéria, veia e sulco interventricular paraconal; *20,* cone arterioso do ventrículo direito; *21,* átrio esquerdo; *22,* nervo autônomo cardíaco; *23,* gânglio cervical médio; *24,* artéria e veia torácica interna; *25,* músculo papilar maior; *26,* músculos papilares menores; *27,* septo interventricular com a parte septal da valva tricúspide; *28,* tubérculo intervenoso; *29,* tronco pulmonar; *30,* lobo cranial do pulmão direito; *31,* veia cava cranial; *32,* veia cava caudal; *33,* veia pulmonar; *34,* brônquio primário esquerdo; *35,* átrio esquerdo com os músculos pectíneos; *36,* músculo papilar subauricular; *37,* cordas tendíneas.

em uma radiografia lateral esquerda mostra o átrio direito, o ventrículo direito, o ventrículo esquerdo e o átrio esquerdo (Fig. 13.17/*1–4*); em uma radiografia ventrodorsal, a sequência é átrio direito, ventrículo direito, ventrículo esquerdo e tronco pulmonar (Fig. 13.17/*2, 3, 5* e *6*). O ápice é formado somente pela parede do ventrículo esquerdo.

Obviamente, é importante conhecer as relações das partes do coração a pontos externos de referência para ausculta e radiografias. O coração se estende da III costela ao sexto espaço intercostal, que mais ou menos coincide com a extensão mais cranial do diafragma (Fig. 13.17A). A projeção da base intersecta o meio da IV costela; a parte mais dorsal do coração chega aproximadamente na linha que conecta o acrômio à extremidade ventral da última costela. O ápice repousa imediatamente à esquerda da segunda última esternebra. Em cães em estação, o batimento apical é palpável em ambos os lados, na parte inferior do quinto ou sexto espaço intercostal. As contrações principais são mais fortes no terço inferior do quarto ou quinto espaço e são um pouco mais pronunciadas à esquerda.

O ducto arterioso ou seu substituto, o ligamento arterioso (p. 240), está localizado onde o tronco pulmonar é intersectado pelo nervo vago esquerdo, oposto à IV costela (Fig. 13.14). Estes detalhes são relevantes ao diagnóstico e ao tratamento cirúrgico da persistência do ducto arterioso, a anomalia congênita mais comum do sistema cardiovascular cani-

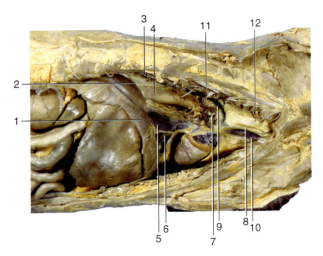

Figura 13.15 Vista lateral direita da cavidade torácica do cão; o pulmão e grande parte do pericárdio foram removidos. *1,* Diafragma; *2,* bolsa infracardíaca; *3,* tronco simpático; *4,* esôfago; *5,* veia cava caudal; *6,* prega da veia cava; *7,* raiz do pulmão e nervo frênico; *8,* vago direito; *9,* veia ázigos direita; *10,* veia cava cranial; *11,* longo do pescoço; *12,* traqueia.

no. Entre outros sinais, a persistência do ducto produz um sopro característico, parecido com um ruído de máquina. A anomalia pode ser tratada por meio da ligadura e secção do ducto. O local pode ser acessado por uma toracotomia lateral esquerda através do quarto espaço intercostal. A mesma abordagem permite o acesso ao ventrículo direito, ao átrio esquerdo, ao tronco pulmonar e à aorta descendente. (O quarto espaço do lado direito pode ser usado para acesso à parte principal do ventrículo direito, aos dois átrios, à aorta ascendente e às veias cava e ázigos.)

O coração é mais facilmente auscultado do que nas espécies de grande porte por ser menos recoberto pelos membros anteriores e pela possibilidade de introdução do estetoscópio na região profunda da axila. Os pontos máximos para percepção ideal dos sons valvares (Fig. 13.4A-D) em cães podem ser resumidos como mostrado na Tabela 13.1. Estes achados são surpreendentemente bem correlacionados àqueles determinados em exames póstumos de cães diagnosticados em vida com lesões valvulares, apesar da distorção causada pelos tecidos sobre a condução do som.

Não há peculiaridades estruturais significativas no coração canino, embora possa ser observado que a valva atrioventricular direita apresenta somente duas cúspides maiores em muitos cães (talvez em sua maioria). Esta variação não tem importância clínica.

Na América do Norte, muitos cães são infestados por grandes parasitas cardíacos *(Dirofilaria immitis)*, que ocupam o tronco pulmonar e, em casos graves, o ventrículo direito, os átrios e a veia cava caudal.

O coração do gato se estende da III (ou IV) à VI (ou VII) costela. É pouco coberto pelo membro anterior no animal em estação, já que o tríceps não ultrapassa a IV costela. O eixo longo do coração forma um ângulo mais agudo com o esterno, o que resulta em uma área maior de contato esternal do que na maioria dos cães.. As contrações são mais fortes perto das extremidades ventrais da IV à VI costela à esquerda e da V costela à direita (Fig. 13.20). Os pontos máximos correspondentes são os seguintes: a valva atrioventricular esquerda — no quinto e sexto espaço intercostal, à altura da articulação do ombro; as valvas pulmonar e aórtica — na parte inferior do segundo e do terceiro espaços intercostais esquerdos; e a valva atrioventricular direita — à altura da articulação do ombro, no quarto e no quinto espaço intercostal. A punção é difícil devido ao diminuto tamanho do órgão; a agulha inserida por qualquer lado da quinta junção costocondral direita deve adentrar o ventrículo.

O ESÔFAGO, A TRAQUEIA E O TIMO (VER TAMBÉM PÁG. 110-111, 147-148 E 250-251)

O *esôfago* entra na cavidade torácica à esquerda da traqueia, mas gradualmente assume uma posição mediana acima da traqueia no mediastino cranial, onde está relacionado à artéria subclávia esquerda, que intervém entre o órgão e o

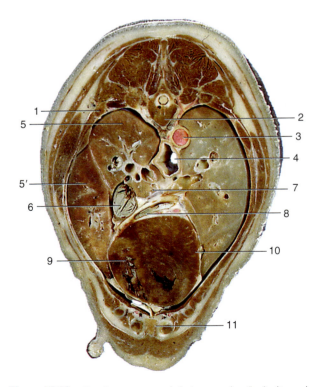

Figura 13.16 Seção transversal do tronco do cão à altura da VII vértebra torácica. *1,* VI costela; *2,* VII vértebra torácica; *3,* aorta; *4,* esôfago; *5,* lobo cranial; *5',* lobo médio do pulmão direito; *6,* veia cava caudal; *7,* veias pulmonares passando pelo átrio esquerdo; *8,* veia cardíaca maior; *9,* ventrículo direito; *10,* ventrículo esquerdo; *11,* esterno.

Capítulo 13 **O Tórax do Cão e do Gato** 413

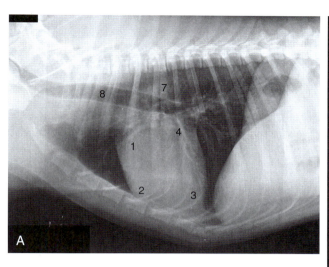
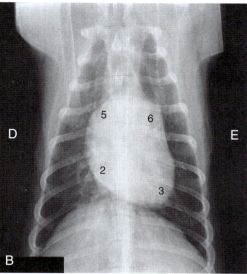

Figura 13.17 Vistas (A) lateral e (B) ventrodorsal da posição do coração do cão. *1,* Aurícula direita; *2,* ventrículo direito; *3,* ventrículo esquerdo; *4,* átrio esquerdo; *5,* átrio direito; *6,* tronco pulmonar; *7,* aorta; *8,* traqueia; *D,* direito; *E,* esquerdo.

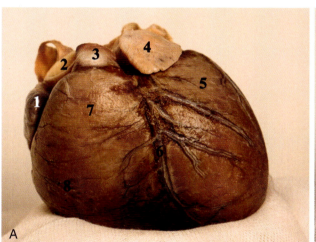
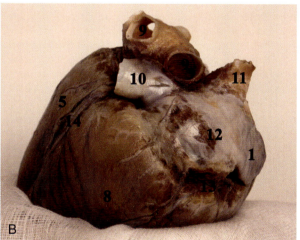

Figura 13.18 Coração do cão, (A) superfície auricular e (B) lado direito. *1,* Átrio direito; *2,* aorta; *3,* tronco pulmonar; *4,* átrio esquerdo; *5,* ventrículo esquerdo; *6,* sulco paraconal interventricular e ramo paraconal interventricular da artéria coronária esquerda; *7,* cone arterioso do ventrículo direito; *8,* ventrículo direito; *9,* veias pulmonares; *10,* veia cava caudal; *11,* veia cava cranial; *12,* seio da veia cava.

pulmão esquerdo (Fig. 13.14). Continua dorsal à traqueia e subsequentemente ao brônquio principal esquerdo, onde passa pelo coração antes de seguir entre a aorta e a veia ázigos. A inclusão entre estes vasos e, talvez, também a ligeira inclinação sobre a bifurcação traqueal predispõem esta parte do esôfago à obstrução por corpos estranhos. Uma interferência de maior gravidade pode ser a persistência anômala do arco aórtico direito como parte de um anel de constrição composto pela aorta à direita, o ligamento arterioso dorsalmente e o tronco pulmonar e a artéria pulmonar direita para a esquerda (Fig. 7.2D). Mais caudalmente, o esôfago repousa sobre o átrio esquerdo e, então, sobre o lobo acessório do pulmão direito antes de chegar ao hiato no diafragma, abaixo da X vértebra torácica. Aqui, um discreto estreitamento é outro ponto para obstrução. O principal suprimento sanguíneo da artéria broncoesofágica é suplementado por ramos diretos da aorta; a distensão mais caudal é suprida por ramos da artéria gástrica esquerda.

Cranial ao coração, a abordagem cirúrgica ao esôfago é mais fácil pela esquerda. A abordagem direita é favorecida à altura do coração porque a veia ázigos pode ser ligada sem consequências ruins, diferentemente da aorta à esquerda.

414 Parte II Cães e Gatos

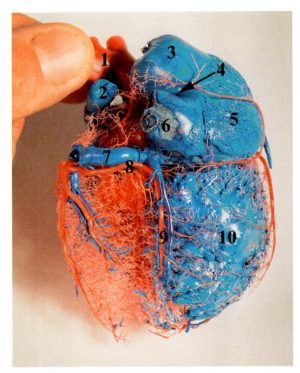

Figura 13.19 Molde por corrosão do coração do cão (superfície atrial caudal). *1*, Arco aórtico; *2*, tronco pulmonar; *3*, veia cava cranial; *4*, impressão do tubérculo intervenoso; *5*, átrio direito; *6*, veia cava caudal; *7*, veia cardíaca magna; *8*, ramo circunflexo da artéria coronária esquerda; *9*, ramo interventricular da artéria subsinusal e veia cardíaca média; *10*, átrio direito.

TABELA 13.1	AUSCULTA DAS VALVAS CARDÍACAS
Valva	**Espaço Intercostal**
Valva atrioventricular esquerda	Inferior na junção costocontral no quinto à esquerda
Valva pulmonar	Inferior no terceiro à esquerda
Valva aórtica	Superior no quarto à esquerda, imediatamente abaixo do plano horizontal da articulação do ombro
Valva atrioventricular direita	Superior no quarto espaço à direita e um pouco mais baixo do que a localização da aorta

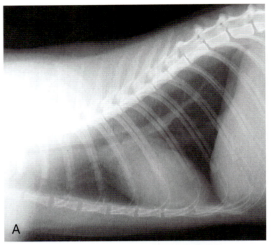
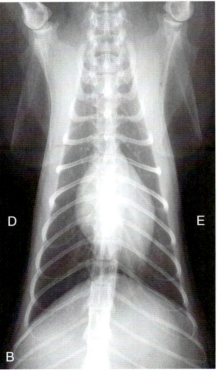

Figura 13.20 Radiografias (A) lateral e (B) ventrodorsal mostrando a posição do coração do gato. As extremidades ventrais da V, VI e VII costelas repousam na sombra cardíaca em (A); *D*, direito; *E*, esquerdo.

A parte caudal pode ser igualmente abordada por qualquer lado.

O músculo é estriado por todo o comprimento do esôfago em cães e gatos. Somente a parte caudal é extensamente coberta por serosa. Glândulas submucosas são observadas apenas em cães. A mucosa forma rugas predominantemente longitudinais por todo o comprimento do esôfago do cão, mas ficam oblíquas na parte caudal do esôfago do gato. Em radiografias contrastadas com bário, estas pregas oblíquas do esôfago formam um padrão em espinha de peixe na região caudal ao coração em gatos (Fig. 13.21B).

A relação entre a *traqueia* e o esôfago foi mencionada. O desvio para a posição ventral ao esôfago à altura do arco aórtico produz um ângulo caudalmente aberto, uma característica muito proeminente das radiografias laterais (Figs. 13.17/8 e 13.20). Mudanças deste ângulo podem revelar anomalias de diversas estruturas mediastinais craniais. As relações da

Capítulo 13 **O Tórax do Cão e do Gato** 415

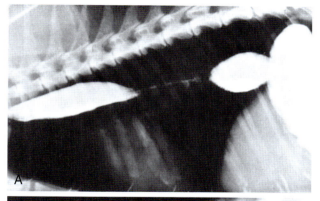
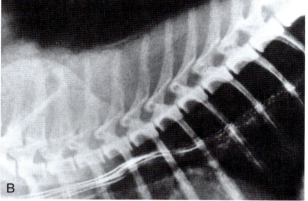

Figura 13.21 Contraste no esôfago de (A) cão e (B) gato. Note o padrão em espinha de peixe causado pelas pregas oblíquas na parte caudal do esôfago felino.

traqueia nesta região são com o tronco braquiocefálico, as artérias carótidas comuns e a veia cava cranial. A traqueia se bifurca abaixo da V ou VI vértebra torácica, onde repousa acima da base do coração. É continuada pelos brônquios principais divergentes, dos quais o esquerdo é um pouco mais dorsal apesar de ter o esôfago sobre si.

Há duas medidas propostas para avaliação do diâmetro traqueal em radiografias laterais. Em uma, o diâmetro traqueal à altura da III costela deve ser cerca de três vezes a largura da costela. Na outra, a altura da traqueia deve ser cerca de metade da altura da entrada do tórax. Ao usar o último critério, cães com hipoplasia traqueal grave podem apresentar raios que são apenas uma pequena fração do valor descrito. Nesta doença, os anéis traqueais são deformados, pequenos e espessos, e suas extremidades se encontram dorsalmente, deslocando o músculo traqueal para dentro, em direção ao lúmen. A hipoplasia pode ser parte de uma "síndrome braquicefálica" mais ampla. Segmentos traqueais de tamanho menor, mas sem outras alterações, foram relatados em cães de determinadas raças de grande porte. O colapso da traqueia com anomalias cartilaginosas e, às vezes, também brônquicas, é observado em cães de raças miniaturas.

Em cães, o *timo* é confinado ao tórax, onde ocupa a parte ventral do mediastino cranial, e se estende da entrada do tórax ao pericárdio em que é moldado (Figs. 13.11, 13.14 e 13.22). Uma parte maior do timo se estende mais na face esquerda do pericárdio do que na direita, produzindo uma sombra característica (sinal em vela) em radiografias

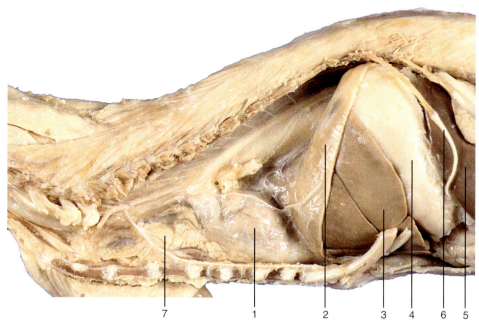

Figura 13.22 Visão geral do tórax felino, demonstrando o timo. *1*, Coração; *2*, diafragma; *3*, estômago distendido (com inserção do omento maior); *4*, baço; *5*, duodeno; *6*, XII costela; *7*, timo.

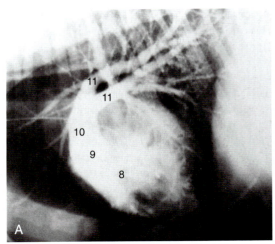

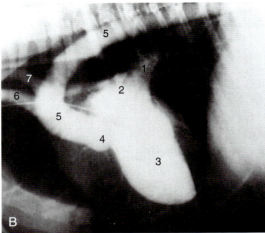

Figura 13.23 Contraste nos ventrículos (A) direito e (B) esquerdo do cão, com marcação dos grandes vasos. O cateter está na veia cava cranial. *1*, Veias pulmonares; *2*, átrio esquerdo; *3*, ventrículo esquerdo; *4*, posição da valva aórtica; *5*, aorta; *6*, tronco braquiocefálico; *7*, artéria subclávia esquerda; *8*, ventrículo direito; *9*, posição da valva pulmonar; *10*, tronco pulmonar; *11*, artérias pulmonares.

dorsoventrais de cães jovens (com menos de um ano de idade). O timo é composto por lobo direito e lobo esquerdo, apresenta lóbulos distintos e coloração rósea quando fresco e seu maior desenvolvimento é atingido em 6-8 semanas. A regressão começa no quarto mês, mas nunca se completa. Neoplasias tímicas podem comprimir a veia cava cranial e o esôfago na entrada do tórax.

OS GRANDES VASOS E NERVOS DO TÓRAX (VER TAMBÉM PP. 229-230, 232 E 314-315)

A *aorta* é ligeiramente expandida em sua origem na base do coração entre o tronco pulmonar à esquerda e o átrio direito à direita, dando espaço para a valva aórtica (Fig. 13.23/*4*). A princípio, passa craniodorsalmente antes de se virar e acompanhar as vértebras em direção ao diafragma (Fig. 13.14). Seu arco, que é uma característica proeminente em radiografias laterais (Fig. 13.17/*7*), dá origem ao tronco braquiocefálico e, a uma curta distância adiante, à altura do terceiro espaço intercostal, à artéria subclávia esquerda (Fig. 13.14/*2*). O tronco braquiocefálico repousa ventral ao esôfago e à traqueia e emite as duas artérias carótidas comuns que acompanham estes órgãos pela entrada do tórax antes de continuarem como artéria subclávia direita. A artéria subclávia gradualmente se desvia para a direita antes de se enrolar na I costela e entrar no membro anterior. Há relatos de que a perda de uma artéria subclávia é compensada pela dilatação das conexões colaterais com as artérias vertebrais e outras artérias.

O *tronco pulmonar* é originário da vista craniossinistra da base do coração, à esquerda da aorta. Passa dorsocaudalmente antes de se dividir nas divergentes artérias pulmonares esquerda e direita (Fig. 13.23A/*10* e *11*). Logo antes de sua divisão, é conectado à aorta pelo ligamento arterioso. A artéria pulmonar direita, um pouco maior do que a esquerda, passa pela base do coração entre as veias cavas. Cada artéria emite um ramo para o lobo cranial antes da entrada no pulmão para maior ramificação.

A *veia cava cranial* passa ventral à traqueia, à direita do tronco braquiocefálico e em contato com o esôfago do lado esquerdo (Fig. 13.15). É a mais ventral das estruturas maiores que passam pela entrada do tórax, é formada cranial à entrada pela união das duas veias braquiocefálicas, que recebem correspondentes aos ramos da artéria subclávia (Fig. 7.36) e é aumentada pela adição de uma veia jugular externa.

A *veia cava caudal* se estende pelo espaço entre o átrio direito e o diafragma e é uma característica muito evidente em radiografias laterais do tórax. Em cães, a veia ázigos direita recebe as veias lombares mais craniais e, depois da entrada no tórax, a maioria das veias intercostais; estes vasos formam importantes conexões com o plexo venoso vertebral interno. A veia ázigos termina ao descer em frente à raiz do pulmão direito e se unir à veia cava cranial pouco antes de se abrir no átrio direito, no lado oposto ao terceiro espaço intercostal.

Não há características específicas de interesse na formação, no trajeto ou na distribuição dos nervos frênicos, vagos e simpáticos.

ESTRUTURAS LINFÁTICAS DO TÓRAX (VER TAMBÉM PP. 245-247)

Os linfonodos do tórax são resumidos na Tabela 13.2. O ducto torácico de paredes finas começa entre os pilares do diafragma, como uma continuação da cisterna do quilo. O ducto acompanha a aorta e a veia ázigos para a frente e, à altura do coração, passa obliquamente para a esquerda, cruzando o esôfago, e assume sua posição no lado esquerdo do mediastino cranial. Acompanha o esôfago até a entra-

TABELA 13.2 LINFONODOS TORÁCICOS

Linfonodo	Localização	Área(s) Drenadas	Fluxo Eferente
Linfonodo intercostal (Fig. 7.55/*6*)	Sob a pleura na extremidade dorsal do quinto ou sexto espaço intercostal	Parede torácica dorsal	Para os linfonodos mediastinais craniais
Linfonodos esternais (Fig. 7.55/*10*)	Atrás do esterno, à altura da II costela	Parede torácica ventral, diafragma, mediastino e, talvez, junto com os linfonodos axilares, os três primeiros pares de glândulas mamárias	Diretamente nas veias da entrada do tórax
Linfonodos mediastinais craniais (Fig. 7.55/*8*)	Com os grandes vasos sanguíneos em frente ao coração	Estruturas mediastinais, linfonodos traqueobrônquicos e músculos profundos da base do pescoço	Diretamente nas veias da entrada do tórax
Linfonodos traqueobrônquicos (Fig. 13.13A)	Nas junções tranqueobrônquicas	Pulmões, estruturas mediastinais e diafragma	Para os linfonodos mediastinais craniais

da do tórax, onde se abre em uma das veias maiores. No entanto, às vezes, termina mais caudalmente ao se unir à veia ázigos ou mesmo ao se abrir em um dos linfonodos mediastinais. O ducto, com diâmetro de 2 a 3 mm em cães de porte médio, pode ser plexiforme (Fig. 7.57). No tórax, recebe linfa de diversas estruturas torácicas e linfonodos do lado esquerdo; um ducto linfático direito separado faz a drenagem similar das estruturas do lado direito. Um destes ductos, ou ambos, recebe o(s) ducto(s) traqueal(is) correspondente(s). Em gatos, o ducto torácico segue pela vista dorsal esquerda da aorta e termina na veia jugular esquerda. Nas duas espécies, o ducto torácico pode ter múltiplos colaterais.

TESTE SUA COMPREENSÃO

Descreva as projeções dos pulmões e do coração na parede torácica e use estas informações na ausculta cardíaca e pulmonar.

14 O Abdome do Cão e do Gato

CONFORMAÇÃO E ANATOMIA SUPERFICIAL

O limite cranial da parede abdominal acessível é facilmente determinado pela palpação da última costela e do arco costal. O limite caudal é descoberto pela palpação da parte ventral (linha pectínea do púbis) da entrada da pelve entre as coxas. Embora as asas do ílio sejam importantes pontos de referência, pertencem ao dorso. Os músculos espessos não permitem a palpação dos processos transversos lombares em si, mas as pontas dos processos espinhosos orientam a identificação de cada vértebra.

A cavidade abdominal é obviamente maior do que estes pontos de referência parecem indicar porque o diafragma faz uma saliência na caixa torácica em sua extremidade cranial. Os órgãos desta parte intratorácica do abdome são protegidos pelas costelas e são, em parte, recobertos pelos lobos caudais dos pulmões. A cavidade abdominal é relativamente menos volumosa do que nas espécies domésticas de grande porte e, de modo geral, apresenta formato cônico com base cranial dilatada (Fig. 14.1). Seu eixo longitudinal, mais íngreme em raças de tórax profundo, se inclina cranioventralmente em um ângulo muito variável. Exceto em indivíduos obesos e cadelas no final da gestação ou que estão amamentando, a parede abdominal ventral se eleva do esterno à linha pectínea de forma reta ou mesmo ligeiramente côncava. Criadores de cães usam o termo "queda" para descrever animais com menor profundidade lombar. A prega cutânea que conecta o flanco ao joelho tende a obscurecer a baixa profundidade desta parte. O avanço da prenhez dilata o abdome em profundidade e largura e confere formato mais cilíndrico ou mesmo similar a um barril.

Os linfonodos inguinais superficiais podem ser palpados na virilha, laterais ao bulbo da glande do pênis ou em local comparável na cadela (Fig. 14.2B/*6*).

GLÂNDULAS MAMÁRIAS

As *glândulas mamárias* contribuem para os contornos durante a prenhez e a lactação. Os cães geralmente apresentam cinco pares de glândulas mamárias e os gatos têm quatro pares, dispersos pela face ventral do tronco (Figs. 10.31C e 10.32B e C). Os dois pares craniais são torácicos, os dois seguintes são abdominais, e o par mais caudal é inguinal. Uma separação medial distinta é observada entre as cadeias mamárias esquerda e direita. O padrão alternado faz com que todas as papilas mamárias sejam igualmente acessíveis aos filhotes quando a cadela amamenta em decúbito lateral. As glândulas são muito pequenas em fêmeas nulíparas (e as papilas mamárias são ocultas pelo pelame), mas ficam muito inchadas, pendulares e confluentes com suas vizinhas ipsilaterais perto da data do parto e durante a lactação. Seu tamanho aumenta quase 10 vezes em gatas. As glândulas regridem bastante nas fêmeas paridas, mas não gestantes ou lactantes. As papilas mamárias, observadas em forma

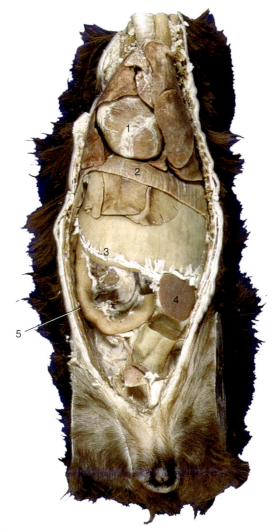

Fig. 14.1 Vista ventral do tronco do cão, demonstrando a parte intratorácica do abdome. *1*, Coração; *2*, diafragma; *3*, estômago distendido (com inserção do omento maior); *4*, baço; *5*, duodeno.

rudimentar em machos, são desnudas e suas extremidades apresentam 10 ou 12 aberturas finas em cães e 4 a 8 em gatos.

Em cães e gatos, as artérias torácicas lateral e interna e as artérias pudendas externas são as principais fontes de suprimento sanguíneo para as glândulas mamárias. As veias são satélites. As artérias e veias se anastomosam livremente, formando plexos arteriais e venosos (Fig. 14.2A) que pode cruzar a linha média.

As vias de *drenagem linfática* são erráticas e parte da linfa pode atravessar a linha média. Em gatos, os vasos linfáticos não cruzam a linha média nem penetram a parede torácica (Tabela 14.1). Os linfonodos inguinais superficiais e as glândulas caudais são relacionadas ao processo vaginal, que é vulnerável durante a remoção cirúrgica de uma glândula doente; a lesão do processo pode causar abertura acidental da cavidade peritoneal. Em ambas as espécies, os linfonodos inguinais superficiais drenam a parte adjacente da parede abdominal e as glândulas mamárias caudais. Estes detalhes da drenagem linfática são importantes devido à alta prevalência de tumores mamários em cães e gatos. Em cadelas, são os mais comuns de todos os tumores, com incidência assustadoramente alta (cerca de 50%) de malignidade. Embora um pouco menos comuns em gatos, os tumores mamários apresentam tendência ainda maior a serem malignos nesta espécie.

PAREDE ABDOMINAL (VER TAMBÉM PP. 47-49)

Cirurgias abdominais são frequentemente realizadas em cães e gatos. Portanto, é preciso conhecer os detalhes, apesar da construção comum da parede abdominal ventrolateral, com poucas características distintas, relacionadas principalmente à linha alba e à bainha do reto; estas estruturas e o canal inguinal são descritos de maneira mais completa aqui.

A *linha alba* é uma sutura fibrosa que une as aponeuroses dos músculos oblíquos e transversos direito e esquerdo do abdome. A linha se estende do processo xifoide ao púbis e inclui o umbigo à altura da terceira vértebra lombar. A linha alba tem cerca de 1 cm* de largura cranial ao umbigo, mas se afunila de forma gradual além deste ponto e se reduz a uma linha quase invisível em seu terço caudal (Fig. 2.26). As incisões pela linha alba não atingem músculos, vasos e nervos e evitam a retração do peritônio parietal pelas margens da ferida, que ocorre nas incisões medianas. O ligamento falciforme (adiante) e o ligamento mediano da bexiga inserem-se na face dorsal da linha alba, cranial e caudal ao umbigo, respectivamente. As hérnias umbilicais, geralmente associadas à linha alba muito larga e à hipoplasia dos músculos retos, são comuns.

A *bainha do reto* é formada pelas aponeuroses dos músculos oblíquos e transversos do abdome. Em cães e gatos, as aponeuroses dos músculos oblíquos externo e interno passam ventralmente (externamente) ao músculo reto sobre o comprimento da linha alba. No entanto, a parte mais cranial do músculo oblíquo interno também emite outra lâmina que passa dorsalmente (internamente) ao reto (Fig. 2.26A). A

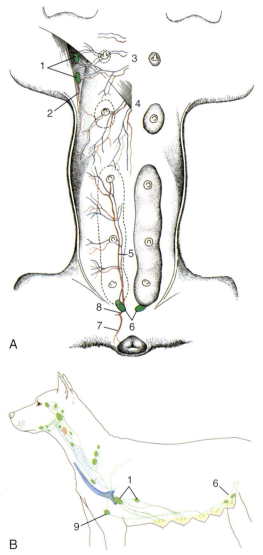

Fig. 14.2 Vasos sanguíneos (em vermelho) e linfáticos (em verde) das glândulas mamárias em cães. (A) Vista ventral das glândulas mamárias, dos vasos sanguíneos e de determinados linfonodos. (B) Vista lateral dos linfonodos regionais. *1*, Linfonodos axilares e axilares acessórios; *2*, ramo da artéria torácica lateral; *3*, ramos perfurantes dos vasos torácicos internos; *4*, ramos dos vasos epigástricos superficiais craniais; *5*, artéria epigástrica superficial caudal; *6*, linfonodos inguinais superficiais; *7*, ramo labial ventral para a vulva; *8*, artéria pudenda externa; *9*, linfonodo esternal.

---

*Ao indicarmos pesos ou medidas, imaginamos um indivíduo do tamanho de um Beagle, um animal com 15 a 20 kg. Em gatos, é claro, a variação é menor após a exclusão de raças atípicas, como Maine Coon.

TABELA 14.1 — SUPRIMENTO SANGUÍNEO E DRENAGEM LINFÁTICA DAS GLÂNDULAS MAMÁRIAS

Glândulas Mamárias	Suprimento Sanguíneo	Drenagem Linfática
Três pares craniais em cães e dois pares craniais em gatos	Craniolateralmente pela artéria torácica lateral (da artéria axilar) e profundamente pela artéria epigástrica superficial cranial e pelos ramos perfurantes das artérias intercostais, originários das artérias torácicas internas	Linfonodos axilares, axilares acessórios e esternais; o terceiro par também pode apresentar drenagem caudal
Dois pares caudais	Artéria epigástrica superficial caudal, originária da artéria pudenda externa, e profundamente pelas artérias abdominais craniais e artérias ilíacas circunflexas profundas	Linfonodo inguinal (mamário) superficial em cães e linfonodos epigástricos caudais em gatos

aponeurose do músculo transverso do abdome passa dorsalmente (internamente) ao músculo reto na metade cranial do abdome, mas muda de posição para a face ventral na parte caudal, deixando a face dorsal do reto recoberta apenas por fáscia e peritônio (Fig. 2.23B). O músculo reto é aderido à sua bainha apenas nas interseções tendíneas.

O *canal inguinal* é um espaço em potencial entre os músculos oblíquos interno e externo do abdome que se estende entre as aberturas (anéis) profundas e superficiais. O anel profundo une o canal à cavidade abdominal e o anel superficial une o canal aos tecidos subcutâneos da virilha. O canal conduz os vasos pudendos externos e o nervo genitofemoral em ambos os sexos, o cordão espermático em cães e gatos machos e o processo vaginal em cadelas e gatas. Todas essas estruturas emergem no anel inguinal superficial, uma fenda quase sagital na aponeurose do músculo oblíquo externo do abdome, quase 3 cm laterais à linha alba, próximo à inserção no púbis (Fig. 2.27A/*4'*). Somente a extremidade caudal do anel é palpável. Uma faixa estreita de aponeurose (Fig. 2.27A entre *4'* e *6*) lateral ao anel forma a única barreira entre as estruturas que emergem do canal e os grandes vasos femorais e o nervo safeno ao entrarem na coxa pela lacuna vascular (Fig. 2.27/*6*).

O anel inguinal profundo é visível apenas no interior do abdome. Seu limite caudolateral é a margem caudal da aponeurose do músculo oblíquo externo do abdome (*ligamento inguinal*); o limite cranial é a margem livre (margem caudal) do músculo oblíquo interno do abdome e o limite medial é o músculo reto (Fig. 2.27B). Nenhum destes limites é palpável em animais intactos. O peritônio parietal que recobre o anel sai pelo canal inguinal e, então chamado túnica vaginal, acompanha o cordão espermático até o escroto. Em cadelas e gatas, envelopa o ligamento redondo do útero e é conhecido como processo vaginal, que não é encontrado em fêmeas de outras espécies domésticas e é o ocasional receptor de órgãos abdominais herniados (Capítulo 15).

Suprimento Sanguíneo

A parede abdominal ventral é suprida por quatro pares de artérias que vêm da região do esterno e da pelve. A *artéria epigástrica superficial cranial* se ramifica da artéria torácica interna e segue entre os músculos abdominais e a pele (Tabela 14.1). Esta artéria supre a região cranial à altura do umbigo (é dilatada na cadela em lactação). A *artéria epigástrica cranial* segue mais abaixo até o reto, entre ele e sua bainha. A *artéria epigástrica superficial caudal*, um ramo da artéria pudenda externa, se distribui pelo subcutâneo e irriga o prepúcio. A *artéria epigástrica caudal* é originária do tronco pudendoepigástrico e segue em frente, primeiro pela margem lateral e, então, na face profunda do músculo reto (Figs. 14.3 e 2.26). Os conjuntos vasculares craniais e caudais se anastomosam (Fig. 14.2).

> **A paracentese da parede abdominal** é mais realizada com maior segurança a uma curta distância caudolateral ao umbigo para evitar o ligamento falciforme rico em gordura e o risco de lesão à bexiga repleta. O *ligamento falciforme*, que conduz o ligamento redondo do fígado em sua margem livre, é o resquício do mesogástrio ventral que conduz a veia umbilical do umbigo ao fígado do feto. A parte adjacente ao fígado sobrevive, quando muito, como uma simples prega peritoneal. O suprimento sanguíneo do ligamento falciforme é originário do comprimento da linha alba. O ligamento normalmente atua como um grande depósito de gordura e pode ficar tão espesso e dilatado que complica a abertura e o fechamento de uma incisão na linha média abdominal (Fig. 14.13), especialmente em cães. Esta obstrução pode ser parcial ou totalmente excisada; deve-se ter cuidado para fazer a ligadura na extremidade cranial, antes da remoção completa do ligamento.

ASPECTOS GERAIS DA TOPOGRAFIA VISCERAL

O *omento maior* é extremamente bem-desenvolvido e se dobra sobre si mesmo, formando um saco achatado com lâminas superficiais e profundas interpostas entre a massa intestinal e o assoalho abdominal (Fig. 3.33). É por isso que o intestino delgado não é imediatamente visível após a remoção do assoalho abdominal (Fig. 14.4). No entanto,

Capítulo 14 O Abdome do Cão e do Gato 421

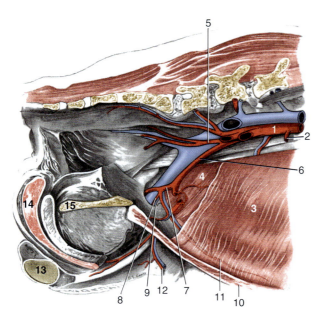

Fig. 14.3 Parede abdominal e canal pélvico do cão macho, mostrando a divisão da aorta; vista medial. *1,* Aorta; *2,* artéria (a.) mesentérica caudal; *3,* transverso do abdome; *4,* músculo oblíquo interno do abdome (m.); *5,* a. ilíaca interna; *6,* a. ilíaca externa; *7,* a. femoral profunda; *8,* tronco pudendoepigástrico; *9,* anel inguinal profundo; *10,* m. reto do abdome; *11,* a. epigástrica caudal; *12,* a. pudenda externa; *13,* testículo esquerdo; *14,* bulbo do pênis; *15,* sínfise pélvica.

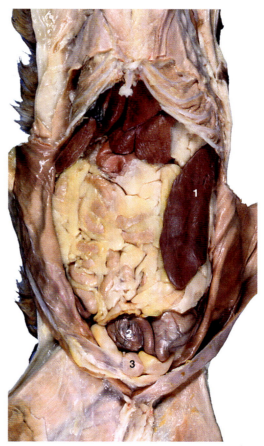

Fig. 14.4 Vista ventral das vísceras abdominais felinas; as alças intestinais são ocultadas pelo omento maior rico em tecido adiposo. *1,* Baço; *2,* parte do útero gravídico com dois ampolas; *3,* bexiga.

a parte ventral do baço que se projeta além do arco costal esquerdo, a parte do fígado atrás do processo xifoide e a bexiga imediatamente antes do púbis são visíveis após a remoção da parede abdominal ventral ou do assoalho (Figs. 14.5, 14.6, 14.7, 14.8 e 14.9). A bolsa omental é um espaço potencial entre as lâminas. A abertura da bolsa omental, o forame epiploico, é uma passagem estreita que repousa medial ao processo caudado do fígado e é limitado dorsalmente pela veia cava caudal e ventralmente pela veia porta.

Sendo o mesogástrio dorsal, o omento maior se insere na curvatura maior do estômago embrionário, como em outras espécies. É originário do teto da cavidade abdominal, próximo à parte caudal do fígado e à artéria celíaca. Perto desta inserção, o lobo esquerdo do pâncreas é encerrado no omento. A inserção dorsal do omento corre entre o hiato esofágico e o forame epiploico. Neste ponto, o omento maior continua como mesoduodeno, no qual o lobo direito do pâncreas está situado. A bolsa omental é conectada ao hilo do baço pelo ligamento gastroesplênico. O omento é caudalmente conectado ao cólon descendente pelo véu omental.

A lâmina superficial do omento maior (Fig. 3.33/*14*) passa caudalmente a sua inserção, em contato direto com a parede abdominal ventral, até chegar à bexiga, onde é refletida em sentido dorsal para se transformar na lâmina profunda (Fig. 3.33/*13*). Esta estrutura segue em frente, entre a lâmina

superficial e as alças do jejuno; na extremidade cranial do jejuno, passa dorsalmente, contra a face caudal (visceral) do estômago, até chegar ao lobo esquerdo do pâncreas, que encerra e por onde acessa o teto da cavidade abdominal. A margem direita do saco omental é ventral ao duodeno descendente. A margem esquerda se estende mais dorsalmente à altura do rim e dos músculos sublombares e é complicada por uma inserção no hilo do baço. A parte do omento que se estende entre o pilar esquerdo do diafragma e o hilo esplênico pode ser chamada ligamento frenicoesplênico. A parte mais generosa entre o estômago e o hilo forma o ligamento gastroesplênico. Como outra complicação, uma prega sagital (o véu omental) com margem caudal livre conecta a lâmina profunda à face esquerda do mesocólon descendente. O omento maior sempre apresenta gordura, primeiramente depositada ao longo dos pequenos vasos do omento, o que dá a aparência rendilhada à estrutura; no entanto, em cães obesos (e um pouco menos em gatos), forma uma camada mais ou menos contínua.

O *omento menor* é consideravelmente maior do que o curto espaço que cobre entre a curvatura menor do estômago e o fígado. O omento se mistura à direita com o mesoduo-

422 Parte II Cães e Gatos

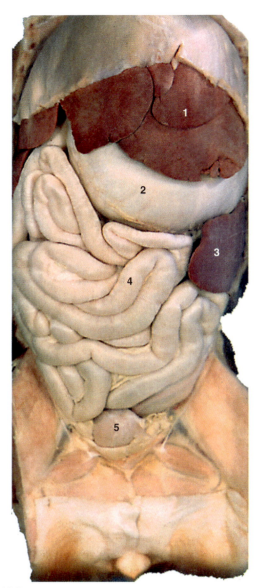

Fig. 14.5 Vísceras abdominais do cão após remoção do omento maior. *1*, Fígado; *2*, estômago; *3*, baço; *4*, intestino delgado; *5*, bexiga.

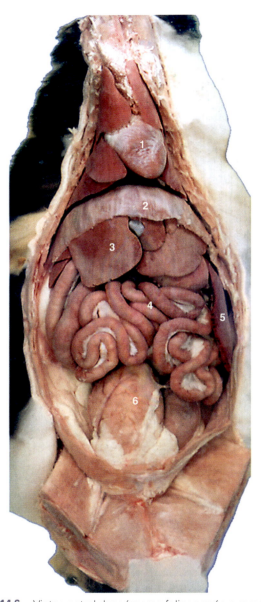

Fig. 14.6 Vista ventral das vísceras felinas após a remoção do omento. *1*, Coração; *2*, diafragma; *3*, fígado; *4*, intestino; *5*, baço; *6*, bexiga.

deno; o limite entre essas duas estruturas é delimitado pelo ducto biliar. O processo papilar do fígado é frouxamente envelopado pelo omento menor. A parte do omento menor entre o fígado e o duodeno também é chamada de *ligamento hepatoduodenal,* e a parte entre o fígado e o estômago é denominada *ligamento hepatogástrico.*

▶ BAÇO

O baço (ver também p. 249) de cães e gatos é um órgão alongado, em formato de haltere, que repousa de maneira mais ou menos vertical contra a parede abdominal esquerda (Fig. 14.10A/*4*). Sua posição é muito influenciada pela dis-

tensão do estômago (e por sua própria capacidade de ingurgitamento). A extremidade dorsal chega ao pilar esquerdo do diafragma, passando entre o fundo gástrico e o polo cranial do rim esquerdo sob a proteção (geralmente) das duas últimas costelas. A extremidade ventral maior pode atravessar a linha média ventral e ficar abaixo das cartilagens costais do lado direito. Assim, forma uma densa sombra triangular no assoalho abdominal em radiografias laterais (Fig. 14.11A/*3*). Uma sombra similar entre o estômago e o rim esquerdo pode revelar a posição do órgão em radiografias ventrodorsais. Em gatos, a parte ventral do baço é sempre localizada fora da caixa torácica. A face parietal entra em contato (em sequência dorsoventral) com o diafragma, o arco costal e os músculos abdominais. A face visceral é dividida pela crista

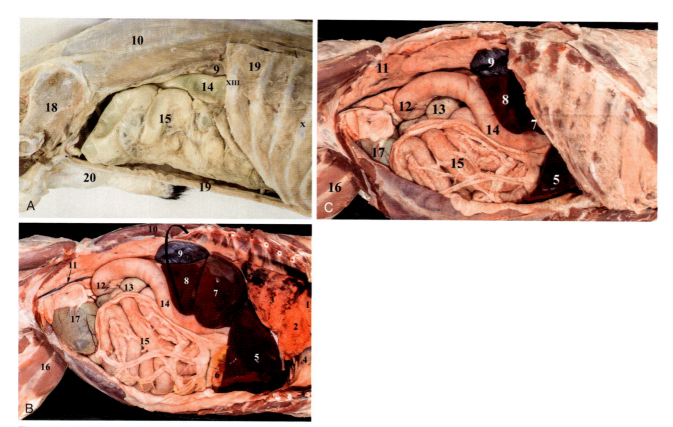

Fig. 14.7 Cavidade abdominal do cão com a parede abdominal direita removida (A e B) e as costelas removidas (B). A linha preta em B indica a posição da última costela. *1,* Lobo cranial do pulmão direito; *2,* lobo médio do pulmão direito; *3,* lobo caudal do pulmão direito; *4,* coração; *5,* lobo medial direito do fígado; *6,* estômago, curvatura maior; *7,* lobo lateral direito do fígado; *8,* processo caudado do lobo caudado do fígado; *9,* rim direito; *10,* músculo longuíssimo do lombo; *11,* artéria e veia testicular na prega genital; *12,* flexura duodenal caudal; *13,* ceco; *14,* duodeno descendente; *15,* alças do jejuno, recobertas pelo omento maior; *16,* músculo sartório (parte cranial e caudal); *17,* bexiga; *18,* ílio (pelve); *19,* músculos abdominais (seccionados); *20,* Bulbo da glande. X, XIII: costelas

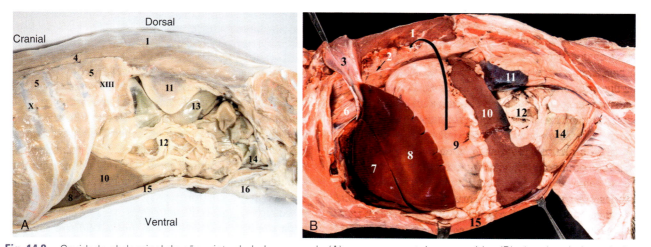

Fig. 14.8 Cavidade abdominal do cão, vista do lado esquerdo (A) e com as costelas removidas (B): *1,* músculo longuíssimo do lombo; *2,* tronco simpático; *3,* diafragma (refletido); *4,* músculo torácico iliocostal; *5,* músculo serrátil dorsal (parte caudal); *6,* esôfago e tronco dorsal do nervo vago; *7,* lobo medial esquerdo do fígado; *8,* lobo lateral esquerdo do fígado; *9,* estômago; *10,* baço; *11,* rim esquerdo; *12,* alças do jejuno, recobertas pelo omento maior; *13,* cólon descendente *14,* bexiga; *15,* músculos abdominais (seccionados); a linha preta representa a última (XIII) costela.

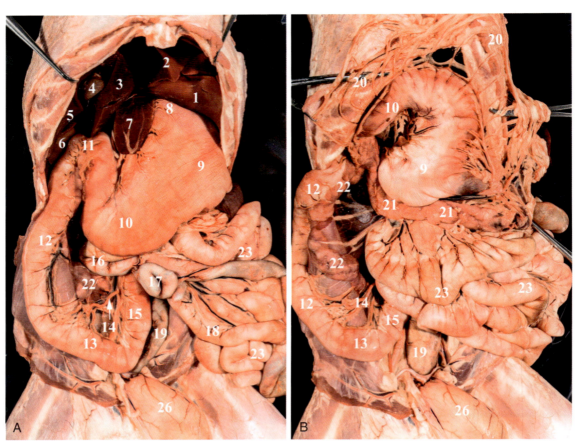

Fig. 14.9 Cavidade abdominal do cão, com o jejuno virado para a esquerda (A), o estômago e o omento maior colocados em sentido cranial (B), o intestino delgado removido e o cólon virado para direita (espécimes frescos): *1,* Lobo lateral esquerdo do fígado; *2,* lobo medial esquerdo do fígado; *3,* lobo quadrado do fígado; *4,* vesícula biliar; *5,* lobo medial direito do fígado; *6,* lobo lateral direito do fígado *7,* processo papilar do lobo caudal do fígado (recoberto pelo omento menor); *8,* estômago, cárdia; *9,* estômago, fundo *10,* estômago, parte pilórica; *11,* flexura duodenal cranial; *12,* duodeno descendente; *13,* flexura duodenal caudal; *14,* artéria e veia pancreaticoduodenal caudal; *15,* duodeno ascendente; *16,* cólon ascendente; *17,* ceco; *18,* íleo; *19,* cólon descendente; *22,* pâncreas, lobo direito; *23,* alças do jejuno, viradas para o lado esquerdo; *26,* bexiga.

hilar em uma faixa cranial relacionada ao estômago e uma faixa caudal relacionada ao rim esquerdo e ao intestino.

O amplo ligamento gastroesplênico une o baço à curvatura maior do estômago, afetando a mobilidade e a localização deste último. O estômago dilatado desloca o baço em sentido caudal e ventral, chegando à entrada da pelve. O órgão pode, então, ser palpado pela parede abdominal.

Os vasos sanguíneos também exercem outra influência restritiva sobre o baço. A artéria esplênica e a veia esplênica passam (como vários ramos divergentes) até a extremidade dorsal do baço. A artéria esplênica surge como um ramo da artéria celíaca e, antes de chegar ao baço, emite ramos para a orla esquerda do pâncreas. Os vasos gastroepiploicos esquerdos se separam próximo ao meio do hilo e atravessam a curvatura maior do estômago no interior do ligamento gastroesplênico (Fig. 14.12/*3* e *11*). Os linfonodos esplênicos repousam adjacentes aos vasos esplênicos, a alguns centímetros de distância do órgão. O baço apresenta vasos linfáticos eferentes (que seguem as grandes artérias), mas não tem vasos aferentes.

Função do Baço: O baço é um importante reservatório de sangue em cães e gatos e seu tamanho e peso, portanto, são muito variáveis (Fig. 14.6). O baço de um cão ou gato em repouso se contrai e relaxa de maneira rítmica devido à presença de muitas fibras de músculo liso por todo o órgão. Estas fibras relaxam com a administração de anestésicos, o que provoca extensa ingurgitação esplênica, e se contraem devido ao estresse ou a injeção de catecolaminas, expelindo células sanguíneas livres e plasma da polpa vermelha. O baço não apresenta suprimento nervoso parassimpático.

A ruptura do baço após acidentes de trânsito não é incomum, mas, felizmente, o órgão pode ser removido sem risco de vida. A inserção relativamente frouxa do baço ao estômago facilita o acesso ao suprimento vascular durante a cirurgia (esplenectomia). Durante a esplenectomia, é importante poupar os ramos da artéria esplênica que contribuem para a artéria gastroepiploica esquerda, que é essencial à integridade da curvatura maior do estômago (Figs. 3.39 e 14.12).

Capítulo 14 **O Abdome do Cão e do Gato** 425

ESTÔMAGO

O cão apresenta estômago simples (ver também pp. 115--119), com a forma idealizada descrita na página 125 apenas quando moderadamente repleto. O fundo e o corpo do estômago se fundem suavemente e são capazes de grande expansão, mas a parte pilórica cilíndrica e de paredes mais espessas é menos passível de dilatação. O fundo se projeta dorsalmente à esquerda do cárdia, contra o fígado. O cárdia tende a ser amplo, uma característica talvez relacionada à facilidade com que os cães vomitam. O piloro, por outro lado, é estreito, e estenoses pilóricas não são incomuns em animais jovens. Com o órgão vazio, o corpo também fica mais ou menos cilíndrico e o fundo, então, forma uma dilatação bulbosa dorsal. Quando muito distendido, todas as partes do órgão, exceto o canal pilórico, fundem-se em um saco comum. A capacidade do estômago varia entre 0,5 e 6,0 L, com média de 2,5 L, o que o torna relativamente grande em relação ao tamanho corpóreo.

A posição e as relações, obviamente, dependem do grau de plenitude, mas o cárdia é um ponto fixo oposto ao nono espaço intercostal. O fundo e o corpo repousam principalmente à esquerda do plano mediano, em contato com o diafragma e o fígado, respectivamente, mas a parte ventral do corpo cruza para a direita antes de ser continuada pela parte pilórica, que também repousa contra o fígado (Figs. 14.11, 14.13 e 14.14). Na verdade, a curvatura menor do estômago é presa à porta do fígado pelo omento menor. A curvatura maior está voltada principalmente para

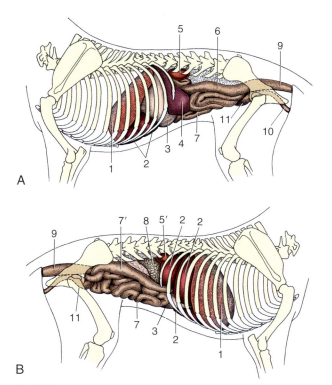

Fig. 14.10 Projeções das vísceras nas paredes abdominais (A) esquerda e (B) direita. *1,* Diafragma; *2,* fígado; *3,* estômago; *4,* baço; *5* e *5',* rins esquerdo e direito; *6,* cólon descendente; *7,* intestino delgado; *7',* duodeno descendente; *8,* pâncreas; *9,* reto; *10,* trato urogenital feminino; *11,* bexiga.

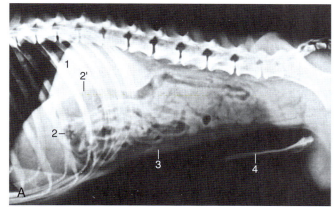
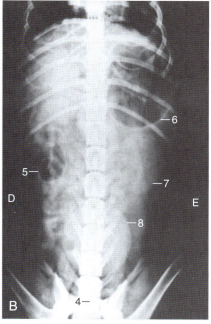

Fig. 14.11 Radiografias (A) lateral e (B) ventrodorsal do abdome do cão. *1,* Fígado; *2,* parte pilórica do estômago; *2',* duodeno descendente; *3,* baço; *4,* osso peniano; *5,* ceco; *6,* fundo do estômago; *7,* rim esquerdo; *8,* bexiga; *D,* direito; *E,* esquerdo.

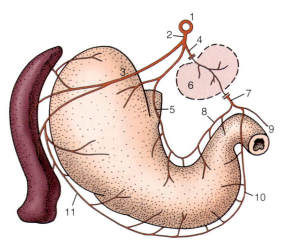

Fig. 14.12 O suprimento sanguíneo do estômago e do baço, Vista caudal; ilustração esquemática. *1*, Aorta; *2*, artéria (a.) celíaca; *3*, a. esplênica; *4*, a. hepática; *5*, a. gástrica esquerda; *6*, indicação do fígado; *7*, a. gastroduodenal; *8*, a. gástrica direita; *9*, a. pancreaticoduodenal cranial; *10*, a. gastroepiploica direita; *11*, a. gastroepiploica esquerda.

a esquerda, em direção ao baço e ventral, onde geralmente repousa na margem ventral do fígado e no ligamento falciforme (Fig. 14.13/6). A curvatura maior chega ao assoalho abdominal somente quando o estômago está muito distendido e, nestas circunstâncias, pode ser palpado pela parede abdominal. Caso contrário, o estômago estará fora de alcance e, de modo geral, alinhado à IX à XII costela do lado esquerdo (Fig. 14.15A). Com a expansão do estômago, suas partes ventrais (principalmente o corpo) se movem caudoventralmente e ficam em grande contato com o assoalho abdominal e o arco costal esquerdo, deslocando o jejuno do contato com o fígado. A distensão excessiva, não incomum nesta espécie gulosa, pode posicionar o estômago atrás do umbigo. Esta grande dilatação também altera suas relações craniais, empurrando o fígado para a direita e o diafragma para frente, o que reduz a cavidade torácica.

As radiografias do abdome geralmente revelam poucos detalhes do estômago além dos gases naturalmente coletados na região mais superior do órgão — o fundo no animal em estação ou em decúbito lateral direito. Esta importante

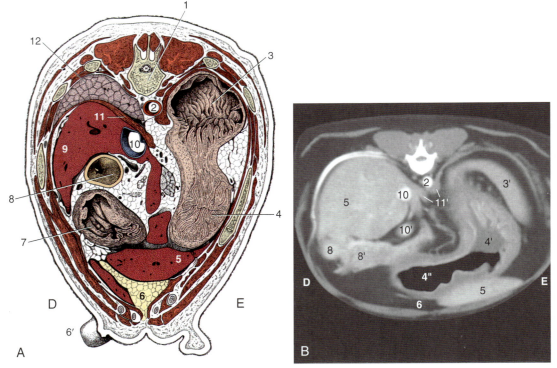

Fig. 14.13 (A) Corte transversal do tronco do cão à altura da XII vértebra torácica. (B) Tomografia computadorizada (TC) correspondente, ligeiramente mais caudal do que (A); o cão estava em decúbito dorsal durante a TC. *1*, XII vértebra torácica; *2*, aorta; *3*, fundo do estômago; *3'*, baço; *4*, corpo do estômago; *4'*, com fluido; *4"*, com gás; *5*, fígado; *6*, ligamento falciforme rico em gordura; *6'*, teto; *7*, parte pilórica do estômago; *8*, duodeno descendente; *8'*, lobo direito do pâncreas; *9*, processo caudado do fígado; *10*, veia cava caudal; *10'*, veia porta; *11*, diafragma; *11'*, pilar do diafragma; *12*, pulmão direito; *D*, direito; *E*, esquerdo.

Capítulo 14 **O Abdome do Cão e do Gato** 427

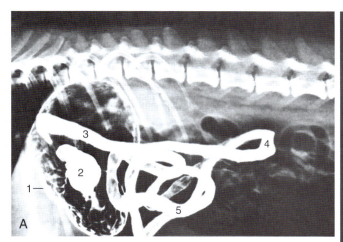

Fig. 14.14 Corte transversal do abdome do cão à altura da XI vértebra torácica: *1*, Músculo longuíssimo; *2*, músculo semiespinhoso; *3*, músculos multífidos; *4*, medula espinal; *5*, XI vértebra torácica; *6*, aorta descendente; *7*, lobo caudal do pulmão direito; *8*, X costela; *9*, músculo grande dorsal; *10*, músculos intercostais; *11*, IX costela; *12*, músculos abdominais; *13*, fígado (lobo lateral direito); *14*, veia hepática direita; *15*, veia cava caudal; *16*, veia porta; *17*, piloro; *18*, fígado (lobo medial direito); *19*, vesícula biliar; *20*, fígado (lobo medial esquerdo); *21*, fígado (lobo lateral esquerdo); *22*, cárdia (esôfago); *23*, estômago.

característica de orientação se perde quando o animal é colocado em outras posições. A demonstração mais completa da topografia é obtida com a administração de uma refeição de bário (Fig. 14.15). A existência de rugas pode ser revelada por defeitos no contorno da massa de contraste; a demonstração mais satisfatória é conseguida após a evacuação da maior parte da refeição, quando o agente residual se prende à mucosa e preenche os espaços entre as rugas adjacentes.

Diversas estruturas unem o estômago às partes vizinhas. O fundo é diretamente ligado ao pilar esquerdo do diafragma (ligamento gastrofrênico), e há ligamentos mais frouxos entre o cárdia e o diafragma, a curvatura menor e o fígado (omento menor) e a curvatura maior e o baço (omento maior). Exceto nestas reflexões, o estômago é totalmente recoberto por serosa.

O estômago recebe sangue de todos os *três ramos da artéria celíaca*. Os ramos para o estômago chegam à direita do fundo e dorsal ao cárdia (Fig. 14.12). A *artéria esplênica* envia ramos curtos ao cruzar a face caudal do fundo antes de chegar ao baço. Um ramo mais substancial (*artéria gastroepiploica esquerda*; Fig. 14.12/*11*) segue a curvatura maior até uma anastomose com a artéria gastroepiploica direita (um ramo da artéria hepática). A *artéria gástrica esquerda* (Fig. 14.12/*5*) supre o fundo, a região do cárdia e um ramo para o esôfago antes de seguir a curvatura menor até uma anastomose com a artéria gástrica direita (Fig. 14.12/*8*), outro ramo da artéria hepática. As arcadas

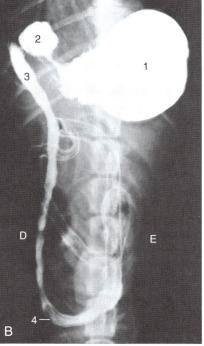

Fig. 14.15 Radiografias (A) lateral e (B) ventrodorsal do abdome do cão após a administração de uma suspensão de bário. *1*, Estômago; *2*, parte pilórica; *3*, duodeno descendente; *4*, flexura caudal do duodeno; *5*, jejuno; *D*, direito; *E*, esquerdo.

arteriais que acompanham as curvaturas emitem ramos de tamanho médio para as partes adjacentes de ambas as faces. As artérias são acompanhadas principalmente por veias satélites, que contribuem como veia gastroesplênica e veia gastroduodenal para a veia porta. Os vasos linfáticos gástricos drenam nos linfonodos hepáticos, mas podem ter passado antes pelos linfonodos esplênicos e gástricos. Vasos maiores não são observados nas faixas entre as curvaturas, que são, portanto, os locais preferidos para incisão. A face parietal pode ser exposta e aberta por uma incisão medial ou paracostal (um procedimento comum para a remoção de corpos estranhos), mas a face visceral é inacessível a não ser que a bolsa omental seja aberta primeiro (p. 112).

O estômago do gato apresenta uma flexão mais aguda sobre si mesmo e a parte pilórica mal chega à metade direita do abdome. A distensão excessiva também é menos comum em gatos, que tendem a comer com mais moderação do que os cães. O estômago do gato é geralmente similar ao do cão; sua topografia, assim como a dos intestinos, é mostrada nas radiografias das Figuras 14.15, 14.17 e 14.19. Em radiografias contrastadas, os gatos apresentam menos rugas gástricas, que também são proporcionalmente menores do que as observadas em cães. Gatos siameses podem apresentar estenose pilórica causada por hipertrofia do músculo liso circular do piloro.

O vôlvulo gástrico é relativamente comum, em especial em raças de grande porte e tórax profundo, como dinamarquês e São Bernardo. Nesta doença, o estômago Distendido roda sobre o esôfago (geralmente em sentido horário ao ser visto por trás, entre 270° e 360°), o que fecha o esôfago no cárdia. A extremidade pilórica do estômago, cujo posicionamento é mantido de maneira pouco firme pelo omento menor e pelo ducto biliar, se movimenta em direção ventral e à esquerda, distendendo a parte cranial do duodeno pela face ventral do cárdia. A lâmina ventral do omento maior, ainda presa à curvatura maior do estômago, recobre a face ventral do estômago deslocado e é visível na entrada cirúrgica da cavidade abdominal. A rotação comprime as veias, o que causa congestão estomacal, compressão da veia cava caudal e da veia porta e ingurgitamento do baço. A correção também pode causar lesão por isquemia e reperfusão. A posição do baço varia conforme a extensão do vôlvulo e pode até mesmo girar sobre seu próprio pedículo. A rotação do estômago em sentido anti-horário é possível por, no máximo, 90°; o piloro e o antro se movem dorsalmente pela parede abdominal direita e, neste caso, não há deslocamento do omento pela face ventral do estômago.

A remoção de objetos estranhos do estômago pode requerer *gastrotomia*. Neste procedimento, uma incisão é feita na área hipovascular entre a curvatura maior e a curvatura menor, distante do piloro.

INTESTINOS (VER TAMBÉM PP. 119–125)

Já que as características gerais do trato intestinal foram descritas, podemos nos concentrar em suas relações com outros órgãos, referências externas, inserções e suprimento sanguíneo.

O intestino delgado é relativamente curto, com cerca de três ou quatro vezes o comprimento do corpo. Deste comprimento, o *duodeno* contribui, em média, com apenas 25 cm. A curta parte cranial do duodeno passa dorsalmente e à direita, contra a face visceral do fígado, em sentido quase oposto ao nono espaço intercostal. Continua caudalmente além da porta como duodeno descendente, que segue pela parede abdominal direita até chegar a um ponto entre a quarta e a sexta vértebra lombar (Fig. 14.10B/7′). Em sua passagem, está relacionado dorsalmente ao lobo direito do pâncreas, ventralmente à massa jejunal e medialmente

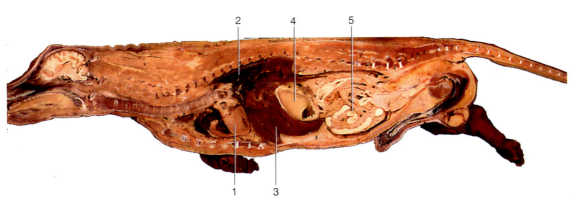

Fig. 14.16 Corte mediano do tronco do cão, permitindo a visualização geral das vísceras. *1*, Coração; *2*, pulmão; *3*, fígado; *4*, estômago; *5*, intestino.

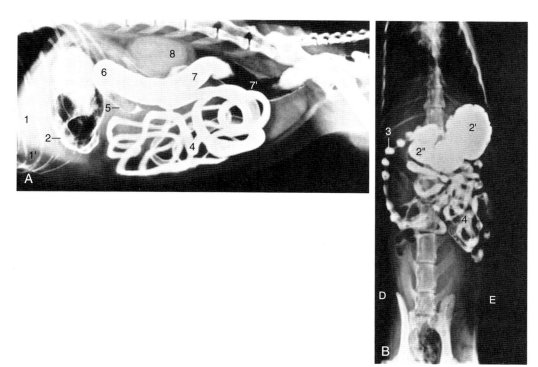

Fig. 14.17 Radiografias (A) lateral e (B) ventrodorsal do abdome felino após a administração de uma suspensão de bário. *1*, Fígado; *1'*, ligamento falciforme rico em gordura, elevando o fígado; *2*, gás e bário no estômago; *2'*, fundo; *2"*, parte pilórica do estômago; *3*, duodeno descendente — a impressionante aparência "em colar de pérolas" (característica de gatos) se deve ao peristaltismo segmentar; *4*, jejuno; *5*, cólon ascendente; *6*, cólon transverso; *7*, cólon descendente; *7'*, gás no cólon descendente; *8*, rins (sobrepostos); *D*, direito; *E*, esquerdo.

ao cólon ascendente e ao ceco (Fig. 14.18/5). O mesentério do duodeno descendente começa relativamente longo, mas encurta em direção à flexura caudal, onde o intestino é bem ancorado ao teto abdominal. Outra prega (duodenocólica) com a margem caudal livre une o duodeno ao mesocólon descendente nesta altura. O duodeno ascendente (Fig. 14.18/6), que começa na flexura caudal, é mais aderido do que o segmento anterior e se dirige para frente, próximo à linha média, entre o cólon descendente à esquerda e a raiz do mesentério. O duodeno se vira em direção ventral no limite cranial da raiz e é continuado pelo jejuno. Outras relações desta parte são a margem medial do rim esquerdo, dorsalmente, e a massa jejunal, ventralmente (Figs. 14.11A e 14.15B).

O *jejuno* e o curto *íleo* formam uma massa que ocupa a parte ventral do abdome entre o estômago e a bexiga (Figs. 14.5, 14.6, 14.9). As alças do jejuno são muito móveis e, à primeira vista, sua disposição parece ser aleatória; a inspeção mais cuidadosa mostra que há algum padrão neste arranjo. As alças, principalmente sagitais da parte proximal, repousam bastante craniais às alças mais transversas da parte distal (Fig. 14.11A). O mesentério suspenso é relativamente longo e impõe pouca resistência, permitindo que o intestino deslize com liberdade sobre o assoalho em resposta a movimentos respiratórios e de outros tipos. Esta característica permite que o cirurgião exteriorize grande parte do jejuno para melhorar a exposição dos órgãos mais dorsais. Dorsalmente, a massa jejunal se estende até o duodeno descendente à direita e o rim e os músculos sublombares à esquerda. De modo geral, as alças jejunais são completamente relacionadas ao omento maior dobrado em direção ventral; cranialmente, somente a lâmina profunda se interpõe entre estas alças e o estômago. O *íleo* começa na extremidade caudal da massa, passa em frente e à direita e se abre no cólon ascendente, abaixo da primeira ou segunda vértebra lombar.

Pequenas áreas de nódulos linfáticos agregados, de tamanhos variáveis, são encontradas por todo o intestino delgado; as maiores estão no íleo.

Em vida, o intestino não é uniformemente repleto e, em um momento qualquer, a maioria de suas partes está achatada e moldada pelas pressões de vísceras adjacentes. O lúmen pode ser localmente obliterado e, quando a passagem é retida, tende a ser reduzido a um canal estreito ao longo de uma margem que, ao corte, forma um "buraco de fechadura". Este fato explica as estreitas linhas que são a representação comum do intestino delgado em radiografias obtidas após a administração de uma supensão com bário. Os movimentos segmentares e peristálticos continuamente alteram a configuração em vida. Após a administração do

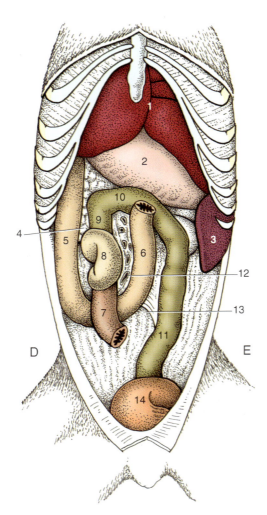

Fig. 14.18 O duodeno, o ceco e o cólon do cão, *in situ*; vista ventral. *1,* Fígado; *2,* estômago; *3,* baço; *4,* pâncreas; *5,* duodeno descendente; *6,* duodeno ascendente; *7,* íleo; *8,* ceco; *9, 10, 11,* cólon ascendente, transverso e descendente; *12,* vasos na raiz do mesentério; *13,* prega duodenocólica; *14,* bexiga; *D,* direito; *E,* esquerdo.

contraste, o duodeno do gato geralmente apresenta contrações segmentares que são suficientemente pronunciadas para dividir o conteúdo intestinal em uma série linear de expansões globulares separadas por regiões (mais ou menos) vazias, criando o incrível efeito em "colar de pérolas" (Fig. 14.17B). A aparência similar em outras regiões do intestino felino ou no duodeno do cão provavelmente é uma evidência de anomalia.

A junção ileocólica é peculiar, já que o íleo e cólon são alinhados e formam um tubo contínuo unido ao ceco de um lado. (Nas outras espécies, o ceco e o cólon se encontram de ponta a ponta.) O *ceco* é curto, embora tenha comprimento variável e seja retorcido (Fig. 14.18/*8* e 14.19/*4*). É unido ao íleo por uma prega curta (ileocecal) e é orientado em sentido craniocaudal, embora seu fundo cego arredondado possa apontar para qualquer direção. O ceco se comunica com o cólon ascendente pelo orifício cecocólico adjacente ao orifício ileal. O ceco repousa à direita da raiz do mesentério e está relacionado ao rim direito dorsalmente, ao duodeno descendente, ao pâncreas lateralmente e ao jejuno ventralmente. Repousa abaixo da segunda articulação lombar e, assim, é bem alinhado à parte mais caudal do arco costal. O ceco do gato é pequeno e em formato de vírgula. Surpreendentemente, pode ser localizado à palpação pela referência à firme junção ileocólica, à altura da quarta vértebra lombar. A firmeza pode ser confundida com um tumor ou intussuscepção (Fig. 14.20/*4*).

O *cólon,* com em média 65 cm de comprimento, é apenas um pouco mais largo do que o intestino delgado. É facilmente reconhecido por seu trajeto cranial até a raiz do mesentério e sua descida quase reta à esquerda, em direção à pelve, que entra dorsal à bexiga (e ao útero) (Figs. 3.45 e 14.19). A curta parte ascendente repousa à direita, entre o duodeno descendente e a raiz do mesentério, e geralmente entra em contato com a parte pilórica do estômago. Seu estreito mesocólon permite pouca mobilidade. O cólon transverso segue da direita para a esquerda, cranial à raiz do mesentério e ventral ao lobo esquerdo do pâncreas (Fig. 14.18). Seus ligamentos são mais frouxos e esta parte do intestino afunda no abdome; de modo geral, é a parte mais inferior do cólon em radiografias laterais. A inserção livre às vezes permite que se dobre sobre si mesmo e não pareça mais do que uma flexura conectando o cólon ascendente ao descendente. O cólon descendente é, de longe, o segmento mais longo. Passa caudalmente, à esquerda da raiz mesentérica, até chegar à cavidade pélvica, onde continua como o reto (Fig. 14.10A/*6*). É dorsalmente relacionado ao rim esquerdo e aos músculos sublombares e ventralmente à massa jejunal e pode repousar contra a parede abdominal esquerda (Figs. 14.16/*4* e 14.21/*4*). O cólon descendente é o único segmento do intestino grosso do cão que pode ser facilmente palpado. Nenhuma parte do cólon encontra-se retroperitoneal.

A proeminência do ceco e do cólon em radiografias simples do abdome do cão é determinada pela quantidade de gás, pela natureza e pelo volume dos resíduos digestivos presentes (Fig. 14.19). O ceco quase sempre contém gás suficiente para lembrar o trajeto retorcido de seu lúmen. Esta importante característica identificadora não é observada em gatos, em que a conformação mais simples raramente permite a retenção de gás (Fig. 14.20).

O *suprimento sanguíneo* dos intestinos vem principalmente das *artérias mesentéricas cranial e caudal* e parte do duodeno é suprido pelo *ramo pancreaticoduodenal cranial da artéria gastroduodenal* (da artéria celíaca). Os detalhes são mostrados nas Figuras. 14.22 e 14.23. O cólon descendente e o reto recebem sangue da artéria mesentérica caudal que, em gatos e cães, é originária da aorta, perto da quinta vértebra lombar. As veias formam a veia porta, à exceção daquelas do retal caudal, que seguem em direção à veia cava caudal.

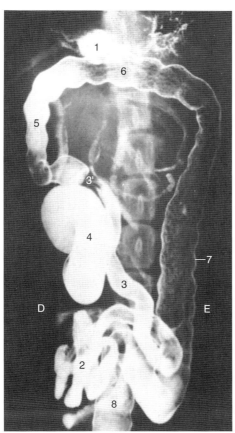

Fig. 14.19 Radiografia ventrodorsal do abdome do cão após a administração de uma suspensão de bário. *1*, Resíduo de bário no estômago; *2*, jejuno; *3*, íleo; *3'*, junção ileocólica; *4*, ceco; *5, 6 e 7*, cólon ascendente, transverso e descendente; *8*, reto; *D*, direito; *E*, esquerdo.

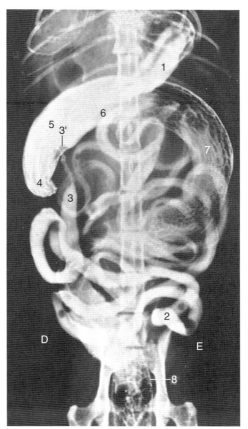

Fig. 14.20 Radiografia ventrodorsal do abdome felino após a administração de uma suspensão de bário. *1*, Resíduo de bário no estômago; *2*, jejuno; *3*, íleo; *3'*, papila ileal; *4*, ceco; *"5, 6 e 7"* cólon — a parte descendente longa *(7)* está bem curvada para a direita neste animal; *8*, reto; *D*, direito; *E*, esquerdo.

Enterotomia é uma incisão no intestino e pode ser realizada para biópsia, remoção de objetos estranhos ou ressecção de partes isquêmicas do órgão. A ressecção requer anastomose para restauro do trato intestinal.

Diversos *linfonodos* cólicos repousam na curvatura do cólon ascendente e do cólon transverso. Os linfonodos jejunais mais proeminentes repousam na parte mais alta da raiz do mesentério. Um dos linfonodos, surpreendentemente grande (com até 10 cm em Beagles), acompanha as artérias jejunais (Fig. 14.18/5). Diversos linfonodos mesentéricos caudais menores repousam no mesocólon descendente, disseminados pelos ramos da artéria mesentérica caudal.

▶ FÍGADO

O fígado (também pp. 125-128) é relativamente grande, com peso médio de 450 g, e responsável por 3% a 4% do peso corpóreo. É quase inteiramente intratorácico, ocu-

pando uma posição central e somente um pouco desviado para o lado direito (Figs. 14.10/*2*, 14.23, 14.25 e 14.26). Uma modesta assimetria é causada pela dilatação do processo caudado abaixo das últimas costelas, onde faz contato com o rim direito (Fig. 14.13/*9*). A margem ventral estende-se pelos arcos costais e seria palpável se não fosse pela gordura no ligamento falciforme e pelos tensos músculos retos. Ainda assim, pode ser percebida em caso de aumento significativo de volume. O fígado de cães e gatos é dividido de maneira profunda por fissuras que se estendem da margem ventral; o padrão, a extensão relativa e os nomes dos lobos são mostrados na Figura 3.53.

A face cranial se conforma à curvatura do diafragma com a qual mantém extenso contato e é ligada pela veia cava caudal embebida na margem dorsal (Fig. 14.25 e 14.26). A união ao centro tendíneo do diafragma é completada pelos ligamentos coronários direito e esquerdo, caudolaterais à veia. A maior parte do fígado pode, portanto, ser retraída durante a cirurgia para exposição do diafragma. A vesícula biliar se afunda profundamente

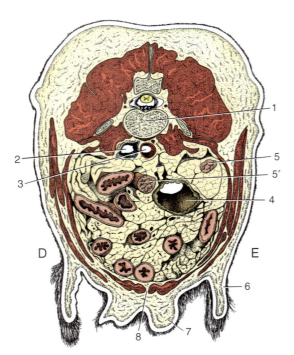

Fig. 14.21 Corte transversal do abdome do cão à altura da quarta ou quinta vértebra lombar. *1*, Vértebra lombar; *2*, veia cava caudal; *3*, aorta; *4*, cólon descendente; *5* e *5'*, cornos uterinos direito e esquerdo; *6*, prega do flanco; *7*, glândula mamária; *8*, linha alba; *D*, direito; *E*, esquerdo.

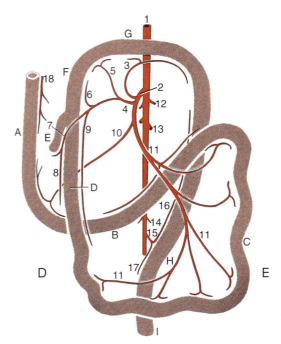

Fig. 14.22 O suprimento sanguíneo do trato intestinal, vista ventral; ilustração esquemática. *A*, Duodeno descendente; *B*, duodeno ascendente; *C*, jejuno; *D*, íleo; *E*, ceco; *F*, cólon ascendente; *G*, cólon transverso; *H*, cólon descendente; *I*, reto; *1*, Aorta abdominal; *2*, artéria (a.) mesentérica cranial; *3*, a. cólica média; *4*, a. ileocólica; *5*, a. cólica direita; *6*, ramo cólico da a. ileocólica; *7*, a. cecal; *8*, ramo ileal antimesentérico; *9*, ramo ileal mesentérico; *10*, a. pancreaticoduodenal caudal; *11*, artérias (aa.) jejunais; *12*, aa. frenicoabdominais; *13*, aa. renais; *14*, aa. testiculares (ovarianas); *15*, a. mesentérica caudal; *16*, a. cólica esquerda; *17*, a. retal cranial; *18*, a. pancreaticoduodenal cranial; *D*, direito; *E*, esquerdo.

entre os lobos, imediatamente à direita do plano mediano oposto ao oitavo espaço intercostal. De modo geral, faz contato com o diafragma e sempre surge na face visceral, embora seja muito curta para atingir a margem ventral (Fig. 14.26/8).

A face visceral, embora côncava, é irregular devido às diversas impressões viscerais. A maior das impressões é formada pelo corpo do estômago à esquerda do plano mediano; a parte pilórica e o duodeno produzem uma impressão mais estreita à direita (Fig. 14.13/7). Outra impressão proeminente, que envolve o lobo lateral direito e o processo caudado, é feita pelo rim direito. Outros órgãos que podem tocar o fígado, principalmente quando o estômago está vazio, não deixam marcas, exceto o pâncreas, que se fixa próximo à porta.

As ligações na face visceral são maiores, porém mais frouxas e são parte (como já mencionado) do omento menor. O ligamento hepatogástrico contém o ducto biliar, a artéria hepática, a veia porta, vasos linfáticos e nervos. Depois de receber o ducto cístico da vesícula biliar, o ducto hepático passa a ser chamado ducto biliar comum (ducto colédoco). Em cães, segue do hilo ao duodeno. Sua parte terminal continua por cerca de 2 cm na parede duodenal antes de se abrir ao lado do ducto pancreático na papila duodenal maior, uma pequena elevação de 2 a 3 mm de altura em sentido caudal e localizada a aproximadamente 3 a 6 cm do piloro em cães e gatos.

Amostras de biópsia do tecido hepático podem ser obtidas por punção caudal ao processo xifoide; o instrumento é direcionado para o grande lobo esquerdo para evitar a vesícula biliar (Fig. 14.5).

Em radiografias do abdome, o fígado é observado como uma sombra extensa, de densidade uniforme, cujo tamanho, em relação ao normal para a espécie, pode ser estimado. Nesta avaliação, é preciso lembrar que o fígado é mais ou menos completamente "intratorácico" em raças de grande porte e tórax profundo, enquanto a parte mais visível se projeta além do arco costal em cães de conformação menos extrema. Em gatos obesos, o fígado pode ser deslocado em sentido dorsal e afastado do assoalho abdominal devido à deposição excessiva de gordura no ligamento falciforme.

O fígado é um órgão macio, com pouquíssimo tecido fibroso. Esta característica dificulta bastante a ligadura de vasos sanguíneos durante a cirurgia hepática.

Capítulo 14   O Abdome do Cão e do Gato   433

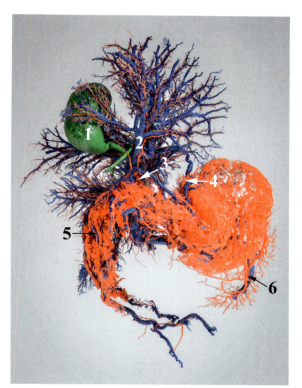

Fig. 14.23 Molde por corrosão da artéria celíaca e da veia cava caudal do cão. *1,* Vesícula biliar; *2,* veia hepática; *3,* artéria hepática; *4,* artéria e veia gástrica esquerda; *5,* artéria e veia pancreaticoduodenal cranial; *6,* artéria e veia esplênica.

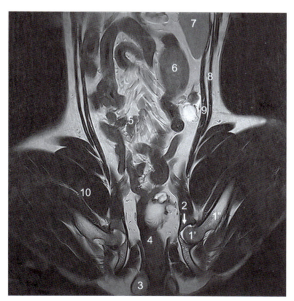

Fig. 14.24 Corte frontal do cão à altura da cabeça do fêmur; Ressonância Magnética (RM). Observe a cabeça (1') e o corpo do fêmur (1"), o acetábulo (2), os sacos anais (3), o reto (4), as alças do jejuno (5), o rim esquerdo (6), o baço (7), o músculo oblíquo externo do abdome (8), o músculo oblíquo interno do abdome (9) e os músculos quadríceps (10) da coxa.

PÂNCREAS

O delgado pâncreas (também pp. 129-131) é composto por dois braços ou lobos que divergem das vizinhas do piloro. O lobo esquerdo é direcionado caudomedialmente e atravessa o plano mediano atrás do estômago, terminando contra o rim esquerdo (Fig. 3.56/5). Divide os ramos da artéria celíaca daqueles da artéria mesentérica cranial e é encerrado na lâmina profunda do omento maior onde esta estrutura passa dorsal ao cólon transverso. A face dorsal do lobo esquerdo é atravessada pela veia porta onde o lobo encosta no hilo do fígado, à direita do plano mediano.

O lobo direito é mais longo, direcionado caudodorsalmente e acompanha a face dorsal do duodeno descendente no mesoduodeno. É dorsalmente relacionado à face visceral do fígado e, atrás dele, à face ventral do rim (Fig. 14.27/9). O lobo repousa lateral ao cólon ascendente e dorsal ao intestino delgado.

Dois ductos secretórios se abrem no duodeno onde os dois lobos divergem. O ducto pancreático, menor e inconstante, se une ao ducto biliar imediatamente antes que este se abra na papila duodenal maior, 3 a 6 cm distais ao piloro. O ducto pancreático acessório, o principal canal, se abre na papila duodenal menor, 3 a 5 cm mais abaixo do intestino. As duas papilas podem ser detectadas a olho nu. Os sistemas ductais dos dois lobos se comunicam de forma interna. Em gatos, o ducto principal é o ducto pancreático. Em um pequeno número de gatos (cerca de 20%), um ducto acessório também pode ser observado e, como em cães, se abre na papila duodenal menor, cerca de 2 cm distais à papila maior.

A maior parte do pâncreas é suprida por dois dos *três ramos da artéria celíaca*. Somente a parte caudal do lobo direito do pâncreas recebe sangue da *artéria mesentérica cranial*. O lobo esquerdo recebe ramos da *artéria esplênica*, enquanto ramos da *artéria hepática* suprem o corpo do pâncreas (artéria gastroduodenal) e a metade cranial do lobo direito (artéria pancreaticoduodenal cranial). Os ramos duodenais são emitidos pela artéria pancreaticoduodenal cranial e trafegam pelo tecido pancreático para irrigarem o intestino em si. Anastomoses entre esses diversos vasos ocorrem no interior do órgão. Os vasos linfáticos são abundantes e drenam no linfonodo duodenal, se presente, ou nos linfonodos mesentéricos.

Tumor Pancreático: Um dos problemas mais comuns no pâncreas do cão é o tumor produtor de insulina, um insulinoma. A presença de metástases deve ser bem investigada no fígado, no duodeno, no mesentério e nos linfonodos hepáticos, esplênicos, gástricos, duodenais e mesentéricos craniais. A ressecção de parte do pân-

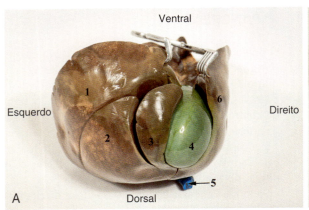
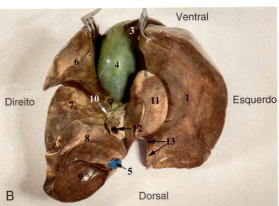
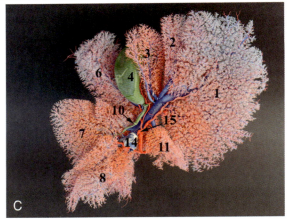

Fig. 14.25 Fígado do cão, face diafragmática (A), face visceral (B) e molde por corrosão (C): *1*, Lobo lateral esquerdo; *2*, lobo medial esquerdo; *3*, lobo quadrado; *4*, vesícula biliar; *5*, veia cava caudal, parte intratorácica; *6*, lobo medial direito; *7*, lobo lateral direito; *8*, processo caudado do lobo caudado; *9*, impressão renal no processo caudado; *10*, ducto biliar; *11*, processo papilar do lobo caudado; *12*, veia porta (no espécime fixado); *13*, impressão esofágica; *14*, veia porta (no molde por corrosão); *15*, artéria hepática.

creas é difícil devido ao compartilhamento do suprimento sanguíneo com o duodeno e o baço. A remoção do baço é indicada caso a artéria esplênica não possa ser preservada.

ADRENAIS E RINS

As *adrenais* de cor branca amarelada (também pp. 207--208) (Fig. 14.28/7 e 7') do cão são dorsoventralmente achatadas e têm cerca de 2 a 3 cm de comprimento e 1 cm de largura. Cada adrenal ocupa o espaço retroperitoneal medial ao rim, cranial aos vasos renais e dorsolateral à aorta (adrenal esquerda) ou à veia cava caudal (adrenal direita). A cápsula da adrenal direita pode ser contínua à túnica externa da veia cava. A adrenal direita está localizada ventral ao processo transverso da última vértebra torácica, com seus dois terços craniais recobertos pelo processo caudado do fígado. A adrenal esquerda, que apresenta uma parte cranial oval e um pouco achatada em sentido dorsoventral e uma projeção caudal cilíndrica, está posicionada ventral ao processo transverso da segunda vértebra lombar, imediatamente caudal à origem da artéria mesentérica cranial e adjacente à origem da artéria frenicoabdominal. Esta artéria pareada segue pelas faces dorsais das adrenais esquerda e direita. As faces ventrais são cruzadas e indentadas pelas veias frenicoabdominais; à esquerda, esta face também é relacionada ao pâncreas.

As glândulas são difusamente supridas por ramos de vasos adjacentes: a aorta e as artérias renais, frenicoabdominais, lombares e mesentéricas craniais. As veias adrenais direita e esquerda entram diretamente na veia cava e na veia renal esquerda, respectivamente.

O suprimento nervoso é derivado de uma densa rede na face dorsal das glândulas que parece contínua aos plexos celíacos e mesentéricos adjacentes. As fibras que realmente entram nas glândulas são pré-ganglionares e originárias dos nervos esplâncnicos que chegam à cavidade abdominal.

Em gatos, as adrenais são mais curtas e similares a discos ovais. As adrenais de gatos idosos ocasionalmente apresentam calcificações e, neste caso, são visíveis em radiografias. A topografia é a mesma em ambas as espécies.

Capítulo 14   **O Abdome do Cão e do Gato**   435

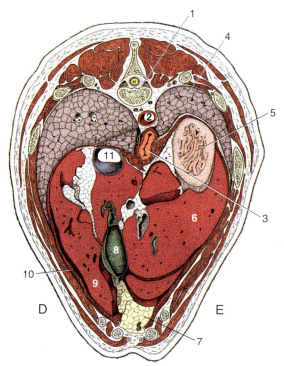

Fig. 14.26 Corte transversal do tronco do cão à altura da XI vértebra torácica. *1*, XI vértebra torácica; *2*, aorta; *3*, esôfago; *4*, pulmão esquerdo; *5*, fundo do estômago; *6*, lobo lateral esquerdo do fígado; *7*, ligamento falciforme rico em gordura; *8*, vesícula biliar; *9*, lobo medial direito do fígado; *10*, diafragma; *11*, veia cava caudal; *D*, direito; *E*, esquerdo.

Rins

Aqui, o relato dos rins se concentra em suas posições e relações. O restante da anatomia é discutido no Capítulo 15.

Os rins dos cães têm formato de feijão e são retroperitonealmente posicionados contra os músculos sublombares. A posição usual do rim direito é abaixo das três primeiras vértebras lombares e do rim esquerdo é abaixo da segunda à quarta vértebra lombar (Figs. 14.25, 14.28, 14.29 e 14.30), embora os órgãos possam ser encontrados a um comprimento vertebral mais caudal. O rim direito é mais restrito por ser profundo ao fígado e é medialmente relacionado à adrenal direita e à veia cava caudal, lateralmente à última costela e à parede abdominal e ventralmente ao fígado e ao pâncreas (Fig. 14.30). O rim esquerdo é relacionado cranialmente ao baço (ou ao estômago distendido), medialmente à adrenal esquerda e à aorta, lateralmente à parede abdominal e ventralmente ao cólon descendente.

Os rins dos gatos são relativamente grandes e têm aparência distinta devido às veias capsulares que convergem na superfície em direção ao hilo (Fig. 14.31). São mais móveis do que os rins do cão (Fig. 14.27), em especial o rim esquerdo, que pode se deslocar em sentido cranial ou caudal de sua posição usual abaixo da segunda à quinta vértebra lombar; isso pode ser confundido com um aumento de volume patológico. Os dois rins felinos são facilmente palpáveis.

Grandes Vasos

A aorta abdominal e a veia cava caudal seguem por todo o comprimento do abdome, parcialmente encaixadas entre os músculos sublombares direito e esquerdo.

A aorta abdominal emite pares de artérias lombares dorsais; o último par é originário da artéria sacral mediana. Adjacente à segunda vértebra lombar do cão, o tronco frenicoabdominal envia ramos para a artéria frênica caudal e a artéria abdominal cranial, que também é a origem das artérias adrenais. Em gatos, a artéria frênica caudal é originária da artéria celíaca como uma estrutura única. A artéria circunflexa ilíaca profunda é originária da aorta na região próxima à sexta vértebra, mas pode dividir a artéria ilíaca externa do cão.

Os ramos ventrais da aorta são a artéria celíaca, as artérias mesentéricas cranial e caudal, as artérias renais e as artérias ovarianas/testiculares; às vezes, o par de artérias adrenais também se ramifica da aorta. A *artéria celíaca* se ramifica diretamente após a passagem da aorta pelo diafragma e se divide em *artéria hepática, esplênica e gástrica esquerda*. A artéria hepática passa à direita da linha média antes de se dividir em três a cinco ramos, que suprem cada lobo do fígado. Depois de originar os ramos hepáticos, a artéria hepática se bifurca em artéria gástrica direita e artéria gastroduodenal. A artéria gastroduodenal, por sua vez, se divide em artéria gastroepiploica direita e artéria pancreaticoduodenal.

A *artéria mesentérica cranial* começa uma vértebra atrás da artéria celíaca e forma a base do mesentério. Origina as artérias ileocólica, pancreaticoduodenal e jejunal em cães e gatos. A *artérias renais* se ramificam na região ventral à primeira e à segunda vértebra lombar em cães e à terceira e quarta vértebra lombar em gatos; as artérias genitais se ramificam diretamente caudal a estes vasos. A origem da *artéria mesentérica caudal* é ventral à quinta vértebra lombar, e, um a dois corpos vertebrais mais caudais, as *artérias ilíacas externas* se dividem para suprir os membros posteriores. A aorta abdominal termina oposta à sétima vértebra lombar ao se bifurcar em *artérias ilíacas internas* e *artérias sacrais medianas* direitas e esquerdas (Fig. 14.3). A aorta repousa no sulco formado pelos músculos iliopsoas esquerdo e direito.

Trombo Aórtico: Em cães e gatos, mas especialmente em gatos, o segmento terminal da aorta é comumente a localização de um trombo extenso, muitas vezes chamado *trombo em "sela"* devido à sua disposição na divisão, que pode causar o bloqueio parcial ou total dos três ramos terminais. A origem do trombo, o grau de obstrução e a velocidade de desenvolvimento determinam a gravidade dos sinais clínicos, que podem incluir paralisia completa dos membros posteriores. A remoção cirúrgica do trombo é associada a baixíssimas taxas de sobrevida.

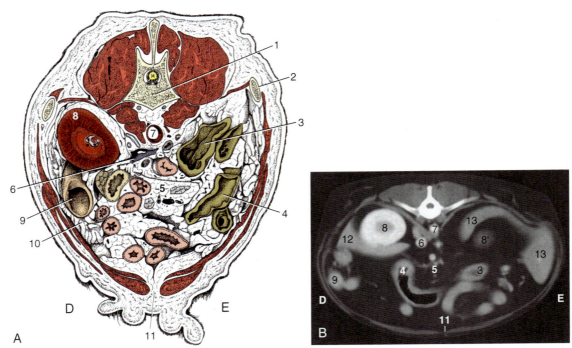

Fig. 14.27 (A) Corte transversal do abdome do cão à altura da primeira vértebra lombar. (B) Tomografia computadorizada (TC) correspondente, ligeiramente mais caudal do que (A); o cão estava em decúbito dorsal durante a TC. *1,* I vértebra lombar; *2,* última costela; *3,* cólon descendente; *4,* cólon transverso; *5,* linfonodos e vasos sanguíneos no mesentério; o jejuno é ventral a estas estruturas; *6,* veia cava caudal; *7,* aorta, entre os pilares do diafragma; *8,* rim direito; *8′,* polo cranial do rim esquerdo; *9,* duodeno descendente e pâncreas; *10,* omento maior; *11,* linha alba; *12,* fígado; *13,* baço; *D,* direito; *E,* esquerdo.

A *veia porta* é formada pela confluência das veias mesentérica cranial, mesentérica caudal e gastroesplênica. Em cães, a veia porta é também alimentada pela veia gastroduodenal, originária da fusão entre a veia gástrica direita, a veia gastroepiploica direita e a veia pancreaticoduodenal cranial. Em gatos, as contribuições à veia porta são variáveis e não podem ser descritas com base em um padrão comum.

A venografia da veia porta (Fig. 7.45) é ocasionalmente empregada para determinar a existência (e as condições) das conexões portossistêmicas. Uma pequena tributária intestinal é escolhida para injeção. As alterações mais comumente reveladas conectam o sistema porta às tributárias da cava caudal no teto abdominal e à veia ázigos no tórax.

ESTRUTURAS LINFÁTICAS

Os linfonodos do abdome podem ser divididos em um grupo parietal e um grupo visceral (Tabela 14.2). Os linfonodos *aórticos lombares*, quando presentes, estão localizados ao longo da aorta e da veia cava. Estes linfonodos suprem a cisterna do quilo ou os linfonodos aórticos lombares caudais. Os linfonodos *hipogástricos* são pareados, pequenos e localizados no ângulo da artéria ilíaca interna com a artéria sacral mediana, ventral ao corpo da sétima vértebra lombar. Estes linfonodos recebem linfa da coxa, das vísceras pélvicas, da cauda e de parte da região lombar e têm vasos eferentes para a cisterna do quilo. Os *linfonodos sacrais* são ventrais ao corpo do sacro, mas, de modo geral, não estão presentes. Recebem vasos aferentes da musculatura adjacente e enviam vasos eferentes para os linfonodos hipogástricos. Os linfonodos *inguinais profundos* ou *iliofemorais* podem ser encontrados na face ventral do tendão do psoas menor em sua inserção e recebem linfa do membro posterior. Os *linfonodos ilíacos mediais* repousam entre a artéria ilíaca circunflexa profunda e a artéria ilíaca externa, ventrais aos corpos da quinta e da sexta vértebra lombar e podem ter 4 cm de comprimento em cães. Estes linfonodos recebem linfa de todas as partes da metade dorsal do abdome, da pelve e do membro posterior, inclusive do sistema genital e da parte caudal do sistema digestório e do sistema urinário. Também recebem linfa dos linfonodos inguinais profundos e superficiais, cólico esquerdo, sacrais e hipogástricos e suprem a cisterna do quilo. Os linfonodos na bifurcação da aorta podem ser palpados por via retal em indivíduos de grande porte (Fig. 14.32/3).

Capítulo 14   O Abdome do Cão e do Gato   437

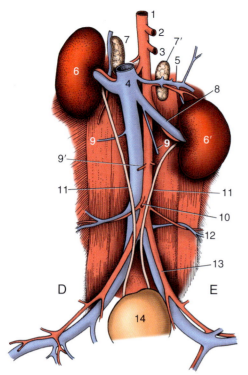

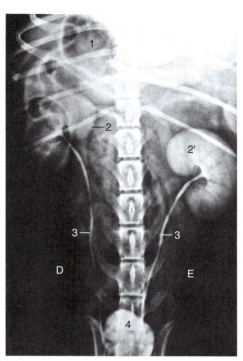

Fig. 14.29 Urograma do cão. *1*, Gás no estômago; *2* e *2'*, rins direito e esquerdo; *3*, ureteres; *4*, bexiga; *D*, direito; *E*, esquerdo.

Fig. 14.28 Os órgãos urinários e vasos sanguíneos adjacentes *in situ* do cão. *1*, Aorta; *2*, a. celíaca; *3*, a. mesentérica cranial; *4*, veia cava caudal; *5*, vasos frenicoabdominais; *6* e *6'*, rins direito e esquerdo; *7* e *7'*, adrenais direita e esquerda; *8*, vasos renais esquerdos; *9*, veias ovarianas; *9'*, artérias ovarianas; *10*, artéria mesentérica caudal; *11*, ureteres; *12*, vasos ilíacos circunflexos profundos; *13*, vasos ilíacos externos; *14*, bexiga; *D*, direito; *E*, esquerdo.

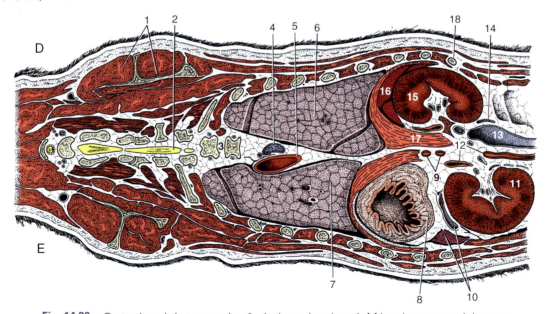

Fig. 14.30 Corte dorsal do tronco do cão à altura dos rins. *1*, Músculo supraespinhoso e escápula; *2*, medula espinal; *3*, sexta e sétima vértebras torácicas; *4*, veia ázigos direita; *5*, aorta torácica; *6*, *7*, pulmões direito e esquerdo; *8*, fundo do estômago; *9*, artérias celíaca e mesentérica cranial; *10*, vasos esplênicos e baço; *11*, rim esquerdo; *12*, adrenal esquerda e aorta abdominal; *13*, veia cava caudal; *14*, ureter direito; *15*, rim direito (a adrenal direita é medial ao polo cranial); *16*, fígado; *17*, pilar direito do diafragma; *18*, última costela; *D*, direito; *E*, esquerdo.

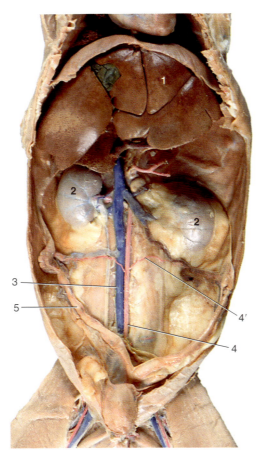

Fig. 14.31 Vista ventral do teto abdominal felino. *1*, Fígado; *2*, rins (com as veias estreladas); *3*, veia cava caudal (injetada); *4*, aorta; *4'*, artéria ovariana (injetada); *5*, útero.

Os linfonodos viscerais são aqueles diretamente relacionados aos órgãos abdominais. O linfonodo *gástrico* no omento menor, próximo ao piloro, é muito pequeno e recebe linfa do esôfago, do estômago, do fígado, do diafragma, do mediastino e do peritônio e envia seus vasos eferentes para o linfonodo hepático ou esplênico esquerdo. O linfonodo *pancreaticoduodenal* também é pequeno, recebe linfa do duodeno, do pâncreas e do omento e envia seus vasos para o linfonodo hepático direito ou cólico direito. Os linfonodos *hepáticos* são situados de cada lado da veia porta, 1 a 2 cm de distância do hilo do fígado. Estes linfonodos recebem linfa do estômago, do duodeno, do pâncreas e, é claro, do fígado. Os três a cinco linfonodos *esplênicos* ao longo da artéria esplênica podem ter 4 cm de comprimento em cães e recebem vasos aferentes do esôfago, do estômago, do pâncreas, do baço, do fígado, do omento e do diafragma. Os *linfonodos mesentéricos craniais* são os maiores linfonodos do abdome, podem ser encontrados ao longo da raiz do mesojejuno e recebem linfa do jejuno, do íleo e do pâncreas. Os *linfonodos cólicos* do mesocólon recebem vasos aferentes do íleo, do ceco e do cólon (Tabela 14.2).

A *cisterna do quilo* é um reservatório sacular alongado que recebe linfa dos troncos linfáticos lombar e mesentérico. Em cães, a cisterna do quilo é ventral às quatro primeiras vértebras lombares e dorsal, do lado direito, à aorta e é relacionada ao pilar do diafragma. Em gatos, a cisterna do quilo tem uma grande parte sacular dorsal à aorta e uma parte plexiforme ventral à aorta e à última vértebra torácica e às três primeiras vértebras lombares, e também é bastante associada aos pilares diafragmáticos.

▶ PALPAÇÃO

A palpação abdominal é uma importante ferramenta diagnóstica no exame de animais de companhia por permitir a identificação e a avaliação de diversos órgãos abdominais.

> **A palpação abdominal** é uma habilidade importante do médico veterinário. A palpação abdominal pode ser usada com confiança para identificação de massas em 20%-50% dos cães com tumores intestinais.

O sistema de referência às regiões abdominais que é preferido pelos clínicos divide o abdome em 18 compartimentos. O epigástrio, o mesogástrio e o hipogástrio são visualizados como sendo definidos por dois planos transversos:
1. O plano cranial é imediatamente caudal à última costela.
2. O plano caudal é imediatamente cranial à musculatura da coxa.

A profundidade do abdome, entre os músculos lombares e o assoalho abdominal, é então visualizada como dividida em três partes mais ou menos iguais — dorsal, média e ventral — gerando nove compartimentos de cada lado do plano mediano. A palpação destes compartimentos é realizada de maneira sistemática e geralmente começa no epigástrio dorsal, continua em sentido ventral e segue de superficial (tensão muscular, distensão excessiva dos intestinos) a profunda. A palpação é normalmente realizada com o paciente em estação e convergindo os dedos estendidos da mão do examinador sobre os flancos. Em alguns casos, a elevação da parte cranial do corpo auxilia a palpação, permitindo que os órgãos abdominais intratorácicos deslizem em sentido caudal e, em outros, o paciente deve ser colocado em decúbito lateral ou posição supina. A abordagem com uma mão, convergindo os dedos de maneira oposta ao polegar, é usada em gatos e cães de pequeno porte. Independentemente da técnica, é importante diminuir a ansiedade, para que o animal relaxe a musculatura abdominal. O procedimento tem melhores resultados em gatos e cães pequenos do que em cães de grande porte, bem musculosos ou obesos.

Capítulo 14 **O Abdome do Cão e do Gato** 439

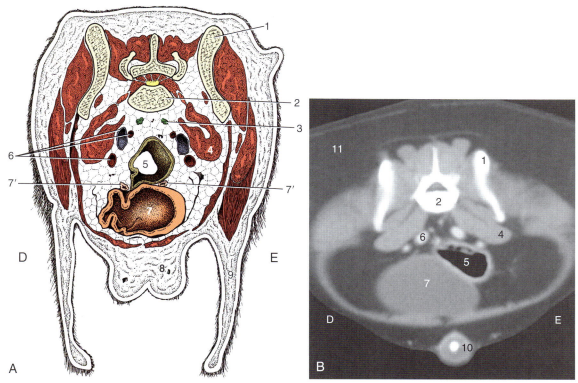

Fig. 14.32 (A) Corte transversal do abdome do cão à altura da sétima vértebra lombar. (B) Tomografia computadorizada correspondente, aproximadamente à mesma altura. *1*, Asa do ílio; *2*, sétima vértebra lombar; *3*, linfonodos sacrais; *4*, iliopsoas; *5*, cólon descendente; *6*, artéria ilíaca interna (mais dorsal), veia ilíaca externa e artéria ilíaca externa; *7*, bexiga; *7'*, cornos uterinos; *8*, glândula mamária; *9*, prega do flanco; *10*, pênis com osso peniano; *11*, gordura; *D*, direito; *E*, esquerdo.

O *fígado* normal se projeta pouco e de maneira variável, atrás dos arcos costais, e é difícil, se não impossível, reconhecê-lo com a abordagem bilateral. A palpação pode ser melhor ao insinuar as pontas dos dedos de forma profunda no arco costal, uma manobra possível somente durante o relaxamento total dos músculos do flanco. Isso permite a identificação da margem abrupta livre e da estreita faixa adjacente do fígado. O aumento de volume homogêneo do fígado pode ser primeiramente palpado no epigástrio ventral (à palpação superficial) e, em caso de dilatação maior, no epigástrio médio, especialmente com a colocação dos dedos no arco costal. O fígado pode ser mais facilmente palpado à esquerda do que à direita.

O *estômago* vazio fica oculto sob as costelas, fora do alcance do lado esquerdo, mas, caso repleto pela ingesta ou distendido por gás, se projeta além das cartilagens costais. É mais facilmente encontrado em cães de tórax estreito e profundo do que em raças com tórax em formato de barril. O estômago vazio não entra em contato com a parede abdominal, mas, quando moderadamente repleto, repousa contra a parede em sentido ventral e à esquerda. O estômago totalmente repleto, em especial de filhotes, faz grande contato com a parede corpórea ventral, em direção ao plano transversal, imediatamente caudal ao umbigo. O *baço* ocupa a mesma região contra o flanco esquerdo, mas sua consistência macia e deformável dificulta sua palpação a não ser em caso de considerável aumento de volume e firmeza. Normalmente, o baço está localizado à esquerda no epigástrio, próximo à curvatura maior do estômago (completamente no interior do arco costal no cão). Em caso de aumento de volume, o baço se move em direção ventral e caudal e pode ser palpado no mesogástrio ventral e médio.

À palpação, a localização dos *rins* do cão é bem imprevisível. De modo geral, somente o polo caudal do rim esquerdo está ao alcance e pode ser identificado por seus contornos firmes e arredondados. O rim direito é normalmente inacessível. Em alguns cães, geralmente de raças de porte maior, o rim esquerdo é pendular e "flutua" em altura mais ventral do que o usual; isto é normal nos dois rins de gatos, que podem ser acessados pela parede abdominal para realização de biópsias por punção. Toda a superfície do rim "flutuante", inclusive a depressão do hilo de face dorsal, pode ser examinada. O rim esquerdo entra em contato com a parte dorsal da parede abdominal lateral esquerda.

TABELA 14.2 — ESTRUTURAS LINFÁTICAS ABDOMINAIS

Linfonodo	Localização	Áreas Drenadas	Fluxo Eferente
Linfonodos abdominais parietais:			
Aórticos lombares	Sob a pleura na extremidade dorsal do 5° ou 6° espaço intercostal	Parede torácica dorsal	Cisterna do quilo ou linfonodos aórticos lombares caudais
Hipogástricos	Ângulo entre a artéria ilíaca interna e a artéria sacral mediana, ventrais ao corpo da VII vértebra lombar	Coxa, vísceras pélvicas, cauda e parte da região lombar; e linfonodos sacrais, quando presentes	Cisterna do quilo
Linfonodos inguinais profundos ou iliofemorais	Face ventral do tendão do psoas menor	Membro posterior	Linfonodos ilíacos mediais
Linfonodos ilíacos mediais	Entre a artéria ilíaca circunflexa profunda e a artéria ilíaca externa, ventrais aos corpos da V à VI vértebra lombar	Todas as partes da metade dorsal do abdome, da pelve e do membro posterior, incluindo o sistema genital e a parte caudal dos sistemas digestório e urinário; também recebe o material drenado pelos linfonodos inguinais profundos e superficiais, cólicos esquerdos, sacrais e hipogástricos	Cisterna do quilo
Linfonodos abdominais viscerais:			
Gástricos	Omento menor	Esôfago, estômago, fígado, diafragma, mediastino e peritônio	Linfonodos hepáticos ou esplênicos esquerdos
Linfonodos pancreaticoduodenal		Duodeno, pâncreas e omento	Linfonodos hepáticos direitos ou cólicos direitos
Linfonodos hepáticos	Cada lado da veia porta, adjacente ao hilo do fígado	Estômago, duodeno, pâncreas e, claro, o fígado	Cisterna do quilo
Linfonodos esplênicos	Ao longo da artéria esplênica	Esôfago, estômago, pâncreas, baço, fígado, omento e diafragma	Cisterna do quilo
Linfonodos mesentéricos craniais	Raiz do mesojejuno	Jejuno, íleo e pâncreas	Cisterna do quilo
Linfonodos cólicos	Mesocólon	Íleo, ceco e cólon	Cisterna do quilo

A *massa intestinal* flutuante ocupa uma grande parte do abdome e se estende do teto ao assoalho e de um flanco ao outro. A identificação de cada parte é mais complexa. O duodeno descendente pode, às vezes, ser identificado do lado direito caso os dedos sejam primeiramente pressionados contra o teto abdominal e, então, deslizados em sentido lateral. Não há dificuldade para localizar o jejuno, cujas alças podem deslizar entre as mãos. Em cães, a única parte do intestino grosso que pode ser identificada com confiança é o cólon descendente do lado esquerdo. A identificação é mais fácil na presença de uma coluna de fezes endurecidas ou granulares. O cólon ascendente e o ceco podem, às vezes, ser identificados, com mais facilidade caso distendidos por gases, mas o cólon transverso é muito profundo sob as costelas para ser acessado. Todas as partes do intestino grosso são encontradas com mais facilidade em gatos, onde uma boa orientação das posições do ceco e do cólon ascendente é dada pela firmeza da junção ileocólica. Os linfonodos associados ao intestino não podem ser detectados a não ser que apresentem aumento de volume.

TESTE SUA COMPREENSÃO

1. Usando cadáveres e técnicas de diagnóstico por imagem (radiografias ou tomografias computadorizadas), descreva a topografia dos órgãos abdominais.
2. Explore o canal inguinal e seu conteúdo e descreva o processo de desenvolvimento de uma hérnia inguinal.

15 Pelve e Órgãos Reprodutivos do Cão e do Gato

ANATOMIA GERAL DA PELVE E DO PERÍNEO (VER TAMBÉM PP. 49-50)

A pelve óssea é formada pelo cíngulo pélvico, pelo sacro e pelas primeiras vértebras caudais; obviamente, a definição precisa do limite caudal do teto é, como sempre, difícil. Como os ossos e seus pontos de referência na superfície foram e serão descritos no Capítulo 2 e no Capítulo 17, respectivamente, somente algumas características gerais da anatomia da pelve serão aqui abordadas.

A *cavidade pélvica* é menor do que seria de se supor a partir do exame do animal intacto ou do cíngulo pélvico isolado. A discrepância se deve à baixa profundidade da parte caudal do abdome e ao ângulo agudo (cerca de 20 graus) formado entre os ílios e a coluna vertebral (Fig. 15.1). A obliquidade pronunciada da entrada coloca a margem púbica à mesma altura, ou até mesmo atrás, do limite caudal do sacro. Os eixos ilíacos não são tão paralelos e a entrada da pelve é mais larga em sua parte média e mais estreita na parte dorsal. A saída da pelve é menos confinada do que a entrada e apresenta capacidade considerável de maior dilatação pela elevação da cauda atrás do sacro muito curto. Somente uma pequena parte da parede lateral é óssea, já que nem a espinha do ísquio nem o túber isquiático se eleva a grandes alturas. Em cães, o ligamento sacrotuberoso é reduzido a um cordão estreito (sob o músculo glúteo superficial) que se estende do túber isquiático ao ângulo caudolateral do sacro (Fig. 15.1A).

O cíngulo pélvico do gato apresenta algumas diferenças. Cranialmente, os ílios divergem um pouco, produzindo certo afunilamento da entrada da pelve a partir da cavidade abdominal. As asas destes ossos são relativamente menores e mais rasas, facilitando a transição. Os túberes isquiáticos são mais próximos do que em cães, uma característica que dá à pelve uma aparência mais retangular no aspecto ventrodorsal e maior confinamento da saída (Fig. 15.2). Em consequência desta última característica, o períneo é estreito. *Esta espécie não apresenta ligamentos sacrotuberosos.*

O eixo quase reto do curto canal pélvico parece ser bem adaptado ao parto fácil. O dimorfismo sexual não é pronunciado e as medidas pélvicas não são muito discutidas na obstetrícia de pequenos animais. A má compatibilidade entre as dimensões dos fetos e da cadela é mais comum nos casos em que a ninhada é pequena (e cada feto é relativamente grande) em cães miniaturas e naquelas raças em que a medida da acondroplasia é uma característica da conformação.

Ao exame retal, o canal pélvico de cães jovens tem formato de ampulheta, o que pode erroneamente sugerir a existência de uma fratura pélvica.

O *períneo* desce de forma ligeiramente ventrocaudal e é bem oculto pela cauda abaixada. Com a cauda levantada, observa-se um escudo de tegumento glabro adjacente ao orifício anal e, a alguma distância ventral a esta estrutura, a vulva ou a raiz do pênis. A *fossa isquiorretal* entre o ânus e o túber isquiático tem proeminência naturalmente variável conforme o tipo de pelame e o grau de obesidade. A fossa é delimitada pelo ligamento sacrotuberoso e pela face profunda do músculo glúteo superficial lateralmente e pela face superficial do coccígeo na parte medial. É atravessada pelos grandes vasos glúteos caudais que seguem contra a parede lateral e pelos troncos principais, determinados ramos dos vasos pudendos internos e nervo pudendo de localização mais medial, em direção ao assoalho (Fig. 15.3/*2* e *3*).

O *diafragma pélvico* tem a composição usual. O músculo lateral, o *coccígeo, tem* origem tendínea a partir da espinha do ísquio e se insere na face lateral da cauda entre a segunda e a quinta vértebra (Figs. 3.48 e 15.3). O *elevador do ânus* (Fig. 3.48/*2*), mais profundo e delgado, tem origem mais ampla e se estende do corpo ilíaco até o assoalho da pelve por onde corre, diretamente ao lado da sínfise (Fig. 15.4/*7*). As partes originárias do assoalho da pelve envolvem bem as vísceras pélvicas em sua passagem até a inserção na cauda, chegando caudalmente até a sétima vértebra. As fibras do elevador do ânus são mais oblíquas do que as do coccígeo, e parte do elevador do ânus emerge superficialmente atrás do outro músculo. O elevador do ânus apresenta somente uma conexão fascial com o esfíncter anal externo e, como o coccígeo, é primariamente um depressor da cauda. No entanto, sua ligação fascial faz com que ajude a fixar a posição do ânus durante a defecação.

A **hérnia perineal** é o escape das vísceras pélvicas, por fraqueza ou atrofia dos músculos do diafragma pélvico, na área perineal. Este deslocamento do órgão pélvico provoca uma dilatação ao lado do ânus. O reparo cirúrgico da hérnia é feito com sutura do esfíncter externo aos músculos coccígeo e obturador interno e ao ligamento sacrotuberoso adjacente às margens do espaço.

Os *vasos sanguíneos e nervos pélvicos* são suficientemente descritos na discussão geral (pp. 236 e 313). Uma

Capítulo 15 **Pelve e Órgãos Reprodutivos do Cão e do Gato** 443

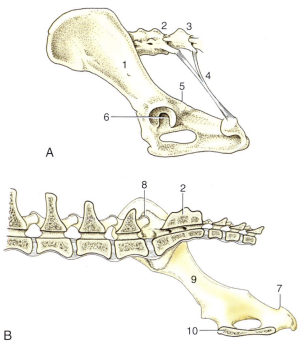

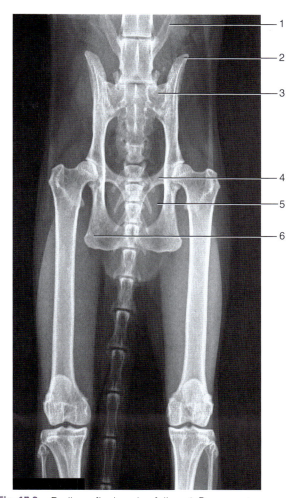

Fig. 15.1 (A) Ligamento sacrotuberoso do cão, vista lateral esquerda. (B) Metade direita da pelve óssea do cão, vista medial. *1*, Ílio; *2*, sacro; *3*, vértebra(s) caudal(is); *4*, ligamento sacrotuberoso; *5*, espinha do ísquio; *6*, acetábulo; *7*, túber isquiático; *8*, articulação sacroilíaca; *9*, corpo do ílio; *10*, sínfise.

Fig. 15.2 Radiografia da pelve felina. *1*, Processo transverso da última vértebra lombar (L7); *2*, crista ilíaca; *3*, sacro; *4*, linha pectínea do púbis; *5*, forame obturador; *6*, túber isquiático.

vez que há apenas três nervos espinais sacrais, as origens dos nervos pudendo, retal caudal e pélvico são muito comprimidas; variações nos padrões de ramificação dos dois primeiros são comuns. O nervo pudendo e o nervo retal caudal enviam fibras aferentes e eferentes para o períneo, e sua integridade é necessária para a execução do reflexo perineal, sendo uma forma de determinar a profundidade da narcose. A pele modificada adjacente ao ânus é bastante sensível, e até mesmo um toque delicado provoca a rápida contração do esfíncter anal de animais conscientes ou pouco anestesiados.

RETO E ÂNUS (VER TAMBÉM PP. 124 E 125)

O *reto* une o canal anal ventral à segunda ou terceira vértebra caudal. Embora a parte cranial intraperitoneal seja unida ao teto pélvico por um curto mesorreto (Fig. 15.4/*4*), a parte caudal fica inteiramente retroperitoneal após a reflexão da serosa nas paredes pélvicas e na superfície dorsal do trato reprodutivo (cadela) ou da próstata (cão). O reto é dorsalmente relacionado aos músculos ventrais da cauda e determinados feixes musculares lisos (retococcígeo) que seguem caudalmente da parede retal à superfície ventral da cauda; é provável que estes feixes ajudem o posicionamento caudal do ânus durante a descida da coluna de fezes pelo cólon. As relações ventrais do reto da cadela são a cérvix e, talvez, o corpo do útero, além da vagina; no cão macho, são a próstata e a uretra. Lateralmente, o reto é limitado pelo músculo elevador do ânus e cruzado pelos vasos pudendos internos (Fig. 15.3) e pelos nervos isquiático, pélvico, pudendo e retal caudal. O reto tem certa liberdade para se desviar de seu trajeto mediano usual graças a seu mesorreto e seu coxim de gordura.

A mucosa da curta (cerca de 7 mm) parte colunar inicial do *canal anal* é formada por vasos subjacentes em uma série de cristas longitudinais cuja interdigitação ajuda a manter a continência (Fig. 15.5). Essas cristas terminam em uma linha que representa a junção entre o epitélio intestinal colunar e o epitélio cutâneo estratificado. A zona cutânea externa tem comprimento variável; a pele modificada que reveste esta última parte da passagem pode ser invertida e ser observada como uma área arroxeada na superfície perineal, em especial imediatamente antes da defecação.

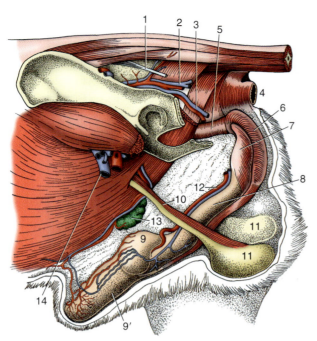

Fig. 15.3 Dissecção profunda dos órgãos reprodutivos externos do cão. *1,* Ligamento sacrotuberoso; *2,* vasos glúteos caudais; *3,* vasos pudendos internos; *4,* ânus; *5,* uretra pélvica; *6,* bulbo do pênis encerrado no bulboesponjoso; *7,* isquiocavernoso sobre o ramo esquerdo; *8,* corpo do pênis; *9* e *9',* bulbo e parte longa da glande; *10,* cordão espermático; *11,* testículos no escroto; *12,* artéria dorsal e veia do pênis; *13,* linfonodos inguinais superficiais e vasos epigástricos superficiais caudais; *14,* vasos femorais.

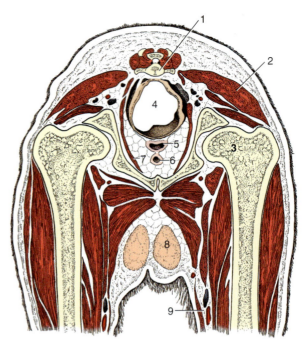

Fig. 15.4 Corte transversal da pelve do cão à altura do coxal. *1,* Vértebra caudal; *2,* músculo glúteo superficial; *3,* cabeça do fêmur no acetábulo; *4,* reto suspenso por um curto mesorreto; *5,* vagina; *6,* uretra; *7,* elevador do ânus; *8,* glândula mamária inguinal; *9,* artéria e veia femoral.

Neste momento, o orifício anal assume formato triangular, em vez da fenda transversal usual (Fig. 10.29A).

Erros do desenvolvimento provocam a imperfuração do ânus, decorrente da persistência de uma membrana anal incomumente espessa ou da ausência de uma parte maior do intestino patente por inexistência de conexão adequada entre o reto e a fossa anal.

Todos os carnívoros fissípedes (à exceção dos ursos) apresentam um par de *sacos anais* (seio paranais) encerrados entre os esfíncteres anais interno e externo. Em cães, cada saco tem cerca de 1 cm de diâmetro e drena por um ducto curto que se abre ventrolateral ao orifício anal à altura da linha anocutânea, oculto ou exposto na superfície perineal de acordo com a condição fisiológica (Fig. 3.47/*1*). Em gatos, os ductos dos sacos anais se abrem em pequenas projeções a alguma distância lateral ao ânus e não na junção mucocutânea, como em cães. Glândulas sudoríparas modificadas estão localizadas abaixo do epitélio e drenam no lúmen do saco. Em gatos, somente as glândulas apócrinas são observadas, mas, em cães, há glândulas sebáceas e sudoríparas apócrinas. Uma vez que a oclusão do ducto do saco anal é frequente em cães, mas rara em gatos, acredita-se que o componente lipídico dessas secreções sebáceas seja responsável pela diferença. O conteúdo de odor desagradável dos sacos anais, normalmente expresso nos estágios finais da defecação, atua como marcador para identificação do animal para outros membros de sua espécie.

A impactação dos sacos anais devido ao acúmulo de secreções, geralmente secundária à inflamação dessas estruturas, é comum em cães. Nesta espécie, os sacos anais de machos e fêmeas apresentam tumores malignos de glândulas apócrinas. Estes tumores produzem uma substância similar ao paratormônio, que eleva os níveis séricos de cálcio.

Os vasos linfáticos do saco anal drenam nos linfonodos sacrais, hipogástricos e ilíacos mediais.

Além disso, há pequenas glândulas anais na zona colunar e glândulas circum-anais ou perianais, muito maiores e mais numerosas, na zona cutânea. Em cães, as glândulas circum-anais são glândulas sebáceas lobuladas e modificadas localizadas em um anel ao redor do ânus, estendendo-se para fora por uma distância de cerca de 3 cm a partir da junção anocutânea. Estas glândulas podem ser identificadas logo após o nascimento e aumentam em tamanho durante toda a vida adulta em resposta a andrógenos. Em cães machos idosos, tumores geralmente benignos destas glândulas são comuns na região próxima ao ânus.

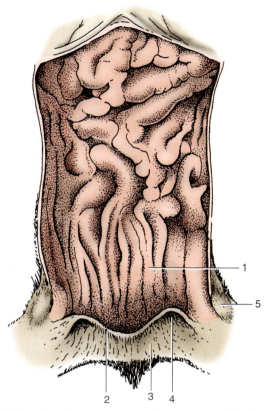

Fig. 15.5 Canal anal do gato, aberto em sentido dorsal. *1*, Zona colunar; *2*, linha anocutânea; *3*, zona cutânea; *4*, abertura do saco anal direito; *5*, saco anal direito.

Rins

As posições e as relações dos rins foram descritas no capítulo anterior.

O rim direito geralmente repousa abaixo das três primeiras vértebras lombares, e o rim esquerdo fica abaixo da segunda à quarta vértebra lombar, embora ambos possam ser encontrados um comprimento vertebral em sentido mais caudal. Na cadela, os polos caudais dos dois rins se aproximam ou fazem contato com os mesovários ricos em gordura. Embora descritos como unipiramidais (p. 165), o rim canino retém claras evidências de diversas pirâmides distintas. As artérias renais, ramos diretos da aorta, geralmente se dividem antes de entrarem nos rins. As veias renais passam diretamente para a veia cava caudal (Fig. 14.28). Não há características de maior interesse específico no suprimento nervoso simpático e parassimpático.

Os rins do gato são relativamente maiores, mais curtos e espessos do que os do cão e têm aparência distinta devido às veias capsulares que convergem em direção ao hilo, onde entram na veia renal (Fig. 15.6). A superfície de corte do rim tem cor vermelha a vermelha-amarelada devido à grande quantidade de gordura intracelular armazenada nos túbulos contorcidos proximais; o teor de gordura é maior em machos castrados e fêmeas prenhes. Há menos vestígios do estágio

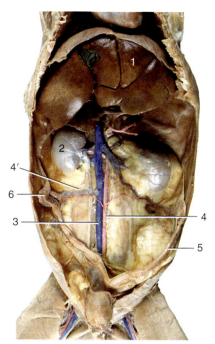

Fig. 15.6 Vista ventral do teto abdominal felino. *1*, Fígado; *2*, rins (com veias estreladas); *3*, veia cava caudal (injetada); *4*, aorta; *4'*, artéria ovariana (injetada); *5*, corno uterino; *6*, ovário.

multipiramidal de desenvolvimento. Os rins, especialmente o esquerdo, podem ser bastante deslocados em sentido cranial ou caudal a partir de sua posição usual (Fig. 14.15); isso foi confundido com uma dilatação patológica. Em gatos, os dois rins são palpáveis com facilidade.

Em cães (mas não em gatos) é mais prudente fazer a biópsia renal por laparotomia, em vez de punção às cegas.

O músculo da pelve renal é mais forte na transição ao ureter, talvez para impelir a urina no estreito tubo. A parte abdominal do ureter segue em direção retroperitoneal, perto da aorta ou da veia cava (Figs. 14.21, 14.29/*3* e 15.6), passando pela superfície dorsal (lateral) dos vasos gonadais antes de atravessar a face ventral dos vasos ilíacos circunflexos profundos e os ramos terminais da aorta (e das veias correspondentes). O ureter entra na pelve pela base do ligamento largo ou da prega genital, chegando à face dorsal da bexiga; em machos, o ureter passa acima do ducto deferente em direção ao final de seu trajeto. O ureter penetra a parede da bexiga de maneira muito oblíqua. A inclusão do ureter na prega genital o torna relativamente suscetível à lesão durante cirurgias comuns de castração.

Os rins encerrados em gordura são visíveis em radiografias abdominais. (A deficiência de gordura ocorre em filhotes muito jovens e indivíduos idosos e emaciados.) No entanto, uma série de radiografias obtidas após a injeção intravenosa de um contraste adequado mostra a opacificação geral do córtex e da medula (Fig. 14.29), a morfologia pélvica renal (Fig. 5.29), e, mais tarde, o estado dos ureteres

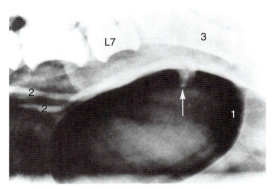

Fig. 15.7 A bexiga do cão, visualizada pela introdução de ar. A *seta* indica as terminações dos ureteres na parede dorsal da bexiga, sobreposta aqui ao lúmen preenchido por ar. *1*, Extremidade caudal da bexiga; *2*, ureteres; *3*, corpo do ílio; *L7*, sétima vértebra lombar.

e da bexiga. Uma vez que a passagem da urina é auxiliada por contrações peristálticas, uma única radiografia geralmente não consegue mostrar o ureter saudável em todo seu comprimento.

Bexiga e Uretra Feminina (ver também pp. 171-173)

A maior parte da bexiga é visível assim que o assoalho do abdome é removido, já que o órgão não é recoberto pelo omento maior (Fig. 15.7). Seu tamanho varia muito e, em caso de distensão excessiva, pode chegar ao umbigo ou mesmo ultrapassá-lo (Fig. 15.27). Com liberdade, os cães urinam com frequência, tanto como função social (demarcação de território por odor) quanto de eliminação.* A bexiga pode ser identificada à palpação abdominal quando distendida de forma moderada (ou mais). A não ser que manipulada com cuidado, a bexiga muito distendida pode se romper ao ser comprimida pela parede abdominal para indução da micção. Embora a passagem oblíqua dos ureteres pela parede da bexiga normalmente confira proteção contra o refluxo de urina nos rins, até mesmo a compressão delicada, mas prolongada, pode empurrar a urina para os rins. A bexiga em expansão moderada não é acompanhada pela maior tensão e radiografias contrastadas mostram seus contornos moldados aos dos órgãos adjacentes (Fig. 5.30). O órgão é globular quando o espesso músculo detrusor está totalmente contraído.

O revestimento peritoneal, que se estende até a parte cranial da uretra, se reflete nas usuais pregas laterais e ventrais.

A bexiga recebe seu suprimento sanguíneo da *artéria vesical cranial*, um ramo da artéria umbilical, e da *artéria vesical caudal*, um ramo indireto da artéria ilíaca interna.

---

*Além da marcação, a elevação ostensiva do membro posterior por cães machos durante a micção pode ser uma afirmação de superioridade. Os gatos também fazem uso social da micção (ver a seguir).

O *nervo hipogástrico* supre a inervação simpática, o nervo pélvico (S1-S3), a inervação parassimpática e o *nervo pudendo* (S1-S3), a inervação somática.

A *uretra feminina* é relativamente longa. É originária da parte cranial da pelve e acompanha a sínfise até se abrir no assoalho do vestíbulo, imediatamente caudal à junção vestibulovaginal. Em cadelas, o orifício é elevado em um tubérculo que continua pelo assoalho vestibular, flanqueado por depressões bem-marcadas. Embora o cateterismo às cegas seja difícil em pacientes de pequeno porte, o procedimento é menos complicado em cadelas grandes, na quais um dedo pode ser introduzido para localização do tubérculo e orientação do instrumento.

A bexiga do gato é mais cranial do que a do cão e sempre repousa por completo no abdome. Por causa disso, a uretra é incomumente longa (Fig. 15.8). A uretra da gata tem largura mais ou menos uniforme (diferentemente de seu correspondente nos gatos machos) e entra no vestíbulo de maneira mais discreta do que na cadela.

A uretra dos machos das duas espécies é discutida com os órgãos reprodutivos.

O úraco, que conecta a bexiga ao saco alantoide do feto, normalmente se fecha ao nascimento, mas, às vezes, há um extravasamento temporário pelo umbigo. A anomalia mais importante é a persistência de parte do úraco com um divertículo da bexiga, o que parece predispor ao desenvolvimento de infecções vesicais recorrentes.

A *incontinência urinária* congênita em cães e gatos é mais frequentemente causada por ureteres ectópicos — que terminam em um local que não o normal, no trígono da bexiga. Às vezes, os ureteres seguem um trajeto incomum pela parede da bexiga ou ultrapassam o órgão, entrando na parte mais distal do trato urogenital.

A incontinência urinária adquirida é mais comum após a castração de cadelas e é causada pela incompetência do esfíncter uretral, que pode ter diversas explicações, algumas mais prováveis do que as outras: baixa pressão uretral, baixo comprimento da uretra, deficiência de estrógeno e posição intrapélvica da bexiga. Este tipo de incontinência é mais frequentemente associado ao relaxamento ou ao decúbito, em especial à noite. Diversas técnicas cirúrgicas foram desenvolvidas para recolocação do colo da bexiga em uma posição intra-abdominal, usando o tendão pré-púbico como âncora.

ÓRGÃOS REPRODUTIVOS FEMININOS

Ovários e Tubas Uterinas (ver também pp. 184-186)

O ovário se projeta e é encerrado em uma bolsa criada pela fusão entre o mesovário distal e a mesossalpinge (Fig. 5.60). A bolsa contém gordura suficiente em cadelas para ocultar o ovário (Fig. 15.9), que é uma estrutura elíptica firme e achatada com cerca de $15 \times 10 \times 6$ mm. Seus contornos são obviamente menos regulares em fases do ciclo estral

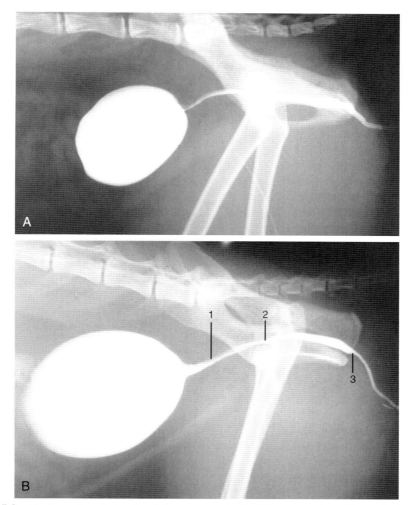

Fig. 15.8 Radiografias da bexiga felina em repleção (A) moderada e (B) total. *1*, Uretra pré-prostática: a parte cinzenta superior é a crista uretral e a parte branca inferior é o lúmen preenchido por contraste; *2*, a discreta inclinação dorsal marca o colículo seminal; *3*, istmo, estreitamento do lúmen.

em que há grandes folículos ou corpos lúteos (Fig. 15.10). A parede da bolsa ovariana da gata comumente apresenta menos gordura evidente do que da cadela e recobre apenas a face lateral do ovário para torná-lo mais visível.

A grande proximidade ou mesmo o contato dos ovários (no interior das bolsas) com os polos caudais dos rins torna sua posição assimétrica. Embora a maioria das castrações (a remoção dos ovários e dos cornos uterinos [parcial]; ovariectomia/ovário-histerectomia) seja agora realizada por meio de incisões medianas, uma abordagem lateral alternativa é bastante usada em gatas. A incisão no flanco é feita à meia distância entre a crista ilíaca e a última costela, esperando-se que o ovário esteja bem ao alcance. O ovário direito é geralmente dorsal ou dorsolateral ao cólon ascendente e o ovário esquerdo fica entre a extremidade dorsal do baço e o cólon descendente. A distensão dos ligamentos de fêmeas multíparas dá grande liberdade para os ovários. A ovariectomia por laparoscopia pode ser realizada com a colocação de duas portas laparoscópicas 3-5 cm craniais ao umbigo e ao púbis.

Os ovários também são fixos por ligamentos suspensórios e próprios. O primeiro é a prega peritoneal, espessada em sua margem livre, que une a fáscia transversal adjacente à última costela em cães (Fig. 15.11/*6*). É caudalmente prolongado como o ligamento próprio, que se estende além do ovário e se funde à ponta do corno uterino. A ancoragem conferida pelo ligamento suspensório dificulta a exteriorização cirúrgica do ovário. O ligamento suspensório das gatas atinge o diafragma e confere grande mobilidade ao ovário.

A entrada na bolsa canina é reduzida a uma fenda na parede medial, geralmente indicada pela protrusão de algumas fímbrias infundibulares avermelhadas. O infundíbulo continua como a parte mais externa da tuba uterina, que não é obviamente dividida entre ampola e istmo. Estas partes têm trajeto tortuoso nas paredes da bolsa; à exceção de saliências e pregas menores, a tuba segue por uma curvatura ampla

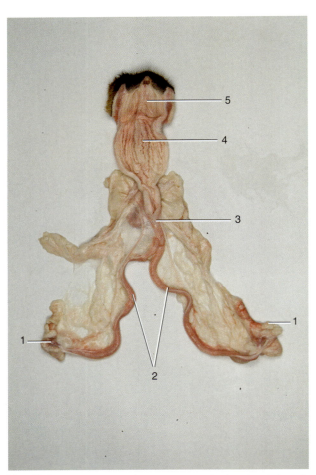

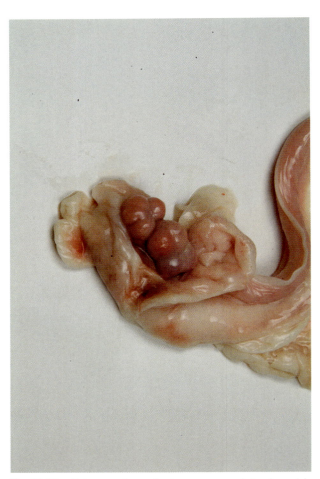

Fig. 15.9 Visão geral do trato reprodutivo feminino da cadela. A vagina foi aberta. *1*, Ovários; *2*, cornos uterinos; *3*, corpo uterino; *4*, vagina; *5*, vestíbulo.

Fig. 15.10 Bolsa ovariana aberta para exposição do ovário (cadela).

que primeiramente passa em frente ao mesovário distal antes de cruzar cranial ao ovário e continuar caudalmente na mesossalpinge (Fig. 5.60). Termina em uma junção abrupta com o corno do útero. Apesar de grande parte da tuba ser oculta por depósitos de gordura na maioria dos indivíduos, a parte terminal é geralmente visível. O infundíbulo pode transmitir bactérias para a bolsa (ou a cavidade abdominal) em caso de piometra.

Os cistos paraovarianos são originários de resquícios de ductos mesonéfrico ou paramesonéfricos. Esses cistos são mais frequentemente observados durante a ovário-histerectomia de cadelas, em vez de gatas, e estão localizados entre o ovário e o corno uterino.

Útero (ver também pp. 186-187)

O útero, que repousa principalmente dorsal ao intestino delgado, é composto por um corpo muito curto (com cerca de 2 a 3 cm) e dois cornos divergentes longos e estreitos (com cerca de 12 $\times$ 1 cm) (Figs. 15.11/*7* e *8* e 15.12). O corpo está quase na margem púbica, mas pode ter posição abdominal ou pélvica. Na verdade, é ainda mais curto do que

sugerido pela inspeção externa, já que o curto septo interno continua caudalmente à junção dos cornos. A cérvix também é muito curta — o canal mal tem 1 cm de comprimento — mas o espessamento tecidual se estende além do óstio externo como uma prega no teto da vagina (Fig. 15.12/*3* e *3'*). Sulcos transversos frequentemente dividem esta prega em tubérculos cranial, médio e caudal; essas estruturas ficam muito dilatadas em determinados estágios do ciclo. O óstio da cérvix geralmente está voltado em sentido caudoventral, e esta orientação, combinada à assimetria do fórnix e à fissuração do prolongamento cervical, pode dificultar bastante sua identificação, mesmo com o auxílio de um endoscópio.

A cérvix felina é similar a um nó ovalado e rígido na junção uterovaginal e, embora pequena, é facilmente diferenciada das partes adjacentes pela espessura de sua parede. Como em cadelas, a mucosa cervical é lisa, sem pregas evidentes.

De modo geral, os *ligamentos largos* também apresentam muita gordura. Estes ligamentos são mais amplos em suas partes mediais do que em direção a suas extremidades e permitem que os cornos do útero tenham mobilidade considerável. Uma característica incomum é o destacamento de uma

Capítulo 15 **Pelve e Órgãos Reprodutivos do Cão e do Gato** 449

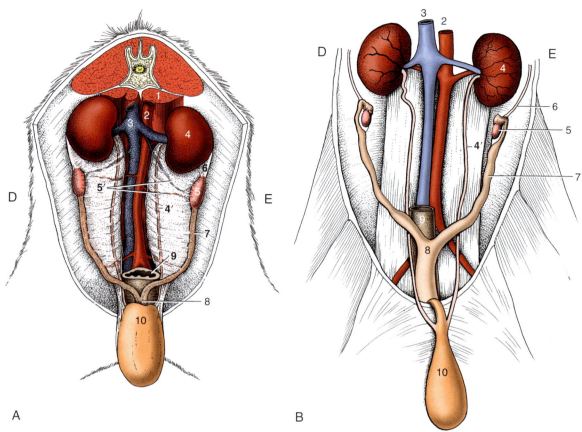

Fig. 15.11 Ovários e útero (A) de cadela e (B) gata, *in situ*, vista ventral. *1*, Músculos psoas; *2*, aorta; *3*, veia cava caudal; *4* e *4′*, rim esquerdo e ureter; *5*, ovário; *5′*, vasos ovarianos; *6*, ligamento suspensório do ovário; *7*, corno uterino; *8*, corpo do útero; *9*, reto; *10*, bexiga, refletida caudalmente; *D*, direito; *E*, esquerdo.

prega peritoneal da face lateral; esta prega se estende para frente e, em cadelas, atravessa o canal inguinal e termina de forma variável entre a virilha e a vulva. A prega é mais espessa em sua margem livre *(o ligamento redondo)*, dilatando ligeiramente o canal e predispondo ao desenvolvimento de uma hérnia inguinal, quase uma prerrogativa masculina em outras espécies. A hérnia mais provável é do corno uterino, que pode provocar o aprisionamento subcutâneo do útero gravídico e exigir a realização de um procedimento separado para o parto do feto.

A vascularização do útero depende do ramo uterino da *artéria ovariana* e da *artéria uterina*, um ramo da artéria vaginal (Fig. 15.13/*1* e *5*). Os dois vasos se anastomosam no ligamento largo e devem ser ligados durante a ovário-histerectomia. Estes vasos repousam próximos às extremidades do útero, mas estão suspensos na parte intermediária do ligamento largo. A proximidade da artéria uterina à cérvix permite a ancoragem da ligadura arterial ao coto uterino para impedir deslizamentos durante a remoção cirúrgica do útero. O útero é drenado pelas veias uterinas esquerda e direita, que esvaziam na veia renal e na veia cava caudal, respectivamente. A artéria ovariana e a veia ovariana não têm trajetos próximos no mesovário.

A drenagem linfática do ovário e do útero passa pelos linfonodos ilíacos mediais e aórticos lombares.

Vagina, Vestíbulo e Vulva (ver também pp. 187-189)

A vagina da cadela é muito longa (cerca de 12 cm) e se estende horizontalmente pela pelve antes de imergir pelo arco do ísquio e se unir ao vestíbulo (Fig. 5.35/*5* e *9*). Exceto pela proeminente prega dorsomediana que continua a cérvix por uma curta distância, o interior do órgão não distendido é obstruído pelas pregas irregulares que terminam na junção com o vestíbulo (Figs. 15.12 e 15.13). O vestíbulo continua a inclinação para baixo da vagina e, assim, um espéculo vaginal ou outro instrumento que deva ser passado em direção craniodorsal deve ultrapassar o arco do ísquio antes que possa ser avançado em sentido horizontal (Fig. 5.2). Durante tais exames, a prega dorsal se combina com as paredes vaginais lateral e ventral para simular a cérvix (pseudocérvix).

A parte cranial do assoalho vestibular (da cadela) apresenta o tubérculo e as depressões associadas à abertura da uretra, e a parte caudal apresenta a fossa em que a glande do

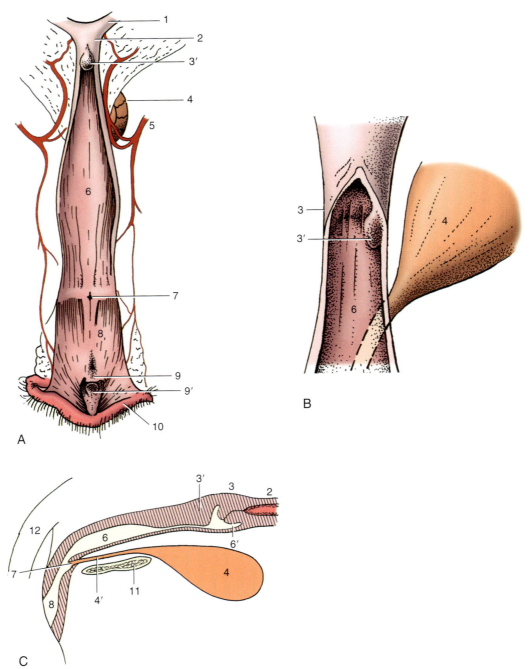

Fig. 15.12 (A) Vagina, vestíbulo e vulva de cadela, abertos em sentido dorsal. (B) Maior aumento da cérvix. (C) Ilustração esquemática do corte mediano dos órgãos mostrados em (A). *1,* Corno uterino direito; *2,* corpo do útero; *3,* cérvix; *3′,* prega dorsal, que pode se estender em uma distância considerável até a vagina; *4,* bexiga; *4′,* uretra; *5,* artéria vaginal; *6,* vagina; *6′,* fórnix; *7,* orifício uretral externo; *8,* vestíbulo; *9,* clitóris; *9′,* fossa do clitóris; *10,* lábio direito da vulva; *11,* sínfise pélvica; *12,* cauda.

clitóris se projeta (Fig. 15.12/*9* e *9′*). O significado funcional do tubérculo uretral não é conhecido. Áreas escuras nas paredes laterais indicam as posições dos bulbos vestibulares na cadela, mas, em gatas, são menores e mais difusas (até mesmo insignificantes). Glândulas vestibulares são observadas apenas em gatas.

Os lábios espessos da vulva encontram-se em uma comissura dorsalmente arredondada e com uma ponta ventral. Pregas mais laterais, às vezes aparentes, são consideradas homólogas aos grandes lábios da anatomia humana. Os ramos e o corpo do clitóris apresentam tecido um pouco erétil; a glande é composta principalmente por tecido fibroso

Capítulo 15 Pelve e Órgãos Reprodutivos do Cão e do Gato 451

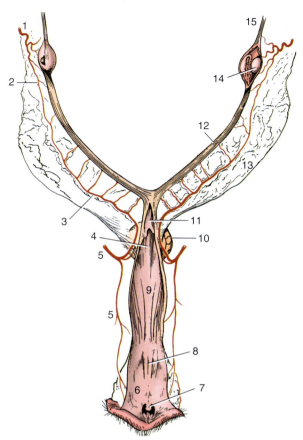

Fig. 15.13 Suprimento sanguíneo dos órgãos reprodutivos da cadela, aspecto dorsal. A bolsa ovariana direita e as partes caudais do trato foram abertas. *1*, Artéria ovariana; *2*, ramo uterino da artéria ovariana; *3*, artéria uterina; *4*, prega dorsomediana, continuando a cérvix; *5*, artéria vaginal; *6*, vestíbulo; *7*, clitóris; *8*, orifício uretral externo; *9*, vagina; *10*, bexiga; *11*, cérvix; *12*, corno uterino direito; *13*, ligamento largo; *14*, ovário direito; *15*, ligamento suspensório do ovário.

serosa uterina tingida por sangue. O estro também dura cerca de uma semana e pode ser diferenciado do proestro pela facilidade de aceitação do macho pela fêmea. A hipertrofia e a hiperemia endometrial continuam, mas a secreção fica cada vez menos sanguinolenta. A ovulação, que ocorre aproximadamente no segundo dia do estro, é sucedida pela formação muito rápida de corpos lúteos, que podem estar maduros ao final do estro.* A separação entre diestro e metaestro é de difícil determinação, já que normalmente há um período (de 2 a 8 semanas) de pseudociese, quando a cadela apresenta os sinais físicos e comportamentais usuais de prenhez apesar da ausência de fertilização; a pseudociese pode ser comparada a um período muito extenso de diestro. A cérvix está bem fechada durante o diestro e o metaestro, e as secreções que seriam utilizadas para nutrição do embrião se acumulam em quantidades que podem distender o útero. Ocasionalmente, a infecção do útero (piometra) pode exigir a realização de histerectomia.

Em comparação a outras espécies domésticas, o epitélio vaginal da cadela responde de maneira mais pronunciada a alterações nos níveis hormonais e os esfregaços vaginais indicam o estágio do ciclo. Células epiteliais córneas e hemácias são encontradas em grandes números durante o proestro. As células epiteliais córneas persistem durante o estro, mas o número de hemácias diminui de maneira gradativa e surgem leucócitos. Os estágios do ciclo também se refletem na aparência macroscópica do revestimento vaginal, inclusive na prega dorsomediana. No proestro, o revestimento fica edematoso e forma pregas macias e proeminentes. Com a rápida queda dos níveis de estrógeno durante o estro, a parede vaginal fica menos edematosa e o revestimento se enruga por até cerca de 4 dias após a ovulação, conferindo à superfície a aparência de papel crepom. Alguns dias depois, a mucosa fica achatada e irregular; a descamação da camada superficial córnea de epitélio faz com que os vasos sanguíneos voltem a ficar visíveis.

Os oócitos entram no útero por volta do sexto dia após a ovulação. Os oócitos fertilizados implantam-se após mais 10 dias. A ligação onfalovitelina (saco vitelino) inicial é mais tarde substituída pela placenta corioalantoide definitiva (Fig. 15.14/*6*). A placenta desenvolve-se devido à invasão do endométrio por vilos que crescem em uma banda ampla de córion que envolve o tronco do feto e é uma continuação da erosão que começou nas regiões não vasculares *(corioamnióticas)* e adjacentes à ligação do saco vitelino. A erosão provoca a interdigitação de finas placas de tecido fetal e as lamelas endometriais são reduzidas a pouco mais do que o endotélio capilar materno (Fig. 5.70E-H). A barreira tecidual desta *placenta* basicamente *corioendotelial* é ainda menor nas margens da banda zonária, onde o sangue extravasado dos vasos maternos banha diretamente o tecido fetal. A degradação da hemoglobina desses hematomas marginais é responsável pela pigmentação verde brilhante que con-

gorduroso, mas, às vezes, têm um pequeno osso, o osso clitoriano (*os clitoridis*). As gatas têm somente o corpo cavernoso do clitóris, e não a glande clitoriana.

Alterações Funcionais

As cadelas normalmente entram no cio duas vezes ao ano, na primavera e no outono. Na verdade, três cios não são incomuns, embora até mesmo cadelas com três cios passem a maior parte do ano em anestro. As gatas podem ter até quatro ciclos, em vez dos dois usuais. O primeiro cio ocorre aos 6 a 9 meses de idade em cadelas e aos 6 a 12 meses em gatas, dependendo da estação de seu nascimento.

Os órgãos reprodutivos, quiescentes durante o anestro, desenvolvem-se rapidamente no proestro, quando, em um período de uma semana, o grupo de folículos aumenta. O útero agora cresce em comprimento e espessura, seu endométrio se prolifera e todo o trato reprodutivo apresenta hiperemia. A vulva espessa e edematosa libera uma secreção

---
*Em gatas, a ovulação não é espontânea, e sim induzida pelo coito.

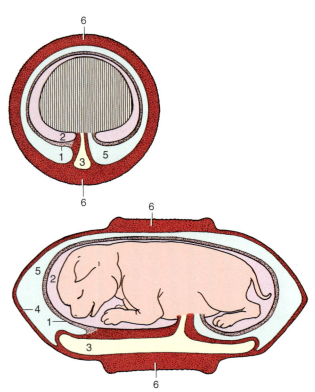

Fig. 15.14 As membranas fetais felinas em corte transversal e longitudinal, ilustração esquemática. *1*, Âmnio; *2*, cavidade amniótica; *3*, saco vitelino; *4*, corioalantoide; *5*, cavidade alantoidea; *6*, placenta zonária.

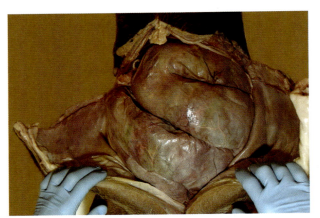

Fig. 15.15 Útero gravídico da cadela, dominando a topografia abdominal.

trasta com o profundo vermelho da maior parte da placenta (Fig. 5.67A). Em resumo, este tipo de placenta é composto por três zonas: a zona de transferência (ao redor do embrião para transferência de nutrientes), uma zona pigmentada nas duas extremidades da zona de transferência (hematomas maternos, provavelmente importantes para o transporte de ferro da mãe para o feto) e uma zona relativamente não vascular, o alantocórion, considerado responsável pela reabsorção do lúmen uterino. Somente uma parte dos anticorpos que o filhote recebe da mãe penetra a placenta; a maior proporção (cerca de 75%) da imunização passiva do neonato depende do colostro.

A princípio, o útero se dilata localmente, e cada concepto é confinado a uma protuberância globular delimitada por regiões de constrição. As ampolas separadas persistem até aproximadamente o 40° dia (em uma gestação com, em média, 63 dias contados a partir da data de ovulação*),

---

*O coito bem-sucedido pode ocorrer dias antes ou após a ovulação e, consequentemente, a partir da data da cruza, a gestação pode durar 58 a 68 dias. A prática, geralmente inevitável, de calcular a gestação em dias após o coito explica a dificuldade de determinação precisa do período de alteração do formato do útero ou do desenvolvimento específico do feto. A previsão da data do parto em dias subsequentes ao aparecimento de determinadas características da mineralização esquelética é mais exata.

---

quando começa o relaxamento gradual das constrições, expandindo o útero de maneira quase uniforme. As posições de cada feto ainda são óbvias à inspeção do órgão exposto, já que toda a espessura da parede uterina é muito vascular nos sítios placentários. Os cornos uterinos são relativamente fixos em suas extremidades e, ao se alongarem, são forçados em alças que primeiramente se viram em sentido cranial ao ligamento ovariano antes de se curvarem em sentido ventral e, então, caudal, até se unirem ao corpo (Fig. 15.15). O padrão das alças é ainda mais complicado quando a ninhada é grande e radiografias obtidas no final da prenhez (quando ocorre a mineralização dos esqueletos fetais) às vezes mostra os filhotes dispostos de maneira confusa (Fig. 15.16B).

A prenhez pode ser diagnosticada por meio da palpação abdominal das protuberâncias redondas que têm aproximadamente 1 cm de diâmetro entre 18 e 21 dias da gestação e 2,5 a 4 cm em diâmetro entre 24 e 32 dias. De 35 a 45 dias de gestação, as protuberâncias aumentam, alongam-se e ficam flácidas e são observadas na parte ventral do abdome. Por alguns dias, começando no 50°, não é mais possível palpar as protuberâncias de maneira individual, mas, a partir do 55° dia de gestação, os fetos são facilmente palpáveis.

Nos estágios mais tardios da prenhez, radiografias abdominais determinam o número de filhotes na ninhada e possibilitam o cálculo da idade fetal e, assim, a previsão da data do parto. A mineralização começa no esqueleto axial, por volta do 45° dia, e logo progride para o esqueleto apendicular em sequência proximodistal (Fig. 5.74; Tabela 15.1). A mineralização do esqueleto dos gatos segue o mesmo padrão, mas cada elemento surge poucos dias antes do que em cães.

A ultrassonografia é um método alternativo ou adicional de diagnóstico da prenhez e previsão da data de parto. Há relatos de sucesso no reconhecimento do aumento de volume uterino em estágio muito precoce, mas o diagnóstico confiante requer um período maior (talvez 28 dias). Mesmo assim, o tamanho exato da ninhada não pode ser determinado. Em gatos, o saco gestacional é visível por volta do

Capítulo 15 **Pelve e Órgãos Reprodutivos do Cão e do Gato** 453

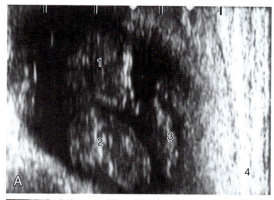

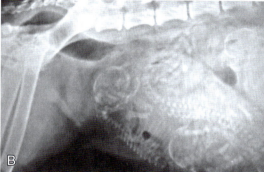

Fig. 15.16 (A) Aspecto ultrassonográfico (transabdominal) de um feto de Beagle de 33 dias (depois de uma única cruza) em sua ampola; a escala *acima* está em centímetros. *1*, Cabeça do feto; *2*, tórax do feto; *3*, saco vitelino; *4*, parede uterina. (B) Radiografia (vista lateral) da cadela prenhe, com vários fetos quase a termo. Observe a presença de gás no reto.

TABELA 15.1	GUIA DE MINERALIZAÇÃO DE FETOS DE CÃO
Dias	**Elementos Esqueléticos**
45	Crânio, vértebras e costelas
48	Ossos longos proximais dos membros
52	Ossos longos distais dos membros
54	Pelve
60	Ossos menores dos membros

Modificado de Concannon P, Rendano V: Radiographic diagnosis of canine pregnancy: onset of fetal skeletal radiopacity in relation to times of breeding, preovulatory luteinizing hormone release, and parturition, Am J Vet Res 44:1506-1512, 1983; e Yaeger AE, Mohammed HO, Meyers-Wallen V, et al: Ultrasonographic appearance of the uterus, placenta, fetus and fetal membranes throughout accurately timed pregnancy in beagles, *Am J Vet Res* 53:324-329, 1992.

11° ao 14° dia e a atividade cardíaca fetal é observada a partir do 14° dia.

O *parto* é facilitado pela rotação pélvica nas articulações sacroilíacas e pela elevação da cauda, o que aumenta as dimensões da pelve de maneira significativa. Em cães e gatos, cerca de 60% a 80% dos fetos apresentam a cabeça em direção à cérvix a termo. Os fetos tendem a nascer de cornos alternados e, a cada nascimento, o segmento vazio do útero se contrai e traz os demais filhotes mais perto da saída. Ao serem expelidos, os fetos ainda são ligados à sua placenta, que é liberada por mordeduras da mãe no cordão umbilical. A placenta e as membranas fetais, acompanhadas pela eliminação considerável de tecido materno, são normalmente consumidas.

Embora menos importantes para o clínico, algumas informações sobre o desenvolvimento de determinadas características externas dos fetos podem ser encontradas nas Tabelas 15.2 e 15.3.

O gato é sexualmente maduro aos 6 a 9 meses da idade. O estágio do proestro, a não aceitação do macho, dura 12 a 48 horas. Em gatos, protuberâncias do tamanho de ervilhas podem ser palpadas aos 21 dias da gestação. Aos 28 dias, as protuberâncias são firmes e têm cerca de 2,0 a 2,5 cm de diâmetro. O útero é distendido de maneira regular entre o 35° e o 50° dia e a diferenciação da piometra pode ser complicada.

É fácil errar o sexo de gatinhos neonatos. Isso ocorre devido à orientação do pênis. Essa orientação faz com que as aberturas anal e genital sejam relativamente próximas em machos, mas o espaçamento é bastante similar em fêmeas.

ÓRGÃOS REPRODUTIVOS MASCULINOS

Escroto e Testículos (ver também pp. 173-180)

O escroto bastante pendular do cão é globular e tem posição intermediária entre o períneo e a virilha (Fig. 15.3/*11*). É mais facilmente inspecionado por trás, e, por ter poucos pelos, a conformação dos testículos é óbvia. Um sulco profundo define o limite entre os compartimentos internos ocupados pelos testículos geralmente assimétricos. A fina pele escrotal e as fáscias subjacentes não impedem a palpação, que normalmente permite o reconhecimento do corpo e da cauda do epidídimo, do ducto deferente e do cordão espermático, além dos testículos em si. A pele do escroto dos cães é ricamente suprida por glândulas sudoríparas. O escroto do gato é perineal, séssil e comumente oculto por pelame denso.

Os testículos são relativamente pequenos em ambas as espécies. São horizontais em cães, mas suas extremidades caudais se viram em direção ao ânus em gatos. Cada testículo tem formato ovalado, lateralmente comprimido e relacionado ao epidídimo em sua margem dorsal (em gatos, craniodorsal). A cabeça e a cauda do epidídimo aderem ao testículo, mas o corpo é parcialmente livre, criando uma bolsa testicular. Os constituintes do cordão espermático compacto se dispersam no anel inguinal interno. Devido à posição muito caudal do escroto, o cordão espermático dos gatos é muito longo. Talvez o comprimento explique por que o músculo cremaster do gato é muito fraco. O músculo cremaster estriado é originário da fáscia ilíaca no aspecto

TABELA 15.2 — GUIA DE IDADE DE FETOS DE CÃO

Semanas	Comprimento Coroa-Anca (Cm)	Características Externas
3	≈1	Embrião em formato de C; início da formação dos botões dos membros
4	≈2	Presença da placa da mão; fendas rasas entre os dígitos
5	≈3	As pálpebras recobrem os olhos de maneira parcial; os pavilhões auriculares recobrem os meatos acústicos; genitália externa diferenciada; dígitos separados na parte distal
6	≈7	Pálpebras fundidas; presença de folículos pilosos no corpo; dígitos bem separados; unhas formadas
7	≈11	Pelos revestem quase todo o corpo; presença de marcações coloridas; a termo: em média, 63-64 dias

De Evans HE, Sack WO: Prenatal development of domestic and laboratory animals: growth curves, external features and selected references, *Anat Histol Embryol* 2:11-45, 1973.

TABELA 15.3 — GUIA DE IDADE DE FETOS DE GATO

Semanas	Comprimento Coroa-Anca (Cm)	Características Externas
3	≈1	Formação do meato acústico; os olhos estão bem formados e pigmentados; chanfro da placa da mão do membro anterior
4	≈3	Todos os dígitos são bem separados os pavilhões auriculares quase cobrem os meatos acústicos; as unhas estão se formando; as pálpebras recobrem parcialmente os olhos
5	≈5	Pálpebras fundidas; presença de pelos táteis na face
6	≈7	Aparecimento de pelos finos pelo corpo; as unhas começam a endurecer
7	≈10,5	Pelos finos recobrem o corpo; as unhas ficam brancas e duras; presença de marcações coloridas; a termo: em média, 65 dias (contados a partir da primeira cruza)

De Evans HE, Sack WO: Prenatal development of domestic and laboratory animals: growth curves, external features and selected references, *Anat Histol Embryol* 2:11-45, 1973.

ventral dos músculos psoas, imediatamente craniomedial à margem caudal do músculo oblíquo interno, insere-se na fáscia espermática interna e é inervado pelo nervo genito-femoral.

Uretra e Glândulas Reprodutivas Acessórias (ver também pp. 180-182)

A primeira parte, muito curta, da uretra do cão macho é completamente cercada pela próstata (Fig. 15.17 e Fig. 5.1/9). A uretra apresenta lúmen endentado por uma crista dorsal, localmente elevada, que forma um colículo seminal perfurado de cada lado pela estreita abertura do ducto deferente e pelos numerosos poros que drenam a próstata. A parte restante da uretra pélvica é provida de uma fina camada de tecido esponjoso no músculo uretral estriado. O lúmen uretral dilata-se caudal à próstata, mas volta a se estreitar ao sair da pelve no arco isquiático. No gato, a próstata está localizada 3 a 4 cm caudais ao colo da bexiga e a parte pré-prostática da uretra é ocasionalmente descrita como o colo vesical alongado. A incrível aparência radiográfica da uretra felina é mostrada na Figura 15.8/*1–3*.

As glândulas ampulares e a próstata são as glândulas sexuais acessórias do cão. Nesta espécie, resquícios do ducto paramesonéfrico (vagina masculina) são, às vezes, observados na prega genital, cobertos dorsalmente pela próstata.

O gato, que não tem glândulas ampulares, apresenta pequenas glândulas bulbouretrais localizadas na uretra, à altura do arco isquiático. Estas glândulas são importantes pontos de referência na uretrostomia perineal (remoção do pênis em pacientes com obstrução uretral crônica). O nervo pudendo segue pela parte ventral das glândulas bulbouretrais.

Nas duas espécies, a próstata contribui com a maior parte do fluido seminal. Em cães, a próstata é uma extensa massa compacta próximo da uretra e do colo da bexiga, e uma pequena parte disseminada se espalha pela mucosa uretral. A parte compacta tem tamanho bastante variável, o que obviamente afeta sua posição e suas relações. A próstata pode estar no interior da cavidade pélvica quando pequena, mas, com maior frequência e especialmente em cães maduros e idosos, é bastante, se não toda, intra-abdominal (Fig. 15.18/*2*). Um sulco dorsal e um septo interno a dividem em lobo direito e lobo esquerdo, que são subdivididos em

Capítulo 15 — Pelve e Órgãos Reprodutivos do Cão e do Gato

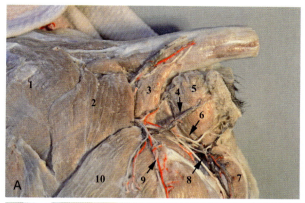
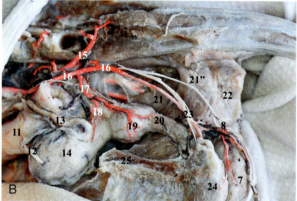

Fig 15.17 (A) Glúteo e região perineal do cão. (B) Cavidade pélvica após remoção do reto e do ânus. *1*, Músculo glúteo médio; *2*, músculo glúteo superficial; *3*, músculo coccígeo; *4*, nervo e vasos retais caudais; *5*, músculo do esfíncter anal externo; *6*, vasos perineais superficiais; *7*, músculo bulboesponjoso; *8*, nervo perineal, ramo cutâneo; *9*, nervo femoral cutâneo caudal; *10*, músculo bíceps femoral; *11*, reto; *12*, ducto deferente; *13*, ureter; *14*, bexiga; *15*, artéria glútea cranial; *16*, artéria pudenda interna; *17*, artéria prostática; *18*, artéria vesical caudal; *19*, próstata e artéria prostática; *20*, uretra pélvica e ramo uretral da artéria prostática; *21*, músculo elevador do ânus (parte iliocaudal); *21'*, parte pubocaudal; *22*, parte superficial do músculo esfíncter anal externo; *23*, nervo pudendo (ramos para o pênis); *24*, músculo isquiocavernoso; *25*, sínfise pélvica (seccionada).

lóbulos por septos mais finos que se irradiam para fora da cápsula. O lobo direito e o lobo ventral não se unem ventral à uretra em gatos.

A próstata é extremamente sensível a influências hormonais e é difícil sugerir dimensões normais, já que a hiperplasia da parte parenquimatosa é comum no início da meia-idade, enquanto a fibrose e a atrofia são modificações senis frequentes. A hiperplasia às vezes afeta os diferentes lobos de maneira desigual. A próstata dilatada pode pressionar o intestino grosso, causando constipação e dificuldades de defecação; no entanto, diferentemente da experiência humana, a interferência na micção é incomum a não ser que o aumento de volume seja muito considerável. O estado da próstata — seu tamanho, firmeza e regularidade do formato — pode ser avaliado por meio do exame digital pelo reto, um procedimento facilitado pela tração da bexiga em direção à pelve por meio da aplicação de pressão pela parede abdominal. As proporções do parênquima e do tecido de sustentação podem ser estimadas a partir de cortes macroscópicos de amostras de necropsia: o tecido conjuntivo normalmente predomina na próstata de animais muito jovens, o tecido glandular predomina em adultos, e a relação é inconstante em glândulas de cães idosos. Há relatos de que a próstata do scottish terrier é proporcionalmente muito maior (até quatro vezes) do que em outras raças.

O aumento de volume da próstata é às vezes tratado por meio da castração. Alternativamente, ou em caso de insucesso da castração, a remoção cirúrgica pode ser realizada. É, então, relevante observar que, de modo geral, somente o aspecto craniodorsal da glândula é revestido por peritônio. O tronco da artéria prostática continua pela face lateral da glândula como suprimento da bexiga após o envio de ramos prostaticovesicais e prostaticouretrais. A outra estrutura em risco é o plexo formado pelos nervos autônomos pélvicos e hipogástricos.

Além da próstata, a uretra se alarga antes de se estreitar na saída da pelve e ser incorporada ao pênis. A uretra é mais estreita imediatamente antes da abertura para o exterior na extremidade da glande, onde cálculos urinários, comuns em gatos machos, costumam se alojar. Pouco se sabe sobre as alterações prostáticas associadas à idade nesta espécie, em que o aumento de volume é um problema bem menos frequente (Fig. 15.22/*8*).

Pênis e Prepúcio (ver também pp. 182-184)

O pênis dos carnívoros tem diversas características incomuns e outras diferenças entre os órgãos do cão e do gato fazem com que a descrição separada seja necessária.

O pênis do cão está suspenso entre as coxas, onde pode ser palpado por todo seu comprimento. A raiz é formada por dois ramos delgados que se arqueiam para frente a partir de suas inserções no ísquio e se combinam em um corpo comum um pouco mais grosso do que os contribuintes (Fig. 15.19/*4'*). A uretra é incorporada na mesma altura e segue em frente pela superfície ventral do corpo (Fig. 15.19/*3*). À altura do arco isquiático, o corpo esponjoso (que cerca a uretra) expande-se e forma o par de bulbos do pênis (recobertos pelo músculo bulboesponjoso, uma continuação do músculo uretral); em sentido mais distal, o corpo esponjoso se expande e forma a glande do pênis, muito extensa e claramente dividida, externa e internamente, em uma parte expandida proximal (o bulbo da glande; Fig. 15.19/*7*) e uma parte cilíndrica distal (parte longa da glande; Fig. 15.19/*7'*), que forma o ápice. Cerca de metade do bulbo e toda a parte longa se projetam na cavidade do prepúcio, onde podem ser palpados. As partes cavernosas dos dois ramos se combinam na parte proximal do corpo e formam um único corpo cavernoso (Fig. 15.19/*4*) com um revestimento fibroso externo e firme e um septo mediano

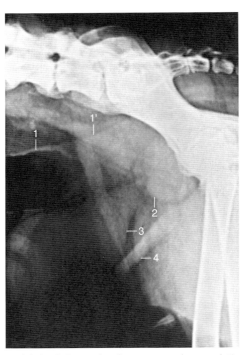

Fig. 15.18 Radiografia lateral da parte caudal do abdome do cão, mostrando a posição da próstata. *1* e *1'*, Cólon descendente, contendo gás e fezes; *2*, próstata; *3*, bexiga; *4*, assoalho abdominal.

substancial; estas estruturas são conectadas por trabéculas radiais que dividem e encerram os espaços cavernosos relativamente pequenos. O corpo cavernoso chega a um final prematuro porque sua parte distal é convertida em um osso, o osso peniano, no centro do órgão (Fig. 15.19/5). Este osso apresenta um sulco ventral para a recepção e a proteção da uretra em sua cobertura esponjosa; o osso afunila em direção à sua extremidade distal, que é prolongada por uma haste curta de fibrocartilagem, em deflexão ventral, que quase chega ao ápice do pênis. A fibrocartilagem não é ossificada nem mesmo em animais idosos. O fechamento parcial da uretra no sulco do osso peniano impede a passagem de cálculos uretrais, que, portanto, tendem a se alojar na extremidade caudal do osso.

A parte caudal (ou proximal) da glande do pênis, o bulbo da glande (Fig. 15.19D), é consideravelmente expandida, mesmo em estado quiescente. É bem ancorada ao osso e bem sobreposta pela divisão distal alongada, que apresenta o orifício uretral em sua extremidade. A parte longa insere-se no osso de maneira mais frouxa. Ambas contêm os grandes espaços sanguíneos encerrados em trabéculas relativamente fracas.

A estrutura e as conexões dos diversos corpos eréteis e suas relações com os vasos que suprem e drenam requerem grande atenção para que o mecanismo da ereção seja compreendido (Figs. 15.20 e 15.21). O pênis é suprido pela continuação (além da origem de seu ramo perineal) da *artéria pudenda interna*, que agora é a artéria do pênis (Fig. 15.20/*1'*). A *artéria do pênis* divide-se em três. Uma divisão, a artéria do bulbo (Fig. 15.20/*2*), supre o bulbo (do pênis) e, então, segue distalmente pelo órgão para nutrir o corpo esponjoso perto da uretra e depois, ao chegar ao ápice do pênis, a parte alongada da glande. A segunda, a *artéria profunda do pênis* (Fig. 15.20/*3*), emite vários ramos para os tecidos e espaços sanguíneos do corpo cavernoso. A terceira, a *artéria dorsal do pênis* (Fig. 15.20/*4*), pode ser considerada uma continuação direta do tronco principal. Primeiramente, segue pela face dorsal do pênis antes de escoar para o lado e se dividir adjacente ao limite caudal do bulbo. Um ramo superficial corre quase até a extremidade do órgão, abaixo da pele sobre a face ventral da glande; um ramo profundo penetra o bulbo se segue em direção apical no osso peniano até entrar na parte longa; e o ramo prepucial se bifurca em uma divisão que corre pela face dorsal do bulbo para suprir a região dorsal da parte longa e o prepúcio.

Artéria pudenda interna
Artéria do pênis
  Artéria do bulbo: Supre o bulbo, o corpo esponjoso e a parte alongada da glande
  Artéria profunda do pênis: Supre o tecido e as cavernas do corpo cavernoso
  Artéria dorsal do pênis: Supre as partes caudais do bulbo, a pele sobre o aspecto ventral da glande e a parte longa e o prepúcio

---

As *veias* são principalmente satélites às artérias. A *veia dorsal* deixa o aspecto lateral do bulbo e segue em direção

Capítulo 15 Pelve e Órgãos Reprodutivos do Cão e do Gato 457

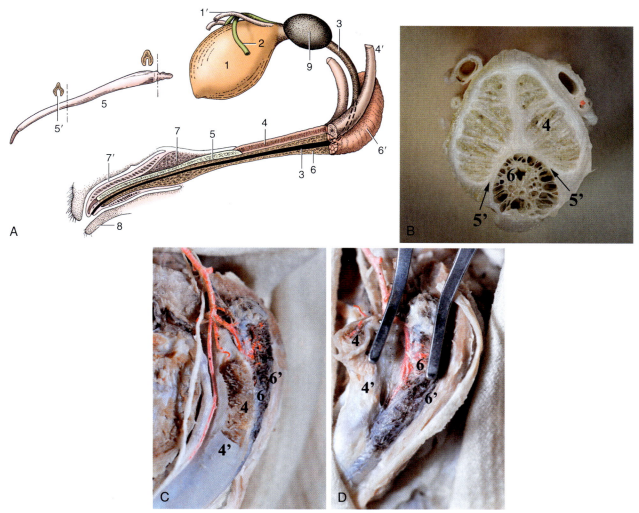

Fig. 15.19 Bexiga, uretra e pênis (em corte) do cão, ilustração esquemática (A), transectados (B), raiz do pênis (C) e bulbo do pênis (D). *1*, Bexiga; *1'*, ureter esquerdo; *2*, ducto deferente esquerdo; *3*, uretra; *4*, corpo cavernoso; *4'*, ramo esquerdo; *5*, osso peniano; *5'*, sulco uretral; *6*, corpo esponjoso; *6'*, bulbo do pênis; *7*, bulbo da glande; *7'*, parte longa da glande; *8*, prepúcio; *9*, próstata.

caudal, desviando-se de forma gradual em direção ao aspecto dorsal do pênis, onde se une a um tronco comum formado pelas veias correspondentes à artéria profunda e à artéria do bulbo. A grande veia dorsal, então, se curva ao redor do arco isquiático e entra na pelve, onde forma a radícula principal da veia pudenda interna. Outras veias auxiliam a drenagem da glande. A veia superficial deixa a parte longa e se enrola no fórnix do prepúcio antes de se unir à veia pudenda externa. A veia profunda da glande drena o sangue da parte longa para o bulbo; esta veia apresenta valvas, que impossibilitam o refluxo de sangue, e é disposta de tal modo que forma a passagem para a veia dorsal ou se abre nos espaços sanguíneos do bulbo, de onde o sangue, então, entra na veia dorsal.

Os músculos usuais estão presentes. O *retrator do pênis*, composto principalmente por músculo liso, forma uma alça ao lado do canal anal antes de convergir com seu par e formar uma banda que corre pelo aspecto uretral do pênis até terminar no fórnix do prepúcio. Alguns pequenos fascículos são destacados para o escroto. Os curtos, mas poderosos músculos *isquiocavernosos* cobrem os ramos. O *bulboesponjoso* forma uma cobertura transversa sobre a uretra, do bulbo até sua incorporação no pênis. O pequeno *isquiouretral* passa do túber isquiático até um anel fibroso que encerra as veias dorsais em sua entrada na pelve. Os dois grandes músculos na raiz do pênis podem ser identificados à palpação (Fig. 15.3/6 e 7).

O prepúcio do cão é bastante pendular em direção à sua extremidade cranial, onde é suspenso abaixo do abdome por uma prega de pele. Sua disposição é simples e a parte parietal de seu revestimento é guarnecida por nódulos linfáticos, que conferem uma aparência irregular. Há também pequenas glândulas prepuciais dispersas. Os pares de músculos prepuciais, destacados do músculo cutâneo do tronco, correm

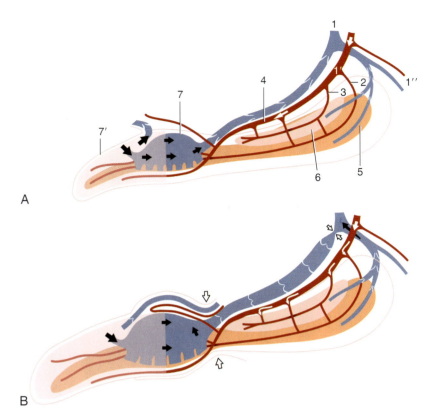

Fig. 15.20 Representação esquemática do suprimento sanguíneo e dos espaços sanguíneos do pênis (A) quiescente e (B) ereto do cão. *1*, Vasos pudendos internos; *1'*, artéria do pênis; *1''*, ramos perineais; *2*, artéria do bulbo; *3*, artéria profunda do pênis; *4*, artéria dorsal do pênis; *5*, corpo esponjoso; *6*, corpo cavernoso; *7*, bulbo da glande; *7'*, parte longa da glande.

sobre o assoalho abdominal, se encontram e se cruzam de maneira parcial na pele do prepúcio caudal ao orifício em formato de T.

Fimose e Parafimose: A estenose congênita ou adquirida do orifício prepucial é rara e pode impedir a protrusão do pênis (fimose). Os casos adquiridos, decorrentes da formação de cicatrizes após uma inflamação, podem ser cirurgicamente tratados. A adequação da intervenção cirúrgica pode ser questionada quando o defeito é congênito e, talvez, hereditário. A parafimose, em que o pênis ereto não volta ao estado anterior e não se retrai no prepúcio, requer atenção mais urgente, já que a interrupção da circulação pode causar morte tecidual em horas. A intervenção cirúrgica, chamada falopexia, é necessária para criar uma ligação entre o corpo do pênis e a mucosa do prepúcio.

Ao nascimento, a superfície epitelial do prepúcio e do pênis aderem por um frênulo. A separação do prepúcio do pênis está sob influência androgênica e geralmente ocorre na puberdade.

O *pênis do gato* é único (entre as espécies domésticas) na retenção da posição embrionária: o ápice tem direção caudo-ventral e a superfície uretral é mais elevada (Figs. 15.22/6 e 15.23). Relativamente muito mais curto do que o pênis do cão, o pênis do gato tem construção similar, inclusive a transformação da parte distal do corpo cavernoso em osso. Os filhotes não apresentam osso peniano até 3 meses de idade. A existência de um ligamento apical que se estende entre o osso peniano e a parte proximal do corpo cavernoso parece ser responsável pela deflexão ventral do pênis durante a ereção. A artéria dorsal supre somente o prepúcio, e não o pênis. A glande é pequena, e sua superfície livre é generosamente ornamentada por pequenas espículas queratinizadas; essas espículas se desenvolvem nos primeiros meses de vida pós-natal e regridem a um estado muito insignificante em animais castrados (Figs. 15.23 e 15.24). Em número aproximado de 120, as espículas repousam achatadas contra a superfície da glande na ausência de ereção, mas se levantam, devido à congestão dos espaços sanguíneos em suas bases, durante a ereção. Acredita-se que o estímulo que provocam na gata seja importante na indução da ovulação.

O prepúcio do gato é espesso, mas curto e, de modo geral, muito obscurecido pelo pelame; seu orifício tem orientação caudal e a urina é ejetada nesta direção. A dispersão de urina por gatos machos não castrados é um gesto social de demarcação de território (Fig. 15.25). Os locais nem sempre são bem escolhidos e, frequentemente, são inconvenientes

Capítulo 15 — Pelve e Órgãos Reprodutivos do Cão e do Gato

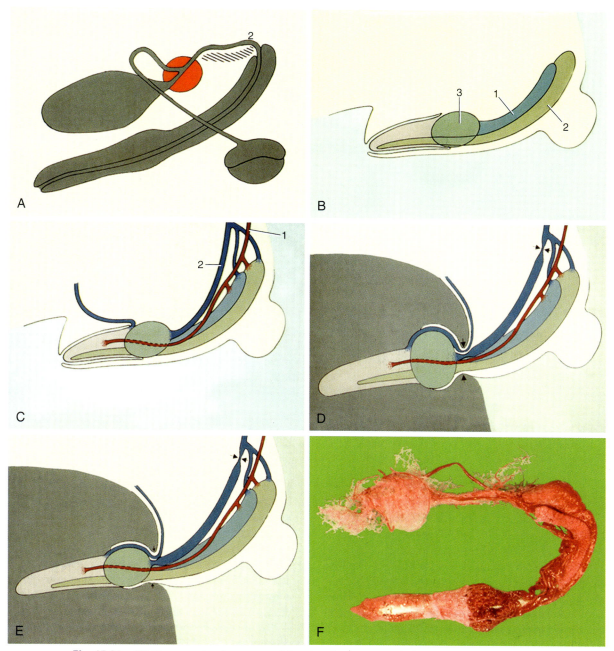

Fig. 15.21 (A) Representação esquemática dos órgãos reprodutivos masculinos do cão. (B) Principais partes vasculares do pênis do cão. *1,* Corpo cavernoso; *2,* corpo esponjoso; *3,* bulbo da glande. (C), (D) e (E) Estágios do processo de ereção. *1,* Artéria peniana; *2,* veia peniana dorsal. (F) Molde por corrosão do suprimento arterial da próstata e do pênis.

para o proprietário, um motivo para a prática comum da castração.*

---

*Ocasionalmente, as gatas também urinam da mesma maneira que os machos para demarcação do território, mas tentam ocultar o fato, cobrindo a urina com terra. Parece que este comportamento é mais comum longe de casa, nos limites do território disputado com outros gatos; tem, portanto, menor objeção do proprietário. Em ambos os sexos, a prática pode ter conotação sexual.

Idade e Alterações Funcionais

Embora existam poucos estudos detalhados sobre o desenvolvimento pós-natal, sabe-se que os testículos tendem a continuar no abdome até o terceiro dia após o nascimento. Sua descida pelo canal inguinal, então, começa e, embora termine em alguns dias, os testículos somente ocupam suas posições definitivas no escroto depois de mais 4 ou 5 semanas. O volume de tecido seminífero aumenta muito durante este período, mas a espermatogênese não começa

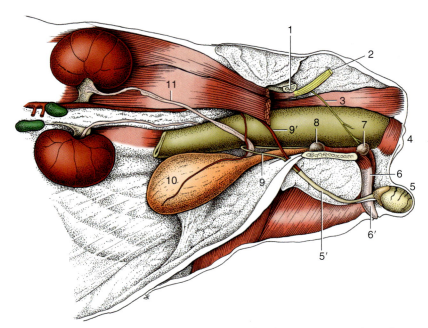

Fig. 15.22 Os órgãos reprodutivos masculinos *in situ* do gato, aspecto lateral esquerdo. *1*, Corpo do ílio; *2*, nervo isquiático; *3*, nervo pudendo; *4*, ânus; *5*, testículo esquerdo no escroto; *5'*, cordão espermático; *6*, pênis; *6'*, prepúcio; *7*, glândula bulbouretral; *8*, próstata; *9*, ducto deferente; *9'*, vasos testiculares; *10*, bexiga; *11*, ureter esquerdo.

até o sexto mês. Uma vez que os testículos assumem seus locais definitivos de maneira tão precoce, alguns defendem a castração de gatos machos em idade muito menor — 6 a 14 semanas — ao invés dos 5 ou 6 meses convencionais. Alega-se que a cirurgia é bem tolerada por estes animais tão jovens.* Em caso de criptorquidia, ou seja, ausência de descida, o testículo pode estar localizado em qualquer local entre o polo caudal do rim e o canal inguinal. É mais fácil localizar o testículo acompanhando o ducto deferente, próximo ao ligamento lateral da bexiga. Embora o epitélio germinativo não se desenvolva normalmente na temperatura central do corpo, as células de Leydig produzem andrógenos, e todas as características sexuais secundárias podem ser observadas em animais com criptorquidia bilateral.

O comportamento reprodutivo de cães é mais incomum. O cão monta a cadela da maneira usual, mas, logo após a introdução do pênis, cai a seu lado e inverte de posição, de modo que o casal fica posterior com posterior durante o restante da cruza, que pode durar 45 minutos ou mais. Surpreendentemente, houve pouca consideração sobre a anatomia deste processo.

Embora todos os tecidos eréteis do pênis fiquem ingurgitados durante a ereção, os graus de expansão e turgor são muito diferentes (Fig. 15.20). O corpo cavernoso se tumefaz pouco, e sua construção permite que continue flexível no eixo vertical, mas não horizontal, mesmo neste estado. O bulbo da glande é capaz de maior expansão e dobra sua espessura em repouso, ficando muito tenso neste processo. A parte longa se enrijece menos, mas se alonga de maneira considerável, o que provoca seu deslizamento apical sobre o osso peniano ao qual está frouxamente ligado. A seguir, estende-se bem além da extensão fibrocartilaginosa do osso e apresenta uma endentação próxima ao orifício uretral devido à maior ancoragem nesta parte.

O coito necessariamente ocorre antes do grande aumento de volume do pênis (Fig. 15.21D e E). Os lábios empurram o prepúcio caudalmente durante a monta e o cão introduz a glande na vagina. A inclinação da passagem feminina exige a penetração dorsocranial, e a ponta relativamente macia da glande é colocada em direção ventral devido à invasão (pelos tecidos moles) do teto pélvico. Esta deflexão permite que o pênis avance em direção ao fórnix e talvez explique a necessidade de maior maciez da parte longa e o término precoce de sua sustentação óssea. Quando o macho desmonta e vira em 180 graus, o corpo do pênis se dobra lateralmente e, então, caudalmente; a retirada do pênis é impedida pela dilatação do bulbo da glande e pela pressão exercida pelos bulbos vestibulares ingurgitados e pelos músculos associados ao trato feminino. A reversão da posição torce o prepúcio, apertando os músculos prepuciais em um cordão que pressiona as veias que drenam a glande. As

---

*Alega-se também que os filhotes felinos do sexo feminino podem ser castrados na mesma idade baixa sem risco inaceitavelmente maior. As sociedades de proteção animal tendem a ser as maiores defensoras da castração precoce, antes que os gatinhos sejam adotados por seus proprietários permanentes, porque isso evita gestações indesejadas e a inevitável consequência de abandono de animais e contribuição com populações não domesticadas.

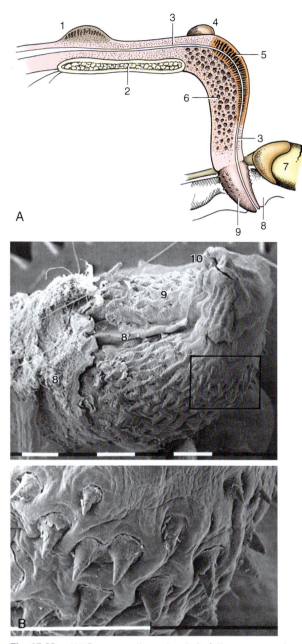

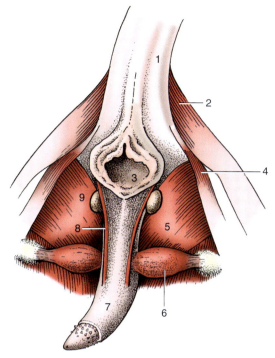

Fig. 15.24 Pênis felino *in situ*, aspecto caudal. *1*, Cauda (levantada); *2*, músculo gluteofemoral; *3*, ânus; *4*, músculo coccígeo; *5*, músculo obturador interno; *6*, músculo isquiocavernoso; *7*, pênis; *8*, retrator esquerdo do pênis; *9*, glândula bulbouretral esquerda.

Fig. 15.23 (A) Corte mediano do pênis felino, aspecto lateral esquerdo. (B) Micrografia eletrônica da glande felina e maior aumento da área marcada (barra = 1 mm). *1*, Próstata; *2*, sínfise pélvica; *3*, uretra; *4*, glândula bulbouretral direita; *5*, corpo esponjoso; *6*, corpo cavernoso; *7*, testículo direito; *8*, prepúcio; *8'*, frênulo prepucial; *9*, glande (com espículas); *10*, orifício uretral externo.

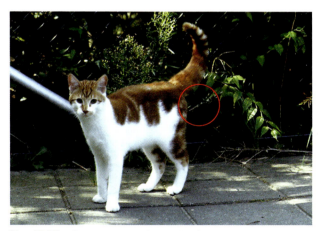

Fig. 15.25 Demarcação de território com urina por gato macho.

veias dorsais do pênis, retorcidas pela flexão do pênis, são ainda mais obstruídas por serem pressionadas contra o arco isquiático pela contração do isquiouretral. É provável que a detumescência seja finalmente conseguida pelo relaxamento do bulboesponjoso, que permite que os espaços do corpo esponjoso formem canais alternativos para o escape do sangue do pênis ingurgitado.

A fração inicial rica em espermatozoides do ejaculado é eliminada durante o primeiro estágio do coito, quando o cão monta da maneira convencional para quadrúpedes. O segundo estágio é ocupado pelo bombeamento de uma fração muito maior — de cerca de 30 mL — produzida pela próstata; este volume empurra a parte rica em espermatozoides pela cérvix até o corpo do útero. Sabe-se que cruzas curtas, em que há apenas o primeiro estágio do coito, podem

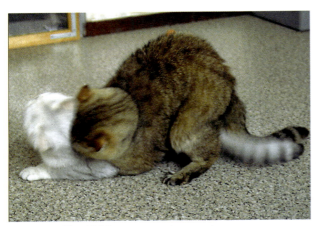

Fig. 15.26 Postura de acasalamento.

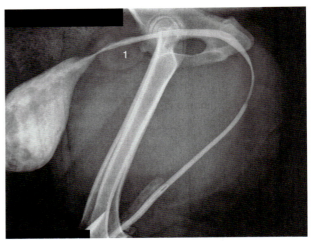

Fig. 15.27 Contraste na bexiga e na uretra do cão. A uretra prostática parece ser menos passível de distensão. *1,* Próstata.

ser férteis. O objetivo do segundo estágio do coito pode ser encorajar a inseminação uterina, e não vaginal. A inversão pode desencorajar a detumescência do pênis e, portanto, mantém a alta pressão intravaginal.

O *pênis do gato* tem comprimento consideravelmente maior durante a ereção e, então, se curva para baixo e para frente. Esta mudança de orientação, aliada à flexão ventral da região pélvica, permite a realização do coito de maneira não muito diferente da usual para quadrúpedes (Fig. 15.26).

ANATOMIA DA PALPAÇÃO ABDOMINAL E RETAL

No capítulo anterior, o processo de palpação abdominal foi descrito junto com o exame da maioria dos órgãos abdominais. Os demais órgãos são agora considerados, assim como as informações que podem ser obtidas por meio do exame digital através do reto. Embora o rim direito não possa ser localizado na maioria dos cães, o polo caudal do rim esquerdo é geralmente identificável. Na verdade, em alguns cães, principalmente de raças de porte maior, o rim esquerdo "flutua", como os dois rins dos gatos.

A *bexiga* do cão pode ser observada estendendo-se à frente da margem púbica. A bexiga bem distendida repousa sobre o assoalho abdominal. A micção pode ser induzida pela compressão delicada da parede abdominal, um procedimento que pode ter riscos se mal realizado. A bexiga do gato é mais cranial do que a do cão, bem à frente da margem púbica. A *próstata,* de tamanho e posição muito variáveis, às vezes pode ser palpada entre a margem púbica e a bexiga (Fig. 15.27).

Normalmente, o *útero* vazio não pode ser palpado. O útero gravídico é facilmente identificado em determinados estágios da prenhez por sua forma em colar de contas, sua distensão generalizada ou reconhecimento de fetos individuais. Os lóculos separados de desenvolvimento dos embriões são maiores no início da sexta semana (em cadelas), mas, logo depois deste estágio, os cornos são distendidos de maneira uniforme. Um pouco mais tarde, os fetos podem ser individualmente palpados, mas, em ninhadas grandes, a contagem exata de filhotes talvez não seja possível. O útero gravídico pode afetar a posição dos outros órgãos abdominais de forma considerável. Sempre ocupa a posição mais ventral do abdome por não apresentar gás; portanto, é mais pesado do que os órgãos abdominais que se movimentam com maior liberdade. Na prenhez avançada, o útero pode quase preencher a metade ventral da cavidade abdominal.

O *exame digital* pelo reto, um procedimento possível somente em indivíduos de determinado tamanho, pode trazer outras informações. Além de revelar o tônus do esfíncter anal e a condição do reto e de sua mucosa, o exame digital pode ser usado para explorar o esqueleto pélvico a fim de detectar fraturas ou deformidades. Os sacos anais podem ser palpados e seu conteúdo exteriorizado com o auxílio do dedo no inferior do reto. Os únicos outros órgãos viscerais que geralmente podem ser examinados são a uretra e a próstata em machos e a vagina nas fêmeas. A avaliação da próstata requer a consideração de seu tamanho, consistência e simetria. Em cães de grande porte, a glândula pode estar fora do alcance, mas a próstata e o colo da bexiga podem ficar mais acessíveis por meio da coordenação do exame retal com a manipulação do abdome, pressionando o conteúdo abdominal caudal em direção à entrada da pelve.

A palpação da parede abdominal do animal em decúbito lateral revela a posição do *anel inguinal superficial,* que permite o acompanhamento do cordão espermático até o escroto. A localização do anel é determinada pelo reconhecimento de seu ramo medial tenso, que pode ser acompanhado pela parede abdominal até a origem do músculo pectíneo (que forma uma protuberância evidente na superfície medial da coxa). Os linfonodos inguinais superficiais são um pouco craniais ao anel. Estes linfonodos estão em uma prega de pele que sustenta o prepúcio dos machos, mas são mais difíceis de encontrar em cadelas, especialmente nas multíparas, já que repousam abaixo da glândula mamária inguinal.

Principais Vasos da Pelve

A *artéria ilíaca interna* leva o sangue para a parede e os órgãos da pelve. A *artéria sacral mediana* passa sobre a superfície ventral do sacro e continua como artéria caudal mediana na cauda. A artéria ilíaca interna se divide em *artéria glútea caudal* (maior) e *artéria pudenda interna* (menor), após se destacar da artéria umbilical. Em cães e gatos adultos, a artéria ilíaca interna emite ramos para a bexiga que, a seguir, se torna o ligamento na margem cranial do ligamento lateral da bexiga. A artéria pudenda interna segue por dentro da parede da pelve e emite a *artéria prostática ou a artéria vaginal,* que continua cranialmente como *artéria uterina.*

A artéria pudenda interna também envia ramos para o reto, a bexiga e a uretra. Perto do ânus, a artéria pudenda interna origina a *artéria perineal ventral* antes de continuar como artéria do pênis ou do clitóris.

TESTE SUA COMPREENSÃO

1. Relacione a topografia das vísceras pélvicas observadas em um cadáver às imagens radiográficas e ultrassonográficas bidimensionais.
2. Desenvolva um fluxograma dos ramos da artéria ilíaca interna e das áreas específicas do trato urogenital que suprem. Descreva as alterações no suprimento vascular associadas à prenhez.

16 Membros Anteriores do Cão e do Gato

Fraturas e luxações decorrentes de acidentes de trânsito são responsáveis por grande parte do atendimento clínico relacionado aos membros anteriores de cães e gatos. Entre os cães mais jovens, um segundo contingente considerável apresenta diversas doenças do desenvolvimento esquelético, principalmente por ossificação endocondral anômala em uma epífise ou acometimento direto da placa de crescimento e consequente fusão prematura ou tardia. É claro que o bom conhecimento da anatomia superficial e radiológica da região é necessário tanto nos casos de traumas quanto nas anomalias do desenvolvimento. O conhecimento dos trajetos dos principais vasos e nervos também é importante para a preservação de sua integridade funcional e anatômica durante o acesso cirúrgico direto a ossos ou articulações.

Os detalhes do desenvolvimento do esqueleto do membro anterior em cães e gatos são resumidos na Tabela 16.1. Há grande variação etária na ocorrência dos eventos e o desenvolvimento tende a ser mais precoce em raças de porte menor. Os dados mencionados no texto geralmente se referem a cães de porte médio, como Beagles.

▶ REGIÃO DO OMBRO E PARTE SUPERIOR DO BRAÇO (VER TAMBÉM PP. 68–70 E 73–75)

A escápula e o úmero formam a base do ombro e da parte superior do braço, incluindo a articulação do ombro. Enquanto o acrômio, na extremidade distal da espinha da escápula, e o tubérculo maior são facilmente reconhecidos durante a inspeção visual, as seguintes características anatômicas podem ser localizadas à palpação: o comprimento total da espinha; a margem cranial, o ângulo e a margem dorsal da escápula; o tendão de origem do bíceps; a tuberosidade deltoide; e as faces mediais e laterais da diáfise do úmero (reveladas pela preensão do osso entre os dígitos). A inserção dos *músculos peitorais* nas partes craniais dos ossos, próxima à articulação do ombro, impede a palpação da face medial da articulação e da parte superior do úmero.

Os linfonodos cervicais superficiais craniais à escápula são palpados com mais facilidade com o membro retraído (Fig. 2.55/4), enquanto os linfonodos axilares, localizados na parede torácica caudal à articulação do ombro, podem ser palpados com o membro protraído, mas apenas se apresentarem aumento de volume. Esses dois grupos drenam o membro anterior. Um linfonodo axilar acessório que drena a pele e os músculos locais e as glândulas mamárias torácicas é observado de forma inconstante na parede torácica dorsal ao olécrano (Fig. 2.55/10).

A escápula é recoberta lateralmente pelo *trapézio,* pelo *supraespinhoso* e pelo *infraespinhoso* (Fig. 16.1); os tendões desses dois últimos músculos atravessam a articulação e se inserem no úmero. O ventre do infraespinhoso é adequado a injeções intramusculares. O aspecto flexor da articulação é recoberto pelo deltoide, que conecta a espinha da escápula à tuberosidade deltoide (Tabela 16.2).

A diáfise do úmero é coberta lateralmente pela *cabeça longa do tríceps,* cranialmente pelo *bíceps* (ele mesmo revestido, em parte, pelo braquiocefálico) e, em diferentes aspectos, pelo *braquial*, que envolve o osso, e pelas outras cabeças do tríceps. Por outro lado, a face medial, uma vez livre dos músculos peitorais, é relativamente descoberta; assim, os vasos braquiais e os troncos nervosos que seguem para a parte distal do membro repousam próximos ao osso (Fig. 16.2).

Em radiografias craniocaudais da articulação do ombro em extensão, o tubérculo supraglenoide se sobrepõe à cabeça do úmero; em radiografias laterais, este tubérculo se sobrepõe ao tubérculo maior do úmero (Fig. 16.3A, C e C′/2). Em cães com menos de 3 a 5 meses, o tubérculo supraglenoide ainda é separado do restante da escápula por cartilagem. A epífise proximal dos tubérculos e da cabeça do úmero normalmente se fundem com a diáfise em cerca de 10 meses (mas alguns meses depois em raças de porte maior). Em gatos, o processo coracoide, na vista medial do tubérculo supraglenoide, é um aumento de volume pronunciado, de formato cilíndrico e com centro separado de ossificação. O *músculo coracobraquial* é achatado, originário do processo coracoide, e passa sobre o tendão de inserção subescapular, do qual é separado por uma bolsa, antes de seguir em direção caudodistal sobre o aspecto medial da articulação do ombro e terminar na parte proximal do úmero. Este músculo é responsável pela adução do braço e pela rotação externa da articulação do ombro. O acrômio felino é alargado por um processo chato, com sentido caudal (processo supra-hamato) (Fig. 2.45D), um pouco sobreposto ao músculo infraespinhoso. Em gatos, o tubérculo menor apresenta mais um centro de ossificação. A clavícula do cão é representada por um pequeno ossículo cranioventral à articulação do ombro. Em gatos, a clavícula vestigial tem a forma de um bastão fino, com cerca de 2 cm de comprimento, no local correspondente; a clavícula é normalmente observada em radiografias e pode ser palpada contra a face cranial da articulação (Fig. 16.3C′/5).

TABELA 16.1 — DESENVOLVIMENTO E AMADURECIMENTO DO ESQUELETO DO MEMBRO ANTERIOR

Centros de Ossificação Presentes ao Nascimento (Após o Nascimento)	Idade Aproximada de Fechamento da Placa de Crescimento Observado em Radiografias	
	Cão	Gato
Escápula		
Diáfise	—	—
Tubérculo supraglenoide (7 semanas)	3-7 meses[2,5]	3,5-4,0 meses
Úmero		
Epífise proximal (cabeça e tubérculos) (1-2 semanas)	10-15 meses[2,5]	18-24 meses
Diáfise	—	—
Epífise distal	5-8 meses[2,5]	4 meses
Parte lateral do côndilo (2-3 semanas)	5 meses[4]	3,5 meses
Parte medial do côndilo (2-3 semanas)	5 meses[4]	3,5 meses
Epicôndilo medial (6-8 semanas)	5-6 meses[4,6]	4 meses
Epicôndilo lateral	Ao nascimento	3,5 meses
Rádio		
Epífise proximal (3-5 semanas)	5-11 meses[2,5]	5-7 meses
Diáfise	—	—
Epífise distal (2-4 semanas)	6-12 meses[2,5]	14-22 meses
Ulna		
Tuberosidade do olécrano (6-8 semanas)	5-10 meses[2,4,5,6]	
Diáfise	—	—
Processo ancôneo (12 semanas)	3-5 meses[7]	—
Epífise distal (6-8 semanas)	6-12 meses[2,5,6]	14-25 meses
Carpo		
Os. Carpo radial (3-4 semanas)	—	—
Três centros	3-4 meses[1,2,3]	—
Os. Carpo acessório	—	—
Diáfise (3 semanas)	—	—
Epífise (7 semanas)	3-6 meses[1,2,4,5]	4 meses
Outros ossos do carpo	—	—
Um centro cada	—	—
Ossos metacárpicos		
Osso metacárpico I	—	—
Epífise proximal (5 semanas)	6-7 meses[3]	—
Diáfise	—	—
Ossos metacárpicos II–V	—	—
Diáfise	—	—
Epífise distal (4 semanas)	5-7 meses[2,4,5]	7-10 meses
Dígito		
Falanges I e II	—	—
Epífise proximal (4-5 semanas)	5-7 meses[1,2,5,6]	4,0-5,5 meses
Diáfise	—	—
Falange III	—	—
Um centro	—	—

[1]Baseado em Chapman WL: Appearance of ossification centers and epiphyseal closures as determined by radiographic techniques, *JAVMA* 147:138-141, 1965.

[2]Baseado em Hare WCD: The age at which epiphyseal union takes place in the limb bones of the dog, *Wien Tierärztl Monatsschr* 9:224-245, 1972.

[3]Baseado em Pomriaskynski-Kobozieff N, Kobozieff N: Étude radiologique de l'aspect du squelette normal de la main du chien aux divers stades de son évolution de la naissance à l'âge adult, *Rec Med Vet* 130:617-646, 1954.

[4]Baseado em Smith RN, Allcock J: Epiphyseal fusion in the Greyhound, *Vet Rec* 72:75-79, 1960.

[5]Baseado em Sumner-Smith G: Observations on the epiphyseal fusion of the canine appendicular skeleton, *J Small Anim Pract* 7:303-311, 1966.

[6]Baseado em Ticer JW: Radiographic technique in small animal practice, Philadelphia, 1975, Saunders, p. 101.

[7]Baseado em Van Sickle D: The relationship of ossification to elbow dysplasia, *Anim Hosp* 2:24-31, 1966.

De de Lahunta A and Habel RE: Applied veterinary anatomy, Philadelphia, 1986, Saunders.

466 Parte II **Cães e Gatos**

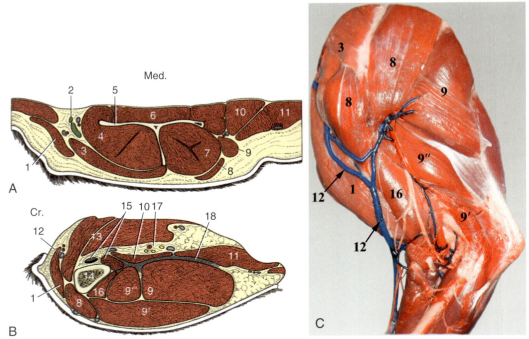

Fig. 16.1 Cortes transversais do membro anterior esquerdo do cão à altura da escápula (A) e imediatamente distal à articulação do ombro (B) e vista lateral (C). *1*, Braquiocefálico; *2*, linfonodos cervicais superficiais; *3*, omotransversário; *4*, supraespinhoso; *5*, escápula; *6*, subescapular; *7*, infraespinhoso; *8*, deltoide; *9*, *9'* e *9''*, cabeças longa, lateral e acessória do tríceps, respectivamente; *10*, redondo maior; *11*, grande dorsal; *12*, veia cefálica; *13*, músculos peitorais; *14*, úmero; *15*, tendão do bíceps e coracobraquial; *16*, braquial; *17*, vasos braquiais e troncos nervosos; *18*, fáscia intermuscular espessa. *Cr.*, Cranial; *Med.*, medial.

Em gatos e cães, a cápsula da *articulação do ombro* estende-se a um divertículo que envolve o tendão de origem do bíceps, inclusive a parte que está contida no sulco intertubercular do úmero pelo ligamento transverso entre os tubérculos maior e menor. A ausência de ligamentos colaterais na articulação esferoide do ombro é parcialmente compensada pelos espessamentos locais menores da cápsula (ligamentos glenoumerais) e pelo ligamento transverso, já mencionado. A detecção de aumentos de volume nas articulações do ombro é difícil devido à sobreposição de músculos.

As luxações da articulação do ombro são causadas pela fratura traumática das estruturas de sustentação articular. A maioria das luxações é medial ou lateral. A ruptura do ligamento transverso que contém o tendão do bíceps no sulco bicipital permite o deslizamento do tendão sobre o tubérculo menor durante a flexão do ombro. O paciente sente dor e a articulação do ombro fica permanentemente em extensão.

É importante lembrar, para fins de orientação, que a extremidade distal do acrômio é oposta ao espaço articular.

A concavidade glenoide é consideravelmente menor do que a cabeça do úmero, o que aumenta a amplitude de movimento de maneira considerável. A relativa frouxidão da articulação permite a abdução do úmero em cães e gatos sedados ou anestesiados; é possível, então, puncionar a cápsula à meia distância entre o acrômio e o tubérculo maior, atravessando o deltoide com a agulha em sentido mediocaudal.

O músculo *redondo menor*, abaixo do músculo deltoide na face flexora do ombro, segue entre a parte distal da margem caudal da escápula e a tuberosidade do redondo menor. Em gatos, o redondo menor é coberto pelos músculos infraespinhoso e tríceps e fica mais forte e eficaz ao se fundir com o tendão do grande dorsal. O músculo tensor da fáscia do antebraço, achatado e localizado sobre a face medial do tríceps, é originário da ampla aponeurose do grande dorsal e se irradia para a fáscia do antebraço. Este músculo age como tensor da fáscia e extensor da articulação do cotovelo. O tríceps já foi descrito (p. 77).

A luxação da articulação e as fraturas de escápula são relativamente raras. A clavícula não tem conexão funcional com o tronco e, assim, toda a articulação parece se deslocar ao ser sujeita a uma força externa súbita. As fraturas de úmero são muito mais comuns e ocorrem principalmente no

Capítulo 16 **Membros Anteriores do Cão e do Gato** 467

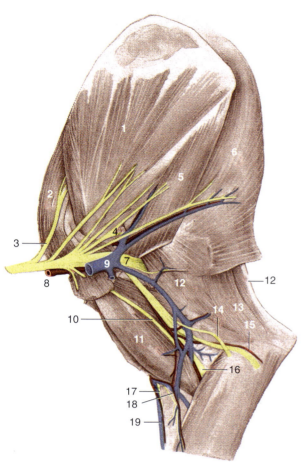

Fig. 16.2 Face medial do ombro e braço direito do cão. *1,* Subescapular; *2,* supraespinhoso; *3,* nervo supraescapular; *4,* nervo axilar; *5,* redondo maior; *6,* grande dorsal; *7,* nervo radial; *8,* artéria axilar; *9,* veia axilar; *10,* nervo musculocutâneo; *11,* bíceps; *12,* cabeça longa do tríceps; *13,* tensor da fáscia do antebraço; *14,* nervo cutâneo caudal do antebraço; *15,* nervo ulnar e artéria ulnar colateral; *16,* nervo mediano e artéria braquial; *17,* ramo medial do nervo radial superficial; *18,* veia cubital mediana; *19,* veia cefálica.

terço médio da diáfise do osso. Tumores malignos das metáfise proximal do úmero e da distal do rádio são relativamente mais comuns em cães de raças gigantes em comparação com animais de porte pequeno e gatos.

COTOVELO E ANTEBRAÇO (VER TAMBÉM PP. 70-71, 74, E 78-80)

As faces medial e lateral da articulação do cotovelo são bem acessíveis porque o braço é relativamente livre e a fossa axilar é profunda. A principal característica da região, o ápice do olécrano, fica imediatamente abaixo da extremidade ventral do quinto espaço intercostal em um cão em estação. Os

epicôndilos medial e lateral e as partes adjacentes do úmero são facilmente palpados. O feixe composto pelos vasos braquiais e pelo nervo mediano pode ser palpado contra a face medial do osso, entre o bíceps e o tríceps. O feixe menor, formado pelos vasos ulnares colaterais e pelo nervo ulnar, pode ser localizado contra o tendão do tríceps e o olécrano (Fig. 16.13/*5* e *6*). Os ligamentos colaterais originários dos epicôndilos também são facilmente palpados. Embora o côndilo do úmero se projete para frente e seja compensado pelo eixo longo do osso, a extensa cobertura muscular o torna menos acessível.

Toda a margem medial do *rádio* é subcutânea. No entanto, a face cranial é palpável em sua região distal, onde é pouco revestida pelo extensor oblíquo do carpo e pelos tendões dos outros extensores (Fig. 16.4/*6*). A *ulna* é mais profunda, exceto em sua extremidade distal, onde seu processo estiloide se conecta com os ossos cárpicos. Uma depressão profunda, atrás deste processo, é delimitada pelo proeminente tendão do flexor carpo ulnar e pelo carpo acessório.

Os vasos medianos (Fig. 16.4/*3*) (continuações do vaso braquial) e o nervo mediano são embebidos entre os músculos flexores dos carpos e dos dígitos, próximos à margem medial do rádio (Fig. 16.5).

Artérias: Axilar → Braquial → Mediana → Radial
Veias: Cefálica; Mediana → Braquial → Axilar

A *veia cefálica* (Fig. 16.4/*1*), a escolha mais popular para injeções intravenosas, segue a margem cranial do antebraço, onde pode ser palpada quando ingurgitada pela pressão no cotovelo; de modo geral, produz um sulco visível, mesmo se não estiver ocluída desta maneira. Por ser conectada (pela veia cubital mediana) ao sistema profundo de veias no cotovelo antes de continuar pela face lateral do braço, a compressão da veia cefálica deve ser feita na região distal a esta anastomose (Fig. 16.6/*2*). A veia repousa no extensor carpo radial no antebraço, acompanhada pelos ramos sensoriais do nervo radial.

Em gatos, a extremidade distal do úmero é diferenciada por um forame medial (supracondilar) proeminente (Figs. 2.46C/*14* e 16.7), que transmite a artéria braquial e o nervo mediano em direção caudocranial. Estas estruturas são, portanto, vulneráveis em fraturas e cirurgias desta área.

As *radiografias* laterais mostram o côndilo do úmero, que repousa profundamente na incisura troclear da ulna (Fig. 16.8A). O proeminente epicôndilo medial (Fig. 16.8/*1'*) é sobreposto ao olécrano, enquanto o processo ancôneo, na extremidade proximal da incisura (Fig. 16.8/*4*), se sobrepõe ao epicôndilo medial. Em algumas raças, o processo ancôneo pode ter seu próprio centro de ossificação, que se funde

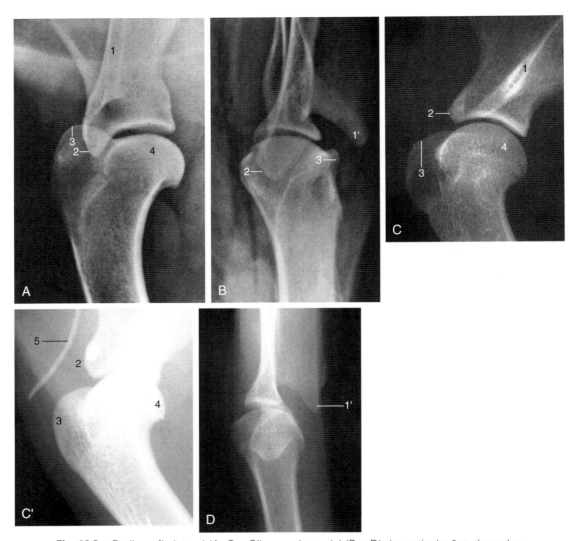

Fig. 16.3 Radiografia lateral (A, C e C') e craniocaudal (B e D) das articulações do ombro do cão (A e B) e gato (C, C' e D); as imagens C e D foram obtidas a partir de espécimes. *1,* Espinha da escápula; *1',* acrômio; *2,* tubérculo supraglenoide; *3,* tubérculo maior do úmero; *4,* cabeça do úmero; *5,* clavícula vestigial.

com o restante do osso aos 3 a 5 meses de idade. Caso isso não ocorra (não união do processo ancôneo ou displasia do cotovelo), como nas raças caninas de crescimento rápido, ou se, após a fusão, houver perda da união, o fragmento solto causa claudicação grave. O processo coronoide medial à extremidade distal da incisura troclear (Fig. 16.8/5) não é formado a partir de um centro distinto de ossificação e sua separação, portanto, não se deve a um problema de desenvolvimento, mas sim a outra causa, como osteocondrose ou fratura por excesso de carga. O processo coronoide medial é sobreposto à extremidade proximal do rádio em radiografias laterais da articulação normal.

A epífise distal do úmero se funde com a diáfise aos 5 a 8 meses, bem antes do fechamento da extremidade proximal. A cartilagem epifisária proximal do rádio e do túber do olécrano geralmente desaparecem ao mesmo tempo; as cartilagens distais maiores dos ossos do antebraço desaparecem um pouco mais tarde, por volta dos 6 a 9 meses. Dois terços do comprimento do rádio se devem ao crescimento em sua cartilagem distal. O comprimento da ulna (distal à articulação do cotovelo) é quase igualmente dependente do crescimento de sua cartilagem distal, em formato de V. A deformação associada ao alongamento desigual destes ossos é decorrente da "fusão prematura" de uma das cartilagens distais de crescimento; o efeito mais proeminente é o desvio do membro, que exerce tensão sobre diversas estruturas interósseas de tecido conjuntivo, principalmente a parte distal do ligamento radioulnar. As diferenças na velocidade de crescimento entre o rádio e a ulna também podem ser responsáveis pela incongruên-

Capítulo 16　**Membros Anteriores do Cão e do Gato**　469

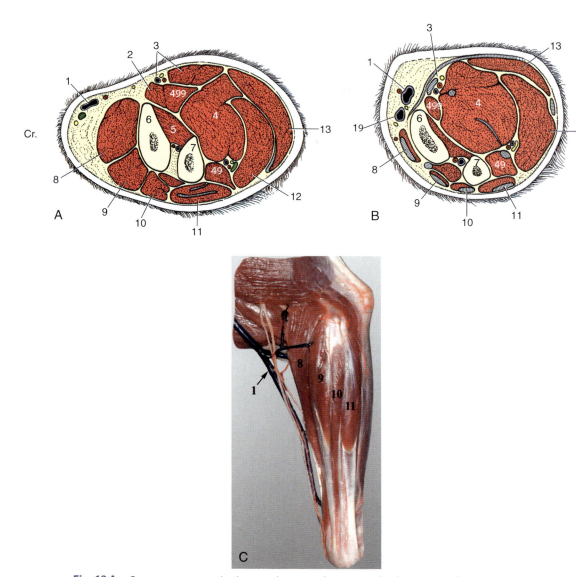

Fig. 16.4 Cortes transversais do membro anterior esquerdo do cão imediatamente distal à articulação do cotovelo (A), imediatamente proximal ao carpo (B) e vista lateral (C). *1*, Veia cefálica e ramos do nervo radial superficial; *1'*, veia cefálica acessória; *2*, pronador redondo; *3*, vasos medianos, nervo mediano e flexor carpo radial ; *4, 4' e 4"*, cabeças umeral, ulnar e radial do flexor digital profundo, respectivamente; *5*, pronador quadrado; *6*, rádio; *7*, ulna; *8*, extensor carpo radial; *9*, extensor digital comum; *10*, extensor digital lateral; *11*, ulnar lateral; *12*, flexor carpo ulnar — sua pequena cabeça ulnar repousa em seu face caudal e o nervo e os vasos ulnares repousam em sua face cranial; *13*, flexor digital superficial; *Cr.*, cranial.

cia da articulação do cotovelo, com desenvolvimento de um desnível entre as superfícies articulares do rádio e da ulna.

Em cães, a parte distal do úmero apresenta três centros de ossificação: no capítulo, na tróclea e no epicôndilo medial. Há relatos de que este último pode se separar em cães jovens de raças de porte grande, o que leva à realocação da origem do músculo flexor carpo radial. Em gatos, há outro centro de ossificação no epicôndilo lateral.

As fraturas de antebraço são relativamente comuns. Estas lesões ocorrem principalmente na metade distal do antebraço e, como esperado, os dois ossos tendem a ser acometidos. A fratura do olécrano é igualmente comum.

A flexão do cotovelo é realizada pelos músculos braquial e bíceps braquial. O *músculo braquial* é originário da parte caudal do úmero proximal e envolve a face lateral para ganhar a face medial do cotovelo antes de se inserir nas tuberosidades radial e ulnar. O *bíceps* é biarticular,

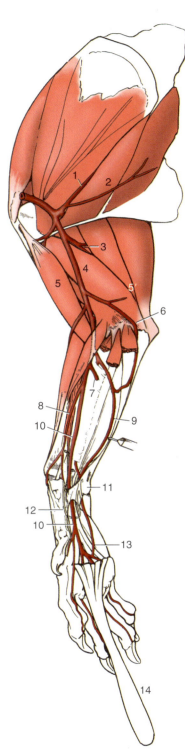

Fig. 16.5 A topografia das principais artérias do membro anterior direito do cão, vista medial. Os músculos caudomediais do antebraço foram removidos. *1*, Artéria subescapular; *2*, redondo maior; *3*, artéria braquial profunda; *4*, artéria braquial; *5*, bíceps; *5'*, tríceps; *6*, artéria ulnar colateral; *7*, artéria profunda do antebraço; *8*, artéria radial; *9*, artéria ulnar; *10*, artéria mediana; *11*, carpo acessório; *12*, arco palmar profundo; *13*, arco palmar superficial; *14*, flexor digital superficial, refletido.

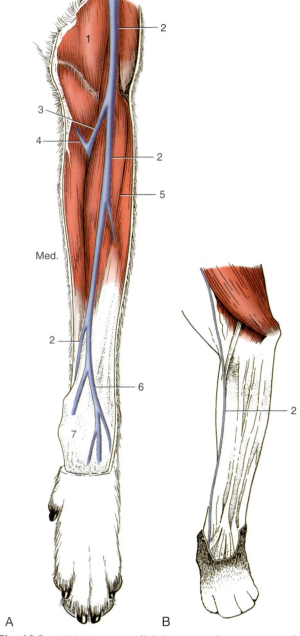

Fig. 16.6 (A) Veias superficiais no antebraço esquerdo do cão. (B) Trajeto da veia cefálica no antebraço esquerdo do gato. *1*, Braquiocefálico; *2*, veia cefálica; *3*, veia cubital mediana; *4*, veia braquial; *5*, extensor carpo radial; *6*, veia cefálica acessória; *7*, carpo; *Med.*, medial.

originário do tubérculo supraglenoide e, em cães, divide sua inserção entre o processo coronoide medial da ulna e a tuberosidade radial. Uma faixa tendínea sem significado funcional óbvio é ocasionalmente observada entre o bíceps e o músculo extensor carpo radial. O bíceps do gato se insere somente na tuberosidade radial. Este músculo tem alguma capacidade de supinação. O grupo extensor é for-

A *cápsula articular do cotovelo*, comum à articulação entre o úmero, o rádio e a ulna e à articulação proximal entre os ossos do antebraço, tem três bolsas: craniolateral, abaixo do extensor comum dos dígitos, craniomedial, abaixo do bíceps, e caudal, entre o epicôndilo lateral e o olécrano. Esta última é usada em injeções em gatos, enquanto a primeira é o sítio preferido em cães. A parte caudal da cápsula é bastante relacionada ao músculo ancôneo, pequeno e achatado, geralmente atribuído aos extensores do cotovelo; é provável, porém, que este músculo seja mais importante como um tensor da cápsula, impedindo o aprisionamento das pregas redundantes de membrana sinovial entre os ossos.

A luxação da articulação do cotovelo é relativamente comum. De modo geral, esta lesão ocorre por deslocamento lateral do rádio e da ulna durante a flexão, já que o processo ancôneo sai da fossa do olécrano do úmero. A luxação lateral também pode ocorrer após traumas, que podem provocar a ruptura ou avulsão dos ligamentos colaterais. A luxação medial é menos frequente, provavelmente porque a saída do processo ancôneo do epicôndilo medial maior seja mais difícil. A flexão da articulação, para soltar o processo ancôneo, facilita a redução das luxações.

Em cães e gatos, os ligamentos colaterais do cotovelo apresentam divisões radiais e ulnares com forças relativas diferentes nas duas espécies. As diferenças influenciam os graus relativos de pronação e supinação. Em gatos, há 100° ou mais de movimento ativo, enquanto as excursões passivas em cães são limitadas a cerca de 50° de supinação e 20° de pronação. O ligamento anular que completa o anel de rotação da cabeça do rádio se insere na parte cranial do processo coronoide medial que, consequentemente, está sujeita a uma tensão considerável. Um pequeno osso sesamoide é ocasionalmente associado ao ligamento colateral lateral.

Os músculos do antebraço obedecem ao padrão comum já descrito (pp. 78–80), e quaisquer diferenças em sua disposição não têm significado funcional. Os extensores do carpo e dos dígitos, que repousam craniais à diáfise do rádio, são separados dos flexores caudais ao osso pela margem palpável do rádio no sentido medial e pela inserção do extensor mais lateral, o ulnar lateral, no carpo acessório, saliente e de fácil identificação, no sentido lateral. Além de atuar como abdutor do carpo, o ulnar lateral parece sustentar a extensão da articulação cárpica já estendida ou a flexão da articulação já flexionada. A existência de uma ponte (interflexora) que passa do músculo flexor superficial ao profundo dos dígitos no antebraço distal pode ser mencionada como uma característica distinta de carnívoros, dentre as espécies domésticas.

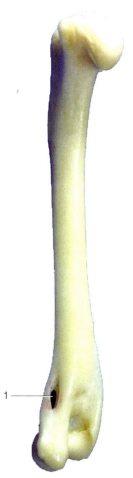

Fig. 16.7 Úmero de gato, mostrando o forame supracondilar *(1)*.

mado pelo tríceps, pelo tensor e pelo ancôneo (que logo serão discutidos).

Os movimentos de supinação, em que a face dorsal do membro vira para fora, e de pronação, em que vira para dentro, são desempenhados principalmente por um pequeno grupo de músculos: dois supinadores e dois pronadores. O movimento essencial é, obviamente, a rotação do rádio com a ulna. O *supinador* é um músculo pequeno, achatado e fusiforme que repousa abaixo dos músculos extensores do antebraço. É originário do epicôndilo lateral do úmero e das estruturas adjacentes e se insere na face dorsal do quarto proximal da diáfise do rádio, aproximando-se da face medial deste osso. O *segundo supinador*, o *braquiorradial*, é muito fraco ou mesmo ausente em cães e constante, mas pouco importante, em gatos, nos quais forma uma fita delgada adjacente à veia cefálica. O *pronador redondo* vem do epicôndilo medial do úmero e converge no supinador; os dois músculos se inserem juntos. O pronador redondo é mais forte em gatos do que em cães. O *pronador quadrado* é medial à membrana interóssea que une as diáfises do rádio e da ulna e, como esta membrana, segue entre os dois ossos.

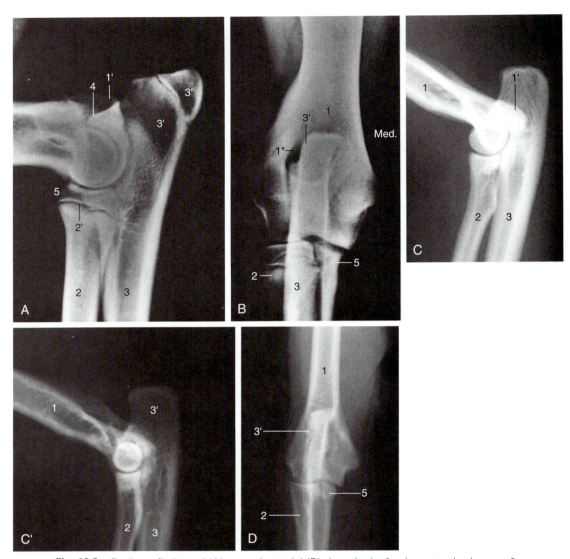

Fig. 16.8 Radiografia lateral (A) e craniocaudal (B) da articulação do cotovelo de um cão jovem (A e B) e de um gato (C, C' e D). O forame supracondilar (felino) é mostrado na Fig. 16.7. *1*, Úmero; *1'*, epicôndilo medial; *1''*, forame supratroclear; *2*, rádio; *2'*, cartilagem epifisária proximal; *3*, ulna; *3'*, olécrano; *3''*, apófise do túber do olécrano; *4*, processo ancôneo; *5*, processo coronoide medial; *Med.*, medial.

CARPO E MÃO (VER TAMBÉM PP. 71–75 E 80)

Os ossos cárpicos, metacárpicos e as falanges devem ser estudados principalmente para conhecer suas aparências radiográficas.

As características externas mais óbvias são os toros digitais, metacárpicos e cárpicos, e as unhas. Ao nascimento, geralmente há um primeiro dígito menor, ou "dedo de lobo", abaixo do carpo na face medial do membro. Este dígito é removido de forma rotineira, mesmo em cães urbanos, embora o suposto objetivo desta mutilação seja evitar lesões caso fique preso em um arbusto. O dígito rudimentar deve ser mantido em filhotes de determinadas raças se houver a possibilidade de participarem de exposições. O toro cárpico, imediatamente distal ao carpo acessório palpável, normalmente não tem contato com o chão, exceto em animais em alta velocidade; às vezes, o toro pode sofrer lesão por este contato em galgos de corrida (Fig. 10.15/4). Os toros metacárpicos (Fig. 16.9/8) e digitais (Fig. 16.9/7) sobre as faces flexoras das articulações metacarpofalangianas e interfalangianas distais, respectivamente, fazem contato com o chão, e as pequenas papilas que os deixam ásperos podem ser desgastadas em cães que andam em asfalto. As membranas cutâneas que conectam os dígitos, proximais aos toros, são locais comuns de infecções e cistos interdigitais.

As radiografias dorsopalmares mostram os ossos cárpicos com um mínimo de sobreposição (Fig. 16.10). O gran-

Capítulo 16 **Membros Anteriores do Cão e do Gato** 473

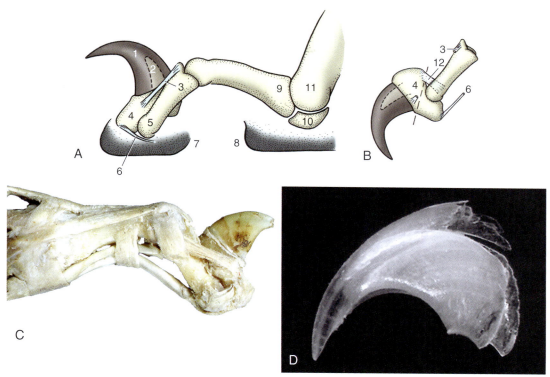

Fig. 16.9 A unha do gato (A) em retração completa e (B) projetada, mostrando a divisão *(linha pontilhada)* da falange distal em caso de remoção cirúrgica. A disposição dos ligamentos elásticos foi muito simplificada. (C) Unha de tigre, mostrando os mesmos ligamentos de maneira um pouco mais clara. (D) Camada córnea externa eliminada da unha do gato. *1,* Unha; *2,* processo unguicular da falange distal; *3,* ligamento elástico dorsal medial; *4,* falange distal; *5,* falange medial; *6,* tendão do flexor digital profundo; *7,* toro digital; *8,* toro metacárpico; *9,* falange proximal; *10,* osso sesamoide proximal; *11, osso* metacárpico; *12,* ligamento elástico dorsal lateral.

de carpo radial (Fig. 16.10/*3*), que incorpora o elemento intermediário em cães e gatos, é distal ao rádio; o carpo ulnar (Fig. 16.10/*4*), de formato em comum, estende-se distalmente (na face palmar) e se sobrepõe ao quarto osso cárpico (e até mesmo aos ossos metacárpicos correspondentes). O carpo acessório (Fig. 16.10/*5*) se sobrepõe à junção do rádio, da ulna e do carpo ulnar. Na face medial, o primeiro e o segundo cárpicos são sobrepostos, e um sesamoide no extensor oblíquo do carpo também pode ser observado de forma oposta à articulação cárpica média. Outros dois ossos sesamoides podem ser visíveis na face palmar entre as fileiras proximal e distal dos carpos. O toro cárpico produz uma sombra mais discreta. A epífise radial distal é ocasionalmente confundida com um carpiano. O amplo espaço entre as extremidades distais do rádio e da ulna em incidências ligeiramente oblíquas do carpo felino pode ser confundido com uma subluxação.

A fileira proximal dos ossos cárpicos é formada pelos ossos radial, intermediário e central, fundidos pelo carpo ulnar e pelo carpo acessório (Fig. 2.48). O carpo radial apresenta três centros de ossificação que se fundem aos 3 a 4 meses após o nascimento em cães, embora não até o sétimo mês em gatos. Embora o carpo ulnar apresente um extenso processo distal, tem um único centro de ossificação. A epífise do carpo acessório se fecha entre 3 e 6 meses de idade. A fileira distal dos ossos cárpicos é composta por quatro ossos, dos quais o menor é o medial e o maior, lateral.

A articulação antebraquiocárpica é uma articulação elipsoide que permite flexão, extensão, abdução e adução. Em cães e gatos, os ligamentos colaterais não aumentam o comprimento do carpo, mas são limitados à articulação proximal. Os ligamentos cárpicos curtos cruzam as articulações principais em sentido vertical, conectando ossos vizinhos na mesma fileira horizontal e o carpo acessório à ulna, o ulnar ao quarto osso cárpico e o quarto ao quinto metacárpico. Somente os dois espaços articulares distais se comunicam, enquanto o compartimento proximal independente (antebraquiocárpico) pode ser puncionado com maior facilidade ao colocar a agulha entre o tendão do carpo radial e o tendão extensor digital comum com a articulação flexionada. A flexão da articulação aumenta o espaço dorsal na região antebraquiocárpica e facilita a detecção do tendão do extensor do carpo radial e do tendão do extensor comum

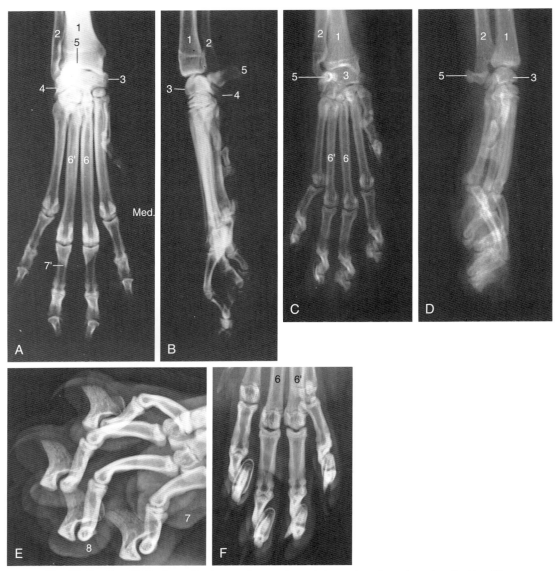

Fig. 16.10 (A a D) Radiografia dorsopalmar e lateral das mãos dianteiras do cão (A e B) e gato (C e D). (E) e (F) Vistas oblíqua e dorsopalmar dos dígitos do gato, respectivamente; observe como as falanges distais deslizam ao lado das falanges mediais quando as unhas estão retraídas. *1,* Rádio; *2,* ulna; *3,* carpo radial; *4,* carpo ulnar; *5, carpo* acessório; *6* e *6',* terceiro e quarto ossos metacárpicos, respectivamente; *7,* toro metacárpico; *7',* margem distal do toro metacárpico, *8,* coxim digital; *Med.,* medial.

dos dígitos. À exceção do acessório, os ossos cárpicos não podem ser individualmente diferenciados à palpação. Os ossos distais ao carpo são identificados com maior facilidade à palpação porque os ossos metacárpicos, embora muito próximos, divergem na parte distal. Os tendões extensores podem ser rolados contra os ossos metacárpicos e os flexores digitais e os interósseos, juntos, formam um conjunto macio na face palmar.

As epífises distais dos ossos metacárpicos principais se fundem com as diáfises em cerca de 5 a 7 meses. (A fusão das epífises proximais dos ossos metacárpicos ocorre no período pré-natal.)

O *par de ossos sesamoides* na face palmar das articulações metacarpofalangianas está embebido no toro metacárpico (Fig. 16.9/*8* e *10*). Os ossos sesamoides da articulação metacarpofalangiana são associados ao mesmo complexo de ligamentos — reto, oblíquo, e assim por diante — que os equinos, mas sem importância correspondente. Distais aos ossos sesamoides proximais, os ramos do tendão superficial se dividem para a passagem do tendão profundo e, nas articulações metacarpofalangianas e interfalangianas proximais e distais, são retidos pelos ligamentos anulares. Os dígitos funcionais (do segundo ao quinto) são equipados com músculos interósseos nas faces palmares dos ossos metacárpicos, onde sua presença pode ser percebida à palpação profunda. Além disso, o primeiro, o segundo e o quinto dígito têm vários pequenos músculos de baixa importância funcional e clínica.

O formato das *unhas* acompanha as faces dorsais e laterais dos processos unguiculares curvos das falanges distais, aos quais se conectam através da derme laminar (Fig. 16.11B e C). A parte inferior da cada unha (Fig. 16.11/4) recobre a face ventral do processo e tem aparência branca e friável entre as margens inferiores da parede. As unhas, principalmente de cães urbanos de grande porte, tendem a se desgastar à altura dos toros digitais; devem ser cortadas em caso de desgaste insuficiente já que, caso contrário, crescem e penetram os toros. Equipamentos especiais devem ser utilizados porque a pressão lateral exercida por tesouras ou cortadores humanos causa dor. A unha deve ser cortada à altura do toro, mas não a ponto de danificar a derme vascular e sensível (Fig. 16.11B). A derme é rosada e pode ser reconhecida em unhas não pigmentadas, mas, na ausência desta orientação, o aparecimento de um ponto preto na superfície de corte, imediatamente distal à derme, é um sinal de alerta.

Os ligamentos dorsais elásticos (Fig. 16.11/5) estendem-se das extremidades proximais das falanges mediais às cristas unguiculares das falanges distais e mantêm as unhas elevadas. O flexor profundo dos dígitos opõe-se aos ligamentos e causa a protrusão das unhas para arranhar ou cavar.

As *unhas do gato* são lateralmente comprimidas, bastante curvas e com extremidades afiadas. Estas unhas podem ser completamente retraídas no pelame da mão, o que permite que os gatos andem de forma silenciosa e impede o desgaste das unhas pelo contato com o solo. Os ligamentos dorsais elásticos têm comprimento desigual; os longos se estendem da articulação interfalangiana proximal aos lados da falange distal e o único ligamento curto segue da extremidade distal da falange média e ao topo da crista unguicular (Fig. 16.9/3 e 12). Esta disposição, combinada à obliquidade das superfícies articulares, permite que a base da unha seja tracionada lateral à falange medial correspondente (Fig. 16.10F).

Os ligamentos mantêm as unhas bem retraídas para que os flexores digitais movimentem apenas as articulações metacarpofalangianas e interfalangianas proximais. A protrusão das unhas é realizada pela contração simultânea do flexor digital profundo, que flexiona as articulações interfalangianas distais, e os extensores digitais, que estabilizam as articulações mais proximais da mão. Os gatos usam suas unhas retráteis para escalar árvores e no primeiro contato com a presa; os cães, no entanto, usam os maxilares na caça. Os característicos "arranhões" de gatos em toras de madeira, carpetes e móveis, supostamente para afiar as unhas, são, na verdade, relacionados à demarcação de território pelo produto de glândulas sudoríferas concentradas nos toros digitais. O potente arranhar do chão realizado por cães após a defecação ou

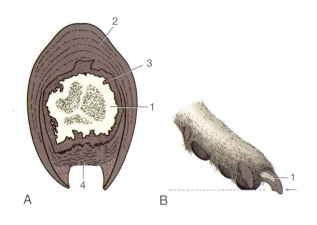

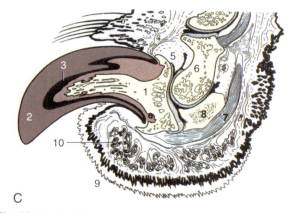

Fig. 16.11 (A) Corte transversal da unha do cão. (B) Corte correto das unhas do cão. (C) Corte axial do dígito do cão. *1*, Processo unguicular da falange distal; *2*, parede da unha; *3*, derme laminar; *4*, leito friável da unha; *5*, ligamento elástico dorsal; *6*, falange medial; *7*, tendão do flexor digital profundo; *8*, sesamoide distal (cartilaginoso); *9*, toro digital; *10*, glândulas sudoríferas.

a micção pode ter objetivo similar e utiliza a secreção das glândulas sudoríferas dos toros. O ato de arranhar superfícies também promove a eliminação da camada externa e desgastada da unha (Fig. 16.9D).

Onicectomia é o procedimento cirúrgico para remoção de P3 (a terceira falange digital) de gatos para evitar que arranhem móveis ou pessoas; também é realizada para retirada de uma unha infectada ou de um tumor ungueal. O procedimento eletivo é geralmente feito entre 3 e 12 meses de idade. A base do osso com inserção do flexor digital profundo é mantido, enquanto a crista unguicular, que compreende a base da unha, é removida (Fig. 16.9B). A cirurgia é realizada sob anestesia geral e bloqueio nervoso. Um procedimento alternativo, mais simples e com menor dor pós-operatória, é a tenectomia do flexor digital profundo. Essas cirurgias são proibidas em muitos países europeus.

As principais artérias do membro anterior foram descritas (pp. 231–232); suas relações são mostradas na Figura 16.5. O ramo da artéria radial na face dorsomedial distal do carpo pode ser usado para aferição do pulso em gatos.

PRINCIPAIS NERVOS DO MEMBRO ANTERIOR

Esta descrição refere-se apenas aos nervos distais ao ombro. Uma vez que as principais características são bastante similares ao padrão comum (pp. 309–311), é suficiente concentrar a atenção em suas relações e distribuições cutâneas. O plexo braquial é originário de C6 a T1 em cerca de 60%, de C5 a T1 em 20%, de C6 a T2 em aproximadamente 20% e de C5 a T2 em uma proporção muito pequena (<3%) dos cães. As origens de cada nervo são, portanto, bastante variáveis; as descrições a seguir são as disposições mais comuns. Há também uma sobreposição considerável em seus territórios cutâneos, que somente podem ser indicados de maneira aproximada. A Figura 16.12 mostra as zonas autônomas muito menores usadas no exame da integridade *individual* dos nervos. Os trajetos e as distribuições dos nervos da mão têm pouca aplicação clínica e podem ser resumidos.

O *nervo musculocutâneo* (C6-C7) inerva o bíceps, o braquial e o coracobraquial. Este nervo desce pela face medial do braço, entre o bíceps e a artéria braquial e, no cotovelo, envia um ramo comunicante ao nervo mediano, de localização mais caudal. Continua pelo antebraço como um ramo cutâneo (nervo cutâneo medial do antebraço), que passa entre o bíceps e o braquial e se torna subcutâneo na região craniomedial ao cotovelo antes de inervar a pele da face medial do antebraço (Figs. 16.12 /2 e 16.13/1 e 11). Embora a *disfunção* do nervo pouco altere a marcha, o animal acometido não consegue responder ao comando de "dar a pata" porque a flexão do cotovelo requer a atividade pelo menos do bíceps e do músculo braquial.

O *nervo axilar* (C7-C8) supre os principais flexores da articulação do ombro. Este nervo deixa o espaço axilar e desaparece dorsal ao redondo maior (Fig. 16.2/4 e 5) e, então, envolve a face caudal da articulação para atingir o deltoide; os ramos que continuam além deste ponto inervam a pele sobre a região craniolateral do braço e parte do antebraço (Fig. 16.12/1). A paralisia do nervo tem pouco efeito, já que o grande dorsal e a cabeça longa do tríceps compensam a perda da maioria dos flexores do ombro.

O *nervo mediano* (C8-T1) inerva a maioria dos flexores do carpo e dos dígitos. Este nervo desce pela face medial do braço, imediatamente caudal à artéria braquial, e passa pelo cotovelo cranial ao ligamento colateral medial antes de se inserir sob o pronador redondo e o flexor

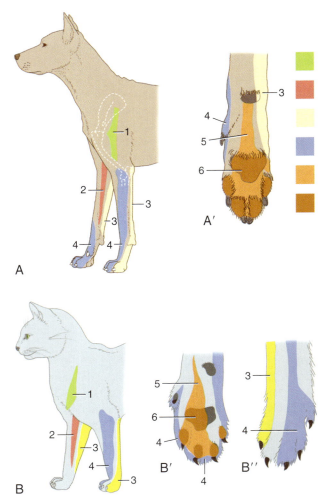

Fig. 16.12 As zonas autônomas da inervação cutânea do membro anterior do cão (A e A') e gato (B, B' e B''). *1*, Nervo axilar *(verde)*; *2*, nervo musculocutâneo *(vermelho)*; *3*, nervo ulnar *(amarelo)*; *4*, nervo radial *(azul)*; *5*, nervo mediano *(laranja)*; *6*, mistura dos nervos mediano e ulnar *(marrom)*.

carpo radial (Fig. 16.13/7). A maioria de seus ramos musculares surge neste ponto e, então, continua sob o flexor carpo radial, próximo à margem medial do rádio, como um nervo principalmente sensorial. O nervo mediano segue pelo canal do carpo junto com os tendões flexores digitais e a artéria mediana antes de se dividir para suprir as faces medial e palmar da mão em colaboração com o nervo ulnar. A disfunção afeta pouco a marcha, mas o carpo pode ficar em hiperextensão quando o cão está em estação, o que eleva um pouco as unhas em relação a sua postura normal.

O *nervo ulnar* (C8-T1) inerva os demais flexores dos carpos e dos dígitos. A princípio, desce com o nervo mediano, mas, na metade distal do braço, assume um trajeto mais caudal sobre o epicôndilo medial do úmero (onde

Capítulo 16 **Membros Anteriores do Cão e do Gato** 477

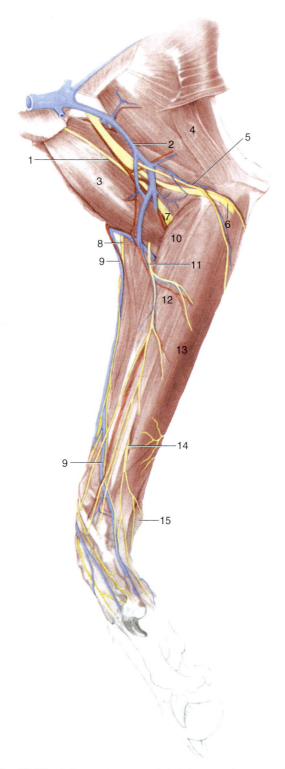

Fig. 16.13 Dissecção superficial do membro anterior direito do cão, vista medial. *1*, Nervo musculocutâneo; *2*, veia braquial; *3*, bíceps; *4*, tensor da fáscia do antebraço; *5*, nervo cutâneo caudal do antebraço e vasos ulnares colaterais; *6*, nervo ulnar; *7*, nervo mediano e artéria braquial; *8*, ramo medial do nervo radial superficial; *9*, veia cefálica; *10*, pronador redondo; *11*, nervo cutâneo medial do antebraço; *12*, flexor carpo radial; *13*, flexor digital superficial; *14*, ramo cutâneo inconstante do nervo ulnar; *15*, carpo acessório.

é palpável), acompanhado pelos vasos ulnares colaterais (Fig. 16.13/*6*). Um ramo cutâneo (nervo cutâneo caudal do antebraço; Fig. 16.13/*5*) que passa a ser subcutâneo na face medial do olécrano supre a face caudal do antebraço. O tronco principal mergulha nos músculos caudomediais do antebraço e, após inervar alguns deles, reemerge na face lateral, onde se une à artéria e à veia ulnar antes de descer caudal à ulna. Este tronco se divide em ramos dorsal e palmar na metade distal do antebraço. O *ramo dorsal* chega à superfície em uma extensa depressão entre o ulnar lateral e o flexor carpo ulnar e inerva a pele na face lateropalmar da mão. O *ramo palmar* atravessa o carpo com os tendões flexores e o nervo mediano e supre a face palmar da mão. A paralisia do nervo não tem efeito óbvio na marcha ou na postura.

O importante *nervo radial* (C7-T1) supre os extensores do cotovelo e as articulações dos carpos e dos dígitos. Este nervo deixa a axila ao imergir no tríceps, aproximadamente na metade do braço (Fig. 16.2/*7*). Após enviar ramos para o tríceps, acompanha o músculo braquial ao redor da face lateral do úmero e chega à face flexora do cotovelo, onde é bastante vulnerável em fraturas e tumores que acometem o úmero. O nervo se divide em ramos profundo e superficial antes de deixar o braço. O ramo profundo continua distalmente, primeiro entre o braquial e o extensor carpo radial e, então, entre o supinador e a cápsula articular, e supre os extensores dos carpos e dos dígitos na parte superior do antebraço. O ramo superficial se divide em ramos medial e lateral, que emergem na margem cranial da cabeça lateral do tríceps e seguem pelo subcutâneo, um de cada lado da veia cefálica, e entram na mão com a veia cefálica acessória (Fig. 16.4/*1* e *1'*). O ramo superficial inerva a pele da face dorsal do antebraço e da mão, compartilhando a parte mais proximal desta região com o nervo axilar (Fig. 16.12/*4*).

Em caso de lesão grave do nervo radial, na região proximal da origem dos ramos tricipitais, o cotovelo não pode ser imobilizado e o membro, incapaz de sustentar o peso, fica em posição flexionada, com os dígitos dobrados e suas faces dorsais no chão. A lesão mais distal é menos grave porque o cão logo aprende a compensar a perda dos extensores digitais, sacudindo a mão elevada para frente para se apoiar nos toros.

TESTE SUA COMPREENSÃO

Antes da dissecção do membro, remova os pelos das articulações do ombro, do cotovelo e dos ossos cárpicos e pratique a injeção de contrastes nestas articulações.

Palpe os principais marcos anatômicos do membro anterior do cão e do gato.

O canal do carpo é formado pelo carpo acessório (lateralmente), pelo ligamento palmar do carpo e pelos carpos (dorsalmente) e retináculo flexor (palmar). O que há em seu interior?

TABELA 16.2 — MÚSCULOS DO MEMBRO ANTERIOR, SUAS FUNÇÕES E INERVAÇÕES*

Nome	Origem	Inserção	Função
Músculos Extrínsecos do Membro Anterior			
Peitoral superficial	Duas primeiras esternébras e rafe entre dois músculos	Tubérculo maior do úmero	Adução na ausência de carga Impedir a abdução na presença de carga **Suprido por** nervos peitorais craniais (C7, C8)
Peitoral profundo	Esterno ventral e rafe entre dois músculos	Tubérculos menor e maior do úmero	Avanço do membro fixo: tração cranial do tronco e extensão do ombro Movimentação caudal do membro na ausência de carga; adução do membro **Suprido por** nervos peitorais caudais (C8, T1)
Braquiocefálico: cleidobraquial e cleidocefálica (parte mastoidea e parte cervical)	Extremidade distal do úmero	Rafe dorsal medial (cleidocervical) Parte mastoidea do osso temporal	Avanço do membro; extensão da articulação do ombro; movimentação da cabeça e do pescoço para os lados **Suprido por** nervo acessório e ramos ventrais dos nervos espinhais cervicais
Esternocefálico	Primeira esternébra	Parte mastoidea do osso temporal e crista nucal do osso occipital	Movimentação da cabeça e do pescoço para os lados **Suprido por** nervo acessório e ramos ventrais dos nervos espinhais cervicais
Omotransversário	Extremidade distal da espinha da escápula	Asa do atlas	Avanço do membro; flexão lateral do pescoço **Suprido por** nervo acessório
Trapézio	Rafe mediana do pescoço; ligamento supraespinhoso da terceira vértebra cervical à nona vértebra torácica	Espinha da escápula	Elevação e abdução do membro **Suprido por** nervo acessório
Romboide	Crista nucal do osso occipital; rafe mediana do pescoço; processo espinhoso da primeira à sétima vértebra torácica	Margem dorsal e superfície adjacente da escápula	Elevação do membro; movimentação da escápula contra o tronco **Suprido por** ramos ventrais dos cervicais e nervos espinhais torácicos
Grande dorsal	Fáscia toracolombar das vértebras lombares e das 7 últimas vértebras torácicas; inserção muscular das duas últimas costelas	Tuberosidade do redondo maior do úmero e tendão do redondo maior	Retração do membro e flexão do ombro; movimentação do tronco para frente sobre o membro fixo **Suprido por** nervo toracodorsal (C7, C8, T1)
Serrátil ventral cervical; serrátil ventral torácico	Processos transversos das 5 últimas vértebras cervicais; I a VII costelas, ventrais à linha média	Terço dorsomedial da escápula	Sustentação do tronco e depressão da escápula **Suprido por** ramos ventrais dos nervos espinhais cervicais e torácicos longos (C7)

Capítulo 16 — Membros Anteriores do Cão e do Gato

TABELA 16.2 — MÚSCULOS DO MEMBRO ANTERIOR, SUA FUNÇÃO E INERVAÇÕES* *(Cont.)*

Nome	Origem	Inserção	Função
Músculos Laterais da Escápula e do Ombro: o deltoide e o redondo menor são supridos pelo nervo axilar; o supraespinhoso e o infraespinhoso são supridos pelo nervo supraescapular			
Deltoide	Espinha e acrômio da escápula	Tuberosidade deltoide do úmero	Todos flexionam o ombro, exceto o supraespinhoso, que o estende e estabiliza;
Infraespinhoso	Fossa infraespinhosa	Tubérculo maior do úmero	O infraespinhoso e o redondo menor fazem a rotação do braço;
Supraespinhoso	Fossa supraespinhosa		O infraespinhoso faz a adução
Redondo menor	Terço distal da margem caudal: escápula	Tuberosidade do redondo menor do úmero	Flexão do ombro; rotação lateral do braço
Músculos Mediais da Escápula e do Ombro			
Subescapular	Fossa subescapular	Tubérculo menor do úmero	Adução/extensão/ estabilização do ombro; **Suprido por** nervo subescapular
Redondo maior	Margem caudal da escápula	Tuberosidade do redondo maior do úmero	Flexão do ombro; rotação medial do braço; **Suprido por** nervo axilar
Coracobraquial	Processo coracoide da escápula	Tubérculo menor do úmero	Adução/extensão/ estabilização do ombro; **Suprido por** nervo musculocutâneo
Músculos Caudais do Membro Anterior (braço): todos são supridos pelo nervo radial			
Tensor da fáscia do antebraço	Fáscia na parte lateral: grande dorsal		
Tríceps braquial	Longa: margem caudal da escápula Lateral: linha tricipital: úmero Acessório: colo do úmero Medial: tubérculo menor	Olécrano	Extensão do cotovelo A cabeça longa também flexiona o ombro
Ancôneo	Epicôndilos laterais e mediais do úmero	Face lateral da extremidade proximal da ulna	
Músculos Craniais do Membro Anterior: todos são supridos pelo nervo musculocutâneo			
Bíceps braquial	Tubérculo supraglenoide	Tuberosidades ulnares e radiais	Ambos flexionam o cotovelo; O bíceps braquial também estende o ombro
Braquial	Terço proximal da face lateral: úmero		
Músculos Craniais e Laterais do Membro Anterior: todos são supridos pelo nervo radial			
Extensor carpo radial	Crista supracondilar lateral: úmero	Face dorsal dos ossos metacárpicos II e III	Todos estendem o carpo e/ ou os dígitos, dependendo da inserção
Extensor digital comum		Falanges distais dos dígitos II-V	
Extensor digital lateral		Falanges (principalmente distal) dos dígitos III-V	Rotação lateral do antebraço
Extensor carpo ulnar / Ulnar lateral	Epicôndilo lateral do úmero	Face lateral do dígito V e acessório metacarpal	
Supinador		Face cranial da extremidade proximal do rádio	

(Continua)

TABELA 16.2 — MÚSCULOS DO MEMBRO ANTERIOR, SUA FUNÇÃO E INERVAÇÕES* (Cont.)

Nome	Origem	Inserção	Função
Músculos Caudais e Mediais do Membro Anterior: todos são supridos pelo nervo mediano, exceto o flexor carpo ulnar e a cabeça ulnar do flexor digital profundo, que são supridos pelo nervo ulnar			
Pronador redondo	Todos são originários do epicôndilo medial do úmero, exceto as cabeças ulnares do flexor carpo ulnar e o flexor digital profundo, originários da ulna	Margem medial do terço proximal do rádio	Rotação medial do antebraço
Flexor carpo radial		Face palmar dos ossos metacárpicos II e III	Todos flexionam o carpo e/ou os dígitos, dependendo da inserção
Flexor carpo ulnar		Carpo acessório	
Flexor digital superficial		Falanges mediais dos dígitos II–V	
Flexor digital profundo		Falanges distais de cada dígito	

*As informações desta tabela se referem aos principais músculos dos membros do cão. No entanto, de modo geral, também são válidas para equinos e bovinos.

Membro Pélvico do Cão e do Gato

17

▶ GARUPA, QUADRIL E COXA (VER TAMBÉM PP. 83, 85–87, E 89)

A posição habitual varia conforme a raça. As principais diferenças são bem ilustradas no exemplo do Pastor Alemão, que tende a agachar inclinando o dorso e a garupa para baixo, em direção à cauda (com grande flexão das articulações do quadril, do joelho e do jarrete) e pelo Boxer, que prefere uma postura mais rígida e ereta (com as principais articulações, em especial o jarrete, bem mais retas). O membro mais ereto parece predispor o desenvolvimento de diversas doenças comuns no joelho. Em Galgos e outros cães esguios de pelagem curta, os músculos glúteos, como o glúteo superficial, criam o contorno da garupa. No entanto, estes detalhes tendem a ser obscurecidos pelo tecido adiposo subcutâneo ou pela pelagem espessa. Os principais pontos de referência do esqueleto são sempre palpáveis e revelam o pequeno ângulo formado entre o ílio e a coluna vertebral.

As espinhas dorsal e ventral do ílio são muito proeminentes e facilmente palpadas. A crista convexa (ilíaca) que se une a estes pontos também pode ser acompanhada em sua extensão e é um bom local para realização de biópsias de medula óssea em raças de grande porte, mas é muito delgada para isso em animais menores. Uma estreita faixa do assoalho da pelve, na margem do arco isquiático, geralmente pode ser palpada entre as salientes tuberosidades. Em cães, os ligamentos sacrotuberais, semelhantes a cordões e ausentes em gatos, também podem ser palpados. O trocânter maior do fêmur é cranial ao túber isquiático e, por ter seu ápice à mesma altura que a cabeça do fêmur, é um bom indicativo da posição da articulação, que, em si, não é palpável.

A luxação do fêmur (coxofemoral) do acetábulo é causada por trauma. A simetria do ílio, do túber isquiático e do fêmur pode revelar esta luxação. A lesão é relativamente comum, e a cabeça do fêmur tende a ser deslocada em sentido dorsocranialmente (o que alarga o espaço isquiofemoral), mas também dorsocaudalmente ou, em casos raros, ventrocaudalmente, ao interagir com o forame obturador. O ligamento da cabeça do fêmur é bastante suscetível à ruptura ou avulsão na luxação completa, mas pode sobreviver às subluxações. A luxação pode ser confirmada pela rotação externa da coxa, com o polegar pressionado entre o trocânter e o túber; o movimento normalmente força o polegar para fora do recesso, mas com fêmur luxado não consegue exercer o movimento necessário de alavanca.

A articulação do quadril apresenta maior amplitude e versatilidade de movimento em cães e gatos do que em outras espécies domésticas. O maior potencial de abdução é demonstrado pela facilidade com que os cães levantam as pernas durante a micção, enquanto a versatilidade geral combinada à flexibilidade do tronco permite que as duas espécies atinjam a maioria das regiões da cabeça, do pescoço e do tórax com os membros posteriores. As superfícies articulares refletem essas habilidades. A cabeça do fêmur é um hemisfério quase perfeito, interrompido apenas pela pequena fóvea central de inserção do ligamento intracapsular (da cabeça do fêmur). Esta parte do osso repousa no fundo da cavidade acetabular, apenas ligeiramente estendida por um lábio em sua margem (Fig. 2.58). Não existem ligamentos periféricos que limitem o movimento, embora somente reforços da cápsula possam ser identificados. O ligamento intracapsular pode ser hipertrofiado em animais com displasia articular. Em condições normais, o ligamento impede os movimentos que ameacem a estabilidade da articulação do quadril. A cápsula articular também mantém a cabeça do fêmur dentro do seu encaixe acetabular e previne a hiperextensão e hiperflexão. O encaixe da cabeça do fêmur no acetábulo pode ser estimado em radiografias ventrodorsais da pelve por meio da medida do ângulo de Norberg, ou seja, do ângulo entre a linha que conecta os centros das cabeças do fêmur e a linha que une o centro da cabeça do fêmur à parte cranial da margem acetabular relacionada. O ângulo inferior a 105 graus indica deslocamento e sugere a presença de displasia.

O suporte sanguíneo da cápsula articular, colo do fêmur e epífise proximal origina-se de um anel extracapsular formado pelas artérias circunflexas femorais lateral e medial e pela artéria glútea caudal. Os ramos do anel ascendem o colo do fêmur e formam as artérias epifisárias da cabeça do fêmur. Acredita-se que as artérias demonstráveis no ligamento da cabeça do fêmur tenham pouca importância em cães, mas fazem uma grande contribuição ao suprimento da cabeça do fêmur de gatos filhotes. O trauma ao colo do fêmur geralmente leva à sua reabsorção por limitação do suprimento sanguíneo.

O acesso mais conveniente à articulação, para punções e cirurgias, é obtido a partir da direção craniolateral. A abordagem entre os músculos tensores e bíceps femoral expõe a parte proximal do vasto lateral (cuja origem é o trocânter maior, imediatamente abaixo) e os músculos glúteos que envolvem a articulação de maneira direta. O procedimento é associado a um pequeno risco de lesão do nervo isquiático e dos vasos glúteos caudais.

A anatomia radiológica é muito relevante para o diagnóstico de duas doenças que comumente acometem a articulação: a luxação e a displasia. Em radiografia ventrodorsal padrão (Fig. 17.1A), o animal deve ser colocado em decúbito dorsal com os membros pélvicos tracionados para trás de maneira uniforme, mantendo a simetria das estruturas bilaterais. Embora as características da pelve sejam muito óbvias para merecerem comentários, deve-se observar a leve curvatura dos ílios do cão (diferentemente do trajeto paralelo em felinos). A relação entre a margem do acetábulo e a cabeça do fêmur, sobreposta, é muito importante na determinação da integridade da articulação (Fig. 17.1/3). Observa-se também a relativa radioluscência da região (correspondente à fossa trocantérica) entre o trocânter maior e o trocânter menor do fêmur, uma vez que pode ser interpretada erroneamente. A vista lateral, de menor utilidade, revela a posição das articulações do quadril abaixo das duas primeiras vértebras caudais (Fig. 17.1D).

Uma posição especial, com rotação interna dos membros pélvicos do animal em decúbito dorsal até que as trócleas dos fêmures e as patelas fiquem viradas para cima, é usada para tcasos de suspeita de displasia coxofemoral. Nesta vista, a análise da congruência da cabeça do fêmur com o acetábulo e o reconhecimento de quaisquer achatamentos ou distorções dos contornos são mais fáceis. A deformação gradual da cabeça e a piora da adaptação caracterizam a progressão da doença.

A etiologia da displasia coxofemoral, muito comum em determinadas raças de porte grande, não foi esclarecida, mas fatores hereditários podem ser os determinantes primários. Acredita-se que a displasia, que inevitavelmente provoca alterações osteoarticulares, é uma consequência da instabilidade decorrente da frouxidão anormal de tecidos moles articulares. A sinovite também pode levar ao acúmulo de fluido na articulação e reduzir a estabilidade articular associada à sucção da camada fina de sinóvia entre as superfícies da cabeça do fêmur e o acetábulo.

O amadurecimento do esqueleto pode ser acompanhado em radiografias realizadas em animais jovens. Em cães filhotes, há centros primários de ossificação para as diáfises do ílio, do ísquio e do púbis e para o osso acetabular e centros secundários para a crista ilíaca, o túber isquiático e a margem

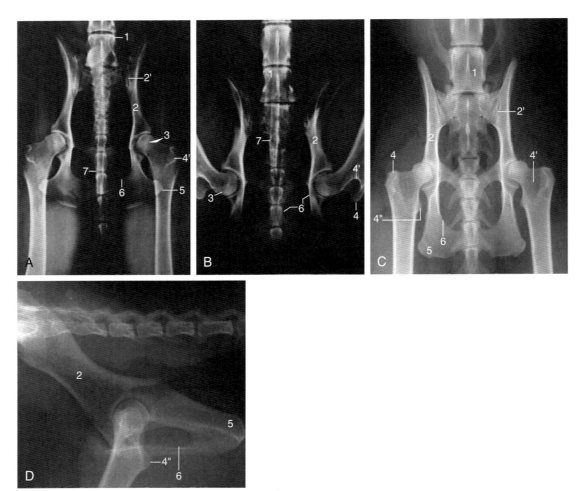

Fig. 17.1 (A) e (B) Radiografias em projeções ventrodorsais da pelve do cão com a articulação do quadril (A) em extensão e (B) flexão. (C) e (D) Radiografia em projeções (C) ventrodorsal e (D) lateral da pelve do gato; D foi obtida de um espécime. *1*, Última vértebra lombar (L7); *2*, diáfise do ílio; *2'*, articulação sacroilíaca; *3*, margem dorsal do acetábulo sobreposto à cabeça do fêmur; *4*, trocânter maior; *4'*, fossa trocantérica; *4"*, trocânter menor; *5*, túber isquiático; *6*, forame obturador; *7*, osso peniano sobreposto às vértebras.

do arco isquiático. O osso acetabular é o primeiro a perder sua independência, mas, a seguir, há a fusão de outros centros primários em idade comparativamente precoce (4-6 meses). Os centros secundários permanecem separados por muito mais tempo (15 meses a 5 anos na crista ilíaca e 8-14 meses no túber isquiático). A fusão na extremidade proximal do fêmur termina entre o 6° e o 12° mês (Tabela 17.1; Fig. 5.74).

A diáfise do fêmur está profundamente envolvida pelos músculos da coxa e somente a impressão geral de sua presença pode ser obtida por palpação (Fig. 17.2/9). Apesar desta proteção, o fêmur é o osso mais comumente fraturado e a maioria das lesões ocorre no terço médio da diáfise ou abaixo. Estas fraturas tendem a ser complicadas devido a considerável extensão, já que o fragmento distal costuma ser deslocado caudalmente devido à tração do gastrocnêmio. De modo geral, estas fraturas são reparadas com pinos intramedulares, um procedimento que normalmente requer a exposição direta da lesão, conseguida com facilidade por meio da abordagem lateral. A incisão da fáscia lata e, depois, o rebatimento do bíceps femoral, cuja margem cranial é geralmente palpável pela pele, expõem o vasto lateral e abrem o caminho até o osso (Fig. 17.2/8–10).

Embora os músculos caudais da coxa pareçam adequados à injeção intramuscular, devem ser evitados devido à possibilidade de lesão do nervo isquiático; uma alternativa melhor é a injeção nos músculos do dorso.

Os músculos glúteos foram descritos (Tabela 17.2). Caudalmente a eles, os gatos apresentam o gluteofemoral, um músculo longo e relativamente forte originário da segunda à quarta vértebras caudais e que segue caudalmente ao músculo glúteo superficial e cranialmente ao bíceps femoral até se inserir lateral à patela na fáscia lata. Este músculo retrai o membro pélvico e também pode movimentar a cauda para os lados. O bíceps femoral cobre o abdutor crural caudal, uma faixa muscular pequena e delgada que emerge sobre a cabeça lateral do gastrocnêmio na parte distal da perna.

A estrutura palpável mais importante da coxa é a artéria femoral (Fig. 17.2/2), que é subcutânea na face medial do membro, em direção à virilha. A artéria repousa no trígono femoral, um espaço piramidal cuja base está virada para a lacuna vascular (a passagem da artéria e veia femoral para o abdome) e cujo ápice é fechado, em sua parte distal, pela convergência dos músculos sartório e pectíneo, que formam suas paredes cranial e caudal, respectivamente. O músculo pectíneo forma um aumento de volume fusiforme tão saliente que imediatamente leva os dígitos para a artéria femoral, a primeira escolha para aferição da pulsação. O nome da artéria femoral muda para artéria poplítea ao chegar à fossa poplítea, na face medial do fêmur (Fig. 17.3/1 e 2). A veia femoral é menos evidente, mas é facilmente encontrada na margem caudal da artéria, sendo conveniente para injeção

TABELA 17.1 DESENVOLVIMENTO E AMADURECIMENTO DO ESQUELETO DO MEMBRO PÉLVICO

Centros de Ossificação Presentes ao Nascimento (Após o Nascimento)	Idade Aproximada de Fechamento da Placa de Crescimento Observado em Radiografias	
	Cão	Gato[3]
Osso Coxal		
Ílio	4-6 meses[1,2,6]	
Ísquio	4-6 meses[1,2,6]	
Púbis	4-6 meses[1,2,6]	
Osso acetabular (7 semanas)	4-6 meses[1,2,6]	
Crista ilíaca (4 meses)	15 meses-5,5 anos[2]	
Túber isquiático, margem caudal do ísquio (3 meses)	8-14 meses[2,6]	
Sínfise pélvica caudal, osso interisquiático (7 meses)	15 meses-5 anos[2,6]	
Fechamento da sínfise pélvica (cranial a caudal)	2,5-6,0 anos[2]	
Fêmur		
Trocânter menor (8 semanas)	8-13 meses[1,2,6]	8-11 meses
Trocânter maior (8 semanas)	6-9 meses[2,5]	7-10 meses
Cabeça (2 semanas)	6-9 meses[2,5]	7-10 meses
Diáfise		
Epífise distal (3 semanas)	6-12 meses[2-5]	13-19 meses
Tróclea (3 semanas)	3 meses[6]	
Patela (9 semanas)		
Tíbia		
Tuberosidade da tíbia (8 semanas)	8-10 meses[2,6]	
Epífise proximal (3 semanas)	6-15 meses[2,5]	12-18 meses
Diáfise		
Epífise distal (3 semanas)	5-11 meses[2,5]	10-13 meses
Maléolo medial (3 meses)	4-5 meses[2,6]	
Fíbula		

TABELA 17.1 DESENVOLVIMENTO E AMADURECIMENTO DO ESQUELETO DO MEMBRO PÉLVICO (Cont.)

Centros de Ossificação Presentes ao Nascimento (Após o Nascimento)	Idade Aproximada de Fechamento da Placa de Crescimento Observado em Radiografias	
	Cão	Gato[3]
Epífise proximal (9 semanas)	6-12 meses[2,6]	13-18 meses
Diáfise		
Epífise distal (2-7 semanas)	5-13 meses[2-5]	10-14 meses
Sesamoides		
Gastrocnêmio (3 meses em cães; 2,5-4,0 meses em gatos)		
Poplíteo (3 meses em cães; 4-5 meses em gatos)		
Tarso		
Calcâneo		
Túber do calcâneo (6 semanas)	3-8 meses[2,4,5,6]	7-13 meses
Diáfise		
Outros ossos do tarso (2-4 semanas), 1 centro cada		
Metatarso		
Diáfise		
Epífise distal (4 semanas)	5-7 meses[2,5]	8-11 meses
Dígito similar a membro anterior		

[1]Baseado em Chapman WL: Appearance of ossification centers and epiphyseal closures as determined by radiographic techniques, *J Am Vet Med Assoc* 147:138–141, 1965.
[2]Baseado em Hare WCD: The age at which epiphyseal union takes place in the limb bones of the dog, *Wien Tierärztl Monatsschr* 9:224–245, 1972.
[3]Baseado em Smith RN: Fusion of ossification centers in the cat, *J Small Anim Pract* 10:523–530, 1969.
[4]Baseado em Smith RN, Allcock J: Epiphyseal fusion in the Greyhound, *Vet Rec* 72:75-79, 1960.
[5]Baseado em Sumner-Smith G: Observations on the epiphyseal fusion of the canine appendicular skeleton, *J Small Anim Pract* 7:303-311, 1966.
[6]Baseado em Ticer JW: Radiographic technique in small animal practice, Philadelphia, 1975, Saunders, p. 101.
De de Lahunta A and Habel RE: Applied veterinary anatomy, Philadelphia, 1986, Saunders.

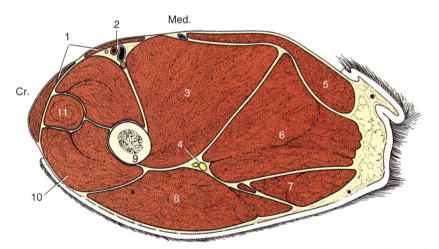

Fig. 17.2 Secção transversal da coxa esquerda do cão. *Cr.*, Cranial; *Med.*, medial. *1*, Sartório; *2*, vasos femorais; *3*, adutor; *4*, nervo isquiático; *5*, grácil; *6*, semimembranoso; *7*, semitendinoso; *8*, bíceps femoral; *9*, fêmur; *10*, vasto lateral (do quadríceps); *11*, reto femoral.

intravenosa em animais anestesiados e em decúbito dorsal. A artéria safena (Fig. 17.3/*4*) se ramifica de uma parte oculta da artéria femoral, mas logo se torna subcutânea e segue pela face medial da coxa em direção ao joelho. Essas duas artérias, assim como um ramo maior e mais proximal (de trajeto caudal em direção ao grácil), podem ser palpadas.

Diferentemente das espécies de porte maior, os cães e os gatos não apresentam linfonodos subilíacos. No entanto, o linfonodo poplíteo geralmente é palpável na fossa poplítea, entre as partes distais do bíceps femoral e do semitendinoso ao divergirem em suas inserções no joelho (Figs. 17.4 /*10* e 17.5/*6*).

há uma tendência à luxação medial da patela. A luxação, que pode ser intermitente ou permanente, faz com que o membro seja carregado e, se não corrigida, provoca a deformação de outras partes. A tróclea pode ser alinhada ao eixo da tíbia pela translação da tuberosidade tibial. O mesmo procedimento pode ser usado para correção de qualquer luxação medial ou lateral da patela, independentemente de sua origem.

A palpação da articulação do joelho revela as seguintes características do esqueleto: a patela; as cristas da tróclea e as superfícies externas dos côndilos do fêmur; os ossos sesamoides na origem do gastrocnêmio; a cabeça da fíbula; a margem do côndilo lateral adjacente à fíbula; a tuberosidade; o sulco do extensor; e a face medial da tíbia. O ligamento patelar único e os ligamentos colaterais medial e lateral também podem ser distinguidos; no entanto, os ligamentos femoropatelares não podem ser diferenciados devido à cobertura pelas aponeuroses do sartório e do semimembranoso do lado medial e do bíceps femoral, lateralmente.

A característica interna mais importante da articulação é a comunicação livre dos diversos compartimentos sinoviais; assim, uma única injeção atinge todas as partes da cavidade. A entrada mais conveniente é pela lateral, caudal ao espesso corpo adiposo entre o ligamento patelar (e o retináculo adjacente) e a membrana sinovial. A articulação femorotibial lateral tem duas bolsas: uma está sob o tendão do músculo extensor digital longo em sua origem na fossa extensora e a outra envolve o tendão de origem do músculo poplíteo, que contém um osso sesamoide próximo ao côndilo lateral da tíbia.

Os *ligamentos cruzados* se localizam bem atrás (Fig. 2.63/*15* e *16*) e auxiliam os ligamentos colaterais na oposição à rotação e ao desvio medial ou lateral da perna; estes ligamentos são mais suscetíveis à lesão quando tensos. O ligamento cruzado cranial, que recebe este nome devido à posição relativa de sua inserção na tíbia (Fig. 2.63/*16*), é, portanto, mais suscetível durante a hiperextensão da articulação e sua ruptura permite o deslocamento livre e anormal da tíbia para frente em relação ao fêmur (o sinal de "gaveta cranial"). Um movimento curto de gaveta cranial (1-3 mm) com parada abrupta é normal em cães jovens. A deterioração da resistência deste ligamento é correlacionada à idade e se deve à perda do feixe de fibras e às alterações celulares metaplásicas; a parte central do ligamento é mais afetada. As alterações são mais pronunciadas e precoces em cães de grande porte.

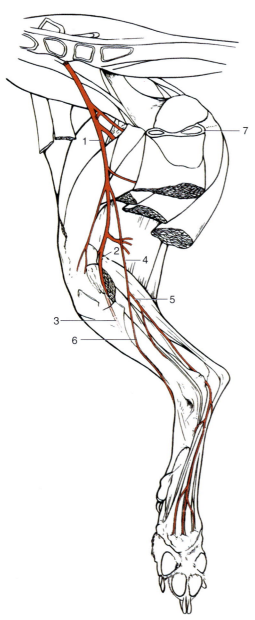

Fig. 17.3 As artérias principais do membro pélvico direito do cão, vista medial. *1*, Artéria (a.) femoral; *2*, a. poplítea; *3*, a. tibial cranial entre a tíbia e fíbula; *4*, a. safena; *5* e *6*, ramos caudal e cranial da a. safena; *7*, assoalho da pelve.

ARTICULAÇÃO DO JOELHO E PERNA (VER TAMBÉM PP. 83–85 E 89–90.)

Em estação, a articulação do joelho fica flexionada. Embora estejam mais em extensão em determinadas fases da locomoção, o fêmur e a tíbia nunca estão alinhados, e o ângulo caudal da articulação não é superior a cerca de 150 graus em cães; em gatos, a extensão é consideravelmente maior. Certa angulação lateral ou medial da articulação pode ser detectada ao observar o membro pela frente ou por trás. Na versão "pernas arqueadas", comum em determinadas raças Toy, a tração do quadríceps não coincide com o eixo da tróclea do fêmur, e

> **Ligamentos cruzados:** Os ligamentos cruzados também apresentam terminações nervosas e receptores para detecção de forças mecânicas. Estes nervos e receptores participam de *feedbacks* de propriocepção para detecção da flexão ou extensão anormal ou excessiva da articulação. A ruptura dos ligamentos cruzados é comum em cães idosos e pode sugerir a presença de um processo degenerativo subjacente. Obviamente, traumas mecânicos também são causas importantes de ruptura dos ligamentos cruzados.

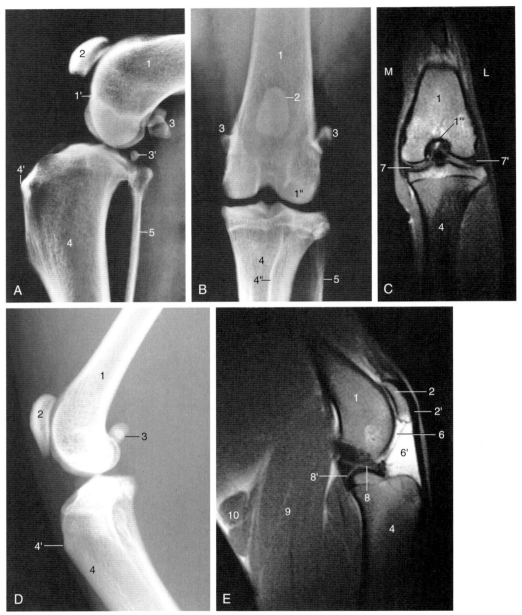

Fig. 17.4 Radiografias em projeções lateral (A) e craniocaudal (B) do joelho do cão. (D) Radiografia lateral do joelho do gato. (C) Secção frontal (M, medial; L, lateral) e (E) axial de 4 mm de espessura de ressonância magnética ponderada em T1 e spin-eco do joelho esquerdo do cão. *1*, Fêmur; *1'*, fossa extensora; *1"*, côndilo lateral; *1'''*, fossa intercondilar; *2*, patela; *2'*, ligamento patelar; *3*, ossos sesamoides no gastrocnêmio; *3'*, osso sesamoide poplíteo; *4*, tíbia; *4'*, tuberosidade tibial; *4"*, crista tibial; *5*, fíbula; *6*, cavidade articular femoropatelar; *6'*, corpo adiposo infrapatelar; *7* e *7'*, menisco medial e lateral, respectivamente; *8* e *8'*, ligamentos cruzados cranial e caudal, respectivamente; *9*, gastrocnêmio; *10*, linfonodos poplíteos.

O ligamento cruzado caudal é mais suscetível na articulação flexionada e sua ruptura permite o deslocamento caudal excessivo da tíbia (o sinal de "gaveta caudal"). Diversas técnicas cirúrgicas para restauração ou substituição dos ligamentos craniais e caudais usam fáscias ou materiais artificiais. O ligamento colateral lateral pode ser usado como substituto do ligamento cruzado cranial após a transposição cranial da cabeça da fíbula.

Os *meniscos*, unidos em sua porção cranial (e também caudal, em gatos) por um ligamento intermeniscal, aumentam as restrições e também são suscetíveis à lesão. Os meniscos são mais vulneráveis em caso de torção do membro com

Capítulo 17 **Membro Pélvico do Cão e do Gato** 487

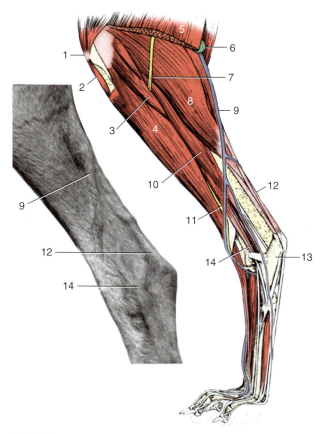

Fig. 17.5 Membro pélvico esquerdo do cão; o *detalhe* mostra a aparência real da veia safena lateral *(9)*; vista lateral. *1*, Patela; *2*, ligamento patelar; *3*, fibular longo; *4*, tibial cranial; *5*, bíceps femoral; *6*, linfonodo poplíteo; *7*, nervo fibular comum; *8*, cabeça lateral do gastrocnêmio; *9*, veia safena lateral; *10*, flexor digital profundo; *11*, nervo fibular superficial; *12*, tendão calcâneo comum; *13*, calcâneo; *14*, tendão fibular longo.

são separados pelos evidentes tubérculos intercondilares das espécies de grande porte. A cabeça da fíbula fica abaixo da extremidade da tíbia. Na projeção lateral, os côndilos do fêmur e tíbia fazem contato apenas limitado, um tanto caudalmente, e a articulação parece instável, já que os meniscos que mantêm sua congruência não são revelados. O ligamento patelar, a sombra de tecido mole de maior proeminência, segue a alguma distância do fêmur e o espaço atrás é ocupado por um corpo adiposo infrapatelar. O deslocamento deste corpo adiposo pode ser evidente em radiografias e sugerir o espessamento da cápsula ou a efusão na cavidade articular. A mesma projeção demonstra bem os ossos sesamoides associados. Nas cabeças do gastrocnêmio, os dois ossos sesamoides associados são extensos e bem definidos (Fig. 17.4/*3*). Estes ossos se articulam com pequenas facetas nas partes proximais dos côndilos do fêmur correspondentes. No tendão poplíteo, o sesamoide é menor, tem contornos menos nítidos e, às vezes, é duplicado; o osso é relacionado à margem da tíbia (Fig. 17.4/*3´*). A área relativamente radioluscente entre a tróclea e o côndilo lateral do fêmur indica a posição da fossa extensora (Fig. 17.4/*1´*) e pode ser confundida com uma lesão osteolítica.

Em cães, as epífises distais do fêmur e proximais da tíbia geralmente se fundem com suas respectivas diáfises entre o 6° e o 12° mês. A linha ampla e irregular de cartilagem entre o centro da tuberosidade da tíbia e a diáfise, que se fundem entre o 8° e o 10° mês, simula a avulsão da tuberosidade. O início e o término destas fusões são um pouco mais tardios em gatos.

Poucas características da perna merecem mais comentários. A superfície subcutânea da tíbia divide os músculos craniais e caudais da perna em sentido medial, enquanto a fíbula faz a mesma divisão em direção lateral (Fig. 17.6). Em cães esguios, a fíbula pode ser palpada em todo seu comprimento, mas, em animais mais obesos e, em especial, musculosos, apenas a cabeça e a metade distal da diáfise podem ser bem palpadas. Os músculos flexor digital superficial e gastrocnêmio, componentes do tendão calcâneo comum podem ser identificados separadamente, distais ao ventre deste último músculo. A *veia safena lateral* é uma característica superficial muito evidente da face lateral (Fig. 17.5/*9*). Esta veia segue em direção proximocaudal sobre a parte distal da perna antes de acompanhar o gastrocnêmio na margem caudal até se unir à veia femoral na fossa poplítea. A parte proximal da veia é relativamente fixa e reta e, assim, é mais adequada a injeções intravenosas. A parte distal é ondulada e mergulha entre os músculos caudais da perna e o tendão calcâneo comum.

A vascularização da perna e das partes mais distais depende da artéria tibial cranial e da artéria safena, já que a artéria tibial caudal é bem insignificante (Fig. 17.3/*3* e *4*). A artéria tibial cranial continua a partir da artéria poplítea, que segue abaixo do músculo poplíteo na face caudal do joelho. A artéria, então, passa entre a tíbia e a fíbula na parte proximal da perna antes de penetrar nos músculos dorsais. A artéria reaparece em direção ao jarrete e, depois,

o joelho em extensão e o pé apoiado — uma combinação de circunstâncias observada na mudança abrupta de direção em alta velocidade. Uma laceração do menisco geralmente acompanha a ruptura do ligamento cruzado cranial. Os cornos dos meniscos são mais ricamente supridos por vasos sanguíneos e nervos do que as partes mais centrais. A região acometida (ou, às vezes, todo o menisco) é removida após a lesão; um substituto imperfeito pode ser formado pelo tecido de granulação produzido pela cápsula no local da inserção original. O menisco medial tem outra restrição imposta pela conexão entre o ligamento femorotibial medial por meio da cápsula articular. Isto pode limitar a amplitude de suas excursões em comparação às do menisco lateral e, assim, pode ser um fator na determinação da incidência de lesões.

As projeções radiográficas laterais e craniocaudais são comumente usadas no diagnóstico de lesões do joelho (Fig. 17.4). Na projeção craniocaudal, a patela é sobreposta à extremidade distal do fêmur, onde é ladeada pelas cristas da tróclea, observadas como finas linhas radiodensas. Os côndilos da tíbia são relativamente achatados, já que não

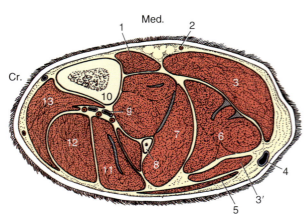

Fig. 17.6 Secção transversal da perna esquerda do cão. *Cr.*, Cranial; *Med.*, medial. *1*, Poplíteo; *2*, artéria safena; *3* e *3'*, cabeças medial e lateral do gastrocnêmio, respectivamente; *4*, veia safena lateral; *5*, bíceps femoral; *6*, flexor digital superficial; *7*, flexor digital profundo; *8*, fíbula; *9*, vasos tibiais craniais; *10*, tíbia; *11*, fibular longo; *12*, extensor digital longo; *13*, tibial cranial.

segue o tendão do extensor digital longo pela articulação até o pé. A artéria safena, que supre bem o território atribuído à artéria tibial caudal em muitas espécies, atravessa na face medial do joelho antes de se dividir em ramos cranial e caudal. O ramo cranial (Fig. 17.3/*6*) permanece superficial e continua até o pé, onde se une à artéria tibial cranial no suprimento das estruturas dorsais; o ramo caudal (Fig. 17.3/*5*) acompanha o nervo tibial e, após suprir os músculos caudais da perna, segue os tendões flexores na face plantar do pé.

JARRETE E PÉ (VER TAMBÉM PP. 85, 89-90.)

A inspeção da parte distal do membro revela a conformação particular do jarrete; há, porém, pouca diferença entre membros anteriores e posteriores além da ausência de qualquer análogo do toro cárpico. O dígito rudimentar é comumente observado ao nascimento em cães, mas costuma ser logo removido em filhotes de muitas raças. A duplicação deste dígito ocorre em raças como o Pastor-de-Beauce. Os gatos não apresentam dígitos rudimentares no membro pélvico.

Embora o esqueleto do tarso seja completo, sem supressão ou fusão dos elementos comuns, a maioria dos ossos não pode ser individualmente identificada à palpação. A característica mais distintiva é o *calcâneo* longo e bem delgado, que faz a alavanca para extensão efetiva do tarso. Às vezes, o osso é fraturado pela força exercida pelos poderosos músculos que se inserem em sua extremidade ligeiramente dilatada. O calcâneo se estende até o processo medial, o *sustentáculo do tálus*, sobre a face plantar do tálus, onde pode ser percebido apesar de ser coberto pelo tendão flexor digital profundo (Fig. 17.7/*3'*). Os ossos társicos mais distais não apresentam características superficiais identificadoras,

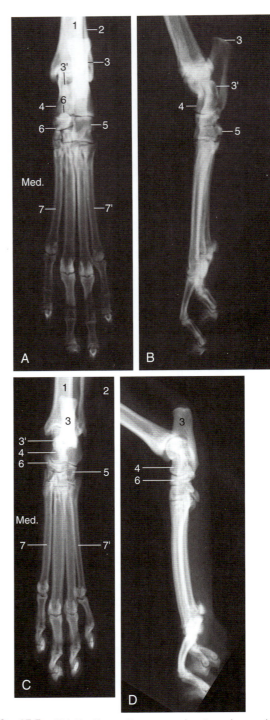

Fig. 17.7 (A) Radiografia em projeções dorsoplantar (*Med.*, medial) e (B) lateral dos tarsos e dos pés do cão. (C) Radiografia dorsoplantar (*Med.*, medial) e (D) lateral dos tarsos e dos pés do gato. *1*, Tíbia; *2*, fíbula; *3*, calcâneo; *3'*, sustentáculo do tálus; *4*, tálus; *5*, quarto osso társico; *6*, társico central; *7* e *7'*, segundo e quinto ossos metatársicos, respectivamente.

mas suas localizações e extensões podem ser deduzidas após a referência ao esqueleto ou às radiografias. As demais características superficiais proeminentes da região são as projeções dos maléolos da tíbia e da fíbula no limite distal da perna e os aumentos de volume, igualmente salientes, nas extremidades proximais do segundo e do quinto ossos metatársicos. Um longo ligamento colateral pode ser rastreado do espessamento maleolar e metatársicos em cada lado do membro. Os tendões extensores podem ser acompanhados sobre a face dorsal do tarso; os retináculos que mantêm sua posição sobre a tíbia distal e, novamente, na extremidade proximal dos ossos metatársicos também podem ser observados em muitos cães.

Somente a articulação tarsocrural é grande o suficiente para ser puncionada em um animal vivo. A injeção é feita na lateral, imediatamente distal ao maléolo; a agulha é colocada em sentido distal, em direção à face lateral palpável da crista lateral da tróclea do tálus.

Na palpação do pé, as impressões sobre os ossos e as estruturas moles são similares às obtidas durante o exame da mão.

Embora o *exame radiográfico* completo do tarso seja formado por projeções dorsoplantares, mediolaterais e oblíquas, o melhor quadro geral é obtido com a radiografia dorsoplantar, que permite a identificação de todos os ossos, dos quais alguns são determinados com mais facilidade devido à sobreposição considerável (Fig. 17.7A). O tálus e o calcâneo são bem delineados apesar da sobreposição do sustentáculo do tálus. Os dois ossos da fileira subjacente, o quarto társico e o társico central (Fig. 17.7/5 e 6), também tendem a ser bem delineados, embora a parte mediodistal do quarto társico se sobreponha ao terceiro társico. O segundo társico é claramente demonstrado e sobreposto pelo primeiro társico, que é menor. Nesta projeção, há boa relação entre as extremidades distais da tíbia e da fíbula; o espaço entre estas estruturas é bastante amplo em projeções levemente oblíquas do tarso do gato, uma característica que pode ser mal interpretada como evidência da luxação.

A projeção lateral (Fig. 17.7B) mostra claramente o calcâneo e o tálus, embora estas estruturas se sobreponham no centro do campo. Os ossos mais distais são identificados com menor facilidade nesta projeção, à exceção do quarto társico, denunciado por uma protuberância em sua face plantar (Fig. 17.8/4´). Uma vez que o társico central é ocasionalmente deslocado, é importante observar o alinhamento normal das margens dorsais dos ossos das fileiras sucessivas. Dois ossos sesamoides ainda não registrados foram recentemente descritos em Galgos, na face plantar do tarso, à altura da articulação tarsometatársica. Como os outros sesamoides, estes ossos podem ser confundidos com fragmentos de fraturas de ossos maiores.

A anatomia radiológica dos ossos metatársicos e das falanges não tem características distintivas. Os curtos músculos dos dígitos são comparáveis àqueles do membro torácico.

PRINCIPAIS NERVOS DO MEMBRO PÉLVICO

Os trajetos, as relações e as distribuições dos nervos que se estendem de maneira substancial no membro livre serão brevemente discutidos, já que o plexo lombossacral (geralmente formado pelos nervos L4-S2) e suas divisões já foram descritos (pp. 311-313) (Fig. 17.9 e Tabela 17.2).

O *nervo femoral* (L4-L6) tem trajeto muito curto na coxa antes de terminar em ramos no quadríceps femoral, o principal extensor do joelho e um flexor auxiliar do quadril. Imediatamente antes de desaparecer neste músculo, dá origem ao nervo safeno, que desce pelo subcutâneo, sobre a face medial do membro, acompanhado pela artéria safena, que é palpável. Embora o *nervo safeno* supra o sartório, é principalmente sensorial e inerva a pele da face medial da coxa, do joelho, da perna e do tarso (Fig. 17.10). A disfunção do nervo femoral *paralisa o quadríceps,* o que provoca o colapso do joelho e a deficiência de todo o membro. Não há compensação. A pele da face medial do membro perde sensibilidade.

O *nervo isquiático* (L6-S1) cruza a margem dorsal do coxal e entra no membro junto com os vasos glúteos caudais. Após passar dorsocaudalmente pela articulação do quadril, abaixo do trocânter maior, onde é suscetível à lesão em traumas ou cirurgias da articulação, o nervo e os vasos acompanhantes enviam ramos para os tendões dos músculos da perna. O nervo, então, continua distalmente em uma posição central no interior da coxa, caudalmente ao fêmur e protegido entre o bíceps femoral, lateralmente, o adutor e, depois, o semimembranoso, medialmente (Fig. 17.2/4). Em um ponto bastante variável, se divide em nervo fibular comum e nervo tibial, que continua o trajeto do tronco principal até divergir caudalmente para o joelho. O nervo isquiático e seus ramos fibular e tibial coletivamente suprem a pele de todo o membro distal ao joelho, à exceção da faixa medial atribuída ao nervo safeno.

O *nervo fibular comum,* a mais lateral das divisões terminais do nervo isquiático, pode ser palpado em cães esguios, onde passa sobre a cabeça lateral do gastrocnêmio (Fig. 17.5/7). A seguir, mergulha profundamente entre os músculos dorsais da perna (os extensores digitais e flexores do tarso) e os inerva. Este nervo continua como os ramos (fibulares) superficial e profundo que entram no pé pela face dorsal do tarso; estes ramos inervam a pele da face dorsal. *A paralisia do nervo fibular comum produz uma ligeira hiperextensão do tarso e a incapacidade de extensão dos dígitos,* que podem repousar em suas faces dorsais. Com o passar do tempo, os cães acometidos aprendem a sacudir os pés para frente antes de apoiá-los no chão, permitindo que os membros sustentem o peso. A face dorsal do pé perde sensibilidade.

O *nervo tibial* passa entre as duas cabeças do gastrocnêmio, onde envia ramos para os músculos atrás da tíbia (os flexores digitais e os extensores do tarso). O nervo exaurido, agora principalmente sensorial, mas ainda com um pequeno

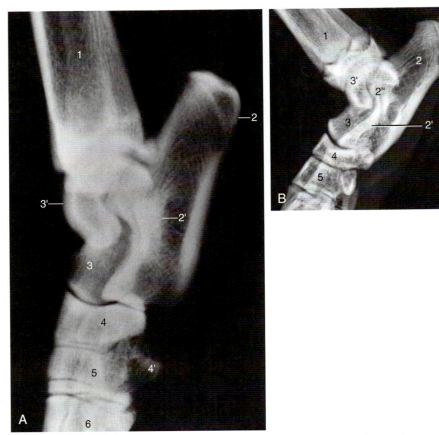

Fig. 17.8 Radiografias em projeções laterais dos tarsos de (A) cão e (B) gato jovem. *1,* Tíbia e fíbula; *2,* calcâneo; *2',* sustentáculo do tálus; *2",* processo coracoide; *3,* tálus; *3',* tróclea do tálus; *4,* quarto osso társico e társico central sobrepostos; *4',* tubérculo plantar no quarto tarso; *5,* fileira distal dos társicos; *6, ossos* metatársicos.

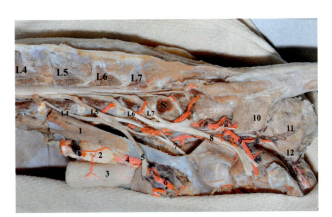

Fig. 17.9 Plexo lombar. Os arcos das vértebras lombares e o músculo iliopsoas foram removidos. 1, Músculo psoas menor; 2, linfonodo ilíaco medial; 3, Reto; 4, artéria ilíaca externa; 5, nervo femoral (músculo iliopsoas removido); 6, artéria femoral; 7, nervo obturador; 8, nervo isquiático; 9, artéria e veia glútea caudal; 10, músculo coccígeo; 11, artéria e veia retal caudal no músculo do esfíncter anal externo; 12, nervo perineal superficial.

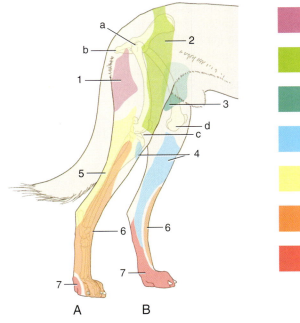

Fig. 17.10 Zonas autônomas da inervação cutânea nas faces lateral (A) e medial (B) do membro pélvico do cão. 1, Nervo cutâneo femoral caudal (roxo); 2, nervo cutâneo femoral lateral (verde); 3, nervo genitofemoral (verde-azulado); 4, nervo safeno (azul); 5, nervo isquiático (amarelo); 6, nervo fibular (laranja); 7, nervo tibial (vermelho). a, Posição do trocânter maior; b, túber isquiático; c, côndilo lateral da tíbia; d, côndilo medial da tíbia.

componente motor para os músculos intrínsecos do pé, continua distalmente em uma faixa de pele entre os músculos caudais da perna e o tendão calcâneo comum. Este nervo atravessa o tarso ao lado do tendão flexor profundo antes de se ramificar e inervar as estruturas plantares do pé. *As lesões do nervo tibial fazem com que o tarso fique flexionado e mais próximo ao chão quando o membro sustenta peso.* A paralisia dos flexores dos digitais eleva os dígitos; sua face plantar perde sensibilidade.

> ## TESTE SUA COMPREENSÃO
> Descreva a anatomia do quadril e as estruturas anatômicas que impedem sua luxação. Use o cadáver para praticar a abordagem cirúrgica mais eficiente ao quadril.
> Revise a inervação do membro pélvico do cão e descreva o impacto da disfunção de cada nervo sobre a estabilidade e a locomoção do membro, além de quaisquer mecanismos compensatórios.

TABELA 17.2

Nome	Origem	Inserção	Função
Músculos Caudais da Coxa e do Coxal: Todos supridos pelo nervo ciático, exceto *, supridos pelo nervo obturador			
Bíceps femoral	Todos são originários da tuberosidade isquiática. O bíceps femoral também é originário do ligamento sacrotuberoso	Patela, Tíbia	Todos estendem a articulação do quadril
Semitendinoso		Face medial da tíbia	O bíceps femoral e o semitendinoso estendem a articulação do tarso.
Semimembranoso		face medial do fêmur Extremidade proximal da tíbia	O bíceps femoral estende o joelho, enquanto o semitendinoso flexiona o joelho
Obturador interno	Sínfise pélvica dorsal	Fossa trocantérica	Rotação lateral do membro pélvico
Gêmeos	Ísquio caudal ao acetábulo		
Quadrado femoral	Ísquio ventral caudal		
*Obturador externo	Sínfise pélvica ventral		
Músculos Mediais da Coxa: Todos supridos pelo nervo obturador, exceto *, supridos pelo nervo femoral			
Grácil	Sínfise pélvica	face cranial da tíbia	Adução do membro
Pectíneo	Ligamento púbico cranial	Face medial do fêmur	
Adutor	Sínfise pélvica	Parte caudal da face medial do fêmur	
*Sartório	Parte cranial: crista do ílio Parte caudal: Ílio	Patela face cranial da tíbia	Flexão do coxal; cranial: extensão do joelho Caudal: flexão do joelho
Músculos Laterais da Garupa: Todos supridos pelo nervo glúteo cranial, exceto *, suprido pelo nervo glúteo caudal			
*Glúteo Superficial	Sacro e Espinha Ilíaca Cranial	Terceiro Trocânter	Extensão e abdução do quadril
Glúteo Médio	Crista do ílio	Trocânter maior	
Glúteo Profundo	Diáfise do ílio e espinha isquiática		
Quadríceps femoral: Todas as cabeças do fêmur proximal e extensão do joelho, à exceção do reto femoral, do ílio, que flexiona o quadril. *Nervo femoral.*			
O psoas maior e o ilíaco inserem-se no trocânter menor; Flexão do quadril; *Nervo femoral*			
Músculos Craniolaterais da Perna: todos são supridos pelo nervo fibular			
Tibial cranial	Côndilo lateral da tíbia	Face plantar dos metatarsos I-II	Todos flexionam o tarso; o extensor digital longo estende os dígitos; O tibial cranial faz a rotação lateral do pé O fibular longo faz a rotação medial do pé
Extensor digital longo	Fossa extensora do fêmur	Falanges distais dos dígitos II-V	
Fibular longo	Côndilo lateral da tíbia	4° tarso + plantar dos metatarsos	
Músculos Caudais da Perna: todos são supridos pelo nervo tibial			
Gastrocnêmio	Tuberosidades supracondilares medial e lateral do fêmur	Túber do calcâneo	Extensão do tarso; flexão do joelho
Flexor superficial dos dígitos	Tuberosidade supracondilar lateral do fêmur	Túber do calcâneo e falanges mediais dos dígitos II-V	Extensão do tarso; flexão dos dígitos
Flexor digital profundo	Tíbia e fíbula; parte proximal na face caudolateral	Falanges distais	
Poplíteo	Côndilo lateral do fêmur	margem proximal caudal da tíbia	Rotação medial da perna
Artérias: Ilíacas interna e externa; femoral profunda; femoral-poplítea-tibial cranial; safena; **Veias:** Safena medial e lateral; tibial cranial; femoral			

Parte III

Equinos

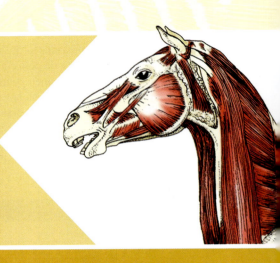

18 — A Cabeça e o Pescoço Ventral do Equino

CONFORMAÇÃO E CARACTERÍSTICAS EXTERNAS

A idade, o sexo e a raça do cavalo influenciam a morfologia da cabeça. A calota craniana (calvária) de potros jovens apresenta formato próprio para acomodar o encéfalo projetando-se acima da face (Fig. 18.1). As alterações relacionadas à idade juntamente com os dentes e a expansão dos seios paranasais alteram a conformação do crânio, incluindo o aumento do comprimento da face. O alargamento do seio frontal aplaina o perfil dorsal na junção entre a face e o crânio. A face mais alongada é característica do adulto em comparação com o jovem, do garanhão em comparação com a égua e cavalo de tração em comparação com o pônei. A outra diferença de raça muito marcante diz respeito ao perfil dorsal; o perfil relativamente reto é geralmente preferível, por mais que algum grau de convexidade ("cabeça de carneiro") seja característico de algumas raças pesadas, ao passo que a concavidade ("cabeça chata") é a regra em árabes e é comum em cavalos mestiços de sangue árabe (Fig. 18.1). Como parte do processo de desenvolvimento fisiológico, por vezes a raiz de um dente molar permanente não irrompido pode criar intumescências arredondadas na margem ventral da mandíbula (p. 505).

A pele da face é mais delgada e mais firmemente aderida que na maioria das partes do corpo, especialmente onde está diretamente adjacente ao osso. A pelagem é geralmente curta, embora uma franja contínua com a crina possa ser proeminente; um "bigode" pode ser característico de alguns animais, especialmente nas raças maiores. Os pelos tácteis são numerosos e amplamente distribuídos nos lábios e queixo, bem como ao redor das margens das narinas.

As *narinas* são largas e amplamente espaçadas, especialmente em cavalos puro-sangue (Fig. 18.2), devido, em grande parte, ao suporte das cartilagens alares (Fig. 18.3B/*1'* e *2'*). A porção superior da abertura conduz a um divertículo nasal de fundo cego (Fig. 18.3/*1"*) que ocupa a incisura nasoincisiva (Fig. 18.3/*6*) e não possui correspondente em outras espécies domésticas.* A porção inferior conduz diretamente à cavidade nasal e fornece passagem para o sistema digestório. A flexibilidade das margens das narinas permite que se dilatem durante a respiração extenuante ou procedimentos clínicos. A narina dilatada é arredondada e a alteração de sua forma é obtida por meio da aposição das paredes do divertículo nasal. A maleabilidade dos tecidos facilita o exame do vestíbulo nasal e exposição da abertura do *ducto nasolacrimal*, encontrado no assoalho nasal, a cerca de 5 cm internamente em relação à entrada do vestíbulo nasal, próximo à junção mucocutânea. O ducto, em alguns casos, apresenta mais de uma abertura.

---

*O costume bárbaro de dividir a parede lateral desse divertículo é conhecido de tempos faraônicos e ainda pode ser encontrado no Oriente Médio. Obviamente não resulta no tencionado efeito sobre a eficiência respiratória. Contudo, a inspiração vigorosa pode induzir certo movimento da parede nasal para dentro, que não apresenta suporte ósseo, com efeito adverso sobre a eficiência respiratória e, consequentemente, sobre o desempenho. A fim de solucionar esse problema, encontra-se disponível comercialmente uma fita adesiva desenvolvida para ser fixada através do nariz alguns centímetros acima das narinas. Preconiza-se que, quando utilizada em cavalos utilizados em corridas ou tarefas especialmente extenuantes, melhora significativamente o desempenho e reduz a severidade de hemorragia pulmonar induzida por exercício. Benefícios correspondentes foram relatados previamente com o uso de um dispositivo similar em atletas humanos.

Capítulo 18 **A Cabeça e o Pescoço Ventral do Equino** 493

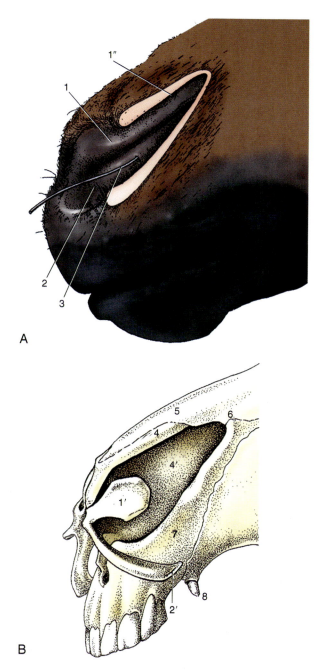

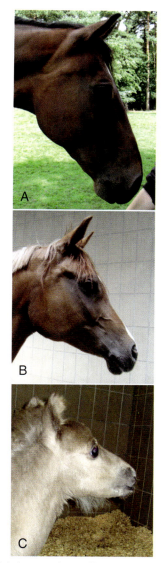

Figura 18.1 Variações do perfil da cabeça do equino. (A) Perfil retilíneo comum. (B) Perfil côncavo da raça árabe. (C) Contorno abaulado do potro.

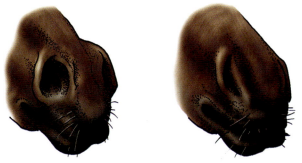

Figura 18.2 Variações funcionais no formato da narina.

Figura 18.3 (A) Narina esquerda aberta lateralmente para expor o divertículo nasal. (B) Cartilagens nasais. *1,* Prega alar, sustentada pela lâmina *(1')* da cartilagem alar; dorsal à prega alar está o divertículo nasal *(1")*; *2,* assoalho da narina sustentado pelo corno da cartilagem alar *(2')* — o assoalho conduz à cavidade nasal; *3,* sonda no ducto nasolacrimal; *4,* cartilagem nasal lateral dorsal; *4',* septo nasal; *5,* osso nasal; *6,* incisura nasoincisiva; *7,* osso incisivo; *8,* dente canino.

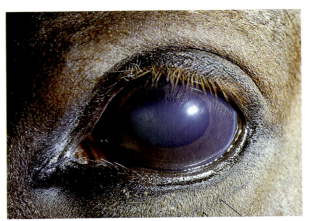

Figura 18.4 Olho esquerdo do equino; note a implantação dos cílios na parte lateral da pálpebra superior.

A entrada da cavidade oral é pequena, e a comissura encontra-se a uma curta distância à frente do primeiro dente pré-molar (P2). A pele dos *lábios* e a porção adjacente do focinho são esparsamente cobertas por pelos curtos e finos que conferem textura aveludada. Os lábios são móveis e sensíveis e são utilizados na seleção e apreensão de alimento. A sensibilidade do lábio superior é explorada quando se aplica um cachimbo (tipo de contenção mecânica labial) para controlar o cavalo durante procedimentos (p. ex., injeções) em outros locais do corpo. A acupressão gerada pelo cachimbo diminui a frequência cardíaca e pode causar liberação de endorfinas que diminuem a dor. O lábio inferior supera o volume do queixo, que é apoiado sobre um coxim de tecido fibroadiposo.

Os *olhos* são proeminentes e posicionados de cada lado da cabeça, conferindo campo de visão panorâmica ao cavalo. Essa habilidade de vigiar amplamente — talvez até um ângulo de 330 graus — é obtida em detrimento do campo binocular, que é limitado a meros 65 graus. O campo de sobreposição é ainda mais reduzido devido ao comprimento e formato do focinho, que cria uma região cega diretamente na frente da face (Fig. 9.1).

As *pálpebras* superiores e inferiores e a pele adjacente possuem alguns escassos pelos tácteis. A pele palpebral é delgada e, por sua frouxidão, dobra-se em pregas quando o olho está aberto. As margens palpebrais apresentam muitos cílios, mais longos e mais proeminentes na pálpebra superior do que na inferior (Fig. 18.4). As *glândulas tarsais*, as quais se abrem na junção da pele com a conjuntiva, são em número aproximado de 50 na pálpebra superior e mais esparsas na inferior, sendo claramente visíveis em formação de paliçada quando as pálpebras são evertidas. A conjuntiva palpebral é bem vascularizada, ao passo que a bulbar possui menor vascularização. A conjuntiva bulbar é fortemente pigmentada em direção à região corneoescleral. A terceira pálpebra (Fig. 18.5/*1*) pode ser exposta no ângulo medial do modo usual, por meio de pressão sobre o olho através da pálpebra superior; uma pequena glândula lacrimal acessória encontra-se associada a ela. A carúncula lacrimal é proemi-

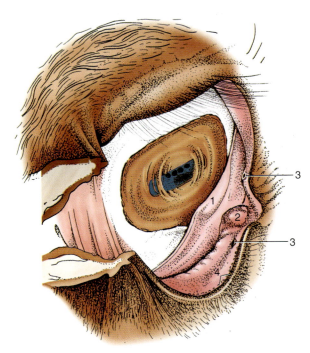

Figura 18.5 Saco conjuntival direito. *1*, Terceira pálpebra; *2*, carúncula lacrimal; *3*, ponto lacrimal; *4*, aberturas das glândulas tarsais.

nente. As características do bulbo do olho são consideradas posteriormente (p. 516).

Uma depressão nucal ao olho (atrás da margem pós-orbital palpável do osso) encontra-se proeminente no animal em repouso. Ela desaparece e reaparece durante a alimentação em ritmo com os movimentos da mandíbula; esse efeito é devido ao deslocamento de um coxim gorduroso interposto entre o músculo temporal e a periórbita. A gordura é escassa em cavalos com más condições de manejo nutricional, de forma que a maior concavidade contribui significativamente para o aspecto de abatimento e fraqueza.

A deposição de gordura acima da pálpebra superior pode produzir uma intumescência conspícua observada em animais que sofrem de síndrome de Cushing.

As orelhas externas são proeminentes e capazes de exercer movimentos giratórios quando são realizadas tentativas de localização da origem de um som. Seu movimento é também muito expressivo da emoção.

ESTRUTURAS SUPERFICIAIS

Os Músculos da Expressão Facial

Muitas estruturas clinicamente importantes são reveladas tão logo a pele seja removida. Grandes áreas do crânio não são revestidas por qualquer espessura considerável de tecido mole e são, portanto, suscetíveis a traumas. Essas áreas incluem a região dorsal do nariz, a região frontal da cabeça e parte da têmpora, além de grande parte da mandíbula.

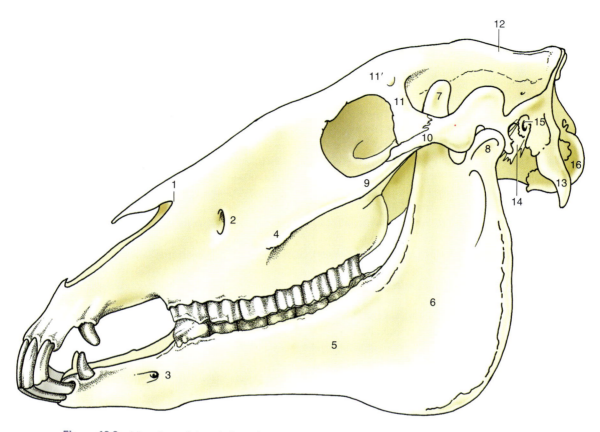

Figura 18.6 Vista lateral do crânio. *1,* Incisura nasoincisiva; *2,* forame infraorbital; *3,* forame mentual; *4,* crista facial; *5,* corpo da mandíbula, *6,* ramo da mandíbula; *7,* processo coronoide; *8,* processo condilar; *9,* processo temporal do osso zigomático; *10,* processo zigomático do osso temporal; *11,* processo zigomático do osso frontal; *11',* forame supraorbital; *12,* crista sagital externa; *13,* processo paracondilar; *14,* processo estilóideo; *15,* meato acústico externo; *16,* côndilo occipital.

Demarcações proeminentes incluem a crista facial, que se situa paralelamente ao dorso do nariz. Inicia-se acima da margem rostral do quarto molar; continua até o arco zigomático, que forma a margem inferior da órbita; e estende-se até a articulação temporomandibular (Fig. 18.6/*4*). A articulação em si é localizada facilmente por meio da saliência na face lateral do côndilo, diretamente antes da margem caudal palpável da mandíbula. A identificação torna-se mais precisa quando o animal pode ser induzido a realizar movimentos mastigatórios. A margem ventral da mandíbula também é proeminente, particularmente a metade que se situa rostral ao músculo masseter. Uma incisura rasa presente no osso diretamente na frente do músculo carreia os vasos faciais e o ducto parotídeo desde o espaço intermandibular até a face.

O folheto incompleto de músculo cutâneo situado sob a face lateral da cabeça é mais desenvolvido no local onde se une ao músculo orbicular da boca, ao redor da abertura da boca.

Alguns músculos miméticos individuais merecem destaque. O músculo *levantador do lábio superior* emerge sobre a maxila e segue dorsal e rostralmente para formar um tendão comum com seu correspondente do lado oposto (Fig. 18.7/*7*). O tendão desse músculo é revestido por uma bainha sinovial e segue entre as narinas para abrir-se no lábio superior. Esse músculo é responsável pela crispação do lábio (reflexo *flehmen*) observada em algumas situações, incluindo durante a excitação sexual. O ventre do músculo levantador do lábio superior pode ser facilmente palpado e, como recobre o forame infraorbital, deve ser deslocado dorsalmente para que seja localizado o nervo infraorbital emergente. Esse forame está situado ao longo da linha que une a incisura nasoincisiva até a extremidade rostral da crista facial.

O *depressor do lábio inferior* (Fig. 18.7/*5*) emerge com o bucinador a partir da margem alveolar e da porção adjacente da mandíbula recoberta pelo masseter. Pode ser identificado como uma corda arredondada correndo rostralmente sobre o corpo do osso. O tendão recobre o forame mentual, localizado cerca de 2 a 3 cm caudal ao ângulo da boca e facilmente palpável quando o músculo é deslocado para o lado. O *bucinador* (Fig. 18.7/*3*) possui uma estrutura óssea bem demarcada e é parcialmente coberto pelo masseter. É importante para o retorno do alimento até a cavidade oral própria, impedindo seu acúmulo no vestíbulo oral.

Vasos Superficiais

A *artéria* e a *veia facial* adentram a face juntamente com o ducto parotídeo (Fig. 18.7/*8*). A artéria facial pode ser encontrada sem dificuldade e é conveniente para aferição do pulso (Fig. 18.40/*7*), sobretudo imediatamente antes de cruzar a margem ventral da mandíbula (face medial da mandíbula). A artéria então ascende ao longo da margem rostral do masseter antes de terminar em ramos divergentes com padrão variável. Contudo, é geralmente possível identificar as artérias labiais inferior e superior, nasais lateral e dorsal e angulares do olho.

O arranjo das veias é similar e seu padrão pode ser visível em cavalos vivos de pele delgada. Certas tributárias assumem o sentido nucal, profundamente em relação ao masseter, para realizarem anastomoses com outras veias da cabeça. A conexão mais dorsal, a *veia facial transversa* (Fig. 18.8/*4*), une-se à veia temporal superficial. A parte rostral situa-se profunda ao masseter, ao passo que a parte nucal se situa superficial e segue a margem ventral do arco zigomático. A extensão nucal é acompanhada por uma artéria (local alternativo para exame do pulso arterial) e um nervo. Outro local para aferição do pulso é o segmento subcutâneo da artéria massetérica (Fig. 18.7/*12*).

A segunda conexão, a *veia facial profunda* (Fig. 18.8/*5*), situa-se abaixo do masseter e penetra a periórbita antes de passar através da fissura orbital para unir-se ao seio cavernoso dentro da cavidade craniana. Acredita-se que duas características dessa veia possuam importância fisiológica. O seio cavernoso contém sangue relativamente frio drenado do palato duro e da cavidade nasal. O seio cavernoso envolve a artéria carótida interna e pode resfriar o sangue arterial que flui para o encéfalo. Ademais, uma expansão da *veia facial profunda* ao músculo masseter pode formar a base de um mecanismo de propulsão. Essa expansão é suscetível à compressão pelo masseter e afirma-se que ajuda a evitar a estagnação do retorno venoso da cabeça abaixada do animal durante a pastagem.

Existe uma expansão similar na terceira conexão, a *veia bucal* (Fig. 18.8/*6*), que também está situada profunda ao masseter para unir-se à tributária temporal da veia maxilar.

Há dois grupos de *linfonodos* superficiais. O grupo parotídeo recoberto pela parte rostral da glândula parótida, que em geral não é palpável a não ser que esteja aumentado. O segundo grupo compreende os diversos linfonodos mandibulares arranjados em um fuso dentro do espaço intermandibular. Juntamente com seus correspondentes contralaterais, esses linfonodos formam um "V" com o vértice voltado

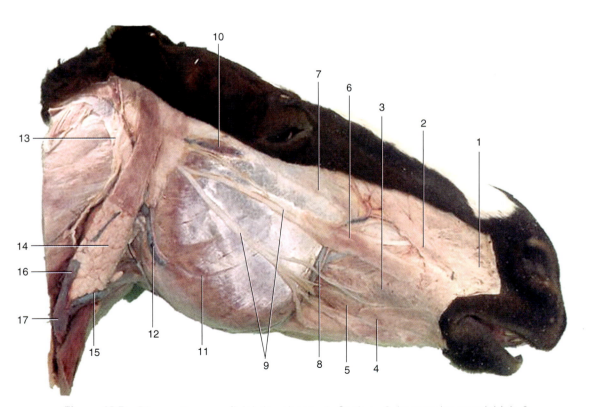

Figura 18.7 Dissecção superficial da cabeça. *1*, Canino; *2*, levantador nasolabial; *3*, bucinador; *4*, coto do músculo cutâneo unindo-se ao orbicular da boca; *5*, depressor do lábio inferior; *6*, zigomático; *7*, levantador do lábio superior; *8*, artéria e veia faciais; *9*, ramos bucais do nervo facial; *10*, artéria e veia faciais transversais e ramo facial transversal do nervo auriculotemporal; *11*, masseter; *12*, artéria e veia massetéricas; *13*, nervo auricular maior (C2); *14*, glândula parótida; *15*, veia linguofacial; *16*, veia maxilar; *17*, veia jugular externa.

rostralmente, que é sempre muito distintamente palpável (Fig. 18.39/*2*). O curso do fluxo linfático será abordado mais adiante (pp. 520-521).

Nervos Superficiais

Daremos atenção a somente algumas características dos nervos superficiais. O *nervo facial* emite seu *ramo auriculopalpebral* antes de chegar à face (Fig. 18.36/*24*). Esse ramo assume curso independente através do arco zigomático (onde é palpável), que o conduz até entre o olho e a orelha. O ramo pode ser bloqueado por meio de injeção entre a extremidade caudal do arco e a base da orelha, a fim de facilitar o exame clínico dos olhos, uma vez que elimina a capacidade de piscar e cerrar as pálpebras (p. 331).

O tronco facial divide-se em *ramos dorsal* e *ventral* antes, ou, mais comumente, pouco após sua emergência abaixo da proteção da glândula parótida (Fig. 18.7/*9*). Esses ramos e as divisões menores por eles dispostas distribuem-se superficialmente ao músculo masseter, onde são palpáveis e algumas vezes até visíveis sob a pele. Traumas sobre o masseter ou pressão em decúbito prolongado podem lesionar algumas ou todas as divisões. A assimetria da face que resulta quando os músculos dos lábios, bochechas e nariz são paralisados é geralmente mais notável e comum nos equinos comparados a outras espécies. Como o ramo auriculopalpebral possui sua origem próxima ao olho, esse trauma geralmente poupa os músculos das pálpebras e da orelha externa; seu envolvimento remete a lesão em nível mais proximal, o que sugere causa mais preocupante (Fig. 18.9).

O *nervo trigêmeo* e seus ramos principais — supraorbital, infraorbital e mentoniano — fornecem inervação sensitiva à face (Tabela 18.1). Esses ramos são facilmente localizados em sua emergência a partir dos forames correspondentes. O nervo supraorbital direciona seus ramos para a pálpebra superior e parte adjacente da pele frontal da cabeça tornando o forame supraorbital uma depressão facilmente localizável na raiz do processo zigomático do osso frontal. As direções para a localização dos nervos infraorbital e mentoniano já foram fornecidas (p. 495). O anestésico depositado ao redor do nervo infraorbital em sua emergência resultará em bloqueio sensitivo da pele do lábio superior, narina e maior parte do nariz, estendendo-se bem nucal ao forame. O bloqueio do nervo mentoniano dessensibiliza a pele do lábio inferior e da região do queixo. Durante o bloqueio de qualquer um desses nervos, é possível inserir a extremidade da agulha através do forame até o canal dentro da maxila para anestesiar os dentes mais rostrais (a partir do P2 para a frente).

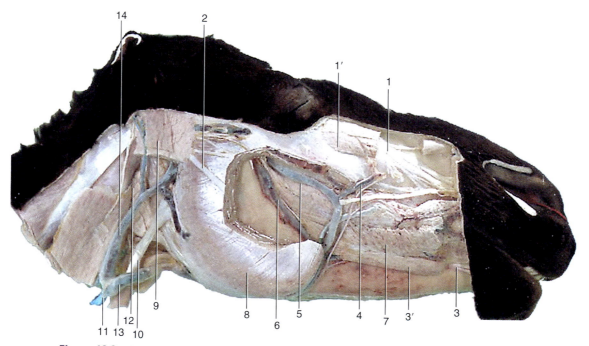

Figura 18.8 Dissecção profunda da cabeça. Partes dos músculos superficiais, masseter e glândula parótida foram removidos. *1*, Nervo infraorbital; *1'*, levantador do lábio superior; *2*, ramo bucal dorsal do nervo facial; *3*, nervo mentoniano; *3'*, depressor do lábio inferior; *4*, veia facial transversa *5*, veia facial profunda; *6*, veia bucal; *7*, bucinador; *8*, masseter; *9*, occipitomandibular; *10*, esternocefálico; *11*, veia jugular externa; *12*, glândula mandibular; *13*, veia linguofacial; *14*, veia maxilar.

A CAVIDADE NASAL E OS SEIOS PARANASAIS

A Cavidade Nasal

Algumas características do nariz externo já foram descritas (p. 492). A porção ventral da narina se estende por um vestíbulo constrito até uma cavidade nasal consideravelmente menos espaçosa do que se poderia supor à visão externa. Embora os fatores que determinam essa condição sejam comuns a todas as espécies, sua importância é agravada em equinos pelas porções ocupadas por dentes molariformes e pelo desenvolvimento extenso do sistema de seios paranasais (Fig. 3.14).

As *conchas nasais* dorsal e ventral formam delicadas circunvoluções que se enrolam em direções opostas às suas inserções laterais (Fig. 18.10). O espaço delimitado dentro de cada concha é dividido em dois compartimentos por um septo interno. A parte caudal das conchas dorsais é ocupada por uma extensão rostral do seio frontal, com a qual compartilha livre comunicação. O espaço caudal dentro da concha ventral comunica-se com o seio maxilar rostral. O espaço dentro da porção rostral de cada concha maior comunica-se diretamente com a cavidade nasal. Numerosas conchas etmoidais pequenas projetam-se para o fundo e possuem o papel de aumentar a área olfatória (Fig. 18.11/*3*).

As *conchas* principais dividem a cavidade no padrão usual dos meatos (Fig. 18.10). Pode-se presumir que o ar se move do meato dorsal até a mucosa olfatória e do meato médio até os seios, ao passo que os meatos ventral e comum compreendem a principal passagem respiratória. A junção dos dois últimos fornece a via mais ampla e conveniente para introdução de um tubo gástrico, endoscópio ou outro instrumento. A fragilidade da concha ventral e a vascularidade da mucosa que a reveste requerem que o procedimento seja realizado com cautela.

Tendo em vista que a respiração através da boca é impossível para o equino, o aumento da entrada de ar em condições de estresse depende da redução da obstrução oferecida pelo próprio nariz. As narinas podem ser amplamente dilatadas pela obliteração do divertículo nasal (Fig. 18.2), e a contração dos plexos venosos da mucosa adelgaça a membrana. Por outro lado, a congestão dos vasos da mucosa, como pode ocorrer durante infecções, torna espessa a mucosa ao redor da entrada do seio e impede o fluxo de ar, obstruindo a drenagem.

O *órgão vomeronasal* não se comunica com a cavidade oral do equino, porém mantém sua comunicação usual com a cavidade nasal (Fig. 18.2/*2*).

Os Seios Paranasais

O extenso sistema de seios paranasais possui considerável interesse clínico porque é suscetível a infecção, que pode se disseminar a partir do nariz ou de abscessos alveolares. Também fornece meio de acesso às porções não irrompidas dos dentes molares (Fig. 18.13).

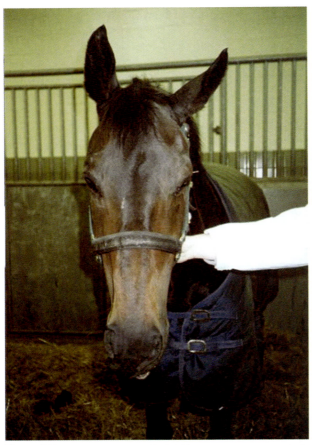

Figura 18.9 Lesão do nervo facial. Note a ptose pronunciada da orelha, ptose moderada da pálpebra superior do lado afetado e distorção do nariz, que se encontra tracionado para o lado sadio.

TABELA 18.1 NERVOS SUPERFICIAIS DA FACE DO EQUINO

	Nervo	Áreas Inervadas
Facial	Ramo auriculopalpebral	Músculos da pálpebra e orelha externa
	Ramos bucais dorsal e ventral	Músculos dos lábios, bochechas e nariz
Trigêmeo	Nervo supraorbital	Pálpebra superior e pele adjacente da região frontal da cabeça
	Nervo infraorbital	Pele do lábio superior, narina e nariz, estendendo-se caudal ao forame
	Nervo mentoniano	Pele do lábio inferior e queixo

Capítulo 18   A Cabeça e o Pescoço Ventral do Equino   499

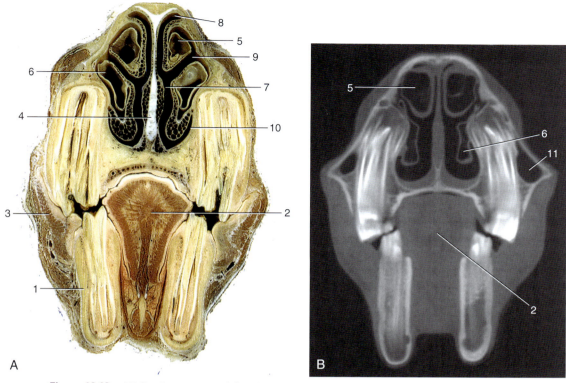

Figura 18.10 (A) Seção transversal da cabeça ao nível do seio maxilar rostral. (B), Tomografia computadorizada (janela óssea) aproximadamente ao mesmo nível. *1,* P4; *2,* língua; *3,* bucinador; *4,* septo nasal; *5,* concha nasal dorsal; *6,* concha nasal ventral; *7,* meato nasal comum; *8,* meato nasal dorsal; *9,* meato nasal médio; *10,* meato nasal ventral; *11,* seio maxilar rostral.

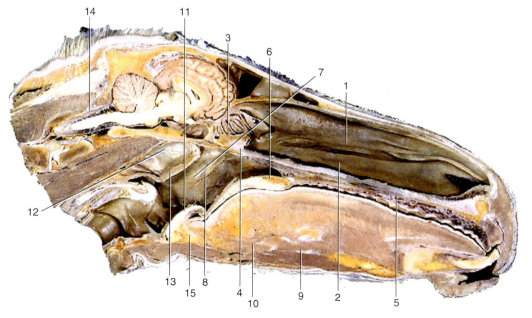

Figura 18.11 Seção mediana da cabeça; a maior parte do septo nasal foi removida. *1,* Concha nasal dorsal; *2,* concha nasal ventral; *3,* conchas etmoidais; *4,* coana direita; 5, palato duro com cristas salientes (rugas); *6,* palato mole; *7,* nasofaringe; *8,* abertura faríngea da tuba auditiva; *9,* genioióideo; *10,* genioglosso; *11,* epiglote; *12,* parede medial da bolsa gutural; *13,* músculos faríngeos; *14,* cisterna cerebelomedular; *15,* basi-hioide.

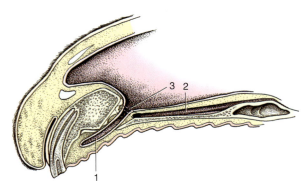

Figura 18.12 Seção paramediana da extremidade rostral do nariz. *1*, Ducto incisivo; *2*, órgão vomeronasal; *3*, abertura do ducto incisivo no interior da cavidade nasal e abertura do órgão vomeronasal para dentro do ducto incisivo.

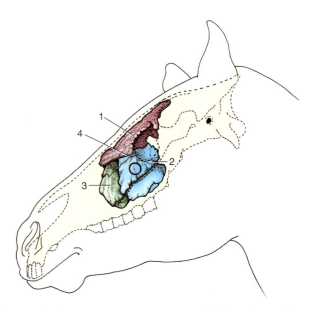

Figura 18.13 Topografia dos seios conchofrontal e maxilar, os quais são preenchidos por material moldável. O *círculo* indica onde o seio maxilar caudal pode ser trepanado. *1*, Seio conchofrontal; *2*, seio maxilar caudal; *3*, seio maxilar rostral; *4*, posição da abertura frontomaxilar entre *1* e *2*.

De cada lado há seios maxilares frontais, caudais e rostrais importantes, bem como espaços esfenopalatinos e etmoidais de menor relevância. A disposição é complicada e, em um aspecto importante, única (dentre as espécies domésticas): o seio frontal comunica-se com a cavidade nasal indiretamente por meio do seio maxilar caudal.

O *seio frontal* ocupa a porção dorsal do crânio medial à órbita. Ele se sobrepõe tanto à cavidade craniana quando à cavidade nasal e, por ocupar a porção fechada da concha dorsal, é mais corretamente conhecido como *seio conchofrontal*. Sua extensão encontra-se demonstrada na Figura 18.14/*1* e *1'*. Com base na figura, pode-se observar que o interior da parte frontal é incompletamente dividido por diversas lamelas ósseas. O assoalho dessa parte reside

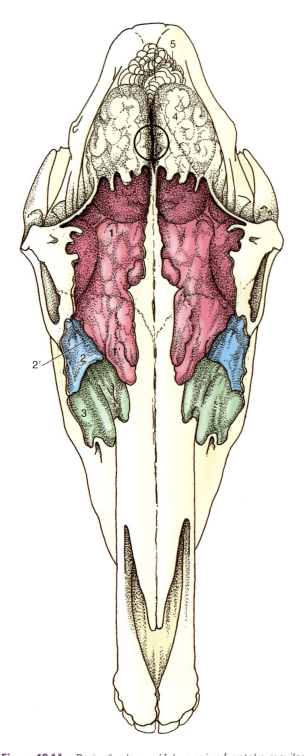

Figura 18.14 Projeção do encéfalo e seios frontal e maxilar na face dorsal do crânio. Os seios estão preenchidos por material moldável. O seio frontal estende-se caudalmente sobre a porção rostral do encéfalo e rostralmente além do nível da órbita. O *círculo* indica o centro do encéfalo e a localização onde um cavalo pode ser abatido com um tiro. *1* e *1'*, Seio conchofrontal: porção frontal (*1*) e porção conchal dorsal (*1'*); *2*, seio maxilar caudal; *2'*, posição da abertura frontomaxilar; *3*, seio maxilar rostral; *4*, cérebro; *5*, cerebelo.

sobre o labirinto etmoidal e, rostrolateral a essas áreas de irregularidade, demonstra comunicação ampla oval (abertura frontomaxilar) com o seio maxilar caudal. A abertura normalmente permite fácil drenagem natural.

> **Trepanação**: É possível abrir uma janela, geralmente por meio de trepanação, no teto do seio frontal, para permitir irrigação terapêutica ou remoção de um molar por repulsão, quando se insere um instrumento de punção através da abertura frontomaxilar até o alvéolo adequado. Essa janela também permite introdução de um endoscópio de fibra óptica para inspecionar o interior desse grande seio.

Os dois *seios maxilares* juntos ocupam uma grande parte da maxila, onde estabelecem relação criticamente importante com as porções dos dentes molares caudais. Compartilham uma comunicação em forma de fenda (abertura nasomaxilar) com o meato médio da cavidade nasal, porém são completamente divididos por um septo oblíquo. A posição é variável, sendo mais comumente localizada cerca de 5 cm nucal à extremidade rostral da crista facial. A porção ventral de cada seio também é dividida em espaços medial e lateral por uma placa longitudinal vertical que suporta o canal infraorbital e é fundida aos alvéolos que contêm as raízes e porções não irrompidas dos dentes molariformes nos animais jovens. A porção medial da parte nucal do seio maxilar continua até o seio esfenopalatino irregular. A parte correspondente do seio rostral estende-se até a concha ventral.

É impossível definir a extensão exata e as projeções dos seios maxilares, que aumentam consideravelmente após o nascimento conforme os dentes sofrem erupção (Fig. 18.15). Sua relação com os dentes também é afetada pela migração frontal dos mesmos conforme se desenvolvem e iniciam o desgaste. Como demonstrado na Figura 18.15, a relação confina-se ao último pré-molar e o primeiro molar no potro neonato; estende-se em seguida para envolver os últimos quatro dentes, porém mantém contato final somente com os três molares. Há muita variabilidade, de forma que a atenção à inclinação variável das partes embutidas de diferentes dentes faz-se necessária.

> **Adentrando o Seio Maxilar**: A entrada no seio pode ser necessária para permitir a drenagem (visto que a via natural, a abertura nasomaxilar, encontra-se alta na parede) ou para dar acesso a certos dentes. Embora fatores como as vias seguidas pelos suscetíveis ducto nasolacrimal e nervo infraorbital limitem o acesso cirúrgico seguro da área dos seios maxilares, determina-se a área cirúrgica potencial pelos seguintes limites: (1) pela linha vertical tangencial ao limite rostral da órbita; (2) pela crista facial; (3) pela linha oblíqua que une o limite rostral da crista ao forame infraorbital; e (4) pela linha paralela à crista facial que perpassa o forame infraorbital.

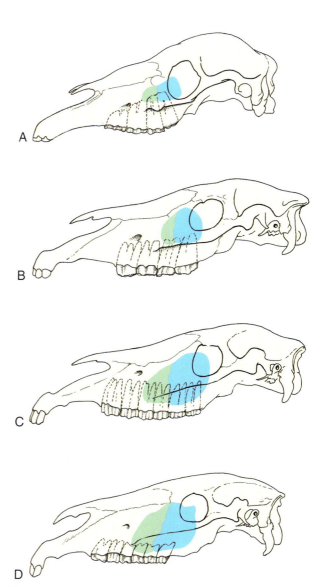

Figura 18.15 Projeção dos seios maxilares em várias idades. Em cavalos idosos, os dentes molares situam-se mais rostrais. (A) Um mês. (B) Um ano. (C) Dos quatro aos seis anos. (D) Acima dos seis anos.

A BOCA

O tamanho pequeno de sua entrada torna impossível abrir amplamente a boca; essa limitação, juntamente com a maior profundidade da cavidade, prejudica gravemente a inspeção clínica.

O *vestíbulo* comunica-se diretamente com a cavidade oral própria somente entre os incisivos e os dentes molariformes (onde o diastema pode ser interrompido pelos dentes caninos) e por pequenos intervalos atrás dos últimos dentes molares. O *palato duro* limita-se grandemente, dessa forma, pelos processos e dentes alveolares. Sua estrutura é quase que uniformemente larga e marcada por duas séries aproximadamente simétricas de cristas (Fig. 18.11/5). As papilas incisivas são encontradas diretamente atrás dos incisivos centrais; sulcos que permeiam a elevação terminam de forma cega e não se comunicam com a cavidade nasal e órgãos vomeronasais (Fig. 18.12). A mucosa do palato duro é espessa, particularmente em sua parte mais rostral, e incorpora um plexo venoso muito abundante, que pode se tornar ingurgitado (palatite) durante a substituição dos dentes, quando se projeta acima das faces oclusais dos dentes vizinhos. O aspecto é impressionante, de forma que pessoas leigas por vezes se alarmam com esse fenômeno puramente fisiológico. Em animais adultos este fenômeno está relacionado principalmente a traumas leves e constantes resultantes da alimentação.

O *palato mole* é contínuo com o palato duro além do nível do segundo dente molar. É notavelmente longo e pende para baixo antes da epiglote; sua margem livre estabelece íntimo contato com a língua. Os arcos palatofaríngeos estendem-se caudalmente a partir do palato, completando um esfíncter próximo às estruturas que limitam a entrada da laringe, a qual se projeta em algum grau para o interior da nasofaringe. O contato do palato com a língua é muito firme, criando uma vedação que oclui a orofaringe, a qual por sua vez fornece uma barreira entre a boca e a faringe. Isso garante que a respiração ocorra pelo nariz, impedindo o uso da via oral e resultando incidentalmente na passagem da ingesta pelas vias nasais em casos raros nos quais os cavalos vomitam. Essas relações do palato são normalmente mantidas durante a deglutição.

As obstruções do trato respiratório superior comumente reconhecidas em equinos após trabalho em marcha rápida são em geral causadas pela posição e relações anormais do palato mole, resultando em desempenho físico reduzido. As obstruções são mais comuns no nível palatofaríngeo em animais mais jovens e no nível laríngeo em animais mais idosos, ocorrendo juntas com certa frequência.

O emprego da videoendoscopia da nasofaringe e laringe de equinos afetados tem auxiliado a identificação de duas condições anormais do palato mole durante o exercício exaustivo em esteira. Essas condições ocorrem aparentemente quando a admissão de ar na orofaringe vence a vedação que normalmente mantém as partes em aposição íntima. Na forma menos severa, há movimento anormal da porção caudal do palato, descrita adequadamente como "ondulação". Na forma mais severa, na qual a ondulação provavelmente ocorre como precursora, o palato mole é deslocado dorsalmente, perdendo seu contato com o lado ventral da epiglote e resultando em estreitamento da via nasofaríngea. A epiglote deixa de ser visível à endoscopia. Ambas as formas podem ser acompanhadas por ruídos respiratórios anormais.

Alguns fatores que podem quebrar a vedação incluem: pressão negativa extrema desenvolvida na nasofaringe rostral durante uma parte do ciclo respiratório; disfunção da musculatura do palato, enfraquecendo o contato entre o mesmo e a língua; hiperatividade dos músculos cervicais ventrais que se unem à laringe e ao osso hioide, tracionando a primeira caudalmente e liberando o palato de seu aprisionamento pela epiglote; e atividade anormal do músculo hioepiglótico, inclinando a epiglote caudalmente e produzindo o mesmo efeito.

A mucosa da superfície oral do palato mole é marcada por numerosas fendas, onde desembocam as glândulas palatinas. Também exibe uma intumescência tonsilar mediana rostral.

A *língua* é longa, adequando-se ao formato da cavidade e assumindo forma de espátula em seu ápice, o qual é incompletamente restrito por um estreito frenulo. Sua margem dorsal é densamente coberta por delicadas papilas filiformes que lhe conferem textura aveludada; as papilas maiores com função gustatória são menos dispersas (Fig. 18.16/*9-11*). Uma dispersão de tecido linfoide sobre a raiz constitui uma tonsila lingual difusa. Cada uma das duas pregas mucosas inferiores situadas abaixo do ápice da língua carreia uma carúncula sublingual carnosa onde desemboca o ducto mandibular.

A DENTIÇÃO E O SISTEMA MASTIGATÓRIO

A Dentição

A dentição do equino é admiravelmente adequada para uma dieta composta por vegetais, material surpreendentemente abrasivo. A área mastigatória amplifica-se pelo aumento dos pré-molares e sua adaptação aos molares, junto aos quais apresentam superfície contínua de trituração. Tanto os dentes molariformes quanto os incisivos possuem coroas altas, as quais garantem vida útil longa apesar do atrito considerável que ocorre em suas superfícies oclusais. A formação tardia das raízes também permite que os dentes molariformes cresçam por alguns anos após iniciarem o desgaste. O atrito desgasta-os 2 a 3 mm a cada ano; isso ocorre porque a maior parte da coroa se encontra inicialmente embutida dentro da porção óssea e irrompe gradualmente em compensação à perda. O esmalte dos dentes incisivos e molariformes também possui pregueamentos, embora de formas diferentes nas séries de dentes incisivos, molariformes superiores e molariformes inferiores. O pregueamento aumenta a área de esmalte durável presente na superfície útil, a qual é mais resistente que a dentina adjacente; a alternação entre tecidos duros e moles fornece instrumentos eficientes de trituração (Fig. 18.19).

A fórmula da dentição temporária é:

$$\frac{3-0-3}{3-0-3}$$

e a fórmula da dentição permanente é:

$$\frac{3-1-3(4)-3}{3-1-3-3.}$$

Os *dentes incisivos* são enfileirados juntos para formar um arco contínuo na maxila e na mandíbula, sendo tão implantados que ocorre convergência de suas raízes (Fig. 18.17). Cada dente é curvado em seu comprimento, apresentando uma convexidade labial. Quando se encontram em oclusão, os incisivos superiores e inferiores do animal jovem formam um arco contínuo à visualização de

Capítulo 18 **A Cabeça e o Pescoço Ventral do Equino** 503

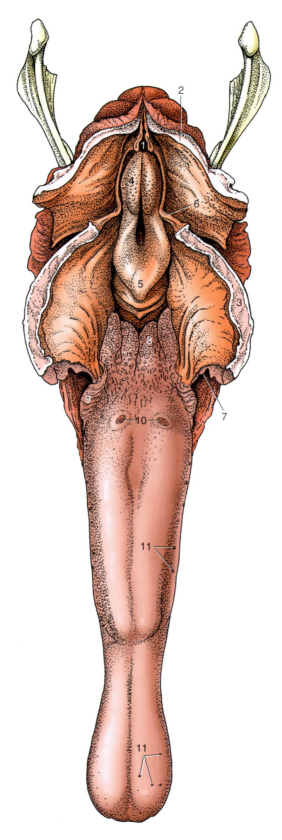

Figura 18.16 Língua e faringe; esta última foi aberta dorsalmente para expor a entrada da laringe. *1,* Entrada para o esôfago; *2,* parede dorsal da nasofaringe (dividida no plano mediano); *3,* palato mole (dividido no plano mediano); *4,* processo corniculado da cartilagem aritenoide; *5,* epiglote; *6,* margem livre do palato mole, continuada caudalmente pelo arco palatofaríngeo; *7,* arco palatoglosso; *8,* tonsila lingual; *9,* papilas folhadas; *10,* papilas valadas; *11,* exemplos de papilas fungiformes.

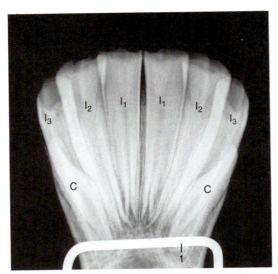

Figura 18.17 Convergência da raiz dos incisivos inferiores permanentes; radiografia de uma amostra de osso de cavalo de cinco anos de idade (estimados). Note o infundíbulo com formato de funil visível em cada um dos primeiros e segundos incisivos. I_1, I_2 e I_3, Primeiro, segundo e terceiro incisivos inferiores; *C*, dente canino inferior, presente somente no macho; *1*, arame de suporte da amostra.

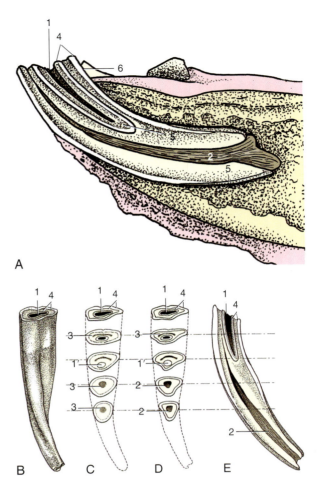

Figura 18.18 Estrutura de um incisivo inferior. (A) *In situ*, seccionado longitudinalmente; a coroa clínica é curta em relação à parte embutida do dente. (B) Vista caudal; a junção entre a coroa clínica e o restante do dente não é evidente. (C) A face oclusal se altera como resultado do desgaste; o cálice diminui e desaparece deixando, temporariamente, a mancha do esmalte; a estrela dental surge e se modifica de uma linha a uma grande mancha redonda. (D) Estas são seções de um dente jovem para comparação. (E) Seção longitudinal do incisivo, demonstrando a relação entre o infundíbulo e a cavidade dental; esta se situa rostral. *1*, Cálice, cavidade escura no centro do infundíbulo; *1'*, mancha do esmalte, extremidade proximal do infundíbulo; *2*, cavidade dental; *3*, estrela dental, modificando sua forma linear a arredondada; *4*, anéis de esmalte interno e externo; *5*, cemento; *6*, face lingual.

perfil. Mais tarde, conforme sofrem desgaste, esses incisivos se encontram em ângulo mais pronunciado. A face oclusal em uso recente apresenta formato oval transverso amplo (Fig. 18.18B), apresentando revestimento externo por esmalte e anel interno de esmalte delineando a invaginação conhecida como *infundíbulo*; este é parcialmente preenchido por cemento, deixando uma pequena cavidade, o cálice (Fig. 18.18/*1*). Como o alinhamento de esmalte é mais resistente, projeta-se acima da face da dentina adjacente. Alterações no aspecto da face oclusal fornecem a informação principalmente utilizada para equinos idosos. Os pontos notáveis são a profundidade do infundíbulo e sua sobreposição com a cavidade dental. Embora possa parecer que o desgaste eventualmente causaria exposição da polpa, a formação concomitante da dentina secundária previne esse fato, sendo possível sua distinção da dentina primária por sua coloração mais escura; a dentina secundária fornece a característica conhecida como *estrela dental* (Fig. 18.18/*3*).

Ainda que os *dentes caninos* sejam formados geralmente em ambos os sexos, são rudimentares e normalmente não irrompem nas éguas. Em equinos machos, trata-se de cones baixos comprimidos em sua lateral e situados em meio ao diastema, mais próximos aos incisivos do que aos pré-molares. As porções embutidas são desproporcionalmente grandes em relação às coroas expostas.

O *primeiro pré-molar* (dente do "lobo") normalmente falha em se desenvolver, sendo vestigial quando presente e quase que invariavelmente confinado à maxila. Embora não possua significância funcional, constitui potencial transtorno porque pode se deslocar sob a pressão da mordida e irritar a gengiva. Sua extração é razoavelmente simples.

Os demais *pré-molares* (P2-P4) formam uma fileira contínua com os *molares*. O primeiro e o último dos seis dentes molariformes possuem formato triangular em seção, ao passo que os demais são retangulares; de qualquer forma, são tão similares a seus vizinhos que somente um especialista seria capaz de distingui-los quando isolados (Fig. 18.21). Existem, todavia, importantes diferenças entre os conjuntos de dentes superiores e inferiores; os primeiros são mais amplos e exibem pregueamento de esmalte mais complicado, que cria dois infundíbulos, os quais são preenchidos por cemento antes da erupção. O esmalte dos dentes inferiores também é bastante

Capítulo 18 **A Cabeça e o Pescoço Ventral do Equino** 505

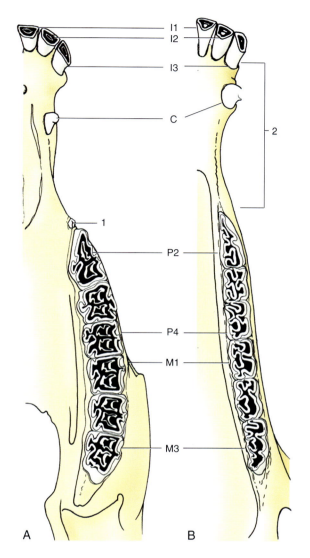

Figura 18.19 Dentes permanentes da arcada superior (A) e inferior (B). *1*, Dente do "lobo" (P1); *2*, diastema.

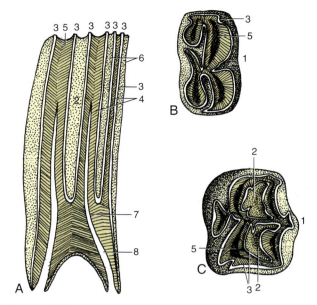

Figura 18.20 Estrutura do dente molar demonstrado em seção sagital (A) e por vistas da face oclusal dos molares inferiores (B) e superiores (C). *1*, face bucal (labial); *2*, infundíbulo; *3*, esmalte; *4*, dentina; *5*, dentina secundária; *6*, cemento; *7*, cavidade do dente; *8*, canal da raiz.

pregueado, contudo não forma infundíbulos (Fig. 18.19B). A maioria dos dentes se oclui com dois membros do conjunto oposto ao longo de uma área de contato relativamente estreita que segue a margem lingual dos dentes superiores e a margem bucal dos inferiores. O plano de oclusão inclina-se ventrobucalmente (Fig. 18.10). Movimentos mastigatórios irregulares ou incompletos podem fazer com que a margem bucal dos dentes molariformes superiores e a margem lingual dos inferiores não sofra desgaste (dentes afiados); as protrusões resultantes devem ser removidas (aplainadas) a fim de prevenir lesão das bochechas e da língua.

A estrutura dos dentes molariformes encontra-se demonstrada na Figura 18.20. Os dentes superiores são ancorados por três ou quatro raízes e são implantados de tal forma que as porções de reserva se inclinam caudalmente em ângulos variados (Fig. 18.21). A relação com os seios maxilares e outras estruturas do crânio é muito bem revelada em radiografias. Somente uma placa delgada de osso alveolar separa os molares do seio; como consequência, a infecção pode facilmente se disseminar ao seio a partir de abscessos dentais ou alveolares. A relação modifica-se com a idade, em parte devido ao abaixamento do assoalho alveolar pela extrusão gradual, aumentando o seio, e em parte devido à migração rostral dos dentes (Fig. 18.15).

Os inchaços temporários ocasionalmente observados na margem ventral da mandíbula de equinos de dois a quatro anos são produzidos pela modelagem da mandíbula para acomodar a formação das raízes de dentes permanentes, que são impedidos de subir no interior da mandíbula por resquícios (coroas) de predecessores decíduos que bloqueiam a passagem (Fig. 18.22). Quando ocorre a perda dos decíduos, seus sucessores podem mover-se para o local. A continuação da modelagem da margem mandibular elimina os inchaços.

A extração simples dos dentes molariformes é mais ou menos impossível. Seu comprimento, curvatura e aderência íntima atrapalhariam qualquer esforço de tracioná-los além de seu(s) vizinho(s), mesmo se a tentativa for permitida pela pequena abertura entre os lábios e pela profundidade da cavidade oral (Fig. 18.23). Alternativamente, devem ser removidos por expulsão, ou seja, por meio de pressão sobre a raiz em uma cirurgia de certa gravidade e dificuldade envolvendo uma janela aberta através do osso. A determinação exata da posição da raiz do dente envolvido é essencial, sendo para tanto necessário conhecer como as disposições dos dentes se alteram com a idade. A abordagem de um membro caudal dos dentes molares superiores é realizada pelo seio maxilar caudal ou pelos seios frontal e caudal quando há envolvimento de M^3.

Os dentes decíduos geralmente se assemelham aos permanentes, mas são muito menores e significativamente mais

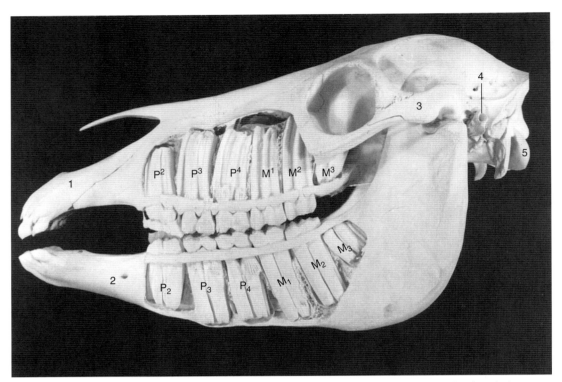

Figura 18.21 Exposição dos dentes molariformes de um cavalo de 2½ anos (estimados). *Maxila*: Os dentes pré-molares decíduos ainda estão presentes, p² em forma de um capuz; M³ ainda não irrompeu. *Mandíbula*: os dentes pré-molares decíduos 3 e 4 ainda estão presentes na forma de capuzes; M³ ainda não irrompeu. *1*, osso incisivo; *2*, forame mentual; *3*, arco zigomático; *4*, meato acústico externo; *5*, côndilo occipital.

curtos em relação à sua largura. Os incisivos decíduos são constritos no colo e são muito mais brancos que seus substitutos, tendo em vista que o esmalte de aspecto de porcelana é obscurecido pela incrustação do cemento, a qual confere aspecto ligeiramente amarelado e poroso aos dentes permanentes. Na coroa incisiva temporária existem algumas estriações longitudinais aparentes.

Estimativa da Idade com Base nos Dentes

O exame dos dentes fornece os meios tradicionais e convenientes para se estimar a idade. Como há uma grande quantidade de literatura especializada, o assunto é tratado nesta obra de forma muito breve (Tabela 18.2). Os principais critérios são as datas de erupção e as alterações do aspecto das faces oclusais, especificamente dos incisivos inferiores. Nenhum é completamente fidedigno, contudo os primeiros são mais confiáveis, embora possuam aplicação limitada a animais jovens; o segundo método pode ser utilizado ao longo da vida, embora vá se tornando gradualmente impreciso.

A face oclusal inicialmente oval dos incisivos torna-se arredondada e, ao final, forma um triângulo alongado na direção labiolingual. O esmalte está intacto durante a erupção do dente e sua face oclusal apresenta uma depressão central (*cálice*), a qual é logo manchada por restos de alimento. O desgaste inicialmente acomete a margem labial, estendendo-se rapidamente por toda a margem e isolando o infundíbulo do esmalte externo; o dente nessa fase é considerado nivelado. O desgaste continua até reduzir a profundidade do cálice, embora sua base espessa (a "mancha" do esmalte) resista ao atrito por tempo considerável. Nessa fase, surge a estrela dental na face labial do cálice, a qual persiste após a perda completa do cálice e da mancha do esmalte.

Critérios menos confiáveis incluem um "gancho" em I³ (Tabela 18.2) e o sulco de Galvayne na face labial do mesmo dente. O gancho está presente quando o cavalo tem cerca de sete anos de idade; infelizmente, pode reaparecer aos 11 anos. O aspecto, a progressão e o desaparecimento do sulco de Galvayne também se encontram demonstrados na Tabela 18.2. Embora não sejam confiáveis, ambas as características podem aumentar a precisão quando combinadas com a aparência das faces oclusais e com o perfil dos incisivos (Figs. 18.24 e 18.25).

Deve-se enfatizar que a variabilidade dessas características (e outras não descritas) é extremamente alta, de forma que a avaliação de um cavalo com mais de oito anos pode ser falha por muitos anos.

Os Músculos da Mastigação e a Articulação Temporomandibular

Os músculos da mastigação são bem desenvolvidos. O *masseter* origina-se ao longo de todo o comprimento da crista facial e do arco zigomático, inserindo-se na mandí-

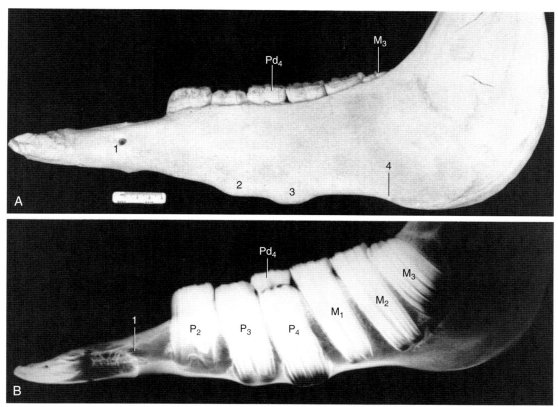

Figura 18.22 Fotografia (A) e radiografia (B) da hemimandíbula esquerda de um cavalo de três anos de idade (estimados). Note os tubérculos transitórios na margem ventral e o capuz encravado (Pd$_4$) que retardam o avanço de P$_3$ e P$_4$.. *1*, Forame mentual; *2* e *3*, tubérculos sobre as extremidades proximais de P$_3$ e P$_4$, respectivamente; *4*, incisura para artéria e veia faciais.

bula entre a incisura vascular e o côndilo (Fig. 18.7/*11*). Trata-se de músculo multipenado construído de tal forma que as fibras do estrato mais superficial correm no sentido caudoventral, ao passo que as mais profundas são quase verticais. Sua margem rostral produz um contorno de face muito proeminente que serve como guia para a localização dos vasos faciais e do ducto parotídeo. A parte caudodorsal é sobreposta pela glândula parótida, porém em profundidade e extensão variáveis, que afetam a acessibilidade à palpação dos linfonodos parotídeos. Lateralmente, o masseter é atravessado por ramos bucais do nervo facial.

O músculo *temporal* preenche a fossa temporal, onde é facilmente palpável apesar do revestimento parcial por músculos finos envolvidos com a movimentação da orelha externa (Fig. 18.23/*1*). Esse músculo emerge da parede da fossa e da crista sagital, que forma sua margem medial, envolvendo o processo coronoide da mandíbula. Sua contração eleva a mandíbula.

Os músculos *pterigóideos medial* e *lateral*, profundos em relação à mandíbula, correspondem amplamente ao músculo masseter no que diz respeito à posição, orientação e inserções (Fig. 18.23/*2* e *3*). O músculo medial, sempre maior, estende-se desde o processo pterigóideo até a margem da mandíbula. O músculo lateral corre mais horizontalmente para inserir-se próximo ao côndilo. O masseter e o pterigóideo contralaterais agem em conjunto para produzir o deslocamento horizontal que constitui o principal movimento de trituração.

Os músculos *digástrico* e *occipitomandibular* (estritamente uma parte do digástrico; Fig. 18.23/*4* e *4'*) são responsáveis pela abertura ativa da boca. Apesar de seu volume muito maior, o segundo pode ser considerado uma porção destacada do ventre caudal do digástrico. Ele se estende entre o processo paracondilar do osso occipital e a margem caudal da mandíbula. O digástrico, muito mais delgado, possui origem similar. Apresenta um tendão intermediário que passa através de uma divisão na inserção do estiloióideo. O ventre rostral insere-se na porção ventromedial da região molar da mandíbula. Quando a boca se encontra fechada, a contração do digástrico eleva o aparelho hioide (em virtude de sua associação com o estiloióideo) e, consequentemente, a raiz da língua (Fig. 18.23B).

Um disco espesso intra-articular encontra-se interposto entre as facetas expandidas e um tanto achatadas do côndilo da mandíbula e do tubérculo articular do osso temporal (Fig. 18.23A/*5*). Movimentos de dobradiça ocorrem no nível inferior, que é suportado por uma cápsula tensa; os

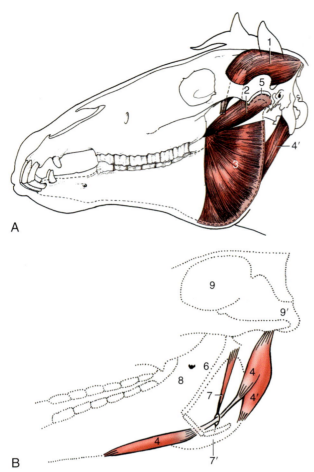

Figura 18.23 (A) Músculos mastigatórios profundos do lado esquerdo expostos pela remoção do ramo mandibular esquerdo (*pontilhado*). (B), Vista medial do digástrico direito e algumas estruturas relacionadas. *1,* Temporal; *2,* pterigoide lateral; *3,* face lateral do pterigoide medial; *4,* digástrico; *4',* occipitomandibular; *5,* articulação temporomandibular esquerda; *6,* estiloioide; *7,* estiloióideo; *7',* inserção do estiloioide no tireoióideo; *8,* face medial da mandíbula direita e forame mandibular; *9,* cavidade craniana; *9',* forame magno.

movimentos laterais e ligeiramente protrusivos ocorrem ao nível superior, onde a cavidade articular é mais espaçosa. A articulação inteira é sustentada por um ligamento lateral fibroso e um caudal elástico.

▶ AS GLÂNDULAS SALIVARES

A *glândula parótida* é claramente lobulada e possui textura firme com coloração amarelo-acinzentada ou amarelo-rosada. É a maior glândula salivar e estende-se ventralmente a partir da base da orelha e asa do atlas até o ângulo formado pela convergência das veias maxilar e linguofacial, podendo possivelmente estender-se além desse ângulo porque a veia maxilar geralmente forma um túnel através do parênquima da glândula (Fig. 18.7/*14*). A margem cranial é amplamente contida pela margem caudal da mandíbula, embora uma fina aba se estenda alguma distância por sobre o masseter, diretamente ventral à articulação da mandíbula, onde recobre os linfonodos parotídeos. A face lateral é revestida por uma fáscia bem desenvolvida que fornece inserção ao músculo parotidoauricular. A face profunda relaciona-se com a bolsa gutural, com o estiloióideo, com os músculos que correm até a extremidade da mandíbula para abrir a boca e com o tendão de inserção combinada dos músculos braquiocefálico e esternocefálico, que separam a parótida da glândula mandibular, situada mais profundamente (Fig. 18.8).

A secreção serosa da parótida é drenada por ductos de diversos tamanhos que convergem no ângulo rostroventral da glândula para formar um canal comum. Este, por sua vez, cruza o tendão do esternocefálico antes de virar-se rostralmente para correr medial à margem ventral da mandíbula. Acompanhado pelos vasos faciais, volta-se à face, onde ascende ao longo da margem rostral do masseter. Situa-se inicialmente caudal à artéria e à veia, para posteriormente situar-se rostral a elas. Termina desembocando no vestíbulo oposto ao terceiro dente molar superior. O ducto é relativamente exposto na última parte de seu curso e pode ser lesionado em feridas superficiais. O extravasamento é mais profuso quando a alimentação estimula o fluxo de saliva.

A *glândula mandibular*, muito menor e com formato de meia-lua, estende-se desde o basi-hióideo até a fossa do atlas e é parcialmente recoberta pela mandíbula (Figs. 18.8/*12* e 18.26/*5*). As relações superficiais incluem a glândula parótida e os músculos pterigóideo medial, esternocefálico e occipitomandibular. Sua localização profunda deixa-a fora do alcance à palpação. O ducto mandibular é formado ao longo da margem côncava rostral da glândula pela confluência de diversos ductos menores. Corre rostralmente, recoberto pelo miloióideo, seguindo pela face medial da glândula sublingual até sua desembocadura no assoalho da boca na pequena carúncula sublingual. A secreção é mista.

A *glândula sublingual* situa-se diretamente abaixo da mucosa oral, entre o corpo da língua e a face medial da mandíbula, estendendo-se como uma fina tira desde a sínfise até o nível do quinto dente molariforme (Fig. 18.26/*1*). Essa glândula drena através de pequenos ductos numerosos que desembocam abaixo da língua.

Duas fileiras de *glândulas bucais* encontram-se dispersas ao longo das margens dorsal e ventral do bucinador. As glândulas da série dorsal são mais consideráveis e se agrupam nucalmente. Pequenas glândulas salivares são encontradas nos lábios, palato mole e língua.

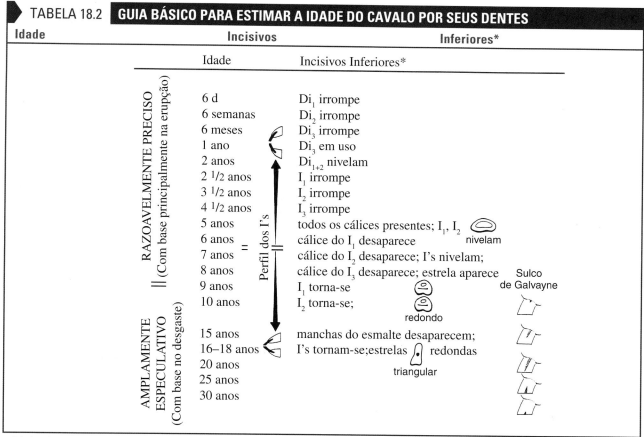

Di, decíduos incisivos; *I*, incisivo; *I's*, incisivos.
*É preciso cerca de seis meses para um dente irrompido atingir a altura de seus vizinhos.

A FARINGE E A BOLSA GUTURAL

A Faringe

A faringe situa-se inteiramente abaixo do crânio, com o qual seu terço rostral estabelece contato direto. A parte remanescente do teto e as paredes laterais são envelopadas pelas bolsas guturais (descritas adiante). O lúmen é claramente dividido em compartimento superior e inferior pelo palato mole e pelos arcos palatofaríngeos, os quais se estendem sobre as paredes laterais para encontrar-se diretamente anteriores à entrada do esôfago (Fig. 18.11). As características mais marcantes da *nasofaringe* são as pregas que guardam as entradas para as tubas auditivas. Cada tuba apresenta cerca de 3 cm de comprimento e é pressionada contra a parede da faringe, com uma margem livre ventral oblíqua e relativamente sinuosa (Fig. 18.27A). As tubas são enrijecidas por uma aba de cartilagem, que é uma expansão da cartilagem medial que as sustenta. A abertura em forma de fenda lateral à aba é em geral mantida fechada, contudo se torna patente durante a deglutição, para equalizar a pressão nos dois lados da membrana timpânica. A manobra, que pode ser observada por via endoscópica, envolve torção medial dessa aba, enquanto o palato mole é elevado, estreitando temporariamente o lúmen da nasofaringe (Fig. 18.28).

Endoscopia: A aba das tubas auditivas também pode ser elevada de forma passiva. A introdução de um endoscópio para exame da bolsa gutural é relativamente simples, bem como a inserção de cateter para drenagem ou irrigação. A entrada para a tuba situa-se no plano transverso do ângulo lateral do olho, que serve como guia externo para essa posição. O instrumento encontra resistência durante a passagem através do meato ventral e da nasofaringe. O suporte firme oferecido à sua extremidade pela lâmina vertical do osso pterigoide é perdido a uma curta distância rostral à abertura. O avanço do instrumento nesse nível geralmente provoca movimento de deglutição quando a deflexão da aba de cartilagem facilita a entrada na bolsa. Mesmo quando se realiza a técnica de maneira cega, a ausência de resistência à penetração profunda indica que a abertura da faringe para a tuba foi transposta com sucesso.

O compartimento inferior da faringe divide-se entre a orofaringe e a laringofaringe (Fig. 18.29/4 e 5). A estreita *orofaringe* estende-se entre a inserção dos arcos palatoglossais até a língua e a epiglote. Suas paredes laterais e seu assoalho contêm tecido tonsilar bastante difuso, incluindo a longa tonsila palatina (Fig. 3.26A). A *laringofaringe* é

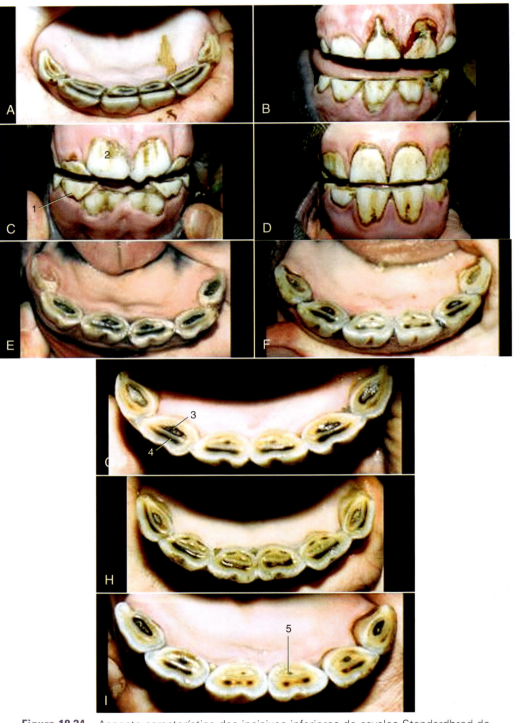

Figura 18.24 Aspecto característico dos incisivos inferiores de cavalos Standardbred de idades precisamente conhecidas. (A) 1½ ano. (B) 2½ anos. (C) Três anos. (D) Quatro anos. (E) Cinco anos. (F) Seis anos. (G) Sete anos. (H) Oito anos. (I) Nove anos. *1*, Dentes decíduos; *2*, I¹ recém-irrompido; *3*, cálice dental; *4*, estrela dental; *5*, mancha do esmalte (extremidade proximal do infundíbulo).

amplamente ocupada pela projeção da laringe e seu assoalho é reduzido aos recessos piriformes estreitos circunjacentes. A laringofaringe estreia-se de forma abrupta até a origem do esôfago.

A estrutura e a musculatura seguem o padrão comum (Fig. 18.30). Dificuldades na deglutição surgem por vezes devido ao mau funcionamento dos músculos palatinos e faríngeos. A causa frequentemente envolve os relevantes

Capítulo 18 — A Cabeça e o Pescoço Ventral do Equino

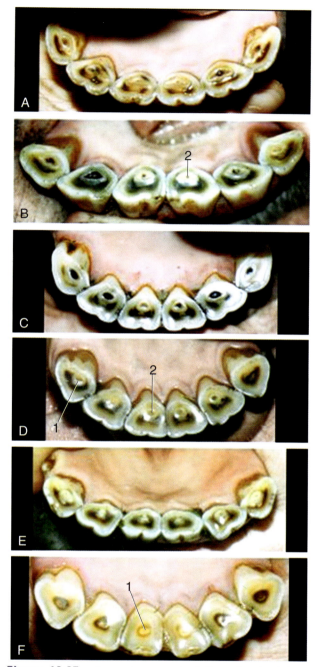

Figura 18.25 Aspecto característico dos incisivos inferiores de cavalos Standardbred de idades precisamente conhecidas. (A) 11 anos. (B) 12 anos. (C) 14 anos. (D) 16 anos. (E) 17 anos. (F) 20 anos. Note as particularidades das alterações na forma da face oclusal de arredondada para triangular. *1*, estrela dental; *2*, mancha do esmalte.

A Bolsa Gutural

A bolsa gutural, o divertículo da tuba auditiva, é encontrada no equino e em outros perissodáctilos* (Fig. 18.31/*9*). É formada pelo escape de revestimento mucoso da tuba através de uma fenda ventral entre as cartilagens de suporte medial e lateral e possui capacidade de 300 a 500 mL. Situa-se entre a base do crânio e o atlas dorsalmente e a faringe e o início do esôfago ventralmente; os músculos pterigóideos e as glândulas parótida e mandibular recobrem-na lateralmente. Em sua face medial, as partes dorsais dos sacos direito e esquerdo são separadas pelos músculos retos ventrais da cabeça podendo, contudo, unir-se abaixo, formando um delgado septo mediano. O assoalho está situado principalmente na faringe, mas também recobre e se molda ao estiloióideo, que eleva uma crista que divide incompletamente os compartimentos medial e lateral (Fig. 18.32).

Relações mais detalhadas incluem diversos nervos e artérias cranianos situados diretamente contra a bolsa conforme passam por forames na parte nucal do crânio. Estruturas intimamente relacionadas incluem os nervos glossofaríngeo, vago, acessório e hipoglosso; a continuação do tronco simpático além do gânglio cervical cranial; e a artéria carótida interna, todos os quais juntos elevam uma prega mucosa que recua o compartimento medial por trás. Essa característica é notável quando o interior da bolsa é observado por meio de endoscopia (Fig. 18.33/*4*). O nervo facial estabelece contato mais limitado com a parte dorsal da bolsa. A ampla artéria carótida externa passa ventral ao compartimento medial antes de cruzar pelas paredes lateral e rostral do compartimento lateral (Fig. 18.33/*6*) em sua chegada (como artéria maxilar) ao canal alar. A bolsa também recobre diretamente a articulação temporoioide.

> **Função da Bolsa Gutural**: As informações atuais identificam a bolsa como um mecanismo de resfriamento do suprimento sanguíneo cerebral peculiar ao equino (pelo menos dentre espécies domésticas) e adicional a outros dispositivos encontrados nos mamíferos em geral. O contato extenso entre a parte extracraniana da artéria carótida interna e a parede excessivamente delgada da bolsa resfria a maior parte (carótida interna) da contribuição do aporte sanguíneo cerebral. Não foram registradas diferenças da temperatura do sangue no animal em repouso, contudo uma queda significativa da temperatura (de cerca de 2 °C) foi demonstrada na extremidade distal da artéria em equinos submetidos a 15 minutos de exercício extenuante.

nervos glossofaríngeo e vago durante infecções da bolsa gutural; como esses nervos correm juntos, são igualmente suscetíveis (Fig. 18.26/*7* e *14*).

---

*Também é encontrada em um grupo pequeno e estranhamente eclético de outras espécies, incluindo hírax, certos morcegos e um camundongo sul-americano.

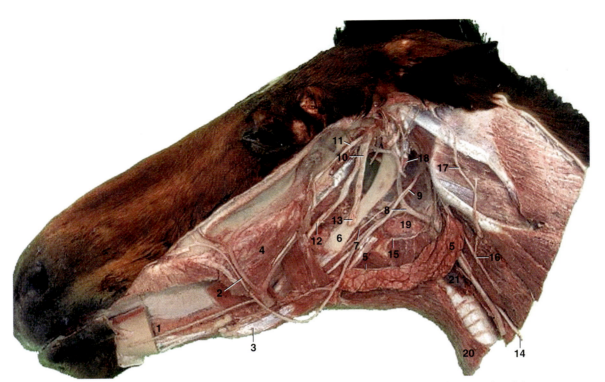

Figura 18.26 Dissecção profunda da cabeça. A mandíbula e os músculos mastigatórios foram removidos. *1*, Glândula sublingual; *2*, artéria e veia faciais; *3*, ventre rostral do digástrico; *4*, bucinador; *5*, glândula mandibular; *5'*, ducto mandibular; *6*, estiloióideo; *7*, nervo glossofaríngeo; *8*, artéria linguofacial; *9*, nervo hipoglosso; *10*, nervo mandibular; *11*, nervo massetérico; *12*, nervo lingual; *13*, nervo alveolar inferior, seccionado onde adentra o forame mandibular; *14*, vago e tronco simpático; *15*, nervo laríngeo cranial; *16*, ramo dorsal do nervo acessório espinhal; *17*, nervo auricular maior; *18*, bolsa gutural; *19*, linfonodos retrofaríngeos mediais; *20*, esternoióideo; *21*, glândula tireoide.

Condições Clínicas da Bolsa Gutural

A secreção mucosa da bolsa gutural normalmente drena para a faringe através da abertura faringotubal (Fig. 18.11/*8*) localizada na extremidade rostral da bolsa, que é a porção mais dependente quando a cabeça se abaixa. A conexão abre-se quando o cavalo deglute, ao passo que a pastagem normal promove drenagem. Quando a saída se encontra bloqueada ou há acúmulo de secreção por qualquer razão, a bolsa se distende, produzindo uma intumescência palpável e muitas vezes visível atrás da mandíbula (Fig. 18.34). A bolsa gutural pode sofrer infecção por bactérias como *Streptococcus equi equi* dos linfonodos retrofaríngeos adjacentes. Também ocorrem infecções micóticas. Os sinais clínicos incluem edema doloroso da região parotídea, postura anormal de cabeça e pescoço e secreção nasal. As sequelas possíveis mais frequentes incluem a inflamação da orelha média (pela extensão da infecção ao longo da tuba auditiva), epistaxe (hemorragia nasal) causada pela erosão da artéria carótida interna, dificuldade de deglutição secundária ao envolvimento dos nervos glossofaríngeo e vago (ou seus ramos faríngeos) e hemiplegia de laringe ("ronqueira") devido ao envolvimento do nervo vago. Outros sinais, como congestão nasal, ptose da pálpebra superior, miose, sudorese e aumento da temperatura cutânea sobre o lado afetado da cabeça e pescoço, resultam do envolvimento do nervo simpático, causando a síndrome de Horner. Os nervos facial e hipoglosso, bem como a artéria carótida externa, são em geral poupados.

A bolsa pode ser inspecionada ou drenada através da abertura faringotubal, ou abordada cirurgicamente de forma aberta através do triângulo de Viborg, que é uma área delimitada pela margem caudal da mandíbula (mais profundamente, o músculo occipitomandibular), pelo tendão do esternocefálico e pela veia linguofacial. A distância entre o triângulo e a bolsa diminui sobremaneira quando esta última se encontra aumentada. Uma abordagem mais dorsal alternativa também é empregada, envolvendo a reflexão da glândula parótida.

A hemorragia a partir da artéria carótida interna é frequentemente fatal quando não tratada imediatamente por meio do pinçamento do vaso de cada lado do foco. A ligadura proximal é facilmente aplicada, contudo o acesso direto ao sítio distal à lesão pode ser impossível. É possível recorrer a um cateter com um balão na extremidade,

Capítulo 18   A Cabeça e o Pescoço Ventral do Equino   513

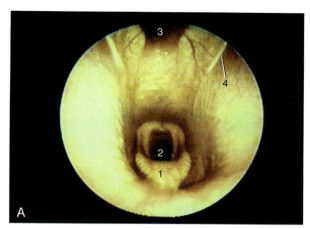

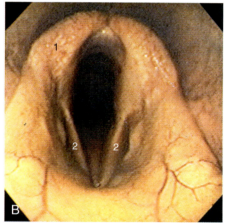

Figura 18.27 (A) Vista endoscópica da nasofaringe equina. *1*, Epiglote; *2*, entrada da laringe; *3*, recesso faríngeo; *4*, entrada para a tuba auditiva. (B) Vista endoscópica da laringe. *1*, Cartilagem aritenoide; *2*, pregas vocais esquerda e direita.

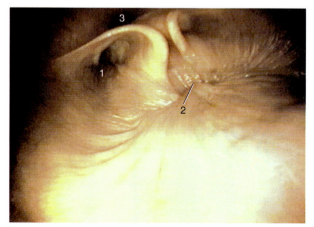

Figura 18.28 Vista endoscópica da parte caudal da nasofaringe do equino (potro). *1*, Entrada para a tuba auditiva; *2*, fechamento do óstio intrafaríngeo entre as nasofaringes e as laringofaringes (durante a deglutição); *3*, aba cartilaginosa sustentando a tuba auditiva.

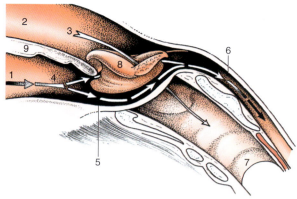

Figura 18.29 As comunicações da faringe, rostralmente com as cavidades oral e nasal e caudalmente com o esôfago (esquemáticas). As *setas quebradas* demarcam a via digestiva; as *setas contínuas* demarcam a via respiratória. *1*, Cavidade oral; *2*, cavidade nasal; *3*, nasofaringe; *4*, orofaringe; *5*, laringofaringe; *6*, esôfago; *7*, traqueia; *8*, epiglote, entrada da laringe; *9*, palato mole.

introduzido além da ligadura proximal e avançado para o interior da formação sifonada da artéria imediatamente antes de sua entrada na cavidade craniana. O cateter é mantido fixo até que se julgue que a trombose vedou o segmento danificado da artéria.

Em potros, a disfunção da abertura faringotubal pode resultar em distensão da bolsa com ar, até o nível de um aumento de volume visível externamente (Fig. 18.34). Parece haver uma redundância da prega mucosa (prega salpingofaríngea) em alguns equinos, a qual está presente na entrada da tuba. Nesses indivíduos, a mucosa em excesso cria uma válvula de sentido único que permite a entrada de ar na bolsa, mas não a saída. O timpanismo unilateral pode ser aliviado forçando-se uma abertura no septo mediano de forma que ambas as bolsas se comuniquem com a faringe através de uma única abertura. Quando o aumento de volume é bilateral, utiliza-se método cirúrgico alternativo.

A LARINGE

A laringe é suspensa pelo aparelho hioide e contida parcialmente no espaço intermandibular (Fig. 4.8). Embora algumas características distintivas das cartilagens sejam importantes, é preciso dar atenção à incisura profunda presente na parte ventral da cartilagem tireóidea, visto que confere acesso muito conveniente ao interior após a incisão do ligamento cricotireóideo. Uma proeminência rostral à incisura e à parte ventral do arco cricóideo fornece as delimitações necessárias (Fig. 4.13/*7*), embora o basi-hioide também possa ser utilizado para confirmar o sítio da incisão de pele inicial. Já foi apontada a posição normalmente retrovelar da epiglote com formato de folha (Fig. 18.11/*11*).

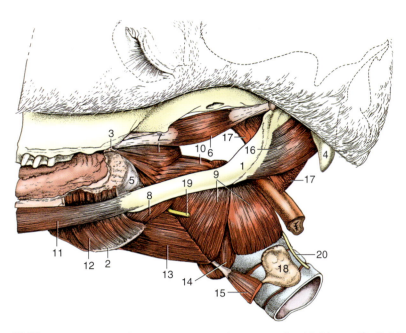

Figura 18.30 Músculos da faringe, palato mole e aparelho hioide. *1,* Estiloióideo; *2,* tireoióideo; *3,* hâmulo do osso pterigóideo; *4,* processo paracondilar; *5,* fáscia bucofaríngea; *6,* tensor do véu palatino; *7,* constritor rostral da faringe; *8,* constritor médio da faringe; *9,* constritor caudal da faringe (tireofaríngeo e cricofaríngeo); *10,* estilofaríngeo caudal; *11,* estiloglosso; *12,* hioglosso; *13,* tireoióideo, *14,* cricotireóideo; *15,* esternotireóideo; *16,* occipitoióideo; *17,* longo da cabeça (coto); *18,* glândula tireoide; *19,* nervo laríngeo cranial; *20,* nervo laríngeo caudal (recorrente).

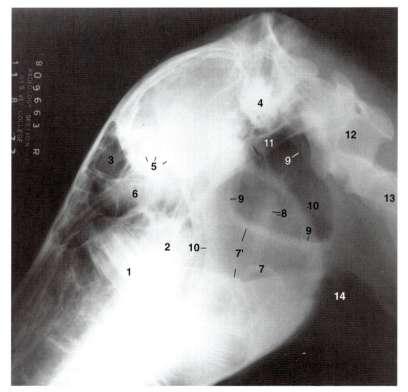

Figura 18.31 Projeção radiográfica lateral da cabeça para demonstrar a posição das bolsas guturais (*9*) em um cavalo de 1½ ano de idade (estimado). *1,* M^1; *2,* M^2 não irrompido; *3,* seio frontal; *4,* parte petrosa do osso temporal; *5,* margem caudal da órbita; *6,* labirinto etmoidal; *7,* epiglote; *7',* nasofaringe; *8,* ossos estiloióideos; *9,* margens das bolsas guturais; *10,* margens rostral e caudal da mandíbula; *11,* base do crânio; *12,* atlas; *13,* áxis; *14,* laringe.

A mucosa forma bolsas (ventrículos) externas que passam lateralmente entre as pregas vocais e vestibulares, porém permanecem sob proteção das lâminas tireóideas. A entrada ventricular é suficientemente ampla para admitir a colocação de um trépano utilizado para everter o saco em um dos tipos de cirurgia de "ronqueira" (Fig. 18.35/*1*).

A interferência na dilatação normal da glote durante a inspiração diminui a eficiência respiratória. A condição conhecida por *ronqueira*, devido ao som estridente emitido na inspiração, é comumente observada em equinos de alto desempenho. Em sua forma severa, caracteriza-se por adução unilateral da cartilagem aritenoide e corda vocal; as formas menos severas são identificadas pela abdução limitada dessas estruturas. O som anormal é produzido pela vibração passiva de uma corda vocal flácida durante a corrente de ar, como resultado da disfunção ou atrofia de parte da musculatura intrínseca da laringe. A patologia acomete quase sempre o lado esquerdo e é vista inicialmente no músculo cricoaritenóideo dorsal, que abduz a cartilagem, antes do envolvimento de outros adutores da laringe (Fig. 4.15/*5*). A assimetria da incidência pode ser resultado de diferenças no curso dos nervos laríngeos recorrentes direito e esquerdo. A alteração do contorno da laringe causada pela perda da função do músculo cricoaritenóideo dorsal pode ser diagnosticada à palpação. O espaço escavado acima da cartilagem aritenoide torna seu processo muscular mais proeminente.

A ronqueira pode ser aliviada através do reforço do músculo cricoaritenóideo dorsal desgastado por meio de sutura firme capaz de fixar a cartilagem aritenoide em abdução permanente. Uma alternativa mais antiga envolvia a eversão e excisão do ventrículo lateral da laringe na expectativa

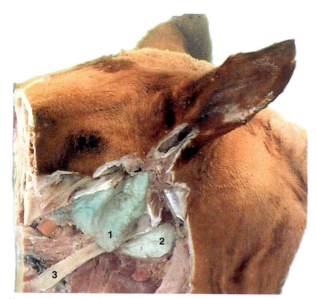

Figura 18.32 Posição da bolsa gutural em relação ao crânio e ao estiloióideo. *1*, Compartimento lateral da bolsa gutural; *2*, compartimento medial da bolsa gutural; *3*, estiloióideo.

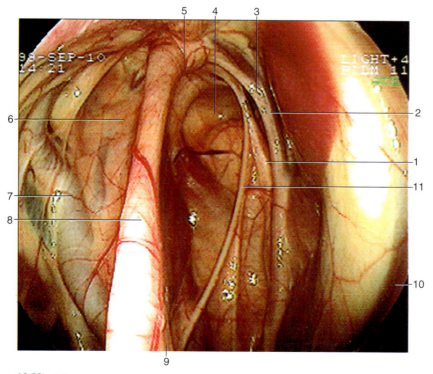

Figura 18.33 Vista endoscópica do interior da bolsa gutural. *1*, Nervo hipoglosso; *2*, nervo vago; *3*, artéria carótida interna; *4*, compartimento medial; *5*, articulação do estiloióideo e parte petrosa do osso temporal; *6*, compartimento lateral; *7*, artéria carótida externa; *8*, osso estiloióideo; *9*, músculo estilofaríngeo; *10*, músculo longo da cabeça; *11*, nervo glossofaríngeo.

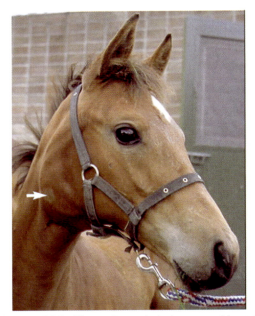

Figura 18.34 Timpanismo da bolsa gutural (*seta*).

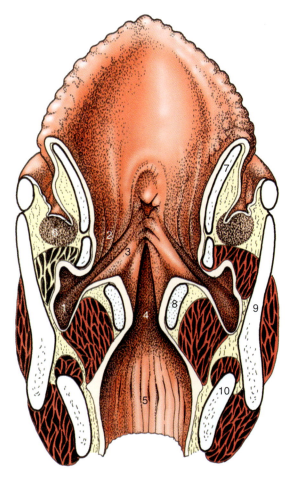

Figura 18.35 Seção dorsal da laringe. *1*, Ventrículo da laringe; *2*, prega vestibular com o músculo ventricular; *3*, prega vocal com músculo vocal; *4*, fenda glótica; *5*, cavidade infraglótica; *6*, extremidade caudal da tonsila palatina; *7*, cartilagem epiglótica; *8*, cartilagem aritenoide; *9*, cartilagem tireóidea; *10*, cartilagem cricoide.

de que o tecido cicatricial resultante aderiria essa cartilagem à cartilagem tireóidea. Ambas as cirurgias resultam em maior firmeza da corda vocal e ampliação da fenda da glote. Nenhuma cirurgia promove a cura da condição, que tem paralelos em humanos e cães. Outros defeitos, como o colapso parcial de uma prega aritenoepiglótica ou prolapso da membrana cricotraqueal, podem também causar obstrução. É importante denotar que defeitos múltiplos são comuns, possivelmente envolvendo os níveis nasal, faríngeo e laríngeo. Recentemente, foi descrita uma síndrome composta por deformidades que podem afetar os derivados do quarto arco branquial (a faringe, a laringe e o esôfago superior).

O OLHO

Algumas considerações foram feitas acerca das características externas do olho (p. 494). Os anexos não necessitam de muitos comentários. A *glândula lacrimal* é relativamente grande e situa-se sobre a face dorsolateral do bulbo, onde está protegida pela parte adjacente da margem da órbita (Fig. 18.36/*1*). Uma glândula lacrimal menor está associada à porção profunda da cartilagem da terceira pálpebra.

O *ducto nasolacrimal*, já mencionado com relação ao acesso cirúrgico ao seio maxilar, constitui característica peculiar, tendo sua abertura no assoalho da narina (Fig. 18.3). Os músculos extraoculares são pouco distintos; como é comum aos ungulados, o retrator do bulbo do olho é relativamente maior (Fig. 9.19/*7*).

O bulbo do olho é pouco diferente do formato esferoidal — apresenta-se comprimido no sentido rostronucal e é mais alto que largo —, o que é relevante ao conceito de retina inclinada (ver adiante). É composto pelas camadas usuais. A *esclera* é relativamente delgada na região do equador, onde obtém tom azulado devido à pigmentação da coroide subjacente. A *córnea* é relativamente pequena e ovoide; sua extremidade aguda aponta para a lateral.

A *coroide* exibe um tapete lúcido triangular esverdeado ou verde-azulado dorsal ao disco óptico (Fig. 18.37). O músculo ciliar é pouco desenvolvido; segundo ponto que sustenta a teoria da retina inclinada como meio de acomodação visual. A íris é geralmente castanho-escura; quando ocorre ausência de pigmentação (anomalia relativamente incomum), apresenta tom azulado pouco chamativo ("olho de peixe") (Fig. 9.10B). Tanto a íris quanto a abertura da pupila mais interna são ovoides (com o eixo longo na horizontal), contudo a pupila se torna mais arredondada quando contraída. A pupila do neonato é aproximadamente redonda. Ambas as suas margens, a superior em particular, possuem saliências granulares irregulares interpretadas como "sombras" que limitam a entrada de luz (Fig. 9.9/*3*).

O *disco óptico*, muito proeminente ao exame oftalmoscópico do fundo do olho, situa-se ventral ao tapete lúcido e ventrolateral ao polo posterior do bulbo (Fig. 18.37). Acredita-se que a mácula possua tanto partes arredondadas

Capítulo 18　**A Cabeça e o Pescoço Ventral do Equino**　517

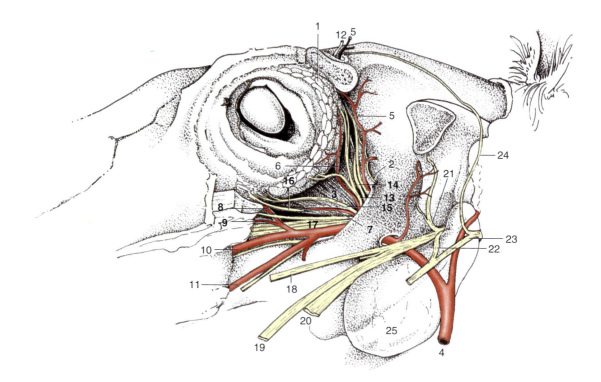

Figura 18.36　Dissecção da órbita; o arco zigomático e a periórbita foram removidos. *1*, Glândula lacrimal; *2*, periórbita; *3*, reto lateral; *4*, artéria (a.) maxilar; *5*, a. supraorbital; *6*, a. lacrimal; *7*, ramo muscular da a. oftálmica externa; *8*, a. malar; *9*, a. infraorbital; *10*, a. palatina maior; *11*, a. bucal; *12*, nervo (n.) supraorbital; *13*, n. lacrimal; *14*, n. troclear; *15*, n. zigomático; *16*, n. oculomotor; *17*, ramos rostrais do n. maxilar; *18*, n. bucal; *19*, n. lingual; *20*, n. alveolar inferior; *21*, n. mastigatório; *22*, n. auriculotemporal; *23*, n. facial; *24*, n. auriculopalpebral; *25*, bolsa gutural.

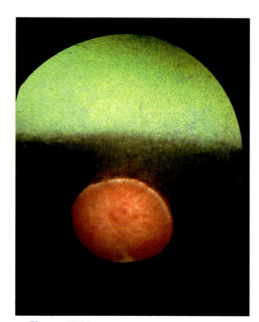

Figura 18.37　Fundo do olho do equino.

quanto alongadas; afirma-se que a primeira esteja ligada à visão binocular e a segunda à visão monocular. A artéria central da retina é pouco desenvolvida, de forma que os poucos ramos que irradiam das margens do disco logo esmaecem. Em geral, a maior parte da retina é nutrida por vasos da túnica média. Não há nenhum aspecto digno de nota acerca dos meios de refração.

Acredita-se que o desenvolvimento precário do músculo ciliar force o equino a apoiar-se na forma distorcida do bulbo para sua acomodação visual. A parte superior da retina, que se encontra a uma maior distância da lente, serve para a visão a curta distância; a porção inferior, mais próxima da lente, serve para a visão a longa distância. Desse modo, o animal ajusta a postura da cabeça — e, portanto, a localização da imagem na retina — como método de obter foco. A técnica é por vezes bem ilustrada quando um cavalo se aproxima e salta sobre um obstáculo.

▶ A PARTE VENTRAL DO PESCOÇO

A parte ventral do pescoço contém o espaço visceral ocupado pelo esôfago, traqueia e outras estruturas que passam entre a cabeça e o tórax. Esse espaço é delimitado dorsalmente

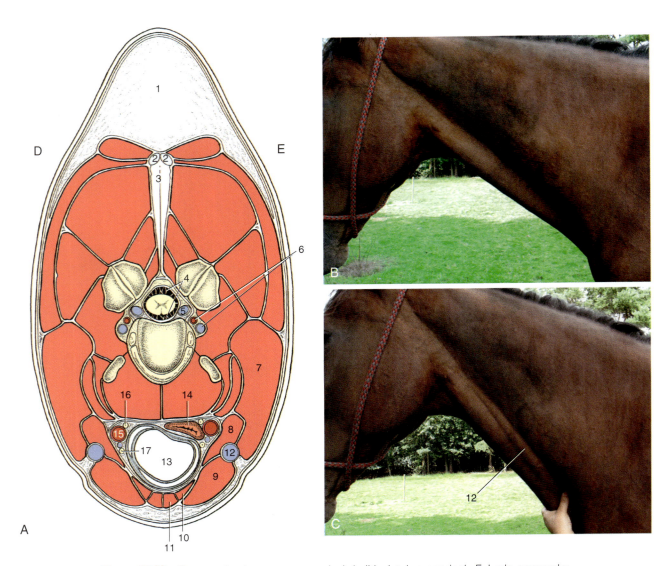

Figura 18.38 Transecção do pescoço ao nível da IV vértebra cervical. *E*, Lado esquerdo; *D*, lado direito. (B) e (C) A veia jugular externa não é visível (B), mas é elevada (C) quando comprimida no sulco jugular. *1*, Crista; *2* e *3*, partes funicular e laminar do ligamento nucal, respectivamente; *4*, espaço subaracnóideo; *5*, plexo venoso vertebral interno; *6*, artéria e veia vertebrais; *7*, braquiocefálico; *8*, omoióideo; *9*, esternocefálico; *10*, esternotireóideo; *11*, esternoióideo; *12*, veia jugular externa; *13*, traqueia; *14*, esôfago; *15*, artéria carótida comum; *16*, tronco vagossimpático; *17*, nervo laríngeo recorrente.

pelos músculos situados abaixo das vértebras e, lateral e ventralmente, por músculos mais achatados, unidos por grandes fáscias. Os músculos lateroventrais mais craniais são o braquiocefálico e o esternocefálico, que delimitam o sulco ocupado pela veia jugular externa (Fig. 18.38/*12*). A parte caudal desse sulco é coberta pelo músculo cutâneo do pescoço, que irradia de sua origem manubrial; o músculo adelgaça-se conforme passa de sua origem, o que aumenta a proeminência da parte cranial da veia, trajeto óbvio quando a veia é garroteada para punção (Fig. 18.39/*9* e *11*). O braquiocefálico encontra-se descrito na p. 574.

Os *músculos esternocefálicos* direito e esquerdo emergem do manúbrio de cada lado, porém divergem em direção a suas inserções mandibulares (Fig. 18.39/*8*). Isso deixa um espaço mediano através do qual a traqueia pode ser palpada, embora ainda seja recoberta pelos delgados músculos *esternotireóideo* e *esternoióideo* (Fig. 18.39/*6*). Estes se combinam em sua origem a partir do esterno, mas se ramificam em faixas que divergem para inserir-se na cartilagem tireóidea e no basi-hioide. O músculo omoióideo (Fig. 18.39/*7*), que se estende entre a face medial do ombro e do basi-hioide, forma o assoalho do sulco jugular. Diz-se, de modo não convincente, que protege a artéria carótida comum, mais profunda, durante punção venosa malsucedida (Fig. 18.38/*15*). Os músculos ventrais à traqueia constituem as "faixas musculares" que são removidas na cirurgia de

Capítulo 18   A Cabeça e o Pescoço Ventral do Equino   519

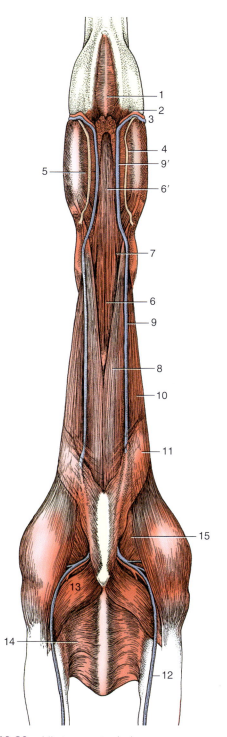

Figura 18.39 Vista ventral do pescoço e espaço intermandibular. *1*, Miloióideo; *2*, linfonodos mandibulares; *3*, artéria e veia faciais; *4*, ducto parotídeo; *5*, pterigóideo medial; *6*, esternoióideo e esternotireóideo; *6'*, esternoióideo e omoióideo combinados; *7*, omoióideo; *8*, esternocefálico; *9*, veia jugular externa; *9'*, veia linguofacial; *10*, braquiocefálico; *11*, platisma; *12*, veia cefálica; *13*, peitoral descendente; *14*, peitoral transverso; *15*, subclávio.

Forsell para aerofagia, condição de equinos estabulados que se apoiam no estábulo com os dentes e dilatam a faringe para deglutir ar.

A *traqueia* ocupa posição mediana no espaço visceral. Seu tamanho não é proporcional ao tamanho do corpo, o que constitui ponto importante quando se seleciona o tubo endotraqueal, visto que o tamanho amplo da glote não é fator limitante. O lúmen traqueal é ligeiramente achatado no sentido dorsoventral e é mantido patente, naturalmente, pelos anéis traqueais. É, portanto, habitual seccionar completamente o menor número possível de cartilagens durante cirurgias de traqueotomia, a fim de evitar o colapso da parede.

O *esôfago* inicia-se dorsal à traqueia, passando para o lado esquerdo através da região média do pescoço (Fig. 18.38/*14*). Em seguida, retorna à sua posição mediana, embora esteja muitas vezes ventral à traqueia imediatamente antes de sua entrada no tórax. Assume curso mais direto quando o pescoço está estendido. O esôfago é muito macio para ser identificado facilmente à palpação, contudo sua posição é revelada quando o animal deglute.

A *artéria carótida comum* situa-se ventral à traqueia na base do pescoço, ascendendo gradualmente a uma posição mais dorsal (Fig. 18.38/*15*). Divide-se, acima da faringe, nas artérias occipital, carótida interna e carótida externa. A artéria carótida interna irriga o encéfalo, enquanto a occipital irriga a região dorsal da cabeça. O padrão geral de distribuição da artéria carótida externa está demonstrado na Figura 18.40. As pulsações da carótida comum podem ser percebidas algumas vezes no meio do pescoço quando está pressionada contra os músculos subvertebrais. Nos dias atuais, a punção nesse local pode ser realizada para a obtenção de amostra de sangue arterial. A artéria encontra-se envolvida por uma espessa bainha fascial compartilhada com o tronco vagossimpático, que segue sua margem dorsal. O nervo laríngeo recorrente situa-se ventral a essa artéria na fáscia traqueal (Fig. 18.38/*16* e *17*).

Os *linfonodos cervicais profundos* encontram-se disseminados em grupos — cranial, médio e caudal — ao longo do curso do ducto linfático traqueal. O grupo caudal recebe drenagem a partir dos linfonodos cervicais superficiais (Fig. 18.41).

A *veia jugular externa* recebe a drenagem da cabeça suplementada pela veia vertebral e pelo plexo interno do canal vertebral. Forma-se no ângulo caudoventral da glândula parótida pela confluência das veias maxilar e linguofacial. A jugular externa demonstra-se de forma proeminente e muito conveniente para injeção e colheita de amostras de sangue quando é ingurgitada devido à pressão sobre o sulco jugular.

Os lobos da *glândula tireoide* podem ser reconhecidos durante a palpação como estruturas macias e ovoides situadas dorsolateralmente na primeira porção da traqueia (Fig. 18.26/*21*). Unem-se ventralmente por um istmo estreito.

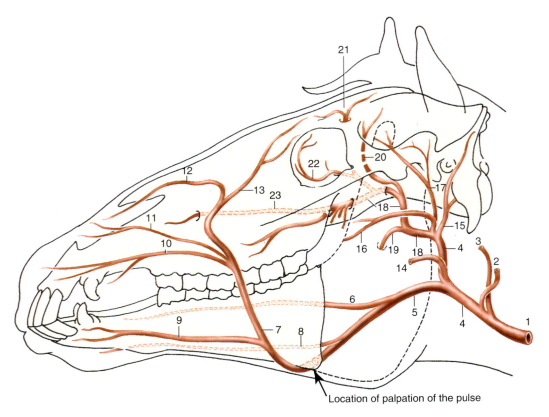

Figura 18.40 Artérias principais da cabeça (esquemáticas). *1*, Artéria (a.) carótida comum; *2*, a. occipital; *3*, a. carótida interna; *4*, a. carótida externa; *5*, a. linguofacial; *6*, a. lingual; *7*, a. facial; *8*, a. sublingual; *9*, a. labial inferior; *10*, a. labial superior; *11*, a. nasal lateral; *12*, a. nasal dorsal; *13*, a. angular do olho; *14*, a. massetérica; *15*, a. auricular caudal; *16*, a. facial transversa, deslocada ventralmente para melhor visualização; *17*, a. temporal superficial; *18*, a. maxilar; *19*, a. alveolar inferior; *20*, a. temporal profunda caudal; *21*, a. supraorbital; *22*, a. malar; *23*, a. infraorbital.

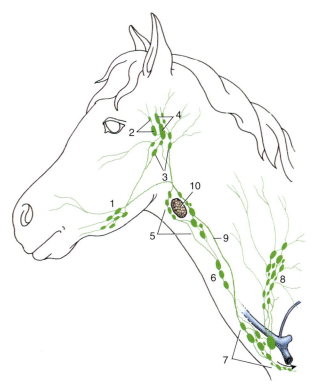

Figura 18.41 Estruturas linfáticas da cabeça e pescoço (esquemáticas). *1*, Linfonodos mandibulares; *2*, linfonodos parotídeos; *3*, linfonodos retrofaríngeos mediais; *4*, linfonodos retrofaríngeos laterais; *5*, *6* e *7*, linfonodos cervicais profundos craniais, médios e caudais, respectivamente; *8*, linfonodos cervicais superficiais; *9*, ducto traqueal; *10*, glândula tireoide.

Embora raramente seja bem desenvolvida como no bezerro, uma porção cervical do *timo* pode estender-se ao lado da traqueia na parte caudal do pescoço do potro. Em geral, separa-se da porção torácica e pode estar separada em diversas massas.

ESTRUTURAS LINFÁTICAS DA CABEÇA E PESCOÇO

Os linfonodos parotídeos, mandibulares e cervicais profundos já foram abordados (p. 520). Os linfonodos cervicais superficiais encontram-se descritos na p. 607.

Os linfonodos *retrofaríngeos* estão arranjados em grupos na parede da faringe (Fig. 18.26/*19*). O grupo lateral também se relaciona com a bolsa gutural, situando-se caudal a ela no interior da fossa do atlas. A infecção desses linfonodos, que resulta frequentemente na formação de abscesso (garrotilho), pode ser seguida de contaminação da bolsa gutural com potenciais sequelas, como já mencionado (p. 512) O padrão de drenagem é tal que os linfonodos retrofaríngeos mediais servem como centro de drenagem para toda a linfa que retorna da porção superior da cabeça (Fig. 18.41/*3*).

TESTE SUA COMPREENSÃO

Descreva a base anatômica da "ronqueira", uma condição observada no equino.

Utilize o crânio equino para compreender o arranjo dos seios paranasais e descreva os métodos de acesso de seu interior.

Descreva as relações anatômicas da bolsa gutural.

19 O Pescoço, o Dorso e a Coluna Vertebral do Equino

Este capítulo preocupa-se com a parte dorsal do pescoço, com o dorso, lombo e cauda. A parte ventral do pescoço foi considerada juntamente com a cabeça; a garupa é considerada juntamente com o membro pélvico.

CONFORMAÇÃO E ESTRUTURAS DA SUPERFÍCIE

O pescoço e o dorso variam consideravelmente em conformação com a raça, sexo, idade e condição do animal. O contorno do dorso e do lombo reflete intimamente o curso da coluna vertebral, embora o do pescoço, onde as vértebras são mais profundas, dependa amplamente do ligamento e da crista nucal (ver adiante).

O pescoço pode ser arqueado, reto ou côncavo na postura em estação natural. A forma arqueada, conhecida por especialistas como *pescoço de cisne* ou *pescoço de pavão*, é característica de algumas raças, incluindo a Lipizzano. A forma côncava, ou pescoço de ovelha, não é valorizada, sendo o pescoço reto o que recebe maior valor na maioria das raças. A transição entre o pescoço e a cernelha pode ser suave ou marcada por uma depressão. Em cavalos de montaria, o pescoço se aprofunda consideravelmente em direção ao tórax, todavia a alteração é em geral menos marcante nas raças de tração pesada. Visto de cima, o pescoço é relativamente estreito e simétrico, exceto imediatamente antes do ombro, onde a união com o tronco é amenizada pela presença do subclávio, que preenche a depressão ao longo da margem cranial da escápula. O pescoço pesado do Garanhão deve-se principalmente ao forte desenvolvimento do tecido fibroadiposo (crista) dorsal ao ligamento nucal (Fig. 18.38/*1* e *3*).

O curso das vértebras cervicais pode não ser evidente ao simples exame, embora a asa do atlas seja uma delimitação quase visível e palpável. As posições dos processos transverso e articular da terceira à VI vértebra cervical podem ser visíveis em animais magros ou em más condições de saúde. Essas características são geralmente detectáveis à palpação, embora em equinos obesos ou particularmente musculosos seja impossível obter mais que uma impressão geral acerca do curso das vértebras (Fig. 19.1). Em equinos de pele delgada, alguns dos músculos superficiais (especialmente o trapézio e o romboide) destacam-se como estruturas superficiais individuais quando contraídos (Fig. 19.2/*1* e *8*).

A proeminência característica da cernelha deve-se ao maior comprimento dos processos espinhosos da II à IX vértebra torácica, bem como às cartilagens escapulares e aos músculos associados. A cernelha alta e longa de largura moderada é pre-ferível em animais de montaria, uma vez que o estreitamento excessivo pode dificultar o ajuste adequado da sela.

Atrás da cernelha, a linha do dorso é aproximadamente reta e, embora se eleve em direção à garupa, somente em alguns casos essa elevação é exagerada ao ponto de o equino ser considerado de "garupa alta". Todavia, existe uma tendência de o dorso decair em animais idosos, com má condição ou em éguas com gestação avançada. A porção cranial do dorso une-se suavemente com a parede torácica e abdominal.

A parte caudal (lombo) tende a ser mais ampla e achatada, unindo-se ao flanco sem a mudança marcante do contorno que é notável em ruminantes. Os processos transversos das vértebras lombares e torácicas caudais podem ser palpados, embora a palpação raramente seja fácil ao ponto de ser possível identificá-los e contá-los separadamente. Nota-se, ainda, um sulco mediano entre os músculos do lombo e da garupa, mais demarcado em animais de tração ou musculosos.

O contorno dorsal da garupa é convexo e inclina-se em direção à raiz da cauda, sendo em alguns casos — comumente no Lipizzano e no belga — tão inclinado que recebe a denominação "garupa de ganso".

A COLUNA VERTEBRAL

A coluna vertebral é composta por sete vértebras cervicais, 18 torácicas, seis lombares, cinco sacrais e cerca de 20 coccígeas. Variações nesses números não são raras, sendo mais frequente a redução das vértebras lombares a cinco, especialmente na raça árabe. A impressão de lombo mais curto em outras raças é frequentemente causada pela inclinação caudal marcante das últimas costelas.

A coluna vertebral inclina-se ventralmente abaixo da cernelha para atingir seu ponto mais inferior na junção cervicotorácica, embora a elevação externa crie uma impressão contrária. Sua direção muda repentinamente de forma que, conforme ascende em direção à cabeça, aproxima-se do contorno do dorso (Fig. 19.1).

As vértebras cervicais são individualmente longas. As vértebras situadas atrás do áxis possuem processos espinhosos rudimentares, processos transversos divididos e grandes e facetas articulares amplas. As vértebras torácicas não são notáveis, com exceção do longo comprimento dos processos espinhosos que formam a base da cernelha. Centros de ossificação independente desenvolvem-se para os ápices de aproximadamente os primeiros 12 processos espinhosos, os quais podem não se fundir até a idade adulta (10 ou mais anos), ou mesmo não se fundir. As vértebras

Capítulo 19 **O Pescoço, o Dorso e a Coluna Vertebral do Equino** 523

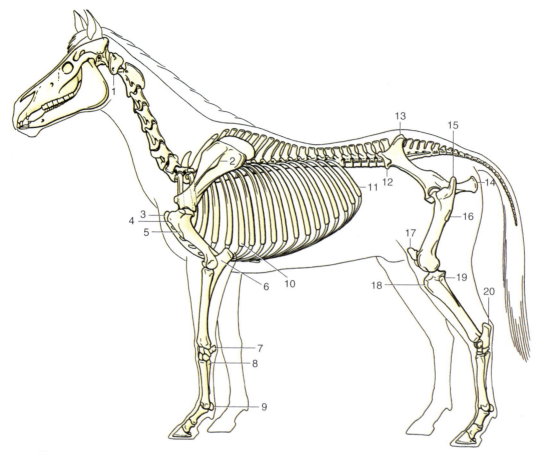

Figura 19.1 O esqueleto do equino. As estruturas apontadas estão entre as normalmente palpáveis. *1*, Asa do atlas; *2*, tuberosidade da espinha da escápula; *3*, manúbrio; *4*, tubérculo maior; *5*, tuberosidade deltóidea; *6*, olécrano; *7*, osso acessório do carpo; *8*, extremidade proximal (base) do IV osso metacárpico; *9*, osso sesamoide proximal; *10*, VI costela; *11*, última (XVIII) costela; *12*, tuberosidade coxal; *13*, tuberosidade sacral; *14*, tuberosidade isquiática; *15*, trocânter maior; *16*, terceiro trocânter; *17*, patela; *18*, tuberosidade da tíbia; *19*, cabeça da fíbula; *20*, tuberosidade do calcâneo.

lombares possuem processos transversos horizontais longos; as articulações sinoviais por vezes se desenvolvem entre o quinto e sexto osso e entre o sexto osso e as asas do sacro. Em equinos de montaria, exostoses desenvolvem-se algumas vezes nos ápices dos processos espinhosos torácicos (principalmente entre T14-T17), trazendo-os a um contato doloroso com os adjacentes ("espinhas se beijando") e resultando em menor deflexão local no eixo vertebral.

Os *discos intervertebrais* são relativamente delgados, correspondendo juntos a cerca de 10% a 11% do comprimento da coluna vertebral. Cada disco é composto por um anel fibroso periférico e um núcleo pulposo central, embora o limite entre essas partes não seja perceptível comparado a outras espécies. As alterações da idade incluem a desidratação e a fragmentação da parte fibrosa externa, sendo rara a calcificação do centro. Os discos mais severamente afetados tendem a ser os cervicais, os das últimas vértebras lombares e do sacro, que são regiões onde há maior movimentação. A importância clínica dessas alterações não está elucidada.

O *ligamento nucal*, que divide os músculos cervicais dorsais nos grupos direito e esquerdo, é massivamente desenvolvido e suporta grande parte do peso da cabeça sem interferir na capacidade de abaixar o pescoço quando o animal pasta (Fig. 19.3). É composto por duas partes definidas e pareadas. A parte dorsal (funicular) é um cordão espesso que se estende entre as espinhas mais altas da cernelha e a protuberância occipital externa do crânio. O ligamento é achatado em sua inserção cranial, tornando-se arredondado pouco depois desse ponto, para achatar-se novamente próximo à cernelha formando uma ampla margem que se estende quase até a cartilagem escapular. A segunda parte (laminar) forma um folheto fenestrado intimamente aderido a seu correspondente. Preenche o espaço entre a parte funicular e as vértebras cervicais e é composto por bandas de fibras elásticas que correm em sentido cranioventral a partir da parte funicular e dos processos espinhosos de T2 e T3, para então inserir-se de C2 a C7. Bursas sinoviais encontram-se intercaladas entre a parte funicular e certas proeminências ósseas para minimizar

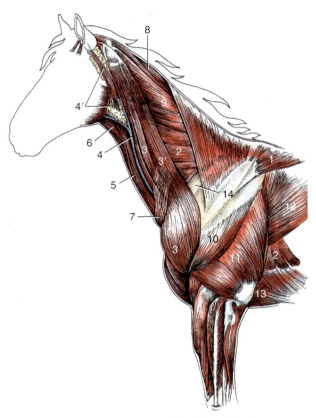

Figura 19.2 Dissecção superficial da região de pescoço e ombro, *1*, Trapézio; *2*, serrátil ventral; *3*, braquiocefálico; *3'*, omotransversário; *4*, veia jugular externa; *4'*, glândula parótida; *5*, esternocefálico; *6*, omoióideo; *7*, cutâneo do pescoço; *8*, romboide cervical; *9*, esplênio; *10*, deltoide; *11*, tríceps; *12*, grande dorsal; *13*, peitoral ascendente; *14*, subclávio.

a pressão. Uma delas, a bursa nucal cranial, está presente constantemente acima do arco dorsal do atlas; uma segunda, a bursa nucal caudal, é por vezes encontrada acima do processo espinhoso da vértebra áxis; e uma terceira, a bursa supraespinal, está presente constantemente sobre os processos mais proeminentes da cernelha (Fig. 19.3/*2*, *2'* e *2"*). Infecções da primeira e terceira bursas, levando a condições conhecidas como "mal da nuca" e "cernelha fistulosa", respectivamente, costumavam ser frequentes e necessitavam de cirurgia extensa para sua erradicação.

O arranjo complexo dos fortes músculos epaxiais do dorso e pescoço está de acordo, somente de modo geral, à descrição fornecida no Capítulo 2 (pp. 43-44). As várias características diferentes infelizmente não têm importância clínica, de forma que a ilustração de seu arranjo em seções transversas do pescoço e do dorso são suficientes para descrevê-las (Fig. 18.38). Todavia, uma característica específica da fáscia profunda associada requer atenção. No equino, essa fáscia toracolombar apresenta uma lâmina superficial extra oposta à escápula que possui importância. Trata-se do *ligamento dorsoescapular* (Fig. 19.3/*5* e *5'*), que tem origem em comum com as camadas profundas a partir do ligamento supraespinal, sobre os processos espinhosos mais altos da cernelha. Em sua passagem ventral, encontra-se aposto à superfície profunda do romboide, transformando-se gradualmente de uma natureza puramente fibrosa a amplamente elástica. O ligamento emite diversos ramos laterais que se inserem na face profunda da escápula, alternando-se com divisões do músculo serrátil ventral. O arranjo fornece mecanismo elástico que auxilia a absorção do impacto quando o membro atinge o solo, limitando a mudança dorsal da escápula que poderia ocorrer caso não estivesse presente.

Como sempre, a parte cervical da coluna vertebral é tão móvel e flexível que a boca pode alcançar o flanco ou a pastagem no solo. Este último movimento nem sempre é tão fácil para animais de tração, os quais possuem pescoço relativamente curto que os conduz a adotar postura de afastamento dos membros torácicos; esses animais podem inclinar-se para a frente quando pastam. Somente pequenos movimentos são permitidos ao dorso e lombo, exceto na articulação lombossacral, que é bastante móvel.

▶ O CANAL VERTEBRAL

As relações dos segmentos e das intumescências cervical e lombar da medula espinal com as vértebras encontram-se demonstradas na Figura 8.15. Os primeiros três segmentos sacrais situam-se dentro das últimas vértebras lombares, e a medula termina em meio ao quarto cranial do sacro no adulto (Fig. 19.4).

As meninges permanecem separadas a um nível mais caudal comparado a outras espécies, havendo ainda uma cavidade subaracnóidea substancial no nível lombossacral. Nessa espécie, existe uma comunicação entre a parte lombar do espaço e um alargamento local (ventrículo terminal) do canal central da medula espinal.

Anestesia Epidural: Tanto os sítios de injeção lombossacrais quanto caudais são comumente empregados para se obter anestesia epidural. O procedimento no primeiro envolve a divergência do processo espinhoso da última vértebra lombar e as primeiras vértebras sacrais para identificação do sítio de injeção (Fig. 19.4). Embora o espaço interarcual seja bastante amplo, sua distância da pele (8-10 cm) torna-o relativamente fácil de errar. A anestesia epidural "baixa" é realizada entre a I e II vértebras coccígeas, onde o sítio de injeção pode ser prontamente encontrado por meio da movimentação da cauda para cima e para baixo. A agulha é inserida em inclinação cranial de forma que a extremidade adentre o canal no interior da I vértebra coccígea.

A vascularização da medula espinal advém principalmente de ramos espinais da artéria vertebral e parece ser relevante para a etiologia de uma forma relativamente frequente de ataxia ("cambaleio") que ocorre em potros e cavalos pequenos. Isso pode ter origem em malformação congênita e sub-

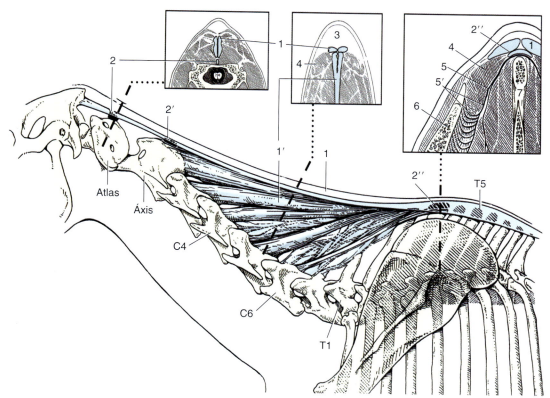

Figura 19.3 O ligamento da nuca e a bolsa associada em vista lateral e em três seções transversais. *1* e *1',* Partes funicular e laminar do ligamento da nuca, respectivamente; *2, 2'* e *2",* bursas nucal cranial, nucal caudal (inconstante) e supraespinal; *3,* "crista" de tecido adiposo dorsal ao ligamento nucal; *4,* músculo romboide; *5,* ligamento dorsoescapular conectando os processos espinhosos da cernelha com a escápula; *5',* parte elástica do ligamento dorsoescapular; *6,* escápula; *7,* processo espinhoso.

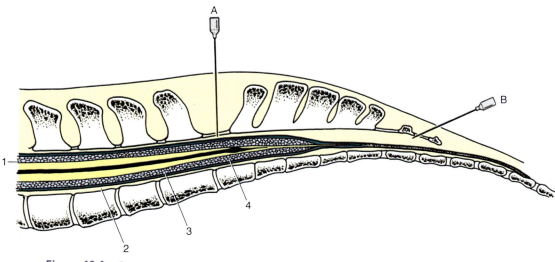

Figura 19.4 Seção mediana do canal vertebral e medula espinal do equino. O espaço lombossacral e o espaço entre a I e a II vértebra caudal estão indicados por agulhas hipodérmicas inseridas (A) para a coleta do liquor e (B) para a anestesia epidural. *1,* Pia-máter; *2,* dura-máter; *3,* aracnoide; *4,* ventrículo terminal.

sequente exostose dos processos articulares cervicais que estreitam o canal vertebral cervical em níveis intervertebrais. Esse estreitamento exerce pressão sobre a medula, embora se acredite que as lesões da medula possam ser secundárias a uma interferência com a drenagem venosa. Nesse contexto, é preciso saber que as artérias e veias espinais são arranjadas em dois conjuntos, conectados por anastomoses relativamente ineficazes. Um conjunto de artérias e veias adentra a medula através da fissura ventral e supre (e drena) a substância cinzenta central, bem como uma delgada camada externa de substância branca. O segundo conjunto de artérias e veias passa sobre a face lateral para ramificar-se em intervalos; estes adentram periodicamente para suprir (e drenar) o volume de substância branca (Fig. 19.5). As veias do segundo conjunto são supostamente comprimidas, causando congestão e subsequente degeneração do tecido nervoso. Afirma-se que a condição pode desenvolver-se no feto.

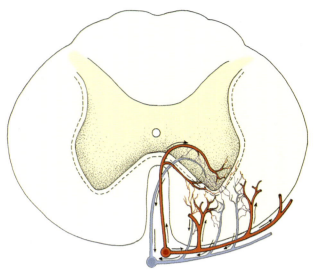

Figura 19.5 Circulação sanguínea na parte ventral da medula espinal (esquemática). O aporte sanguíneo à substância cinzenta e à camada adjacente de substância branca é mais ou menos independente do aporte sanguíneo da maior parte da substância branca.

TESTE SUA COMPREENSÃO

Revise a anatomia da coluna vertebral e determine, com fundamentação científica, os sítios adequados para a injeção epidural.

O Tórax do Equino

CONFORMAÇÃO E ANATOMIA DA SUPERFÍCIE

A altura da cernelha e o prolongamento caudal do gradil costal dificultam a obtenção de impressão confiável acerca da cavidade torácica à simples inspeção externa. A parte cranial estreita do tórax é completamente coberta pelo ombro e pelo braço. A presença de certa variabilidade na projeção dos ossos do membro torácico deve-se à inclinação inconstante da escápula. O ângulo caudal desse osso situa-se sobre a extremidade proximal da VII costela, pouco acima do manúbrio do esterno, servindo como guia geral (Figs. 20.1 e 20.2). O úmero forma um ângulo menor com o plano horizontal comparado a espécies menores, fazendo com que o cotovelo se mova para cima, entrando na pele do tronco de tal forma que o olécrano chega próximo ao nível da parte mais inferior da V costela ou do espaço intercostal adjacente. O triângulo formado entre a escápula e o úmero é ocupado completamente pelo grande músculo tríceps braquial, que restringe gravemente o acesso clínico à parte cranial do tórax.

Há 18 pares de costelas no equino. As costelas mais caudais a partir da VII, bem como costelas situadas atrás do tríceps, são individualmente identificadas por meio de palpação, embora sejam cobertas em grau variável por alguns músculos: cutâneo do tronco, grande dorsal, serrátil ventral e oblíquo abdominal externo. As costelas mais caudais podem, ainda, fornecer demarcações visíveis. Por exemplo, a parte superior da última costela demarca de forma proeminente o limite cranial do flanco. A palpação das costelas revela como mudam de orientação. As duas ou três últimas, as quais são relativamente curtas, apresentam inclinação caudal pronunciada; as costelas mais craniais (C9-C15) são mais longas e de igual largura e curvatura. A I costela, a mais curta dentre todas, é quase vertical. A inclinação crescente das costelas no sentido caudal deixa a última costela notavelmente próxima ao túber coxal (Fig. 19.1).

Entre os membros torácicos, o tórax é recoberto pelos fortes músculos peitorais, os quais formam volumes pareados separados por um sulco proeminente ao longo da linha do esterno (Fig. 23.4). A parte cranial deste último, o manúbrio, projeta-se como uma demarcação anatômica facilmente perceptível. O processo xifoide, situado na face caudal, também pode ser palpado, embora não seja tão facilmente encontrado como o manúbrio. Trata-se de um processo amplo e flexível envolvido pelos arcos costais convergentes. A inspeção externa não sugere a profundidade reduzida da parte cranial da cavidade torácica devido à inclinação dorsal do esterno em direção ao manúbrio e à inclinação ventral das vértebras torácicas craniais. A apreciação exata da posição do diafragma é essencial ao clínico. O vértice nivela-se com o sexto espaço intercostal (ou mesmo a VI costela) e, portanto, situa-se a uma curta distância do ponto do cotovelo do animal em estação (Fig. 20.3).

Existem variações naturalmente consideráveis da conformação devido à raça e fatores individuais. Deixando-as de lado, pode-se dizer que o tórax profundo é geralmente favorecido. Em equinos de montaria, é desejável que as costelas se inclinem caudalmente sem excessiva curvatura lateral, visto que o tórax em formato de "barril" muito pronunciado resulta em menor conforto durante a montaria.

A PAREDE TORÁCICA

A remoção dos membros torácicos expõe a forma contrastante das partes cranial e caudal do tórax. A parte cranial (formada pelas costelas esternais) é estreita e comprimida bilateralmente, demonstrando pouco movimento. A parte caudal (formada pelas costelas asternais) é visivelmente mais larga e mais arredondada, contribuindo sobremaneira com as excursões respiratórias (Fig. 20.8). Comparadas ao tórax do bovino, as costelas são mais estreitas e os espaços intercostais marcantemente amplos, especialmente em sua parte ventral. O arranjo das estruturas do interior dos espaços segue o padrão usual.

A I costela, curta e robusta, é quase imóvel, devido à sua estabilização pelas articulações firmes com a coluna vertebral e com o esterno, bem como pela ancoragem às vértebras cervicais através do músculo escaleno. O plexo braquial divide esse músculo nas partes ventral e média (menor), enquanto vasos axilares emergem em sua face ventral. Esses vasos curvam-se ao redor da margem cranial da I costela, onde a artéria axilar pode ser palpada contra o osso. A artéria costumava ser puncionada nesse sítio quando se necessitava de uma amostra de sangue arterial (Fig. 20.3/*1'*), todavia a artéria carótida é preferível nos dias atuais.

Em conformidade com a largura do tórax, o diafragma é mais oblíquo que nas outras espécies domésticas, mantendo sua forma geral. Esse músculo abaúla-se cranialmente a partir de suas inserções periféricas às vértebras lombares, costelas e esterno. Sua parte mais cranial, o vértice, situa-se diretamente acima do esterno e projeta-se na parte dorsal do sexto espaço ou costela precedente. A parte dorsal do diafragma é moldada para apresentar elevações do lado direito e esquerdo, entre as quais a parte mediana se retrai

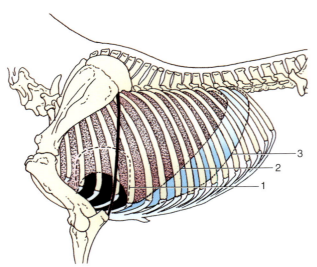

Figura 20.1 Projeções do coração e do pulmão no lado esquerdo da parede torácica. A *linha grossa* indica o bordo caudal do tríceps. *1,* Contorno do coração; *2,* margem basal do pulmão; *3,* linha de reflexão pleural.

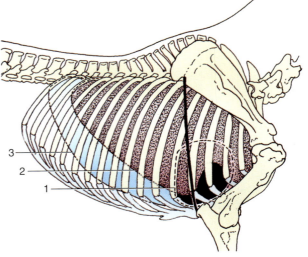

Figura 20.2 Projeções do coração e do pulmão no lado direito da parede torácica. A *linha grossa* indica o bordo caudal do tríceps. *1,* Contorno do coração; *2,* margem basal do pulmão; *3,* linha de reflexão pleural.

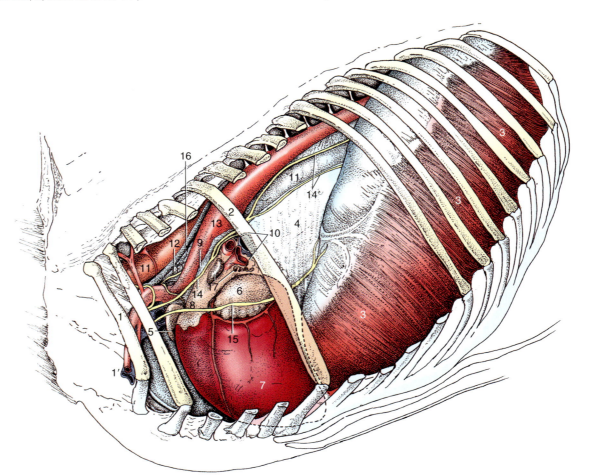

Figura 20.3 Estruturas do mediastino. A pleura mediastinal cranial ao coração foi removida, expondo o lobo cranial do pulmão direito. *1,* I costela; *1',* vasos axilares; *2,* VI costela; *3,* diafragma; *4,* mediastino caudal cobrindo o pulmão direito; *5,* aurícula direita; *6,* aurícula esquerda; *7,* ventrículo esquerdo; *8,* tronco pulmonar; *9,* ligamento arterioso; *10,* raiz do pulmão; *11,* esôfago; *12,* traqueia; *13,* aorta; *14,* nervo vago; *14',* troncos vagais dorsal e ventral; *15,* nervo frênico; *16,* ducto torácico; *17,* linfonodos traqueobronquiais.

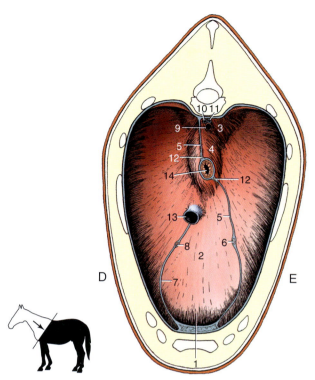
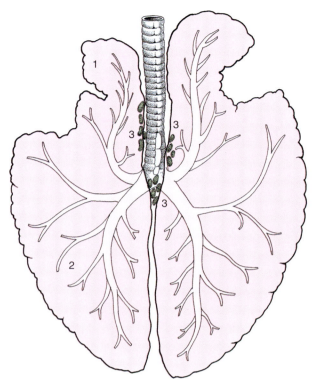

Figura 20.4 Face cranial do diafragma. *1*, Partes esternal e costal do diafragma; *2*, centro tendinoso; *3*, pilar esquerdo; *4*, pilar direito; *5*, mediastino caudal; *6*, nervo frênico esquerdo; *7*, prega da veia cava; *8*, nervo frênico direito; *9*, aorta; *10*, veia ázigos direita; *11*, ducto torácico; *12*, tronco vagal dorsal e ventral; *13*, veia cava caudal; *14*, esôfago; *D*, lado direito; *E*, lado esquerdo.

Figura 20.5 Vista dorsal dos pulmões e árvore brônquica (esquemática). *1*, Ápice (lobo cranial) do pulmão esquerdo; *2*, base (lobo caudal) do pulmão esquerdo; *3*, linfonodos traqueobronquiais.

pelo pilar para formar um recesso. As partes média e ventral curvam-se de maneira uniforme de um lado a outro. As aberturas em meio ao diafragma não apresentam características específicas importantes (Fig. 20.4).

AS CAVIDADES PLEURAIS

O arranjo da pleura segue o padrão geral: o interior do tórax se divide em duas cavidades pleurais por um septo intermediário, o mediastino. Nessa espécie, o mediastino é fraco devido ao tecido conjuntivo subpleural pouco desenvolvido.

A projeção das cavidades pleurais na parede torácica é sempre uma questão de significância clínica. A pleura mediastinal é refletida sobre a parede do tórax dentro da fenda costovertebral e, dessa forma, a pleura costal estende-se superficialmente à margem ventral dos corpos vertebrais. O limite ventral da pleura costal assume linha irregular que passa sobre as cartilagens costais. Cranialmente, o saco pleural estende-se em sentido medial até a I costela e além desse ponto, pelo lado direito, por vários centímetros até o pescoço (cúpula pleural), onde pode ser puncionado por ferimentos penetrantes que parecem poupar o tórax. A reflexão caudal da pleura costal sobre o diafragma inicia-se na extremidade vertebral da XVII costela, desviando-se caudalmente para alcançar a metade da última costela antes de voltar-se cranialmente. Em seguida, segue curso mais convencional que cruza com diversas costelas em níveis progressivamente mais inferiores, até continuar ao longo da oitava cartilagem costal em direção ao esterno. Essa linha traça uma concavidade ligeiramente dorsocranial (Figs. 20.1/*3* e 20.2/*3*).

Como sempre, as cavidades pleurais são consideravelmente maiores que os pulmões, mesmo quando há insuflação máxima. Dessa forma, há espaços potenciais (recessos costomediastinal e costodiafragmático) ao longo das margens ventral e caudal do pulmão, os quais nunca são utilizados e variam conforme a fase da respiração. O recesso costodiafragmático situa-se sobre a parte intratorácica do abdome e fornece via potencial de punção de certos órgãos abdominais. O risco de lesão ao pulmão é obviamente minimizado se a agulha for introduzida durante a inspiração máxima (Fig. 20.8/*13'*).

OS PULMÕES

Os pulmões são alongados e rasos, correspondendo à forma geral das cavidades pleurais. Os pulmões direito e esquerdo são mais aproximadamente iguais em tamanho comparados a outras espécies (Fig. 20.5). Como a diferença reside

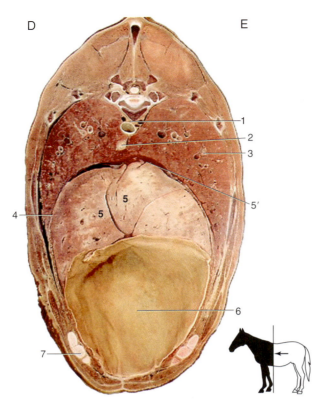

Figura 20.6 Seção transversal do tronco no nível de T12 e do meio da IX costela. *1,* Aorta; *2,* esôfago; *3,* pulmão; *4,* diafragma; *5,* fígado; *5',* veia cava caudal; *6,* flexura diafragmática do cólon ascendente; *7,* arco costal; *D,* lado direito; *E,* lado esquerdo.

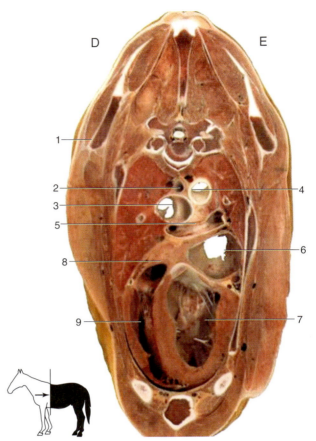

Figura 20.7 Seção transversal do tórax no nível de T5. *1,* Ângulo caudal da escápula; *2,* esôfago; *3,* bifurcação da traqueia; *4,* aorta; *5,* bifurcação do tronco pulmonar; *6,* átrio esquerdo; *7,* ventrículo esquerdo; *8,* átrio direito; *9,* ventrículo direito; *D,* lado direito; *E,* lado esquerdo.

---

principalmente sobre a maior espessura do pulmão direito, a assimetria pode facilmente passar despercebida (Fig. 20.6). Não há evidência externa de divisão em lobos, exceto pela presença do lobo acessório na base do pulmão direito e certa separação da parte cranial de cada pulmão (Figs. 4.26 e 20.1). Os dois pulmões são extensivamente unidos por tecido conjuntivo caudal à bifurcação da traqueia.

O pulmão esquerdo exibe uma incisura cardíaca profunda que permite contato extenso do pericárdio com a parede torácica entre a III e VI costelas (Fig. 20.1). A incisura é margeada por uma região afinada de forma que o pulmão proporciona pouca cobertura sobre o pericárdio em área muito maior (Fig. 20.7). O arranjo do lado direito é similar, embora a assimetria do coração reduza o tamanho da incisura cardíaca da III costela até o quarto espaço intercostal (Fig. 20.2). Quando os pulmões estão expandidos moderadamente, a base de cada um estende-se até uma linha que passa através da parte dorsal da XVI costela, metade da XI e da junção costocondral da VI costela; a parte superior dessa linha é quase vertical e a inferior se curva em sentido cranioventral. Essa margem do pulmão é separada da linha de reflexão pleural em aproximadamente 5 cm dorsalmente e até 15 cm ventralmente em sua parte média (Figs. 20.1 e 20.2). Em potros jovens, a extensão do pulmão é mais restrita, de forma que o limite caudal é próximo à XIII costela.

Exame Clínico: A projeção do pulmão no tórax é consideravelmente maior do que a área clínica útil de percussão e auscultação, uma vez que a avaliação das margens delgadas do pulmão não fornece informação útil. A área de exame é triangular e definida pelo ângulo caudal da escápula, pela extremidade do cotovelo e pela extremidade dorsal da XVI costela. Dois lados desse triângulo são mais ou menos retos, embora o lado caudoventral seja ligeiramente inclinado.

A punção para coleta de líquido pleural é mais seguramente realizada na parte distal do sétimo espaço intercostal, ventral à margem do pulmão. É preciso cuidado para evitar a punção da veia torácica superficial ("esporão"), que cruza esse local (Fig. 23.3/*11"*).

A lobulação dos pulmões pode ser detectada ao exame cuidadoso do pulmão expandido ou seccionado, embora seja menos óbvia no estado colapsado, quando a pleura sobrejacente está enrugada. Ademais, há possibilidade de ventilação colateral entre lóbulos vizinhos devido ao septo incompleto.

O brônquio principal, a artéria pulmonar e a veia pulmonar combinam-se para formar a raiz do pulmão antes de adentrarem o hilo na região desprovida de pleura e diretamente aderida à mesma parte do outro pulmão. O brônquio principal separa-se, no interior do pulmão, em uma pequena divisão cranial ao lobo cranial e uma divisão maior caudal responsável pela ventilação do restante do órgão. O conhecimento detalhado da divisão dos brônquios de ordens inferiores não tem grande importância neste momento, visto que a cirurgia de pulmão é raramente realizada em equinos.

Em animais em estação, a ventilação e a perfusão de diferentes regiões e lobos dos pulmões é razoavelmente proporcional, embora possa haver certa tendência de favorecimento da perfusão de regiões mais ventrais por ação da gravidade em algumas espécies, como nos equinos. A relação espacial da ventilação e da perfusão é prejudicada em animais posicionados em decúbito dorsal ou lateral, sendo essa situação significativa quando o decúbito é mantido por período prolongado — como durante cirurgias extensas. Nessas circunstâncias, ocorre compressão da parte do pulmão que se situa embaixo. Isso reduz as forças de tensão que normalmente mantêm as vias aéreas abertas nessa parte do pulmão. O fechamento subsequente da via aérea permite colapso total dos alvéolos por ela ventilados; em consequência, o sangue que perfunde tais alvéolos não participa da troca gasosa.

O padrão de divisão da artéria pulmonar corresponde ao padrão dos brônquios. Uma artéria bronquial separada supre o tecido bronquial e peribronquial, contudo o sangue retorna através de um único conjunto de veias pulmonares.*

A drenagem linfática é conduzida primeiro por linfonodos pulmonares muito pequenos embutidos no parênquima do órgão, seguida de linfonodos maiores traqueobrônquicos próximos à bifurcação da traqueia (Fig. 20.3/17). A partir desse local, a maior parte da linfa é drenada através dos linfonodos mediastinais.

Os nervos que adentram o hilo derivam do plexo pulmonar, que recebe contribuição de fibras simpáticas e parassimpáticas.

---

*A hemorragia oriunda dos vasos pulmonares induzida por exercício intenso é motivo de preocupação na produção de equinos de corrida. Embora a existência da condição raramente seja evidente por perda de sangue externa ou por dificuldade respiratória anormal durante ou imediatamente após uma corrida, a endoscopia traqueobrônquica tardia revela hemorragia nos pulmões da maioria (alguns dizem todos) dos cavalos puro-sangue submetidos a demandas extremas de corrida. Há certa discussão acerca da origem do sangramento — se advém de ramos das artérias bronquial ou pulmonar e se resulta de anormalidade estrutural preexistente da parede vascular. A condição prejudica o desempenho, agrava-se progressivamente e é responsável pela aposentadoria precoce de muitos equinos de corrida. Ocorre com frequência secundariamente à hemiplegia de laringe em equinos expostos a estresse mais moderado. Hemorragias induzidas por exercício similares são reconhecidas em Greyhounds de corrida, Camelídeos e alguns atletas humanos de elite.

O MEDIASTINO

O coração divide o mediastino nas partes já conhecidas (Fig. 20.8/4 e 4'). A *parte cranial* é notavelmente assimétrica; une-se à I costela esquerda e muda gradualmente para alcançar situação aproximadamente mediana, diretamente cranial ao coração. A parte dorsal é espessa e a ventral muito mais delgada, especialmente após a regressão do timo. A parte dorsal ocupa cerca de metade do diâmetro transverso do tórax e inclui o esôfago e a traqueia, o tronco braquiocefálico e a veia cava cranial com seus respectivos ramos e tributárias, linfonodos mediastinais craniais, ducto torácico e os nervos frênico, vago e simpático. Os interstícios entre essas estruturas são preenchidos por gordura, presente algumas vezes em grandes quantidades. O timo é a única estrutura da parte ventral.

A *parte ventral* do mediastino médio é muito ampla porque contém o coração e o pericárdio (Fig. 20.7). A parte dorsal é muito delgada, exceto onde contém o esôfago, a continuação da traqueia até sua bifurcação, a aorta e alguns nervos (incluindo ramos do vago).

Na vista lateral, o *mediastino caudal* é triangular (Fig. 20.3/4). Divide-se em duas partes por aderência entre os pulmões próximo e caudal às suas raízes. A parte ventral, cuja estrutura única é o nervo frênico, desvia-se bastante para a esquerda antes de unir-se com a pleura que reveste o diafragma (Fig. 20.4/6). A parte dorsal é delgada, exceto onde reveste o esôfago e a aorta.

Pequenas aberturas no mediastino comunicam as duas cavidades pleurais, exceto nos potros. O mediastino é muito frágil, e sua exposição durante a dissecção inevitavelmente aumenta o número de aberturas visíveis, o que torna confuso saber se alguma estava presente quando o tórax se encontrava fechado, o que sugere que o mediastino pode ser uma divisão ineficiente. Todavia, pequenas aberturas na parede torácica, como aquelas realizadas durante toracoscopias (quando o influxo de ar pode ser controlado) resultam em pneumotórax unilateral incompleto, de forma que os animais sobrevivem sem efeitos adversos significativos.

O CORAÇÃO

O coração situa-se na parte ventral do mediastino médio, diretamente cranial ao diafragma e amplamente recoberto pelos membros torácicos (Fig. 20.1). Forma um cone irregular comprimido lateralmente. A maior parte do coração está localizada do lado esquerdo do plano mediano e disposta de tal forma que seu eixo é inclinado caudoventralmente para a esquerda (Fig. 20.3). O coração do puro-sangue é obviamente maior, tanto de forma relativa quanto absoluta, comparado a outros equinos de peso equivalente. A diferença é em grande parte genética e parcialmente causada

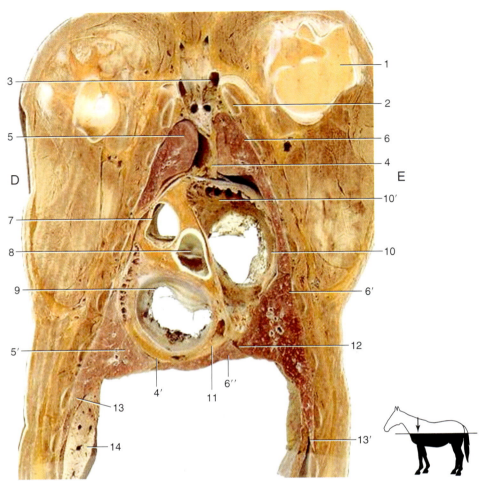

Figura 20.8 Seção dorsal do tórax no nível das valvas atrioventriculares. *1*, Cabeça do úmero; *2*, I costela; *3*, formação da veia cava cranial; *4*, e *4'*, mediastinos cranial e caudal; *5* e *5'*, lobos cranial e caudal do pulmão esquerdo; *6*, *6'* e *6"*, lobos cranial, caudal e acessório do pulmão direito, respectivamente; *7*, valva do tronco pulmonar; *8*, valva da aorta; *9*, valva atrioventricular esquerda; *10*, valva atrioventricular direita; *10'*, aurícula direita; *11*, seio coronário; *12*, prega da veia cava; *13*, diafragma; *13'*, recesso costodiafragmático; *14*, parte do fígado; *D*, lado direito; *E*, lado esquerdo.

pelo treinamento, afetando sua topografia. O coração comumente se estende entre os planos do segundo ao sexto espaço intercostal, o que situa seu ápice diretamente caudal ao nível da extremidade do cotovelo. A margem cranial é fortemente curvada e arranjada com sua parte superior na vertical, ao passo que sua parte inferior segue a superfície dorsal do esterno. O bordo caudal, embora sinuoso de perfil, é aproximadamente vertical (Fig. 20.3). As superfícies laterais achatadas relacionam-se através do pericárdio com as superfícies mediastinais dos pulmões, exceto onde as incisuras cardíacas permitem contato direto com a parede torácica, sendo o maior contato do lado esquerdo. Um forte ligamento esternopericárdico fixa o pericárdio ao esterno e, juntamente com a ancoragem dos grandes vasos, limita o deslocamento do coração. Com o movimento do diafragma, todavia, ocorre leve desvio.

Afora sua forma geral, há pouco que distinguir sobre o coração do equino. É preciso mencionar, contudo, as duas características das valvas pulmonar e aórtica, especialmente da primeira. As cúspides comumente desenvolvem nódulos em suas margens livres, os quais podem ser marcantes em animais mais idosos. Adicionalmente, podem surgir fenestrações em sua região média. Nenhuma dessas características parece apresentar muita ou qualquer significância funcional. Os pontos máximos, sítios onde as bulhas cardíacas são mais claras e audíveis, não correspondem exatamente às projeções das aberturas da parede torácica.

Auscultação: A valva atrioventricular esquerda é auscultada mais claramente no quinto espaço intercostal, ligeiramente caudodorsal ao ponto do cotovelo; a valva aórtica é auscultada em um nível mais elevado no quarto espaço intercostal; e a pulmonar mais abaixo no terceiro espaço — todas do lado esquerdo. A valva atrioventricular direita é mais audível nas porções inferiores do terceiro e quarto espaço intercostal.

É importante ter em mente que a topografia do esqueleto nem sempre é fácil de avaliar na prática. É útil lembrar que os pontos estão situados dentro de uma faixa de poucos centímetros de profundidade, aproximadamente na metade do caminho entre os planos horizontais que cruzam os pontos do ombro e do cotovelo. Dentro dessa faixa, o ponto máximo da valva atrioventricular esquerda encontra-se na interseção entre a linha vertical que desce alguns dedos atrás do ponto do cotovelo. A abordagem de outras valvas segue as posições relativas indicadas e requer introdução de um estetoscópio entre o membro e a parede torácica.

A **traqueotomia** é necessária em situações de emergência para aliviar uma obstrução do trato respiratório superior. Pode ser realizada em estação ou em decúbito e requer o acesso através do músculo cutâneo do pescoço e separação dos ventres do músculo esternotireóideo. Devido ao potencial de colapso, a traqueia deve ser aberta com incisão paralela à direção dos anéis traqueais.

O *timo* é proeminente no início da vida e sofre rápida regressão. Sua formação a partir das partes direita e esquerda não é óbvia, visto que são intimamente unidas. No potro jovem, preenche completamente a parte ventral do mediastino, cranial ao coração, podendo ainda se estender sobre o lado esquerdo do pericárdio. O timo também pode passar para dentro do pescoço ao lado da traqueia, alcançando muito ocasionalmente a glândula tireoide. Nesse estágio, o timo é claramente lobulado e róseo. Seu tamanho é máximo aos dois meses de idade, após cujo período sofre regressão, embora a taxa seja variável. Após três anos de idade, normalmente resta pouco de seu conteúdo, que consiste amplamente de tecido fibroadiposo. Durante sua máxima atividade, o timo estabelece contato com a maior parte das estruturas do mediastino cranial.

As artérias coronárias compartilham o mesmo aporte sanguíneo da parede cardíaca de forma mais similar do que em muitas espécies, visto que a artéria direita termina descendendo no interior do sulco interventricular direito (subsinusal) (Fig. 7.19/*2'*).

OS GRANDES VASOS E NERVOS DO TÓRAX

O padrão da ramificação arterial do arco aórtico encontra-se demonstrado na fig. 7.37 e não necessita ser descrito com detalhes por não possuir significância clínica. Pode ocorrer ruptura da parte aórtica na região sinusal ou na origem do tronco braquiocefálico com consequências fatais em equinos. Essa ruptura parece indicar fraqueza inerente a esses pontos, uma vez que alterações patológicas são raramente evidentes.

A presença de uma única veia ázigos pode ser utilizada para distinguir o coração equino do bovino.

As formações, os cursos e as ramificações dos nervos frênico, simpático e vago estão em conformidade com os padrões usuais. A relação do *nervo laríngeo recorrente esquerdo* com o arco aórtico, embora não seja específica do equino, merece ênfase porque a tração intermitente do nervo com a pulsação da artéria já foi postulada como fator etiológico da hemiplegia de laringe ("ronqueira"). A íntima associação do nervo esquerdo aos linfonodos traqueobrônquicos constitui o segundo fator de significância, apesar de não comprovada.

O ESÔFAGO, A TRAQUEIA E O TIMO

Embora o *esôfago* ainda se situe parcialmente do lado esquerdo quando adentra o tórax, retoma rapidamente a posição dorsal à traqueia; em seguida, assume curso mediano, exceto por ligeiros desvios em sua passagem pelo arco aórtico e imediatamente antes do hiato esofágico. O músculo estriado da parte cranial do esôfago é gradualmente substituído por músculo liso conforme se aproxima do coração; a alteração da cor torna essa transformação mais óbvia. O músculo é notavelmente mais espesso imediatamente antes do diafragma e essa região normalmente se demonstra contraída no animal morto. Não há evidência de que o diafragma comprima o esôfago no hiato, como alguns acreditam. De fato, a livre movimentação do diafragma sobre o esôfago é facilitada por uma bolsa de peritônio que passa através do hiato do lado ventral direito do esôfago.

A *traqueia* torna-se mediana imediatamente após sua entrada no tórax. Em seguida, passa a localizar-se contra os músculos longuíssimos do pescoço e logo se diverge, correndo dentro do mediastino. Após passar pelo átrio esquerdo, bifurca-se ao nível da V costela (ou espaço intercostal) (Fig. 20.7/*3*). A bifurcação não é simétrica; o brônquio direito é maior.

AS ESTRUTURAS LINFÁTICAS DO TÓRAX

Existem muitos linfonodos dentro do tórax. Apesar de muitas vezes estarem dispostos em grupos, estes são por vezes menos discretos do que se sugere. Os principais grupos são os que se seguem.

Pequenos *linfonodos intercostais* estão situados na parte dorsal de alguns espaços intercostais. Recebem a linfa das vértebras e músculos adjacentes, da parte dorsal do diafragma e da pleura costal local e mediastinal. O fluxo eferente vai em direção ao ducto torácico.

Os *linfonodos mediastinais craniais* são numerosos e dispersos próximos ao esôfago, traqueia e vasos na entrada do tórax; em geral, alguns formam uma cadeia descontínua que se une aos linfonodos cervicais caudais no pescoço. Os membros mais caudais alcançam o pericárdio, onde se sobrepõem aos linfonodos da bifurcação da traqueia que pertencem aos grupos traqueobrônquico e mediastinal caudal. A maior parte dos vasos eferentes passa para o ducto torácico; os mais craniais da série fazem primeiro a perfusão dos linfonodos cervicais profundos.

O *grupo traqueobrônquico* encontra-se disperso na parte caudal da traqueia e dos brônquios principais (Fig. 20.5/3); as subdivisões esquerda, média e direita são comumente distinguíveis. Pequenos linfonodos do tecido peribronquial do pulmão podem ser considerados membros dessa série. A maior parte da linfa que passa por esse grupo tem origem nos pulmões, porém uma parte advém do pericárdio, coração e linfonodos mediastinais caudais. Os vasos eferentes dividem-se entre os que vão diretamente ao ducto torácico e os que perfundem primeiro os linfonodos mediastinais craniais.

Muitos *linfonodos mediastinais caudais* estão situados diretamente craniais ao diafragma e entre o esôfago e a aorta. A linfa é recebida do esôfago, diafragma, fígado, pleura mediastinal e diafragmática e, aparentemente, dos pulmões. O fluxo eferente de linfa divide-se entre o ducto torácico e os linfonodos traqueobrônquicos e mediastinais craniais.

Existem alguns linfonodos mediastinais ventrais, sem significância clínica.

O ducto torácico drena para uma ou outra grande veia da entrada do tórax, mais comumente a veia cava cranial.

TESTE SUA COMPREENSÃO

Delineie áreas de auscultação cardíaca e pulmonar e de percussão em um esqueleto ou cadáver de equino, seguido de prática em um animal vivo.

Enumere os órgãos abdominais que podem situar-se dentro do gradil costal.

Pratique a traqueotomia no cadáver.

Abdome dos Equinos

CONFORMAÇÃO E ANATOMIA DA SUPERFÍCIE

Os equinos apresentam trato gastrointestinal de grande capacidade com abdome volumoso correspondente. Todavia, a extensão deste não é plenamente aparente de imediato porque grande parte é encoberta pela cavidade torácica. O olécrano e a extremidade distal da sexta costela servem como guias úteis para a maior parte da extensão cranial do diafragma (Fig. 20.3). O flanco é reduzido de tamanho pela inclinação caudal da costela, sendo que a última pode estar situada a alguns dedos do túber coxal (Fig. 22.23A/*1"* e *3*).

A conformação abdominal varia sobremaneira com a idade, a condição geral e a quantidade e a natureza da ração. O contorno ventral é especialmente variável; ele se inclina de forma gradual entre o esterno e a margem do púbis nos animais magros, mas se curva para alcançar seu ponto mais baixo atrás do processo xifoide em animais mais gordos, em éguas prenhes e em pôneis, geralmente. Nestes últimos, a parte mais caudal do abdome é recoberta lateralmente pela prega de pele que passa entre o flanco e a coxa (Fig. 22.23A/*6*) e ventralmente pelo prepúcio ou pelo úbere.

O tronco é mais amplo na região das últimas costelas. A parte superior do flanco se afunda para formar uma fossa paralombar, embora seja muito menos óbvia do que em bovinos. A parte inferior do abdome é arredondada de lado a lado, exceto nos potros, nos quais o abdome todo é achatado e raso (Fig. 23.2). A simetria geral pode se modificar no final da gestação ou por acúmulo de gás em partes do trato gastrointestinal.

A posição da última costela é geralmente visível, mas grande parte das outras demarcações ósseas do flanco e do assoalho são menos fáceis de encontrar. Os processos transversos das vértebras lombares estão, em geral, muito profundos abaixo de músculos para serem palpados. A parte dorsal do túber coxal é muito evidente, contudo a parte ventral, que origina os músculos oblíquo interno e tensor da fáscia lata, não é visível, embora seja facilmente palpável.

Estruturas moles que podem ser reconhecidas incluem o músculo oblíquo interno, que forma uma crista ao longo do limite caudoventral da fossa paralombar (Fig. 21.1B/*5*) e a veia torácica superficial (da "espora"), que corre sobre a parte ventral da parede abdominal em direção à axila, seguindo a margem dorsal do músculo peitoral profundo. É possível identificar e palpar os linfonodos subilíacos enfileirados na margem cranial da coxa, no ponto médio entre o túber coxal e a patela. São mais facilmente encontrados se forem pressionados cranialmente. O anel superficial do canal inguinal pode ser encontrado durante palpação profunda da virilha, procedimento que é por vezes rejeitado pelo equino e que deve ser realizado com cautela (Fig. 21.1A/*3*).

PAREDE ABDOMINAL VENTROLATERAL

Estrutura

A pele é espessa sobre o flanco, adelgaçando-se ventralmente, particularmente em animais de tração pesada. É especialmente delgada na fenda entre o abdome e a coxa, onde os pelos são escassos e a pele brilha devido à secreção das glândulas sebáceas que são concentradas nessa região. Uma grande bolsa subcutânea desenvolvida após o nascimento está presente sobre o túber coxal. Em outros locais, a pele é intimamente aderida à musculatura cutânea, que reveste a maior parte do flanco, com exceção do assoalho do abdome. A margem proximal do músculo cutâneo segue uma linha imaginária que se estende desde a cernelha até o jarrete. O músculo é mais espesso cranialmente onde se estende para a fáscia sobre as faces lateral e medial do ombro e do braço. Caudalmente, continua na prega do flanco para terminar na fáscia femoral lateral. O músculo cutâneo causa espasmos da pele com finalidade de espantar moscas e outros agentes irritantes. Não existem feixes separados associados ao prepúcio, como ocorre em muitas espécies.

A fáscia frouxa encontrada abaixo do músculo conduz nervos e vasos superficiais cutâneos, além de revestir os linfonodos subilíacos. A fáscia mais profunda consiste amplamente em tecido elástico e, por ser amarelada, também é conhecida como túnica flava. Essa túnica é bem adaptada ao suporte passivo das vísceras e é mais espessa ventralmente, onde o peso é maior. A parte dorsal é facilmente divulsionada do músculo subjacente, mas sua parte ventral apresenta fibras em comum com a aponeurose do músculo oblíquo externo e é mais aderida. Faixas que se separam da fáscia profunda auxiliam no suporte do prepúcio e do úbere. Durante cirurgias abdominais, é necessário suturar essa camada com cautela, tendo em vista que sua natureza elástica tende a everter e separar os bordos da ferida na musculatura.

A linha alba, o tendão pré-púbico e as estruturas associadas têm importância peculiar no equino. A *linha alba*, formada principalmente pelas aponeuroses dos músculos do flanco, é consideravelmente reforçada por fibras longitudinais. Desenvolve-se de forma desigual ao longo de

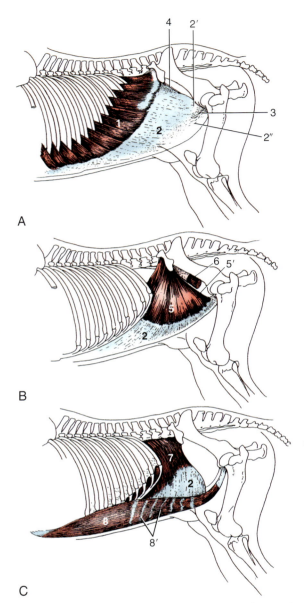

Fig. 21.1 Os músculos abdominais e suas inserções esqueléticas. *1*, Músculo oblíquo externo do abdome, parte muscular; *2*, partes aponeuróticas de *1*, *5* e *7*; *2'* e *2"*, tendões pélvico e abdominal da parte aponeurótica, respectivamente; *3*, anel inguinal superficial; *4*, inserção do tendão pélvico da aponeurose do oblíquo externo no iliopsoas e sartório ("ligamento inguinal"); *5*, músculo oblíquo interno do abdome, parte muscular; *5'*, borda caudal livre formando a margem cranial do anel inguinal profundo; *6*, iliopsoas, parcialmente envolvido pela fáscia ilíaca; *7*, músculo transverso do abdome, parte muscular; *8*, músculo reto do abdome; *8'*, intersecções tendíneas.

seu comprimento, sendo mais larga na cicatriz umbilical (Fig. 21.2/*d*). Finalmente, combina-se com os tendões que se inserem nos músculos retos abdominais direito e esquerdo, para formar uma ampla placa.

O *tendão pré-púbico** conecta músculos abdominais ao esqueleto pélvico (Fig. 21.3/*5*). Uma vez formado, o tendão ascende quase verticalmente em direção à margem da pelve, contudo, antes de atingi-la, é aumentado por um forte engrossamento transverso. Esse engrossamento é formado principalmente pelos tendões da origem dos músculos pectíneos (das coxas), os quais emergem dos ossos púbicos dos dois lados (a partir e medialmente às eminências iliopúbicas) e que se decussam parcialmente ao longo da linha média. As margens caudais dos músculos oblíquos abdominais e a parte cranial do grácil também contribuem para formar o tendão pré-púbico. Uma característica importante, peculiar do equino, é a separação entre as faces caudolaterais do tendão pré-púbico e os fortes feixes arredondados que fornecem ligamentos acessórios ao quadril (Fig. 21.3/*5'* e Fig. 21.2). Cada ligamento acessório cruza a superfície ventral do púbis, adentra o acetábulo através da incisura na margem e insere-se na cabeça do fêmur ao lado do ligamento intracapsular (da cabeça do fêmur). Cada ligamento acessório é composto predominantemente por fibras dos dois músculos retos, sendo que muitas decussaram a partir do lado contralateral. Os ligamentos parecem ser as principais inserções desses músculos, o que explica parcialmente as restrições de movimento do quadril dos equinos. Postula-se que os ligamentos acessórios sejam tensionados pelo peso do conteúdo abdominal e que essa tensão ajude a manter as cabeças femorais posicionadas.

Como o principal peso dos órgãos abdominais é sustentado pelo tendão pré-púbico, sua ruptura tem consequências perigosas. Esse acontecimento, felizmente raro, é mais comum em éguas prenhes pesadas, por razões óbvias.

O *oblíquo abdominal externo* (Fig. 21.1/*1*) é o músculo mais extenso do flanco. Emerge da fáscia toracolombar e da face lateral da parede torácica (caudalmente a partir da quinta costela) por uma série de digitações que se unem às do músculo serrátil ventral. A maior parte de seus fascículos segue caudoventralmente até uma ampla aponeurose que se sucede à parte carnosa do músculo ao longo de uma linha imaginária traçada entre a tuberosidade coxal e a extremidade ventral da quinta costela.

Antes da inserção, a aponeurose divide-se em (1) um largo tendão abdominal que continua sobre o reto para inserir-se na linha alba e (2) um pequeno tendão pélvico que se insere na tuberosidade coxal, na fáscia sobre o iliopsoas e sartório e no tendão pré-púbico (Fig. 21.3).

---

*Embora todos concordem que o tendão pré-púbico seja o principal meio de músculos abdominais inserirem-se no esqueleto pélvico, as opiniões são divergentes acerca do que constitui os elementos essenciais dessa estrutura (e os que são considerados acréscimos secundários). Concordamos com a opinião de que seja formado primariamente pela linha alba e pelos tendões dos músculos retos e secundariamente pela incorporação de outros elementos, especialmente a decussação dos tendões pectíneos. Outros o têm considerado como uma estrutura primariamente transversa que se insere nos ossos púbicos direito e esquerdo e se situa cranialmente a eles, sendo fortalecido por uma inserção na linha alba e nos retos (além de outros componentes). Todavia, os detalhes não têm grande relevância aos leitores desta obra.

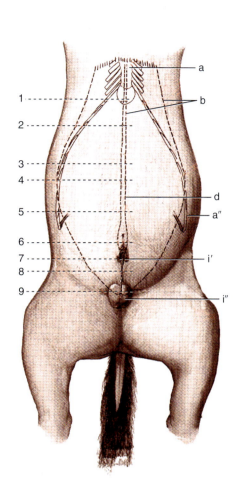 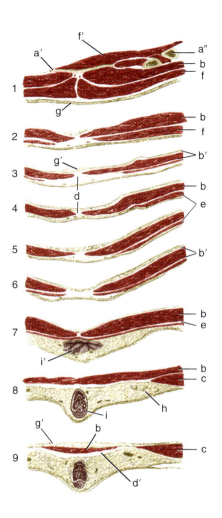

Fig. 21.2 Mudanças na estrutura do assoalho abdominal ilustradas por meio de uma série de secções transversais (*1-9*) de um cavalo jovem. *a*, Esterno; *a'*, cartilagem xifoide; *a"*, arco costal; *b*, músculo reto do abdome; *b'*, bainha do músculo reto; *c*, oblíquo interno do abdome; *d*, linha alba; *d'*, tendão pré-púbico; *e*, músculo cutâneo do tronco; *f*, peitoral ascendente; *f'*, diafragma; *g*, pele; *g'*, gordura; *h*, linfonodos inguinais superficiais; *i*, pênis; *i'*, prepúcio; *i"*, escroto.

A divisão entre os dois tendões constitui o anel superficial do canal inguinal (Fig. 21.1/*3*) (as margens dos tendões chamam-se *pilares* no local onde limitam a abertura, embora o termo seja muitas vezes utilizado de forma errônea para referir-se aos próprios tendões). O termo *ligamento inguinal* é desnecessário e às vezes é empregado referindo-se à margem caudodorsal espessa do tendão pélvico, confundindo muitas descrições dessas estruturas. De fato, a proeminência dessa margem (Fig. 21.1/*4*) deve-se menos ao espessamento do que à tensão em sua conexão com a fáscia que reveste os músculos iliopsoas e sartório.

O *músculo oblíquo abdominal interno* (Fig. 21.1/*5*) irradia de uma origem concentrada na tuberosidade coxal, mas que se estende até a margem dorsocaudal do tendão pélvico do músculo oblíquo externo. A maior parte dos feixes corre em sentido cranioventral para se inserirem nas últimas cartilagens costais ou na linha alba, por meio de uma aponeurose que se funde com a aponeurose do oblíquo externo. Alguns feixes passam ventralmente e caudoventralmente, revestindo o anel superficial em sua face interna (Fig. 21.4/*4*). Uma pequena parte caudal constitui o cremaster, que passa para o cordão espermático. A junção entre as partes carnosa e aponeurótica desse músculo ocorre mais abaixo, além da metade da parte abdominal.

O *transverso do abdome* (Fig. 21.1/*7*) origina-se nas vértebras lombares e na face medial das últimas costelas, ventral à origem do diafragma. A parte carnosa continua como uma aponeurose que passa por baixo do músculo reto do abdome, para alcançar a linha alba. O transverso, cuja extensão é a menor dentre os três músculos do flanco, não se estende caudal ao nível da tuberosidade coxal; a lâmina interna da bainha do músculo reto é mais deficiente na face caudal por essa razão.

O *reto do abdome* (Fig. 21.1/*8*) emerge da quarta à nona cartilagem costal e da parte adjacente do esterno. Insere-se por meio do tendão pré-púbico e dos ligamentos acessórios. O músculo, relativamente mais estreito sobre o tórax, alarga-se consideravelmente sobre o abdome antes de estreitar-se novamente próximo à sua inserção (Fig. 21.2/*b*).

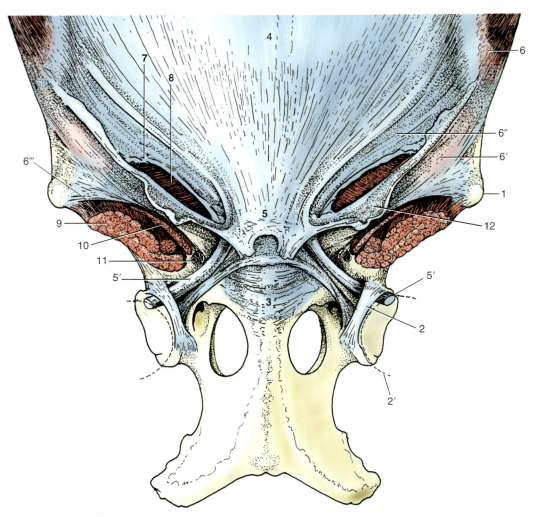

Fig. 21.3 Inserção dos músculos abdominais à pelve e ao tendão pré-púbico. *1*, Tuberosidade coxal; *2*, ligamento transverso do acetábulo; *2'*, cabeça do fêmur; *3*, púbis; *4*, túnica amarela sobre a linha alba; *5*, tendão pré-púbico; *5'*, ligamento acessório; *6*, oblíquo externo do abdome; *6'* e *6"*, tendões pélvico e abdominal da aponeurose do oblíquo externo do abdome, respectivamente; *6'''*, inserção do tendão pélvico da aponeurose do oblíquo externo do abdome ao sartório e iliopsoas ("ligamento inguinal"); *7*, anel inguinal superficial; *8*, oblíquo interno do abdome; *9*, iliopsoas; *10*, sartório; *11*, lacuna vascular contendo vasos femorais; *12*, fáscia femoral (lâmina).

Embora as funções dos músculos abdominais sejam as mesmas em todas as espécies, seu papel na expiração é relativamente mais importante no equino, visto que a elasticidade dos pulmões frequentemente diminui em animais idosos. A contração dessa musculatura abdominal é mais necessária para devolver as vísceras e o diafragma às suas posições após a inspiração. Nessa ação, a junção entre as partes carnosa e aponeurótica do músculo oblíquo abdominal externo torna-se visível, formando a chamada linha da asma.

A fáscia que sustenta o peritônio é, em geral, infiltrada fortemente por gordura de forma desigual. Essa camada, que pode apresentar 6 cm ou mais de espessura no equino em boa condição, deve ser considerada quando se realiza e sutura uma incisão cirúrgica.

Canal Inguinal

O canal inguinal segue o padrão geral, porém merece descrição completa devido à sua relevância para a castração, que é realizada na maioria dos equinos machos. Trata-se da abertura na parte caudal da parede abdominal através da qual os testículos passam durante sua descida ao escroto, processo que é geralmente completado pouco antes ou após o nascimento nessa espécie. O canal contém o cordão espermático do cavalo jovem e do garanhão; em adultos castrados, permanece em geral um coto. Ademais, atravessam esse canal a artéria pudenda externa e o nervo genitofemoral.

O termo *canal inguinal* sugere uma passagem espaçosa, mas o canal não passa de um espaço potencial entre

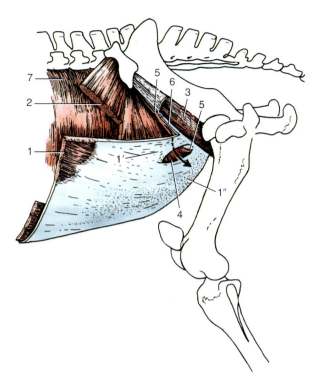

Fig. 21.4 Músculos da região inguinal. A *seta* passa através do canal inguinal. *1*, Músculo oblíquo externo do abdome; *1′* e *1″*, tendões pélvico e abdominal da aponeurose do músculo oblíquo externo do abdome; *2*, oblíquo interno do abdome; *3*, iliopsoas parcialmente cercado pela fáscia ilíaca; *4*, anel inguinal superficial; *5*, margem cranial do anel inguinal profundo; *6*, ligação do tendão pélvico da aponeurose do oblíquo externo do abdome no iliopsoas e sartório ("ligamento inguinal"); *7*, transverso do abdome.

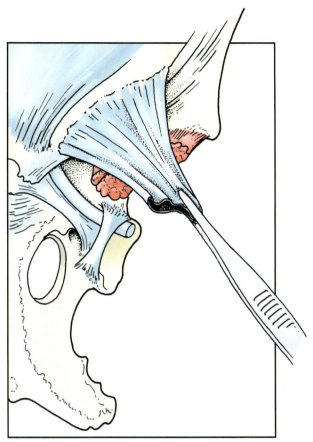

Fig. 21.5 Origem da fáscia espermática externa e lâmina femoral a partir da margem do anel inguinal superficial (vide Fig. 21.3 para orientação).

a massa do oblíquo abdominal interno e a aponeurose dos músculos oblíquos externos. A entrada (*anel inguinal profundo*) situa-se ao longo da margem caudal livre do músculo oblíquo abdominal interno, que determina sua orientação oblíqua (Fig. 21.4/5); o comprimento do canal é determinado pela origem do oblíquo abdominal interno a partir do externo e a convergência dos dois músculos na margem lateral do tendão pré-púbico (geralmente cerca de 15 cm).

A saída (*anel inguinal superficial*) é mais ou menos horizontal entre os dois tendões, no ponto de divisão da aponeurose do oblíquo abdominal externo (Fig. 21.4/4). Limita-se lateralmente pela troca de fibras entre os dois tendões no ponto onde se separam e medialmente pelo encontro e fusão dos tendões com a margem do tendão pré-púbico. As margens da abertura são menos definidas do que muitos sugerem. O pilar lateral (dorsal) origina a fáscia espermática externa e a lâmina femoral, as quais parecem diretamente contínuas com ele (Fig. 21.5). O pilar medial (ventral) é um tanto desfiado, contudo pode ser identificado por meio de palpação através da pele. A palpação deve ser realizada posicionando-se a palma da mão sobre o abdome e avançando-se os dedos para a fenda entre a coxa e a parede do abdome. O pilar lateral passa despercebido, mas o medial pode ser reconhecido como uma margem firme. Os dedos passam mais facilmente para a parte externa do canal quando a coxa está abduzida (de forma que a fáscia [lâmina] femoral tracione o pilar lateral para fora). O canal apresenta contorno triangular devido à orientação dos anéis profundo e superficial e é relativamente mais longo cranialmente e curto caudalmente, onde as duas aberturas se encontram com o tendão pré-púbico.

A bainha peritoneal (*túnica vaginal*) do cordão espermático contém uma cavidade que deixa o espaço dos testículos em comunicação livre com a cavidade peritoneal do abdome. A comunicação ocorre através do anel vaginal (≈3 cm de comprimento) situado no meio do anel inguinal profundo (Fig. 22.19A/*10* e Fig. 22.24A e B) e pode ser identificada por meio de palpação retal no garanhão, visto que as estruturas do cordão espermático se convergem nesse local. A cavidade vaginal fornece via possível para herniação das alças intestinais, as quais podem chegar até o escroto. Esse evento (hérnia inguinal indireta) ocorre comumente após a castração. A hérnia inguinal direta, na qual uma torção intestinal força sua entrada no canal ao lado da túnica vaginal, é mais rara em equinos.

A descida incompleta de um ou ambos os testículos (*criptorquidismo*) é comum no equino (p. 567). O testículo pode estar retido no abdome ou adentrar o canal sem conseguir sair. Pode ser indicada a correção cirúrgica. Portanto, é necessário ter em vista que, enquanto o cordão espermático ocupa posição central no canal, a artéria pudenda externa, que deve ser tratada com cautela, ocupa o canto caudomedial. A artéria é acompanhada pelo nervo genitofemoral e uma pequena veia. A veia pudenda externa, maior veia (acessória), faz passagem separada entre os músculos pectíneo e grácil.

Inervação e Vascularização

A inervação segmentar da parede abdominal corresponde ao padrão comum, sendo as pequenas variações de pouca importância porque a anestesia paravertebral raramente é empregada no equino. A vascularização também segue o padrão comum em primeira instância. É preciso mencionar que um ramo cranial da artéria ilíaca circunflexa profunda, que se estende a partir da região da tuberosidade coxal entre os músculos do flanco para a frente, é susceptível a lesões durante cirurgias na região. A artéria do lado direito também está sob risco durante colocação de trocarte, ocasionalmente realizada para aliviar o timpanismo na base do ceco. O assoalho do abdome e a parte inferior do flanco recebem suprimento de maneira usual, pelas artérias epigástricas cranial e caudal, bem como seus ramos superficiais. Não há referência acerca da posição exata desses vasos e, portanto, na ocasião de lesão vascular, o controle da hemorragia pode ser difícil e demorado. Diz-se que a artéria epigástrica caudal é o vaso mais frequentemente traumatizado. A veia torácica superficial ou veia da espora corre em direção à axila na fáscia superficial, na margem ventral do músculo cutâneo. As conexões com tributárias da veia pudenda externa tornam-na disponível como alternativa de drenagem do prepúcio ou úbere.

ASPECTOS GERAIS DA TOPOGRAFIA ABDOMINAL

As influências sobre a topografia abdominal comum a todas as espécies já foram discutidas (p, 113-114). O equino é susceptível a aderências do peritônio, especialmente após cirurgia abdominal.

A não ser durante a gestação avançada, em cujo caso o útero tem a maior influência, a topografia do abdome do equino é dominada pelo intestino grosso. O ceco e o cólon ascendente são sítios de fermentação microbiana que tornam disponíveis para a dieta os constituintes da celulose, sendo sua significância comparável às cavidades do estômago de ruminantes. O intestino grosso é tão volumoso que pode ser encontrado quase sempre de forma imediata quando o abdome é acessado, seja a incisão realizada pelo flanco ou pela linha mediana. Sua disposição é complicada e, embora seja necessário fornecer informação sobre cada parte individual, uma primeira impressão deve ser obtida a partir de ilustrações, como as Figuras 21.6, 21.7 e 21.10.

BAÇO

O baço está situado na parte dorsal do abdome esquerdo, onde é amplamente, se não totalmente, protegido pelas costelas mais caudais. Embora se separe das costelas pelo diafragma, não está aderido a ele. A ampla base dorsal está situada sob as três últimas costelas, contudo um pequeno canto pode projetar-se contra o flanco. O ápice ventral pontiagudo atinge a nona ou décima costela, a uma distância de um palmo acima do arco costal (Fig. 21.6/*4*). A margem cranial é côncava, a caudal convexa, e o órgão apresenta formato aproximado de foice. A superfície parietal é geralmente lisa, embora possa estar algumas vezes marcada por depressões que podem até perfurar a superfície visceral. Esta, por sua vez, apresenta três partes. Uma parte dorsal menor encaixa-se contra o pilar esquerdo do diafragma e o rim direito, ligando-se a eles pelos ligamentos frenicoesplênico e esplenorrenal (Fig. 21.8/*6* e *7*). O restante da superfície visceral é dividido por uma crista ao longo da qual corre a artéria esplênica e na qual se liga o omento maior. A faixa estreita cranial à crista, a superfície gástrica, encontra-se aposta à curvatura maior do estômago (Fig. 21.9). A área maior caudal à crista, superfície intestinal (Fig. 21.9/*1*), relaciona-se a várias partes da massa intestinal.

A posição do baço varia naturalmente com a respiração. Em geral, somente a margem caudal está ao alcance da palpação retal (Fig. 22.23B/*10*); quando há distensão gástrica, torna-se possível palpar uma parte maior.

A espessa cápsula do baço contém quantidade considerável de músculo liso, que se relaxa para permitir ingurgitamento do órgão. Isso ocorre em certas enfermidades e é bastante óbvio em animais que sucumbiram ao antraz. O órgão tem coloração azul-acinzentada ao ser removido da carcaça fresca, mas se torna marrom-avermelhado ao ser exposto ao ar. Essa coloração advém da polpa vermelha, que forma o volume do parênquima. A polpa branca, que pontua a vermelha, normalmente não é visível à macroscopia. Além de ser um reservatório de células vermelhas do sangue, o baço é uma grande parte do sistema imunológico.

ESTÔMAGO

A característica mais marcante do estômago é seu tamanho pequeno (5 a 15 L de capacidade) em relação ao animal e ao volume de forragem consumida. O tamanho é relativamente maior no potro lactente.

O estômago do equino situa-se principalmente na metade esquerda do abdome (Fig. 21.10/*2*). Assim como outros estômagos simples, consiste em dois membros que se encontram

Capítulo 21   **Abdome dos Equinos**   541

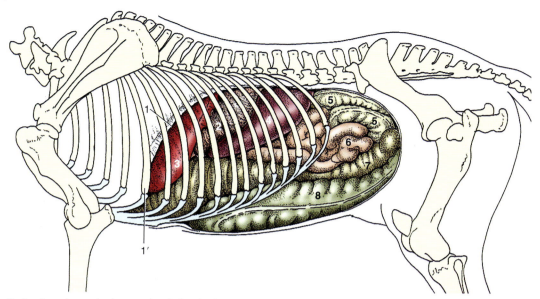

Fig. 21.6 Projeções viscerais da parede abdominal esquerda (incluindo o diafragma). *1*, Margem seccionada do diafragma; *1'*, sexta costela; *2*, estômago; *3*, fígado; *4*, baço; *5*, cólon descendente (com faixas); *6*, jejuno (liso); *7*, cólon dorsal esquerdo; *8*, cólon ventral esquerdo.

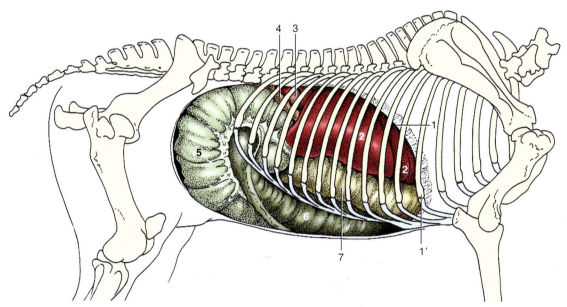

Fig. 21.7 Projeções viscerais da parede abdominal direita (incluindo o diafragma). *1*, Margem seccionada do diafragma; *1'*, sexta costela; *2*, fígado; *3*, rim direito; *4*, duodeno descendente; *5*, corpo do ceco; *6*, cólon ventral direito; *7*, cólon dorsal direito.

em um ângulo ventral. O membro esquerdo compreende o fundo (notavelmente grande e geralmente denominado *saco cego* nessa espécie) e o corpo; o membro direito, ou parte pilórica, é muito mais estreito e se estende ao longo da linha média, para unir-se ao duodeno (Fig. 21.11A). O estômago situa-se, em grande parte, dentro da caixa torácica e não pode ser acessado pelo flanco ou pelo reto, mesmo quando está gravemente distendido. A distensão excessiva grave pode ser revelada por elevação das costelas sobrejacentes do lado esquerdo, o que acaba com a simetria normal do tronco.

Projeções de Superfície do Estômago: Quando distendido moderadamente, o fundo estende-se abaixo da parte superior da quinta costela (ou nessa região), enquanto que parte inferior do corpo alcança as porções ventrais da nona e décima costela. O cárdia fornece ponto relativamente fixo, do lado oposto da parte superior da décima primeira costela, sendo que o aumento secundário à alimentação ocorre principalmente na direção ventral e cranial.

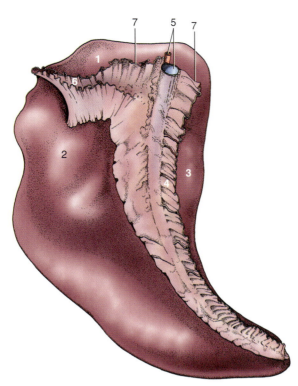

Fig. 21.8 Superfície visceral do baço. *1*, Superfície renal; *2*, superfície intestinal; *3*, superfície gástrica; *4*, omento maior (ligamento gastroesplênico); *5*, artéria e veia esplênica; *6*, ligamento esplenorrenal; *7*, ligamento frenicoesplênico.

A superfície cranial é direcionada contra o diafragma acima de e justaposta ao lobo esquerdo do fígado mais ventralmente. A superfície caudal situa-se na direção oposta em contato com muitas vísceras, incluindo dobras do intestino delgado e cólon descendente na face dorsal, bem como flexura diafragmática dorsal do cólon descendente na face ventral. Após a parte esquerda da curvatura maior, pode-se encontrar o hilo e a superfície gástrica adjacente do baço (Fig. 21.9).

A margem pregueada (Fig. 21.9/*2″*) divide o interior entre uma região não glandular maior, que ocupa o fundo e parte do corpo, e uma região glandular. A primeira parte lembra a mucosa do esôfago e apresenta aspecto branco sujo com textura áspera ao toque (Fig. 21.11). A região glandular macia consiste nas zonas cárdica, gástrica propriamente dita e pilórica. Embora as margens entre essas zonas sejam mal definidas, a zona ocupada pelas glândulas gástricas propriamente ditas é razoavelmente mais escura e avermelhada do que as zonas cárdica e pilórica amareladas do espécime fresco. Tanto as regiões cárdica quanto pilórica podem ser ocasionalmente parasitadas por larvas de mosca (*Gasterophilus*), que podem tornar a mucosa densamente perfurada por pequenas ulcerações focais. Estas últimas, quando estão quase cicatrizadas, podem ser interpretadas erroneamente como características normais (Fig. 21.11B).

O esfíncter cárdico é excepcionalmente bem desenvolvido, de forma que, juntamente com a entrada oblíqua do esôfago, é responsável pela conhecida incapacidade do equino de vomitar ou eructar. Contudo, ainda que raros, ambos os eventos são possíveis. O canal ou a parte distal da parte pilórica é mais muscular do que o restante do órgão e delimitado por espessamentos, proximal e distal, que convergem na curvatura menor. Mesmo quando o segundo, o esfíncter pilórico, está totalmente relaxado, a saída ainda é notavelmente estreita (Fig. 21.9/5).

▶ INTESTINOS

Os intestinos ocupam a maior parte da cavidade abdominal. O intestino delgado não é notável, mas o intestino grosso é grandemente modificado e aumentado. Este último fornece reservatório para fermentação microbiana e assume formato e disposição que tornam difícil o reconhecimento das homologias de suas partes com as de outras espécies. Todavia, é possível deduzi-las a partir das ligações e suprimento arterial, confirmando-as por referência ao desenvolvimento.

Intestino Delgado

O intestino delgado mede cerca de 25 m na carcaça, embora seja provavelmente menor em vida. O *duodeno* é relativamente curto e, por estar muito internamente confinado, apresenta posição aproximadamente constante. Seu início é ventral ao fígado, onde a parte inicial (cranial) forma uma

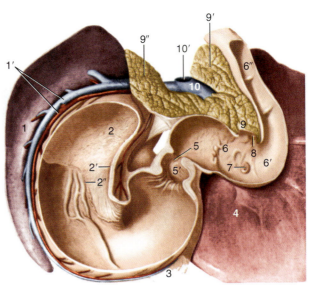

Fig. 21.9 Topografia do baço, estômago, pâncreas e fígado, vista caudoventral. *1*, Superfície intestinal do baço; *1′* artéria e veia esplênicas; *2*, fundo (saco cego) do estômago; *2′*, cárdia; *2″*, margem pregueada; *3*, omento maior; *4*, fígado; *5*, óstio pilórico; *5′*, antro pilórico; *6*, parte cranial do duodeno, em forma de S; *6′*, flexura cranial do duodeno; *6″*, duodeno descendente; *7*, papila duodenal maior; *8*, papila duodenal menor; *9*, corpo do pâncreas; *9′* e *9″*, lobos esquerdo e direito do pâncreas, respectivamente; *10*, veia porta; *10′*, coto da veia mesentérica cranial.

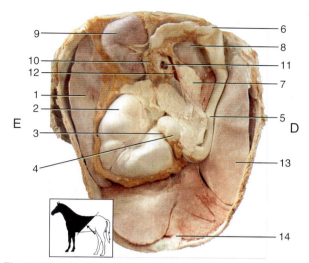

Fig. 21.10 Os órgãos da parte craniodorsal da cavidade abdominal de um cavalo jovem, vista caudoventral (vide detalhe). *1*, Baço; *2*, estômago; *3*, piloro; *4* e *5*, partes cranial e descendente do duodeno, respectivamente; *6*, flexura caudal do duodeno; *7*, pâncreas; *8*, rim direito; *9*, rim esquerdo; *10*, glândula adrenal esquerda; *11*, artéria e veia mesentérica cranial; *12*, veia porta; *13*, fígado; *14*, ligamento falciforme; *E*, lado esquerdo; *D*, lado direito.

flexura sigmoide com a primeira curva convexa dorsalmente e a segunda ventralmente. A segunda parte (descendente) corre em sentido caudal, ainda abaixo do fígado, até atingir a margem lateral do rim direito, seguindo-o pelo polo caudal e curvando-se medialmente atrás da raiz do mesentério (Figs. 21.10/*6* e 21.12/*2* e *3*). O duodeno descendente também se relaciona ao lobo direito do pâncreas e cruza acima da última parte do cólon dorsal direito e base do ceco, ao qual se encontra ligado (Fig. 21.15). Essa relação permite a formação de anastomoses duodenocecais temporárias durante o tratamento da gastroduodenojejunite, tornando notável o refluxo de fluido ao estômago, com distensão que caracteriza a condição. A terceira parte (ascendente) avança cranialmente contra a face esquerda do mesentério, estando a ele aderida. Em seguida, dobra-se ventralmente abaixo do rim esquerdo e continua como o jejuno. O diâmetro do duodeno é uniforme, exceto em seu início, onde a primeira dobra da flexura sigmoide é notavelmente larga. Os ductos biliares e pancreáticos desembocam nessa região. Esses ductos liberam seu conteúdo por uma única papila dentro de uma região fechada (ampola hepatopancreática) delimitada por uma barreira mucosa circular. A ampola situa-se na margem convexa da flexura, ao passo que o ducto pancreático acessório desemboca em uma pequena papila na margem oposta (Fig. 21.9/*7* e *8*). A posição e a mobilidade restrita do duodeno tornam difícil seu acesso através de exposições cirúrgicas que, felizmente, não são comumente necessárias.

O restante do intestino delgado situa-se dentro da margem livre do mesentério maior, que é suficientemente longo para permitir considerável latitude de posição às dobras. A maior parte destas últimas situa-se na parte dorsal esquerda do abdome, onde se misturam às dobras do cólon descendente. Contudo, algumas se insinuam entre o intestino grosso e os flancos, enquanto outras podem atingir o assoalho do abdome entre o corpo do ceco e as partes ventrais do cólon ascendente. O íleo (segundo a convenção que empregamos [p. 119-120]), é bastante curto, sendo na maioria das circunstâncias distinguido do restante do intestino delgado por sua parede muito mais espessa e consistência mais firme. Aproxima-se do lado esquerdo da base do ceco a partir da sua parte distal e termina protraindo-se para dentro do ceco, elevando uma papila em sua desembocadura.

A mobilidade do intestino delgado pode ser atribuída ao encarceramento de uma parte em uma de várias aberturas, como o forame pilórico, o anel vaginal ou, ainda, uma ruptura no mesentério. A intussuscepção também é relativamente comum, especialmente no animal jovem. Uma forma peculiar ao equino envolve a passagem da parte terminal do intestino delgado para dentro da base do ceco. Secundariamente, ocorre necrose da parte protraída, que pode ser rápida se não for realizada intervenção cirúrgica.

> **Acessos Cirúrgicos ao Abdome**: O abdome pode ser acessado através da linha mediana ventral, região paramediana ventral, inguinal ou pelo flanco. O acesso mais comum é realizado pela linha mediana ventral, porque permite que o cirurgião exponha 75% do trato intestinal, resulta em hemorragia mínima e contém tecido fibroso resiliente.

Intestino Grosso

Além de sua enorme capacidade, o intestino grosso também se caracteriza por seu formato saculiforme. As saculações ou haustros resultam do encurtamento da tênia, faixas formadas pela concentração do músculo longitudinal externo e fibras elásticas em determinada posição (de uma a quatro) na circunferência. Pregas semilunares projetam-se internamente onde sulcos dividem os haustros adjacentes por fora (Fig. 21.12). A haustração não é constante, porém sofre constante modificação ao longo da vida pelo "fluxo haustral" gradual e pelo desaparecimento intermitente das contrações, seguido por nova formação em padrão diferente. O arranjo do intestino grosso do equino o predispõe a diversas formas de obstrução e deslocamento, condições conhecidas coletivamente como *cólica* (embora esse termo seja muito utilizado para incluir qualquer distúrbio abdominal doloroso).

Ceco

O Ceco incorpora uma parte inicial do cólon ascendente, como revelado por sua extensão distal até além da entrada do íleo. Como resultado, o óstio cecocólico constitui-se em uma constrição do cólon ascendente a alguma distância

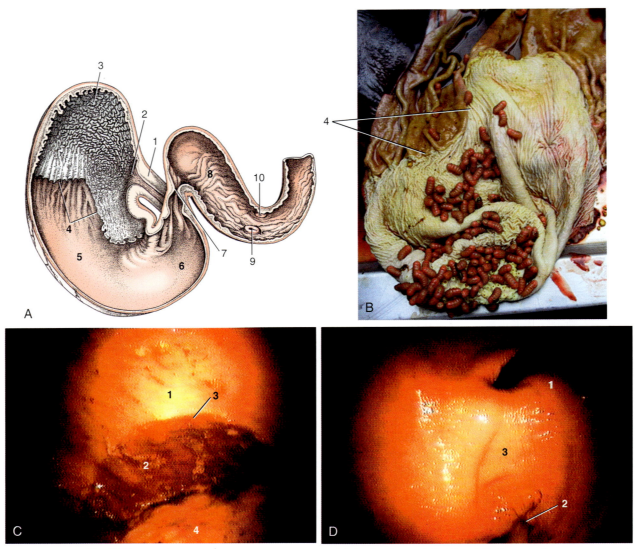

Fig. 21.11 (A) Interior do estômago e parte cranial do duodeno. *1*, Esôfago; *2*, abertura do cárdia; *3*, fundo (saco cego); *4*, margem pregueada; *5*, corpo; *6*, parte pilórica; *7*, piloro; *8*, parte cranial do duodeno; *9*, papila duodenal maior dentro da ampola hepatopancreática; *10*, papila duodenal menor. (B) Observe a mucosa branca do fundo. Larvas de *Gasterophilus* são um achado ocasional nessa parte do estômago. *4*, A margem pregueada é claramente visível. (C) Vista endoscópica do estômago. *1*, Mucosa não glandular; *2*, mucosa glandular; *3*, margem pregueada; *4*, ingesta. (D) Vista endoscópica do estômago. *1*, Cabo de fibra óptica do endoscópio entrando pelo cárdia; *2*, piloro; *3*, curvatura menor.

distal de sua verdadeira origem. Contudo, a terminologia convencional não diz respeito a tais considerações, baseando-se inteiramente na forma do órgão adulto (Fig. 21.13).

O ceco consiste em uma base dorsal expandida, um corpo curvo afunilado e um ápice ventral cego; essas partes se unem suavemente, de forma que o órgão normalmente é comparado a uma vírgula (Fig. 21.14). Em cavalos grandes, o ceco pode apresentar capacidade maior que 30 L e comprimento de 1 m ou maisr entre suas extremidades. A base situa-se na parte dorsal direita do abdome, parcialmente contra o flanco e parcialmente recoberta pelas costelas. O ceco estabelece extenso contato com o teto do abdome e com órgãos sublombares a partir da 15ᵉ costela (ou sua região) até a tuberosidade coxal, porém sua aderência direta ao dorso só ocorre na região do pâncreas e rim direito. Essa aderência retroperitoneal se estende caudalmente até o nível da segunda vértebra lombar. A base também se funde com a raiz do mesentério medialmente e com o cólon dorsal direito cranialmente. A parte cranial da base forma um aumento que se projeta parecendo cego a princípio (Fig. 21.15), mas a inspeção cuidadosa revela a origem do cólon a partir da metade da parede caudal dessa projeção. A parte caudal da base funde-se de forma imperceptível com o corpo do ceco.

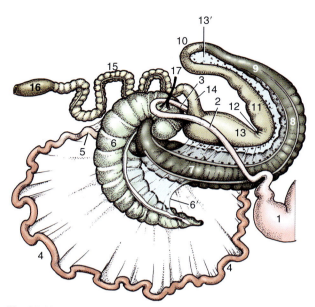

Fig. 21.12 Trato intestinal visto pela direita (esquemático). A flexura caudal do duodeno e a artéria mesentérica cranial (*17*) foram deslocadas para a direita do animal para ficarem na base do ceco. *1*, Estômago; *2* e *3*, duodeno descendente e ascendente, respectivamente; *4*, jejuno; *5*, íleo; *6*, ceco; *6′*, prega cecocólica; *7*, cólon ventral direito; *8*, flexura diafragmática ventral; *9*, cólon ventral esquerdo; *10*, flexura pélvica; *11*, cólon dorsal esquerdo; *12*, flexura diafragmática dorsal; *13*, cólon dorsal direito; *13′*, mesocólon ascendente; *14*, cólon transverso; *15*, cólon descendente (menor); *16*, reto; *17*, artéria mesentérica cranial.

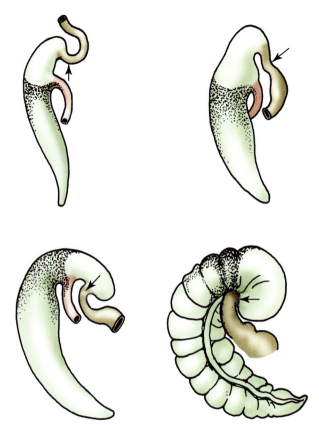

Fig. 21.13 Desenvolvimento do ceco do equino (esquemático). A parte pontilhada do ceco é homóloga ao ceco de outras espécies. A parte não pontilhada é a primeira parte anexada do cólon. O óstio cecocólico é uma constrição do cólon ascendente (*setas*).

O corpo avança ventralmente antes de curvar-se em sentido cranial (Fig. 21.14/*2*). Inicialmente, situa-se contra o flanco, seguindo a margem caudal do cólon ventral direito, deslocando-se medialmente, todavia, conforme segue mais profundamente na cavidade abdominal. Quando atinge o assoalho do abdome, situa-se entre as partes ventrais do cólon ascendente. Termina no ápice, próximo à cartilagem xifoide. Existem quatro tênias sobre a maior parte desse órgão, as quais diminuem em número em direção ao ápice. A retroflexão da parte apical do ceco pode ocorrer ocasionalmente em indivíduos aparentemente saudáveis.

O interior é marcado por diversas pregas que correspondem às divisões externas dos haustros. Essas pregas não são permanentes, porém uma prega maior e mais persistente presente no nível da papila ileal separa parcialmente a expansão cranial do restante da base (Fig. 21.16). A papila ileal apresenta formato variável. Na maioria dos espécimes *post-mortem*, trata-se de uma projeção cônica baixa cujo ápice apresenta uma abertura em forma de fenda ligada por pregas frouxas de mucosa (Fig. 21.16/*1*). Durante a vida, é normalmente muito saliente e mais cilíndrica, apresentando um orifício arredondado circunscrito por uma borda firme e espessa. A ereção da papila é causada pelo tônus muscular e ingurgitamento do plexo venoso da mucosa.

Embora a saída do ceco próxima ao óstio cecocólico (Fig. 21.16/*2*) esteja situada a alguma distância da papila ileal, a curvatura da base do órgão traz a estrutura mais ou menos até o mesmo plano transverso. No espécime morto, é uma fenda transversa onde mal cabem alguns dedos, ao passo que, em vida, normalmente permite a passagem de uma mão.

A fermentação microbiana no ceco produz gás que normalmente é eliminado para o cólon ventral de forma intervalada. Ocasionalmente, pode ocorrer produção excessiva de gás, fazendo com que a parte projetada da base pressione a origem do cólon ventral direito, o que interfere no mecanismo normal. O timpanismo resultante na base só pode ser aliviado por descompressão através da fossa paralombar utilizando uma agulha ou, possivelmente, por abordagem trans-retal. O ápice e uma parte do corpo do ceco podem ser acessados por celiotomia mediana ventral. A base pode precisar de acesso paracostal através da região da 18ª costela.

Cólon

O cólon é composto pelas partes usuais: ascendente, transversa e descendente (Fig. 3.45). As primeiras duas constituem, juntas, o "cólon maior", como normalmente denominado, enquanto a terceira parte constitui o "cólon

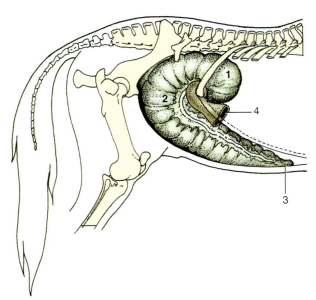

Fig. 21.14 Ceco *in situ*. *1*, Base do ceco; *2*, corpo do ceco; *3*, ápice do ceco; *4*, cólon ventral direito.

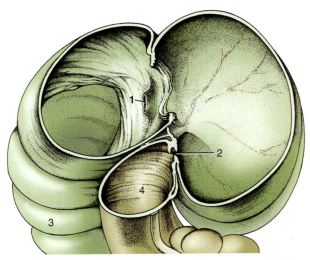

Fig. 21.16 Interior da base do ceco, vista lateral direita. *1*, Terminação do íleo na papila ileal; *2*, óstio cecocólico; *3*, corpo do ceco; *4*, cólon ventral direito.

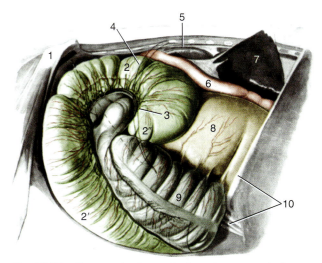

Fig. 21.15 Ceco e órgãos relacionados encostados na parede abdominal e flanco direitos. A *linha pontilhada* indica a posição do ramo cranial na artéria ilíaca circunflexa profunda que cruza o flanco. *1*, Tuberosidade coxal; *2* e *2'*, base e corpo do ceco, respectivamente; *3*, posição do óstio cecocólico; *4*, posição da última costela; *5*, rim direito; *6*, duodeno descendente; *7*, lobo direito do fígado, elevado; *8*, cólon dorsal direito; *9*, cólon ventral direito; *10*, décima costela e arco costal.

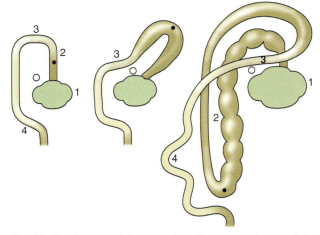

Fig. 21.17 Desenvolvimento do cólon ascendente, vista dorsal. O *ponto* indica a posição da flexura pélvica e o *círculo* da artéria mesentérica cranial. *1*, Ceco; *2*, cólon ascendente; *3*, cólon transverso; *4*, cólon descendente.

menor" (Fig. 21.12/*15*). O cólon ascendente é arranjado em quatro partes paralelas separadas por três flexuras, cada uma nomeada separadamente. A sequência é a seguinte: cólon ventral direito (Fig. 21.12/*7*), flexura diafragmática ventral, cólon ventral esquerdo, flexura pélvica, cólon dorsal esquerdo, flexura diafragmática dorsal e cólon dorsal direito (Fig. 21.12/*13*). O cólon dorsal direito conduz ao cólon transverso curto (Fig. 21.12/*14*), sucedido pelo cólon descendente longo disposto em alças (Fig. 21.12/*15*).

A *região de transição cecocólica* forma uma flexura sigmoide: a convexidade da primeira curva (causada pela parte projetada da base do ceco) direciona-se ventralmente, ao passo que a segunda curva (causada pela primeira parte do cólon) é direcionada dorsalmente (Fig. 21.15 e 21.17). Essa conformação parece ser causada pela ligação mais fraca das tênias medial e lateral nesse nível, conforme correm como cordas através dos arcos desenhados pelos intestinos. O *cólon ventral direito* é estreito quando emerge desse arranjo com formato de sifão, estendendo-se em seguida para continuar, primeiro ventralmente e depois cranialmente, sobre o assoalho do abdome, como um tubo largo (≈20 cm) de diâmetro uniforme (Fig. 21.7). Desvia-se através da linha mediana quando alcança o diafragma (flexura diafragmática ventral), tornando-se então conhecido

Capítulo 21 **Abdome dos Equinos** 547

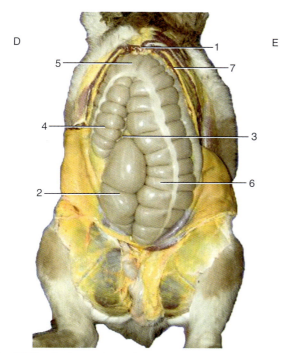

Fig. 21.18 Projeção visceral na parede abdominal ventral. A posição do ápice do ceco é variável. *1*, Cartilagem xifoide; *2*, corpo do ceco; *3*, ápice do ceco; *4*, cólon ventral, direito; *5*, flexura diafragmática ventral; *6*, cólon ventral esquerdo; *7*, flexura diafragmática dorsal; *E*, esquerdo; *D*, direito.

como cólon ventral esquerdo (Fig. 21.18/*6*). O *cólon ventral esquerdo* corre em direção à pelve, ainda sobre o assoalho do abdome (Fig. 21.6/*8*), até uma flexura forte de 180 graus demarcar sua junção com a parte dorsal esquerda seguinte. A *flexura pélvica* também pode ser distinguida por uma redução no diâmetro (Fig. 21.12/*10*) e desaparecimento de três das quatro faixas nas partes ventrais, com consequente perda das haustrações. Embora não exista evidência de um esfíncter convencional, a flexura pélvica demarca o limite entre duas unidades distintas do cólon. A redução da fluidez da ingesta, a alteração abrupta do curso e a redução do diâmetro explicam por que a compactação é comum nesse nível. A localização da flexura varia conforme o grau de preenchimento do reto, da bexiga e do útero. Contudo, por estar geralmente cranial à cavidade pélvica, pode ser facilmente localizada durante exame retal, especialmente quando há compactação.

O *cólon dorsal esquerdo* é estreito e apresenta parede lisa onde emerge da flexura pélvica, alargando-se de forma gradual em conjunto com o aumento do número de tênias (de uma a três) e retorno das saculações. Assume curso de sentido cranial sobre o cólon ventral esquerdo, abaixo das dobras do intestino delgado e cólon descendente, atingindo o fígado, onde continua como o cólon dorsal direito na flexura diafragmática dorsal. Em direção a seu término, relaciona-se com o baço e com o estômago (Fig. 21.6/*7*). O *cólon dorsal direito* é tanto a mais curta quanto, em sua terminação, a mais larga (≈30 cm) parte do cólon ascendente

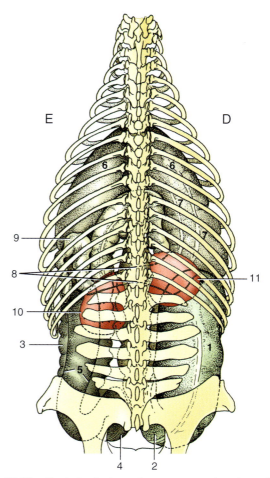

Fig. 21.19 Posição do intestino grosso e dos rins, vista dorsal. *1*, Base do ceco; *2*, corpo do ceco; *3*, cólon ventral esquerdo; *4*, flexura pélvica; *5*, cólon dorsal esquerdo; *6*, flexura diafragmática dorsal; *7*, cólon dorsal direito; *8*, cólon transverso; *9*, parte proximal do cólon descendente, cortada; *10*, rim esquerdo; *11*, rim direito; *E*, esquerdo; *D*, direito.

(Fig. 21.19/*7*). Ascende abaixo do fígado para encontrar a parte cranial da base do ceco, próxima da qual sofre um desvio medial para se tornar o cólon transverso (Fig. 21.19/*8*). O cólon dorsal direito também é a parte mais fixa do intestino e está aderido ao teto do abdome, à base do ceco e à raiz do mesentério. Possui três faixas.

O *cólon transverso* é muito curto e está situado segundo o padrão comum dos mamíferos, passando da direita para a esquerda cranial à raiz do mesentério. Apresenta duas faixas e sofre um afunilamento rapidamente até o menor diâmetro do cólon descendente (Fig. 21.19/*9*), que se inicia na região do rim esquerdo. O cólon transverso também tem uma ligação retroperitoneal com o teto do abdome.

O cólon ascendente, a não ser por sua origem e terminação, encontra-se livre no abdome, embora seu maior volume garanta pouca modificação de posição. O dobramento que sofre durante o desenvolvimento transforma o mesentério original em um curto folheto peritoneal (mesocólon ascendente) que passa entre as porções adjacentes dos componentes dorsal e ventral (Fig. 21.12/*13'*). Através de sua continuidade com o ceco e com o cólon transverso, ancora-se às ligações retroperitoneais dessas partes. A ligação frouxa existente entre os componentes esquerdos permite que a parte dorsal deslize um pouco para o lado (geralmente lado direito) da parte ventral, o que constitui uma variante comum e provavelmente temporária de sua topografia normal. Quando a rotação dessas partes é pronunciada sobre seu eixo comum, ocorre a condição conhecida como *torção*, uma das mais graves catástrofes abdominais sofridas pelo equino. A torção do cólon inicialmente estreita o lúmen, contudo o mais importante é a interrupção do fluxo sanguíneo nos capilares da parede e dos vasos posteriores do intestino. Mais recentemente, foi reconhecido o aprisionamento dos componentes esquerdos sobre o baço. Embora a causa dessa condição dolorosa não seja claramente conhecida, postula-se que o acúmulo de gás eleve os componentes esquerdos contra a parede abdominal até que passem por sobre a base do baço, aprisionando-se no espaço formado entre os ligamentos frenicoesplênico e esplenorrenal (deslocamento dorsal esquerdo). Embora seja possível ocorrer retorno espontâneo à topografia normal, o retorno rápido pode ser obtido por meio de manobras de rolamento do animal em decúbito (anestesiado). Se não houver sucesso com esse procedimento, faz-se necessária a intervenção (descompressão) cirúrgica.

O *cólon descendente* (Fig. 21.12/*15*), que é muito mais estreito comparado às demais partes, tem muitos metros de comprimento e aloja-se isoladamente em um mesentério convencional. Essas características justificam seus nomes alternativos: *cólon menor* e *cólon flutuante*. Situa-se principalmente dentro das porções dorsal, caudal e esquerda do abdome, consideravelmente dorsal ao intestino delgado e terminando no reto (Fig. 21.6/*5*). A distinção entre cólon descendente e reto baseia-se completamente na localização pélvica do segundo, não ocorrendo nenhuma alteração imediata de estrutura ou aspecto. O cólon descendente é comprimido por duas faixas proeminentes em uma série de saculações lineares ocupadas pelos cíbalos fecais usuais. O reto é abordado juntamente com os órgãos pélvicos.

VASCULARIZAÇÃO, DRENAGEM LINFÁTICA E INERVAÇÃO DO TRATO GASTROINTESTINAL

A vascularização das vísceras abdominais do equino tem importância clínica especial no passado devido à ocorrência de parasitismo por larvas de nematódeos nos vasos sanguíneos. A doença causada pelas larvas é geralmente mais grave na artéria mesentérica cranial e seus principais ramos, incluindo a formação de aneurismas e reação de tecido conjuntivo. A artéria mesentérica caudal, especificamente restrita ao cólon descendente, também pode ser afetada. O fato de essas lesões não serem usualmente fatais remete-se às extensas anastomoses entre as grandes artérias que suprem

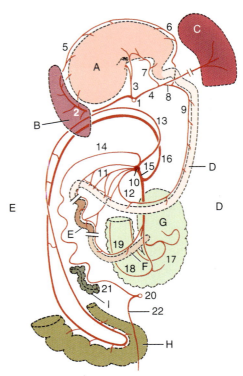

Fig. 21.20 Artérias principais do trato gastrointestinal (esquemáticas), vista dorsal. As estruturas foram esticadas em sentido craniocaudal para maior clareza. (A) Estômago; (B) baço; (C) fígado; (D) duodeno; (E) jejuno; (F) íleo; (G) ceco; (H) flexura pélvica; (I) cólon descendente. *1*, Artéria (a.) celíaca; *2*, a. esplênica; *3*, a. gástrica esquerda; *4*, a. hepática; *5*, a. gastroepiploica esquerda; *6*, a. gastroepiploica direita; *7*, a. gástrica direita; *8*, a. gastroduodenal; *9*, a. pancreaticoduodenal cranial; *10*, a. mesentérica cranial; *11*, artérias jejunais; *12*, a. pancreaticoduodenal caudal; *13*, a. cólica direita; *14*, a. cólica média; *15*, a. ileocólica; *16*, ramo cólico da a. ileocólica; *17*, a. cecal lateral; *18*, a. cecal mediana; *19*, a. mesentérica ileal; *20*, a. mesentérica caudal; *21*, a. cólica esquerda; *22*, a. retal cranial; *E*, esquerdo; *D*, direito.

partes sucessivas do trato gastrointestinal. Contudo, artérias menores apresentam poucas anastomoses, de forma que sua obstrução resulta em sérias consequências.

A ramificação e distribuição das duas artérias mesentéricas são demonstradas na Figura 21.20. A artéria celíaca apresenta essencialmente a mesma distribuição ao estômago, fígado e baço, como em outras espécies. A drenagem venosa é paralela ao suprimento arterial, sendo a veia porta formada pela união das tributárias mesentérica caudal, mesentérica cranial e esplênica.

A *linfa* dos linfonodos regionais do estômago, baço, fígado, pâncreas e diafragma é drenada para um centro linfático próximo à artéria celíaca, passando para a cisterna do quilo por meio de um tronco celíaco.

Os numerosos linfonodos que recebem linfa dos intestinos (exceto pela parte caudal do cólon descendente) encontram-se distribuídos na raiz do mesentério e ao longo das artérias do ceco e cólon. A linfa é coletada e direcionada à cisterna do quilo por meio de um tronco intestinal. Os linfonodos distribuídos ao longo do restante do cólon descendente enviam linfa a um centro na raiz do mesentério do cólon e para o tronco lombar; essa via também é seguida pela maior parte da linfa advinda do reto e do ânus.

As vísceras abdominais são supridas por nervos que passam através de plexos associados aos gânglios mesentéricos (Fig. 21.24/*18* e *20*). As estruturas nervosas próximas das artérias celíaca e mesentérica cranial podem estar envolvidas na reação provocada pelas larvas de nematódeos e são de difícil observação, exceto em animais jovens. Afirma-se com frequência, embora sem provas, que a dor da "cólica" e distúrbios funcionais associados a infestações por helmintos sejam causados por envolvimento secundário dos nervos, não por lesões vasculares primárias.

FÍGADO

O fígado é bastante variável em forma e tamanho, pesando em média 5 kg no cavalo de montaria. É proporcionalmente menor do que em carnívoros, correspondendo a cerca de 1,5% do peso corporal.

O fígado situa-se na parte mais cranial do abdome, em contato direto com o diafragma. É notavelmente assimétrico no cavalo jovem e saudável, com cerca de dois terços de seu volume à direita do plano mediano (Fig. 21.7/*2*). A parte mais caudal, que também é a mais dorsal, situa-se ventral às extremidades vertebrais da 16ª e 17ª costela do lado direito; a parte mais cranial e mais ventral encontra-se aposta à esquerda do vértice do diafragma (Fig. 21.6/*3*). O eixo longo, por consequência, assume trajeto oblíquo. No potro neonato, o fígado é mais simétrico e relativamente maior, estendendo-se até o assoalho do abdome atrás do arco costal. Em indivíduos mais velhos, a atrofia do fígado é condição comum e é mais evidente no lobo direito, como provável resultado de pressão crônica do cólon dorsal direito e da base do ceco. A atrofia do lobo esquerdo é menos frequente e ocorre provavelmente por pressão do estômago.

A face parietal une-se ao diafragma por um complicado sistema de ligamentos. A face visceral situa-se justaposta ao estômago, duodeno, flexura diafragmática do cólon e base do ceco, assumindo a forma de suas superfícies (Fig. 21.10). A veia porta é central, situada dentro de uma área grosseira por sua ligação direta com o pâncreas. A margem fixa dorsal do fígado estende-se entre os ligamentos triangulares direito e esquerdo e é bastante irregular (Fig. 21.21). Sua parte direita é espessa e escavada para receber o polo cranial do rim direito; um sulco medial a essa parte transmite a veia cava caudal. Sua parte esquerda é muito mais delgada e não se estende dorsalmente como a direita. Carreia a impressão do esôfago próxima à linha mediana. A longa margem livre é muito mais marcada e sofre interrupção por uma série de fissuras, sendo a maior destas uma divisão entre lobos. A nomenclatura atual reconhece os lobos esquerdo, quadrado, direito e caudado. Os dois primeiros separam-se pela fissura

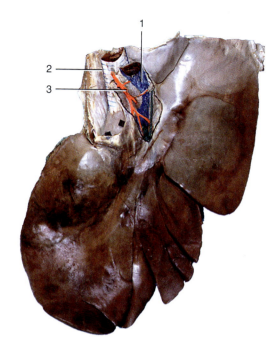

Fig. 21.21 Face visceral do fígado. *1*, Veia porta; *2*, veia cava caudal; *3*, artéria hepática.

que carreia o ligamento redondo do fígado (resquício da veia umbilical), ao passo que as delimitações dos demais são mais arbitrárias e de pouca significação morfológica.

O sistema de ductos hepáticos é notável pela ausência da vesícula biliar, embora o maior calibre compense esse fator. O ducto biliar desemboca no duodeno cranial, na papila compartilhada com o principal ducto pancreático (Fig. 21.9/*7*). A passagem oblíqua do ducto através da parede do duodeno serve como um esfíncter que previne o influxo de ingesta.

PÂNCREAS

O pâncreas situa-se amplamente do lado direito e é pressionado contra o teto abdominal e órgãos sublombares (Fig. 21.10/*7*). Seu contorno é triangular e seu ápice encontra-se confinado na segunda concavidade da flexura sigmoide duodenal. A margem direita acompanha o duodeno descendente. A margem esquerda passa de forma oblíqua em direção ao rim esquerdo. A veia porta (Fig. 21.9/*10*) perfura o pâncreas próximo à margem caudal. A superfície ventral é ligada diretamente ao cólon dorsal direito e à base do ceco, e a superfície dorsal, ao rim direito e ao fígado. As aberturas de seus dois ductos (Fig. 21.9/*7* e *8*) são descritas juntamente com o duodeno.

RINS E GLÂNDULAS ADRENAIS

Os rins são justapostos ao diafragma e aos músculos psoas na face dorsal, cada um alojado em uma cápsula de gordura. O rim direito situa-se ventral às duas ou três últimas costelas e primeiro processo transverso lombar; o rim esquerdo situa-se ventral à última costela e primeiros dois ou três processos transversos lombares, estando desse modo a uma distância equivalente à metade de um rim caudal em relação ao nível do direito (Fig. 21.19/*10* e *11*). Cada rim pesa cerca de 700 g. O rim direito tem o formato do naipe de copas (coração) e o esquerdo, um formato mais convencional. Ambos são achatados no eixo dorsoventral.

O polo cranial do rim direito encaixa-se na impressão renal do fígado; caudal a esse ponto, liga-se ventralmente ao pâncreas e à base do ceco (Fig. 1.15/*5* e *2*). O duodeno curva-se ao redor da margem lateral e parte adjacente da superfície ventral, que é a única região recoberta pelo peritônio, em alguns casos. A margem medial é curta e endentada pelo hilo, relacionando-se à veia cava caudal e à glândula adrenal direita (Fig. 21.22).

A superfície ventral do rim esquerdo apresenta revestimento mais completo pelo peritônio e relaciona-se às dobras do cólon menor e intestino delgado, geralmente incluindo a junção duodenojejunal. Na face cranioventral, situa-se aposta ao baço e pode fazer contato com o estômago, quando distendida (Fig. 21.10). A margem medial relaciona-se com a aorta e com a glândula adrenal esquerda (Fig. 21.22).

Os rins são de tipo unipiramidal modificado; as várias pirâmides que os constituem são completamente fundidas, sendo seus limites revelados somente pelo arranjo das artérias interlobares. No potro, é comum haver indicação mais clara da lobação com certa fissuração externa. A estrutura pode ser claramente revelada à secção do órgão (Fig. 21.23). A forte cápsula fibrosa externa pode ser facilmente removida, exceto no seio renal, onde se une à adventícia das estruturas que adentram e deixam o rim. A divisão do parênquima entre córtex e medula é indicada por uma alteração da coloração e pelas artérias arqueadas seccionadas. O córtex apresenta tom vermelho a marrom e aspecto granular. A parte periférica da medula é de tom vermelho-escuro, sendo a mais interna pálida; ambas com estriações radiais. Os ápices das pirâmides medulares fundidas formam uma crista renal comum que se projeta para a pelve. Isso resulta em um curioso formato de expansão central (Fig. 21.23/*4*) na origem do ureter e dois recessos terminais em direção aos polos (Fig. 21.23/*5*); a maior parte dos ductos papilares desemboca nesses recessos. A mucosa da pelve renal produz uma secreção mucosa e, como resultado, a urina não filtrada normalmente contém maior teor proteico (albuminúria fisiológica).

Os vasos renais são curtos e largos. A artéria normalmente se divide antes de chegar ao hilo, emitindo vários ramos que podem adentrar a superfície ventral de forma independente (Fig. 21.23/*8*).

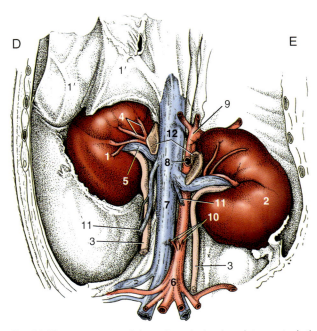

Fig. 21.22 Rins e glândulas adrenais *in situ*, vista ventral. *1*, Rim direito; *1'*, fígado; *2*, rim esquerdo; *3*, ureter; *4*, artéria renal; *5*, veia renal; *6*, aorta; *7*, veia cava caudal; *8*, artéria mesentérica cranial; *9*, artéria celíaca; *10*, artéria mesentérica caudal e testicular; *11*, veias testiculares; *12*, glândulas adrenais; *E*, esquerdo; *D*, direito.

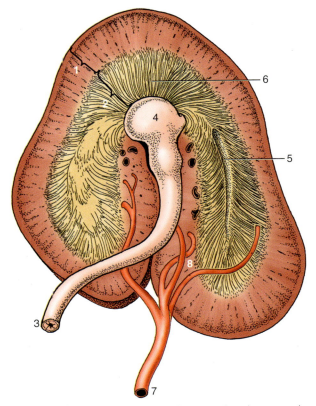

Fig. 21.23 Secção dorsal através de um rim (semi-esquemático). *1*, Córtex renal; *2*, medula renal; *3*, ureter; *4*, pelve renal; *5*, recesso terminal; *6*, ducto papilar; *7*, artéria renal; *8*, artérias interlobares.

Em biópsias ou ressecção completa dos rins (nefrectomia), o acesso pode ser realizado através do 15° ou 16° espaço intercostal, ou por ressecção da 16ª ou 17ª costela.

Os ureteres são largos na origem, mas logo se reduzem a um diâmetro estreito e mais uniforme. Dobram-se caudalmente ao emergirem do seio renal e assumem curso tortuoso sobre o teto do abdome para alcançar a pelve. Nesse local, seguem as partes laterais dos ligamentos largos (prega genital no macho) antes de se inclinarem medialmente para perfurar a parede da bexiga próximo ao colo.

As *glândulas adrenais* alongadas e irregulares e estão situadas contra as partes craniais das margens mediais de seus rins correspondentes (Fig. 21.22/12). Cada glândula consiste em um córtex externo amarelo-claro e uma medula interna vermelha a marrom. As glândulas são relativamente grandes no animal jovem.

TETO DO ABDOME

O teto do abdome é formado pelos corpos das vértebras lombares, músculos sublombares e diafragma. A aorta e a veia cava caudal estão situadas do lado esquerdo e direito dentro da fenda entre os dois músculos psoas menores (Fig. 21.22/6 e 7). Os ramos da aorta e as tributárias da veia são, em princípio, iguais aos de outras espécies.

Os nervos e gânglios autonômicos demonstram algumas características específicas no equino, embora não muito significativas. O padrão geral está demonstrado na Figura 21.24. Os gânglios celíaco e mesentérico cranial fundidos ficam ventrais à aorta, de cada lado das artérias celíaca e mesentérica cranial. Os gânglios direito e esquerdo unem-se por pontes situadas na face cranial e caudal da artéria mesentérica cranial. Tratam-se de estruturas mensuráveis com 5 cm ou mais de comprimento e são, em geral, diferentes, sendo o esquerdo maior e mais regular (Fig. 21.24/18). Cada gânglio acompanha um grande nervo esplâncnico e, de forma variável, fibras parassimpáticas do tronco vagal dorsal. Os nervos que deixam os gânglios seguem o mesmo padrão de ramificação das artérias, formando um denso plexo onde convergem contribuições simpáticas e parassimpáticas. O arranjo plexiforme que irradia a partir dos gânglios maiores é denominado *plexo celiacomesentérico* (solar). Pequenos gânglios renais adicionais podem estar presentes nos nervos próximos às artérias renais.

O complexo celiacomesentérico une-se ao plexo mesentérico caudal por meio de um plexo na aorta e um tronco adicional que corre em nível mais ventral dentro do mesentério do cólon. O gânglio mesentérico caudal situa-se cranial à origem da artéria de mesmo nome (Fig. 21.24/9 e 20). Fornece origem a plexos nervosos que sucedem esse vaso e vasos gonadais até o cólon menor e órgãos reprodutivos, respectivamente, além de nervos hipogástricos (Fig. 21.24/21) que assumem curso retroperitoneal no teto da pelve. Nervos esplâncnicos lombares juntam-se aos principais gânglios e ao plexo aórtico de maneira errática.

Em geral, ocorre separação direta entre fibras pré-ganglionares dos nervos esplâncnicos e as partes medulares das glândulas adrenais.

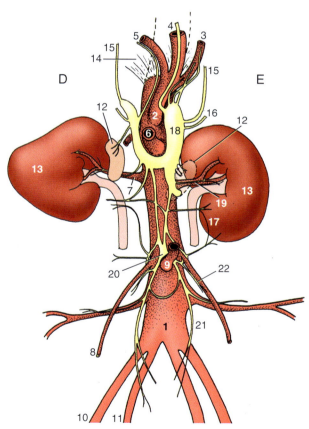

Fig. 21.24 Esquema dos nervos autonômicos abdominais e dos ramos da aorta abdominal, vista ventral. *1*, Aorta; *2*, artéria (a.) celíaca; *3*, a. esplênica; *4*, a. gástrica esquerda; *5*, a. hepática; *6*, a. mesentérica cranial; *7*, a. renal; *8*, artéria testicular (ovárica); *9*, a. mesentérica caudal; *10*, a. ilíaca externa; *11*, a. ilíaca interna; *12*, glândulas adrenais; *13*, rins; *14*, ramo do diafragma; *15*, nervos esplâncnicos maiores; *16*, nervos esplâncnicos menores; *17*, nervos esplâncnicos lombares; *18*, gânglios celíaco e mesentérico cranial combinados; *19*, plexo renal; *20*, gânglio mesentérico caudal; *21*, nervo hipogástrico; *22*, plexo testicular (ovárico); *E*, esquerdo; *D*, direito.

TESTE SUA COMPREENSÃO

Trabalhando em grupo, discuta e demonstre as origens embriológicas do arranjo do trato gastrointestinal do equino. Desenvolva um modelo para demonstrar o arranjo do intestino grosso do equino.

22 Pelve e Sistemas Reprodutivos dos Equinos

Este capítulo aborda a cavidade pélvica e seu conteúdo, com as partes extrapélvicas dos sistemas reprodutivos de ambos os sexos. Também inclui uma breve descrição do úbere. A conformação geral da região e as demarcações superficiais criadas pelo esqueleto pélvico são abordadas no Capítulo 24.

▶ ANATOMIA GERAL DA PELVE E DO PERÍNEO

A cavidade pélvica é sobreposta pelo sacro e pelas primeiras duas ou três vértebras caudais, sendo difícil definir precisamente seus limites. O teto estreita-se da face craniocaudal e apresenta ligeira concavidade em seu comprimento. A tuberosidade e a espinha isquiática são menos proeminentes em comparação com as dos bovinos e, portanto, a contribuição do ligamento sacroisquiático para a parede lateral é relativamente maior (Fig. 22.1/7). O assoalho da cavidade pélvica é sólido porque a sínfise é firmemente fundida em animais maduros, sendo mais ou menos horizontal e achatado em seu comprimento e côncavo de lado a lado. A região púbica apresenta um aumento ou crista mediana em animais jovens, mantendo tal conformação no garanhão; todavia, o osso sofre adelgaçamento e a superfície superior torna-se notavelmente escavada em éguas, especialmente após diversas gestações.

A entrada da cavidade pélvica é voltada para o sentido cranioventral e a margem do púbis encontra-se ventral a terceira ou quarta vértebra sacral na égua, mas ventral apenas da segunda vértebra no garanhão. Vista cranialmente, a entrada da pelve feminina é ampla e arredondada quando comparada com a entrada mais angular e estreita do garanhão, particularmente na face ventral (Fig. 22.2B). Em ambos os sexos, a saída da cavidade é muito menor do que a entrada; delimita-se por uma vértebra caudal, pelas margens livres dos ligamentos sacroisquiáticos e pelas tuberosidades e arco isquiáticos.

A cavidade tem a forma aproximada de um cone truncado com o eixo longitudinal quase reto entre a entrada e a saída (Fig. 22.3). A pelve da égua é, portanto, disposta de forma mais favorável para o parto em comparação com a da vaca: a entrada é ampla, a saída menos confinada, a cavidade com capacidade geralmente maior e grande parte das paredes laterais compostas por tecido mole.

Consulte a página 40 para uma visão geral da estrutura da pelve e as Figuras 22.8 e 22.19 para uma indicação acerca da topografia e relações peritoneais das vísceras.

As características mais distintas do períneo incluem seu confinamento entre os músculos semimembranosos, os quais se estendem ventralmente a partir de suas cabeças vertebrais de origem. Esses músculos recobrem as tuberosidades isquiáticas e as fossas isquiorretais que, por sua vez, não contribuem com o contorno da superfície. Como os músculos alojam as margens caudais dos ligamentos sacroisquiáticos, impedem o reconhecimento da maciez que indica a proximidade do parto em bovinos.

A pele do períneo é delgada e possui pelagem esparsa com profunda pigmentação, brilhando devido à secreção de glândulas sebáceas. É mais elevada sobre a porção caudal do canal anal, formando uma projeção cujo formato e saliência variam conforme o estado funcional. O contorno incomum da vulva e sua posição variável são objeto de comentário futuro (p. 561). No macho, a uretra pode ser palpada onde se dobra ao redor do arco isquiático.

As estruturas profundas do períneo lembram seus correspondentes do bovino, aos quais é possível fazer referência (Capítulo 29); diferenças em detalhes, ainda que numerosas, não têm significância prática.

Inervação, Vascularização e Drenagem Linfática das Paredes da Pelve

Os ramos do *plexo lombossacral* que atravessam a pelve são abordados detalhadamente na página 311, sendo apenas algumas estruturas mencionadas neste tópico. O nervo obturatório segue o curso usual sobre a face medial do corpo do ílio para atingir o forame obturatório, onde é exposto a maior risco de lesões em fraturas da pelve ou compressão durante o parto (Fig. 22.4/15). O ponto de origem dos nervos glúteo cranial, isquiático e glúteo caudal é exposto a risco semelhante onde está situado contra a face ventral do sacro, em seu trajeto até o forame isquiático maior (Fig. 22.4/13).

O *nervo pudendo* (Fig. 22.4/12) emerge da metade dos nervos sacrais (S[2]3-S4) e segue em direção à tuberosidade isquiática. Primeiramente, avança na face interna do ligamento sacroisquiático, tornando-se posteriormente alojado em seu tecido. Conforme o nervo passa pelo forame isquiático menor, troca fibras com o nervo cutâneo caudal da coxa através da abertura. Enquanto o tronco principal continua até o clitóris ou o pênis, seu ramo mais importante é o nervo perineal, que supre a musculatura estriada do períneo (Fig. 22.4/12'). O ramo superficial é sensitivo para o ânus, vulva e pele perineal que se estende ventralmente até o úbere (ou escroto e prepúcio).

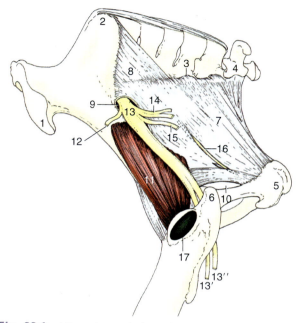

Fig. 22.1 Vista lateral da pelve óssea e ligamento sacroisquiático. *1*, Tuberosidade coxal; *2*, tuberosidade sacral; *3*, bordo lateral do sacro; *4*, primeira vértebra caudal; *5*, tuberosidade isquiática; *6*, parte caudal do trocânter maior; *7*, ligamento sacroisquiático; *8*, ligamento sacroilíaco dorsal; *9*, forame isquiático maior; *10*, forame isquiático menor; *11*, glúteo profundo; *12* nervo glúteo cranial; *13*, nervo isquiático; *13'*, nervo fibular comum; *13"*, nervo tibial; *14*, nervo glúteo caudal; *15*, nervo femoral cutâneo caudal; *16*, nervo pudendo; *17*, bolsa trocantérica.

O nervo retal caudal (Fig. 22.4/*11*), que emerge dos mesmos nervos sacrais (S[2]3-S4), fornece inervação motora aos músculos estriados da parte dorsal do períneo e inervação sensitiva ao reto, à parede do canal anal e pele adjacente.

Os nervos pélvicos (Fig. 22.4/*14*) são dispostos de maneira usual e compostos por fibras parassimpáticas do segundo, terceiro e quarto nervos sacrais.

O *aporte sanguíneo* do conteúdo e paredes da pelve é realizado pelas *artérias ilíacas internas*, ramos terminais da aorta abdominal (Fig. 22.4). A artéria ilíaca interna, muito curta, passa abaixo da asa do ílio para logo ser dividida em artéria pudenda interna e glútea caudal. A *artéria pudenda interna* apresenta distribuição predominantemente visceral. Corre caudoventralmente na face profunda do ligamento sacroisquiático, próxima ao nervo pudendo, antes de curvar-se medialmente para sofrer divisão ao nível da espinha isquiática. Seus ramos incluem a *artéria umbilical*, que fornece uma pequena quantidade de sangue ao vértice da bexiga (e porção adjacente do ducto deferente no macho), e um ramo muito mais importante que supre o grande volume de órgãos genitais pélvicos. Trata-se da *artéria vaginal* na fêmea, que supre a maior parte da bexiga, uretra, parte caudal do útero, vagina e, por meio da artéria retal média, uma grande parte do reto. A correspondente *artéria prostática* supre a bexiga, uretra, glândulas genitais acessórias e porção correspondente do reto no macho. Os ramos terminais da artéria pudenda interna (Fig. 22.4/*12'*) incluem a *artéria retal caudal* que irriga o reto e ânus, uma *artéria perineal* (ventral) para os tecidos entre o ânus e a vulva e ramos para o vestíbulo e bulbo vestibular; a correspondente desta última do macho chama-se *artéria peniana*, que sofre anastomose com divisões da obturatória.

A *artéria glútea caudal* passa caudalmente na parede dorsolateral da pelve; ramifica-se em artéria obturatória e glútea cranial. O tronco perfura o ligamento sacroisquiático antes de suprir os músculos do jarrete e a cauda. A artéria obturatória deixa a pelve através do forame obturatório, ao passo que a artéria glútea cranial o faz através do forame isquiático maior.

As veias espelham grandemente os padrões das artérias.

Os *linfonodos* associados às paredes da pelve possuem as características normais da espécie, sendo numerosos, justapostos e pequenos, formando massas mensuráveis de linfonodos agregados. Os principais grupamentos estão relacionados à terminação e aos ramos parietais da aorta. Linfonodos sacrais estão situados entre as artérias ilíacas internas divergentes, linfonodos ilíacos medianos situam-se na origem das artérias ilíacas circunflexas profundas (a partir da ilíaca externa) e linfonodos laterais na divisão terminal dessas mesmas artérias.

Outros linfonodos (anorretais) situam-se sobre a porção caudal do reto. No equino, linfonodos inguinais profundos (Fig. 22.4/*4*) encontram-se fora da cavidade pélvica, dentro do triângulo femoral e a uma curta distância dos linfonodos inguinais superficiais. Estes últimos estão intercalados entre o prepúcio, escroto (ou úbere) e o tronco. Drenam linfa dos órgãos genitais externos (e úbere) e da pele e estruturas profundas de uma considerável parte do tronco ventral. Essa linfa é então direcionada aos linfonodos inguinais profundos, os quais também recebem a maior parte da linfa do membro pélvico, que já teve uma parte filtrada através dos linfonodos da fossa poplítea. O fluxo chega aos linfonodos ilíacos medianos, que constituem o centro de coleta da linfa advinda da parede abdominal caudal e pélvica, bem como das vísceras da pelve. Grande parte dessa linfa já foi transportada pelos linfonodos anorretais, sacrais ou ilíacos laterais. Em seguida, esse fluxo continua para os linfonodos lombares aórticos do teto do abdome ou diretamente a um tronco lombar erraticamente formado.

RETO E CANAL ANAL

As principais características da topografia visceral e disposição peritoneal são demonstradas nas Figuras 22.5, 22.6 e 22.7.

O reto continua o cólon descendente além da entrada da pelve. Inicialmente, sua estrutura e relação com o peritônio lembram o cólon, contudo, conforme procede caudalmente, há encurtamento do mesentério e perda gradual do revestimento peritoneal (a começar pela face dorsal); finalmente, o reto torna-se totalmente retroperitoneal e coberto por tecido conjuntivo rico em gordura. A proporção do reto que

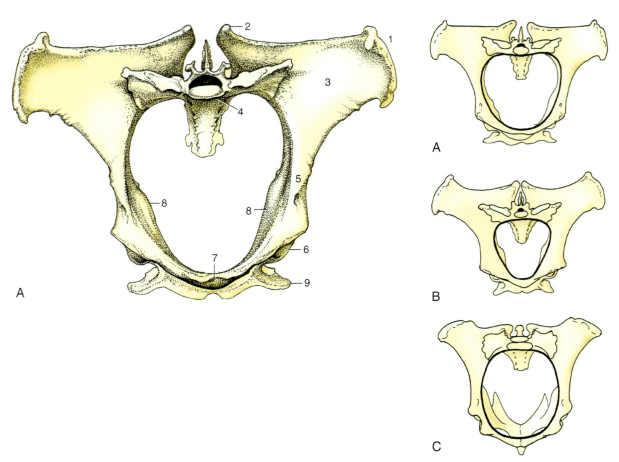

Fig. 22.2 Vista cranial da pelve da égua (A), do garanhão (B) e da vaca (C). A *linha terminal* está enfatizada nas ilustrações menores; observe as diferenças na forma da entrada da pelve e da posição das espinhas isquiáticas. *1*, Tuberosidade coxal; *2*, tuberosidade sacral; *3*, asa do ílio; *4*, promontório; *5*, corpo do ílio; *6*, acetábulo; *7*, margem do púbis; *8*, espinhas isquiáticas; *9*, tuberosidade isquiática.

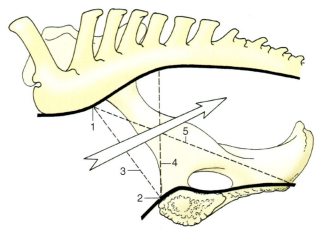

Fig. 22.3 Secção mediana esquemática da pelve da égua ilustrando determinados termos obstétricos. *1*, Promontório; *2*, extremidade cranial da sínfise pélvica; *3*, diâmetro conjugado; *4*, diâmetro vertical; *5*, diâmetro conjugado diagonal. A *seta* indica o eixo do canal pélvico.

se encontra retroperitoneal parece variar entre indivíduos e é relevante para as perfurações de sua parede que podem ocorrer durante procedimentos clínicos. A parte terminal do reto perde seu aspecto de saculações e forma uma ampla expansão alongada (ampola) imediatamente antes de unir-se ao canal anal. A ampola estoca fezes antes da evacuação. Os feixes musculares longitudinais dorsal e lateral reagrupados tornam-se livres, passando dorsal ao ânus e ancorando o reto à quarta ou quinta vértebra caudal; esses feixes constituem o músculo liso retococcígeo (Fig. 22.4/*9*).

As relações do reto dependem de seu preenchimento e do sexo. Na égua, o reto situa-se sobre o útero e a vagina, exceto quando estes são deslocados para um lado, o que pode ocorrer com frequência, fazendo com que o reto deixe de estabelecer contato com a bexiga. Nos machos, a superfície ventral está situada na bexiga, na uretra e nas glândulas reprodutivas acessórias; a extensão do contato individual depende do estado da bexiga e do desenvolvimento das glândulas, que são naturalmente menores no cavalo castrado.

Capítulo 22　**Pelve e Sistemas Reprodutivos dos Equinos**　555

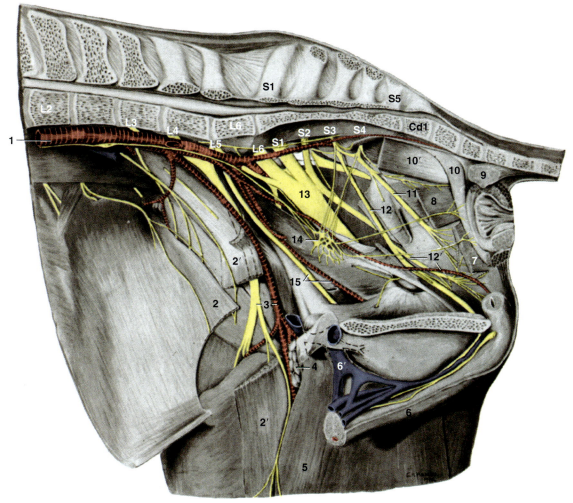

Fig. 22.4 Dissecção da parede da pelve, vista medial. *1*, Aorta; *2*, músculo (m.) oblíquo abdominal interno; *2'*, m. sartório, seccionado; *3*, artéria e nervo (n.) femoral; *4*, linfonodos inguinais profundos; *5*, m. grácil; *6*, pênis; *6'*, veia pudenda externa (acessória); *7*, m. levantador do ânus, seccionado; *8*, m. coccígeo; *9*, m. retococcígeo; *10*, m. retrator do pênis; *10'* m. ventral da cauda; *11*, n. retal caudal; *12*, n. pudendo; *12'*, n. fibular profundo e artéria pudenda interna; *13*, n. isquiático; *14*, plexo pélvico; *15*, vasos e n. obturatórios. *Cd1*, primeira vértebra caudal; *L2-L6*, segunda à sexta vértebra lombar; *S1-S5*, primeira à quinta vértebra sacral.

O canal anal é continuação do reto, todavia, diferente do mesmo, é geralmente livre de conteúdo fecal. Encontra-se fechado pela aposição e interdigitação das pregas mucosas longitudinais e pela contração dos esfíncteres anais interno e externo. A extensão do canal é marcantemente definida pelas linhas anorretal e anocutânea, que definem os limites de especialização do epitélio. O canal é circundado pelo diafragma pélvico (Fig. 22.4/*7* e *8*); a parte caudal ao diafragma projeta uma eminência cilíndrica dentro da região do períneo.

 BEXIGA E URETRA DA FÊMEA

A região do colo da bexiga situa-se diretamente sobre o assoalho da pelve e, quando o órgão se encontra totalmente contraído, forma um aumento firme e globular com tamanho similar a um punho fechado na cavidade pélvica, tornando-se totalmente retroperitoneal. Conforme a bexiga é preenchida, assume gradualmente formato mais ovoide e se estende cranialmente para dentro do abdome.

As relações da bexiga dependem de seu grau de preenchimento e do sexo do animal. Quando vazia, seu vértice geralmente estabelece contato com a flexura pélvica do cólon, obtendo relação mais extensa e variável com o intestino conforme aumenta de volume, juntamente com suas partes adjacentes. Na fêmea, a superfície dorsal está em contato com a parte cranial da vagina, cérvix, uma parte variável do corpo do útero e, algumas vezes, o reto (Fig. 22.8). As relações correspondentes do macho são a prega genital, o ducto deferente, as glândulas vesiculares, a próstata e o reto.

A bexiga do neonato é relativamente grande e inteiramente abdominal, ajustando-se às proporções e posição do adulto durante o desenvolvimento pós-natal da pelve e intestinos. O extravasamento de urina pelo umbigo a partir

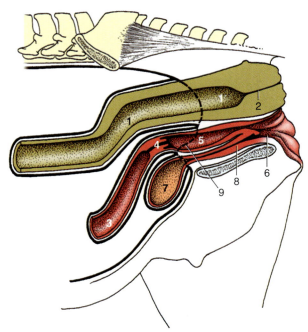

Fig. 22.5 Secção mediana da pelve da égua (esquemática). *1* e *1'*, Partes peritoneal e retroperitoneal do reto, respectivamente; *2*, canal anal; *3*, útero; *4*, cérvix; *5*, vagina; *6*, vestíbulo; *7*, bexiga urinária; *8*, uretra; *9*, extensão caudal do peritônio.

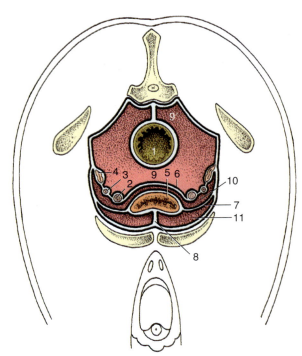

Fig. 22.7 Disposição do peritônio na pelve do garanhão (secção transversal). *1*, Reto; *2*, ducto deferente; *3*, ureter; *4*, glândula vesicular; *5*, bexiga urinária; *6*, prega genital; *7*, ligamento lateral da bexiga; *8*, ligamento mediano da bexiga; *9*, escavação retogenital; *9'*, fossa pararretal *10*, escavação vesicogenital; *11*, escavação pubovesical.

> **O acesso cirúrgico à bexiga urinária** é necessário para a remoção de cálculos urinários (cistotomia), reparo de rupturas (cistorrafia) e reparo de úraco patente ou persistente (cistoplastia). Na égua, realiza-se uma incisão de aproximadamente 15 a 20 cm a partir da região cranial ao umbigo. No cavalo, a incisão deve ser paramediana ao redor do prepúcio.

de um úraco persistente não é raro no primeiro período de vida após o nascimento, proporcionando potencial porta de entrada para infecções.

A uretra da fêmea é muito curta (cerca de 6 cm) e desemboca no vestíbulo, imediatamente caudal à prega transversa do hímen. Alarga-se o suficiente para permitir a entrada de um dedo sem dificuldade, ou uma mão pequena após anestesia epidural com manipulação cuidadosa, o que é conveniente para a redução de prolapso de bexiga ou remoção de urólito vesical. Seu comprimento curto, diâmetro amplo e natureza dilatável permitem eventual prolapso vesical para dentro do vestíbulo.

A uretra do macho é descrita juntamente com seus órgãos genitais.

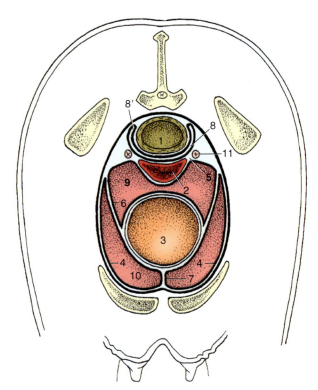

Fig. 22.6 Disposição do peritônio na pelve da égua (secção transversal). *1*, Reto; *2*, vagina; *3*, bexiga urinária; *4*, peritônio parietal; *5*, ligamento largo; *6*, ligamento lateral da bexiga; *7*, ligamento mediano da bexiga; *8*, escavação retogenital; *8'*, fossa pararretal; *9*, escavação vesicogenital; *10*, escavação pubovesical, *11*, ureter.

SISTEMA REPRODUTIVO DA FÊMEA

A anatomia do sistema reprodutivo da fêmea sofre grande influência da idade, estado geral e histórico reprodutivo

Capítulo 22   Pelve e Sistemas Reprodutivos dos Equinos   557

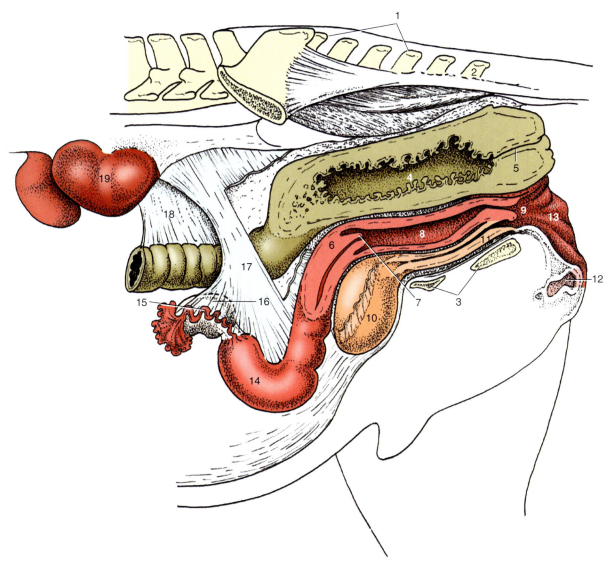

Fig. 22.8   Órgãos abdominais caudais e pélvicos da égua *in situ*; os órgãos foram seccionados em plano paramediano com a pelve. Devido à ausência dos intestinos, os ovários situam-se mais inferiormente do que estariam no animal intacto. *1*, Sacro; *2*, segunda vértebra caudal; *3*, assoalho da pelve; *4*, reto; *5*, canal anal; *6*, cérvix; *7*, parte vaginal da cérvix; *8*, vagina; *9*, vestíbulo; *10*, bexiga urinária; *11*, uretra; *12*, clitóris; *13*, vulva; *14*, corno uterino esquerdo; *15*, tuba uterina; *16*, ovário; *17*, ligamento largo (mesométrio) (amplamente seccionado); *18*, mesocólon descendente; *19*, rim esquerdo.

prévio. A descrição inicial refere-se à égua madura, parípara e não gestante (Fig. 22.9).

Ovários

Os ovários situam-se comumente na porção dorsal do abdome, na face cranioventral das asas do ílio, aproximadamente no plano da quinta vértebra lombar — sítio de seu desenvolvimento inicial. Cada ovário é suspenso por um espesso mesovário que permite considerável variação em sua posição (Fig. 22.8/*16*). O comprimento do mesovário é longo o suficiente para permitir tração dos ovários até a incisão realizada pelo flanco, embora não seja possível tracioná-los além dela.

Comparados aos de outras espécies, os ovários da égua são consideravelmente grandes; de fato, na égua grande de tração, chegam a medir 8 a 10 cm em seu eixo longo. Também são notáveis por seu formato, visto que o bordo livre é profundamente endentado para formar uma "fossa da ovulação", sítio de ruptura dos folículos maduros (Fig. 22.10). A estrutura interna também demonstra diferença em relação ao arranjo usual. Os folículos e o corpo

Os ovários podem ser acessados para procedimentos cirúrgicos como **ovariectomias** por meio de incisão através da parede vaginal cerca de 5 cm caudal à cérvix (colpotomia) ou através da parede abdominal (laparotomia) por acesso ventral (linha mediana, paramediana ou paramediana diagonal) ou, ainda, por meio de acesso pelo flanco.

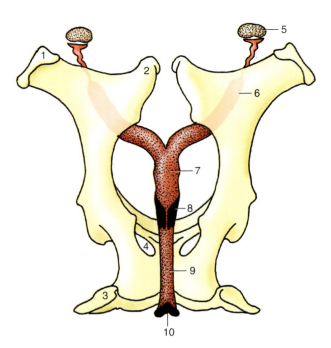

Fig. 22.9 Órgãos genitais femininos em relação à pelve, vista dorsal. *1*, Tuberosidade coxal; *2*, tuberosidade sacral; *3*, tuberosidade isquiático; *4*, forame obturatório; *5*, ovário; *6*, corno uterino; *7*, corpo do útero; *8*, cérvix; *9*, vagina; *10*, vulva.

lúteo são distribuídos na parte central do órgão e em direção à fossa da ovulação. São recobertos por tecido conjuntivo denso e ricamente vascularizado que corresponde à medula do ovário de outras espécies.

Por isso, mesmo folículos e corpos lúteos grandes não formam grandes proeminências na superfície ovariana, sendo difícil sua identificação por meio de exploração retal, em comparação com as vacas. A alteração da tonalidade demarca o limite entre a cobertura da fossa e o peritônio comum que reveste o restante do órgão. A posição, o formato, a consistência e a ausência geral de projeções de superfície marcantes caracterizam suficientemente os ovários para permitir que sejam facilmente reconhecidos à palpação retal.

Tubas Uterinas

A tuba uterina mede cerca de 20 cm quando estendida, mas segue naturalmente um curso tortuoso que aproxima seu início de seu término. O infundíbulo é margeado por fímbrias de diversos tamanhos que se distribuem sobre a superfície do ovário, onde algumas estabelecem ligação permanente (Fig. 22.11/*2*). Uma pequena abertura profunda no infundíbulo conduz até a ampola (Fig. 22.11/*3*), que apresenta cerca de 10 cm de comprimento e 6 mm de largura; seu diâmetro em todas as fases do ciclo é maior (aproximadamente o

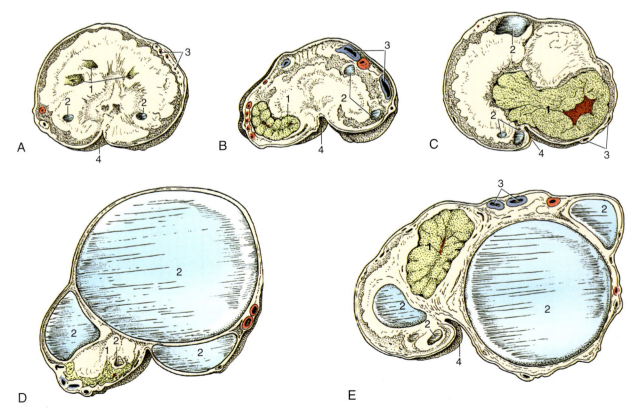

Fig. 22.10 Secções dos ovários em vários estados funcionais. (A) Ovário com corpos lúteos e folículos pequenos. (B) Ovário com corpo lúteo em desenvolvimento. (C) Ovário com corpo lúteo totalmente desenvolvido. (D) Ovário com folículo maduro. (E) Ovário com folículos de vários tamanhos e corpo lúteo consideravelmente grande. O corpo lúteo da égua não se protrai no ovário como em outras espécies. *1*, Corpos lúteos; *2*, folículos; *3*, vasos sanguíneos; *4*, fossa da ovulação.

dobro) que o diâmetro do istmo. Este (Fig. 22.11/*4*), também com comprimento de cerca de 10 cm, desemboca no ápice do corno uterino através de um pequeno óstio na convergência de uma papila localizada excentricamente. Essa junção uterotubárica é estranhamente capaz de distinguir o óvulo fertilizado do não fertilizado, permitindo entrada somente dos primeiros. A mucosa da tuba é pregueada, especialmente dentro da ampola, onde as principais pregas elaboradas apresentam cristas secundárias e até terciárias. A mesossalpinge, que sustenta a tuba, constitui-se de uma ramificação a partir da superfície lateral do mesovário que, por essa razão, aloja uma grande bolsa ovariana oca (Fig. 22.11/*9* e Fig. 5.60B/*5*).

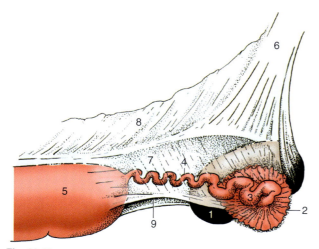

Fig. 22.11 Ovário direito, tuba uterina e corno uterino; vista lateral. *1*, Ovário; *2*, infundíbulo com fímbrias; *3*, ampola da tuba uterina; *4*, istmo da tuba uterina; *5*, corno uterino; *6*, mesovário; *7*, mesossalpinge; *8*, mesométrio; *9*, entrada para a bolsa ovárica.

Útero

O útero apresenta um grande corpo e dois cornos divergentes. Estes medem cerca de 25 cm de comprimento, situam-se inteiramente dentro do abdome e divergem grosseiramente entre si. Encontram-se suspensos a partir do teto do abdome pelos ligamentos largos (mesométrio), cuja largura varia de forma que as extremidades de cada corno estejam mais fixas do que a porção intermediária (Fig. 22-8/*14*). Contudo, durante a vida, os cornos são, em geral, elevados em direção ao teto do abdome pela massa dos intestinos. O corpo do útero é ligeiramente mais curto ($\approx$20 cm) comparado aos cornos e está situado parcialmente no abdome e parcialmente na cavidade pélvica. Embora suas relações variem, sempre incluem a porção terminal do cólon descendente e do reto na face dorsal, e a bexiga e diversas partes do intestino na face ventral. O corpo é geralmente deslocado para um lado quando a bexiga se encontra distendida ou quando sofre pressão pelo intestino. Quando o útero se encontra vazio, os cornos e o corpo são achatados e o lúmen se torna praticamente ocluído.

A cérvix (Fig. 22.8/*6*) é relativamente curta ($\approx$6 cm). Embora sua posição e extensão não sejam imediatamente perceptíveis à inspeção visual, podem ser reveladas durante a palpação, visto que a cérvix tem consistência razoavelmente firme. A diferença é menos pronunciada durante o estro. A parte caudal da cérvix projeta-se para o lúmen da vagina, onde é circundada por um espaço anular (fórnix) de profundidade aproximadamente uniforme. Essa porção da vagina (Fig. 22.8/*7*) tem aspecto lobulado, criado pela extensão de pregas da mucosa do canal cervical através do óstio uterino externo. As pregas continuam pela parede da vagina, onde desaparecem gradualmente. A não ser pela

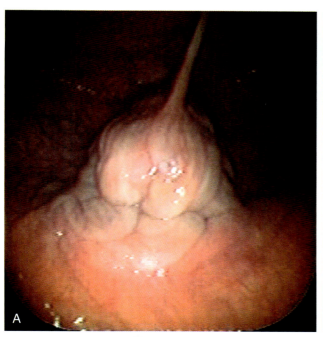
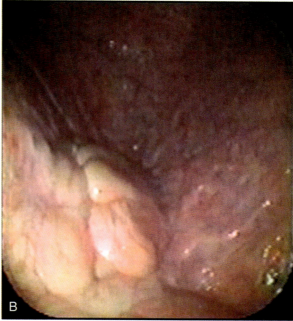

Fig. 22.12 Modificações do aspecto da cérvix. (A) Diestro. (B) Estro.

560 Parte III Equinos

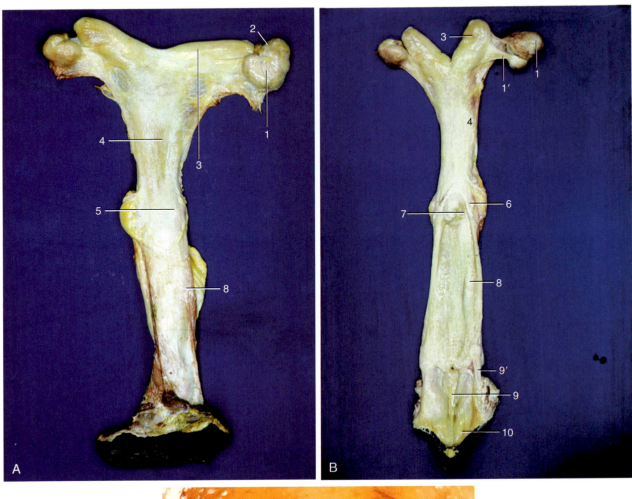

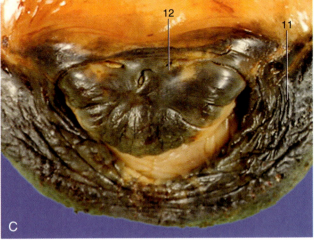

Fig. 22.13 (A) e (B) Vista dorsal dos órgãos genitais femininos. A parede dorsal da parte caudal do trato foi aberta em B. *1*, Ovário direito; *1'*, ligamento próprio do ovário; *2*, tuba uterina; *3*, corno uterino; *4*, corpo do útero; *5*, cérvix; *6*, parte vaginal da cérvix; *7*, fórnix; *8*, vagina; *9*, vestíbulo; *9'*, parede do vestíbulo; *10*, vulva. (C) Aumento da vulva mostrando a glande do clitóris dentro da comissura ventral. *11*, Lábio direito; *12*, glande do clitóris.

fase do estro e durante o parto, o canal da cérvix permanece fechado; contudo, ainda permite a passagem de um dedo durante exame cuidadoso (Fig. 22.12).

Vagina

A vagina tem quase o mesmo comprimento do corpo uterino. Situa-se ventral ao reto, dorsal à bexiga e uretra e em contato lateral com a parede da pelve (Figs. 22.8 e 22.13/8). Embora sua localização seja predominantemente retroperitoneal, a extensão do revestimento depende do grau de preenchimento da bexiga e do reto (Fig. 22.5). Uma pequena porção cranial da face ventral e outra relativamente grande da face dorsal encontram-se sempre revestidas pelo peritônio. Esse arranjo é útil, visto que a porção dorsal do fórnix vaginal fornece acesso conveniente à cavidade peritoneal para diversos procedimentos, incluindo a recuperação de óvulos.

A parede da vagina é delgada e, embora o lúmen fique normalmente ocluído pelas paredes dorsal e ventral fechadas, o órgão permite notável distensão em comprimento e circunferência. A mucosa apresenta sulcos longitudinais, os quais desaparecem durante a distensão. Sua coloração é normalmente rosa-claro, escurecendo-se diante da presença de sangue, como tende a ocorrer durante exposição prolongada ao ar em procedimentos de vaginoscopia. Uma prega transversa cranial à entrada da uretra representa o resquício do hímen; ainda que variável, é, em geral, mais pronunciada do que em outras espécies domésticas.

Vestíbulo e Vulva

A parede dorsal do vestíbulo afasta-se gradualmente da linha do reto e do canal anal; a longa parede ventral inclina-se de forma mais pronunciada para baixo além do arco isquiático (Fig. 22.8/9). Estruturas dignas de nota incluem a abertura da uretra no limite cranial e o clitóris dentro da comissura labial ventral da vulva. O clitóris varia consideravelmente durante o desenvolvimento e é amplamente revestido por uma prega prepucial que se liga à superfície dorsal de sua glande (Fig. 22.13C/*12*). A prega e a comissura labial ventral juntas constituem esse prepúcio. O clitóris é muito proeminente nas éguas que estão no cio quando exposto pelos movimentos de abrir e fechar dos lábios. Sua separação destes últimos se faz por uma fossa, a fossa do clitóris. Diversos seios de profundidade variável invadem a glande. Esses seios podem abrigar microrganismos responsáveis pela metrite contagiosa equina. Outros recessos da mucosa estão presentes nas porções ventrais da fossa do clitóris e nos lábios. Embora não haja grande variabilidade nas glândulas vestibulares, numerosas glândulas menores secretam dentro de pequenas depressões, dispostas em fileiras na face ventral e dorsolateral. A mucosa sobrejacente ao bulbo do vestíbulo, situada na parede lateral em direção à vulva, apresenta coloração mais escura.

A vulva diferencia-se por apresentar comissura labial dorsal pontiaguda e ventral arredondada, o que constitui uma inversão do arranjo usual (Fig. 22.14/*3*). A relação da vulva com o esqueleto da pelve varia de forma considerável. Em geral, situa-se bastante ventral ao assoalho da pelve com a

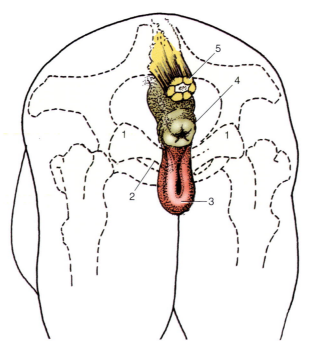

Fig. 22.14 Ânus e vulva sobrepostos no contorno da pelve óssea. Observe a relação do arco isquiático e das tuberosidades da pelve com a vulva. *1*, Tuberosidade isquiática; *2*, arco isquiático; *3*, vulva; *4*, ânus; *5*, cauda (secção).

rima vulvar fechada. Às vezes, o que é comum em animais puro sangue, a abertura é mais dorsal e seu fechamento menos eficaz; nesse caso, pode ocorrer entrada e saída de ar no trato com a mudança da pressão intra-abdominal. A contaminação bacteriana é possível, seguida pela disseminação para o endométrio, o que pode resultar em esterilidade. O mesmo problema (pneumovagina) pode ocorrer devido à laceração da vulva durante um parto prévio.

Vascularização e Inervação

Os órgãos genitais são supridos principalmente pelas *artérias ovárica, uterina e vaginal*. A primeira, ramo direto da aorta, divide-se nos ramos uterino e ovárico. O ramo ovárico segue curso tortuoso em meio ao mesovário antes de dividir-se em muitos ramos que se distribuem sobre a superfície ovariana; isso se opõe ao arranjo de outras espécies, nas quais os vasos penetram imediatamente no ovário a partir de sua chegada. O outro ramo passa para a porção cranial do corno. A veia correspondente é desproporcionalmente grande e drena a maior parte do útero, juntamente com o ovário. Há pouca transferência de prostaglandinas do sangue venoso ao arterial em éguas, o que pode ser devido à menor relação íntima da artéria e veia ovárica, comparada a outras espécies.

A *artéria uterina*, ramo da artéria ilíaca externa, constitui a maior fonte de suprimento do útero (Fig. 7.43). Divide-se em diversos ramos dentro do ligamento largo, os quais se aproximam da margem mesometrial do corno e do corpo separadamente. A face antimesometrial recebe apenas alguns vasos menores, o que resulta em incisão com menor hemorragia em cirurgias. Há, ainda, anastomoses com ramos das artérias ovárica e vaginal.

A *artéria vaginal* origina-se da artéria pudenda interna juntamente com a artéria retal média. Passa através do tecido retroperitoneal lateral à vagina antes de curvar-se cranialmente, para se dividir e irrigar a maior parte da vagina, cérvix, porção caudal do corpo do útero, bexiga e uretra. A porção remanescente da vagina e o vestíbulo são irrigados pelo ramo vestibular da artéria pudenda interna.

As veias que drenam sangue dos órgãos genitais são satélites às artérias. A inervação não apresenta características dignas de nota.

Crescimento e Alterações Cíclicas do Sistema Reprodutivo

Durante o terço médio da gestação, os ovários do feto são muito maiores do que da reprodutora, sofrendo regressão a um décimo de seu maior tamanho fetal ao nascimento. Em seguida, crescem lentamente até a puberdade, momento em que ocorre um aumento repentino. O primeiro estro ocorre geralmente no início da estação de monta, e a idade varia conforme a época de nascimento do indivíduo, bem como seu estado nutricional e raça. Em geral, acontece entre o 18° e o 27° mês de vida. O ovário do neonato apresenta forma elipsoide e se desenvolve para a forma endentada da égua adulta durante os primeiros 2 ou 3 anos (Fig. 22-15). No ovário maduro, os folículos maiores concentram-se próximos da fossa da ovulação, à qual migram conforme aumentam de tamanho (Fig. 22-10/*2*). Dois ou três folículos (talvez distribuídos entre ambos os ovários) atingem o tamanho máximo de aproximadamente 5 cm por ciclo, ocorrendo geralmente a ruptura de um deles. Após essa ruptura, a cavidade contém certa quantidade de sangue e, por algum tempo, o coágulo ainda macio pode ser palpado durante exame retal. Posteriormente, a cavidade preenche-se pouco a pouco por células luteais, embora o corpo lúteo não seja palpável acima da superfície circunjacente mesmo quando maduro. A coloração do corpo lúteo é vermelha-escura inicialmente, tornando-se de tom terroso conforme amadurece. Sua regressão inicia-se por volta do 10° dia e está mais ou menos completa quando há formação do seu sucessor. O ciclo dura em média 22 dias. O ovário esquerdo é geralmente o mais ativo; ainda assim, o corno uterino direito é ligeiramente mais favorecido por conceptos. A migração transuterina do concepto pode ser um evento comum.

A ultrassonografia pode ser empregada para acompanhar o desenvolvimento folicular, detectar a ocorrência de ovulação e traçar o destino da cavidade folicular resultante. Esse exame determina corretamente o curso dos eventos pouco antes de ser possível determiná-los por meio da palpação retal. Ademais, é possível predizer a ovulação por cerca de um

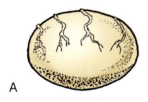

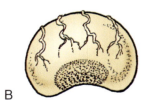

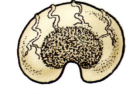

Fig. 22.15 Desenvolvimento pós-natal do ovário. O crescimento mais rápido nos polos confina o epitélio germinativo (*pontilhado*) a uma pequena área central. (A) Ao nascimento; o epitélio germinativo está espalhado na superfície. (B) Aos 6 meses de idade. (C) Adulto; o epitélio germinativo circunda a depressão conhecida como *fossa da ovulação*.

dia, visto que pode revelar a alteração da forma esférica para piriforme do folículo em amadurecimento. Outra vantagem seria seu sucesso no reconhecimento da maturação paralela de folículos múltiplos que podem resultar em gestação gemelar.

O trato reprodutivo do animal jovem é pequeno, simétrico e de paredes delgadas. O endométrio é pálido, e as camadas da parede uterina são de difícil diferenciação à macroscopia. Os ligamentos largos (mesométrios) são delgados e translúcidos, com vasos sanguíneos estreitos e relativamente imperceptíveis. O crescimento inicial ocorre de forma isométrica — sincronizado com o crescimento do corpo como um todo — até a ocorrência de uma aceleração pré-púbere. As alterações cíclicas do útero, incluindo o aumento da retenção de água, do fluxo sanguíneo e da ativação das glândulas que espessam a parede durante a preparação para receber o blastocisto lembram amplamente as das demais espécies. Caso não ocorra a gestação, essas alterações retrocedem juntamente com a regressão do corpo lúteo. As alterações cíclicas do tônus muscular estão sujeitas a certa controvérsia, contudo grande parte dos autores admite que o tônus seja maior cerca de 1 semana após a ovulação.

A cérvix relaxa-se durante o estro, período em que a parte intravaginal pende de forma que seu orifício deixa de ser visível durante a vaginoscopia (Fig. 22.12B). Quando estimulada manualmente, torna-se mais firme, retornando à sua posição horizontal e exibindo, algumas vezes, contrações rítmicas. Nesse período, encontra-se úmida, edemaciada e rósea. Durante o metaestro e o estro, apresenta-se mais pálida e firme, com o lúmen ocluído por um plugue de muco espesso (Fig. 22.12). Embora a parede da vagina seja rósea e úmida durante o estro, sua capacidade de mudar de cor diante da exposição prolongada ao ar desqualifica a significância diagnóstica de seu aspecto. As alterações citológicas do epitélio vaginal são discretas e de pouco valor diagnóstico.

Sistema Reprodutivo durante a Gestação

Os ovários continuam demonstrando atividade cíclica durante os primeiros meses de gestação. Embora o primeiro corpo lúteo não persista além do tempo usual, é substituído por uma sucessão de outros corpos lúteos ao longo dos próximos 5 meses; alguns são formados após a ruptura de folículos e outros, aparentemente, por luteinização direta. Os corpos lúteos acessórios sobrevivem por período maior do que o original e são uma rica fonte de progesterona. O crescimento, amadurecimento e luteinização de novos folículos é regulado por hormônios gonadotróficos derivados dos cálices endometriais, característicos da espécie. Após 5 meses, os corpos lúteos acessórios também sofrem regressão, sendo a prenhez mantida pela progesterona placentária. O grande aumento das gônadas fetais, peculiar do equino entre as espécies domésticas, atinge um pico entre 6 e 8 meses. Apesar de afirmações que responsabilizam o hormônio luteinizante hipofisário pelo aumento das gônadas fetais, há também contribuição de gonadotrofinas endometriais no processo (Fig. 22.18B). O aumento temporário dos testículos do feto influencia o período e sucesso de sua descida, que se completa normalmente ao final da gestação.

Diagnóstico de Gestação Precoce: A gestação pode ser diagnosticada principalmente por meio de cuidadoso exame interno através de palpação retal, suplementado pela ultrassonografia (Fig. 22.16). A palpação retal revelará a cérvix fechada 16 a 18 dias após a ovulação. As paredes do útero apresentam tônus sob influência da progesterona entre 12 e 25 dias e se tornam mais relaxadas após 48 a 50 dias. O concepto de 30 a 40 mm com 17 a 30 dias de vida encontrar-se-á em meio a uma parte do corno uterino adjacente à junção com o corpo, criando uma discreta elevação da face ventral do corno gravídico. Aos 50 dias, aumenta seu comprimento para 8 a 10 cm e diâmetro para 6 a 8 cm.

O **exame ultrassonográfico** pode detectar um concepto aos 10 dias após a ovulação. O menor tamanho nessa fase requer exame muito sistemático para que seja distinguido de uma estrutura preenchida por líquido, como um cisto endometrial. O concepto inicial apresenta considerável mobilidade, o que também o distingue de lesões patológicas, antes de adotar localização fixa dentro do útero. A maioria dos conceptos de equinos localiza-se dentro do corpo uterino por volta do 10° dia e fixa-se em um corno uterino cerca de uma semana após esse período. A ultrassonografia pode ser empregada após 55 dias de gestação para determinar o sexo do feto, que é revelado pela localização do tubérculo genital, próximo ao cordão umbilical no macho e da cauda na fêmea.

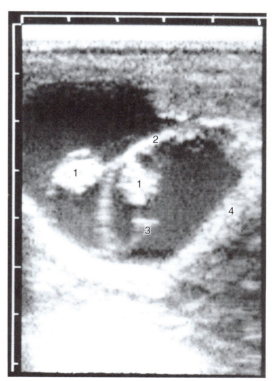

Fig. 22.16 Vista ultrassonográfica de embriões gêmeos equinos de 31 dias. A escala está em centímetros. *1*, Embriões gêmeos; *2*, junção dos dois conceptos; *3*, membrana alantoica em desenvolvimento; *4*, parede uterina.

As alterações proliferativas do endométrio que ocorrem com cada ciclo continuam e se intensificam diante da ocorrência de prenhez. O diagnóstico precoce da prenhez e a confirmação de sua continuação durante os estágios iniciais críticos, tendo em vista a frequência de morte embrionária, têm particular importância na reprodução equina. A significância adicional é proporcionada pela necessidade de se reconhecer precocemente uma gestação gemelar. Gestações gemelares raramente se completam com sucesso, e o clínico e proprietário podem decidir destruir um dos gêmeos manualmente antes da implantação para reduzir o risco de perda de uma estação de monta.

Após implantação do concepto no corno uterino, o corno gravídico (mais comumente o direito) aumenta gradualmente seu tamanho, seguido do corpo uterino e, ainda que em menor grau, do corno não gravídico. Conforme o útero aumenta, descende no abdome, tracionando o corpo e a cérvix para fora da cavidade pélvica (Fig. 22.17). Os ligamentos largos exercem tração nas margens mesometriais, fazendo com que os cornos aumentem de forma simétrica e se tornem mais flexionados sobre si; os ovários são tracionados em sentido ventrocranial. As artérias uterinas, que são tracionadas na mesma direção, desenvolvem vibração característica (frêmito ou palpitação) da égua prenhe. Essa característica pode ser avaliada durante a palpação retal e seu valor diagnóstico é maior nessa fase da gestação (entre o terceiro e quinto mês), quando o útero já desceu além do alcance da palpação. A posição do potro adapta-se à forma do útero; no terço médio da gestação, seu dorso encontra-se contra a curvatura maior do corno (ou seja, ventral), e sua cabeça está geralmente elevada (99% das vezes) em direção à cérvix. Nas circunstâncias que mais favorecem o parto, o maior volume corporal do potro encontra-se introduzido na cérvix com os membros torácicos estendidos, o que permite repouso da cabeça relativamente pequena e pescoço estreito. O potro nasce com o dorso voltado para cima. Devido ao aumento geral e considerável tamanho do corpo uterino, é possível em alguns casos o feto apresentar-se transversal, estendendo-se de um corno a outro; claramente, essa posição determina distocia.

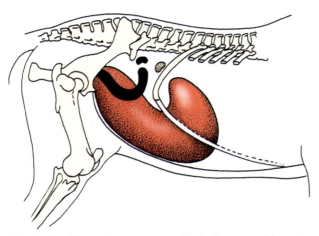

Fig. 22.17 Alterações na topografia do útero e ovário entre o início (*preto*) e o final (*vermelho*) da gestação.

O aumento do útero desloca outros conteúdos abdominais cranial e dorsalmente; ao final da gestação, o útero domina toda a topografia abdominal, estendendo-se cranialmente no assoalho do abdome e abaixo do gradil costal; contudo, permanece geralmente à esquerda do ceco.

Uma característica marcante do útero nos meses iniciais da gestação é a presença de uma formação em anel ou ferradura de estruturas com aspecto de cicatrizes, as quais desfiguram o endométrio da parte caudal do corno uterino, local onde se fixou o concepto. Esses cálices endometriais, como são conhecidos (Fig. 22.18B), são particulares aos equídeos e constituem fonte da conhecida gonadotrofina coriônica equina (previamente conhecida como gonadotrofina sérica da égua prenhe [PMSG]), hormônio responsável pela atividade diferenciada do ovário da égua prenhe e do ainda mais notável, embora temporário, aumento das gônadas dos fetos equinos de ambos os sexos. Os cálices originam-se em células que invadem o endométrio a partir de uma região limitada do cório: a cinta (alanto-) coriônica, que demarca o limite entre as porções alantocoriônica e onfalocoriônica (saco vitelino) da vesícula embrionária, fornecendo área de fixação inicial do concepto ao útero (Fig. 22.18A). A migração das células coriônicas inicia-se ao redor do 35° dia, tornando assim visíveis os cálices como discretas elevações do endométrio. Seu crescimento continua, formando proeminências irregulares com depressões ao centro que atingem seu máximo por volta do 60° dia, para adentrar um processo de degeneração e necrose logo em seguida. O processo culmina com sua separação e descarte pelo endométrio, eventos amplamente concluídos no 120° dia (ou por volta deste), embora alguns cálices possam persistir por período mais prolongado. As células fetais (coriônicas) penetram em algum grau no estroma endometrial e, embora forneçam componentes endócrinos essenciais aos cálices, tornam-se entremeadas a tecido conjuntivo, vasos sanguíneos, debris glandulares e secreção oriunda do endométrio. Alguns cálices separados acabam por situar-se entre o endométrio e o cório; outros destaques desse material adentram a cavidade alantoica, envoltos por sacos pedunculados de alantocórion, sendo tais protrusões uma possível origem de alguns hipomanes brevemente mencionados.

A cérvix da égua prenhe é firme e ocluída por um plugue de muco (Fig. 22.12). A parede vaginal pálida também é revestida por muco, que se torna mais espesso e viscoso conforme avança a gestação. O tecido conjuntivo da cérvix, vagina, vulva e ligamentos sacrotuberais sofre relaxamento pouco antes do parto, que ocorre geralmente de forma rápida, facilitado pelas generosas dimensões da cavidade pélvica. Isso é necessário, visto que a ruptura das membranas com perda de fluidos fetais permite separação da ligação frouxa entre o cório e o endométrio, prejudicando a respiração do feto.

As alterações puerperais seguem o mesmo padrão de outras espécies, porém com curso rápido. A involução uterina completa-se antes daquela das vacas, e, como não há lesão endometrial para ser reparada, as éguas cobertas

Capítulo 22 **Pelve e Sistemas Reprodutivos dos Equinos** 565

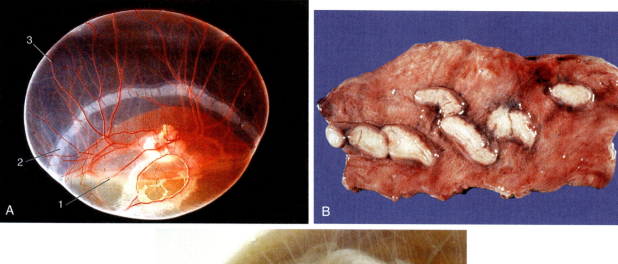

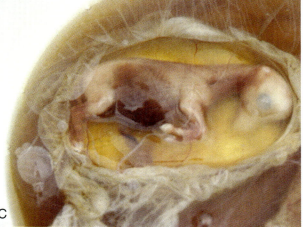

Fig. 22.18 (A) Concepto jovem (equino). *1*, Saco vitelino; *2*, cinta coriônica; *3*, alantocórion. (B) Cálices endometriais (égua) durante o início da gestação. (C) A placenta do feto do equino não é muito complexa. Os vilos não penetram profundamente no endométrio.

durante o "cio do potro" — por volta do 8° a 10° dia após o parto — geralmente são capazes de conceber.

Placentação e Desenvolvimento Pré-Natal

No equino, diferentemente de outras espécies domésticas, a placenta coriovitelina (ou onfaloplacenta) constitui o principal órgão de troca durante o primeiro terço de vida intrauterina. Após esse período, com o estabelecimento da placenta corioalantoica, ocorre desaparecimento do saco vitelino. A placenta corioalantoica definitiva é do tipo epiteliocorial e comumente descrita como difusa. A superfície externa do cório carreia inúmeros vilos ramificados que penetram em criptas na superfície endometrial, formando ligações frouxas que são reforçadas por pressão radial exercida pelos fluidos fetais. Embora os vilos sejam bastante disseminados, sua distribuição não é uniforme, formando grupamentos às vezes conhecidos como *microcotilédones* (porque lembram o arranjo cotiledonário de ruminantes em escala de tamanho menor). Pequenos intervalos entre os microcotilédones estão em contato com a abertura das glândulas uterinas, as quais os preenchem com sua secreção.

Os capilares da porção materna e fetal da placenta alcançam diretamente o espaço abaixo do epitélio correspondente, de forma que apenas uma fina camada de tecido separa os dois fluxos sanguíneos. Mesmo assim, a passagem de moléculas maiores, incluindo anticorpos, é impossível, sendo a transferência de imunidade da mãe para o feto dependente da ingestão de colostro pelo potro.

Uma característica peculiar é a presença dos chamados hipomanes no líquido alantoide (e, em menor grau, no líquido amniótico). A maior parte desses corpos de cor marrom-clara é formada pela deposição de mucoproteínas e fosfato de cálcio nos núcleos fornecidos por partículas sólidas em meio ao fluido, todavia alguns se originam de material solto de cálices endometriais após o término de sua função. Estes últimos são às vezes encontrados ancorados à membrana corioalantoica por meio de finos pedúnculos. Hipomanes não têm significância clínica (ou fisiológica residual) conhecida.

Embora informações detalhadas devam ser procuradas em outras fontes, pode ser útil ter um guia básico para estimar a idade fetal (Tabela 22.1). A medida do comprimento craniocaudal tem valor limitado nessa espécie em virtude da sua ampla faixa de tamanho corporal.

TABELA 22.1 GUIA PARA IDENTIFICAÇÃO DA IDADE DE FETOS EQUINOS

Mês	Comprimento Craniocaudal	Características Externas
1	–	O embrião tem cerca de 1-1,5 cm de comprimento.
2	≈7 cm	A espécie é reconhecível e o sexo determinável pela genitália externa.
3	≈14 cm	As partes do casco são evidenciáveis.
4	≈25 cm	Presença de alguns pelos ao redor da boca.
5	≈36 cm	Presença de pelos acima dos olhos.
6	≈50 cm	Presença de cílios.
7	≈65 cm	Presença de pelos na extremidade da cauda.
8	≈80 cm	Presença de pelos ao longo do dorso e membros.
9	≈95 cm	Presença de pelos finos na maior parte do corpo (exceto o abdome).
10	≈110 cm	Corpo completamente coberto por pelos.
11		Feto a termo (geralmente aos 330-345 dias).

De Evans HE, Sack WO: Prenatal development of domestic and laboratory animals. Growth curves, external features and selected references, *Anat Histol Embryol* 2:11–45, 1973.

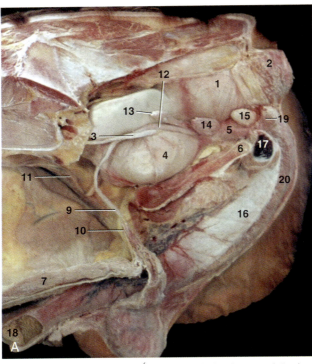
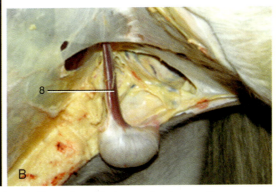

Fig. 22.19 (A) Órgãos genitais do garanhão *in situ*. *1*, Reto; *2*, esfíncter anal externo; *3*, ureter; *4*, bexiga urinária; *5*, uretra; *6*, assoalho da pelve; *7*, assoalho do abdome; *9*, ducto deferente esquerdo; *10*, anel vaginal; *11*, artéria e veia testicular direita; *12*, ampola do ducto deferente; *13*, glândula vesicular; *14*, próstata; *15*, glândula bulbouretral; *16*, pênis; *17*, pilar esquerdo (em secção); *18*, glande do pênis; *19*, isquiocavernoso; *20*, bulboesponjoso. (B) Testículo e cordão espermático dentro do processo vaginal exposto. *8*, Cremaster.

SISTEMA REPRODUTIVO DO MACHO

Escroto e Testículos

O escroto situa-se abaixo da margem púbica, onde está protegido da inspeção lateral pela coxa. Seu formato é amplamente globular, comumente assimétrico e dividido por uma rafe externa que se estende cranialmente até o prepúcio e caudalmente até o períneo. A pele escrotal é delgada, elástica e pouco coberta por pelos, apresentando, em geral, profunda pigmentação; seu aspecto é brilhoso devido à secreção de glândulas sebáceas. As camadas mais profundas da parede escrotal são estruturadas do modo usual.

Os *testículos* são elipses imperfeitas, ligeiramente comprimidas de lado a lado (Fig. 22.19 e Fig. 5.41). Seu eixo longo situa-se geralmente na horizontal, assumindo posição praticamente vertical diante da forte contração dos músculos cremastéricos que fixam a túnica vaginal próximo aos polos craniais. A túnica albugínea é menos espessa do que em ruminantes, conferindo consistência mais macia à compressão suave. O parênquima rosa-acinzentado encontra-se contido sob certa pressão e se protrai quando a túnica é incisada. Os septos que se estendem para dentro a partir da cápsula não se unem para formar um mediastino distinto visível. O epidídimo situa-se ao longo da margem dorsal e se projeta um pouco além dos polos do testículo, onde sua ligação é mais firme. Essa disposição produz uma bolsa testicular que se abre lateralmente. O ligamento da cauda do epidídimo é bastante espesso e deve ser rompido durante a castração por método "aberto". Crescimentos verrucosos (apêndices testiculares) sobre o testículo próximos à região da cabeça do epidídimo são muito comuns; tratam-se de resquícios do ducto paramesonéfrico.

O *funículo espermático* é largo e fino onde se liga ao testículo, arredondando-se em seu trajeto em direção ao anel inguinal superficial. A parte vascular cranial (Fig. 5.41/5) é claramente distinta da parte caudal que contém o ducto deferente. Seus constituintes divergem da forma usual ao adentrarem a cavidade abdominal (Fig. 22.19 e Fig. 22.24B). O curso do ducto deferente cruza a face dorsal da bexiga, ao lado da margem medial da glândula vesicular, antes de penetrar na próstata para alcançar a uretra. A parte subterminal (≈20 cm) do ducto alarga-se para formar uma ampola, termo inadequado por ser a parede, não o lúmen, que aumenta de tamanho. A ampola é menos distinta em cavalos castrados, especialmente quando o procedimento é realizado no animal jovem.

O amplo canal inguinal torna relativamente comum a ocorrência de hérnias inguinais.

Embora o processo de descida dos testículos seja presumidamente controlado pelos mesmos fatores (p. 163) das demais espécies, é *marcado* por uma singular circunstância dentre mamíferos domésticos. Os testículos do feto macho exibem um aumento de tamanho desenfreado, embora temporário, entre o 100° e 250° dia de gestação, atingindo pico por volta do 215° dia (um aumento comparável ocorre nos ovários do feto de sexo feminino). Como consequência, embora cada testículo se aproxime do anel vaginal ao redor do 120° dia, ambos sofrem atraso nesse período e não retomam sua migração até que tenham se reduzido a uma fração de seu tamanho máximo. Sua chegada no escroto só ocorre perto do nascimento, podendo ainda acontecer após esse evento (provavelmente dentro de 2 semanas).

Não é rara a situação de um testículo não chegar ao escroto mesmo após o período máximo, permanecendo oculto no abdome ou dentro do canal inguinal. A retenção pode ser temporária ou permanente, uni ou bilateral e, quando bilateral, pode ocorrer de forma assimétrica entre cada lado. A condição, conhecida como criptorquidismo, pode se resolver espontaneamente, de forma que o testículo apareça no escroto em algum momento do primeiro ano de vida pós-natal, ou possivelmente mais tarde. Nesses casos, pode-se assumir que o testículo estava sendo retido no canal inguinal devido a uma contração normal do anel vaginal que ocorre pouco após o nascimento, impedindo sua entrada tardia no canal a partir do abdome. Os testículos que não surgem no escroto dentro de um período razoável requerem remoção cirúrgica, para a qual existem diversas técnicas, dependendo do local

de retenção. O diagnóstico do criptorquidismo é às vezes menos óbvio do que se supõe. Animais criptorquidas que trocaram de dono podem ser presenteados de boa fé como castrados, havendo suspeita da condição somente quando se desenvolvem mais tarde características de conformação e comportamento de garanhão. Ademais, em cavalos jovens de temperamento nervoso, testículos que desceram corretamente podem inicialmente escapar à detecção por serem tracionados dentro da virilha contra os anéis inguinais superficiais durante a palpação da região inguinal e do escroto.

Órgãos Genitais da Pelve

A curta (≈12 cm) uretra pélvica situa-se diretamente sobre a sínfise pélvica. Embora seja, em geral, notavelmente larga (≈6 cm), seu lúmen é estreito em dois pontos: um no nível do corpo da próstata e outro onde a uretra cruza o arco isquiático (Fig. 22.20). Os *ductos deferentes* (Fig. 22.20/2) penetram na parede da uretra perto de sua origem a partir

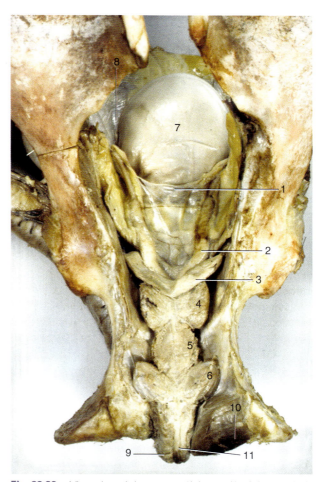

Fig. 22.20 Vista dorsal da uretra pélvica e glândulas genitais acessórias (*in situ*). *1*, Prega genital; *2*, ampola do ducto deferente; *3*, glândula vesicular; *4*, próstata; *5*, músculo uretral; *6*, glândula bulbouretral; *7*, bexiga urinária; *8*, ligamento lateral da bexiga; *9*, m. bulboesponjoso; *10*, m. isquiocavernoso; *11*, m. retrator do pênis.

da bexiga. Cada um se combina com o ducto da glândula vesicular adjacente para formar uma passagem comum, o ducto ejaculatório. Este tem apenas alguns milímetros de comprimento e desemboca na uretra ao lado do espessamento dorsal conhecido como colículo seminal.

As *glândulas vesiculares* (Fig. 22.20/3) têm formato de bexigas piriformes com superfície lisa, comprimento ao redor de 12 cm e lúmens centrais amplos. Cada uma se encontra contida na prega genital.

A *próstata* (Fig. 22.20/4) é amplamente retroperitoneal e completamente compacta. Consiste em dois lobos laterais unidos por um istmo estreito que cruza a face dorsal da uretra próximo ao colo vesical. Cada lobo lateral está pressionado contra o bordo da uretra e se estende cranialmente ao longo da margem caudolateral da glândula vesicular adjacente. Como a próstata é firme e lobulada, as duas glândulas podem ser facilmente distinguidas à palpação retal. Diversos ductos menores drenam a partir da próstata para a uretra através de pequenas aberturas ao lado do colículo (Fig. 5.50/7).

As *glândulas bulbouretrais* pareadas situam-se na face dorsolateral da uretra na saída da pelve. São glândulas revestidas por um fino músculo estriado (bulboglandular) de cerca de 4 cm de comprimento, orientado de tal maneira que suas

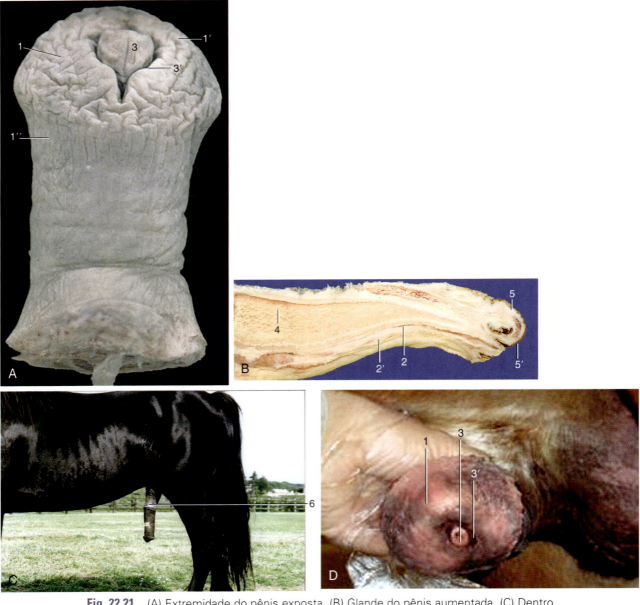

Fig. 22.21 (A) Extremidade do pênis exposta. (B) Glande do pênis aumentada. (C) Dentro do prepúcio em secção mediana. (D) Glande do pênis aumentada. *1*, Glande; *1'*, coroa da glande; *1"*, colo da glande; *2*, uretra; *2'*, corpo esponjoso; *3*, processo uretral dentro da fossa da glande; *3'*, seio uretral; *4*, corpo cavernoso; *5*, prega prepucial; *5'*, anel prepucial; *6*, prepúcio, formando o óstio prepucial com a parede corporal.

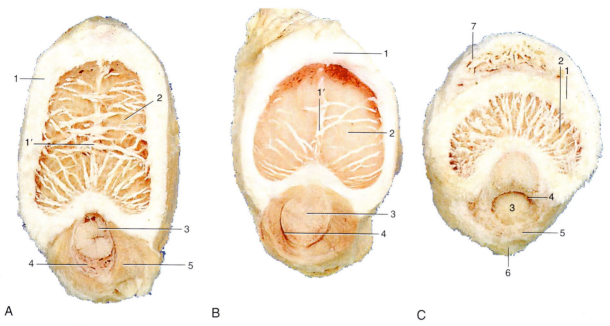

Fig. 22-22 Transecções do pênis, (A) diretamente distal à raiz, (B) metade do corpo e (C) sua porção livre. *1*, Túnica albugínea; *1'*, septo incompleto do pênis; *2*, corpo cavernoso; *3*, uretra; *4*, corpo esponjoso; *5*, m. bulboesponjoso; *6*, m. retrator do pênis; *7*, processo dorsal da glande.

extremidades caudais se convergem (Fig. 22.20/*6*). Essas glândulas secretam através de diversos pequenos poros que desembocam na uretra onde esta deixa a pelve.

Todas as glândulas acessórias do sistema reprodutivo do equino apresentam-se reduzidas em animais castrados.

Pênis e Prepúcio

O pênis do cavalo consiste na usual tríade de estruturas e é de variedade musculocavernosa. Os dois elementos dorsais, denominados pilares do pênis, emergem do arco isquiático, dobram-se cranialmente entre as coxas e logo se unem em um único corpo cavernoso, que se divide em sua parte proximal por um septo mediano que reflete sua origem composta (Fig. 22.21A/*3*). O septo desaparece gradualmente quando seguido em direção ao ápice. O corpo cavernoso encontra-se bastante comprimido lateralmente e apresenta um sulco onde se encaixa o terceiro corpo erétil, denominado corpo esponjoso.

O corpo esponjoso expande-se sobre o ápice do órgão para formar a *glande*, de formato distinto (Fig. 22.21A/*1*). Seu aspecto lembra um cogumelo; a porção mais larga, chamada coroa, encontra-se a alguma distância proximal em relação ao ápice, onde a parte terminal da uretra se protrai em uma fossa central (Fig. 22.21/*3*). A glande apresenta uma constrição que forma um colo atrás da coroa e segue afilando-se sobre a face dorsal do corpo; essa característica não é visível externamente (Fig. 22.22/*7*).

Uma porção considerável do pênis quiescente projeta-se para a cavidade prepucial. O prepúcio (bainha) do equino é peculiar por dobrar-se para dentro de uma prega adicional que permite considerável prolongamento do pênis durante a ereção (Fig. 22.21C). A entrada (anel prepucial; Fig. 22.21B/*5'*) dessa prega situa-se imediatamente dentro do óstio prepucial. Às vezes, ocorre um defeito congênito em que o anel fica muito estreito e impede a protrusão do pênis (fimose). Essa condição pode ser corrigida por meio da secção da faixa circular responsável que está incluída no anel. O revestimento do prepúcio contém muitas glândulas e é comumente impregnado por sua secreção, denominada esmegma. Uma massa desse material escuro — o termo "feijão" do pênis é usado em estábulos — comumente preenche um pequeno seio (uretral) dorsal ao processo uretral (Fig. 22.21A e D/*3'*).

O pênis do equino recebe sangue das artérias obturatória e pudenda externa, juntamente com sua usual fonte da artéria pudenda interna.

O *bulboesponjoso* pode excepcionalmente continuar ao longo da face ventral do pênis, além do ponto de incorporação da uretra (Fig. 22.22/*5*). O músculo, que é continuação direta do uretral, forma uma ponte no sulco ventral do corpo cavernoso e, durante a contração, comprime o corpo esponjoso (e uretra), participando da expulsão de urina e sêmen. Os *músculos isquiocavernosos* são fortes, porém nada notáveis. Os *músculos retratores do pênis* são lisos e formam uma alça ao redor do reto antes de passarem para a superfície ventral do pênis (Fig. 22.22/*6*). Continuam em direção distal, entremeando-se gradualmente com as fibras transversas do bulboesponjoso, para inserirem-se na glande.

Ereção

Como o pênis é de tipo musculocavernoso, torna-se bastante ingurgitado com sangue quando está ereto. A ereção completa-se após algum tempo por ação do relaxamento das artérias helicinas* e pela propulsão do músculo isquiocavernoso, o que aumenta sobremaneira o comprimento e diâmetro do membro (Fig. 22.21C). Uma considerável pressão, próxima de 3.700 mmHg, é atingida no sangue dos espaços cavernosos e, como em outras espécies, resulta em ocasional ruptura da cápsula fibrosa. O ejaculado é relativamente volumoso (≈65 mL em média) e predominantemente composto pelo produto das glândulas vesiculares.

A desmonta após a ejaculação é frequentemente seguida por um notável "alargamento" ou aumento da glande, cuja coroa pode atingir por breve período o diâmetro de 12 cm antes de sua regressão. O retorno do pênis flácido à bainha ocorre por ação dos músculos retratores e pelo componente muscular liso da parede dos espaços cavernosos. De fato, a postura peniana de repouso depende do tônus dessa musculatura. Se houver redução ou perda da mesma — condição relativamente comum em cavalos fatigados ou em más condições — o pênis pende de maneira frouxa do prepúcio. Exposto dessa forma, é mais vulnerável a traumas. A resistência do músculo também pode ser vencida por tração sustentada quando é necessário expor o órgão para exame clínico ou lavagem durante higiene de rotina.

▶ ANATOMIA DA EXPLORAÇÃO RETAL

A exploração retal é uma importante técnica diagnóstica no equino. A mão pode ser facilmente introduzida no reto e cólon descendente, passando para várias direções a fim de examinar a parede da pelve e do abdome caudal, conteúdos pélvicos e uma porção variável do conteúdo abdominal (Fig. 22.23/7). *A palpação retal não é isenta de riscos de trauma à mucosa ou mesmo, em casos extremos, perfuração da parede intestinal — um infortúnio com maior probabilidade de ocorrência quando o exame induz tensão do reto. O profissional inexperiente não deve tentar o procedimento sem supervisão adequada.*

Alguns órgãos podem sempre ser identificados com mais certeza e outros com menos, porque os resultados da investigação não dependem somente do tamanho relativo do investigador e do paciente, mas também da condição desses órgãos. Palpar um órgão através da parede intestinal é diferente de reconhecer suficientemente bem sua natureza a fim de identificar alterações com confiança. A maior parte do esqueleto pélvico pode ser identificada com absoluta certeza, embora a porção do assoalho próxima à sínfise possa

---

*Artérias terminais que desembocam diretamente em espaços cavernosos do tecido erétil do pênis. Suas paredes mioepiteliais conferem-lhes aspecto helicoidal (hélices) fechadas no pênis flácido. A estimulação sexual as relaxa, o que permite entrada de sangue e ingurgitamento do tecido erétil.

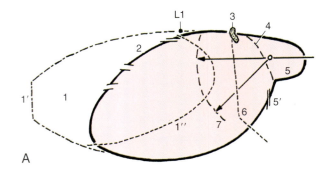

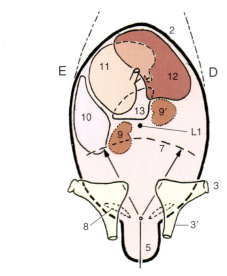

Fig. 22.23 Ilustrações das cavidades abdominal e pélvica no contorno lateral (A) esquerdo e (B) dorsal, indicando o escopo da exploração retal. O contorno dorsal envolve um anel dos órgãos relativamente fixos (*9, 9', 10, 11, 12*) com o pâncreas (*13*) no centro. *1*, Cavidade torácica; *1'*, entrada do tórax; *1"*, arco costal; *2*, diafragma; *3*, tuberosidade coxal; *3*, corpo do ílio; *4*, linha terminal; *5*, cavidade pélvica; *6*, coxa e jarrete; *7*, alcance aproximado da palpação retal no plano mediano (A) e diretamente ventral aos rins (B); *8*, anel inguinal profundo; *9* e *9'*, rins esquerdo e direito, respectivamente; *10*, baço; *11*, estômago; *12*, fígado; *13*, pâncreas; *E*, lado esquerdo; *D*, lado direito.

ser inacessível abaixo dos órgãos sobrejacentes. A parte caudal da parede abdominal também se encontra dentro do alcance, ainda que raramente revele algo de interesse além da margem caudal do músculo oblíquo interno, que permeia o anel inguinal profundo e o anel vaginal (Fig. 22.24/*1*) nessa abertura. O anel vaginal pode ser reconhecido mais precocemente no garanhão, cujo ducto deferente pode ser identificado onde está situado sobre a bexiga e tracionado até seu desaparecimento.

O *cólon menor* é mais facilmente reconhecido em função da cadeia de saculações geralmente preenchida por fezes firmes; mesmo quando vazia, essa parte do intestino pode ser distinguida pela única tênia que segue a margem livre (a tênia que segue a margem mesentérica oposta

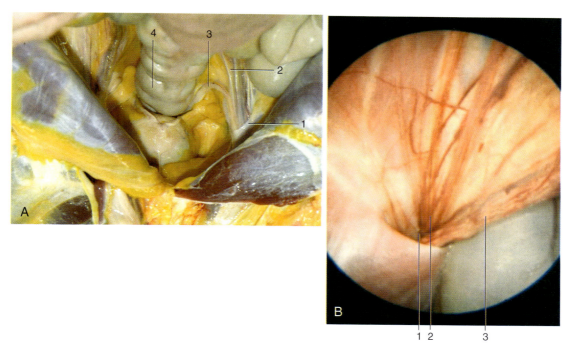

Fig. 22.24 (A) Dissecção mostrando o anel vaginal. (B) Vista endoscópica do anel. *1*, Anel vaginal; *2*, artéria e veia testicular; *3*, ducto deferente; *4*, cólon descendente.

normalmente não é palpável). Embora o cólon menor apresente disposição móvel, é possível encontrar uma massa de espirais pouco cranial à entrada da pelve, principalmente à esquerda. A flexura pélvica, porção do cólon descendente que mais facilmente pode ser identificada, é geralmente encontrada imediatamente antes da cavidade pélvica, ou até dentro dela. Com maior frequência, situa-se pouco à esquerda do plano mediano, podendo cruzá-lo para a direita. As partes adjacentes às ventrais e dorsais do cólon ascendente podem ser palpadas até certa distância. São mais facilmente reconhecidas quando preenchidas por gás, visto que esse fator enfatiza o contraste entre saculações da parte ventral mais ampla e a superfície lisa da parte dorsal mais estreita. Embora os nomes dessas partes sejam indicativos, não se deve assumir que necessariamente estejam situadas uma diretamente sobre a outra. A flexura diafragmática dorsal e as porções direitas do cólon encontram-se fora do alcance mesmo de braços longos, embora às vezes seja possível tocar e seguir a junção das partes ascendente e transversa do cólon com as pontas dos dedos. A base e a porção dorsal do corpo do ceco encontram-se consistentemente dentro de alcance. Às vezes é possível identificar a artéria mesentérica cranial aderida à face esquerda da base do ceco quando se encontra espessada por reação a uma invasão por larvas de nematódeos. A artéria raramente pode ser alcançada, mesmo nas mais favoráveis circunstâncias.

Embora grande parte do *intestino delgado* seja acessível, normalmente é impossível identificá-lo com clareza, exceto pela porção terminal firme do íleo, que pode ser palpada conforme se aproxima da face medial da base do ceco. A identificação é mais fácil quando há compactação nessa região.

Quando distendida por gás, a flexura caudal do duodeno pode ser identificada conforme cruza a raiz do mesentério.

Um cavalo pequeno e um braço longo são pré-requisitos para palpação de quaisquer conteúdos da porção cranial do abdome que se deseje alcançar. O polo caudal do rim esquerdo geralmente pode ser palpado. É teoricamente impossível perceber os ureteres sobre o teto do abdome, contudo ureteres saudáveis não são identificáveis na prática. A margem caudal do baço também é acessível, ainda que nem sempre possa ser examinada quando ocorre distensão do estômago.

Um método emergencial para eutanásia com pouca relevância nos dias atuais é a transecção da aorta abdominal pelo reto.

A *bexiga* é sempre identificável, independentemente de seu grau de preenchimento e do fato de ser parcialmente sobreposta por órgãos genitais. Na égua, a vagina pode ser distinguida como um órgão razoavelmente flácido interposto entre o reto e a bexiga; se for acompanhada em sentido cranial, conduz até a cérvix mais firme. Além desta, o corpo do útero pode ser tracionado até sua bifurcação, seguido pelos cornos uterinos lateralmente em direção aos ovários. As dimensões e a textura do útero variam amplamente dependendo de seu estado, de forma que um clínico especializado na espécie consegue datar uma gestação inicial com notável precisão por meio da palpação retal. Os ovários estão entre os órgãos de mais fácil identificação, visto que têm formato e consistência muito característicos. São razoavelmente móveis e nem sempre encontrados exatamente onde se espera. Somente folículos grandes podem ser percebidos individualmente.

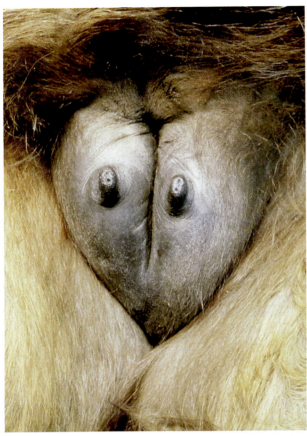

Fig. 22.25 O úbere é consolidado a partir das metades direita e esquerda. Os ápices dos tetos são perfurados pelos ductos papilares.

A *uretra pélvica do garanhão* é facilmente identificada como um tubo largo e frouxo, embora seu contorno seja parcialmente ocultado pelas glândulas associadas (Fig. 22.20). Outras estruturas quase sempre identificáveis incluem as glândulas bulbouretrais da saída da pelve, as glândulas vesiculares piriformes lisas, a próstata nodular e os aumentos fusiformes das ampolas do ducto deferente. A manipulação pode estimular o músculo uretral, que torna firme a uretra e provoca contrações rítmicas.

ÚBERE

As glândulas mamárias são consolidadas em um úbere relativamente pequeno situado abaixo da porção caudal do assoalho do abdome e porção cranial da pelve, sendo ocultados da inspeção casual pela coxa (Fig. 22.25). O formato e o tamanho do úbere variam conforme o estado atual e o histórico prévio da égua; em animais jovens e nulíparas, apresenta tamanho muito pequeno. Sua formação a partir das metades direita e esquerda é indicada por um proeminente sulco externo; cada metade apresenta forma de um cone comprimido pelas laterais e, embora tenha um único teto, é composta por dois (ou ocasionalmente três) sistemas ductais separados.

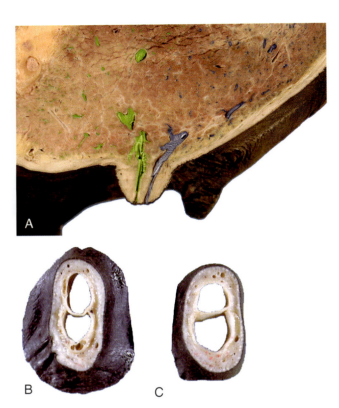

Fig. 22.26 (A) Secção sagital do úbere demonstrando a construção do teto e a localização do seio lactífero. (B) e (C) Tetos seccionados mostrando a divisão interna.

A pele do úbere é delgada, fortemente pigmentada e com pouca cobertura pilosa. As secreções de diversas glândulas sebáceas e sudoríparas conferem-lhe aspecto brilhoso. O teto é pequeno e cilíndrico, exceto na égua lactante, em que se apresenta maior e mais cônico. Dois (ou três) óstios perfuram seu ápice; cada um segue por um ducto papilar curto até um seio lactífero distribuído entre o teto e a massa glandular e associado a um conjunto independente de ductos lactíferos (Fig. 22.26A-C). Os tecidos das glândulas individuais de cada lado são entremeados, sendo impossível demonstrar sua independência à dissecção. Embora seja menos desenvolvido, o aparato suspensório lembra o da vaca, combinando os ligamentos elástico medial e fibroso lateral que, juntos, envelopam o úbere e suprem as lamelas que sustentam o parênquima. Os ligamentos mediais fornecem plano de clivagem entre as superfícies apostas das duas metades.

O suprimento sanguíneo advém da *artéria pudenda externa* e a principal drenagem venosa da veia correspondente, que não segue o curso usual pelo canal inguinal (p. 540). Assim como na vaca, uma conexão venosa subcutânea se desenvolve com uma veia superficial da parede torácica, como alternativa para a drenagem durante o início da gestação. A linfa drena para os linfonodos mamários (inguinais superficiais). A inervação cutânea divide-se entre os nervos do flanco e um ramo descendente (mamário) do nervo pudendo; os demais

Capítulo 22 **Pelve e Sistemas Reprodutivos dos Equinos** 573

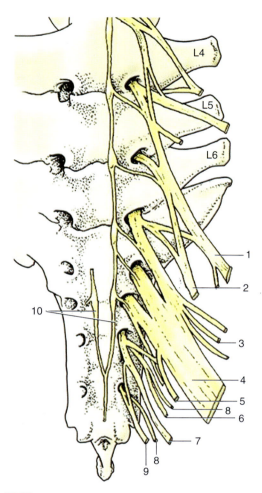

Fig. 22.27 Vista ventral do sacro e vértebras lombares caudais (L4-L6) com os ramos ventrais emergentes formando o plexo lombossacral. *1*, Nervo (n.) femoral; *2*, n. obturatório; *3*, n. glúteo cranial; *4*, n. isquiático; *5*, n. femoral cutâneo caudal; *6*, n. glúteo caudal; *7*, n. pudendo; *8*, n. pélvico; *9*, n. retal caudal; *10*, continuação da cadeia simpática.

nervos contribuintes são, portanto, segmentos medulares de L2-L4 e S2-S4 (Fig. 22.27). O tecido glandular é suprido pelo nervo genitofemoral (L3-L4). As glândulas desenvolvem-se rapidamente durante a segunda metade da primeira prenhez e iniciam sua secreção antes do parto. Durante os últimos dias de gestação, ocorre acúmulo e ressecamento de secreção sebácea, debris epiteliais e possivelmente colostro que escapa através dos óstios dos tetos, proporcionando uma cobertura serosa no ápice, que é um indicador útil da iminência do parto.

TESTE SUA COMPREENSÃO

Em grupo, compare a anatomia do trato reprodutivo feminino e masculino do equino e do ruminante, incluindo a estrutura da pelve.

23 Membros Torácicos dos Equinos

No ocidente, os cavalos são reproduzidos principalmente para uso em esporte e recreação, contextos que muitas vezes significam alta demanda de velocidade e resistência, além de exporem seus membros a esforço contínuo e repetido risco de lesões. Mesmo a incapacidade relativamente pequena pode tornar o cavalo inadequado para o trabalho, fazendo com que a importância da saúde do membro seja enfatizada pelo antigo ditado "sem pata, sem cavalo". Considerando a importância da claudicação em medicina equina, faz-se necessário o conhecimento detalhado da anatomia dos membros.

Os membros do cavalo demonstram adaptações extremas para a corrida rápida com concomitante perda de versatilidade. Os membros torácicos sustentam a maior parte (cerca de 55 a 60%) do peso corporal durante o repouso e fornecem os principais absorvedores de impacto necessários para o trote rápido ou, especialmente, para a aterrissagem após o salto. Os membros pélvicos conferem o principal impulso propulsor. Ademais, a parcela de peso suportada pelo membro pode se alterar em função da postura variável que altera o centro de gravidade. A manobra mais óbvia é a elevação ou abaixamento da cabeça para deslocar o centro caudal ou cranialmente, respectivamente. O animal que claudica também eleva a cabeça quando o membro dolorido se apoia sobre o chão e a rebaixa quando o membro saudável sustenta o peso. Como este último movimento é mais óbvio, diz-se que o equino com claudicação de membro torácico "inclina a cabeça sobre o membro saudável". Quando há condição dolorosa em um membro pélvico, a cabeça é abaixada durante o apoio sobre o membro afetado.

O membro torácico com boa conformação é reto quando observado cranialmente. A linha traçada a partir da ponta do ombro separa o membro em duas metades longitudinais e passa através do centro do casco; o dígito continua na canela (metacarpo) em linha reta, nunca apontando "para dentro" ou "para fora" (Fig. 23.1). Grande parte do membro também deve estar em linha reta quando observado de lado. A linha traçada a partir da tuberosidade da espinha da escápula deve dividi-lo em duas partes longitudinais até o boleto e continuar passando atrás do casco, cuja inclinação deve estar paralela à do dígito. Desvios da conformação normal podem resultar em movimentos anormais que, por sua vez, podem causar interferência entre as patas, desgaste desigual ou anormal dos cascos e desenvolvimento de claudicação.

Os desvios mais comuns observados cranialmente são categorizados como "base larga", nos quais os membros inclinam-se para fora, ou "base estreita", nos quais se inclinam medialmente. Os desvios observados na lateral incluem "deslocamento do membro para a frente", nos quais os membros inclinam-se caudalmente, ou "deslocamento do membro para trás", nos quais se inclinam cranialmente. Desvios craniais, caudais, mediais e laterais do carpo também são reconhecidos; os últimos dois tipos são denominados "carpo valgo" e "carpo varo".

A retenção do comprimento total do corpo da ulna é uma anomalia congênita relativamente comum em pôneis shetland. Está associada a deformidade tipo valgo*— em alguns casos bastante grave — do membro.

O aspecto distinto de membros longos do potro jovem deve ser familiar a todo leitor (Fig. 23.2). A aquisição da conformação adulta envolve alterações na relação entre o comprimento dos membros (total) e o do tronco, bem como entre o comprimento de segmentos sucessivos dos membros—braço (coxa), antebraço (perna) e metacarpo (metatarso). Segundo uma fonte, o neonato da raça puro sangue apresenta relação entre úmero (fêmur) e metacarpo (metatarso) de aproximadamente 4:5 (4:5); no adulto, essa relação passa para 6:5 (6,5:5). Tais alterações são obtidas através do crescimento pós-natal do comprimento dos ossos metacárpicos (metatársicos) em cerca de 20% e do úmero e fêmur em cerca de 100%.

▶ MÚSCULOS DO CÍNGULO

Os mesmos músculos unem o membro ao tronco, como em outras espécies, com certas diferenças em detalhes. O trapézio emerge da linha mediana dorsal, estendendo-se quase da região occipital até além da cernelha. Suas partes cervical e torácica inserem-se na espinha da escápula, elevando-a contra o tronco durante ação conjunta. A parte cervical age sozinha para virar a escápula cranialmente, o que avança o membro, ao passo que a parte torácica sozinha o faz na direção oposta. Ambas podem ser delineadas visivelmente pela pele quando contraídas. O suprimento nervoso é realizado pelo nervo acessório.

O músculo *braquiocefálico* (Fig. 23.3/4) emerge da região mastoide do crânio e insere-se em uma elevação do úmero que se estende distalmente desde a tuberosidade deltóidea. Encontra-se intimamente unido ao músculo *omotransverso* no pescoço (Fig 23-3/6), que se origina no processo transverso das vértebras cervicais mais craniais e termina

---

*Desvio lateral de parte do membro distal a uma articulação. A deformidade oposta do tipo varo trata-se de desvio similar, angulado medialmente.

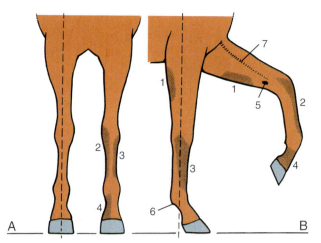

Fig. 23.1 Conformação desejada e zonas autônomas da inervação cutânea do membro torácico. (A) Vista cranial; a *linha vertical tracejada* que desce da ponta do ombro divide o membro em duas partes. (B) Vista lateral direita; a *linha vertical* que desce da tuberosidade da espinha da escápula divide o membro em duas partes até o boleto. As zonas autônomas (*áreas sombreadas*) representam áreas da pele inervadas exclusivamente pelos nervos a seguir: *1*, Nervo cutâneo caudal do antebraço (ulnar); *2*, nervo cutâneo medial do antebraço (musculocutâneo); *3*, nervo ulnar; *4*, nervo mediano; *5*, castanha; *6*, esporão; *7*, veia cefálica.

na intersecção clavicular que divide o braquiocefálico nas partes cervical (cleidocefálico) e braquial (cleidobraquial). A margem dorsal do omotransverso conecta-se ao trapézio pela fáscia superficial. A margem ventral do braquiocefálico é claramente delineada, pelo menos em sua metade cranial, conforme forma a margem superior do sulco jugular (Fig. 18.38B).

O músculo é mais largo sobre a articulação do ombro, onde reveste a origem do bíceps e as inserções do supraespinhal e infraespinhal. A ação bilateral flexiona o pescoço ventralmente quando essa parte está livre para se mover. A ação unilateral nas mesmas circunstâncias dobra o pescoço em direção ao lado ativo; quando o pescoço está fixo e o membro está livre, a ação unilateral avança este último cranialmente. A inervação advém dos nervos acessório, cervical e axilar.

O músculo *grande dorsal* (Fig. 23.3/*13*) emerge do ligamento supraespinhal e da fáscia toracolombar, convergindo-se a uma inserção na tuberosidade redonda do úmero. A faixa cranial recobre o ângulo caudal da escápula, pressionando-a contra o tronco. Esse músculo é comumente descrito como um retrator do membro, sendo, portanto, antagonista da ação do braquiocefálico; de fato, seu papel mais importante, especialmente em animais de tração, pode ser trazer o tronco em direção ao membro avançado. Recebe inervação pelo nervo toracodorsal.

A camada superficial dos músculos do cíngulo é completada pelos dois músculos peitorais superficiais, supridos pelos ramos peitorais do plexo braquial. O *peitoral descendente* cranial emerge do manúbrio e divide sua inserção

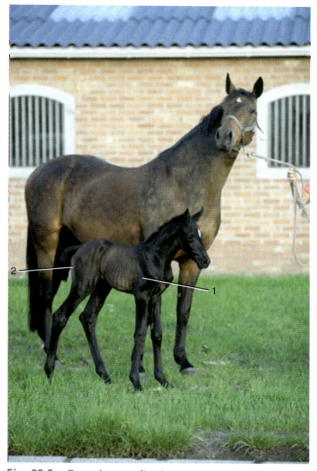

Fig. 23.2 Essa fotografia de um potro de 10 dias de idade com sua mãe ilustra as proporções dos membros e do tronco que causam a aparência de "pernas longas" do potro jovem. *1*, Cabeças longa e medial flácidas do tríceps; *2*, linha de "escassez" entre o bíceps femoral e o semitendinoso.

entre o úmero e a fáscia do braço (Fig. 23.4/*4*). Trata-se de um músculo bem desenvolvido e claramente delineado durante a vida; um sulco mediano o separa de seu correspondente contralateral. O sulco lateral que demarca seu limite com o braquiocefálico é ocupado pela veia cefálica. Sua função é primariamente adutora.

O músculo *peitoral transverso* caudal (Fig. 23.4/5) emerge das esternebras craniais e se insere na fáscia sobre a face medial da porção superior do antebraço. O curso transverso de suas fibras torna clara sua função essencialmente adutora.

Embora o *romboide* fique por baixo do trapézio, pode formar uma demarcação superficial visível quando contraído. Sua origem a partir dos ligamentos nucal e supraespinhal estende-se entre a segunda vértebra cervical e a sétima torácica. O músculo inteiro insere-se na face profunda e margem dorsal da cartilagem escapular (Fig. 23.5/*4*). Sua ação eleva a escápula e os fascículos torácicos rotacionam o osso de forma que o ângulo ventral seja voltado para trás. A inervação é realizada pelos ramos dorsais dos nervos cervicais caudais.

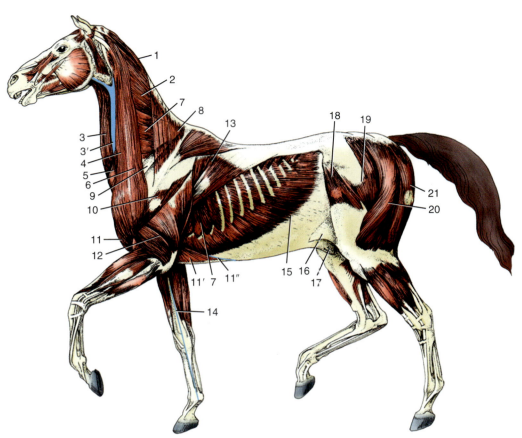

Fig. 23.3 Músculos e veias superficiais. Os músculos cutâneos, exceto o cutâneo do pescoço, foram removidos. *1*, Romboide; *2*, esplênio; *3*, esternocefálico; *3'*, veia jugular; *4*, braquiocefálico; *5*, cutâneo do pescoço; *6*, omotransverso; *7*, serrátil ventral; *8*, trapézio; *9*, subclávio; *10*, deltoide; *11*, peitoral descendente; *11'*, peitoral ascendente; *11"*, veia torácica superficial; *12*, tríceps; *13*, grande dorsal; *14*, veia cefálica; *15*, oblíquo abdominal externo; *16*, coto do cutâneo do tronco que forma a prega do flanco; *17*, prepúcio; *18*, tensor da fáscia lata; *19*, glúteo superficial; *20*, bíceps femoral; *21*, semitendinoso.

O músculo *serrátil ventral* (Fig. 23.5/*1*) é muito forte, tanto de forma ativa, devido à sua extensão e volume, quanto passiva, devido a seu revestimento e entrelaçamento com folhetos de tecido conjuntivo. A origem se distribui a partir da 4ª vértebra cervical até a 10ª costela. A inserção está restrita à cartilagem escapular e duas áreas triangulares na parte adjacente da face medial da escápula. A função dominante do serrátil é sustentar o tronco. Contudo, suas partes cervical e torácica têm função adicional (e antagônica) na rotação da escápula. A parte cervical rotaciona o osso de forma que seu ângulo ventral seja voltado para trás, retraindo o membro; a contração da parte torácica avança esse ângulo e, consequentemente, o membro. O serrátil ventral é inervado pelo nervo torácico longo.

O músculo *peitoral profundo* tem a origem distribuída desde a parte caudal do esterno e a área adjacente do assoalho abdominal (Fig. 23.5/*3*). Os fascículos convergem e o músculo se torna espesso conforme passa craniolateralmente a uma inserção restrita nos tubérculos maior e menor do úmero. Embora a altura relativa de sua origem e inserção sugira que a função do músculo seja auxiliar o serrátil no suporte do peso do tronco, essa capacidade é altamente limitada (Fig. 23.5B). Sua principal função é provavelmente a adução, retração do membro quando está livre para mover-se e o avanço do tronco até o membro avançado e fixo. Recebe inervação pelos nervos peitorais.

O músculo *subclávio* (Fig. 23.5/*2*), situado cranialmente ao peitoral profundo, origina-se da parte cranial do esterno. A partir de sua origem, dobra-se dorsalmente para seguir a superfície cranial do supraespinhal, sobre o qual se afunila para formar uma inserção estendida no epimísio. Sua presença ao longo da margem cranial da escápula auxilia na atenuação da transição do pescoço estreito à área mais larga entre os ombros. As ações do subclávio complementam as do peitoral profundo (do qual se acreditava fazer parte anteriormente). Também recebe inervação dos nervos peitorais (Tabela 23.1).

 REGIÃO DO OMBRO E SUPERIOR DO BRAÇO

A escápula e o úmero formam a base da região do ombro e estão ambos inteiramente incluídos na pele do tronco. A

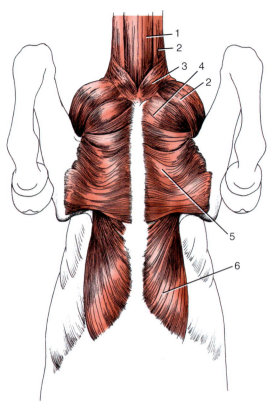

Fig. 23.4 Músculos da superfície ventral do tórax. *1*, Esternocefálico; *2*, braquiocefálico; *3*, cutâneo do pescoço; *4*, peitoral descendente; *5*, peitoral transverso; *6*, peitoral profundo.

inclinação da *escápula* varia consideravelmente e é revelada pela orientação de sua espinha. O ombro mais inclinado é preferível em animais de montaria. A porção média espessada (tuberosidade da espinha da escápula) pode ser reconhecida prontamente à palpação e pode ainda servir como referência de superfície (Fig. 23.6A/*3*). A parte caudal da espinha desaparece gradualmente e não forma acrômio. O osso é estendido além de sua margem dorsal por uma ampla cartilagem incorporada na cernelha. A margem da cartilagem e os ângulos cranial e caudal são bastante proeminentes, mesmo sendo cobertos pelo grande dorsal (Fig. 23.3/*13*).

O *úmero* forma um ângulo reto com a escápula e inclina-se de forma menos pronunciada do que em espécies menores. Seu relevo de superfície é notável, sendo possível palpar muitas características através da pele e musculatura. Os tubérculos maior e menor da extremidade proximal são ambos bem desenvolvidos e mais parecidos entre si comparados a outras espécies. Cada tubérculo se divide em partes craniais e caudais. As primeiras separam-se por um sulco intertubercular interrompido por um tubérculo intermediário; há, portanto, cinco processos. Embora ambas as partes do tubérculo maior sejam facilmente palpadas, sua divisão cranial cria a "ponta do ombro" (Fig. 23.6A/*8*). Distal a esse local, a tuberosidade deltóidea forma outra demarcação facilmente percebida (Fig. 23.6/*10*).

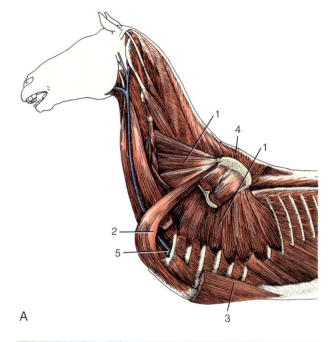

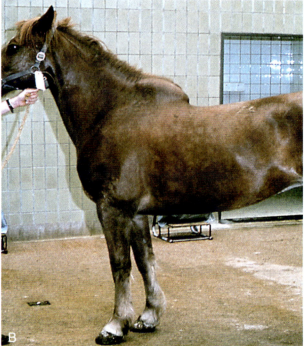

Fig. 23.5 (A) Músculos profundos que ligam o membro torácico ao tronco. *1*, Serrátil ventral; *2*, subclávio; *3*, peitoral profundo; *4*, romboide; *5*, vasos axilares passando ao redor da primeira costela em direção ao membro. (B) Ruptura do músculo serrátil ventral.

A *articulação do ombro* tem atributos anatômicos de uma articulação esferoide, contudo age como articulação em dobradiça devido às restrições impostas pelos tendões dos músculos que circundam intimamente o ombro, especialmente o infraespinhal (e, em menor grau, o supraespinhal) lateralmente e o subescapular medialmente

TABELA 23.1 MÚSCULOS DO CÍNGULO

Músculo	Nervo	Ação
Trapézio	Axilar	As partes cervical e torácica agem em conjunto para elevar a escápula A parte cervical sozinha avança o membro enquanto a torácica sozinha vira o membro em sentido caudal
Braquiocefálico	Acessório, cervical e axilar	A ação bilateral dos músculos flexiona o pescoço As ações unilaterais avançam o membro
Grande dorsal	Toracodorsal	Função comumente antagonista ao braquiocefálico Traciona o tronco cranialmente sobre o membro avançado
Peitoral superficial	Peitoral	Peitoral descendente: adução Peitoral transverso: adução
Romboide	Ramos dorsais do nervo cervical caudal	Eleva a escápula Rotaciona a escápula de forma que o ângulo ventral fique voltado para trás (retração)
Serrátil ventral	Torácico longo	Suporta o tronco A parte cervical retrai o membro
Peitoral profundo	Nervos peitorais	Aduz o membro Retrai o membro livre Avança o tronco quando o membro está fixado
Subclávio	Peitoral	Complementa os peitorais profundos

(Fig. 23.7). A cavidade articular relativamente espaçosa pode ser puncionada por meio da inserção de uma agulha cerca de 2 cm proximal à porção caudal do tubérculo maior. A agulha é direcionada ventromedialmente e deve ser introduzida a uma profundidade de 4 a 5 cm antes que sua extremidade penetre na cápsula. O procedimento requer certo cuidado, visto que o desvio cranial pode fazer com que a agulha adentre a bursa que protege o tendão do bíceps no sulco intertubercular. Essa bursa intertubercular corresponde ao divertículo da cápsula articular encontrado em cães e ovinos.

Os músculos que agem primariamente no ombro podem ser considerados arranjados nos grupos lateral e medial, embora cubram a articulação de todos os lados. O grupo lateral inclui o supraespinhal, infraespinhal, deltoide e redondo menor (Fig. 23.6B).

O músculo *supraespinhal* (Fig. 23.6B/7) emerge da fossa supraespinhal e ocupa seu espaço. Cranialmente, salienta-se além do osso, onde seu epimísio fornece inserção ao subclávio. Em seguida, divide-se em dois tendões curtos que transpõem a origem do bíceps antes de se inserirem nas partes craniais dos tubérculos do úmero. O músculo age na extensão do ombro, todavia, sua mais importante função pode ser a estabilização dessa articulação.

O músculo *infraespinhal* (Fig. 23.6B/8) localiza-se na fossa infraespinhal e sua inserção cruza a face lateral da articulação do ombro antes de separar-se nos tendões profundo e superficial. O tendão profundo, mais curto, insere-se na margem da parte caudal do tubérculo maior. O tendão superficial cruza essa projeção e se insere em nível mais distal, sendo protegido por uma bursa sinovial onde

se situa no osso. A inflamação da bursa pode ser dolorosa e fazer com que o animal abduza o membro afetado na região do ombro, postura que alivia a pressão nesse local. O infraespinhal é primariamente um fixador do ombro cujo tendão foi substituído por um ligamento colateral lateral. Tem ação abdutora secundária. Tanto o supraespinhal quando o infraespinhal recebem inervação pelo nervo supraescapular.

O músculo *deltoide* (Fig 23.6B/9) emerge da margem caudal e da espinha da escápula; a segunda origem é indireta e realizada por meio de uma aponeurose que reveste o infraespinhal. Insere-se na tuberosidade deltóidea, que serve como referência de superfície para delimitar o músculo proximalmente. Esse músculo fica parcialmente confinado em uma depressão do tríceps, sendo por vezes visível uma linha entre os músculos nos animais de pele delgada. O deltoide é um flexor do ombro com papel secundário de abdução do braço. Recebe inervação pelo nervo axilar.

O músculo *redondo menor* encontra-se coberto pelo deltoide sobre a face caudolateral da articulação do ombro.

O grupamento muscular medial inclui o subescapular, redondo maior, coracobraquial e capsular, sendo este último de menor significância. O músculo *subescapular* emerge da fossa subescapular e a ocupa (Fig. 23.8/1). Sua inserção é no tubérculo menor e, embora tenha função primária de estabilizar a articulação, pode também funcionar como adutor do braço. É inervado pelo nervo subescapular.

O músculo *redondo maior* (Fig. 23.8/3) emerge do ângulo caudal da escápula. Encontra-se entre o subescapular e o grande dorsal, inserindo-se juntamente com o segundo. Funciona principalmente como flexor do ombro, podendo

Capítulo 23 **Membros Torácicos dos Equinos** 579

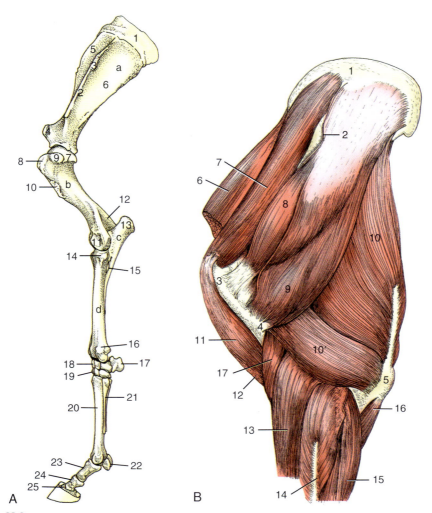

Fig. 23.6 (A) Esqueleto do membro torácico esquerdo, vista lateral. *a*, Escápula; *b*, úmero; *c*, ulna; *d*, rádio; *1*, cartilagem da escápula; *2*, espinha da escápula; *3*, tuberosidade da espinha da escápula; *4*, tubérculo supraglenoide; *5 e 6*, fossas supra e infraespinhais, respectivamente; *7*, cabeça do úmero; *8 e 9*, partes cranial e caudal do tubérculo maior, respectivamente; *10*, tuberosidade deltóidea; *11*, côndilo; *12*, fossa do olécrano; *13*, olécrano; *14*, tubérculo para ligamento colateral lateral; *15*, espaço interósseo; *16*, processo estiloide lateral; *17*, acessório do carpo; *18 e 19*, fileiras proximal e distal dos ossos do carpo, respectivamente; *20*, grande osso metacárpico (canela); *21*, pequeno osso metacárpico (estiloide); *22*, ossos sesamoides proximais; *23*, falange proximal; *24*, falange média; *25*, falange distal. (B) Músculos associados às articulações do ombro e do cotovelo, vista lateral. *1*, Cartilagem da escápula; *2*, espinha da escápula; *3*, tubérculo maior do úmero; *4*, tuberosidade deltóidea do úmero; *5*, olécrano; *6*, m. subclávio; *7*, m. supraespinhal; *8*, m. infraespinhal; *9*, m. deltoide; *10*, cabeça longa do tríceps; *10′*, cabeça lateral do tríceps; *11*, m. bíceps; *12*, lacerto fibroso; *13*, m. extensor radial do carpo; *14*, m. extensor digital comum; *15*, m. ulnar lateral; *16*, cabeça ulnar do flexor digital profundo; *17*, m. braquial.

também aduzir o braço. É inervado pelo axilar, bem como todos os flexores verdadeiros do ombro.

O músculo *coracobraquial* (Fig. 23.8/8) emerge do processo coracoide na face medial do tubérculo supraglenoide e insere-se na parte proximal do corpo do úmero. Sua função é aduzir o braço, porém com pouca significância. Recebe inervação do nervo musculocutâneo (Tabela 23.2).

ARTICULAÇÃO DO COTOVELO E MÚSCULOS DO BRAÇO

A base esquelética da *articulação do cotovelo* é formada pela extremidade distal do úmero e partes proximais do rádio e ulna (Fig. 23.6A). Os dois epicôndilos do úmero podem ser palpados sem dificuldade, sendo o medial especialmente proeminente, projetando-se até a face interna do

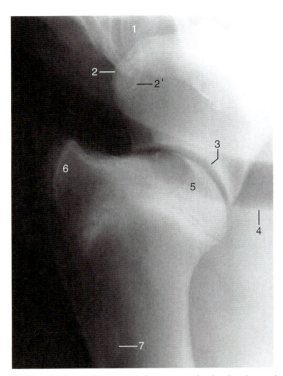

Fig. 23.7 Radiografia lateral de uma articulação do ombro. *1*, Sexta vértebra cervical; *2*, tubérculo supraglenoide da escápula; *2'*, processo coracoide; *3*, cavidade glenoide; *4*, traqueia; *5*, cabeça do úmero; *6*, tubérculos maior, menor e intermédio sobrepostos; *7*, tuberosidade deltóidea.

olécrano. O côndilo, que pode ser identificado mais distalmente, apresenta uma fossa profunda para o processo ancôneo do olécrano (Fig. 23.9/*4* e *6*). Uma fossa radial rasa ocupa o sítio correspondente na face cranial.

O forte olécrano da ulna eleva-se muito acima da articulação, projetando-se na porção inferior da quinta costela (ou espaço seguinte) e funciona, portanto, como guia menos direto para a posição da articulação. A diáfise da ulna é muito reduzida e se afunila distalmente para fundir-se com o rádio e, finalmente, submergir no mesmo, deixando um espaço interósseo na região proximal do antebraço. A extremidade proximal do rádio é mais ampla e articula-se com o cilíndrico côndilo do úmero. Também apresenta os epicôndilos medial e lateral que fornecem inserção para os ligamentos colaterais. A tuberosidade do rádio está presente na sua face cranial (Fig. 23.9/*8*). Os dois ligamentos colaterais podem ser palpados, embora o medial seja coberto pelo músculo peitoral transverso, relativamente espesso. Uma divisão cranial desse ligamento representa um resquício do pronador redondo.

O formato das superfícies articulares e a presença de ligamentos colaterais robustos restringem o movimento do cotovelo à flexão e extensão em plano sagital. O cotovelo do cavalo é um bom exemplo de articulação que se move abruptamente de uma posição estável a outra mais móvel. Isso depende de duas características de sua estrutura. A primeira é a curvatura desigual da face articular distal do úmero, a qual faz com que a curvatura da parte central da face articular proximal do rádio seja mais longa, enquanto as partes cranial e caudal da face articular distal do úmero estarão em contato com o rádio nas posições mais flexionadas e mais estendidas da articulação. A segunda característica é a inserção excêntrica dos ligamentos colaterais no úmero, que são tensionados apenas na posição intermediária (Fig. 23.10).

A articulação deve ser puncionada mais adequadamente utilizando-se uma agulha entre o epicôndilo lateral e o olécrano, em uma bolsa formada na face caudal da cápsula articular dentro da fossa do olécrano.

Os músculos do braço que operam sobre a articulação do cotovelo estão dispostos em dois grupos: flexores e extensores.

Músculos Flexores

Os músculos flexores incluem o bíceps braquial e o braquial. Embora situado amplamente sob o braquiocefálico, o ventre do *bíceps* é palpável onde se encontra aposto à face cranial do úmero. O bíceps origina-se no tubérculo supraglenoide da escápula por meio de um tendão curto, largo e amplamente fibrocartilaginoso, moldado no sulco intertubercular. A bursa intertubercular que protege esse tendão distribui-se do sulco até a face cranial do úmero. Pode ser causa de claudicação do ombro quando inflamada. Essa bursa pode ser puncionada, especialmente quando distendida, inserindo-se uma agulha entre o músculo e o osso, ligeiramente dorsal ao nível da tuberosidade deltóidea, direcionada proximalmente (Fig. 23.11/*3*).

O bíceps insere-se principalmente na tuberosidade do rádio, contudo um ramo de sua inserção passa por baixo do ligamento colateral medial até as porções adjacentes do rádio e ulna. Uma peculiaridade mais importante é a existência de uma faixa fibrosa dentro de seu ventre (tendão interno; Fig. 23.10/*5'*) que une os tendões da origem e da inserção; uma parte se divide para emergir na superfície e unir-se mais distalmente com o epimísio do extensor radial do carpo. A faixa que forma a ponte, conhecida como *lacerto fibroso*, pode ser facilmente encontrada como uma estrutura firme que cruza a face flexora do cotovelo (Fig. 23.10/*5"* e Fig. 23.8/*12*). O lacerto fibroso encontra-se tensionado no animal em estação, afrouxando-se conforme a articulação é flexionada. O tendão interno e o lacerto ajudam a manter a articulação cárpica em extensão quando o bíceps resiste ao colapso do ombro sob o peso do tronco (Fig. 23.38A/*2* e *6*).

O bíceps é um músculo fixador e potencialmente extensor do ombro; a estrutura e forma de seu tendão de origem sugerem particular adequação à primeira função. Embora seja considerado o mais importante flexor do cotovelo, os arranjos fibrosos implicam que seu papel passivo possa também ser mais significativo nessa articulação. Pesquisas têm demonstrado que o tendão central, aliado à estrutura bipenada, permite que o músculo

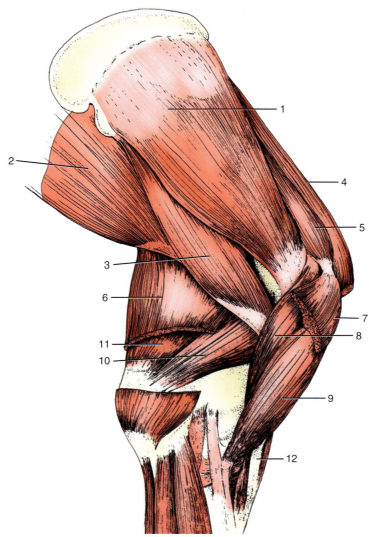

Fig. 23.8 Músculos da face medial do ombro e braço direito. *1*, m. Subescapular; *2*, m. grande dorsal; *3*, m. redondo maior; *4*, m. subclávio; *5*, m. supraespinhal, *6*, m. tensor da fáscia do antebraço; *7*, m. peitoral profundo; *8*, m. coracobraquial; *9*, m. bíceps, *10*, cabeça medial do tríceps; *11*, cabeça longa do tríceps; *12*, lacerto fibroso.

estoque energia quando estendido durante a fase de apoio da passada e que essa energia seja liberada, em seguida, de forma muito rápida para acelerar o movimento cranial do membro. Seu suprimento nervoso advém do nervo musculocutâneo.

O músculo *braquial* é puramente carnoso e cruza somente uma articulação: o cotovelo. Emerge da parte caudoproximal do úmero, curva-se lateralmente dentro de um sulco espiral e cruza a face flexora do cotovelo para inserir-se na parte craniomedial do terço proximal do rádio (Fig. 23.12/*3*). Na face proximal, o músculo encontra-se coberto pelo tríceps, porém sua parte distal é superficial e pode ser palpada. O braquial é exclusivamente flexor do cotovelo. Recebe inervação pelo nervo musculocutâneo e uma surpreendente contribuição do nervo radial (Tabela 23.3).

Músculos Extensores

Os músculos extensores constituem uma ampla massa que preenche o triângulo situado entre a escápula e o úmero. O grupo envolve o tríceps, tensor da fáscia do antebraço e o ancôneo, todos recebendo inervação do nervo radial.

O músculo *tríceps* é, sem dúvida, o mais importante extensor do cotovelo. Apresenta três cabeças (Fig. 23.6B/*10* e *10'*). A cabeça longa emerge da margem caudal da escápula por uma curta aponeurose, enquanto as cabeças lateral e medial emergem da diáfise do úmero. Juntas, inserem-se no olécrano, onde uma pequena bursa se encontra inserida entre o tendão e o osso. A divisão entre as cabeças longa e lateral pode ser visível em alguns animais de pele delgada. Uma segunda bolsa adquirida (adventícia) é comumente encontrada no espaço subcutâneo sobre a inserção do tríceps

TABELA 23.2	MÚSCULOS QUE AGEM NA ARTICULAÇÃO DO OMBRO	
Músculo	**Nervo**	**Ação**
Supraespinhal	Supraescapular	Principalmente estabilizar a articulação
Infraespinhal	Supraescapular	Primária: fixar; secundária: abduzir a articulação
Deltoide	Axilar	Primária: flexionar; secundária: abduzir
Subescapular	Subescapular	Estabilizar a articulação
Redondo maior	Axilar	Principalmente flexionar, mas pode aduzir a articulação
Coracobraquial	Musculocutâneo	Pouca adução do braço

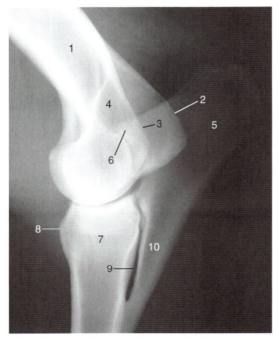

Fig. 23.9 Radiografia lateral de uma articulação do cotovelo. *1*, Úmero; *2*, epicôndilo medial; *3*, epicôndilo lateral; *4*, fossa do olécrano; *5*, olécrano; *6*, processo ancôneo do olécrano; *7*, rádio; *8*, tuberosidade do rádio; *9*, espaço interósseo; *10*, ulna.

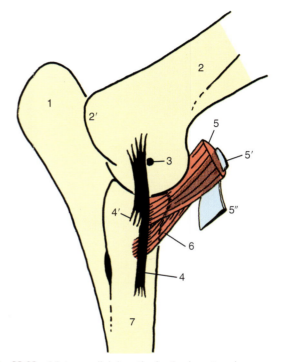

Fig. 23.10 Vista medial da articulação do cotovelo esquerdo para demonstrar o ligamento colateral em posição excêntrica e as inserções dos músculos bíceps e braquial. O tendão interno *(5)* do bíceps separa-se do lacerto fibroso *(5")* a partir da superfície do músculo. *1*, Olécrano; *2*, úmero; *2'*, epicôndilo medial; *3*, eixo de rotação; *4* e *4'*, partes longa superficial e curta profunda do ligamento colateral medial, respectivamente; *5*, m. bíceps; *5'*, tendão interno do bíceps; *5"*, lacerto fibroso; *6*, m. braquial; *7*, rádio.

e a parte expandida da tuberosidade do olécrano ("cotovelo recoberto" entre as cabeças longa e lateral; Fig. 23.11/*5*).

O tríceps é um extensor do cotovelo. Como a cabeça longa alcança essa articulação, está disponível, em teoria, para flexioná-la; contudo, seu uso é provavelmente irrelevante para esse fim.

O músculo *tensor da fáscia do antebraço* (Fig. 23.8/*6*) é um folheto muscular largo que recobre a face medial do tríceps. Tem origem na margem caudal da escápula e no tendão do grande dorsal, ao passo que sua inserção é distribuída entre o olécrano e a fáscia do antebraço. Por cruzar tanto o ombro quanto o cotovelo, deve ter sua potencial ação considerada em ambos; todavia, nenhuma parece ter grande importância.

O pequeno músculo *ancôneo* situa-se na fossa do olécrano, alojado na face profunda da cabeça lateral do tríceps e em relação direta com a cápsula da articulação do cotovelo. É possível supor que sua ação principal seja tensionar a cápsula, impedindo que seja comprimida entre o úmero e a ulna (Fig. 23.12/*4* e Tabela 23.4).

ANTEBRAÇO E CARPO

Esqueleto e Articulação do Carpo

A diáfise do rádio é achatada no sentido craniocaudal e coberta por músculos em toda a sua margem, exceto pela margem medial subcutânea. A extremidade distal alarga-se para encontrar a expansão do carpo (comumente conhecido

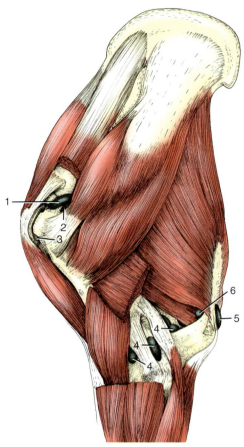

Fig. 23.11 Estruturas sinoviais da região do ombro e cotovelo esquerdo; vista lateral. *1*, Cápsula articular do ombro; *2*, bursa infraespinhal; *3*, bursa intertubercular (entre o tendão do bíceps e o úmero); *4*, cápsula articular do cotovelo; *5*, bursa subcutânea do olécrano; *6*, bursa semitendinosa do olécrano. (Para identificação dos músculos, Ver Fig. 23-6B).

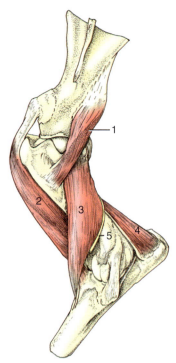

Fig. 23.12 Músculos profundos das articulações do ombro e cotovelo esquerdos, vista lateral. *1*, m. Redondo menor; *2*, m. bíceps; *3*, m. braquial; *4*, m. ancôneo; *5*, nervo radial.

As fraturas dos ossos do carpo são comumente causadas por esforço repetitivo e saltos. Por exemplo, a fratura em "*slab*" ocorre comumente no plano frontal do terceiro osso do carpo. Cavalos puro sangue sofrem fratura do acessório do carpo durante saltos sobre obstáculos ou colisões. Acidentes com colisões ou coices podem causar fraturas cominutivas.

---

como "joelho"). Apresenta um processo estiloide de cada lado, próximo ao qual há uma eminência para inserção de um ligamento colateral. A face cranial tem um sulco para a passagem dos tendões extensores. Esses tendões, o sulco no osso, os processos estiloides e as eminências para inserção dos ligamentos são todos bastante fáceis de se distinguir à palpação.

O *esqueleto do carpo* é arranjado nas duas usuais fileiras (Fig. 23.20A). A fileira proximal envolve os ossos cárpicos radial, intermédio e ulnar, cuja função é sustentar o peso juntamente com um osso acessório discoide achatado na lateral, que se projeta para trás de forma bastante notável. O osso acessório articula-se com o processo estiloide lateral e com o osso cárpico ulnar, contudo não suporta peso algum. A fileira distal também é profunda; além de seus três elementos constantes — segundo, terceiro e quarto ossos cárpicos —, há muitas vezes um primeiro osso cárpico com formato de ervilha. Este é frequentemente isolado do restante do esqueleto, alojado no ligamento palmar do carpo atrás do segundo osso e pode ser confundido com um fragmento ósseo quando observado em radiografias (Fig. 23.13/*6*).

A *articulação do carpo* é mantida em extensão máxima na postura em estação, mas apresenta capacidade de realizar considerável flexão. Apresenta três níveis de articulação. O movimento é mais livre no nível radiocárpico (antebraquiocárpico), no qual a flexão é obtida em até 90 a 100 graus. A articulação central do carpo também é móvel, permitindo talvez 45 graus de flexão, embora não seja possível obter movimentação significativa no nível carpometacárpico (Fig. 23.13B). As superfícies articulares dos ossos refletem essas diferenças (Fig. 23.14A). A superfície articular radial demonstra algumas demarcações que correspondem aos três ossos proximais do carpo, mas apresenta uma crista hemicilíndrica caudal e um sulco cranial estreito. As superfícies superiores dos ossos da fileira proximal do carpo têm a mesma conformação. Suas superfícies inferiores são convexas na face dorsal e côncavas na face palmar. As superfícies da articulação distal são amplamente chatas. A Fig. 23.15A ilustra essas características e os dois eixos de rotação. As faces dorsais dos ossos são acionadas de forma simultânea durante a extensão máxima da articulação,

TABELA 23.3 MÚSCULOS DO BRAÇO: FLEXORES

Músculo	Nervo	Ação
Bíceps braquial	Musculocutâneo	Fixa e estende o ombro
		Pode também flexionar o cotovelo
		O tendão estoca e libera energia para o trote rápido
Braquial	Musculocutâneo e certa contribuição do radial	Flexiona o cotovelo

TABELA 23.4 MÚSCULOS DO BRAÇO: EXTENSORES

Músculo	Nervo	Ação
Tríceps braquial	Radial	Estende o cotovelo
Tensor da fáscia do antebraço	Radial	Estende o cotovelo e ombro, porém sem grande importância
Ancôneo	Radial	Impede a compressão da cápsula articular do cotovelo

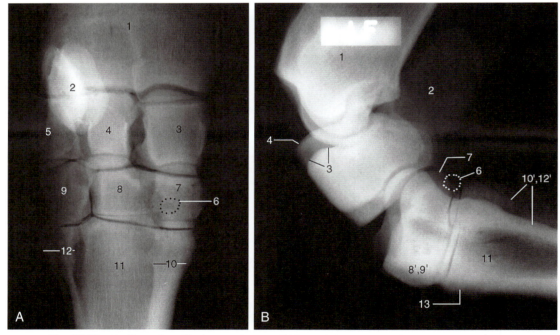

Fig. 23.13 Radiografias (A) dorsopalmar e (B) lateral do carpo. *1*, Rádio; *2*, acessório do carpo (fraco); *3*, radial do carpo; *4*, carpo intermédio; *5*, ulnar do carpo; *6*, posição do primeiro cárpico, quando presente; *7*, *8* e *9*, segundo, terceiro e quarto cárpicos, respectivamente; *8'* e *9'*, terceiro e quarto cárpicos sobrepostos, respectivamente; *10*, *11* e *12*, segundo, terceiro e quarto metacárpicos, respectivamente; *10'* e *12'*, segundo e quarto metacarpos sobrepostos; *13*, tuberosidade do metacarpo.

podendo romper-se ("fraturas em lascas"*) durante a marcha rápida.

O carpo é sustentado principalmente pelo osso da canela (terceiro metacárpico), fazendo contato também com as bases dos ossos metacárpicos II e IV. De fato, uma grande parte do segundo cárpico repousa sobre o segundo metacárpico afastando-o do terceiro metacárpico, condição inflamatória aguda conhecida como "exostose". Sua ocorrência é mais comum na articulação intermetacárpica medial.

Os três níveis da articulação compartilham uma mesma cápsula fibrosa, com seus compartimentos sinoviais separados, exceto por uma estreita comunicação entre os níveis médio e distal (Fig. 23.14). A cápsula fibrosa (Fig. 23.15A/*3*), que tem extensas conexões com todos os ossos envolvidos na articulação, apresenta espessura bastante desigual. É mais fraca dorsalmente, onde se encontra razoavelmente frouxa na posição estendida da articulação. Sua espessura é maior na face palmar (Fig. 23.15/*7*), onde se

---

*Fraturas similares também ocorrem raramente na face palmar desses ossos; seu prognóstico é ruim.

Capítulo 23 **Membros Torácicos dos Equinos** 585

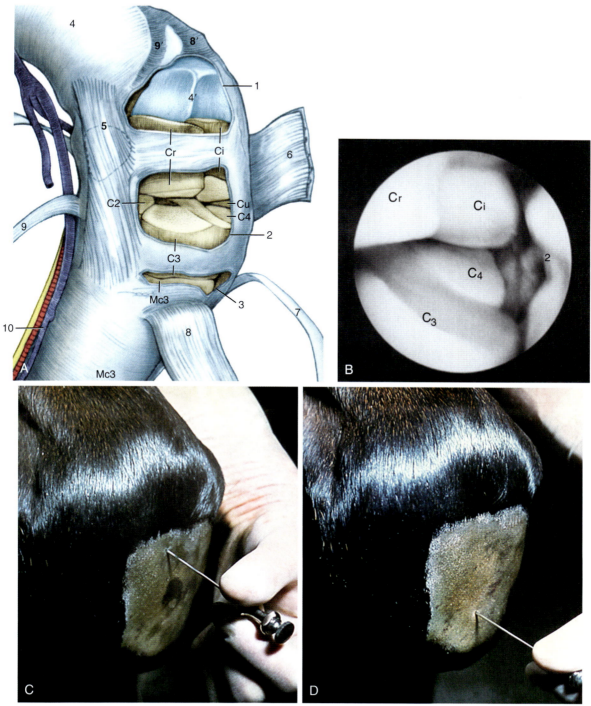

Fig. 23.14 (A) Carpo esquerdo flexionado; vista dorsomedial. As superfícies articulares estão *pontilhadas*. (B) Vista artroscópica medial a lateral da articulação mediocárpica esquerda. *Cr, Ci* e *Cu*, ossos cárpicos radial, intermédio e ulnar, respectivamente; *C2, C3* e *C4*, segundo, terceiro e quarto ossos cárpicos, respectivamente; *Mc3*, terceiro osso metacárpico (canela). *1*, Cápsula da articulação radiocárpica, fenestrada; *2*, cápsula da articulação mediocárpica, fenestrada em A; *3*, cápsula da articulação carpometacárpica, fenestrada; *4* e *4'*, rádio e sua superfície articular distal, respectivamente; *5*, posição da bursa entre o ligamento colateral medial e extensor oblíquo do carpo *(9)*; *6*, retináculo dos extensores, rebatido; *7*, extensor digital comum; *8* e *8'*, extensor radial do carpo e seu sulco no rádio, respectivamente; *9* e *9'*, extensor oblíquo do carpo e seu sulco no rádio, respectivamente; *10*, nervo, artéria e veia palmares mediais. (C) Punção da articulação radiocárpica. (D) Punção da articulação mediocárpica.

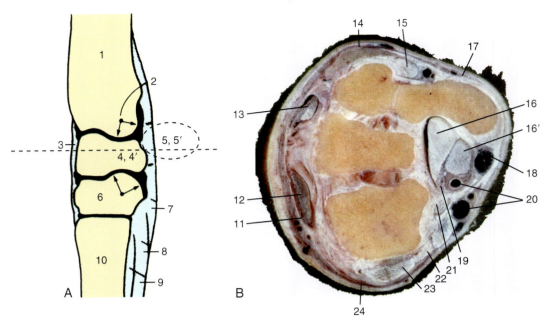

Fig. 23.15 (A) Secção axial do carpo. A *linha transversa tracejada* indica o nível da secção em B. *1*, Rádio; *2*, eixo de rotação; *3*, cápsula articular fibrosa; *4*, *4'*, intermédio e radial do carpo, respectivamente; *5*, *5'*, acessório e ulnar do carpo, respectivamente; *6*, terceiro cárpico; *7*, ligamento palmar cárpico; *8*, ligamento acessório (frenador) do flexor digital profundo; *9*, interósseo; *10*, grande metacárpico. (B) Secção transversal do carpo direito, superfície proximal. Ambas as articulações estão voltadas para a esquerda. *11*, Retináculo dos extensores; *12*, extensor radial do carpo; *13*, extensor digital comum; *14*, extensor digital lateral; *15*, tendão longo do ulnar lateral; *16* e *16'*, tendões dos flexores profundo e superficial do canal do carpo, respectivamente; *17*, ramo dorsal do nervo ulnar; *18*, ramo palmar da artéria mediana e nervo palmar lateral; *19*, artéria mediana e nervo palmar medial; *20*, artéria e veia radiais; *21*, flexor radial do carpo; *22*, retináculo dos flexores; *23*, ligamento colateral medial; *24*, extensor oblíquo do carpo.

opõe à hiperextensão. Essa parte, chamada ligamento palmar do carpo, preenche as irregularidades dos ossos e atenua a face do esqueleto cárpico na visão palmar. Os ligamentos colaterais medial e lateral estendem-se entre a extremidade inferior do rádio e a porção superior do metacarpo. Apresentam inserções intermediárias nos ossos cárpicos, que restringem o movimento no plano sagital.

Há muitos ligamentos adicionais que estabilizam em conjunto a articulação por meio da união de ossos adjacentes na mesma fileira, ou ossos distais ao metacarpo. Outros mantêm seguro o osso acessório, incluindo um ligamento que corre de forma oblíqua desde sua margem distal até o metacarpo, formando uma notável elevação. Um ligamento transverso (retináculo dos flexores; Fig. 23.15B/*22*) estende-se desde a margem palmar do osso acessório para inserir-se na face mediopalmar da articulação. Esse ligamento completa o fechamento de um espaço denominado *canal do carpo*, através do qual passam tendões flexores e outras estruturas que vão do antebraço até a porção distal do membro.

A distensão da cápsula articular radiocárpica não é rara (Fig. 23.16/*1*). A cápsula forma uma bolsa onde o suporte é mais fraco, dorsalmente entre os tendões extensores e proximalmente acima do osso acessório, imediatamente caudal ao tendão extensor digital lateral. Nesse local, pode ser puncionada, embora a abordagem mais conveniente seja a partir de seu aspecto dorsal. A flexão do carpo abre o espaço articular, facilitando a entrada de uma agulha entre os tendões extensores. Um acesso similar pode ser realizado no compartimento médio (Fig. 23.14C e D).

Músculos do Antebraço

Grupo Extensor

Com apenas uma exceção — o extensor oblíquo do carpo —, todos os extensores do carpo e do dígito emergem da face craniolateral da extremidade distal do úmero, ocupando a parte craniolateral do antebraço. Seus tendões de inserção iniciam-se pouco antes do carpo e são mantidos seguros em sua passagem sobre a articulação por uma fáscia profunda e densa denominada *retináculo dos extensores* (Fig. 23.15B/*11*). Cada retináculo é protegido individualmente por uma bainha sinovial, desde imediatamente proximal até bastante distal do carpo (Fig. 23.16).

A não ser pelo ulnar lateral, todos são extensores do carpo e os músculos mais longos também estendem as articulações do dígito. Ademais, sua origem os proporciona capacidade de flexionar o cotovelo, embora pouco empregada. Todos recebem inervação pelo nervo radial. Podem

Capítulo 23   **Membros Torácicos dos Equinos**   587

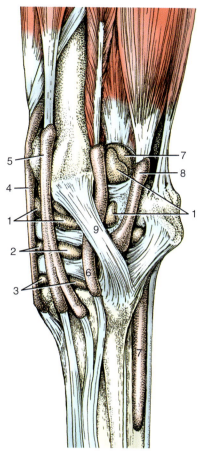

Fig. 23.16 Estruturas sinoviais do carpo esquerdo, vista lateral. *1*, Cápsula da articulação radiocárpica; *2*, cápsula da articulação mediocárpica; *3*, cápsula da articulação carpometacárpica; *4*, bainha tendínea do extensor radial do carpo; *5*, bainha tendínea do extensor digital comum; *6*, bainha tendínea extensor digital lateral; *7*, bainha tendínea dos flexores digitais superficial e profundo (bainha do carpo); *8*, bainha tendínea do ulnar lateral; *9*, ligamento colateral lateral.

ser identificados individualmente à palpação, sendo muitos deles bastante nováveis como estruturas visíveis no antebraço de animais com pele delgada.

O músculo *extensor radial do carpo* (Fig. 23.17/*5*) é o membro mais medial do grupo e avança diretamente até a margem cranial do subcutâneo do rádio. Seu revestimento pelo epimísio é realizado em conjunto com o lacerto fibroso, que o permite, de forma passiva, impedir a flexão da articulação do carpo quando o peso está apoiado sobre o membro.

O músculo *extensor digital comum* (Fig. 23.17/*6*) tem uma discreta cabeça radial, além de sua origem substancial a partir do úmero. A cabeça radial nunca está totalmente incorporada na massa principal, separando-se na parte inferior do antebraço; seu tendão une-se ao tendão do músculo extensor digital lateral dentro da canela. O tendão principal continua abaixo da face dorsal até o metacarpo e o dígito, para inserir-se no processo extensor da falange distal. Imediatamente antes dessa inserção, recebe ramos do interósseo, que se curva ao redor dos lados do dígito a partir da face palmar (Fig. 23.17/*13*).

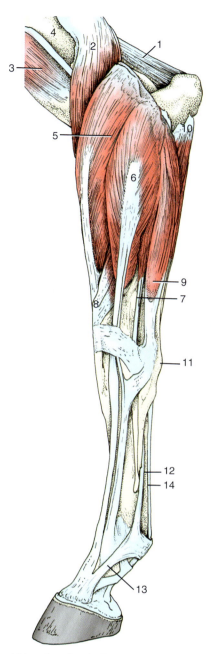

Fig. 23.17 Músculos distais do membro torácico esquerdo, vista lateral. *1*, Ancôneo; *2*, braquial; *3*, bíceps; *4*, tuberosidade deltóidea do úmero; *5*, extensor radial do carpo; *6*, extensor digital comum; *7*, extensor digital lateral; *8*, extensor oblíquo do carpo; *9*, ulnar lateral; *10*, cabeça ulnar do flexor digital profundo; *11*, osso acessório do carpo; *12*, interósseo; *13*, ramo extensor do interósseo; *14*, tendões flexores.

O *extensor digital lateral* (Fig. 23.17/*7*), um pouco menor, forma uma crista notável na face lateral do antebraço. Recebe contribuição do extensor digital comum na porção superior da canela, inclinando-se ligeiramente em direção à face dorsal do membro para inserir-se na extremidade proximal da falange proximal.

O músculo *ulnar lateral* (Fig. 23.17/*9*) corre em sentido distal na face caudal do antebraço. Seu curto tendão

TABELA 23.5 — MÚSCULOS DO ANTEBRAÇO: EXTENSORES

Músculo	Nervo	Ação
Extensor radial do carpo	Radial	Flexiona o carpo
Extensor digital comum	Radial	Estende o carpo e dígitos
Extensor digital lateral	Radial	Estende o cotovelo
Ulnar lateral	Radial	Estende o cotovelo e o ombro, porém sem grande importância
Extensor oblíquo do carpo	Radial	Impede a compressão da cápsula articular do cotovelo

de inserção divide-se acima do osso acessório do carpo; uma parte insere-se imediatamente nesse osso, enquanto um ramo mais longo desce sobre sua face lateral, forma um túnel sob o ligamento colateral e termina na cabeça do osso metacárpico lateral (IV). A divisão mais longa requer proteção de uma bainha sinovial (Fig. 23.16/8).

O músculo *extensor oblíquo do carpo* pode ser distinguido emergindo da diáfise do rádio. Avança em direção mediodistal para inserir-se no osso metacárpico medial (II). Embora seja amplamente coberto por outros músculos, seu tendão torna-se superficial ao tendão do extensor radial do carpo (Fig. 23.17/8 e Tabela 23.5).

Grupo Flexor

Os músculos do grupo flexor também compartilham muitas características. Emergem da face caudomedial do úmero, ocupam a parte caudal do antebraço, obtêm inervação a partir dos nervos mediano e ulnar e são flexores da articulação do carpo; os que vão além desse nível também flexionam os dígitos.

O músculo *flexor radial do carpo* (Fig. 23.18/8) acompanha a margem subcutânea do rádio e recobre importantes vasos e nervos medianos. O tendão de inserção passa por dentro do retináculo, onde obtém a proteção necessária da bainha sinovial antes de se inserir no osso metacárpico medial (II).

O músculo *flexor ulnar do carpo* (Fig. 23.18/9) situa-se na face medial do antebraço, parcialmente sob o flexor radial do carpo. Emerge a partir de duas cabeças — do úmero e da ulna — e insere-se na margem proximal do osso acessório do carpo por meio de um tendão curto que não precisa de proteção sinovial.

O músculo *flexor digital superficial* ocupa uma posição central dentro do grupo flexor, entre o grande volume do flexor profundo e o flexor ulnar do carpo (Fig. 23.19/9). Uma cabeça puramente tendínea, conhecida como *ligamento acessório* ou *frenador* (Fig. 23.19/4), emerge da superfície caudal do rádio para unir-se ao tendão principal na parte inferior do antebraço; é um componente do aparato de sustentação passiva (ver a seguir). Os tendões flexores superficial e profundo compartilham uma bainha sinovial comum denominada bainha do carpo em sua passagem através do canal do carpo.

O tendão é superficial ao tendão profundo no metacarpo, porém mais profundo no boleto, posição necessária para sua inserção nas porções adjacentes das falanges proximal e média (Fig. 23.18/13).

O músculo *flexor digital profundo* é o maior de todos os tendões, embora tal característica não seja aparente sem dissecção (Fig. 23.19/9'). Além da cabeça umeral, há três cabeças menores de origem nas partes superiores do rádio e da ulna. O tendão comum passa através do canal do carpo e continua para baixo pela face palmar do membro para inserir-se na superfície palmar da falange distal. No metacarpo, une-se a uma robusta faixa tendínea que emerge da cápsula articular fibrosa do carpo na face palmar dessa articulação (Fig. 23.18/14 e 14'). Trata-se invariavelmente do *ligamento acessório* ou *frenador*, importante componente do aparato de sustentação passiva cuja significância é muito maior do que a contribuição análoga do tendão superficial (Tabela 23.6).

PARTE DISTAL DO MEMBRO

As estruturas mais distais do membro não apenas têm maior propensão a traumas, como também demonstram muitas diferenças específicas importantes.

Esqueleto e Articulações

O esqueleto abrange os ossos do metacarpo e as falanges proximal, média e distal. As articulações metacarpofalangiana e interfalangianas proximal e distal que unem esses ossos são comumente chamadas de boleto, quartela e do casco, respectivamente. Um par de sesamoides proximais aumenta a concavidade da articulação do boleto e um sesamoide único aumenta a do casco.

O esqueleto do metacarpo é composto pelo segundo, terceiro e quarto *ossos metacárpicos*. O terceiro, conhecido como canela, é muito mais forte do que os demais, sendo o elemento funcional da região. Tem uma notável tuberosidade em sua superfície dorsal imediatamente distal à articulação. De cada lado, os ossos metacárpicos são bastante reduzidos de tamanho. Cada um tem uma pequena base que continua em uma diáfise afunilada. Em animais jovens, os ossos metacárpicos são unidos por tecido fibroso, que se ossifica posteriormente até a fusão total das porções superiores das diáfises. O processo normalmente é acompanhado por uma inflamação aguda (condição conhecida como "exostose"), que deixa uma imperfeição palpável — e muitas vezes visível — na superfície dorsal.

Capítulo 23 **Membros Torácicos dos Equinos** 589

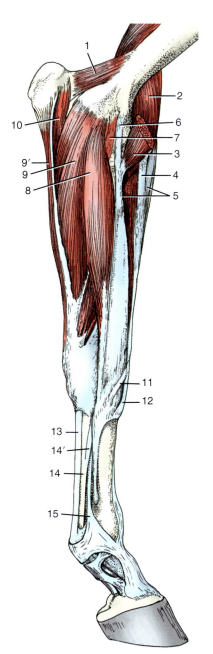

Fig. 23.18 Músculos distais do membro torácico esquerdo, vista medial. *1*, Ancôneo; *2*, braquial; *3*, bíceps; *4*, lacerto fibroso; *5*, extensor radial do carpo; *6*, parte longa do ligamento colateral medial (pronador redondo); *7*, parte curta do ligamento colateral medial; *8*, flexor radial do carpo; *9* e *9'*, cabeças umeral e ulnar do flexor ulnar do carpo, respectivamente; *10*, cabeça ulnar do flexor digital profundo; *11*, tendão do extensor oblíquo do carpo; *12*, tendão do extensor radial do carpo; *13*, tendão do flexor digital superficial; *14*, tendão do flexor digital profundo; *14'*, ligamento acessório (frenador); *15*, interósseo.

O segundo e quarto metacárpicos afunilados terminam em pequenas saliências palpáveis a uma distância de três quartos distais da canela (Fig. 2.49B). As porções inferiores de suas diáfises são livres e, em caso de fraturas, a remoção da esquírola óssea abaixo da linha de fratura é simples.

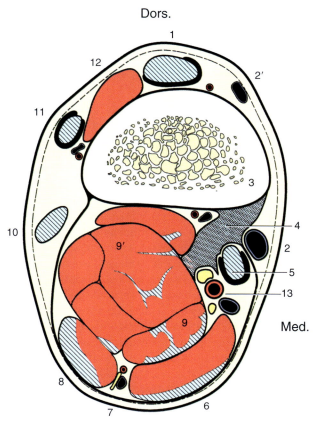

Fig. 23.19 Secção transversal do antebraço direito 6 cm proximal a margem proximal do acessório do carpo, para demonstrar a topografia do ligamento acessório (frenador) do flexor digital superficial; a partir da vista distal. As *áreas azuis hachuradas* consistem em tendões ou tecido tendinoso, enquanto as *áreas de cor rosa escuro* correspondem ao tecido muscular. *1*, Extensor radial do carpo; *2* e *2'*, veias cefálica e cefálica acessória, respectivamente; *3*, rádio; *4*, ligamento acessório (frenador) do flexor digital superficial; *5*, flexor radial do carpo; *6*, flexor ulnar do carpo; *7*, nervo ulnar e vasos ulnares colaterais; *8*, ulnar lateral; *9*, *9'*, flexores digitais superficial e profundo; *10*, *11* e *12*, extensores lateral, comum e oblíquo, respectivamente; *13*, artéria mediana, nervos palmares lateral e medial; *Dors.*, dorsal; *Med.*, medial.

O *terceiro osso metacárpico* é excepcionalmente robusto. À secção transversa, tem formato oval (o que o distingue da canela mais arredondada do membro pélvico) e sua espessura compacta faz jus à sua tremenda força; de fato, trata-se de um dos mais fortes elementos do esqueleto (Fig. 23.46/*1*). Apesar de sua força óbvia, fraturas longitudinais da extremidade distal são comuns em corridas, mais frequentemente envolvendo a face lateral e o membro torácico comparados à face medial ou o membro pélvico, respectivamente. O grau de envolvimento da superfície articular constitui importante fator prognóstico.

A extremidade distal apresenta um côndilo com uma quilha axial que se articula com a falange proximal e os pares de ossos sesamoides. Quando visto pela lateral, o côndilo ocupa 220 graus de uma circunferência, o que evidencia seu

TABELA 23.6 — MÚSCULOS DO ANTEBRAÇO: FLEXORES

Músculo	Nervo	Ação
Flexor radial do carpo	Mediano	Flexiona o carpo
Flexor ulnar do carpo	Ulnar	Flexiona o carpo
Flexor digital superficial	Mediano	Flexiona o carpo e dígitos
Flexor digital profundo	Mediano e ulnar	Estende o cotovelo

grande alcance de flexão e extensão — únicos movimentos permitidos. A superfície articular de cada lado da quilha é interrompida por uma discreta elevação que separa a área palmar mais notavelmente curvada da área dorsal mais ampla.

Os ossos sesamoides proximais são pirâmides de três lados cujas bases estão voltadas em sentido distal (Fig. 23.20/*10*). A face dorsal (articular) de cada osso situa-se aposta ao côndilo, a face palmar (flexora) inclina-se no plano axial, voltando-se aos tendões flexores que a perpassam, e a superfície abaxial é oca para acomodar o espesso ramo do interósseo (ver a seguir). Os aspectos palmares dos ossos são convertidos por tecido fibroso espesso em uma superfície de apoio (ligamento palmar) sobre a qual os tendões flexores mudam de direção. Embora estejam situados próximo à falange distal, os sesamoides não se articulam com ela.

A fratura dos sesamoides proximais ocorre mais comumente na superfície apical e é a mais frequente entre todas as fraturas do membro torácico, seguida pelos ossos metacárpicos e cárpicos. Essas fraturas são conhecidas em hipódromos como "os três perigos", pelas quais os cavalos pagam com a própria vida quando graves. Fraturas dos sesamoides proximais são frequentes em virtude da pressão excessiva do tendão flexor digital profundo.

A forte *falange proximal* (também chamada FI) é comprimida de dorsal para palmar e mais larga proximalmente do que distalmente. Sua extremidade proximal é oca e aprofundada no sentido axial por um sulco que lhe permite acomodar o côndilo do terceiro osso metacárpico. Tubérculos palpáveis de cada lado recebem ligamentos colaterais da articulação do boleto. A extremidade distal tem o formato de dois côndilos separados por um sulco axial raso e apresenta tubérculos similares, porém menores, para os ligamentos colaterais da quartela. A superfície palmar do osso é áspera para a inserção de diversos ligamentos; de cada lado, destacam-se uma área triangular maior e diversas áreas menores (Fig. 23.20B/*11, 11', 11''* e *11'''*).

A *falange média* (FII) é em geral similar à FI e, embora seu comprimento equivalha a metade desta última, é proporcionalmente mais robusta. As duas extremidades apresentam a mesma largura. A superfície articular proximal—que é oca com uma discreta elevação axial — é recíproca à da extremidade inferior da FI, ao passo que a distal — dois côndilos separados por um sulco — assemelha-se à da FI. A superfície articular distal estende-se até a face palmar, onde se articula com o osso sesamoide distal. Existem tubérculos colaterais proximais na FII para os ligamentos colaterais da quartela;

os sítios correspondentes a partir dos quais emergem os ligamentos colaterais da articulação do casco são escavados. A margem proximal palmar apresenta uma área lisa (Fig. 23.20/*12''*) que é normalmente aumentada por uma fibrocartilagem complementar, formando uma superfície de apoio para o tendão flexor profundo (ver a seguir). A fibrocartilagem aumenta a superfície da articulação interfalangiana proximal e fornece inserção a diversos ligamentos. As fraturas da falange média são mais observadas em equinos quarto de milha e mais comumente no membro pélvico.

A *falange distal* (FIII, osso do casco) geralmente se adapta ao interior do casco no qual reside, como "em um caixão". Apresenta formato de cunha: aguda na face distal e nas laterais e obtusa proximalmente e na face palmar. A superfície dorsal (parietal) é convexa de um lado a outro e situa-se aposta à derme que a une à superfície interna da parede do casco. Afunila-se caudalmente nos processos palmares medial e lateral, que são marcados (ou perfurados) e sulcados para os ramos terminais dorsais das artérias e nervos digitais que as acompanham (Fig. 23.20/*13''*). As depressões dos ligamentos colaterais da articulação do casco são proximais e dorsais aos processos. A superfície palmar (solear) é ligeiramente côncava para acomodar-se na sola convexa do casco. Tanto a superfície parietal quanto solear de FIII são bastante porosas para permitir passagem de numerosas pequenas artérias do interior do osso para a derme sobrejacente. A superfície articular, que consiste em duas fossas separadas por uma crista axial, está voltada em sentido proximal. Sua face dorsal afunila-se para um processo extensor, correspondente ao ponto mais alto do osso, onde se insere o tendão extensor digital comum. A margem palmar estende-se por uma zona articular estreita para o osso sesamoide distal que, em contrapartida, articula-se com as falanges média e distal. Distal a esse ponto, dois proeminentes forames conduzem a um canal em formato de U dentro do osso que contém a anastomose dos ramos terminais das artérias digitais. O tendão flexor digital profundo termina na crista semilunar imediatamente distal aos forames (Fig. 23.20/*15*).

As cartilagens achatadas (do casco), que transpassam e continuam os processos palmares, situam-se principalmente contra a parede interna do casco. Entretanto, suas margens são livres, subcutâneas e palpáveis de cada lado da quartela (Fig. 23.20B/*14*).

O *osso sesamoide distal (navicular)* (Fig. 23.21/*3*) apresenta formato de navio com margem proximal reta e distal convexa. Sua superfície dorsal (articular) estabelece contato com a extremidade distal da falange média; uma faceta distal

Capítulo 23   **Membros Torácicos dos Equinos**   591

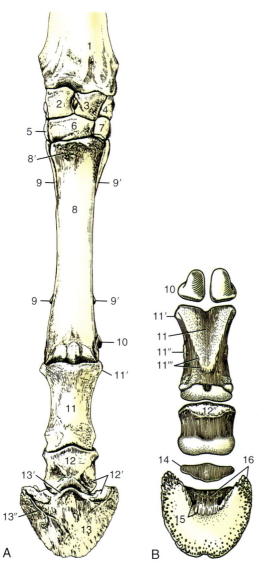

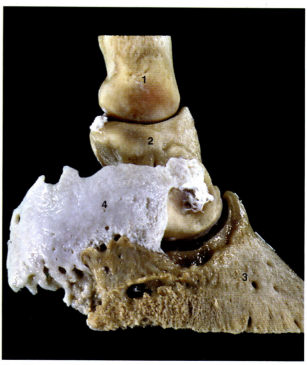

Fig. 23.21   Cartilagem do casco aderida ao processo palmar da falange distal. *1, 2* e *3,* Falanges proximal, média e distal, respectivamente; *4,* cartilagem do casco.

Fig. 23.20   Esqueleto da parte distal do membro torácico. (A) Membro esquerdo, vista dorsal. (B) Vista palmar. *1,* Rádio; *2,* radial do carpo; *3,* intermédio do carpo; *4,* ulnar do carpo; *5, 6* e *7,* segundo, terceiro e quarto cárpicos, respectivamente; *8,* grande osso metacárpico; *8',* tuberosidade metacárpica; *9* e *9',* ossos metacárpicos medial e lateral, respectivamente; *10,* ossos sesamoides proximais; *11,* falange proximal; *11',* tubérculo proximal; *11'',* inserção dos ligamentos anular digital distal e palmar abaxial; *11''',* inserção dos ligamentos palmar axial e sesamoide oblíquo; *12,* falange média; *12',* inserções do ligamento colateral da articulação do casco; *12'',* superfície de apoio para o tendão do flexor profundo; *13,* falange distal; *13',* processo do extensor; *13'',* sulco parietal; *14,* osso navicular; *15,* forame solear e crista semilunar para inserção do tendão do músculo flexor profundo; *16,* processo palmar e inserção do ligamento navicular distal.

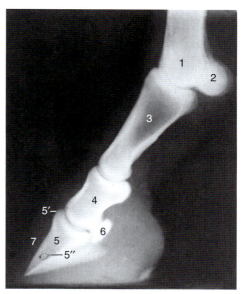

Fig. 23.22   Radiografia lateral da articulação do boleto e do dígito. *1,* Grande osso metacárpico; *2,* ossos sesamoides proximais; *3,* falange proximal; *4,* falange média, *5,* falange distal; *5',* processo do extensor; *5'',* canal contendo o arco terminal da artéria; *6,* osso navicular; *7,* parede do casco.

estreita toca em FIII. A face palmar (flexora) está voltada para o amplo tendão do flexor profundo, proporcionando-lhe mais uma superfície de apoio conforme ele se inclina em direção à sua inserção na crista semilunar da superfície inferior da FIII. O osso navicular amplia a superfície articular distal da articulação do casco (Fig. 23.24/7' e 7'').

A *articulação do boleto* forma-se entre o grande osso metacárpico, FI e os ossos sesamoides proximais

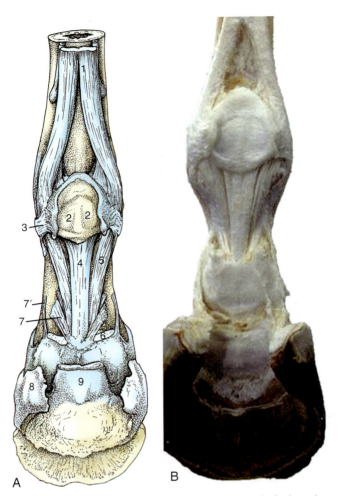

Fig. 23.23 (A) Estruturas de sustentação da articulação do boleto (esquemática). *1*, Interósseo; *2*, ossos sesamoides proximais unidos pelo ligamento palmar espesso; *3*, ligamento sesamoide colateral; *4*, ligamento sesamoide reto; *5*, ligamento sesamoide oblíquo; *6*, coto do flexor superficial; *7* e *7'*, ligamentos palmares axial e abaxial da articulação interfalangiana proximal (quartela), respectivamente; *8*, cartilagem do casco; *9*, coto do flexor profundo. (B) Espécime real.

(Fig. 23.22). Os grandes ossos são conectados pelos ligamentos colaterais lateral e medial, enquanto ligamentos adicionais menores e triangulares (colaterais) ancoram os sesamoides aos lados do côndilo metacárpico e aos tubérculos proximais da FI. Uma série de ligamentos sesamoides unem as bases dos ossos sesamoides à primeira falange, garantindo que os mesmos se movam sobre o côndilo do metacarpo juntamente com a FI. A série inclui os ligamentos mais curtos e profundos à margem proximal palmar, sobrepostos por ligamentos cruzados relativamente mais longos que terminam um pouco mais distais e que são, por sua vez, sobrepostos por ligamentos oblíquos que se inserem amplamente na área triangular central da face palmar da FI. Finalmente, um ligamento sesamoide reto adicional, que emerge das bases dos sesamoides, une-se à fibrocartilagem complementar da FII (Fig. 23.23/*4*).

Os ossos sesamoides são conectados entre si por um espesso ligamento palmar que estende proximalmente a superfície de apoio para tendões flexores por cerca de 2 cm (Fig. 23.23/*2*). Essa extensão suporta os tendões quando os sesamoides se deslocam para baixo do côndilo durante a hiperextensão máxima do boleto (quando o ângulo dorsal chega a um mínimo de 90 graus). Durante a flexão máxima do boleto, os sesamoides perdem o contato com o côndilo e deslocam-se para cima atrás do metacarpo, onde o contato interósseo é impedido pela extensão proximal do ligamento palmar.

A cápsula articular é espaçosa e se estende formando grandes recessos proximais, dorsal e palmar, para permitir mobilidade do boleto (Fig. 23.26/*7* e *7"*). Os recessos situam-se apostos à diáfise do metacarpo e são facilmente puncionados pela lateral; pontos de referência convenientes (quase visíveis) para a punção incluem a extremidade do quarto metacárpico, o interósseo e o osso sesamoide. Outro local talvez mais adequado no membro flexionado situa-se entre o sesamoide e o metacarpo, diretamente através do ligamento colateral da articulação flexionada (Fig. 23.27B *(seta)* e C). Distensões da articulação conhecidas como osteoartrite társica ou *esparavões* manifestam-se nessa

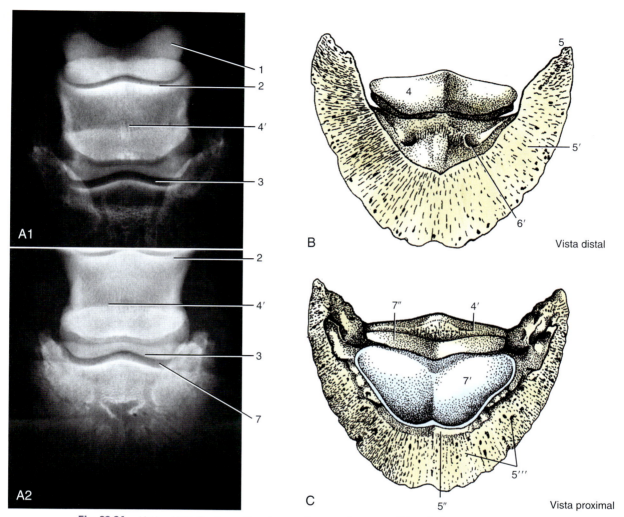

Fig. 23.24 (A1) e (A2), Radiografias dorsopalmares do casco. (B) e (C) Superfícies palmar e dorsal da falange distal (FIII) e osso navicular. *1*, Falange proximal; *2*, contorno proximal da falange média; *3*, contorno distal da falange média; *4*, osso navicular (sua superfície flexora em B); *4'*, margem proximal do osso navicular; *5*, processo palmar da FIII; *5'*, face palmar (sola) da FIII; *5''*, processo do extensor e face dorsal (parietal) da FIII; *5'''*, face dorsal; *6*, forame solear; *7*, articulação do casco; *7'*, face articular da FIII; *7''*, face articular do osso navicular.

região. O interior do recesso dorsal contém uma prega capsular assim denominada (Fig. 23.26/7'). Essa prega emerge da diáfise do osso metacárpico e projeta-se distalmente para o centro do recesso; sua inflamação e aumento podem resultar em claudicação. Recessos palmares distais curtos podem ser palpados como pequenas depressões nos ângulos entre a FI e as bases dos ossos sesamoides.

O movimento da *articulação da quartela* é muito mais restrito. Ligamentos palmares pareados (axial e abaxial) conectam a face palmar da FI com a fibrocartilagem complementar da FII (Fig. 23.23/7 e 7'); esses ligamentos, em conjunto com o ligamento sesamoide reto (Fig. 23.23/4), limitam a hiperextensão. A cápsula é similar à do boleto, embora seus recessos sejam menores e somente o dorsal possa ser acessado por meio de punção, também pela lateral. O aspecto radiográfico das articulações interfalangianas proximal e distal está demonstrado na Figura 23.24 (A1 e A2).

A *articulação do casco* permite flexão e extensão até aproximadamente o mesmo grau que a articulação da quartela. Os ligamentos colaterais são curtos e espessos e solidamente ancorados, em ambas as extremidades, a depressões presentes nos ossos. O osso navicular, parte integral dessa articulação, encontra-se suspenso a partir da extremidade distal da FI pelos ligamentos naviculares colaterais (Fig. 23.25/2), que cruzam oas margens medial e lateral da FII e inserem-se nas extremidades e na margem proximal do osso navicular, formando um U. Um ligamento navicular distal curto, porém largo (Fig. 23.25/3), conecta a margem distal do osso navicular à FIII, inserindo-se proximalmente aos forames soleares proeminentes. A cápsula insere-se nas margens articulares dos três ossos e lembra a de outras articulações por apresentar os recessos dorsal e palmar. Estes são pequenos e somente o primeiro é acessível para punção

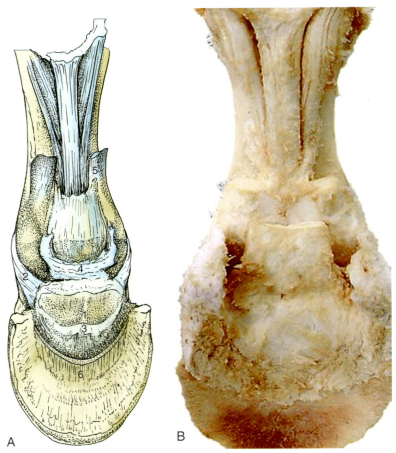

Fig. 23.25 (A) Ligamentos do osso navicular, vista palmar (esquemático). *1*, Osso navicular; *2*, ligamento colateral do osso navicular; *3*, ligamento navicular distal; *4*, tecido conjuntivo entre a articulação do casco, a bainha digital e a bursa navicular (Fig. 23.26/*15*); *5*, coto do flexor digital superficial; *6*, coto do flexor digital profundo. (B) Espécime real.

(na margem proximal do casco); o procedimento não é simples (Fig. 23.26C e D).

A incorporação de sesamoides no boleto e na articulação do casco divide o peso sobre a porção inferior de cada articulação sobre eles e a falange. A elasticidade dos ligamentos sesamoides e dos tendões flexores que se situam atrás deles permite que a articulação ceda ligeiramente ao impacto da pata contra o chão. Esse mecanismo é um dentre muitos outros destinados a dissipar a concussão gerada em animais muito pesados e rápidos. Os efeitos da concussão podem ser acentuados quando a conformação do animal está ruim: quartelas verticais e pés pequenos (em relação ao tamanho do corpo) são uma combinação encontrada frequentemente em animais acometidos por doença do osso navicular, causa comum de claudicação. Essa condição caracteriza-se por erosão das margens do osso navicular, onde se inserem ligamentos, bem como inflamação e degeneração da bursa navicular (Fig. 23.26/*10*) e parte relacionada do tendão flexor profundo (Fig. 23.26/*13*). Contudo, a patogenia exata ainda não é clara, havendo contradição nas explicações de diferentes autores.

Tendões, Ligamentos Anulares e Músculo Interósseo

Os tendões dos extensores digitais comum e lateral adentram a pata na face dorsal do osso metacárpico; já os dos flexores superficial e profundo o fazem pela face palmar do osso. Um terceiro elemento de grande importância no suporte do boleto, denominado *músculo interósseo tendíneo*, situa-se na face palmar, entre o osso e os tendões flexores. As estruturas da superfície palmar da canela encontram-se embutidas em uma fáscia profunda que se estende desde o segundo até o quarto osso metacárpico. A fáscia é mais espessa imediatamente abaixo do carpo, adelgaçando-se gradualmente em direção distal e formando um pequeno obstáculo à palpação de estruturas mais profundas no boleto.

O *tendão extensor digital comum* é protegido por uma bolsa sinovial conforme passa sobre o recesso dorsal da articulação metacarpofalangiana. Conforme se alarga, realiza limitadas inserções nas margens proximais da FI e FII antes de receber os ramos extensores do interósseo, os quais se curvam ao redor do dígito. O tendão termina no processo extensor da FIII (Figs. 23.27/*1* e 23.26/*17*).

Capítulo 23 **Membros Torácicos dos Equinos** 595

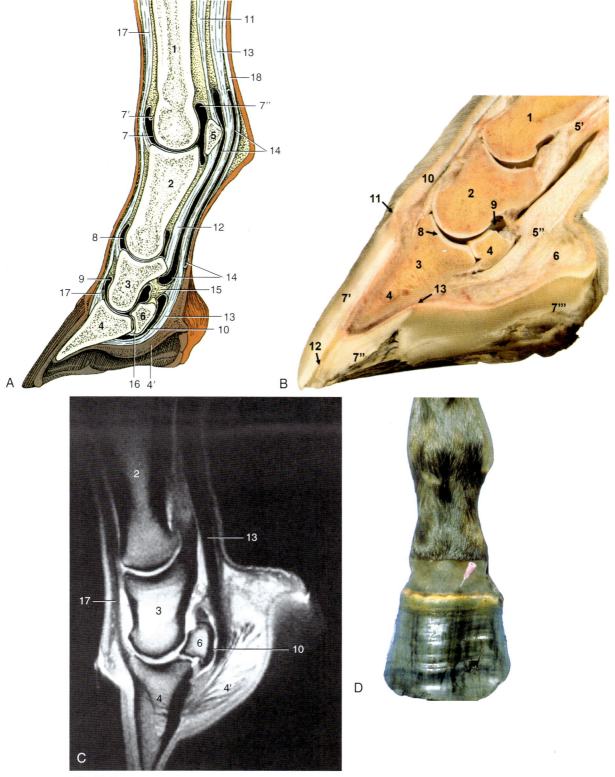

Fig. 23.26 (A) Secção axial do dígito (semiesquemático). (B) Secção axial do dígito com injeção de látex nas articulações do boleto, da quartela e do casco. (C) Imagem correspondente de ressonância magnética. (D) Punção da articulação do casco. *1*, terceiro osso metacárpico; *2*, falange proximal; *3*, falange média, *4*, falange distal; *4'*, coxim digital; *5*, osso sesamoide proximal; *6*, osso sesamoide distal (navicular); *7*, recesso dorsal da articulação do boleto; *7'*, prega capsular; *7"*, recesso palmar da articulação do boleto; *8* e *9*, recesso dorsal das articulações da quartela e do casco, respectivamente; *10*, bursa navicular; *11*, interósseo; *12*, ligamento sesamoide reto; *13*, tendão do flexor profundo; *14*, bainha do dígito; *15*, ponte de tecido conjuntivo; *16*, ligamento navicular distal; *17*, tendão do extensor digital comum; *18*, tendão do flexor superficial.

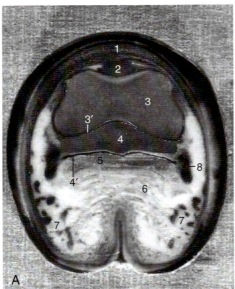
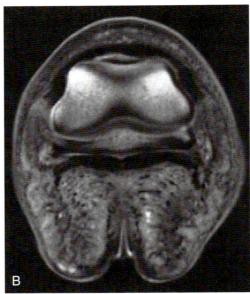

Fig. 23.35 (A) Secção transversal do dígito no nível do osso navicular (sesamoide distal), superfície proximal. *1*, Derme coronária; *2*, processo do extensor da falange distal (FIII); *3*, extremidade distal da falange média (FII); *3'*, articulação do casco; *4*, osso navicular (sesamoide distal); *4'*, bursa navicular; *5*, tendão do flexor profundo; *6*, coxim digital; *7*, cartilagem do casco e plexo venoso; *8*, posição dos vasos e nervos digitais. (B) Imagem de ressonância magnética obtida no mesmo nível.

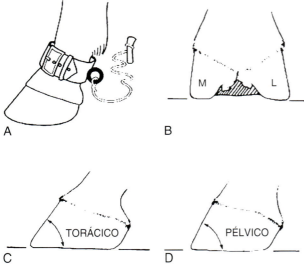

Fig. 23.36 (A) Antigamente, os cavalos eram presos no pasto por uma "quartela"; essa é a razão pela qual a parte estreita do membro acima do casco é conhecida atualmente como quartela. (B) Vista palmar (plantar) do pé; o ângulo lateral (*L*) da parede (com o solo) é mais agudo que o medial (*M*). (C) e (D) O ângulo na ponta do dígito é mais agudo no membro torácico (C) do que no membro pélvico (D).

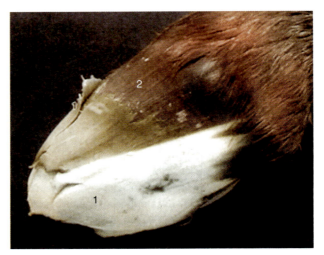

Fig. 23.37 Casco de um potro recém-nascido. *1*, Massa de tecido córneo primário macio, revestindo a superfície palmar e a metade distal da parede dura e permanente do casco; *2*, parede permanente pigmentada do casco.

que é estabilizado pelo peso sobre o membro. A tensão do amplo tendão do bíceps pressiona com grande intensidade o sulco intertubercular do úmero. De fato, alguns acreditam que a acomodação desse tendão no tubérculo intermédio realmente trave a articulação. Em sua extremidade oposta, a tração do bíceps é transmitida por meio do lacerto fibroso e do extensor radial do carpo (Fig. 23.38/*6* e *10*) até um segundo ponto fixo na extremidade proximal do grande osso metacárpico. Essa tração aumenta a ação dos extensores da articulação do carpo e impede que a articulação se incline cranialmente e colapse o membro. Qualquer tendência à hiperextensão é impedida pelo firme revestimento dos ossos do carpo na face dorsal e pelo forte ligamento palmar do carpo na face palmar (Fig. 23.15A e B/*7*).

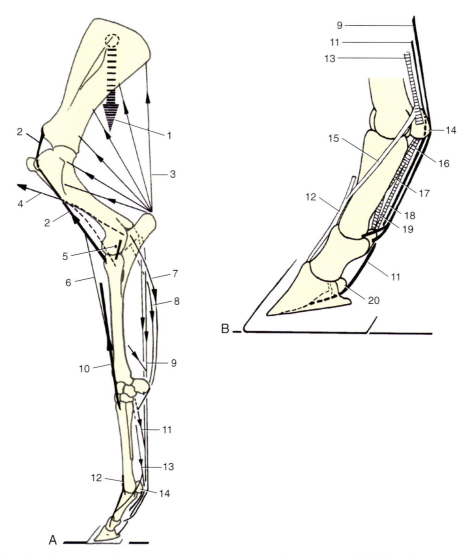

Fig. 23.38 (A) Aparelho de sustentação do membro torácico esquerdo, vista lateral. (B) Detalhe do dígito; vista lateral. *1,* Peso do tronco; *2,* tendão interno do bíceps; *3,* tríceps; *4,* braquiocefálico e fáscia braquial da articulação do cotovelo; *5,* eixo de rotação do cotovelo, próximo ao ligamento colateral excêntrico; *6,* lacerto fibroso; *7,* ulnar lateral; *8,* flexor ulnar do carpo; *9,* flexor digital superficial e ligamento acessório (frenador); *10,* extensor radial do carpo; *11,* flexor digital profundo e ligamento acessório (frenador); *12,* extensor digital comum; *13,* interósseo; *14,* ossos sesamoides proximais; *15,* ramo extensor do interósseo; *16, 17* e *18,* ligamentos sesamoides cruzado, oblíquo e reto, respectivamente; *19,* ligamento palmar axial; *20,* osso navicular (sesamoide distal).

A *articulação do boleto* é impedida de realizar hiperextensão principalmente pelo *aparelho suspensório (que envolve o interósseo, os ossos sesamoides proximais e os ligamentos sesamoides distais)*, que se encontra tensionado sob carga (Fig. 23.38/*13, 14* e *16-18*). O efeito é reforçado pela tensão dos ligamentos acessórios (frenadores) e pelas partes distais dos tendões superficial e profundo (Fig. 23.38/*9* e *11*). A tensão do tendão flexor profundo tende a flexionar a articulação do casco, o que causa aprofundamento da ponta do casco no solo. Os ramos extensores do interósseo (Fig. 23.38/*15*), que tracionam o processo extensor do osso durante o impacto, contrapõem esse efeito e mantêm o nível do casco.

A hiperextensão da articulação da quartela é contraposta pelos ligamentos sesamoides palmares axial, abaxial e ligamento sesamoide reto (Fig. 23.38/*18* e *19*), os quais se estendem sobre seu aspecto palmar. O resistente tendão flexor profundo fornece suporte adicional (a inclinação cranial é impedida pelo flexor superficial, que se insere na face palmar da articulação).

Com a articulação do ombro fixa (pelo tendão do bíceps), o peso do tronco repousa sobre a extremidade superior do rádio, cuja posição é quase vertical. Portanto, a não ser que o cavalo se incline muito para a frente, apenas forças pequenas são necessárias para impedir que o cotovelo se flexione. Estas são fornecidas principalmente pela tensão passiva dos componentes tendíneos dos flexores digitais e do carpo (especialmente o flexor digital superficial) e pelos ligamentos colaterais posicionados excentricamente (Fig. 23.38/*5* e *7-9*). Informações recentes indicam que, devido à sua composição de fibras musculares—característica dos músculos posturais—o ancôneo e a cabeça medial do tríceps também podem contrapor a flexão do cotovelo. A grande massa das cabeças longa e lateral do tríceps—principal extensor da articulação do cotovelo—permanece flácida mesmo quando o outro membro é elevado para fazer com que o cavalo se apoie sobre três membros (Fig. 23.2/*1* e efeitos da paralisia do radial na página 609).

VASOS SANGUÍNEOS E ESTRUTURAS LINFÁTICAS DO MEMBRO TORÁCICO

A *artéria axilar*, principal suprimento do membro, adentra o espaço axilar após cruzar a margem cranial da primeira costela, onde pode ser puncionada (p. 528). Desce pela face medial do braço acompanhando os nervos mediano e ulnar, tornando-se logo conhecida como *artéria braquial*. O tronco emite diversos ramos aos músculos do ombro e do braço, sendo o mais proeminente a artéria subescapular, que segue a margem caudal da escápula, seguida da artéria braquial, que desaparece entre as cabeças do tríceps (Fig. 23.8). Imediatamente proximal à articulação do cotovelo, ramos craniais e caudais menores (artéria cubital transversa e ulnar colateral, respectivamente) são destacados para os músculos do antebraço (Fig. 23.39/*11* e *12*). A artéria braquial cruza o cotovelo cranial ao ligamento colateral medial, onde pode ser palpada para avaliação do pulso, através do músculo peitoral transverso (Fig. 23.40/*5*). Juntamente com o nervo mediano, aprofunda-se sob o flexor radial do carpo caudal ao rádio para logo emitir a artéria interóssea comum, que passa através do espaço interósseo para alcançar os músculos craniolaterais do antebraço.

O tronco principal, agora designado *artéria mediana* (Fig. 23.41/*12*), aproxima-se gradualmente da superfície caudal do antebraço antes de dividir-se em três ramos sobre o carpo. O menor ramo (ramos palmares da artérias mediana e radial) participa da formação das pequenas artérias metacárpicas palmares, as quais acompanham o músculo interósseo, enquanto o tronco maior passa através do canal do carpo com os tendões flexores digitais (Fig. 23.15B/*19*). Esse tronco acompanha os tendões na canela, onde se torna a *artéria palmar medial, principal artéria do dígito e do casco*. Essa artéria sofre uma inclinação axial antes de dividir-se nas artérias digitais medial e lateral acima do boleto. Estas últimas, por sua vez, passam sobre as superfícies abaxiais dos ossos sesamoides (onde são palpáveis) e continuam pelo dígito de cada lado dos tendões flexores. A artéria lateral é reforçada pelas pequenas artérias metacárpicas que se unem acima do osso sesamoide (Fig. 23.39/*18'*). Os ramos das artérias digitais distais ao boleto são simétricos. Os ramos dorsal e palmar são emitidos opostamente à FI e suprem

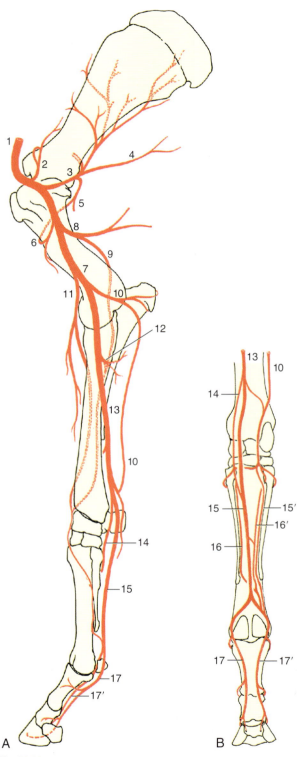

Fig. 23.39 Grandes artérias (aa.) do membro torácico direito: (A) vista medial; (B) vista palmar. *1*, Artéria (a.) axilar; *2*, a. supraescapular; *3*, a. subescapular; *4*, aa. toracodorsal; *5* e *6*, aa. circunflexas caudal e cranial do úmero, respectivamente; *7*, a. braquial; *8*, a. braquial profunda; *9*, a. colateral radial; *10*, a. colateral ulnar; *11*, a. transversa do cotovelo; *12*, a. interóssea comum; *13*, a. mediana; *14*, a. radial; *15* e *15'*, aa. palmares medial e lateral, respectivamente; *16* e *16'*, aa. palmares metacárpicas medial e lateral, respectivamente; *17* e *17'*, aa. medial e lateral digital, respectivamente.

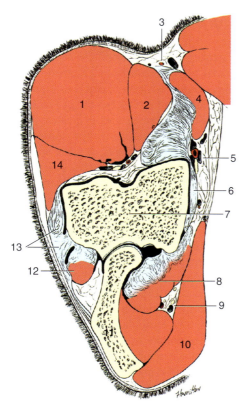

Fig. 23.40 Secção transversa do cotovelo esquerdo. *1*, Extensor radial do carpo; *2*, braquial; *3*, nervo cutâneo medial do antebraço e a veia cefálica sobre o lacerto fibroso; *4*, bíceps, *5*, vasos braquiais e nervo mediano; *6*, ligamento colateral medial; *7*, úmero; *8*, flexores originando-se do epicôndilo medial do úmero; *9*, nervo ulnar e vasos colaterais da ulna; *10*, tensor da fáscia do antebraço; *11*, olécrano; *12*, ulnar lateral; *13*, ligamento colateral lateral; *14*, extensor digital comum.

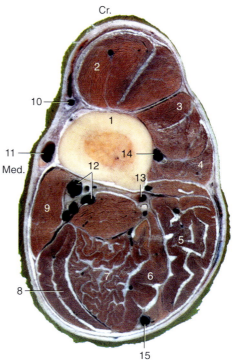

Fig. 23.41 Secção transversa do antebraço direito no nível ilustrado na Figura 23.42. *Cr*, Cranial; *Med*, medial; *1*, rádio, *2*, extensor radial do carpo; *3*, extensor digital comum; *4*, extensor digital lateral; *5*, ulnar lateral; *6*, flexor digital profundo; *7*, flexor digital superficial; *8*, flexor ulnar do carpo; *9*, flexor radial do carpo; *10*, veia cefálica acessória e nervo cutâneo medial do antebraço (derivado do musculocutâneo); *11*, veia cefálica, *12*, artéria, veias e nervo medianos; *13*, ramos musculares de vasos medianos; *14*, vasos interósseos craniais; *15*, nervo ulnar e vasos colaterais ulnares.

estruturas adjacentes enquanto formam uma circunferência ao redor do osso. Um ramo é emitido para o coxim digital no nível da articulação interfalangiana proximal antes que a artéria digital desapareça passando por baixo da cartilagem do casco. Os ramos dorsal e palmar emitidos opostamente ao terço médio da FII são similares aos ramos próximos da FI, mas também participam da irrigação da derme do casco. Os ramos terminais dorsais e palmares (da FIII) já foram descritos (p. 590 e 600); os ramos palmares fazem anastomose para formar um arco terminal dentro do osso.

A maior parte das veias do membro torácico são satélites, embora frequentemente se dupliquem ou se repliquem mais vezes onde acompanham grandes artérias (Fig. 23.42/*1*). Algumas veias superficiais assumem curso independente e as veias advindas do casco já foram mencionadas. As veias superficiais incluem as *veias cefálica e cefálica acessória*, as quais são proeminentes e palpáveis no antebraço (Fig. 23.42/*10* e *10'*). A veia cefálica une-se à veia braquial por meio da cubital mediana no nível do cotovelo, continuando pelo sulco entre os músculos braquiocefálico e peitoral descendente, onde está sob risco de trauma. Finalmente, une-se à veia jugular externa na base do pescoço.

Dois grupos de *linfonodos* drenam a parte livre do membro. Os linfonodos cubitais situam-se na face medial do úmero, imediatamente proximais ao cotovelo. Drenam das partes mais distais do membro e enviam fluxo aos linfonodos axilares. Estes estão localizados mediais à articulação do ombro, no ângulo formado entre as artérias axilar e subescapular, drenando o braço e ombro juntamente com uma parte da parede torácica situada na face caudal do membro. Seus vasos eferentes conduzem aos linfonodos cervicais profundos caudais, a partir dos quais a linfa flui direta ou indiretamente até as veias da entrada do tórax. Os linfonodos cervicais superficiais estão dispostos em uma longa cadeia que cruza a superfície profunda dos músculos omotransversário e braquiocefálico (Fig. 18.41/*8*). O grupo consiste em muitos linfonodos menores que, por serem embutidos em gordura sem formar uma massa compacta e firme, nem sempre podem ser localizados com facilidade. A palpação deve ser direcionada de forma a tracionar os linfonodos lateralmente, no sentido oposto ao subclávio, onde estão situados. Os linfonodos cervicais superficiais drenam principalmente a pele da parte superior do membro, recebendo também uma parte da linfa de estruturas mais profundas.

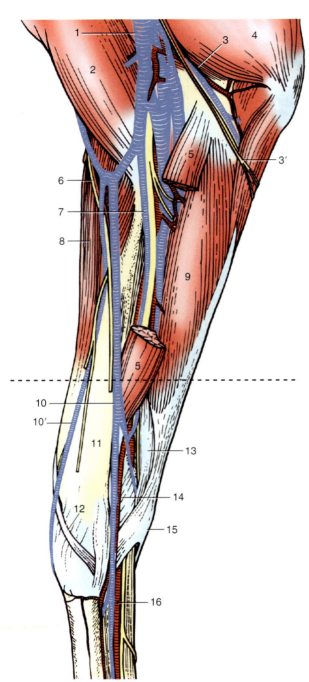

Fig. 23.42 Dissecção da superfície medial do antebraço direito (a *linha transversa tracejada* indica o nível da secção na Fig. 23.41). *1*, Múltiplas veias braquiais; *2*, bíceps, *3*, nervo ulnar e vasos colaterais da ulna; *3'*, nervo cutâneo caudal do antebraço; *4*, tríceps, *5*, flexor radial do carpo, excisado; *6*, nervo cutâneo medial do antebraço; *7*, nervo e vasos medianos; *8*, extensor radial do carpo; *9*, flexor ulnar do carpo; *10* e *10'*, veias cefálica e cefálica acessória, respectivamente; *11*, rádio; *12*, extensor oblíquo do carpo; *13*, flexor digital superficial; *14*, artéria e veia radiais; *15*, osso acessório do carpo; *16*, nervo e vasos palmares mediais.

NERVOS DO MEMBRO TORÁCICO

Salvas algumas exceções, as estruturas do membro torácico são inervadas pelo plexo braquial, formado pelas contribuições dos três últimos nervos cervicais e primeiros dois nervos torácicos (C6-T2). O plexo chega à axila como uma larga faixa que emerge entre partes do escaleno, dividindo-se em seguida nos seus usuais doze (ou aproximadamente doze) troncos. Os troncos maiores, de maior interesse clínico devido à sua susceptibilidade a traumas ou disponibilidade para técnicas de bloqueio local, são descritos apesar de haver poucas características específicas significativas acima do carpo.

O *nervo supraescapular* (C6-C7) deixa a axila passando entre os músculos subescapular e supraespinhal. Em seguida, curva-se ao redor do colo da escápula antes de distribuir-se ao supraespinhal e infraespinhal (Fig. 23.43/*2*). A relação direta com osso sempre é acompanhada de risco de lesões, que é o caso do nervo supraescapular em sua localização contra a escápula, onde pode ser lesionado por tração quando o animal tropeça com o membro estirado para trás. A lesão desse nervo, mesmo quando grave, pode apresentar pouco efeito imediato, embora seja possível notar um desvio lateral da articulação do ombro a cada passada quando se observa o animal de frente. Após algum tempo, a conformação da região do ombro é notavelmente modificada pela atrofia dos músculos supridos pelo nervo, fazendo com que a espinha da escápula seja projetada acima dos músculos atrofiados. A paralisia supraescapular é comumente conhecida como *desvio* ou *deslizamento do ombro*.

O *nervo musculocutâneo* (C7-C8) (Fig. 23.43/*3*, *3'* e *3''*) corre primeiramente craniolateral à artéria axilar, antes de curvar-se abaixo do vaso para unir-se com o nervo mediano. Antes da união, um ramo é emitido para os músculos coracobraquial e bíceps. A parte incorporada ao tronco mediano separa-se na face distal do braço para suprir o músculo braquial e emitir o nervo cutâneo medial do antebraço, que cruza o lacerto fibroso, onde pode ser facilmente palpado para em seguida distribuir-se à pele sobre os aspectos cranial e medial do antebraço e do carpo. Embora incomum, a lesão do nervo musculocutâneo e a perda de atividade dos principais flexores do cotovelo que dela resulta não afetam marcadamente a marcha.

O *nervo axilar* (C7-C8) (Fig. 23.43/*5*) apresenta curso e distribuição usuais — aos principais flexores do ombro e à pele sobre a face lateral do braço e antebraço. Parece não haver registro de lesão traumática desse nervo em equinos. Sabe-se que, nas demais espécies, a secção do nervo não prejudica a deambulação porque outros músculos são potencialmente capazes de flexionar o ombro.

O *nervo radial* (C8-T11) é um dos maiores ramos do plexo (Fig. 23.43/*10*). Segue a margem caudal da artéria braquial na região superior do braço, para aprofundar-se em seguida entre as cabeças medial e longa do tríceps, circundando a superfície caudal do úmero e chegando à

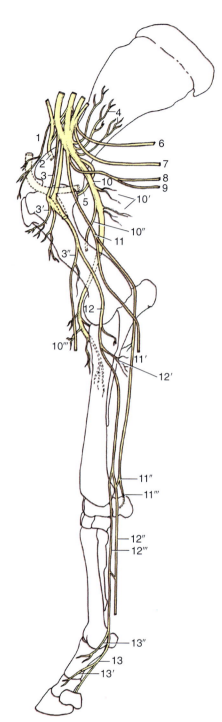

Fig. 23.43 Distribuição dos nervos do membro torácico direito, vista medial. A artéria axilar na articulação do ombro está *tracejada*. *1*, Nervos peitorais craniais; *2*, n. supraescapular (n.); *3*, n. musculocutâneo; *3'*, ramos proximais; *3"*, ramos distais com n. cutâneo medial do antebraço; *4*, n. subescapular; *5*, n. axilar; *6*, n. torácico longo; *7*, n. toracodorsal; *8*, n. torácico lateral; *9*, nervos peitorais caudais; *10*, n. radial; *10'*, ramos musculares proximais (tríceps); *10"*, n. cutâneo lateral do antebraço; *10'''*, ramos musculares distais; *11*, n. ulnar; *11'*, n. cutâneo caudal do antebraço; 11 ", ramo palmar; *11'''*, ramo dorsal; *12*, n. mediano; *12'*, ramos musculares; *12"*, n. palmar lateral; *12'''*, n. palmar medial; *13*, n. digital palmar medial; *13'* e *13"*, ramos dorsais.

face lateral do membro. O nervo emite ramos para o grupo do tríceps na parte proximal do braço; mais distalmente, onde é coberto pela cabeça lateral do tríceps, emite outros ramos aos músculos extensores do carpo e do dígito. Uma continuação puramente sensitiva (nervo cutâneo lateral do antebraço) supre a pele sobre a face lateral do antebraço e, ao contrário do padrão de outras espécies, desaparece no nível do carpo.

O *nervo radial* é o único suprimento dos músculos extensores de todas as articulações distais ao ombro; os efeitos de sua lesão são, portanto, proporcionalmente graves. Quando a lesão é proximal à origem dos ramos tricipitais, o animal torna-se incapaz de suportar peso sobre o membro afetado. Consequentemente, apoia-se com as articulações flexionadas de forma incomum, aumentando o ângulo entre a escápula e o úmero e com o cotovelo caído em relação ao tronco. O casco é apoiado sobre seu aspecto dorsal. A paralisia radial alta pode ocorrer por trauma, doença do úmero ou lesão ao próprio plexo braquial. Se outros componentes do plexo estiverem afetados, os sinais podem ser mais complicados devido à paralisia simultânea dos músculos flexores de articulações distais.

Os resultados da lesão distal à origem dos ramos tricipitais são, naturalmente, menos graves. Há manutenção das posturas normais do ombro e cotovelo (Fig. 23.44). O animal pode repousar a superfície dorsal do casco no solo, mas suporta peso sobre o membro quando o casco reassume sua posição normal. Muitos cavalos aprendem a compensar essa incapacidade apoiando o casco antes que o impulso — obtido quando o membro é lançado para a frente durante a marcha — seja perdido. A marcha pode parecer quase normal em terrenos planos, contudo a irregularidade do terreno rapidamente demonstra as dificuldades do animal afetado. A paralisia radial baixa pode ser simulada pela isquemia que resulta algumas vezes de decúbito lateral prolongado.

O *nervo mediano* (C8-T2) é o maior ramo do plexo braquial (Fig. 23.43/*12*). Segue a margem cranial da artéria braquial na maior parte de seu curso através do braço, passando para a margem caudal ao aproximar-se do cotovelo. Embora seja coberto pelo músculo peitoral transverso conforme cruza o cotovelo, o nervo e a artéria juntos ainda formam um cordão palpável (Fig. 23.42/*7*). As duas estruturas continuam juntas ao descerem pelo antebraço, alojadas dentro da massa de músculos flexores. Dividem-se no mesmo nível, pouco acima da articulação radiocárpica. Os ramos terminais, conhecidos como *nervos palmares medial* e *lateral*, são descritos na próxima seção. Após emitir ramos musculares para os músculos flexores do carpo e dígito na parte proximal do antebraço, o nervo torna-se puramente sensitivo.

O *nervo ulnar* (T1-T2) segue a margem caudal da artéria braquial na porção proximal do braço (Fig. 23.43/*11*). Caudalmente, diverge-se para emitir o nervo cutâneo caudal do antebraço (para a face caudal do antebraço) e passa sobre o epicôndilo medial do úmero, antes de adentrar o antebraço. Ao fazê-lo, emite ramos aos músculos flexores. O nervo, agora mais delgado e puramente sensitivo, segue a cabeça

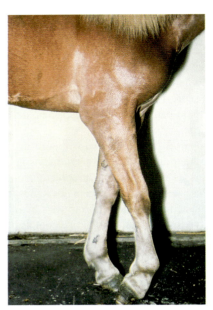

Fig. 23.44   Paralisia radial inferior.

ulnar do flexor profundo na margem caudal do membro, recoberto pela fáscia profunda (Fig. 23.41/15). Poucos centímetros acima do carpo, divide-se nos ramos dorsal e palmar. O primeiro chega até a superfície uma curta distância proximal ao osso acessório e pode ser palpado contra a inserção do tendão ulnar lateral nesse local. Em seguida, passa pela face lateral do carpo para distribuir-se pela pele da superfície lateral do metacarpo. O ramo palmar passa pelo carpo interno ao retináculo dos flexores, onde troca fibras com o nervo palmar lateral, um dos ramos terminais do nervo mediano.

A sobreposição dos nervos mediano e ulnar em sua distribuição motora torna improvável que a lesão restrita a qualquer um afete significativamente a marcha.

Inervação da Mão

Quatro nervos compõem a inervação da maior parte das estruturas distais ao carpo: *os nervos palmares medial e lateral* advindos do *nervo mediano* e os *ramos palmar* e *dorsal do nervo ulnar*. Todos, com exceção do ramo dorsal do nervo ulnar, situam-se na face palmar do grande osso metacárpico.

O *nervo palmar medial* situa-se no sulco entre o interósseo e os tendões flexores. No terço médio da canela, emite um ramo comunicante que cruza o tendão flexor superficial (onde este é palpável) de forma oblíqua, para unir-se ao nervo palmar lateral. Pouco acima do boleto, o nervo palmar medial torna-se o nervo digital medial que, imediatamente, emite um ou dois ramos dorsais, os quais se ramificam sobre a face dorsomedial do dígito e da coroa. O tronco principal do nervo digital continua junto à artéria homônima sobre a face externa do osso sesamoide proximal, passa sob o ligamento do esporão (Fig. 23.45) e desaparece dentro do casco. O feixe neurovascular pode ser palpado contra o osso sesamoide. Pequenos ramos suprem as estruturas caudais às falanges. O nervo termina suprindo a derme laminar e solear.

O *nervo palmar lateral*, como é possível lembrar, trocou fibras com o ramo palmar do nervo ulnar no carpo. Emerge a partir dessa curta (1 a 2 cm) união e assume curso e distribuição similares aos do nervo palmar medial, incluindo as ramificações no dígito. O primeiro ramo desse nervo composto origina-se no carpo, para dividir-se nos delgados nervos metacárpicos palmares medial e lateral, os quais descendem profundamente embutidos ao longo da superfície axial dos ossos metacárpicos II e IV. Esses nervos suprem o interósseo e o recesso palmar do boleto, antes de se tornarem subcutâneos nas extremidades distais do segundo e quarto metacárpicos. Em seguida, suprem o recesso dorsal da articulação para unirem-se aos ramos dorsais dos nervos digitais e terminarem antes da coroa.

Todos esses nervos podem ser bloqueados em diversos níveis — principalmente para o diagnóstico de claudicação. A lógica do procedimento é que o equino que claudica torna-se temporariamente saudável quando a área que contém a lesão não detectada é dessensibilizada. É necessária uma sequência de injeções, as quais bloqueiam regiões sucessivamente maiores. Os detalhes dos bloqueios neurais serão abordados mais tarde no programa de medicina veterinária. Contudo, quatro sítios comumente utilizados para bloqueios são apresentados nesta seção:

1. Os *bloqueios digitais palmares* possuem como alvo os nervos digitais, nivelados com a quartela e imediatamente proximais à cartilagem do casco (a artéria digital está próxima ao nervo). O bloqueio dessensibiliza todas as estruturas do casco, exceto a parte dorsal da faixa coronária.
2. Bloqueios no nível dos ossos sesamoides proximais têm como alvo os nervos digitais e seus ramos dorsais (a artéria e veia digital situam-se dorsais ao nervo adjacente aos ramos dorsais). O bloqueio dessensibiliza o dígito, exceto a face dorsal da quartela.
3. No *bloqueio metacárpico distal*, as injeções são realizadas no nível das extremidades distais do segundo e quarto ossos metacárpicos. Os alvos são os nervos palmares (a veia palmar situa-se dorsal ao nervo; a artéria situa-se profunda ao nervo) e ramos dos nervos metacárpicos palmares (subcutâneo, distal aos metacárpicos II e IV;

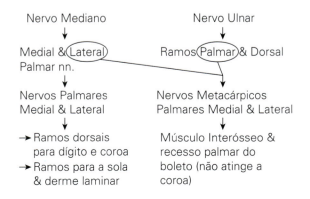

Capítulo 23 **Membros Torácicos dos Equinos** 611

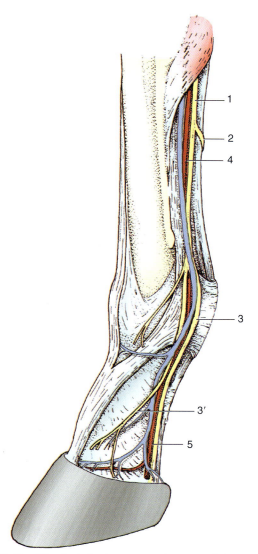

Fig. 23.45 Distribuição do nervo palmar medial. *1*, Nervo palmar medial; *2*, ramo comunicante; *3*, nervo digital palmar medial; *3'*, ramo dorsal; *4*, artéria e veia palmares mediais; *5*, artéria e veia digitais mediais.

profundo, entre os metacarpos e o interósseo; Fig. 23.46). O bloqueio dessensibiliza o dígito, incluindo a articulação do boleto, com possível exceção de seu recesso dorsal.

4. No *bloqueio metacárpico proximal*, as injeções são realizadas na superfície dorsal da extremidade proximal dos ossos metacárpicos II e IV. Os alvos são os nervos palmares medial e lateral e a origem dos nervos metacárpicos a partir do segundo (grandes vasos acompanham especialmente o nervo palmar medial). O bloqueio dessensibiliza

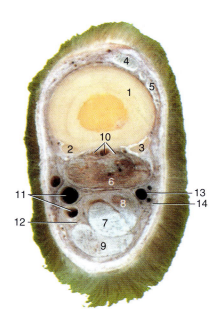

Fig. 23.46 Secção transversal na metade do metacarpo direito. *1, 2 e 3*, Terceiro osso metacárpico *(1)* e segundo e quarto osso metacárpico (*2* e *3*); *4*, extensor digital comum; *5*, extensor digital lateral; *6*, interósseo; *7*, flexor digital profundo; *8*, ligamento acessório (frenador); *9*, flexor digital superficial; *10*, vasos e nervos metacárpicos palmares; *11*, artéria e veia palmares mediais; *12*, nervo palmar medial; *13*, artéria palmar lateral; *14*, nervo palmar lateral.

o dígito, incluindo a articulação do boleto (com possível exceção de seu recesso dorsal) e a maior parte das estruturas do metacarpo caudal; devido às saliências palmares distais da articulação carpometacárpica próxima, pode também ocorrer dessensibilização desta e da articulação mediocárpica.

As *zonas de inervação cutânea autônomas* estão demonstradas na Figura 23.1. O pinçamento da pele no centro da zona testa a integridade de um nervo em particular.

TESTE SUA COMPREENSÃO

Utilizando um cadáver, pratique a artrocentese em diversas articulações do membro torácico. Utilize um corante para determinar a precisão da injeção.

Desenvolva um modelo ou uma discussão para demonstrar a integração das funções de vários músculos e tendões que conferem estabilidade durante o repouso em estação ou a deambulação.

24 Membro Pélvico dos Equinos

 CONFORMAÇÃO DA GARUPA

Embora os membros pélvicos suportem pouco mais de 40% do peso corporal, suprem em alto grau a maior parte da propulsão durante a locomoção. Esse impulso é fornecido pelas articulações coxofemoral e sacroilíaca, que são intrinsecamente mais estáveis do que a escapuloumeral e a sinarcose escapulotorácica, "articulações" correspondentes do membro torácico. A articulação sacroilíaca é reforçada por ligamentos firmes, e ambas as articulações são sustentadas pelos músculos da garupa e da coxa. Esses músculos são particularmente massivos no equino, arredondando o contorno de forma distintiva. Como consequência, é mais difícil avaliar as características e a orientação da pelve nessa espécie do que nas demais espécies domésticas.

A tuberosidade coxal é uma demarcação notável palpável em toda a sua extensão e visível em sua porção mais dorsal (Fig. 24.1/2). A tuberosidade sacral (Fig. 24.1/2'), difícil de palpar na maioria dos animais, eleva-se um pouco acima dos processos espinhosos adjacentes. A tuberosidade isquiática (Fig. 24.1/3) também não é sempre visível à inspeção, embora sua localização e uma impressão geral de sua forma possam ser obtidas à palpação profunda sobre os músculos que formam o contorno caudal da garupa e da coxa. A inclinação da pelve pode ser estimada pela visualização da linha que une as projeções coxal e isquiática. Na conformação padrão e geralmente aprovada, essa linha forma um ângulo de aproximadamente 30 graus com o horizonte, estando o sacro mais ou menos horizontal. Quando o ângulo é significativamente menor — e as duas tuberosidades quase compartilham o mesmo plano horizontal —, a cauda parece estar elevada. Quando o ângulo é significativamente maior, diz-se que o animal tem "garupa de ganso". A garupa é curta nesses animais, reduzindo o comprimento e a alavancagem dos músculos tendíneos. Embora isso constitua uma clara desvantagem, existe certa compensação devido ao suporte mais estável que os membros oferecem ao tronco, de forma que muitos cavaleiros e amazonas acham aceitável a garupa ligeiramente inclinada em cavalos de montaria. A proeminência excessiva das tuberosidades sacrais ("protuberância de caçador") pode se desenvolver em alguns casos, especialmente em cavalos de salto ou submetidos a estresse repetitivo similar. A deformidade é comumente atribuída à subluxação das articulações sacroilíacas.

A posição da articulação do quadril pode ser deduzida de sua relação com o trocânter maior do fêmur. Essa protuberância se divide nas partes cranial distal e caudal proximal, as quais são identificáveis separadamente à palpação (Fig. 24.1/5 e 5'). Em níveis mais distais, o terceiro trocânter (proeminente somente nessa espécie) e o epicôndilo lateral são facilmente distinguíveis e podem ser utilizados para revelar a orientação do fêmur. Este tem sua posição mais aproximadamente vertical do que em geral se supõe (Fig. 19.1).

ARTICULAÇÃO DO QUADRIL

A estabilidade da articulação coxofemoral deve-se muito à profundidade e extensão do acetábulo, que é considerado aumentado por uma orla fibrocartilaginosa, a qual abraça uma grande parte da cabeça do fêmur (Fig. 24.1/4). Ademais, a cabeça é mantida segura contra luxação por dois ligamentos. O primeiro, o *ligamento da cabeça do fêmur*, é curto e robusto, mas não significativamente peculiar. O segundo, o *ligamento acessório*, é peculiar ao equino (e muares) dentre as espécies domésticas. Começa como uma separação do tendão pré-púbico e chega até a articulação por um sulco raso situado na face ventral do púbis, passando através da incisura acetabular para inserir-se na cabeça femoral (Fig. 21.3/5'). Os dois ligamentos juntos oferecem graves restrições à rotação e abdução do quadril. Na prática, o movimento é quase completamente restrito à flexão e extensão em plano sagital, alcances muito mais limitados do que sugerido pela geometria das superfícies articulares. A estabilidade da articulação depende parcialmente da tensão exercida pelo peso das vísceras abdominais, as quais tracionam o tendão pré-púbico e, consequentemente, o ligamento acessório (p. 536).

Embora a cápsula articular seja bastante espaçosa, sua localização profunda a torna relativamente de difícil acesso. Para puncioná-la, a agulha é introduzida entre as duas partes do trocânter maior e direcionada horizontal e craniomedialmente, em ângulo de aproximadamente 40 graus em relação ao plano transverso.

MÚSCULOS DO QUADRIL E DA COXA

Os músculos são convenientemente considerados em grupos, os quais incluem o glúteo, tendíneo, medial e cranial.

Músculos Glúteos

As fáscias superficial e profunda da garupa e coxa continuam como revestimentos correspondentes do lombo.

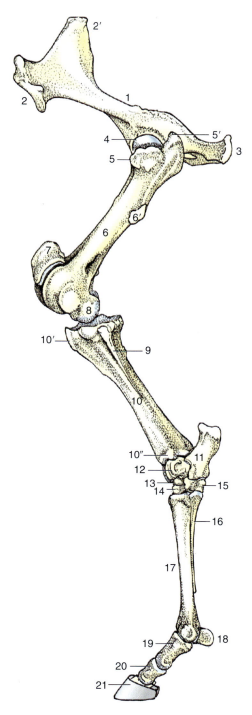

Fig. 24.1 Esqueleto do membro pélvico esquerdo, vista lateral. *1*, Osso do quadril (osso coxal); *2*, tuberosidade coxal; *2'*, tuberosidade sacral; *3*, tuberosidade isquiática; *4*, cabeça do fêmur; *5* e *5'*, partes cranial e caudal do trocânter maior, respectivamente; *6*, fêmur; *6'*, terceiro trocânter; *7*, patela; *8*, côndilo femoral; *9*, fíbula; *10*, tíbia; *10'*, tuberosidade da tíbia; *10"*, maléolo lateral; *11*, calcâneo; *12*, tálus; *13*, társico central; *14*, társico terceiro; *15*, társico quarto; *16*, metatársico IV (osso tendíneo lateral); *17*, metatársico III (osso da canela); *18*, ossos sesamoides proximais; *19, 20, 21*, falanges proximal, média e distal, respectivamente — a última dentro do casco.

A fáscia profunda emite diversos septos que encontram ancoragem na cintura pélvica e no bordo caudal do ligamento sacroisquiático, após passar entre determinados músculos. Os mais notáveis desses septos separam o glúteo superficial e o bíceps femoral, o bíceps e o semitendinoso e o semitendinoso e semimembranoso, moldando-os de forma que seus contornos individuais sejam visíveis claramente através da pele em alguns animais, especialmente quando submetidos a treino "pesado" ou quando os músculos se encontram contraídos. A superfície interna dessa fáscia, incluindo os lados dos septos, origina muitos fascículos dos músculos que reveste.

O músculo *tensor da fáscia lata* (Fig. 24.2/3) irradia a partir de sua origem na tuberosidade coxal para terminar por uma ampla aponeurose (fáscia lata) que se insere na patela, denominada ligamento patelar lateral, e na margem cranial da tíbia. A margem cranial da porção carnosa relaciona-se com os linfonodos subilíacos. O tensor é um flexor do quadril que ajuda a avançar o membro durante a fase oscilante da passada. Recebe inervação pelo *nervo glúteo cranial*.

O músculo *glúteo superficial* situa-se entre o tensor e o bíceps (Fig. 24.2/4), com origens separadas advindas da tubersidade coxal e da fáscia glútea, porém com inserção única no trocânter maior. Ocasionalmente, o terceiro trocânter é fraturado e tracionado dorsalmente pelo músculo. O glúteo superficial é um potencial flexor do quadril e abdutor da coxa. Suas duas partes são inervadas separadamente pelos *nervos glúteos cranial* e *caudal*.

O músculo *glúteo médio* é de tamanho e força excepcionais (Fig. 24.2B/*2'*). Sua ampla origem distribui-se desde uma depressão escavada na superfície do músculo longuíssimo do dorso, sobre a tuberosidade coxal e a asa do ílio, até o sacro e porção adjacente do ligamento sacroisquiático. A principal inserção ocorre na parte caudal do trocânter maior, contudo uma divisão — o glúteo acessório — apresenta inserção aponeurótica separada na linha intertrocantérica do fêmur. Essa aponeurose passa por sobre a parte cranial do trocânter, onde a passagem é facilitada pela interposição de uma bolsa sinovial (trocantérica). A bolsa pode se tornar inflamada. Cavalos com essa condição obtêm alívio posicionando-se com o membro afetado ligeiramente abduzido e, durante a movimentação, adotando marcha oblíqua similar à do cão, oscilando o membro em um formato de arco.

Esse músculo é primariamente extensor do quadril, porém tem emprego secundário como abdutor da coxa. Sua associação com o longuíssimo do dorso o torna um participante eficiente do movimento de levantamento a partir do decúbito. É inervado pelo *nervo glúteo cranial*.

O músculo *glúteo profundo* situa-se embaixo da parte caudal do glúteo médio. Emerge a partir da espinha isquiática e seu entorno e passa de forma mais ou menos transversal para inserir-se na parte cranial do trocânter maior. Sua função é de abdução da coxa e sua inervação é realizada pelo *nervo glúteo cranial* (Tabela 24.1).

TABELA 24.1 — MÚSCULOS GLÚTEOS

Músculo	Nervo	Ação
Tensor da fáscia lata	Glúteo cranial	Flexiona o quadril e avança o membro
Glúteo superficial	Glúteos cranial e caudal	Flexiona o quadril e abduz a coxa
Glúteo médio	Glúteo cranial	Estende o quadril e abduz a coxa
Glúteo profundo	Glúteo cranial	Abduz a coxa

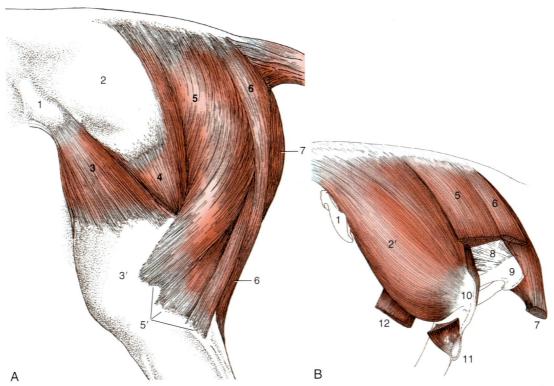

Fig. 24.2 (A) Músculos da garupa e da coxa, vista lateral. (B) Músculos da garupa, removidos para expor a tuberosidade isquiática; vista lateral. *1*, Tuberosidade coxal; *2*, fáscia glútea profunda; *2'*, glúteo médio; *3*, tensor da fáscia lata; *3'*, fáscia lata; *4*, glúteo superficial; *5*, cabeça vertebral do bíceps; *5'*, três divisões distais do bíceps; *6*, semitendinoso; *7*, semimembranoso; *8*, ligamento sacroisquiático; *9*, tuberosidade isquiática; *10*, parte caudal do trocânter maior; *11*, terceiro trocânter; *12*, coto do reto femoral.

Músculos Caudais (Tendíneos)

No equino, os três músculos deste grupo possuem cabeças de origem vertebral bem desenvolvidas (juntamente com suas cabeças pélvicas usuais) que correspondem ao preenchimento e arredondamento característicos da garupa (Fig. 24.1/5 e 6). A cabeça vertebral do *bíceps* emerge do sacro e parte adjacente do ligamento sacroisquiático. Avança ventralmente recobrindo parcialmente os músculos glúteos antes de cruzar a tuberosidade isquiática para unir-se à pequena cabeça pélvica que emerge desse processo. O músculo insere-se por três divisões (Fig. 24.2/5'): a primeira na fáscia lata e na patela, a segunda no ligamento patelar lateral e na crista da tíbia e a terceira, o tendão do tarso, no tendão calcâneo comum. *A cabeça vertebral é suprida pelo nervo glúteo caudal e a cabeça pélvica, pelo nervo isquiático.*

A origem da cabeça vertebral do *semitendinoso* (Fig. 24.2/6) é próxima à do bíceps. Após mesclar-se à cabeça pélvica, o músculo desce para inserir-se na face medial da tíbia e na fáscia crural, emitindo um tendão társico em contribuição com o tendão calcâneo comum. *As cabeças vertebral e pélvica são supridas pelos nervos glúteo caudal e isquiático, respectivamente.*

O músculo *semimembranoso* (Fig. 24.1/7) é incluído no grupo tendíneo, mas se trata topograficamente de um músculo da face medial da coxa. A cabeça vertebral é

TABELA 24.2 MÚSCULOS TENDÍNEOS

Músculo	Nervo	Ação
Bíceps femoral	Cabeça vertebral pelo glúteo caudal e cabeça pélvica pelo isquiático	Todos podem estender o quadril. Estendem a soldra quando o membro suporta peso e a flexionam quando o casco é elevado do solo. O bíceps e o semitendinoso estendem o jarrete por meio de contribuições com o tendão calcâneo comum.
Semitendinoso	Cabeça vertebral pelo glúteo caudal e cabeça pélvica pelo isquiático	
Semimembranoso	Isquiático	

relativamente fraca e a pélvica mais substancial. O músculo semimembranoso é amplamente recoberto pelo grácil e segue a margem caudal do adutor, a quem é intimamente ligado. Insere-se por duas divisões. A divisão cranial insere-se no epicôndilo medial do fêmur e no ligamento colateral medial da articulação femorotibiopatelar; a divisão caudal procede distalmente até o côndilo medial da tíbia. O principal suprimento nervoso advém do *nervo isquiático* (Tabela 24.2).

As ações e os usos dos três músculos tendíneos são complicadas e, em algumas espécies, enigmáticas. Está claro que todas as três unidades são bem posicionadas para estender o quadril. As ações desses músculos na soldra (joelho anatômico) podem ser melhor compreendidas dividindo-os em duas unidades funcionais: uma que se insere proximal ao eixo de rotação da articulação e outra que se insere distal ao mesmo. A "unidade proximal" abrange partes dos músculos que são potencialmente extensoras, porque podem fortalecer a soldra tracionando o fêmur caudalmente quando o membro sustenta peso. A "unidade distal" flexionará a soldra quando o casco estiver firmemente plantado sobre o solo. Por meio de sua contribuição com o tendão calcâneo comum, o bíceps e o semitendinoso estendem o jarrete.

Algumas dessas ações são claramente incompatíveis porque os movimentos da soldra e do jarrete são ligados em sua ação pelo mecanismo recíproco (p. 626). Ademais, o grupo tendíneo inteiro, que inclui partes que podem flexionar o joelho anatômico, nem sempre se contraem de forma massiva.

Músculos Mediais

Os músculos mediais são dispostos nas mesmas três camadas observadas em outras espécies. A camada superficial envolve o *grácil* e o *sartório* (Fig. 24.3/*8* e *14*). O sartório emerge da fáscia do psoas e do tendão de inserção do psoas menor, adentrando a coxa através do espaço entre a margem caudal do flanco e o ílio. Relaciona-se com os linfonodos inguinais profundos, onde forma a margem cranial do *triângulo (trígono) femoral*. O músculo insere-se nas estruturas mediais do joelho anatômico, incluindo o côndilo da tíbia. Ambos os músculos podem aduzir a coxa, todavia o sartório é provavelmente mais

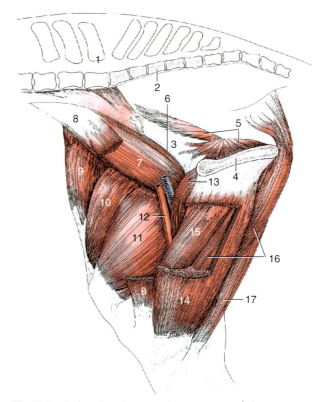

Fig. 24.3 Músculos da coxa, vista medial. *1*, Última vértebra lombar; *2*, sacro; *3*, diáfise do ílio; *4*, sínfise pélvica; *5*, obturatório interno; *6*, psoas menor; *7*, iliopsoas; *8*, sartório, seccionado; *9*, tensor da fáscia lata; *10*, reto femoral; *11*, vasto medial; *12*, vasos femorais no triângulo (trígono) femoral; *13*, pectíneo; *14*, grácil, fenestrado; *15*, adutor; *16*, semimembranoso; *17*, semitendinoso.

importante como flexor do quadril. *O grácil e o sartório* recebem inervação pelo *nervo obturatório e safeno*, respectivamente.

O pectíneo e o adutor da coxa constituem a camada intermédia. O *pectíneo* (Fig. 24.3/*13*) é um pequeno músculo fusiforme que emerge da margem do púbis e insere-se na face medial do fêmur. Uma parte do tendão de origem advém do lado contralateral, resultando em uma decussação que contribui com o reforço transverso do tendão pré-púbico (p. 536). O pectíneo flexiona o quadril e aduz a coxa. Sua inervação é realizada pelo *nervo obturatório*.

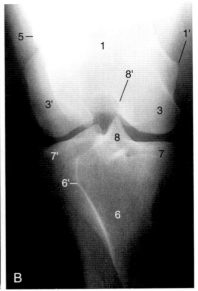

Fig. 24.6 Radiografias (A) lateral e (B) caudocranial da articulação da soldra. *1*, Fêmur; *1'*, epicôndilo medial; *2* e *2'*, cristas medial e lateral da tróclea, respectivamente; *3* e *3'*, côndilos medial e lateral, respectivamente; *4*, fossa extensora; *5*, patela; *6*, tíbia; *6'*, tuberosidade da tíbia; *7* e *7'*, côndilos medial e lateral, respectivamente; *8*, eminência intercondilar; *8'*, fossa intercondilar; *9*, fíbula.

meio da palpação, percebendo-se que o ligamento medial está alinhado a margem da crista correspondente da tróclea. Essa posição é mantida sem auxílio do principal extensor do joelho (quadríceps femoral), contudo requer algum esforço dos músculos que convergem nos ligamentos patelares medial e lateral: bíceps e tensor da fáscia lata lateralmente e grácil e sartório medialmente. A posição é instável e a patela desloca-se facilmente; em seguida, retorna à sua posição sobre a superfície de deslize da tróclea.

A cavidade articular da soldra é muito espaçosa e sua divisão em compartimentos é relativamente completa. O compartimento femoropatelar é extenso e predominantemente contido entre o fêmur, a patela e o quadríceps. A porção situada distal à patela é mais acessível, embora esteja separada dos ligamentos patelares (e do retináculo) por um espesso coxim gorduroso. Essa parte se comunica com o compartimento femorotibial medial na grande maioria dos cavalos, porém com o compartimento lateral correspondente somente em uma pequena parcela (talvez 25%). A divisão entre os compartimentos medial e lateral quase nunca é perfurada. A inconstância desses arranjos deve levar à suposição de que qualquer infecção se dissemina rapidamente entre os três compartimentos, ao passo que substâncias terapêuticas precisam ser injetadas separadamente em cada um.

As injeções na articulação do joelho anatômico requerem familiaridade com a disposição dos ligamentos e capacidade de reconhecê-los à palpação. O ligamento colateral medial pode ser isolado próximo de sua origem a partir do epicôndilo femoral e proporciona referência conveniente para a punção do *compartimento femorotibial medial*. A agulha é introduzida próximo de sua margem cranial, entre o mesmo e o ligamento patelar medial (Figs. 24.4/7 e *11* e 24.5/6' e *7'*). O ligamento colateral lateral é palpável ao longo de toda a sua extensão, porém mais facilmente encontrado próximo à sua inserção na cabeça da fíbula. O *compartimento femorotibial lateral* é puncionado entre o ligamento patelar lateral e o tendão de origem do extensor digital longo, também palpável na face mais cranial (Fig. 24.4/*11'* e *16*). Já o *compartimento femoropatelar* também é facilmente adentrado a partir do lado cranial entre os ligamentos patelares intermédio e medial ou entre o intermédio e o lateral (Fig. 24.4/*9*). Alternativamente, esse compartimento pode ser puncionado pelo lado lateral, inserindo-se a agulha atrás do ligamento patelar lateral.

Articulação da Soldra: A osteocondrose, doença do desenvolvimento cartilaginoso, é a que mais comumente acomete o joelho. A osteoartrite pode se desenvolver secundariamente a alguma outra patologia dessa articulação, ou pode ser a manifestação primária. A lesão de tecido mole mais comum da soldra é a ruptura dos meniscos.

OS OSSOS DA PERNA E DO JARRETE: A ARTICULAÇÃO DO JARRETE

A *tíbia* é o único componente funcional do esqueleto da perna. Sua diáfise é espessamente recoberta por músculos em seus aspectos craniolateral e caudal, sendo, contudo,

Capítulo 24 **Membro Pélvico dos Equinos** 619

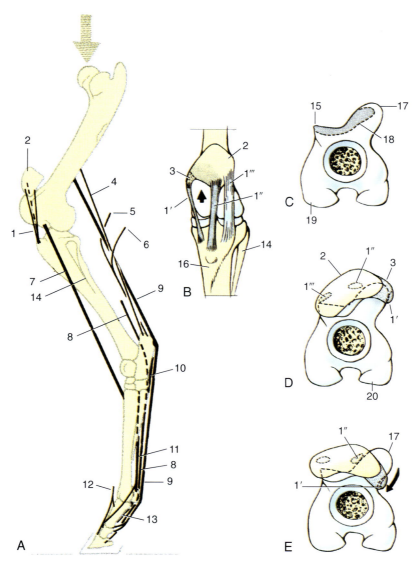

Fig. 24.7 (A) Aparelho de sustentação do membro pélvico esquerdo, vista lateral. (B) Articulação da soldra esquerda, vista cranial. (C a E) Extremidade distal do fêmur esquerdo, vista distal; em D, posição da patela do equino em estação com apoio sobre os quatro membros; em E, o joelho anatômico está travado. *1*, ligamentos patelares; *1'*, medial; *1"*, intermédio; *1'''*, lateral; *2*, patela; *3*, fibrocartilagem parapatelar; *4*, faixa fibrosa associada ao gastrocnêmio; *5*, tendão társico do semitendinoso; *6*, tendão társico do bíceps; *7*, terceiro fibular; *8*, flexor digital profundo; *9*, flexor digital superficial; *10*, ligamento plantar longo; *11*, interósseo; *12*, extensor digital longo; *13*, ligamentos sesamoides; *14*, fíbula; *15*, crista troclear lateral; *16*, tíbia; *17*, tubérculo na extremidade proximal da crista troclear medial; *18*, superfície de repouso na extremidade proximal da tróclea; *19*, côndilo lateral; *20*, côndilo medial.

subcutânea na face medial (Fig. 24.8/*1*). A superfície articular distal, conhecida como *cóclea*, envolve dois sulcos separados por uma crista, todos com inclinação craniolateral. A cóclea situa-se aposta aos maléolos lateral e medial (Fig. 24.9/*2* e *2'*).

A *fíbula* é muito reduzida. A extremidade proximal, ou cabeça, forma uma firme articulação com o côndilo lateral da tíbia (Fig. 24.1/*9*). A cabeça geralmente continua em uma diáfise curta que lembra uma haste, contudo uma faixa de tecido mole por vezes está presente; isso pode simular uma fratura quando demonstrado em uma radiografia. Com o avanço da vida embrionária, a extremidade distal isolada da fíbula torna-se assimilada pela tíbia, a quem confere o maléolo lateral (Fig. 2.59D e E/*6"*). A independência do centro maleolar de ossificação é claramente evidente em radiografias de animais jovens, podendo a linha de união ser evidente no osso adulto. O jarrete, ou curvilhão (Fig. 24.9), inclui os seguintes elementos: tálus e calcâneo na fileira proximal, um osso társico central na fileira intermediária e os ossos fusionados I e II e os separados III e IV na fileira distal. A superfície proximal dorsal do tálus (Fig. 24.9/*3*) contém uma tróclea oblíqua que corresponde à cóclea da tíbia. A superfície distal é mais ou menos chata e repousa sobre o osso central. O calcâneo (Fig. 24.10/*4* e *4'*) situa-se

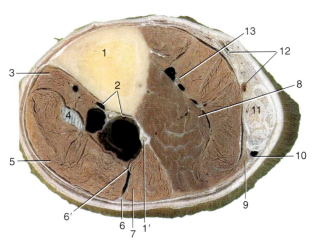

Fig. 24.8 Secção transversa do terço proximal da perna esquerda. *1*, Tíbia; *1'*, Fíbula; *2*, vasos tibiais craniais; *3*, tibial cranial; *4*, fibular terceiro; *5*, extensor digital longo; *6* e *6"* nervos fibulares superficial e profundo, respectivamente; *7*, extensor digital lateral; *8*, flexores digitais profundos; *9*, sóleo; *10*, veia safena lateral e nervo cutâneo sural caudal; *11*, flexor digital superficial circundado pelos outros componentes do tendão calcâneo comum (gastrocnêmio e tendões társicos do semitendinoso e bíceps); *12*, ramo caudal da veia safena medial, nervo tibial e artéria safena; *13*, vasos tibiais caudais.

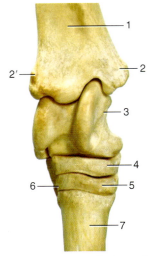

Fig. 24.9 Vista dorsal do jarrete direito. *1*, Tíbia; *2*, maléolo medial; *2'*, maléolo lateral; *3*, tálus com tróclea; *4*, osso társico central; *5*, osso társico terceiro; *6*, osso társico quarto; *7*, osso metatársico terceiro (canela).

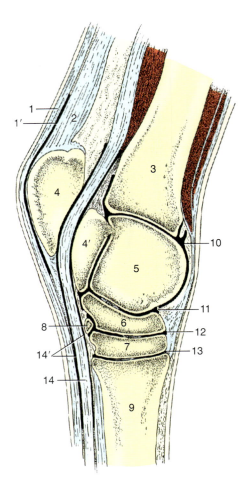

Fig. 24.10 Secção sagital da articulação do jarrete. *1*, Flexor digital superficial; *1'*, bolsa calcânea subtendínea; *2*, gastrocnêmio; *3*, tíbia; *4*, calcâneo; *4'*, sustentáculo do tálus; *5*, tálus; *6*, társico central; *7*, társico terceiro; *8*, társico quarto (principalmente do lado lateral); *9*, osso metatársico grande (canela); *10*, articulação tarsocrural; *11*, articulação intertársica proximal (comunica-se com *10*); *12*, articulação intertársica distal; *13*, articulação tarsometatársica; *14*, flexor digital profundo; *14'*, bainha társica.

amplamente na face plantar do tálus e sua tuberosidade se eleva cerca de 5 cm acima do espaço articular tarsocrural. O osso composto formado pelo primeiro e segundo osso társico é relativamente pequeno e situa-se principalmente atrás do maior e cuneiforme terceiro társico (Fig. 24.9/5). O quarto osso (Fig. 24.9/6; no lado lateral) é cuboide, diferente dos demais ossos da fileira distal, que são chatos; sua maior profundidade faz com que ocupe tanto a camada intermediária quanto a distal. Os ossos da fileira distal articulam-se com os metatarsos — ou seja, com o terceiro (canela) centralmente e com os menores segundo e quarto dos lados.

Mesmo a inflamação superficial dos ossos do tarso é suficiente para torná-lo plano, de forma que, embora o movimento livre seja permitido na articulação tarsocrural, pode haver praticamente nenhum movimento em qualquer outro nível. A obliquidade das superfícies articulares da tíbia e do tálus garante que a parte distal do membro seja tracionada lateralmente e dorsalmente quando o jarrete é flexionado.

A camada fibrosa da cápsula articular estende-se a partir da tíbia até o metatarso. Encontra-se firmemente inserida em várias partes do esqueleto, sendo livre em outros pontos e consideravelmente variável em força, a qual comprime as partes mais fracas quando a bolsa sinovial está distendida. Diversos ligamentos estão associados ao jarrete, sendo a maioria de curta extensão e convenientemente considerada como simples espessamentos da cápsula. Três maiores e mais distintos são de maior importância. Os *ligamentos colaterais pareados* estendem-se desde os maléolos até os metatarsos correspondentes e podem ser palpados ao longo de toda a sua extensão (Fig. 24.11D/*9* e *9'*). Apresentam inserções intermediárias nos ossos que cruzam, as quais auxiliam na restrição dos movimentos do jarrete à flexão e extensão no nível tarsocrural. Um *ligamento plantar longo* (Fig. 24.11D/*10*) segue a face plantar do calcâneo, passa sobre o quarto osso társico e continua distalmente até a porção proximal do metatarso. Esse ligamento é amplamente coberto pelo tendão do músculo flexor digital superficial, podendo ser palpado de cada lado do mesmo. Encontra-se comumente tensionado aproximadamente no terço médio de seu comprimento de forma que, visto pela lateral, o espessamento resultante confere um perfil convexo aa face plantar do jarrete. A condição é conhecida como *alifate* (*curb*, no inglês), do francês *courbe* (curva, contorno).

O jarrete é uma articulação composta e apresenta *três bolsas articulares*: uma comum aos níveis tarsocrural e intertársico proximal, uma para o nível intertársico distal e uma para o tarsometatársico (Fig. 24.10/*10-13*). As articulações tarsometatársica e intertársica distal apresentam comunicações entre si. Contudo, para fins de diagnóstico e tratamento, ambas devem receber injeções separadamente. A bolsa intertársica distal pode ser puncionada a partir do lado medial, enquanto o acesso à bolsa tarsometatársica pode ser realizado entre o quarto osso társico e a cabeça do quarto metatársico (Fig. 24.12). O indivíduo inexperiente não achará nenhuma das técnicas confiável. A parte proximal da bolsa tarsocrural é espaçosa e susceptível à distensão excessiva e saculação em seus pontos mais fracos. Há três possíveis saculações. Uma, na face dorsomedial do jarrete, é delimitada pelo tendão do fibular terceiro, pelo ligamento colateral medial, pelo maléolo medial e pelo ramo medial do tendão do músculo tibial cranial (Figs. 24.11D/*8* e 24.11A-C). A bolsa rompe-se facilmente nesse local, mesmo quando não está distendida, e é necessário cuidado para evitar o ramo cranial da veia safena medial na região. A segunda e terceira saculações ocorrem na face plantar. Uma é encontrada entre o ligamento colateral medial e o tendão flexor profundo no nível do maléolo medial; a outra fica atrás do ligamento colateral lateral, entre o calcâneo e o maléolo lateral. Exceto quando há considerável distensão da bolsa articular, a punção de qualquer um dos sítios prova-se dificultosa.

O edema da bolsa articular pode ser confundido com edema da bainha sinovial (társica) ao redor do tendão flexor profundo (Fig. 24.11/*3"*). O diagnóstico diferencial é simples. Quando a bolsa está distendida, a pressão aplicada a qualquer saculação plantar é transmitida à saculação dorsal (e vice-versa). O edema da bainha társica é transmitido do sentido plantar medial a plantar lateral (ou vice-versa) após aplicação de pressão local, mas não aa face dorsal.

A *osteoartrite* é a doença mais diagnosticada no tarso e ocorre de três formas. A forma que envolve as articulações distais do tarso chama-se *esparavão* e a segunda ocorre entre o tálus e o calcâneo. A última forma chama-se *esparavão alto* e ocorre na articulação tarsocrural. As alterações iniciam-se mais comumente na face medial, próximo ao encontro entre o terceiro tarso, o tarso central e terceiro metatársico. Essa região, denominada *sede do esparavão*, é cruzada pelo ramo medial do tendão tibial cranial (tendão em cunha, dos autores clínicos) (Fig. 24.11/*7*) a caminho de sua inserção nos ossos combinados primeiro e segundo társicos. O tendão é um ponto de referência útil por ser palpável. Uma parte é por vezes removida a fim de reduzir a pressão na lesão e eliminar o movimento entre os elementos distais do tarso. O tratamento é com frequência eficaz em reduzir a dor, embora obviamente não cure a condição. Ademais, o edema da bainha tendínea é evidente cerca de 5 cm proximal ao edema plantar da articulação.

MÚSCULOS DA PERNA

A perna é envelopada por três camadas de fáscias. A camada superficial é contínua com a fáscia correspondente da coxa. A camada média é formada pelas aponeuroses dos músculos tensor da fáscia lata, bíceps, semitendinoso, grácil e sartório. Suas partes lateral e medial combinam-se na face caudal para formar uma placa robusta que une o flexor profundo e o tendão calcâneo comum através do espaço entre os mesmos. A placa recebe os tendões társicos do bíceps e do semitendinoso e insere-se no calcâneo como uma parte da formação do tendão calcâneo comum. A artéria safena, as veias safenas medial e lateral e os nervos surais lateral e caudal encontram-se alojados entre as fáscias superficial e média. A camada fascial profunda estende septos que passam entre os músculos para inserirem-se na tíbia. Em seguida, divide a perna em diversos compartimentos osteofasciais.

Músculos Craniolaterais

Este grupo envolve o tibial cranial, fibular terceiro e extensores digitais longo e lateral. Todos são flexores do jarrete e aqueles que procedem além desse ponto também são extensores do dígito. O *tibial cranial* emerge do côndilo lateral e da tuberosidade da tíbia, continuando distalmente ao longo da superfície do osso (Fig. 24.8/*3*). O tendão de inserção inicia-se imediatamente acima do nível do jarrete e passa através de uma divisão no tendão do fibular terceiro antes de também sofrer sua divisão. O grande ramo dorsal continua até a tuberosidade do metatarso. O menor ramo medial é desviado para cruzar o ligamento colateral medial antes de se inserir nos ossos fusionados I e II do tarso (Fig. 24.11). Quando o músculo se contrai, pressiona a sede do esparavão. Embora o tibial cranial pareça ser um flexor do jarrete, é difícil ter certeza acerca de sua função.

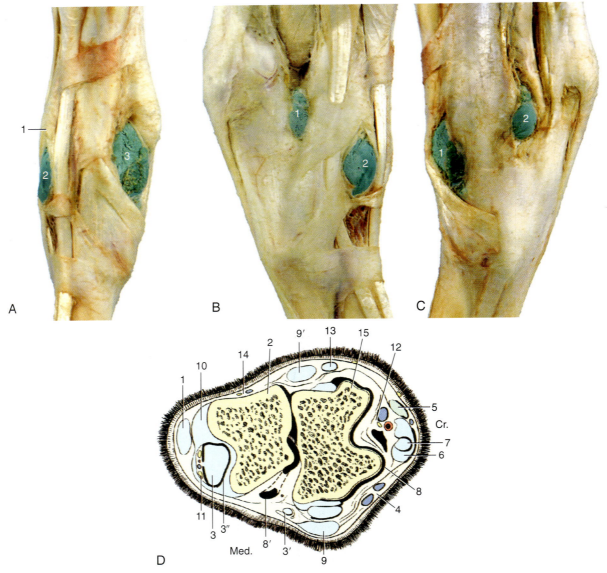

Fig. 24.11 (A a C) Ilustrações do jarrete. (A) Vista dorsal do jarrete direito. *1*, Extensor digital longo; *2* e *3*, bolsas laterodorsal e mediodorsal da articulação tarsocrural, respectivamente, preenchidas com látex. (B) Vista lateral do jarrete direito. *1* e *2*, Bolsas plantar lateral e laterodorsal da articulação tarsocrural, respectivamente, preenchidas com látex. (C) Vista medial do jarrete direito. *1*, *2*, Bolsas mediodorsal e medioplantar da articulação tarsocrural, respectivamente. (D) Bolsas, bainhas tendíneas e saculações articulares do jarrete esquerdo. *1*, Flexor digital superficial; *2*, calcâneo; *3*, flexor digital profundo lateral e tibial caudal (tendão comum em B); *3'*, tendão do flexor digital profundo medial; *3"*, bainha társica; *4*, ramo cranial da veia safena medial; *5*, extensor digital longo; *6*, fibular terceiro; *7*, tibial cranial e bolsa subjacente; *8* e *8'*, saculações dorsal e medioplantar da articulação tarsocrural, respectivamente; *9* e *9'*, ligamentos colaterais medial e lateral (partes superficiais), respectivamente; *10*, ligamento plantar longo; *11*, nervos plantares e vasos safenos; *12*, vasos tibiais craniais e nervo fibular profundo; *13*, extensor digital lateral; *14*, nervo sural cutâneo caudal e veia safena lateral; *15*, tálus; *Cr*, cranial; *Med*, medial.

Segundo um ponto de vista, seu papel principal é contrapor o momento de flexão aplicado contra a tíbia pela ação de outros músculos e da gravidade.

O *fibular terceiro* é quase exclusivamente tendíneo (Fig. 24.8/*4*). Emerge da extremidade inferior do fêmur juntamente com o extensor longo e, durante a maior parte de seu curso, encontra-se embutido na superfície profunda desse músculo. O músculo bifurca-se no jarrete e seu ramo lateral insere-se no calcâneo e quarto osso társico, ao passo que o ramo dorsal se insere na parte proximal do terceiro

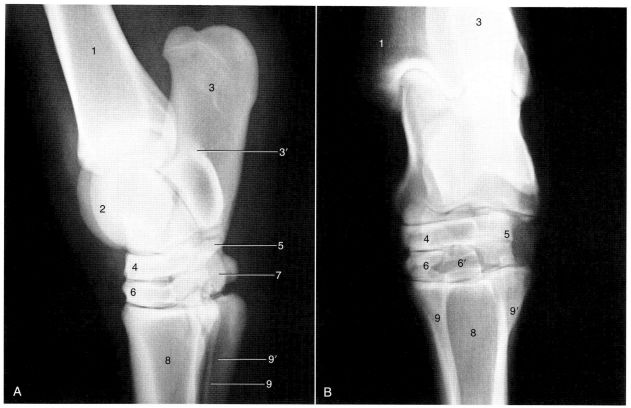

Fig. 24.12 Radiografias lateral (A) e dorsoplantar (B) da articulação do jarrete. *1*, Tíbia; *2*, tálus; *3*, calcâneo; *3'*, sustentáculo do tálus; *4*, társico central; *5*, társico quarto; *6*, társico terceiro (em B, sobreposto ao primeiro e segundo társicos); *6'*, projeção plantar do terceiro társico; *7*, primeiro e segundo társicos; *8*, osso metatársico grande; *9* e *9'*, ossos metatársicos medial e lateral, respectivamente.

osso társico e terceiro metatársico (Fig. 24.13/*1*). O tendão liga as ações da soldra e do jarrete. A ruptura desse músculo (Fig. 24.16A) permite a extensão do jarrete mantendo-se a soldra flexionada, o que constitui uma combinação de movimentos normalmente impossíveis.

O *extensor digital longo*, maior músculo do grupo, emerge comumente com o fibular terceiro por meio de um curto tendão. O tendão é logo sucedido por um largo ventre que cobre o tibial cranial (Fig. 24.14/*5*). O tendão de inserção começa na região distal da perna e continua até o processo extensor da falange distal, com inserções intermediárias nas falanges proximal e média. A ele se junta o pequeno tendão do extensor digital lateral (Fig. 24.14/*6*) próximo ao terço médio da canela. Conforme desce pela superfície dorsal do membro, é circundado por uma bainha sinovial de retináculos onde cruza o jarrete. Esse músculo é capaz de flexionar o jarrete e estender o dígito.

O *extensor digital lateral* corre entre o extensor longo e o flexor profundo, na face lateral do membro. Emerge a partir do ligamento colateral lateral da articulação da soldra e partes adjacentes da tíbia e da fíbula, terminando ao unir-se ao tendão do extensor longo. Seu tendão também é mantido por retináculos e protegido por uma bainha sinovial onde cruza o jarrete. Um músculo extensor digital curto e

muito pequeno (extensor digital breve) ocupa o ângulo entre os tendões de músculos maiores que convergem entre si (Fig. 24.14/*10*). Sua importância clínica é mínima.

Todos os músculos do grupo craniolateral são inervados pelo *nervo fibular*.

Músculos Caudais

Este grupo abrange o poplíteo, cuja ação é restrita ao joelho, gastrocnêmio, sóleo e flexores digitais superficial e profundo, todos os quais estendem o jarrete, além da ação dos dois últimos na flexão do dígito.

O *poplíteo* é um músculo triangular relativamente pequeno posicionado diretamente sobre a face caudal da articulação do joelho (Fig. 24.15B/*7*). Emerge a partir do côndilo lateral do fêmur e se insere no bordo caudomedial da tíbia. Sua ação flexiona o joelho e rotaciona a perna para dentro.

O *gastrocnêmio*, maior e mais superficial músculo do grupo, emerge a partir de duas cabeças nas tuberosidades supracondilares do fêmur (Fig. 24.15/*1*). As cabeças, que são primeiramente cobertas pelos músculos tendíneos, logo se unem em um único e forte tendão que constitui importante componente do tendão calcâneo. O tendão do gastrocnêmio insere-se na ponta do jarrete, onde é coberto

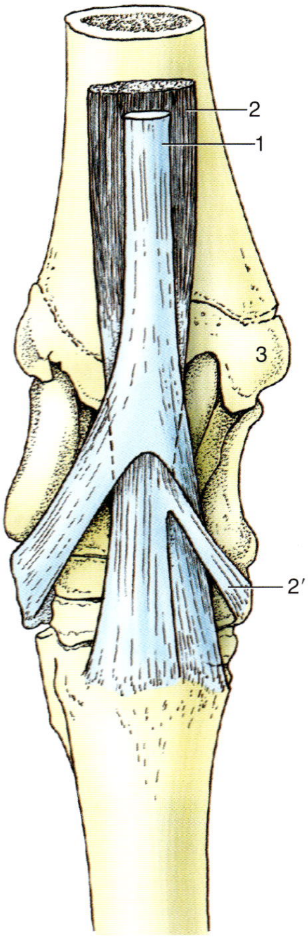

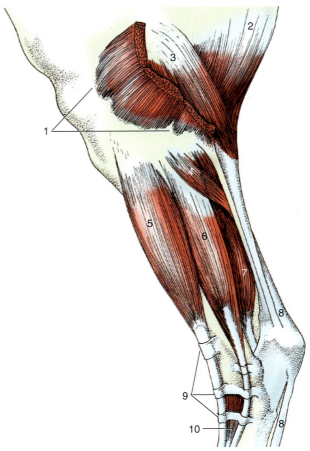

Fig. 24.13 Inserção dos flexores do jarrete direito, vista dorsal. *1*, Terceiro fibular, dividindo-se em ramos dorsal e lateral; *2*, tibial cranial dividindo-se em ramos dorsal e medial (ramo cuneiforme, *2'*); *3*, maléolo medial.

Fig. 24.14 A soldra e a perna, vista lateral. *1*, Divisões distais do bíceps; *2*, semitendinoso; *3*, gastrocnêmio; *4*, sóleo; *5*, extensor digital longo; *6*, extensor digital lateral; *7*, flexor digital profundo; *8*, flexor digital superficial; *9*, retináculos dos extensores proximal, médio e distal; *10*, extensor digital curto.

pelo tendão do flexor superficial. Para atingir essa posição profunda, curva-se ao redor do bordo lateral do tendão do flexor, onde é acomodado pela interposição de uma bolsa sinovial (vide adiante). Em teoria, o gastrocnêmio flexiona a soldra e estende o jarrete. Todavia, visto que os tendões do fibular terceiro e flexor superficial garantem que essas articulações se estendam ou flexionem em conjunto, é difícil imaginar sua ação. Já foi afirmado que sua função primordial seria comparável à do tibial cranial — ou seja, ajustar a carga sobre a tíbia. O músculo sóleo, cujo formato é de fita, corre a partir da cabeça da tíbia até o tendão do gastrocnêmio, porém sem grande importância.

O *flexor digital superficial* (Fig. 24.15B/*3*) é amplamente tendíneo, embora possua conteúdo muscular ligeiramente maior do que o fibular terceiro. As fibras musculares muito reduzidas atenuam as vibrações da porção tendínea para impedir o hiperaquecimento e lesão do tecido. O músculo emerge a partir da fossa supracondilar do fêmur sob o gastrocnêmio e, curvando-se ao redor da superfície medial do tendão desse músculo, passa em direção a tuberosidade do calcâneo, onde se expande formando uma capa. As margens medial e lateral inserem-se na tuberosidade e a parte principal continua sobre a face plantar do jarrete para adentrar a canela, terminando com sua inserção na primeira e segunda falange de forma semelhante ao flexor superficial do membro torácico. Uma bolsa sinovial considerável protege o tendão expandido onde o mesmo abraça a tuberosidade, além de estender-se proximalmente entre os tendões do flexor e do gastrocnêmio, no local onde se curvam um ao redor do outro (Fig. 24.10/*1'*). Uma segunda bolsa menor e subcutânea pode se formar sobre o tendão expandido onde abraça o calcâneo ("capa do jarrete"). As duas bolsas normalmente se comunicam e são susceptíveis à inflamação e distensão. A parte proximal do músculo é um constituinte principal do chamado mecanismo recíproco (p. 626). A parte distal suporta o boleto e a quartela de forma similar ao flexor superficial do membro torácico (Tabela 24.5).

O *flexor digital profundo* emerge por três cabeças separadas e nomeadas individualmente — flexor digital lateral, flexor digital medial e tibial caudal —, as quais se unem em seguida para formar um único tendão de inserção. O flexor

TABELA 24.4 — MÚSCULOS CRANIOLATERAIS DA PERNA

Músculo	Nervo	Ação
Tibial cranial	Fibular	Flexiona o jarrete; pode conter a gravidade e ações musculares sobre a tíbia
Fibular terceiro	Fibular	Liga as ações do jarrete e da soldra como parte do aparelho recíproco
Extensor digital longo	Fibular	Flexiona o jarrete e estende os dígitos
Extensor digital lateral	Fibular	Flexiona o jarrete e estende os dígitos

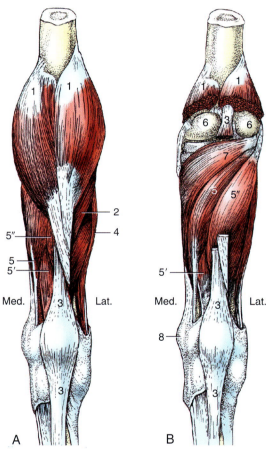

Fig. 24.15 Músculos (A) superficiais e (B) profundos da perna direita, vista caudal. *1*, Gastrocnêmio; *2*, sóleo; *3*, flexor digital superficial; *4*, extensor digital lateral; *5*, *5'* e *5"*, flexores digitais profundos medial e lateral e tibial caudal, respectivamente; *6*, côndilos femorais; *7*, poplíteo; *8*, maléolo medial.

medial emerge do côndilo lateral da tíbia, curvando-se em seguida para o lado medial da perna (Fig. 24.15/*5*). O tendão estreito passa pelo jarrete, repousando em um sulco no maléolo medial e no ligamento colateral medial, onde fica protegido por uma bainha sinovial. Após passar pelo jarrete, o tendão une-se aos demais ventres juntamente com o tendão comum.

O flexor lateral e o tibial caudal possuem origem extensa desde a superfície caudal da tíbia, na face distal à inserção do poplíteo (Fig. 24.15/*5'* e *5"*). São de difícil distinção e há pouco mérito na tentativa de distingui-los porque seus tendões se combinam na parte inferior da perna. O tendão comum cruza a face plantar do jarrete sobre o sustentáculo do tálus do calcâneo. Uma bainha sinovial (társica) envolve o tendão a partir da parte distal da perna até sua junção com o tendão do flexor medial, na porção superior da canela (Fig. 24.11D/*3"*). Uma faixa tendínea adicional (*ligamento acessório*), que passa pela cápsula articular para se unir ao tendão comum, é análoga à formação presente no membro torácico, mas é geralmente menos desenvolvida, ou até ausente. A parte distal do tendão comporta-se de maneira similar à parte correspondente do flexor digital profundo do membro torácico.

A fáscia plantar profunda do metatarso lembra a fáscia correspondente do membro torácico e oferece a mesma obstrução à palpação dos tendões flexores na metade proximal e um pouco além na canela.

O *nervo tibial* supre todos os músculos do grupo caudal.

As demais estruturas do metatarso e do dígito lembram muito as partes correspondentes do membro torácico. Algumas diferenças quantitativas já foram mencionadas (p. 574 e 588 e Fig. 23.36).

APARELHO DE SUSTENTAÇÃO PASSIVA

A extremidade caudal do tronco repousa sobre a cabeça do fêmur. Uma linha vertical desenhada a partir do centro de suporte passa caudal ao joelho e cranial ao jarrete, boleto e quartela, antes de cruzar o casco (Fig. 24.7A/*seta*). Se não fosse sustentada, a coluna óssea do membro pélvico colapsaria pela flexão do joelho e do jarrete e pela hiperextensão do boleto e da quartela. Os tendões e ligamentos do aparelho passivo permitem que o cavalo impeça o colapso utilizando mínimo esforço muscular.

Os mecanismos de suporte abaixo do jarrete são muito similares aos do membro torácico (p. 602-606). Todavia, o ligamento acessório do tendão flexor digital profundo, que emerge na face caudal do jarrete, é fraco e por vezes inexistente. Isso é compensado pela inserção intermediária firme do tendão flexor digital superficial na ponta do jarrete, o que é bastante comparável à função do ligamento acessório do tendão correspondente no membro torácico. A parte do tendão flexor superficial situada entre

▸ TABELA 24.5 MÚSCULOS CAUDAIS DA PERNA

Músculo	Nervo	Ação
Poplíteo	Tibial	Flexiona a soldra e rotaciona a perna para dentro
Gastrocnêmio	Tibial	Em teoria, flexiona o quadril e estende a soldra, mas sua maior função é o ajuste do peso sobre a tíbia
Flexor digital superficial	Tibial	Flexiona os dígitos
Flexor digital profundo	Tibial	Flexiona os dígitos

suas inserções proximal e distal à articulação do boleto é tensionada quando o peso repousa sobre o membro, auxiliando o músculo interósseo no suporte do boleto.

A fixação do joelho e do jarrete depende do mecanismo de travamento da primeira articulação e da existência do chamado mecanismo recíproco, que associa os movimentos das duas articulações. Para que o equino "trave" o joelho, a patela deve ser primeiro trazida à posição de repouso (por meio da extensão da articulação), sendo em seguida fixada por rotação medial de aproximadamente 15 graus (Fig. 24.7E/*seta*). Esse mecanismo ancora a cartilagem parapatelar e o ligamento patelar medial seguramente na protuberância da crista troclear medial (Fig. 24.7/*17*) e posiciona o ligamento medial mais caudalmente, cerca de 2 cm atrás da margem da crista medial comparado à posição anterior. A patela sob o mecanismo resiste firmemente ao deslocamento, e a maior parte do peso corporal pode ser reduzida sobre a articulação travada, o que permite repouso ao membro contralateral com apenas a ponta do casco no solo. O "destravamento" ocorre bruscamente com a rotação lateral da patela para lançá-la de volta a seu local usual.

O *mecanismo recíproco* é proporcionado por duas cordas tendíneas — que passam entre a extremidade distal do fêmur e o jarrete, um na face cranial e outro na face caudal da tíbia (Fig. 24.7/*7* e *9*) (a Fig. 24.16A demonstra o resultado da ruptura do fibular terceiro). Essas cordas garantem que as duas articulações sejam flexionadas ou estendidas conjuntamente. Contudo, a ligeira frouxidão do sistema torna desnecessária a modificação exatamente igual no ângulo das articulações, especialmente durante marchas rápidas, nas quais forças maiores devem ser absorvidas pelos tendões.

Quando a articulação da soldra está travada, o peso dos quartos posteriores tende a flexionar o jarrete; essa força é oposta pela tensão do flexor superficial, caudal à tíbia. O fibular terceiro não está envolvido nesse mecanismo e parece ser supérfluo para o animal quieto em estação.

O joelho somente se encontra completamente travado quando o equino repousa a maior parte de seu peso no membro do mesmo lado e repousa o outro casco no solo. É preciso enfatizar que, embora o arranjo conserve energia, não elimina o esforço muscular; em intervalos de poucos

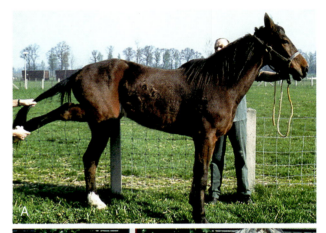

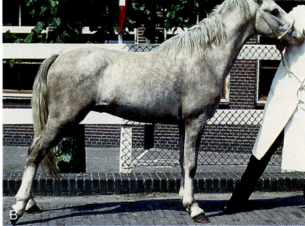

Fig. 24.16 (A) Ruptura do terceiro fibular. (B) Patela travada.

minutos, o animal precisa trocar o suporte de um lado a outro, para que os músculos não sejam exauridos ou, talvez, para aliviar o desconforto gerado pela tensão nas estruturas de suporte passivo.

Em algumas ocasiões, distúrbios neuromusculares tornam o travamento do joelho dificultoso ou mesmo impossível (Fig. 24.16B). Uma "trava" temporária pode ser rompida quando se afugenta o equino a um movimento brusco; a "trava" persistente pode ser aliviada por secção cirúrgica do ligamento patelar medial, a fim de quebrar a alça de retenção (Fig. 24.7B/*1'*). A cirurgia é realizada de forma

Capítulo 24　**Membro Pélvico dos Equinos**　627

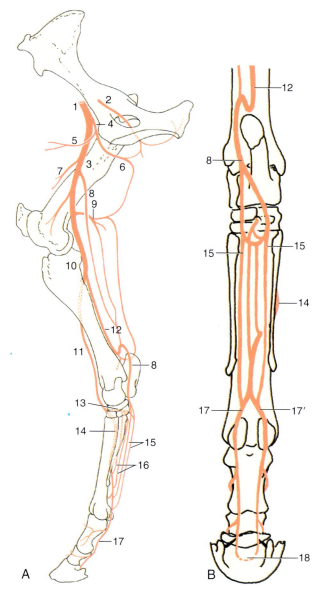

Fig. 24.17 Principais artérias (aa.) do membro pélvico direito: (A) vista medial; (B) vista caudal. *1*, Artéria (a.) ilíaca externa; *2*, a. obturatória; *3*, a. femoral; *4*, a. femoral profunda; *5*, tronco pudendoepigástrico; *6*, a. circunflexa femoral medial; *7*, a. circunflexa femoral lateral; *8*, a. safena; *9*, a. femoral caudal; *10*, a. poplítea; *11*, a. tibial cranial; *12*, a. tibial caudal; *13*, a. társica perfurante; *14*, a. metatársica dorsal; *15*, aa. plantares medial e lateral; *16*, aa. metatársicas plantares medial e lateral; *17* e *17'*, aa. digitais medial e lateral, respectivamente; *18*, arco terminal, anastomose de artérias digitais na falange distal.

fácil e segura, visto que existe uma considerável espessura de gordura embaixo do ligamento, protegendo a membrana sinovial.

 VASCULARIZAÇÃO DO MEMBRO PÉLVICO

A principal artéria do membro, *artéria femoral*, continua diretamente a partir da artéria ilíaca externa (Fig. 24.17/*1* e *3*). Ela alcança o triângulo femoral acompanhada pela veia e nervo femoral e emite a artéria safena quase que imediatamente, juntamente com diversos ramos maiores musculares. A artéria safena (Fig. 24.17/*8*) segue curso superficial descendo a face medial do membro, onde pode ser acompanhada quase até o jarrete.

Os ramos musculares incluem as *artérias femorais profunda e caudal* (Fig. 24.17/*4* e *9*), que se anastomosam entre si e com outras artérias mais proximais e mais distais, formando uma via alternativa quando o tronco principal se torna obstruído. Em seguida, a artéria femoral passa de forma oblíqua sobre o fêmur para chegar até a face caudal da soldra, onde passa entre as cabeças do gastrocnêmio. O segmento da soldra, conhecido como artéria poplítea, divide-se nas artérias tibiais cranial e caudal, na porção superior da perna.

A grande *artéria tibial cranial* (Fig. 24.17/*11*) passa através do espaço interósseo entre a fíbula e a tíbia para atingir a face dorsolateral, onde se curva distalmente entre os músculos e o osso. Chega à superfície no jarrete, continua como a *artéria podal dorsal* e, em seguida, como a artéria metatársica dorsal, após adentrar o sulco entre o terceiro e o quarto osso metatársico. Um ramo perfurante (Fig. 24.17/*13*) da artéria podal dorsal passa entre os ossos do tarso para alcançar a face plantar do membro, onde se anastomosa com ramos da artéria safena. A artéria metatársica dorsal, maior fonte de suprimento do pé, encontra-se bem posicionada na extremidade proximal da canela, onde pode ser palpada para avaliação do pulso. Em direção ao boleto, passa sob a extremidade livre do quarto metatársico para chegar à face plantar da canela, onde é reforçada por pequenos ramos da safena. Termina dividindo-se nas artérias digitais medial e lateral (Fig. 24.17/*17* e *17'*), as quais reproduzem o padrão vascular do membro torácico.

A *artéria tibial caudal* avança distalmente no flexor profundo (Fig. 24.17/*12*). Próximo ao jarrete, adentra o espaço antes do tendão calcâneo e realiza uma anastomose curta em formato de S para a artéria safena, vizinha, além de emitir um ramo longo que segue pela perna para se unir à artéria femoral caudal. A artéria safena, agora reforçada, divide-se nas *artérias plantares medial e lateral*, que descendem em direção ao boleto (Fig. 24.17/*15*). Estas e as artérias metatársicas plantares profundas não têm importância clínica individualmente e podem eventualmente desaparecer ou se unir à artéria metatársica dorsal ou às suas divisões digitais.

As *veias* profundas são predominantemente satélites das artérias. Assim como no membro torácico, certos troncos superficiais, incluindo as veias safenas medial e lateral, correm isoladamente. Um ramo da primeira é geralmente proeminente onde cruza a face dorsal do jarrete, de forma que seu edema ("esparavão de sangue") pode ocasionalmente ser confundido com uma distensão da bolsa articular dorsal (Fig. 24.11/*4* e *8*). Na perna, as veias safenas correm entre o tendão calcâneo e a massa muscular caudal, uma para cada lado (Fig. 24.8/*10* e *12*). Em seguida, a veia medial cruza a face medial da coxa para desembocar na veia femoral. A veia lateral une-se à veia femoral caudal na região da soldra.

A *linfa* drenada da parte distal do membro passa principalmente para o grupo de *linfonodos poplíteos* alojados na fossa poplítea, entre o bíceps e o semitendinoso. Vasos eferentes desse grupo e vasos adicionais que emergem a partir da coxa procedem primariamente a *linfonodos inguinais profundos*, no triângulo (trígono) femoral. Parte da linfa advinda de estruturas superficiais passa para os *linfonodos subilíacos*, os quais drenam para linfonodos ilíacos laterais e mediais. Os trajetos de alguns vasos linfáticos podem se manifestar como cordões visíveis através da pele em algumas infecções de origem linfática.

NERVOS DO MEMBRO PÉLVICO

A formação e a ramificação do plexo lombossacral, bem como a distribuição de seus ramos periféricos, segue de maneira geral o padrão comum; diferenças importantes da espécie restringem-se à inervação do pé.

Os *nervos glúteos cranial e caudal* inervam os músculos laterais da garupa, incluindo as cabeças vertebrais dos músculos tendíneos; os detalhes já foram fornecidos anteriormente.

A distribuição dos nervos femoral, obturatório e isquiático possui tem relevância clínica. O *nervo femoral* (L4-L6) (Fig. 24.18/*1*) passa através dos músculos sublombares, inervando-os antes de adentrar a coxa por meio da lacuna vascular. Em seguida, divide-se em diversos ramos, sendo que a maioria adentra o músculo quadríceps. O ramo de curso mais extenso, denominado *nervo safeno* (Fig. 24.18/*1'*), continua no triângulo femoral antes de penetrar na fáscia femoral medial para obter posição mais superficial. Continua através da coxa, perna e terço superior da canela, suprindo a pele sobre a face medial do membro desde a coxa até o boleto. Além disso, supre também o músculo sartório. A lesão extensa do nervo femoral não é comum, mas, quando ocorre, as consequências são a paralisia do quadríceps, incapacidade de fixar o joelho e, portanto, incapacidade de suportar o peso sobre o membro afetado. Adicionalmente, perde-se a sensibilidade da pele em uma área considerável.

O *nervo obturatório* (L4-L6) (Fig. 24.18/*2*) deixa a pelve por meio do forame obturatório e inerva os músculos adutores (pectíneo, grácil, adutor e obturatório externo). Sua lesão, que ocorre geralmente após o parto ou fratura da pelve, resulta em incapacidade parcial ou completa de aduzir o membro. A gravidade da disfunção é relativamente imprevisível, dependendo do peso do animal, da natureza do terreno e da extensão da lesão.

O *nervo isquiático* (L6-S2) (Fig. 24.18/*4*) deixa a pelve através do forame isquiático maior e, após um curto trajeto sobre o ligamento sacroisquiático, curva-se distalmente na face caudal da articulação coxofemoral para adentrar a coxa sob o bíceps. No nível da articulação, divide-se nos *nervos tibial e fibular*, os quais correm inicialmente juntos. Os nervos separam-se pouco acima do joelho, local onde o nervo fibular se move lateralmente para passar entre o bíceps e a cabeça lateral do gastrocnêmio. O nervo tibial mantém seu curso e avança entre as duas cabeças do gastrocnêmio. Ambas as divisões emitem ramos cutâneos ainda dentro da coxa. O ramo originado pelo fibular (nervo sural cutâneo lateral; Fig. 24.18/*5'*) torna-se subcutâneo perfurando o bíceps e se distribuindo para suprir a pele sobre a face lateral da perna. O ramo correspondente do tibial (nervo sural cutâneo caudal; Fig. 24.18/*6'*) descende pela placa fascial entre o tendão calcâneo e o flexor profundo,

Capítulo 24　**Membro Pélvico dos Equinos**　629

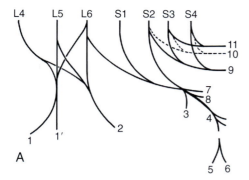
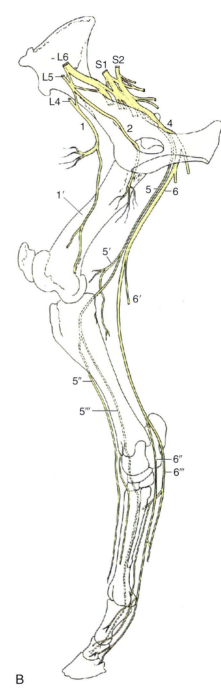

Fig. 24.18 Nervos do membro pélvico. (A) Plexo lombossacral, esquemático. *L*, Lombar; *S*, sacral. (B) Principais nervos, vista medial. *1*, Nervo (n.) femoral; *1'*, n. safeno; *2*, n. obturatório; *3*, n. glúteo cranial; *4*, n. isquiático; *5*, n. fibular comum; *5'*, n. cutâneo sural lateral; *5"* e *5"'*, nervos fibulares superficial e profundo, respectivamente; *6*, n. tibial; *6'*, n. cutâneo sural caudal; *6"* e *6"'*, nervos plantares medial e lateral (o nervo lateral dá origem aos nervos metatársicos plantares); *7*, n. glúteo caudal; *8*, n. cutâneo caudal femoral; *9*, n. pudendo; *10*, n. pélvico; *11*, n. retal caudal.

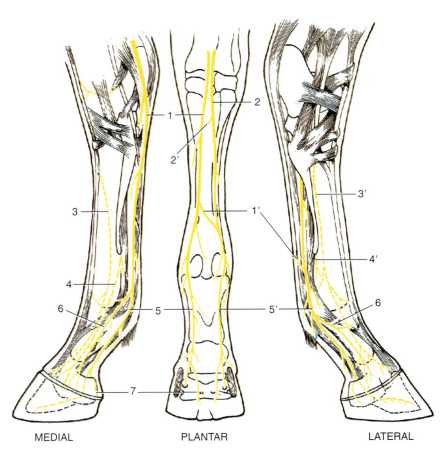

Fig. 24.19 Nervos (nn.) do membro pélvico direito. *1* e *2*, Nn. plantares medial e lateral (do tibial), respectivamente; *1'*, ramo comunicante; *2'*, ramo profundo (para nn. metatársicos plantares), cortado; *3* e *3'*, nn. metatársicos dorsais medial e lateral (do fibular profundo), respectivamente; *4* e *4'*, metatársicos plantares medial e lateral (do plantar lateral, *2'*), respectivamente; *5* e *5'*, nn. digitais medial e lateral; *6*, ramo dorsal do n. digital; *7*, ramo para o coxim digital.

seguindo a veia safena lateral durante parte de seu curso. O nervo emite ramos para a pele sobre a face plantar lateral do jarrete e da canela, atingindo o boleto.

O *nervo fibular* divide-se nos ramos profundo e superficial caudalmente ao ligamento colateral lateral do joelho. O *ramo superficial* (Fig. 24.18/5″) continua pela perna, ligeiramente profundo no sulco entre os extensores longo e lateral, onde pode ser palpado abaixo do terço médio dela. O nervo supre o extensor lateral, a pele sobre a face lateral da perla e segmentos mais distais do membro. O *ramo profundo* assume curso paralelo após aprofundar-se entre os mesmos músculos para seguir a face cranial do septo interposto (Figs. 24.18/5′″ e 24.8/6′). Emite ramos aos músculos remanescentes do grupo dorsolateral e continua sob o tendão extensor longo como um nervo unicamente sensitivo que se divide em ramos medial e lateral sobre o jarrete. Estes, denominados *nervos metatársicos dorsais medial e lateral*, permeiam os sulcos entre o terceiro e os demais ossos metatársicos (Fig. 24.19/3 e 3′). O nervo lateral acompanha a artéria metatársica dorsal palpável (Fig. 24.20/8). Após emitir ramos menores para a pele e para as articulações do boleto e da quartela, ambos finalmente desaparecem no casco.

A secção total do nervo fibular resulta em incapacidade de estender o dígito ativamente. O casco repousa em sua superfície dorsal exceto quando a superfície plantar é acomodada passivamente sobre o solo. A postura é comparável à que ocorre na paralisia do nervo radial. Animais acometidos podem aprender a compensar sacudindo o membro para a frente e posicionando o casco antes de perder o impulso. Juntamente com a incapacidade motora, a sensibilidade da pele é perdida na face dorsolateral da parte inferior do membro. As lesões do fibular são mais frequentes em duas circunstâncias: lesão intrapélvica do nervo isquiático (que é passível de envolver também a divisão tibial) e trauma na região da fíbula, onde o nervo se encontra superficial (Fig. 31.13, demonstrada em bovino).

O *nervo tibial* aprofunda-se entre as duas cabeças do gastrocnêmio e cruza o joelho na superfície do poplíteo. Emite ramos a esses músculos e outros do grupo caudal antes de continuar como um tronco sensitivo no espaço entre o tendão calcâneo e o flexor profundo, onde pode ser facilmente

Capítulo 24 **Membro Pélvico dos Equinos** 631

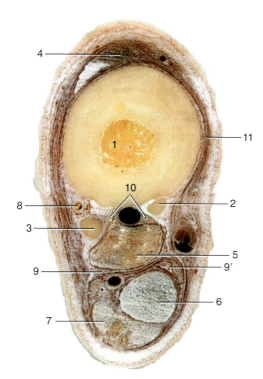

Fig. 24.20 Secção transversal da metade do metatarso esquerdo. *1-3*, Ossos metatársicos grandes e pequenos; *4*, extensor digital longo; *5*, interósseo; *6*, flexor digital profundo; *7*, flexor digital superficial; *8*, artéria metatársica dorsal e nervo metatársico dorsal lateral; *9* e *9'*, vasos e nervos plantares lateral e medial; *10*, vasos e nervos metatársicos plantares; *11*, nervo metatársico dorsal medial.

palpado (Fig. 24.8/*12*). No nível do calcâneo, divide-se nos nervos plantares medial e lateral, que passam sobre o sustentáculo do tálus, ao lado do tendão flexor profundo. O nervo lateral desvia-se lateralmente e, imediatamente distal ao jarrete, emite o tronco comum dos *nervos metatársicos plantares medial e lateral* (Fig. 24.19/*2'*). Estes suprem o músculo interósseo e estruturas associadas, bem como a bolsa plantar da articulação do boleto (Fig. 24.19/*4* e *4'*). O nervo plantar medial segue a linha de seu tronco de origem. Embora os nervos plantares geralmente se assemelhem aos palmares do membro torácico, o ramo comunicante é relativamente pequeno ou até ausente; quando presente, pode geralmente ser palpado conforme se inclina em direção lateral distal sobre a face superficial dos tendões flexores (Fig. 24.19/*1*).

Há, ainda, outra diferença. Os nervos metatársicos dorsal e plantar exercem um grande papel na inervação sensitiva dos conteúdos do casco comparados aos troncos correspondentes do membro torácico — ramo dorsal do nervo ulnar e nervos metacárpicos palmares —, os quais normalmente não chegam até a coroa.

A paralisia do nervo tibial manifesta-se com ligeira queda do jarrete quando o peso é apoiado sobre o membro afetado. Apesar da incapacidade de flexionar as articulações distais, a marcha não é gravemente alterada. O déficit sensitivo é muito considerável.

As lesões que afetam o tronco isquiático envolvem os músculos tendíneos e da perna. Todavia, as consequências são menos desastrosas do que se poderia supor. *A retenção da atividade pelo quadríceps permite que o animal fixe o joelho e, por meio do aparelho recíproco, o jarrete.* Portanto, o cavalo ainda é capaz de suportar peso sobre o membro afetado. A sensibilidade cutânea e profunda são perdidas abaixo do joelho, exceto na região inervada pelo safeno.

O nervo tibial pode ser bloqueado no lado lateral do membro, aproximadamente 10 cm acima da ponta do jarrete.

Tanto o ramo superficial quanto o ramo profundo do fibular podem ser bloqueados por meio de injeção subcutânea e em seguida mais aprofundada no mesmo ponto de entrada, entre os extensores longo e lateral, a cerca de um palmo da articulação tarsocrural (Fig. 24.8/*6* e *6'*). Exceto por esses detalhes, as técnicas anestésicas locais para fins diagnósticos ou cirúrgicos geralmente lembram as descritas para o membro torácico; uma distinção de relevância seria a extensão distal dos nervos metatársicos dorsais. É possível bloquear o nervo tibial não dividido (no nível da ponta do jarrete) como alternativa aos nervos plantares (Fig. 24.8/*12*).

TESTE SUA COMPREENSÃO

Demonstre a anatomia e mecânica do aparelho recíproco.

Compare os componentes neuromusculares centrais que garantem a estabilidade do membro pélvico com os componentes similares do membro torácico.

Parte IV

Ruminantes

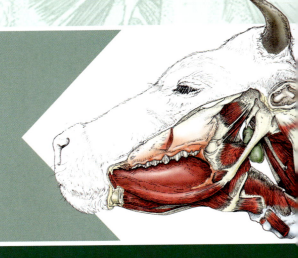

25 — A Cabeça e a Região Ventral do Pescoço do Ruminante

A descrição contida neste capítulo e nos seguintes (Caps. 26 a 31) é predominantemente sobre a anatomia bovina. Ovinos e caprinos diferem entre si e, mais obviamente, dos bovinos nas mais diversas características anatômicas. Porém, parece desnecessário incluir quaisquer distinções que não sejam as mais significantes e clinicamente relevantes.

CONFORMAÇÃO E CARACTERÍSTICAS EXTERNAS

Conformação e Características Externas em Bovinos

As características da cabeça bovina primeiramente observadas são a forma angular e piramidal, o focinho glabro e os cornos (quando presentes). A forma deve-se bastante ao desenvolvimento tardio dos seios frontais que invadem os ossos da abóbada craniana, transformando o contorno abaulado da cabeça do bezerro em uma fronte ampla e achatada e na superfície nucal ereta do adulto (Figs. 25.1, 25.2 e 25.3). As proporções também são alteradas após o nascimento pelo crescimento acentuado da parte facial em relaçãoao neurocrânio.

A pele modificada ao redor das narinas estende-se à margem do lábio superior, formando o *plano nasolabial* glabro e sutilmente arredondado. Ele é mantido umedecido pela secreção aquosa produzida por uma espessa camada subcutânea de glândulas écrinas.

O tegumento glabro continua através da narina larga e oval até o vestíbulo nasal, onde se mistura com a mucosa. A abertura do ducto nasolacrimal situa-se caudalmente à junção mucocutânea. É oculta no lado ventromedial da prega que prolonga a concha ventral rostralmente, mas que deve ser exposta para canulação inclinando-se a asa da narina para fora.

Os lábios são grossos, relativamente imóveis e insensíveis. Possuem pequena participação na preensão da comida. O superior é maior e sobrepõe-se ao lábio inferiorquando em repouso.

O tamanho e a conformação dos *cornos* dependem de raça, idade e sexo. Os cornos têm como base processos cornuais bem menores que crescem do osso frontal nos ângulos caudolaterais da fronte. O processo cornual possui uma superfície sulcada e porosa e é coberto pela derme papilar, que funciona como periósteo. A derme especializada mistura-se com a pele adjacente na base da projeção. A maior parte das paredes ou do revestimento dos cornos cresce do epitélio que reveste a derme sobre o processo cornual. A camada mais periférica (epíceras) é produzida por uma faixa irregular epitelial na base e que faz transição com a epiderme simples. O revestimento do corno representa uma modificação do estrato cornificado do epitélio e consiste principalmente de túbulos formados sobre as papilas dérmicas Os túbulos dispõem-se longitudinalmente e são unidos entre si pelo tecido córneo irregular e intertubular produzido pelas regiões interpapilares do epitélio. Como toda a superfície epitelial é produtiva e o corno mais antigo é impulsionado pelo de origem mais recente, o revestimento do corno aumenta em espessura em direção ao ápice (Fig. 25.4). Apesar de o crescimento do corno ser contínuo,

Capítulo 25 **A Cabeça e a Região Ventral do Pescoço do Ruminante** **633**

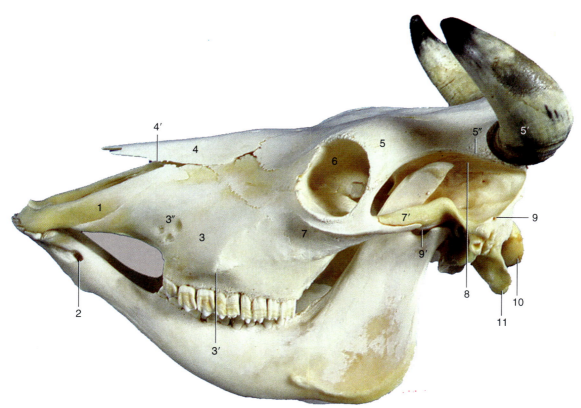

Figura 25.1 Vista lateral do crânio bovino. *1*, Osso incisivo; *2*, forame mental; *3*, maxila; *3'*, tuberosidade facial; *3''*, forame infraorbital; *4*, osso nasal; *4'*, incisura nasoincisiva; *5*, osso frontal; *5'*, corno adjacente ao processo cornual do osso frontal; *5''*, linha temporal; *6*, órbita; *7*, osso zigomático; *7'*, arco zigomático; *8*, fossa temporal; *9*, osso temporal; *9'*, articulação temporomandibular; *10*, côndilo occipital; *11*, processo paracondilar.

a taxa de produção varia de acordo com fatores estressantes como o parto, e é comum que os cornos sejam encontrados marcados por aneis de maior ou menor espessura. Os menos espessos representam períodos de baixa produção e cornos menos rígidos, mais propícios ao desgaste. Como o primeiro bezerro geralmente nasce quando a vaca está com dois anos de idade em média e, os bezerros subsequentes nascem em intervalos anuais, o número de aneis é normalmente um a menos do que a idade do animal em anos (Fig. 25.5).

A derme sensível do corno é inervada principalmente pelo nervo cornual (Fig. 25.6/*1*), ramificação da divisão zigomaticotemporal do nervo maxilar. O nervo cornual emerge na órbita e segue caudalmente através da fossa temporal, sob proteção da proeminente linha temporal. Posteriormente, o nervo divide-se em dois ou mais ramos que circundam a crista e aproximam-se do corno separadamente sob cobertura do fino músculo frontal. O *nervo cornual* é frequentemente bloqueado em cirurgias de descorna, e pode ser acessado onde atravessa a crista, aproximadamente na metade da distância entre a crista pós-orbital e o corno (Fig. 25.6/*1*). A técnica anestésica nem sempre é bem-sucedida por conta das variações na relação do nervo com a crista óssea, a divisão precoce em ramos divergentes

e a existência de contribuições substanciais incomuns dos nervos supraorbital ou infratroclear. Como o nervo para o seio frontal pode estender-se para o divertículo no corno, a infiltração em torno da base do corno não assegura a perda total da sensibilidade.

O nervo cornual é acompanhado por uma arteria e veia consideráveis que se ramificam dos *vasos temporais superficiais* na fossa temporal. A artéria ramifica-se antes de chegar ao corno. Suas ramificações menores correm nos sulcos e canais do processo cornual e retraem quando seccionados, não sendo facilmente alcançados por hemostato. Consequentemente, a descorna é acompanhada por hemorragia arterial abundante, a menos que a incisão seja feita próximo ao crânio, onde as artérias ainda estão embutidas em tecido mole.

Os cornos são pouco expostos no bezerro recém-nascido e seu desenvolvimento pode ser prevenido pela cauterização do epitélio germinativo em idade precoce (2-4 semanas). A epiderme, que se expande para cicatrizar a ferida, não possui capacidade indutora especializada do revestimento original. Uma extensão do seio frontal invade o processo cornual quando o bezerro está com, em média, seis meses de idade.

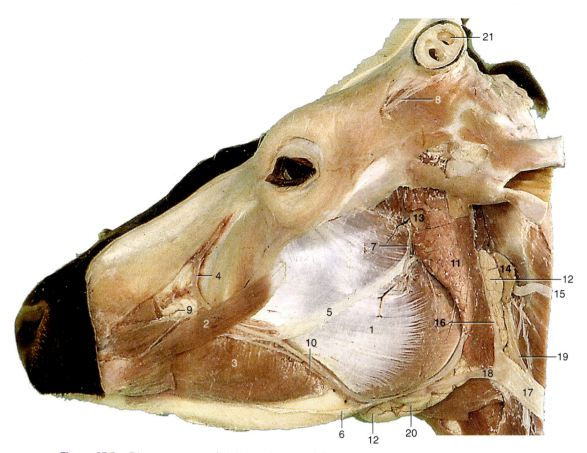

Figura 25.2 Dissecção superficial da cabeça. *1,* Masseter; *2,* zigomático; *3,* bucinador; *4,* veia facial; *5,* e *6,* ramos bucais dorsal e ventral do nervo facial, respectivamente; *7,* nervo auriculotemporal; *8,* nervo cornual; *9,* nervo infraorbital; *10,* ducto parotídeo e artéria e veia faciais; *11,* glândula parótida; *12,* glândula mandibular; *13,* linfonodo parotídeo; *14,* linfonodo retrofaríngeo lateral; *15,* nervo acessório espinal; *16,* veia maxilar; *17,* veia jugular externa; *18,* veia linguofacial; *19,* artéria carótida comum; *20,* linfonodo mandibular; *21,* divertículo cornual do seio frontal.

Conformação e Características Externas em Ovinos e Caprinos

O formato e a aparência da cabeça mostram muitas características específicas da raça, sexo e idade, mas são, em parte, sem grande interesse clínico. No entanto, é importante notar que o perfil dorsal do crânio, diferente do bovino adulto, é abaulado sobre a cavidade craniana e inclina-se de caudalmente para o plano nucal. Essa caraterística é comumente encoberta pela localização e tamanho dos cornos (Fig. 15.7).

A cabeça dos caprinos possui uma farta e longa cobertura de pelos, mas nos ovinos é mais curta e, em algumas raças, a lã estende-se consideravelmente sobre a face. O plano nasal assemelha-se ao do cão, mas possui extensão mais limitada, particularmente em caprinos. É limitada a uma estreita faixa para cada lado do profundo filtro labial mediano, com prolongamentos laterais ao longo das margens superiores das compridas narinas em forma de fenda.

Os cornos surgem bem caudal as órbitas, em posição parietal (Fig. 26.2). Cada um apresenta um centro de ossificação separado que se funde secundariamente a uma projeção do crânio bastante próxima a seu correspondente contralateral. Em ambos, ovinos e caprinos, o seio frontal posteriormente escava o cerne dos cornos na base, mas não alcança o ápice, como em bovinos. Raças mochas são comuns, mas quando há cornos, geralmente são presentes em ambos os sexos, apesar de o dos machos serem mais fortemente formados. Em algumas raças raras, dois pares podem existir (em carneiros, ocasionalmente, três). A condição de múltiplos chornos (policeratia) é frequentemente associada a falhas no fechamento das suturas cranianas e das pálpebras.

Os cornos dos caprinos geralmente possuem diâmetro oval e crescem caudalmente sobre o crânio. O dos ovinos são triangulares e seguem trajeto helicoidal, primeiramente caudal e sucessivamente ventral, rostral e dorsal em um padrão de elevada complexidade. Esse crescimento, por vezes, pode fazer com que a pele da face em contato com a superfície interna do corno sofra necrose por compressão. Frequentemente, uma parte superficial do corno é removida para tratamento ou prevenção. A operação pode ser realizada sem anestesia se somente o "corno" for serrado.

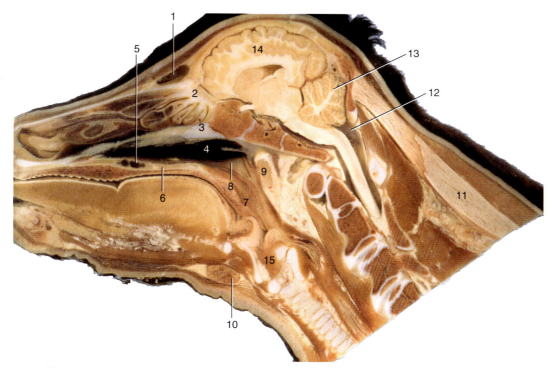

Figura 25.3 Seção sagital da cabeça de um bezerro de duas semanas de idade. Note a abóbada arredondada. *1*, Seio frontal; *2*, conchas etmoidais; *3*, vômer; *4*, septo faríngeo; *5*, seio palatino; *6*, palato duro; *7*, palato mole; *8*, nasofaringe; *9*, linfonodo retrofaríngeo medial; *10*, glândula mandibular; *11*, ligamento da nuca; *12*, cisterna cerebelomedular; *13*, cerebelo; *14*, cérebro; *15*, laringe.

Nessa situaçao, a derme sensível e o osso também devem ser removidos.

Os cornos dos ovinos e dos caprinos são localizados tão próximos às órbitas que as estruturas que os suprem ascendem diretamente caudal ao processo zigomático, onde o nervo pode ser bloqueado. O corno do caprino recebe inervação subsidiária através de ramos do nervo infratroclear, que requer injeção adicional na margem dorsomedial da órbita.

Algumas glândulas da pele da cabeça de ovinos e caprinos são mencionadas no Capítulo 10.

 ESTRUTURAS SUPERFICIAIS

Outros órgãos visíveis ou palpáveis podem ser identificados com auxílio da Figura 25.2. Relativamente pouco do crânio encontra-se diretamente sob a pele, porém grandes áreas possuem finas coberturas de fáscia e músculo cutâneo, facilitando a palpação da larga fronte, do dorso do nariz, da linha temporal, do arco zigomático, do túber facial, incisura nasoincisiva e margem ventral. Os forames supraorbital, infraorbital e mental também podem ser identificados (Figs. 25.1, 25.2 e 25.7).

Poucas características específicas da musculatura mimética são importantes. É inervada pelo *nervo facial* (6°), que se divide em seus ramos terminais principais sob a cobertura da glândula parótida. O *nervo auriculopalpebral* inerva os músculos da orelha externa e das pálpebras. Ele os alcança ao atravessar o arco zigomático diretamente rostral à articulação temporomandibular, onde sua posição superficial torna-o vulnerável (Fig. 25.6/*3*). Lesões no nervo podem ser evidenciadas pela inclinação da orelha e flacidez das pálpebras, particularmente da inferior. A paralisia dos orbiculares impossibilita fechar os olhos. Portanto, fica claro ser vantajoso o bloqueio do nervo, para eliminar o reflexo de piscar, quando o olho estiver sendo examinado. É mais facilmente palpável sobre o arco zigomático.

O *ramo bucal dorsal* continua o tronco progenitor, atravessando o músculo masseter em uma posição exposta, ficando sob considerável risco de lesão. Os efeitos de tal lesão inclui a perda da inervação dos músculos do nariz, do lábio superior e do bucinador. A primeira perda leva a uma sutil distorção da face, que é desviada para ao lado não afetado. A segunda, permite que o alimento se acumule no vestíbulo oral. O *ramo bucal ventral* possui um trajeto mais protegido, caudomedial ao ramo da mandíbula, alcançando a face na companhia da artéria e veia faciais. Possui distribuição limitada, e os efeitos visíveis de lesões são mínimos (Fig. 25.2/*5* e *6*).

A distribuição dos *nervos cutâneos* é mostrada na Figura 25.8. "Bloqueios" específicos de certos nervos são ocasionalmente realizados. O grande *nervo infraorbital* pode ser palpado onde ele sai do forame infraorbital, cerca

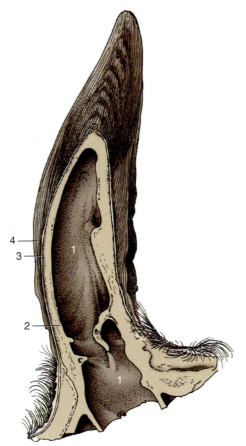

Figura 25.4 Seção longitudinal do corno bovino. *1*, Divertículo cornual do seio frontal; *2*, processo cornual; *3*, periósteo, derme e epiderme; *4*, túbulos córneos.

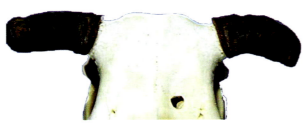

Figura 25.5 Aneis do corno bovino resultantes de variações na produção e desgaste dos corno.

de 3 cm dorsal ao primeiro pré-molar superior. O nervo mental é encontrado onde ele sai do forame mental da mandíbula, cerca de 3 a 4 cm caudal ao dente incisivo lateral (Tabela 25.1).

A *artéria e veia faciais* são os vasos superficiais mais importantes. Atravessam a margem ventral da mandíbula rostral ao músculo masseter e distribuem-se para os lábios, bochechas, focinho e estruturas perioculares. O pulso pode ser examinado onde a artéria repousa, na lateral do osso; é menos facilmente localizada na incissura da margem ventral.

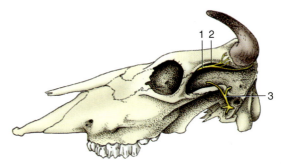

Figura 25.6 Nervo cornual (1) segue a linha temporal (2) no crânio bovino, O nervo auriculopalpebral (3) é palpável no local em que cruza o arco zigomático.

A posição da *veia frontal* também deve ser levada em consideração; por ser um vaso de dimensões razoáveis, a trepanação do seio frontal caudal pode gerar risco de lesão. A veia segue um curso caudorrostral em um sulco, palpável sobre o osso frontal, para entrar no forame supraorbital. Posteriormente, atravessa um canal na parte lateral do seio. O forame está localizado a 2 cm, medial à linha temporal e cerca de 2 cm caudal ao ângulo lateral do olho (Fig. 25.12/*4*). Um sistema de veias na superfície externa do pavilhão auricular torna-se ingurgitado e proeminente quando um torniquete é aplicado ao redor da base da orelha. O vaso central do conjunto é, às vezes, usado como alternativa à veia jugular para o posicionamento de um cateter. Nenhum local é isento de problemas.

A extremidade ventral da *glândula mandibular* forma uma protuberância conspícua no espaço intermandibular. Quando palpada, essa glândula é frequentemente confundida com o *linfonodo mandibular* adjacente (Fig. 25.2/*20*), mas é identificada com base em seu amplo tamanho, consistência macia e extensão mais medial e mais rostral. O linfonodo pode ser identificado separadamente na face medial do tendão esternomandibular. Normalmente, o linfonodo parotídeo também é palpável rostroventralmente à articulação temporomandibular.

Na última parte de seu trajeto, ao longo da margem rostral do masseter, o *ducto parotídeo* acompanha os vasos faciais e o ramo bucal ventral. O ducto penetra a bochecha opostamente ao quinto dente molar superior.

A CAVIDADE NASAL E OS SEIOS PARANASAIS

A cavidade nasal é muito menor do que esperado do exterior, porque suas paredes são expandidas e escavadas pelos seios paranasais, enquanto as conchas ocupam a maior parte do espaço interno. Caudalmente, o septo nasal não alcança o assoalho, resultando na formação de um único canal mediano que continua as passagens nasais pareadas para a nasofaringe (Figs. 25.9 e 25.10).

Capítulo 25   **A Cabeça e a Região Ventral do Pescoço do Ruminante**   637

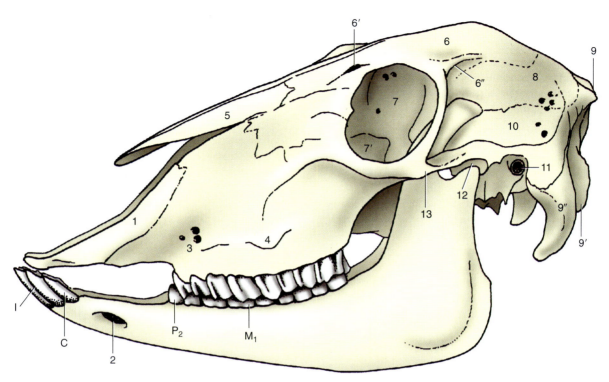

Figura 25.7   Vista lateral do crânio de um ovino. *I*, Incisivo; *C*, canino; *M₁*, primeiro molar inferior; *P₂*, segundo pré-molar superior; *1*, osso incisivo; *2*, forame mental; *3*, foramens infraorbitais; *4*, tuberosidade facial; *5*, osso nasal; *6*, osso frontal; *6'*, forame e sulco supraorbital; *6''*, linha temporal; *7*, órbita; *7'*, bolha lacrimal; *8*, osso parietal; *9*, protuberância occipital externa; *9'*, côndilo occipital; *9''*, processo paracondilar; *10*, fossa temporal; *11*, meato acústico externo; *12*, articulação temporomandibular; *13*, arco zigomático.

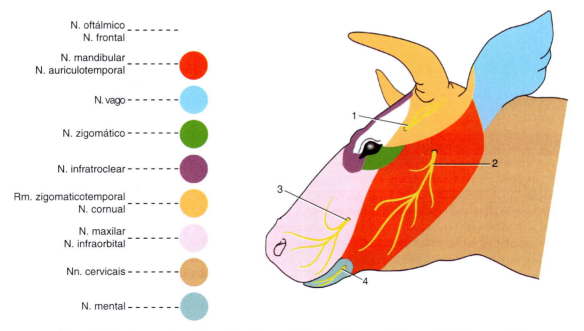

Figura 25.8   Inervação cutânea da cabeça. *1*, Nervo (n.) cornual; *2*, n. auriculotemporal; *3*, n. infraorbital; *4*, n. mental; *rm.*, ramo; *nn.*, nervos.

TABELA 25-1 NERVOS FACIAL E TRIGÊMEO

Nervo		Áreas Supridas
Facial	Ramo auriculopalpebral	Músculos da pálpebra e orelha externa
	Ramo bucal dorsal	Músculos do lábio superior, bochecha e nariz
Trigêmeo	Nervo infraorbital	Pele do lábio superior, narina e nariz estendendo-se caudalmente para o forame
	Nervo mental	Pele do lábio inferior e queixo

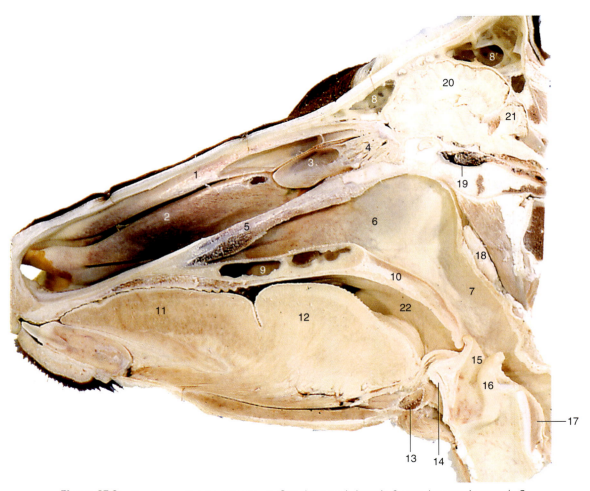

Figura 25.9 Seção sagital da cabeça. *1,* Concha nasal dorsal; *2,* concha nasal ventral; *3,* concha nasal mediana; *4,* conchas etmoidais; *5,* vômer; *6,* coana; *7,* nasofaringe; *8,* seio frontal rostral; *8',* seio frontal caudal; *9,* seio palatino; *10,* palato mole; *11,* ápice da língua; *12,* toro lingual; *13,* basi-hioide; *14,* cartilagem tireóidea; *15,* epiglote; *16,* cartilagem aritenoide; *17,* cartilagem cricoide; *18,* linfonodo retrofaríngeo medial; *19,* plexo venoso circundando a hipófise; *20,* cérebro; *21,* cerebelo; *22,* entrada do seio tonsilar.

Cada passagem nasal é dividida pela concha maior em meatos dorsal, médio e ventral que são ramos do meato comum, localizado contra o septo nasal. A parte mais profunda da cavidade é mais subdividida pelas numerosas conchas etmoidais; a maior projeta-se rostralmente e é conhecida como concha média. O meato dorsal leva aos meatos etmoidais. O meato médio comunica-se com alguns seios; e o meato ventral é a principal via respiratória. A via nasal é ocasionalmente escolhida para a passagem de sonda, quando o instrumento é direcionado para seguir o maior espaço, formado na junção dos meatos ventral e comum (Fig. 25.10/9).

A parede de cada passagem nasal é revestida por uma membrana mucosa espessa e ricamente vascularizada que envolve o *órgão vomeronasal* ventralmente.

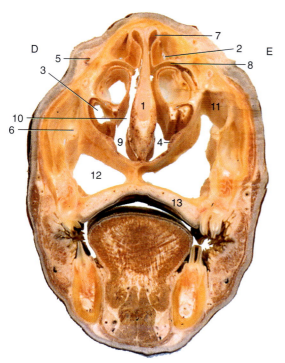

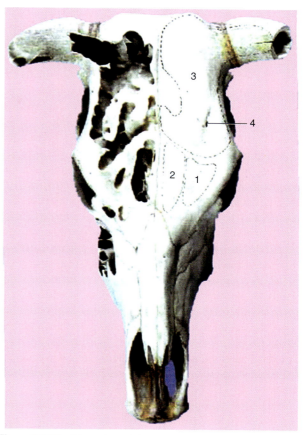

Figura 25.10 Seção transversal de cabeça bovina a nível dos últimos pré-molares. *1,* Septo nasal; *2,* concha nasal dorsal; *3,* concha nasal ventral; *4,* espessa mucosa nasal contendo plexo venoso; *5,* ducto nasolacrimal; *6,* canal infraorbital com nervo infraorbital; *7,* meato nasal dorsal; *8,* meato nasal médio; *9,* meato nasal ventral; *10,* meato nasal comum; *11,* seio maxilar; *12,* seio palatino; *13,* palato duro; *E,* lado esquerdo; *D,* lado direito.

Figura 25.12 Vista dorsal dos seios frontais. *1,* Seio frontal rostral lateral; *2,* seio frontal rostral medial; *3,* seio frontal caudal com divertículo cornual; *4,* forame supraorbital.

O conjunto completo de seios é bastante complexo. Inclui os compartimentos frontais nos ossos da calota craniana e das paredes laterais; um complexo palatomaxilar na parte caudal no palato duro e da face, ambos rostral e ventral a órbita; um seio lacrimal na parede orbital medial; seios esfenoidais que se estendem além da órbita para a parte rostral do assoalho craniano; e os seios conchais no interior das conchas nasais. Qualquer um deles pode ser ser infectado ou tornar-se objeto de interesse clínico, mas, na prática, a atenção é focada nos seios maxilar e frontal caudal. As projeções superficiais onde esses espaços podem ser percutidos estão ilustradas nas Figs 25.11 e 25.12.

Seios dos Bovinos: Os seios maxilar, lacrimal, palatino e conchal abrem no meato nasal médio, enquanto o frontal e seus vários compartimentos, o esfenoidal e o conchal médio, abrem nos meatos etmoidais na parte caudal da cavidade nasal.

Seios paranasais, tipicamente o frontal e maxilar, tornam-se inflamados mais comumente nos bovinos e também pode acontecer em ovinos e caprinos. As sinusites frontais são tipicamente associadas ao processo de descorna, e a sinusite maxilar com dentes infectados. Além disso, algumas infecções fúngicas, bacterianas ou virais podem estender-se para o interior dos seios.

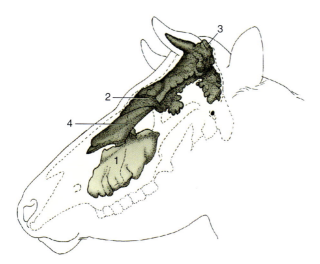

Figura 25.11 Topografia dos seios paranasais, preenchidos com material de modelagem. *1,* Seio maxilar; *2,* seios frontais rostrais; *3,* seio frontal caudal; *4,* seio conchal dorsal.

O sistema de seios paranasais é pouco desenvolvido nos bezerros jovens e muitos anos devem decorrer antes que ele atinja o tamanho completo. Até mesmo em animais maduros, o compartimento maxilar continua a se adaptar ao deslocamento dos dentes pré-molares e molares (Figs. 25.3/*1* e *5* e 25.11).

O *seio maxilar* ocupa grande parte da mandíbula superior sobre o alvéolo dos dentes molares. Comunica-se com a cavidade nasal através de uma grande abertura nasomaxilar, mas a drenagem natural de pus ou outro fluido é dificultada pela alta localização dessa abertura na parede medial. O seio maxilar é contínuo com o seio palatino sobre a lâmina óssea que transporta o nervo infraorbital em sua margem livre (Fig. 25.10/6). Estende-se também caudalmente (como o seio lacrimal rostral à órbita) e para o interior da frágil bolha lacrimal que se introduz na parte ventral da órbita.

O *seio frontal* compreende diversos compartimentos que se comunicam separadamente com os meatos etmoidais. Os dois, ou, ocasionalmente, três pequenos compartimentos rostrais são de pouco interesse clínico. O compartimento caudal, maior e mais importante, distribui-se principalmente para o interior do osso frontal. Cobre a parte dorsal do crânio e se estende nas paredes lateral e nucal, bem como na base do corno. É separado de seu correspondente e dos compartimentos ipsilaterais menores por divisões de posição bastante variável (Fig. 25.12). As aberturas nessas divisões, visíveis em crânios secos, são fechadas por mucosa em seu estado fresco. A principal cavidade, que aumenta ao longo da vida, é subdividida por septos perfurados e irregulares. A inflamação de sua mucosa é uma sequela comum da descorna.

A extensão do seio frontal torna difícil predizer o tamanho da *cavidade craniana*. A cavidade craniana é, na verdade, supreendentemente pequena, bastante globular e tão inclinada que sua extremidade rostral é posicionada tanto acima quanto atrás da cavidade nasal (Fig. 25.9). É protegida acima, atrás e dos lados pelos ossos pneumáticos da abóbada craniana. A topografia é relevante para a usual técnica de abate humanitário. O ponto alvo é definido pela intersecção das diagonais unindo os ângulos laterais dos olhos às partes das bases córneas opostas (ou pontos equivalentes em raças mochas). O pino ou projetil deve passar pela parte mais rasa do seio frontal em direção ao cérebro.

O seio maxilar é menos profundo e mais simples nos ovinos e caprinos. Não se comunica com o seio lacrimal, o qual pode se abrir na cavidade nasal, separadamente ou via seio frontal lateral. O seio frontal compreende os compartimentos medial e lateral, em ambas as espécies. Situam-se medial à órbita (e estendem-se sutilmente além desta, ambos rostral e caudalmente) e são de forma irregular. O compartimento lateral corresponde ao seio caudal dos bovinos e proporciona a extensão para o centro do corno. Ovinos e caprinos não possuem seio esfenoidal.

Larvas de Mosca nos Seios de Ovinos: O envolvimento clínico mais comum dos seios de ovinos é o causado pela invasão no seio frontal por larvas de moscas da família Oestridae. O tratamento envolve punção cirúrgica e os locais preferidos são rostral ao corno ou medial ao centro da margem orbital, onde não há risco de lesão à veia frontal.

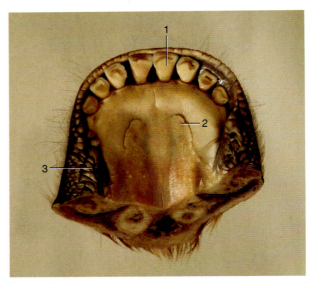

Figura 25.13 Assoalho da boca bovina. *1*, Incisivo central; *2*, carúncula sublingual; *3*, papilas bucais.

A BOCA

Uma vez que os bovinos não ingerem grande quantidade de alimento de uma única vez, o pequeno tamanho da abertura oral não é desvantagem para o animal. No entanto, é um obstáculo considerável para a inspeção clínica da boca e faringe. O vestíbulo entre as bochechas e a margem da mandíbula e maxila é surpreendentemente amplo; a superfície interna dos lábios e bochechas comportam grandes papilas direcionadas caudalmente, que são mais proeminentes nos ângulos da boca (Fig. 25.13/*3*).

A cavidade oral propriamente dita é longa, estreita e amplamente ocupada pela língua. O palato duro é mais estreito diretamente rostral aos dentes molariformes. É esculpido para dispor de uma dúzia ou mais rugas transversas progressivamente menos proeminentes e que, finalmente, desaparecem na parte caudal da boca. Suas rugas contêm numerosas papilas (Fig. 25.14). A região ocupada em outras espécies pelos dentes incisivos superiores aqui têm elevações dentais pareadas. Essas elevações são crescentes, flexíveis quando comprimidas, apesar de cornificadas na superfície (Fig. 25.14/*2*). Os bovinos não pastam unindo as margens cortantes dos incisivos, mas, após trazer um tufo de gramíneas para a boca com o auxílio da língua, órgão principal para preensão, corta-o pressionando as lâminas dos incisivos contra o pulvino. Os lábios altamente móveis dos pequenos ruminantes são órgãos principais para preensão e permitem um corte mais rente ao pasto. O pulvino é protegido de lesões por seu rígido e flexível revestimento, pelo arranjo procumbente e pela frouxa implantação dos incisivos (Figs. 25.15 e 25.16). A papila incisiva, caudal ao pulvino é ladeada por pequenas aberturas dos ductos incisivos.

Em bovinos, a parte caudal da *língua* pontiaguda é elevada para formar um grande toro lingual, delimitado rostralmente por uma fossa lingual transversa. O deli-

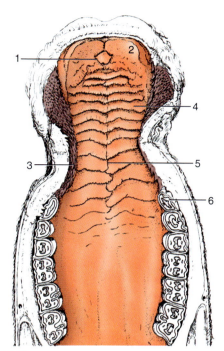

Figura 25.14 O teto da cavidade oral bovina. *1,* Papila incisiva; *2,* pulvino dental; *3,* papilas bucais; *4,* rugas palatinas; *5,* rafe palatina; *6,* primeiro dente pré-molar superior (P²).

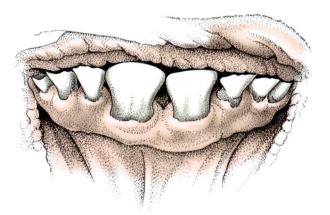

Figura 25.15 Vista rostral dos incisivos de uma vaca de 2 anos de idade. Os incisivos centrais são permanentes, e os outros, decíduos.

cado epitélio da fossa pode ser lesionado por partículas cortantes na comida e torna-se uma porta para infecções (Fig. 25.17/5). As papilas, que dão à superfície da língua a aspereza característica, estão concentradas sobre o dorso e em direção ao ápice. Ásperas e caudalmente direcionadas, as papilas filiformes são livremente distribuídas pelo ápice na área rostral dda fossa, enquanto as papilas cônicas e lentiformes estão notoro (Figs. 25.17/*4'* e *4"*); todas possuem função puramente mecânica. Como usual, as papilas fungiformes, distribuídas sobre e ao longo das margens do ápice, e as papilas valadas (8-12 em bovinos, 18-24 em ovinos e 12-18 em caprinos em cada lado da língua) (Fig. 25.17/*3*), presentes caudal ao toro, realizam função

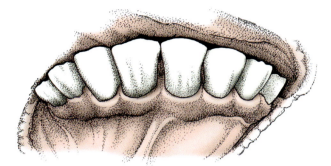

Figura 25.16 Vista rostral dos incisivos de uma vaca de 4,5-5 anos de idade. Os quatro incisivos alcançaram a altura dos seus vizinhos e estão se tornando desgastados.

gustativa. Papilas foliadas são normalmente ausentes nos ruminantes. Apesar de a natureza mecânica e a direção das papilas facilitar a preensão e deglutição de alimentos em bovinos, isso também os dificulta expelir comida indesejada, como pregos, da boca. O acúmulo de tecido linfoide junto à raiz constitui a tonsila lingual difusa.

O assoalho oral, ventral ao ápice da língua apresenta as carúnculas sublinguais de cada lado. Os ductos das glândulas mandibular e sublingual monostomática abrem-se lateralmente a essas estruturas (Fig. 25.13).

▶ DENTIÇÃO E APARELHO MASTIGATÓRIO

As características mais incomuns da dentição são a ausência dos dentes incisivos e caninos na maxila e a assimilação dos caninos aos incisivos na mandíbula. Uma vez que os primeiros dentes pré-molares superiores e inferiores não se desenvolvem, a fórmula dental pode ser lida como:

$$0 - 0 - 3$$

$$3 - 1 - 3$$

Para o conjunto provisório, e

$$0 - 0 - 3 - 3$$

$$3 - 1 - 3 - 3$$

para o conjunto permanente. É habitual referir-se ao dente canino como o quarto incisivo ou o do canto.

Os oito *dentes incisivos* rostrais à mandíbula são arranjados em um crescente contínuo, opostos ao pulvino dental quando a boca está fechada. Cada dente apresenta uma coroa ampla e espatulada, abruptamente unida a uma raiz estreita, semelhante a uma cavilha. A coroa é assimétrica e, em animais jovens, sobrepõe-se à face lingual do dente medial adjacente (Fig. 25.15). A superfície labial convexa e a lingual côncava

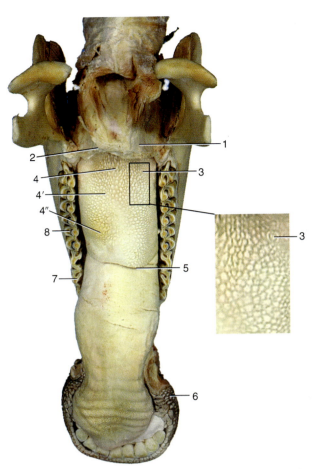

Figura 25.17 Língua e mandíbula bovina. *1,* Palato mole, seccionado; *2,* arco palatoglosso; *3,* papilas valadas; *4, 4' e 4",* papilas filiformes, lenticulares e cônicas, respectivamente; *5,* fossa lingual; *6,* papilas bucais; *7,* primeiro pré-molar inferior (P_2); *8,* primeiro molar inferior (M_1).

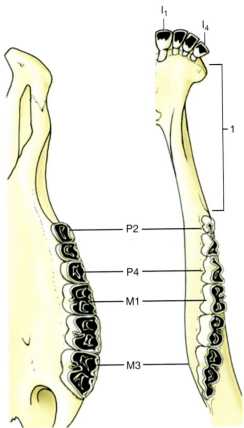

Figura 25.18 Antímero esquerdo da maxila e antímero direito da mandíbula da vaca. Note os diferentes formatos dos dentes molariformes superiores e inferiores e o amplo diastema *(1).* I_1 e I_4, Primeiro e quarto incisivos; M1 e M3, quarto e sexto molares superiores e inferiores, respectivamente; P2 e P4, Primeiro e terceiro pré-molares superiores e inferiores, respectivamente.

encontram-se inicialmente em uma crista, que se torna gradualmente ampla e a dentina cada vez mais exposta com o uso contínuo (Fig. 25.16 e Fig. 25.19 D e E). As coroas estão, ocasionalmente, completamente erodidas em animais mais velhos e, somente, as raízes estreitas e amplamente espaçadas permanecem na margem da mandíbula. Frequentemente, os incisivos caem antes que esse estágio seja atingido.

O amplo intervalo ou diastema que separa os dentes incisivos dos dentes molariformes permite que a língua seja facilmente apreendida para forçar o animal a permitir o exame de sua boca. Os seis *dentes molariformes,* tanto mandibulares quanto maxilares, aumentam em tamanho em direção caudal e estão arranjados de tal forma que ocluem com dois opostos. As fileiras de dentes superiores são mais amplamente separadas que as da mandíbula; consequentemente, somente faixas estreitas de dentes opostos estão em contato quando a boca está fechada em oclusão central (Fig. 25.10). As superfícies oclusais inclinam-se transversalmente; a margem bucal é elevada nos dentes maxilares e a margem lingual é elevada naqueles da mandíbula. As superfícies mastigatórias de dentes não desgastados portam uma

série de cúspides esmaltadas crescentes organizadas em duas linhas paralelas ao eixo mandibular/maxilar: os pré-molares têm um par de cúspides e os molares dois. Umas vez que o desgaste expõe a dentina, a alternância entre tecidos mais macios e mais resistentes cria uma superfície irregular que é um mecanismo de trituração muito eficiente quando os dentes inferiores são movimentados para o interior ao longo de suas contrapartes superiores (Fig. 25.18). O atrito das coroas é compensado pelo seu crescimento contínuo por um determinado tempo; quando o crescimento eventualmente cessa, as raízes estão formadas e a altura da parte exposta é mantida somente pela extrusão gradual da parte embutida. Eventualmente, as coroas erodem completamente em animais que sobrevivem até uma idade avançada.

A maior parte dos *dentes temporários* assemelha-se muito com seus substitutos, mas os pré-molares temporários, que incialmente suportam toda a carga da mastigação, são maiores e mais complexos que aqueles que os sucedem. As datas de erupção dos dentes são apresentadas na Tabela 25.2.

A estimativa de idade é baseada na data de erupção e no grau de desgaste dos incisivos. Nenhum fator é muito

TABELA 25-2	DATAS DE ERUPÇÃO DOS DENTES EM BOVINOS	
	Dente Temporário (Semanas)	Dente Permanente (Meses)
Incisivo 1	Nascimento - 2	18-24
Incisivo 2	Nascimento - 2	24-30
Incisivo 3	Nascimento - 2	36-42
Incisivo 4	Nascimento - 2	42-48
Pré-molar 2	Nascimento - 1	24-30
Pré-molar 3	Nascimento - 1	18-30
Pré-molar 4	Nascimento - 1	20-36
Molar 1		6
Molar 2		12-18
Molar 3		24-30

fidedigno. As datas de erupção são influenciadas pela raça e refletem diferenças nas taxas gerais de maturação. A taxa de desgaste provê um critério mais proveitoso, apesar de, obviamente, depender da natureza da forragem. O desgaste converte a margem cortante em uma superfície que gradualmente se alarga. A margem lingual dessa superfície é originalmente chanfrada (devido aos sulcos da parte distal da face lingual da coroa), mas torna-se lisa quando o dente é desgastado; a mudança na característica ocorre aos seis anos no primeiro incisivo e aos sete, oito e nove anos de idade no segundo, terceiro e quarto incisivos, respectivamente. Os dentes são, então, tidos como "nivelados". A exposição da raiz coincide com essa alteração na coroa (Fig. 25.19E). As mudanças em idades mais avançadas são pouco confiáveis para serem valiosas.

A dentição dos *pequenos ruminantes* assemelha-se muito a dos bovinos. Os dentes dos ovinos são frequentemente expostos a desgaste muito grosseiro, e a perda dentária ("boca quebrada") é uma razão frequente para o abate de animais mais velhos. As datas de erupção e substituição dos dentes em ovinos e caprinos são apresentadas na Tabela 25.3.

Devido à largura desigual das arcadas dentárias superior e inferior, a mastigação é unilateral, e apesar de ambos os lados serem usados alternadamente, a maioria dos animais tendem a favorecer um deles. A ação usual inclui três fases. Na primeira, a mandíbula é aberta e levada lateralmente; na segunda, é elevada enquanto é deslocada lateralmente; e na terceira, que é realizada mais rapida e vigorosamente, é levada para cima e medialmente, de modo que os dentes crescentes da mandíbula se encaixam entre os da maxila, enquanto a mandíbula retorna à sua posição de repouso.

Os pterigoides, do lado ativo, e o masseter, do lado passivo, são os músculos mais importantes para a mastigação.

 ## AS GLÂNDULAS SALIVARES

Os bovinos produzem enorme volume de saliva – talvez 100 L por dia — o que contribui para o meio de fermentação

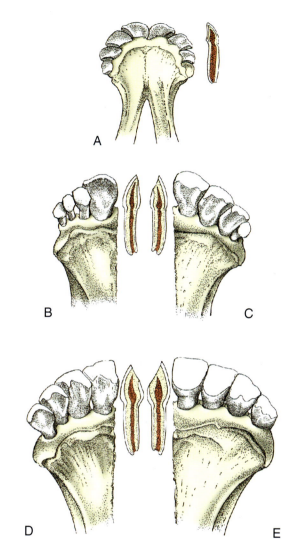

Figura 25.19 Mudanças nos incisivos bovinos ao longo dos anos. (A) Incisivos decíduos no bezerro recém-nascido. Na seção longitudinal do primeiro incisivo (I_1), o esmalte ainda circunda a coroa. (B) Dois anos: I_1 foi substituído. Os outros incisivos são decíduos. A margem distal de I_1 é sutilmente desgastada e a dentina é exposta. (C) Três anos e meio: I_1, I_2 e I_3 (primeiro, segundo e terceiro incisivos, respectivamente) são permanentes; o quarto incisivo (I_4) é decíduo. A superfície oclusal de I_2, mais ampla que a de I_3, é mostrada na seção longitudinal. (D) Cinco anos. (E) Oito anos. Note o tamanho da superfície oclusal na seção longitudinal. A margem lingual da superfície oclusal de I_1 e I_2 é lisa; esses dois dentes são chamados "nivelados".

nos pré-estômagos, onde auxilia o tamponamento dos ácidos graxos produzidos. Interferência no fluxo normal para o estômago resulta em séria depleção dos eletrólitos que são normalmente reabsorvidos e reciclados.

Embora a *glândula parótida* seja quase continuamente ativa, ela é menor do que o esperado. Localiza-se ventralmente a orelha, ao longo da margem caudal do masseter, onde cobre parcialmente o linfonodo parotídeo. Ela tem contato dorsalmente com a articulação temporomandibular.

TABELA 25.3 — DATAS DE ERUPÇÃO DOS DENTES DE OVINOS E CAPRINOS

	Dente Temporário (Semanas)	Dente Permanente (Meses)
Incisivo 1	Antes do nascimento - 1 (ao nascimento)	12-18
Incisivo 2	Antes do nascimento - 1 (ao nascimento)	18-24
Incisivo 3	Antes do nascimento - 1 (ao nascimento)	30-36
Incisivo 4	Nascimento - 1 semana (1-3)	36-48
Pré-molar 2	Nascimento - 4 semanas (3)	18-24
Pré-molar 3	Nascimento - 4 semanas (3)	18-24
Pré-molar 4	Nascimento - 4 semanas (3)	18-24
Molar 1		3 (3-4)
Molar 2		9 (8-10)
Molar 3		18 (18-24)

De Habermehl KH: *Altersbestimmung bei Haus- und Labortieren*, ed 2, Berlin, 1975, Blackwell Wissenschafts-Verlag.

Um surto de crescimento é coordenado com o início da digestão ruminal pelo bezerro. O ducto, incluído na descrição da face (Fig. 25.2/*10*), abre na papila parotídea, oposta ao quinto dente molariforme superior.

A *glândula mandibular* é consideravelmente maior e atinge um comprimento de 18 a 20 cm e largura de 8 a 10 cm. A glândula possui relações laterais com as tributárias da veia jugular externa e com os ramos do nervo facial. Produz uma secreção mista, mas somente quando o animal está de fato se alimentando ou remastigando; o fluxo é mais copioso quando a forragem está seca. A glândula estende-se em um arco na margem interna da mandíbula. Sua extermidade ventral palpável projeta-se sob a mandíbula e quase sempre encontra sua contralateral na linha média. A extermidade dorsal localiza-se na fossa do atlas. O ducto percorre abaixo da mucosa oral para abrir na carúncula sublingual (Fig. 25.13/*2*).

A *glândula sublingual* possui, normalmente, duas divisões e é de natureza seromucosa. A parte polistomática situa-se no assoalho oral, lateral à língua e drena através de inúmeras pequenas aberturas ao lado do frênulo. É sobreposta pela parte monostomática mais compacta e rostral, cujo único ducto, formado pela união de vários ductos menores, abre-se próximo ou junto ao da glândula mandibular na caruncula sublingual.

Muitas glândulas salivares menores estão distribuídas sob as mucosas labial, bucal, palatina e lingual; as das bochechas são particularmente bem desenvolvidas. Em conjunto, essas glândulas menores contribuem para um volume considerável de secreção.

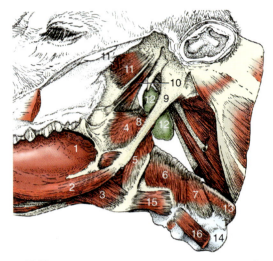

Figura 25.20 Conexões da faringe e da laringe com a base do crânio e a língua. *1*, Raiz da língua; *2*, estiloglosso; *3*, hioglosso; *4*, constritor faríngeo rostral; *5*, constritor faríngeo médio; *6* e *7*, constritores faríngeos caudais (tireofaríngeo e cricofaríngeo); *8*, estilofaríngeos caudais; *9*, estiloióideo; *10*, tensor e levantador do véu palatino; *11*, pterigóideos laterais; *11'*, vestígio do pterogóideo medial; *12*, linfonodo retrofaríngeo medial; *13*, esôfago; *14*, traqueia; *15*, tireoióideo; *16*, esternotireóideo.

A FARINGE

A faringe está dividida de maneira habitual.

A *nasofaringe* prolonga a cavidade nasal caudalmente. Nos ruminantes, é incompletamente dividida por uma prega membranosa mediana (septo faríngeo) que prolonga o septo nasal até a parede faríngea dorsal (Fig. 25.9/*7*). A extremidade caudal desse septo é espessada por uma massa de tecido linfoide, a tonsila faríngea. Outros agregados linfoides são encontrados em torno das aberturas das tubas auditivas nas paredes faríngeas laterais (Fig. 3.25).

A *orofaringe* é estreita, o que restringe significativamente o tamanho dos pedaços que podem ser ingeridos. Contém no interior de cada parede lateral uma tonsila palatina, a qual se projeta para fora do lúmen por um seio profundo e ramificado. A entrada para esse seio (Fig. 25.9/*22*), não a tonsila em si, é visível na superfície.

A *laringofaringe* afunila-se caudalmente antes de se unir ao esôfago, e seu lúmen é normalmente mantido fechado pelos músculos intrínsecos; o principal músculo envolvido, o cricofaríngeo (Fig. 25.20/*7*) às vezes é descrito como o esfincter cranial do esôfago. Os recessos piriformes laterais à entrada da laringe permitem o escoamento contínuo da saliva para o esôfago sem a necessidade de deglutição ativa.

A faringe pode ser examinada pela palpação, externamente ou através da boca, e seu interior também pode ser inspecionado com o uso de um espéculo oral. A tumefação do tecido linfoide na parede faríngea pode interferir na passagem de alimentos e nas vias aéreas. A faringe também pode ser comprimida quando os linfonodos retrofaríngeos adjacentes estão inflamados (Fig. 25.20/*12*).

A faringe recebe a transmite o bolo alimentar regurgitado pela boca. Também recebe o gás que é eructado do estômago em grandes quantidades. Parte desse gás é perdida para o exterior, mas uma parte significante é direcionada aos pulmões quando a comunicação com a nasofaringe é fechada. O significado desse fenômeno não é completamente compreendido; em animais com certos tipos de arraçoamento, a absorção do gás eructado pode causar contaminação do leite e doenças pulmonares.

 A LARINGE

A laringe está em grande parte situada entre os ramos mandibulares, mas estende-se na parte dorsal do pescoço, onde pode ser sentida. A avaliação de suas características palpáveis requer a correta identificação de três estruturas esqueléticas na linha média: o basi-hioide e as cartilagens tireoide e cricoide. Aqueles familizarizados com a anatomia superficial do cavalo podem experimentar uma incerteza inicial quando examinarem pela primeira vezum bovino. Os diferentes espaços das proeminências ventrais são devidos ao formato da cartilagem tireoide bovina, que é completa ventralmente e mais saliente em direção à parte caudoventral.

A laringe bovina apresenta outras peculiaridades. A *entrada*, que deve ser inspecionada com o auxílio de um laringoscópio, é limitada pela margem curva inferior da epiglote e pelas proeminentes extensões corniculadas das cartilagens aritenoides (Fig. 25.9/*15* e *16*). A intubação é dificultada por uma ligeira deflexão caudal da entrada (Fig. 25.*9*).

O *vestíbulo* não possui os ventrículos médios e laterais, e suas paredes laterais inclinam-se sutilmente até a glote. O tamanho da *fenda glótica* varia com a fase de respiração, mas as mudanças não são pronunciadas durante respiração tranquila. É mais estreita que o esperado, o que limita o calibre da sonda endotraqueal que pode ser passada. A relação com os linfonodos retrofaríngeos mediais é importante; quando muito tumefeitos, podem comprimir seriamente a laringe, bem como a faringe (Fig. 25.9/*18*).

 O OLHO

A margem orbital projeta-se acima das superfícies adjacentes. A *cavidade orbital* é espaçosa, apesar de ventrorrostralmente reduzida pela frágil e protuberantebolha lacrimal, na qual o seio maxilar se estende. Os eixos orbitais divergem de forma ascendente, externa e rostralmente e junto subtendem um ângulo de aproximadamente 120 graus. Assim, fica claro que em ungulados, o campo de visão monocular é amplo e o de visão binocular,pequeno.

As *pálpebras* são sustentadas por placas fibrosas densas, ou "tarsos". A pele adere firmemente ao músculo orbicular, mas é frouxa em outros lugares, tornando a pálpebra enrugada quando o olho está aberto. Os cílios são longos e mais densamente distribuídos na pálpebra superior. Os músculos das pálpebras incluem o *frontal*, que se estende da fronte até a pálpebra superior e o músculo *malar*, que irradia da pálpebra inferior sobre a face. Esses são inervados pelo nervo facial, principalmente através do nervo auriculopalpebral. O *levantador*, inervado como sempre pelo nervo oculomotor, permanece ativo na paralisia facial, atenuando os efeitos.

A conjuntiva contém considerável acúmulo de agregados linfoides espalhados pela parte palpebral. As glândulas usuais estão presentes nas pálpebras. As maiores, as *glândulas tarsais (meibomianas)*, ocupam a camada mais profunda do tarso. Podem ser vistas através da conjuntiva da pálpebra evertida.

A ceratoconjuntivite infecciosa bovina (olho rosa) é causada por *Moraxella bovis*. Essa doença causa perdas econômicas significativas para a indústria de laticínios pelos custos de manejo e tratamento. A descarga de muco e pus inicial é seguida pela úlcera da córnea.

O ângulo medial da abertura palpebral forma uma baía contendo carúncula lacrimal carnosa. A *terceira pálpebra* cobre uma parte variável do bulbo. A cartilagem de suporte fixa-se medialmente no globo ocular, onde está associada com as glândulas lacrimais acessórias superficiais e profundas. Apenas uma pequena parte da terceira pálpebra é normalmente visível. Grande parte é vista quando o globo ocular é retraído ou pressionado para o interior da cavidade; isso desloca o tecido adiposo retrobulbar, que empurra a cartilagem e, consequentemente, a terceira pálpebra para fora.

A *glândula lacrimal*, lobulada e bipartida, situa-se dorsolateralmente ao globo ocular. Drena por numerosos ductos de variados calibres para o fórnix conjuntival superior. As lágrimas são coletadas pela carúncula lacrimal antes de entrar no ponto lacrimal, que leva ao saco lacrimal. O saco fica em uma fossa na parte rostral da parede orbital. Ela afunila-se para o ducto nasolacrimal, que primeiro atravessa o seio maxilar para, em seguida, percorrer a parede nasal lateral para drenar no vestíbulo nasal.

Os *músculos extrínsecos*, que não exibem características especialmente notáveis, são apresentados esquematicamente na Figura 9.19.

O globo ocular é pequeno em relação à órbita. A *esclera* é fina e localmente obtém coloração azulada da coroide escura adjacente. Alguma pigmentação é comum, especialmente em direção à junção com a córnea, e tende a aumentar com a idade. A córnea é ovoide e sua extremidade pontiaguda é lateral. É bastante espessa, especialmente em direção à margem.

A pupila bovina é lateralmente ampliada quando contraída, mas torna-se circular quando dilatada. Suas margens superior e inferior são interrompidas por projeções irregulares, grânulos irídicos, os quais são menores que no cavalo; são mais proeminentes ao longo da margem superior. Os músculos ciliares são pouco desenvolvidos e a capacidade para acomodação é limitada na mesma proporção. As camadas vascular e coroidocapilar da coroide são separadas na parte posterior do bulbo pelo brilhante e colorido tapete lúcido (Fig. 25.21).

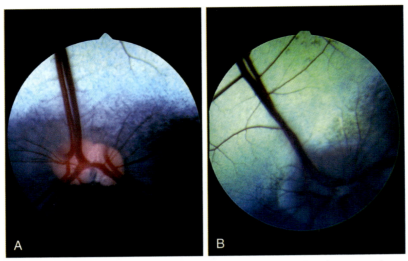

Figura 25.21 (A) Fundo do olho da vaca. (B) Fundo do olho de um caprino.

O tapete lúcido é triangular, e sua base é diretamente acima do disco ótico. Suas partes periféricas são mais coloridas e exibem um arranjo de cores azuis e verdes metálicas, enquanto a área próxima ao disco óptico é avermelhada, especialmente nos bezerros. O exame oftalmoscópico do tapete lúcido revela a presença de manchas escuras dispersas por onde entram os capilares e vasos maiores, que aparecem como linhas vermelhas. Quatro pares de artérias e veias irradiam de forma cruzada do disco óptico, que é lateroventral ao polo posterior do olho. A veia dorsal é especialmente grande e entrelaçada por uma artéria helicoidal. Um ponto claro no centro do disco indica o vestígio da artéria hialóidea; como seria esperado, o remanescente é mais óbvio no bezerro recém-nascido. A mácula da retina consiste em duas partes mal definidas: uma área arredondada localizada dorsolateralmente ao disco óptico relacionada à visão binocular e uma faixa horixontal abaixo do tapete lúcido, relacionada à visão monocular. Suas extensões são sugeridas pela relativa pouca vascuarização.

A evisceração da órbita é, por vezes, realizada sob anestesia local. A técnica anestésica, apesar de simples, é exata, porque requer a deposição de solução anestésica profundamente na órbita, precisamente pelo forame único (orbitorrotundo) através do qual emergem os nervos que inervam as estruturas da periórbita. Os nervos são, então, bloqueados onde estão agrupados antes de se dispersarem para seus destinos de distribuição. O movimento da pálpebra pode ser impedido da maneira usual – isto é, pelo bloqueio do ramo palpebral do nervo facial onde ele cruza o arco zigomático (Fig. 25.6/3).

▶ A PARTE VENTRAL DO PESCOÇO

As estruturas dorsais cervicais são descritas com a coluna vertebral (Cap. 26). A pele da parte ventral é livremente móvel e redundante em quantidade; Torna-se pregueada e

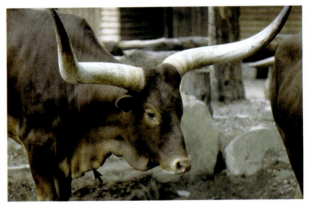

Figura 25.22 Grande prega cutânea mediana (barbela, *seta*) na extremidade caudal do pescoço de uma vaca Watusi.

enrugada quando a cabeça está abaixada em direção ao solo. Além disso, a parte caudal do pescoço suporta uma barbela que continua no peito (mama) entre os membros torácicos (Fig. 25.22). Há pouca evidência para a crença de que esse aumento na área de superfície é importante na dissipação do calor, particularmente, noszebuínos. Os zebuínos possuem, nessa e em outras regiões, glândulas sudoríparas maiores, mais numerosas e saculadas que as encontradas nos bovinos de origem europeia.

O *sulco* no curso da veia jugular externa é bem evidente, ao menos nas vacas. É limitado dorsalmente pelo braquiocefálico (cleidomastóideo), estendendo-se do braço ao crânio e ventralmente pela parte do esternocefálico (esternomandibular) que percorre entre o manúbrio do esterno e o ângulo da mandíbula. Exceto na parte mais caudal do pescoço, a segunda parte do esternocefálico (esternomastóideo) forma o assoalho do sulco e proporciona uma separação substancial entre a veia e a artéria carótida comum (Fig. 25.23/7). A veia jugular externa é facilmente evidenciada para a aplicação de injeções e a obtenção de amostras sanguíneas, porque somente a parte caudal é coberta pelo músculo cutâneo, e

Capítulo 25 A Cabeça e a Região Ventral do Pescoço do Ruminante   647

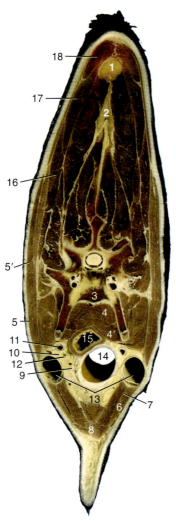

Figura 25.23 Seção transversal na metade do pescoço bovino. *1* e *2*, ligamento nucal (funículo e lâmina nucais, respectivamente); *3*, vértebra; *4*, longo do pescoço; *4'*, longo da cabeça; *5* e *5'*, partes do braquiocefálico: *5*, cleido-occipital; *5'*, cleidomastóideo; *6* e *7*, partes do esternocefálico: *6*, esternomandibular; *7*, esternomastóideo; *8*, esternoióideo e esternotireóideo combinados; *9*, timo e veia jugular interna; *10*, nervo laríngeo recorrente; *11*, artéria carótida comum; *12*, tronco vagossimpático; *13*, veia jugular externa; *14*, traqueia; *15*, esôfago; *16*, omotransversário; *17*, trapézio; *18*, romboideo.

até mesmo assim é bastante frágil. A veia é formada caudalmente à glândula parótida pela confluência das tributárias maxilar e linguofacial (Fig. 25.2). É a principal via de drenagem da cabeça e pescoço, mas é auxiliada pela veia jugular interna, a veia vertebral e o plexo vertebral interno. Variações na proeminência da veia podem refletir condições internas do tórax. A leve ondulação, concomitantemente com a respiração, ocorrem devido a mudanças na pressão intratorácica. Pulsação concomitante com o batimento cardíaco em bovinos saudáveis indicam a recorrência da sístole atrial; em outros animais, indica incompetência da valva atrioventricular. O pulso jugular normal não persiste após a compressão da parte cranial da veia, mas sim o pulso patológico.

Os músculos superficiais cercam o espaço que contém as vísceras cervicais, os vasos e os nervos que fazem seu caminho entre o tórax e a cabeça (Fig. 25.23). Todos esse órgãos são revestidos por fáscias resistentes e agrupados por tecido conjuntivo frouxo.

A *traqueia*, composta de 48 a 60 cartilagens, pode ser identificada por palpação profunda e é mais facilmente apreciada na extremidade cranial do pescoço, entre os músculos esternocefálicos divergentes; memo nesse local, não é diretamente subcutânea, pois os músculos esternotireóideos, delgados e em forma de fita, percorrem toda a sua extensão. A traqueia (Fig. 25-23/*14*) é pequena em seção e ligeiramente mais profunda que larga. Sua forma a torna suscetível ao estreitamento por pressão local. A simetria das suas relações é alterada pelo curso tortuoso do esôfago. Sua estrutura é notável principalmente pela concentração de tecido linfoide no espaço retromucoso dorsal (externo ao músculo traqueal, mas no interior dos aneis de cartilagem).

Embora o *esôfago* não possa ser identificado pela palpação, sua posição é evidente pelo movimento ágil ao longo de seu trajeto quando o animal deglute. Em seu curso cervical, o esôfago segue gradualmente à esquerda da traqueia somente para insinuar-se de volta a uma posição mais dorsal à medida que se aproxima do tórax. No entanto, sua posição varia de acordo com a postura; seu trajeto é consideravelmente reto quando o pescoço está estendido. As relações naparte média do pescoço são mostradas na Figura 25.23.

O esôfago dos ruminantes é muito distensível, mas a aparência ampla do cadáver sugere a errônea impressão de ser a condição normal em vida. A mucosa é marcadamente insensível, razão pela qual o bovino raramente aparece aflito pela passagem de uma sonda gástrica. Apesar de o transporte ser normalmente rápido em ambas as direções, pedaços de comida comumente aparecem interpostos no esôfago. Os locais preferenciais para interposição são na origem da faringe, na entrada torácica e a nível da bifurcação traqueal.

A *glândula tireoide* é quase completamente dividida entre dois lobos, cada qual semelhante a uma pirâmide invertida e localizado lateralmente sobre a cartilagem cricoide. Eles são tenuemente unidos por um istmo que cruza o segundo anel traqueal ventralmente. São finalmente granulares e cor vermelho-tijolo no adulto, mas mais pálidos nos bezerros (Fig. 6.4C).

As *glândulas paratireoides* são pequenas (≈8-10 mm) e, porque são irregulares em forma e de posição inconstante, frequentemente são difíceis de achar. Podem estar imersas em outras estruturas – normalmente a tireoide, o timo ou a glândula mandibular. A paratireoide externa situa-se com mais frequência cranial à tireoide, mas caudal à bifurcação da carótida; a interna é, talvez, mais frequentemente imersa na tireoide ou localizada entre esta e a traqueia. Tem sido confundidas com linfonodos, com os quais se assemelham superficialmente.

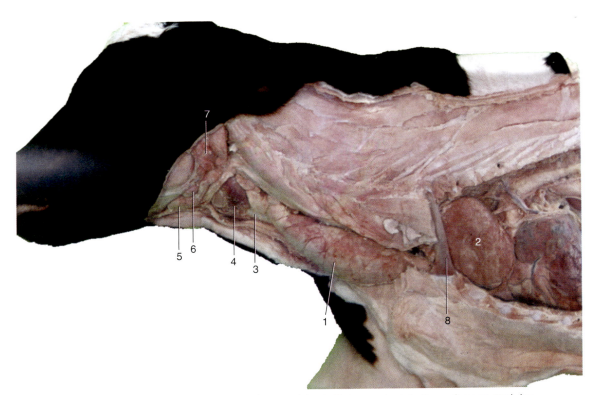

Figura 25.24 O timo no bezerro recém-nascido. *1*, Parte cervical do timo; *2*, parte torácica do timo; *3*, traqueia; *4*, glândula tireoide; *5*, glândula mandibular; *6*, linfonodo mandibular; *7*, glândula parótida; *8*, I costela.

O *timo* é grande e lobulado, e estende-se da laringe ao pericárdio em animais jovens (Fig. 25.14/*1* e *2*). Sua parte cervical é conectada ao timo torácico por um istmo estreito, ventral à traqueia. A parte cervical compreende dois cornos que se afunilam sobre a faces laterais da traqueia, possivelmente alcançando a laringe. A extremidade cranial pode ser, ou parecer ser, isolada e fragmentada e mais proximamente associada ao linfonodo retrofaríngeo medial e às glândulas mandibular e paratireoide. O timo cresce rapidamente durante os primeiros 6-9 meses da vida pós-natal, embora atinja seu maior tamanho relativo muito precocemente. De fato, a involução pode começar tão cedo quanto na oitava semana após o nascimento. O tempo de regressão varia, e o timo, particularmente sua parte torácica, deve permanecer bastante grande em animais de mais anos de idade. Por último, o istmo e a parte cervical desaparecem quase completamente. O timo de bezerros jovens é rosa brilhante ou até mesmo vermelho, mas o órgão torna-se mais claro com a idade; sua consistência, também firme com o tecido ativo, é progressivamente substituída por tecido fibroso e adiposo.

A *arteria carótida comum* percorre a traqueia dorsolateralmente no interior de uma bainha, compartilhada com o tronco vagossimpático. A veia jugular interna e o nervo laríngeo recorrente estão intimamente relacionados à bainha do lado direito; o esôfago interpõe-se à esquerda. A artéria emite uma pequena artéria occipital sobre a parede faríngea lateral e continua como artéria carótida externa. No feto, uma artéria carótida interna surge com a artéria occipital, mas a parte proximal à rede admirável (Fig. 7.35) começa a se fechar antes mesmo do nascimento. A obliteração total é normalmente atingida poucos meses após o nascimento, apesar de lúmen residual persistir às vezes por um ou dois anos (Fig. 25.25/*4*). A pulsação na carótida comum pode, por vezes, ser detectada quando a artéria é pressionada contra os processos tranversos das vértebras.

O encéfalo é suprido por uma combinação de vasos que nutrem plexos arteriais muito complexos na cavidade craniana, externos à dura-máter e submersos no plexo cavernoso e seios venosos associados. Esses plexos, as redes admiráveis, são formados por muitas anastomoses arteriais. As redes são inseridas na sua parte periférica por várias fontes (Fig. 7.35); no lado distal ou cerebral, a rede estreita-se em um tronco emissário que atravessa a dura-máter para formar o círculo arterial cerebral com seus ramos. O círculo situa-se na face ventral do encéfalo e emite ramos de acordo com o padrão convencional. A *artéria basilar*, que corre caudalmente sobre a medula oblonga e continua ao longo da medula espinal, é uma contribuinte para o círculo em bovinos, mas conduz sangue dele em ovinos. Apesar da dificuldade para explicar em níveis hemodinâmicos, todas as partes do encéfalo bovino são supridas por uma mistura de sangue vertebral e carotídeo, enquanto em ovinos, o sangue vertebral é restrito à parte caudal do tronco encefálico. Essas diferenças são relevantes para o ritual de técnicas de abate em algumas

Capítulo 25   A Cabeça e a Região Ventral do Pescoço do Ruminante

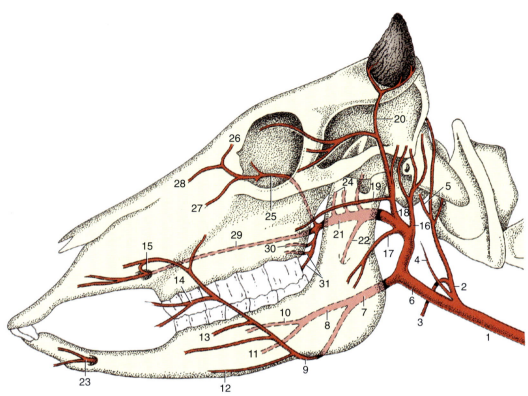

Figura 25.25 Ramos da artéria (a.) carótida comum esquerda. *1,* A. carótida comum; *2,* a. occipital; *3,* a.palatina ascendente; *4,* a. remanescente da a. carótida interna; *5,* a. meníngea medial; *6,* a. carótida externa; *7,* tronco linguofacial; *8,* a. lingual; *9,* a. facial; *10,* a. lingual profunda; *11,* a. sublingual; *12,* a. submental; *13,* artérias labiais inferiores; *14,* a. labial superior; *15,* forame infraorbital; *16,* a. auricular caudal; *17,* ramo massetérico; *18,* a. temporal superficial; *19,* a. facial transversa; *20,* a. cornual; *21,* a. maxilar; *22,* a. alveolar inferior; *23,* a. mental; *24,* ramos rostrais e caudais para a rede admirável; *25,* a. malar; *26,* a. angular do olho; *27,* a. nasal lateral caudal; *28,* a. nasal dorsal; *29,* a. infraorbital; *30,* a. esfenopalatina; *31,* artérias palatinas maior e menor.

religiões, pois as artérias vertebrais são poupadas quando as artérias carótidas comuns são cortadas. A teoria de que a redução abrupta da pressão arterial cerebral leva à perda quase imediata de consciência tem sido questionada.

O *tronco vagossimpático* não possui características marcantes. Os componentes vago e simpático perdem sua associação e relação antes de adentrar o tórax. Os nervos laríngeos recorrentes assemelham-se aos das outras espécies.

AS ESTRUTURAS LINFÁTICAS DE CABEÇA E PESCOÇO

Os linfonodos mais importantes da cabeça foram mencionados em seus contextos topográficos. Outros linfonodos menores que são normalmente encontrados mediais ao ramo da mandíbula são de pouco interesse prático.

O *linfonodo parotídeo* (Fig. 25.2/*13*) recebe a linfa da pele que reveste a maior parte da cabeça, especialmente as áreas mais dorsais. Também drena a maxila, a articulação temporomandibular, os músculos mastigatórios, a cavidade nasal, o palato duro, a órbita e a região relacionada com a orelha externa. Os vasos eferentes seguem para o linfonodo retrofaríngeo lateral (Tabela 25.4).

O território do *linfonodo mandibular* (Fig. 25.2/*20*) sobrepõe-se aos dos linfonodos parotídeo e retrofaríngeo. Os principais vasos aferentes vêm da pele e de estruturas adjacentes à parte ventral da cabeça e da parte rostral da boca, incluindo o ápice da língua. Os vasos eferentes drenam para o linfonodo retrofaríngeo.

O grande *linfonodo retrofaríngeo medial* encontra-se inserido em tecido adiposo entre a faringe a os músculos abaixo da base do crânio (Figs. 25.9/*18* e 25.20/*12*). Drena a linfa da maioria das estruturas mais profundas da cabeça, incluindo as cavidades oral e nasal, faringe, laringe, crânio e músculos da mandíbula e da parte ventral da extremidade cranial do pescoço. Os vasos eferentes novamente drenam para o *linfonodo retrofaríngeo lateral*, que é o centro coletor de toda a cabeça (Fig. 25.26/*4*). Esse linfonodo lateral, localizado ventral à asa do atlas (Fig. 25.2/*14*), também

TABELA 25.4 — LINFONODOS DA CABEÇA E DO PESCOÇO

Linfonodo	Localização	Áreas drenadas	Fluxo Eferente
Parotídeo	Parcialmente coberto pela glândula parótida	Pele da cabeça, articulação temporomandibular, músculos mastigatórios, palato duro, órbita	Para o linfonodo retrofaríngeo lateral
Mandibular	Lateral ao esterno no nível da II costela	Pele e estruturas subjacentes da parte ventral da cabeça, parte rostral da boca, incluindo o ápice da língua	Para o linfonodo retrofaríngeo lateral
Retrofaríngeo medial	Entre a faringe e a base do crânio	Estruturas mais profundas da cabeça, incluindo as cavidades nasal e oral, faringe, laringe, crânio e músculos da mandíbula e da maxila, e da parte ventral da extremidade cranial do pescoço	Para o linfonodo retrofaríngeo lateral
Retrofaríngeo lateral	Perto da asa do atlas	Centro linfático regional de toda a cabeça; também drena a linfa diretamente de estruturas mais profundas da cabeça	Para o ducto traqueal
Cervicais profundos	Série ao longo do trajeto do ducto traqueal; dividido em grupos cranial, médio e caudal	Estruturas dentro do espaço visceral cervical; também vasos eferentes do centro linfático axilar do membro torácico	Para o ducto traqueal
Cervical superficial	Único grande linfonodo localizado na extremidade caudal do pescoço e cranial à escápula	A pele e os músculos subjacentes sobre uma grande área que se estende do meio do pescoço até a parte caudal do tórax, incluindo a parte proximal do membro torácico	Fluxo compartimentalizado para veias principais e troncos linfáticos

atua como centro primário para outros vasos linfáticos que drenam estruturas profundas da cabeça. Canaliza o fluxo para um único grande vaso, o ducto traqueal, que percorre o pescoço dentro da fáscia que reveste a face lateral da traqueia. O ducto termina unindo-se ao ducto torácico ou abre-se em uma ou outra veia na entrada torácica. Mais comumente, o ducto traqueal esquerdo abre-se no ducto torácico, enquanto o direito drena diretamente na maior tributária da veia cava cranial (Fig. 25.26/9).

Uma série pequenos *linfonodos cervicais profundos* está disseminada ao longo do percurso da cada ducto traqueal. São supostamente divididos em grupos cranial, médio e caudal e recebem linfa das estruturas do espaço visceral cervical. Transmitem a linfa ao ducto traqueal, direta ou indiretamente após passagem seriada por diversos linfonodos do grupo. Normalmente, um ou mais dos linfonodos mais caudais recebem os vasos eferentes do centro linfático axilar do membro torácico, bem como de troncos menores vindos diretamente do peito.

Um único e muito maior linfonodo localiza-se na parte caudal do pescoço, cranial à escápula. É o *linfonodo cervical superficial* (pré-escapular) (Fig. 25.26/6), que se apoia nos músculos profundos sobre as vértebras cervicais; é facilmente palpável, apesar de estar coberto pelo omotransversário. Drenaa pele e músculos adjacentes de uma área muito ampla, estendendo-se da parte média do pescoço para a parte caudal do tórax, incluindo a parte proximal do membro torácico. O fluxo ao longo do linfonodo é compartimentalizado; partes particulares do linfonodo são relacionadas a diferentes campos de drenagem. Os grandes vasos eferentes abrem-se variavelmente nos principais troncos linfáticos e venosos nas proximidades.

Qualquer um dos linfonodos principais pode estar duplicado.

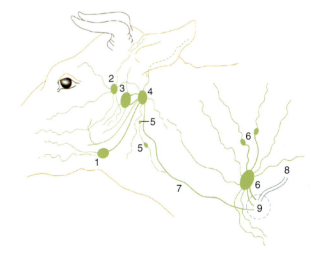

Figura 25.26 Drenagem linfática da cabeça e pescoço. *1*, Linfonodo mandibular; *2*, linfonodo parotídeo; *3*, linfonodo retrofaríngeo medial; *4*, linfonodo retrofaríngeo lateral; *5*, linfonodos cervicais profundos; *6*, linfonodos cervicais superficiais; *7*, ducto traqueal; *8*, ducto torácico; *9*, área na qual os vasos linfáticos drenam nas veias.

TESTE SUA COMPREENSÃO

Examine os dentes de cadáveres no laboratório e estime a idade dos animais.

Esboce a localização de vários linfonodos na cabeça e pescoço de bovino e demonstre o trajeto da drenagem linfática.

Use crânio bovino — intacto e seccionado em vários planos — para entender a localização e a extensão dos vários seios paranasais.

26 Pescoço, Dorso e Cauda dos Ruminantes

CONFORMAÇÃO E CARACTERÍSTICAS DE SUPERFÍCIE

O dorso e o lombo são moldados sobre o arcabouço das vértebras torácicas e lombares. O lombo é nitidamente dividido nos flancos pelas proeminentes extremidades dos processos transversos lombares, mas os limites do dorso não podem ser definidos tão precisamente, porque o dorso se une suavemente com a parede torácica lateral e incorpora a linha proximal das escápulas com suas cartilagens e coberturas musculares. É conveniente incluir neste capítulo as poucas observações necessárias sobre a região sacral dorsal, que se une aos quartos e à raiz da cauda.

No animal parado em estação, o contorno dorsal é ligeiramente elevado sobre a cernelha, mas, por outro lado, segue uma linha reta desde imediatamente caudal ao crânio até a raiz da cauda (Fig. 26.1).* A linha do pescoço, que é baseada na parte funicular do ligamento da nuca, varia naturalmente com a movimentação da cabeça.

O contorno dorsal do tronco é marcado pelos ápices dos processos espinhosos das vértebras, muitos dos quais podem ser palpados separadamente. A identificação de ossos individuais é mais confiável quando iniciada no amplo espaço entre o processo espinhoso da última vértebra lombar e a margem cranial inclinada da crista sacral mediana. A crista sacral pode ser seguida caudalmente até que seja sucedida pelas projeções separadas dos processos espinhosos das vértebras caudais; qualquer dúvida sobre a identificação desses processos pode ser resolvida movendo-se a cauda para cima e para baixo para descobrir a articulação de grande mobilidade entre o primeiro e segundo ossos da cauda. A certeza na identificação do primeiro espaço intercaudal tem importância especial, porque este é o sítio para injeção de anestésico local ao se realizar anestesia peridural "baixa" (p. 655). A raiz da cauda é, às vezes, elevada, especialmente em vacas durante o estro.

Seguindo cranialmente a partir do espaço lombossacral, os processos espinhosos lombares são facilmente distinguidos em animais magros. A enumeração torna-se mais difícil na parte caudal do tórax, onde vários processos convergem e a contagem é completamente perdida quando as vértebras se tornam inclusas entre as cartilagens escapulares. O primeiro processo espinhoso torácico situa-se cranialmente às escápulas, onde só pode ser sentido em palpação profunda. As vértebras cervicais não podem ser alcançadas por cima, mas a sua posição geral é detectável à palpação lateral. Os processos transversos são bem desenvolvidos e divididos em duas partes, das quais a ventral é bastante grande; isso é muito óbvio na sexta vértebra cervical. Apesar disso, a identificação individual desses ossos é difícil até que a asa do atlas forneça uma referência inconfundível.

Características adicionais que podem ser coletadas na região dos quadris incluem os túberes sacrais salientes da pelve, que se encontram laterais ao espaço lombossacral, e as robustas cristas ilíacas, que unem essas projeções aos túberes coxais. As cristas ilíacas elevam-se sobre as estruturas adjacentes e são cruzadas por prolongamentos craniais da musculatura glútea.

A cabeça é mantida mais elevada em ovinos e caprinos; essas espécies também têm a garupa mais inclinada (Fig. 26.2).

A COLUNA VERTEBRAL

O eixo vertebral corre paralelo à superfície do dorso no lombo e à parte caudal do dorso, sendo inclinado ventralmente na região torácica. Atinge seu nível mais ventral na entrada do tórax; uma flexura abrupta nesse local gradualmente retorna o eixo vertebral para mais perto da margem dorsal do pescoço à medida que ascende em direção ao crânio (Fig. 26.1).

O esqueleto vertebral e as articulações seguem o padrão usual, e algumas características precisam ser mencionadas. Para as vértebras cervical (C), torácica (T), lombar (L), sacral (S) e caudal (Cd), a fórmula é C7, T13, L6, S5, Cd18-Cd20 em bovinos. A fórmula para ovinos e caprinos é C7, T13 e L6(7), S4 em ovinos ou S5 em caprinos e Cd16-Cd18 em ambos os pequenos ruminantes. A grande mobilidade do pescoço permite ao animal levantar e abaixar a cabeça e alcançar as laterais do corpo com sua língua. A maioria dos movimentos cervicais representa a soma de pequenas modificações em diversas articulações, porém a adoção da posição de pastejo requer um estiramento considerável da articulação cervicotorácica, onde as vértebras cervicais são alinhadas com as do tórax. Embora os movimentos da região torácica sejam limitados pelo gradil costal, a maior flexibilidade do tronco é encontrada cranial no nível do diafragma. Caudal a ele, o movimento é bastante restrito, especialmente na direção lateral, pelo ajuste íntimo entre os

---

*Esta descrição se refere a bovinos de origem europeia. A corcova pronunciada em bovinos zebuínos (*Bos indicus*) (e seus cruzamentos) é principalmente devida ao aumento dos músculos romboides.

Capítulo 26 **Pescoço, Dorso e Cauda dos Ruminantes** 653

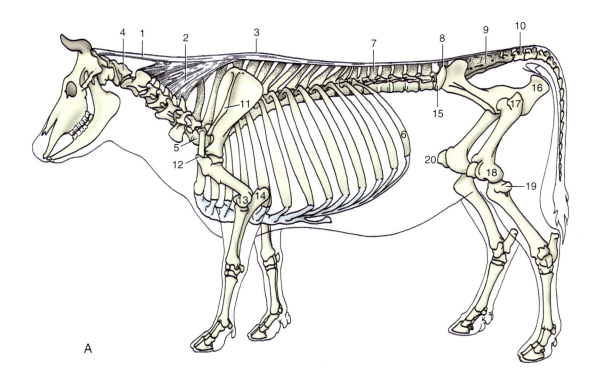

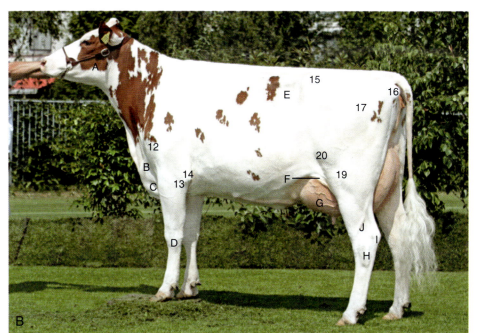

Fig. 26.1 (A) Esqueleto com os ligamentos nucal e supraespinhal; as partes mais proeminentes são palpáveis. (B) Vaca em bom estado corporal. *1* e *2*, Ligamento nucal: *1*, funículo nucal e *2*, lâmina nucal; *3*, ligamento supraespinhal; *4*, atlas; *5*, última vértebra cervical (C7); *6*, 13ª costela; *7*, primeira vértebra lombar (L1); *8*, última vértebra lombar (L6); *9*, sacro; *10*, primeira vértebra caudal; *11*, espinha da escápula; *12*, tubérculo maior; *13* e *14*, características palpáveis na articulação do cotovelo: *13*, epicôndilo lateral; *14*, olécrano; *15*, túber coxal; *16*, túber isquiático; *17*, trocanter maior; *18*, *19* e *20*, características palpáveis da articulação do joelho: *18*, côndilo lateral do fêmur, *19*, côndilo lateral da tíbia e remanescente de fíbula; *20*, patela. *A*, Masseter; *B*, veia jugular; *C*, peito; *D*, carpo; *E*, fossa paralombar; *F*, prega do flanco; *G*, úbere; *H*, articulação do jarrete; *I*, calcâneo (ponta do jarrete); *J*, veia safena lateral.

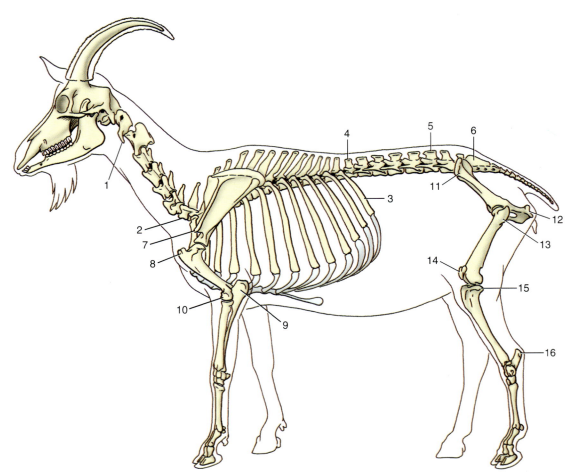

Fig. 26.2 Esqueleto do caprino. A maioria das partes numeradas é palpável. *1*, Atlas; *2*, última vértebra cervical (C7); *3*, última costela; *4*, primeira vértebra lombar (L1); *5*, última vértebra lombar (L7); *6*, sacro; *7*, acrômio; *8*, tubérculo maior; *9*, olécrano; *10*, epicôndilo lateral; *11*, túber coxal; *12*, túber isquiático; *13*, trocanter maior; *14*, patela; *15*, côndilo lateral da tíbia; *16*, calcâneo.

processos articulares e pela rigidez das cápsulas articulares que os envolvem. Maior mobilidade é novamente encontrada na articulação lombossacral.

A flexibilidade geralmente bastante limitada da coluna vertebral é consistente com o encurtamento relativo dos discos intervertebrais, que em bovinos contribuem com apenas 10% do comprimento da coluna. Os discos têm a conformação usual e são sujeitos às mesmas alterações degenerativas que ocorrem em outras espécies. O disco lombossacral é mais grosseiramente lesionado devido ao grande estresse ao qual é submetido pela mobilidade especial da articulação lombossacral. Lesões de disco são, algumas vezes, acompanhadas por alterações nas articulações sinoviais lombossacrais e pela formação de excrescências ósseas anormais (osteófitos) nas margens ventrais dos corpos vertebrais. Algumas dessas alterações comuns têm importância particular em touros, porque podem levar a uma incapacidade de cobertura.

O ligamento *nucal elástico* (Fig. 26.1/*1 e 2*) consiste em duas partes, como no cavalo. A parte funicular, que se estende do occiptal até os maiores processos espinhosos da cernelha, é um cordão pareado arredondado em sua secção transversal em sua fixação occipital, mas se alarga caudalmente. Insere-se nas laterais dos primeiros processos espinhosos torácicos, perto de seus ápices; caudal a isto, aproxima-se e funde-se com o seu contralateral para formar o ligamento supraespinhal que cobre os processos ósseos. Os músculos romboide e o trapézio cobrem a parte funicular do ligamento, em contraste com o arranjo observado no cavalo (Fig. 25.23/*1*). A parte laminar é dividida em uma rede cranial que se estende entre a parte funicular e do segundo até o quarto osso cervical e uma camada ímpar que preenche o triângulo entre o primeiro processo espinhoso torácico e o último ou os dois últimos processos espinhosos cervicais. Além de aliviar os músculos cervicais, o ligamento nucal tem um significado ocasional na determinação da via seguida por uma infecção. Não existe bolsa nucal cranial, mas uma bolsa supraespinhal frequentemente presente entre o ligamento e os primeiros processos espinhosos torácicos.

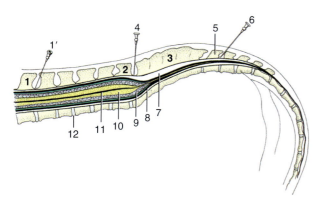

Fig. 26.3 Parte caudal do canal vertebral bovino e seu conteúdo (esquemático). Os locais de injeção peridural são indicados pelas agulhas. *1*, Primeira vértebra lombar; *1'*, agulha em posição para anestesia de flanco; *2*, última vértebra lombar (L6); *3*, sacro; *4*, agulha no espaço lombossacral; *5*, primeira vértebra caudal; *6*, agulha entre a primeira e segunda vértebras caudais (bloqueio da cauda); *7*, espaço epidural; *8*, dura-máter; *9*, espaço subaracnóideo; *10*, medula espinal; *11*, canal central; *12*, disco intervertebral.

O CANAL VERTEBRAL

O canal vertebral é mais largo dentro do atlas e afunila-se rapidamente dentro do sacro; entre essas regiões, é mais expandido onde contém as intumescências cervical e lombar da medula espinal que dão origem aos nervos que formam os plexos dos membros. O acesso ao canal vertebral é frequentemente necessário para coletar o líquido cerebroespinal do espaço subaracnóideo ou para introduzir anestésico local no espaço epidural. Agentes terapêuticos também são ocasionalmente injetados nesses espaços. O exame do esqueleto mostra que, embora a entrada seja teoricamente possível por qualquer um dos espaços interarcuais, é mais fácil nos espaços mais largos entre o atlas e o crânio, na articulação lombossacral e entre as duas primeiras vértebras caudais (Fig. 26.3). O primeiro espaço intercaudal é convenientemente grande, medindo cerca de 2 × 2 cm. A maioria dos outros espaços interarcuais mede apenas alguns milímetros em cada direção e, por estarem a uma profundidade considerável abaixo da pele, não são facilmente localizados. Os espaços interarcuais interlombares craniais são usados ocasionalmente para a administração de injeções epidurais para se obter anestesia local do flanco. Uma abordagem levemente oblíqua, de um ponto de entrada um pouco laterocaudal ao espaço alvo, minimiza o risco de a agulha atingir o osso.

A medula alcança a primeira vértebra sacral em bovinos adultos e consideravelmente mais longe em bezerros jovens, talvez a metade caudal do sacro, podendo ocupar quase todo o sacro nas espécies de pequenos ruminantes.

A medula espinal divide-se em 8 segmentos cervicais, 13 torácicos, 6 lombares, 5 sacrais e (geralmente) 5 caudais. Os 8 segmentos cervicais estão acomodados no interior das 7 vértebras cervicais, enquanto cada um dos segmentos

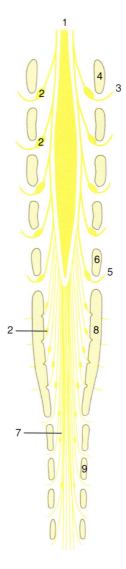

Fig. 26.4 Relação entre as vértebras da extremidade caudal da medula espinal e seus ramos (vista dorsal esquemática). Observe a posição dos gânglios espinais (2). O esquema indica a situação em bovino adulto. A medula se estende até a segunda ou a terceira vértebra sacral no bezerro recém-nascido e em ovinos e caprinos adultos. *1*, Medula espinal; *2*, gânglios espinais; *3*, segundo nervo espinal lombar; *4*, secção do arco da segunda vértebra lombar; *5*, sexto nervo lombar; *6*, secção do arco da sexta vértebra lombar; *7*, cauda equina; *8*, secção do sacro; *9*, secção do arco da segunda vértebra caudal.

torácicos e lombarem craniais mostram uma correspondência quase exata com as vértebras de mesma designação. O deslocamento cranial da parte mais caudal da medula deixa o canal dentro da última vértebra lombar ocupado pelos 5 segmentos sacrais curtos (Fig. 26.4). O espaço subaracnóideo se estende até o sacro e suas dimensões são suficientemente generosas para tornar a punção subaracnóidea um procedimento relativamente simples no nível lombossacral (Fig. 26.3/*4*).

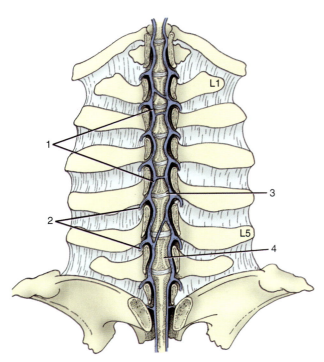

Fig. 26.5 Vista dorsal da drenagem venosa no canal vertebral bovino. O plexo vertebral interno, com suas conexões internas e seus ramos segmentares laterais, foi exposto. *1*, Plexo vertebral interno; *2*, veias intervertebrais; *3*, disco intervertebral; *4*, corpo vertebral; *L1*, primeira vértebra lombar; *L5*, quinta vértebra lombar.

O plexo vertebral interno da coluna vertebral (Fig. 26.5/1) apresenta duas características de interesse potencial. A primeira envolve a possibilidade de o plexo transportar sangue desviado da veia cava caudal quando esta está estreitada ou obstruída pelo timpanismo ruminal; a compressão da veia cava pode ser direta ou indiretamente exercida por um deslocamento de cisalhamento do fígado contra o diafragma (Fig. 26.6). A segunda característica significativa envolve o risco de hemorragia ao realizar-se a punção subaracnóidea ou epidural.

OS VASOS DA CAUDA

A artéria e a veia caudais medianas exigem uma breve observação. A artéria, que continua a sacral mediana é ventral à veia na maior parte do comprimento da cauda e é comumente usada para a verificação de pulso, geralmente a cerca de 18 cm da raiz da cauda. Os vasos ficam laterais, na parte proximal da cauda (Cd2 ou Cd3), onde tanto a artéria quanto a veia estão disponíveis para a obtenção de sangue, embora esse local seja uma escolha imprudente devido à inevitável contaminação fecal (Fig. 26.7B). Nesse nível, ambos os vasos estão contra a face ventral das vértebras caudais, onde são protegidos pelos arcos dos processos hemais (Fig. 26.7A) das primeiras vértebras (Fig. 2.12E/9). Os vasos são, desse modo, acessíveis apenas nos níveis intervertebrais. A caudectomia é comum em cordeiros.

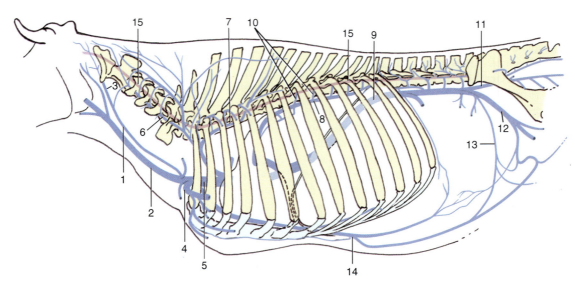

Fig. 26.6 Conexões das principais veias com o sistema plexo vertebral-ázigos. Note especificamente as conexões entre o plexo vertebral interno (15) e as veias intercostais (10) e entre o plexo e os ramos da veia vertebral (6). *1*, Veia (v.) jugular interna; *2*, v. jugular externa; *3*, v. occipital; *4*, v. axilar; *5*, v. cava cranial; *6*, v. vertebral; *7*, v. intercostal suprema; *8*, v. ázigos esquerda.; *9*, v. cava caudal; *10*, vv. intercostais; *11*, v. ilíaca interna; *12*, v. ilíaca externa; *13*, v. ilíaca profunda circunflexa; *14*, v. epigástrica cranial; *15*, plexo vertebral interno (vermelho).

Capítulo 26 **Pescoço, Dorso e Cauda dos Ruminantes** 657

> **VERIFICANDO A COMPREENSÃO**
> Revise os limites anatômicos do flanco e determine as razões para sua adequação ao acesso cirúrgico do abdome.

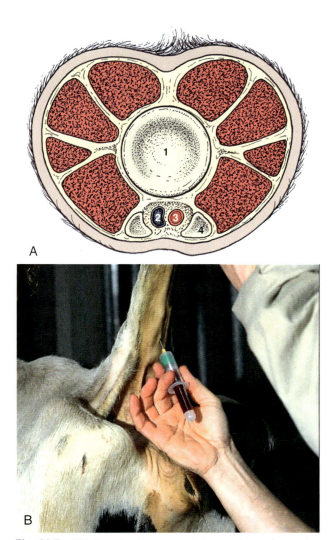

Fig. 26.7 (A) Secção transversal da cauda bovina entre Cd3 e Cd4. *1*, disco intervertebral; *2*, veia caudal mediana; *3*, artéria caudal mediana; *4*, processo hemal. (B) Coleta de sangue do vaso caudal mediano.

27 O Tórax do Ruminante

A extensão e dimensões da cavidade torácica não são aparentes na inspeção do animal vivo. Características como o estreitamento da parte cranial do tórax ou da parte do abdome cercada pela caixa torácica não são apreciados pelo ponto de vista externo (Fig. 27.1). Certas características do esqueleto do membro fornecem direcionamentos úteis para a localização das partes mais profundas: a extremidade do ombro projeta-se a poucos centímetros à frente da parte inferior da I costela, o ângulo caudal da escápula situa-se sobre as vértebras dorsais à VI costela e o ápice do cotovelo situa-se sobre o quinto espaço intercostal, imediatamente dorsal às articulações costocondrais, e cranial ao vértice do diafragma (Figs. 27.2A e B).

A parede torácica do bovino, ao contrário de ovinos e caprinos, é reconhecida principalmente pela grande amplitude das costelas que dificulta o acesso à cavidade torácica através do espaço intercostal para qualquer cirurgia torácica raramente indicada. Os vasos intercostais seguem ambas as margens nas partes ventrais dos espaços, o queé um ponto relevante para apleurocentese, a qual é melhor realizada pela punção do 6° ou 7° espaços diretamente acima do nível das articulações costocondrais. As costelas, a partir da V até a XIII, geralmente podem ser identificadas com facilidade, embora possivelmente não possam ser palpadas ao longo de todo seu comprimento. As costelas tornam-se mais oblíquas e arqueadas, enquanto as cartilagens ganham uma curvatura mais cranial conforme a série segue caudalmente. As cartilagens das últimas cinco costelas (asternais) formam o arco costal que define o limite cranial do flanco. As costelas esternais unem-se ao esterno através de suas cartilagens. Comparada à parte cranial rígida da parede torácica, a parte caudal mais larga contribui para os movimentos respiratórios; mas, a atividade do diafragma ainda predomina. Apesar disso, os bovinos sobrevivem à paralisia diafragmática; entretanto, sofrem angústia maior que a usual em espécies menores.

▶ A PLEURA E OS PULMÕES

Os pulmões são muito desiguais: o pulmão direito é maior na proporção de 3:2. A assimetria afeta a disposição dos sacos pleurais; a consequência mais óbvia é o desvio dos mediastinos cranial e caudal para a esquerda. O mediastino cranial liga-se à parede esquerda do tórax, enquanto a parte caudal encontra o diafragma em um plano sagital que, quando projetado para dentro do abdome, divide o retículo, o qual expõe os dois sacos pleurais a chances quase iguais de envolvimento quando corpos estranhos penetram o tórax a partir daquele órgão (p. 675). O ápice do saco direito, que contém a extremidade do lobo pulmonar cranial, projeta-se a poucos centímetros cranial à I costela, expondo-o ao risco de lesão em feridas penetrantes aparentemente confinadas à base do pescoço. A reflexão caudal da pleura costal até o diafragma é mais importante. Ela segue uma linha cranialmente côncava que sobe acentuadamente em sua parte caudal, traçando um trajeto através da 8ª junção costocondral pelo meio da XI costela antes de alcançar a XII costela, um pouco abaixo da margem do iliocostal (Fig. 27.2). Atrás dessa linha, o diafragma liga-sediretamente à parede torácica e o abdome pode ser abordado sem risco de lesão ao saco pleural. Um espaço cranial a essa linha, o recesso costodiafragmático, nunca é completamente explorado pelo pulmão. Sua extensão pode ser consideravelmente exagerada após a morte, quando o pulmão está colapsado.

Além da assimetria, os pulmões dos bovinos são distinguidos por sua lobação pronunciada e lobulação bastante evidente.

O pulmão esquerdo possui lobos cranial e caudal (Fig. 27.2), e o primeiro é dividido em duas partes: uma estende-se para a frente, em direção ao ápice do saco pleural, e a outra desce ventralmente sobre o pericárdio. A incisura entre as duas estende-se do 3° espaço intercostal até a V costela e define a área na qual o coração está em contato direto com a parede torácica (Fig. 27.3). A margem basal muda de posição de acordo com a fase da respiração; como um ajuste entre as posições inspiratórias e expiratórias, pode ser descrito como seguindo uma linha quase reta a partir da 6ª articulação costocondral até a parte superior da XI costela. A delgada parte marginal do pulmão não fornece informação clínica útil, e a principal área para *percussão e auscultação é reduzida ao triângulo surpreendentemente pequeno limitado pelo tríceps, margem dos músculos do dorso, e como uma hipotenusa, a linha unindo o ápice do cotovelo até a parte superior da XI costela.* Uma segunda área (pré-escapular), estendendo-se alguns centímetros à frente da metade ventral da margem cranial da escápula, é de mínimo significado clínico.

O pulmão direito possui quatro lobos — cranial, médio, caudal e acessório (Fig. 27.4). O lobo cranial é independentemente ventilado por um brônquio que se origina da traqueia logo antes da bifurcação. A incisura cardíaca, menor do que a do lado esquerdo, está restrita às porções inferiores do 3° e 4° espaços, e é totalmente coberta pelo braço. A principal área para exame clínico é um pouco maior nesse

Capítulo 27   **O Tórax do Ruminante**   659

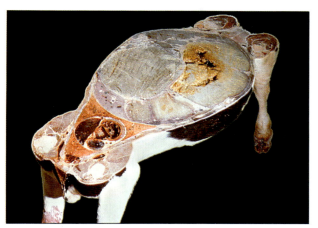

Figura 27.1   Seção horizontal na altura das articulações da escápula e joelho. Note os volumes relativos das cavidades torácica e abdominal.

lado, porque está livre da pressão exercida sobre o diafragma pelo rúmen. A percussão em direção à margem basal é também realizada com maior precisão, porque há uma transição abrupta do ruído pulmonar oco para o ruído surdo do fígado.

Doenças respiratórias causam perdas econômicas significativas à indústria pecuária. A pneumonia brônquica ocorre quando agentes infecciosos têm acesso ao pulmão pelas vias aéreas. Isso ocorre durante estresse fisiológico induzido por fatores como climas adversos e deficiências nutricionais, os quais levam ao comprometimento das defesas imunes. Os patógenos comuns incluem herpes-vírus bovino, *Mycoplasma* spp. e *Mannheimia hemolytica*. Septos de tecido conjuntivo denso dividem o parênquima pulmonar e demarcam a superfície onde eles conectam-se à pleura pulmonar (Fig. 4.27). Estes septos podem ajudar a localizar infecções, levando a uma parte comprometida do pulmão próxima a uma parte normal. Este padrão é distinto do padrão difuso de doença nos pulmões de cães.

A capacidade para troca respiratória é limitada pela área total de superfície alveolar relativamente pequena e menor densidade capilar quando comparada a de outras espécies. Uma grande parte é necessária para necessidades basais, e pouco é mantido em reserva.

Os pulmões de pequenos ruminantes são semelhantes macroscopicamente, mas apresentam lobulação menor e usualmente desigual.

Embora a circulação através dos pulmões seja mantida pelas artérias pulmonares e brônquicas todo o sangue retorna através de um único conjunto de veias. Dois plexos linfáticos drenam os pulmões. Um está localizado diretamente abaixo da pleura, drenando-a e o tecido conjunto adjacente. O outro segue os tratos peribrônquicos e pode ser interrompido pela interposição de linfonodos peribrônquicos (embora esses nunca sejam conspícuos e nem sempre podem ser encon-

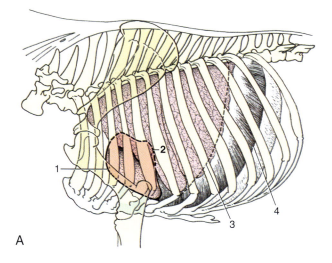

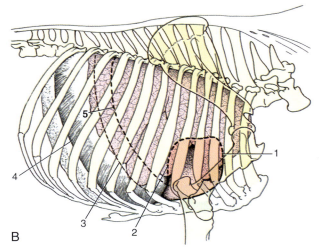

Figura 27.2   Projeções esquerda (A) e direita (B) do coração e dos pulmões do bovino na parede torácica. A margem basal do pulmão e a linha da reflexão pleural também são demonstradas. *1*, Extensão cranial do coração; *2*, extensão caudal do coração; *3*, margem basal do pulmão; *4*, linha de reflexão pleural; *5*, margem caudal da área de percussão pulmonar, demonstrada no lado direito.

trados). Ambos os conjuntos adentram os linfonodos traqueobrônquicos localizados sobre as origens dos brônquios principais.

O MEDIASTINO E SEU CONTEÚDO

A espessa parte dorsal do mediastino cranial contém o esôfago e a traqueia, os vasos que passam de e para o pescoço e membros torácicos, um conjunto de linfonodos, o ducto torácico e vários nervos. Em animais mais velhos, a parte ventral é delgada, contendo somente os vasos torácicos internos e um vestígio do timo. A diferença na espessura é menos evidente em animais mais jovens, nos quais o timo ainda tem que regredir (Fig. 27.5).

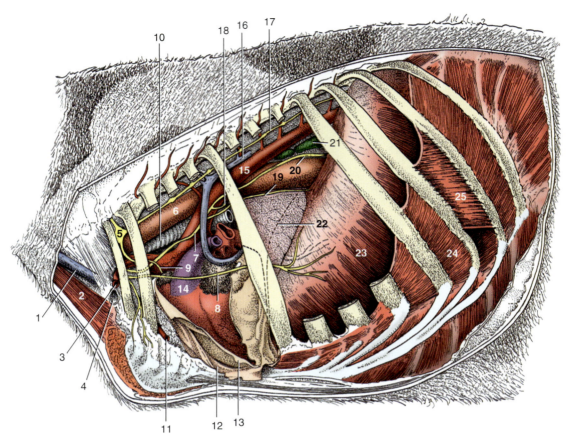

Figura 27.3 Vista lateral esquerda da cavidade torácica bovina. O pulmão esquerdo e parte da pleura mediastinal foram removidos. *1,* Veia jugular externa; *2,* esternocefálico; *3,* artéria axilar; *4,* veia axilar; *5,* gânglio cervicotorácico; *6,* esôfago; *7,* vago; *8,* nervo frênico; *9,* um dos nervos cardíacos; *10,* traqueia; *11,* artéria torácica interna; *12,* pleura mediastinal; *13,* pericárdio, refletido; *14,* tronco pulmonar; *15,* aorta; *16,* veia ázigos esquerda; *17,* cadeia simpática; *18,* nervo laríngeo recorrente; *19,* tronco vagal ventral; *20,* tronco vagal dorsal; *21,* linfonodos mediastinais caudais; *22,* extensão cranial do diafragma; *23,* diafragma; *24,* músculo intercostal interno; *25,* músculo intercostal externo.

O mediastino médio é ocupado pelo coração (dentro do pericárdio) ventralmente e o esôfago, a terminação da traqueia, o arco aórtico, vasos pulmonares, veia ázigos esquerda, diversos linfonodos e o tronco vagal dorsalmente (Fig. 27.6). É, desta forma, de espessura muito irregular, sendo reduzido em alguns locais a folhetos pleurais apostos. Ventral ao coração, ele se amplia para conter o ligamento pericardioesternal.

O mediastino caudal geralmente é delgado. A parte dorsal contém o esôfago, aorta, troncos vagais e linfonodos mediastinais caudais (Fig. 27.7). O septo é muito curto e nivelado com a base do coração, mas, ventralmente, alonga-se onde é desviado para a esquerda (Fig. 27.5).

O Coração

O coração está localizado assimetricamente, 60% ou mais à esquerda do planomediano, e estende-se do segundo espaço intercostal (ou da costela seguinte) até o quinto espaço. Desta forma, está localizado principalmente sobre a cobertura dos membros em um animal em estação. *A base localiza-se no plano da última articulação costocondral e o ápice oposto à sexta cartilagem costal, alguns centímetros dorsal ao esterno; seu longo eixo inclina-se um pouco caudalmente e para a esquerda.* O contato direto com as paredes torácicas é restrito a áreas descritas com os pulmões. A margem caudal vertical está relacionada ao diafragma e, por meio desse, ao retículo e fígado; a margem cranial inclinada está relacionada ao timo no animal jovem. As relações da base incluem a traqueia e os brônquios principais, vasos pulmonares e linfonodos (Fig. 27.5).

O coração bovino é construído de acordo com o plano mamífero geral. O átrio direito recebe uma veia ázigos esquerda, por meio do seio coronário. Ele ocasionalmente retém comunicação com o átrio esquerdo através do forame oval aberto; este usualmente é apenas patente para a passagem de uma sonda e sem significância. Dois ossículos são observados no tecido conjuntivo relacionados às cúspides da valva aórtica; eles não são observados somente em bovinos, conforme frequentemente suposto, mas parecem

Capítulo 27 **O Tórax do Ruminante** 661

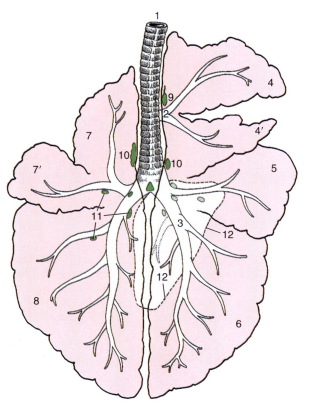

Figura 27.4 Lobação e árvore brônquica dos pulmões do bovino, vista dorsal (esquemática). *1*, Traqueia; *2*, brônquio traqueal; *3*, brônquio principal direito; *4* e *4'*, lobo cranial direito dividido; *5*, lobo médio; *6*, lobo caudal direito; *7* e *7'*, lobo cranial esquerdo dividido; *8*, lobo caudal esquerdo; *9*, linfonodo traqueobrônquico cranial; *10*, linfonodos traqueobrônquicos; *11*, linfonodos pulmonares; *12*, contorno do lobo acessório do pulmão direito.

desenvolver-se precocemente nessa espécie. A artéria coronária esquerda é dominante, sendo a direita restrita a um trajeto circunflexo. É importante mencionar que o istmo da aorta (o segmento entre a origem do tronco braquiocefálico e a junção com o ducto arterioso) é bastante constrita no bezerro recém-nascido, o que pode erroneamente sugerir que a aorta surge do ventrículo direito. O coração alcança as proporções usuais nos neonatos dentro de alguns dias após o nascimento.

As projeções das valvas cardíacas na parede torácica, ou mais precisamente o choque de ponta, são obviamente de maior importância. As valvas pulmonares e aórtica podem ser consideradas como sendo localizadas sob a III costela e espaço seguinte e a IV costela, respectivamente. Estas valvas estão cerca de 10 cm acima das junções costocondrais, embora a inclinação do coração eleve a valva aórtica um pouco acima e abaixe a valva pulmonar um pouco abaixo da altura sugerida. A valva atrioventricular esquerda está localizada sob o 4° espaço e a V costela, e a direita está localizada sob a IV costela e espaço; cada uma em um nível ligeiramente mais ventral do que a valva arterial associada. É claro que somente o som da valva atrioventricular direita é auscultado do lado direito (Fig. 27.5).

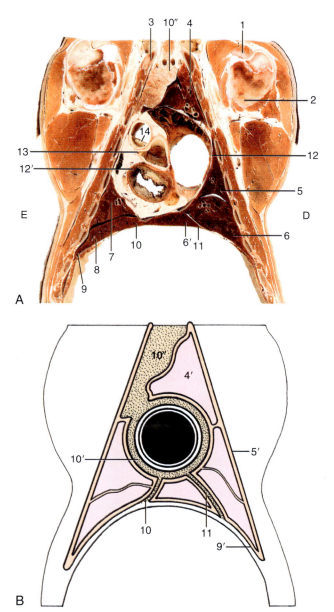

Figura 27.5 Seção dorsal do tórax bovino, diretamente ventral à articulação do ombro. (A) Real. *E*, lado esquerdo; *D*, lado direito. (B) Esquematizado para demonstrar a assimetria das partes cranial e caudal do mediastino *(pontilhado)*. *1*, Tendão do bíceps; *2*, úmero; *3*, I costela; *4*, lobo cranial do pulmão direito; *4'*, pleura pulmonar; *5*, lobo médio do pulmão direito; *5'*, pleura costal; *6* e *6'*, lobos caudal e acessório do pulmão direito, respectivamente; *7*, parte caudal do lobo cranial do pulmão esquerdo; *8*, lobo caudal do pulmão esquerdo; *9*, diafragma; *9'*, pleura diafragmática; *10, 10'* e *10''*, mediastino caudal, médio e cranial, respectivamente, o último ocupado pelo timo; *11*, prega da veia cava; *12* e *12'*, valvas atrioventriculares direita e esquerda; *13*, artéria coronária esquerda surgindo da valva aórtica; *14*, valva pulmonar.

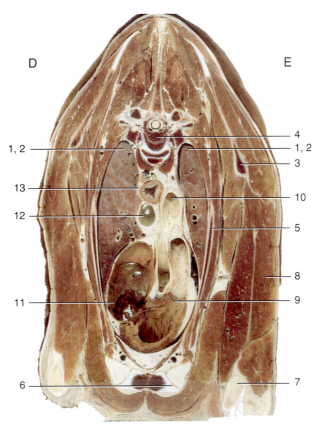
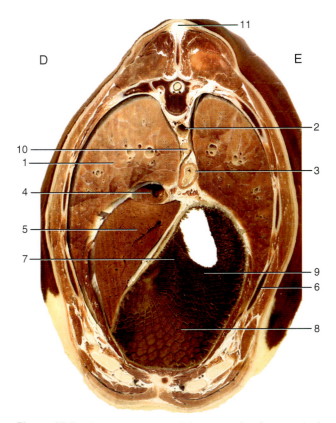

Figura 27.6 Seção transversal do tórax bovino no nível da IV vértebra torácica. Note a assimetria dos pulmões. *1* e *2*, Lobos craniais dos pulmões direito e esquerdo; *3*, escápula; *4*, IV vértebra torácica; *5*, III costela; *6*, esterno; *7*, olécrano; *8*, cabeça longa do tríceps; *9*, valva pulmonar; *10*, arco aórtico; *11*, valva atrioventricular direita; *12*, traqueia; *13*, esôfago; *E*, lado esquerdo; *D*, lado direito.

Figura 27.7 Seção transversal do tronco bovino no nível da VIII vértebra torácica. Note a cobertura para as vísceras abdominais fornecida pelas costelas. *1*, Lobo caudal do pulmão direito; *2*, aorta; *3*, esôfago; *4*, veia cava caudal; *5*, fígado; *6*, VII costela; *7*, sulco reticular; *8*, retículo; *9*, prega ruminorreticular; *10*, linfonodo mediastinal caudal; *11*, ligamento supraespinal; *E*, lado esquerdo; *D*, lado direito.

A *pericardiocentese* é realizada de forma mais segura no 5° espaço intercostal do lado esquerdo, diretamente dorsal às articulações costocondrais.

Esôfago, Traqueia, Timo e Nervos Vagos

O *esôfago* e a traqueia adentram o tórax cercados por uma fáscia frouxa contínua ao tecido conjuntivo do pescoço, fornecendo uma via para a disseminação de fluidos e infecções que são mais relevantes em conexão com feridas exsudativas do esôfago. Nesse nível, o esôfago situa-se dorsolateral à traqueia no lado esquerdo, mas logo obtém uma posição mediana. Suas relações incluem os linfonodos mediastinais craniais e os nervos vago e simpáticos na entrada do tórax e da aorta, ducto torácico, veia ázigos e linfonodos mediastinais médios e traqueobrônquicos mais caudalmente. No final do trecho torácico, possui importantes relações com os troncos vagais e os linfonodos mediastinais caudais.

Após a morte, o esôfago é observado relaxado, não fornecendo nenhuma evidência do esfíncter pré-diafragmático que algumas vezes alega-se existir. A parte envolvida pelo diafragma pode ser encontrar constrita, o que pode não ser o caso em vida.

A *traqueia*, profunda e comprimida de lado a lado, inicialmente localiza-se dorsal às veias tributárias da veia cava cranial. Ela continua essa relação até sua bifurcação sobre o átrio direito, logo após a separação do brônquio que serve o lobo cranial direito. Suas relações em diferentes níveis incluem os principais nervos dentro do tórax, a aorta e o ducto torácico e os linfonodos traqueobrônquicos.

O *timo* foi previamente descrito no pescoço (p. 648 e Fig. 25.24). A parte torácica preenche a parte ventral do mediastino cranial, estendendo-se em seu apogeu sobre a superfície cranial do pericárdio e alcançando a origem do tronco pulmonar e arco aórtico. A involução raramente é completa, e algum vestígio, consistindo principalmente de gordura e tecido fibroso, persiste mesmo em animais mais velhos.

Os nervos simpático e frênico são pouco notados. Os *nervos vagos* não exibem características especiais antes de suas divisões em ramos dorsal e ventral, que se unem aos seus contralaterais para formar os troncos que seguem as margens do esôfago. Uma conexão sobre a face esquerda do esôfago antes de adentrar o abdome pode ser relevante aos efeitos inconsistentes de secções de nervos na função gástrica. A conexão algumas vezes sugere reforço do tronco ventral à custa do dorsal, e algumas vezes o oposto. A relação com o linfonodo mediastinal caudal é importante.

AS ESTRUTURAS LINFÁTICAS DENTRO DO TÓRAX

A drenagem linfática do tórax é complicada e variável. Nem todo linfonodo está presente em todos os animais, e alguns podem estar localizados em locais onde seja difícil designá-los a um grupo particular. Uma série de pequenos linfonodos intercostais está presente diretamente abaixo da pleura em certos espaços, e são suplementados por linfonodos dispersos ao longo da aorta (Fig. 27.8). Ambos os conjuntos drenam linfa de estruturas ao redor da coluna vertebral e dentro do mediastino dorsal. A maioria do seu efluxo é direcionada para os linfonodos mediastinais craniais (Tabela 27.1).

O *ducto torácico*, para o qual a maior parte da linfa eventualmente flui, está inclinado ventralmente sobre a face esquerda da traqueia para terminar abrindo-se na veia cava cranial ou numa de suas tributárias do lado esquerdo. O ducto frequentemente é duplicado por todo o seu trajeto ou parte dele.

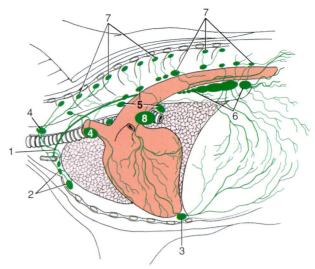

Figura 27.8 Drenagem linfática da parede torácica bovina e mediastino. *1*, Ducto torácico; *2*, Linfonodos esternais craniais; *3*, linfonodo esternal caudal; *4*, linfonodos mediastinais craniais; *5*, linfonodos mediastinais médios; *6*, linfonodos mediastinais caudais; *7*, linfonodos aórticos torácicos e intercostais; *8*, linfonodo traqueobrônquico.

TESTE SUA COMPREENSÃO

Demarque a área de auscultação dos pulmões e pratique a auscultação em animais vivos.
Compare a anatomia macroscópica e submacroscópica dos pulmões de bovinos com aquela dos equinos e discuta as implicações funcionais das diferenças estruturais.

TABELA 27.1 LINFONODOS DO TÓRAX

Linfonodos	Localização	Áreas Drenadas	Fluxo Eferente
Esternal caudal	Ventral ao músculo transverso torácico no assoalho torácico	Partes ventrais dos assoalhos torácico e abdominal cranial e músculos sobrejacentes dos membros torácicos	Para o grupo mediastinal cranial
Esternal cranial	Cranial aos linfonodos esternais caudais		
Mediastinal cranial	Próximo à entrada do tórax	Drenam estruturas mediastinais adjacentes, além dos linfonodos esternais caudais e craniais	Para o ducto torácico ou um ou dois ductos traqueais
Mediastinal médio	À direita do arco aórtico	Estruturas mediastinais e de alguns dos linfonodos traqueobrônquicos	Para o ducto traqueal
Traqueobrônquico	Diretamente na traqueia e nos brônquios	Pulmão	Vários linfonodos mediastinais
Mediastinal caudal; 1-2; pode ter 20 cm de comprimento	Dorsal ao hiato sobre o esôfago	Estruturas adjacentes	Para o ducto torácico; o alargamento pode comprimir o esôfago e causar timpanismo

28 O Abdome dos Ruminantes

CONFORMAÇÃO E ANATOMIA SUPERFICIAL

A forma do abdome varia com a idade, obesidade e condição fisiológica. Em animais adultos, é profundo e largo, e o assoalho, o qual afunda atrás do esterno, ascende muito abruptamente em sua parte caudal até se unir à margem púbica. Esta inclinação marcante não é óbvia à primeira inspeção porque a parte caudal do abdome é coberta pelas coxas e pelas pregas cutâneas que passam entre os flancos e as articulações do joelho e é sobreposta ventralmente pelo úbere ou prepúcio. A extensão considerável do abdome sob a cobertura das costelas segue a partir da curvatura do diafragma (Fig. 27.3). O abdome é geralmente simétrico bilateralmente, embora prenhez avançada ou distensão excessiva do rúmen possam fazer um lado abaular-se mais acentuadamente (Tabela 28.1). A parte superior do flanco é côncava, formando a fossa paralombar ao lado dos lombos (Fig. 26.1/*B* e *E*), enquanto a parte inferior convexa funde-se ao assoalho.

No bezerro mais jovem, o abdome é mais raso e comprimido lateralmente e o assoalho inclina-se mais gradualmente em direção à pelve. A distribuição das costelas caudais, a profundidade do tronco e as depressões ao lado da coluna vertebral ocorrem após o crescimento do rúmen.

As paredes abdominais lateral e ventral são limitadas pela última costela e arco costal, as extremidades dos processos transversos lombares, o tuber coxal e a linha terminal da entrada pélvica (Fig. 26.1A). Nem todos são palpáveis, embora a identificação da margem da caixa torácica, do tuber coxal e da maioria dos processos transversos lombares normalmente não representem problemas. A identificação correta dos ossos pela palpação é importante em certas técnicas anestésicas. Das seis vértebras lombares em bovinos, da II a V vértebras são fáceis de reconhecer e podem até mesmo ser identificadas sem palpação em bovinos magros. O primeiro processo, entretanto, nem sempre pode ser localizado porque é curto, oculto no ângulo entre a última costela e a coluna, geralmente sobreposto por uma camada de gordura. O último processo sempre evade os dedos porque está localizado medial ao tuber coxal debaixo de uma espessa cobertura muscular (Fig. 26.5). Em ovinos e caprinos, existem ocasionalmente sete vértebras lombares.

A PAREDE VENTROLATERAL DO ABDOME

Estrutura

A parede ventrolateral do abdome é composta de aproximadamente nove ou 10 camadas, embora nem todas cubram toda a extensão. A pele é livremente móvel, exceto sobre o tuber coxal. O *músculo cutâneo* é espesso sobre as partes inferiores do flanco, mas afina-se dorsalmente e não se estende sobre a fossa paralombar. Também deixa o assoalho abdominal descoberto, exceto pelos fascículos separados que fornecem ao animal macho os músculos craniais e caudais do prepúcio. O músculo cutâneo estende-se através da prega do flanco, terminando em uma aponeurose sobre a superfície lateral da coxa (Fig. 28.1A).

A *fáscia superficial* frouxa fornece vias para os nervos cutâneos e envolve certos linfonodos. O alongado linfonodo subilíaco é fácil de palpar e repousa verticalmente dentro da prega cutânea, pressionado contra a margem cranial da coxa, a uma certa distância acima da patela. Ele drena as camadas mais superficiais da parede corporal até a parte caudal do tórax e recebe a linfa oriunda da pele e dos músculos superficiais da coxa e da garupa (Fig. 29.46). Uma série de linfonodos menores, dentro da fossa paralombar, drena as partes adjacentes, mas normalmente passam despercebidos, exceto quando estão aumentados. A veia abdominal subcutânea ("do leite") segue adiante sobre o assoalho abdominal, a partir do úbere (Fig. 29.44).

A *fáscia profunda* é transformada em uma túnica elástica flava, anexa ao músculo subjacente e compartilhando na sustentação das vísceras. Ventralmente, dá origem à fáscia espermática externa ou a lâmina medial do aparelho suspensório do úbere.

A *camada muscular* dispõe-se amplamente como nas outras espécies. O flanco possui uma camada tripla de músculos achatados (*oblíquo externo*, *oblíquo interno* e *transverso abdominal*) que tem origem nas costelas, processos transversos lombares e no ílio (Fig. 28.1). Esses músculos continuam sobre o assoalho abdominal por meio de tendões aponeuróticos que envolvemos músculos retos de cada lado da linha alba, onde as aponeuroses se inserem (Fig. 1.37). A linha alba segue do processo xifoide do esterno até o centro do tendão pré-púbico, onde se funde com os tendões terminais dos músculos retos.

Capítulo 28 — O Abdome dos Ruminantes

TABELA 28.1	CONTORNOS ABDOMINAIS E POSTURA DO ANIMAL EM RELAÇÃO À CONDIÇÃO CLÍNICA
Contorno ou Postura	**Condição**
Distensão unilateral ou bilateral da parede abdominal ventral	Dilatação do rúmen ventral
Distensão do flanco esquerdo	Timpanismo ruminal (acúmulo de gás na câmara dorsal); deslocamento abomasal para a esquerda
Distensão abdominal do lado direito	Dilatação, deslocamento e obstrução de abomaso ou intestinos
Dorso arqueado, abdome retraído, relutância em movimentar-se	Dor abdominal anterior (p. ex., reticulopericardite traumática)

O músculo mais superficial do flanco, o *oblíquo externo*, origina-se dos recortes carnosos das superfícies externas das últimas oito costelas. Suas fibras mais dorsais seguem mais ou menos horizontalmente em direção ao tuber coxal, mas a maior parte inclina-se caudoventralmente até inserir-se nalinha alba (Fig. 28.1B). O espaço que se interpõe entre a margem dorsal e os processos transversos é fechado por uma camada de fáscia. A parte carnosa é sucedida por um tendão aponeurótico e a transformação ocorre ao longo de uma linha que primeiro desce verticalmente de um ponto quase na mesma altura do tuber coxal, antes de estender-se cranialmente. Uma divisão dentro da aponeurose fornece a abertura superficial (anel) do canal inguinal.

O segundo músculo, o *oblíquo interno*, possui uma origem tendinosa a partir do tuber coxal e o tendão pélvico do oblíquo externo, além de diversas origens carnosas independentes das extremidades dos processos transversos lombares. Irradia-se até inserir-se na última costela e na linha alba. A maioria das fibras segue caudoventralmente, mas os fascículos mais espessos e caudais passam ligeiramente atrás do plano do tuber. A junção musculotendinosa desliza caudoventralmente e somente a faixa mais caudal é carnosa, onde o músculo cruza a margem do músculo reto (Fig. 28.1C). As aponeuroses dos dois músculos oblíquos tornam-se cada vez mais entrelaçadas, no local onde elas passam ventrais ao reto e juntas, compõem a camada externa da bainha do reto. O tecido muscular do oblíquo interno forma a parede interna do canal inguinal.

O terceiro músculo, o *transverso abdominal*, surge das últimas costelas e das extremidades dos processos transversos lombares. Seu triângulo craniodorsal é tendinoso, mas a maior parte que recobre o flanco é carnosa. Antes de alcançar a margem do reto, o tecido muscular dá origem a uma aponeurose que cruza a face dorsal do reto, chegando à linha alba para formar a camada interna da bainha do reto. A maioria das fibras segue transversalmente e nenhuma passa atrás do plano do tuber coxal, deixando a superfície dorsal do reto descoberta em sua parte mais caudal (Fig. 28.1D).

O músculo *reto abdominal* é interrompido de forma usual por váriasinterseções tendinosas (Fig. 28.1D/*3*). Origina-sedas superfícies externas das extremidades inferiores das últimas 10 costelas e continua como uma larga faixa separada de seu vizinho pela linha alba achatada. O músculo estreita-se conforme alcança a margem púbica e o tendão que sucede o tecido muscular desvia-se para formar, com seu vizinho e a linha alba, uma depressão em forma de V que continua como a parte central do tendão pré-púbico. Antes de alcançar a margem púbica, a qual alcança praticamente verticalmente por baixo, o tendão pré-púbico é reforçado, unindo-se à decussação formada pelas partes contralaterais dos músculos pectíneos (cada um dos quais surge de ambos os ossos púbicos) e por contribuições adicionais das aponeuroses dos músculos oblíquos abdominais. Finalmente, e após decussação parcial, os tendões do músculo reto terminam juntos na crista sinfisial da pelve e no tendão sinfisial medial que surge nesse local. Uma depressão mediana arredondada da superfície interna do tendão pré-púbico é atribuída à pressão exercida pelo úbere (Fig. 29.40).

Uma delgada fáscia reveste os músculos abdominais internamente e sustentam o peritônio parietal. Os maiores depósitos de gordura nos tecidos subperitoneais são encontrados na entrada pélvica. A natureza totalmente tendinosa de uma região da parede abdominal, ao longo da margem do reto, em frente ao joelho, merece ênfase.

O *canal inguinal* é assemelha-se tanto ao do equino (p. 538) que uma descrição separada é desnecessária. Hérnias inguinais são raras em bovinos, mas frequentes em carneiros, embora no adulto não existam diferenças anatômicas evidentes. É provável que a incidência frequente em carneiros esteja associada a anomalias hereditárias no desenvolvimento gubernacular.

Inervação e Vascularização

Os nervos mais importantes da parede abdominal são os últimos nervos torácicos (T13) e os nervos lombares 1 e 2, embora o assoalho ventral ao arco costal seja inervado por prolongamentos dos nervos intercostais caudais. O conhecimento da topografia e distribuição dos nervos do flanco é de importância prática na obtenção de anestesia local.

A pele é dividida em faixas (dermátomos) que circundam o tronco e cada um é o território de um nervo espinal particular. As regiões peritoneais inervadas por nervos espinais correspondem muito intimamente aos dermátomos. A pele do abdome é inervada tanto pelos ramos primários dorsais quanto pelos ventrais, mas os músculos e outras estruturas profundas são inervadas somente pelos ramos ventrais (Fig. 1.37). Os *ramos dorsais* (Fig. 1.37/*4*) dos nervos torácicos e lombares inervam os músculos epaxiais e a faixa de pele que se estende da linha média dorsal até aproximadamente a altura da patela. Abaixo dessa linha, a

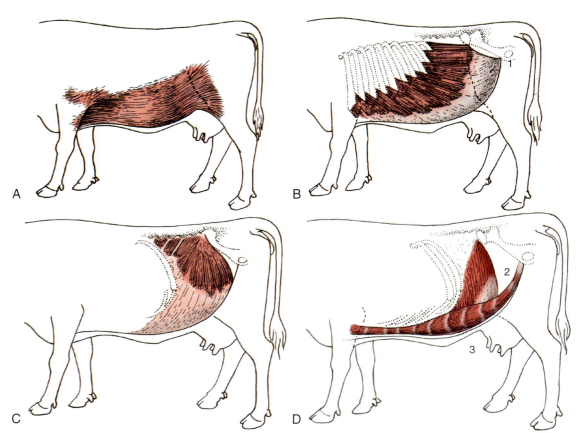

Figura 28.1 Músculo cutâneo do tronco e abdominais. (A) Cutâneo do tronco, especialmente bem desenvolvido ventralmente. (B) Oblíquo externo do abdome com anel inguinal superficial (*1*) em sua aponeurose. (C) Oblíquo interno do abdome. (D) Transverso do abdome (*2*) e reto do abdome (*3*). Note a redução na espessura da parede ao longo da parte caudal da margem do reto.

pele é inervada por duas camadas de ramos oriundos dos ramos ventrais (Fig. 1.37/5).

Os *ramos ventrais* são muito mais largos onde adentram o flanco, entre os músculos oblíquo interno e transverso. Cada um possui uma relação bem constante com o esqueleto, sendo um guia útil para o bloqueio anestésico. Estes nervos seguem obliquamente, desviando em uma direção cada vez mais caudal (Fig. 28.2). O último ramo ventral torácico geralmente passa sob a extremidade do primeiro processo transverso lombar; o primeiro ramo lombar (*nervo ílio-hipogástrico*) passa sob a extremidade do segundo; e o segundo ramo lombar (*nervo ílio-inguinal*) passa sob a extremidade do quarto (Fig. 28.3). A maior parte das variações afeta os últimos destes três nervos que, às vezes, passa sob o processo transverso da terceira vértebra lombar.

Uma exceção ao padrão geral de inervação da parede abdominal é o nervo do plexo braquial para o músculo cutâneo.

Incisões do flanco superior necessitam de bloqueio dos ramos dorsais e ventrais. A anestesia é mais adequadamente obtida por injeção paravertebral dos nervos relevantes próximos aos seus forames de emergência do canal vertebral. A anestesia do flanco inferior e do assoalho abdominal requer bloqueio somente dos ramos ventrais, e esses são mais convenientemente alcançados onde passam próximos às extremidades dos processos transversos lombares (*bloqueio paralombar*). Variação na topografia requer uma difusão mais ampla do agente anestésico para efeitos confiáveis. A injeção epidural lombar proporciona um procedimento alternativo. Independentemente do método escolhido, deve-se ter em mente a inervação específica do músculo cutâneo.

A parede abdominal recebe *vasos sanguíneos* oriundos de várias fontes. A parte ventral obtém seu suprimento por meio de artérias epigástricas cranial e caudal, as quais são ramos das artérias torácica interna e pudenda externa, respectivamente. Os flancos são irrigados por ramos parietais da aorta, dos quais o mais importante, do ponto de vista cirúrgico, a artéria ilíaca circunflexa profunda, ramo da ilíaca externa, penetrando no flanco, um pouco cranial ao tuber coxal. As veias são inicialmente satélites, mas na vaca parida, o arranjo é modificado com a formação da veia do "leite" (p. 710).

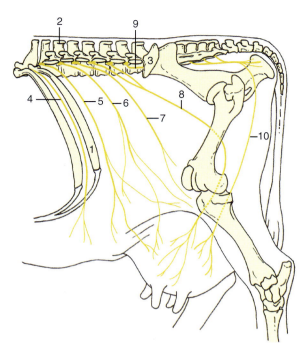

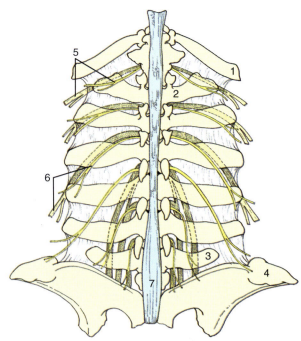

Figura 28.2 Topografia dos nervos para os flanco e úbere, simplificada. Os ramos dorsais dos nervos espinnais para a parte dorsal do flanco não são demonstrados. *1*, Última costela; *2*, processo espinhoso da segunda lombar (L2); *3*, tuber coxal; *4*, 12° torácico (T12) ([n.] nervo intercostal); *5*, T13 (n. costoabdominal); *6*, L1 (n. ilioipogástrico); *7*, L2 (n. ilioinguinal); *8*, L3 e L4 (n. genitofemoral); *9*; L5 (nervo); *10*, n. perineal ventral.

Figura 28.3 Relação dos nervos espinais lombares com os processos transversos das vértebras lombares bovinas. *1*, última costela; *2*, I vértebra lombar; *3*, VI vértebra lombar; *4*, tuber coxal; *5*, ramos dorsal e ventral do nervo torácico 13 (o ramo ventral está parcialmente pontilhado); *6*, ramos dorsal e ventral do nervo lombar 2; *7*, ligamento supraespinal.

O BAÇO

Uma impressão geral da topografia visceral deve ser obtida pela Figura 28.4, antes que os órgãos sejam considerados individualmente.

O baço achatado e oblongo de bovinos adultos possui aproximadamente 45 cm de comprimento e 12 cm de largura. Situa-se sobre a parte craniodorsal do rúmen, contra a metade esquerda do diafragma e está ligado a estes dois órgãos pelo ligamento gastrolienal e ligamento frênicolienal, respectivamente. Sua extremidade superior encontra-se sob as extremidades dorsais das últimas costelas e seu eixo estende-se ventralmente, com uma discreta inclinação cranial, sobre a linha das costelas, terminando na região da sétima articulação costocondral (Figs. 28.4A/*2* e 28.5/*6*). Na maioria dos animais, a extremidade inferior passa sobre o retículo, acarretando em riscos de envolvimento em abscessos e perfurações comuns àquele órgão. A parte superior do baço é retroperitoneal; a linha da reflexão serosa segue cranioventralmente sobre as superfícies parietal e visceral. O hilo fica restrito ao ângulo dorsocranial da face medial; e, para alcançar esse local, os vasos lienaisdevem passar primeiramente sobre o teto do rúmen.

A cápsula contém pouca músculo e a variação fisiológica no tamanho do baço é, dessa forma, bastante restrito.

Ocasionalmente, um baço aumentado pode estender-se atrás da última costela, no ângulo entre esta e a coluna lombar, mas para fins, o baço pode ser considerado como fora de alcance para palpação ou percussão. Para fins de biópsia, o acesso é normalmente feito através da extremidade superior do 11° espaço intercostal e envolve pouco risco de lesão ao pulmão, particularmente se a agulha for introduzida durante a expiração.

O baço possui uma consistência relativamente macia. Sua coloração varia consideravelmente, tendendo a ser azul-escuro em vacas e mais avermelhado em machos e animais mais jovens. A divisão da polpa em áreas vermelha e branca é bem evidente. Os corpúsculos brancos são um pouco maiores que cabeças de alfinete.

O baço é relativamente pequeno em *ovinos* e *caprinos*, nos quais sua forma, posição e ligamentos assemelham-se àqueles da extremidade dorsal do órgão bovino. É ligeiramente triangular em ovinos e quadrilateral em caprinos (Fig. 28.6B e C).

O ESTÔMAGO

Considerações Gerais

O estômago é composto por quatro câmaras — rúmen, retículo, omaso e abomaso — através das quais o alimento passa sucessivamente (Fig. 28.7). As três primeiras, conhecidas

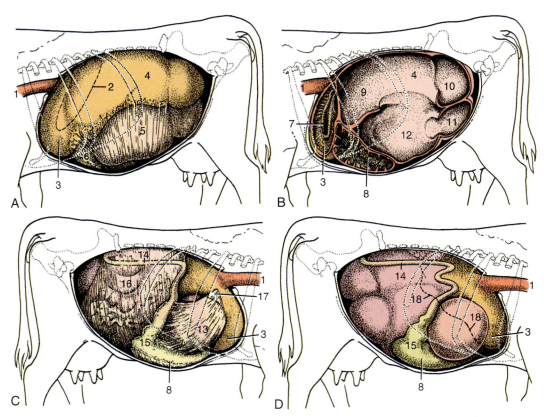

Figura 28.4 Topografia das vísceras abdominais. (A) Relação das vísceras abdominais com a parede abdominal esquerda. (B) O interior do estômago observado pelo lado esquerdo. (C) Relação das vísceras abdominais com a parede abdominal direita; o fígado foi removido. (D) Posição das partes do estômago observados pelo lado direito. *1*, Esôfago; *2*, contorno do baço; *3*, retículo; *4*, saco dorsal do rúmen; *5*, saco ventral do rúmen, coberto pela lâmina superficial do omento maior; *6*, fundo do abomaso, coberto pela lâmina superficial do omento maior; *7*, sulco reticular; *8*, corpo do abomaso; *9*, átrio do rúmen; *10*, saco cego caudodorsal; *11*, saco cego caudoventral; *12*, saco ventral do rúmen (aberto); *13*, omaso, coberto pelo omento menor; *14*, duodeno descendente; *15*, parte pilórica do abomaso; *16*, omento maior cobrindo a massa intestinal; *17*, omento menor seccionado do fígado; *18*, posição da margem caudoventral do fígado.

coletivamente como *pré-estômagos* (proventrículos), são desenvolvidos para lidar com os carboidratos complexos que compõem uma grande parte da dieta normal de ruminantes e somente a última câmara é comparável, em estrutura e função, ao estômago simples da maioria das outras espécies. No entanto, todos são derivados do fuso gástrico do embrião (Fig. 28.8).

A topografia do abdome do ruminante é dominada pelo enorme desenvolvimento do estômago, o qual, em bovinos adultos, quase preenche a metade esquerda da cavidade e ocupa uma parte substancial da metade direita (Figs. 28.9; 28.10, 28.11, 28.12 e Fig. 27.1). Sua capacidade é de cerca de 60 litros. Esse volume que é muito mais modesto do que muitos estimam, pode ser dividido entre as várias câmaras conforme segue: rúmen, 80%; retículo, 5%; omaso, 8%; e abomaso, 7%. As proporções em pequenos ruminantes são um pouco diferentes, sendo, talvez: 75% do rúmen, 8% do retículo, 4% do omaso e 13% do abomaso. Os volumes relativos são razoavelmente constantes, no curto prazo, devido a enorme capacidade de armazenamento das primeiras câmaras e a passagem mais ou menos contínua da ingesta para as partes distais que minimiza os efeitos da alimentação intermitente.

As diferentes câmaras são identificáveis como expansões do fuso do intestino anterior no embrião. Aumentam em velocidades desiguais durante os períodos embrionário e fetal; primeiro, uma toma a liderança e depois, a outra. Em certo estágio, o estômago fetal possui uma configuração quase adulta, mas durante os últimos meses de vida intrauterina, o abomaso supera as outras; no nascimento, corresponde a mais da metade do peso e capacidade de todo o órgão — o que é apropriado, pois é a única parte que possui função imediata a desempenhar. As alterações pós-natais através das quais as proporções e topografia adultas são adquiridas, são descritas posteriormente (p. 680).

Capítulo 28 **O Abdome dos Ruminantes** 669

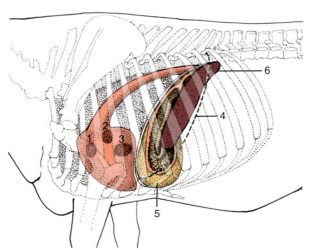

Figura 28.5 Projeção lateral esquerda de certos órgãos sobre a parede torácica bovina. *1*, Valva pulmonar; *2*, valva aórtica; *3*, valva atrioventricular esquerda; *4*, posição da margem basal do pulmão; *5*, retículo, aberto (notar a posição do sulco reticular); *6*, baço.

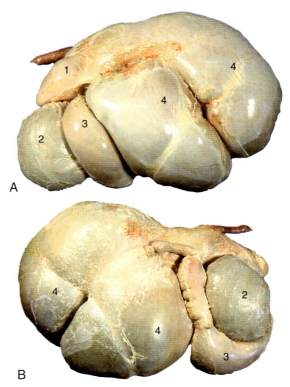

Figura 28.7 (A) Estômago bovino, lado esquerdo. (B) Estômago bovino, lado direito. *1*, Retículo; *2*, omaso; *3*, abomaso; *4*, rúmen.

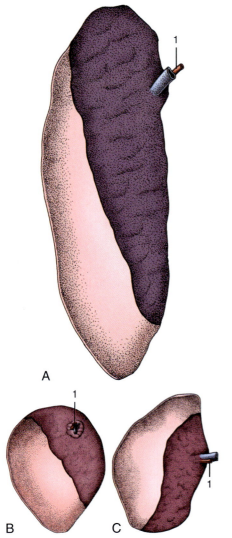

Figura 28.6 Os baços do (A) bovino, (B) ovino e (C) caprino; superfície visceral. A área craniodorsal está descoberta. *1*, Artéria lienal.

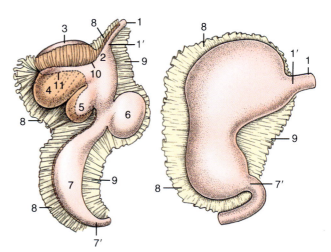

Figura 28.8 Fixações dos omentos maior e menor no estômago ruminante em desenvolvimento. O estômago simples à direita demonstra a correspondência de suas partes com os compartimentos do estômago ruminante. *1*, Esôfago; *1'*, cárdia; *2*, átrio do rúmen; *3*, saco dorsal do rúmen; *4*, saco ventral do rúmen; *5*, retículo; *6*, omaso; *7*, abomaso: *7'*, piloro; *8*, omento maior; *9*, omento menor; *10*, parte da curvatura maior correspondente ao sulco longitudinal direito do rúmen; *11*, parte da curvatura maior correspondente ao sulco longitudinal esquerdo do rúmen.

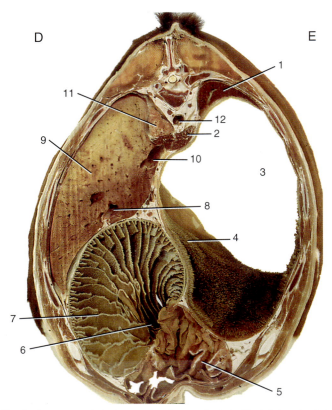

Figura 28.9 Seção transversal do tronco bovino a nível da X vértebra torácica. *1*, baço; *2*, pilares do diafragma; *3*, átrio do rúmen; *4*, pilar cranial; *5*, abomaso; *6*, óstio omasoabomasal; *7*, omaso; *8*, veia porta; *9*, fígado; *10*, veia cava caudal; *11*, pulmão direito; *12*, aorta; *E*, lado esquerdo; *D*, lado direito.

O Rúmen e Retículo

O rúmen e retículo juntos formam o reservatório que fermenta e quebra o alimento complexo e grosseiro ingerido, para prepará-lo para a digestão convencional mais baixa, no trato digestório, ao mesmo tempo em que absorvem alguns nutrientes. O rúmen é lateralmente comprimido e estende-se do cárdia — que situa-se um pouco acima do meio do sétimo espaço intercostal ou da VIII costela — até a entrada pélvica, do teto até o assoalho abdominal e da parede corporal esquerda, cruzando a linha média, especialmente caudal e ventralmente, onde pode alcançar o flanco inferior direito (Fig. 28.12). O retículo, muito menor, está localizado cranial ao rúmen, sob a cobertura da 6ª a 8ª costela e principalmente à esquerda do plano mediano. Alcança do cárdia até a parte mais cranial do diafragma e ocupa toda a altura desta parte mais rasa do abdome. O retículo também atravessa a linha média, especialmente ventralmente, onde repousa sobre o processo xifoide do esterno (Fig. 28.4/*3* e ver Fig. 27.7/*8*). Essa posição permite a aplicação de pressão externa na expectativa de provocar dor quando o retículo está comprometido.

Em razão da estrutura e função integradas do rúmen e retículo, muitos preferem descrevê-los como um compartimento ruminorreticular combinado. Há muitos fatores a favor desta convenção. A separação do rúmen do retículo, embora mais completa, é obtida de forma semelhante à subdivisão do rúmen — especificamente, pela inflexão das paredes para formar uma série de pilares que se projetam internamente (Fig. 28.4B). Toda a espessura da parede do estômago, exceto o peritônio, participa dessas formações. O rúmen e o retículo comunicam-se sobre a *prega ruminorreticular* em formato de U. Os principais *pilares ruminais* circundam o órgão, dividindo os sacos principais dorsal e ventral, enquanto *pilares coronários* menores demarcam os sacos cegos caudais. O *pilar cranial* possui uma direção oblíqua que divide parcialmente a extremidade cranial do restante do saco dorsal, enfatizando a associação da primeira parte (*átrio do rúmen*) com o retículo. Sulcos externos correspondem às posições de todas essas pregas. As proporções relativas dos compartimentos variam entre os ruminantes domésticos. O tamanho menor do saco dorsal e a extensa projeção caudal do saco cego ventral dão ao rúmen de ovinos e caprinos um aspecto assimétrico quando comparado ao rúmen bovino, mais simétrico. Existem também diferenças no desenvolvimento dos sulcos que são visíveis externamente, mas essas em conjunto não possuem significado clínico.

Capítulo 28   **O Abdome dos Ruminantes**   671

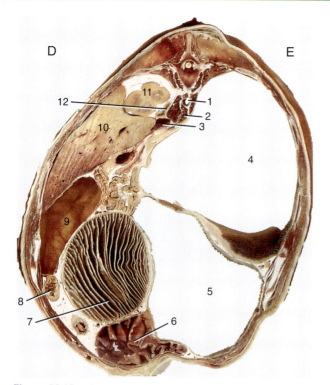

Figura 28.10   Seção transversal do tronco bovino a nível da XIII vértebra torácica. *1*, Aorta; *2*, pilar direito do diafragma; *3*, veia cava caudal; *4*, saco dorsal do rúmen; *5*, saco ventral do rúmen; *6*, abomaso; *7*, omaso; *8*, duodeno; *9*, vesícula biliar; *10*, fígado; *11*, polo cranial do rim direito; *12*, glândula adrenal direita; *E*, lado esquerdo; *D*, lado direito.

A serosa cobre toda a superfície do rúmen e retículo, exceto dorsalmente onde a parede ruminal adere diretamente ao teto abdominal, desde o hiato esofágico do diafragma até o nível da quarta vértebra lombar (Fig. 28.13/*12*) e sobre certos sulcos onde reflete-se para continuar no omento maior. A fixação limitada concede ao ruminorretículo a liberdade necessária para as contrações incessantes e recíprocas e a expansão de suas várias partes.

As *relações* são mais facilmente estudadas por referência às ilustrações (Figs. 28.4A e B, 28.7 e 28.10). Os pontos mais importantes são o contato entre o retículo, o diafragma e fígado cranialmente; insinuação do abomaso entre as duas câmaras (saco ventral do rúmen e retículo) ventralmente; relação da superfície direita do rúmen com a massa intestinal, omaso, abomaso, pâncreas e rins; e intrusão da parede superficial do omento maior entre o saco ventral do rúmen e a parede abdominal. O rúmen também possui uma relação variável com o útero e outros órgãos na entrada da pelve, onde o saco dorsal pode ser palpado pelo reto. O contato direto do saco dorsal com a parte superior do flanco esquerdo torna simples a auscultação e palpação. Também facilita a punção com trocarte para o alívio do timpanismo.

O *interior* do ruminorretículo comunica-se com o esôfago e omaso através de aberturas localizadas nas extremidades do *sulco reticular*, uma calha proeminente que desce do cárdia sobre a face direita do retículo, em direção ao fundo (Fig. 28-14/*4* e *5*). O sulco é limitado por lábios carnosos espirais; a extremidade superior do

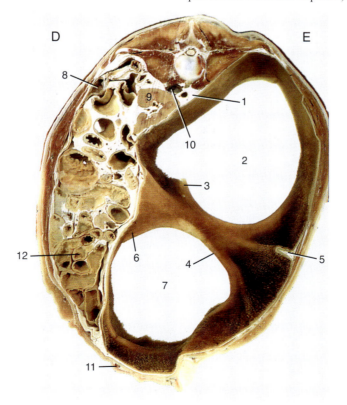

Figura 28.11   Seção transversal do tronco bovino a nível da III vértebra lombar. *1*, Aorta; *2*, saco cego caudodorsal; *3*, pilar coronário dorsal; *4*, pilar caudal; *5*, pilar longitudinal esquerdo; *6*, pilar coronário ventral; *7*, saco cego caudoventral; *8*, duodeno descendente; *9*, rim esquerdo; *10*, veia cava caudal; *11*, veia mamária; *12*, massa intestinal; *E*, lado esquerdo; *D*, lado direito.

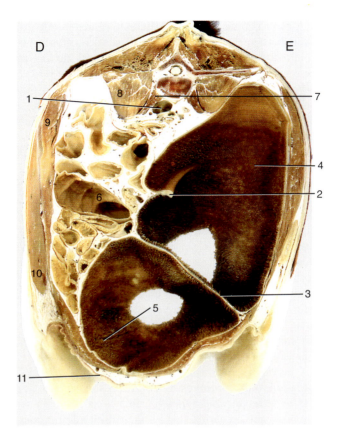
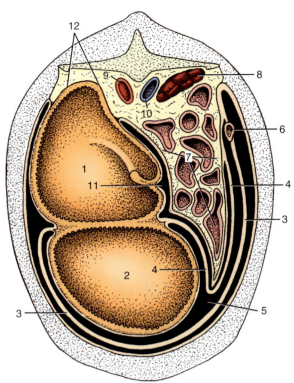

Figura 28.12 Seção transversal do tronco bovino a nível da V vértebra lombar. *1*, Bifurcação da aorta e formação da veia cava caudal; *2*, pilar coronário dorsal direito; *3*, pilar caudal; *4*, saco cego caudodorsal; *5*, saco cego caudoventral; *6*, cólon; *7*, psoas menor; *8*, psoas maior; *9*, oblíquo interno do abdome; *10*, oblíquo externo do abdome; *11*, veia mamária; *E*, lado esquerdo; *D*, lado direito.

Figura 28.13 Seção transversal esquemática da cavidade abdominal para demonstrar a disposição do omento maior. *1*, Saco dorsal do rúmen; *2*, saco ventral do rúmen; *3*, lâmina superficial do omento maior; *4*, lâmina profunda do omento maior; *5*, bolsa omental; *6*, duodeno descendente; *7*, massa intestinal; *8*, rim direito; *9*, aorta; *10*, veia cava caudal; *11*, recesso supraomental; *12*, fixação retroperitoneal do rúmen.

lábio esquerdo (cranial) expande-se, sobrepondo-se à abertura do cárdia, semelhante a uma fenda, enquanto um espessamento semelhante da extremidade inferior do lábio direito (caudal) encobre parcialmente a saída arredondada no omaso. O cárdia está localizado na junção do rúmen com o retículo e desemboca em ambas as câmaras. No animal lactente, o sulco reticular pode converter-se em um tubo fechado, formando um canal que conduz leite diretamente do esôfago até o canal do omaso, que por sua vez, desemboca no abomaso. As contrações musculares que aproximam os lábios são estimuladas de forma reflexa pela sucção do teto da mãe ou pelo fornecimento de alimento em cochos compatíveis. Conforme o animal cresce, alterações na dieta e regime alimentar resultam na diminuição do uso dessa via, embora, mesmo no adulto, uma parte de nutrientes solúveis, liberados na saliva durante a mastigação, consiga desviar-se do ruminorretículo. O reflexo do sulco é estimulado pelo hormônio antidiurético (ADH), indicando que o reflexo possa ter alguma função na vida adulta. O ADH é produzido em resposta à desidratação ou a um aumento da osmolalidade plasmática. Está associado à sede e seu efeito sobre o sulco reticular pode fazer com que uma parte da água ingerida por animais desidratados desvie do ruminorretículo. O fechamento do sulco pode ser estimulado por certos agentes químicos (p. ex., sulfato de cobre). Isso constitui uma estratégia útil quando se deseja introduzir drogas no abomaso sem diluição prévia nas câmaras anteriores.

A mucosa ruminorreticular é revestida por um *epitélio cutâneo estratificado* áspero (Fig. 28.15A e B), corado como marrom-esverdeado. O assoalho do sulco reticular, entretanto, é liso e pálido. A mucosa reticular possui padrão distinto formado por cristas com cerca de 1 cm de altura que delineiam "células" com quatro, cinco e seis lados (Fig. 28.16B e Fig. 27.7/8). Essas cristas e os assoalhos celulares entre elas possuem papilas baixas. O padrão reticulado torna-se menos regular próximo à junção com o rúmen e modifica-se gradativamente para mesclarcom a superfície papilífera desta câmara. A camada queratinizada superior do epitélio protege contra abrasão da dieta grosseira e fibrosa, enquanto

Capítulo 28   O Abdome dos Ruminantes

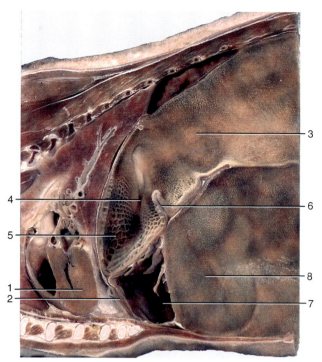

Figura 28.14 Seção sagital de parte do tronco de um caprino. *1*, Coração; *2*, diafragma; *3*, átrio do rúmen; *4*, sulco reticular; *5*, retículo; *6*, prega ruminorreticular; *7*, abomaso; *8*, saco ventral do rúmen.

as camadas mais profundas metabolizam ácidos graxos voláteis de cadeia curta. Histologicamente, o epitélio apresenta várias similaridades com a epiderme. A *lâmina própria — submucosa*, formada por uma rede de colágeno e fibras elásticas, inclui faixas de músculo liso dentro das partes distais das cristas reticulares (Fig. 28-15 A). As papilas ruminais variam em proeminência de acordo com a idade, dieta e localização (Figs. 28-16A e 28-14). Normalmente, elas são maiores e mais densamente disseminadas dentro dos sacos cegos, menos numerosas e menos proeminentes no saco ventral e menos desenvolvidas sobre o centro do teto e nas margens livres dos pilares. Papilas individuais variam de pequenas elevações arredondadas a formas cônicas e linguiformes, até folhas achatadas com cerca de 1 cm de comprimento. O epitélio ruminal é semelhante ao do retículo. Uma espessa *lâmina própria* subepitelial forma o cerne da papila através de fibras colágenas, elásticas e reticulares, e contém uma densa rede capilar. Não existe camada muscular da mucosa. A submucosa, mais frouxa, está localizada diretamente contra a lâmina própria e também contém uma rede vascular (Fig. 28.15B).

A natureza rugosa do revestimento ruminorreticular foi previamente interpretada como uma adaptação para a quebra mecânica da ingesta. Agora é tido como um mecanismo para aumentar a área de superfície para absorção de ácidos graxo

voláteis produzidos pela fermentação microbiana. Ácidos graxos voláteis, especialmente o butírico, estimulam o desenvolvimento das papilas e sua absorção é facilitada pelo plexo capilar subepitelial, muito rico. Em alguns ruminantes selvagens, mas não nas espécies domésticas, alterações evidentes na proeminência e no tamanho das papilas, e assim, na área de superfície ruminal (Fig. 28.16A), acompanham mudanças sazonais da qualidade da forragem.*

O retículo de *pequenos ruminantes* é relativamente maior que o dos bovinos. Embora estenda-se bem caudalmente, seu contato com o assoalho abdominal está sujeito a muita variação funcional (Fig. 28.14/5). Em seu revestimento, existem nítidas diferenças entre espécies. As cristas que limitam as "células" reticulares são relativamente muito menores e possuem margens mais proeminente serrilhadas. A mucosa "ruminal" papilífera também estende-se sobre uma parte maior da parede reticular.

A *musculatura lisa da parede ruminorreticular* está arranjada em duas camadas que continuam a musculatura estriada do esôfago. A delgada camada externa segue craniocaudalmente sobre o rúmen, mas possui um trajeto oblíquo no retículo. A maioria dos feixes da camada interna, muito mais espessa, segue mais ou menos em ângulos retos

---

*Em ruminantes selvagens, alterações notáveis na massa total das glândulas salivares estão correlacionadas com a resposta ruminal ao conteúdo fibroso da forragem.

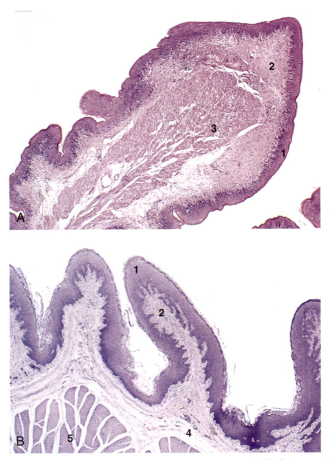

Figura 28.15 (A) Retículo de um caprino (aumento de 28x). (B) Rúmen de um caprino (aumento de 28x). *1*, Epitélio escamoso estratificado; *2*, lâmina própria; *3*, lâmina mucosa muscular; *4*, submucosa; *5*, muscular interna.

para a camada superficial e, desta forma, circunda o eixo longitudinal do rúmen. Prolongam-se nos pilares e formam as bases dessas estruturas. As partes mais espessas do músculo ruminorreticular são comercializadas para consumo como bucho.

A sequência regular das *contrações ruminorreticulares* mistura e redistribui o conteúdo estomacal. O ciclo consiste de uma contração reticular bifásica (relaxamento entre fases de contração é mais consistente em bovinos que em ovinos), que lança o conteúdo reticular no átrio do rúmen, seguida por contração inicialmente do saco dorsal e posteriormente do saco ventral do rúmen. A onda de contração passa sobre cada um deles, em direção craniocaudal. O processo é centralmente regulado e o ritmo e o vigor ajustados de acordo com informação fornecida por receptores intramurais que são estimulados pelo estiramento da parede e por contato com fragmentos flutuantes. Tanto a via sensitiva como a motora percorremos nervos vagos.

A regurgitação do alimento para remastigação requer a coordenação dos movimentos do estômago com os da parede torácica e garganta. É precedida por uma contração reticular adicional que inunda a região do cárdia. A ingesta é sugada parao esôfago durante a expansão do tórax, com a via área superior fechada e, então, carreada na direção oral por uma onda antiperistáltica. O conteúdo intensamente remastigado, agora ainda mais encharcado e dividido, tende a cair do cárdia para o retículo.

Na eructação (a liberação de gás através do esôfago), contrações ruminais, sem a participação do retículo, substituem o padrão normal de atividade. Essas contrações originam-se no saco ventral e geralmente disseminam-se para o saco dorsal, onde iniciam caudalmente e estendem-se cranialmente. Essas contrações forçam o gás ruminal adiante, para a área do cárdia, de onde esse gás é aspirado para o esôfago, através do qual é impelido oralmente por uma onda antiperistáltica. Em seguida, passa para a faringe, através do esfíncter faringoesofágico relaxado. Um pouco escapa pela boca, mas uma parte é direcionada aos pulmões.

O conteúdo do rúmen apresenta certa estratificação, sendo a ingesta recente acomodada sobre o material remastigado, mais encharcado e mais pesado. Portanto, o material mais leve está mais susceptível a ser regurgitado para mastigação adicional e insalivação(Fig. 28.17).

Capítulo 28 **O Abdome dos Ruminantes** 675

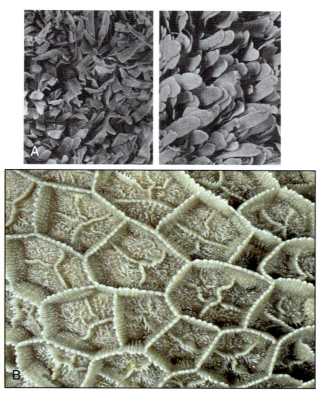

Figura 28.16 (A) Mucosa papilar do rúmen do antílope-da-água (*esquerda*) e um cudo. (B) Retículo: cristas mucosas delineando "células" características da mucosa reticular (vaca).

Inflamação do rúmen e retículo no bovino pode ocorrer por causas mecânicas ou químicas (p. ex., acidose lática). Os bovinos são notoriamente descuidados em sua alimentação, frequentemente ingerindo corpos estranhos, especialmente pedaços de arame e pregos, junto com a forragem. Estes corpos tendem a permanecer dentro do retículo e, quando afiados, podem ser introduzidos na parede reticular pelas contrações desse órgão. Isso leva à inflamação do retículo no local da perfuração (reticulite traumática ou "doença das ferragens") e peritonite ou pericardite quando o objeto penetra o diafragma. A inflamação nos pré-estômagos leva à dor no abdome cranial e uma postura recolhida com cotovelos abduzidos. Alguns desses objetos são corroídos, enquanto outros podem ser imobilizados pela introdução de imãs pela boca (Fig. 28.18/*2* e *inserção*).

O Omaso

O omaso está localizado dentro da parte intratorácica do abdome, à direita da linha média, entre o rúmen e o retículo, à esquerda, e o fígado e parede corporal, à direita (Figs. 28.7/*2* e 28.9/*7*). É bilateralmente achatado e apresenta uma longa margem convexa que se volta caudalmente e à direita e uma curvatura menor, mais curta, na direção oposta. O eixo longitudinal é mais ou menos vertical no cadáver, mas a posição e orientação do órgão no animal

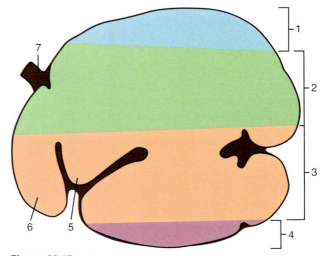

Figura 28.17 Estratificação da ingesta no ruminorretículo, vista lateral esquerda. *1*, Bolha de gás; *2*, forragem grosseira ("esteira flutuante"); *3*, material sólido mais finamente granular e com densidade específica maior que 2; *4*, zona líquida; *5*, átrio do rúmen; *6*, retículo; *7*, esôfago.

vivo alteram-se constantemente. A maior parte do omaso situa-se sob a cobertura da VIII à XI costela, mas no bovino, o polo inferior geralmente se projeta em direção ao assoalho abdominal, abaixo do arco costal (Fig. 28.19/*5*). Embora sua localização coloque a maior parte do omaso fora do alcance manual direto, o órgão pode ser examinado por

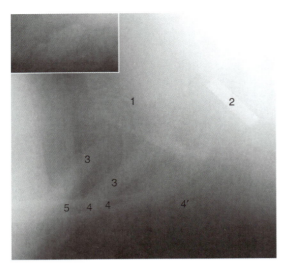

Figura 28.18 Radiografia lateral das adjacências do retículo de uma vaca jovem (cranial à esquerda). O destaque demonstra em maior aumento um imã com objetos metálicos aderidos. *1*, Parede cranial do retículo com sedimentos em suas "células"; *2*, imã; *3*, cartilagens costais; *4*, esternébras; *4'*, cartilagem xifoide; *5*, epífise proximal da ulna (olecrano).

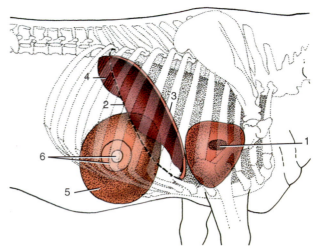

Figura 28.19 Projeção lateral direita de certos órgãos na parede torácica bovina. *1*, Valva atrioventricular direita; *2*, posição da margem basal do pulmão; *3*, extensão cranial do diafragma e fígado; *4*, campo de percussão hepática; *5*, omaso; *6*, campo para percussão e auscultação do omaso.

auscultação e percussão. O polo inferior do omaso possui uma ligação extensa à região fúndica do abomaso, ao redor do óstio omasoabomasal. Grande parte de sua superfície direita é coberta pelo omento menor e a ele parcialmente ligada (Fig. 28.4C/*13*).

O omaso é relativamente menor em ovinos e caprinos, nos quais possui formato de feijão. Mantém posição quase vertical quando o estômago está em repouso. Projeta-se sobre a VIII e IX costela, mas, devido a intervenção do fígado, não tem contato direto com a parede corporal.

O *interior* do omaso é ocupado por cerca de uma centena de lâminas crescentes que surgem das laterais e da curvatura maior e projetam-se em direção a curvatura menor e o *canal omasal* (Fig. 28.9). As lâminas possuem diversos comprimentos e aquelas de diferentes tamanhos alternam-se de forma a dividir o lúmen em uma série de recessos estreitos e razoavelmenteuniformes (Fig. 28.10/*7*). O *óstio retículo-omasal* está situado na extremidade superior do curto canal. A grande e oval *abertura omaso-abomasal* (Fig. 28.9/*6*), na outra extremidade, está parcialmente ocluída pelo prolapso das pregas abomasais. O assoalho do canal (conhecido como *sulco omasal*) é liso, exceto por algumas cristas curtas que seguem ao longo de seu comprimento e pela difusãode projeções semelhantes a garras que protegem a abertura superior.

O *epitélio escamoso estratificado queratinizado* sobre as lâminas eleva-se para cobrir numerosas papilas. A maior parte é pequena e lenticular, mas existem algumas projeções cônicas maiores, que apontam distalmente e talvez promovam o movimento da ingesta para a frente. A mucosa caracteriza-se ainda por uma *lâmina própria* que inclui uma densa rede capilar subepitelial e envolve uma *espessa muscular* da *mucosa* que consiste de uma delgada camada longitudinal externa e uma espessa camada circular interna.

A camada interna é contínua com o músculo da parede omasal. O conteúdo dos recessos omasais é finamente dividido e bastante seco, o que torna o órgão firme e de fácil reconhecimento à palpação, na laparotomia, diretamente ou após incisão da parede do rúmen.

Contrações omasais são bifásicas. A primeira fase comprime a ingesta do canal omasal paraos recessos entre as lâminas; a segunda fase é uma contração maciça. O principal efeito é espremer o líquido do material dentro dos recessos, o qual é essencial para o movimento contínuo da ingesta para o abomaso. Essas contrações ocorrem em uma frequência muito mais lenta e mais deliberada do que aquelas do ruminorretículo. Embora as superfícies ásperas e cernes musculares das lâminas sugiram que estas pregas triturem o alimento por atritá-lo contra as outras, não existem evidências de tal atividade. A absorção é contínua no omaso.

O Abomaso

O abomaso situa-se flexionado sobre o assoalho abdominal, envolvendo por trás o polo inferior do omaso (Fig. 28.7/*3*). O maior dos dois ramos forma um saco piriforme que se prolonga para a frente, à esquerda, entrando em contato com a parede corporal entre o retículo e o átrio e o saco ventral do rúmen (Fig. 28.4A/*6*). Análogo ao estômago simples, embora não tão precisamente, este ramo é dividido em *fundo* e *corpo*. De fato, a localização da abertura omaso-abomasal, no animal vivo, não é conhecida com certeza. Portanto, é possível que a abertura seja terminal e, nesse caso, nenhum divertículo cego e, portanto, nenhum fundo verdadeiro existe. A parte cranial do fundo está extensivamente ligada ao retículo, ao átrio e ao saco ventral por feixes musculares.

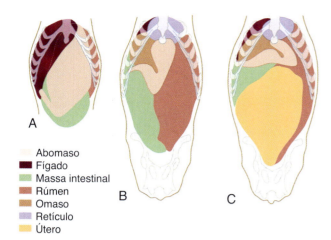

Figura 28.20 Vistas ventrais das vísceras abdominais de (A) um bezerro recém-nascido, (B) uma vaca de 5 anos de idade e (C) uma vaca de 6 anos de idade em prenhez avançada, com base em reconstruções de seções transversais de animais congelados em estação.

Legenda:
- Abomaso
- Fígado
- Massa intestinal
- Rúmen
- Omaso
- Retículo
- Útero

O ramo distal, mais estreito e mais uniforme, constitui a *parte pilórica* do órgão. Segue transversalmente ou com uma discreta inclinação cranial junto à parede corporal direita e ascende para terminar no piloro, caudal à parte inferior do omaso (Fig. 28.4D/*15*). O abomaso usualmente não tem contato com o fígado no bovino adulto.

O abomaso dos ovinos e caprinos é relativamente grande. Ao contrário da situação no bovino adulto, geralmente fica em contato direto com o fígado, devido ao tamanho menor do omaso.

A posição e relações do abomaso depende da repleção das diferentes partes do estômago, da atividade abomasal intrínseca e, mais importante, das contrações do rúmen e do retículo, aos quais o abomaso está ligado. Idade e prenhez são também influências (Fig. 28.20). Embora seja difícil especificar exatamente as relações abomasais, é vital considerar que existem limites, além dos quais desvios causem distúrbios digestivos e possam ameaçar a vida. O deslocamento abomasal, que pode ser para direita ou esquerda, é um distúrbio bem reconhecido, particularmente em vacas leiteiras (ver mais adiante).

O abomaso é revestido por uma *mucosa glandular* rósea, coberta por muco viscoso, que está em contraste evidente ao revestimento áspero dos pré-estômagos. Na junção omaso-abomasal, o *epitélio* muda abruptamente para um epitélio colunar simples com células caliciformes ocasionais. A *lâmina própria* é menos densa do que aquela do omaso, e linfonodos solitários frequentemente são observados na junção com o epitélio. A mucosa do abomaso possui todas as características daquelas do estômago simples (Fig. 28.21A-C). A área é aumentada cerca de seis vezes pela presença de aproximadamente uma dúzia de grandes pregas que surgem ao redor da entrada e seguem sobre as paredes do fundo e corpo, antes de minguarem, conforme se aproximam da flexura (Fig. 28.22/*2*). A aproximação das extremidades proximais destas pregas forma uma valva mucosa ou "tampão" que impede o refluxo da ingesta para o omaso. A mucosa da parte pilórica é mais evidente pelo grande proeminência ou *toro* que se projeta da curvatura menor, estreitando a passagem pilórica (Fig. 28.22/*6*). Os arranjos vasculares dentro do toro sugerem que ele seja capaz de uma forma de ereção, mas o possível significado funcional disto (e de toda a estrutura, nesse sentido) é desconhecido. A mucosa escura do corpo e do fundo contém glândulas pépticas verdadeiras; as glândulas da parte pilórica, mais clara, secretam somente muco.

A parede abomasal é relativamente delgada. A serosa que a reveste é deficiente somente na ligação com as outras câmaras do estômago e ao longo das origens dos omentos. A *camada muscular* consiste de estratos longitudinais e circulares. O músculo longitudinal está confinado às curvaturas do fundo e do corpo, mas forma uma cobertura mais espessa e mais ampla para a parte pilórica. As fibras circulares fornecem uma camada mais completa que é mais desenvolvida na parte pilórica, especialmente distalmente.

Os *movimentos* do abomaso adulto são bastante lentos. Eles consistem de contrações gerais do ramo proximal e peristaltismo mais vigoroso restrito à parte pilórica. Esta atividade frequentemente parece ser estimulada pela chegada de ingesta no piloro quando a região fúndica eleva-se por contração reticular. É possível que estas alterações normais na posição facilitem deslocamentos mórbidos. Atonia, com acúmulo de gás no fundo, é um achado constante nestes casos e pode ser que um discreto deslocamento inicial seja exacerbado porque o gás é impedido de sair de forma usual, pela abertura omasoabomasal, quando esta passa a ficar abaixo da bolha de gás.

Deslocamentos abomasais: Deslocamentos do abomaso estão comumente relacionados à alta proporção de concentrados nas rações de vacas estabuladas, o que leva a atonia do abomaso e acúmulo de ingesta líquida e gás. A prenhez pode ser um fator predisponente (Fig. 28.20C). Como o abomaso fica bem fixado proximalmente ao pesado omaso e, distalmente pelo omento menor, é sua parte média que se afasta mais de sua posição usual no assoalho abdominal. Contrações do ruminorretículo podem permitir que o abomaso, impulsionado pelo gás em seu interior, seja deslocado para baixo do átrio do rúmen e para cima, no lado esquerdo. A alça formada pela parte média do abomaso, eventualmente, passa a ficar entre o rúmen e a parede abdominal esquerda, sob as últimas três ou quatro costelas, onde pode ser identificada por percussão e auscultação simultâneas (deslocamento do abomaso à esquerda). No deslocamento do abomaso à direita, menos comum que o deslocamento à esquerda, a alça formada pela parte média do abomaso desliza para a direita e fica entre a parede abdominal direita e os intestinos e o fígado. Deslocamentos à direita podem resultar em torção completa direita do abomaso

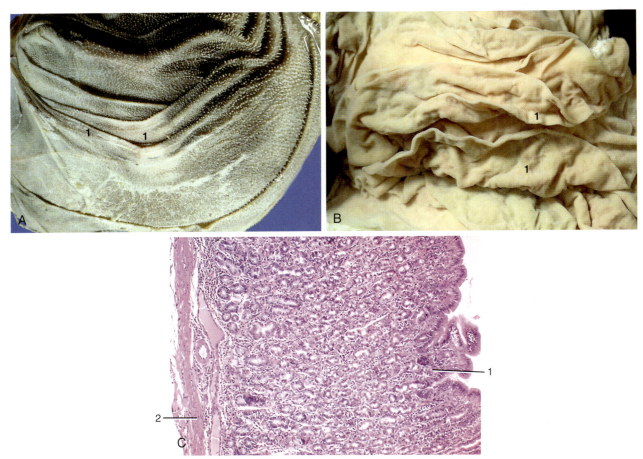

Figura 28.21 (A) Superfície interna do omaso de uma vaca. *1*, Lâmina omasal. (B) Superfície interna do abomaso de uma vaca. *1*, Pregas abomasais. (C) Abomaso de um caprino (aumento de 70x). *1*, fossa gástrica; *2*, lâmina muscular da mucosa.

(vólvulo abomasal), o que requer cirurgia emergencial. O tratamento de deslocamentos não complicados consiste no retorno do abomaso à sua posição normal pelo posicionamento da vaca em decúbito dorsal, pelo esvaziamento do órgão através de uma incisão paramediana da parede abdominal e pela inclusão de sua camada muscular no fechamento da incisão (abomasopexia).

Os Omentos

A fixação do *omento maior* começa dorsal ao estômago. Os dois folhetos serosos dos quais é composto passa diretamente sobre o rúmen, mas são tão amplamente separados que a parte imediatamente pós-cárdica do teto do rúmen liga-se diretamente ao teto abdominal (Fig. 28.13/*12*). Este espaço retroperitoneal é fechado caudalmente, onde os dois folhetos serosos se unem, no meio do trajeto ao longo do sulco longitudinal direito, formando uma duplicação convencional que se liga ao estômago. A fixação desta prega pode ser identificada ao longo do sulco longitudinal direito,

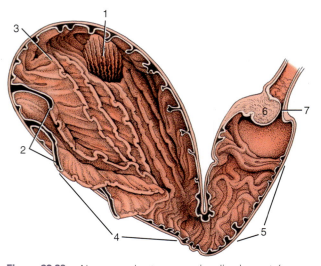

Figura 28.22 Abomaso aberto como visualizado por trás, por cima e levemente pela esquerda. *1*, Óstio omasoabomasal através do qual as lâminas omasais podem ser visualizadas; *2*, pregas abomasais; *3*, fundo; *4*, corpo; *5*, parte pilórica; *6*, toro pilórico; *7*, piloro.

Capítulo 28 **O Abdome dos Ruminantes** 679

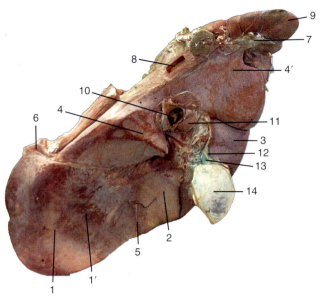

Figura 28.23 Superfície visceral do fígado bovino. *1*, Lobo esquerdo; *1'*, impressão omasal; *2*, lobo quadrado; *3*, lobo direito; *4* e *4'*, processos papilar e caudado do lobo caudado, respectivamente; *5*, ligamento redondo; *6*, ligamento triangular esquerdo; *7*, ligamento triangular direito; *8*, veia cava caudal; *9*, rim direito; *10*, veia porta; *11*, linfonodo hepático; *12*, ducto biliar; *13*, ducto cístico; *14*, vesícula biliar.

através do sulco caudal entre os sacos cegos caudais e, em seguida, adiante, ao longo do sulco longitudinal esquerdo. Cruza o átrio do rúmen e alarga-se, formando uma ampla ligação com o retículo antes de se dobrar abruptamente à direita, ventral ao ruminorretículo, alcançando a curvatura maior do abomaso (Figs. 28.4A e C e 28.8). Segue o abomaso até o piloro e continua na face caudal da primeira parte (vertical) do duodeno, a partir da qual estende-se ao duodeno descendente e, posteriormente, nomesoduodeno. A fixaçãodo omento reflete-se no local onde o duodeno se volta cranialmente, reconstituindo sua ligação ao longo do duodeno descendente, até ser levado de volta à flexura duodenal cranial, na porta do fígado. Em seguida, retorna à face direita do rúmen via pâncreas.

O *omento menor* surge da superfície visceral do fígado, entre a porta e a impressão esofágica (Fig. 28.23) e passa para a região do sulco reticular, para a face direita do omaso e depois ao longo da curvatura menor do abomaso até a primeira parte do duodeno, que o devolve para o fígado (Fig. 28.4C).

Os folhetos do omento enclausuram um espaço, a *bolsa omental*, que fica completamente separada da cavidade peritoneal maior, exceto no forame epiploico, próximo à porta do fígado. A bolsa é uma mera fenda capilar em vida, mas é mais simples, para fins descritivos, imaginá-la distendida. Uma primeira impressão de sua topografia pode ser obtida do esquema, no qual se pode observar que o saco ventral do rúmen projeta-se sobre ela (Fig. 28.24B/*2'* e *6*). Dos folhetos omentais que seguem transversalmente pelo abdome, um situa-se contra a parede abdominal e o outro, contra as vísceras (principalmente, os intestinos) (Fig. 28.13/*3* e *4*). Os folhetos superficial e profundo cruzam-se caudalmente e, neste trajeto, fecham a bolsa por trás (Fig. 28.24A). O omaso, o abomaso e o omento menor formam a maior parte da parede cranial da bolsa. A entrada para a cavidade da bolsa, o forame epiploico, está situada dorsocranialmente entre o fígado e o duodeno ou, mais precisamente, entre a veia cava caudal, dorsalmente, e a veia porta, ventralmente. omento maior é um importante reservatório de gordura que, primeiramente, é depositada ao longo dos pequenos vasos que se ramificam entre as camadas peritoneais. Geralmente, a gordura está presente em quantidades tão grandes, que todo o omento se torna espessado e opaco (em várias vacas, tal espessamento forma um ramo curto próximo ao piloro conhecido como "orelha de porco"; pode ser palpado durante cirurgia e demarca a posição do piloro). O folheto superficial esconde o saco ventral do rúmen quando o flanco esquerdo inferior é aberto e ambos os folhetos, superficial e profundo, interpõem-se entre os órgãos que ficam ventrais ao duodeno e ao flanco direito (Fig. 28.4A e C). Os intestinos são confinados no *recesso supraomental*, espaço acima da bolsa e à direita do rúmen. O recesso é livremente aberto atrás e é frequentemente invadido pelo útero prenhe (Figs. 28.13/*11* e 28.24/*7*).

Inervação e Vascularização

Os principais nervos gástricos, parassimpáticos eferentes e aferentes, seguem nos troncos formados ao longo do esôfago pelo reagrupamento das fibras vagais (Fig. 27.3/*19* e *20*). Os nervos simpáticos que chegam ao estômago através dos plexos periarteriais têm um papel secundário. A seção de ambos os troncos vagais elimina toda a atividade motora dos pré-estômagos (síndrome de Hoflund). A secção somente do

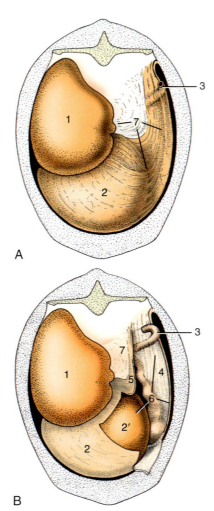

Figura 28.24 Fixação do omento maior ao estômago e à parede corporal dorsal. (A) Vista caudal do omento maior intacto. (B) Vista caudal do omento maior fenestrado para permitir a visualização interior da bolsa omental. *1*, Saco dorsal do rúmen; *2*, saco ventral do rúmen, coberto pela parede superficial do omento maior; *2'*, saco ventral do rúmen projetando-se para a bolsa omental; *3*, flexura caudal do duodeno; *4*, lâmina superficial do omento maior; *5*, lâmina profunda do omento maior; *6*, bolsa omental; *7*, recesso supraomental.

tronco dorsal resulta em paralisia quase completa, mas não necessariamente permanente do rúmen, enquanto o efeito sobre o retículo é geralmente menos acentuado. Os efeitos da perda do tronco ventral são imprevisíveis e variam de pouca ou nenhuma alteração discernível até paralisia quase completa dos pré-estômagos. Estes resultados inconstantes podem ocorrer devido a diferenças no reagrupamento de fibras durante a formação dos troncos vagais dorsal e ventral e pela posterior adoção de parte dessas funções por neurônios de associação na parede gástrica.

Contrações abomasais ficam muito reduzidas após a seção vagal bilateral, mas não são completamente interrompidas, possivelmente devido a algum controle intrínseco do plexo nervoso submucoso presente na parede do abomaso. A divisão dos nervos esplâncnicos causa somente discreta alteração dos movimentos gástricos. Clinicamente, distúrbios da função gástrica podem acompanhar o envolvimento dos nervos vagos em qualquer ponto ao longo de seus trajetos, a partir do tronco encefálico; as causas mais comuns são infecções mediastinais e reticulite traumática.

O estômago é irrigado por vários ramos da *artéria celíaca*. A grande artéria ruminal direita segue caudalmente no sulco longitudinal direito e continua no sulco esquerdo, passando entre os sacos cegos dorsal e ventral. Ela supre a maior parte da parede do rúmen e termina em anastomose com a artéria ruminal esquerda, a qual segue o sulco cranial (entre átrio e saco ventral), irrigando partes adjacentes do rúmen e do retículo. O omaso e o abomaso são irrigados pelas artérias gástrica esquerda e gastroepiploica esquerda que seguem suas curvaturas.

As *veias* são principalmente satélites das artérias. A veia ruminal esquerda une-se à ruminal direita e àquela oriunda do baço para formar uma importante radícula (veia lienal) da veia porta.

Vários pequenos *linfonodos* distribuem-se pelo estômago, principalmente nos sulcos ruminais e sobre as curvaturas omasal e abomasal. A linfa oriunda dos pré-estômagos dirige-se, após passagens seriadas pelos linfonodos periféricos, a uma série de grandes linfonodos situados entre a cárdia e o omaso, e então para a raiz visceral da cisterna do quilo. Os linfonodos situados ao longo das curvaturas abomasais direcionam seus vasos eferentes para linfonodos hepáticos.

Desenvolvimento Pós-natal

Ao nascimento, o estômago dos ruminantes está preparado para a digestão de leite. O abomaso do neonato é estruturalmente maduro e possui maior capacidade do que a capacidade combinada de outras câmaras. Sua extensão total fica aparente após o consumo de quantidades generosas de alimento, quando se estende do fígado e do diafragma até a entrada pélvica, de um flanco a outro e do assoalho até a metade superior do abdome (Figs. 28.20A e 28.25/*4*). Sua capacidade já pode exceder 60% da dimensão adulta. O abomaso colide com quase todos os órgãos abdominais, mas tem contato extenso apenas com o fígado, que no neonato ultrapassa o plano mediano. A mucosa abomasal inicialmente não está muito madura e alguns poucos dias passam até que as glândulas fúndicas tornem-se totalmente ativas, o que de fato beneficia o hospedeiro com relação à proteção dos anticorpos colostrais e manutenção deles em seu estado nativo para absorção no intestino.

Em contraste com o abomaso, o rúmen e o retículo do bezerro neonato são muito pequenos. Ficam confinados ao ângulo cranial e dorsal esquerdo do abdome e geralmente se encontram enrrugados e colapsados (Fig. 28.25/*2* e *3*). São desviados pelo leite ingerido e normalmente contêm somente uma pequena quantidade de fluido oriunda de secreções do trato respiratório (deglutida no útero) nos animais mais jovens e saliva naqueles um pouco mais velhos.

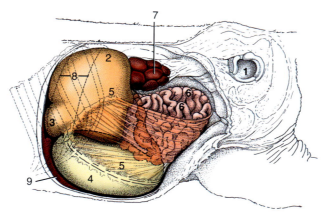

Figura 28.25 Topografia dos órgãos abdominais em um bezerro neonato, vista lateral esquerda. A parede abdominal esquerda e o membro pélvico esquerdo foram removidos. *1*, Acetábulo esquerdo; *2*, rúmen; *3*, retículo; *4*, abomaso; *5*, omento maior; *6*, intestino delgado; *7*, rim esquerdo; *8*, posição do baço; *9*, fígado.

O omaso também tem desenvolvimento tardio e forma uma ponte relativamente insignificante entre o retículo e o fundo abomasal. As paredes das câmaras anteriores são delgadas e deficientes em músculos e embora suas mucosas possuam aspecto adulto característico, essas estão presentes em formas suavizadas.

Nenhuma alteração evidente nas proporções e na estrutura das câmaras ocorre até que o bezerro jovem tenha duas ou três semanas de idade e comece a ingerir alimentos sólidos. Depois disso, o abomaso continua a aumentar em uma taxa lenta, porém constante, enquanto o rúmen e o retículo entram em um período de crescimento espetacular. Geralmente ultrapassaram o abomaso com oito semanas e com 12 semanas, possuem mais do dobro do tamanho. Este crescimento desigual continua — mas mais lentamente — até que a topografia definitiva e proporções sejam estebelecidas, o que muitos afirmem que ocorra até os três meses, mas outros acreditam que não estará completa até 12 meses.

O desenvolvimento normal depende da disponibilidade de dieta normal de forragem sólida e outros fatores. Antes, sugeria-se que volumosos distendiam e estimulavam o músculo da parede do estômago e promoviam a diferenciação da mucosa. Posteriormente, demonstrou-se que muitas características macro e microscópicas da mucosa desenvolvem-se somente após exposição a determinados produtos finais da fermentação microbiana, notavelmente o ácido butírico. O desenvolvimento completo requer exposição a estes estímulos por algum tempo, pois o retorno de um bezerro jovem parcialmente desmamado a uma dieta completamente à base de leite pode resultar na parada e às vezes até mesmo na reversão dos processos de maturação.

O abomaso é inicialmente a câmara mais vigorosa, mas sua atividade diminui conforme o ruminorretículo, inicialmente inerte e depois somente espasmodicamente ativo, estabelece um ciclo regular de contrações, por volta do segundo mês. Os hábitos alimentares, as alterações estruturais e as atividades motoras e químicas do estômago, quando consideradas em conjunto, definem três fases de desenvolvimento. Um período neonatal, no qual o leite forma a base única da dieta, pode durar duas ou, no máximo, três semanas, seguido por um período transicional em que o estômago está se adaptando ao alimento sólido. A partir da oitava semana em diante, a anatomia e os processos de digestão podem ser essencialmente aqueles do adulto. A cronologia claramente será diferente em bezerros lactentes e de gado leiteiro.

No neonato, o fígado é relativamente grande e encontra-se de um lado a outro da linha média, extensamente relacionado com o abomaso. O rúmen e o retículo em crescimento pressionam o fígado para a direita e dorsalmente, e ele gira de tal maneira que seu lobo esquerdo vem para uma posição mais cranioventral que o direito e fora do alcance do abomaso. Os intestinos são simultaneamente afastados do flanco esquerdo, ficando confinados ao lado direito. A expansão do saco ruminal dorsal também desloca o rim esquerdo, impulsionando-o pela linha média até que repouse abaixo e caudal ao seu contralateral (Figs. 28.11/*9* e 29.9/*10*).

OS INTESTINOS

Os intestinos se alojam quase completamente à direita da linha média, compactados principalmente na parte dorsal do abdome e, em parte, sob cobertura das costelas. Embora possam medir até 50 metros no bovino adulto, sua capacidade é relativamente pequena, a qual é uma característica correlacionada com a eficiência da digestão gástrica. A adesão dos mesentérios do intestino delgado e cólon ascendente, durante o período fetal, faz com que essas partes do intestino compartilhem um suporte comum, no qual elas estão fletidas e espiraladas em um arranjo complexo (Fig. 28.26) difícil de elucidar *in situ*.

O *duodeno* tem origem abaixo das costelas. Sua primeira parte ascende quase verticalmente em direção à superfície visceral do fígado; e, então, segue em direção à pelve como duodeno descendente, mas retorna quando está quase no

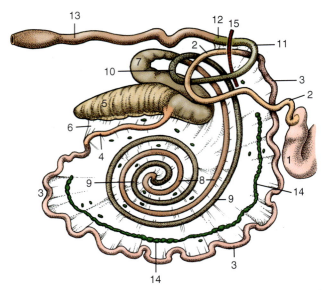

Figura 28.26 Vista lateral direita do trato intestinal bovino (esquemática). *1*, Parte pilórica do abomaso; *2*, duodeno; *3*, jejuno; *4*, íleo; *5*, ceco; *6*, prega ileocecal; *7-10*, cólon ascendente; *7*, alça proximal do cólon ascendente; *8*, giros centrípetos do cólon espiral; *9*, giros centrífugos do cólon espiral; *10*, alça distal do cólon ascendente; *11*, cólon transverso; *12*, cólon descendente; *13*, reto; *14*, linfonodos jejunais; *15*, artéria mesentérica cranial.

nível do tuber coxal. A parte ascendente então retorna em direção ao fígado, passando à esquerda da artéria mesentérica cranial para entrar a margem do mesentério para continuar como jejuno. A primeira parte do duodeno é ligada ao fígado pelo omento menor. A outra margem da primeira parte e da parte descendente confere fixação, diretamente ou através de um pequeno intervaço, a ambas as paredes do omento maior (Figs. 28.4C e 28.24). Apenas o duodeno descendente é imediatamente visível após abertura do flanco direito. Recentemente, uma nova condição chamada *vólvulo da flexura sigmoide do duodeno* foi relatada.

O *jejuno* forma muitas espirais curtas na margem livre do mesentério. Seu trajeto normal o leva ventralmente, depois caudalmente e, finalmente, dorsalmente em direção ao intestino grosso. A posição dessas espirais depende do preenchimento do rúmen e do tamanho do útero. Geralmente, a maior parte se aloja no recesso supraomental, mas algumas podem se insinuar atrás do rúmen e, assim, surgir no flanco esquerdo. A extensão do curto *íleo* é definida pela prega ileocecal (Fig. 28.26/*4* e *6*).

O *ceco* prossegue no cólon sem mudanças evidentes no diâmetro. A junção é marcada somente pela entrada do íleo. Sua extremidade cega e arredondada projeta-se caudalmente, a partir do recesso supraomental, e flutua quando preenchida por gás. Quando amplamente distendida por gás durante períodos prolongados, ele deve ser esvaziado cirurgicamente. A rotação do ceco em conjunto com a alça proximal do cólon (Fig. 28.26/*7*) é comum, compromete sua função e suprimento sanguíneo e requer correção cirúrgica.

O *cólon* é dividido nas *partes* usuais *ascendente, transversa e descendente* (Fig. 3.45/*Ru*). A primeira delas curva-se de maneira muito elaborada. Ao deixar o ceco, ela forma uma flexura sigmoide achatada (Fig. 3.45/*11*), antes de estreitar-se e virar-se ventralmente para traçar uma espiral dupla aderida ao lado esquerdo do mesentério. Dois giros centrípetos são sucedidos por dois giros centrífugos que restituem o cólon em direção à periferia do mesentério, onde continua em uma alça distal que o leva inicialmente em direção a pelve e depois para longe dela (Fig. 3.45/*11'*). A partir deste ponto, une-se ao cólon transverso curto que cruza a linha média na frente da artéria mesentérica e leva diretamente para o cólon descendente. Esta parte segue em direção à entrada pélvica, em um mesentério que é espessado pela gordura e fundido com partes adjacentes do intestino. O mesentério do cólon descendente é inicialmente curto, mas estende-se na frente do sacro, onde o cólon forma uma flexura sigmoide antes de prosseguir como reto. Esta frouxidão permite que a mão do veterinário alcance considerável amplitude na exploração retal (p. 707). O reto é descrito com as vísceras pélvicas.

O cólon ascendente de *pequenos ruminantes* realiza três ou quatro giros em cada direção. Uma diferença mais significativa está na aparência de "colar de pérolas" dos giros centrífugos, nos quais o conteúdo já está segmentado como síbalas, tão características das fezes. A sequência destas síbalas no cólon ascendente é substituída pela sua aglomeração em uma coluna mais espessa, no cólon descendente e reto, mais largos.

Vólvulo: Os intestinos delgado e grosso estão suscetíveis ao vólvulo ao redor da raiz do mesentério, observado mais comumente em bezerros pré-ruminantes. A condição causa dor abdominal, rapidamente leva a choque hipovolêmico e requer cirurgia emergencial para correção da condição.

Poucas características do *interior* dos intestinos necessitam de comentários. Em bovinos, o ducto pancreático acessório desemboca bem abaixo do ramo duodenal descendente; o ducto biliar desemboca mais proximalmente, onde o duodeno encontra-se contra o fígado. Nos pequenos ruminantes, o ducto pancreático principal está usualmente presente. O íleo é projetado no ceco e então observa-se uma barreira baixa ao redor do óstio ileal. O tecido linfoide está generosamente disperso pela mucosa, especialmente no intestino delgado, onde tanto linfonodos solitários ocorrem como agregados. Os linfonodos agregados podem atingir comprimento de 25 cm e são distinguidos por suas superfícies cribiformes irregulares. Geralmente, um destes aglomerados estende-se através do óstioóstio ileal para o intestino grosso.

A maior parte dos intestinos é irrigada pela *artéria mesentérica cranial*; entretanto, a primeira parte do duodeno é suprida pela artéria celíaca e o cólon descendente pela artéria mesentérica caudal. As veias intestinais unem-se para formar a radícula mesentérica cranial da veia porta. Vários linfonodos jejunais são encontrados no mesentério, onde formam uma cadeia mais ou menos contínua de linfonodos gigantes localizados entre os festões periféricos do intestino delgado e os giros mais centrais do cólon espiral (Fig. 28.26/*14*). As maiores podem ter até um metro de comprimento. Nos pequenos ruminantes, esta cadeia de linfonodos situa-se central ao último giro centrífugo do cólon espiral. Outros linfonodos menores estão dispersos entre o ceco, o cólon e o reto. A corrente eferente oriunda dos linfonodos mesentéricos desemboca na cisterna do quilo. Os nervos que chegam ao intestino, ao longo da artéria mesentérica cranial, consistem de fibras simpáticas e vagais.[1] Os nervos parassimpáticos para a última parte do cólon são derivados do eferente sacral.

▶ O FÍGADO

O fígado de um animal adulto está localizado quase totalmente na metade direita do abdome, relacionado com a face caudal do diafragma e sob a cobertura das costelas (Fig. 28.9/*9*). Sua projeção estende-se entre o terço ventral do sexto espaço intercostal e a parte dorsal do último espaço (Fig. 28.19/*4*). A superfície visceral está relacionada com o retículo, átrio do rúmen, omaso, duodeno, vesícula biliar e pâncreas e a maior parte deixa impressões no órgão vivo. As impressões são conservadas pelo espécime enrijecido *in situ* (Fig. 28.23). A espessa margem dorsal estende-se o máximo caudalmente e é parcialmente moldada pelo processo caudado arredondado; este é separado da massa principal por

[1]Existem evidências de que agentes infecciosos (proteínas príon) responsáveis pelas encefalopatias espongiformes transmissíveis (p. ex., encefalopatia espongiforme bovina) alcançam o sistema nervoso central pelo transporte a partir do intestino ao longo dos nervos esplâncnico e vago.

um recesso no qual se aloja o polo cranial do rim direito. A margem medial (originalmente dorsal) segue a linha média bem intimamente; em direção à sua extremidade inferior, é marcada por uma impressão que dá passagem ao esôfago e abaixo desta uma pequena parte se dissemina ao longo do lado esquerdo do abdome. A veia cava caudal (Fig. 28.23/*8*) forma um túnel através desta margem do fígado e em seu trajeto recebe suas tributárias hepáticas (Fig. 28.9/*10*).

A delgada margem lateral é marcada pela fissura que dividia as "metades" direita e esquerda do órgão fetal, e na maioria dos bovinos adultos ela fornece acesso para o ligamento redondo, o remanescente da veia umbilical (Fig. 28.23/*5*). O vértice cego da vesícula biliar piriforme (Fig. 28.23/*14*) é projetado além da margem lateral do lobo direito. Situa-se contra o diafragma, oposto à parte ventral da X ou XI costela.

O fígado é mantido em sua posição por certos ligamentos que o fixam ao diafragma e, mais importante, pela pressão visceral. Sua posição pode ser verificada pela macicez à percussão sobre uma área centralizada na parte dorsal da XI costela e 11º espaço intercostal. A área de percussão é pequena em relação ao tamanho do órgão e corresponde à área de contato direto com a parede corporal (Fig. 28.10/*10*). Um aumento detectável em sua extensão, geralmente, significa um aumento desproporcional do órgão.

A relação entre o fígado e o saco pleural direito deve ser notada para reduzir o risco durante a coleta de espécimes por biópsia (Fig. 28.19/*2* e *4*). O local preferencial para punção é através do 11º espaço intercostal, no plano da parte inferior do tuber coxal. O trocarte é direcionado para o diafragma e, portanto, o fígado em ângulos retos, o que garante uma punção limpa e evita os grandes vasos. O grande tamanho relativo do fígado de um bovino jovem pode permitir que o órgão seja palpado atrás da última costela.

O fígado de ruminantes não possui características espécie-específicas significativas. É envolto por uma cápsula fibrosa densa, mas as extensões para o parênquima não delimitam lóbulos evidentes, como no fígado do suíno. Os ductos hepáticos unem-se na região portal para formar um canal único, a partir do qual o ducto cístico se ramifica para a vesícula biliar. A continuação além desta junção constitui o ducto biliar, que adentra o duodeno. Os ductos hepáticos mais superficiais podem ser visíveis através do tecido hepático superficial, especialmente quando espessados por enfermidades. em vários países O fígado bovino pode revelar fasciolose (distomíase).

O fígado recebe sangue da *artéria hepática e veia porta*, a qual entra no espaço porta. Sangue oriundo de ambas as fontes retorna à circulação geral através das *veias hepáticas* que desembocam na parte embutida da veia cava caudal. As aberturas das principais veias hepáticas estão dispostas em dois aglomerados, amplamente separados. Anastomoses intra-hepáticas entre os dois grupos proporcionam uma potencial via colateral que se torna importante quando a extensão interposta da veia cava caudal está obstruída.

Os vasos linfáticos eferentes passam principalmente para o grupo de *linfonodos* hepáticos distribuídos ao redor da porta; a linfa então drena para a radícula visceral da cisterna do quilo. Uma parte da linfa segue via linfonodos hepáticos acessórios (na veia cava caudal) e mediastinais caudais.

Embora o fígado do *ovino* e *caprino* geralmente sejam semelhantes ao do bovino, o tamanho por si só impede a confusão dos órgãos adultos. Eles são distinguidos do fígado do bezerro por uma fissura umbilical muito mais profunda, um processo caudado mais estreito e menos arredondado, uma vesícula biliar mais alongada e ausência de vestígio de tamanho considerável da veia umbilical que é evidente no fígado do bovino jovem. Um contato extenso com o abomaso é mantido por toda a vida.

O PÂNCREAS

O pâncreas possui formato irregular e coloração amarelo-rosada. O pâncreas do bezerro é consumido como uma especiaria, em conjunto com o timo, sob o nome de *moleja*. Possui dois lobos que se unem em um corpo, localizado cranial à veia porta, onde a glândula fica aderida ao fígado. O lobo esquerdo estende-se pelo abdome, insinuado-se entre o fígado, o diafragma e os grandes vasos dorsalmente, e a massa intestinal e o saco ruminal dorsoventralmente; ele então penetra a área retroperitoneal acima do rúmen. O lobo direito possui cobertura peritoneal mais completa e segue o mesentério da parte descendente do duodeno, ventral ao rim direito e contra o flanco.

Embora desenvolvido a partir dos primórdios dorsal e ventral, o sistema excretor é geralmente reduzido em bovinos a um único ducto (acessório), quando a proeminência ventral perde sua conexão direta com o intestino. O ducto remanescente penetra no duodeno descendente cerca de 20 a 25 cm após a entrada do ducto biliar. Seu óstio é elevado sobre uma discreta papila.

O pâncreas de *pequenos ruminantes* é muito semelhante em forma e topografia ao do bovino. Um único ducto ventral está presente, o qual desemboca no duodeno com o ducto biliar, geralmente por meio de um tronco comum.

RINS E GLÂNDULAS ADRENAIS

Os rins do bovino adulto retêm muito de sua lobação fetal e são divididos por fissuras superficiais em cerca de 12 lobos (Figs. 5.21 e 5.23). O rim direito possui forma elipsoide achatada e está localizado em uma posição convencional, com fixação retroperitoneal dorsal à musculatura sublombar. Aloja-se cranialmente na impressão renal do fígado. O rim esquerdo é menos regular, sendo achatado em seu polo cranial e espessado caudalmente. Sua posição abaixo e caudal ao seu contralateral é incomum, sendo consequência do crescimento pós-natal do rúmen (Fig. 29.9/*10*). Apesar de envolto por depósitos consideráveis de gordura (cápsula adiposa), ambos os rins variam em posição de acordo com a fase da respiração e com a pressão exercida por outras vísceras. No cadáver, o rim direito é comumente encontrado abaixo da última costela e primeiros dois ou três processos transversos lombares, enquanto o esquerdo está posicionado em um nível mais ventral, abaixo da segunda à quarta vértebra lombar. O rim esquerdo é acessível à exploração retal, mas o direito geralmente não é. O rim esquerdo pode retornar ao lado esquerdo quando a pressão sobre ele for aliviada pelo jejum em vida ou após evisceração no decorrer da necrópsia.

As numerosas relações do rim direito não necessitam ser descritas amplamente. Elas incluem o fígado, pâncreas, duodeno, cólon e, na maioria dos animais, a glândula adrenal. O hilo é amplamente aberto e está localizado ventromedialmente; o ureter segue a partir dele, cruzando a margem medial para seguir um trajeto retroperitoneal sinuoso, abaixo do teto abdominal que o conduz até a pelve.

O rim esquerdo é rotacionado cerca de 90 graus ao redor do eixo da aorta ao mover-se de localização fetal (Fig. 28.25) para adulta contra a face direita do saco dorsal. Ele fica suspenso por uma prega relativamente longa, repousa sobre a massa intestinal e é achatado pelo contato com o rúmen. O ureter esquerdo cruza o aspecto dorsal do rim para retomar à metade esquerda do abdome. Seu trajeto posterior é semelhante ao do ducto direito.

Em *estrutura*, os rins bovinos são do tipo multipiramidal (Fig. 28.27). As pirâmides medulares separadas são recobertas por um córtex contínuo, o qual parece fragmentado por fissuras que se estendem para dentro a partir de sua superfície (Fig. 28.28). O córtex (Fig. 28.27/*4*) é revestido por uma cápsula rígida que é facilmente removida do órgão saudável, exceto na região do hilo, onde se funde à parede do ureter. As regiões cortical e medular são distinguíveis em cortes macroscópicos pela coloração muito mais clara da primeira e por vasos cortados que marcam seu limite mútuo. Os tufos vasculares glomerulares dispersos no córtex podem ser visíveis a olho nu. O ápice (papila; Fig. 28.27/*3*) de cada pirâmide medular se encaixa em um cálice ou taça formada por um dos ramos terminais do ureter; estes ramos eventualmente unem-se para formar dois grandes canais que convergem dos polos cranial e caudal para formar um único ureter (Fig. 5.23). Portanto, não existe grande expansão central correspondente à pelve renal.

As *artérias renais* são derivadas da aorta; as *veias renais* unem-se à veia cava caudal. Os vasos linfáticos conduzem aos linfonodos renais, ramos dilatados da série aórtica lombar, e estes, por sua vez, drenam para o tronco linfático lombar.

Os rins do *ovino* e do *caprino* são bastante diferentes do bovino, mas muito semelhantes aos do cão em aparência externa e estrutura interna (Fig. 5.23). Possuem formato mais regular do que o do cão, sendo protegidos de pressões deformantes pela inclusão em massas espessas de gordura. O coxim adiposo torna o rim esquerdo menos sujeito ao deslocamento pelo rúmen.

Capítulo 28   **O Abdome dos Ruminantes**   685

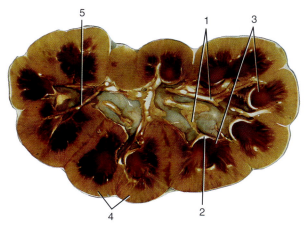

Figura 28.27 Rim bovino dissecado para demonstrar seu interior (semiesquemático). *1*, Ramos principais do ureter; *2*, cálice; *3*, papilas renais; *4*, córtex renal; *5*, artéria interlobular.

As *glândulas adrenais* estão localizadas próximas aos rins. A glândula direita possui forma de coração e geralmente encontra-se contra a margem medial da extremidade cranial do rim correspondente (Fig. 28.10/*12*). A esquerda é menos regular na forama e menos constante em posição; geralmente, é encontrada dentro da gordura perirrenal, alguns centímetros cranial ao rim esquerdo. A divisão entre córtex e medula é bastante evidente em cortes macroscópicos.

OS LINFONODOS DO TETO ABDOMINAL

Vários linfonodos importantes estão disseminados sobre a bifurcação da aorta e entre seus ramos terminais. A maioria pertence ao *grupo ilíaco medial*, que coleta linfa dos membros pélvicos, paredes e vísceras pélvicas (Fig. 29.4). O grande *linfonodo inguinal profundo (iliofemoral)*, no ângulo entre as artérias ilíacas circunflexas externa e profunda, recebe o fluxo proveniente do úbere; quando aumentado, pode ser palpado pelo reto, próximo à margem cranial do ílio. A corrente eferente forma o tronco lombar, que segue adiante sobre a aorta até adentrar a cisterna do quilo. Alguns poucos linfonodos muito menores *(aórticos lombares)*, dispersos ao longo do músculo psoas, são responsáveis pela drenagem linfática das vértebras e músculos adjacentes. Os linfonodos renais pertencem a este grupo.

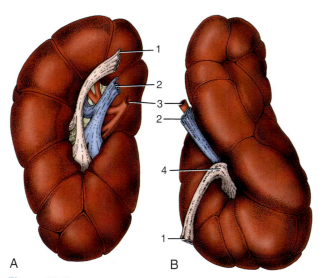

Figura 28.28 Vistas ventrais dos rins bovinos (A) direito e (B) esquerdo. *1*, Ureter; *2*, veia renal; *3*, artéria renal; *4*, seio renal.

TESTE SUA COMPREENSÃO

Com o auxílio de diagramas, explique as relações anatômicas que surgem no abdome bovino quando o abomaso está posicionado normalmente, quando está deslocado para a esquerda e quando está deslocado para a direita. Revise a inervação da parede abdominal e os bloqueios nervosos paravertebrais para anestesiar a parede abdominal para laparotomia.

29 A Pelve e os Órgãos Reprodutivos do Ruminante

Esse capítulo aborda a cavidade pélvica, os órgãos genitais intrapélvicos e extrapélvicos de ambos os sexos e o úbere.

A CAVIDADE PÉLVICA

A cavidade pélvica da vaca torna-se progressivamente mais estreita entre a sua entrada e a saída. Há uma depressão pronunciada da parte média do assoalho, resultando em um aumento localizado na altura antes de a parte caudal inclinar-se acentuadamente para cima em direção à saída rasa (Fig. 29.1).

A entrada volta-se ventrocranialmente em um ângulo que desloca o pécten do púbis para baixo da segunda articulação interssacral (Fig. 29.1/15). Atrás do corpo do ílio, a largura fica reduzida pela inflexão da alta espinha isquiática, e torna-se ainda mais reduzida na saída devido à invasão do massivo tuber isquiático (Fig. 29.2). A saída conpiscuamente apertada é grosseiramente triangular; a III vértebra caudal e os túberes isquiáticos formam seus cantos. A margem lateral é preenchida pelo ligamento sacrotuberal (a margem do ligamento sacroisquiático), enquanto a margem caudal do assoalho é encerrada no arco isquiático. O acentuado desenvolvimento da crista e do tuber isquiático reduz a contribuição do ligamento sacroisquiático à parede lateral (Fig. 29.2/4).

Existem certas variações associadas com a idade e o sexo. A entrada é quase uniformemente ampla em vacas adultas, mas consideravelmente estreita em sua parte ventral em novilhas. Nestes animais mais jovens, a parte cranial do assoalho eleva uma crista sobre a sínfise; em vacas mais idosas, especialmente aquelas multíparas, a mesma região encontra-se nivelada ou funda. O cíngulo masculino, apesar de significativamente mais robusto, envolve uma cavidade que claramente possui menor capacidade. É ainda mais restrita na entrada, e, além disso, a parte cranial do assoalho tende a ser abaulada.

Em ovinos e caprinos, os corpos dos ílios delgados e longos aproximam-se da coluna vertebral em um ângulo agudo que, em combinação com o encurtamento do sacro, posiciona o pécten abaixo da segunda articulação da cauda (Fig. 26.2).

As articulações sacroilíacas (Fig. 29.3) são complementadas e mantidas virtualmente imóveis por fortes ligamentos entre os dois ossos. Próximo ao momento do parto, hormônios induzem certa frouxidão das estruturas colagenosas da pelve, a fim de permitir modesta, porém significativa, mobilidade (p. 200). A anquilose destas articulações, acompanhada por espondilose lombar, é comum em touros idosos e, quando severas, podem incapacitar o animal para a montaria.

A região perineal é ampla porque os músculos caudais da coxa, que no equino impõem limites laterais muito proeminentes, estão ausentes em bovinos. Por convenção, considera-se que a região estende-se ventralmente para incluir

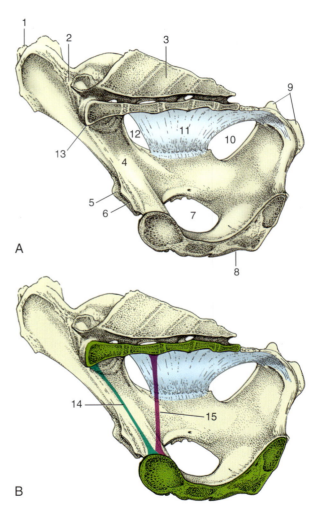

Figura 29.1 (A) e (B), Seção mediana da pelve óssea de uma vaca. Certos temos obstétricos estão ilustrados em (B). *1*, Tuber coxal; *2*, articulação sacroilíaca; *3*, sacro; *4*, corpo do ílio; *5*, margem cranial do acetábulo; *6*, pécten do púbis; *7*, forame obturado; *8*, sínfise; *9*, tuber isquiático; *10*, forame isquiático menor; *11*, ligamento sacroisquiático; *12*, forame isquiático maior; *13*, promontório; *14*, diâmetro conjugado (a linha conecta o promontório ao pécten); *15*, diâmetro vertical (a linha vertical entre o pécten e o assoalho pélvico).

Capítulo 29 A Pelve e os Órgãos Reprodutivos do Ruminante

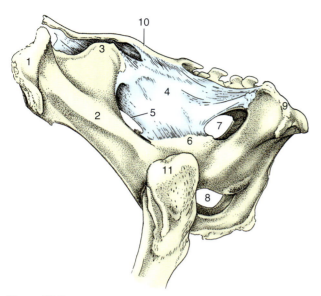

Figura 29.2 Vista lateral da pelve óssea de uma vaca. *1*, Tuber coxal; *2*, corpo do ílio; *3*, tuber sacral; *4*, ligamento sacroisquiático; *5*, forame isquiático maior; *6*, espinha isquiática; *7*, forame isquiático menor; *8*, forames obturados direito e esquerdo; *9*, tuber isquiático; *10*, sacro; *11*, trocânter maior.

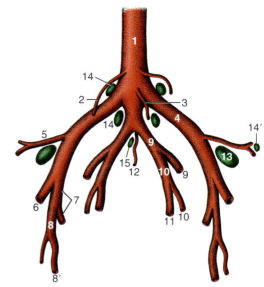

Figura 29.4 Padrão de ramificação da parte caudal da aorta abdominal bovina. *1*, Aorta; *2*, artéria ovariana; *3*, artéria mesentérica caudal; *4*, artéria ilíaca externa; *5*, artéria ilíaca circunflexa profunda; *6*, artéria femoral; *7*, artéria femoral profunda; *8*, tronco pudendoepigástrico; *8'*, artéria pudenda externa; *9*, artéria ilíaca interna; *10*, artéria umbilical; *11*, artéria uterina; *12*, artéria sacral mediana; *13*, linfonodo inguinal profundo (iliofemoral); *14* e *14'*, linfonodos ilíacos medial e lateral, respectivamente; *15*, linfonodos sacrais.

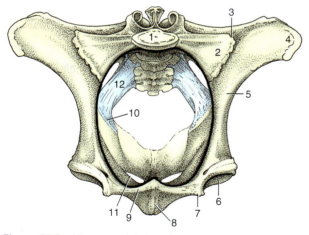

Figura 29.3 Vista cranial da pelve óssea de uma vaca. A linha terminal (*preta*) está indicada. *1*, Corpo da I vértebra sacral; *2*, asa do sacro; *3*, articulação sacroilíaca; *4*, tuber coxal; *5*, corpo do ílio; *6*, acetábulo; *7*, eminência iliopúbica; *8*, sínfise; *9*, pécten do púbis; *10*, espinha isquiática; *11*, forame obturado; *12*, ligamento sacroisquiático.

a parte mais próxima do úbere (ou escroto). O aumento na amplitude expõe os ligamentos sacrotuberais, os túberes isquiáticos e as fossas isquiorretais como referenciais de superfícies visíveis e palpáveis. O ânus e vulva, as características mais evidentes das regiões perineais dorsal e ventral, respectivamente, serão consideradas posteriormente (Fig. 29.10).

O *suprimento sanguíneo* para as estruturas pélvicas é fornecido pela pequena *artéria sacral mediana* e pelas muito mais calibrosas e pareadas *artérias ilíacas internas* (Fig. 29.4). A primeira ou, mais precisamente, sua continuação como artéria caudal mediana já foi mencionada (p. 656). A *artéria ilíaca interna* supre tanto estruturas parietais como viscerais, ao contrário do arranjo usual. Ela entra na cavidade pélvica próximo à articulação sacroilíaca e segue abaixo do ílio, para alcançar as adjacências do forame isquiático menor (Fig. 29.1/*10*), antes de dividir-se em artérias *pudenda interna* e *glútea caudal*. A última, como outros ramos parietais, não possui relevância nessa seção. O primeiro ramo visceral da ilíaca interna, emitido próximo à origem do tronco principal, é a *artéria umbilical*. Este termo, embora apropriado ao seu papel no feto, é confuso porque o vaso agora é quase exclusivamente relacionado ao suprimento sanguíneo do útero por meio de uma calibrosa *artéria uterina*; a continuação da umbilical, reduzida a um cordão fibroso com um lúmen vestigial, é melhor conhecida como ligamento redondo da bexiga. O homólogo masculino da artéria uterina é a artéria do ducto deferente(a distribuição das artérias às vísceras é considerada em conjunto com os órgãos que irrigam). O segundo ramo visceral, a *artéria vaginal*, é emitido próximo à terminação do tronco ilíaco interno e irriga a maior parte das vísceras pélvicas. O homólogo masculino é a *artéria prostática*. A *artéria pudenda interna* irriga tanto estruturas parietais, incluindo os músculos do diafragma pélvico, quanto viscerais, incluindo o trato feminino, da vagina caudal até o vestíbulo. O tronco deixa a pelve, através de uma abertura na fáscia

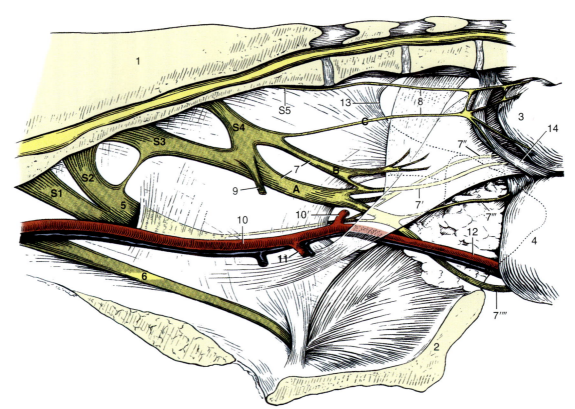

Figura 29.5 Nervos e vasos na superfície medial da parede pélvica bovina. A anestesia local do nervo (n.) pudendo pode ser obtida por aplicações nos pontos A e B; a anestesia dos nervos retais caudais é possível pela aplicação no ponto C. *1*, Sacro; *2*, sínfise pélvica; *3*, reto (rebatido); *4*, vagina (rebatida); *5*, n. isquiático; *6*, n. obturatório; *7*, n. pudendo; *7′*, ramo cutâneo distal do n. pudendo; *7′′′*, n. perineal profundo; *7′′*, ramo cutâneo proximal do n. pudendo; *7′′′′*, continuação do n. pudendo para o clitóris; *8*, nervos retais caudais; *9*, n. pélvico; *10*, artéria (a.) ilíaca interna; *10′*, a. glútea caudal; *11*, a. vaginal; *12*, a. pudenda interna; *13*, margem caudal do ligamento sacroisquiático; *14*, retrator do clitóris; *S1 a S5*, nervos sacrais 1 até 5.

imediatamente sobre a sínfise, para emitir ramos ao clitóris e lábios e outros ramos ao períneo, alguns dos quais alcançam a parte caudal do úbere (ou escroto e prepúcio).

Os *nervos* do interior da pelve pertencem a dois grupos (Fig. 29.5). O primeiro compreende os nervos *obturatório* e *isquiático* que, apesar de sua vulnerabilidade a lesões durante o parto, serão descritos com os membros pélvicos. O segundo grupo compreende os nervos *pudendo*, *retal caudal* e *pélvico*, dos quais todos são inteiramente sacrais em sua origem e relacionados à inervação das vísceras pélvicas e do períneo. As divisões significativas do nervo pudendo são os ramos perineal profundo e cutâneo distal e a continuação do tronco principal. O *perineal profundo* inerva as estruturas viscerais e somáticas da região pélvica caudal. O *ramo cutâneo distal* inerva as estruturas do períneo ventral (antes de tornar-se superficial por emergir da fossa isquiorretal), cruza o processo medial do tuber isquiático (onde pode ser palpado) e inerva a vulva e pele do períneo; alguns ramos estendem-se até a parte mais próxima do úbere. O tronco passa ventralmente e deixa a pelve acompanhado pela artéria pudenda interna; ele emite o *nervo dorsal do clitóris/pênis* e ramos cutâneos para o úbere/escroto e prepúcio.

Bloqueio do nervo pudendo é utilizado em cirurgia do prepúcio em touros e no tratamento de prolapso crônico em vacas. O bloqueio é instituído pela localização do forame isquiático menor e o nervo que se situa no ligamento sacroisquiático, um pouco craniodorsal ao forame. A agulha, inserida via fossa isquiorretal, é direcionada próximo ao nervo, seguido pelo depósito do anestésico.

▶ O RETO E ÂNUS

Embora a origem do reto seja arbitrariamente definida, sua parte mais caudal é distinguida do cólon pelo maior calibre

Capítulo 29   A Pelve e os Órgãos Reprodutivos do Ruminante

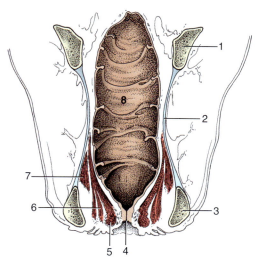

Figura 29.6 Seção dorsal do reto bovino e estruturas adjacentes. Note especialmente a topografia do diafragma pélvico (*6* e *7*). *1*, Corpo do ílio; *2*, ligamento sacroisquiático; *3*, tuber isquiático; *4*, ânus; *5*, esfíncter anal externo; *6*, elevador do ânus; *7*, coccígeo; *8*, reto.

e pela parede mais muscular. O interior, marcado por pregas transversais inconstantes, geralmente se encontra distendido por fezes (Fig. 29.6).

O mesocólon continua como mesorreto, o qual abruptamente encurta-se para meros 3 cm, antes de diminuir gradativamente até eventualmente desaparecer (Figs. 29.7 e 29.8), o que faz com que o reto tenha íntimo contato com o teto pélvico. Neste processo, a circunferência retal torna-se mais e mais desprovida de serosa até que a última parte esteja completamente envolvida por tecido adiposo, proporcionando um coxim que permite que o intestino se adapte a circunstâncias diversas. A íntima conexão com o teto e as paredes pélvicas é um obstáculo para explorações retais e, para vários propósitos, a mão deve ser levada adiante até o cólon mais móvel (Fig. 29.9) (p. 707).

O canal anal é envolto pelo diafragma pélvico; a parte pós--diafragmática forma uma saliência discreta que apresenta uma fenda transversa curta, através da qual a pele continua para proporcionar uma cobertura epitelial cutânea ao último trecho do canal. O ânus é protegido por dois esfíncteres usuais e o estriado externo compartilha fascículações com outros músculos do períneo (Fig. 29.10).

A maior parte do reto é irrigada pela *artéria retal cranial*, um ramo da mesentérica caudal, mas a parte terminal e a região anal são supridas por ramos oriundos da *artéria retal caudal*, um ramo indireto da artéria vaginal. A drenagem venosa é dividida entre os sistemas portal e sistêmico.

▶ BEXIGA E URETRA

A bexiga é intra-abdominal no jovem bezerro. No adulto, a bexiga encontra-se na cavidade pélvica quando vazia, mas estende-se sobre o assoalho abdominal quando distendida.

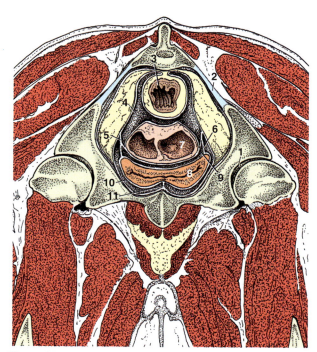

Figura 29.7 Seção transversal da pelve bovina a nível da articulação do quadril (superfície cranial). Note a grande quantidade de gordura retroperitoneal na pelve (Ver Fig. 29.11 para o nível dessa seção). *1*, Articulação do quadril; *2*, ligamento sacroisquiático; *3*, reto; *4*, escavação retogenital; *5*, ligamento largo do útero; *6*, ligamento lateral da bexiga; *7*, útero seccionado onde os dois cornos convergem; *8*, bexiga; *9*, escavação vesicogenital; *10*, escavação pubovesical; *11*, ligamento mediano da bexiga.

O colo no interior da pelve não possui cobertura peritoneal e liga-se ao assoalho pélvico por meio de tecido adiposo e tecido conjuntivo frouxo (Figs. 29.7 e 29.8). O escape de urina proveniente de uma bexiga rompida — um contratempo relativamente comum, especialmente em bois — pode infiltrar-se nesse tecido ou adentrar a cavidade peritoneal de acordo com o local da ruptura. Existem os usuais ligamentos laterais e mediano.

As relações da bexiga variam naturalmente. Na vaca, está sempre em contato com a parte cranial da vagina e com a cérvix e, frequentemente, com o corpo e cornos do útero. No abdome, faz contato com o saco cego dorsocaudal do rúmen e com os intestinos (Fig. 29.11).

A uretra é muito mais estreita que a da égua e segue abaixo da vagina, em relação a qual torna-se cada vez mais ligada, conforme prossegue caudalmente. Abre-se no vestíbulo através de uma fenda mediana que é compartilhada com o divertículo suburetral (Fig. 29.11/*13*), uma bolsa cega que se estende cranialmente e é grande o suficiente para comportar a articulação distal de um dígito. A bolsa pode ser um transtorno quando o cateterismo é tentado. O músculo uretral cobre somente a parte caudal da uretra, a qual está ancorada mais cranialmente ao assoalho por um ligamento curto, porém forte. Os

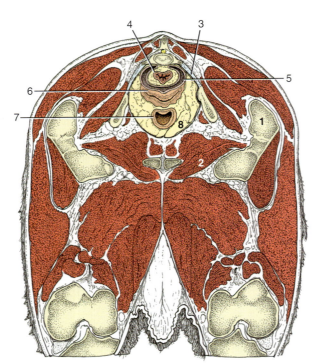

Figura 29.8 Seção transversal da pelve bovina a nível da I vértebra caudal (superfície cranial). A seção passa pelos forames obturados. Note que o peritônio reveste somente a superfície dorsal da vagina; nesse nível, as superfícies lateral e ventral são retroperitoneais (Ver Fig. 29.11 para o nível dessa seção). *1*, Trocânter maior; *2*, forame obturado; *3*, ligamento sacroisquiático; *4*, reto; *5*, escavação retogenital; *6*, vagina; *7*, colo da bexiga: *8*, tecido adiposo retroperitoneal.

fascículos craniais do músculo uretral estão inseridos em uma rafe dorsal que completa o envoltório da uretra; os mais caudais formam um formato de "U" que se liga a cada lado da vagina e do vestíbulo, englobando tanto o divertículo como a uretra.

O *suprimento sanguíneo* para estes órgãos provém das artérias umbilical e vaginal.

 ## OS ÓRGÃOS REPRODUTIVOS FEMININOS

As peculiaridades topográficas dos órgãos genitais das fêmeas ruminantes são consequência da descida dos ovários fetais para a parte mais caudal do abdome que é uma descida consideravelmente maior que a observada em outras espécies domésticas. Como resultado, os cornos uterinos voltam-se em direção à fixação de seus ovários e não se estendem para o o abdome, exceto na prenhez avançada.

As descrições a seguir referem-se primariamente aos órgãos da vaca adulta, não prenhe.

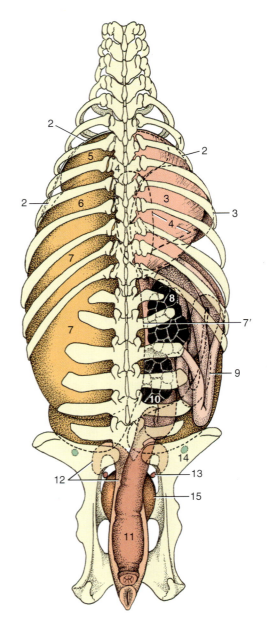

Figura 29.9 Relação dos principais órgãos abdominais e pélvicos ao esqueleto bovino, vista dorsal. *1*, VI costela; *2*, extensão cranial do diafragma; *3*, omaso, a maior parte coberta pelo fígado; *4*, contorno do abomaso; *5*, retículo; *6*, átrio do rúmen; *7*, saco dorsal; *7'*, face direita do rúmen; *8*, rim direito; *9*, duodeno descendente (ventral a ele está a massa intestinal); *10*, rim esquerdo; *11*, reto; *12*, útero; *13*, ovário; *14*, linfonodo ilíaco lateral; *15*, bexiga.

O Ovário e Tuba Uterina

O ovário é um corpo firme, irregularmente ovoide e pequeno (4 x 2,5 x 1,5 cm) em relação ao tamanho corporal. Fixo à parede corporal e ao trato reprodutivo por meio da inclusão no ligamento largo, está relacionado à parte ventral do corpo do ílio, no mesmo nível da bifurcação do útero. Folículos e

Capítulo 29 — A Pelve e os Órgãos Reprodutivos do Ruminante

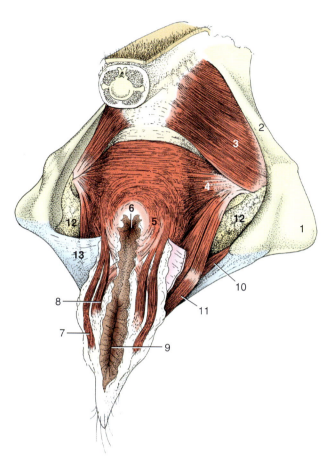

Figura 29.10 Músculos perineais da vaca. *1*, Tuber isquiático; *2*, ligamento sacroisquiático; *3*, coccígeo; *4*, elevador do ânus; *5*, esfíncter anal externo; *6*, ânus; *7*, retrator do clitóris; *8*, constritor da vulva; *9*, vulva; *10*, diafragma urogenital; *11*, constritor do vestíbulo; *12*, tecido adiposo na fossa isquiorretal; *13*, fáscia perineal (parcialmente removida do lado direito).

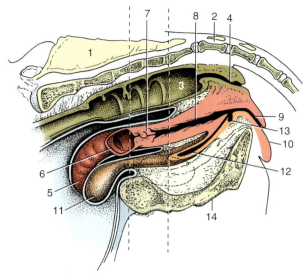

Figura 29.11 Seção mediana da pelve bovina. As *duas linhas verticais tracejadas* indicam os níveis das seções transversais na Figura 29.7 (*linha esquerda*) e 29.8 (*linha direita*). A posição do forame obturado é indicada pela linha tracejada. *1*, Sacro; *2*, I vértebra caudal; *3*, reto; *4*, canal anal; *5*, corno uterino direito; *6*, corno uterino esquerdo, com a maior parte removida; *7*, cérvix; *8*, vagina; *9*, vestíbulo; *10*, vulva; *11*, bexiga; *12*, uretra; *13*, divertículo suburetral; *14*, sínfise.

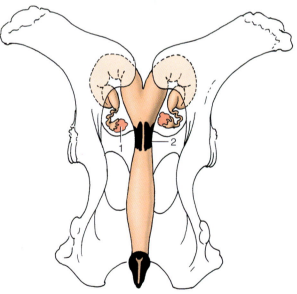

Figura 29.12 Vista dorsal da pelve óssea e órgãos genitais (não gravídicos) relacionados em bovinos. Note a posição dos ovários em relação ao pécten do púbis. *1*, Ovário; *2*, cérvix.

corpos lúteos podem se projetar a partir de qualquer parte da superfície (Figs. 29.12 e 29.13).

Os folículos maiores atingem um diâmetro de 2 cm, mas mesmo aqueles com 5 mm de diâmetro podem ser detectados pela palpação retal. Como o ciclo estral é curto (geralmente 21 dias), folículos e corpos lúteos de determinado tamanho podem ocorrer simultaneamente.

Cistos foliculares ovarianos afetam 10% das vacas leiteiras. Como as vacas são geralmente inférteis até que o cisto seja tratado, ele aumenta o intervalo entre partos e causa perdas econômicas significativas à indústria leiteira. Existem evidências quanto à herdabilidade dos cistos.

A tuba uterina é bastante longa, mas seu trajeto sinuoso une seu início e sua parte final (Fig. 29.14A e B). O infundíbulo, com paredes delgadas, está localizado sobre a face lateral do ovário na margem livre da mesossalpinge. A parte seguinte da tuba, mais estreita, enrola-se na parede lateral da bolsa ovariana para alcançar a ponta do corno uterino. É dividida em ampola e istmo, aproximadamente na proporção 2:1, mas a distinção só é evidente em determinados estágios

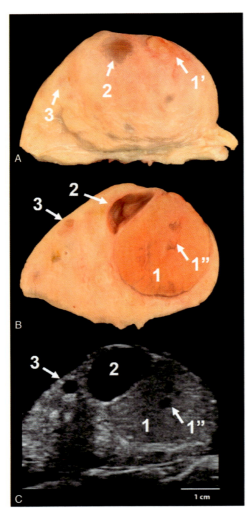

Figura 29.13 Imagens demonstrando a superfície (A), uma vista longitudinal (B) e uma imagem ultrassonográfica (C) do ovário bovino. Somente uma pequena parte do corpo lúteo completamente desenvolvido (*1'*) projeta-se sobre a superfície, enquanto a maior parte da estrutura glandular (*1*) está contida no ovário. Cavidades irregulares (*1"*) são comuns no corpo lúteo e facilmente detectáveis pela imagem ultrassonográfica. Note um grande (*2*) e um pequeno (*3*) folículo antral no córtex do ovário. O antro preenchido por fluido surge como uma estrutura anecoica (escura) nas imagens ultrassonográficas.

do ciclo. A transição de istmo para o corno é gradativa e marcada pelo espessamento muscular.

Além das características associadas à frequência de gestações gemelares e múltiplas, os ovários, bem como as tubas de ovelhas e cabras são muito semelhantes aos das vacas.

O Útero

O útero dá a impressão enganosa de ser constituído por um corpo relativamente longo, sucedido por dois cornos divergentes e afunilados, enrolados ventralmente sobre si mesmos (Fig. 29.15). De fato, o corpo aparente é provido de dois cornos situados no interior de um revestimento seroso e muscular comum, sendo esse arranjo sugerido por um sulco dorsal. Os cornos divergentes são ligados por curtos ligamentos intercornuais dorsal e ventral (Fig. 29.14/*4*). Os ligamentos delimitam uma pequena bolsa que permite a colocação de um dedo para fixar o órgão durante exames retais. A sinuosidade marcante dos cornos não é constante, mas resulta da estimulação do músculo do órgão e do ligamento largo; o útero parece tornar-se mais definido e firme durante o exame retal. O efeito é mais notável durante o estro.

A firmeza da cérvix permite o reconhecimento do limite caudal do corpo do útero durante manipulação, mas não há nada que indique seu limite cranial. A dissecção revela que o corpo possui menos 3 cm de comprimento, enquanto a cérvix mede de 8 a 10 cm. Cada corno mede 35 cm aproximadamente, dos quais cerca de um terço é incorporado no "pseudocorpo". A cérvix inicia na constrição do óstio uterino interno, além do qual a passagem fica ocluída por projeções das paredes; estas consistem em três ou quatro pregas circulares em animais virgens, mas tornam-se interrompidas e irregulares em multíparas. A prega mais caudal projeta-se na vagina, onde é envolvida pelo fórnix anular. A mucosa cervical também apresenta pregas longitudinais que, ao atingir o óstio externo, irradiam-se de modo semelhante aos gomos de uma laranja (Fig. 29.16A e B). Muitas pregas irregulares, originalmente circulares, projetam-se no lúmen, encaixando-se umas nas outras; a última encontra-se em um recesso da parede vaginal. Combinadas, estas características tornam a cateterização do útero muito difícil, se não impossível, para inseminação ou transferência de embrião na maioria dos estágios do ciclo.

A maioria das características que distinguem o útero de pequenos ruminantes é de pouca importância prática. O achado mais característico do interior do útero são as carúnculas, locais de fixação das membranas fetais durante a prenhez. Cerca de 40 estão arranjadas em quatro fileiras mais ou menos regulares nas partes mais largas dos cornos, reduzindo a uma linha dupla nas extremidades. As superfícies livres das carúnculas são côncavas, mais evidentes na ovelha (Fig. 29.17).

Abordagem Cirúrgica do Útero: O útero pode ser abordado para procedimentos cirúrgicos, como a cesariana, no animal em estação via flanco. Nesta técnica, a fossa paralombar é dessensibilizada por anestesia peridural caudal ou bloqueio nervoso paravertebral.

A Vagina

A parte remanescente do trato genital é dividida entre vagina e vestíbulo, na proporção 3:1, aproximadamente; o limite encontra-se a poucos centímetros, cranial ao arco isquiático (Fig. 29.11). Como a vagina é capaz de ampla expansão em comprimento e em diâmetro, suas dimensões em repouso não possuem grande importância. O revestimento exibe

Capítulo 29 — A Pelve e os Órgãos Reprodutivos do Ruminante

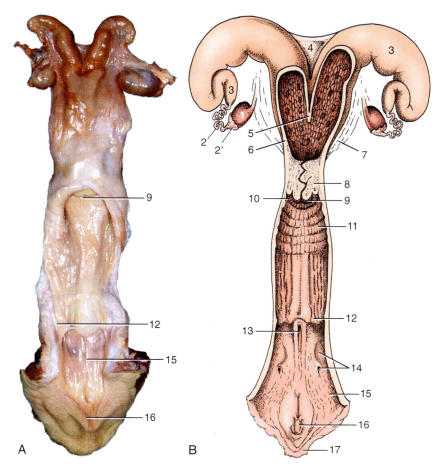

Figura 29.14 Os órgãos reprodutivos bovinos, vista dorsal. (A) A vagina e o vestíbulo foram abertos no espécime. (B) A maior parte do trato é mostrada aberta no esquema. *1*, Ovário; *2*, tuba uterina; *2'*, infundíbulo; *3*, corno uterino; *4*, ligamento intercornual; *5*, parede do útero dividindo os dois cornos; *6*, corpo do útero com carúnculas; *7*, ligamento largo; *8*, cérvix; *9*, parte vaginal da cérvix; *10*, fórnix; *11*, vagina; *12*, posição original do hímen; *13*, óstio uretral externo e divertículo suburetral; *14*, glândula vestibular maior e seu óstio excretor; *15*, vestíbulo; *16*, glande do clitóris; *17*, lábio direito.

pregas pouco salientes, tanto circulares como longitudinais e o lúmen é fechado pela união entre o teto e o assoalho (Fig. 29.8). É comum encontrar a parte caudal estreita ventralmente, especialmente em animais jovens, devido ao músculo uretral.

Os dois terços craniais da parede dorsal defrontam-se com a escavação retogenital, mas caudal a isso, a vagina e o reto unem-se por uma faixa de tecido (Fig. 29.11). A superfície ventral possui um revestimento peritoneal menos completo e está relacionada à bexiga e à uretra, além dos tecidos que revestem a uretra. As paredes laterais também não apresentam peritônio em grande parte, sendo cranialmente inclusas no ligamento largo e mais caudalmente compartilhando o arranjo retroperitoneal geral (Figs. 29.7 e 29.8). Esta limitação do peritônio é relevante para o prognóstico de feridas na parede vaginal. O revestimento peritoneal da região dorsal do fórnix proporciona uma via conveniente para acesso cirúrgico à cavidade abdominal, mais frequentemente utilizada para cirurgias ovarianas;

apresenta vantagem adicional ao evitar os grandes vasos que passam embaixo da e laterais à vagina.

Vestígios dos ductos mesonéfricos podem ser observados abaixo da mucosa do assoalho, próximo à junção com o vestíbulo; são, algumas vezes, a origem de cistos.

A vagina está quase ausente na novilha hermafrodita (*freemartin*) (p. 701), cujo trato anormalmente curto é evidente ao exame do vestíbulo. Aplasia ou constrição da vagina também ocorrem na doença da novilha branca, outra anomalia congênita. O hermafroditismo ocorre após uma prenhez gemelar, na qual o feto feminino é adversamente afetado pelo gêmeo macho (Fig. 29.18).

O Vestíbulo e Vulva

O vestíbulo inclina-se ventralmente para abrir-se entre os lábios (Fig. 29.11). É menos distensível do que a vagina e suas paredes laterais, normalmente, estão em contato. Quando separadas, a abertura da uretra é exposta na extre-

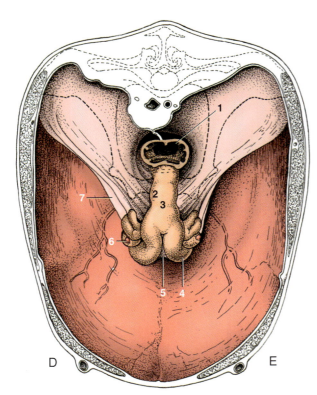

Figura 29.15 Os órgãos reprodutivos da vaca *in situ*, vista cranial. A pelve óssea está indicada pelas *linhas tracejadas*. O útero pende no interior deste abdome amplamente eviscerado. *1*, Reto; *2*, cérvix; *3*, corpo do útero; *4*, corno uterino esquerdo; *5*, ligamento intercornual; *6*, ovário direito; *7*, ligamento largo.

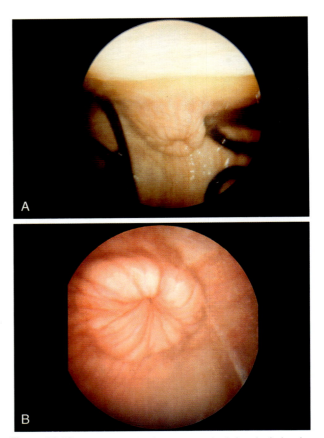

Figura 29.16 A aparência da parte vaginal da cérvix bovina (A) durante a prenhez e (B) durante o estro.

midade cranial do vestíbulo, e, na extremidade caudal, a fossa, contendo a glande do clitóris (Fig. 29.14). Uma grande depressão caudolateral à abertura uretral marca a localização da principal glândula vestibular, com cerca de 3 cm de comprimento, a qual está contida no interior do diafragma urogenital. A mucosa vestibular é geralmente escurecida sobre a glândula.

Os lábios arredondados, bastante pequenos, são frequentemente marcados por traumas ocorridos em partos prévios. A simples inspeção expõe relativamente pouco do delicado clitóris, pois a glande está fusionada ao prepúcio. A vulva da novilha hermafrodita, anormalmente pequena, é circundada por pelos incomumente longos.

O vestíbulo penetra o diafragma urogenital (membrana perineal), que preenche o espaço entre o septo retovaginal e o assoalho pélvico. A fáscia do diafragma surge do assoalho pélvico, curva-se ao redor e se fixa à parede do vestíbulo, fundindo-se ao septo retovaginal, a margem mais ventral do diafragma pélvico, e à fáscia pélvica parietal. A importância deste arranjo está no ancoramento do trato genital, opondo-se à tração do útero gravídico, conforme ele se afunda no abdome e à tração para trás durante o parto.

Os músculos constritor do vestíbulo e constritor da vulva estão associados ao vestíbulo e à vulva. O primeiro, mais importante, incorpora alguns fascículos que continuam a partir do elevador do ânus e formam o corpo perineal. Segue sobre a parede do vestíbulo, caudal ao diafragma e passa por baixo do vestíbulo para unir-se ao seu contralateral; durante a contração, ele estreita a passagem genital e eleva uma crista em seu assoalho. O constritor da vulva, através de sua inserção à vulva e à pele adjacente, pode causar a abertura exagerada.

Vascularização

A relativamente pequena *artéria ovariana*, um ramo direto da aorta em bovinos, supre o ovário, tuba uterina e parte adjacente do corno uterino. A artéria ovariana é distinguida por um trajeto extraordinariamente convoluto no interior da parte cranial do ligamento largo e possui contato extenso com a veia ovariana plexiforme (Fig. 29.19). Estas características facilitam a transferência de prostaglandinas do sangue venoso ao arterial. A *artéria uterina* surge da ilíaca interna e adentra a cavidade pélvica inserida no ligamento largo. Ostensivamente, é um ramo da artéria umbilical, mas se apropria, virtualmente, de todo o fluxo de seu tronco de origem (Fig. 29.4). É a maior artéria do trato feminino e, antes de alcançar o útero, divide-se em partes cranial e caudal, cada uma ramificando-se em cerca de meia dúzia de troncos de vasos que alcançam a margem mesometrial do útero. Os ramos destes vasos seguem pelas paredes uterinas

Capítulo 29 A Pelve e os Órgãos Reprodutivos do Ruminante   695

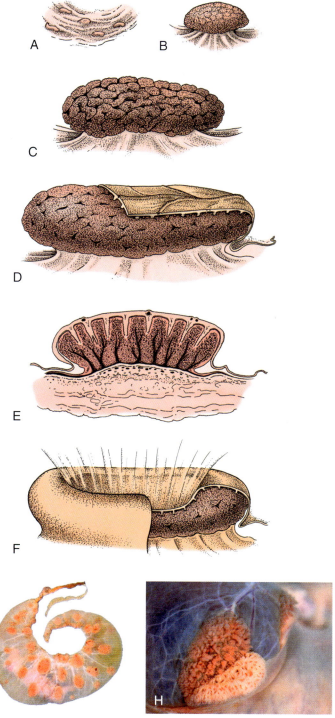

Figura 29.17 Desenvolvimento de carúnculas na parede do útero bovino. (A) Carúncula em um útero não gravídico. (B) Carúncula em um útero com duas semanas de gestação. (C) Carúncula em um útero com seis meses de gestação. (D) Carúncula próxima ao parto, parcialmente coberta por um cotilédone (tecido fetal). (E) Seção de um placentoma. (F) Placentoma de uma ovelha. (G) Placenta cotiledonária (ruminante). (H) Separação parcial das partes materna e fetal do placentoma (vaca).

em trajetos que parecem coincidir internamente com as localizações das carúnculas. Esse arranjo deixa a margem antimesometrial do útero bem menos irrigada e, desta forma, menos propensa a hemorragias quando incisada. A *artéria*

vaginal, ramo da ilíaca interna próximo à espinha isquiática, segue sobre a superfície dorsolateral da vagina antes de oscilar cranialmente sobre a parede lateral, onde há risco de envolvimento, com resultado possivelmente fatal, na

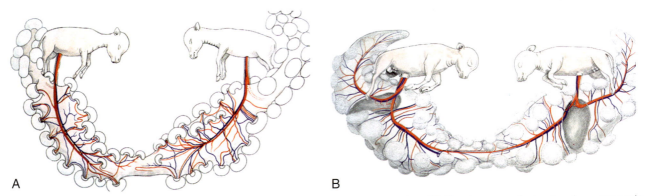

Figura 29.18 (A) Prenhez gemelar bovina demonstrando as circulações separadas. (B) Prenhez gemelar bovina demonstrando as circulações compartilhadas (possível desenvolvimento de hermafroditismo "freemartin").

ruptura da vagina, uma complicação relativamente comum durante o parto de novilhas. Diversos ramos passam para o trato genital caudal e para a bexiga e a uretra.

Há um plexo venoso bastante grande e conspícuo nos tecidos parametriais do ligamento largo e sobre a superfície ventral do útero e da vagina, parcialmente revestido pelas camadas externas de músculo. Constitui uma mistura de sangue que pode drenar em diversas direções (Fig. 29.19). A veia ovariana, a maior emissária, segue na parte cranial do ligamento largo; as veias vaginais, incluindo a surpreendentemente pequena veia que corresponde à grande artéria uterina, exerce papel secundário. Nervos simpáticos e parassimpáticos inervam o trato genital.

Alterações Cíclicas e de Crescimento

O crescimento de órgãos genitais, isométrico nos mais jovens, é acelerado em resposta à produção de hormônios ovarianos após o início do ciclo estral, geralmente quando uma novilha tem cerca de 8-10 meses de idade. Os efeitos cumulativos de alguns ciclos causam aumento surpreendente nas dimensões e diferenciação mais clara dos tecidos componentes do trato.

O ciclo estral bovino é repetido em intervalos de 21 dias. Os pequenos ruminantes são sazonalmente poliéstricos, principalmente no outono e início do inverno; o ciclo dura 16 ou 17 dias em ovelhas e 20 dias em cabras.

Em cada ciclo, um folículo se torna identificável ao exame retal por volta do 16° dia e atinge seu tamanho máximo alguns dias mais tarde. Sua ruptura é precedida por redução na pressão interna, evidenciável à palpação retal; o coágulo que sucede a moderada hemorragia subsequente é rapidamente substituído pelo corpo lúteo. Este alcança seu tamanho máximo, aproximadamente o mesmo do folículo que substituiu, após cerca de uma semana; inicia-se, então, a regressão e por volta do 21° dia, o momento do estro seguinte, já se apresenta reduzido em cerca de dois terços. Eventualmente, é substituído por uma cicatriz. O crescimento e a redução do corpo lúteo são marcados por alterações de coloração progressivas, de marrom a ocre, e então de laranja, vermelho-tijolo e branco sujo durante a regressão.

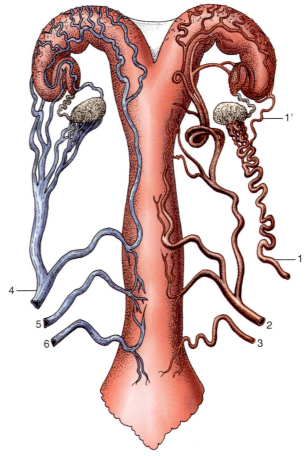

Figura 29.19 Vista ventral do suprimento sanguíneo do trato reprodutivo bovino (semiesquemático). As artérias estão demonstradas no lado direito e as veias, no esquerdo. *1*, Artéria ovariana; *1′*, ramo uterino; *2*, artéria uterina; *3*, artéria vaginal; *4*, veia ovariana; *5*, veia vaginal acessória; *6*, veia vaginal.

A ampola torna-se notavelmente mais ampla após a ovulação, quando a ação do esfíncter do istmo retarda a entrada do ovócito no útero. As alterações uterinas que começam no pró-estro e continuam no metaestro envolvem hiperemia e edema, espessando o endométrio. A hemorragia moderada

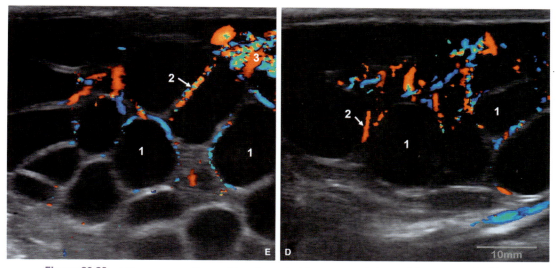

Figura 29.20 Ultrassonografia por Doppler colorido transretal dos ovários esquerdo (E) e direito (D) de uma bezerra com quatro meses de idade que foi estimulada com gonadotrofina para induzir superovulação. As grandes áreas circulares escuras (1) representam o antro de folículos pré-ovulatórios e as áreas coloridas (2) representam o fluxo sanguíneo na parede do folículo e estroma ovariano. Escala da barra = 10 mm.

que, algumas vezes, se apresenta parece ser a origem da crescente pigmentação da parede uterina em animais mais velhos.

Um aumento no tamanho, complexidade e atividade das glândulas endometriais culmina, aproximadamente, uma semana após a ovulação. A atividade do miométrio, seja espontânea ou em resposta a estímulos externos, é maior imediatamente antes e durante o estro.

A maior atividade da mucosa cervical durante o estro dissemina-se para a mucosa que reveste a parte cranial da vagina. O muco transparente de baixa viscosidade que é produzido é eventualmente liberado e pode estar tingido por sangue quando o sangramento durante o metaestro for pronunciado. Não existe ciclo distinto de queratinização do epitélio vaginal.

Gestação e Parto

A gestação dura 280 dias em vacas, 147 dias em ovelhas e 154 dias em cabras. Durante este período, todas as partes dos órgãos genitais apresentam algumas alterações, mas obviamente as mais evidentes ocorrem no útero, que aumenta seu peso em 15 vezes (100 vezes, quando seu conteúdo é incluso).

O ovário é distinguido pela presença do corpo lúteo gestacional que persiste além da meia-vida do ciclo infértil. Sua sobrevivência nem sempre é acompanhada pela supressão total da atividade folicular; algumas vacas entram em cio e ovulam no início da gestação. O corpo lúteo não necessariamente é o suporte da gestação durante os últimos três meses e, usualmente, começa a regredir cerca de um mês antes do parto (Figs. 29.20 e 29.21).

As alterações progestacionais que fazem parte de cada ciclo persistem e se intensificam na presença de um embrião.

Apesar de o blastocisto ficar inicialmente confinado em um corno, a membranas alongam-se rapidamente para o outro; entretanto, o embrião, posteriormente o feto, fica quase invariavelmente restrito unilateralmente e o desenvolvimento de assimetria é um dos primeiros sinais detectáveis de prenhez. O saco amniótico torna-se palpável por volta do 30° dia e o feto, por volta do 70° dia. As carúnculas do corno gravídico aumentam gradativamente de pequenas elevações de superfície lisa até se tornarem grandes intumescências pedunculadas com superfície escavada para a recepção das

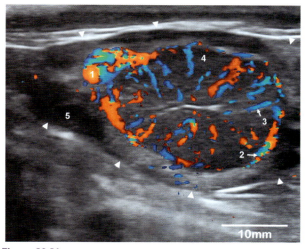

Figura 29.21 Ultrassonografia transretal por Doppler colorido do ovário (delineado por *pontas de setas*) demonstrando o corpo lúteo em uma vaca no dia 65 de gestação. Note os vasos sanguíneos marcantes (*áreas coloridas*) do corpo lúteo que se originam a partir dos principais vasos em um ponto (*1*), se dispersam ao longo da periferia do corpo lúteo (*2*) dando origem a vasos radiais (*3*) que irrigam o tecido glandular. (*4*) Áreas escuras (*5*) representam os pequenos folículos antrais na área cortical. Escala da barra = 10 mm.

vilosidades coriônicas; a termo, as maiores podem chegar ao tamanho de um punho cerrado (Figs. 29.22 e 29.23, e Fig. 29.17). As que estão no corno não gravídico também aumentam, mas em menor grau.

O aumento do útero não afeta todas as partes igualmente. A curvatura menor, sustentada pelo ligamento largo, é mais resistente à expansão, o que causa alteração na forma do corno; a curvatura maior e as partes adjacentes crescem a partir do

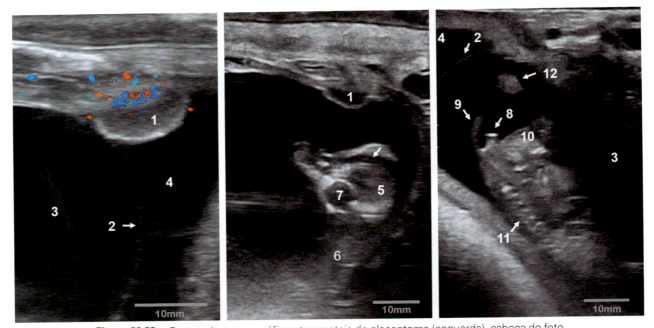

Figura 29.22 Cortes ultrassonográficos transretais do placentoma (esquerda), cabeça do feto (meio) e parte caudal do feto do sexo feminino (direita) com 65 dias de gestação. Note o rico fluxo sanguíneo (áreas coloridas) para o placentoma (*1*) na figura à esquerda. A membrana amniótica (*2*) separa a cavidade amniótica preenchida por líquido (*3*) e a alantoica (*4*). Se o feto não for facilmente acessível, as membranas fetais e os placentomas podem ser utilizados para diferenciar prenhez de outras coleções de líquido no útero. Note o tamanho do placentoma em comparação à cabeça do feto (*5*) e o pescoço (*6*). O crânio fetal é cartilaginoso, demonstrando clara demarcação (seta) entre as duas metades. As órbitas (*7*) são proeminentes. No feto do sexo feminino, o tubérculo genital (*8*) está localizado sob a cauda (*9*) e é utilizado clinicamente para determinação do sexo aos dois meses de gestação (no feto do sexo masculino, o tubérculo genital está presente próximo à ligação do cordão umbilical). Note parte do membro pélvico (*10*) e coluna vertebral (*11*) do feto e corte transverso do cordão umbilical (*12*).

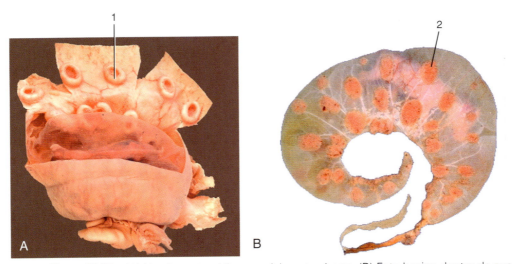

Figura 29.23 (A) Um útero gravídico, parcialmente aberto. (B) Feto bovino dentro de suas membranas. As vilosidades estão principalmente restritas aos cotilédones. *1*, Carúncula; *2*, cotilédone.

ponto de fixação. A hipertrofia dos tecidos do ligamento largo restringe o afundamento do útero no abdome por um tempo, mas por volta do terceiro mês, essa resistência é superada e o útero começa a deslizar cranialmente sobre o assoalho abdominal. O suprimento sanguíneo para o útero gravídico por meio de todos os vasos, mas especialmente pela artéria uterina que se expande de poucos milímetros até 1 cm ou mais, é necessariamente amplamente aumentado. A artéria uterina perde sua característica tortuosa e passa a projetar-se para o abdome, onde é facilmente identificada, baseando-se nas vibrações características (frêmito) na palpação contra o ílio.

A topografia não é a mesma em todas as gestações. O útero em crescimento geralmente adentra o recesso supraomental, mas, algumas vezes, pode deslizar para a frente contra o flanco direito ou esquerdo. Conforme se expande, afunda para dentro do abdome e, por um tempo, fica fora do alcance de uma mão dentro do cólon; esta incapacidade de alcançar o útero até quase por volta do quinto mês é tão diagnóstico de gestação quanto seu aumento palpável nos períodos precoces e tardios. A descida para o abdome distende a vagina e traciona a cérvix sobre a margem pélvica. Próximo ao parto, o útero ocupa a maior parte das seções ventral e direita (na disposição usual) do abdome, que eleva o rúmen dorsalmente e pressiona os intestinos para cima (Fig. 29.24). Faz contato com o fígado e o diafragma, sobre os quais exerce pressão crescente. Durante os primeiros meses, o bezerro possui liberdade para se movimentar e ajustar sua posição no líquido amniótico, mas conforme a gestação avança, é forçado a se adaptar às formas e dimensões do corno uterino.

O canal cervical está fechado por um tampão mucoso que se desenvolve desde o primeiro mês e se projeta, posteriormente, através do óstio uterino externo. As primeiras alterações na vagina ocorrem pela tração, mas posteriormente a parede torna-se cada vez mais elástica e o lúmen potencialmente mais espaçoso. O aumento da vulva é evidente no final do primeiro trimestre em animais primíparos, mas em multíparas, nas quais a vulva tende a ser permanentemente aumentada, pode não haver alterações óbvias até pouco antes do nascimento.

As alterações que sinalizam a aproximação do parto incluem o afrouxamento do ligamento sacroisquiático, com rebaixamento a nível da base da cauda (Fig. 29.25A e B); um afrouxamento semelhante de outros ligamentos pélvicos permite certo relaxamento das articulações sacroilíacas. Os tecidos conjuntivos da cérvix, do trato reprodutivo caudal e das peles vulvar e perineal compartilham estas alterações que, embora ocorram durante várias semanas, se intensifi-

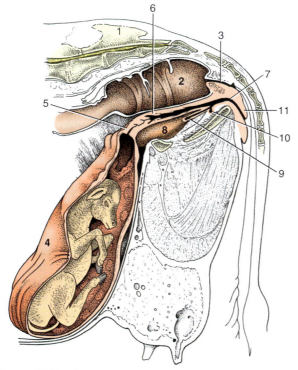

Figura 29.24 Seção sagital do abdome caudal e pelve de uma vaca prenhe. A seção não é completamente vertical porque foi feita através do canal vertebral e do forame obturado. Note os grandes placentomas. *1*, Sacro; *2*, reto; *3*, canal anal; *4*, útero; *5*, cérvix; *6*, vagina; *7*, vestíbulo; *8*, bexiga; *9*, uretra; *10*, divertículo suburetral; *11*, vulva.

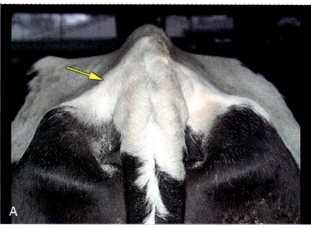
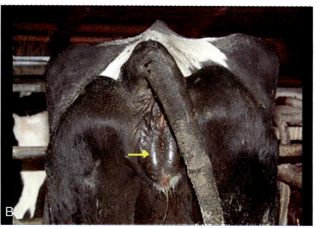

Figura 29.25 Indicações da iminência do parto. (A) Relaxamento do ligamento sacroisquiático (*seta*). (B) Edema da vulva (*seta*).

A maturidade, no sentido da capacidade de processar as respostas fisiológicas integradas, necessárias para sobrevivência fora do útero, não é alcançada até o final da gestação. Nos ovinos, a mortalidade é de 100% naqueles nascidos aos 135 dias e ainda é muito alta naqueles nascidos aos 140 dias. Infelizmente, informações confiáveis sobre estes assuntos em bovinos não estão disponíveis.

OS ÓRGÃOS REPRODUTIVOS MASCULINOS

Escroto e Testículos

O *escroto* pendular está contido entre as partes craniais das coxas e pode chegar a nível dos jarretes. Um colo constrito o liga ao tronco, caudal ao anel inguinal superficial, enquanto sua parte inferior está moldada sobre os testículos (Fig. 29.27). Uma massa de tecido adiposo ("gordura de bacalhau") é comumente observada ao redor do coto do cordão do animal castrado; quando presente em excesso, pode dilatar o canal inguinal e produzir pseudo-hérnias inguinais. Embora os tetos rudimentares, frequentemente observados na face cranial do escroto, possuam pouco interesse intrínseco, seu número e espaçamento recebem atenção em touros de raças leiteiras porque as características correspondentes provavelmente serão transmitidas às suas descendentes fêmeas. A inervação do escroto é difusa; tem origem nos primeiros dois nervos lombares, os nervos genitofemoral e pudendo.

A cobertura lanosa do escroto do carneiro pode causar infertilidade por prejudicar a dissipação do calor.

Cada *testículo* é elipsoidal, grande em relação ao tamanho corporal (especialmente nos pequenos ruminantes) e está suspenso verticalmente no escroto, onde pode ser palpado (Fig. 29.28). Relaciona-se com um grande epidídimo ao longo da margem medial ou caudomedial que está voltada para o testículo contralateral. O epidídimo está firmemente aderido abaixo da margem livre do testículo; a cabeça estende-se a uma distância considerável pela margem livre, enquanto a cauda grande, cônica e muito distinta à palpação projeta-se ventralmente. A cápsula do testículo apresenta um padrão tortuoso distinto de vasos e contém o parênquima sob leve pressão. A cápsula também envia septos delicados para o tecido testicular, formando um mediastino proeminente (Figs. 5.37 e 5.38).

Após emergir da cauda, o ducto deferente ascende ao longo da margem medial do epidídimo, mas é separado

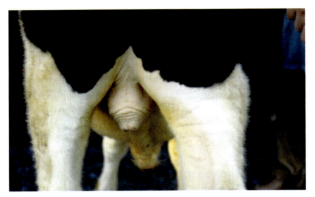

Figura 29.27 Escroto do touro. A musculatura da túnica darto está contraída.

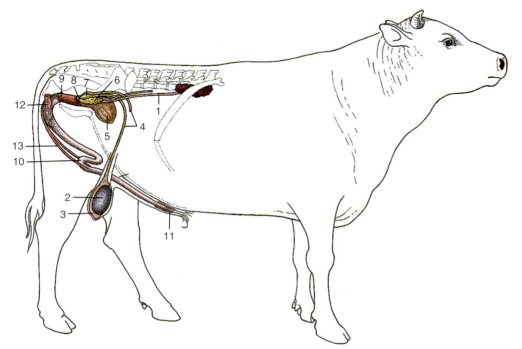

Figura 29.28 Disposição dos órgãos urogenitais do touro. *1*, Ureter; *2*, testículo direito; *3*, epidídimo; *4*, ducto deferente; *5*, bexiga; *6*, glândula vesicular; *7*, ampola do ducto deferente; *8*, corpo da próstata; *9*, glândula bulbouretral; *10*, flexura sigmoide do pênis; *11*, glande do pênis; *12*, isquiocavernoso; *13*, retrator do pênis.

Capítulo 29 — A Pelve e os Órgãos Reprodutivos do Ruminante

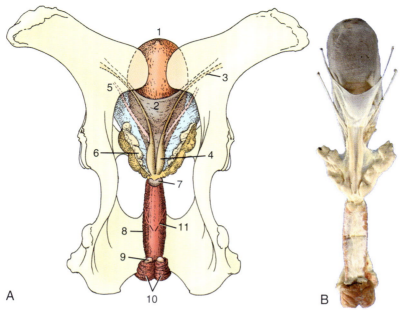

Figura 29.29 Vista dorsal da pelve do touro e órgãos urogenitais relacionados. (A) Esquema. *1*, Bexiga; *2*, prega genital; *3*, ducto deferente direito; *4*, ampola do ducto deferente; *5*, ureter esquerdo; *6*, glândula vesicular; *7*, corpo da próstata; *8*, músculo uretral (circundando a uretra); *9*, glândula bulbouretral; *10*, bulboesponjoso; *11*, extensão caudal da escavação retogenital (*linha tracejada*). (B) Espécime.

deste pelo mesórquio, o qual é uma relação que auxilia a abordagem cranial em cirurgias de vasectomia. O ducto é facilmente identificável à palpação como um cordão firme e estreito. O cordão espermático cônico e dorsalmente afilado é composto em grande parte pela artéria testicular, excepcionalmente enovelada e inserida no plexo pampiniforme (Fig. 5.43). O significado das anastomoses arteriovenosas aqui observadas permanece obscuro (Fig. 5.46).

Castração é uma cirurgia importante em touros jovens (1-3 meses de idade). A castração pode ser realizada pelo esmagamento do cordão espermático, como no método de Burdizzo (método fechado de castração). No método aberto ou cirúrgico de castração, ambos os testículos são removidos, geralmente sem aplicação de qualquer anestésico; entretanto, a lidocaína pode ser aplicada localmente para analgesia.

A drenagem linfática dos testículos segue para os linfonodos ilíacos mediais; a do escroto, segue para o linfonodo inguinal superficial através do colo do escroto.

Os Órgãos Reprodutivos Pélvicos

Os constituintes do cordão espermático se dispersam no anel vaginal, de onde o ducto deferente pode ser palpado sobre a superfície dorsal da bexiga. Passa sob o corpo da próstata para alcançar a uretra, e na parte final do seu trajeto, combina-se com o ducto da glândula vesicular em uma passagem comum muito curta. O segmento subterminal

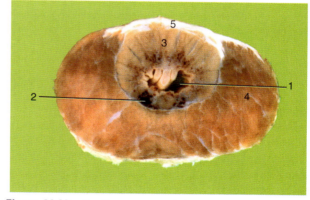

Figura 29.30 Seção transversal da uretra pélvica bovina, imediatamente caudal ao corpo da próstata. *1*, Uretra; *2*, tecido esponjoso (estrato esponjoso); *3*, parte disseminada da próstata; *4*, músculo uretral; *5*, aponeurose dorsal do músculo uretral.

(≈ 10-12 cm) situa-se ao lado de seu contralateral na prega genital; a parede desta parte é intumescida para formar a cilíndrica ampola ou glândula ampular. Um vestígio mediano dos ductos paramesonéfricos fusionados está, algumas vezes, presente entre as duas ampolas (Fig. 29.29).

A *uretra* segue sobre o assoalho pélvico a partir da bexiga (Fig. 29.30) e deixa a cavidade pélvica curvando-se ao redor do arco isquiático. No mesmo nível do arco, o lúmen apresenta um divertículo dorsal, cuja entrada é guardada por uma aba mucosa. A aba é dividida, em sua extremidade caudal, em duas pregas que comprimem o lúmen uretral, fixando-o às paredes. A ponta do cateter, quase inevitavelmente, penetra este divertículo, o que torna a cateterização da bexiga impossível se o acesso cirúrgico à uretra não for obtido previamente (mesmo sem o divertículo, a flexura sigmoide do pênis impõe uma complicação formidável).

A uretra pélvica é circundada pelo estriado músculo uretral, preenchido dorsalmente por uma placa aponeurótica robusta. Um delgado revestimento de tecido esponjoso circunda diretamente o lúmen; em seu trajeto caudal, expande-se para formar o bulbo do pênis. A uretra peniana é mais estreita, especialmente na flexura sigmoide, onde os cálculos se alojam com mais frequência, principalmente em animais castrados.

As glândulas vesiculares são muito grandes (10 x 3 a 15 x 5 cm) e contribuem para a maior parte do fluido seminal. São fletidas sobre si mesmas, macroscopicamente lobuladas com lúmen estreito e ramificado e situadas dentro das pregas genitais, principalmente laterais às glândulas ampulares (Fig. 29.29A e B). A *próstata* do touro consiste em uma parte disseminada ao longo do comprimento da uretra, amplamente dorsal ao lúmen e com redução da espessura conforme segue caudalmente, e uma parte compacta (corpo) que consiste em lobos pares que se dividem através da aponeurose uretral que, em conjunto, formam uma faixa que atravessa a primeira parte da uretra (4 x 1 cm).

As pequenas *glândulas bulbouretrais*, localizadas no nível do arco isquiático, são achatadas e cobertas pelo músculo bulboesponjoso (Fig. 29.29B). Sua secreção aquosa é liberada no divertículo e lava a uretra antes do ejaculado principal.

Pênis e Prepúcio

O pênis de um touro adulto tem cerca de 1 m de comprimento, mas aproximadamente um quarto de seu comprimento corresponde à flexura sigmoide localizada acima e atrás do escroto (Figs. 29.31, 29.32 e 29.33).

A natureza fibroelástica do pênis o mantém relativamente rígido em todos os momentos. Os pilares semelhantes a um bastão, lateralmente comprimidos, são quase completamente circundados pelos potentes músculos isquiocavernosos e contêm espaços cavernosos mais amplos que os presentes em outras partes do órgão. A construção do corpo do pênis não é imediatamente evidente porque seus constituintes, os pilares e a uretra, são envoltos por uma túnica albugínea comum (Fig. 29.34). Ligamentos pareados suspendem a parte caudal do corpo a partir do tendão sinfisial; sua eventual ruptura faz com que o pênis caia. A extremidade do pênis quiescente é coberta por um coxim de tecido mais macio, formando uma glande assimétrica, ventralmente inclinada e discretamente espiralada que fica contida na parte caudal do prepúcio. A glande exibe uma rafe ou septo em sua superfície direita; a uretra segue isso para abrir no ápice de um pequeno processo (Fig. 29.35).

O prepúcio exibe a disposição usual e delimita uma cavidade comprida e estreita. O prepúcio inclina-se atrás do umbigo, mais evidente em touros de raças de corte, o que o torna vulnerável a lesões por gramíneas afiadas.

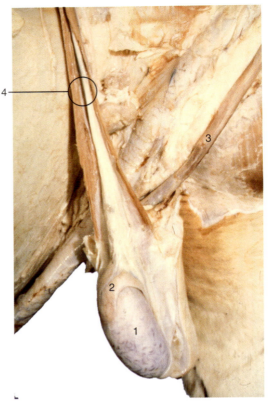

Figura 29.31 Escroto aberto com exposição de testículos e epidídimos. Note as veias tortuosas na superfície dos testículos. *1*, Testículo; *2*, epidídimo; *3*, músculo retrator do pênis; *4*, cordão espermático.

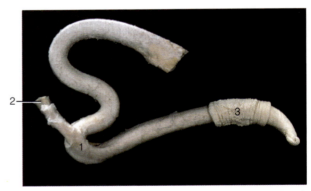

Figura 29.32 O pênis bovino fibroelástico e seu músculo retrator. *1*, Flexura sigmoide; *2*, músculo retrator do pênis; *3*, pele do prepúcio.

O pênis obtém seu *suprimento sanguíneo* a partir de ramos da *artéria pudenda interna* que são emitidos no interior da pelve. Um deles, a *artéria do bulbo*, irriga o bulbo e o corpo esponjoso; um segundo, a *artéria profunda do pênis*, irriga os pilares; e um terceiro, a *artéria dorsal*, segue ao longo da margem dorsal para alcançar a glande, emitindo pequenos ramos para o prepúcio no trajeto. Todos os três são acompanhados por veias satélite que drenam os tecidos e os espaços sanguíneos dentro dos corpos esponjoso e cavernoso. Os pilares e o corpo cavernoso constituem

A Pelve e os Órgãos Reprodutivos do Ruminante

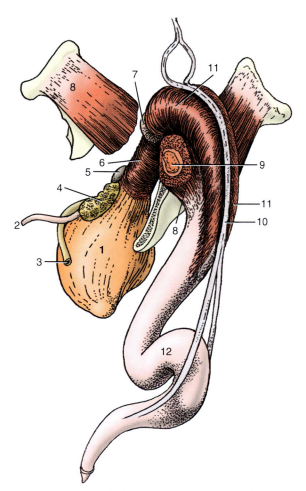

Figura 29.33 Pênis bovino e seus músculos: vista caudolateral. *1*, Bexiga; *2*, ureter; *3*, ducto deferente; *4*, glândula vesicular; *5*, corpo da próstata; *6*, músculo uretral; *7*, glândula bulbouretral; *8*, isquiocavernoso; *9*, pilar do pênis (em corte transverso); *10*, retrator do pênis; *11*, bulboesponjoso; *12*, flexura sigmoide.

uma unidade, para a qual o sangue é transferido durante a ereção. O sangue venoso que deixa esta unidade alcança a circulação sistêmica via canais pélvicos. O bulbo, o corpo esponjoso e a glande formam uma segunda unidade que também drena através dos canais pélvicos, mas possui uma saída adicional mais cranial. Consequentemente, a drenagem do sistema esponjoso não é completamente detida pela contração do bulboesponjoso.

Os *nervos dorsais* pareados, que seguem com as artérias dorsais, sobrepõem-se em sua distribuição. Como a estimulação do ápice do pênis é necessária para a obtenção de ereção completa, a integridade destes nervos é essencial para competência reprodutiva. A pele do prepúcio, incluindo aquela sobre o pênis, é inervada pelos dois primeiros nervos lombares, nervo genitofemoral e nervo pudendo.

Músculos prepuciais craniais que se originam na região xifoide e se inserem ao lado e atrás do óstio prepucial são capazes de tracionar o prepúcio craniodorsalmente, provocando a constrição do seu óstio. Anomalias destes músculos podem impedir a protrusão ou dificultar o retorno do pênis ao prepúcio. Músculos prepuciais caudais, de ocorrência inconstante, parecem ter pouco significado.

O conjunto usual de músculos está associado ao pênis (Fig. 29.33). O bem desenvolvido *retrator do pênis* possui interesse particular porque deve relaxar para permitir a exposição do pênis para exame ou tratamento. Surge das vértebras caudais, passa ao lado do reto e alcança o pênis na segunda volta da flexura; algumas fibras se inserem nesse local, mas outras continuam até inserções mais distais e difusas. As contrações locais do retrator, que ajudam a manter a flexura, são controladas por uma inervação simpática vinculada aos nervos pudendo e retal caudal que devem ser bloqueados para permitir a exposição do pênis para exame. A administração de um tranquilizante antiadrenérgico apresenta o mesmo efeito. Um bloqueio epidural lombar baixo é adicionalmente necessário quando a anestesia for indicada.

Os linfáticos do prepúcio drenam para o linfonodo inguinal superficial.

O pênis de pequenos ruminantes é principalmente distinguido pelo comprimento do delgado e erétil processo uretral, que se projeta de 2 a 3 cm além da glande em bodes e de 3 a 4 cm em carneiros (Fig. 29.35C e D). Antigamente, como nas sociedades primitivas atuais, a amputação do processo era realizada com a intenção de privar os carneiros de sua capacidade fertilizante. A bainha também é relativamente curta nestas espécies.

Alterações Funcionais e de Crescimento

Os testículos bovinos chegam ao escroto por volta do meio da gestação, um período surpreendentemente precoce. São muito pequenos ao nascimento, mas crescem mais rapidamente que o corpo como um todo a partir da primeira semana, e em um ritmo acelerado quando o jovem touro alcança a puberdade. O crescimento mantém por um tempo o compasso do desenvolvimento geral; em touros mais velhos, certa atrofia é observada. A libido pode ocorrer antes do início da espermatogênese, o que ocorre geralmente por volta do 10° mês. O crescimento epididimário é um pouco mais retardado do que dos testículos.

O progresso no desenvolvimento das glândulas reprodutivas secundárias é dependente da testosterona e ocorre após maturação testicular. Inicialmente, são todas pequenas, em graus variados, e levam certo tempo para adquirir seus tamanhos e conformações adultas.

Com menos da metade de seu comprimento final, o pênis do neonato é muito fino, sem flexura sigmoide, contém pouco tecido erétil e está fusionado ao prepúcio em seu ápice. A cavidade prepucial, que não se estende proximalmente com o pênis, é ocupada por pregas discretas. As curvaturas características começam a se desenvolver por volta do terceiro mês. O crescimento é lento, e, embora acelera na puberdade, o tamanho final não é obtido até aproximadamente o segundo ano. A separação da bainha fica inicialmente restrita ao lado esquerdo do ápice, mas depois se dissemina ao redor de toda a

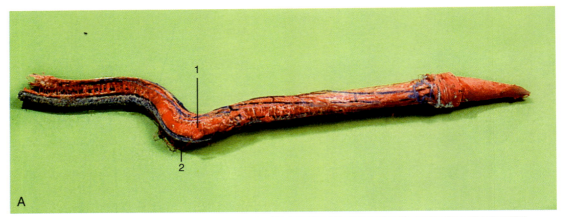
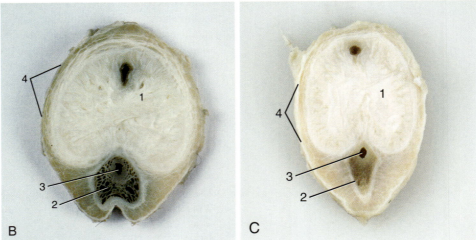

Figura 29.34 Molde dos espaços cavernosos do (A) pênis bovino e seções transversais (B) caudais e (C) craniais à flexura sigmoide. *1*, Corpo cavernoso; *2*, corpo esponjoso; *3*, uretra; *4*, túnica albugínea.

circunferência e se estende proximalmente. Um frênulo estreito persiste por certo tempo e fibras podem permanecer até que sejam rompidas na primeira monta. A persistência ocasional do frênulo pode causar uma deflexão ventral do ápice.

A ereção envolve somente um discreto aumento no comprimento e no diâmetro; a protrusão resulta da supressão da flexura. Relativamente, pouco sangue extra é necessário para preencher os espaços cavernosos; inicialmente, isso é ocasionado pelo relaxamento das artérias que suprem a região, o que aumenta a pressão dentro destes espaços do baixo nível de repouso (5-16 mm Hg) para a pressão arterial (75-80 mm Hg). O ápice protrai neste estágio. Contrações do isquiocavernoso elevam ainda mais a pressão e, por compressão dos vasos contra o arco isquiático, ocorre a oclusão do trajeto da drenagem venosa. Estas contrações impulsionam o sangue adiante através de determinadas veias com paredes mais espessas do corpo cavernoso para desembocar na flexura sigmoide (Fig. 29.33). A supressão desta flexura faz com que o ápice se protraia consideravelmente (25-40 cm); o contato com a parede vaginal após a intromissão estimula a conclusão da ereção. Por um curto período, a pressão dentro do corpo cavernoso aumenta; acredita-se que seja algo como 60 a 100 vezes a pressão arterial. A ejaculação ocorre e o sêmen é rapidamente impelido através da uretra pela atividade coordenada dos músculos uretral e bulbouretral.

A parte livre do pênis se espirala nos estágios finais da ereção, seguindo uma volta à esquerda ao redor da rafe (Fig. 29.36). Isso ocorre devido ao ligamento apical, uma concentração local de colágeno dentro da túnica albugínea. Como o espiralamento precoce ou exagerado torna impossível a intromissão, existem indicações ocasionais para a secção cirúrgica deste ligamento. Outro problema, felizmente de ocorrência apenas ocasional, é a ruptura da túnica albugínea incapaz de suportar a pressão extrema desenvolvida por um curto período no estágio final da ereção; a região mais fraca parece ser a curvatura distal da flexura sigmoide.

A ANATOMIA DA PALPAÇÃO RETAL EM BOVINOS*

Assim como no equino, a exploração retal em bovinos não está livre do risco de lesões à mucosa, ou até mesmo,

---

*Exceto pelas explorações digitais, a palpação retal não é rotineiramente realizada em pequenos ruminantes.

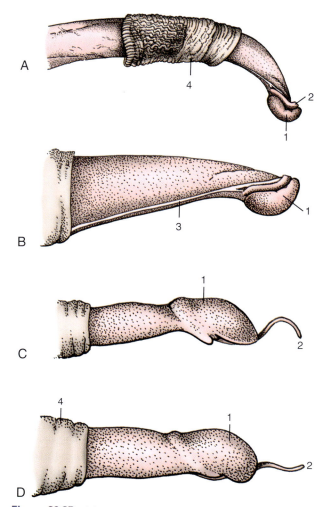

Figura 29.35 Vista lateral direita da extremidade distal do pênis do touro, flácido (A) e ereto (B). A extremidade distal do pênis do carneiro (C) e do bode (D). *1*, Glande; *2*, processo uretral; *3*, rafe; *4*, pele do prepúcio.

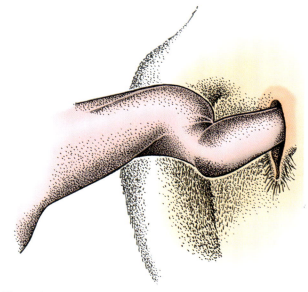

Figura 29.36 Espiralamento da parte livre do pênis bovino em ereção completa.

em casos extremos, perfuração da parede intestinal — um imprevisto que ocorre mais provavelmente quando a invasão do reto induz sobrecarga. Embora os exames retais em vacas sejam mais frequentemente realizados para determinar a saúde dos órgãos genitais, são também utilizados para apreciar uma área anatômica muito maior, uma vez que a mão é introduzida no cólon descendente.

As partes das paredes pélvicas e abdominais que são acessíveis incluem os ossos que delimitam a cavidade pélvica e as regiões dos anéis inguinais profundos. Dorsalmente, o segmento caudal da aorta e sua bifurcação podem ser palpados e, dispersos sobre os vasos, os principais linfonodos dos grupos ilíaco medial e inguinal profundo (Fig. 29.4/*13* e *14*). Os linfonodos inguinais profundos são particularmente importantes na associação com a mastite. A parte caudal do rúmen é muito evidente imediatamente antes da entrada pélvica e pode-se confirmar que o rúmen estende-se ventralmente em direção ao antímero direito do abdome. O saco cego caudodorsal pode até adentrar na cavidade pélvica quando distendido por gás. Entretanto, grande parte do rúmen e dos compartimentos remanescentes do estômago são inacessíveis, assim como o fígado e o baço. O único embasamento necessário a esta afirmação refere-se ao abomaso, parte do qual pode torna-se palpável em determinados deslocamentos. O quadrante dorsal direito do abdome é ocupado pelo intestino delgado, o ceco e o cólon, os quais em conjunto formam uma massa macia e flutuante, na qual as partes individuais, na maioria das vezes, não são identificáveis quando normais; a exceção mais comum é a ponta arredondada do ceco preenchido por gás.

Grande parte do rim esquerdo, empurrado para a direita pelo rúmen e suspenso no teto abdominal, pode ser palpada; somente o polo caudal do rim direito está ao alcance e apenas em indivíduos menores. Ureteres saudáveis não são detectáveis, a menos que a parte inicial do ureter esquerdo possa ser apreciada sobre a superfície do rim. A impressão feita pela bexiga varia amplamente porque forma uma massa firme sobre a parte mais cranial do assoalho pélvico quando contraída, mas estende-se bem adiante no abdome como uma estrutura flutuante quando repleta. A intervenção do trato reprodutivo feminino torna a bexiga bem menos acessível em vacas do que em machos.

Um exame sistemático do trato reprodutivo é melhor iniciado pela localização da cérvix, facilmente reconhecida por sua firmeza e dimensões, embora sua localização varie amplamente de acordo com o estado atual e histórico prévio do animal. O curto corpo do útero está situado cranial à cérvix e o útero pode ser fixado pela inserção de um dedo entre os ligamentos intercornuais a fim de permitir o exame e a comparação dos cornos que divergem para cada lado. Frequentemente, estas manipulações estimulam a contração do miométrio, que pode, algumas vezes, ser bastante poderosa. O útero pode passar para o abdome. Se não estiver muito aumentado, pode ser palpado pela passagem da mão para a frente e para baixo na parte ventral do abdome no lado direito, e afastando a mão com os dedos flexionados em direção à palma para envolver o útero. Os ligamentos largos que seguem em direção aos cornos dos úteros são distintos, mas as tubas uterinas que seguem próximo às margens livres craniais dos ligamentos, são certamente menos reconhecíveis porque, embora moderadamente firmes, possuem apenas cerca de 2 mm de largura. As margens livres dos ligamentos largos também fornecem uma guia para a localização dos ovários, que estão no teto da cavidade pélvica no animal jovem virgem, mas deslocados cranial e ventralmente no abdome de vacas mais velhas e com maior experiência sexual. Uma indicação já foi abordada sobre as características dos folículos e dos corpos lúteos que podem ser apreciadas pelo exame da superfície ovariana. O leitor também é lembrado de que o movimento para a frente e para baixo dos órgãos genitais durante a gestação pode deixá-los fora do alcance durante um período (Fig. 29.37).

▶ O ÚBERE

As quatro glândulas mamárias da vaca estão consolidadas em uma única massa, o úbere, situado ventral à parte caudal do abdome e se estende entre as coxas. O úbere é dividido em quartos correspondentes às quatro glândulas e cada um alberga um teto principal. Um sulco mediano divide o úbere em antímeros direito e esquerdo, mas o limite entre o quarto cranial e o caudal é raramente distinto. A maior parte da base dorsal é formada para se ajustar à parede do ventre, mas a parte abaixo da pelve é mais estreita porque fica comprimida entre as coxas (Fig. 29.38). A pele que reveste o úbere é delgada, maleável e móvel, exceto sobre os tetos, onde está firmemente aderida e glabra.

O úbere é suspenso por fortes lâminas de fáscias que circundam e envolvem a substância glandular e são contínuas com o estroma de tecido conjuntivo que permeia todo o órgão. A fáscia forma um revestimento contínuo sobre cada metade, mas costuma-se descrevê-la como lâminas medial e lateral, visto que são formações independentes. A lâmina medial surge principalmente da túnica flava e em pequena parte do tendão sinfisial e é amplamente composta por tecido elástico. A lâmina lateral surge do pilar externo do anel inguinal e, caudal a este, da fáscia femoral medial, sendo composta por tecido conjuntivo denso (Figs. 29.39 e 29.40). Ambas as lâminas se adelgaçam ventralmente, como resultado da ramificação em diversos folhetos que se interdigitam com camadas de tecido glandular. As diferentes origens das duas lâminas explicam o afrouxamento da parte medial do úbere bastante carregado. Demandas crescentes para produção de leite sobrecarregam, algumas vezes de forma insustentável, o aparelho suspensório que ocasionalmente rompe — um resultado desastroso.

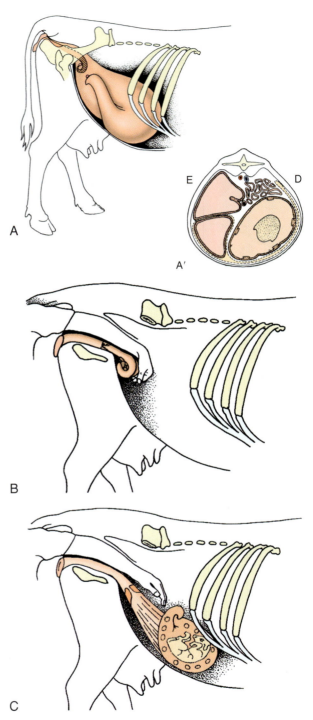

Figura 29.37 Posição do útero não gravídico e vários estágios do útero gravídico em vista lateral. (A) Útero não gravídico e com seis meses de gestação. (A') A topografia do útero com seis meses de gestação em seção transversal. E, lado esquerdo; D, lado direito. (B) Com 2-3 meses, o útero gravídico começa a deslizar para baixo na parede abdominal caudal, mas pode ser tracionado pela mão no cólon. (C) Com cinco meses, o útero gravídico está temporariamente fora do alcance.

Capítulo 29   **A Pelve e os Órgãos Reprodutivos do Ruminante**   709

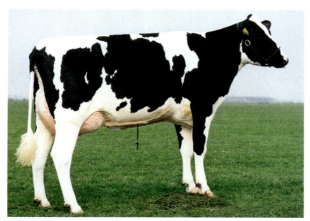

Figura 29.38   Vaca holandesa com úbere bem desenvolvido. *1*, Veia mamária.

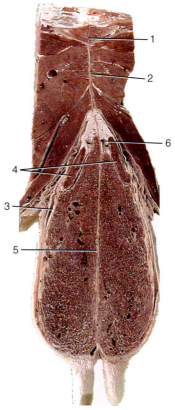

Figura 29.40   Seção transversal do assoalho pélvico e dos quartos caudais do úbere bovino. *1*, Sínfise pélvica; *2*, tendão sinfisial; *3*, lâmina suspensória lateral; *4*, linfonodo mamário (inguinal superficial); *5*, lâmina suspensória medial; *6*, tributária da veia pudenda externa.

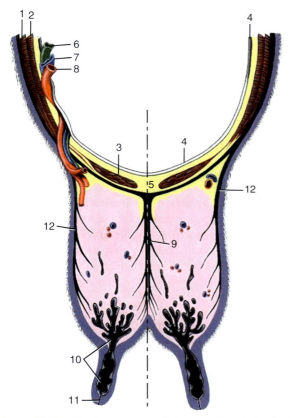

Figura 29.39   Seção transversal do assoalho abdominal e dos quartos craniais do úbere bovino. *1*, M. Oblíquo externo do abdome; *2*, m. oblíquo interno do abdome; *3*, reto do abdome; *4*, peritônio; *5*, linha alba; *6*, vaso linfático; *7*, veia pudenda externa; *8*, artéria pudenda externa (mamária); *9*, lâmina medial do aparelho suspensório; *10*, seio lactífero; *11*, ducto papilar; *12*, lâmina lateral do aparelho suspensório.

Cada glândula é construída ao redor de um sistema de ductos ramificados, separado de seus vizinhos por tecido conjuntivo. As unidades secretoras alveolares convergem para pequenos ductos excretores que se combinam até que, após diversas uniões sucessivas, produzem cerca de uma dúzia de amplos ductos lactíferos; estes convergem em um grande seio situado na parte ventral do quarto e estendem-se na papila (Fig. 29.41). Os ductos lactíferos são incomuns em seções mais largas e estreitas. As dilatações mais superficiais, que podem ter calibre de 3 cm ou mais, podem ser palpáveis quando distendidas por leite e são agora conhecidas como "nós de leite". Embora os sistemas de ductos sejam independentes, infecções se disseminam prontamente entre os quartos do mesmo lado.

O seio lactífero possui capacidade de várias centenas de mililitros e é dividido por uma prega mucosa nas partes glandular e papilar. A prega, embasada em um anel venoso submucoso, varia em proeminência; ocasionalmente, pode estar suficientemente pronunciada para impedir o fluxo do leite.

As papilas mamárias, embora variáveis, são mais frequentemente cilíndricas e com cerca de 8 cm de comprimento. A parede papilar, geralmente com 6 mm de espessura, aumenta em cerca de 1 cm na extremidade ventral, onde é atravessada pelo ducto papilar (Fig. 29.42). A parede consiste em uma pele externa e seca, uma camada intermediária que inclui musculatura lisa e várias veias, constituindo uma forma de tecido erétil e uma camada mucosa interna

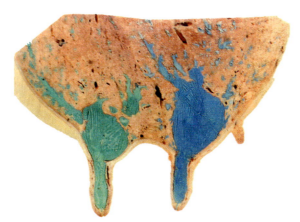

Figura 29.41 Seção sagital do úbere, demonstrando os seios papilar e glandulares e ductos lactíferos preenchidos com látex; quarto cranial (*verde*); quarto caudal (*azul*).

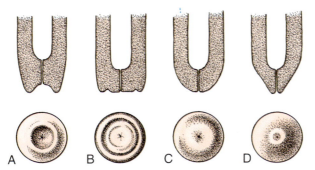

Figura 29.42 Variações na forma da extremidade da papila mamária bovina. (A) Formato de funil. (B) Formato de prato. (C) Arredondado. (D) Pontiagudo.

marcada por pregas. O revestimento, geralmente amarelado, é branco no ducto papilar, onde mostra um padrão de cristas baixas; estas, quando seguidas proximalmente, irradiam a partir da abertura superior, embora deva-se admitir que o arranjo é raramente tão distinto como tradicionalmente descrito (Fig. 29.43). A descamação do epitélio fornece uma substância bacteriostática que ajuda a ocluir a passagem. Um meio mais efetivo de fechamento é proporcionado por um músculo esfíncter, reforçado por tecido elástico.

Papilas acessórias, algumas vezes associadas ao tecido glandular funcional, são muito comuns. São indesejáveis porque podem ser uma complicação na ordenha.

Os arranjos vasculares são necessariamente generosos. O principal suprimento, continuação da *artéria pudenda externa*, possui um diâmetro que pode exceder 15 mm quando passa pelo o canal inguinal, acompanhado por uma veia satélite, linfáticos e nervos (Fig. 29.39). Ao alcançar base do úbere, divide-se em ramos divergentes, um cranial e outro caudal; ambos estão parcialmente ou completamente inseridos no parênquima glandular. O ramo mamário caudal se anastomosa com um ramo da artéria perineal ventral, que restringe sua distribuição aos linfonodos mamários e uma parte limitada do quarto traseiro.

O *padrão das veias* é complexo. Um anel venoso sobre o úbere é formado por veias pareadas conectadas, através da linha média, por vasos transversais (Fig. 29.44). A drenagem é efetuada pelas veias pudendas externas, que passam pelos canais inguinais e pelas veias abdominais subcutâneas ("do leite"), as quais seguem trajetos subcutâneos muito sinuosos no abdome antes de desaparecerem por aberturas palpáveis ("fontes do leite") na parede corporal para desembocar nas veias torácicas internas (Fig. 29.44).

Conexões da parte caudal do anel com as veias labiais ventrais possuem significado incerto. O arranjo descrito é característico da vaca lactante adulta e inclui características que surgiram durante a primeira gestação, um momento no qual o aumento do fluxo sanguíneo mamário leva à congestão venosa e dilatação, seguidas por incompetência valvular e colapso. Isso abre o canal contínuo que conecta as veias epigástricas superficiais, cranial e caudal, que previamente drenavam em direções opostas (Fig. 29.45).

O significado do arranjo maduro reside na certeza de que a drenagem venosa efetiva deve ocorrer mesmo com a oclusão de alguns canais na vaca em decúbito. A veia do leite é algumas vezes utilizada para injeção intravenosa ou coleta de sangue, mas não é uma escolha sábia; sua estrutura varicosa a predispõe ao extravasamento potencialmente problemático.

As papilas e o parênquima glandular são permeados por um rico plexo linfático, do qual emergem grandes vasos que seguem aos linfonodos mamários situados na parte caudal do úbere. Muitos destes grandes vasos linfáticos revelam seus trajetos através da pele e, seguindo caudodorsalmente (Fig. 29.46), são prontamente distinguíveis das veias subcutâneas que seguem craniodorsalmente. Os *linfonodos mamários*, geralmente dois em cada lado — um grande e outro muito menor — estão situados profundamente à lâmina lateral do aparelho suspensório, onde o maior pode ser alcançado na palpação profunda por trás (Fig. 29.47). O fluxo eferente vai até o linfonodo inguinal profundo no ângulo entre as artérias ilíaca circunflexa profunda e ilíaca externa. Este linfonodo pode ser palpado pelo reto.

A *inervação cutânea* do úbere é inconvenientemente difusa; a inervação é obtida de três fontes: dos *ramos ventrais dos primeiros dois nervos lombares, do nervo genitofemoral e de ramos mamários do nervo pudendo*. O parênquima glandular e os tecidos mais profundos da parede do teto são inervados somente pelo nervo genitofemoral; este chega ao úbere através do canal inguinal.

A termo, as glândulas mamárias exibem papilas curtas, embora bem formadas, seios pequenos e os primeiros ramos dos sistemas de ducto. A maior parte do úbere consiste em tecido adiposo. Durante os meses seguintes, o crescimento segue o compasso do crescimento geral do corpo e deve-se inteiramente à deposição de tecido adiposo. Depois disso, portanto, começando bem antes da puberdade, o crescimento acelera; o rápido desenvolvimento do sistema de ductos e do tecido glandular ocorre provavelmente devido à produção cíclica de estrógeno por conta da explosão de atividade que

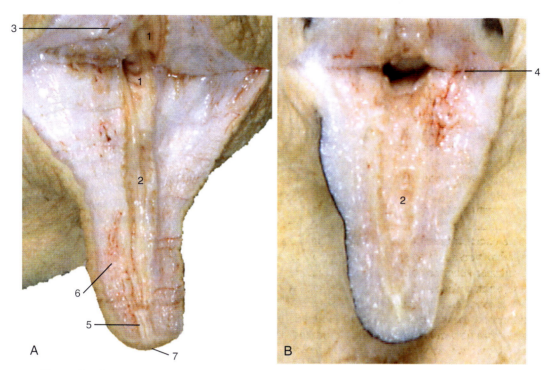

Figura 29.43 (A) e (B) — Seções da papila mamária e seio lactífero de vaca. *1* e *2*, Seio lactífero: *1*, seio glandular, e *2*, seio papilar; *3*, aberturas dos ductos lactíferos; *4*, anel venoso submucoso; *5*, ducto papilar; *6*, plexo venoso na parede do teto; *7*, óstio papilar.

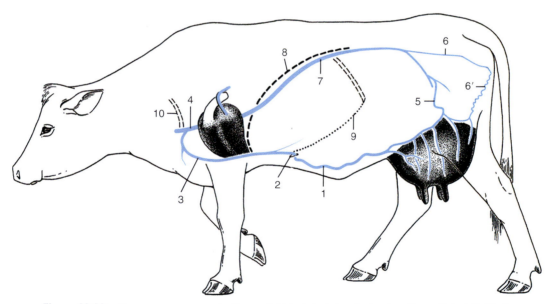

Figura 29.44 Drenagem venosa do úbere. *1*, Veia (v.) abdominal subcutânea ("do leite"); *2*, "fonte do leite"; *3*, v. torácica interna; *4*, v. cava cranial; *5*, v. pudenda externa; *6*, v. pudenda interna; *6'*, v. labial ventral (conecta a v. perineal ventral com as veias mamárias caudais); *7*, v. cava caudal; *8*, diafragma; *9*, arco costal; *10*, I costela.

acontece diretamente antes da ovulação. Embora um sistema de ductos bem desenvolvido esteja presente no momento da primeira concepção de uma novilha, o crescimento adicional dos ductos predomina nos primeiros meses de gestação, e o tecido secretório cresce na segunda metade.

O crescimento no final da gestação é dependente da prolactina e do hormônio de crescimento de origem hipofisária, além da progesterona e estrógeno. A secreção do leite é depois mantida pela corticotrofina, hormônio tireoestimulante e somatotrofina. A ordenha regular também é

ovelhas, o fechamento do ducto papilar é obtido sem a presença de um músculo esfíncter.

> **TESTE SUA COMPREENSÃO**
>
> Demonstre como as alterações hormonais influenciam as alterações anatômicas durante um ciclo estral e gestação. Foque, principalmente, nas alterações que podem ser detectadas por exame ultrassonográfico ou através do exame retal.

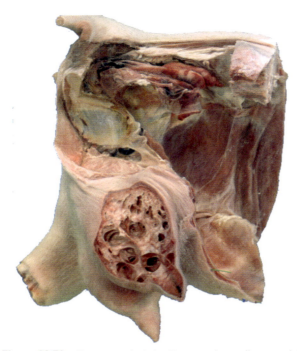

Figura 29.51 Seção sagital do úbere e da papila mamária de uma cabra jovem.

O Membro Torácico do Ruminante

30

Bovinos geralmente levam uma vida que não os expõe a frequentes riscos de lesões nos segmentos proximais dos membros, e há menor necessidade para conhecimento detalhado da anatomia destas partes do que é necessário para os veterinários de equinos. Portanto, determinados tópicos, neste e no capítulo seguinte, receberão somente abordagem superficial. Bovinos, ovinos e caprinos são, entretanto, frequentemente expostos a traumas e infecções da mão e esta parte do membro receberá maior atenção.

O OMBRO E O BRAÇO

A escápula, o úmero, além dos músculos associados, estão inclusos sob a pele do tronco e mantidos intimamente contra a parede torácica. Algumas vacas, especialmente as da raça Jersey, ficam com os ombros e cotovelos ligeiramente abduzidos, o que faz com que o úmero se afaste das costelas. Este defeito de "ombro em asa", que parece resultar da fraqueza herdada de certos músculos do cíngulo, confere aparência desajeitada, mas gera poucas consequências (Fig. 30.1). Essa conformação não deve ser confundida com a "escápula voadora", que é uma miopatia séria observada em bovinos impedidos de pastar durante a primavera. Nesta condição, o tecido muscular de fato sofre degeneração, o que faz com que a margem dorsal da escápula seja elevada acima da cernelha.

A posição e a inclinação dos ossos podem ser determinadas pela palpação de determinadas características; os ângulos cranial e caudal e a espinha da escápula, e tuberosidade maior e tuberosidade deltoide do úmero. A espaçosa articulação do ombro pode ser puncionada na margem cranial do músculo infraespinhoso, imediatamente proximal à sua inserção no tubérculo maior.

Somente aqueles *músculos* que requerem atenção prática serão discutidos aqui (Fig. 30.2). O braquiocefálico forma a margem dorsal do sulco jugular e é acompanhado ao longo de sua margem dorsal pelo omotransversário, que se estende entre o acrômio e a asa do atlas. Esse último músculo recobre, mas não impede a palpação do grande linfonodo cervical superficial. O grupo peitoral se distingue pelo desenvolvimento bastante rudimentar do subclávio. Isso explica a transição abrupta do pescoço estreito para a amplitude muito maior na altura da articulação do ombro — uma diferença marcante entre a conformação de bovinos e equinos. O romboide raramente atrai a atenção em bovinos de origem europeia, mas faz uma contribuição fundamental à giba no gado zebuíno. A giba varia em posição (cervicoto-rácica ou torácica) e em estrutura em animais de diferentes raças e linhagens. Em algumas é essencialmente um espessamento muscular, e em outras, uma substituição de músculo por tecido adiposo. O serrátil ventral, o principal suporte do tronco, está adaptado a esta função pela inclusão de vários cordões tendíneos e um robusto revestimento aponeurótico. Sua ruptura ocasional, desastre de primeira magnitude, torna-se muito evidente pela projeção da cartilagem escapular sobre o contorno dorsal do tórax (Fig. 26.1).

O ramo superficial do tendão infraespinhoso é protegido por uma bolsa sinovial onde passa sobre a face lateral do tubérculo maior. A bolsa é, algumas vezes, o local de inflamação dolorosa que se torna evidente pela abdução do braço. Em ovinos e caprinos, o tendão do bíceps braquial também é protegido por uma bolsa sinovial (intertubercular), em sua face profunda, e sua função é assumida por um recesso da cápsula articular do ombro. Na parte distal do braço, o bíceps destaca um lacerto fibroso que é palpável, apesar de ser muito mais fraco que no equino. O lacerto desce cranial ao cotovelo e se mescla com o revestimento do extensor radial do carpo. Duas outras bolsas estão associadas à inserção do tríceps: uma está interposta entre o tendão e o olécrano, e a outra, inconstante, está entre o tendão e a pele sobre a ponta do cotovelo.

COTOVELO, ANTEBRAÇO E CARPO

A *articulação do cotovelo* projeta-se para as extremidades ventrais da IV e V costelas. O olécrano, os epicôndilos medial e lateral do úmero e os robustos ligamentos colaterais são facilmente palpáveis e fornecem a orientação necessária para punção da articulação. Isso é realizado a partir da face lateral com a agulha direcionada entre o epicôndilo lateral e o olécrano para entrar no considerável recesso da cápsula no interior da profunda fossa do olécrano.

Fraturas de Ossos Longos: Animais de corte sofrem uma alta incidência de fraturas, principalmente de ossos longos. Dentre as fraturas de ossos longos, aquelas do metacarpo (III/IV) e metatarso correspondem quase à metade.

A ulna é completa, mas delgada, sendo o maciço rádio que suporta o peso. Como sempre, a margem medial subcutânea do rádio marca a divisão entre os grupos musculares extensor, cranial, e o flexor, caudal (Fig. 30.3). A ulna é

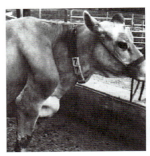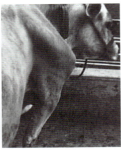

Figura 30.1 "Ombro em asa" em uma vaca Jersey com seis anos de idade.

palpável somente em suas extremidades, o olécrano e o processo estiloide lateral. Na maioria dos indivíduos, o antebraço está inclinado mediodistalmente ao carpo, enquanto a mão está angulada lateralmente, ocasionando uma postura de "joelho em X". Embora membros retos sejam preferíveis, este abaulamento do carpo não parece ser uma desvantagem.

A fileira proximal do esqueleto do *carpo* compreende os ossos cárpicos radial, intermediário e ulnar. As margens proximal e distal do osso acessório fornecem indicações aproximadas dos níveis das articulações antebraquiocárpica e mediocárpica. A fileira distal consiste somente em dois ossos: II e III cárpicos fusionados e o IV cárpico (Fig. 2.48). Na teoria, movimentos são possíveis nos três níveis, mas a maior parte ocorre entre o antebraço e o carpo; movimento moderado ocorre na articulação mediocárpica, e quase nenhum movimento ocorre no nível da articulação carpometacárpica. Outros movimentos diferentes da flexão e extensão são amplamente impedidos pelos vários ligamentos, dos quais o par colateral é o mais importante. As cavidades das duas articulações distais sempre se comunicam; ocasionalmente as três o fazem. A punção é possível nos níveis proximal e médio e, obviamente, é mais facilmente realizada quando a articulação está flexionada.

Irregularidades do aspecto palmar dos ossos cárpicos são cobertas e atenuadas pela espessa camada fibrosa da cápsula articular (ligamento palmar), que se combina com o osso acessório e o retináculo flexor para circundar o canal cárpico. A cápsula articular também se une dorsalmente com a fáscia profunda para formar o retináculo extensor que mantém os tendões extensores no local. Uma bolsa inconstante entre o retináculo e a pele ocasionalmente aumenta de tamanho, formando uma deformidade desagradável, porém, indolor (higroma).

> **Higromas do carpo e do tarso** resultam de traumas repetidos ou camas inadequadas e manifestam-se como acúmulo de líquido no tecido subcutâneo. Estes podem requerer procedimentos como drenagem ou ressecção cirúrgica.

Somente os extensores e flexores digitais dentre os músculos do antebraço merecem nota. O *extensor digital comum* possui dois ventres; o maior, medial, estende seu tendão de

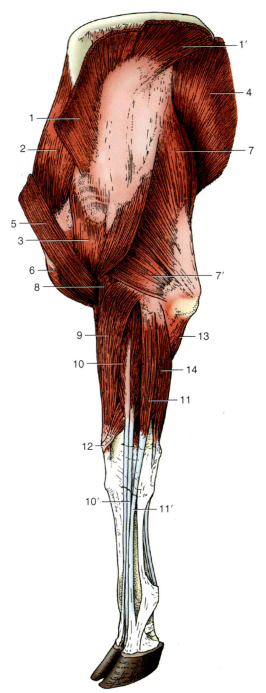

Figura 30.2 Músculos do membro torácico do bovino, vista lateral. *1* e *1'*, Trapézio; *2*, supraespinal; *3*, deltoide; *4*, grande dorsal; *5*, braquiocefálico; *6*, bíceps; *7* e *7'*, cabeças longa e lateral do tríceps, respectivamente; *8*, braquial; *9*, extensor radial do carpo; *10*, extensor digital comum; *10'*, tendão do ventre lateral; *11* e *11'*, extensor digital lateral e seu tendão, respectivamente; *12*, extensor oblíquo do carpo; *13*, cabeça ulnar do flexor digital profundo; *14*, ulnar lateral.

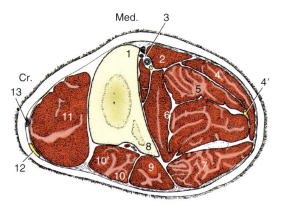

Figura 30.3 Seção transversal do terço médio do antebraço esquerdo bovino. *Cr.*, cranial; *Med.*, medial; *1*, Rádio; *2*, flexor radial do carpo; *3*, vasos e nervo medianos; *4*, flexor ulnar do carpo; *4'*, nervo ulnar; *5*, flexor digital superficial; *6*, flexor digital profundo; *7*, ulnar lateral; *8*, ulna; *9*, extensor digital lateral; *10* e *10'*, extensor digital comum; *11*, extensor radial do carpo; *12*, ramo superficial do nervo radial; *13*, veia cefálica.

inserção ao dígito medial e o ventre menor, lateral, possui um tendão que é repartido na articulação metacarpofalângica (boleto) para se inserir em ambos os dígitos. Os dois tendões compartilham uma bainha sinovial onde descem sobre o carpo. O extensor *digital lateral* se comporta como o ventre medial do extensor comum (Fig. 30.2). O flexor digital superficial também possui dois ventres. Os três ventres do flexor profundo dão origem a um robusto tendão que recebe proteção sinovial durante sua passagem através do canal cárpico, enquanto o superficial permanece fora do retináculo flexor. Ambos são protegidos por longas bainhas sinoviais que se estendem além do carpo em direção à canela onde os tendões se fundem. Todos estes tendões serão mais discutidos posteriormente.

 A PARTE DISTAL DO MEMBRO

A parte distal do membro, vulgarmente conhecida como mão, consiste na extremidade distal expandida do metacarpo, os dois dígitos principais (dedos ou úngulas) e as unguículas. Os dígitos são envolvidos por um envelope comum de pele que se estende até as coroas, o que faz com que os casos sejam separados pela fenda interdigital. As unguículas projetam-se por trás do boleto e não fazem contato com o solo.

O Esqueleto e Articulações

O esqueleto envolve somente os ossos dos dígitos principais (III e IV) em conjunto com os vestígios daqueles que os ladeiam (II e V) (Fig. 30.4). Embora os principais elementos metacárpicos estejam fusionados para formar o único osso da canela, este é dividido em sua extremidade distal em duas trócleas articulares separadas, uma para cada uma das duas falanges proximais. Todos os ossos mais distais são duplicados. Estruturas vestigiais incluem o curto V osso metacárpico, semelhante a um bastão, articulado com a extremidade proximal do osso da canela (Fig. 2.48) e os rudimentos falangeanos isolados no interior das unguículas.

O osso da canela é achatado no sentido craniocaudal e expandido lateralmente em cada extremidade. Um sulco axial dorsal (apresentando um forame vascular em cada extremidade) e um septo interno incompleto (visível em radiografias) demonstra a origem mista do osso (Fig. 30.8B/*4*). As falanges proximais e médias são amplamente semelhantes, embora as primeiras tenham cerca de duas vezes o comprimento das últimas. Todos estes quatro ossos apresentam tubérculos proximopalmares, pareados nas falanges proximais e únicos e abaxiais nas falanges médias. Cada uma possui uma superfície distal sulcada sagitalmente para se encaixar na superfície bifacetada do osso com o qual se articula. A falange distal tem a o forma do casco no qual está alojada e possui superfícies articular, axial, abaxial e solear (Fig. 30.5). O processo extensor é o ponto mais alto, a partir do qual uma crista segue para o ápice do osso, dividindo as superfícies axial e abaxial. Estas superfícies são separadas caudalmente por um tubérculo transverso espesso (Fig. 30.5/*4*), no qual o tendão flexor profundo se insere. Além da superfície articular, o exterior demonstra diversos forames vasculares, mais visíveis no aspecto axial do processo extensor e na extremidade palmar da superfície abaxial. (Os ossos sesamoides proximal e distal são descritos com as articulações).

Assim como no equino, as articulações que unem os ossos metacárpicos e digitais são comumente conhecidas como articulações do boleto, da quartela e do casco. A *articulação do boleto*, a primeira articulação duplicada do membro, está discretamente hiperestendida quando o animal permanece em repouso (Fig. 30.6/*3*). Seus movimentos são limitados à flexão e extensão por superfícies articulares reciprocamente quilhadas e sulcadas e por fortes ligamentos colaterais. Os ligamentos colaterais axiais (interdigitais) de ambas as articulações possuem uma origem comum na incisura intertroclear do osso metacárpico (Fig. 30.4). As superfícies articulares falangeanas são complementadas em sua face palmar por uma fileira de quatro ossos sesamoides (proximais) alojados em uma ponte fibrocartilaginosa contínua e unidos pelo músculo interósseo. Estes sesamoides são fixados, adicionalmente, por ligamentos colaterais e um agrupado complexo de ligamentos sesamóideos distais. Os ligamentos sesamóideos colaterais conectam cada sesamoide abaxial ao osso metacárpico e à falange proximal. Os ligamentos que surgem das superfícies distais passam aos tubérculos proeminentes no aspecto proximopalmar das respectivas falanges, cruzando-se no trajeto para seus destinos (ligamentos sesamóideos cruzados); fibras do par axial também cruzam o espaço interdigital (ligamentos falangios-sesamóideos interdigitais [Fig. 30.7C/*10*]). As articulações do boleto são móveis e as cápsulas são grandes, e cada uma delas se estende proximalmente como um recesso dorsal entre o osso metacárpico e os tendões extensores e como um recesso palmar entre o osso e o músculo interósseo

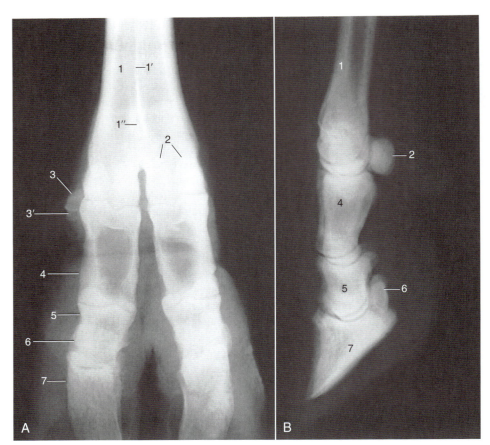

Figura 30.4 Radiografias (A) dorsopalmar e (B) lateromedial da mão bovina. *1*, Osso metacárpico; *1'*, septo mediano; *1"*, canal metacárpico distal; *2*, ossos sesamoides proximais; *3*, unguícula; *3'*, falange rudimentar dentro da unguícula; *4*, falange proximal; *5*, falange média; *6*, osso navicular; *7*, falange distal.

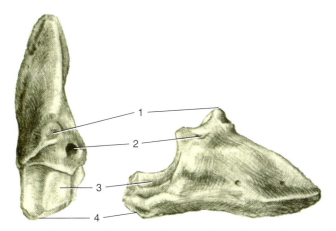

Figura 30.5 Falange distal de bovinos observada distalmente (*esquerda*) e pela superfície axial (*direita*). *1*, Processo extensor; *2*, forame axial para a principal artéria do casco; *3*, face articular; *4*, tubérculo flexor, no qual o flexor digital profundo se insere.

(Fig. 30.8/*9* e *9'*). Entre os dois, o recesso palmar, maior, pode ser alcançado mais facilmente pela lateral, cerca de 2 ou 3 cm proximal ao espaço articular. A comunicação entre as cápsulas pareadas permite que infecções ou materiais injetados se distribuam entre as articulações.

As *articulações da quartela,* menos móveis, também permitem somente flexão e extensão. Cada articulação é sustentada por um par de ligamentos colaterais. O ligamento colateral axial, mais desenvolvido, e um ligamento axial, adicional, que se estende até a falange distal podem impedir que os dígitos se espalhem em função do peso corporal. A articulação recebe apoio adicional de uma fibrocartilagem que estende a margem palmar da superfície articular da falange média a partir de três ligamentos palmares

Capítulo 30 O Membro Torácico do Ruminante

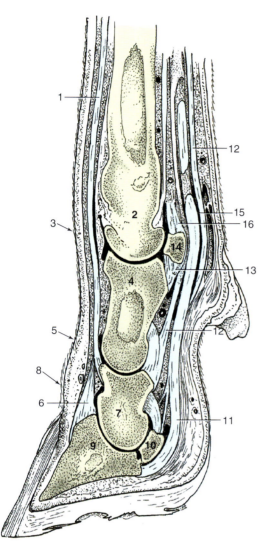

Figura 30.6 Seção sagital da mão bovina, dividindo o dígito lateral. *1*, Extensor digital lateral; *2*, osso metacárpico; *3*, articulação do boleto; *4*, falange proximal; *5*, articulação da quartela; *6*, extensor digital comum; *7*, falange média; *8*, articulação do casco; *9*, falange distal; *10*, osso navicular; *11*, flexor digital profundo; *12*, flexor digital superficial; *13*, ligamentos sesamóideos distais; *14*, osso sesamoide proximal; *15*, bainha digital; *16*, interósseo.

(Fig. 30.8A). As cápsulas das duas articulações da quartela são separadas. Cada uma forma os recessos dorsal e ventral contra a falange proximal; é sugerido que a dorsal seja acessível à punção pela lateral.

A *articulação do casco* assemelha-se à da quartela em conformação e pelos ligamentos colaterais. Está inteiramente no interior do casco e a punção é difícil, pois os pequenos recessos dorsal e palmar raramente se estendem além da coroa (Figs. 30.6 e 30.8). A superfície articular distal é alargada pelo osso navicular localizado cerca de 2 cm no interior do casco (quando medido abaxialmente). Sua outra extremidade está acima da parede axial do casco, que é distal. Esse osso está principalmente relacionado à falange média e é mantido em sua posição por um complexo conjunto de ligamentos distais e colaterais, que passam para as falanges adjacentes e resistem à hiperextensão. Um ligamento elástico que abrange a superfície axial da articulação assemelha-se ao ligamento que retrai a garra em gatos, mas aparentemente não possui uma função comparável. Ligamentos interdigitais também estão presentes para impedir a separação dos dígitos. Um conecta as superfícies axiais das falanges proximais (Fig. 30.7) e o outro cruza o espaço interdigital no nível dos ossos naviculares, onde está relacionado com a ponte interdigital da pele.

Os Tendões

O *músculo interóssseo*, morfologicamente uma formação composta, é convencionalmente referido no singular (Fig. 30.7). Este músculo achatado é tenro no animal jovem, tornando-se cada vez mais fibroso conforme o animal envelhece e ganha peso. No adulto, ele forma uma faixa resistente, quase completamente tendinosa, que continua distalmente a partir da cápsula da articulação do carpo (Fig. 30.8/8). No mediometacarpo, dá origem a cinco ramos principais; quatro destes — exceto o central — parecem terminar nos ossos sesamoides proximais, mas obtêm uma continuação funcional a partir dos ligamentos distais (sesamóideos) que se ligam às falanges proximais. O arranjo forma uma "tipoia" que é tensionada quando a mão sustenta o peso e a articulação do boleto é hiperestendida. Finas faixas oriundas do interósseo unem os tendões extensores. Duas se dividem a partir dos ramos abaxiais, já mencionados, e contornam as superfícies abaxiais das falanges proximais para se mesclarem com os tendões extensores próprios. Outras duas surgem da bifurcação do quinto ramo (central). Passam através do espaço interdigital, contornam as superfícies axiais das falanges e se mesclam aos mesmos tendões. No mediometacarpo, o músculo interósseo também libera uma faixa resistente a partir de sua superfície palmar (Fig. 30.8A/*7*) que é dividida para se unir aos ramos do tendão flexor digital superficial, acima do boleto. (Essa faixa pode ser considerada um ligamento controlador do flexor digital superficial.)

Os três *tendões extensores* podem ser palpados onde eles estão localizados, lado a lado na superfície dorsal do osso metacárpico. O tendão médio (oriundo do ventre lateral do extensor digital comum) bifurca-se no boleto e seus delgados ramos, cada um envolto por uma bainha sinovial independente (Fig. 30.9/*2'*), seguem para a superfície dorsal dos dígitos para se inserirem nos processos extensores das falanges distais. O tendão médio (oriundo do ventre medial) alarga-se conforme passa sobre o recesso dorsal da articulação do boleto, onde uma bolsa subtendinosa facilita sua passagem. Este tendão recebe os ramos extensores do músculo interósseo antes de se inserir na extremidade proximal da falange média (mas com uma conexão secundária com a falange distal). O tendão lateral (extensor digital lateral; Fig. 30.9/*3*) se comporta de forma idêntica em relação ao dígito lateral.

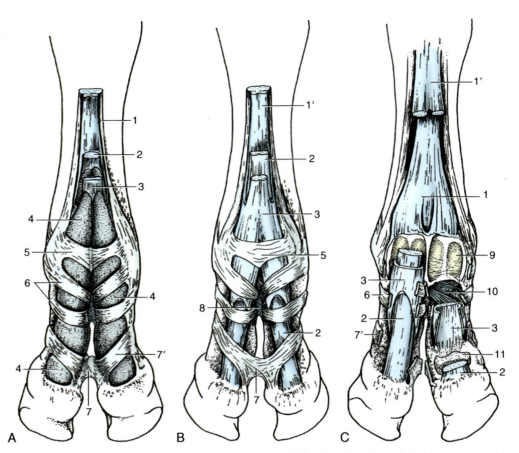

Figura 30.7 Vista palmar da mão bovina. (A) Dissecção superficial. (B) Tecidos da bainha digital foram removidos. (C) Partes dos flexores superficial e profundo foram removidas. *1*, Interósseo; *1'*, faixa do interósseo para o flexor digital superficial; *2*, flexor digital profundo; *3*, flexor digital superficial; *4*, bainha digital; *5*, ligamento anular da articulação do boleto; *6*, ligamentos anulares dos dígitos; *7* e *7'*, ligamento interdigital distal: *7*, parte profunda, e *7'*, parte superficial; *8*, ligamento interdigital proximal; *9*, ossos sesamoides proximais; *10*, ligamentos sesamóideo cruzado e falangiossesamóideo interdigital; *11*, osso navicular.

Os *tendões flexores superficial* e *profundo* são separados do osso metacárpico pelo músculo interósseo (Fig. 30.8). Juntos, podem ser palpados conforme emergem do carpo medial até o carpo acessório e se tornam individualmente distinguíveis na metade distal da canela, onde a fáscia profunda é delgada. Nunca são tão facilmente identificados como o interósseo, de margem afiada, que repousa contra o osso. Os tendões são difíceis de serem palpados nos dígitos.

O *tendão flexor superficial* é dividido sobre as articulações do boleto (Fig. 30.7/3). Cada ramo recebe uma faixa do músculo interósseo, com a qual forma uma luva sobre o ramo correspondente do flexor profundo quando se aproximam dos ossos sesamoides proximais. Estes ossos fornecem superfícies de apoio ao redor das quais os tendões combinados se ligam, mantidos na posição pelos *ligamentos anulares* (Fig. 30.7/5 e 9). A parede palmar da luva termina no meio da falange proximal, expondo o tendão profundo que muda de posição com o flexor superficial. A parede dorsal da luva continua no tendão flexor superficial e termina na extremidade proximal e na cartilagem complementar da falange média. Dois ligamentos anulares mais estreitos (digitais) prendem os tendões à falange proximal. O *tendão flexor profundo* se alarga após deixar os limites da luva e continua sobre a inserção do tendão flexor superficial, o qual lhe proporciona outra superfície de apoio. O tendão flexor digital profundo é protegido pela bolsa navicular durante sua passagem pelo osso navicular. Ele termina em uma inserção ampla na extremidade distal da falange distal. O ligamento interdigital distal se liga ao tendão profundo abaixo, na falange média. As inserções do tendão flexor superficial o permitem auxiliar o músculo interósseo a prevenir a hiperextensão da articulação do boleto.

Uma bainha complexa (bainha digital; Fig. 30.7/4) que é independente das cápsulas articulares digitais e das bolsas naviculares circunda os dois tendões flexores, do terço distal do metacarpo até quase o osso navicular. Essa bainha facilita sua passagem contra as outras estruturas e contra as várias superfícies de apoio e ligamentos anulares. As

Capítulo 30   O Membro Torácico do Ruminante   721

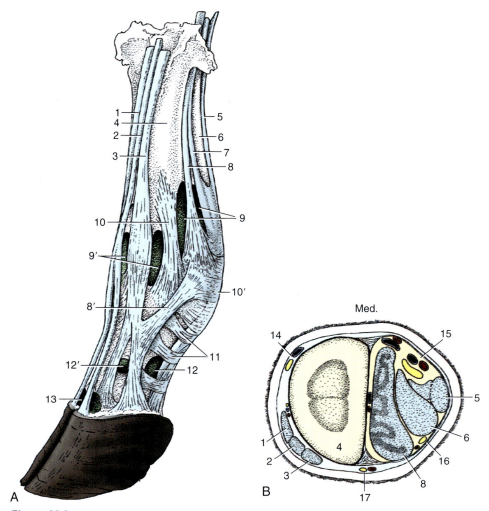

Figura 30.8 (A) Mão esquerda bovina, vista lateral. (B) Seção transversal do metacarpo esquerdo. *Med.*, Medial; *1* e *2*, Tendões medial e lateral do extensor digital comum, respectivamente; *3*, extensor digital lateral; *4*, osso metacárpico; *5*, flexor digital superficial; *6*, flexor digital profundo; *7*, faixa do interósseo até o flexor digital superficial: *8* e *8'*, interósseo e seu ramo extensor, respectivamente; *9* e *9'*, recessos palmar e dorsal da articulação do boleto, respectivamente; *10* e *10'*, ligamentos colateral lateral e anular da articulação do boleto, respectivamente; *11*, ligamentos anulares digitais; *12* e *12'*, recessos palmar e dorsal da articulação da quartela, respectivamente; *13*, recesso dorsal da articulação medial do casco; *14*, veia digital comum dorsal III e nervo radial superficial; *15*, vasos e nervo medianos; *16*, ramo palmar do nervo ulnar; *17*, ramo dorsal do nervo ulnar.

bainhas dos ramos medial e lateral dos tendões se tocam localmente e, ocasionalmente, se comunicam. A distensão de uma bainha infeccionada é possível onde ela não possui apoio — nomeadamente, em sua extremidade proximal e entre os ligamentos anulares, palmares ao boleto. A bainha pode ser puncionada lateralmente, na margem dorsal dos tendões flexores, cerca de 5 cm proximal à unguícula.

As seguintes características esqueléticas podem ser palpadas no boleto (Fig. 30.4): as superfícies dorsal e abaxial das trócleas metacárpicas, as partes correspondentes das falanges proximais, os ossos sesamoides abaxiais, os tubérculos abaxiais das falanges proximais e as fendas entre as falanges proximais e os sesamoides vizinhos, que demarcam o nível dos espaços articulares (opostos às unguículas). Exceto por sua face palmar, a maior parte da falange proximal é facilmente apreciada, mas sua extremidade distal e o espaço articular da quartela são obscuros mesmo que a altura seja demarcada pela inserção do achatado tendão extensor (3 cm acima da coroa) e pelo proeminente tubérculo abaxial da falange média; o espaço articular por si só está localizado cerca de 2 cm acima da coroa. Os ramos estreitos do extensor comum são mais facilmente apreciados do que os tendões largos, mas achatados, dos próprios extensores. Os tendões flexores formam uma massa firme atrás dos ossos.

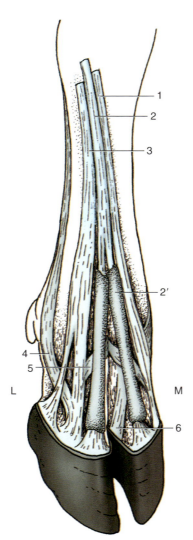

Figura 30.9 Vista dorsal da mão direita bovina. *L*, lateral; *M*, medial; *1*, Tendão medial do extensor digital comum para o dígito medial; *2* e *2'*, extensor digital comum e suas bainhas, respectivamente; *3*, extensor digital lateral; *4* e *5*, ramos extensores abaxial e axial, respectivamente, do interósseo para o extensor digital lateral; *6*, ligamento colateral axial comum.

As unguículas estão ligadas à fáscia profunda espessa que forma dois ligamentos que se estendem até as extremidades abaxiais dos ossos naviculares; estes ligamentos se tornam palpáveis quando as unguículas são elevadas.

▶ OS CASCOS

Os cascos dos dígitos principais curvam-se um em direção ao outro em ambas as extremidades, tocando-se atrás e, ocasionalmente, também em seus ápices (Fig. 30.10). O casco lateral suporta a maior parte do peso e é maior do que o medial, embora isso não ocorra sempre no pé. Cada casco

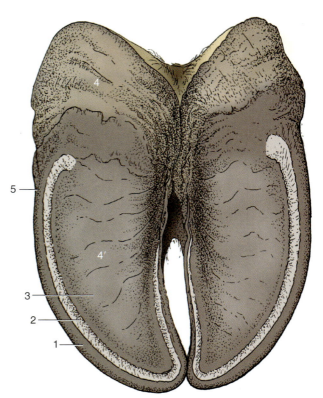

Figura 30.10 Superfície solear dos cascos da mão bovina. *1*, Parede; *2*, linha branca; *3*, sola; *4*, bulbo; *4'*, parte dorsal do bulbo; *5*, sulco abaxial da parede, dividindo a parede do bulbo.

consiste em períoplo, parede, sola e bulbo. A superfície solear é formada pela margem distal da parede, a sola e a parte dorsal do bulbo (Fig. 30.10/*1*, *3* e *4'*); as partes visíveis no animal em estação são as paredes nas laterais e o bulbo na parte de trás do casco. A margem coronária do casco é maior na face abaxial que na axial. Os dois terços apicais, aproximadamente, do casco são ocupados pela falange distal e pelo tendão flexor profundo; o espaço detrás é ocupado pelo coxim digital, a almofada flexível do tecido fibroadiposo que também se estende sob a "metade" maior do osso (Fig. 30.11/*8*).

Laminite: A doença clínica mais importante do casco em bovinos leiteiros é a laminite subclínica. Os sinais incluem deformidades córneas do casco, queratina mole da sola e linha branca alargada.

O *períoplo* constitui uma faixa estreita (≈ 1 cm) ao longo da margem coronária que se alarga na parte traseira onde se nivela com o bulbo e se junta com o períoplo do outro casco. É parcialmente escondido por pelos. Sua consistência é intermediária entre a da epiderme cutânea e a da rígida camada córnea da parede.

Capítulo 30 O Membro Torácico do Ruminante

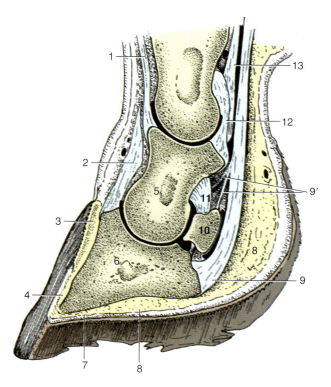

Figura 30.11 Seção sagital do dígito medial da mão bovina. *1*, Extensor digital próprio (medial); *2*, extensor digital comum; *3*, derme coronária; *4*, derme laminar; *5*, falange média; *6*, falange distal; *7*, derme solear coberta pela sola; *8*, coxim digital; *9*, flexor digital profundo; *9'*, fibras do flexor digital profundo para a falange média e osso navicular; *10*, osso navicular; *11*, ligamento navicular colateral; *12*, ligamentos palmares da articulação da quartela; *13*, flexor digital superficial.

A *parede*, claramente flexionada sobre si mesma, forma a maior parte das faces axial e abaxial (Fig. 30.10); a flexura produz uma crista na frente que se curva distalmente em direção à ponta ou "dedo" do casco. Ambas as faces são limitadas caudalmente por fissuras mais ou menos distintas (Fig. 30.10/*5*) que se estendem da margem coronária até a superfície solear; a substância córnea, caudal às fissuras, pertence ao bulbo. A fissura axial é mais cranial e fornece uma área de fraqueza que é algumas vezes penetrada, levando à injeção da articulação do casco que fica a poucos milímetros de distância. A parede é marcada por cristas proeminentes, paralelas à margem coronária, causada pela produção desigual de substância córnea devido a distúrbios locais ou generalizados. Embora a margem distal normalmente faça contato com o solo ao longo de toda a extensão da parede abaxial, na face axial só o faz em direção à pinça; a maior parte desta margem apoia o peso somente em solos mais macios. A parede é mais espessa próxima ao ápice e em direção ao solo, especialmente abaxialmente. Ela consiste em substância córnea tubular e intertubular e é produzida sobre a ampla e plana derme coronária. As lâminas córneas são curtas e baixas e formam uma união mais fraca com a derme lamelar do que no equino. Isso pode estar correlacionado com a maior extensão da superfície que suporta o peso em ruminantes.

A *sola* (Fig. 30.10/*3*) é uma área relativamente macia confinada no interior do ângulo inflectido da parede, da qual é separada pela chamada linha branca, mais macia. Esta linha, um pouco mais clara do que a substância córnea despigmentada de cada lado, é somente alguns poucos milímetros mais larga e compreende a alternância das extremidades distais das lâminas córneas com a substância córnea um pouco mais escura produzida sobre as papilas terminais das lamelas sensitivas. No centro, a sola se une imperceptivelmente com o ápice do bulbo. A junção marca a extensão do coxim digital (Fig. 30.11/*7* e *8*).

Hemorragia Solear: A derme solear é ricamente vascularizada e hemorragias soleares são uma manifestação clínica de alta incidência. As hemorragias estão associadas com a laminite e o rápido ganho de peso.

O *bulbo* forma tanto o aspecto caudal quanto uma parte considerável da superfície solear, onde seu ápice insere-se na sola em forma de V. É a principal parte de suporte de peso. Uma grande parte da camada córnea intertubular o torna relativamente macio, mas sua espessura considerável pode compensar. A camada córnea bulbar tende a descamar quando é permitido que cresça (como em animais que permanecem em terrenos irregulares) e as fissuras resultantes propiciam infecções que levam a abscessos, os quais podem destruir a derme e estruturas mais profundas.

A cápsula do casco é moldada sobre a derme ligada a estruturas subjacentes por um tecido subcutâneo modificado, mais desenvolvido onde forma o coxim digital. A derme apresenta segmentos que correspondem às partes do casco (Fig. 30.12). A substância córnea da parede é produzida sobre a derme coronária (Fig. 30.12/2) e desliza distalmente sobre e entre as lamelas dérmicas, onde é produzida substância córnea suficiente apenas para manter a adesão.

A substância córnea de outras partes do casco cresce da derme a uma taxa de cerca de 5 mm por mês, e o crescimento ocorre um pouco mais rápido em bezerros. Em bovinos com livre acesso ao pasto, o desgaste na superfície solear ocorre de forma igual, e na pinça, o ângulo com o solo é mantido em cerca de 50 graus. Em superfícies macias, o crescimento supera o desgaste e os cascos devem ser aparados periodicamente para que a pinça não cresça adiante em um ângulo menor. Quando isso ocorre, a articulação do casco gradativamente se hiperestende, o flexor profundo tensiona e o maior peso é colocado na parte (caudal) do casco sobre a inserção do flexor profundo e do osso navicular. Isso causa dor e, consequentemente, claudicação.

No final da vida fetal, as partes distais do casco são cobertas por tecido córneo macio, o que supostamente previne lesões às membranas fetais e ao canal do parto. Este coxim macio seca rapidamente quando exposto ao ar.

As unguículas, miniaturas dos cascos principais, consistem principalmente em parede e bulbo; elas não têm importância prática.

OS VASOS SANGUÍNEOS E ESTRUTURAS LINFÁTICAS

A artéria axilar, localizada por palpação profunda na curvatura ao redor da I costela, é o principal suprimento ao membro torácico e é utilizada ocasionalmente como uma fonte de sangue arterial. Os trajetos e ramos das artérias nos segmentos proximais do membro seguem o padrão geral, de forma que uma descrição detalhada tornar-se desnecessária.

A descrição pode começar onde a artéria mediana acompanha o tendão flexor digital profundo através do canal do carpo. Ela segue junto com uma veia satélite e o nervo mediano, onde adentra o metacarpo para prosseguir medial aos tendões flexores e sob a cobertura da espessa fáscia profunda (Fig. 30.13), mas se torna superficial e vulnerável na articulação do boleto. Seu trajeto agora segue sobre a superfície palmar dos ramos mediais dos tendões flexores antes de se dividir no espaço interdigital. A artéria e a veia satélite tornam-se visíveis nesse ponto em animais de pele delgada, mas embora a artéria possa ser palpada, o pulso

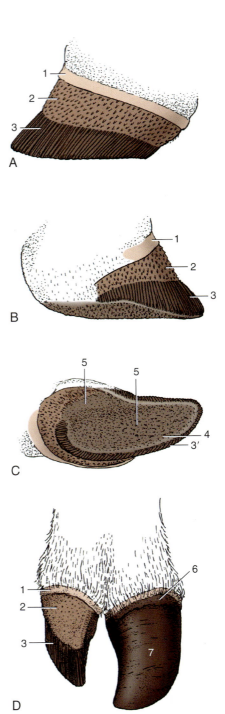

Figura 30.12 Derme sobre a qual a substância córnea do casco é produzida. (A a C) Superfície abaxial, axial e solear, respectivamente. (D) Superfície dorsal da derme e do casco. *1*, Derme do períoplo; *2*, derme coronária; *3*, derme laminar; *3'*, papilas terminais nas extremidades distais das lâminas; *4*, derme solear; *5*, derme do bulbo; *6*, períoplo; *7*, parede do casco.

usualmente não pode ser percebido. A partir desse local, recebe uma nova nomeação, *artéria digital palmar comum III* e, no interior do espaço interdigital, emite diversos ramos de menor importância antes de se dividir nas duas

Capítulo 30 O Membro Torácico do Ruminante 725

independente. Os dois sistemas são conectados por anastomoses proeminentes no cotovelo, acima do carpo, e na mão, e eventualmente se reúnem quando a *veia cefálica* desemboca na veia jugular externa, na base do pescoço. O sistema superficial compreende as *veias cefálicas superficial e acessória*, e as tributárias desta, na mão (Fig. 30.14A). A maioria pode ser palpada e, especialmente em indivíduos jovens de pele delgada, podem fornecer demarcações superficiais visíveis. Suas posições são mais precisamente reveladas por meio de um garrote. Atualmente, são muito mais utilizadas para realização de anestesia cirúrgica dos dígitos por injeção intravenosa retrógrada. Aquelas que servem para o procedimento são demonstradas na Figura 30.14B e C. A técnica é mais simples e confiável do que métodos alternativos que requerem a administração de solução anestésica sobre vários nervos.

Os *linfonodos* do membro torácico compreendem o grande linfonodo axilar próprio, que se situa contra a parede torácica, caudal à articulação do ombro, e alguns pequenos linfonodos acessórios (linfonodos axilares da I costela) localizados sobre a I costela e espaços intercostais adjacentes. O linfonodo axilar recebe linfa de estruturas mais profundas dos segmentos proximais do membro, incluindo os músculos ventrais do cíngulo, e segue adiante, inicialmente, aos linfonodos acessórios, e dali para os linfonodos cervicais profundos caudais ou diretamente para uma ou algumas das veias na entrada torácica. Este linfonodo pode ser inspecionado através de uma incisão do primeiro espaço intercostal da meia-carcaça. Os músculos dorsais do cíngulo, a pele e fáscia subcutânea do ombro, o braço e o antebraço, e todas as estruturas distais ao carpo drenam diretamente para o linfonodo cervical superficial, que pode ser palpado na parte cranial do ombro.

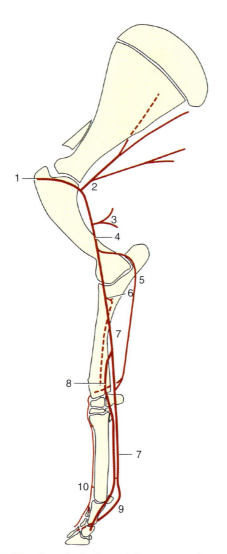

Figura 30.13 As principais artérias no membro torácico bovino direito; vista medial. *1*, Artéria (a.) axilar; *2*, a. subescapular; *3*, a. braquial profunda; *4*, a. braquial; *5*, a. ulnar colateral; *6*, a. interóssea comum; *7*, a. mediana; *8*, a. radial; *9*, a. digital palmar comum III; *10*, a. digital dorsal comum III.

OS NERVOS DO MEMBRO TORÁCICO

O plexo braquial é formado pelos últimos três nervos cervicais e primeiros dois torácicos. Seus ramos geralmente respeitam o padrão comum, mas alguns pontos merecem ser abordados em razão de sua relevância clínica.

O nervo *supraescapular* (C6-C7) curva-se ao redor da margem cranial da escápula para alcançar os músculos supraespinal e infraespinal (Fig. 30.15). Sua destruição tem pouco efeito sobre a postura de estação, além de causar discreta abdução ocasional do braço. A deambulação é mais severamente afetada e o membro avança com um passo rígido e redundante ao mesmo tempo que o ombro é abduzido mais evidentemente na fase de apoio. Na paralisia crônica, os músculos atrofiam e a espinha da escápula se torna proeminente.

O grande *nervo mediano* (C8-T2) segue o trajeto distal pela face medial do braço, cruza a articulação do cotovelo (onde é palpável, em frente da artéria braquial) e se aprofunda sob os músculos flexores, para os quais envia ramos. O muito reduzido tronco segue a artéria mediana sob a

arteriais digitais palmares axiais. Cada uma destas passa distalmente até alcançar e adentrar a falange distal através do grande forame localizado no processo extensor. *Artérias digitais palmares abaxiais*, menores e derivadas de artérias do antebraço, entram nas falanges distais nas extremidades palmares de suas superfícies abaxiais. Dentro do osso, as artérias axial e abaxial sofrem anastomose para formar o arco terminal, do qual diversos ramos são liberados para a derme. Outras pequenas artérias no aspecto dorsal dos dígitos são de pouca importância. Todas artérias são seccionadas quando um dígito é amputado; o coto da artéria palmar axial sangra mais profusamente, e deve, pelo menos, ser ligado.

As veias dos membros estão divididas entre um profundo sistema, satélite às artérias, e um sistema superficial quase

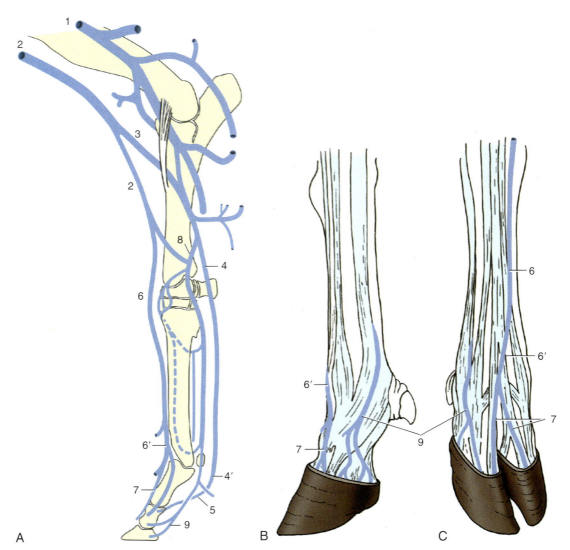

Figura 30.14 As principais veias (vv.) do membro torácico bovino. (A) Mão direita, vista medial. (B) Mão esquerda, vista lateral. (C) Mão direita, vista dorsal. *1*, Veia (v.) braquial; *2*, v. cefálica; *3*, v. cubital mediana; *4*, v. mediana; *4'*, v. digital palmar comum III; *5*, vv. digitais palmares axiais; *6*, v. cefálica acessória; *6'*, v. digital dorsal comum; *7*, vv. digitais dorsais; *8*, v. radial; *9*, vv. digitais palmares abaxiais.

cobertura do flexor radial do carpo (Fig. 30.3/*2*), no canal do carpo antes de se dividir no mediometacarpo em diversos ramos que inervam a maior parte da face palmar da mão.

O *nervo ulnar* (C8-T2) surge com o nervo mediano, mas diverge deste no terço médio do braço (Fig. 30.15/*15*). Após liberar um ramo para a pele, segue em direção ao olécrano, onde penetra entre as origens dos músculos flexores. Ele fornece ramos a estes antes de continuar como um nervo principalmente sensitivo (Fig. 3.30/*4'*) que se divide a uma curta distância acima do osso acessório do carpo. O *ramo palmar* segue através do canal cárpico, lateral aos tendões flexores. O *ramo dorsal* torna-se superficial e pode ser palpado onde desce sobre a face lateral do osso acessório do carpo.

Uma vez que os nervos mediano e ulnar compartilham a inervação dos flexores do carpo e dos dígitos, a destruição de um deles causa pouco efeito sobre a postura ou a marcha. Mesmo quando ambos são seccionados, não ocorre nenhuma alteração imediata na postura do animal em estação, embora a hiperextensão do carpo ocorra posteriormente. A marcha é afetada pela neurectomia dupla, passando a ser realizada em "andar de ganso" exagerado, no qual as

Capítulo 30   **O Membro Torácico do Ruminante**   **727**

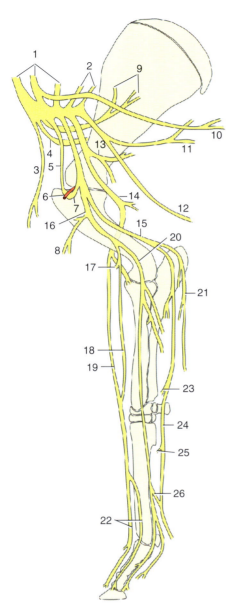

Figura 30.15   Nervos do membro torácico bovino, vista medial. *1* e *2*, Raízes do plexo braquial; *3*, nervo (n.) peitoral cranial; *4*, n. supraescapular; *5*, n. musculocutâneo; *6*, artéria axilar; *7*, alça do n. musculocutâneo antes de se unir ao n. mediano; *8*, ramo proximal do n. musculocutâneo; *9*, n. subescapular; *10*, n. torácico longo; *11*, n. toracodorsal; *12*, n. torácico lateral; *13*, n. axilar; *14*, n. radial; *15*, n. ulnar; *16*, nervos musculocutâneo e mediano combinados; *17*, ramo distal do n. musculocutâneo; *18*, n. cutâneo medial do antebraço; *19*, ramo superficial do n. radial; *20*, n. mediano; *21*, n. cutâneo caudal do antebraço; *22*, nervos digitais dorsais comuns 2 e 3; *23*, ramo dorsal do n. ulnar; *24*, ramo palmar do n. ulnar; *25*, ramo profundo do n. ulnar; *26*, ramo comunicante.

articulações do carpo e as mais distais ficam hiperestendidas. Entretanto, o passo não é encurtado e a mão permanece capaz de suportar peso.

O *nervo radial* (C7-T1) posiciona-se mais caudalmente no braço. Ele penetra entre as cabeças do músculo tríceps antes de seguir o músculo braquial, até alcançar a superfície cranial do cotovelo, ao mesmo tempo que emite ramos musculares durante o trajeto. O tronco torna-se vulnerável conforme passa sobre a proeminente crista supracondilar do úmero, profunda à cabeça lateral do tríceps. Nesta localização, divide-se em diversos ramos que inervam os músculos extensores do carpo e dos dígitos, além de um ramo subcutâneo que acompanha a veia cefálica e, mais distalmente, a cefálica acessória. É acompanhado por um ramo do nervo musculocutâneo antes de cruzar o carpo (Fig. 30.15/*18* e *19*). O nervo radial é a inervação exclusiva dos extensores de todas as articulações distais ao ombro e os efeitos da lesão na parte proximal de seu trajeto são correspondentemente severas. O cotovelo fica "pendurado" e o membro parece anormalmente longo. O animal se movimenta com dificuldade, arrastando as pinças e evitando apoiar-se no membro afetado. É incapaz de posicionar a sola do casco no solo e apoia as superfícies dorsais dos dígitos. Se a lesão for mais distal, o animal pode usualmente aprender a compensar a perda da função do músculo extensor do carpo e dos dígitos.

Procedimentos para bloqueios nervosos, como os que são amplamente utilizados na prática equina, não são utilizados para o diagnóstico diferencial da claudicação em bovinos. Parece desnecessário fazer considerações detalhadas dos nervos dos dígitos, pois as técnicas intravenosas retrógradas, utilizadas para assegurar anestesia para a realização de cirurgia dos dígitos, são atualmente muito populares e estão disponíveis em livros-texto.

Em um breve resumo, pode-se afirmar que a face dorsal da mão é a área do nervo radial, a face palmar é a área do nervo mediano e a face lateral é a área do nervo ulnar (Fig. 30.16A-C).

TESTE SUA COMPREENSÃO

Compare a anatomia do membro distal da vaca com o do equino.
A perda de função do nervo radial cria déficits semelhantes àqueles observados após ressecção dos nervos ulnar e mediano? Fundamente sua resposta com base no seu conhecimento sobre a anatomia.

728 Parte IV **Ruminantes**

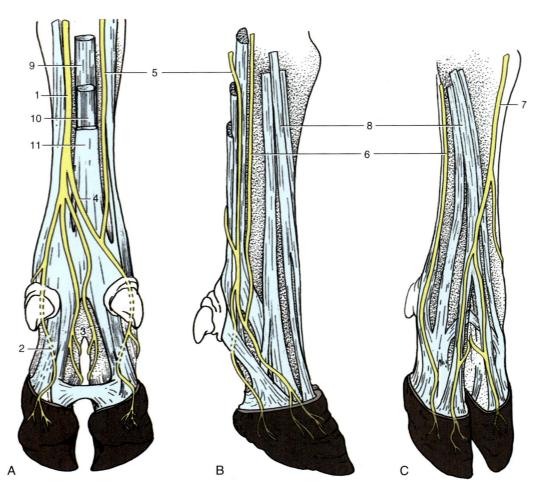

Figura 30.16 Os principais nervos da mão direita bovina nas vistas (A) palmar, (B) lateral e (C) dorsal. *1*, Nervo (n.) mediano; *2*, n. digital palmar abaxial; *3*, nervos digitais palmares axiais; *4*, ramo comunicante; *5*, ramo palmar do n. ulnar; *6*, ramo dorsal do n. ulnar; *7*, ramo superficial do n. radial; *8*, tendões extensores dos dedos; *9*, músculo interósseo; *10*, tendão flexor profundo; *11*, tendão flexor superficial.

O Membro Pélvico do Ruminante

31

A aparência angular dos membros pélvicos do bovino decorre, em parte, da formação robusta do *cíngulo pélvico*, muito do qual é delineado abaixo da pele e, em parte, do fraco desenvolvimento dos músculos da garupa. O tuber sacral é palpável pela lateral do espaço lombossacral, embora não consiga alcançar a altura da crista sacral. (Sua elevação ocasional sobre a crista levanta suspeita de deslocamento sacroilíaco.) Este tuber é acompanhado pelo tuber coxal muito mais proeminente ("osso da anca") pela crista ilíaca, que é coberta delgadamente — e incompletamente — pelo glúteo médio (Figs. 31.1 e 31.2). O tuber isquiático, triangular ("ponta do ísquio"), eleva-se consideravelmente acima do assoalho pélvico e se projeta ampla ou completamente acima da vulva. Seu ângulo dorsal subcutâneo é acompanhado pelo ligamento sacrotuberal, que é facilmente palpável em razão da ausência de cobertura muscular (Fig. 31.3/*1'*).

A linha que conecta os túberes coxal e isquiático revela a inclinação da pelve. Um ângulo maior do que o usual está associado a uma entrada pélvica mais vertical. Um ângulo menor (anca achatada) torna o fêmur mais vertical e pode predispor a traumas por concussão na articulação do quadril. A posição da articulação do quadril é deduzida pela palpação do trocânter maior situado lateral e discretamente caudal à cabeça do fêmur, abaixo da linha intertuberal (Fig. 31.3/*2*). Distúrbios nesta relação sugerem fratura do colo ou deslocamento da cabeça do fêmur. Os deslocamentos podem ocorrer em diversas direções, possivelmente, devido à fragilidade relativa ou ausência ocasional do único ligamento intra-articular (ligamento da cabeça do fêmur). Mais comumente, o trocânter desloca-se dorsocranialmente para se projetar acima da linha intertuberal. Esta articulação é nominalmente uma articulação esferoide, mas a extensão da superfície articular femoral sobre o colo semicilíndrico torna evidente que a flexão e a extensão devem ser os principais movimentos. Entretanto, o grau de rotação da coxa para fora, que acompanha a flexão, garante que o joelho se afaste do abdome. A cavidade articular pode ser alcançada se uma agulha for inserida diretamente em frente ao trocânter, avançando medialmente e ligeiramente na direção cranial. A localização profunda e contrações do músculo transpassado no trajeto tornam difícil a conclusão eficaz do procedimento.

Distúrbios da Articulação do Quadril. A articulação do quadril pode sofrer de luxação, artrite séptica ou fratura da cabeça do fêmur. Luxações ocorrem mais na direção craniodorsal do que na caudoventral; esta provavelmente alojará a cabeça deslocada do fêmur no forame obturador.

As características mais evidentes dos *músculos regionais* são a fragilidade relativa do grupo glúteo e a ausência de origens vertebrais do semitendinoso e semimembranoso. O glúteo superficial é completamente incorporado pelo bíceps para formar uma combinação algumas vezes conhecida como *gluteobíceps*. O glúteo médio possui uma divisão profunda bem definida (glúteo acessório) com seu próprio tendão de inserção protegido por uma bolsa sinovial, onde passa lateral ao trocânter maior. O *bíceps femoral* preenche a parte caudolateral da coxa e possui uma ampla inserção disseminada entre a fáscia lata, a patela, o ligamento patelar lateral e, por meio da fáscia crural, a tíbia e o calcâneo. Uma grande *bolsa biciptal* interpõe-se entre o epicôndilo lateral do fêmur e a parte da inserção que prossegue no ligamento patelar. Essa bolsa, que pode se comunicar com a cavidade articular do joelho, é algumas vezes o local de uma inflamação dolorosa, mais frequentemente observada em bovinos postos para repousar sobre piso de concreto. As inserções do semitendinoso e do semimembranoso e as ações do grupo seguem o padrão usual.

Os músculos adutores da face medial da coxa, o grupo profundo em torno da articulação do quadril e o quadríceps femoral não necessitam de atenção especial. O tensor da

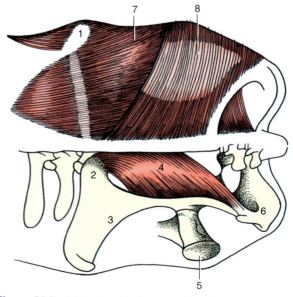

Figura 31.1 Vista dorsal da garupa bovina; os músculos do lado esquerdo foram removidos. *1*, Tuber coxal; *2*, tuber sacral; *3*, ílio; *4*, ligamento sacroisquiático; *5*, trocânter maior do fêmur; *6*, tuber isquiático; *7*, glúteo médio; *8*, bíceps femoral.

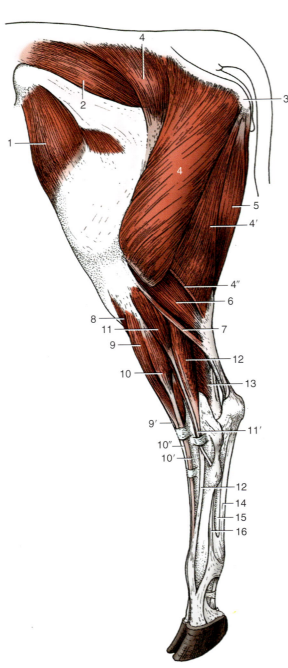

Figura 31.2 Músculos do membro pélvico esquerdo do bovino, vista lateral. *1*, Tensor da fáscia lata; *2*, glúteo médio; *3*, tuber isquiático; *4*, *4'* e *4"*, bíceps femoral, seccionado em 4"; *5*, semitendinoso; *6*, cabeça lateral do gastrocnêmio; *7*, sóleo rudimentar; *8*, tibial cranial; *9* e *9'*; fibular terceiro; *10*, *10'* e *10"*, extensor digital longo; *11* e *11'*, fibular longo; *12*, extensor digital lateral; *13*, flexor digital lateral; *14*, tendão do flexor digital superficial; *15*, tendão combinado do flexor digital profundo; *16*, interósseo.

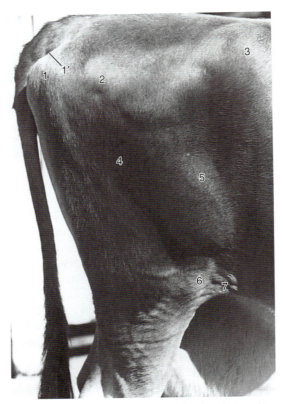

Figura 31.3 Coxa direita bovina. *1*, Tuber isquiático; *1'*, parte sacrotuberal do ligamento sacroisquiático; *2*, trocânter maior do fêmur; *3*, tuber coxal; *4*, bíceps femoral; *5*, vasto lateral; *6*, patela; *7*, prega do flanco.

fáscia lata na margem cranial da coxa é um guia para a localização do linfonodo subilíaco.

▶ O JOELHO, A PERNA E O JARRETE

A articulação do joelho assemelha-se à do equino por possuir três ligamentos patelares e uma tróclea assimétrica (Fig. 31.4B). A patela, os ligamentos patelares e a tuberosidade da tíbia podem ser palpados na superfície cranial. Duas "depressões" palpáveis na extremidade proximal da tuberosidade separam e convenientemente identificam os três ligamentos. O epicôndilo femoral proeminente, o ligamento colateral (e sua ligação à fíbula rudimentar; Fig. 31.4A/*9*), e, mais cranialmente, a origem comum do extensor digital longo e fibular terceiro (Fig. 31.4A/*5*) são palpáveis na face lateral. Assim como no equino, o ligamento patelar intermédio, a patela, a fibrocartilagem medial e o ligamento patelar medial se combinam para formar uma alça que passa sobre o terço proximal expandido da crista medial (Fig. 31.4B/*11*) da tróclea do fêmur. Embora relativamente pouco esforço muscular mantenha a alça no lugar (que previne a flexão do joelho), o mecanismo não é tão eficiente como o do equino, no qual o joelho pode ser completamente travado.

Capítulo 31 O Membro Pélvico do Ruminante 731

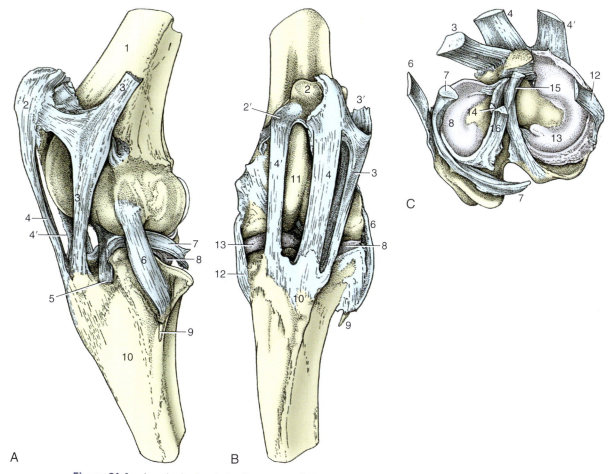

Figura 31.4 A articulação do joelho esquerdo bovino. (A) Vista lateral. (B) Vista cranial. (C) Meniscos e ligamentos ligados no terço proximal da tíbia esquerda. *1*, Fêmur; *2*, patela; *2'*, fibrocartilagem da patela; *3*, ligamento patelar lateral; *4*, ligamento patelar intermédio; *4'*, ligamento patelar medial; *5*, tendão combinado do extensor digital longo e fibular terceiro; *6*, ligamento colateral lateral; *7*, tendão do poplíteo; *8*, menisco lateral; *9*, fíbula; *10*, tíbia; *10'*, tuberosidade tibial; *11*, crista medial da tróclea femoral; *12*, ligamento colateral medial; *13*, menisco medial; *14*, ligamento cruzado cranial; *15*, ligamento cruzado caudal; *16*, ligamento meniscofemoral.

Luxações laterais e mediais da patela são ocasionalmente relatadas.

> **Deslocamento dorsal,** melhor descrito como uma fixação proximal da patela, é bastante comum entre touros de trabalho e búfalos aquáticos do subcontinente indiano. A condição é usualmente intermitente, interfere na marcha e, se não aliviada espontaneamente, pode ser tratada pela seção do ligamento patelar medial.

As cavidades articulares femoropatelar e femorotibial medial sempre se comunicam, mas a articulação femorotibial lateral não se comunica com nenhuma das outras duas. Dois pontos de punção são, portanto, utilizados. Um deles é a aplicação entre os ligamentos patelares medial e intermédio, a uma curta distância proximal à tíbia, que dá acesso ao espaço femoropatelar. O segundo local, no sulco extensor da tíbia, cranial ao tendão comum do extensor digital longo e fibular terceiro, fornece acesso ao compartimento femorotibial lateral.

A *tíbia* é o único osso que suporta peso na perna (pilar). Sua superfície medial, incluindo o proeminente maléolo medial, é subcutânea, mas as faces restantes são cobertas por músculo (Fig. 31.6). A superfície articular distal (cóclea) apresenta dois sulcos sagitais, cada um cercado por um maléolo, separados por uma crista. A *fíbula* é muito reduzida. Um rudimento proximal, geralmente prolongado em um ponto distal, está fusionado ao côndilo lateral da tíbia e recebe o ligamento colateral lateral do joelho. O rudimento distal é um osso quadrilateral separado (e palpável) (maléolo lateral; Fig. 31.5/*2*) que está articulado de

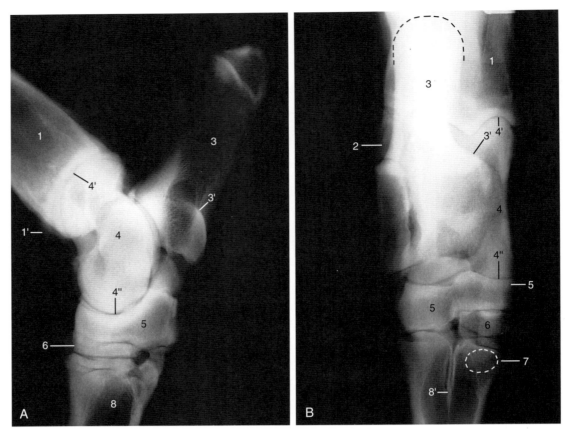

Figura 31.5 Radiografias (A) lateral e (B) dorsoplantar do jarrete bovino. *1*, Tíbia; *1'*, maléolo medial; *2*, maléolo lateral (terço distal da fíbula); *3*, calcâneo; *3'*, sustentáculo do talo; *4*, talo; *4'* e *4"*, trócleas proximal e distal do talo, respectivamente; *5*, ossos central e IV társico fusionados; *6*, ossos II e III társicos fusionados, em (B) sobrepostos sobre o pequeno osso társico I (não indicado); *7*, posição do osso sesamoide no interósseo; *8*, osso metatársico; *8'*, septo mediano.

forma segura com a tíbia por meio de uma projeção e um sulco que se encaixam. Também participa da articulação do jarrete.

O *esqueleto do tarso* é formado pelos seguintes elementos: o calcâneo e o talo na fileira proximal, os ossos central e quarto fusionados na fileira média, e os ossos társicos II e III fusionados e um pequeno primeiro osso independente na fileira distal (Fig. 2.60). Em contraste marcante com o do equino, o talo possui uma tróclea em cada extremidade (como geralmente em artiodáctilos; Fig. 31.5/*4'* e *4"*). A tróclea proximal se articula com a cóclea tibial e o osso maleolar, formando a articulação tarsocrural. A tróclea distal se articula com o calcâneo caudalmente e aos ossos társicos central e quarto fusionados distalmente, formando a articulação intertársica proximal. Ambas as articulações permitem flexão e extensão como os principais movimentos no jarrete, mas a articulação proximal tem as maiores movimentações. O *calcâneo*, mais delgado que o osso equino, possui uma articulação adicional com o maléolo lateral. O túber calcâneo (ponta do jarrete) é ligeiramente expandido. Os *ossos társicos central e IV* combinados (Fig. 31.5/*5*)

abrangem a largura do jarrete. A parte constituída pelo IV társico se estende até a fileira distal e articula-se com o osso metatársico. Está relacionado aos *ossos társicos II e III fusionados* em sua face medial. O pequeno *I társico* repousa sobre a face plantar da articulação. As superfícies dos elementos distais que contribuem para a formação das articulações intertársica distal e tarsometatársica são relativamente planas e permitem movimentos mínimos. Um pequeno osso sesamoide discoide na superfície plantar do osso metatársico está incorporado na parte proximal do interósseo (Fig. 31.5B/*7*).

As articulações tarsocrural e intertársica proximal compartilham uma cavidade relativamente espaçosa. Quando aumentada, a cápsula envolve notavelmente o aspecto dorsomedial do jarrete, medial ao tendão tibial cranial e diretamente distal ao maléolo medial. Pode ser puncionada com maior segurança que no equino, pois a bolsa não é coberta por veias. As outras articulações raramente causam preocupações clínicas.

Existem vários ligamentos da articulação do jarrete, mas somente alguns são individualmente importantes. Os longos e palpáveis ligamentos colaterais estendem o respectivo maléolo até o metatarso e facilitam o movimento de dobradiça. O ligamento plantar longo (palpável no aspecto plantaromedial) segue a margem plantar do calcâneo e se estende além dele, até o metatarso. Este ligamento une os ossos da face plantar que poderiam, de outra forma, ser separados pelos fortes músculos que se inserem na ponta do jarrete.

A conformação do membro pélvico, particularmente do jarrete, é importante na seleção dos animais para fins reprodutivos. As pontas do jarrete devem estar verticalmente abaixo dos túberes isquiáticos, tanto na vista lateral como na caudal. Se estiverem muito próximas, é dito que o animal possui "joelhos valgos" e seus pés assumem uma base ampla. A adaptação para um úbere excessivamente grande é uma causa para a aproximação exagerada das pontas do jarrete. (A conformação oposta, de perna arqueadas, faz os pés ficarem bem próximos.) O ângulo normal da articulação do jarrete (vista pelo lado) é de aproximadamente 140 graus, o que dá ao metatarso uma inclinação discretamente para a frente. Quando o ângulo é notavelmente menor, o jarrete abaixa e é dito que o animal possui "jarrete em foice"; quando excede o normal, o animal é tido como "jarrete reto", um defeito que pode levar a "metacarpos fracos" em razão do ângulo reduzido na articulação do boleto. Posturas anormais do jarrete causam defeitos nos cascos e risco de lesão aos tendões e estruturas sinoviais dos dígitos.

Os *músculos da perna* são divididos nos usuais grupos craniolaterais e caudais. Entre os primeiros, o *tibial cranial* e o *fibular terceiro* assemelham-se amplamente aos dos equinos (Fig. 31.2/8 e 9). O fibular terceiro, embora em grande parte tendinoso, é significativamente mais carnoso do que seu equivalente equino. O *extensor digital longo* lembra o extensor comum do membro torácico por possuir dois ventres: um fornece suporte ao tendão próprio do dígito medial, enquanto o tendão do segundo, menor, se divide para alcançar ambos os dígitos. Há também um *extensor lateral* (Fig. 31.2/12), específico para o dígito lateral. Todos os tendões extensores são necessariamente mantidos em posição por (duas) faixas de retenção resistentes e palpáveis e protegidos por bainhas sinoviais onde eles descem sobre a superfície flexora do jarrete. O retináculo proximal é facilmente palpado, mesmo em vacas pesadas, de pele espessa. O grupo é completado por um músculo *fibular longo* (Fig. 31.2/11) que surge próximo ao ligamento colateral lateral do joelho e desce pela face lateral da perna. Ele então cruza sobre o tendão do extensor digital lateral e curva-se ao redor da face plantar do jarrete, onde se insere. Certa rotação do pé para dentro é causada por sua contração.

O *gastrocnêmio* (Fig. 31.2/6) origina-se de duas cabeças gêmeas da face caudal do fêmur e forma uma protuberância muscular no terço proximal da perna antes de se estreitar abruptamente para o forte tendão que se insere na ponta do jarrete.

O *flexor digital superficial*, embora mais muscular que o do equino, é bastante tendinoso e relativamente inextensível

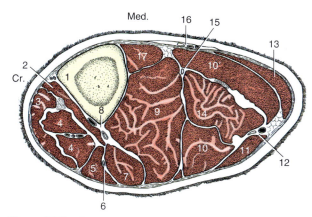

Figura 31.6 Seção transversal da perna esquerda bovina. *Cr.*, Cranial; *Med.*, medial; *1*, tíbia; *2*, tibial cranial; *3*, fibular terceiro; *4*, extensor digital longo; *5*, fibular longo; *6*, nervo fibular; *7*, extensor digital lateral; *8*, vasos tibiais craniais; *9*, flexores digitais profundos; *10* e *10'*, cabeças lateral e medial do gastrocnêmio, respectivamente; *11*, bíceps femoral; *12*, nervo cutâneo sural caudal e veia safena lateral; *13*, semitendinoso; *14*, flexor digital superficial; *15*, nervo tibial; *16*, vasos e nervo safenos; *17*, poplíteo.

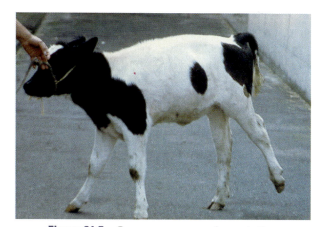

Figura 31.7 Bezerro com paresia espástica.

(Fig. 31.6/14). Origina-se entre as cabeças do gastrocnêmio, rodeia a face medial do tendão do músculo e se dissemina para cobrir a ponta do jarrete. As margens desta cobertura se inserem nessa região, mas a maior parte do tendão continua para a face plantar do pé. O segmento crural, atuando em conjunto com o fibular terceiro, associa os movimentos das articulações do joelho e do jarrete. (Isso precisa ser lembrado ao tentar corrigir a apresentação pélvica do feto que apresenta a cauda e os jarretes flexionados). Uma extensa bolsa subtendinosa (calcânea) protege o tendão onde envolve o gastrocnêmio e novamente sobre a ponta do jarrete. Ocasionalmente uma bolsa subcutânea (higroma) se desenvolve sobre o tendão nesse local.

O gastrocnêmio e o flexor superficial estão em contínuo estado (reflexo) de contração em bezerros com "paresia espástica". Nestes animais, o jarrete e o joelho estão estendidos ao máximo e o membro afetado está geralmente rígido, e somente as pinças do casco tocam o solo (Fig. 31.7). A seção dos tendões (ou dos ramos do nervo [tibial] para o gastrocnêmio) fornece alívio. Embora não existam evidências de herdabilidade, é geralmente aceito que é insensato reproduzir animais afetados mesmo após "cura" cirúrgica.

O *flexor digital profundo* (Fig. 31.6/*9*) possui três cabeças. Duas reúnem-se na perna para formar um tendão espesso que passa sobre a face plantar do jarrete, medial ao calcâneo, e é protegido pela bainha sinovial do tarso. O tendão é limitado por baixo pelo retináculo flexor e outras fáscias profundas, o que faz com que, quando distendido, a bainha ganhe volume somente em suas extremidades, proximal e distal à articulação. O tendão delgado da terceira cabeça é recoberto pela densa fáscia medial do tarso, dentro de seu próprio revestimento sinovial, para se unir ao tendão principal, no metatarso. O *poplíteo* não possui características especiais.

A maioria das estruturas locomotoras e cutâneas do membro pélvico são muito semelhantes a suas contrapartes no membro torácico e não precisam ser descritas. Entretanto, o osso metatársico é notavelmente mais longo que o metacárpico e é quadrilateral em seções transversais, o que confere à canela aparência mais profunda na vista lateral (Fig. 31.14). A maior incidência de distúrbios nos dígitos do membro pélvico, especialmente no lateral, ainda não foi completamente esclarecida.

OS VASOS SANGUÍNEOS E ESTRUTURAS LINFÁTICAS DO MEMBRO PÉLVICO

A artéria femoral é a continuação da *artéria ilíaca externa* além da lacuna vascular. Passa entre os músculos mediais da coxa para alcançar a superfície flexora do joelho, onde é renomeada como *artéria poplítea*. Esta logo é dividida em artérias tibiais cranial e caudal (Fig. 31.8/*10* e *11*). Um ramo da femoral, a *artéria safena* (Fig. 31.8/*7*), segue sobre a superfície do músculo grácil e é frequentemente utilizada para aferição do pulso em vacas, pelo deslizar da mão por trás, entre o úbere e a coxa. Este vaso é responsável pela vascularização da parte caudal da perna e segue o tendão calcâneo comum até o jarrete, onde emite as artérias plantares medial e lateral.

A *artéria tibial cranial* (Fig. 31.6/*8*), que pode ser considerada a continuação do tronco femoral, segue alojada entre os músculos crurais até alcançar a superfície flexora (dorsal) da articulação do jarrete, sob a cobertura do tendão extensor digital longo. A artéria tibial caudal é de mínima importância local.

Renomeada como *artéria metatársica dorsal* (Fig. 31.6/*12*), o tronco principal agora envia uma artéria perfurante através do terço proximal do osso metatársico, antes de continuar no sulco dorsal deste osso. Uma segunda artéria perfurante é liberada em direção ao boleto. Os ramos perfurantes se juntam às artérias plantares e estão conectados por pequenos vasos mais profundos. As *artérias plantares*

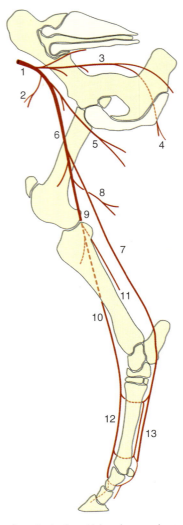

Figura 31.8 As principais artérias do membro pélvico direito bovino, vista medial. *1*, Artéria (a.) ilíaca externa; *2*, a. ilíaca circunflexa profunda; *3*, a. ilíaca interna; *4*, a. glútea caudal; *5*, a. femoral profunda; *6*, a. femoral; *7*, a. safena; *8*, a. femoral caudal; *9*, a. poplítea; *10*, a. tibial cranial; *11*, a. tibial caudal; *12*, artérias metatársicas dorsais; *13*, artérias plantares e metatársicas medial e lateral (mais próximo ao osso).

são semelhantes aos vasos correspondentes dos membros torácicos. Um ramo da artéria plantar medial cruza a face plantar do tendão medial do flexor superficial, proximal ao boleto, estando predisposta à lesão.

Este ramo continua no espaço interdigital, onde se anastomosa com o tronco principal. A anastomose é substancial e circunda abaixo do ligamento interdigital proximal, onde é encontrada na amputação de um dígito. As faces axiais dos dígitos são supridas por ramos que surgem a partir desta anastomose. As faces abaxiais são supridas por continuações diretas das artérias plantares. Existe um grande número de outras anastomoses que não merecem descrição aqui.

As *veias* são divididas entre um profundo sistema satélite às artérias e alguns poucos vasos superficiais que seguem trajetos independentes (Fig. 31.9). Os vasos superficiais

Capítulo 31 **O Membro Pélvico do Ruminante** 735

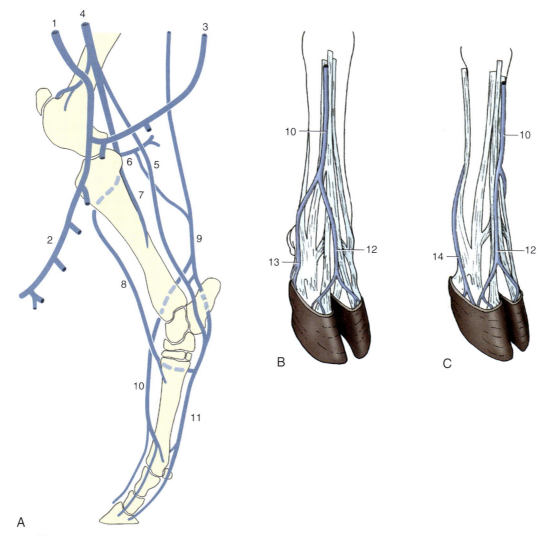

Figura 31.9 As principais veias do membro pélvico bovino. (A) Membro direito, vista medial. (B) Pé direito, vista dorsolateral. (C) Pé esquerdo, vista dorsomedial. *1*, Veia (v.) pudenda externa; *2*, v. mamária; *3*, v. labial ventral; *4*, v. femoral; *5*, v. safena medial; *6*, v. femoral caudal; *7*, v. tibial caudal; *8*, v. tibial cranial; *9*, v. safena lateral; *10*, tributária cranial da v. safena lateral; *11*, veias plantares medial e lateral; *12*, v. digital dorsal comum III; *13*, v. plantar do dígito lateral; *14*, v. plantar do dígito medial.

compreendem as veias safenas medial e lateral e suas tributárias. A *veia safena lateral* (Fig. 31.9A/*9*), maior, surge de duas tributárias: uma ascende com os tendões extensores e nervo fibular superficial e cruza o aspecto dorsolateral do jarrete, e a outra ascende com a artéria plantar lateral, a partir de uma origem subcutânea sobre o dígito lateral e segue os tendões flexores sob a fáscia profunda até cruzar a articulação plantarolateralmente. A veia safena lateral eleva uma crista abaixo da pele, conforme cruza a margem caudal da perna e, então, segue a curvatura do gastrocnêmio para, eventualmente, desembocar na veia femoral. A *veia safena medial* (Fig. 31.9A/*5*) é também formada por duas tributárias. A caudal, mais importante, tem sua origem na face abaxial do dígito medial, ascende com a artéria plantar medial e passa sobre o jarrete plantaromedialmente. A veia safena medial ascende em conjunto com a artéria safena, palpável na face medial da perna, para imergir entre os músculos grácil e sartório, para se unir à veia femoral.

As veias superficiais (Fig. 31.9B e C) podem ser ingurgitadas pela aplicação de um torniquete abaixo do jarrete para aplicação de anestésicos locais, o que faz com que os dígitos possam ser dessensibilizados.

Os *linfonodos* incluem o *linfonodo poplíteo*, no interior da fossa poplítea, e os grandes *linfonodos subilíacos*, descritos com a parede abdominal (Fig. 31.10/*9* e *10*). Um pequeno *linfonodo coxal*, ventral ao tuber coxal e um grupo de *linfonodos glúteos*, na superfície lateral do ligamento sacroisquiático, estão também comumente presentes (Fig. 31.10/*2* e *5*). Um *linfonodo isquiático* (Fig. 31.10/*6*) localizado no ligamento dorsal ao forame isquiático menor pode ser inspecionado na meia-carcaça pela incisão do ligamento no interior da pelve. Um *linfonodo tuberal* (Fig. 31.10/7) está localizado medial ao tuber isquiático no interior da fossa isquiorretal.

O *linfonodo poplíteo* recebe linfa da parte distal do membro, incluindo a maior parte da perna, e a envia aos seus vasos eferentes por meio de duas rotas: uma segue o nervo isquiático até o linfonodo isquiático e a outra acompanha os vasos femorais até o grande *linfonodo inguinal profundo* (Fig. 31.10/4) ao lado da entrada pélvica. O *linfonodo subilíaco* drena a pele sobre a coxa e o joelho, além do flanco; seus eferentes também seguem, principalmente, para o linfonodo inguinal profundo. Os linfonodos menores possuem somente importância local.

OS NERVOS DO MEMBRO PÉLVICO

O plexo lombossacral e seus ramos seguem o padrão. O *nervo obturatório* (L4-L6) cruza a superfície ventral da articulação sacroilíaca, segue medial ao corpo do ílio e passa através do forame obturado para alcançar os músculos adutores da coxa. É vulnerável na posição em que repousa contra o osso e a causa mais comum de lesão é a compressão durante o parto. A deambulação é raramente interrompida totalmente nesta lesão; vacas podem ainda manter-se em estação e andar sobre solo irregular mesmo quando ambos os nervos foram lesados. Entretanto, não podem evitar que seus pés deslizem para os lados em pisos lisos e, após queda, são frequentemente incapazes de se levantar (Fig. 31.11). O papel da lesão do nervo obturatório na paralisia pós-parto (síndrome da "vaca caída"), provavelmente, foi exagerado; atenção insuficiente tem sido direcionada para a lesão traumática ou isquêmica dos músculos adutores ventrais à pelve como causas alternativas ou agravantes. Estes músculos podem sofrer por compressão direta ou pela constrição do suprimento sanguíneo durante decúbito prolongado.

O *nervo femoral* (L4-L6) (Fig. 31.12A) se ramifica no quadríceps após destacar o ramo safeno, que inerva a pele sobre a face medial do membro do meio da coxa até o meio do metatarso. A lesão a este nervo é ocasionalmente observada em bezerros neonatos que foram paridos por forte tração nos membros pélvicos. O membro afetado é incapaz de suportar peso e o diagnóstico é confirmado pela perda de sensibilidade na área específica (Tabela 31.1).

Deixando a pelve, o *nervo isquiático* (L6-S2) rodeia as faces dorsal e caudal da articulação do quadril, antes de inervar os músculos caudais da coxa. Seu trajeto entre o bíceps femoral e o semimembranoso, poucos centímetros caudal ao fêmur, o expõe ao risco de lesão por aplicação intramuscular imprudente. Antes de alcançar o gastrocnêmio, divide-se em nervos tibial e fibular comum, que compartilham a responsabilidade pela inervação de todas as estruturas distais ao joelho, exceto pelo território cutâneo medial do nervo safeno. O nervo isquiático pode também ser lesado

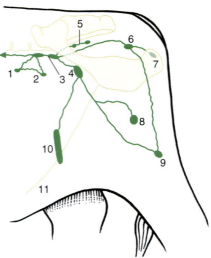

Figura 31.10 Linfonodos da pelve bovina e do membro pélvico. *1*, Linfonodo ilíaco lateral; *2*, linfonodo coxal; *3*, linfonodos ilíacos medial e sacral; *4*, linfonodo inguinal profundo; *5*, linfonodo glúteo; *6*, linfonodo isquiático; *7*, linfonodo tuberal; *8*, linfonodo inguinal (mamário) superficial; *9*, linfonodo poplíteo; *10*, linfonodo subilíaco; *11*, linha alba.

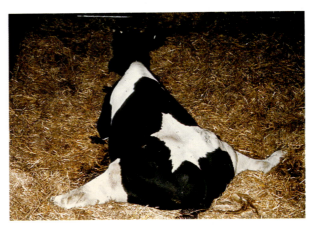

Figura 31.11 Paralisia bilateral do nervo obturatório.

durante o nascimento de um bezerro muito grande ou mal posicionado. Quando a lesão é severa, o membro afetado permanece pendurado, as articulações do joelho e jarrete ficam distendidas, as articulações dos dígitos flexionadas e os pés dobrados. A sensibilidade cutânea é perdida na maior parte da extremidade.

O *nervo tibial* (L6-S2) passa entre as cabeças do gastrocnêmio e subitamente se ramifica para os músculos caudais da perna (Fig. 31.12A), incluindo aqueles ramos que são seccionados no tratamento da paresia espástica (ver anteriormente). Lesões severas deste nervo são manifestadas por hiperflexão do jarrete e hiperextensão do boleto, resultando na quartela vertical. Como os extensores digitais não são afetados, os cascos são corretamente assentados conforme o animal caminha e continua a suportar uma parte do peso

Capítulo 31 **O Membro Pélvico do Ruminante** 737

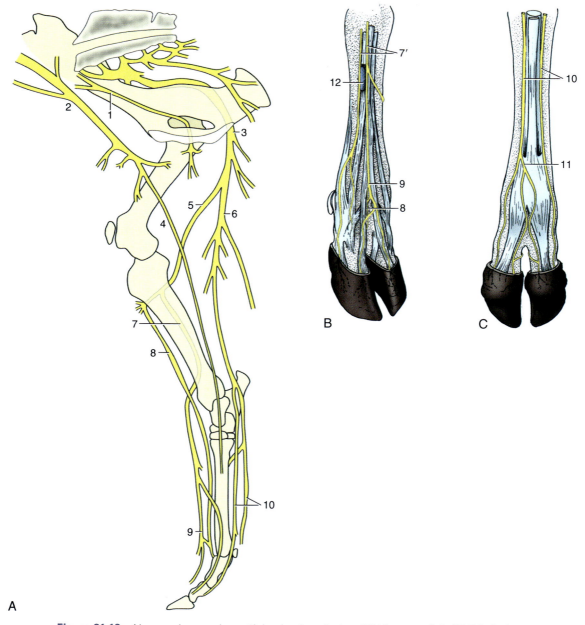

Figura 31.12 Nervos do membro pélvico bovino direito. (A) Vista medial. (B) Pé direito, vista dorsolateral. (C) Pé direito, vista plantar. *1*, Nervo (n.) obturatório; *2*, n. femoral; *3*, n. isquiático; *4*, n. safeno; *5*, n. fibular comum; *6*, n. tibial; *7*, n. fibular superficial; *7'*, ramos lateral e medial do n. fibular superficial; *8*, n. fibular profundo; *9*, n. digital dorsal comum 3; *10*, nervos plantares medial e lateral; *11*, n. digital plantar comum 3; *12*, tributária cranial da veia safena lateral.

TABELA 31.1 DÉFICITS RELACIONADOS A LESÕES DE NERVOS DOS MEMBROS PÉLVICOS

Nervo	Déficits se lesados
Nervo femoral	Incapacidade de apoiar peso
Nervo isquiático	Se a lesão for severa, o membro fica pendurado; as articulações do joelho e do jarrete ficam estendidas, as articulações dos dígitos flexionadas e o pé dobrado
	Perda de sensibilidade cutânea, pois o ramo safeno pode estar lesado
Nervo tibial	Hiperflexão do jarrete e hiperextensão do boleto, mas os extensores dos dígitos estão afetados, fazendo com que o pé repouse sobre sua superfície dorsal
Nervo fibular comum	Hiperextensão do jarrete e hiperflexão das articulações distais ao jarrete

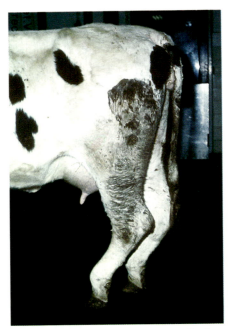

Figura 31.13 Vaca com paralisia fibular.

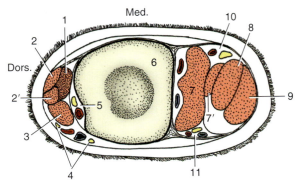

Figura 31.14 Seção transversal da canela esquerda bovina. *Dors.*, Dorsal; *Med.*, medial; *1*, Extensor curto; *2 e 2'*, extensor digital longo; *3*, extensor digital lateral; *4*, ramos do nervo fibular superficial e tributária cranial da veia safena lateral; *5*, nervo fibular profundo e artéria metatársica dorsal (continuação da tibial cranial); *6*, osso metatársico; *7*, interósseo; *7'*, faixa do interósseo para o flexor digital superficial; *8*, flexor digital profundo; *9*, flexor digital superficial; *10 e 11*, nervos e vasos plantares medial e lateral.

quando em repouso. A postura anômala das articulações torna-se exagerada durante a deambulação.

O nervo fibular comum (L6-S2) cruza o gastrocnêmio, sob a cobertura do bíceps femoral, para se tornar palpável (e vulnerável) onde passa por trás do ligamento colateral lateral da articulação do joelho. Ele adentra entre o fibular longo e o extensor digital lateral antes de se dividir em *ramos profundo e superficial*. O nervo fibular superficial, maior, cruza profundamente o fibular longo para adentrar o pé. O nervo fibular profundo inerva os músculos crurais dorsais, entre os quais se insere e também adentra o pé. A paralisia do fibular comum é revelada pela hiperextensão do jarrete e hiperflexão das articulações mais distais (Fig. 31.13). A menos que seja passivamente colocado na posição correta, o membro repousa sobre a face dorsal dos dígitos flexionados. O animal, eventualmente, aprende a compensar este defeito jogando o pé para a frente antes de posicioná-lo no solo.

As mesmas considerações aplicadas aos nervos digitais do membro torácico são aplicadas aos do membro pélvico. Resumidamente, a face dorsal do pé é a área do nervo fibular, e a face plantar, do nervo tibial; existe alguma sobreposição nas laterais (Figs. 31.14 e 31.12B).

TESTE SUA COMPREENSÃO

Desenvolva um modelo integrado para demonstrar as ações dos ossos, músculos e nervos que são críticos para a estabilidade do joelho.

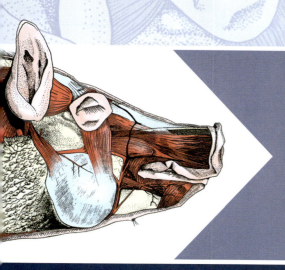

Parte V

Suínos

A Cabeça e a Parte Ventral do Pescoço do Suíno

32

A maneira pela qual a maioria dos suínos é criada atualmente reflete-se na atenção médico-veterinária, concentrada majoritariamente nas doenças infecciosas e outras questões que afetam o rebanho como um todo, e não nas condições que afetam os animais individualmente. O curto período de vida dos suínos, de aproximadamente cinco ou seis meses, torna muitas intervenções economicamente inviáveis. Além disso, o exame clínico de cada animal individualmente pode ser difícil devido à espessa camada de gordura subcutânea (panículo adiposo) e ao comportamento frequentemente agressivo dos animais mais velhos. Um amplo conhecimento da anatomia da espécie suína é, portanto, menos necessário que para a maioria das outras espécies. Porém, os suínos têm sido amplamente utilizados na pesquisa biomédica e, portanto, uma descrição sucinta da anatomia comparada dessa espécie é suficiente para o propósito deste livro.

CONFORMAÇÃO E CARACTERÍSTICAS SUPERFICIAIS

A cabeça e o pescoço, em conjunto, formam um cone que se combina com o tronco no nível dos membros torácicos. O crânio das raças primitivas, como o da forma selvagem ancestral, é um tanto piramidal, mas em raças aperfeiçoadas se projeta nitidamente para cima, formando uma proeminência elevada, bem acima do nível do encéfalo (Fig. 32.1). A superfície dorsal do crânio é limitada caudalmente por uma espessa crista da nuca e distinta da fossa temporal, a cada lado, por uma proeminente linha temporal que continua no processo zigomático do osso frontal. Este processo é relativamente curto e não se encontra com o arco zigomático, que, por sua vez, completa a margem da órbita, que é pequena (Fig. 32.8). O arco zigomático é extremamente resistente, apresenta a larga e plana face articular e, mais rostralmente, a depressão da qual se origina o músculo levantador do lábio superior.

Na superfície basilar, as regiões da cavidade craniana e das coanas são dorsais ao plano do palato. Os grandes processos paracondilares e as bolhas timpânicas são características proeminentes do crânio. O corpo da robusta e retilínea mandíbula é chanfrado em adaptação ao hábito de fuçar. A sínfise mandibular ossifica em cerca de um ano.

A *característica mais marcante* da cabeça é o rostro, ou focinho, a extremidade discoide e móvel do nariz que incorpora a parte central do lábio superior e é perfurada por narinas arredondadas (Fig. 32.2). O focinho é sustentado por um pequeno osso rostral, posicionado contra a extremidade rostral do septo nasal, que fornece fixação ao músculo levantador do lábio superior (Fig. 32.3/*3*), principal músculo responsável pelos movimentos do focinho. Suínos com acesso a terrenos de solo natural geralmente são "argolados" na margem dorsal do focinho para desencorajar o hábito de fuçar, uma prática mais frequentemente exigida em épocas anteriores do que atualmente. Os lábios são curtos e pouco móveis; o superior é fendido para acomodar o saliente dente canino superior (presa).

Os *olhos*, pequenos, estão inseridos profundamente e, de forma única dentre as espécies domésticas, não apresentam tapete lúcido, não sendo, portanto, reflexivos à luz. Uma glândula lacrimal profunda está associada à terceira pálpebra no ângulo ventromedial da órbita. Essa glândula, juntamente com os músculos retrobulbares, é cercada por um seio venoso orbital que pode ser puncionado, no ângulo medial do

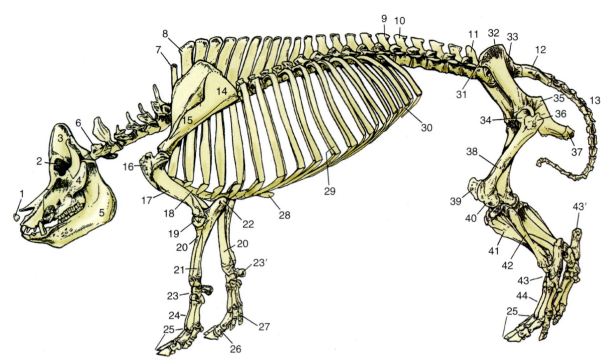

Figura 32.1 Esqueleto de suíno. *1*, Osso rostral; *2*, órbita; *3*, fossa temporal; *4*, arco zigomático; *5*, mandíbula; *6*, I vértebra cervical; *7*, última vértebra cervical (C7); *8*, I vértebra torácica; *9*, última vértebra torácica (T16); *10*, I vértebra lombar; *11*, última vértebra lombar (L5); *12*, sacro; *13*, vértebras caudais; *14*, escápula; *15*, espinha da escápula; *16*, tubérculo maior do úmero; *17*, úmero; *18*, esterno; *19*, côndilo do úmero; *20*, rádio; *21*, ulna; *22*, olécrano; *23*, ossos do carpo; *23'*, osso acessório do carpo; *24*, ossos do metacarpo; *25*, falanges; *26*, falanges do dígito principal; *27*, falanges do dígito acessório; *28*, cartilagem xifoide; *29*, 10° par de costelas; *30*, arco costal; *31*, túber coxal; *32*, crista ilíaca; *33*, túber sacral; *34*, cabeça do fêmur no acetábulo; *35*, espinha isquiática; *36*, trocânter maior; *37*, túber isquiático; *38*, fêmur; *39*, patela; *40*, côndilo lateral do fêmur; *41*, tíbia; *42*, fíbula; *43*, ossos do tarso; *43'*, calcâneo; *44*, ossos do metatarso.

olho, por uma agulha direcionada medioventralmente, entre o bulbo do olho e a terceira pálpebra. Esse procedimento é mais provável de ser realizado em um contexto de pesquisa científica. Com relação ao seio, acredita-se que esteja envolvido na regulação da temperatura do encéfalo, por meio do resfriamento do sangue quando este passa pela cavidade nasal.

As *orelhas*, ovais, são fixadas à parte alta e caudal da cabeça e, em raças de orelhas caídas, pendem sobre a face. A superfície externa exibe as únicas veias convenientes para injeções intravenosas. Estas podem ser facilmente visíveis, mas, quando não, basta a aplicação de um torniquete na base da orelha. A veia auricular lateral é a mais frequentemente utilizada. Mastigar as orelhas dos companheiros é um vício comum entre suínos jovens, criados juntos em espaços reduzidos.

Injeções subcutâneas são comumente aplicadas em um ponto logo caudal à orelha; porém o cuidado com a proximidade da glândula parótida é necessário (Fig. 32.3/*15*). O mesmo local pode ser usado para injeção intramuscular nos músculos diretamente caudais ao crânio; no entanto, a orientação da agulha é diferente.

O *pescoço* é aproximadamente cilíndrico, embora um tanto comprimido lateralmente. É notavelmente curto; a proximidade do ângulo da mandíbula à articulação do ombro impede o animal de mover a cabeça em qualquer ângulo amplo. As flácidas partes ventrolaterais do pescoço, que constituem a papada, são locais comuns de desenvolvimento de abcessos.

As estruturas superficiais mais importantes da cabeça são mostradas na Figura 32.3. Estas incluem os *ramos bucais do nervo facial* (Fig. 32.3/*19* e *20*); o ramo ventral segue um curso em torno da margem ventral do masseter, juntamente com o ducto parotídeo e a artéria e veia faciais. A artéria facial é curta, pois a parte dorsal da face é suprida pela *artéria infraorbital*, que chega à região através do forame infraorbital, juntamente com o nervo de mesmo nome. A *veia facial* é parcialmente formada por uma tributária frontal que se torna superficial ao emergir do forame dorsomedial à órbita. Como esperado, o *nervo infraorbital* é extenso, pois supre o sensível focinho.

Capítulo 32   **A Cabeça e a Parte Ventral do Pescoço do Suíno**   **741**

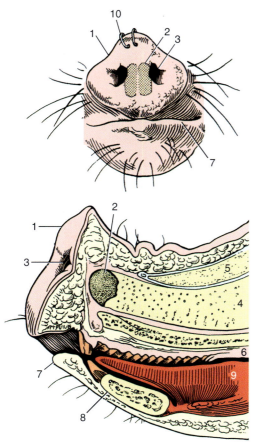

Figura 32.2 O focinho de frente e em seção mediana. *1*, Plano rostral; *2*, osso rostral; *3*, narina; *4*, septo nasal; *5*, osso nasal; *6*, palato duro; *7*, lábio inferior; *8*, mandíbula; *9*, língua; *10*, argolas nasais para desestimular o ato de fuçar o solo.

A CAVIDADE NASAL E OS SEIOS PARANASAIS

A profunda cavidade nasal se estende até logo caudalmente ao nível das órbitas (Fig. 32.4). Apesar da amplitude da face, a cavidade nasal permanece estreita, pois é separada da superfície lateral da cabeça pelos espessos músculos da expressão facial e pelo tecido adiposo, não pelos seios paranasais como ocorre em bovinos e equinos. Duas conchas dividem a cavidade nasal, a cada lado, no usual sistema de meatos. O meato nasal dorsal conduz ao fundo da cavidade, que se encontra dorsal à nasofaringe e é largamente ocupado pelas conchas etmoidais, as quais são recobertas por mucosa olfatória. A mucosa olfatória é extensa na espécie suína, dotada de sensibilidade olfativa suficientemente aguçada para ser explorada na busca por trufas subterrâneas.

A concha nasal dorsal é uma espessa placa que se projeta da parede dorsolateral da cavidade nasal. A concha nasal ventral, embora mais curta, é mais complexa e consiste em lâminas ósseas espiraladas, dorsal e ventral, que surgem juntas a partir de uma placa lateral. É necessário que haja familiaridade com a conformação normal das conchas nasais, pois deformidades podem ser causadas por rinite atrófica, uma doença debilitante e comum nos suínos jovens e que deve ser reconhecida (Fig. 32.5).

O *sistema de seios paranasais* é complexo e compreende os seios frontal, maxilar, lacrimal, esfenoidal e conchal, embora nem todos mereçam grande atenção (Fig. 32.4). O seio maxilar, no nível da órbita, se estende pela base do profundo arco zigomático. Os seios frontais do suíno adulto escavam toda a superfície dorsal do crânio, caudal aos ossos nasais. Espalham-se tão amplamente entre as lâminas externa e interna do crânio, que toda a correspondência entre a forma externa e a cavidade craniana é perdida (Fig. 32.4/7). O encéfalo, portanto, se localiza a uma profundidade de aproximadamente 5 cm abaixo da pele, protegido por duas lâminas ósseas. A consequência prática desta conformação é que os suínos não podem ser atordoados de forma confiável por meios mecânicos (martelo ou pistola de dardo cativo), e o abate humanitário requer o uso de eletrocussão ou dióxido de carbono, métodos comumente empregados atualmente. Quando a utilização de arma de fogo for empregada, o ponto de entrada do projétil deve ser cuidadosamente identificado; para a maioria dos suínos, o local exato é a interseção das linhas diagonais que conectam os olhos com a base da orelha oposta (Fig. 32.6). Em suínos particularmente grandes, é preferível efetuar o disparo por detrás da cabeça, através do osso occipital.

A BOCA E A DENTIÇÃO

A incapacidade de abrir amplamente a boca e problemas relacionados à sua imobilização dificultam o exame da longa e estreita boca do animal, quando este está consciente. As rugas palatinas da parte rostral da cavidade oral terminam abruptamente no limite com o palato mole, onde as duas discretas tonsilas do palato mole, correspondentes às tonsilas incorporadas às paredes laterais da orofaringe em outras espécies, são encontradas. Estas tonsilas são cortadas e avaliadas na rotina de inspeção da carne.

A língua, pontiaguda, ocupa o assoalho da cavidade oral. No recém-nascido, a língua é franjada por papilas marginais rendilhadas (Fig. 32.7/*3*), que persistem durante as primeiras 2-3 semanas de vida; essas papilas incham visivelmente nos momentos antecedentes ao contato com a papila mamária, por isso se acredita que ajudem a selar a boca ao redor da papila mamária durante o processo de sucção.

Os suínos apresentam a dentição mais completa dentre os animais domésticos (Fig. 3.18); a fórmula da dentição permanente é:

$$\frac{3-1-4-3}{3-1-4-3}$$

Os retilíneos incisivos inferiores encontram os curvados incisivos superiores, fornecendo uma potencial ação preênsil (Fig. 32.8). Os curvos dentes caninos, ou presas, são firmemente incorporados à maxila e mandíbula. Nos varrões, as

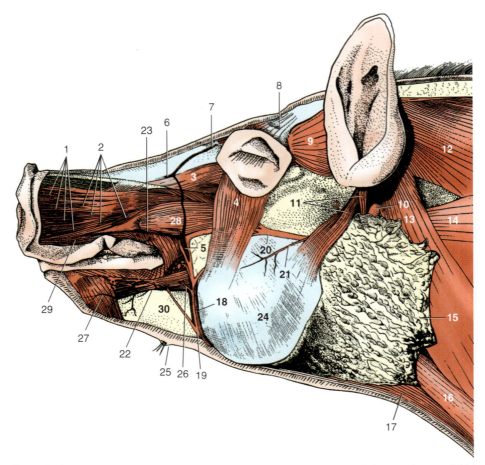

Figura 32.3 Cabeça, dissecção superficial. *1*, Fascículos seccionados do levantador nasolabial; *2*, canino; *3*, levantador do lábio superior; *4*, malar; *5*, veia facial; *6*, veia nasal dorsal; *7*, veia frontal; *8*, levantador do ângulo do olho; *9*, frontoescutular; *10*, linfonodo retrofaríngeo lateral; *11*, parotidoauricular; *12*, trapézio; *13*, cleido-occipital; *14*, omotransversário; *15*, glândula parótida; *16*, esternocefálico; *17*, esternoioide; *18*, ducto parotídeo; *19* e *20*, ramos bucais ventral e dorsal do nervo facial, respectivamente; *21*, nervo transverso da face; *22*, veia labial inferior; *23*, veia labial superior; *24*, masseter; *25*, glândula e pelos mentuais; *26*, depressor do lábio inferior; *27*, mentual; *28*, depressor do lábio superior; *29*, orbicular da boca; *30*, mandíbula.

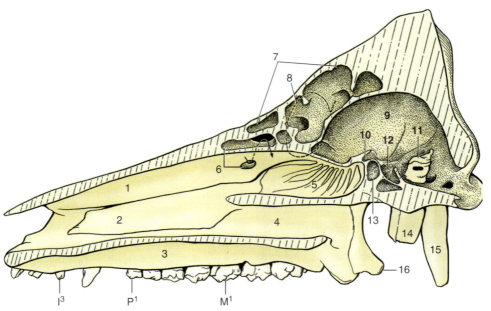

Figura 32.4 Seção paramediana do crânio. *1*, Osso turbinado dorsal, fenestrado em *6* para mostrar o seio conchal; *2*, osso turbinado ventral; *3*, palato duro; *4*, coana; *5*, etmoturbinados no fundo da cavidade nasal; *6*, seio conchal; *7*, parte do seio frontal exposta pela seção paramediana; *8*, posição da órbita; *9*, cavidade craniana; *10*, canal óptico; *11*, parte petrosa do osso temporal; *12*, fossa hipofisial; *13*, seio esfenoidal; *14*, bolha timpânica; *15*, processo paracondilar; *16*, hâmulo do pterigoide. *I³*, terceiro incisivo superior; *M¹*, primeiro molar superior; *P¹*, primeiro pré-molar superior.

Capítulo 32   **A Cabeça e a Parte Ventral do Pescoço do Suíno**   743

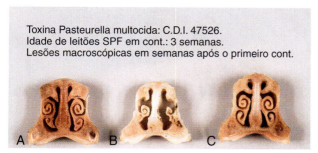

Figura 32.5 Seções transversais do nariz de leitões tratados com a toxina causadora de rinite atrófica. (A) Leitão tratado com baixa dosagem. (B) Leitão tratado com dose ativada. (C) Leitão tratado com dose inativada.

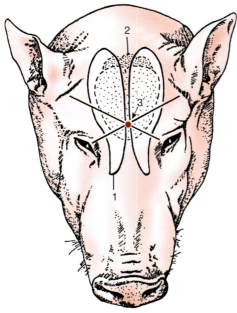

Figura 32.6 Cabeça de um suíno de nove meses de idade. *1*, Contorno externo dos seios frontais; *2*, posição do encéfalo; *3*, ponto adequado para o atordoamento do suíno no abate por projétil.

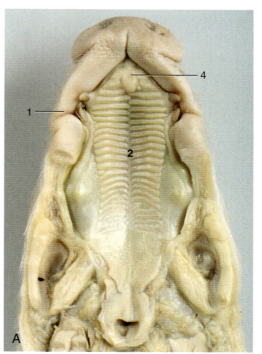

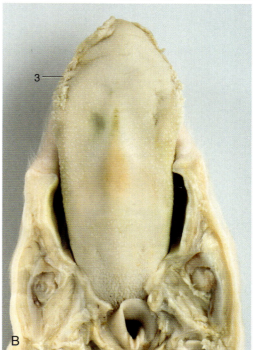

Figura 32.7 (A) Teto e (B) assoalho da boca de um leitão recém-nascido. *1*, incisura permanente no lábio superior oposto à presa; *2*, palato duro com rugas; *3*, papilas marginais da língua; *4*, papila incisiva.

raízes permanecem abertas e as presas crescem ao longo de toda a vida, dotando esses animais de formidáveis armas; no entanto, nas porcas o crescimento cessa após os dois anos e suas presas, consequentemente menores, não se projetam para fora da boca. As presas dos varrões são frequentemente cortadas, às vezes sem a utilização de anestesia. As coroas dos dentes molariformes aumentam em comprimento e largura do primeiro ao último dente da série. A face oclusal dos molares apresenta muitas irregularidades e é idealmente adaptada ao esmagamento do alimento.

A Tabela 32.1 resume as idades em que os diferentes dentes erupcionam e são substituídos. Os incisivos decíduos e os caninos com os quais o leitão nasce são conhecidos popularmente como *dentes-agulha*. Esses dentes se projetam lateralmente das gengivas e, por serem muito afiados, podem ferir as mamas da mãe ou outros membros da ninhada por competição no momento da mamada. São, portanto, comumente cortados dentro de algumas horas após o nascimento; o procedimento requer alguns cuidados para que as papilas marginais da língua não sejam feridas. A dentição normalmente está completa até a idade de 18 meses, muito tempo depois da maturidade sexual ser atingida.

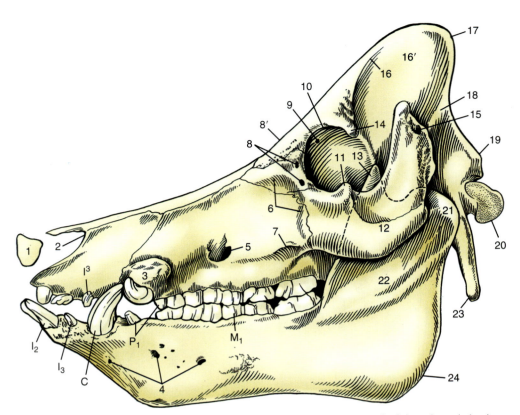

Figura 32.8 Crânio de um varrão. *1*, Osso rostral; *2*, incisura nasoincisiva; *3*, eminência canina; *4*, forames mentuais laterais; *5*, forame infraorbital; *6*, fossa canina; *7*, crista facial; *8*, forames lacrimais; *8′*, localização do forame supraorbital na face dorsal; *9*, extremidade orbital do canal supraorbital; *10*, margem da órbita; *11*, processo frontal do osso zigomático; *12*, arco zigomático; *13*, processo coronoide da mandíbula; *14*, processo zigomático do osso frontal; *15*, meato acústico externo; *16*, linha temporal; *16′*, fossa temporal; *17*, crista da nuca; *18*, crista temporal; *19*, tubérculo nucal; *20*, côndilo do occipital; *21*, processo condilar da mandíbula; *22*, ramo da mandíbula; *23*, processo paracondilar; *24*, ângulo da mandíbula; *C*, dentes caninos (presas); I_2, I_3 e I^3, primeiro e segundo incisivos inferiores e terceiro incisivo superior; M_1, primeiro molar inferior; P_1, primeiros pré-molares.

TABELA 32.1 — DATAS DE ERUPÇÃO DOS DENTES EM SUÍNO

	Dentes Decíduos	Dentes Permanentes
Incisivo 1	1-3 semanas	11-18 meses
Incisivo 2	8-12 semanas	14-18 meses
Incisivo 3	Antes do nascimento	8-12 meses
Canino	Antes do nascimento	8-12 meses
Pré-molar 1	4-8 meses	–
Pré-molar 2	6-12 semanas	12-16 meses
Pré-molar 3	1-3 semanas	12-16 meses
Pré-molar 4	2-5 semanas	12-16 meses
Molar 1	–	4-8 meses
Molar 2	–	7-13 meses
Molar 3	–	17-22 meses

A grande *glândula parótida* se localiza ventral à base da orelha (Fig. 32.3/*15*). Estende-se rostralmente sobre o músculo masseter e ligeiramente além deste, mas seu ângulo cervical se estende para além do meio do pescoço, sob a cobertura do músculo cutâneo. A glândula apresenta numerosas relações com as estruturas do espaço visceral do pescoço. Seu ducto cruza a *glândula mandibular* e se curva ao redor da margem ventral da mandíbula para alcançar a face e se abrir na cavidade oral. A glândula mandibular é menor, tem formato arredondado e se encontra parcialmente medial à mandíbula e parcialmente sob a glândula parótida. Seu ducto segue ao longo da glândula sublingual para se abrir na carúncula sublingual. Ambas as partes da glândula sublingual estão presentes e drenam de maneira usual.

A FARINGE

A única característica deste órgão que exige atenção é a presença de um divertículo que penetra os músculos faríngeos, dorsal à entrada do esôfago (Fig. 32.9/*13*). O divertículo tem cerca de 1 cm de comprimento no leitão e pode aumentar para até 3 ou 4 cm no suíno adulto. Aparenta não possuir significância funcional, mas é de importância prática por ser

Capítulo 32   **A Cabeça e a Parte Ventral do Pescoço do Suíno**   745

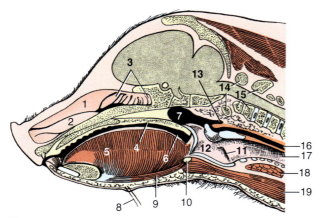

Figura 32.9 Seção mediana da cabeça de um suíno com quatro semanas de vida; o septo nasal foi removido. *1*, Concha nasal dorsal; *2*, concha nasal ventral; *3*, conchas etmoidais; *4*, palato mole; *5*, língua; *6*, orofaringe; *7*, nasofaringe; *8*, pelos mentuais; *9*, músculo genioioide; *10*, osso basi-hioide; *11*, ventrículo da laringe; *12*, laringe; *13*, divertículo faríngeo; *14*, atlas; *15*, áxis; *16*, esôfago; *17*, traqueia; *18*, glândula tireoide; *19*, músculo esternoióideo.

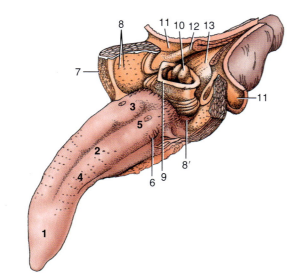

Figura 32.10 Língua e faringe. O palato mole e a parede dorsal do esôfago foram seccionados na linha mediana. *1*, *2* e *3*, Ápice, corpo e raiz da língua, respectivamente; *4*, papilas fungiformes; *5*, papilas valadas; *6*, papilas foliadas; *7*, arco palatoglosso; *8*, tonsila do palato mole; *8'*, tonsila paraepiglótica; *9*, epiglote; *10*, processos corniculados das cartilagens aritenoides; *11*, parede dorsal da nasofaringe; *12*, arco palatofaríngeo; *13*, entrada do esôfago.

vulnerável a lesões quando o animal é tratado com seringa de dosagem. Caso o divertículo seja perfurado, a medicação será depositada nos tecidos do pescoço, podendo ocorrer efeitos danosos. No leitão de quatro semanas o divertículo se localiza no nível da parte rostral da base da orelha e cerca de 2,5 cm caudal ao local de deposição pretendido,

a orofaringe; um guia útil para atingir o local apropriado é fornecido pelo ângulo lateral do olho.

A disposição das *tonsilas* no suíno (Fig. 32.10) é apropriadamente resumida a seguir. Uma tonsila paraepiglótica está situada rostrolateralmente à base da epiglote (Fig. 32.10/*8'*); uma tonsila faríngea é encontrada no teto da faringe; tonsilas tubárias estão associadas às aberturas faríngeas das tubas auditivas; e há as tonsilas do palato mole, já mencionadas (Fig. 32.10/*8*). A primeira e a última destas tonsilas por vezes são examinadas na inspeção da carne, no momento de retirada das vísceras em conjunto (língua, laringe, traqueia, esôfago, coração, pulmões e fígado) e na superfície de corte da cabeça, respectivamente.

A LARINGE

A característica mais importante da laringe é o ângulo obtuso que ela forma com a traqueia (Fig. 32.9/*12* e *17*). Tanto esta característica quanto a presença de ventrículos laterais na laringe (Fig. 32.9/*11*) têm sido citadas como causas de dificuldade na intubação para a indução de anestesia inalatória; o procedimento é mais provavelmente indicado em contextos de pesquisa. A laringe está situada caudal ao espaço intermandibular e sua proeminência pode ser palpada no meio do pescoço.

O ASPECTO VENTRAL DO PESCOÇO

O espaço visceral do pescoço dos suínos contém os mesmos componentes encontrados em outras espécies e é similarmente obliterado, ventrolateralmente, por uma série de finos músculos em formato de tiras. O músculo cutâneo é espesso na sua origem no manúbrio, mas se afina à medida que segue cranialmente para se unir com os músculos cutâneos da face. A espessa camada de tecido adiposo subcutâneo constitui o mais importante impedimento à punção da veia jugular externa.

A traqueia e o esôfago não apresentam características incomuns, nem os vasos e nervos que passam entre a cabeça e o tórax, separados da veia jugular interna, que é consideravelmente mais desenvolvida que na maioria das outras espécies. A *glândula tireoide* consiste em dois lobos, amplamente conectados ventralmente à traqueia (Fig. 32.11/*4*); devido ao pescoço curto dos suínos, essa glândula se localiza perto da entrada do tórax (Fig. 6.4D). O *timo* se encontra a cada lado da laringe e da traqueia (Fig. 32.11/*3*) e é particularmente bem desenvolvido. Não atinge seu maior tamanho até que o animal tenha cerca de nove meses de idade e começa a regredir poucos meses depois. A extremidade cranial é bulbosa e carrega em sua superfície as pequenas (1-4 mm) glândulas paratireoides externas. (Acredita-se que as glândulas paratireoides internas desaparecem na fase embrionária.)

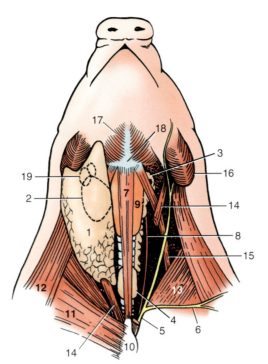

Figura 32.11 Vista ventral do pescoço. Dissecção profunda à direita; dissecção superficial, com remoção do cutâneo do pescoço, à esquerda (semiesquemático). *1*, Glândula parótida; *2*, glândula mandibular; *3*, timo; *4*, tireoide; *5*, veia jugular externa; *6*, veia cefálica; *7*, esternoióideo (desenhado mais estreito que a largura real); *8*, veia jugular interna; *9*, laringe; *10*, manúbrio do esterno; *11*, peitoral superficial; *12*, braquiocefálico; *13*, subclávio; *14*, esternocefálico; *15*, omoióideo; *16*, ângulo da mandíbula; *17*, miloióideo; *18*, basi-hioide; *19*, linfonodos mandibulares.

Punção da Veia Cava Cranial: O procedimento clínico mais comum envolvendo o pescoço dos suínos é punção da veia cava cranial, que pode ser realizado com o animal em estação ou adequadamente contido em decúbito dorsal. A agulha deve ser inserida na depressão entre o manúbrio e a ponta do ombro direito e avançada em direção à escápula esquerda, até encontrar uma das grandes veias localizadas entre ou em frente ao primeiro par de costelas. O acesso é melhor desempenhado quando realizado pelo lado direito do animal, pois o nervo frênico esquerdo é mais vulnerável a lesões; o ducto torácico também pode estar deslocado para esse lado (Fig. 32.12).

AS ESTRUTURAS LINFÁTICAS DA CABEÇA E DO PESCOÇO

Cinco centros linfáticos estão localizados na cabeça e na parte ventrolateral do pescoço (Fig. 32.13). O *centro mandibular* compreende cerca de seis linfonodos principais e quatro acessórios. Os linfonodos mandibulares se localizam atrás da margem caudoventral da mandíbula, estão relacio-

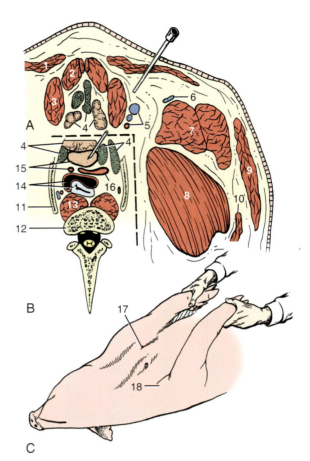

Figura 32.12 (A) Seção transversal da região ventral do pescoço, ligeiramente cranial ao manúbrio do esterno. (B) A *área abaixo e à esquerda das linhas tracejadas* representa a topografia da região ligeiramente caudal às primeiras costelas. (C) Suíno mantido em decúbito dorsal para punção da veia cava cranial (observar a agulha em posição). *1*, Cutâneo do pescoço; *2*, esternoioide; *3*, esternocefálico; *4*, linfonodos e timo; *5*, artéria carótida comum e veias jugulares externa e interna; *6*, veia cefálica; *7*, braquiocefálico; *8*, subclávio; *9*, platisma; *10*, omotransversário; *11*, I costela; *12*, corpo de C7; *13*, longo do pescoço; *14*, traqueia e esôfago; *15*, veia cava cranial e artéria subclávia esquerda; *16*, tronco bicarotídeo e artéria subclávia direita; *17*, manúbrio do esterno, palpável; *18*, articulação do ombro.

nados à glândula mandibular e são cruzados lateralmente pela veia facial (Fig. 32.14/*1*). Drenam a linfa da metade ventral da cabeça, a conduzem para o grupo acessório e para os linfonodos cervicais superficiais dorsais e ventrais e são rotineiramente examinados durante a inspeção da carne. Os linfonodos acessórios (Fig. 32.14/*2*) também estão localizados junto à margem da mandíbula e sob a glândula parótida. Drenam a mesma região da cabeça e também a parte ventral do pescoço; seus eferentes também se dirigem para os linfonodos cervicais superficiais. Os linfonodos parotídeos (Fig. 32.14/*3*) são localizados ventralmente à articulação temporomandibular, recobertos pela glândula parótida. Drenam a parte dorsal da cabeça até o palato e

Capítulo 32 A Cabeça e a Parte Ventral do Pescoço do Suíno   747

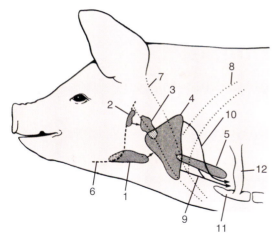

Figura 32.13 Centros linfáticos da cabeça e do pescoço (esquemáticoS). As *setas* indicam o fluxo linfático. *1*, Centro linfático mandibular; *2*, centro linfático parotídeo; *3*, centro linfático retrofaríngeo; *4*, centro linfático cervical superficial; *5*, centro linfático cervical profundo; *6*, mandíbula; *7*, braquiocefálico; *8*, subclávio; *9*, tronco linfático traqueal; *10*, linfa dos linfonodos cervicais superficiais dorsais; *11*, manúbrio do esterno; *12*, I costela.

seus eferentes confluem para os linfonodos retrofaríngeos laterais (Fig. 32.14/*4*).

O *centro retrofaríngeo* consiste em um linfonodo medial e dois linfonodos laterais (Fig. 32.14/*4* e *5*). Os últimos se localizam próximos à articulação temporomandibular, novamente sob a glândula parótida e alguns centímetros caudalmente ao centro parotídeo. Drenam as estruturas superficiais onde a cabeça se une ao pescoço; seus eferentes se dirigem aos linfonodos cervicais superficiais dorsais. O linfonodo medial fica acima da faringe e drena estruturas mais profundas, no mesmo nível dos linfonodos laterais; seus eferentes se juntam para formar um ducto traqueal.

O *centro cervical superficial* consiste em cerca de 10 linfonodos, irregularmente dispostos em triângulo e divididos em grupos dorsal, médio e ventral (Fig. 32.14/*6-8*). Em conjunto, correspondem ao único grupo encontrado profundamente ao músculo omotransversário em outras espécies. Os linfonodos dorsais drenam o pescoço e as partes vizinhas à parede torácica e membro torácico. Também recebem linfa proveniente dos linfonodos da cabeça, exceto do linfonodo retrofaríngeo medial, e a conduzem para as veias da entrada do tórax. O grupo médio é dorsal à veia jugular externa e drena a região do ombro; seus eferentes acompanham ou se juntam àqueles do grupo dorsal. O grupo ventral é organizado em cadeia e, da mesma forma que o grupo médio, se localiza profundamente ao músculo braquiocefálico. Drena estruturas superficiais do pescoço, membro torácico, parede torácica ventral e as duas glândulas mamárias mais craniais.

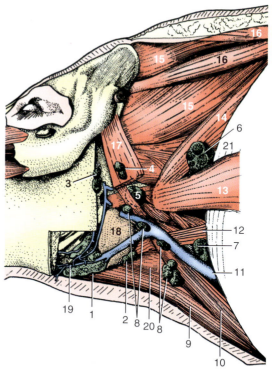

Figura 32.14 Dissecção do pescoço para mostrar os linfonodos, vista lateral esquerda. *1*, Linfonodos mandibulares; *2*, linfonodos mandibulares acessórios; *3*, linfonodos parotídeos; *4*, linfonodos retrofaríngeos laterais; *5*, linfonodo retrofaríngeo medial; *6*, *7* e *8*, linfonodos cervicais superficiais dorsais, médios e ventrais, respectivamente; *9*, esternoioide; *10*, esternocefálico; *11*, veia jugular externa; *12*, omoióideo; *13*, omotransversário; *14*, serrátil ventral cervical; *15*, esplênio; *16*, romboides do pescoço e da cabeça; *17*, cleidomastóideo; *18*, glândula mandibular; *19*, veia facial; *20*, tireoióideo; *21*, subclávio.

Também recebem linfa dos linfonodos mandibulares e retrofaríngeos laterais.

Em teoria, os vários linfonodos que compõem o *centro cervical profundo* são divididos em diversos grupos, espalhados em intervalos ao longo da veia jugular interna. Na prática, poucos podem ser usualmente localizados. Drenam diretamente para as largas veias presentes na entrada do tórax.

> **TESTE SUA COMPREENSÃO**
>
> Desenvolva uma lista de características únicas e comparativas da cabeça e da parte ventral do pescoço dos suínos, com foco particular nas características que são importantes para o atendimento clínico e para a inspeção da carne.

33 A Coluna Vertebral, o Dorso e o Tórax do Suíno

▶ A COLUNA VERTEBRAL E O DORSO

A fórmula vertebral é geralmente dada como C7, T14-15, L6-7, S4, Cd20-23, mas variações fora destes intervalos são comuns e quase sempre afetam a região toracolombar, na qual o número total de vértebras varia entre 19 e 23. É mais frequente haver um aumento no número, possivelmente como resultado de um processo de reprodução seletiva: o lombo é a parte mais valiosa da carcaça, além dos pernis (Fig. 33.1).

Dentre outras características, as vértebras da região cervical são distinguidas por um processo espinhoso alto em C2 e um muito alto em C7. Uma vez que o pescoço é quase tão profundo quanto a parte cranial do tórax, o corpo da I vértebra torácica está localizado próximo ao ponto médio do tronco neste nível. As vértebras depois da I se elevam gradualmente até que as vértebras das regiões torácica caudal e lombar sigam próximo, e quase paralelas, ao contorno do dorso. A falta dos processos espinhosos das quatro unidades do sacro promove uma diminuição abrupta na altura da coluna vertebral na articulação lombossacral. A crista ilíaca, situada ao lado do processo espinhoso da última vértebra lombar, é o componente esquelético mais elevado nesta área (Fig. 32.1/*32*).

O *espaço lombossacral* é acessível para administração epidural de anestésico, mas raramente é usado (Fig. 8.56C). Mede cerca de 2 cm no sentido craniocaudal e 3 cm transversalmente, e está situado entre 2 e 5 cm no sentido caudal à linha de conexão dos túberes coxais, que são palpáveis nos animais com menos gordura. Se este referencial não puder ser usado, uma indicação da localização do espaço lombossacral é dada pelo plano transversal da prega do flanco. O espaço está localizado 5 cm, ou mais, abaixo da pele e o encontro da ponta da agulha com o ligamento interarqueado é reconhecido pela grande resistência ali encontrada. Em suínos jovens, a medula espinal se estende para o interior do sacro e, portanto, se encontra em risco neste procedimento; em animais mais velhos, a ascenção da medula para a parte lombar do canal vertebral torna o método seguro.

As vértebras mais caudais estão incorporadas à encaracolada cauda, que contém os *vasos caudais medianos*, incluindo a artéria caudal, próximo à sua face ventral. O sangue poderá ser colhido mais facilmente na base da cauda (Cd4 ou 5), mas, uma vez que a artéria e as veias que a acompanham seguem juntas, não é possível prever se este sangue será de origem arterial, venosa ou mista. A cauda é frequentemente removida quando o leitão tem poucos dias de vida, a fim de prevenir o comum vício de morder a cauda, que por vezes resulta em infeção ascendente. A triquinose (presente em alguns países) também pode ser transmitida por esta via. A seção transversal da cauda (Fig. 33.2) mostra a disposição dos músculos ao redor da vértebra caudal.

O contorno do dorso depende da raça e da condição corpórea. Em animais mais obesos e idosos pode ser plano, mas em suínos mais jovens é arqueado de forma uniforme e, naqueles de qualidade superior, largo. O dorso largo e o aprumo amplo são prenúncios de uma boa musculatura do tronco e pernis grossos. Os músculos do dorso estão de acordo com o padrão comum e os músculos longíssimo ("olho de lombo") e, sobretudo, o psoas (*filet mignon*) constituem partes particularmente valiosas da carcaça. Uma vez que a gordura subcutânea tem um valor limitado, não é desejável ter uma camada muito grossa; esta indicação de qualidade da carcaça pode ser avaliada por ultrassom. A gordura depositada no lombo é particularmente bem formada e espessa e, uma vez que deve ser aparada, representa uma perda substancial para o produtor. Parte desta gordura é transformada em banha e parte é curada para originar a "carne de porco" da popular comida enlatada norte-americana "*pork and beans*", ou seja, "porco e feijões" em tradução literal. A reprodução seletiva reduziu significativamente a espessura da gordura do dorso para 3 cm ou menos; consequentemente, é necessário ter precaução na administração de injeções intramusculares.

▶ O TÓRAX

O corpo dos suínos não se alarga muito na junção entre o pescoço e o tronco: a camada subcutânea de gordura permite que os membros torácicos se juntem discretamente e a junção entre a papada e a articulação do ombro é marcada apenas por uma pequena depressão. Existe uma depressão semelhante entre a articulação do cotovelo e a parede torácica. Os "pontos" de ambas as articulações são palpáveis. O olécrano se projeta para a extremidade ventral da V costela (Fig. 33.3). O manúbrio do esterno também é facilmente identificável.

A maioria dos suínos tem 14 ou 15 pares de costelas; é comum haver assimetria do número (Fig. 32.1). Os primeiros sete pares são esternais. A caixa torácica é menor do que a dimensão externa sugere; é particularmente estreita e rasa entre os membros torácicos, mas aprofunda no sentido caudal com o movimento ascendente das vértebras torácicas. É relativamente longa, dependendo do número de vértebras. A linha da reflexão pleural segue a metade dorsal da última costela antes de descer numa leve curvatura para cruzar a sétima articulação costocondral (Fig. 33.3). O mediastino cranial, como nos ruminantes, se liga às partes ventrais das I e II costelas esquerdas. Entretanto, mais dorsalmente, está separado da parede torácica pelo lobo cranial do pulmão esquerdo.

O *pulmão* esquerdo possui um lobo cranial, dividido por uma incisura cardíaca e um lobo caudal (Fig. 33.3/*5-*

Capítulo 33 **A Coluna Vertebral, o Dorso e o Tórax do Suíno** 749

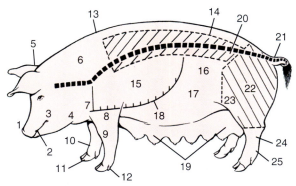

Figura 33.1 Partes do suíno. A posição da coluna vertebral está indicada. As áreas hachuradas mostram o pernil e o lombo do comércio de carne. *1*, Focinho; *2*, boca; *3*, bochecha; *4*, papada; *5*, nuca; *6*, pescoço; *7*, articulação do ombro; *8*, articulação do cotovelo; *9*, carpo; *10*; articulação do boleto; *11*, casco; *12*, dedo acessório; *13*, cernelha; *14*, lombo (área lombar); *15*, tórax; *16*, flanco; *17*, abdome; *18*, extensão ventral do esqueleto do tórax; *19*, glândulas mamárias; *20*, posição do túber coxal; *21*, inserção da cauda; *22*, coxa; *23*, articulação do joelho; *24*, articulação do jarrete; *25*, metatarso.

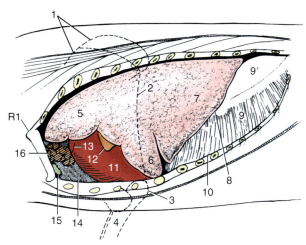

Figura 33.3 Vísceras torácicas *in situ* (semiesquemáticas). *1*, Escápula; *2*, margem caudal do tríceps; *3*, olécrano; *4*, rádio e ulna; *5* e *6*, partes cranial e caudal do lobo cranial do pulmão, respectivamente; *7*, lobo caudal do pulmão; *8*, margem basal do pulmão; *9* e *9'*, partes muscular e tendínea do diafragma, respectivamente; *10*, linha de reflexão pleural; *11*, coração; *12* e *13*, aurículas esquerda e direita, respectivamente; *14*, mediastino cranial; *15*, linfonodo esternal; *16*, timo; R1, I costela.

Pulmões: A projeção dos pulmões na parede torácica é pequena. A margem basal do pulmão esquerdo se estende desde a sexta junção costocondral até a estremidade dorsal da antepenúltima costela. A margem basal do pulmão direito é menos íngreme e alcança a penúltima costela. A auscultação e percussão dos pulmões são geralmente reservadas para suínos jovens de disposição cooperativa.

O *coração* é pequeno, representando apenas 0,3% do peso do corpo (comparado com 1,5% ou mais em espécies atléticas como o cavalo e o cão) e este fato tem sido indicado como um fator de predisposição para a "síndrome da morte súbita", que ocorre frequentemente em suínos. O tamanho do coração não acompanhou o crescimento acelerado dos suínos modernos, aprimorados, que podem pesar até 115 kg aos cinco ou seis meses de idade; em impressionante contraste, eram necessários dois ou três anos para atingir o muito mais modesto peso de 40 kg em 1800 (Fig. 33.7). O coração ocupa a metade ventral da cavidade torácica, se estendendo entre a II e a V costelas (Figs. 33.8/*6* e 33.9/*1*). Assim, está recoberto pelo membro torácico no animal em estação, mas pode se tornar acessível ao puxar o membro para a frente. Não apresenta diferenças estruturais dignas de nota (Fig. 7.7).

A *toracocentese* é melhor executada pelo quinto espaço intercostal esquerdo ou pelo quarto espaço intercostal direito; a agulha é inserida cerca de 5 cm dorsal ao olécrano (Fig. 33.3).

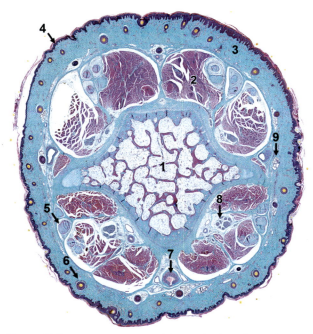

Figura 33.2 Seção transversal da cauda do suíno, coloração tricrômica de Masson. *1*, Vértebra caudal; *2*, músculos epaxiais; *3*, derme e tela subcutânea; *4*, epiderme da pele; *5*, tendão muscular; *6*, folículo piloso; *7*, artéria da cauda; *8*, fascículos nervosos; *9*, glândula sudorífera.

7 e Fig. 4.23). O pulmão direito possui lobos cranial, médio, caudal e acessório; a incisura cardíaca separa os dois primeiros (Fig. 4.23A). O lobo cranial deste pulmão é ventilado por um brônquio traqueal (Fig. 4.24). A lobulação dos pulmões é relativamente distinta (Figs. 33.4 e 33.5). A Figura 33.6 mostra o ar na boca, faringe e pulmões.

 AS ESTRUTURAS LINFÁTICAS DO TÓRAX

Os linfonodos do tórax, organizados em quatro centros linfáticos (Fig. 33.8/*1-4*), drenan a linfa das paredes e órgãos do tórax,

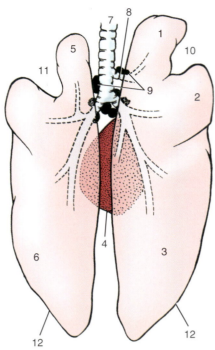

Figura 33.4 Os pulmões, vista dorsal (Fig. 4.23). *1*, Lobo cranial direito; *2*, lobo médio; *3*, lobo caudal direito; *4*, lobo acessório (pulmão direito); *5*, parte cranial do lobo cranial esquerdo (dividido); *6*, lobo caudal esquerdo; *7*, traqueia; *8*, brônquio traqueal; *9*, linfonodos traqueobranquiais; *10*, incisura cardíaca direita; *11*, incisura cardíaca esquerda; *12*, margem basal.

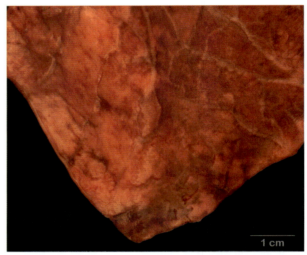

Figura 33.5 Superfície do pulmão suíno exibindo lobulação.

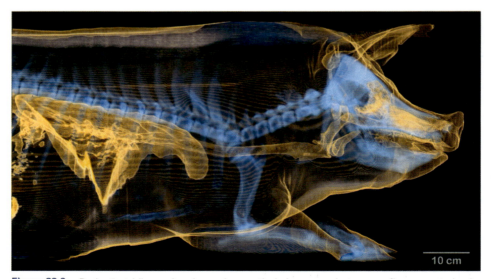

Figura 33.6 Projeção tridimensional gerada a partir de imagens de tomografia computadorizada, mostrando a localização do trato respiratório e pulmões. O ar presente na cavidade nasal, etmoturbinados, laringe, traqueia e pulmões é demonstrado em amarelo. O esqueleto é mostrado em azul.

Capítulo 33 — A Coluna Vertebral, o Dorso e o Tórax do Suíno

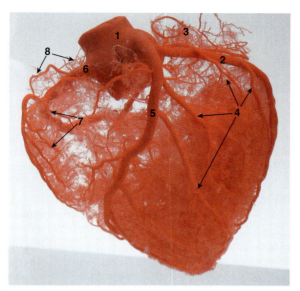

Figura 33.7 Molde de corrosão do coração de suíno (face auricular). *1*, Aorta; *2*, ramo circunflexo da artéria coronária esquerda, também denominado artéria circunflexa esquerda[1]; *3*, ramos atriais da artéria circunflexa esquerda; *4*, ramos ventriculares para o ventrículo esquerdo; *5*, ramo interventricular paraconal da artéria coronária esquerda, também denominado ramo descendente anterior esquerdo[2]; *6*, artéria coronária direita; *7*, ramos ventriculares para o ventrículo direito.

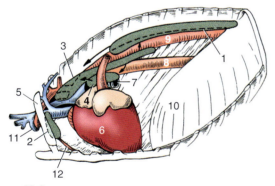

Figura 33.8 Os centros linfáticos do tórax, vista lateral esquerda. *1*, Centro linfático torácico dorsal; *2*, centro linfático torácico ventral; *3*, centro linfático mediastinal; *4*, centro linfático traqueobronquial; *5*, I costela; *6*, coração; *7*, brônquio esquerdo; *8*, esôfago; *9*, aorta; *10*, diafragma; *11*, veia e artéria axilar; *12*, artéria torácica interna.

---

[1] O termo "artéria circunflexa esquerda" não é contemplado pela mais atual edição (5 ed.; 2012) da *Nomina Anatomica Veterinaria* à época da revisão científica deste texto e representa uma concepção dos autores desta obra;

[2] O termo "ramo descendente anterior esquerdo" é uma variação do termo "ramo interventricular anterior" oriundo da nomenclatura anatômica humana, trazido pela Terminologia Anatômica – Terminologia Anatômica Internacional, publicada no Brasil pela Sociedade Brasileira de Anatomia (SBA) – e também representa uma concepção dos autores desta obra.

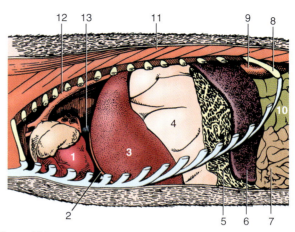

Figura 33.9 Coração *in situ*, vista lateral do tórax dissecado. *1*, Coração; *2*, diafragma; *3*, lobo esquerdo do fígado; *4*, estômago, muito dilatado; *5*, omento maior, ligamento gastroesplênico; *6*, baço; *7*, jejuno; *8*, última costela; *9*, rim esquerdo; *10*, cólon ascendente; *11*, músculos do dorso; *12*, aorta; *13*, veia cava caudal.

além de estruturas adjacentes, e a direcionam para o ducto torácico ou, nos locais onde linfonodos mais craniais estão concentrados, diretamente para as veias da entrada do tórax.

O centro torácico dorsal é composto por um número variável de pequenos linfonodos aórticos que recebem a linfa da parte dorsal da parede torácica, do mediastino e dos linfonodos mediastinais. O centro ventral é constituído de linfonodos esternais e em menor número, porém maiores, relacionados com a parte ventral das paredes torácicas e os primeiros dois ou três pares de glândulas mamárias.

Um número variável de linfonodos mediastinais craniais e caudais forma uma cadeia acima da base do coração (centro linfático mediastinal). Além de componentes do mediastino, os linfonodos mediastinais craniais drenam estruturas do pescoço, incluindo os linfonodos traqueobronquiais. Os seus eferentes estão divididos em alguns que se abrem diretamente nas veias e outros que seguem para o ducto torácico. Os linfonodos mediastinais caudais nem sempre são encontrados. Quando presentes, drenam estruturas vizinhas e enviam seus eferentes para os linfonodos traqueobraquiais e aórticos.

O *centro traqueobranquial* (Fig. 33.8/4) consiste em cerca de uma dúzia de linfonodos traqueobranquiais dispostos próximo à origem dos brônquios (Fig. 33.4/9). Drenam os pulmões, coração e pericárdio e seguem para os linfonodos mediastinais craniais ou diretamente para o ducto torácico.

O ducto torácico segue do sentido caudal para o cranial entre a aorta e o esôfago, passando pelo lado esquerdo da traqueia antes de se juntar à corrente sanguínea.

TESTE SUA COMPREENSÃO

Indique os locais para toracocentese.
Descreva os principais centros linfáticos do tórax e liste as áreas ou órgãos drenados por cada um deles.

34   O Abdome do Suíno

Uma espessa camada de gordura subcutânea esconde a maioria das características subjacentes do tronco do suíno, tornando geralmente impossível reconhecer a extensão do flanco com uma simples inspeção. Ocasionalmente e, mais frequentemente em fêmeas com gestação avançada, existe um ligeiro abaulamento após a última costela. No outro limite, a coxa e a prega do flanco escondem a parte caudal do abdome onde este se afila na junção com a pelve.

AS GLÂNDULAS MAMÁRIAS

Em fêmeas, o contorno ventral do abdome é irregular devido à presença das glândulas mamárias, existindo, quase invariavelmente, sete pares dispostos em fila dupla, estendidos do tórax até a virilha (Fig. 34.1; Fig. 33.1). Cada glândula é pendular e, apesar de confluente na base com suas vizinhas, é claramente definida. Aquelas que se encontram na extremidade caudal da série são, geralmente, as maiores, mas as craniais são as mais produtivas.

As papilas mamárias são alongadas e cilíndricas, cada uma com duas aberturas na ponta (Fig. 10.31B), as quais levam a unidades glandulares independentes. Algumas papilas tendem a se projetar um pouco para o lado e, pelo fato de as fêmeas geralmente amamentarem em decúbito lateral, podem não estar prontamente acessíveis à leitegada; o que poderá fazer que algumas glândulas sejam pouco usadas e regridam precocemente. Por outro lado, quando a leitegada é grande, alguns leitões podem ter dificuldade em obter a quantidade adequada de leite e podem não crescer normalmente.

O fornecimento de sangue para as glândulas mamárias é realizado pelos vasos locais: a *artéria torácica interna* e as *artérias epigástricas superficiais cranial e caudal*. A drenagem venosa é satélite. A linfa dos primeiros dois (ou três) pares de glândulas é drenada pelos linfonodos cervicais superficiais ventrais e a dos pares restantes pelos linfonodos inguinais superficiais.

A PAREDE ABDOMINAL

A construção da parede abdominal segue o padrão comum nas características essenciais. O músculo cutâneo do tronco é extenso e espesso ventralmente, onde passa pela prega do flanco. Este músculo deixa o assoalho do abdome descoberto, exceto pelo músculo prepucial cranial (e pelo inconstante caudal). A fáscia profunda não apresenta o componente elástico que em espécies maiores confere a cor amarela característica. Os três músculos do flanco mostram poucas distinções dignas de importância. Devido às partes carnosas dos três músculos do flanco tenderem a não segurar bem suturas, o local favorito para laparotomia é uma faixa aponeurótica quase completamente tendínea, com cerca de 10 cm de comprimento e apenas 5 cm de largura, situada ao longo da margem lateral do músculo reto do abdome e profundamente à prega do flanco. A alternância dos músculos abdominais com camadas de gordura colabora com a aparência característica do *bacon* em fatias.

As *hérnias umbilicais* são muito comuns nesta espécie. Para se obter um fechamento satisfatório destes defeitos na parede abdominal, é primeiro necessário refletir a parte cranial do prepúcio. Tal manobra expõe a parte larga da linha alba que, por si só, fornece largura suficiente de tecido para permitir a sobreposição e a sutura das margens do anel herniário.

Outra região de interesse prático é o *canal inguinal*. Em princípio, este está de acordo com o arranjo geral de um espaço potencial entre os dois músculos oblíquos (para detalhes, ver Fig. 34.2). O anel inguinal profundo, a entrada para o canal, encontra-se entre a margem caudal do músculo oblíquo interno e a aponeurose do músculo oblíquo externo (Fig. 2.27). A abertura superficial é a fenda na aponeurose do oblíquo externo, que é dividida em partes pélvica e abdominal. A parte caudal do canal é muito curta, mas se amplia cranialmente devido à orientação craniodorsal do anel inguinal profundo, comparado com o ângulo ligeiramente ventral e cranial do anel inguinal superficial. Anomalias no desenvolvimento do gubernáculo são comuns em suínos (Fig. 34.3). Se o canal está dilatado (Fig. 34.3), os suínos se tornam predispostos a hérnia inguinal envolvendo as alças do intestino delgado que pressionam o anel vaginal e forçam

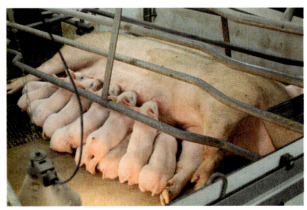

Fig. 34.1   As glândulas mamárias da fêmea estendem-se da região torácica à região inguinal.

Capítulo 34   **O Abdome do Suíno**   753

uma passagem pela túnica vaginal. Estas hérnias requerem atenção na castração de animais afetados.

OS ÓRGÃOS ABDOMINAIS (FIGS. 34.4, 34.5, 34.6)

O Baço

O baço, que apresenta coloração vermelho-vivo, é alongado e em formato de cinta, está orientado mais ou menos verticalmente, sob a proteção das costelas mais caudais do lado esquerdo (Figs. 34.5 e 34.7). Segue a curvatura maior do estômago, à qual está fracamente interligado por um ligamento gastroesplênico que é suficientemente longo para fazer da torção esplênica um acidente relativamente frequente. A face parietal está em contato com o diafragma. A face visceral é dividida por um longo hilo em faixas cranial e caudal que se relacionam com o estômago e os intestinos, respectivamente. A extremidade dorsal se estende no espaço entre o estômago, o rim esquerdo e o pâncreas, mas é, geralmente, impedida de entrar em contato direto com estes órgãos por interposição de gordura. A extremidade ventral do baço pode emergir por debaixo do arco costal esquerdo e, excepcionalmente, pode até cruzar o abdome para o lado direito; apesar de a sua posição ser determinada pelo nível de repleção do estômago, nunca perde completamente a proteção das costelas. A superfície seccionada do baço é padronizada pela presença de corpúsculos esplênicos muito proeminentes.

O Estômago

O estômago é do tipo simples, apresentando fundo, corpo e parte pilórica (Fig. 34.8/2). Os primeiros dois segmentos

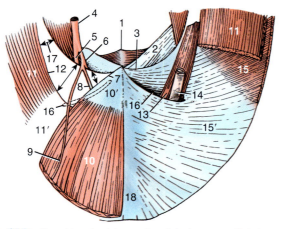

Fig. 34.2   Canal inguinal do macho visível na superfície interna da parede abdominal caudal, vista cranial; semiesquemático. *1*, Sínfise pélvica; *2*, tendão pré-púbico; *3*, margem caudal da aponeurose do oblíquo externo do abdome ("ligamento inguinal"); *4*, artéria ilíaca externa; *5*, artéria femoral; *6*, artéria femoral profunda; *7*, margem lateral do tendão do reto do abdome; *8*, artéria pudenda externa; *9*, artéria epigástrica caudal; *10*, reto de abdome; *10'*, tendão do reto do abdome; *11*, parte muscular do oblíquo interno do abdome; *11'*, parte aponeurótica do oblíquo interno do abdome; *12*, margem caudal livre do oblíquo interno do abdome; *13*, cremaster; *14*, túnica vaginal e funículo espermático; *15*, parte muscular do oblíquo externo do abdome; *15'*, parte aponeurótica do oblíquo externo do abdome; *16*, anel inguinal superficial; *17*, anel inguinal profundo (setas); *18*, linha alba.

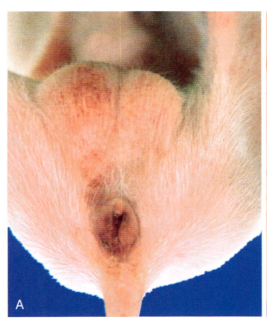
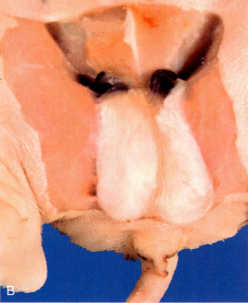

Fig. 34.3   (A) Gubernáculo em um leitão *freemartin*. (B) Exposto.

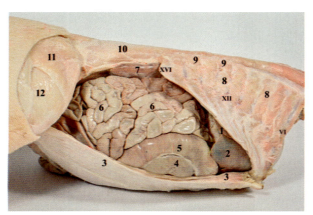

Fig. 34.4 Cavidade abdominal do suíno, lado direito. *1,* Fígado, lobo lateral direito; *2,* fígado, lobo medial direito; *3,* músculos abdominais (seccionados); *4,* cólon ascendente (giros centrífugos); *5,* cólon ascendente (giros centrípetos); *6,* alças jejunais; *7,* rim direito; *8,* músculos intercostais; *9,* músculo serrátil dorsal (parte caudal); *10,* músculos epaxiais (iliocostal lombar e longuíssimo); *11,* músculo tensor da fáscia lata; *12,* músculo vasto lateral; VI, XII, XVI: costelas com os respectivos números.

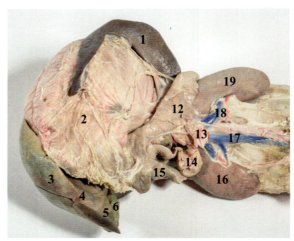

Fig. 34.6 Órgãos abdominais do suíno, após a remoção dos intestinos. *1,* Baço; *2* estômago; *3,* fígado, lobo medial esquerdo; *4,* fígado, lobo lateral esquerdo; *5,* fígado, lobo quadrado; *6,* vesícula biliar; *12,* pâncreas, lobo esquerdo; *13,* artéria mesentérica cranial (seccionada); *14,* pâncreas, lobo direito; *15,* duodeno descendente; *16,* rim direito; *17,* veia cava caudal; *18,* artéria e veia renais; *19,* rim esquerdo.

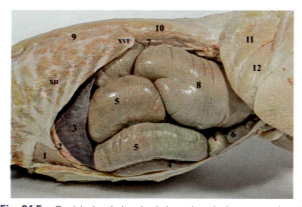

Fig. 34.5 Cavidade abdominal do suíno, lado esquerdo. *1,* Fígado, lobo lateral esquerdo; *2,* estômago; *3,* baço; *4,* cólon ascendente (giros centrífugos); *5,* cólon ascendente (giros centrípetos); *6,* alças jejunais; *7,* rim esquerdo; *8,* ceco; *9,* músculo serrátil dorsal (parte caudal); *10,* músculos epaxiais (iliocostal lombar e longuíssimo); *11,* músculo tensor da fáscia lata; *12,* músculo vasto lateral; XII, XVI: costelas com os respectivos números.

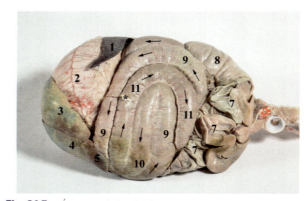

Fig. 34.7 Órgãos abdominais do suíno (vista ventral), após remoção da cavidade abdominal. *1,* Baço; *2,* estômago; *3,* fígado, lobo lateral esquerdo; *4,* fígado, lobo medial esquerdo; *5,* fígado, lobo quadrado; *7,* alças jejunais; *8,* ceco; *9,* cólon ascendente (giros centrípetos); *10,* cólon ascendente (flexura central); *11,* cólon ascendente (giros centrífugos). O asterisco mostra o ligamento redondo do fígado no local em que se fixa na parede abdominal, no umbigo.

estão, geralmente, confinados do lado esquerdo do abdome, mas podem estender-se ao longo do plano mediano quando o estômago está totalmente distendido. O fundo e o corpo estão cranialmente relacionados com o fígado e o diafragma. A parte pilórica estende-se para a direita e também está em contato com o fígado. Todas as partes estão caudalmente relacionadas com as várias partes da massa intestinal, sendo a principal relação com a alça espiral do cólon ascendente. Apenas quando totalmente distendido é que o estômago entra em contato com o assoalho do abdome e, à esquerda, estende-se para além da proteção da caixa torácica. Uma característica única do suíno entre as espécies domésticas é a presença de um divertículo cônico (Fig. 34.8/2) que se projeta caudalmente a partir do fundo do estômago.

O interior exibe uma estreita faixa *não glandular de mucosa* que se estende até ao divertículo gástrico e segue a curvatura menor por uma pequena distância abaixo do óstio cárdico. (Fig. 34.9/1). O restante da mucosa é dividido em três regiões glandulares usuais, que são mais claramente distinguíveis pela coloração do que na maioria das outras espécies; no entanto, seus limites não estão sempre bem definidos (Fig. 34.9/2a, 2b e 2c). Uma segunda característica de distinção é o bastante proeminente *toro pilórico*, que estreita o canal pilórico na saída para o duodeno (Fig. 34.8/10).

Capítulo 34 **O Abdome do Suíno** 755

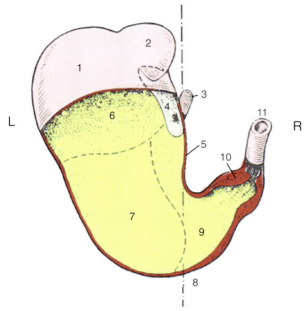

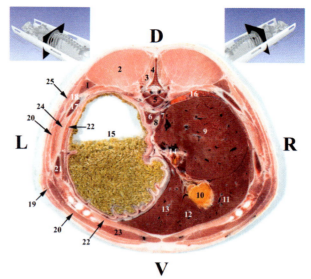

Fig. 34.8 Estômago parcialmente aberto, vista caudoventral; semiesquemático. *1*, Fundo; *2*, divertículo gástrico; *3*, esôfago; *4*, região aglandular; *5*, curvatura menor; *6*, região das glândulas cárdicas; *7*, região das glândulas gástricas próprias; *8*, posição aproximada do plano mediano; *9*, região das glândulas pilóricas; *10*, toro pilórico; *11*, duodeno.

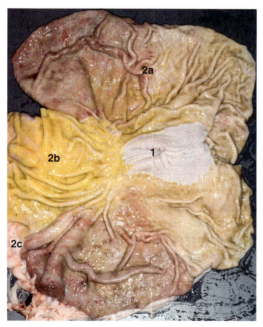

Fig. 34.9 Estômago completamente aberto (parte cárdica à direita). *1*, Região aglandular; *2a*, região das glândulas cárdicas; *2b*, região das glândulas gástricas próprias; *2c*, região das glândulas pilóricas.

Apesar de os *omentos* estarem dispostos de forma semelhante no cão, o omento maior é menos desenvolvido, não se encontra entre o intestino e o assoalho abdominal e, por isso, não é visualizado inicialmente quando o abdome é aberto.

Fig. 34.10 Secção transversal do abdome do suíno no nível de T11. *1*, Músculo Iliocostal torácico; *2*, músculo longuíssimo do tórax; *3*, músculos multífidos; *4*, músculo espinal do tórax; *5*, T11; *6*, diafragma, pilar esquerdo; *7*, diafragma, pilar direito; *8*, esôfago; *9*, fígado (lobo lateral direito); *10*, vesícula biliar; *11*, fígado (lobo medial direito); *12*, fígado (lobo quadrado); *13*, fígado (lobo medial esquerdo); *14*, porta do fígado; *15* estômago; *16*, pulmão direito, lobo caudal; *17*, XI costela; *18*, músculo serrátil dorsal, parte caudal; *19*, músculo cutâneo do tronco; *20*, músculo oblíquo externo do abdome; *21*, X costela; *22*, músculo transverso do abdome; *23*, músculo reto do abdome; *24*, músculos intercostais; *25*, músculo grande dorsal.

A disposição das vísceras abdominais é demonstrada nas secções transversais realizadas nos níveis da 11ª (Fig. 34.10) e 16ª (Fig. 34.11) vértebras torácicas.

O Intestino Delgado

O *duodeno* também é organizado como o do cão, descendo em direção à pelve antes de se voltar para a frente e à esquerda da raiz do mesentério e de se direcionar ventralmente e ser continuado pelo jejuno (Fig. 34.6 e 34.7). É penetrado pelo ducto biliar cerca de 3 cm após o piloro e por um ducto pancreático (acessório), único, cerca de 10 cm mais adiante. Ambas as aberturas são elevadas sobre papilas.

O *jejuno* é organizado em várias pequenas alças (Fig. 34.13) suspensas por um mesentério que lhes proporciona muita liberdade de posição. A maior parte encontra-se na metade direita do abdome, ventral e em direção à pelve, mas algumas partes podem estar em contato com o flanco esquerdo, por trás da alça espiral do cólon ascendente. Como vários dos outros órgãos abdominais, o jejuno deve acomodar-se em posição de acordo com a condição do estômago e, em fêmeas, do útero.

O Intestino Grosso

O intestino grosso apresenta grande capacidade e, como no equino, é bastante saculado, sendo composto por uma série

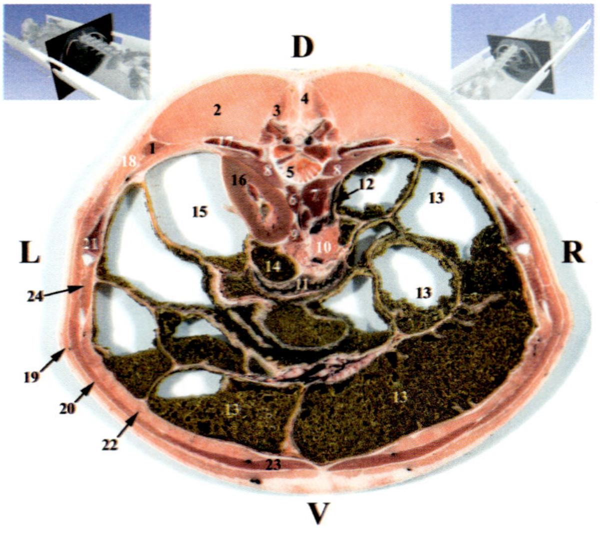

756 Parte V Suínos

Fig. 34.11 Secção transversal do abdome do suíno no nível de T16. *1*, Músculo iliocostal; *2*, músculo longuíssimo do tórax; *3*, músculos multífidos; *4*, músculo espinal do tórax; *5*, T16; *6*, diafragma, pilar esquerdo; *7*, diafragma, pilar direito; *8*, músculo psoas menor; *9*, glândula adrenal esquerda; *10*, pâncreas, lobo direito; *11*, duodeno, flexura duodenal caudal; *12*, duodeno ascendente; *13*, cólon ascendente; *14*, cólon descendente; *15*, ceco; *16*, rim esquerdo; *17*, XVI costela; *18*, músculo serrátil dorsal, parte caudal; *19*, músculo cutâneo do tronco; *20*, músculo oblíquo externo do abdome; *21*, XV costela; *22*, músculo transverso do abdome; *23*, músculo reto do abdome; *24*, músculos intercostais.

de bolsas, com duas (no cólon) ou três (no ceco) tênias que seguem ao longo da sua extensão. A disposição peculiar apresentada pelo *ceco* e pelo *cólon ascendente* neste animal, única entre as espécies domésticas, resulta de uma rotação maior que 360° realizada pela alça intestinal herniada para dentro do cordão umbilical, no início do desenvolvimento (Figs. 3.64 e 3.65). Isto desloca a extremidade caudal da alça, incluindo a junção cecocólica, à esquerda do eixo mesentérico, onde permanece ao longo do desenvolvimento subsequente e durante a vida adulta. O cólon ascendente começa do lado esquerdo e só ganha sua continuação usual em cólon transverso no lado direito do abdome, em consequência da reversão do curso descrito a seguir.

O ceco e o cólon devem ser considerados unidos, pois se combinam em uma massa cônica e ventralmente afilada, suspensa do teto do abdome (Fig. 34.12). O ceco, que possui capacidade de aproximadamente 2 L, tem sua origem abaixo do rim esquerdo, estende-se ventral ou caudoventralmente contra o flanco esquerdo e possui ápice arredondado e cego. O *cólon ascendente* é organizado em torno do mesentério em um cone que aponta ventralmente para atingir o assoalho abdominal (algum desvio pode ocorrer em qualquer direção) (Fig. 34.12). A parte externa do cone é formada pelo segmento largo e saculado que se continua do ceco; quando visto de cima, espirala ventralmente, no sentido horário e centrípeto, antes de inverter o curso no ápice do

cone para subir em espirais centrífugas mais estreitas, suaves e apertadas, ocultas dentro do centro do cone. Estas espirais emergem dorsalmente, da base do cone, passam para a direita da raiz do mesentério e continuam como cólon transverso. A massa cecocólica ocupa principalmente um terço do lado esquerdo do abdome, deixando a região caudal direita disponível para o jejuno. Entretanto, variações são comuns e especialmente a localização do jejuno pode apresentar alterações. Há poucas características notáveis sobre o restante do intestino grosso, além da existência de uma ampola retal.

O Fígado

O fígado do suíno assemelha-se ao do cão em posição e número de lobos. É dividido por fissuras profundas em lobos lateral e medial esquerdos e lobos lateral e medial direitos, acrescentado do reduzido lobo quadrado e de um processo caudado (Fig. 34.14; veja também a Fig. 3.51B).

A vesícula biliar está situada entre os lobos quadrado e medial direito. Exceto pela sua margem ventral, o fígado se localiza sob a proteção das costelas (Fig. 33.9/3); a parte um pouco maior está situada à direita do plano mediano (Fig. 34.4 e 34.5). A face cranial (diafragmática) é moldada pelo diafragma e a face caudal (visceral) é recuada pela presença do estômago e do duodeno; o contato com o pâncreas, jejuno e cólon deixa mais suaves quaisquer impressões.

As duas características mais notáveis do fígado nessa espécie são a falta de contato com o rim direito (e sua moldagem por ele) e a estrutura de tecido fibroso muito bem desenvolvida, que evidencia os lóbulos hepáticos nas superfícies externa e de corte (Fig. 3.52A e B). Essa última característica é relevante para o clínico, pois é requerida cirurgia quando uma biópsia hepática é indicada (a aspiração não é possível devido ao tecido tão fibroso) e também para o produtor, pois limita o preço que pode ser cobrado do consumidor por um alimento pouco palatável.

O Pâncreas

O pâncreas está relacionado com o teto do abdome, em grande parte do lado esquerdo. Está relacionado ventralmente com o fundo do estômago, o baço e o rim esquerdo (por meio do tecido adiposo) e, à direita, acompanha o duodeno. Os outros contatos são com o fígado e o rim direito. Como acontece na maioria dos mamíferos, é penetrado pela veia porta, que se direciona para o fígado.

Os rins

A forma dos rins do suíno é bem distinta. Eles são achatados (Fig. 5.21C) contra o teto do abdome (envoltos por uma cápsula adiposa), estendendo-se do nível da última costela até a quarta vértebra lombar (Fig. 34.15/5). Esta simetria de posição é muito incomum e priva o rim direito do contato esperado com o fígado. O rim esquerdo está relacionado ventralmente com a espiral do cólon ascendente, o ceco e

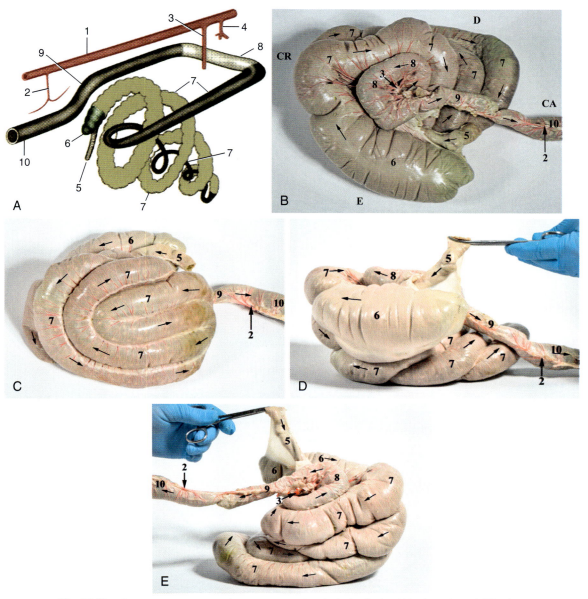

Fig. 34.12 O intestino grosso, vista esquemática do lado direito (A), vista dorsal (B), vista ventral (C), lado esquerdo (D) e lado direito (E). *1,* Aorta; *2,* artéria mesentérica caudal; *3,* artéria mesentérica cranial; *4,* artéria celíaca; *5,* íleo; *6,* ceco; *7,* cólon ascendente; *8,* cólon transverso; *9,* cólon descendente; *10,* reto.

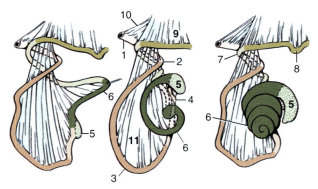

Fig. 34.13 O desenvolvimento do cólon ascendente, vista lateral esquerda. *1,* Duodeno descendente; *2,* flexura caudal do duodeno; *3,* jejuno; *4,* íleo; *5,* ceco; *6,* cólon ascendente; *7,* cólon transverso; *8,* cólon descendente; *9,* mesocólon descendente; *10,* mesoduodeno; *11,* mesentério.

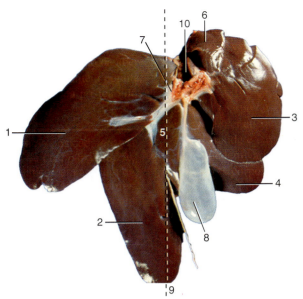

Fig. 34.14 Face visceral do fígado. *1,* Lobo lateral esquerdo; *2,* lobo medial esquerdo; *3,* lobo lateral direito; *4,* lobo medial direito; *5,* lobo quadrado; *6,* processo caudado; *7,* porta do fígado; *8,* vesícula biliar; *9,* posição aproximada do plano mediano; *10,* veia cava caudal.

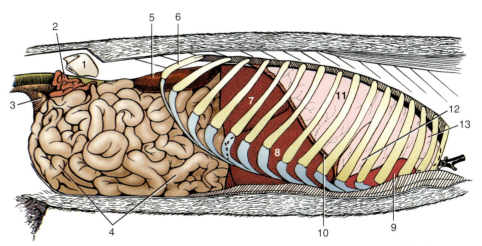

Fig. 34.15 Vísceras abdominais e torácicas, vista lateral direita. *1,* Asa do ílio; *2,* cornos do útero; *3,* bexiga urinária; *4,* jejuno; *5,* rim direito; *6,* última costela; *7* e *8,* lobos medial e lateral direitos do fígado; *9,* coração envolto pelo pericárdio; *10,* diafragma, seccionado; *11–13,* lobos caudal, médio e cranial do pulmão direito.

o pâncreas; o rim direito está relacionado com o duodeno descendente e também, possivelmente, com o pâncreas.

A estrutura interna lembra a dos rins humanos. (Fig. 34.16). Uma cavidade central com dois recessos (cálices maiores) dirigidos para os polos compreende a pelve renal, que se estende por cerca de uma dúzia de cálices menores, cada um abraçando uma papila renal por onde os ductos papilares descarregam a urina. As papilas correspondem a pirâmides e podem estar em número reduzido em virtude de fusões no curso do desenvolvimento, havendo assim desigualdade no tamanho das unidades apresentadas pelo órgão maduro.

 AS ESTRUTURAS LINFÁTICAS DO ABDOME

Os numerosos linfonodos abdominais formam três grupos: os do teto de abdome, os associados às vísceras mesogástricas (irrigadas pela artéria celíaca) e os associados às vísceras irrigadas pelas duas artérias mesentéricas (cranial e caudal) (Fig. 34.17).

O *primeiro grupo* inclui os linfonodos aórticos, renais e ilíacos, cuja disposição é ilustrada na Fig. 34.18. O conjunto ilíaco recebe linfa das estruturas do membro pélvico, pelve e parte da parede abdominal, incluindo a maioria das glân-

Capítulo 34   **O Abdome do Suíno**   759

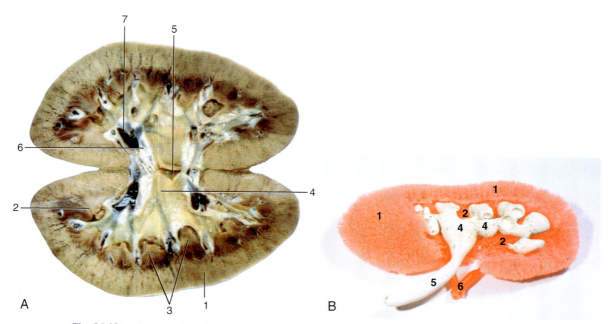

Fig. 34.16   Rim seccionado entre os polos e o hilo (A) e molde de corrosão (B). *1,* Córtex; *2,* medula; *3,* papilas renais; *4,* pelve renal; *5,* ureter; *6,* artéria renal; *7,* veia renal.

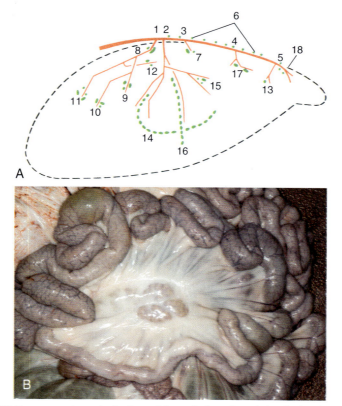

Fig. 34.17   (A) Esquema das principais artérias e linfonodos abdominais. *1,* Artéria celíaca; *2,* artéria mesentérica cranial; *3,* artéria renal; *4,* artéria mesentérica caudal; *5,* artéria ilíaca circunflexa profunda; *6,* linfonodos aorticolombares; *7,* linfonodos renais; *8,* linfonodos celíacos; *9,* linfonodos esplênicos; *10,* linfonodos gástricos; *11,* linfonodos hepáticos; *12,* linfonodos pancreaticoduodenais; *13,* linfonodos ilíacos laterais; *14,* linfonodos jejunais; *15,* linfonodos ileocólicos; *16,* linfonodos cólicos; *17,* linfonodos mesentéricos caudais; *18,* linfonodos ilíacos mediais. (B) Parte do jejuno, exibindo os linfonodos jejunais inclusos no mesentério.

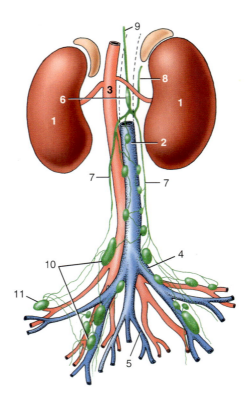

Fig. 34.18 Os linfonodos da área sublombar, vista ventral. *1*, Rins; *2*, aorta; *3*, veia cava caudal; *4*, artéria ilíaca externa; *5*, artéria ilíaca interna; *6*, cisterna do quilo; *7*, troncos lombares e linfonodos aorticolombares; *8*, tronco intestinal; *9*, ducto torácico; *10*, linfonodos ilíacos mediais; *11*, linfonodo ilíaco lateral.

dulas mamárias. A maior parte dos linfonodos deste grupo drena a linfa de estruturas do dorso e encaminham para os troncos lombares ou diretamente para a cisterna do quilo.

O *segundo grupo* de linfonodos, associado às vísceras mesogástricas, está localizado principalmente próximo aos locais onde artérias adentram órgãos individuais; outros, diretamente relacionados com a artéria celíaca, fornecem uma estação adicional na rota de drenagem, que ao final se junta à cisterna do quilo. Os *linfonodos celíacos* também recebem alguma linfa de estruturas torácicas caudais, incluindo os lobos caudais dos pulmões.

O grupo que drena a linfa dos intestinos delgado e grosso inclui uma longa cadeia no mesentério do jejuno, localizado aproximadamente na metade do espaço entre a raiz do mesentério e o intestino, e um segundo agrupamento localizado no interior do mesentério do cólon ascendente; outros linfonodos estão dispostos mais aleatoriamente em relação ao restante do intestino grosso. Todos drenam para a cisterna do quilo por meio de um tronco intestinal. Os linfonodos associados ao jejuno são de particular importância na inspeção da carne (Fig. 34.17B).

> **TESTE SUA COMPREENSÃO**
>
> Crie um fluxograma do suprimento sanguíneo das vísceras abdominais do suíno.

A Pelve e os Órgãos Reprodutivos do Suíno

A espessa camada de tecido adiposo subcutâneo esconde quase completamente a junção entre o abdome e a pelve, que é indicada apenas por uma leve depressão acima da prega do flanco. Os pontos de referência do esqueleto da pelve não são prontamente visíveis, mas as posições dos túberes coxal e isquiático são facilmente palpáveis, o que revela o pequeno tamanho do cíngulo (do membro pélvico) em relação à dimensão geral dos posteriores. O corpo do ísquio e o túber isquiático unem-se em apenas alguns suínos, de modo que o túber não fundido se encontra em risco de separação pela tração exercida pelos potentes músculos da coxa que dele se originam. Fêmeas jovens são mais comumente afetadas e se tornam incapazes de se levantar quando o incidente acontece; não há cura para a dolorosa condição, apenas o abate.

Em vista lateral, o assoalho da pelve e o corpo do ílio formam um ângulo que se aproxima dos 180° (Fig. 35.1) e criam uma grande e oval entrada pélvica. O "diâmetro vertical" é posicionado caudalmente, de modo a cruzar a parte do sacro composta por ossos ainda não fusionados e que, portanto, conferem alguma mobilidade. O assoalho da pelve inclina-se caudoventralmente. O canal pélvico é um pouco mais alto do que largo (Fig. 35.1). A ligeira inclinação da espinha isquiática para dentro e a presença de estruturas de tecido mole estreitam o canal. O afrouxamento do ligamento sacroisquiático (sacrotuberal largo), que completa a parede lateral da cavidade pélvica, e das articulações do cíngulo do membro pélvico, auxiliam durante o parto.

O RETO E O ÂNUS

Um mesorreto bastante curto é o único ponto adicional que necessita atenção no que diz respeito ao reto. A ausência congênita do ânus (atresia anal) já foi considerada de ocorrência frequente; é possível que, surpreendentemente, leitões aflitos sobrevivam durante 3 ou 4 semanas sem tratamento. Caso o reto termine cegamente a uma distância não muito longa da superfície da pele, uma passagem poderá ser criada por meio de uma cirurgia simples.

O prolapso retal, observado em suínos mais velhos, requer uma cirurgia mais sofisticada, especialmente se o segmento intestinal evertido foi mutilado por companheiros de baia, como geralmente acontece. Os músculos do ânus são semelhantes aos de outras espécies (Figs. 3.47 e 3.48): o agrupamento do músculo longitudinal do reto cria o retococcígeo e o espessamento do músculo circular cria o esfíncter interno do ânus. Existe um esfíncter externo do ânus, que é estriado. O músculo levantador do ânus segue entre o ligamento sacroisquiático (sacrotuberal largo) e o aspecto lateral do canal anal; e os dois músculos retratores do pênis (ou do clitóris) formam uma alça abaixo do reto, antes de continuarem para o pênis (ou clitóris).

A BEXIGA URINÁRIA E A URETRA FEMININA

A bexiga urinária, quando vazia, é pequena, firme, ovoide e se localiza sobre o pécten do púbis (Fig. 35.2/5 e 5). Quando cheia, estende-se sobre o assoalho abdominal, por vezes até ao umbigo. Torna-se esférica quando muito distendida. A bexiga urinária encontra-se totalmente recoberta pelo peritônio, que se continua em recessos pareados abaixo da uretra. Um pequeno divertículo suburetal (Fig. 35.2/6), associado à abertura da uretra no vestíbulo da vagina, pode interferir na cateterização da bexiga.

OS ÓRGÃOS REPRODUTIVOS FEMININOS

Os Ovários e as Tubas Uterinas

Os ovários, com cerca de 5 cm de comprimento, são distintos pelos muitos folículos e corpos lúteos que se projetam de toda a superfície (Fig. 35.3). Encontram-se normalmente escondidos entre os intestinos, ligeiramente ventrolaterais à entrada da pelve. O mesovário, relativamente longo, geralmente permite que ambos os ovários se situem ao lado de um dos flancos e, consequentemente, ambos podem ser removidos através de uma única incisão.

As tubas uterinas (Fig. 35.4/4) apresentam cerca de 20 cm de comprimento, localizam-se na parede da cônica bolsa ovárica e se encontram com os cornos do útero numa junção afilada. A obstrução das tubas (a origem da hidrossalpinge) pode causar infertilidade em porcas.

O Útero

O útero da porca é distinto pelo seu corpo curto e cornos longos e sinuosos (Fig. 35.4/5 e 8). O corpo, com cerca de 5 cm de comprimento, é enganosamente curto, pois as partes dos cornos na sua origem encontram-se dentro de um envoltório comum (como nos ruminantes). No estado não gravídico cada corno mede cerca de 1 m e um ligamento largo bastante generoso confere-lhe liberdade de posição, relações e arranjo (Fig. 35.4/6). Contudo, não alcança o assoalho do abdome. Algumas partes misturam-se com as

762 Parte V   Suínos

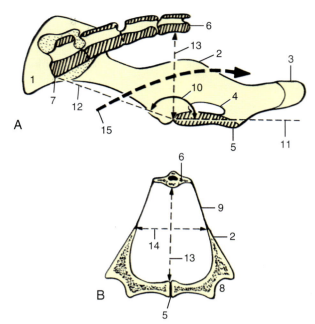

Fig. 35.1 (A) Secção mediana da pelve da porca. (B) Secção transversal da pelve próximo ao nível do diâmetro vertical. *1*, Túber coxal; *2*, espinha isquiática; *3*, túber isquiático; *4*, forame obturado; *5*, sínfise pélvica; *6*, quarta vértebra sacral (S4); *7*, promontório do sacro; *8*, acetábulo; *9*, ligamento sacroisquiático (sacrotuberal largo); *10*, ângulo entre o assoalho da pelve e o diâmetro conjugado; *11*, plano do assoalho da pelve; *12*, diâmetro conjugado; *13*, diâmetro vertical; *14*, diâmetro transverso; *15*, eixo da pelve.

alças do intestino delgado e podem confundir-se com estas. A cérvix, que se encontra metade no interior do abdome e metade no interior da pelve, é peculiar dado o seu comprimento (cerca de 25 cm). Apresenta fileiras de proeminências mucosas (pulvinos da cérvix) (Fig. 35.4/11) que se interdigitam, projetam-se para o lume e obliteram o canal, exceto nos períodos de estro e parto. A cérvix apresenta muitas células caliciformes que produzem muco durante o estro. As suas junções com o corpo do útero e com a vagina são afuniladas e mal definidas.

A Vagina, o Vestíbulo e a Vulva

A vagina tem cerca de 7 a 12 cm de comprimento. Não apresenta características marcantes e o vestíbulo é relativamente longo. O vestíbulo da vagina apresenta aberturas para as glândulas vestibulares menores e linfonodos isolados. A vulva é cônica e se inclina, de modo que se volta para cima de forma oblíqua (Fig. 35.2A/7); por vezes é tão voltada para cima que a sua fenda (rima da vulva) fica inacessível ao varrão. Porcas com vulva infantil são comuns e o defeito sugere um fraco desenvolvimento dos órgãos genitais e maior risco de infertilidade. O clitóris normalmente se encontra pouco visível (Fig. 35.4/17). O aumento do clitóris é comum e está associado à intersexualidade (pseudo-hermafroditismo feminino).

A *artéria uterina*, principal fonte de irrigação sanguínea do útero, é suplementada por ramos das artérias ovárica

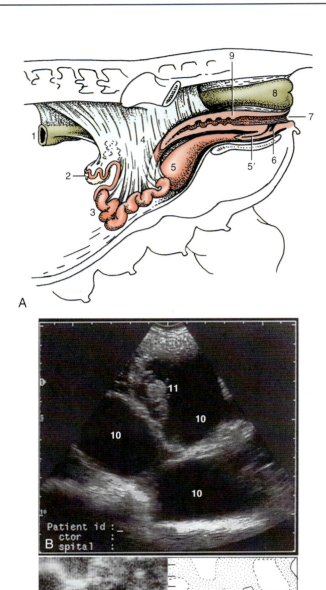

Fig. 35.2 (A), Órgãos genitais da porca *in situ*. (A presença dos intestinos na fêmea intacta faz que os ovários e os cornos do útero se localizem mais dorsalmente do que o mostrado na figura.) *1*, Cólon descendente; *2*, ovário; *3*, cornos do útero; *4*, ligamento largo do útero; *5*, bexiga urinária; *5'*, uretra; *6*, divertículo suburetral; *7*, vulva; *8*, reto; *9*, cérvix. (B) Imagem ultrassonográfica transretal e (C) imagem ultrassonográfica transabdominal com ilustração esquemática de úteros suínos gravídicos de 30 dias. (Escalas em centímetros.) *10*, Espaços alantoicos repletos por fluido; *11* e (a), embrião.

e vaginal (Fig. 35.5/2 e 7). A veia ovárica, que drena não apenas o ovário, mas a maior parte do sangue do útero, forma um plexo em torno das artérias uterina e ovárica, o que facilita a transferência de prostaglandinas luteolíticas.

Capítulo 35   **A Pelve e os Órgãos Reprodutivos do Suíno**   763

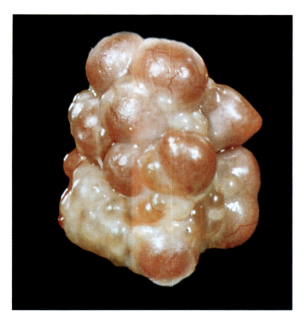

Fig. 35.3   Ovário (porca) exibindo folículos maduros.

O exame dos órgãos genitais é realizado para determinar a saúde reprodutiva dos animais. Muitas vezes, os órgãos genitais são recolhidos no abatedouro para pesquisa de anormalidades macroscópicas e histológicas, na busca por determinar as causas de falha reprodutiva. Assim, o conhecimento da anatomia dos órgãos genitais é de vital importância.

Aspectos Funcionais

Leitoas atingem a puberdade por volta dos 6 meses. A espécie é poliéstrica: o ciclo se repete em intervalos de cerca de 17 a 25 dias. A fertilização ocorre na ampola da tuba uterina, onde os conceptos permanecem durante alguns dias até chegarem ao útero. A clivagem continua no útero, criando blastocistos que, inicialmente, são esféricos e se encontram distribuídos aleatoriamente. Ao término de 2 semanas, estes já se tornaram filamentosos e bem alongados – até 60 cm – e adotaram posições permanentes e espaçadas regularmente, que ocupam ambos os cornos, um arranjo que pode requerer que alguns conceptos migrem de um corno para outro. A taxa de concepção é elevada, tal como a mortalidade pré-natal – 40% ou superior. A placenta é do tipo epiteliocorial difusa. A transferência de anticorpos não ocorre no útero e o recém-nascido depende da ingestão de colostro para a proteção imunológica inicial.

Durante a gestação, os cornos do útero aumentam muito em diâmetro e o seu comprimento pode duplicar. O crescimento dos tecidos dos ligamentos largos permite que os cornos desçam até a metade ventral do abdome, onde empurram os intestinos craniodorsalmente e entram em contato com o estômago e fígado. Os ovários são deslocados para a frente e fora do alcance da mão no interior do reto. A confirmação de gestação neste estágio é fornecida pela firmeza da cérvix e, de uma forma mais confiável, pelo frêmito característico da artéria uterina aumentada. A ultrassonografia é um método de diagnóstico de gestação menos problemático (Fig. 35.2B e C).

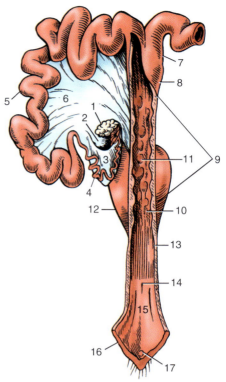

Fig. 35.4   Órgãos genitais da porca parcialmente abertos dorsalmente; o corno do útero e ovário direitos não estão demonstrados. *1*, Ovário esquerdo; *2*, bolsa ovárica; *3*, mesossalpinge; *4*, tuba uterina; *5*, corno (esquerdo) do útero; *6*, ligamento largo do útero; *7*, segmentos paralelos dos cornos do útero; *8* corpo do útero; *9*, cérvix; *10*, óstio externo do útero; *11*, pulvinos da cérvix; *12*, bexiga urinária; *13*, vagina; *14*, óstio externo da uretra; *15*, vestíbulo da vagina; *16*, vulva; *17*, glande do clitóris.

A palpação retal é usada para detecção da gestação em matrizes. É altamente precisa quando baseada no exame da cérvix, útero e artéria uterina média. A precisão é, aproximadamente, de 95% por volta do 30° dia e 100% após o 60° dia de gestação.

A gestação dura, em média, cerca de 114 dias, variando entre 111 e 117 dias, e o parto é precedido pelo relaxamento usual das articulações e tecidos da região pélvica, embora isso possa não ser evidente para o observador. O risco de chegada simultânea de dois fetos oriundos de cornos opostos à entrada do corpo do útero é prevenido pelo músculo circular do útero, que oblitera a saída de um corno de forma eficaz, ao mesmo tempo que assegura o alargamento máximo da saída do outro. O mecanismo não funciona em todos os momentos e ambos os cornos abrem-se livremente para o corpo do útero atônico, o que permite que os fetos sejam transferidos de um corno para outro durante a cesariana. A expulsão dos primeiros leitões lubrifica a passagem e facilita os movimentos dos fetos restantes.

Alguns critérios que podem ser usados para estimar a idade de fetos suínos são apresentados na Tabela 35.1.

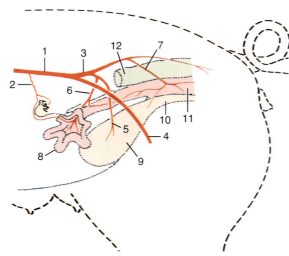

Fig. 35.5 As principais artérias que suprem o lado esquerdo dos órgãos genitais femininos (esquemático). *1,* Aorta; *2,* artéria (a.) ovárica com o ramo uterino cranial; *3,* a. ilíaca interna; *4,* a. ilíaca externa continuada pela a. femoral na coxa esquerda; *5,* a. umbilical; *6,* a. uterina esquerda cruzando a face medial da a. ilíaca externa; *7,* a. vaginal com ramo uterino caudal; *8,* corno esquerdo do útero; *9* bexiga urinária; *10,* uretra; *11* vagina; *12,* reto.

OS ÓRGÃOS REPRODUTIVOS MASCULINOS

O Escroto e os Testículos

O escroto apresenta posição perineal. A cauda do epidídimo e o associado e menos saliente polo do testículo apontam dorsocaudalmente para o ânus e são facilmente palpáveis. A margem livre do testículo está voltada caudoventralmente e a margem epididimária encontra-se próxima à superfície da coxa (Fig. 35.6).

Castração: Normalmente, os suínos são castrados em até 2 semanas após o nascimento, de modo a prevenir o aparecimento do odor e sabor que caracterizam a carne de suínos machos não castrados. É cada vez mais reconhecido, pelo menos em alguns países, o fato de que este odor e sabor não aparecem até a idade usual de abate e que a castração é, portanto, desnecessária. Ambos os métodos de castração, aberto e fechado, são usados em suínos jovens. Na primeira técnica, que é a técnica de preferência, a túnica vaginal é incisada, o ligamento (da cauda do epidídimo) que a une ao epidídimo deve ser rompido e o funículo espermático cortado. Este é o método empregado em suínos mais velhos. No método fechado (Fig. 35.7B), o escroto é aberto, a túnica vaginal é mantida intacta, mas liberada das suas fixações, e o funículo espermático é transeccionado junto ao anel inguinal externa. A localização do escroto explica o comprimento incomum do funículo espermático.

Em suínos, o descenso testicular tem início por volta do 60° dia de gestação e a regressão do gubernáculo extra-abdominal cria as condições para que os testículos sejam capazes

TABELA 35.1 GUIA PARA A ESTIMATIVA DA IDADE DE FETOS SUÍNOS

Semanas	Distância cefalococcígea (cm)	Características externas
2,5	≈1	Formação dos brotos dos membros
4	≈2	Surgimento de folículos pilosos táteis, presença dos primórdios mamários
5	≈3,5	Fusão do palato; fechamento das fendas faciais
6	≈6,5	Presença de prepúcio e escroto ou lábios da vulva e clitóris
7	≈9	Pálpebras fusionadas; intestinos retornam ao abdome
13	≈24	Pálpebras separadas
A termo		Média de 114 dias

De Evans HE, Sack WO: Prenatal development of domestic and laboratory animals. Growth curves, external features, and selected references. *Anat Histol Embryol* 2:11–45, 1973.

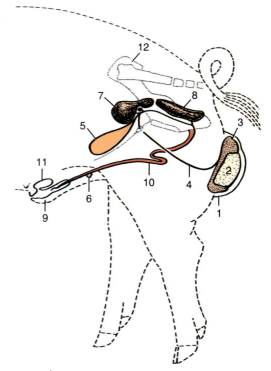

Fig. 35.6 Órgãos genitais do varrão (esquemático). *1,* Escroto; *2,* testículo esquerdo; *3,* cauda do epidídimo; *4,* ducto deferente; *5,* bexiga urinária; *6,* papila mamária rudimentar; *7,* glândula vesicular recobrindo o pequeno corpo da próstata; *8,* glândula bulbouretral; *9,* prepúcio; *10,* pênis; *11,* divertículo prepucial; *12,* ílio direito.

Capítulo 35   **A Pelve e os Órgãos Reprodutivos do Suíno**   765

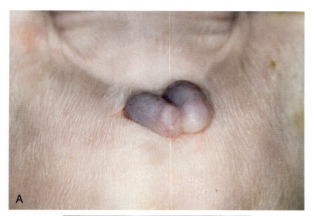

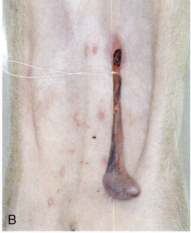

Fig. 35.7 (A) Método de castração aberta em um leitão recém-nascido. (Nota: A lâmina parietal da túnica vaginal ainda está intacta.) (B) Método de castração fechada em um leitão de 5 semanas de idade (também realizado em caso de hérnia inguinal).

de deixar o canal inguinal aproximadamente no 90° dia. Após um período de incerteza, durante o qual os testículos podem se mover para a frente e para trás entre o canal inguinal e a virilha, uma posição permanente no escroto é adotada. Anormalidades do desenvolvimento e regressão do gubernáculo são comuns. Inchaço excessivo e regressão tardia podem alargar o canal de forma anormal, permitindo que uma alça de intestino escorregue para dentro da cavidade vaginal, criando uma hérnia inguinal indireta ou, se atingir o escroto, uma hérnia escrotal. A correção cirúrgica desse defeito é geralmente combinada com a castração pelo método fechado. (As hérnias inguinais que ocasionalmente ocorrem em fêmeas jovens são associadas a tratos genitais anormais, que se assemelham ao freemartinismo bovino).

Os Órgãos Reprodutivos Pélvicos

Os *ductos deferentes* fazem o curso usual e penetram no corpo da próstata antes de se abrirem na uretra, no ápice de uma pequena papila (colículo seminal) (Fig. 35.8/5). Não se expandem para formar ampolas e, na última parte do seu curso, são recobertos pelas grandes *glândulas vesiculares*, que desembocam ao seu lado (Fig. 35.8/7). Apenas uma pequena parte dessas glândulas está contida na cavidade pélvica; a maior parte projeta-se para o abdome, para além do colo da bexiga urinária (Fig. 35.6/7) e está contida nas pregas genitais. Além de um modesto corpo irregular, a próstata (Fig. 35.8/8) possui uma grande parte disseminada espalhada pela parede da uretra pélvica.

As *glândulas bulbouretrais* são notáveis por sua forma e tamanho. Encontram-se dorsolateralmente à uretra pélvica e são suficientemente longas para tocar as glândulas vesiculares (Fig. 35.6/8 e 35.8A/11). Cada uma drena por um ducto dilatado, às vezes duplicado, que se abre sobre o espessamento que separa um divertículo dorsal (recesso uretral) do lume da uretra, onde se inclina sobre o arco isquiático. As glândulas são recobertas pelos músculos bulboglandulares, cuja contração assegura seu esvaziamento (Fig. 35.8A/12). As extremidades caudais das glândulas podem ser palpadas através do reto. A possibilidade de tocar a uretra entre as glândulas é diagnóstico de castração (Fig. 35.8B); a impossibilidade de fazer isso na ausência de testículos palpáveis sugere criptorquidismo.

O Pênis e o Prepúcio

O pênis, muito semelhante ao do touro, é relativamente delgado, exibe uma flexura sigmoide pré-escrotal e possui cerca de 60 cm de comprimento (quando flácido) (Fig. 35.6/10). Uma espessa túnica albugínea envolve o corpo cavernoso (Fig. 35.9/1). O corpo esponjoso localiza-se, a princípio, na face ventral do corpo cavernoso (face uretral do pênis), mas mais distalmente o corpo cavernoso possui um sulco profundo (sulco uretral do pênis), que o traz a uma posição central (Fig. 35.9B/6). Além da flexura sigmoide, o corpo do pênis é torcido em seu eixo longitudinal, totalizando uma volta completa no sentido anti-horário (quando visto de trás). A direção da torção é a mesma que a da espiral do ápice (Fig. 35.9C).

O prepúcio, relativamente longo, abriga a parte livre do pênis em sua estreita metade caudal. A metade cranial, mais larga, comunica-se dorsalmente com o divertículo prepucial, uma bolsa que contém um líquido malcheiroso que consiste em detritos celulares embebidos em urina (Fig. 35.6/9 e 11). O divertículo é recoberto pelo músculo prepucial cranial, que o esvazia antes da cópula (Fig. 35.10A/1). O fluido contém um feromônio que encoraja a fêmea a assumir posição imóvel para o acasalamento. Caso o conteúdo do divertículo acumule-se excessivamente, a aparência pode mimetizar uma hérnia umbilical. O divertículo, quando infectado, pode ser aberto e drenado por uma incisão dorsolateral que, inevitavelmente, inclui o músculo. O divertículo às vezes é removido em machos utilizados na inseminação artificial, assim a contaminação do sêmen é reduzida. Embora a ponta do pênis ocasionalmente fique aprisionada no divertículo prepucial, é facilmente liberada.

Aspectos Funcionais

O tamanho das glândulas genitais acessórias está relacionado com o grande volume do ejaculado, pelo menos 200 mL.

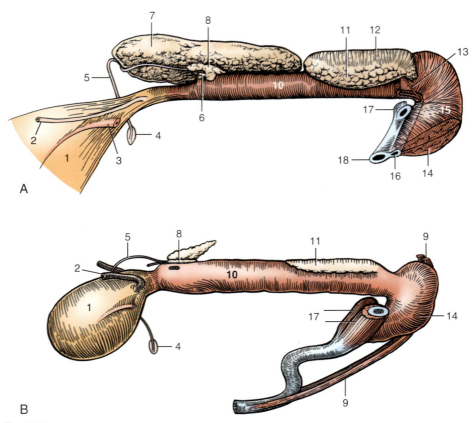

Fig. 35.8 Uretra pélvica e órgãos associados em suíno macho (A) inteiro com 8 meses de idade e (B) castrado com 6 meses de idade, vista lateral esquerda. A glândula vesicular esquerda foi removida para expor a próstata. *1*, Bexiga urinária; *2*, ureter esquerdo; *3*, artéria umbilical esquerda; *4*, anel inguinal (profundo) direito; *5*, ducto deferente direito; *6*, ducto deferente esquerdo, seccionado rente à próstata; *7*, glândula vesicular direita; *8*, corpo da próstata; *9*, músculo retrator do pênis; *10*, uretra pélvica, circundada pelo músculo uretral; *11*, glândula bulbouretral esquerda; *12*, músculo bulboglandular, cobrindo a metade dorsal da glândula bulbouretral; *13*, ducto da glândula bulbouretral esquerda; *14*, músculo bulboesponjoso; *15*, bulbo do pênis; *16*, uretra e corpo esponjoso; *17*, pilares (direito e esquerdo) do pênis, seccionados; *18*, corpo cavernoso do pênis.

Apesar de suas grandes dimensões, as glândulas vesiculares e bulbouretrais juntas contribuem com um pouco menos da metade do líquido seminal; o maior volume é fornecido pela próstata e por glândulas uretrais.

A pressão sanguínea no interior dos espaços cavernosos eleva-se acentuadamente durante a ereção, desfazendo a flexura sigmoide e aumentando o comprimento do pênis em cerca de um quarto. A torção longitudinal única do corpo do pênis aumenta para seis voltas, enquanto a espiral em saca-rolhas da parte livre se torna muito mais pronunciada. Durante o coito, um processo lento que pode durar até 30 minutos, costuma se dizer que o varrão parece estar "embriagado", devido à ausência de atividade por sua parte. Entretanto, os movimentos de torção do pênis, para a frente e para trás, ocorrem sob a influência do músculo retrator do pênis. Não há evidências que comprovem a crença persistente de que as proeminências (pulvinos) da mucosa da cérvix formam um canal em forma de rosca, correspondente ao formato da extremidade em espiral do pênis. Considera-se que a extremidade livre do pênis quase adentra o corpo do útero.

AS ESTRUTURAS LINFÁTICAS DA PELVE

Os *linfonodos ilíacos mediais* agrupados em torno dos ramos terminais da aorta estão mostrados na Fig. 34.18. Continuam-se na cavidade pélvica pelos *linfonodos sacrais* abaixo do osso sacro e pelos linfonodos anorretais abaixo da base da cauda. Estes últimos drenam o reto, o ânus e a cauda; seus eferentes drenam para os linfonodos ilíacos mediais. Os *linfonodos isquiáticos*, que recebem linfa do períneo e da face caudal da coxa, além dos *linfonodos poplíteos e glúteos*, que drenam a região glútea, situam-se lateralmente ao ligamento sacroisquiático (sacrotuberal largo). Ambos os conjuntos também drenam para os linfonodos ilíacos mediais.

Capítulo 35 **A Pelve e os Órgãos Reprodutivos do Suíno** 767

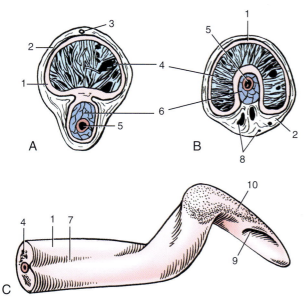

Fig. 35.9 Secções transversais do pênis. (A) Proximal à flexura sigmoide. (B) Distal à flexura sigmoide. (C) Extremidade livre do pênis. *1,* Túnica albugínea; *2,* tecido conjuntivo ao redor do pênis; *3,* artéria dorsal do pênis; *4,* corpo cavernoso do pênis; *5,* uretra; *6,* corpo esponjoso do pênis; *7,* sulco uretral; *8,* vasos sanguíneos; *9,* óstio externo da uretra; *10,* glande do pênis, fina.

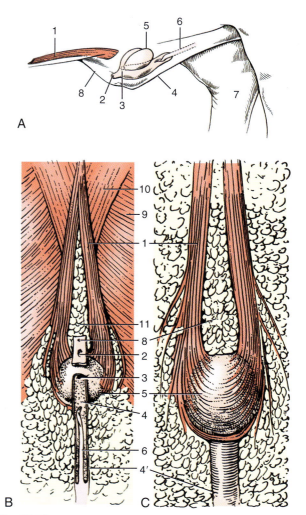

Fig. 35.10 Prepúcio e divertículo prepucial. (A) Vista craniolateral *in situ* (esquemático). (B) Vista ventral. (C) Vista dorsal. *1,* Músculo prepucial cranial, em (A) seccionado nas duas extremidades; *2,* óstio prepucial; *3,* óstio entre o prepúcio e o divertículo prepucial; *4* e *4',* partes cranial (mais larga) e caudal (mais estreita) da cavidade prepucial, respectivamente; *5,* divertículo prepucial; *6,* pênis; *7,* face medial do jarrete direito; *8,* umbigo; *9,* músculo cutâneo do tronco; *10,* músculo peitoral profundo *11,* tecido adiposo do prepúcio.

ANATOMIA DA EXPLORAÇÃO RETAL

A palpação retal é possível em fêmeas pesando 150 kg ou mais, sem grandes dificuldades ou efeitos nocivos ao animal. O pequeno diâmetro e a curta suspensão do cólon descendente, de modo geral, constituem os maiores empecilhos a este exame, mais do que a constrição do canal pélvico. Com ampla lubrificação e cooperação suficiente, o braço pode ser introduzido quase até o cotovelo; no entanto, pelo fato de o antebraço ficar firmemente preso no canal pélvico, o escopo da exploração depende inteiramente do alcance e da mobilidade exercidas pela mão. O procedimento permite o exame da entrada da pelve e da bexiga e, mais importante, de ovários, cérvix e artéria uterina, úteis para o diagnóstico de gestação. O rim direito e a alça espiral do cólon ascendente – reconhecida pelo seu conteúdo grosseiro e granular – também podem ser identificados; o cólon impede o acesso ao rim esquerdo. O exame da reduzida cavidade pélvica de varrões não é viável; o procedimento provoca dor óbvia.

TESTE SUA COMPREENSÃO

Compare as características anatômicas dos órgãos genitais masculinos e femininos entre as espécies suína e equina.
Revise o suprimento sanguíneo e nervoso para as vísceras pélvicas da espécie suína.

36 Os Membros do Suíno

As principais características que distinguem o esqueleto dos membros do suíno são a ulna e a fíbula bem desenvolvidas, que suportam o peso do animal e os complementos metapodiais e falangianos completos nos pares dos dígitos acessórios (Figs. 36.1 e 36.2), mesmo que estes não consigam fazer contato firme com o solo. Vale ressaltar que poucos suínos vivem o suficiente para atingirem a maturidade esquelética.

Os cascos são semelhantes aos do bovino e apresentam um macio toro digital (ungueal), ou bulbo, bem destacado da parede e da sola (Fig. 36.3). O curto período de vida e a prática comum de criá-los sobre piso de concreto tornam o casqueamento raramente necessário.

Os membros dos suínos receberam pouca atenção médico-veterinária antes de se reconhecer que doença articular (especialmente osteocondrose) é relativamente comum, o que estimulou um interesse tardio na anatomia das principais articulações e no desenvolvimento de procedimentos adequados para a injeção intra-articular. As causas de várias doenças articulares são incertas. Entretanto, o ganho de peso rápido, além da capacidade do esqueleto imaturo de fornecer suporte adequado, pode resultar em colapso da cartilagem articular e deformidades ósseas. O uso de pisos de concreto também pode ser um fator contribuinte.

O MEMBRO TORÁCICO

Características esqueléticas que podem ser identificadas à palpação incluem os ângulos cranial e caudal da escápula e o túber da espinha da escápula; a parte caudal do tubérculo maior do úmero; os côndilos medial e lateral do úmero e o olécrano, no cotovelo; e o osso acessório do carpo, revelando o nível da fileira proximal de ossos do carpo (Fig. 32.1). Estruturas de tecido mole que podem ser identificadas incluem a veia cefálica na face cranial do braço (nem sempre visível, mas possivelmente disponível para punção) e as glândulas cutâneas no aspecto mediopalmar do carpo (Fig. 36.4).

A Articulação do Ombro

A grande parte cranial do tubérculo maior do úmero desvia o sulco intertubercular medialmente e, com ele, o tendão do bíceps. Mesmo assim, é a pequena parte caudal do tubérculo que é palpável, juntamente com o tendão do infraespinhoso, próximo a ele. A injeção intra-articular é feita na margem cranial do tendão, imediatamente proximal ao osso.

A Articulação do Cotovelo

O epicôndilo lateral do úmero é acentuado pela proeminente crista apresentada pela margem caudal. A inserção da agulha para punção é feita imediatamente caudal a esta crista, entre ela e a ulna. Em um método alternativo, que usa o mesmo ponto de referência, a agulha é inserida 2 ou 3 cm proximal ao sugerido anteriormente e é dirigida mediodistalmente para penetrar a cápsula articular no interior da fossa do olécrano.

A Articulação do Carpo

Esta articulação (Fig. 36.1) é excepcionalmente móvel e permite quase 180° de flexão. O osso acessório do carpo revela as localizações dos dois compartimentos mais proximais da articulação que estão em comunicação entre si e, assim, permitem que uma única injeção atinja ambos. A injeção pode ser realizada em ambos os lados do tendão do extensor radial do carpo, que é facilmente identificável.

O MEMBRO PÉLVICO

As características esqueléticas palpáveis incluem o túber coxal (um leve aumento na extremidade ventral da crista ilíaca) e o túber isquiático (lateral à vulva na fêmea); o trocânter maior do fêmur (menos facilmente palpável, uma vez que se localiza mais profundamente); a patela, o único ligamento patelar, a crista e o sulco extensor da tíbia, além dos ligamentos colaterais, no joelho; toda a face medial da tíbia, na perna; o calcâneo, o tendão comum do calcâneo e os maléolos medial e lateral (e parte adjacente da fíbula), no jarrete (Fig. 32.1). A utilização dos músculos caudais da coxa para injeção intramuscular é contraindicada devido ao risco de prejuízo à qualidade do pernil e ao risco de lesão do nervo isquiático.

Geralmente não é possível encontrar os linfonodos subilíacos (Fig. 36.5/5), localizados na margem cranial da coxa, porém os linfonodos poplíteos (Fig. 36.5/7) podem ser palpados facilmente, dependendo do quão profundamente estão localizados na fossa poplítea.

A Articulação do Quadril

Devido sua localização profunda, os pontos de referência disponíveis estão à alguma distância desta articulação. Dependendo do tamanho do suíno, o trocânter maior do

Capítulo 36 Os Membros do Suíno

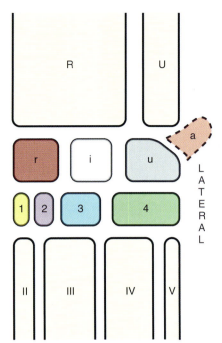

Fig. 36.1 Os ossos do esqueleto do carpo no suíno, esquemático. *Algarismos romanos* indicam os ossos do metacarpo, *algarismos arábicos* indicam os ossos distais do carpo. *a*, Osso acessório do carpo; *i*, osso intermédio do carpo; *r*, osso radial do carpo; *R*, rádio; *U*, ulna; *u*, osso ulnar do carpo.

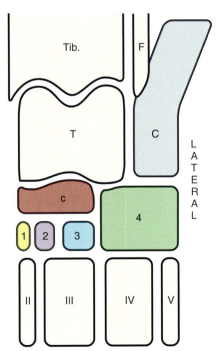

Fig. 36.2 Os ossos do esqueleto do tarso no suíno, esquemático. *Algarismos romanos* indicam os ossos do metatarso, *algarismos arábicos* indicam os ossos distais do tarso. *C*, Calcâneo; *c*, osso central do tarso; *F*, fíbula; *T*, tálus; *Tib.*, tíbia.

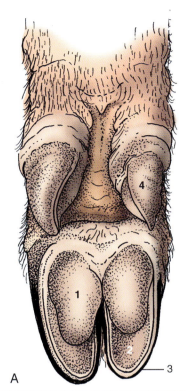

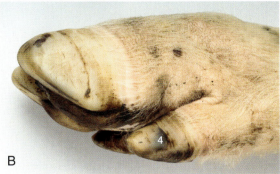

Fig. 36.3 (A) Face palmar do pé de um suíno. 1, Bulbo do casco (toro ungueal); 2, sola do casco; 3, parede do casco; 4, casco do dígito acessório. (B) Vista lateral da mão de um suíno.

fêmur está localizado 2 a 4 cm ventral à linha que une o coxal à parte lateral do túber isquiático. A agulha deve ser inserida à mesma distância, cranial ao trocânter, e deve passar perpendicular à pele e através dos músculos glúteos para penetrar na parte dorsal da articulação. A maior resistência oferecida pelo tecido fibroso do músculo glúteo profundo e pela cápsula articular é sinal de que a cavidade está próxima.

A Articulação do Joelho

Os três compartimentos desta articulação comunicam-se, o que permite que uma única injeção alcance todas as partes (veja a Fig. 2.63 para uma noção geral). A punção deve ser

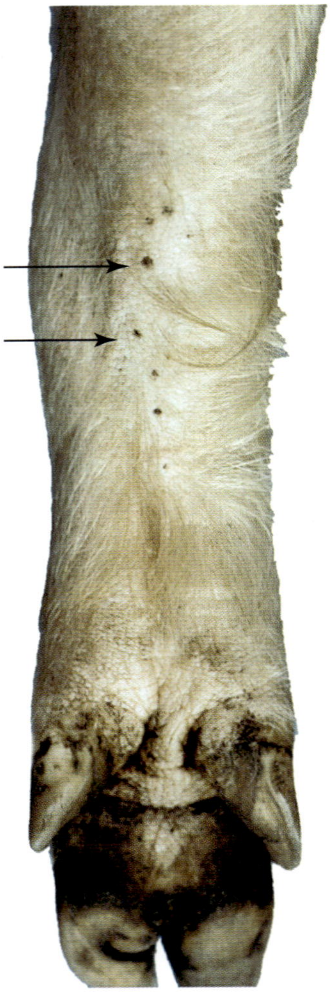

Fig. 36.4 Glândulas do carpo *(setas)* de um suíno, vista palmar.

realizada lateralmente ao ligamento patelar, a aproximadamente um terço da distância da patela até a tuberosidade da tíbia.

A Articulação do Jarrete

As articulações tarsocrural e intertársica proximal, únicos compartimentos do jarrete disponíveis para injeção articular, não se comunicam. Dois pontos estão disponíveis para injeção na articulação tarsocrural, ambos na face lateral: um é dorsal e o outro é plantar em relação ao ligamento colateral. Já a articulação intertársica proximal deve ser aces-

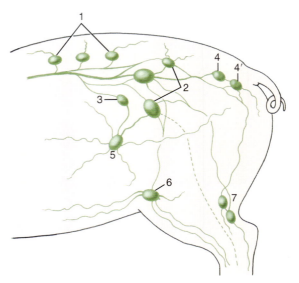

Fig. 36.5 Fluxo linfático do membro pélvico, vista lateral. *1,* Linfonodos aorticolombares; *2,* linfonodos ilíacos mediais; *3,* linfonodo ilíaco lateral; *4,* linfonodo isquiático; *4',* linfonodo glúteo; *5,* linfonodos subilíacos; *6,* linfonodos inguinais superficiais; *7,* linfonodos poplíteos.

sada a partir da face medial, plantar ao ligamento colateral. Existem dois espaços articulares independentes no nível tarsometatársico: um é proximal aos metatársicos II e III e, o outro, é proximal aos metatársicos IV e V. O primeiro deles se comunica com a articulação intertársica distal (Fig. 36.2).

Não será dada ênfase às artérias do membro. A linfa das estruturas superficiais da coxa e da perna é drenada para os linfonodos inguinais e subilíacos superficiais (Fig. 36.5); a linfa proveniente das partes mais profundas é carreada por vasos linfáticos que seguem com as principais artérias, para depois alcançar os linfonodos ilíacos mediais. A linfa proveniente da parte distal do membro drena para os linfonodos poplíteos. Alguns eferentes dirigem-se para os linfonodos glúteos e isquiáticos na face lateral do ligamento sacroisquiático (sacrotuberal largo); outros se juntam aos vasos linfáticos que seguem para os linfonodos ilíacos mediais.

> **TESTE SUA COMPREENSÃO**
>
> Compare a anatomia da parte distal dos membros (mão e pé) do suíno, incluindo o suprimento nervoso, àquela do equino.

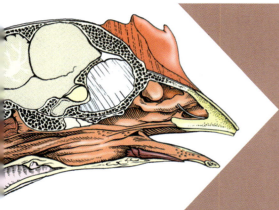

Parte VI
Aves e Camelídeos

37
A Anatomia das Aves

A medicina de aves, de grande interesse na profissão do veterinário, compreende dois segmentos significativamente diferentes, um que se encarrega do controle de doenças em criações comerciais de meia dúzia de espécies domésticas e o outro encarregado do tratamento de uma variedade muito maior de espécies de cativeiro, aviários e zoológicos. Com frequência, algumas aves do segundo grupo são tratadas como pacientes individuais. Ademais, a reabilitação de aves selvagens, mais notavelmente aves marinhas cobertas por óleo e aves de rapina feridas, vem aumentando de forma rápida. Este capítulo busca suprir os profissionais envolvidos na medicina das aves com um conhecimento básico da anatomia suficiente para a compreensão das características especiais da fisiologia e patologia das aves, incluindo aquele necessário para a condução de exames *post mortem*. O capítulo baseia-se nos frangos, sendo a maior parte dos dados e ilustrações referente a essa espécie. Alguns detalhes relevantes ao exame e tratamento de aves de companhia e aves exóticas também foram incluídos.

A evolução das aves a partir dos répteis é indicada por características reptilianas como escamas nos bicos, pernas e pés, um único côndilo occipital, um único osso na orelha média (columela) e uma complexa construção da maxila e da mandíbula. As aves têm eritrócitos nucleados e um sistema porta renal que excreta ácido úrico. Elas variam em tamanho desde o avestruz, cujo peso é superior a 100 kg, até espécies muito pequenas, como o uirapuru. As aves devem seu extremo sucesso evolutivo à aquisição do poder de voo, o que lhes conferiu a capacidade de se dispersarem ubiquamente e se adaptarem a um número maior de nichos do que qualquer outra classe de vertebrados. A imposição de requerimentos anatômicos rígidos destinados ao voo limitou, todavia, a variação morfológica entre as espécies. As altas demandas metabólicas do voo resultaram em modificações anatômicas ou fisiológicas, ou ambas, em praticamente todos os sistemas orgânicos. Essas modificações aumentam a produção e estabilidade da energia, ao passo que reduzem o peso corporal e a resistência ao vento, e variam desde as visíveis macroscopicamente, como a perda dos dentes pesados e da musculatura mastigatória, até modificações microscópicas, como nas vias aéreas do pulmão e no arranjo das fibras de condução no coração. Juntas, essas especializações tornam as aves singularmente uniformes e surpreendentemente diversas.

CARACTERÍSTICAS EXTERNAS E TEGUMENTO

As penas são a principal característica que distingue as aves dos mamíferos, revestindo todo o corpo e auxiliando na transformação dos membros torácicos em asas. Elas estão entre as características (outras serão mencionadas adiante) que tornam as aves mais leves em relação a seu tamanho, aumentando sua eficiência no ar, além de terem muitas funções que, nos mamíferos, são executadas pela pele coberta por pelos: termorregulação, comunicação e proteção contra influências mecânicas, radiológicas, térmicas, químicas e biológicas.

A *pele* é delgada e solta, rompendo-se facilmente. Devido às suas pobres vascularização e inervação, as feridas cutâneas não sangram tanto quanto em mamíferos. Além disso, as aves parecem ser relativamente insensíveis à manipulação de sua pele. A pele dos frangos é amarelada ao longo do corpo, mas

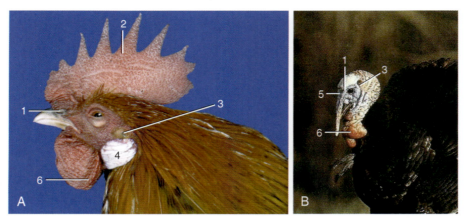

Fig. 37.1 Cabeça do frango (A) e do peru (B). *1*, Narina; *2*, crista; *3*, abertura da orelha; *4*, lobos da orelha; *5*, monco; *6*, barbela.

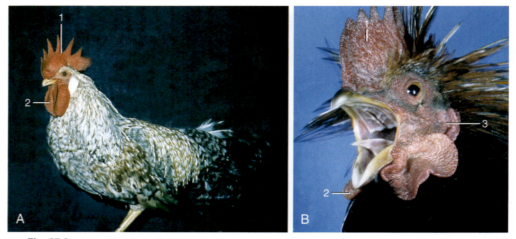

Fig. 37.2 (A) e (B), Dois frangos com ornamentos. *1*, Crista; *2*, barbela; *3*, lobo da orelha.

pode ter uma pigmentação mais escura nas pernas e nos pés. Apresenta-se mais pálida em galinhas poedeiras de produção, nas quais o pigmento é removido e incorporado à gema. Locais recomendados para injeções subcutâneas incluem a face dorsal da junção entre o pescoço e o tronco, a prega cranial do joelho e a face lateral do tórax. Na maioria das espécies, incluindo o frango doméstico, alterações localizadas na pele ocorrem durante o período de incubação dos ovos para maior eficiência do processo. As placas de incubação que se desenvolvem no tórax são caracterizadas por perda das penas, espessamento, edema e aumento da vascularização da pele. A tela subcutânea é composta principalmente por tecido conjuntivo frouxo, mas também contém tecido adiposo, que é mais abundante em espécies aquáticas e espécies árticas, como pinguins, patos, gansos e cisnes, além de espécies migratórias no período anterior à migração.

A *crista*, a *barbela* e os *lobos da orelha* (e o monco dos perus) são crescimentos ornamentais de pele macios na região da cabeça (Figs. 37.1 e 37.2). A derme é espessa e vascular, mas a epiderme que a recobre é delgada. São estruturas facilmente lesionadas e que fornecem potenciais portas de entrada para infecções. Em praticamente todos os pintinhos de criação comercial, a crista (e o monco) é cortada (corte da crista ou do monco) para prevenir traumatismos nos espaços de confinamento nos quais as aves são mantidas. As bordas das barbelas são utilizadas para injeções intradérmicas.

O *bico* é a contraparte funcional dos lábios e dentes dos mamíferos. Derivado da pele, fornece uma cobertura córnea (*ranfoteca*) para as partes rostrais da maxila (*rinoteca*) e da mandíbula (*gnatoteca*) e cresce continuamente para compensar o desgaste natural. A forma do bico varia tremendamente entre as espécies, de acordo com a dieta (Fig. 37.3), e a sua rica inervação o torna bastante sensível. A maioria dos frangos e perus criados comercialmente é debicada quando jovem (corte da parte superior do bico à frente das narinas) para prevenir o canibalismo. Em psitacídeos, pombos e aves de rapina, a base da ranfoteca, denominada *cera*, pode envolver as narinas (Fig. 37.3C e D).

A cera é composta por queratina mais macia do que o restante do bico e é particularmente proeminente e robusta em aves aquáticas e periquitos-australianos, nos quais é utilizada como guia de sexagem. A cera do galo é azul e a da galinha, cor-de-rosa acastanhada.

Capítulo 37   **A Anatomia das Aves**   773

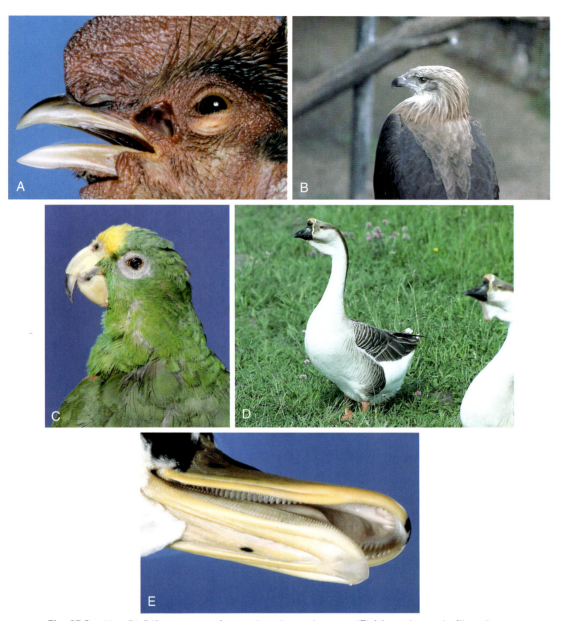

Fig. 37.3   (A a D) Diferenças na forma da cabeça de aves. (E) Mecanismo de filtração no bico de um pato.

As escamas nas pernas e nos pés são placas de epiderme cornificadas similares às dos répteis (Fig. 37.4). Os pés da maior parte das aves são adaptados para permitir que se empoleirem ou apreendam presas, com um dedo voltado para trás e três para frente (*anisodáctilo*). Em aves aquáticas, os três dedos voltados para frente são conectados por membranas (*palmados*) para se tornarem eficientes remos. Algumas espécies, como os psitacídeos, possuem dois dedos (o primeiro e o quarto) voltados para trás e dois (o segundo e o terceiro) voltados para frente (*zigodáctilo*), para permitir a apreensão e subida em galhos. A *espora*, composta por um centro ósseo envolvido por um cone córneo e situada na face caudomedial da perna do galo, é utilizada como arma. O comprimento da espora e os anéis de crescimento em sua base podem ser utilizados para determinação da idade. A remoção da papila da espora no pintinho inibe seu crescimento, assim como a remoção do botão cornual previne o crescimento do corno em ruminantes.

Existem *somente três discretas glândulas cutâneas*: a glândula uropigial sebácea (glândula de óleo ou de limpeza) (Fig. 37.5), a glândula auricular e a glândula do vento. A ausência de glândulas sudoríparas significa que aves necessitam eliminar calor pela pele e por evaporação, pelo sistema respiratório. A epiderme possui uma característica única que a permite agir como uma glândula sebácea holócrina, secretando um fino filme lipídico que auxilia na manutenção da plumagem.

A *glândula uropigial* dos frangos é bilobada, com cerca de 2 cm de diâmetro e está localizada dorsalmente às

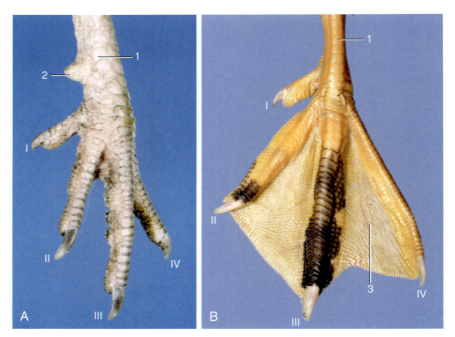

Fig. 37.4 Pé esquerdo de um galo (A) e de um ganso (B). *1*, Canela (metatarso); *2*, espora; *3*, tela interdigital; *I a IV*, dígitos.

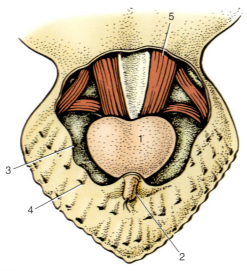

Fig. 37.5 Glândula uropigial, vista dorsal (esquemática). *1*, Glândula uropigial; *2*, papila da glândula uropigial por onde a secreção é expelida; *3*, margem cortada da pele; *4*, folículo da pena; *5*, vértebras caudais e músculos associados.

vértebras que formam a cauda curta. Sua secreção oleosa emerge a partir do par de aberturas sobre uma pequena papila cutânea e é distribuída pelas penas do corpo e das asas durante a limpeza. Em aves aquáticas, a secreção é importante para impermeabilizar as penas e isolar a parte submersa do corpo. Essa camada lipídica bacteriostática pode ser a razão pela qual as aves são pouco suscetíveis às infecções cutâneas. A glândula uropigial é proeminente em periquitos-australianos e papagaios-cinzentos-do-Congo (*Psittacus erithacus*), porém ausente em muitos outros papagaios (p. ex., papagaios da Amazônia), avestruzes e diversos pombos.

As *glândulas auriculares sebáceas*, situadas ao redor da orelha externa, secretam uma substância serosa. As *glândulas do vento*, que secretam muco, têm função incerta, mas podem estar associadas à fertilização interna.

As Penas

As penas são estruturas epidérmicas altamente especializadas que evoluíram a partir das escamas dos répteis. Embora sejam leves em relação a seu tamanho, apresentam construção reforçada. São reconhecidos seis tipos (*penas de contorno, semiplumas, filoplumas, plumas, pulviplumas* e *cerdas*), contudo somente as penas de contorno e as plumas serão descritas neste capítulo. As primeiras são penas de voo visíveis externamente que modificam o contorno corporal, as asas e a cauda. Essas penas de contorno (tectrizes) escondem as plumas, que criam um eficiente espaço morto de ar que isola o corpo. As penas das asas (remiges) são compostas por aproximadamente 10 penas primárias, ou penas da mão (Fig. 37.6) e 10 a 20 penas secundárias, ou penas do braço. As penas da cauda (retrizes) são fixadas ao pigóstilo e utilizadas para o controle direcional e frenagem durante o voo. Há, em geral, seis pares, embora o número possa variar de quatro a 10 pares, dependendo da espécie. As penas estão concentradas em tratos (pterila), deixando áreas glabras (apterila) que constituem locais de preferência para cirurgias. Ademais, as penas mascaram o emagrecimento.

A parte exposta da *pena de contorno* típica consiste em uma haste principal estendida de cada lado pelo vexilo (Fig. 37.7). Os vexilos são assimétricos nas penas das asas; o

Capítulo 37 **A Anatomia das Aves** 775

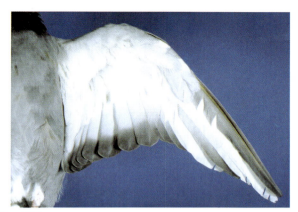

Fig. 37.6   Penas da asa de um pombo. Existem 10 penas primárias ou penas da mão e 10 penas secundárias ou penas do braço.

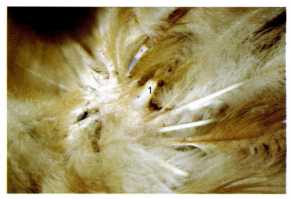

Fig. 37.8   Papila dérmica (*1*).

lado externo do vexilo é mais estreito do que o interno, o que contribui para o voo aerodinâmico. O vexilo é composto por diversos ramos próximos (barbas) (Fig. 37.7/*2*) que deixam a haste em ângulos de aproximadamente 45 graus. Barbas adjacentes são conectadas por um grande número de bárbulas menores para formar a superfície plana do vexilo. Essa conexão é efetivada por ganchos microscópicos presentes nas fileiras distais das bárbulas, os quais se predem frouxamente às bárbulas proximais, cruzando-se sob elas (Fig. 37.7/*3'*). As barbas vizinhas são facilmente desconectadas, contudo se reconectam quando colocadas próximas umas das outras, como durante a limpeza ou arranjo das penas.

A haste principal, na face ventral da pena, apresenta um sulco longitudinal que termina em uma depressão (umbigo distal) (Fig. 37.7B/*8*) oposta à parte proximal macia do vexilo. Uma pequena pulvipluma aveludada (*hyopenna*) (Fig. 37.7/*9*) pode emergir a partir do umbigo e contribuir para a maciez.

A porção embutida (canhão, cálamo) da pena ocupa o folículo, uma invaginação tubular oblíqua da pele (Fig. 37.7/*5'*). A pequena papila dérmica no fundo do folículo estendem-se até a abertura (umbigo proximal) na extremidade proximal do cálamo (Fig. 37.8). O cálamo em si é oco e contém ar e debris celulares (tampões celulares) derivados da papila. Os músculos da pena (Fig. 37.7/*7*), similares aos músculos eretores dos pelos dos mamíferos, se fixam dos lados dos folículos; normalmente, formam extensas redes que elevam ou abaixam grupos inteiros de penas.

As barbas das *plumas* (Fig. 37.8) não se interpõem para formar um vexilo fechado. Seus arranjos casuais conferem a essas penas aspecto macio. Em pombos e muitos psitacídeos, como cacatuas e Papagaios-Cinzentos-do-Congo, as barbas de plumas especializadas produzem um fino pó de queratina, o qual, similar a um talco, é distribuído sobre a plumagem durante a limpeza; sua ausência normalmente é o primeiro sinal de doença do bico ou das penas em psitacídeos. Em pombos, a produção do pó tem sido associada à alveolite alérgica humana, ou "pulmão de criador de pombos".

A coloração das penas exerce papel fundamental na camuflagem, no cortejamento e na proteção do calor e da luz. A coloração, produzida por pigmentos e pela intersecção da luz com a estrutura das penas, pode complementar outras

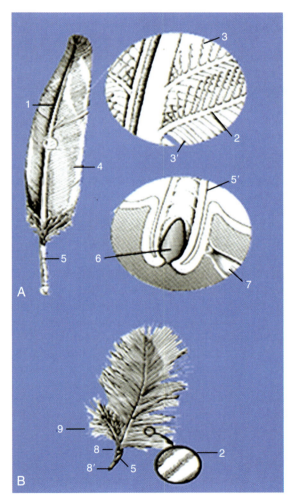

Fig. 37.7   (A) Pena de contorno (com ampliações). (B) Plumas (com ampliações). *1*, Haste principal; *2*, barba com as bárbulas; *3*, bárbulas distais com os ganchos microscrópicos; *3'*, bárbulas proximais; *4*, vexilo formado pelas barbas; *5*, cálamo; *5'*, cálamo no folículo da pena; *6*, papila dérmica; *7*, músculo da pena; *8*, umbigo distal; *8'*, umbigo proximal; *9*, pulviplumas.

características das penas ou dos tratos de penas na indicação do sexo. Outras espécies são monomórficas e dependem de técnicas endoscópicas ou moleculares (análise de DNA) para determinação do sexo.

Cores das Penas: O pigmento preto derivado da tirosina, que também produz tons de cinza e marrom, denomina-se melanina e é o mais comumente encontrado nas aves. Os pigmentos carotenoides vermelho, laranja e amarelo, que produzem cores como o vermelho cardeal e o rosa flamingo, são obtidos pela dieta. Pigmentos azuis não são encontrados em aves, contudo a cor pode aparecer quando a luz branca é dispersada por penas que absorvem a extremidade vermelha do espectro (menor comprimento de onda), enquanto a extremidade azul é refletida (efeito Tyndall). O verde é produzido pela combinação desse efeito com um pigmento carotenoide amarelo produzido por porfirinas. Porfirinas, pigmentos nitrogenados sintetizados pelas aves, fornecem as colorações verde, vermelha e alguns tons de marrom. Ocorrem em aves galináceas, pombos e corujas, podendo apresentar fluorescência quando expostos à luz ultravioleta. A iridescência observada em marrecos e pavões é produzida por uma combinação de melanina com a quebra da estrutura da luz que atinge as bárbulas das penas. A cor varia conforme o ângulo a partir do qual é visualizada.

Em determinados períodos as aves trocam suas penas (*muda* ou *ecdise*) para descartar as penas velhas e trocar sua plumagem para exibição ou camuflagem. Isso ocorre geralmente uma vez ao ano, após a estação de reprodução (plumagem pós-nupcial ou de inverno), e é regulado por meio das ações dos hormônios da tireoide. Outros fatores que influenciam a muda incluem nutrição, época do ano, temperatura e luminosidade. Também depende do *habitat* e se a ave é migratória. Aves jovens trocam suas penas juvenis antes de se tornarem adultas e passam muitas vezes por uma série de plumagens subadultas. Durante a muda, que é um processo lento e gradual, as aves necessitam de repouso e uma dieta rica em proteínas (especialmente os aminoácidos lisina, cistina e arginina) e minerais (cálcio e ferro) para suportar as altas demandas metabólicas (aumento de 15% a 25%) advindas da rápida proliferação da epiderme e perda do isolamento térmico. Aves em más condições normalmente produzem penas disformes. Na maior parte das espécies, a substituição das grandes penas de contorno (do voo) ocorre de forma sequencial (penas primárias internas em primeiro lugar) e simétrica para que o voo sempre seja possível. Patos e gansos, todavia, perdem todas essas penas de uma só vez, o que os torna temporariamente incapazes de voar. A pena velha é expelida pelo crescimento da epiderme na base do folículo e, ao deixá-lo, permite o crescimento de sua substituta. Antes que sejam liberadas, as barbas ficam alojadas em uma bainha denominada *pena de sangue* ou *pena não desenvolvida*. A perda de uma pena arrancada inicia uma sequência similar de eventos, portanto é improvável que a remoção das penas incapacite permanentemente o voo.

O SISTEMA MUSCULOESQUELÉTICO

O *esqueleto* das aves é altamente adaptado ao voo: é leve, compacto, forte e possui maior quantidade de fosfato de cálcio do que a encontrada nos ossos dos mamíferos. Caracteriza-se por um esterno proeminente, uma pelve que se abre ventralmente, um membro torácico modificado para formar a asa e uma considerável fusão de vértebras (Fig. 37.9).

Uma característica peculiar das aves é a pneumatização de ossos por meio de sacos aéreos, que são extensões dos pulmões. Os sacos são encontrados principalmente na cavidade corporal, onde se misturam às vísceras, todavia os sacos estendem divertículos por meio de forames pneumáticos para dentro das cavidades medulares de ossos vizinhos, o que faz que uma considerável parte do esqueleto seja preenchida com ar. A pneumatização, um processo gradual alcançado à custa da medula óssea, é mais avançada nas aves de melhor voo, as quais adquirem um esqueleto grande e forte, mas não correspondentemente pesado. Muito do crânio do adulto também é pneumatizado, porém os espaços são conectados às vias aéreas da cabeça, não aos sacos aéreos. Outra peculiaridade é o aparecimento do osso medular (trabecular), a mais importante reserva de cálcio para a produção dos ovos antes do período de postura; o osso extra (hiperostose poliostótica) pode ser confundido com processos patológicos em exames radiográficos.

O Crânio

As características mais evidentes do crânio são as grandes órbitas posicionadas entre o crânio bulboso e a face piramidal (Fig. 37.10). A mandíbula é achatada e adiciona pouco à altura da cabeça. Os grandes olhos deslocaram os ossos observados entre as órbitas da maioria dos crânios de mamíferos e reduziram outros a uma fina placa mediana (septo interorbital) (Fig. 37.10/*11*). Diversos ossos do crânio consistem em duas placas separadas por osso esponjoso, que os torna mais espessos, deixando a impressão de que a cavidade craniana é maior do que é realmente. O osso occipital engloba o forame magno. O côndilo occipital único forma uma articulação com o atlas que permite a rotação da cabeça sobre a coluna vertebral em extensão muito maior do que ocorre em mamíferos. A depressão semiesférica presente na parte ventral da parede lateral do crânio é a cavidade timpânica (Fig. 37.10/*19*). Sua margem delimita o meato acústico externo, que é fechado pela membrana timpânica durante a vida. As janelas da cóclea e do vestíbulo, localizadas profundamente na depressão, conduzem à orelha interna.

A *parte facial do crânio* é formada principalmente pelos ossos nasal e pré-maxilar, os quais circundam a grande abertura nasal (Fig. 37.10/*2*). O osso nasal é dorsal e, em muitas aves – por exemplo, em espécies de psitacídeos – estabelece uma conexão cartilaginosa flexível com o osso frontal, que permite a elevação da maxila enquanto a mandíbula é abaixada. A maxila ventralmente à abertura nasal é pequena e conectada à articulação mandibular pelo longo e

Capítulo 37 **A Anatomia das Aves** 777

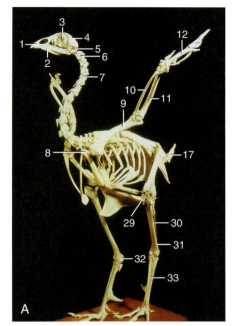

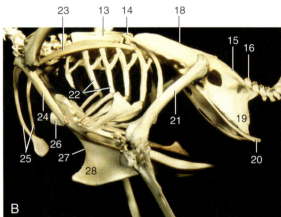

Fig. 37.9 (A) Esqueleto de uma ave. (B) Esqueleto de um frango. *1*, Parte facial do crânio; *2*, mandíbula (os ossos do aparelho hiobranquial são apresentados protraindo abaixo da mandíbula); *3*, órbita e anel esclerótico do bulbo do olho; *4*, crânio; *5*, atlas; *6*, áxis; *7*, vértebra cervical; *8*, articulação do ombro; *9*, úmero; *10*, rádio; *11*, ulna; *12*, mão; *13*, notário; *14*, vértebra torácica livre; *15*, sinsacro; *16*, vértebra caudal; *17*, pigóstilo; *18*, ílio; *19*, ísquio; *20*, púbis; *21*, fêmur; *22*, costelas; *23*, escápula; *24*, osso coracoide; *25*, clavículas fusionadas; *26*, manúbrio do esterno; *27*, esterno; *28*, quilha; *29*, patela; *30*, fíbula, *31*, tibiotarso; *32*, osso sesamoide (cartilagem tibial ossificada) na articulação do jarrete; *33*, tarsometatarso.

fino arco jugal (Fig. 37.10/*4*), homólogo ao arco zigomático dos mamíferos. Os ossos palatinos (Fig. 37.10/*6*) são hastes direcionadas caudalmente, conectando as pré-maxilas aos ossos pterigoides ventralmente às órbitas. Por essa razão, a separação óssea entre as cavidades nasal e oral somente existe rostralmente, onde é formada pelos processos palatinos das pré-maxilas.

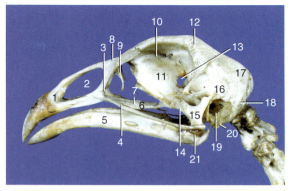

Fig. 37.10 Crânio do frango. *1*, Pré-maxila; *2*, abertura nasal; *3*, maxila; *4*, arco jugal; *5*, mandíbula; *6*, osso palatino; *7*, vômer; *8*, osso nasal; *9*, osso lacrimal; *10*, órbita; *11*, septo interorbital; *12*, osso frontal; *13*, forame óptico; *14*, osso pterigoide; *15*, osso quadrado; *16*, osso temporal; *17*, osso parietal; *18*, osso occipital; *19*, cavidade timpânica com as janelas da cóclea e do vestíbulo; *20*, osso esfenoide; *21*, osso articular.

A *mandíbula* (Fig. 37.10/*5*) consiste em dois ossos delgados fusionados rostralmente, onde são cobertos pelo bico inferior. Caudalmente, a mandíbula conecta-se ao crânio, entre a órbita e o meato acústico externo, por meio dos ossos articular e quadrado (Fig. 37.10/*15* e *21*), os quais são elementos correspondentes aos ossículos da orelha média dos mamíferos, respectivamente o martelo e a bigorna. O osso quadrado está conectado ao arco jugal e, por meio da interposição do pterigoide, ao osso palatino. Em aves com dobradiça craniofacial, a depressão da mandíbula rotaciona o osso quadrado, que empurra o arco jugal e o osso palatino rostralmente, elevando a maxila (craniocinese). Em Periquitos-Australianos e papagaios essa dobradiça elástica é substituída por uma articulação craniofacial, que permite maior flexibilidade de movimento.

O Esqueleto Axial

Compreende estritamente a coluna vertebral, as costelas e o esterno, mas a pelve pode ser incluída por estar firmemente fixada ao sinsacro, formado pela fusão das vértebras lombares, sacrais e caudais (Fig. 37.9B). A divisão da *coluna vertebral* em regiões é dificultada pela extensa fusão e localização incerta da junção entre os elementos cervicais e torácicos.

O número de *vértebras cervicais* varia conforme o comprimento do pescoço. Aves pequenas podem apresentar somente oito, enquanto cisnes chegam a 25 vértebras; no frango o número varia de 14 a 17. O atlas (Fig. 37.9/*5*) é um pequeno anel que se articula com o único côndilo do occipital por meio de uma depressão presente em seu arco ventral. Caudalmente, esse arco possui uma faceta para o dente do áxis. Exceto pela presença do dente e do curto processo articular cranial, o áxis é pouco diferente das demais vértebras cervicais, que são uniformemente cilíndricas e possuem processos articulares proeminentes e costelas rudimentares (cervicais) direcionadas caudalmente.

O número de *vértebras torácicas* varia de três a 10. Frangos possuem sete com costelas completas para conexão com o esterno. Muitas espécies, incluindo frangos, aves de rapina e pombos, possuem as primeiras três a cinco vértebras torácicas fusionadas em um único osso (*notário*; Fig. 37.9/*13*), o que proporciona suporte rígido. O notário é seguido por uma única vértebra torácica livre, que também é a única vértebra móvel do tronco. Essa vértebra se articula cranial e caudalmente por meio de articulações sinoviais das quais participam tanto os processos articulares quanto os corpos vertebrais. Trata-se do elo fraco da coluna; sua extremidade cranial pode ser deslocada ventralmente, traumatizando a medula espinhal (dorso retorcido em frangos de corte). A última ou as duas últimas vértebras torácicas fundem-se com as vértebras lombares, sacrais e primeira vértebra caudal para formar o *sinsacro* (Fig. 37.9/*15*). O sinsacro e o notário tornam rígida a parte dorsal do tronco, e essa rigidez estende-se lateral e caudalmente pela fusão entre o sinsacro e os longos ossos do quadril. As cinco ou seis vértebras caudais que seguem o sinsacro permitem movimento à cauda. O segmento mais caudal (pigóstilo) (Fig. 37.9/*17*) é composto por diversos rudimentos fusionados e confere suporte às penas de voo da cauda.

Como nos mamíferos, a *pelve* óssea é composta pelos ossos coxais direito e esquerdo e o (sin)sacro. É profundamente côncava ventralmente e relativamente longa, abrangendo praticamente metade do tronco, o que sustenta a postura bipedal. As amplas faces dorsal e lateral dos ossos coxais são formadas pelo ílio e pelo ísquio, respectivamente (Fig. 37.9/*18* e *19*). O púbis é uma fina haste ligada à margem ventral do ísquio (Fig. 37.9/*20*). O ílio e o ísquio unem-se para formar o acetábulo perfurado. Caudodorsalmente a este, um processo rombo (antitrocanter) articula-se com o trocanter do fêmur e limita sua abdução. Os ossos coxais não se encontram em uma sínfise ventral, o que favorece a passagem do ovo. Não é o caso dos avestruzes e emas, os quais possuem uma sínfise púbica como possível adaptação destinada ao suporte da grande massa visceral.

Cinco ou seis pares de *costelas* conectam o extenso esterno às vértebras torácicas. Cada costela completa consiste em partes dorsal (vertebral) e ventral (esternal) que se encontram em uma articulação cartilaginosa. A costela vertebral corresponde à parte óssea e a esternal, à parte cartilaginosa da costela dos mamíferos. A maior parte das costelas vertebrais apresenta um processo (uncinado) voltado caudodorsalmente que se sobrepõe à costela seguinte. Esses processos fornecem inserção a músculos e ligamentos, fortalecendo a parede torácica. Costelas flutuantes (vertebrais) das últimas vértebras cervicais precedem as costelas completas.

O *esterno* é um grande osso não segmentado que, juntamente com seus processos, forma uma considerável parte da parede ventral do corpo (Fig. 37.9A). Fornece inserção aos grandes músculos do voo (ver adiante) e possui uma quilha proeminente (carina) em bons voadores. Em outras espécies, uma quilha menos proeminente é compensada pela maior largura do esterno. A quilha é totalmente ausente nas grandes ratitas (avestruz e ema). O esterno do frango é relativamente longo e estreito e, embora não seja bom voador, apresenta uma quilha profunda (Fig. 37.9/*28*). A posição subcutânea da quilha é ideal para a coleta de amostras de medula óssea em frangos ou aves de cativeiro maiores, mas a expõe a lesões quando a ave está empoleirada (quilhas torcidas ou escoriadas são importantes fatores na criação de aves). O manúbrio (Fig. 37.9/*26*), processo mediano presente na extremidade cranial do esterno, é flanqueado por grandes facetas que recebem os maciços ossos coracoides vindos de cima. Processos longos, craniais e caudais às articulações com as costelas esternais, aumentam o suporte fornecido às paredes lateral e ventral do corpo. Forames pneumáticos presentes na face dorsal côncava do esterno conectam-se com o saco aéreo clavicular. A extremidade caudal do esterno é cartilaginosa no animal jovem, ossificando-se mais tarde; sua flexibilidade, portanto, é um indicador da idade.

O Esqueleto Apendicular

O esqueleto apendicular é altamente modificado pela conversão dos membros torácicos em asas e pelo fato de os membros pélvicos assumirem toda a responsabilidade pela locomoção no solo, pelo empoleiramento e pelo suporte do impacto do pouso. Os ossos longos das aves possuem córtices delgados e frágeis, inaptos à colocação das placas ou pinos, que poderiam ser empregados na correção de fratura em aves de cativeiro maiores. Os ossos dos membros torácicos apoiam-se no esqueleto axial, especialmente no esterno, por meio de um cíngulo do membro torácico bem desenvolvido; os ossos distais da asa sofreram reduções. O esqueleto do membro pélvico é forte e simplificado distalmente por fusões e perdas. Em geral, o membro pélvico não está envolvido no voo, sendo mais utilizado para o nado, a apreensão de presas e a deambulação.

O Membro Torácico

A *escápula* (Fig. 37.9/*23*) é uma haste chata situada lateral e paralelamente à coluna vertebral, estendendo-se caudalmente até a pelve. Encontra-se unida ao esqueleto axial por músculos e ligamentos. A articulação cranial com a clavícula recebe a cabeça do úmero (articulação do ombro). O forte *osso coracoide* (Fig. 37.9/*24*) estende-se desde a articulação do ombro até estabelecer uma firme articulação com a extremidade cranial do esterno e age como uma braçadeira contra as vigorosas batidas das asas para cima e para baixo. As *clavículas* direita e esquerda unem-se para formar a fúrcula (osso da sorte) (Fig. 37.9/*25*), cujas margens e expansão mediana ventral encontram-se fixadas à extremidade cranial do esterno e aos coracoides por meio de uma forte membrana. A fúrcula conecta as articulações do ombro como se fosse uma mola e auxilia na fixação do cíngulo do membro torácico contra o esqueleto axial. Um forame (canal triósseo) presente na junção da escápula, coracoide e clavícula conduz o tendão de um dos músculos do voo.

Capítulo 37   **A Anatomia das Aves**   779

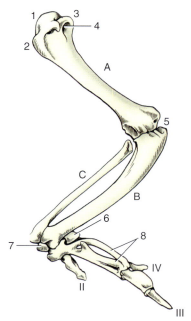

Fig. 37.11 Esqueleto da asa esquerda, parcialmente estendida lateralmente; face dorsal. *1*, Cabeça; *2*, tubérculo dorsal; *3*, tubérculo ventral; *4*, forame pneumático; *5*, articulação do cotovelo; *6*, osso ulnar do carpo; *7*, osso radial do carpo; *8*, carpometacarpos; *A*, úmero; *B*, ulna; *C*, rádio; *II a IV*, dígitos.

O robusto *úmero* (Fig. 37.9/*9*) é achatado em ambas as extremidades. Sua extremidade proximal possui os tubérculos dorsal e ventral (Fig. 37.11). Um forame pneumático (Fig. 37.11/*4*) está presente próximo ao tubérculo ventral. A ulna é mais espessa e longa do que o rádio (Fig. 37.11B e C). A fileira proximal dos ossos do carpo é reduzida, por fusão, a somente dois ossos (ossos radial e ulnar do carpo) (Fig. 37.11/*6* e *7*); a fileira distal é fusionada ao metacarpo. O número de metacarpos e dígitos correspondentes é reduzido a três.

Os *músculos do peito* que movem a asa são bem desenvolvidos e, em algumas espécies, representam até 20% do peso corporal. O peitoral (Fig. 37.12/*1*), o músculo superficial, origina-se da quilha do esterno e da clavícula, passando diretamente para a face ventral do tubérculo dorsal do úmero. Sua contração produz o forte batimento das asas para baixo. O pequeno músculo *supracoracóideo* (Fig. 37.12/*2*) também se origina do esterno e da clavícula. Seu tendão direciona-se dorsalmente pelo canal triósseo, cruzando a cabeça do úmero para terminar próximo a seu antagonista, o peitoral. Esse músculo é utilizado principalmente para alçar voo, não sendo empregado durante ele. Os músculos do peito são palpados rotineiramente para indicar a saúde e condição geral da ave. Também são utilizados para injeções intramusculares quando é necessário cautela para não adentrar a cavidade corporal (Fig. 37.24/*2* e *2'*). Injeções peitorais, entretanto, devem ser evitadas em aves que dependem de eficiência total de voo, como, por exemplo, aves de rapina, pombos-correios e aves selvagens prestes a serem

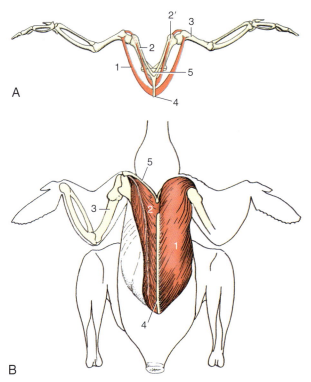

Fig. 37.12 Músculos do voo. (A) Vista cranial (esquemática). (B) Dissecados, vista ventral (esquemática). *1*, Peitoral; *2*, supracoracóideo; *2'*, canal triósseo para o tendão do supracoracóideo; *3*, úmero; *4*, esterno; *5*, clavícula.

liberadas. A parte cranial dos músculos deve ser evitada para esse propósito, visto que grandes vasos penetram nessa região e, se lesionados, podem provocar hemorragia fatal. Quando são administradas injeções intramusculares, a agulha deve ser direcionada cranialmente, paralela ao esterno, a fim de evitar punção do fígado.

O "corte das asas" é a **secção do tendão do músculo extensor radial do carpo** ao nível do carpo que torna a ave incapaz de voar. Esse proeminente músculo está situado dorsalmente ao rádio, na asa lateralmente estendida. Seu curto tendão passa subcutaneamente sobre a face craniodorsal da articulação do carpo e termina na extremidade proximal do osso carpometacarpo (Fig. 37.13).

O **propatágio,** uma prega cutânea triangular, estende-se do ombro ao carpo, formando a margem condutora da asa. Em conjunto com as penas, é essencial à propulsão aerodinâmica e lesões e rupturas do ligamento propatagial tornam a ave incapaz de voar. Essas lesões são de difícil reparação.

O Membro Pélvico

O *fêmur* (Fig. 37.9B/*21*) assemelha-se ao dos mamíferos em sua forma geral. É palpável em sua extremidade proximal e pode ser utilizado para coleta de medula óssea. Inclina-se cranialmente (quase horizontalmente) para garantir que os

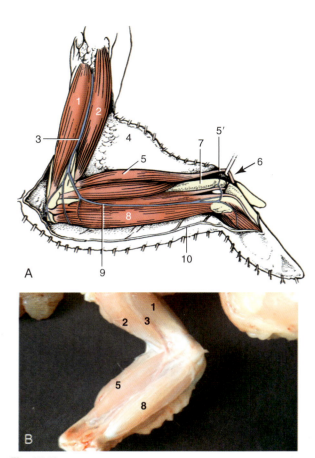

Fig. 37.13 (A) Asa esquerda estendida lateralmente, face ventral (esquemática). (B) Dissecção superficial da asa direita estendida lateralmente, face ventral. *1*, Tríceps; *2*, bíceps; *3*, veia braquial; *4*, prega de pele (propatágio); *5*, extensor radial do carpo; *5'*, tendão do extensor radial do carpo; *6*, articulação do carpo; *7*, parte subcutânea do rádio; *8*, flexor ulnar do carpo; *9*, veia ulnar cutânea (veia da asa); *10*, pele rebatida.

grandes pés estejam situados abaixo do centro de gravidade da ave. A patela está presente. A fusão entre a *tíbia* e os elementos do tarso forma um osso denominado *tibiotarso* (Fig. 37.9/*31*), que é muito mais longo que o fêmur e possui a diáfise da pouco desenvolvida fíbula situada em sua face lateral. Assim como nos mamíferos, a articulação do joelho possui dois meniscos, ligamentos cruzados cranial e caudal e ligamentos colaterais. A fíbula é robusta proximalmente onde se articula com o fêmur e com o tibiotarso, porém é incompleta distalmente, afunilando-se em uma ponta fina como agulha a cerca de três quartos do comprimento do tibiotarso. Essa parte do membro é popularmente conhecida como "coxa". Os elementos distais do tarso fundem-se com o osso metatarso (que é, ele próprio, a fusão dos metatarsos II, III e IV) para formar o *tarsometatarso* (Fig. 37.9/*33*). Dada a ausência de ossos do tarso livres, o jarrete é uma articulação intertársica com principalmente movimentos de flexão e extensão.

O tarsometatarso estende-se até o solo, onde se originam quatro dígitos, embora a fórmula das falanges varie entre espécies (Fig. 37.9A).

A face caudal da *articulação intertársica* possui uma cartilagem (tibial) pela qual passam os tendões dos flexores digitais. O tendão do gastrocnêmio é palpável e passa por um manguito conectado à face caudal da cartilagem, terminando na face plantar do tarsometatarso. No caso de insuficiência alimentar (perose), a qual desfigura a cartilagem, os tendões podem ser deslocados do jarrete e causar claudicação severa e deformidade. Os flexores digitais encontram-se arranjados de forma a possibilitar o empoleiramento com mínimo gasto energético muscular; ao abaixar o corpo, a ave flexiona as articulações do joelho e do jarrete, que passivamente tensionam os tendões que apertam dos dígitos sobre o poleiro. A apreensão de uma ave *grande* pode ser desfeita estendendo-se primeiramente as pernas para relaxar os tendões flexores (Fig. 37.9A). Os tendões musculares dos membros geralmente se ossificam em aves maiores, o que os torna visíveis em radiografias.

Os **músculos vermelhos e brancos** (carne escura e carne branca) são claramente distinguidos nas aves. *Músculos vermelhos* contêm maiores quantidades de mioglobina, são mais densamente vascularizados e possuem mais mitocôndrias e glóbulos lipídicos em meio às suas fibras. Consomem gordura em vez de glicogênio (carboidrato) como fonte de energia. Como a gordura fornece mais energia por unidade de peso que os carboidratos, os músculos que contêm predominância de fibras vermelhas são mais adaptados aos esforços prolongados. *Músculos brancos* são mais potentes, porém possuem menor resistência. Os músculos do peito das aves com capacidade bem desenvolvida para o voo são vermelhos, ao passo que os músculos dos frangos e perus são brancos, refletindo a preferência dos galináceos pela corrida. O cruzamento seletivo de perus de criação aumentou consideravelmente seu peso, produzindo músculos peitorais maciços.

▶ O APARELHO DIGESTÓRIO

O sistema digestório das aves exibe menor variação interespecífica do que o dos mamíferos. Muitas variações ocorrem na forma do bico, o que talvez constitua a contraparte da diversidade da dentição dos mamíferos (sendo os dentes, é claro, ausentes nas aves, que não mastigam o alimento), mas, além da boca, as variações relativamente menores estão altamente restritas à presença e à forma do inglúvio (papo), a detalhes do estômago com duas câmaras e ao grau de desenvolvimento dos cecos. Os órgãos digestórios são relativamente pequenos, o que contribui para a leveza essencial ao voo, porém altamente eficientes em liberar rapidamente a energia e os nutrientes das pequenas, todavia frequentes, refeições da ave, de forma a sustentar sua alta taxa metabólica.

A Orofaringe

Aves não possuem palato mole ou qualquer constrição evidente que separe a boca da faringe. O termo *orofaringe*,

A Anatomia das Aves

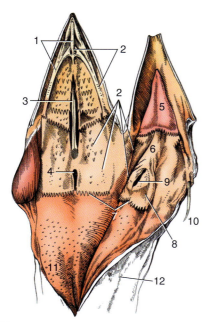

Fig. 37.14 Orofaringe aberta pelo rebatimento da mandíbula. *1*, Cristas palatinas mediana e lateral; *2*, aberturas das glândulas salivares; *3*, coana; *4*, fissura infundibular; *5*, corpo da língua; *6*, raiz da língua; *7*, papilas "mecânicas"; *8*, monte laríngeo; *9*, glote; *10*, corno branquial do aparelho hiobranquial; *11*, esôfago; *12*, posição da traqueia.

portanto, denota a cavidade combinada que se estende do bico ao esôfago. O teto dessa cavidade achatada dorsoventralmente é formado pelo palato, ao passo que o assoalho é formado por mandíbula, língua e monte da laringe (Fig. 37.14). Lábios e dentes estão ausentes; suas funções são exercidas pelas margens do bico e pelo ventrículo (ver adiante). O *palato* apresenta uma longa fenda mediana (coana) que se conecta com a cavidade nasal. Uma fenda mais curta e caudal (infundibular) (Fig. 37.14/*4* e Fig. 37.2B) constitui a abertura comum entre as tubas auditivas. No Periquito-Australiano, as duas fendas abrem-se de forma conjunta. Numerosas *papilas* "mecânicas" direcionadas caudalmente ocupam a parede da orofaringe, disseminadas de forma individual ou arranjadas em fileiras transversas, para auxiliar na movimentação do bolo alimentar em direção ao esôfago. Grandes quantidades de saliva são liberadas por meio de aberturas quase invisíveis (Fig. 37.14/*2*) de vários conjuntos de glândulas salivares, umedecendo o alimento. A *língua* triangular e não protraível (Fig. 37.14) é sustentada por um delicado aparelho hioide. Ela movimenta o bolo dentro da orofaringe e, durante a deglutição, propulsiona-o para o esôfago enquanto a fenda da coana é fechada. Patos e gansos têm línguas dotadas de papilas que se alojam frouxamente em sulcos nas margens do bico, o que lhes confere a habilidade de peneirar partículas de alimento vindas da água (Fig. 37.3E). Em algumas espécies de aves, a língua é mais ativamente empregada para coletar, manipular e deglutir o alimento. Psitacídeos são peculiares por possuírem um par de ossos entoglossos e uma grande língua muscular dotada de grande destreza.

As aves aparentam ter um sentido gustativo pouco desenvolvido. O *monte da laringe* (Fig. 37.14/*8*), caudal à base da língua, apresenta uma fenda mediana (glote) não protegida por uma epiglote. Uma fileira de papilas demarca a origem do esôfago.

O Esôfago

Inicialmente, o esôfago situa-se entre a traqueia e os músculos cervicais, mas logo desvia-se para a direita, posição mantida ao longo de todo o pescoço, embora tanto o esôfago quanto a traqueia sejam bastante móveis (Fig. 37.15). Essa topografia torna essencial que a introdução de uma agulha no papo, pelo esôfago, para a administração de alimentação ou medicação por via oral, seja feita pelo lado esquerdo do bico. A abordagem pelo lado direito apresenta alto risco de perfuração desse tudo de parede delgada. Na entrada do tórax, a parede ventral do esôfago do frango é amplamente expandida para formar o *inglúvio* (Fig. 37.15/*8*), que se projeta mais para a direita e fica em contato com os músculos do peito. Na maioria das aves, incluindo patos e gansos, o inglúvio não passa de um alargamento fusiforme do próprio esôfago, estocando alimento por curtos períodos quando o estômago muscular se encontra repleto. Tanto o esôfago cervical quanto o inglúvio são estruturas subcutâneas palpáveis, idealmente localizadas para cirurgias (corpo estranho, compactação), porém vulneráveis a lacerações. Em espécies como corujas, gaivotas e pinguins, as quais não possuem inglúvio, o alimento segue diretamente para o proventrículo. Nas aves piscívoras, os peixes podem ser vistos estendendo-se do proventrículo e projetando-se para fora do bico sem causar qualquer asfixia ou desconforto. No interior da cavidade corporal, o esôfago passa sobre a bifurcação da traqueia, entre a face ventral dos pulmões e a base do coração (Fig. 37.16), e se funde ao proventrículo diretamente à esquerda do plano mediano. Grande quantidade de tecido linfoide (tonsila esofágica) está presente no segmento caudal do esôfago do pato.

O esôfago é capaz de grande distensão; sua lâmina própria contém glândulas mucosas cuja secreção lubrifica a passagem do bolo alimentar. Há pouca atividade química no esôfago e no inglúvio, embora a amilase salivar possa iniciar a digestão de carboidratos.

Durante a chocagem, pombos machos e fêmeas elaboram, em seu grande inglúvio simétrico, um material friável (leite do papo) que consiste em células epiteliais descamadas contendo lipídeos; misturado com o alimento ingerido, o conteúdo é regurgitado e alimenta os filhotes nos primeiros dias de vida após a eclosão.

O Estômago

A variação interespecífica do trato gastrointestinal é mais marcante no que diz respeito ao estômago. Em espécies que se alimentam de peixes e carne (aves de rapina, falcões, águias pescadoras, abutres e corujas), o estômago é primariamente um órgão de estocagem apropriado para a digestão química de

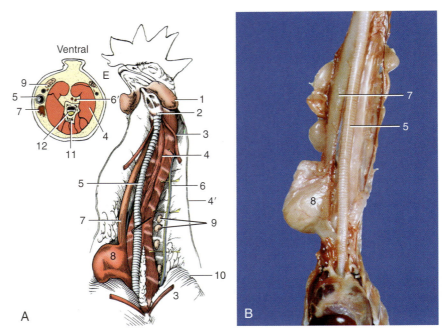

Fig. 37.15 Vista ventral do pescoço dissecado. (A) Esquemático; o *destaque* mostra uma secção transversal na metade do pescoço. (B) Detalhe do pescoço com o papo. *E*, Lado esquerdo da secção transversal; *1*, barbela; *2*, laringe; *3*, músculo esternotireóideo, seccionado; *4*, músculos cervicais; *4'*, nervo cervical; *5*, traqueia; *6*, veia jugular e nervo vago; *6'*, artérias carótidas internas; *7*, esôfago; *8*, papo; *9*, timo; lado esquerdo da secção transversal *10*, peitoral; *11*, vértebra; *12*, medula espinal.

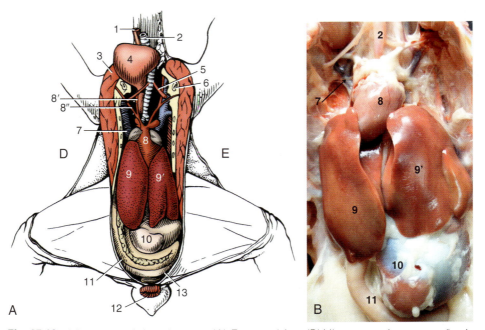

Fig. 37.16 Vista ventral das vísceras. (A) Esquemática. (B) Vísceras após a remoção da parede corporal ventral, vista ventral. *E*, Esquerdo; *D*, direito; *1*, Esôfago; *2*, traqueia; *3*, peitoral, seccionado; *4*, papo; *5*, esternotraqueal; *6*, osso coracoide, seccionado; *7*, veia cava cranial direita; *8*, coração; *8'*, artéria carótida comum; *8"*, artéria subclávia; *9* e *9'*, lobos direito e esquerdo do fígado, respectivamente; *10*, moela (seu saco cego caudal); *11*, alça do duodeno, envolvendo o pâncreas; *12*, vento; *13*, um dos cecos.

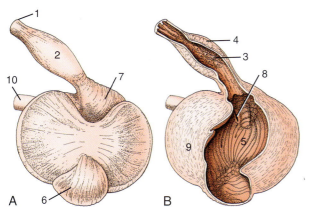

Fig. 37.17 Estômago, face ventral (A) e aberto ventralmente (B). *1*, Esôfago; *2*, proventrículo; *3*, papilas; *4*, glândulas proventriculares profundas, visíveis na superfície de corte; *5*, lúme da moela; *6*, saco cego caudal; *7*, saco cego cranial; *8*, óstio pilórico; *9*, massa muscular cranioventral; *10*, duodeno.

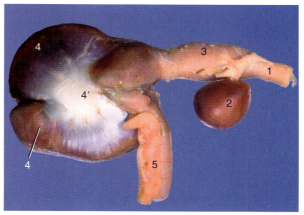

Fig. 37.18 Estômago do frango. *1*, Esôfago; *2*, baço; *3*, proventrículo; *4*, moela com aponeurose (*4'*); *5*, duodeno.

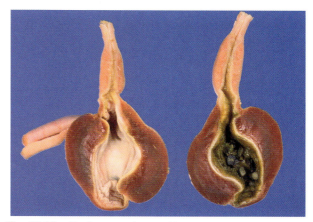

Fig. 37.19 Estômago aberto. Note a areia no interior da moela (*direita*).

dieta macia. Em contrapartida, o estômago de aves herbívoras é adaptado para a redução mecânica de material mais resistente por meio de forte desenvolvimento muscular. Aves domésticas (frangos, gansos e similares) possuem estômagos da segunda categoria, exibindo pouca variação interespecífica.

O estômago dessas aves é dividido por meio de uma constrição (istmo) em um proventrículo predominantemente glandular e um ventrículo (moela) predominantemente muscular posicionados um após o outro e próximos ao plano mediano. O proventrículo está ventralmente em contato com o lobo esquerdo do fígado. A moela, maior e mais caudal, estabelece maior contato com o esterno e com a parte ventral da parede abdominal esquerda. Durante a necropsia, a moela é exposta quando o esterno e os músculos abdominais são removidos (Fig. 37.17).

O *proventrículo* é fusiforme e possui comprimento de aproximadamente 4 cm. Sua mucosa esbranquiçada, revestida por epitélio colunar secretor de muco, é claramente distinguível do revestimento mais avermelhado do esôfago (Figs. 37.18 e 37.19). Apresenta numerosas elevações macroscópicas (papilas) pelas quais passam ductos coletores de uma espessa camada de glândulas, muito visíveis na superfície de corte da parede. As papilas são tão proeminentes, que podem ser confundidas com lesões parasitárias. Existem dois tipos de células epiteliais nas glândulas: células oxintopépticas, que produzem ácido clorídrico e pepsinogênio, e células produtoras de muco.

O *istmo* é a transição entre o estômago glandular e o estômago muscular (moela). Não possui glândulas em sua parede delgada e menos rígida. Em muitos papagaios, a membrana coilínea da moela estende-se até um certo ponto do istmo.

O *ventrículo* ou *moela* é lentiforme em aves herbívoras, frangos e aves aquáticas e está posicionado com suas faces convexas direcionadas mais ou menos para a direita e para a esquerda (Fig. 37.17/5). Seu interior é alongado e aumentado pelos sacos cegos cranial e caudal, sendo o primeiro conectado ao proventrículo. O duodeno emerge a partir da face direita, adjacente ao saco cego cranial. O volume do órgão consiste em duas espessas massas musculares que se inserem em centros tendíneos brilhosos, um em cada face. Músculos mais delgados recobrem os sacos cegos. A membrana mucosa é delgada, mas muito resistente. Possui epitélio cúbico e é constituída predominantemente por glândulas tubulares. A secreção das glândulas, catalisada pelo baixo pH resultante do ácido clorídrico do proventrículo, forma uma rígida *cutícula* de coilina (um complexo carboidrato-proteína). A membrana coilínea, lâmina áspera e preguedada, é reabastecida pelas glândulas situadas abaixo conforme se desgasta com o uso. Sua coloração assume tom amarelo-esverdeado devido à bile que reflui do duodeno. Em aves herbívoras e onívoras, fortes contrações da moela trituram o alimento, auxiliadas por grãos de areia ingeridos, os quais devem ser fornecidos na dieta (Fig. 37.19). Por ser radiopaca, a areia identifica a moela nas radiografias. Ademais, na moela ocorre a digestão das proteínas.

Em aves granívoras, psitacídeos e canários, a moela é menos muscular porque esses animais descascam e trituram as sementes antes de ingeri-las. Por essa razão, esses pássaros nem sempre necessitam de areia na dieta.

A atividade muscular move o alimento para frente e para trás entre o proventrículo e a moela durante a digestão; a

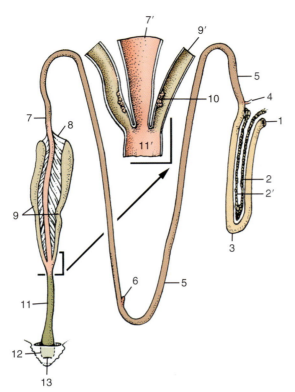

Fig. 37.20 Intestino isolado, com detalhe da junção ileocólica (acima, no centro). *1*, Piloro; *2* e *2'*, lobos dorsal e ventral do pâncreas, respectivamente; *3*, alça do duodeno; *4*, ductos biliar e pancreático entrando no duodeno; *5*, jejuno; *6*, divertículo vitelino; *7*, íleo; *7'*, íleo aberto; *8*, prega ileocecal; *9*, cecos; *9'*, ceco aberto; *10*, tonsila cecal; *11*, cólon; *11'*, cólon aberto; *12*, cloaca; *13*, vento.

localização do piloro permite que uma parte do alimento que não necessite ser triturada seja transferida ao duodeno, desviando da moela.

Os Intestinos

Os intestinos ocupam a parte caudal da cavidade corporal, estabelecem extenso contato com a moela e com órgãos genitais (Fig. 37.16) e consistem em duodeno, jejuno, íleo e cólon, que se abre na cloaca. Em aves herbívoras, dois cecos emergem na junção ileocólica e acompanham o íleo de maneira retrógrada (Fig. 37.20).

O *duodeno* segue caudalmente a partir da face direita da moela e forma uma alça em forma de U que retorna a junção duodenojejunal à vizinhançado estômago. A maior parte dessa alça situa-se no assoalho do abdome e segue a curvatura caudal da moela (Fig. 37.16). O pâncreas situa-se entre os ramos da alça e desemboca na extremidade distal do duodeno ascendente; ductos biliares desembocam nas proximidades (Fig. 37.20/*4*).

O *jejuno* forma alças espiraladas frouxas ao longo da margem do mesentério e sua parede é tão delgada, que seu conteúdo lhe confere tom esverdeado (Fig. 37.21). Um pequeno crescimento (divertículo vitelino ou de Meckel)

(Fig. 37.21/*8*) marca a antiga conexão com o saco vitelino, que persiste no interior da cavidade corporal para nutrir o filhote por alguns dias. Placas de nódulos linfáticos agregados encontram-se presentes. No pato e no ganso, o jejuno é arranjado em diversas alças em forma de U; no pombo, forma uma massa cônica com voltas externas centrípetas e internas centrífugas. O jejuno de aves que se alimentam de insetos e frutas é muito curto e amplo.

O *íleo* continua a partir do jejuno sem delimitação, sendo descrito de forma variável como tendo seu início no divertículo vitelino ou oposto aos ápices dos cecos (Fig. 37.20).

O intestino grosso inclui os cecos e o cólon (Fig. 37.20/*9* e *11*). Os *cecos*, relativamente longos no frango e no peru, emergem na junção ileocólica e seguem cursos retrógrados ao lado do íleo, ao qual se encontram fixados por pregas ileocecais. Seguem inicialmente em sentido cranial, voltando-se caudalmente em seguida, de forma que suas terminações cegas normalmente se situem próximas à cloaca (Fig. 37.16/*13*). O segmento proximal de cada ceco possui um espesso revestimento muscular (esfíncter cecal) e contém grande quantidade de tecido linfoide (a denominada tonsila cecal) (Fig. 37.20/*20*). A parede é delgada no terço médio e apresenta aspecto esverdeado devido a seu conteúdo. A terminação cega possui parede mais espessa e bulbosa. A quebra bacteriana da celulose ocorre nos cecos. Os passeriformes e pombos possuem cecos linfoides muito curtos; psitacídeos e algumas aves carnívoras não têm ceco.

O *(cólon) reto* possui aproximadamente 10 cm de comprimento nos frangos e termina por um ligeiro aumento na cloaca. O colorreto não é mais espesso do que o intestino delgado e reabsorve água e eletrólitos por movimentos antiperistálticos. A urina é movida da cloaca para o colorreto por antiperistaltismo.

A Cloaca

A cloaca, comum aos sistemas digestório e urogenital, se abre para o meio externo no *vento* (Fig. 37.22/*5*). O colorreto, os ureteres e os ductos deferentes (ou oviduto esquerdo) abrem-se na cloaca em vários níveis. A cloaca é dividida sequencialmente em coprodeu, urodeu e proctodeu por duas pregas anulares mais ou menos completas. A bolsa de Fabricius (cloacal) está situada na parede dorsal do proctodeu (Figs. 37.22/*9* e 37.23).

O *coprodeu* é a continuação ampuliforme do colorreto onde são armazenadas as fezes (Fig. 37.22/*2*). Em algumas espécies desérticas (p. ex., Periquito-Australiano), é revestido por vilos e é um local de absorção de água. É limitado caudalmente pela prega coprourodeal (Fig. 37.22/*2'*), que pode se distender pela pressão das fezes, causando a eversão de sua abertura central pelo vento. O urodeu e o proctodeu (Fig. 37.22/*3* e *4*) serão descritos em conjunto com o sistema urogenital (p. 792).

O Fígado e o Pâncreas

O *fígado* das aves é castanho escuro (exceto nas primeiras duas semanas após a eclosão, em que possui coloração

Capítulo 37 **A Anatomia das Aves** 785

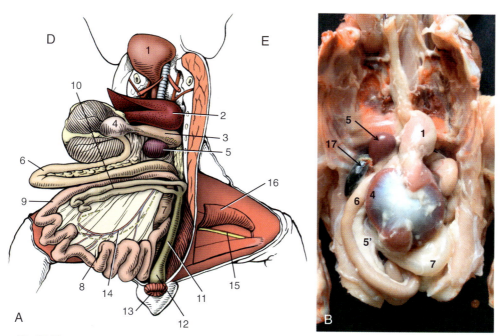

Fig. 37.21 (A) Trato gastrointestinal após o rebatimento do fígado, estômago e intestino delgado craniolateralmente e à direita. *E*, Esquerdo; *D*, direito. (B) Detalhe do estômago e da alça do duodeno com o pâncreas no interior da alça. *1*, Papo; *2*, lobo esquerdo do fígado; *3*, proventrículo com o vago na face dorsal; *4*, saco cego cranial à direita da moela rebatida; *5*, baço; *5'*, pâncreas; *6*, alça do duodeno envolvendo o pâncreas; *7*, jejuno; *8*, divertículo vitelino; *9*, íleo; *10*, cecos; *11*, cólon; *12*, cloaca; *13*, vento; *14*, vasos mesentéricos craniais e nervo intestinal no mesentério; *15*, nervo isquiático e artéria isquiática; *16*, músculos grácil e adutor; *17*, vesícula biliar.

amarelada devido aos pigmentos da gema, que continuam a ser absorvidos dos intestinos antes que ocorra a regressão do saco vitelino). É composto pelos lobos direito e esquerdo, conectados cranialmente por uma ponte dorsal ao coração (Fig. 37.16). Como não há diafragma, os lobos do fígado envolvem a parte caudal do coração. O lobo direito, maior, contém a vesícula biliar em sua face visceral e é penetrado pela veia cava caudal; o lobo esquerdo é dividido (Fig. 37.24). A face parietal convexa situa-se adjacente às costelas esternais e ao esterno, sendo exposta quando este e os músculos do peito e o esterno são removidos durante a necropsia. O fígado é coberto por um saco peritoneal (*cavidade peritoneal do fígado*) que pode conter muito tecido adiposo e que se preenche por transudado em algumas doenças. A face visceral côncava estabelece contato com o baço, proventrículo, moela, duodeno, jejuno e ovário (ou testículo direito). Dois ductos biliares, um de cada lobo, desembocam na extremidade distal do duodeno próximo aos ductos pancreáticos; somente o ducto do lobo direito conecta-se com a vesícula biliar. Pombos, muitos papagaios, Periquitos-Australianos e estrutioniformes não possuem vesícula biliar. Exceto na região do hilo, os lóbulos hepáticos são indistintos devido à falta de tecido conjuntivo perilobular.

O *pâncreas* é alongado e situa-se entre os ramos da alça duodenal (Fig. 37.20/*2* e *2'*), consistindo nos lobos dorsal e ventral, conectados distalmente. Dois ou três ductos conduzem o suco pancreático até a extremidade distal do duodeno.

O Baço

O baço (ver também p. 798) é mencionado nesta seção devido à sua relação com o estômago e o fígado (Fig. 37.18). É uma esfera vermelho-amarronzada, com cerca de 2 cm de diâmetro, que se situa no plano mediano, ao lado do proventrículo, e estabelece contato com o fígado cranioventralmente (Fig. 37.24/*5*). O baço é mais bem exposto durante a necropsia pelo rebatimento do lobo esquerdo do fígado, da moela, do duodeno e do jejuno cranialmente e à direita (Fig. 37.21A). É triangular em patos e gansos, oval em pombos, arredondado em psitacídeos e alongado em passeriformes.

▶ O SISTEMA RESPIRATÓRIO

As criações confinadas da avicultura moderna são particularmente suscetíveis a infecções respiratórias, que podem ser bastante onerosas. O aparelho respiratório das aves é utilizado na vocalização e termorregulação, além de sua função usual na troca gasosa, e difere sobremaneira dos mamíferos. Em particular, os pulmões são pequenos e sofrem pouca modificação no volume durante a respiração, sendo estendidos por sacos aéreos que não participam da troca gasosa, mas agem como foles que efetuam o fluxo de ar. A separação entre a ventilação e a troca gasosa permite um fluxo de ar contínuo, diferentemente do fluxo "para dentro e para fora" dos mamíferos. Isso explica como as aves

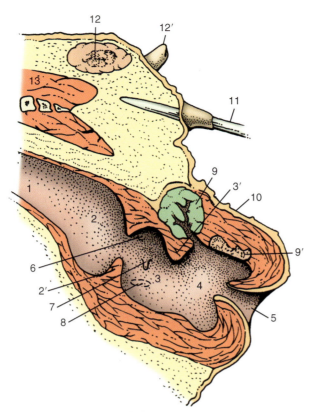

Fig. 37.22 Secção mediana da cloaca (semiesquemática). *1*, Cólon; *2*, coprodeu; *2'*, prega coprourodeal; *3*, urodeu; *3'*, prega uroproctodeal; *4*, proctodeu; *5*, vento; *6*, óstio do ureter; *7*, papila do ducto deferente; *8*, posição do óstio do oviduto (somente do lado esquerdo); *9*, bolsa cloacal; *9'*, glândula proctodeal dorsal; *10*, pele; *11*, pena da cauda; *12*, glândula uropigial; *12'*, papila da glândula uropigial; *13*, músculos que circundam as vértebras caudais.

são capazes de extrair do ar até 10 vezes a quantidade de oxigênio extraída por mamíferos. A diferente maneira de respirar também se relaciona com a ausência de um diafragma muscular; seu lugar é ocupado por um septo horizontal passivo que meramente mantém as vísceras em seus lugares.

Diferenças de menor importância incluem a separação de um órgão de vocalização (siringe) da laringe, além da presença de anéis traqueais completos e possivelmente mineralizados.

A Cavidade Nasal

As *narinas* (Fig. 37.1/*1*) situam-se na base do bico, suspensas por uma aba córnea (opérculo) ou circundadas por uma espessa cera, como nos psitacídeos. Conduzem até a cavidade nasal, a qual é dividida, como nos mamíferos, por um septo mediano e está em ampla comunicação com a orofaringe por meio da coana (Fig. 37.14/*3*).

As cavidades nasais são comprimidas lateralmente e se estendem até as grandes órbitas. As *conchas* rostral, média e caudal surgem da parede lateral e invadem o espaço (Fig. 37.25/*2*, *2'* e *2''*). Elas exercem um importante papel na olfação, filtração e termorregulação. As conchas rostral e média apresentam recessos que se comunicam com a cavidade nasal; a concha caudal possui um divertículo do *seio infraorbital*. Esse seio se encontra lateral à cavidade nasal, abrindo-se na mesma por meio de um ducto estreito posicionado de tal forma que a drenagem natural é impedida. A parede do seio é delgada e localizada diretamente na tela subcutânea rostral e ventral ao olho, onde pode ser identificada por ceder à palpação; pode ser aberta e qualquer exsudato que se acumula em diversas doenças pode ser drenado. O ducto nasolacrimal é relativamente amplo e se abre na cavidade nasal ventralmente à concha média. O seio infraorbital é particularmente bem desenvolvido em psitacídeos, nos quais se posiciona superficial e ventromedialmente à órbita. Possui muitos divertículos e também se comunica com o saco aéreo cervicocefálico em sua extensão caudal. A alongada *glândula nasal* estende-se rostralmente, a partir da parte dorsal da órbita, na parede lateral da cavidade nasal. Seu ducto desemboca na cavidade no nível da concha rostral. Essa glândula é amplamente conhecida como glândula de sal, embora secrete uma solução hipertônica de cloreto de sódio somente nas espécies marinhas (e poucas outras); é ela que permite às aves marinhas beberem água do mar.

Laringe, Traqueia e Siringe

A *laringe* ocupa uma elevação no assoalho da orofaringe (Fig. 37.14/*8*) e é sustentada pela cricoide e pelo par de cartilagens aritenoides que se diferem notavelmente das correspondentes dos mamíferos, embora ocupem posição similar. As aritenoides articulam-se com a parte rostrodorsal da cricoide anular. A glote, formada pelas aritenoides, fecha a entrada da laringe por ação muscular reflexa, impedindo que partículas de alimento e outros corpos estranhos atinjam as vias aéreas inferiores. Apesar da glote estreita, é possível entubar a traqueia de aves de cativeiro maiores. Não existem cordas vocais; a produção da voz ocorre na siringe, uma especialização presente na bifurcação da traqueia.

A *traqueia*, composta por anéis cartilaginosos completos firmemente arranjados e sobrepostos, acompanha o esôfago ao longo do pescoço, podendo ser palpada do lado direito (Fig. 37.15). Em espécies com pescoço longo – por exemplo, cisnes silvestres e garças –, é muito mais longa do que o pescoço e forma uma alça que se acomoda em uma escavação no esterno, no nível da entrada do tórax. A traqueia bifurca-se em dois brônquios primários dorsalmente à base do coração. Os brônquios adentram a face ventral dos pulmões após um curto trajeto. Nos pinguins, um septo mediano divide a traqueia em tubos direito e esquerdo, tornando muito fácil a entubação acidental de um brônquio primário.

A *siringe* é formada pela parte terminal da traqueia e pelas primeiras partes dos brônquios primários (Fig. 37.26). As cartilagens traqueais da siringe são resistentes e as bronquiais estão praticamente ausentes, embora uma curta barra vertical (pessulo) (Fig. 37.26/*3*) separe as aberturas dos brônquios. As paredes lateral e medial dos segmentos iniciais dos brôn-

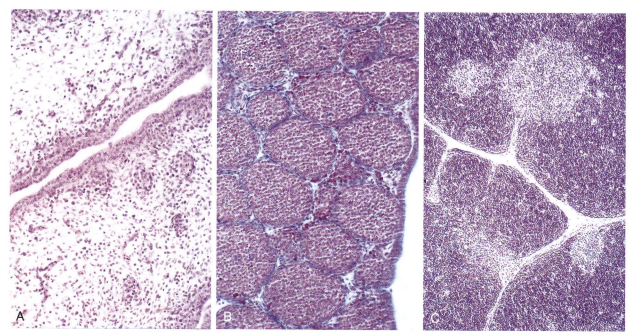

Fig. 37.23 (A) Bolsa cloacal de um embrião de 15 dias (hematoxilina e eosina [HE]); alguns linfócitos infiltrados estão presentes (magnificação de 70 ×). (B) Bolsa cloacal de um embrião de 18 dias (coloração de Azan) apresentando o desenvolvimento dos brotos epiteliais (magnificação de 70 ×). (C) Bolsa de frango de 6 semanas (HE) demonstrando os folículos da bolsa desenvolvidos (magnificação de 70 ×).

quios são membranosas e produzem a voz quando vibram (Fig. 37.26/2 e 2'). O pato e o cisne machos possuem uma bula óssea (a qual se acredita ser um ressonador) do lado esquerdo da siringe. Psitacídeos não têm pessulo mediano. Um pequeno par de músculos, denominados esternotraqueais (Fig. 37.16/5), traciona a traqueia em direção à siringe, auxiliando na vocalização. Um grupo elaborado de cinco pares de músculos da siringe encontra-se presente em passeriformes (canários) e o saco aéreo interclavicular, circundante, fornece ressonância à voz quando pressiona essas membranas. Apesar de sua grande capacidade de fala, papagaios possuem um aparelho da siringe relativamente simples, com apenas três pares de músculos.

Como a traqueia se estreita na siringe, esta constitui um local comum de obstrução por sementes, outros corpos estranhos ou granulomas fúngicos. As aves que exibem alterações de voz devem ser submetidas ao exame endoscópico da siringe. Outras causas comuns de alteração da voz são a pressão exercida na siringe pelo papo ou a infecção por *Aspergillus* no saco aéreo interclavicular circundante.

Os Pulmões

Os pulmões são relativamente pequenos, não lobados, de coloração rosa brilhante e não expansíveis. Embora sejam relativamente mais firmes do que os pulmões dos mamíferos por conterem mais cartilagem, os pulmões das aves são macios e aveludados ao toque, restringindo-se à parte craniodorsal da cavidade corporal. A face dorsal convexa situa-se adjacente às vértebras torácicas e costelas vertebrais, sendo profundamente endentada às mesmas. Os pulmões não estabelecem contato com as faces laterais do coração, como ocorre nos mamíferos. A face ventral (septal) côncava situa-se aposta ao septo horizontal (ver adiante) e está voltada para o esôfago, coração e fígado (Fig. 37.27). Os pulmões são levemente fixados à parede corporal e ao septo horizontal que os limita por baixo. Não há necessidade de uma cavidade pleural correspondente à dos mamíferos, visto que a capacidade para expansão é insignificante. A natureza não expansível, a abundância de cartilagem e o confinamento determinado pelo envolvimento dos ossos no alto da cavidade corporal torna os pulmões bastante incompressíveis.

O *brônquio primário* (Fig. 37.28) penetra a face ventral, atravessa diagonalmente o pulmão (como o *mesobrônquio*), estreitando-se em seu trajeto, até tornar-se contínuo com o saco aéreo abdominal na margem caudal ao pulmão (Fig. 37.28/13) (ver adiante). Em frangos, emite 40 a 50 *brônquios secundários* classificados como medioventrais, mediodorsais, lateroventrais e laterodorsais, segundo as áreas do pulmão que suprem (Figs. 37.27a-d e 37.28/3-5). Esses grupos de brônquios secundários possuem diversas conexões com sacos aéreos, as quais são essenciais à passagem do ar pelos pulmões.

Os *brônquios secundários* emitem 400 a 500 *parabrônquios*, os quais contêm locais de trocas gasosas em suas paredes relativamente espessas. Os parabrônquios emergem a partir dos brônquios medioventrais e mediodorsais, conectando-se uns às extremidades dos outros para formar alças de vários comprimentos (Fig. 37.28/6). Essas alças, que são intimamente unidas e paralelas, constituem cerca de três

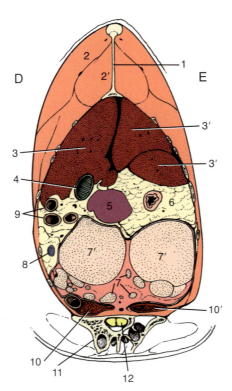

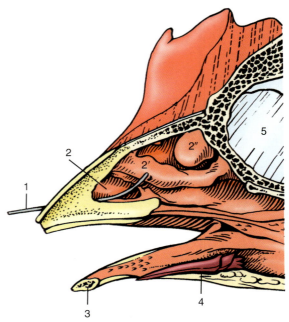

Fig. 37.24 Secção transversal do tronco na extremidade cranial do ílio. *E*, Esquerdo; *D*, direito; *1*, Quilha do esterno, *2*, peitoral; *2'*, supracoracóideo; *3* e *3'*, lobos direito e esquerdo do fígado, respectivamente; *4*, vesícula biliar; *5*, baço; *6*, constrição entre o proventrículo e a moela; *7*, ovário; *7'*, folículo; *8*, veia mesentérica cranial no tecido adiposo mesentérico; *9*, intestino delgado; *10* e *10'*, rins direito e esquerdo, respectivamente; *11*, ílio; *12*, medula espinal.

quartos do tecido pulmonar, formando a divisão funcional denominada *paleopulmão*. Os parabrônquios provenientes dos brônquios menores, lateroventrais e laterodorsais, formam a divisão funcional menos regular e mais caudal conhecida como *neopulmão*.

Os diâmetros interno e externo dos parabrônquios medem cerca de 1 mm e 2 mm, respectivamente. Os parabrônquios se anastomosam com seus vizinhos, dos quais se separam por septos fenestrados (Fig. 37.28/*f*). Numerosas extensões (átrios) do lúmen parabronquial originam os *capilares aéreos*, que formam uma densa rede de alças interconectadas (Fig. 37.28/*e*) que se distribuem pelos septos interparabronquiais. As anastomoses com os capilares aéreos dos parabrônquios adjacentes são encontradas onde os septos são deficientes (Fig. 37.28/*g*). Os capilares aéreos encontram-se intimamente entrelaçados aos capilares sanguíneos; as duas redes constituem o volume da parede parabronquial. O arranjo do fluxo nos capilares sanguíneos é contracorrente, uma característica que contribui com a extrema eficiência dos pulmões das aves. Os capilares aéreos, cujo diâmetro mede cerca de 5 µm, são revestidos por uma única camada de células epiteliais que repousam sobre uma membrana basal. O endotélio capilar encontra-se apoiado ao outro lado da membrana basal. A troca gasosa ocorre através da

Fig. 37.25 Secção através da parte rostral da cabeça de um frango. *1*, Fio na narina; *2*, *2'* e *2"*, conchas nasais rostral, média e caudal, respectivamente; *3*, mandíbula; *4*, língua; *5*, septo interorbital.

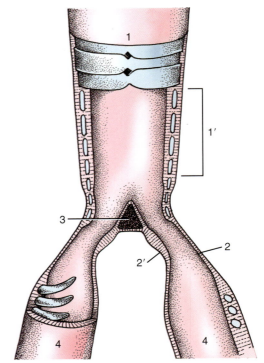

Fig. 37.26 Representação semiesquemática da siringe aberta. *1*, Traqueia; *1'*, tímpano; *2* e *2'*, membranas timpaniformes lateral e medial; *3*, pessulo; *4*, brônquios primários.

barreira. Por essa razão, os capilares aéreos são comparáveis aos alvéolos dos mamíferos; a diferença essencial reside no fato de os capilares aéreos não serem terminações da árvore respiratória, mas canais contínuos que podem receber ar rico em oxigênio de qualquer direção.

Capítulo 37   **A Anatomia das Aves**   789

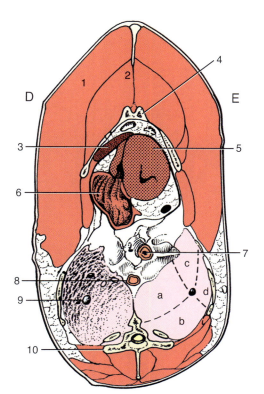

Fig. 37.27 Secção transversal do tronco no nível do coração e pulmões. *E*, Esquerdo; *D*, direito; *1*, Peitoral; *2*, supracoracóideo; *3*, fígado; *4*, esterno; *5*, ventrículo esquerdo; *6*, átrio direito; *7*, esôfago; *8*, aorta descendente; *9*, brônquio primário no pulmão direito; *10*, vértebra torácica (notário). *a*, *b*, *c* e *d*, áreas do pulmão esquerdo supridas pelos brônquios secundários medioventrais, mediodorsais, lateroventrais e laterodorsais, respectivamente.

Troca Gasosa: Comparada com a dos mamíferos, a captura do oxigênio pelas aves é muito mais eficiente em função das seguintes modificações: fina barreira hematogasosa, fluxo sanguíneo contracorrente, fluxo de ar com sentido único e rigidez pulmonar. Todavia, a eficiência da troca gasosa tem a desvantagem de tornar as aves mais suscetíveis a infecções e inalação de toxinas.

Os *sacos aéreos* são alargamentos cegos e de parede delgada (duas células de espessura) do sistema brônquico que se estendem além do pulmão em íntima relação com as vísceras torácicas e abdominais. Divertículos formados a partir de alguns sacos aéreos entram em vários ossos e até mesmo entre os músculos.

O frango possui *oito sacos aéreos*: um cervical e um clavicular e pares de sacos torácicos craniais, torácicos caudais e abdominais. O *saco cervical* (Fig. 37.28/*9*) consiste em uma pequena câmara central ventralmente aos pulmões, cujos longos divertículos estendem-se para dentro e ao longo das vértebras cervicais e torácicas. O *saco clavicular* é muito maior e está localizado na entrada do tórax. Sua porção torácica (Fig. 37.28/*10'*) preenche o espaço cranial e ao redor do coração, estendendo-se para dentro do esterno; divertículos extratorácicos (Fig. 37.28/*10*) passam entre os músculos

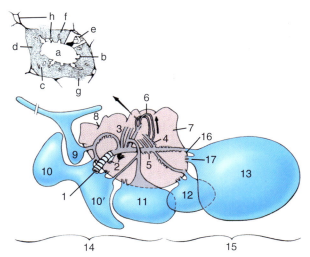

Fig. 37.28 Pulmão direito (vista medioventral) e sacos aéreos relacionados (esquemático). As estruturas intrapulmonares foram simplificadas. *1*, Brônquio primário; *2*, vasos pulmonares no hilo; *3*, brônquio medioventral; *4*, brônquio mediodorsal; *5*, brônquio lateroventral; *6*, alças dos parabrônquios; *7*, pulmão; *8*, endentação causada pela costela; *9*, saco aéreo cervical; *10* e *10'*, partes extra e intratorácica do saco aéreo clavicular, respectivamente; *11*, saco aéreo torácico cranial; *12*, saco aéreo torácico caudal; *13*, saco aéreo abdominal; *14*, sacos aéreos craniais, funcionalmente relacionados com os parabrônquios paleopulmonares; *15*, sacos aéreos caudais, funcionalmente relacionados com os parabrônquios neopulmonares; *16*, conexão direta (sacobronquial) do saco aéreo e do pulmão; *17*, conexão indireta (bronquial recorrente) do saco aéreo e do pulmão. *Detalhe*, Seção transversal de um parabrônquio. *a*, Lúme; *b*, átrio; *c*, infundíbulo; *d*, rede de capilares aéreos e sanguíneos; *e*, átrio desenhado solidamente e capilares aéreos esquemáticos destacando a sua continuidade; *f*, septo interparabronquial; *g*, tecido de troca gasosa em anastomose através de abertura no septo interparabronquial; *h*, vaso sanguíneo.

e ossos do cíngulo do membro torácico para pneumatizar o úmero. Fraturas compostas do úmero podem, portanto, carrear infecções aos sacos aéreos e pulmões. Os *sacos torácicos craniais*, pares (Fig. 37.28/*11*), situam-se ventralmente aos pulmões, entre as costelas esternais, o coração e o fígado. Os *sacos torácicos caudais*, pares (Fig. 37.28/*12*), localizam-se mais caudalmente, entre a parede corporal e os sacos abdominais. Os *sacos abdominais*, pares (Fig. 37.28/*13*), são os maiores. Ocupam as partes caudodorsais da cavidade abdominal, onde ficam em amplo contato com os intestinos, a moela, os órgãos genitais e os rins. Seus divertículos adentram recessos do sinsacro e do acetábulo.

Os sacos aéreos possuem função primária na respiração, embora suas paredes pouco vascularizadas os impeçam de exercer qualquer papel na troca gasosa. Apesar disso, sacos aéreos saudáveis são um requisito para a função normal dos pulmões. De fato, o arranjo geral é tal que, em contraste evidente com o processo em mamíferos, o ar fresco move-se através do pulmão tanto na expiração como na inspiração. Essa característica constitui óbvia contribuição à notável eficiência do pulmão das aves e de suas verdadeiramente prodigiosas capacidades atléticas. Os sacos aéreos também conferem leveza ao corpo e, por serem posicionados mais dorsalmente, abaixam o centro de gravidade, provavelmente para aumentar a estabilidade durante o voo. Os sacos aéreos situados na cavidade corporal delineiam precisamente alguns órgãos em radiografias.

Os sacos cervical, clavicular e torácicos craniais formam um grupo funcional (cranial) conectado aos brônquios ventrais, ao passo que os sacos torácicos caudais e abdominais formam um segundo grupo (caudal) conectado ao brônquio primário. Os sacos aéreos craniais, dessa forma, são relacionados com paleopulmão, enquanto os sacos caudais, com o neopulmão.

Resumidamente, os sacos aéreos criam um fluxo unidirecional de ar através dos pulmões, que é importante para maximizar a captura de oxigênio. Por evaporação, também participam da redução da quantidade de calor produzido durante o voo e podem apresentar papéis secundários na produção do som, demonstrações de cortejo e, possivelmente, resfriamento dos testículos.

A informação fornecida neste capítulo acerca da respiração está bastante simplificada. *Movimentos inspiratórios* (nos quais as costelas são tracionadas cranialmente e o esterno ventralmente) conduzem o ar através dos pulmões até os sacos aéreos; os sacos caudais (Fig. 37.28/*15*) recebem ar relativamente fresco, ao passo que os sacos craniais (Fig. 37.28/*14*) recebem ar que já perdeu grande parte do oxigênio devido à passagem pelos parabrônquios paleopulmonares. Durante a expiração, os sacos aéreos são comprimidos; a maior parte do ar presente nos sacos caudais passa através dos parabrônquios neopulmonares, enquanto a maior parte do ar presente nos sacos craniais deixa o sistema pela traqueia. Portanto, sacos aéreos funcionam como foles, movendo o ar através de pulmões altamente passivos. O fluxo é circular, com o ar passando pelas alças de parabrônquios paleopulmonares na mesma direção. Essa característica é única entre os vertebrados e difere significativamente do fluxo corrente de mamíferos.

A respiração é efetivada pelos *músculos intercostais e abdominais*. Para a inspiração, existem seis músculos, sendo principais os intercostais externos e os costoesternais. Durante a inspiração, a caixa torácica move-se para fora e o esterno para baixo. Essa pressão negativa força a entrada do ar pelas narinas até os sacos aéreos. Existem nove músculos destinados à expiração, destacando-se os músculos intercostais internos e a musculatura abdominal como principais. Na expiração, a caixa torácica move-se para cima, o que reduz o tamanho do peito e comprime o ar dos sacos aéreos de volta aos pulmões.

O sistema de fluxo das aves implica que a ventilação artificial pode ser efetuada por meio da passagem de oxigênio através da traqueia ou via canulação de um saco aéreo, no caso de obstrução traqueal. A ventilação manual também é possível por meio de compressão e elevação do esterno.

▶ O APARELHO UROGENITAL

Os Rins e Ureteres

Os *rins* são castanhos e alongados (Figs. 37.29 e 37.30). Preenchem os recessos nas faces ventrais dos ossos do qua-

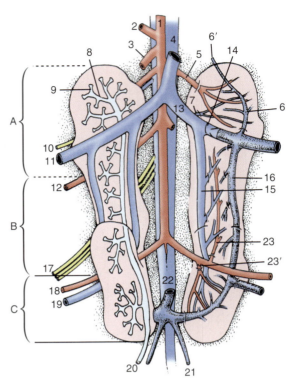

Fig. 37.29 Vista ventral dos rins e dos vasos e nervos em sua vizinhança (esquemático). O rim direito apresenta os ramos do ureter; o esquerdo, os vasos renais. Divisões cranial (A), média (B) e caudal (C) do rim. *1*, Aorta; *2*, artéria (a.) celíaca; *3*, a. mesentérica cranial; *4*, veia cava caudal; *5*, a. renal cranial; *6*, veia (v.) porta renal cranial; *6'*, anastomose com o seio venoso vertebral; *7*, v. renal cranial; *8*, ramo primário do ureter; *9*, ramo secundário do ureter; *10*, nervo femoral; *11*, v. ilíaca externa; *12*, a. ilíaca externa; *13*, v. ilíaca comum; *14*, valva portal; *15*, v. renal caudal; *16*, v. porta renal caudal; *17*, nervo isquiático; *18*, a. isquiática; *19*, v. isquiática; *20*, ureter; *21*, v. ilíaca interna; *22*, v. mesentérica caudal; *23* e *23'*, artérias renais média e caudal, respectivamente.

dril e situam-se adjacentes ao sinsacro, quase atingindo seu limite caudal enquanto estabelecem contato com os pulmões cranialmente. Os sacos aéreos abdominais, localizados próximo à sua face ventral, estendem divertículos que penetram na face dorsal dos rins. Diversos vasos e nervos passam pelos rins, tornando impossível removê-los sem que isso resulte em lesão. Aves que sofrem de gota renal (o que não é raro em criações comerciais) ou tumores (comuns em Periquitos-Australianos) podem apresentar claudicação como sinal.

Cada rim se divide arbitrariamente nas partes cranial, média e caudal, por meio das artérias ilíaca externa e isquiática (Fig. 37.29/*12* e *18*). Em algumas espécies, exceto em frangos, as divisões caudais direita e esquerda encontram-se fusionadas.

O córtex e a medula não são claramente demarcados e não há pelve renal. O ureter (Fig. 37.29/*20*) origina-se a partir da divisão cranial pela confluência de diversos ramos primários, passando sobre a face medioventral do rim e recebendo ramos adicionais das divisões média e caudal durante a passagem. O ureter continua caudalmente ao longo

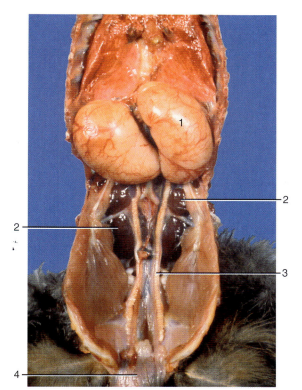

Fig. 37.30 Vista ventral dos órgãos genitais do macho. *1*, Testículo; *2*, rim; *3*, ducto deferente; *4*, cloaca.

do ducto genital para terminar na parede dorsal do urodeu (ver adiante). Obtém tom esbranquiçado devido à urina concentrada em seu interior. A vesícula urinária e a uretra não estão presentes.

Cada ramo do ureter (Fig. 37.29/*8* e *9*) resulta da confluência de muitos ramos secundários que recebem urina de um pequeno grupo (cinco ou seis) de *lóbulos renais* cônicos, cada um apresentando de 1 a 2 mm de diâmetro. Os mais próximos da superfície se abaulam ligeiramente, formando padrão visível. Cada lóbulo contém néfrons de dois tipos: néfrons medulares que se assemelham ao tipo de néfron dos mamíferos (com alça de Henle) e néfrons corticais que se assemelham aos néfrons reptilianos, juntamente com as redes vasculares responsáveis pela extração da urina do sangue. Os túbulos coletores situam-se na periferia do cone e se tornam confluentes no ápice.

Os Vasos Sanguíneos dos Rins

O rim é suprido por três *artérias renais*, uma para cada divisão (Fig. 37.29/*5*, *23* e *23'*). A artéria cranial emerge da aorta, enquanto as demais se originam da artéria isquiática, formando juntas as artérias interlobulares. Estas dão origem às artérias intralobulares, as quais, por sua vez, emitem duas ou mais arteríolas aferentes que suprem os corpúsculos renais (p. ex., glomérulos e túbulos). Contudo, não é raro artérias interlobulares emitirem diretamente as arteríolas aferentes, especialmente aquelas que suprem áreas muito próximas aos glomérulos. As veias menores são satélites às artérias, mas as numerosas veias renais (Fig. 37.29/*7* e *15*) que deixam o

órgão unem-se à veia ilíaca comum (Fig. 37.29/*13*) e, por intermédio dela, à veia cava caudal. Sobrepõe-se a esse conjunto um sistema porta que inclui as veias portas renais cranial e caudal (Fig. 37.29/*6* e *16*). Essas veias recebem sangue das partes caudais do corpo (através da veia ilíaca externa) e conduzem-no aos leitos capilares intralobulares que também recebem sangue arterial das artérias renais. Dessa forma, o sangue já terá passado por um leito capilar (no membro pélvico ou na pelve) e passará por um segundo nos rins. Uma valva portal (Fig. 37.29/*14*) (situada na periferia da união entre as veias ilíaca externa e renal caudal para formar a veia ilíaca caudal) regula o fluxo de sangue da veia ilíaca externa até o rim; quando se estreita, mais sangue entra no rim, embora sempre ocorram escapes pelas conexões com os seios vertebrais e com a veia mesentérica caudal (Fig. 37.29/*6'* e *22*) nas extremidades cranial e caudal do sistema. A maior parte do sangue da veia mesentérica caudal segue para a veia porta hepática direita e para o fígado antes de chegar ao coração (por essa razão, tem sido sugerido que os antibióticos não devem ser injetados nos músculos do membro pélvico, visto que parte do fármaco seria excretada pelos rins antes de alcançar o coração para ser distribuído pelo organismo).

Os Órgãos Reprodutivos do Macho

Consistem em um par de testículos, epidídimos e ductos deferentes e um único falo que, em algumas espécies, incluindo frangos, patos e avestruzes, constitui o órgão copulatório. Os testículos permanecem em seu local de origem; portanto, o funículo espermático, a túnica vaginal e o escroto estão ausentes. Além disso, não existem as glândulas genitais acessórias e a uretra.

Os Testículos

Os testículos em forma de feijão são relativamente grandes (cerca de 5 cm de comprimento) e brancos durante a estação de reprodução (Fig. 37.30/*1*); todavia, reduzem seu tamanho a aproximadamente metade e tornam-se amarelados durante o período quiescente (durante a muda). Em algumas aves, especialmente passeriformes, a diferença de tamanho pode ser ainda mais surpreendente. Fixados por curto mesórquio, os testículos posicionam-se simetricamente próximos às extremidades craniais dos rins, imediatamente caudal às adrenais, e estão relacionados ventralmente com os sacos aéreos abdominais, proventrículo, fígado e intestinos (Fig. 37.31/*3*). A remoção dos testículos (castração) para promover a engorda pode ser realizada por meio de uma incisão próxima à última costela. Antes do advento de testes mais simples e seguros, a sexagem de aves monomórficas, pelo menos as de cativeiro maiores, podia ser realizada por meio da introdução de um endoscópio através de uma pequena incisão.

A serosa recobre uma delgada túnica albugínea a partir da qual deriva um estroma comprimido; não há mediastino testicular. Os túbulos seminíferos passam para a face dorsomedial, onde se abrem na rede testicular. O *epidídimo* não é dividido em cabeça, corpo e cauda, apresentando aspecto

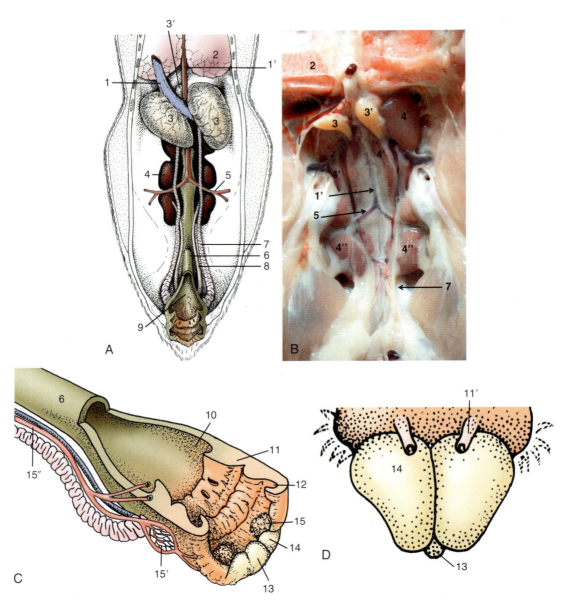

Fig. 37.31 (A) Vista ventral dos órgãos genitais do macho (esquemáticos). (B) Vista ventral dos órgãos genitais do macho. (C) O assoalho da cloaca foi removido e a imagem é mostrada invertida. (D) Vista caudal do falo tumescente. *1*, Veia cava caudal; *1'*, aorta; *2*, pulmão; *3*, testículo direito; *3'*, testículo esquerdo; *4*, rim-divisão cranial; *4'*, rim-divisão média; *4"*, rim-divisão caudal; *5*, artéria isquiática; *6*, reto; *7*, ducto deferente; *8*, ureter; *9*, cloaca; *10*, coprodeu; *11*, urodeu, *11'*, papila do ducto deferente direito; *12*, proctodeu; *13*, tubérculo fálico mediano; *14*, corpo fálico lateral; *15*, pregas linfáticas; *15'*, corpo vascular paracloacal; *15"*, artéria pudenda.

de uma discreta saliência sobre o testículo. É formado por dúctulos eferentes intimamente compactados que se unem para formar o ducto do epidídimo, que transporta os espermatozoides até o ducto deferente (Figs. 37.30/ *3* e 37.31/ *7*). O ducto deferente é bastante enovelado e emerge da extremidade caudal do epidídimo, acompanhando o ureter até a cloaca, onde se abre em uma discreta papila na parede lateral do urodeu (Fig. 37.22). O ducto apresenta um ligeiro alargamento terminal (receptáculo). Durante o período de reprodução, o ducto, repleto de espermatozoides, apresenta coloração branca. O ejaculado do galo em geral não chega a 1 mL. O fluido seminal é elaborado nos testículos e por células epiteliais que revestem os ductos extratesticulares.

A Cloaca e o Falo

O *coprodeu*, divisão mais cranial da cloaca, já foi descrito anteriormente (p. 784). O urodeu (Fig. 37.22/*3*), caudalmente à prega coprourodeal, é indistintamente demarcado do proctodeu por uma prega uroproctodeal rasa e incompleta ventralmente (Fig. 37.22/*3'*). O óstio(cloacal) do ureter encontra-se na parede dorsolateral, sobre a papila do ducto deferente. Na fêmea, a abertura alongada do oviduto

(Fig. 37.22/*8*) ocupa posição similar do lado esquerdo (ver adiante). Acredita-se que um pequeno fragmento de tecido vascular (corpo vascular paracloacal) (Fig. 37.31/*15'*), localizado na parede lateral do urodeu, seja responsável por fornecer linfa à tumescência do falo.

O *proctodeu* – segmento curto e mais caudal da cloaca – termina no vento. Uma pequena abertura em sua parede dorsal conduz até a bolsa cloacal (bolsa de Fabricius; Fig. 37.22/*9*), um acúmulo de tecido linfático que constitui o local de diferenciação de linfócitos B (Fig. 37.23). A bolsa cloacal é, portanto, um órgão imunológico análogo ao timo (pp. 797–798). Uma pequena glândula (proctodeal dorsal) pode ser encontrada caudalmente à bolsa (Fig. 37.22/*9'*).

O vento é uma fenda horizontal. Seu lábio ventral é de interesse porque em frangos machos aloja em sua face interna o *falo* não protraível, um análogo do pênis de mamíferos. O falo consiste em um pequeno tubérculo mediano, cercado por um par de corpos fálicos laterais maiores (Fig. 37.31/*13* e *14*). Estes aumentam durante o estado tumescente e, juntos, formam um canal que recebe o ejaculado dos ductos deferentes (Fig. 37.31C). Durante a inseminação, o vento é evertido e o falo é pressionado contra a mucosa cloacal da fêmea ("beijo" cloacal). O falo do peru é similar. O ganso e o pato possuem falo protraível semelhante, com vários centímetros de comprimento e capacidade de realizar a intromissão. Seu formato é cônico e exibe um sulco espiral que conduz o sêmen à ponta (Fig. 37.32/*8*). O falo protraível, também encontrado em ratitas, é capaz de verdadeira intromissão na cloaca da fêmea.

Psitacídeos, passeriformes, pombos e aves de rapina não possuem falo. Essas espécies copulam por meio da transferência de sêmen da cloaca evertida diretamente ao oviduto da fêmea.

Pintainhos de um dia, de ambos os sexos, apresentam uma protuberância genital diminuta na futura localização do falo. Uma pequena diferença na forma (que é arredondada nos machos e cônica nas fêmeas) é distinguível aos olhos de uma pessoa experiente, permitindo que quase todos os machos sejam descartados durante a seleção de poedeiras.

Os Órgãos Reprodutivos da Fêmea

Consistem no ovário e oviduto. Em geral, somente os órgãos esquerdos são funcionais nas aves, ocorrendo regressão do conjunto direito após o desenvolvimento. O oviduto das aves representa todo o trato genital e se estende desde o ovário até a cloaca. A gônada e os tratos tubulares do macho e da fêmea preenchem muito da cavidade corporal enquanto estão funcionais e, quando inativos fora da estação de reprodução, regridem de tal forma que pode ser difícil a sua localização.

O Ovário

Nos primeiros 5 meses após a eclosão, o ovário se desenvolve gradualmente de uma pequena estrutura irregular com superfície finamente granular para uma estrutura na qual *folículos* individuais podem ser distinguidos. Estes aumentam rapidamente em número e tamanho até que

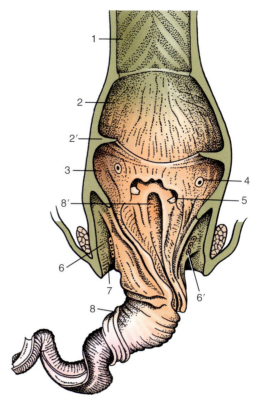

Fig. 37.32 Cloaca de pato com falo protraído cuja ponta foi seccionada, vista dorsal. *1*, Cólon; *2*, coprodeu; *2'*, prega coprourodeal; *3*, urodeu; *4*, óstio do ureter; *5*, papila do ducto deferente; *6*, proctodeu; *6'*, glândulas proctodeais; *7*, lábio do vento; *8*, sulco espiral do falo; *8'*, início do sulco espiral.

alguns atinjam vários centímetros de diâmetro (tamanho da gema de um ovo) (Figs. 37.33, 37.34 e 37.24 / *7*). O ovário maduro assemelha-se a um cacho de uvas, de tamanho variável, que está amplamente fixado à região cranial do rim esquerdo. Contém vários milhares de folículos –muito mais do que o número de ovos (cerca de 1.500) postos pela mais produtiva das galinhas. Os folículos maiores são pendulosos e fazem contato com o estômago, o baço e os intestinos. Cada um consiste em um oócito grande preenchido por vitelo e envolto por uma parede folicular altamente vascular. Pouco antes da ovulação, uma faixa branca não vascularizada (estigma) aparece do lado oposto do pedúnculo, indicando onde a parede irá romper-se no momento da ovulação (Figs. 37.35/ *2* e 37.34). O folículo vazio (cálice) regride após a ovulação e desaparece em poucos dias. Não há necessidade de um corpo lúteo porque não há embrião para ser mantido no organismo da ave.

O Oviduto

O oviduto conduz o ovo fertilizado até a cloaca, adiciona quantidade significativa de nutrientes (incluindo o albume) e o envolve com membranas e uma casca para proteger o embrião em desenvolvimento. Ademais, carreia espermatozoides até o ovo para que ocorra fertilização imediata e pode estocá-los por um tempo para utilização futura. Na

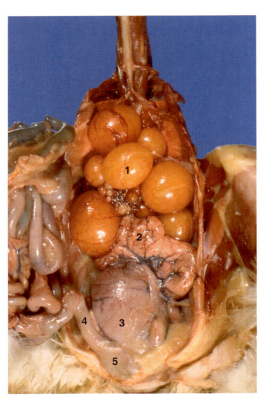

Fig. 37.33 Vista ventral dos órgãos genitais de galinha. *1*, Ovário com folículos em diferentes estágios de desenvolvimento; *2*, oviduto; *3*, útero; *4*, reto; *5*, cloaca.

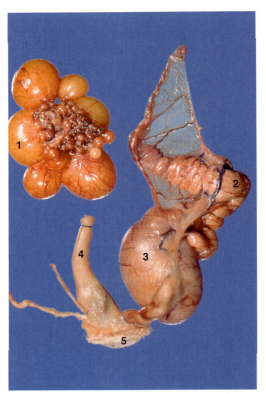

Fig. 37.34 Órgãos genitais da fêmea isolados. *1*, Ovário com folículos em diferentes estágios de desenvolvimento; *2*, oviduto; *3*, útero; *4*, reto; *5*, cloaca.

galinha, uma inseminação é suficiente para fertilizar os ovos liberados durante os próximos 10 dias ou mais.

O *oviduto* (Figs. 37.35/ *3-7*, 37.33 e 37.34) pode ser dividido em infundíbulo, magno, istmo, útero e vagina, segundo a função de suas partes; o útero e a vagina não são, é claro, análogos aos órgãos correspondentes dos mamíferos. O oviduto ocupa a parte dorsal da cavidade corporal, onde se relaciona com os rins, intestinos e moela. Trata-se de uma grande alça, com aproximadamente 60 cm de comprimento (ou seja, cerca de duas vezes o comprimento do corpo) quando plenamente funcional, porém muito menor em animais jovens e fora do período de postura. Está suspenso a partir do teto da cavidade corporal por uma prega peritoneal (mesoviduto) e algumas alças são conectadas por uma continuação que forma um proeminente e muscular ligamento ventral (Fig. 37.35/*12*). A parede do oviduto é composta pelas camadas usuais: serosa, túnica muscular (composta pelas camadas externa espiral e interna circular), uma submucosa delgada e uma túnica mucosa que contém numerosas glândulas.

A extremidade cranial é formada pelo infundíbulo com 7 cm de comprimento (Fig. 37.35/*3*), que consiste nas partes estriada e tubular. A parte estriada, de parede delgada, é estirada para formar uma fenda (óstio infundibular) com muitos centímetros de comprimento. Sua margem lateral encontra-se fixada à parede corporal próximo à última costela. O óstio é posicionado pelo saco aéreo abdominal esquerdo de tal modo que pode apreender oócitos recém-liberados. O oócito passa através do infundíbulo em aproximadamente 15 minutos. A fertilização deve ocorrer antes que as glândulas infundibulares forneçam a camada chalazífera, uma fina cobertura de albume denso que envolve diretamente a gema. As chalazas, filamentos enovelados que suspendem a gema e permitem sua rotação para que o disco germinativo permaneça mais elevado, embora parte dessa camada se desenvolva bem adiante no trato genital (Fig. 37.36/*3'*). Algumas espécies possuem uma glândula infundibular na qual espermatozoides podem ser armazenados.

O *magno*, altamente enovelado (Figs. 37.33, 37.34 e 37.35/*4*), mede cerca de 30 cm e é o mais longo segmento do oviduto. Suas paredes possuem grandes pregas mucosas e são espessadas pelas glândulas que contribuem com cerca de metade do albume total do ovo. Nesse local também são adicionados cálcio, sódio e magnésio. As pregas da mucosa são menores e a secreção é mais mucosa na extremidade distal do magno. O ovo leva cerca de 3 horas para passar por essa parte.

O *istmo* (Fig. 37.35/*5*) mede cerca de 8 cm de comprimento e está separado do magno por uma zona glandular translúcida e estreita. O istmo, mais fino e com pregas da mucosa menos desenvolvidas que o magno, secreta mais albume e um material que se espessa rapidamente para formar as duas membranas homogêneas encontradas entre o albume e a casca. O ovo leva aproximadamente 1 hora para atravessar o istmo. Psitacídeos não possuem istmo.

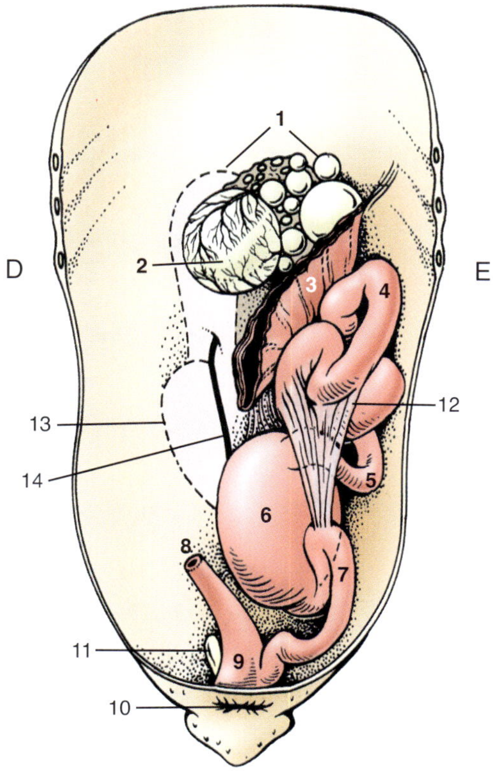

Capítulo 37 **A Anatomia das Aves** 795

O *útero* (glândula da casca; Fig. 37.35/6) é uma continuação do istmo com cerca de 8 cm de comprimento; é uma câmara de parede mais fina e ligeiramente alargada. A mucosa possui muitas pregas baixas e cristas que se achatam contra o ovo, o qual permanece nesse local por cerca de 20 horas. Ao passar pelas membranas permeáveis, o ovo recebe adição de albume aquoso. Essa secreção é seguida pela deposição da casca e de seus pigmentos, além de uma camada externa brilhante ou cutícula.

A parte final, a *vagina* (Fig. 37.35/7), é um tubo muscular em forma de S, através do qual o ovo completo passa em segundos quando ocorre a postura. Sua junção com o útero é delimitada por um esfíncter. Criptas glandulares presentes na região do esfíncter foram descritas como reservatório de espermatozoides. A vagina termina em uma abertura em forma de fenda na parede lateral do urodeu. Quando o ovo é posto (extremidade romba primeiro), a abertura vaginal protrai-se para dentro do vento, o que minimiza a contaminação por fezes. Glândulas armazenadoras de espermatozoides, onde estes podem ser estocados por muitos meses, também podem ser encontradas na junção uterovaginal. Um resquício do oviduto direito (Fig. 37.35/*11*) pode ser encontrado do lado direito da cloaca; e pode tornar-se cístico e aumentado..

Fig. 37.35 Vista ventral dos órgãos genitais de uma galinha poedeira (semiesquemático). *E*, Esquerdo; *D*, direito; *1*, ovário; *2*, estigma no folículo maduro; *3*, infundíbulo; *4*, magno; *5*, istmo; *6*, útero contendo um ovo; *7*, vagina; *8*, reto; *9*, cloaca; *10*, vento; *11*, vestígio do oviduto direito; *12*, margem livre do ligamento ventral do oviduto; *13*, contorno do rim direito; *14*, ureter direito.

▶ A CAVIDADE CORPORAL

Agora que foram descritos os órgãos e sacos aéreos, pode ser útil uma breve explanação acerca de como se subdivide a cavidade corporal (celoma). Nas aves não há diafragma separando os órgãos torácicos dos abdominais. Contudo, a cavidade corporal está dividida em três partes pelos septos horizontal e oblíquo, que são predominantemente delgados e translúcidos, porém podem conter tecido fibroso. O septo horizontal possui tecido muscular em direção à sua periferia. O septo oblíquo normalmente é rompido quando as vísceras são manipuladas durante a dissecção.

O *septo horizontal* está fixado lateralmente às costelas e medialmente aos corpos das vértebras torácicas; caudalmente faz contato com o septo oblíquo. Forma a face ventral de cavidades pares que são delimitadas lateral e dorsalmente pelas costelas e vértebras torácicas. Esses espaços contêm os pulmões.

O *septo oblíquo* é maior e fixado ao esterno ventralmente, à sexta e à sétima costelas lateralmente e ao septo horizontal e vértebras torácicas dorsalmente. Forma a face caudoventral das cavidades pares que são delimitadas dorsalmente pelo septo horizontal e lateralmente pelas paredes abdominal e torácica. Essa parte da cavidade corporal contém os sacos aéreos torácicos e as partes torácicas dos sacos aéreos cervical e clavicular.

A maior das três partes situa-se caudalmente ao septo oblíquo. Está delimitada dorsalmente pela pelve, dorsocranialmente pelo septo oblíquo e ventralmente pela parte caudal do esterno e músculos abdominais. Contém o coração, o fígado, o baço, os tratos gastrointestinal e urogenital e sacos aéreos abdominais. É ainda dividida por pregas

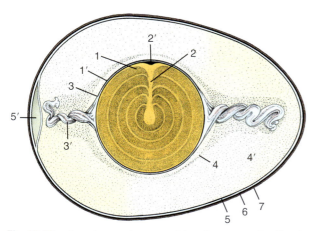

Fig. 37.36 Secção semiesquemática de um ovo fertilizado. *1*, Gema; *1'*, membrana da gema; *2*, látebra; *2'*, disco germinativo; *3*, camada chalazífera; *3'*, chalaza; *4* e *4'*, albume fino e denso, respectivamente; *5*, membranas interna e externa da casca; *5'*, câmara de ar; *6*, casca; *7*, cutícula.

mesentéricas e peritoneais, o que resulta em um complexo conjunto de compartimentos.

AS GLÂNDULAS ENDÓCRINAS

As *glândulas tireoides* do frango (Fig. 37.35/*5*), pares, apresentam coloração castanho-avermelhada, forma oval e cerca de 10 mm de comprimento e 5 mm de largura. Nos Periquitos-Australianos, nos quais a doença da tireoide constitui um grave problema em áreas deficientes em iodo, são mais pálidas, com apenas 2 a 3 mm de comprimento e 1 a 2 mm de largura. As glândulas tireoides localizam-se na entrada do tórax, caudalmente ao inglúvio e intimamente relacionadas com a artéria carótida comum, a traqueia, a veia jugular e o nervo vago (que acompanha a veia) – de fato, situam-se imediatamente craniais à união desses vasos com os vasos subclávios (Fig. 37.37/*16*). Sua coloração as distingue dos lobos do timo adjacentes, que são similares, porém mais pálidos.

As *glândulas paratireoides* (Fig. 37.37/*17*), duas ou três de cada lado, são estruturas diminutas (1 a 3 mm) castanho-amareladas, imediatamente caudais às glândulas tireoides, às quais podem estar fixadas. Tornam-se aumentadas (aumento da produção de paratormônio) quando a dieta é deficiente em cálcio, o que resulta em descalcificação óssea. Em Papagaios-Cinzentos-do-Congo, ocorre um problema específico no qual o cálcio não é mobilizado do esqueleto, apesar da dieta deficiente. Nessa situação, a ave morre por hipocalcemia e suas glândulas paratireoides são encontradas muito aumentadas na necropsia.

As *glândulas ultimobranquiais* são ainda menores e róseas (Fig. 37.37/*8*), situando-se próximas às paratireoides.

As *glândulas adrenais* (Fig. 37.31/*3´*) são castanho-amareladas, ovais ou triangulares e medem cerca de 13 mm de comprimento e 8 mm de largura. Cada glândula se localiza no polo cranial do rim correspondente, relacionando-se ventralmente com o ovário (ou epidídimo). Não há separação evidente entre córtex e medula.

A *hipófise* (ou glândula pituitária) (Fig. 37.38/*7*) encontra-se fixada ventralmente ao diencéfalo e ocupa a fossa hipofisária na base do crânio. Seu aspecto assemelha-se à glândula dos mamíferos em termos de divisão e formação.

O SISTEMA CIRCULATÓRIO

O Coração

O coração das aves possui quatro câmaras e é amplamente similar ao dos mamíferos. Contudo, é relativamente maior e sua frequência de contração é muito mais rápida – até 1.000 vezes por minuto em algumas pequenas aves! Sua forma é cônica, com o ápice formado somente pelo ventrículo esquerdo. O coração se localiza no tórax em meio e à frente aos lobos do fígado (Fig. 37.16/*8*). Está fixado ao esterno por meio do pericárdio fibroso.

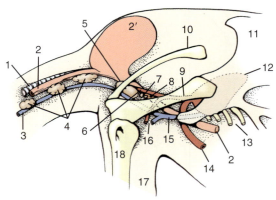

Fig. 37.37 Junção do pescoço com o tronco vista pelo lado direito (semiesquemático). Cranial está para a esquerda. *1*, Traqueia; *2*, esôfago; *2´* papo; *3*, veia jugular direita; *4*, timo; *5*, glândula tireoide; *6*, artéria carótida comum direita; *7*, glândulas paratireoides; *8*, glândula ultimobranquial; *9*, artéria braquiocefálica direita; *10*, clavícula; *11*, esterno; *12*, posição do coração; *13*, costelas esternais; *14*, aorta descendente; *15*, veia cava cranial direita; *16*, artéria e veia subclávias; *17*, asa; *18*; úmero.

O átrio direito recebe um par de veias cavas craniais e uma única veia cava caudal. A valva atrioventricular direita é formada por uma única aba muscular sem cordas tendíneas. O ventrículo direito possui parede fina e posiciona-se ao redor do ventrículo esquerdo de forma que, em secção transversal, seu lume tem forma de lua crescente. As veias pulmonares combinam-se para formar um tronco único antes de entrarem no átrio esquerdo por uma entrada provida de uma valva capaz de impedir o refluxo. A valva atrioventricular esquerda possui três cúspides fixadas às cordas tendíneas. O ventrículo esquerdo possui parede espessa (Fig. 37.27/*5*) e forma cônica. Internamente, traves musculares lhe conferem forma de roseta na secção transversal. A punção cardíaca, realizada para coleta de sangue, é arriscada em aves pequenas.

As Artérias

A primeira parte da *aorta* origina as artérias coronárias direita e esquerda, além de um tronco braquiocefálico que imediatamente se divide nas artérias braquiocefálicas direita e esquerda, as quais, por sua vez, emitem as artérias carótidas comuns em direção ao pescoço e artérias subclávias em direção às asas (Fig. 37.16/*8´* e *8"*). Na entrada do tórax, as carótidas comuns continuam como carótidas internas correndo lado a lado na face ventral das vértebras cervicais (Fig. 37.15/*6´*). A artéria subclávia emite um grande tronco peitoral para os músculos do peito e esterno antes de acompanhar o úmero na asa. Conforme desce pela coluna vertebral, a aorta emite as seguintes artérias: celíaca (estômago, baço, fígado, intestinos [Fig. 37.29/*2*]), mesentérica cranial (intestinos [Fig. 37.29/*3*]), renal cranial (rins, gônadas [Fig. 37.29/*5*]), ilíaca externa (coxas [Fig. 37.29/*12*]), isquiática (rins, oviduto, membros pélvicos [Fig. 37.29/*18*])

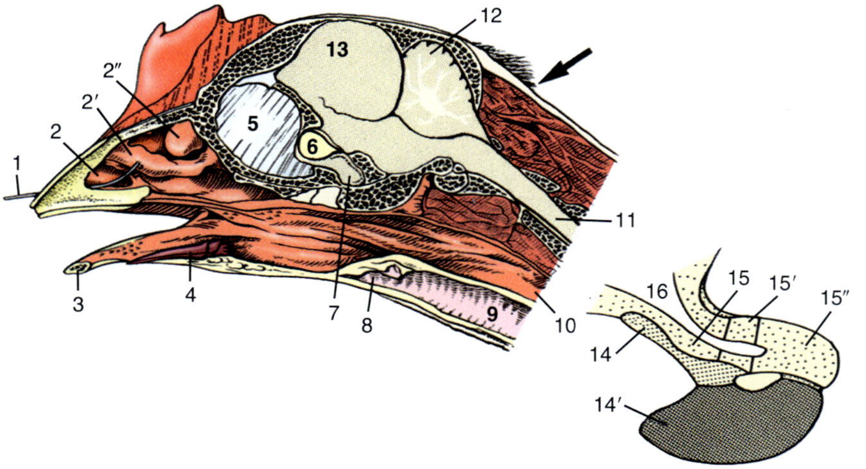

Fig. 37.38 Secção mediana da cabeça com ampliação da hipófise (*destaque*). A *seta* indica o acesso ao forame magno, através do qual a eutanásia pode ser realizada por injeção no interior do cérebro. *1*, Fio da narina; *2, 2′* e *2″*, conchas nasais rostral, média e caudal, respectivamente; *3*, mandíbula; *4*, língua; *5*, septo interorbital; *6*, quiasma óptico; *7*, hipófise (ver também o *detalhe*); *8*, laringe; *9*, traqueia; *10*, esôfago; *11*, medula espinal; *12*, cerebelo; *13*, cérebro; *14* e *14′*, parte tuberal e parte distal da adeno-hipófise, respectivamente; *15, 15′* e *15″*, eminência mediana, infundíbulo e lobo neural da neuro-hipófise, respectivamente; *16*, terceiro ventrículo.

e mesentérica caudal (intestinos, cloaca). Termina suprindo o final do oviduto, as estruturas pélvicas e a cauda.

As Veias

As duas *veias cavas craniais* (Fig. 37.16/*7*) são satélites das artérias braquiocefálicas e recebem tributárias (veias jugular e subclávia) do pescoço e da cabeça e do peito e da asa, respectivamente.

Punção venosa: A veia jugular direita, sempre maior que a esquerda, é visível através da pele e disponível para punção (Fig. 37.15/*6*). Entretanto, isso não é possível em pombos devido à maior espessura da pele nessa região. A punção venosa nessas aves é realizada pela veia medial do metatarso. Em muitas aves pequenas de cativeiro, a jugular esquerda é muito pequena. A veia ulnar cutânea (veia da asa), subcutânea na face ventral da asa estendida, também pode ser utilizada para a administração de fluidos ou coleta de pequenos volumes de sangue (Fig. 37.13/*9*). O hábito de cortar uma garra para coleta de pequena quantidade de sangue é condenado, é mais apropriado puncionar a veia medial do metatarso.

A *veia cava caudal* drena o fígado, os rins, as gônadas e o oviduto. A veia se forma ventralmente aos rins a partir da união entre as veias ilíacas comuns, as quais drenam a pelve e membros pélvicos (Fig. 37.29/*13*). Conforme descrito na página 791, parte do sangue proveniente da pelve e membros pélvicos passa pelos rins (sistema porta renal) antes de chegar até a veia cava caudal. O sangue do trato gastrointestinal alcança o fígado por *veias portas hepáticas*

direita e esquerda, direcionadas aos respectivos lobos do fígado. A veia esquerda drena as partes esquerda e ventral do estômago. A veia direita é muito maior e drena as partes direita e dorsal do estômago, bem como o baço e o restante do trato gastrointestinal, por meio das veias mesentéricas cranial e caudal. A *veia mesentérica caudal*, conectada à extremidade caudal do sistema porta renal (Fig. 37.29/*22*), também conduz uma considerável quantia do sangue em direção aos rins. Portanto, parte do sangue advindo do trato gastrointestinal pode retornar ao coração sem passar pelo fígado.

As Estruturas Linfáticas

Somente o ganso e o pato (entre as aves domésticas) possuem tecido linfático encapsulado como verdadeiros linfonodos – um par de linfonodos cervicotorácicos na entrada do tórax e um par de linfonodos lombares próximo aos rins. Todavia, o tecido linfático, presente em todas as espécies, existe em forma de agregados relativamente desorganizados na maioria delas.

Os *vasos linfáticos* são menos numerosos do que em mamíferos. Acompanham (e circundam) os vasos sanguíneos, são valvados e apresentam linfonodos microscópicos dispersos a intervalos em suas paredes. Conduzem a linfa até a entrada do tórax, liberando-a nas veias cavas craniais.

Embora os linfonodos verdadeiros estejam ausentes, muito tecido linfático está presente em vários órgãos (fígado, pâncreas, pulmões e rins) na forma de *nódulos linfáticos solitários*, especialmente proeminentes em condições patológicas, além de placas de *nódulos linfáticos agregados* presentes na orofaringe e no intestino. Esses agregados linfáticos são chamados de tecido linfoide associado ao intestino (GALT, do inglês *gut-associated lymphoid tissue*) e tecido linfoide associado aos bronquíolos (BALT, do inglês *bronchiolar-associated lymphoid tissue*). As placas cecais (tonsilas cecais) (Fig. 37.20/*10*) são particularmente evidentes.

O *timo* é composto por diversos lobos separados que acompanham as veias jugulares (Fig. 37.15/*9*). Os lobos se dividem em lóbulos, cada qual consistindo de um córtex escuro e uma medula pálida. O timo, mais desenvolvido em animais jovens, regride com o início da maturidade sexual.

A *bolsa cloacal*, já descrita anteriormente (Fig. 37.22/*9*), é um órgão linfoepitelial com parede delgada e irregular devido aos lóbulos encapsulados que circundam o lume irregular. Na segunda semana de desenvolvimento embrionário (no frango), células precursoras dos linfócitos migram para o órgão em desenvolvimento (Fig. 37.23B) e pregas longitudinais se formam e se projetam para o lume. Formações epiteliais nodulares originárias das pregas começam a penetrar na lâmina própria. Com o início da linfopoiese, células linfoides invadem esses brotos a partir da lâmina própria. Os brotos aumentam consideravelmente de tamanho até o 18° dia por meio da proliferação ativa dessas células. A bolsa atinge seu maior tamanho aproximadamente 6 semanas após a eclosão, quando as pregas estão completamente preenchidas por grandes acúmulos epiteliais (ou folículos da bolsa), o que resulta em muitas similaridades histológicas do órgão com o timo (Fig. 37.23C). A bolsa é o local de diferenciação de linfócitos B independente de antígenos, bem como de produção de anticorpos. A bolsa gradualmente regride a partir dos 2 a 3 meses, permanecendo como um pequeno nódulo no adulto. Em aves jovens, a bolsa é um importante órgão para a investigação e o diagnóstico de diversas infecções virais (p. ex., infecção por circovírus).

A localização e o formato do *baço* já foram descritos (p. 785) (Fig. 37.24). Sua estrutura se assemelha à dos mamíferos, embora a distinção entre as polpas branca e vermelha seja menos marcante.

O SISTEMA NERVOSO E ÓRGÃOS DO SENTIDO

O Cérebro e a Medula Espinal

O cérebro é pequeno, de fato, um pouco maior do que um dos olhos (Fig. 37.38). Os *hemisférios* cerebrais são piriformes; suas extremidades rostrais pontiagudas (bulbos olfatórios) encontram-se alojadas entre as grandes órbitas. Comparados com seus correspondentes nos mamíferos, os hemisférios são pequenos e relativamente lisos. Os hemisférios direito e esquerdo são separados um do outro por uma fissura mediana e do cerebelo por uma fissura transversa. A ponta da glândula pineal pode ser vista na intersecção dessas fissuras. Os *lobos ópticos*, homólogos aos colículos rostrais dos mamíferos, localizam-se caudoventralmente aos hemisférios. São excessivamente grandes – correspondendo ao desenvolvimento dos olhos – e visíveis tanto na face dorsal quanto na ventral. O *quiasma óptico* (Fig. 37.38/*6*) é igual-

mente grande. Os pequenos bulbos olfatórios indicam que o sentido da olfação seja pouco desenvolvido. O *cerebelo* (Fig. 37.38/*12*), também relativamente grande, consiste essencialmente em um corpo central (homólogo ao verme dos mamíferos) com pequenos apêndices laterais (flóculos).

Uma peculiaridade da *medula espinal* é o corpo gelatinoso rico em glicogênio situado na face dorsal da intumescência lombossacral; possui 3 a 5 mm de tamanho e não deve ser confundido com uma lesão.

Alguns Nervos Periféricos

O nervo periférico normal é branco, com estrias transversais sutis e uniformemente largo. Na doença de Marek (linfomatose neural) há alteração desse aspecto, especialmente nos nervos dos membros. Os nervos descritos a seguir são normalmente examinados durante a necropsia. Os nervos cervicais emergem dos músculos cervicais e passam para a pele em ângulos retos em relação ao pescoço (Fig. 37.15/*4 '*). O nervo vago (Fig. 37.15/*6*) acompanha a veia jugular. O tronco simpático cervical situa-se profundamente aos músculos. O vago pode ser visto novamente na face dorsal do proventrículo (Fig. 37.21A/*3*). De cada lado dos músculos cervicais é possível expor o plexo braquial quando o esôfago, a traqueia e os vasos maiores craniais ao coração são rebatidos. A maior parte dos ramos segue para a asa ventralmente à escápula e caudalmente ao úmero. Os nervos intercostais são expostos por meio da remoção dos pulmões. O nervo intestinal (Fig. 37.21/*14*) acompanha os vasos mesentéricos craniais no mesentério. Nervos pertencentes aos plexos lombar e sinsacral passam através do rim, que necessita ser removido para que esses sejam expostos (Fig. 37.29/*10* e *17*). Finalmente, o nervo isquiático pode ser examinado na face medial da coxa após afastamento de dois finos músculos (Fig. 37.21A/*15*).

O Olho

O *bulbo do olho* assemelha-se ao bulbo globoso do mamífero. Sua estrutura geral é globular, embora o formato possa variar, especialmente em sua parte anterior, que pode ser plana, globosa ou tubular, dependendo da espécie (Fig. 37.39). O olho quase preenche a órbita, deixando pouco espaço para movimento; contudo, o longo pescoço e a mobilidade da articulação atlanto-occipital compensam isso.

A pálpebra inferior é maior e mais móvel. A terceira pálpebra possui uma margem endurecida; por ser translúcida, não parece comprometer a visão quando recobre a córnea. As secreções da glândula lacrimal e da profunda glândula da terceira pálpebra deixam o saco conjuntival através de dois pontos que conduzem a um espaçoso ducto nasolacrimal. O ponto superior é surpreendentemente amplo.

A córnea é delgada e fortemente curvada. Seu pequeno diâmetro não condiz com o grande bulbo do olho ao qual pertence. A esclera é reforçada por uma camada de cartilagem transformada em um anel de ossículos próximo da

a castanho, ao passo que os machos de castanho-escuro a preto. A *retina* é desprovida de vasos sanguíneos. Exibe uma protuberância notável (pécten) (Fig. 37.39/5) sobre o disco óptico. Trata-se de uma crista negra achatada que se projeta para o corpo vítreo; por ser rica em vasos sanguíneos, acredita-se que possua papel relacionado com a nutrição da retina. Os músculos extraoculares são similares aos dos mamíferos, embora não haja um retrator do bulbo.

A Orelha

Aves não possuem aurícula; a *orelha externa* consiste somente em um meato acústico externo que se abre no lado da cabeça sob um aglomerado de pequenas penas. O meato é curto e reto, de modo que a relativamente grande membrana timpânica pode ser facilmente examinada (assim como facilmente lesionada). Um lobo, de estrutura similar à crista e à barbela, situa-se ventralmente à abertura (Fig. 37.1/4). Em galinhas domésticas, a cor do lobo da orelha corresponde a cor da casca dos ovos.

A *orelha média* assemelha-se à dos mamíferos, exceto pela modificação dos ossículos. A membrana timpânica conecta-se à janela do vestíbulo por meio da columela e pelo homólogo do estribo de mamíferos, uma pequena haste óssea expandida em cada extremidade.

A estrutura e a subdivisão da *orelha interna* seguem o mesmo padrão dos mamíferos. A cóclea não forma um espiral, sendo apenas levemente curvada, embora seja significativamente mais curta do que sua correspondente em mamíferos; uma camada relativamente espessa de células sensoriais parece compensar sua brevidade.

> **TESTE SUA COMPREENSÃO**
>
> Dada sua importância nas doenças de aves, revise a estrutura dos seguintes órgãos: pulmões, coração, rins, fígado e órgãos linfáticos.

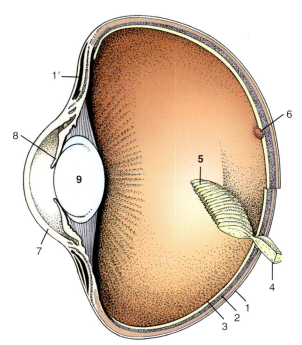

Fig. 37.39 Secção através do bulbo do olho (esquemática). *1*, esclera; *1'*, anel de ossículos da esclera; *2*, coroide; *3*, retina; *4*, nervo óptico; *5*, pécten; *6*, fóvea central; *7*, córnea; *8*, íris; *9*, lente.

córnea (Fig. 37.39/*1'*). Não existe tapete lúcido. A íris dos frangos é castanho-amarelada, mas se torna ligeiramente mais pálida durante o período de postura. Circunda uma pupila redonda que pode mudar rapidamente de tamanho por meio da ação dos músculos esfíncter e dilatador *estriados*. Apesar disso, a íris das aves é surpreendentemente não responsiva à luz. Na maioria das espécies, a íris é mais escura, variando desde o castanho até o preto, embora possa ser amarelo-clara em corujas. Em Papagaios-Cinzentos-do-Congo, a íris acinzentada do jovem torna-se amarelada na idade adulta. Cacatuas fêmeas possuem íris em tons de vermelho

38 A Anatomia Clínica das Lhamas e Alpacas

"Entre os artiodáctilos selenodontes, camelos e lhamas do Velho e do Novo Mundo representam um grupo muito extravagante. Ainda que não fosse conhecido o maravilhoso registro de sua história passada, revelada nos depósitos do período Terciário deste país, seria justificável, dado o número de peculiaridades anatômicas que exibem, alocar sua origem muito atrás no período Terciário, em uma época na qual a divergência primitiva das várias linhagens de selenodontes estava ocorrendo."

J. L. Wortman, 1898

Este capítulo objetiva apresentar aos estudantes de medicina veterinária e veterinários as diferenças anatômicas clinicamente relevantes entre camelídeos sul-americanos domesticados e ungulados domésticos, particularmente ruminantes e equinos. Em muitos casos, sua anatomia é bastante peculiar, embora a anatomia específica de lhamas e alpacas não tenha sido reportada extensivamente, especialmente no que tange às diferenças dos sistemas muscular, nervoso e vascular que podem existir nesses animais. Devido à relativa escassez de estudos anatômicos sobre lhamas e alpacas, este capítulo não pretende trazer um tratado completo da anatomia de camelídeos sul-americanos, mas um resumo das diferenças anatômicas documentadas que necessitam ser levadas em consideração durante o manejo e o tratamento de lhamas e alpacas. Exceto quando mencionado de outra forma, até onde se sabe, a anatomia dos camelídeos corresponde ao padrão geral dos mamíferos exemplificado pelas outras espécies domésticas comumente estudadas.

As principais fontes de informação utilizadas para este capítulo incluem as obras *Medicine and Surgery of Camelids*, *Llama and Alpaca Care* e *Veterinary Techniques for Llamas and Alpacas*.[1] Ademais, uma pesquisa da literatura nas principais bases de dados da medicina veterinária foi conduzida em busca de artigos e outras fontes de informação específicas para lhamas e alpacas, que são referenciados quando oportuno. As figuras originais foram desenvolvidas a partir de fotografias.

Os camelídeos evoluíram na América do Norte no início do Eoceno, sendo, todavia, extintos dessa região ao final da última Era do Gelo. Camelídeos modernos pertencem a um dos dois grupos gerais: camelídeos do "Velho Mundo", que incluem dromedários e camelos-bactrianos, ou camelídeos do "Novo Mundo" ou sul-americanos, que incluem lhamas, alpacas, vicunhas e guanacos, dos quais somente lhamas e alpacas foram domesticadas.

Presume-se que os ancestrais africanos e asiáticos dos camelos tenham migrado por terra da América do Norte para a Ásia, onde se tornaram adaptados a condições desérticas, enquanto os ancestrais de lhamas e alpacas migraram para o sul, em direção à América do Sul. Acredita-se que lhamas e alpacas descendam de seus parentes selvagens, o guanaco e a vicunha, respectivamente. Esses animais se adaptaram às altas altitudes e condições adversas da elevada Puna dos Andes sul-americanos. Lhamas estão entre as espécies com maior tempo de domesticação do mundo e foram utilizadas inicialmente como animais de carga, ao passo que alpacas foram criadas por sua lã de fina qualidade. Foram trazidos à América do Norte no final do século XIX, porém foram mantidos principalmente em zoológicos e coleções privativas até os anos 1970.

Atualmente, a popularidade dos camelídeos domésticos como animais de companhia e de produção vem aumentando nos Estados Unidos. Segundo os dados do censo de rebanhos do Departamento de Agricultura dos EUA, o número de alpacas no país aumentou de 121.904 para 140.601 entre 2007 e 2012, embora o número de lhamas tenha se reduzido de 122.880 para 76.086 no mesmo período. Alpacas apresentaram preços exorbitantes durante o auge de sua popularidade, contudo os valores se reduziram consideravelmente; fêmeas vendidas por até US$70.000 em 2005 contra US$1.000 em 2014 e machos comercializados por até US$30.000 em 2005 e somente US$200 em 2014. Camelídeos domésticos sul-americanos são utilizados para obtenção de carne, fibra, transporte de mercadorias (Fig. 38.1), prática de *agility* (Fig. 38.2), em exposições, como animais de companhia e como projetos para escoteiros ou grupos 4-H. Lhamas também são empregadas como animais de guarda para ovelhas e outros rebanhos de animais menores. A expectativa de vida das lhamas e alpacas é cerca de 20 a 25 anos.

Entre os animais domésticos, os camelídeos sul-americanos assemelham-se mais aos ruminantes, sendo herbívoros dotados de um estômago com três câmaras. Camelídeos mastigam e regurgitam alimento durante o ciclo gástrico normal. Contudo, não são pequenos ruminantes, como já foram caracterizados no passado.

TAMANHO E CONFORMAÇÃO

Alpacas pesam entre 54 e 90 kg e possuem 76 a 96 cm de altura na cernelha. A Fig. 38.3 demonstra alpacas próximas

---

[1]Fowler ME: Medicine and surgery of camelids, 3rd ed, Ames, IA, 2010, Wiley-Blackwell; Cebra C, Anderson DE, Tibary A, et al: Llama and alpaca care: medicine, surgery, reproduction, nutrition, and herd health, St. Louis, 2014, Elsevier; and Anderson DE, Jones, ML, Miesner MD: Veterinary techniques for llamas and alpacas, Ames, IA, 2013, Wiley-Blackwell.

de um tratador. A lhama foi desenvolvida para ser um animal de transporte de mercadorias, além de sua utilidade para carne e fibra, e é o maior camelídeo da América do Sul, apresentando aproximadamente duas vezes o tamanho das alpacas. Lhamas adultas pesam entre 113 e 250 kg e possuem 101 a 120 cm de altura na cernelha.

Não existem padrões de raça determinados para a conformação de camelídeos, mas os princípios gerais de equilíbrio e simetria aplicados a outros animais de produção funcionam bem na avaliação de lhamas e alpacas. A grande quantidade de lã, contudo, pode esconder detalhes da condição corporal e da conformação, como pode ser observado na Fig. 38.4, que compara alpacas sem tosquia e com tosquia.

Em lhamas, a fibra raramente se estende distalmente ao carpo ou tarso, porém o faz no membro pélvico da alpaca. Lhamas possuem maior variedade de cores de pelagem do que alpacas e tendem a apresentar uma face mais alongada e desprovida de fibra, enquanto alpacas possuem face curta tipicamente coberta por fibra (Fig. 38.5). As orelhas das alpacas são mais curtas e arredondadas, enquanto as lhamas possuem tipicamente uma orelha em forma de banana que se volta para dentro.

A Fig. 38.6 é uma comparação da conformação geral do adulto e do filhote recém-nascido das lhamas e alpacas. A distribuição do peso nos camelídeos é de 63% nos membros torácicos e 37% nos membros pélvicos. As pernas das lhamas são mais longas, a linha dorsal é relativamente reta e a garupa é mais quadrada que nas alpacas. Alpacas tendem a apresentar o jarrete em forma de foice e a estrutura pélvica é rotacionada para baixo comparada com as lhamas, o que lhes confere uma postura "debruçada de trás". A articulação interfalangeana proximal é quase vertical na alpaca e mais inclinada na lhama.

Camelídeos apresentam uma tendência de "dedos para fora" no membro torácico. Em geral, porém, a avaliação da conformação de tronco e membros é similar aos princípios utilizados para equinos. Lhamas e alpacas devem apresentar pernas retas quando observadas de frente ou de trás; uma linha a partir da ponta do ombro deve dividir o membro torácico em duas metades. A postura da mão e do pé difere sobremaneira da postura dos demais quadrúpedes domésticos pelo fato de as falanges média e distal estarem normalmente paralelas ao solo em camelídeos. Para uma descrição mais detalhada da conformação normal e anormal dos camelídeos sul-americanos, o leitor é referido à obra *Medicine and Surgery of Camelids*, de Fowler. Deformidades angulares dos membros, especialmente do carpo, ocorrem em camelídeos da mesma forma que em equinos.

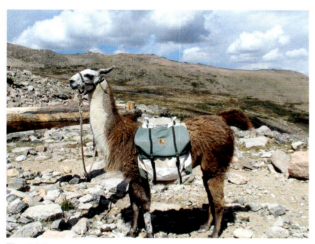

Fig. 38.1 Lloyd, a lhama. (Imagem por Richard Masoner; não modificada da original. Disponível em: https://commons.wikimedia.org/w/index.php?curid=3131886. Este trabalho está licenciado sob a Creative Commons Attribution-Share Alike 2.0 Generic license.)

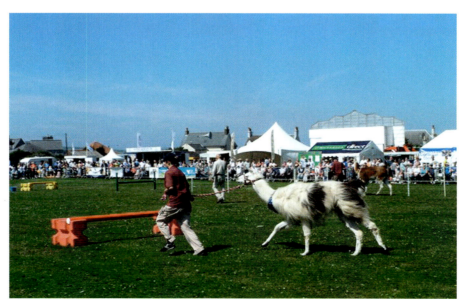

Fig. 38.2 Aula de *agility* com lhama, Blackrock Llama Agility Display Team. (Imagem por Andy Farrington; modificada da original [recortada]. Disponível em: http://www.geograph.org.uk/reuse.php?id=2525996. Este trabalho está licenciado sob a Creative Commons Attribution-Share Alike 2.0 Generic license.)

Durante a avaliação dos animais neonatos, deve-se lembrar que muitos animais superarão falhas na conformação, como a frouxidão tendínea, dentro de algumas semanas.

O andamento habitual das lhamas e das alpacas é de um passo ligeiramente picado. Outros andamentos incluem passo, trote, marcha, galope e salto ou "saltitamento".

CARACTERÍSTICAS EXTERNAS E TEGUMENTO

Existem duas variedades de alpacas com diferentes tipos de lã. Alpacas Huacayas possuem fibra mais curta (conferindo-lhe aspecto de urso de pelúcia), que contrastam com as fibras longas e frisadas da variedade Suri, as quais lembram o cabelo *dreadlock*.

A espessura da pele dos camelídeos é variável, sendo muito espessa no pescoço de alpacas e lhamas machos castrados tardiamente. Isso aumenta a dificuldade de punção venosa no pescoço. A pele mais espessa é encontrada nas faces lateral e dorsal do pescoço e dorsal do tórax. Camelídeos desenvolvem um grande calo sobre o esterno e outros calos no carpo e joelho, como resultado de sua preferência pelo decúbito esternal como posição de repouso. A pele é mais delgada na face côncava da aurícula, região perineal, axilas e abdome ventrocaudal. A densidade das fibras também varia pelo corpo, sendo relativamente esparsas nas regiões perineal, esternal, ventral, axilar e inguinal, o que torna estes locais convenientes para observação da pele. A pelagem também pode ser afastada para avaliação das características da pele. Algumas lhamas podem mudar a lã do pescoço e da região dos ombros duas vezes ao ano.

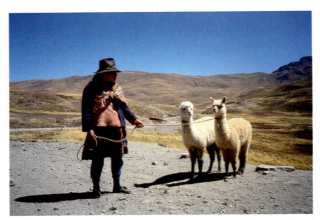

Fig. 38.3 Mulher andina com alpacas no Parque Nacional de Huascarán (Peru). (Imagem por Jaxxon; não modificada da original. Available at: https://commons.wikimedia.org/wiki/File:Andean_woman_with_alpaca.jpg. Este trabalho está licenciado sob a Creative Commons Attribution-Share Alike 3.0 Unported, 2.5 Generic, 2.0 Generic and 1.0 Generic license.)

> **Pele dos Camelídeos**: As regiões da axila e inguinal, relativamente desprovidas de lã, são importantes para a dissipação do calor, visto que contêm as maiores concentrações de glândulas sudoríparas e altas concentrações de vasos sanguíneos. Camelídeos geralmente descansam em decúbito esternal com os jarretes elevados atrás deles, permitindo a circulação de ar por essas áreas para resfriamento. O local preferido para o teste intradérmico da tuberculina é a região axilar.

Lhamas possuem as glândulas sebáceas e sudoríparas normais encontradas em outras espécies, embora as glândulas sebáceas sejam menos ativas do que as dos ovinos

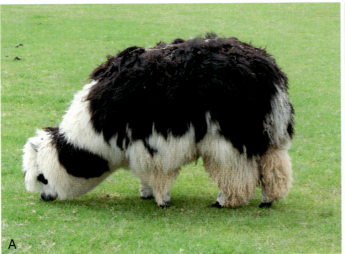
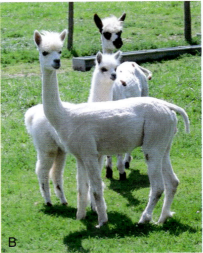

Fig. 38.4 (A) Alpaca não tosquiada. (B) Alpaca tosquiada. (A, Imagem por Johann Dréo, Wikimedia Commons. Não modificada da original. Disponível em: https://en.wikipedia.org/wiki/File:Unshorn_alpaca_grazing.jpg. T Este trabalho está licenciado sob a Creative Commons Attribution-Share Alike 2.0 Generic license. B, Alpaca em Little Durnford Manor, por Trish Steel; modificada da original [recortada]. Disponível em: https://commons.wikimedia.org/wiki/File:Alpaca_-_geograph.org.uk_-_511843.jpg. Este trabalho está licenciado sob a Creative Commons Attribution-Share Alike 2.0 Generic license.)

e a lã menos oleosa. Lhamas também não possuem as glândulas sebáceas modificadas encontradas em outras espécies em áreas especializadas como a região perianal, prepúcio, glande do pênis, vulva, ânus e pálpebras. As glândulas sebáceas presentes possuem ductos não queratinizados, ao contrário da maioria das espécies. Camelídeos sul-americanos parecem apresentar concentração de glândulas sudoríparas similar às demais espécies, ao passo que camelos possuem menos glândulas sudoríparas para auxiliar na prevenção da perda de água. Um estudo da anatomia microscópica da pele saudável de alpacas observou que ela é muito semelhante à pele das lhamas. Espessamentos oblongos da pele estão localizados na face dorsolateral e dorsomedial de cada região do metatarso e denominam-se glândulas do metatarso (setas na Fig. 38.6B e D). Alguns autores acreditam que estejam associadas à secreção de feromônio como mecanismo de alarme, porém sua estrutura histológica é muito similar àquela das glândulas sudoríparas écrinas encontradas no coxim de lhamas e carnívoros e a epiderme é muito semelhante à da castanha dos equinos. Esses dois aspectos ultraestruturais poderiam sugerir que as glândulas do metatarso fossem dígitos vestigiais. São mais facilmente observadas em animais com pernas de coloração clara e, na verdade, contém uma pequena quantidade de tecido glandular. Também há glândulas interdigitais no espaço interdigital dorsal. Histologicamente, as glândulas observadas no metatarso, nas interdigitais e nos coxins assemelham-se às glândulas sudoríparas écrinas.

Enquanto outros animais domésticos geralmente possuem folículos pilosos simples ou compostos, lhamas possuem ambos os tipos. Outra peculiaridade de sua pele é a presença de plexos vasculares que se assemelham aos descritos em guanacos e alpacas, os quais se acredita estarem envolvidos na termorregulação ou na conservação de água.

CRÂNIO

Os crânios da lhama e da alpaca são comparados na Fig. 38.7. O crânio dos camelídeos assemelha-se ao de pequenos ruminantes, com poucas características distintas. O osso nasal dos camelídeos é mais curto comparado com as outras espécies, sendo mais curto na alpaca que na lhama. O osso nasal relativamente curto traz implicações para o manejo e a contenção, como discutido adiante. A órbita óssea é completa, com uma incisura proeminente e palpável na margem dorsomedial em lhamas. Lhamas e alpacas possuem uma abertura rostral à órbita similar à encontrada em cervídeos, e variavelmente referida como forame rostral, fenestra rostral, lacuna pré-lacrimal, lacuna lacrimal, fenestra lacrimal, lacuna antiorbital ou lacuna etmoidal (Fig. 38.7). Esse forame é ausente na vicunha e no camelo. A função do forame é desconhecida. Embora uma fonte tenha especulado que esse forame esteja associado a uma glândula odorífera, espécies com glândulas odoríferas nessa região, como veados e ovinos, possuem uma fossa lacrimal rostroventral à órbita para acomodar a glândula, o que os camelídeos não possuem.

Não existe tuber facial e a crista facial de camelídeos é imperceptível. A bula timpânica é achatada no plano rostrocaudal e se estende ventralmente até o nível dos côndilos do occipital. As demais características são típicas de outros herbívoros e não são dignas de nota.

A mandíbula possui processo angular reduzido, ângulo muito arredondado e processo coronoide alto e estreito. No mais, possui as características típicas dos herbívoros. Os ramos das mandíbulas são estreitamente espaçados. O forame mental é ligeiramente caudal ao dente canino mandibular.

Os seios paranasais frontal e maxilar da lhama encontram-se delineados na Fig. 38.8. O seio maxilar está associado às raízes dos dentes molariformes superiores, como ocorre nas demais espécies.

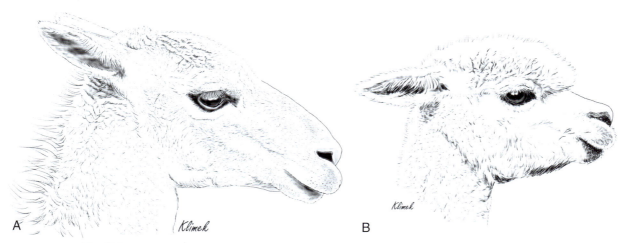

Fig. 38.5 Estrutura da face da (A) lhama e (B) alpaca. Lhamas possuem face mais alongada e menos coberta por fibras do que as alpacas.

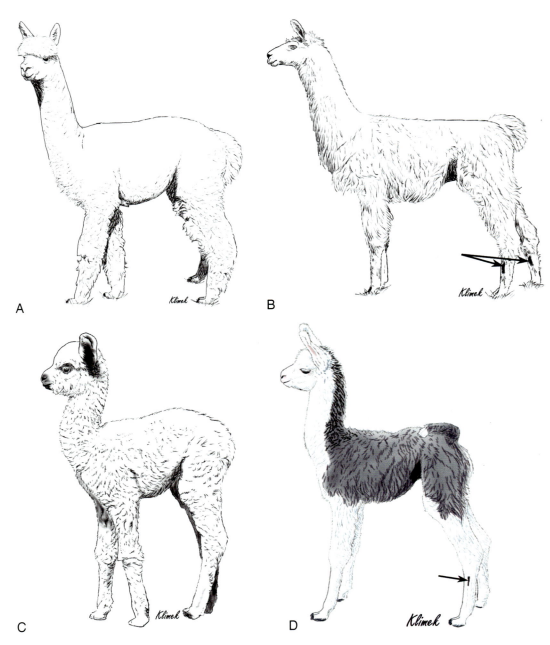

Fig. 38.6 Camelídeos sul-americanos adultos e jovens. (A) Alpaca adulta. (B) Lhama adulta. (C) Cria (filhote) de alpaca. (D) Cria de lhama. As *setas* em B e D indicam a posição das glândulas do metatarso. Além do maior tamanho, lhamas possuem uma linha dorsal mais retilínea do que alpacas. As alpacas tendem a apoiar-se com os membros pélvicos posicionados mais abaixo da pelve.

CARACTERÍSTICAS EXTERNAS E SUPERFICIAIS DA CABEÇA

O lábio superior da lhama e da alpaca deve se projetar ligeiramente para a frente. É dividido de maneira similar ao dos pequenos ruminantes, o que melhora a apreensão. As narinas não possuem suporte rígido devido aos ossos nasais relativamente curtos e não há cartilagens alares. Camelos podem fechar completamente suas narinas por meio de contração muscular, a fim de proteger contra as tempestades de areia (Fig. 38.9), porém lhamas e alpacas não possuem tal habilidade. Informações específicas acerca das estruturas superficiais da cabeça são muito limitadas na literatura. Presume-se que os músculos da expressão facial sigam o mesmo padrão típico de mamíferos. O nervo facial é superficial e vulnerável. Camelídeos possuem as glândulas salivares típicas de outras espécies.

Capítulo 38   **A Anatomia Clínica das Lhamas e Alpacas**   805

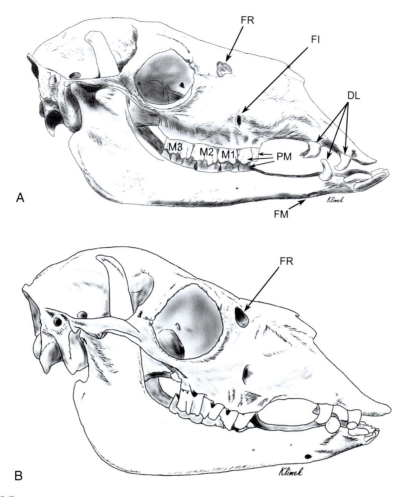

Fig. 38.7 (A) Crânio de lhama. (B) Crânio de alpaca. *DL*, "Dentes de luta"; *FI*, forame infraorbital; *M1* a *M3*, molares 1 a 3; *FM*, forame mentual; *PM*, pré-molares; *FR*, "forame rostral". Os pré-molares da arcada superior são rostrais ao forame infraorbital e menores do que os molares. Os molares aumentam de tamanho no sentido rostrocaudal.

As glândulas parótida, mandibular e sublingual são as maiores, havendo também glândulas salivares menores na cavidade oral. O ducto parotídeo também se posiciona ao longo da superfície do masseter, 1 a 1,5 cm dorsalmente à veia facial, desembocando à frente da extremidade rostral do primeiro molar superior. Os linfonodos geralmente não são palpáveis.

Cavidade Oral

A boca é longa e estreita, não se abrindo amplamente. A língua não é tão móvel quanto a de outros grandes animais e geralmente não se estende além dos lábios, não sendo utilizada para apreensão do alimento. Os dois terços rostrais da língua possuem cerca de 2 cm de espessura nas lhamas. A raiz da língua possui uma proeminente projeção abobadada de 5 cm, similar ao toro lingual dos ruminantes. Existem diversos tipos de papilas mecânicas e gustativas na língua e na mucosa bucal. Papilas folhadas são ausentes e as papilas valadas são grandes e ovais.

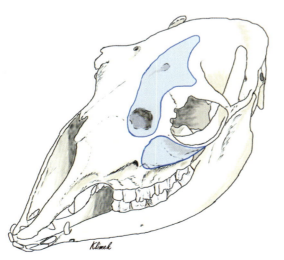

Fig. 38.8 Crânio de lhama com os seios frontal (dorsal) e maxilar (ventral) destacados em *azul*.

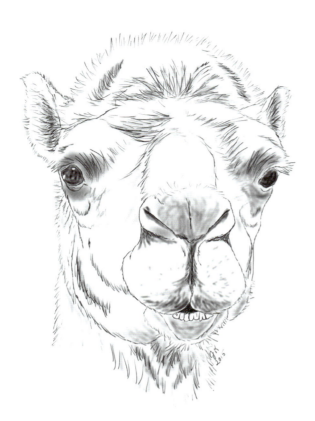

Fig. 38.9 Camelos possuem a habilidade de fechar completamente a narina por meio de depressão muscular das asas da narina, enquanto lhamas e alpacas não têm essa capacidade.

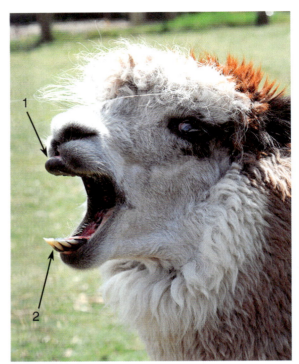

Fig. 38.10 Alpaca. *1*, Pulvino dentário; *2*, incisivos inferiores. (Imagem por Arbutus Photography. Disponível em: https://www.flickr.com/photos/arbutusridge/8672528601/in/pool-1087584@n20. Este trabalho está licenciado sob a Creative Commons Attribution-Share Alike 2.0 Generic license.)

A dentição dos camelídeos é complexa comparada com a dos ruminantes e equinos, sendo comum a ocorrência de doença dental em lhamas e alpacas. Assim como ruminantes, camelídeos possuem um pulvino dentário, demonstrado na Fig. 38.10, e um reduzido número de incisivos superiores. A fórmula dentária decídua das lhamas e alpacas (incisivos, canino, pré-molares) é:

$$\frac{1-1-2(3)}{3-1-1(2)}$$

Note que uma fonte indica que pode haver um ou dois incisivos superiores decíduos. A fórmula dentária permanente (incisivos, canino, pré-molares, molares) é:

$$\frac{1-1-1(2)-3}{3-1-1(2)-3}$$

A Fig. 38.7A é uma ilustração de um indivíduo com dois pré-molares superiores e um inferior. Os períodos de erupção são discutidos adiante.

Os incisivos decíduos de lhamas e alpacas apresentam forma de espátula. São ligeiramente menores do que os incisivos permanentes e possuem coloração opaca; os incisivos permanentes são mais translúcidos.

A Fig. 38.11 é uma ilustração esquemática do aspecto radiográfico dos incisivos permanentes da lhama e da alpaca, demonstrando algumas diferenças com relação à forma. Os incisivos permanentes das lhamas possuem forma de espátula com raízes cônicas, não crescem continuamente e possuem esmalte sobre toda a coroa. Os incisivos permanentes das alpacas são longos, estreitos, retangulares à secção transversal e irrompem ao longo da vida. A face oclusal do incisivo da alpaca apresenta forma de cinzel. Embora tenha sido reportado que alpacas não possuem esmalte sobre a face lingual dos incisivos permanentes, assim como as vicunhas, um estudo histológico demonstrou presença de esmalte em ambas as faces do incisivo da alpaca. As extremidades dos incisivos devem encontrar-se com o pulvino dentário; os incisivos orientam-se relativamente na vertical no início da vida e tornam-se mais horizontalizados conforme o animal envelhece.

Embora camelídeos possuam pulvino dentário oposto aos incisivos inferiores, não há total ausência de incisivos superiores. Há um incisivo superior e um canino superior de cada lado, sendo os dois morfologicamente idênticos. O incisivo superior, o canino superior e o canino inferior são chamados conjuntamente de "dentes de luta", visto que camelídeos machos os utilizam como armas. São muito maiores em machos inteiros do que em fêmeas ou animais castrados. Esses dentes se localizam no diastema entre os incisivos inferiores ou o pulvino dentário e os pré-molares, sendo preciso cuidado para evitar que causem lacerações durante o exame da cavidade oral. Os dentes de luta da lhama estão ilustrados na Fig. 38.7A.

Há certa variabilidade individual e de gênero relacionada com os pré-molares decíduos e permanentes e é difícil a distinção entre pré-molares e molares, embora os pré-molares

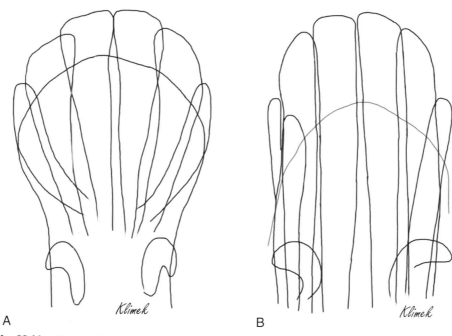

Fig. 38.11 Ilustração esquemática dos incisivos inferiores permanentes da lhama (A) e da alpaca (B), como são vistos em radiografias intraorais ventrodorsais. Os incisivos da alpaca possuem contornos paralelos e retos, enquanto os incisivos da lhama se afunilam nas raízes.

sejam muito menores que os molares quando presentes. Os pré-molares da arcada superior são rostrais ao forame infraorbital. Os pré-molares superiores decíduos 3 e 4 estão geralmente presentes, mas o pré-molar superior decíduo 2 está presente somente em 65% dos machos e 45% das fêmeas. O pré-molar inferior decíduo 4 é consistente; o pré-molar inferior 3 está presente em 91% dos machos e 82% das fêmeas.

O pré-molar permanente inferior 3 é ausente no macho e algumas vezes presente na fêmea (15%). O pré-molar permanente superior 3 está sempre presente em machos e geralmente em fêmeas. Existem consistentemente três molares permanentes superiores e três inferiores em todos os indivíduos. A Fig. 38.7A mostra os pré-molares e molares permanentes da lhama. Os dentes molares aumentam de tamanho no sentido rostrocaudal.

A forma dos dentes molariformes assemelha-se à dos bovinos e equinos. Embora os molariformes dos camelídeos não irrompam ao longo da vida, estão sujeitos a desgaste, e a formação de novo osso abaixo dos dentes força-os a compensar gradualmente esse desgaste.

Dentes Molariformes dos Camelídeos: A arcada superior é mais larga do que a inferior e os próprios dentes molariformes superiores são mais largos que os molariformes inferiores. Portanto, assim como os dentes molariformes dos equinos, os pré-molares e molares dos camelídeos desenvolvem pontas normais na face labial dos dentes superiores e na face lingual dos inferiores. Todavia, na ausência de qualquer evidência de trauma resultante das pontas ou na ausência de mastigação anormal, não se deve grosar os dentes dos camelídeos.

Os pré-molares superiores possuem três raízes e os molares superiores quatro raízes. Todos os dentes molariformes inferiores possuem duas raízes, no entanto a raiz caudal do último molar inferior é uma fusão de duas raízes.

Observar os dentes de camelídeos é uma tarefa desafiadora, dada sua restrita abertura da boca e a cavidade oral longa e estreita. Os dentes molariformes podem ser observados com o emprego de um espéculo ou abre-boca. Esses dentes também podem ser palpados através das bochechas. Um estudo sobre a erupção dentária em 235 alpacas, cruzamentos de alpaca e vicunha, e em lhamas de idades conhecidas, revelou pouca variação entre lhamas e alpacas, assim, é possível assumir que lhamas e alpacas sigam o mesmo padrão de erupção dentária.

Ao nascer, crias (termo usado para descrever neonatos de camelídeos) a termo apresentam todos os incisivos inferiores decíduos irrompidos. Os dentes de luta decíduos estão presentes em todos os animais, embora nem sempre irrompidos. É possível estimar a idade do animal pela erupção dos incisivos até cerca de 5 anos de idade; além dessa idade a avaliação torna-se difícil. Os incisivos permanentes irrompem caudalmente aos incisivos decíduos entre 2 e 2,5 anos para o incisivo 1, 3 e 3,25 anos para o incisivo 2 e 3 e 6 anos para o incisivo 3. Incisivos decíduos persistentes podem ocorrer, podendo ser necessária a remoção.

Os primeiros dois molares permanentes podem servir como estimativa confiável da idade; o molar inferior 1 irrompe dos 6 aos 9 meses; o molar inferior 2 irrompe entre 17 e 24 meses. O molar inferior 3 irrompe a qualquer momento entre 2 anos e 9 meses e 3 anos e 8 meses.

Aparo dos Dentes dos Camelídeos: Alguns dentes podem requerer aparo. Os incisivos inferiores devem tocar a extremidade do pulvino dentário. Caso isso não ocorra adequadamente, podem sofrer crescimento excessivo e necessitar de aparo para restabelecer a função apropriada; a Fig. 38.12 demonstra uma alpaca com dentes incisivos que cresceram em excesso. Há vários métodos para se aparar os dentes, porém é necessário cuidado com o emprego de instrumentos elétricos a fim de evitar o superaquecimento ou a rachadura do dente. Os dentes de luta, quando presentes, necessitam ser aparados para prevenir lesão de outros animais do rebanho e de tratadores. Os dentes devem ser aparados anualmente durante o período de crescimento ativo, em geral entre 3 e 8 anos de idade. Eles podem ser aparados de 2 a 4 mm a partir da linha da gengiva, evitando-se a lesão gengival ou a formação de um recesso onde possa haver acúmulo de alimento. A utilização de cortadores para estes dentes não é recomendada devido à possibilidade de fratura do dente. Ademais, o canino mandibular está imediatamente adjacente ao forame mental e à raiz do terceiro incisivo, sendo necessária cautela para proteger essas estruturas.

Camelídeos possuem alta incidência de abscessos nas raízes dos dentes, especialmente na arcada inferior e entre os 4 e 8 anos de idade. Durante o exame da cabeça, deve-se examinar a maxila e a mandíbula, bem como os linfonodos, em busca de qualquer aumento de volume. As raízes dos dentes molariformes superiores podem ser acessadas, e os dentes removidos, se necessário, através do seio maxilar, dorsalmente à crista facial e ventralmente a uma linha desenhada da comissura palpebral medial ao forame infraorbital. É preciso estar ciente de que o canal infraorbital se localiza nessa área, entre as raízes medial e lateral dos molares. Como suas raízes estão situadas ventralmente à órbita, o último dente molar superior não pode ser acessado a não ser que seja abordado pelo osso zigomático, após rebatimento do músculo masseter da crista facial.

Bloqueios de nervos para os dentes, similares aos utilizados para ruminantes, podem ser empregados para anestesia de dentes que podem ser removidos por via oral sob sedação. O nervo infraorbital pode ser bloqueado por intermédio de seu forame infraorbital, palpável dorsalmente aos pré-molares. O nervo mental pode ser bloqueado em sua terminação pela inserção de uma agulha no forame mental, localizado imediatamente caudal ao dente canino inferior (ou 2-3 cm caudalmente aos incisivos). Alternativamente, o nervo alveolar inferior pode ser bloqueado ao entrar no forame mandibular na face medial do ramo da mandíbula. Esse forame está localizado rostrodorsalmente à curvatura ventral do ramo da mandíbula.

As localizações dos forames associados aos bloqueios dos nervos para os dentes estão ilustradas na Fig. 38.13.

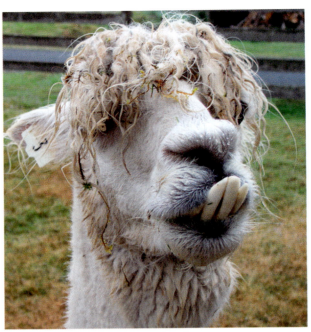

Fig. 38.12 Mucho, a alpaca, demonstrando dentes que cresceram excessivamente como resultado de má oclusão. (Não modificada da original. Disponível em: https://www.flickr.com/photos/justinlindsay/91878991. Este trabalho está licenciado sob a Creative Commons Attribution-Share Alike 2.0 Generic license.)

Orelha

O canal externo da orelha (meato acústico externo) possui uma porção vertical e uma horizontal. Na face medial da aurícula existe uma eminência conchal que pode interferir no avanço do otoscópio em direção à porção vertical. A porção vertical continua até a abertura externa do canal ósseo, com o início da curvatura para a posição horizontal imediatamente antes da abertura. A porção horizontal do canal é estreita e cercada pela parte petrosa do osso temporal. Para complicar ainda mais a visualização da parte mais profunda do canal ósseo horizontal utilizando um otoscópio-padrão, o canal é muito estreito e se curva medioventralmente antes de atingir a membrana timpânica. A fim de visualizar a porção mais profunda do canal externo da orelha, é preciso utilizar um equipamento flexível. A posição do meato acústico externo e sua relação com a bula timpânica estão demonstrados na Fig. 38.14.

Via Aérea Cranial

O palato mole dos camelídeos é relativamente longo. Lhamas, alpacas e Camelos Bactrianos não possuem a *dulaa* (divertículo do palato mole), presente em dromedários. Camelídeos são animais com respiração nasal obrigatória (ou praticamente obrigatória) por causa do comprimento relativamente longo do palato mole e do arranjo do óstio intrafaríngeo até a glote similar à dos equinos. A extremi-

Capítulo 38 **A Anatomia Clínica das Lhamas e Alpacas** 809

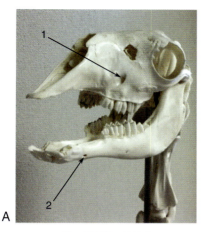
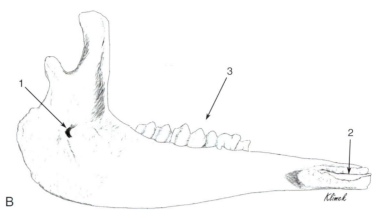

Fig. 38.13 (A) Vista rostrolateral do crânio de uma lhama. *1*, Forame infraorbital; *2*, forame mentual. (B) Vista medial da mandíbula de uma lhama. *1*, Forame mandibular; *2*, dente incisivo; *3*, Um pré-molar e três molares (a cor foi adicionada para contrastar dentes individuais).

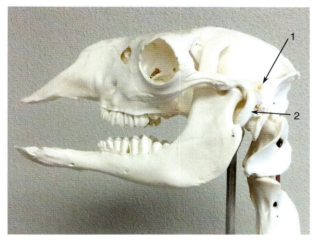

Fig. 38.14 Crânio de lhama. *1*, Meato acústico externo; *2*, bula timpânica.

dade caudal do palato mole em geral se situa ventralmente à epiglote. A cavidade nasal também possui suporte menos rígido do que outras espécies, visto que o septo nasal é predominantemente cartilaginoso e os ossos nasais não se estendem tão rostralmente.

Ajustando um Cabresto: É importante lembrar do suporte menos rígido da cavidade nasal ao conter o animal e ao ajustar o cabresto, uma vez que a pressão sobre o dorso do nariz pode facilmente colapsar e bloquear a passagem nasal, causando desconforto e estresse ao animal e, possivelmente, tornando o manejo mais difícil. Por essa razão, a faixa nasal do cabresto deve ser posicionada próxima dos olhos e não deve deslizar para a frente. Também necessita ser ajustada à necessidade de permitir o movimento da mandíbula para a mastigação, portanto, deve haver folga na faixa do nariz. A Fig. 38.15 ilustra um cabresto bem posicionado.

O septo nasal termina aproximadamente 8 cm caudalmente às narinas, onde se forma um meato comum. Isso permite observação da parte caudal de toda a cavidade nasal utilizando um endoscópio introduzido pelo meato nasal ventral de cada lado. A anatomia da laringe é típica, embora essa seja relativamente mais estreita.

Intubação Endotraqueal, Orotraqueal e Nasotraqueal: A anatomia da cavidade oral e da orofaringe dificulta a intubação endotraqueal para anestesia inalatória. A visualização da glote para intubação é difícil ou impossível sem o emprego de um laringoscópio. A intubação nasotraqueal é possível, especialmente quando é necessário o acesso à cavidade oral durante a anestesia, contudo lhamas e alpacas possuem um divertículo faríngeo que deve ser evitado se esse método for escolhido. A abertura apresenta aproximadamente 1 cm de diâmetro e o divertículo estende-se caudalmente por cerca de 2 cm entre os músculos longos da cabeça. Em lhamas adultas, quando o tubo é passado pelo meato ventral, as conchas etmoidais estão cerca de 10 cm das narinas e podem ser tocadas pelo tubo. O divertículo faríngeo situa-se a cerca de 25 cm das narinas e a passagem do tubo pode ser impedida se esse for introduzido. Camelídeos apresentam risco de deslocamento dorsal do palato mole após a intubação por via orotraqueal devido ao relaxamento da faringe após a remoção do tubo.

Olho

Os olhos dos camelídeos são quase tão grandes quanto os dos equinos e bovinos, apesar da cabeça ser proporcionalmente menor; lesões oculares são comuns por serem olhos proeminentes e protraídos. Muito pouco da esclera está visível em camelídeos normais, sendo a parte visualizada geralmente muito pigmentada. Camelídeos possuem longos cílios e as glândulas meibomianas (tarsais) são ausentes na

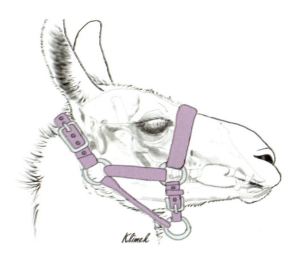

Fig. 38.15 Ilustração semiesquemática da cabeça de uma lhama com cabresto devidamente ajustado. A faixa do nariz deve encaixar-se próxima do olho para evitar compressão do nariz.

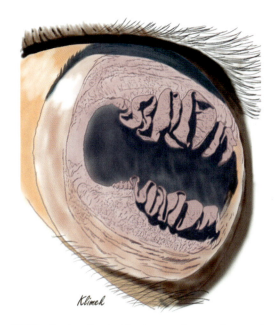

Fig. 38.17 Ilustração da íris de uma lhama demonstrando os grânulos irídicospregueados.

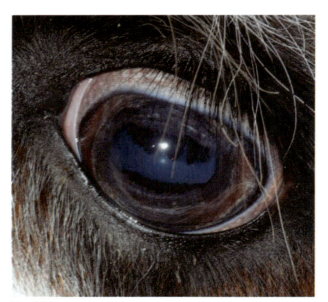

Fig. 38.16 Aspecto normal do bulbo e anexos de um olho de uma alpaca. A córnea e a pupila são oblongas em um plano horizontal e as margens da pupila contêm pregas irídicas proeminentes, que são maiores na margem superior. A conjuntiva bulbar normalmente é pigmentada, como nesse indivíduo. (De Cebra C, Anderson DE, Tibary A, et al.: Llama and alpaca care: medicine, surgery, reproduction, nutrition, and herd health, St. Louis, 2014, Elsevier, Fig. 38.11.)

pálpebras. Contudo, existem glândulas sebáceas na membrana nictitante (terceira pálpebra) e na carúncula lacrimal. A carúncula lacrimal é normalmente provida de pelos. A Fig. 38.16 ilustra características do olho normal da lhama.

As glândulas lacrimais estão na localização típica e medem cerca de $31 \times 0{,}9 \times 0{,}5$ mm. A glândula superficial da terceira pálpebra também está na posição usual. A glândula circunda a parte transversa da cartilagem da terceira pálpebra ventralmente à órbita e mede $25 \times 1{,}6 \times 0{,}8$ mm. As glândulas lacrimais e glândulas superficiais da terceira pálpebra são seromucosas e há diversos linfonodos na face bulbar da terceira pálpebra.

Os olhos dos camelídeos possuem estruturas análogas aos grânulos irídicos da margem pupilar de bovinos e equinos. Em lhamas e alpacas, essas proliferações do epitélio pigmentado da íris são elaboradas na forma de pregas verticais chamadas *rufos pupilares*, *grânulos irídicos* ou *corpora nigra* (do latim, corpo negro). São maiores e muito proeminentes na margem pupilar superior, com pregas que se interdigitam umas às outras quando a pupila é contraída. A Fig. 38.17 constitui um desenho ilustrativo dessas pregas na margem pupilar.

A pigmentação da íris varia conforme a coloração da pelagem. Animais com pelagem escura tendem a apresentar íris castanha, ao passo que animais de pelagem mais clara apresentam combinações de cinza, azul e castanha na pigmentação. Não existe tapete lúcido ou fóvea, contudo o fundo é reflexivo e sua pigmentação também varia conforme a pelagem, desde não pigmentado até castanho-avermelhado a castanho, estando a pigmentação mais forte associada às pelagens mais escuras. O padrão vascular normalmente apresenta três a cinco pares de vasos proeminentes que se originam no disco óptico.

Características dos Olhos da Alpaca: Com base em um estudo dos olhos de alpacas, há muitas características dos olhos com as quais os veterinários devem estar familiarizados,. Os olhos do neonato podem apresentar artérias hialóideas visíveis provenientes da área do disco óptico, as quais se dirigem até a lente. Resquícios dessas artérias são, algumas vezes, visíveis em animais mais velhos. Assim como em outras espécies, existe uma associação entre pelagem branca, olhos azuis e surdez, embora a surdez não ocorra em todos os animais com essas características. Dos 50 animais estudados, somente um possuía lente translúcida sem opacidade de qualquer tipo; o achado mais comum foi a presença de um ou vários anéis de opacidade na lente. Três animais com opacidades focais grandes e densas não apresentaram sinal de déficit visual; portanto, opacidades da lente podem ser um achado ocasional nas alpacas. Todavia, essa frequência de opacidades da lente não foi observada em outro estudo conduzido com 29 alpacas; neste, dois animais possuíam catarata focal primária incipiente. As pálpebras podem exibir ligeiro ectrópio quando o animal está excitado.

O sistema do ducto nasolacrimal segue o padrão usual de outros animais. O ponto lacrimal é facilmente visível a cerca de 5 a 7 mm da comissura palpebral medial e é acessível para canulação. A abertura nasal do ducto nasolacrimal está lateralmente posicionada na região ventrocaudal do vestíbulo, cerca de 1,5 a 2 cm proximalmente à asa nasal, próxima à junção mucocutânea.

PESCOÇO E TRONCO

A Fig. 38.18 demonstra o esqueleto de uma lhama. A fórmula vertebral da lhama e da alpaca (cervical, torácica, lombar, sacral e caudal) é $C_7T_{12}L_7S_5Cd_{10-15}$. O pescoço é longo e muito flexível em todas as direções, com musculatura esparsa e vértebras cervicais proeminentes. A postura normal do pescoço é vertical na lhama e em ângulo de aproximadamente 70 graus na alpaca.

> **O comprimento e a flexibilidade do pescoço**, juntamente com a relativa falta de musculatura de suporte, tornam as subluxações e fraturas cervicais mais comuns em camelídeos. De fato, o tecido ósseo dos camelídeos é em geral relativamente delgado e facilmente fraturado.

Não há descrição disponível acerca do ligamento nucal de lhamas e alpacas. O ligamento nucal está ilustrado apenas em uma fonte como consistindo somente da parte funicular, similar ao ligamento nucal do cão; contudo, camelos possuem tanto a parte funicular quanto a laminar do ligamento.

A Fig. 38.19 demonstra o crânio e as vértebras cervicais de uma lhama. Na região cervical os corpos das vértebras são relativamente longos, com exceção de C1 e C7, e os processos espinhosos dorsais são muito reduzidos comparados com as outras espécies. As vértebras cervicais 3 a 7 possuem processos transversos que se projetam para baixo, protegendo estruturas no espaço visceral do pescoço. São muito desenvolvidos cranial e caudalmente na sexta vértebra cervical e facilmente identificados em radiografias.

As vértebras cervicais dos camelídeos não possuem forames transversos. A artéria vertebral na lhama, e presumi-

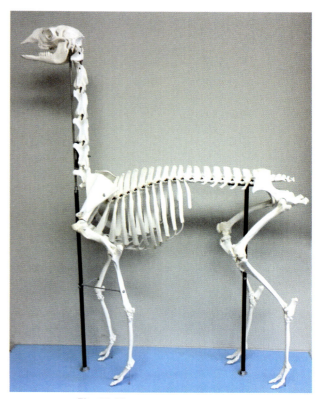

Fig. 38.18 Esqueleto de lhama.

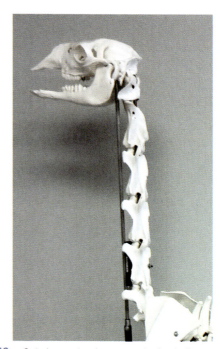

Fig. 38.19 Crânio e vértebras cervicais da lhama. Lhamas mantêm a cabeça e pescoço em uma orientação quase vertical.

velmente na alpaca, segue principalmente dentro do canal vertebral, passando através de canais ósseos na parte cranial dos canais vertebrais da segunda à sexta vértebra cervical. Segundo uma fonte, a sétima vértebra cervical pode ou não apresentar um forame transverso. Os autores não conseguiram encontrar informações acerca do nervo vertebral nas lhamas e alpacas, porém camelos apresentam esse nervo dentro desse canal ósseo; presume-se que essa seja também a localização em lhamas e alpacas. Isso poderia ter implicações para a localização dos ramos comunicantes que normalmente deixam o nervo vertebral para se unirem aos nervos espinhais cervicais.

Existem algumas diferenças interessantes no padrão usual de alguns nervos do pescoço dos mamíferos em relação às lhamas e alpacas. Tanto o nervo laríngeo recorrente quanto os ramos externos do nervo acessório foram referidos como ausentes na alpaca. Em um estudo observou-se ausência do nervo laríngeo recorrente, com ambos os ramos do nervo vago para os músculos extrínsecos da laringe emergindo imediatamente após o forame jugular. Ademais, na ausência do ramo cervical do nervo acessório, o músculo trapézio foi inervado por ramos dos nervos cervicais. O ramo externo do nervo acessório também estava ausente no camelo e na lhama. Dromedários possuem nervos laríngeos cranial e caudal, os quais se originam a partir do nervo vago próximo à sua origem, além de um pequeno nervo laríngeo recorrente que segue o trajeto convencional e continua cranialmente até a laringe para se anastomosar com o nervo laríngeo caudal.

As glândulas tireoides, pares, estão dorsolateralmente à traqueia. Medem 4 cm de comprimento e 2 cm de largura, estendendo-se desde a cartilagem cricoide até o terceiro ou quarto anel traqueal.

Punção Venosa da Jugular: Diversas características da anatomia cervical combinam-se para tornar a punção da veia jugular particularmente desafiadora. Existe apenas uma veia jugular presente na lhama, a veia jugular interna, que é relativamente profunda no pescoço. A pele do pescoço pode apresentar até 1 cm de espessura, o que constitui um mecanismo de proteção contra lutas, mas torna a punção venosa mais difícil e, no caso de cateterização, faz com seja necessária uma pequena incisão de pele sobre a veia para evitar danos à extremidade do cateter. Camelídeos não possuem sulco jugular devido à musculatura esparsa e a veia jugular e a artéria carótida estão muito próximas ao longo de grande parte do percurso pelo pescoço. A veia jugular é relativamente superficial somente na parte cranial do pescoço, próximo à mandíbula, e está separada da artéria carótida pelo pequeno músculo omo-hióideo por uma curta distância.

A regra geral para a punção da veia jugular é manter-se no terço rostral ou caudal do pescoço. Ambas as localizações, alta e baixa, possuem vantagens e desvantagens. Nas duas, as válvulas da veia jugular podem interferir na punção. Nem sempre é necessário remover a lã para localizar a veia e os tutores podem queixar-se com o veterinário que realiza tricotomia, uma vez que a lã pode levar de 12 a 18 meses para crescer novamente. As fibras podem ser afastadas e fixadas para permitir acesso ao local de punção ou cateterização. O lado direito do pescoço é preferível porque a formação de hematoma do lado

esquerdo, seja por punção da veia jugular ou da artéria carótida, pode comprimir o esôfago ou causar asfixia.

O local de punção alta da veia jugular é próximo ao ramo da mandíbula, onde a veia é mais superficial e afastada da artéria carótida comum e a pele é mais delgada, embora as referências anatômicas sejam mais difíceis de palpar. A fim de estimar a localização correta para punção jugular nessa região, a agulha deve ser inserida dorsalmente à intersecção de uma linha traçada na margem ventral da mandíbula e o tendão do músculo esternomandibular. A veia jugular nesse local está lateralmente ao tendão que se insere na mandíbula, movendo-se dorsalmente e, então, medialmente ao tendão conforme segue cauldamente pelo pescoço. Ainda nesse local, o músculo omo-hióideo, muito menor do que em bovinos e equinos, está posicionado profundamente à veia jugular, entre essa e a artéria carótida comum. O músculo estende-se somente por cerca de 14 cm caudalmente ao ramo da mandíbula. Um conjunto de válvulas está presente em torno de 1 cm caudalmente à origem da veia jugular e ao ângulo da mandíbula e outros 5 cm caudalmente a esse.

Conforme a veia jugular segue caudalmente no pescoço, torna-se circundada pela mesma bainha facial que envolve a artéria carótida comum e o tronco vagossimpático. Essas estruturas se localizam entre a traqueia medialmente e as projeções ventrais dos processos transversos das vértebras cervicais lateralmente. A posição baixa para punção venosa está medialmente às projeções ventrais dos processos transversos da quinta ou sexta vértebra cervical. A vantagem desse local é que a veia tem maior calibre e as referências anatômicas são facilmente palpáveis. A desvantagem é que há maior cobertura lanosa e a artéria carótida situa-se mais próxima da veia nessa região. Para encontrar a veia jugular nesse local, a projeção ventral da sexta vértebra cervical deve ser localizada e o polegar ou os dedos da mão que realizará o garrote devem ser posicionados medialmente à essa projeção, entre ela e a traqueia. A veia deve estar medialmente a essa projeção. A artéria carótida estará provavelmente próxima, sendo possível perceber sua pulsação. A agulha é avançada medialmente à projeção, em direção ao centro do pescoço. Pode haver um conjunto de válvulas nesse local também.

▶ TÓRAX

As costelas e as vértebras torácicas são típicas. Lhamas e alpacas possuem sete costelas esternais e cinco costelas asternais. A anatomia do tórax no que diz respeito à auscultação e aos exames de imagem torácicos é similar à de outras espécies. Em lhamas e alpacas, o eixo longitudinal do coração no animal em estação é aproximadamente perpendicular às vértebras e paralelo às costelas. Em radiografias, o coração está aproximadamente entre a terceira costela e o quinto espaço intercostal. O eixo do coração estará mais inclinado cranialmente em uma radiografia lateral. O coração, que é mais largo que três espaços intercostais ou mais longo que três quartos da profundidade do tórax, é considerado aumentado.

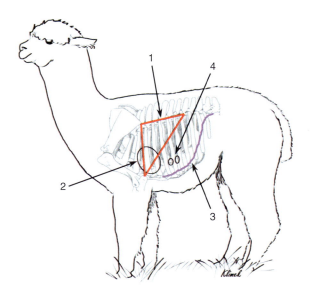

Fig. 38.20 Tórax da alpaca demonstrando as referências para auscultação (esquemático). *1*, Área para auscultação dos pulmões (*triângulo vermelho*); *2*, posição do coração (*círculo preto maior*); *3*, linha diafragmática de reflexão pleural (*linha roxa*); *4*, locais para obtenção de fluido pleural no sétimo ou sexto espaços intercostais (*círculos pretos menores*).

A carina da traqueia geralmente está localizada na quarta costela ou quarto espaço intercostal. O ângulo da traqueia torácica com os corpos vertebrais é de 10 a 19 graus em lhamas adultas normais e 9 a 22 graus em filhotes de alpaca normais. Esse ângulo pode estar diminuído quando há aumento do coração.

Os limites para auscultação dos pulmões são típicos: margem caudal do tríceps braquial, margem lateral dos músculos epaxiais e uma linha traçada a partir do olécrano até a parte dorsal do oitavo ou nono espaço intercostal. A linha diafragmática de reflexões pleurais estende-se dorsalmente a partir da margem caudal da última costela, através do meio da XI costela, para a junção costocondral da X costela e, finalmente, segue o arco costal até a sétima costela. Essas referências estão esquematizadas na Fig. 38.20.

Os pulmões dos camelídeos não possuem lobação evidente. O brônquio traqueal é similar ao dos ruminantes, suprindo a parte cranial do pulmão direito. A traqueia, muitas vezes, é ampliada focalmente nesse ponto. O pulmão direito estende-se mais cranial e caudalmente do que o esquerdo.

TOPOGRAFIA ABDOMINAL

Assim como em outros quadrúpedes, o diafragma dos camelídeos estende-se para a frente até aproximadamente o quinto espaço intercostal ou a sexta costela, o que significa que uma boa parte do abdome está alojada sob a caixa torácica. Uma parte considerável do abdome esquerdo é ocupada pelo estômago, como ocorre em ruminantes. O fígado encontra-se inteiramente do lado direito do abdome, profundamente ao diafragma, estendendo-se da última costela, caudodorsalmente, até a quinta ou sexta costela, cranioventralmente. O baço está localizado do lado esquerdo, caudalmente à última costela. O intestino delgado ocupa a parte ventral direita do abdome e a transição do íleo para o cólon localiza-se centralmente no abdome caudal, com o ceco direcionado para a pelve. O cólon espiral[2] situa-se ventralmente no abdome caudal. Os rins são relativamente mais caudais comparados com a maioria das espécies, situando-se ventralemente do quarto ao sétimo processo transverso lombar. O rim direito é mais cranial em relação ao esquerdo, o qual está na região da asa do ílio.

A **laparotomia** pode ser realizada por acesso lateral em qualquer lado ou por acesso ventral. A estrutura de interesse particular direciona o acesso específico; estruturas dorsais como baço, rins e duodeno são mais facilmente acessadas por abordagem lateral, porém a maioria das vísceras abdominais pode ser exteriorizada por meio de abordagem paralombar direita ou pela linha mediana ventral. Ao se realizar uma incisão no abdome lateral, serão encontradas as camadas usuais, de superficial para profundo: pele, tela subcutânea delgada, músculo oblíquo abdominal externo, músculo oblíquo abdominal interno, músculo transverso do abdome e peritônio.

SISTEMA DIGESTÓRIO

O esôfago está localizado do lado esquerdo do pescoço e não é digno de nota, exceto por estar posicionado mais profundamente do que em outras espécies, e pela posição invertida de suas camadas musculares circular e longitudinal em relação ao padrão típico dos mamíferos; em camelídeos há uma camada longitudinal interna e uma camada circular externa.

Camelídeos sul-americanos possuem estômago com três câmaras, sendo essas identificadas como C1, C2 e C3. Não há estratificação do conteúdo gástrico como ocorre em ruminantes; a ingesta apresenta composição consistente ao longo das câmaras e é relativamente seca. As Figs. 38.21 e 38.22 ilustram a aparência externa e interna das câmaras do estômago.

Todas as câmaras do estômago possuem sáculos glandulares, os quais podem desenvolver gastrólitos visíveis em radiografias. Ulcerações podem se desenvolver em qualquer uma das câmaras. O local de ulceração mais comum é a junção entre a parte não glandular e a parte glandular verdadeira de C3. As câmaras C1 e C2, bem como os quatro quintos craniais da C3, constituem locais de fermentação anaeróbica da forragem. Há um sulco que permite o desvio do leite das duas primeiras câmaras durante a mamada, embora não seja bem definido como o sulco presente em ruminantes.

---

[2] O autor refere-se ao cólon ascendente como cólon espiral.

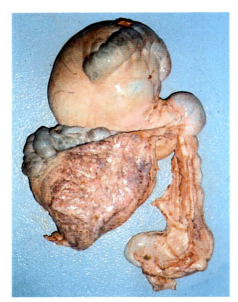

Fig. 38.21 Comparação entre os tamanhos do saco cranial maior (*acima e à esquerda*) e do saco caudal (*abaixo e à esquerda*) de C1 e o menor e mais estreito C3 (*abaixo e à direita*). O pequeno C2 corresponde ao canal arredondado *acima e à direita*. As duas *áreas escuras maiores* em C1 correspondem às regiões saculares. (De Cebra C, Anderson DE, Tibary A, et al.: Llama and alpaca care: medicine, surgery, reproduction, nutrition, and herd health, St. Louis, 2014, Elsevier, Fig. 40.5.)

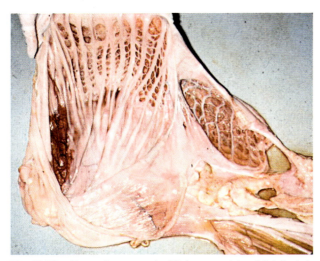

Fig. 38.22 Faces internas de C1 (*esquerda*) e C2 (*direita*). Note a ausência de papilas e a presença de septos musculares que dividem os sáculos ou células glandulares, além da maior abertura das células da segunda câmara. (De Cebra C, Anderson DE, Tibary A, et al.: Llama and alpaca care: medicine, surgery, reproduction, nutrition, and herd health, St. Louis, 2014, Elsevier, Fig. 40.6).

A primeira câmara é a maior, representando 83% do volume, e é dividida em um saco cranial e um caudal por um pilar orientado transversalmente. A maior parte da área de superfície de C1 possui sáculos glandulares, arranjados em fileiras ventralmente, e somente uma pequena parte é revestida por epitélio escamoso estratificado nas lhamas e alpacas. Os sáculos glandulares contêm pregas de células colunares simples que possuem características ultraestruturais indicando tanto a função secretória quanto a absortiva. A primeira câmara ocupa a maior parte do lado esquerdo do abdome.

> **Primeira Câmara do Estômago**: A distensão de C1 causa distensão evidente do lado esquerdo do abdome. O conteúdo de C1 é mais seco do que em ruminantes, tornando a coleta de amostra do fluído mais difícil. O fluído de C1 pode ser obtido pelo flanco esquerdo, no meio da distância entre a última costela e o joelho. As contrações (três a quatro por minuto; mais rápidas após alimentação recente) não podem ser palpadas, mas podem ser auscultadas na área inguinal ventral esquerda; os ruídos do lado direito são mínimos.

A segunda câmara é menor e detém somente 6% do volume do estômago. Sua superfície contém células glandulares separadas por septos musculares, exceto na curvatura menor, onde o epitélio é escamoso estratificado. A mucosa da região de células glandulares pode apresentar papilas. Ainda que sejam referidos como sáculos e células "glandulares", não se tratam de glândulas típicas do estômago, havendo pouca evidência de função glandular dos sáculos ou células em C1 e C2, a não ser a produção de uma delgada camada de muco protetora. Parecem trabalhar retendo um pequeno volume do conteúdo do estômago adjacente às células absortivas, com troca constante devido às frequentes contrações.

A terceira câmara é longa e tubular e contém glândulas gástricas e pilóricas típicas em seu quinto caudal. Localiza-se principalmente do lado direito e sua parte caudal curva-se para cima na região do umbigo. A Fig. 38.23 demonstra as vistas laterais direita e esquerda do estômago de forma esquemática, enquanto a Fig. 38.24 ilustra sua localização aproximada no animal.

> A **passagem de uma sonda gástrica** deve ser realizada por via oral, visto que o diâmetro da cavidade nasal é geralmente muito pequeno para acomodar a sonda gástrica. É necessário o emprego de um espéculo a fim de evitar a laceração da sonda pelos dentes molariformes afiados. A sonda pode ser palpada no esôfago do lado esquerdo do pescoço; caso não seja palpável conforme avança, a sonda pode estar na traqueia.

As câmaras fermentativas do estômago do camelídeo neonato são relativamente mais desenvolvidas que as dos ruminantes neonatos. O volume de C1 ao nascimento é cerca de 45% do volume do estômago e aumenta para 60% nas primeiras 6 semanas de vida, enquanto a segunda câmara tem cerca de 10% do volume do estômago ao nascimento, diminuindo gradualmente.

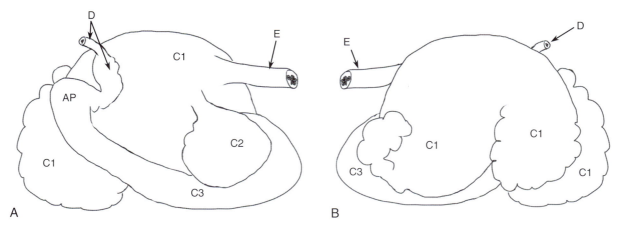

Fig. 38.23 Câmaras do estômago do camelídeo (esquemático). (A) Vista lateral direita. (B) Vista lateral esquerda. *C1*, Primeira câmara; *C2*, segunda câmara; *C3*, terceira câmara; *D*, duodeno; *E*, esôfago; *AP*, antro pilórico.

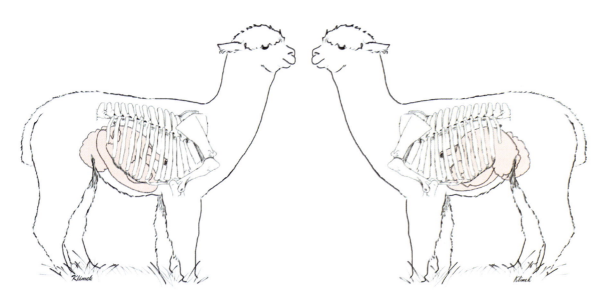

Fig. 38.24 Vistas laterais direita e esquerda da alpaca ilustrando a posição aproximada do estômago.

O omento maior é geralmente translúcido porque não possui os extensos depósitos de tecido adiposo encontrados em ruminantes. É relativamente menor que o dos ruminantes e não há recesso supraomental.

A parte cranial do duodeno possui uma dilatação normal, referida como *ampola*, que se conecta e se enrola parcialmente ao redor do piloro em uma flexura em forma de M. Em seguida, estreita-se consideravelmente, tornando o duodeno um dos locais comuns de obstrução. A parte descendente do duodeno é acessível pelo flanco direito. A massa do jejuno ocupa o abdome dorsal direito. A maior parte do jejuno encontra-se enovelada firmemente, com um curto mesentério que previne sua exteriorização, embora seu terço final possua um mesentério mais frouxo que permite maior mobilidade. O intestino delgado das lhamas adultas, com exceção da ampola do duodeno, possui diâmetro de aproximadamente 2 cm; nas alpacas adultas tem cerca de 1 cm de diâmetro.

O ceco é relativamente pequeno e sua base se localiza centralmente no abdome com ápice voltado caudalmente. O cólon espiral é similar ao do ruminante, porém com maior número de giros e uma grande alça proximal circular. O cólon espiral é geralmente caudal às câmaras do estômago no abdome ventral, mas pode ser encontrado do lado direito do abdome. A Fig. 38.25 demonstra os intestinos delgado e grosso da lhama. As fezes normais formam-se em *pellets* que são isolados ou agrupados, mas facilmente separáveis.

O prepúcio triangular está na região inguinal e sua abertura direciona-se caudalmente na ausência de estimulação sexual. Os músculos prepuciais cranial, lateral e caudal são bem desenvolvidos e auxiliam no direcionamento da abertura do prepúcio ventral e cranialmente durante a cópula. A Fig. 38.28 ilustra de forma esquemática a posição dos órgãos genitais da lhama macho.

Coleta de Sêmen: A cópula ocorre na posição sentada (em decúbito esternal, ou posição de *cush*) (Fig. 38.29), o que representa certo desafio logístico para a coleta de sêmen, além do baixo volume de ejaculado. O sêmen pode ser coletado utilizando uma vagina artificial ou um manequim, ou pode ser aspirado de uma fêmea após a cópula.

SISTEMA REPRODUTIVO DA FÊMEA

Gestação dos Camelídeos: A maturidade sexual ocorre na fêmea por volta de 1 ano de idade, embora a atividade ovariana se inicie aos 10 meses. Camelídeos são ovuladores induzidos, com a ovulação ocorrendo aproximadamente de 26 a 30 horas, em média, após uma cópula. Os ovários direito e esquerdo ovulam com igual frequência, porém o concepto normalmente se implanta no corno esquerdo. O período de gestação é de 11 meses. O nascimento normalmente ocorre entre as 6:00 e 14:00 horas, com a fêmea parturiente em estação.

Os órgãos genitais da lhama fêmea assemelham-se mais ao da égua, embora o corpo uterino e os cornos uterinos retos sejam curtos e com extremidade romba. O suprimento sanguíneo do útero assemelha-se mais ao de carnívoros do que outras espécies domésticas de grandes animais e será discutido mais adiante.

Os ovários inativos medem aproximadamente $1{,}5 \times 1 \times 0{,}5$ cm, podendo dobrar de tamanho quando ativos. O corpo lúteo normalmente se projeta na superfície, mas pode ser encontrado no interior do ovário. A bolsa ovárica é grande e envolve completamente o ovário. Ovários ativos podem variar de tamanho dependendo do número de folículos e corpos lúteos presentes, medindo em geral 1,5 a $2{,}5 \times 1{,}2 \times 1$ cm. A maior parte dos folículos em crescimento e corpos lúteos emerge na superfície do ovário, contudo já foram observados corpos lúteos profundos. Folículos possuem tamanho entre 5 a 12 mm; o tamanho máximo é de 14 mm em lhamas e 12 mm em alpacas.

Uma proeminente papila está presente no local onde a tuba uterina se une ao corno. Durante a fase lútea do ciclo, os cornos uterinos curvam-se ligeiramente e tornam-se mais flácidos. Um septo intercornual está presente e não há ligamentos intercornuais. O útero não possui carúnculas.

Na fêmea nulípara os cornos uterinos são similares em tamanho (2×6 cm), porém animais que pariram apresentam o corno esquerdo geralmente maior (3×10 cm), visto que 90% a 95% das gestações ocorrem nesse corno. O suprimento sanguíneo também é assimétrico, como discutido adiante. O corpo do útero mede cerca de 2,5 a 3 cm de comprimento e 2,5 a 3 cm de largura na fêmea não gestante. A cérvix possui 2 a 4 cm de comprimento e contém dois ou três anéis espirais em sentido horário. A vagina mede 15 a 25 cm de comprimento, com a cérvix se projetando ligeiramente em seu interior. A abertura da vulva geralmente apresenta de 2,5 a 3 cm de comprimento. O clitóris situa-se na margem ventral da abertura vulvar. A conformação normal da região perineal da fêmea está demonstrada na Fig. 38.30. Camelídeos possuem corpo perineal relativamente pequeno.

A partir da vista caudal do animal, os cornos uterinos da fêmea não gestante normalmente estão localizados na posi-

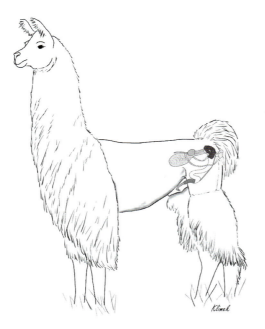

Fig. 38.28 Topografia dos órgãos genitais da lhama macho.

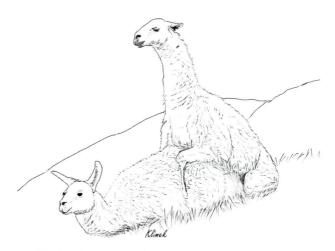

Fig. 38.29 Posição de cópula de lhamas e alpacas.

ção de 3 e 9 horas do relógio. O corno gravídico da fêmea gestante normalmente se desloca ventralmente, produzindo uma discreta torção no corno oposto.

Torção Uterina: O útero pode sofrer torção durante a gestação; caso o corno esquerdo se rotacione para cima e sobre o corno direito, diz-se que houve torção em sentido horário. Da mesma forma, se o corno direito rotacionar para cima e sobre o esquerdo, diz-se que houve torção em sentido anti-horário.

Ainda que a palpação retal dos órgãos genitais da fêmea (e do macho) seja possível em lhamas, a avaliação para determinação de gestação normalmente é realizada por meio de ultrassonografia transretal nas gestações iniciais ou ultrassonografia transabdominal nos estágios mais avançados.

A estrutura do teto (papila) e do úbere, bem como o suprimento sanguíneo, é muito similar ao de bovinos. Embora muito menos notável do que em vacas, o úbere dos camelídeos é dividido e sustentado por um aparelho suspensório. A Fig. 38.31 demonstra úbere e tetos normais de uma alpaca. Os tetos são pequenos e os dois tetos de cada lado são relativamente próximos. Cada um dos quartos do úbere possui dois sistemas lactíferos separados.

Separação dos Tetos/Tetos Supranumerários: Como há dois sistemas lactíferos por quarto, por vezes ocorre separação completa ou parcial dos tetos a eles associados, com ocorrência de tetos supranumerários; esses tetos nem sempre se comunicam com um sistema lactífero.

Placenta

A placenta de camelídeos é do tipo corioalantoide, difusa e epiteliocorial, com papilas densamente pregueadas na superfície coriônica. A ultraestrutura das papilas foi comparada com a forma de um cogumelo morel, com uma base estreitada e um ápice pregueado expandido. Outras fontes descrevem a superfície coriônica como simplesmente pregueada. O saco alantoide não preenche o espaço do corno gestante, mas se estende em toda a área do corno não gestante. O âmnio preenche o espaço do corno gestante não ocupado pelo saco alantoide e está aderido à face interna do cório assim como ao alantoide, que geralmente permanece intacto em partos naturais. Existe uma área normal desprovida de vilos com 3 cm de largura no cório, ao longo da curvatura menor, a qual corresponde à posição dos principais vasos coriônicos. Hipomanes podem ser encontrados na cavidade alantoideana e geralmente apresentam coloração castanho-claro a escuro, e placas amnióticas são normais. Em geral, não há resquício de saco vitelino. O cordão umbilical dos camelídeos possui duas artérias umbilicais e, ao contrário da maioria dos animais domésticos, duas veias umbilicais, além de um remanescente do pedúnculo do alantoide. As artérias e veias umbilicais possuem estrutura similar.

Camelídeos possuem uma membrana fetal extra derivada da epiderme e chamada como *membrana epidermal*. Desenvolve-se a partir da epiderme externa e adere-se à superfície do feto até que os pelos comecem a se formar e a afastem; em seguida alguma queratinização se inicia. Nos camelos, essa separação da superfície do feto ocorre no último quarto da gestação. A membrana epidermal reveste o corpo do feto, unindo-se ao mesmo nas junções mucocutâneas e nas junções dos coxins e unhas com a pele. Normalmente rompe e desaparece com um pouco de atrito após o nascimento. O líquido amniótico de camelídeos permanece aquoso, sem o componente mucoso que se desenvolve na égua e na vaca, e a membrana epidermal pode facilitar a lubrificação do feto. Camelídeos não lambem seus recém-nascidos, nem removem as membranas fetais.

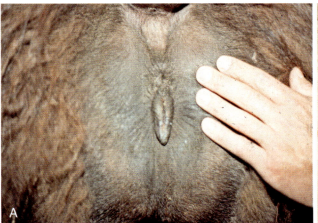 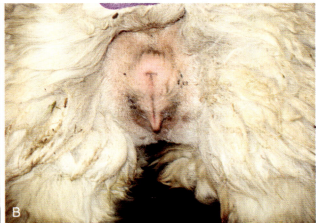

Fig. 38.30 Conformação normal da vulva da lhama (A) e da alpaca (B). Note o pequeno corpo perineal e o clitóris proeminente. (De Cebra C, Anderson DE, Tibary A, et al.: Llama and alpaca care: medicine, surgery, reproduction, nutrition, and herd health, St. Louis, 2014, Elsevier, Fig. 17.1.)

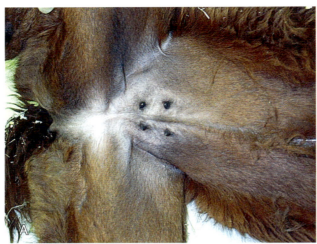
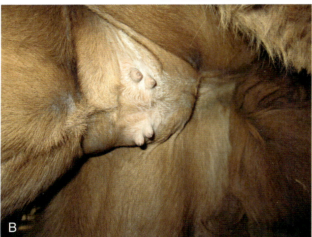
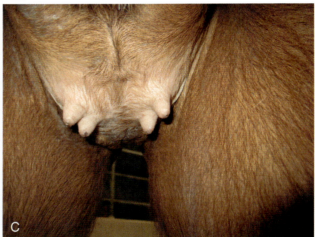

Fig. 38.31 Conformação normal do úbere da alpaca não lactante (A) e lactante (B e C). (De Cebra C, Anderson DE, Tibary A, et al.: Llama and alpaca care: medicine, surgery, reproduction, nutrition, and herd health, St. Louis, 2014, Elsevier, Fig. 25.10.)

Expulsão ou Retenção da Placenta: A placenta normalmente é expulsa dentro de 1 hora após o nascimento. Partos que ocorrem fora do período usual são mais propensos a resultar em retenção de placenta.

SUPRIMENTO SANGUÍNEO PARA A PAREDE E VÍSCERAS DA PELVE

A artéria ovárica é semelhante à de outros animais por ser tortuosa e enviar ramos para a tuba uterina e para a extremidade do corno uterino. O ramo uterino da veia ovárica não é tão proeminente em camelídeos como em outros animais, como as ovelhas.

Apesar de lhamas e alpacas serem artiodáctilos, o suprimento sanguíneo de suas demais vísceras pélvicas e do períneo tem algumas diferenças interessantes comparado com outros artiodáctilos. A artéria ilíaca interna apresenta comprimento intermediário na lhama, com terminação relativamente caudal, semelhante a ruminantes e suínos. Contudo, apesar dessa característica, a distribuição e a origem dos vasos intrapélvicos na lhama são mais parecidas com as de carnívoros do que as de ruminantes ou outros artiodáctilos.

A artéria glútea cranial é um ramo da ilíaca interna caudalmente ao corpo do ílio e deixa a pelve através do forame isquiático maior. As artérias obturatória e iliolombar emergem por meio de um tronco comum cerca de 1 cm caudalmente à artéria glútea cranial. A artéria ilíaca interna termina então no nível da terceira vértebra sacral como artérias glútea caudal e pudenda interna.

A artéria vaginal ou prostática é um ramo da pudenda interna emitido imediatamente após a divisão da artéria ilíaca interna em artérias pudenda interna e glútea caudal. Esse padrão é similar ao de carnívoros e ao da égua, diferindo do padrão usual de artiodáctilos, cuja artéria ilíaca interna é longa e emite a artéria vaginal ou prostática antes de terminar como artérias glútea caudal e pudenda interna. A artéria glútea caudal deixa a pelve por seu próprio forame, cranialmente ao forame isquiático menor.

A artéria uretral é um ramo da artéria pudenda interna, cranialmente à sua terminação. A artéria retal média normalmente é ausente na lhama e a artéria retal cranial (ramo da artéria mesentérica caudal) é proeminente, irrigando a área normalmente suprida pela artéria retal média. A artéria perineal dorsal também é ausente na lhama.

A artéria do pênis ou do clitóris e as artérias perineais ventrais são ramos terminais da artéria pudenda interna. A artéria perineal ventral origina artérias que suprem diversas estruturas perineais, incluindo o músculo isquiocavernoso e o bulbo do pênis no macho e o bulbo vestibular na fêmea, antes de emitir a artéria retal caudal em ambos os sexos. A artéria perineal ventral termina na região perineal ventral; continua-se como artéria labial dorsal na fêmea. O suprimento sanguíneo do pênis (ou do clitóris) segue o padrão de ramificação dos carnívoros, nos quais a artéria do pênis se divide em artéria profunda do pênis, artéria do bulbo do pênis e artéria dorsal do pênis.

Na lhama não há ramo para o útero ou ducto deferente que se origine da artéria umbilical. Na fêmea, o principal suprimento sanguíneo uterino advém de uma artéria uterina originada da artéria vaginal, enquanto no macho a artéria do ducto deferente é um ramo da artéria prostática. Esse padrão é encontrado em carnívoros, mas não em ruminantes e equinos.

O suprimento sanguíneo do útero é assimétrico, sendo a artéria uterina direita maior do que a esquerda em 90% a 95% dos animais de um estudo. Ademais, nas lhamas e alpacas desse estudo, foi observada uma grande veia cruzando o corno uterino esquerdo até a veia uterina direita, além de um ramo paralelo da artéria uterina direita para o corno uterino esquerdo, de forma que a maior parte do corno esquerdo é irrigado por vasos do lado direito (nos demais 5% a 10% dos animais, a assimetria estava presente em direção oposta). Havia ainda uma anastomose venosa adicional unindo os lados direito e esquerdo ventralmente à cérvix, como observado em outras espécies domésticas. Os autores do estudo notaram que esse padrão vascular dos camelídeos é interessante diante da observação de que o corno uterino esquerdo causa luteólise nos ovários direito ou esquerdo, ao passo que o corno uterino direito causa luteólise somente no ovário direito; contudo, o estudo não identificou um local por onde o sangue do corno esquerdo pudesse drenar para a veia ovárica direita e, assim, participar de um mecanismo de contracorrente com o sangue arterial ovariano do lado direito.

 ## MEMBRO PÉLVICO

Os ossos da pelve possuem algumas características notáveis. A Fig. 38.32 demonstra o esqueleto do membro pélvico de uma lhama. O forame obturado é muito grande e estende-se lateralmente até próximo ao acetábulo. O fêmur, a tíbia e os ossos do metatarso são todos longos e estreitos. O fêmur não possui o terceiro trocânter. As cristas trocleares medial e lateral do fêmur apresentam aproximadamente o mesmo tamanho. O joelho é mais livre do tronco do que em outras espécies. Apresenta três compartimentos articulares sinoviais que se comunicam, ou um compartimento único, dependendo do autor. Há um ligamento patelar, todavia bastante largo. Os meniscos e ligamentos cruzados são típicos. O ligamento colateral lateral é relatado como ausente, com os tendões de origem do extensor digital longo e fibular terceiro atuando como suporte para a articulação. A patela é mantida no sulco troclear pelos ligamentos femoropatelares típicos.

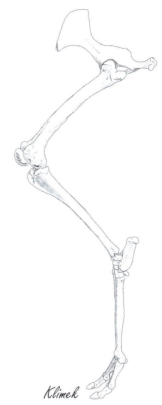

Fig. 38.32 Membro pélvico da lhama.

A lesão dos ligamentos femoropatelares pode permitir luxação medial ou lateral da patela, podendo ocorrer também a fixação dorsal da patela, a qual se aprisiona na parte proximal das cristas trocleares medial ou lateral. A conformação de pernas retas (*post-legged*) também pode fazer que a patela se desloque mais proximalmente, predispondo-a à fixação dorsal.

A fíbula é reduzida a uma pequena projeção distal ao côndilo lateral da tíbia e não está presente em todos os indivíduos. O tarso consiste no tálus e calcâneo na fileira proximal, osso central do tarso na fileira média e primeiro, segundo e terceiro fusionados e quarto ossos do tarso na fileira distal. O maléolo lateral da tíbia é um osso separado, como em ruminantes. Os ossos do tarso encontram-se ilustrados na Fig. 38.33. Radiografias do tarso estão demonstradas na Fig. 38.34.

822 Parte VI **Aves e Camelídeos**

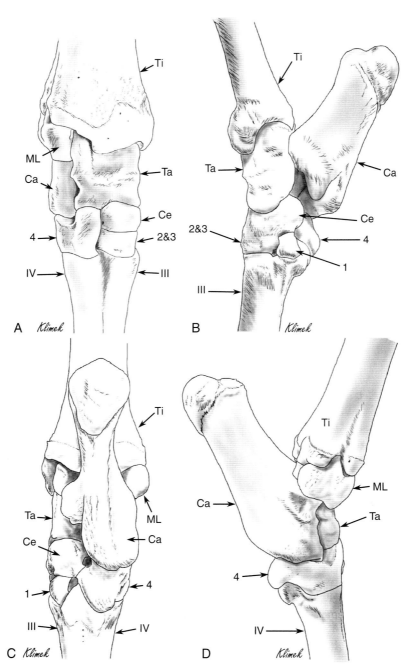

Fig. 38.33 Tarso direito de uma lhama. (A) Vista dorsal. (B) Vista medial. (C) Vista plantar. (D) Vista lateral. Neste espécime, o osso central do tarso estava parcialmente fusionado com os ossos 2&3 do tarso. *Ca*, Calcâneo; *Ce*, osso central do tarso; *ML*, maléolo lateral; *Ta*, tálus; *Ti*, tíbia; *1*, primeiro osso do tarso; *2&3*, segundo e terceiro ossos do tarso fusionados; *4*, quarto osso do tarso; *III*, III osso do metatarso; *IV*, IV osso do metatarso.

Há ampla variabilidade individual no que diz respeito à extensão em que as articulações sinoviais das articulações compostas do tarso e do carpo se comunicam nos camelídeos. Existem quatro articulações sinoviais separadas no tarso. As articulações tibiotársica e intertársica proximal sempre se comunicam; as articulações intertársicas proximal e distal comunicam-se em 34% dos animais; as articulações intertársica distal e tarsometatársica se comunicam em 64% dos casos; em 26% dos tarsos, todas as articulações sinoviais se comunicam. Há diferenças entre os tarsos direito e esquerdo em 23% dos animais.

O terceiro e o quarto ossos do metatarso são fusionados como em outros artiodáctilos, com cavidades medulares e superfícies articulares separadas na extremidade distal para cada dígito. A crista sagital de cada superfície só está presente na face plantar da superfície articular. Cada dígito possui

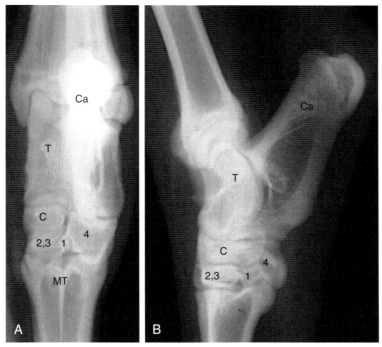

Fig. 38.34 Radiografias dorsopalmar (A) e lateral (B) do tarso da lhama. *C*, Osso central do tarso; *Ca*, calcâneo; *MT*, III e IV ossos do metatarso fusionados; *T*, tálus; *1*, primeiro osso do tarso; *2,3*, segundo e terceiro ossos do tarso fusionados; *4*, quarto osso do tarso. (De Cebra C, Anderson DE, Tibary A, et al.: Llama and alpaca care: medicine, surgery, reproduction, nutrition, and herd health, St. Louis, 2014, Elsevier, Fig. 58-10.)

dois sesamoides proximais e as três falanges usuais, contudo não existem sesamoides distais nos dígitos dos membros torácicos ou pélvicos. Os ossos dos dígitos são descritos com maiores detalhes juntamente com a descrição do pé e da mão.

Embora não exista muita informação específica acerca da musculatura da lhama ou da alpaca na literatura, os músculos flexores digitais do membro pélvico e o aparelho suspensório da lhama já foram estudados. Presume-se que alpacas sejam similares. Proximalmente ao tarso, esses músculos, assim como o gastrocnêmio, são semelhantes aos de ruminantes. Em lhamas o sóleo está ausente. O flexor digital profundo possui três cabeças: lateral, medial e caudal. Os tendões da cabeça lateral e da pequena cabeça caudal unem-se para correr juntos sobre o sustentáculo do tálus. A cabeça medial cruza o maléolo medial e se une ao tendão principal distalmente ao sustentáculo do tálus. O músculo quadrado plantar, ausente em ruminantes, origina-se na face medioplantar do calcâneo e é profundo ao retináculo dos flexores, inserindo-se no nível da fusão dos tendões do flexor digital profundo. Não há aparelho recíproco, ligamento acessório do tendão do flexor digital profundo ou aparelho de sustentação no membro pélvico de lhamas.

Lhamas possuem um par de músculos lumbricais do pé na face plantar distal do metatarso, no nível da bifurcação do tendão do flexor digital profundo. Os tendões desses músculos seguem pelo espaço interdigital e inserem-se dorsalmente aos tendões axiais que emergem do ramo lateral do extensor digital longo. Músculos similares também estão presentes no membro torácico. Os ramos extensores axial ou abaxial dos músculos interósseos não estão presentes em lhamas e alpacas. Contudo, os músculos lumbricais do pé (ou músculos lumbricais da mão no membro torácico) possuem inserções semelhantes aos ramos extensores axiais do interósseo de ruminantes.

As articulações do boleto (metatarsofalangeanas) da lhama possuem ligamentos que compartilham características com os dos equinos e dos ruminantes. Há um ligamento metatarsointersesamóideo interdigital, que está presente nos equinos (como ligamento metatarsointersesamóideo), mas não em ruminantes. Contudo, não há ligamento do sesamoide reto, um ligamento presente em equinos. Lhamas possuem ligamentos oblíquos dos sesamoides, observados em equinos, porém não em ruminantes. Entretanto, em vez de assumirem a forma equina do ligamento, como uma folha sólida, as lhamas possuem os ramos axial e abaxial separados desse ligamento. Os ligamentos falangeossesamóideos interdigitais dos ruminantes são substituídos pelos ligamentos metatarsofalangeossesamóideos interdigitais, descritos pela primeira vez nas lhamas. Os ossos sesamoides proximais axiais conectam-se um ao outro por meio de um ligamento intersesamóideo interdigital e à extremidade distal do osso do metatarso por meio do ligamento metatarsointersesamóideo interdigital. Lhamas também possuem ligamentos curtos dos sesamoides e os ligamentos cruzados dos sesamoides.

Há poucas publicações em língua inglesa acerca da vascularização e da inervação do membro pélvico de lhamas e alpacas. As artérias e veias não satélites do membro pélvico das lhamas foram descritas. Em lhamas há um maior desenvolvimento da artéria safena e sua importância para o suprimento sanguíneo da parte distal do membro pélvico é superior a de outros mamíferos domésticos.

A principal artéria para a parte distal do membro pélvico da lhama é o ramo caudal da artéria safena. Essa artéria é acessível para avaliação do pulso. Divide-se, no túber calcâneo, em artérias plantares medial e lateral, sendo a medial maior e a mais importante fonte de sangue para o membro distalmente. As artérias tibial cranial e dorsal do pé são pequenas e de pouca importância para o suprimento sanguíneo do pé. A artéria perfurante do tarso está ausente.

Entre os achados mais notáveis da irrigação sanguínea do membro pélvico de alpacas está a ausência da artéria femoral profunda nessa espécie. Os ramos da artéria femoral geralmente seguem o padrão típico, porém a artéria descendente do joelho é originada a partir da artéria poplítea em vez da artéria femoral. Os ramos das artérias tibial cranial e caudal, bem como da artéria safena, distalmente ao tarso assemelham-se aos descritos na lhama.

A distribuição das artérias plantares assemelha-se à do equino, mas os vasos mediais são muito maiores. A artéria plantar medial emite um ramo profundo na base do metatarso e continua como ramo superficial entre o tendão flexor digital profundo e o nervo plantar medial. O ramo superficial da artéria plantar medial dirige-se axialmente ao nível do terço distal do metatarso e, após se anastomosar com a artéria plantar do III osso do metatarso, emite as artérias digitais comuns plantares II, III e IV, bem como a artéria perfurante distal do III osso do metatarso.

A artéria digital comum plantar III é muito maior do que as outras duas. Divide-se nas artérias digitais plantares próprias axiais III e IV; cada uma emite um ramo plantar para a falange proximal, que se dirige abaxialmente sob os tendões flexores e continua como ramo axial, emitindo a artéria dorsal da falange média, coronal e um ramo para o coxim digital, antes de terminar nas lâminas dérmicas. O ramo plantar para a falange proximal continua como artéria digital plantar própria abaxial (III ou IV), com ramos similares às artérias digitais plantares próprias axiais. Um arco terminal pode ser observado por meio de angiografia contrastada.

Um estudo demonstrou um conjunto de veias superficial e um profundo no membro pélvico da lhama. A veia safena medial está presente. O conjunto profundo de veias geralmente segue as artérias, com algumas exceções dignas de nota. Há uma veia femoral e uma veia femoral circunflexa medial na coxa, embora a já mencionada ausência de artéria femoral pudesse implicar na ausência de uma artéria femoral circunflexa medial. Há uma veia extra na coxa sem artéria satélite. Essa veia se une à veia femoral na junção das veias femoral circunflexa medial e femoral, aparentemente servindo à região drenada pela veia safena lateral em outras espécies. Distalmente, anastomosa-se com a veia poplítea, que se situa na localização típica. Na face caudal da veia poplítea encontra-se uma expansão localizada entre as cabeças do músculo gastrocnêmio, que pode servir como uma

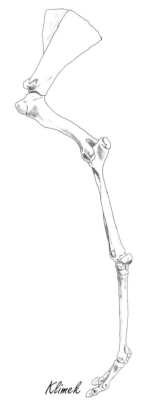

Fig. 38.35 Membro torácico da lhama.

bomba durante a contração do músculo. Essa expansão é continuada por uma veia que finalmente se anastomosa com a safena medial e pode ser análoga ao ramo caudal da veia safena medial do equino. A veia safena medial conecta-se à veia tibial caudal ou diretamente à veia femoral. Embora seja relatada a ausência da veia safena lateral nesse estudo, outros autores mencionam o uso dessa veia para punção.

O suprimento nervoso do membro pélvico da lhama e da alpaca não foi relatado na literatura.

MEMBRO TORÁCICO

Não há nada notavelmente diferente em relação ao esqueleto do membro torácico do camelídeo em comparação com outras espécies de interesse zootécnico. A Fig. 38.35 é um desenho do esqueleto do membro torácico da lhama. A espinha da escápula não é notável. Isso é compensado de alguma forma pela fossa infraespinal ser maior do que a supraespinal. O processo coracoide possui um lábio que se angula medialmente. O úmero possui um tubérculo intermédio similar ao do equino, com os tubérculos maior e menor sendo de igual tamanho e se projetando proximalmente da cabeça do úmero. A tuberosidade deltóidea é proeminente. A ulna está parcialmente fusionada ao rádio, com sua extremidade distal visível como uma porção distinta, porém fusionada, e com remanescentes do espaço interósseo proximal e distalmente. Os ossos fusionados rádio e ulna, bem como o III e IV ossos do metacarpo, são bastante longos e finos.

Capítulo 38 **A Anatomia Clínica das Lhamas e Alpacas** 825

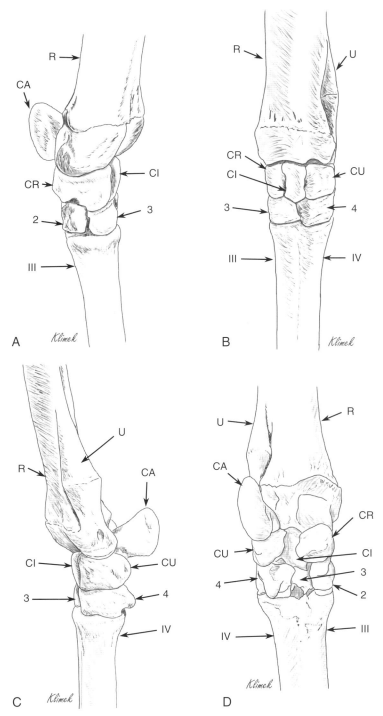

Fig. 38.36 Carpo esquerdo de uma lhama. (A) Vista dorsomedial. (B) Vista dorsal. (C) Vista lateral. (D) Vista palmar. *CA*, osso acessório do carpo; *CI*, osso intermédio do carpo; *R*, rádio; *CR*, osso radial do carpo; *U*, ulna; *CU*, osso ulnar do carpo; *2*, segundo osso do carpo; *3*, terceiro osso do carpo; *4*, quarto osso do carpo; *III*, III osso do metacarpo; *IV*, IV osso do metacarpo.

O carpo possui os ossos acessório, radial, intermédio e ulnar do carpo na fileira proximal e um pequeno segundo osso do carpo seguido do terceiro e quarto ossos do carpo, separados e maiores, na fileira distal. Não há sesamoides ou primeiro osso do carpo na lhama. As articulações individuais podem ser palpadas com a articulação flexionada, porém a presença de um calo na face dorsal do carpo pode tornar a palpação mais difícil. A Fig. 38.36 demonstra os ossos do carpo da lhama e a Fig. 38.37 demonstra radiografias do carpo da lhama.

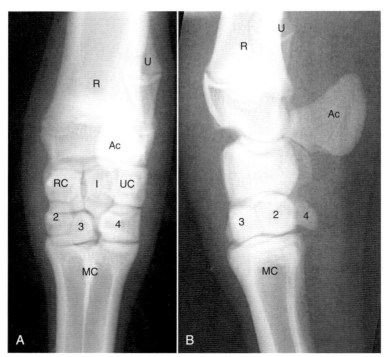

Fig. 38.37 Radiografias dorsopalmar (A) e lateral (B) do carpo da lhama. *Ac*, osso cárpico acessório; *I*, osso cárpico intermédio; *MC*, III e IV ossos do metacarpo fusionados; *R*, rádio; *CR*, osso cárpico radial; *U*, ulna; *CU*, osso cárpico ulnar; *2*, segundo osso cárpico; *3*, terceiro osso cárpico; *4*, quarto osso cárpico. (De Cebra C, Anderson DE, Tibary A, et al.: Llama and alpaca care: medicine, surgery, reproduction, nutrition, and herd health, St. Louis, 2014, Elsevier, Fig. 58.9.)

As articulações sinoviais do carpo comunicam-se umas com as outras com maior frequência do que reportado em equinos e bovinos. A articulação radiocárpica comunica-se com a articulação cárpica média em cerca de um em cada três indivíduos e a articulação cárpica média sempre se comunica com a articulação carpometacárpica. As bainhas tendíneas do carpo são típicas de outras espécies, mas frequentemente (64%) há comunicação entre a bainha cárpica (a bainha tendínea dos flexores digitais superficial e profundo) e a articulação radiocárpica nas lhamas.

Os dois metacarpos são fusionados com características similares às descritas para o membro pélvico. As estruturas do esqueleto das mãos e dos pés serão descritas mais adiante.

O aparelho suspensório e os músculos flexores digitais do membro torácico foram descritos. O flexor ulnar do carpo apresenta uma forte cabeça umeral e uma cabeça ulnar reduzida na lhama. Em lhamas há somente um ventre do músculo flexor digital superficial, em contraste aos dois ventres encontrados em ruminantes. O tendão do músculo flexor digital superficial é relativamente pequeno e cruza o canal do carpo no compartimento superficial. Distalmente ao carpo, esse tendão se une à fáscia palmar, muito maior; a estrutura é análoga ao ligamento acessório do flexor digital superficial, observado em equinos. Essa estrutura combinada se bifurca na articulação do boleto em dois tendões que seguem para os dígitos. O flexor digital superficial forma um manguito flexor em cada dígito, como em outras espécies, inserindo-se na falange média por meio do escudo (*scutum*) médio.

O flexor digital profundo possui as três cabeças usuais – radial, ulnar e umeral – sendo que a cabeça umeral possui, adicionalmente, as partes superficial e profunda. Os tendões de todas essas partes unem-se no nível do carpo e também recebem um pequeno ramo do músculo flexor ulnar do carpo. O flexor digital profundo bifurca-se acima do boleto de forma usual, seguindo para a falange distal de cada dígito. Sua descrição detalhada será fornecida adiante, juntamente com as mãos e os pés.

O músculo interósseo é predominantemente tendinoso, como em equinos. Insere-se por meio de dois ramos simétricos nos quatro sesamoides proximais, porém não possui os ramos extensores observados em equinos e ruminantes. A fáscia palmar fusiona-se lateralmente com a origem dos músculos interósseos III e IV (de forma análoga ao ligamento suspensório do equino).

Assim como em ruminantes, o extensor digital comum (e o extensor digital longo no membro pélvico) possui dois tendões referidos como *tendões medial* e *lateral*, e o tendão lateral divide-se para inserir-se nos dois dígitos. Há também um extensor digital lateral tanto no membro torácico quanto no pélvico. Conforme descrito para o membro pélvico, um ou dois músculos lumbricais da mão estão presentes na face palmar do metacarpo, no nível da bifurcação do músculo flexor digital profundo; o número varia entre indivíduos. Esses músculos, quando presentes, possuem um tendão cada um, o qual se une ao tendão extensor axial do dígito 3 ou dígito 4, tendão esse que se origina da cabeça lateral

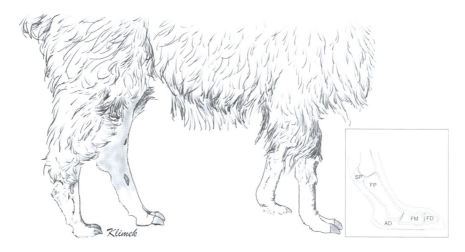

Fig. 38.38 Mãos e pés da lhama. O *detalhe* demonstra que camelídeos apoiam as falanges média e distal paralelamente ao solo. Não há sesamoide distal. *AD*, Almofada digital; *FD*, falange distal; *FM*, falange média; *FP*, falange proximal; *SP*, sesamoide proximal.

do extensor digital comum e se insere ao dígito 3 ou ao dígito 4.

Há pouca informação acerca do padrão específico acerca do suprimento de vasos ou nervos do membro torácico na literatura.

MÃOS E PÉS

Camelídeos possuem a estrutura esquelética das mãos e dos pés similar à dos ungulados domésticos; todavia, algumas diferenças são dignas de nota. Como camelídeos não possuem cascos, mas sim unhas e um coxim macio (sola), não são ungulados, ainda que por vezes sejam referidos como tal. Considera-se que sejam tilópodes (dígitos com coxim em vez de casco) e que possuam um apoio digitígrado modificado. O peso é suportado totalmente pelo coxim, que se assemelha ao bulbo do casco de pequenos ruminantes. Profundamente ao coxim está a almofada digital (*Pulvinus digitalis*).

As unhas possuem as lâminas primárias e secundárias, embora não sejam tão bem desenvolvidas como as dos equinos. A Fig. 38.38 demonstra as mãos e os pés de uma lhama e a Fig. 38.39 demonstra as faces palmar e dorsal do pé da lhama.

Unhas de Camelídeos: As unhas necessitam ser aparadas regularmente e não suportam peso.

Os ossos do metacarpo e do metatarso fusionados possuem superfícies articulares separadas para cada dígito, como em ruminantes, além de dois sesamoides proximais por dígito, o que também ocorre em ruminantes. Contudo, diferentemente dos ruminantes, os dois compartimentos sinoviais das articulações metacarpofalangeana ou metatarsofalangeana normalmente não se comunicam nos camelídeos. Não há dígitos vestigiais ou estruturas esqueléticas associadas. Cada dígito possui um *ergot* no nível da articulação do boleto e um ligamento do *ergot* que desce na face abaxial de cada dígito, desde o *ergot* até a almofada digital.

Camelídeos possuem as falanges proximal, média e distal, porém sem a presença de um osso sesamoide distal. Devido a postura do camelídeo, a articulação interfalangeana proximal é hiperestendida. O ângulo da primeira falange com o solo é normalmente de 52 graus. Os ossos do pé do camelo, que são semelhantes aos das lhamas e alpacas, encontram-se demonstrados na Fig. 38.40.

Cada dígito possui um ligamento anular palmar e um interdigital proximal combinados para sustentar o tendão flexor digital em seu lugar. Os flexores digitais compartilham uma bainha tendínea no nível da articulação do boleto. O tendão do flexor digital profundo conecta-se à falange média; essa conexão é denominada *vínculo* e carreia vascularização até o osso. O tendão do flexor digital profundo também possui fibras que penetram a almofada digital.

O flexor digital profundo é reforçado por uma placa de cartilagem conforme passa sobre o escudo médio (uma placa chata onde o tendão flexor digital superficial se insere na falange média). Ainda nesse nível, um ligamento anular digital distal pode ser encontrado sobre o tendão flexor digital profundo e um ligamento interdigital passa entre os dois dígitos. O escudo distal trata-se de uma espessa placa de cartilagem na localização do osso sesamoide distal de outras espécies, ligado à falange distal e à almofada digital, por sobre o qual passa o tendão flexor digital profundo. Algumas dessas características encontram-se demonstradas na Fig. 38.41.

SISTEMA NERVOSO

O encéfalo e a medula espinal não são significativamente diferentes do padrão usual. A diferença no nervo espinal acessório foi mencionada anteriormente. Alguns outros estudos sobre nervos cranianos específicos da lhama ou alpaca encontram-se disponíveis e a função dos nervos cranianos pode ser avaliada do modo tradicional. Como em outras espécies, o nervo facial é relativamente superficial e pode ser lesionado por trauma periférico ou inflamação em seu trajeto pelo crânio.

A medula espinal termina na segunda vértebra sacral. A distribuição básica dos nervos periféricos é presumidamente similar à de outras espécies, embora estudos anatômicos específicos sobre os nervos periféricos de lhamas e alpacas não estejam disponíveis e evidências sugiram que os nervos distais do membro sejam de alguma forma diferentes do padrão medial/lateral simétrico dos equinos e ruminantes. Ao contrário do que ocorre em equinos e ruminantes, o principal suprimento nervoso das mãos e dos pés de camelídeos sul-americanos está situado somente na face medial do metatarso ou metacarpo.

Anestesia Epidural e Coleta de Líquido Cefalorraquidiano: Bloqueios neurais regionais dos membros são menos utilizados em lhamas e alpacas do que em outras espécies porque o trajeto dos nervos individuais não está bem descrito. A anestesia epidural pode ser realizada em camelídeos. A localização caudal para procedimentos no períneo é determinada pela movimentação da cauda e palpação da primeira articulação móvel. Na maioria dos indivíduos, as cinco vértebras sacrais são fusionadas e a primeira articulação móvel é a S5-C1. Todavia, em alguns animais, a S5 é livre, mas o espaço articular entre S4 e S5 é pequeno o suficiente para que a injeção seja geralmente difícil. Se houver dificuldade, recomenda-se mudar para a articulação móvel caudalmente. Como os camelídeos têm pouca pressão negativa no espaço epidural, o método de inserir apenas a agulha e observar uma gota de anestésico a ser puxada para o interior não é confiável nessas espécies e a seringa deve ser mantida acoplada à agulha e o anestésico injetado quando a resistência à pressão no êmbolo for detectada. É preciso estar ciente de que o anestésico pode ascender cranialmente o suficiente para envolver as raízes dos nervos lombossacrais e causar o decúbito. A anestesia epidural lombossacral também é possível para procedimentos abdominais e ortopédicos; é necessário, também nesse caso, evitar a dispersão do anestésico até o nível do plexo braquial e do nervo frênico.

A coleta de líquido cefalorraquidiano é similar ao procedimento realizado em bovinos e equinos, e tanto o espaço atlanto-occipital quanto o lombossacral podem ser utilizados.

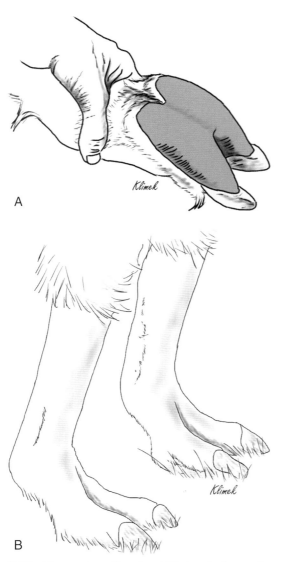

Fig. 38.39 Vistas palmar (A) e dorsal (B) da mão de uma lhama.

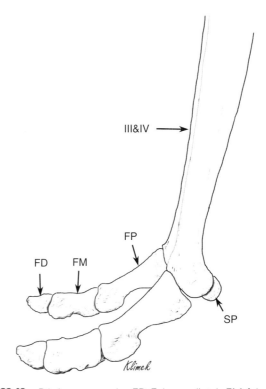

Fig. 38.40 Pé de um camelo. *FD*, Falange distal; *FM*, falange média; *FP*, falange proximal; *SP*, sesamoide proximal. *III&IV*, III e IV ossos do metatarso fusionados.

SISTEMA LINFÁTICO

Pouca informação acerca do sistema linfático de lhamas e alpacas está disponível na literatura. A distribuição dos linfonodos é relatada como sendo semelhante à de bovinos e ovinos. Os linfonodos são pequenos e não prontamente palpáveis em uma lhama ou uma alpaca adultas normais, porém podem ser palpados em neonatos ou animais muito magros. Assim como em equinos, múltiplos linfonodos podem ser observados em lugar de um grande linfonodo. A margem antimesentérica do intestino grosso possui agregados de tecido linfoide. Os linfonodos mediastinais e mesentéricos estão presentes, mas são pequenos.

NOTAS CLÍNICAS DIVERSAS

Distúrbios do desenvolvimento congênitos são bastante comuns em camelídeos. Leitores interessados em uma discussão completa acerca dos defeitos congênitos encontrados em lhamas e alpacas, especialmente sobre como se relacionam com hereditariedade, são referidos à obra *Medicine and Surgery of Camelids*, de Fowler.

- O distúrbio congênito mais comum de lhamas e alpacas envolve o desenvolvimento da mandíbula, que pode ser muito longa ou muito curta, fazendo com que os dentes incisivos não estabeleçam contato correto com o pulvino dentário. É possível ocorrer fenda palatina ou agenesia completa do palato.
- Um potencial impedimento ao fluxo de ar no neonato é a atresia congênita da coana, geralmente identificada quando a cria (filhote de lhama ou alpaca) exibe dispneia ou incapacidade de mamar. Animais afetados geralmente ficarão com a cabeça estendida, as narinas dilatadas e a boca aberta. Nesses animais, um cateter flexível inserido pelo meato ventral não avançará além da comissura palpebral medial.
- Diversas anormalidades congênitas dos olhos são relatadas em lhamas e alpacas.
- É possível ocorrer atresia de qualquer parte do trato gastrointestinal em qualquer espécie, porém as crias são mais frequentemente afetadas por atresia congênita anal do que neonatos de outras espécies.
- Não é raro haver aplasia ou atresia de órgãos genitais femininos. Pseudo-hermafroditismo, com genitália feminina externa, mas um clitóris aumentado, pode ocorrer, porém não é frequente. Tetos supranumerários ocorrem em 17% das lhamas e 6% das alpacas.
- Camelídeos também podem ser acometidos por frouxidão ligamentar, além de deformidades flexoras e angulares dos membros.

A temperatura normal das lhamas e alpacas é entre 37,5 e 38,9 °C, podendo chegar a 40 °C no calor extremo, caso em que o esforço pode causar estresse térmico. A frequência cardíaca varia entre 60 e 90 batimentos/min e a frequência respiratória situa-se na faixa de 10 a 30 movimentos/min. O pulso pode ser aferido na artéria safena no terço médio da coxa, com o cuidado de se aproximar de forma gradual, evitando contato com a parte distal da perna, uma vez que esses animais geralmente sentem desconforto com a manipulação dessa região dos membros.

Os locais preferíveis para injeções intramusculares são a parte caudal do pescoço, os músculos semimembranoso,

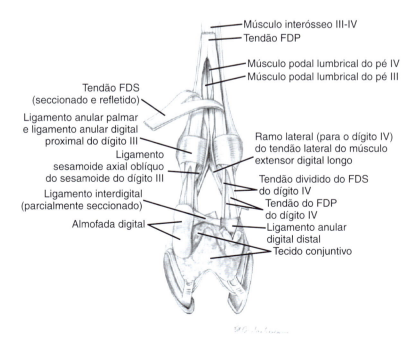

Fig. 38.41 Extremidade distal do membro pélvico esquerdo da lhama com o tendão flexor digital superficial (FDS) refletido para revelar a origem dos músculos lumbricais na bifurcação do tendão flexor digital profundo (FDP). (De Cebra C, Anderson DE, Tibary A, et al.: Llama and alpaca care: medicine, surgery, reproduction, nutrition, and herd health, St. Louis, 2014, Elsevier, Fig. 58.8.)

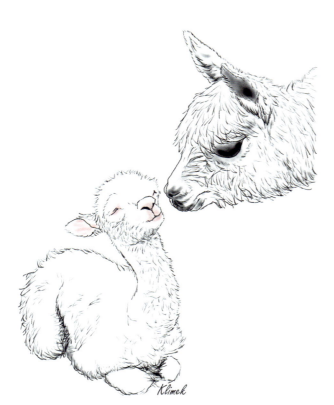

Fig. 38.42 Cria (filhote) de alpaca em decúbito esternal (posição de *cush*).

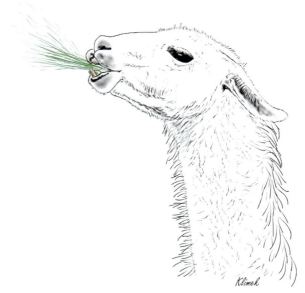

Fig. 38.43 Ilustração da postura agressiva da cabeça e do pescoço que acompanham o ato de cuspir no camelídeo.

semitendinoso ou tríceps braquial. O clínico deve lembrar-se de que a musculatura do pescoço é esparsa e a coluna vertebral é relativamente próxima à superfície do pescoço em comparação com outras espécies.

Locais de punção venosa incluem a veia jugular, a veia safena medial na altura do joelho em pacientes em decúbito lateral, a veia coccígea média na face ventral da cauda e veias da aurícula. A veia jugular direita é preferível para evitar lesão do esôfago.

A cateterização intravenosa pode ser realizada nas veias jugular, cefálica, safena lateral, torácica lateral ou auricular. Um estudo baseado em dissecções indicou que a veia safena lateral é ausente na lhama, mas isso contradiz fontes clínicas. A artéria femoral pode ser cateterizada para coleta de sangue arterial e monitoração da pressão sanguínea. Também é possível introduzir uma cânula na cavidade medular do fêmur.

As veias da parte distal do membro podem ser empregadas para anestesia intravenosa regional. Após a aplicação de um torniquete, qualquer veia palpável pode ser cateterizada para esse procedimento, sendo mais comumente utilizada a veia digital comum dorsal. A veia safena lateral ou a veia cefálica no membro torácico também podem ser utilizadas. Alguns clínicos referem que a pele espessa da região distal dos membros torna difícil a introdução de um cateter nas veias da região.

Camelídeos repousam em decúbito esternal (posição de *cush*), como visto na cria da Fig. 38.42, com os membros torácicos e pélvicos acomodados embaixo do tronco. Essa posição é eficaz para contenção e manipulação durante certos procedimentos. Esses animais também se deitam em decúbito lateral para o sono profundo.

A hemácia do camelídeo é oval e relativamente pequena. O hematócrito é mais alto comparado com outras espécies. A morfologia dos leucócitos não é significativamente diferente daquela de outras espécies, embora a contagem dos leucócitos seja mais alta. A relação neutrófilos/linfócitos é similar à do equino e a maioria das células são neutrófilos. Foi relatado que lhamas e alpacas possuem contagem de eosinófilos mais elevada do que outras espécies, mas isso não foi correlacionado com a contagem de parasitas. A obra *Medicine and Surgery of Camelids*, de Fowler, contém valores de referência para os parâmetros hematológicos de lhamas e alpacas.

CONSIDERAÇÕES COMPORTAMENTAIS

Camelídeos criam pilhas comuns de fezes e em geral as visitam ao acordar pela manhã. Isso cria uma oportunidade de coleta de amostras de fezes e urina frescas. Machos e fêmeas assumem a mesma posição básica para urinar e defecar – uma posição semiagachada – direcionando a urina caudalmente.

As orelhas e a cauda podem ser indicadores úteis do humor de um camelídeo. Animais relaxados normalmente apresentam orelhas apontadas para a frente, relaxadas para trás ou para a lateral da cabeça e a cauda em linha reta. Animais em alerta podem apresentar orelhas eretas e uma ligeira elevação da cauda. Camelídeos ligeiramente irritados apresentarão cauda mais elevada, porém ainda abaixo da posição horizontal; a cabeça estará elevada e as orelhas serão direcionadas horizontalmente para trás ou para baixo. A agressividade intensa é sinalizada pelo nariz apontado para cima, orelhas voltadas para trás contra o pescoço e elevação da cauda acima do plano horizontal. Essa posição está ilustrada na Fig. 38.43. Camelídeos podem cuspir conteúdos estomacais quando se encontram intensamente descontentes. Pessoas que os manuseiam devem estar cientes dos sinais comportamentais que indicam a possibilidade dos animais cuspirem, embora esse seja um evento incomum durante interação com pessoas se os animais estiverem acostumados com o manejo e forem adequadamente socializados.

TESTE SUA COMPREENSÃO

A anatomia da região cervical de camelídeos é única comparada com outras espécies. Quais características dessa região tornam a punção jugular desafiadora?

Qual a significância clínica da região desprovida de fibras no abdome ventral de todos os camelídeos? Compare e contraste o estômago dos camelídeos com o estômago dos ruminantes. Qual câmara do estômago está mais intimamente relacionada com o verdadeiro estômago dos ruminantes? Comparadas com as contrações do rúmen em um ruminante, quantas contrações de C1 devem ser auscultadas por minuto em um camelídeo? Por que ocorrem mais contrações de C1 por minuto comparadas com as contrações do rúmen por minuto?
Qual a significância clínica da dentição peculiar dos camelídeos?

Índice

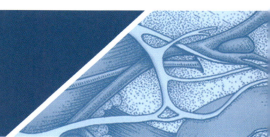

A

Abaxial, definição, 2f, 3
Abdome
  definição de, 112
  do cão e gato, 418-441, 441b
    conformação e anatomia de superfície, 418
  do equino, 535-551, 551b
    abordagens cirúrgicas para, 543b
    conformação e anatomia de superfície do, 535
    teto do, 551
    topografia do, 540, 541f-542f
  do ruminante, 664-685, 685b
    conformação e anatomia de superfície, 664
    desenvolvimento pós-natal, 680-681, 681f
    linfonodos, 685
    nervos, 679-680
  do suíno, 752-760, 760b
    estruturas linfáticas do, 758-760, 759f-760f
    linfonodos celíacos, 760
    linfonodos primários, 760
    linfonodos secundários, 760
    parede ventrolateral do, no ruminante, 664-666
    estrutura do, 664-666
    inervação e vascularização do, 665-666, 667f
Abdução, articulações sinoviais e, 18-19, 18f
Abertura faríngeo-tubal, 499f, 512-513
Abertura nasal, 367f
Abertura omasoabomasal, do ruminante, 670f, 676
Abomaso, do ruminante, 667-668, 669f-670f, 676-677, 677f-678f, 680, 681f
Abortos, 194
Acetábulo, 40
ACTH. *ver* Hormônio adrenocorticotrófico (ACTH)
Adenohipófise, 203-204
Adenoides, 107
Adesão intertalâmica, 274-275, 275f
Adução, 18-19, 18f, 87
Alantoide, 136-138, 158-159
Alimentação, 119b
Alpacas
  anatomia clínica de, 800-832, 801f, 804f, 831b
  cabeça de, 804-811, 806f
  características externas e tegumento de, 802-803
  conformação de, 800-801
  estômago de, 815f

Alpacas *(Cont.)*
  estrutura da face de, 803f
  não tosquiadas, 802f
  tamanho de, 800-801, 802f
  tosquiadas, 802f
Alvéolo, 99, 99f
Alvéolo, dentes, 99-100, 99f
Alvéolos dentários, do cão e gato, 371f
Ambiente, desenvolvimento do embrião e, 194-195
Ameloblastos, 133-134
Amídala, 275f, 277
Ampola, 696-697
  do ducto deferente, 176-177
  tubas uterinas e, 186
Amputação de metacarpos, 779b
Anastomoses, 13-14, 23, 25
Anastomoses arteriovenosas, 226, 226f
Anatomia de desenvolvimento, 1
Anatomia microscópica, definição, 1
Anatomia radiográfica, 4
Anatomia regional, 1, 2f, 3
Anatomia sistêmica, 1
Andrógenos, 353
Anel inguinal, 420
Anel inguinal superficial, 536f, 538f-539f, 539
Anel vaginal, 539, 543
Anencefalia, 260
Anestesia epidural, 524b, 828b
Anexos, 172f, 173-174, 189-192, 189f-192f
Angiologia, 210
  sistêmica, 229-239
Ângulo, 38, 38f
  da sola, 599-600
Animálculo, 278
Anisodactilo, 773
Antebraço
  do cão e gato, 467-472
  do equino, 582-588
  do ruminante, 715-717
  músculos do, 586-588
Anticorpos, desenvolvimento fetal e, 196
Anti-hélice, 381-382
Antitrago, 381-382, 382f
Antitrocânter, 778
Antro pilórico, 116
Ânulo fibroso, 36-37, 37f, 37b
Ânus
  do cão e gato, 443-446, 444f
  do ruminante, 689, 689f-691f
  do suíno, 761
Aorta abdominal, 234, 234-235
Aorta, no cão e gato, 416
Aorta torácica, 234, 234f

Aparelho de estação passiva, do equino, 602-606, 625-627
Aparelho hioide, 57, 57f, 59, 142, 143f, 365f, 371f, 377f, 514f
Aparelho lacrimal, 329
Aparelho locomotor, 29-90, 90b
Aparelho mastigatório, 98-105
  do ruminante, 641-643
Apófises, 65-66
Aponeurose, 109
Apteria, 774
aracnoide, 396
Arco aórtico, 221f, 229-231, 230f, 231f
Arco costal, 38, 39f
Arco cricoide, 513
Arco faríngeo, 51, 52t
Arco isquiático, 40, 41f, 481
Arco jugal, 777, 777f
Arco reflexo miotático, 287f
Arco reflexo monossináptico, 257, 257f
Arcos faríngeos, de
  nervo glossofaríngeo, 306
Arcos hemais, 395
Arcos palatofaríngeos, 106-107, 107f, 375
Arcos palatoglossos, 94f, 95, 369f
Arco zigomático, 52, 55f, 57, 57f, 361, 366f-367f, 371f-372f
Área postrema, 205
Arfando, 106
Aro orbital, 371f
Arquipálio, 278-279, 280f-281f
Artéria abaxial palmar dos dedos, 724-725
Artéria axilar, 231-232, 231f, 232f, 724, 725f
  do equino, 606
Artéria basilar, 298f, 299
Artéria carótida comum, 230f, 232-233, 233f
Artéria carótida interna, 298-299, 298f
Artéria celíaca, 118, 118f, 136
Artéria comunicante caudal, 298-299, 298f
Artéria dorsal do metatarso, 734, 734f
Artéria femoral, 734, 734f, 736f
Artéria hepática, 127
Artéria ilíaca externa, 235-236, 236f
Artéria ilíaca interna, 236-237, 237f
Artéria mediana, do equino, 606-607
Artéria mesentérica caudal, 125, 126f, 136
Artéria mesentérica cranial, 125, 126f, 136
Artéria nutrícia, 13-14, 13f
Artéria ovárica, 694-696, 696f
Artéria poplítea, 734

833

Artéria pudenda
externa, 709f, 710
interna, 687-688
Artéria retal cranial, 689
Artéria(s), 23-25, 25f, 224-225
abdome e, 540
artérias terminais, 228, 228f
bexiga e, 446
bulbo do olho e, 329
carótida, 387, 527, 528f
no ruminante, 648, 649f
cauda e, do ruminante, 656
celíaca, 118, 118f, 136
no ruminante, 680
ciliar, 329-330, 330f
círculo arterial maior da íris, 329-330, 330f
cornual e, no ruminante, 633
coronária, 533
da retina, 329-330, 330f
do cão e gato, 467b, 470f
do equino
carótida, 512, 515f, 520f
facial, 496
do membro, no equino, 627, 627f
do membro torácico, 476
do suíno
cranial, 752
epigástrica superficial, 752
infraorbital, 740
torácica interna, 752
epigástrica, 540
específicas
alveolar, 233, 233f
aorta, 229-231, 416, 421f, 796
auricular, 232-233, 233f
axilar, 231-232, 231f
braquial, 231f, 232
broncoesofágica, 234
cardíacas, 219f
carótida, 230f, 232-233, 233f
caudal da bexiga, 446
celíaca, 435, 796
cervical, 230f, 231
coronária, 218, 219f-221f, 229
costoabdominal, 234
da bexiga, 446
de aves, 796
digital, 235-236, 235f
do cotovelo, 231f, 232
epigástrica, 231, 234f-235f, 235, 420
esplênica, 424, 426f, 427-428
etmoidal, 233, 330, 330f
facial, 232-233, 233f
faríngea, 232, 233f
femoral, 235-236, 235f
frênica, 435
gástrica, 427-428
gastroduodenal, 430, 435
gastroepiploica, 427-428
glútea, 236, 236f
hepática, 433, 435
ileocecal, 429-430
ileolombar, 235f, 236
ilíaca, 234-237, 235f, 463, 687-688
infraorbital, 233, 233f

Artéria(s) (Cont.)
intercostal, 234
isquiática, 796
jejunal, 431
lacrimal, 330, 330f
laríngea, 232, 233f
lingual, 232, 233f
malar, 330, 330f
maxilar, 233, 233f
mediana, 231f, 232
mesentérica, 431, 435, 796
musculofrênica, 231
occipital, 232, 233f
oftálmica, 233
ovárica, 435
palatina, 233
pancreático-duodenal, 435
perineal, 236, 236f
poplítea, 235f, 236
prostática, 235f, 236
pudenda, 235-236, 235f-236f, 687-688
pulmonar, 215f, 229
renal, 435
sacral, 234, 234f, 687-688
sacral mediana, 463
safena, 235-236, 235f
subclávia, 229-231, 230f, 796
supraorbital, 330, 330f
temporal, 233, 233f
testicular, 435
tibial, 235f, 236
torácica, 231, 231f, 420
ulnar, 231f, 232
umbilical, 236, 236f, 687-688
uretral, 236, 236f
vaginal, 236, 236f, 687-688, 694-696
vertebral, 229-231, 230f
espinal, 524-526
estômago e, no ruminante, 680
facial, no ruminante, 636
femoral, 483-484, 485f
no equino, 627, 627f
fígado e, no ruminante, 683
glútea caudal, 553
hepática, no ruminante, 683
ilíaca interna, 553
inervação de, 227, 227f
intestino e, no ruminante, 683
mesentérica, 125, 126f, 136, 548
no ruminante, 683
nutriente, 13-14, 13f
oftálmica, 329, 330f
ovárica, 449, 562
em camelídeos, 820
padrões de, distribuição de, 227-229
pancreático-duodenal, 131
pele e, 343
pênis e, 183, 455-459, 553
perineal ventral, 821
plantar medial, 824
poplítea, 483-484, 485f
no equino, 627-628
prostática, 553
pudenda interna, 456, 456b, 463, 553
regional

Artéria(s) (Cont.)
baço e, 422-424
cabeça e, 229, 230f
coração e, 215f-216f
do clitóris, 236, 236f
do pênis, 236
estômago e, 118, 425-428
fígado e, 127
glândulas adrenais e, 434-436
glândulas mamárias e, 418-419, 419f
intestinos e, 125, 428-431
pâncreas e, 131, 433
tireoide e, 206-207, 232
tronco braquiocefálico, 229
tronco costocervical, 230f, 231
tronco pulmonar e, 416
renal, 790f, 791
no ruminante, 684
rins e, 170, 170f
retal caudal, 553
safena, 483-484, 485f, 824
no equino, 627, 627f
testicular, testículos e, 174
tibial caudal, no equino, 627f, 628
tibial cranial, no equino, 627f, 628
trato gastrointestinal e, 548, 548f
umbilical, 553
uterina, 449, 562
útero e, 448-449, 449f
vaginal, 553, 562
vertebras caudais e, 398
visão geral de, 218, 219f-220f, 224-225
Artérias arqueadas, 170, 170f
Artérias interlobares, 170, 170f
Artérias pancreático-duodenais, cranial e caudal, 131
Artérias pulmonares, 153, 154f-155f, 229
Artérias sistêmicas, 229-237
Artéria testicular, 178
Artéria tibial cranial, 733f, 734
Artéria uterina, 687f, 694-696
Artéria vaginal, 694-696
Artéria vertebral, 298f, 299
Arteríolas, 225, 226f
Articulação antebraquiocárpica, 71, 473-474
Articulação atlantoaxial, 36, 36f, 393-394
Articulação atlanto-occipital, 36, 36f
Articulação carpometacárpica, 74-75
Articulação cartilaginosa, 15-16, 16f
Articulação condilar, 19, 20f
Articulação costoesternal, 39
Articulação costotransversa, 39, 39f
Articulação costovertebral, 39, 39f
Articulação da coxa, 88
Articulação da quartela, 718-719
do equino, 592f-593f, 593
Articulação do boleto, 717-718, 719f
do equino, 591-592, 591f, 605, 605f
Articulação do carpo, 74-75, 75f
do equino, 582-586, 584f-587f
do suíno, 768

Articulação do cotovelo, 74, 74f
   cápsula, 471
   do cão e gato, 467-472, 472f
   do equino, 579-582, 582f
   do suíno, 768
   flexão do, 469-470
   luxação do, 471b
   ruminante, 715
Articulação do jarrete
   do suíno, 770
   no equino, 618-621, 620f, 622f-624f
   ruminante, 729f, 730-734, 731f
Articulação do jarrete, 83-84, 86f, 729f,
   730-731, 731f
   aparelho de estação passiva e, 626
   do cão e gato, 485-488, 486f
   do suíno, 769-770
   no equino, 616-618, 616f, 618f,
     618b, 624f
   palpação de, 485
Articulação do quadril, 83, 85f
   distúrbios da, 729b
   do cão e gato, 481
   do equino, 612, 613f
   do suíno, 769
Articulação elipsoide, 19, 20f
Articulação em sela, 19, 20f
Articulação esferoidal, 19, 20f
Articulação esferoidal, 19, 20f
Articulação fêmoro-patelar, 85, 86f
   cavidade, 731
Articulação fêmoro-tibial, 84, 86f,
   485
Articulação fibrosa, 15, 15f
Articulação intercondral, 39
Articulação interesternal, 39
Articulação interfalangeana distal, 719,
   719f, 721f
   do equino, 593-594, 594f-595f
Articulação (junção) sinovial, 16-19,
   16f-17f, 144
   classificação de, 19, 20f
   coluna vertebral e, 37
   movimentos e, 18-19, 18f
   ossos sesamoides e, 14-15
Articulação lombossacra,
   do ruminante, 654
Articulação pivô, 19, 20f
Articulação plana, 19, 20f
Articulação sinfisial, 104-105
Articulação tarsocrural, 489
   no equino, 631
Articulações, 143f-144f, 144. *ver*
   também Junturas
Articulações, 15-19
   cartilaginosas, 15-16, 16f
   da cintura pélvica, 41-42
   da mandíbula, 104
   desenvolvimento de, 66
   do equino, 588-594, 611f
   do membro pélvico, 83-85, 85f-86f
   do membro torácico, 73-75, 74f-75f
   do tronco, 31-42
   fibrosas, 15, 15f
   sinovial, 16-19, 16f-18f, 20f
Articulações digitais, músculos atuando
   em, 79-80, 79b-80b

Articulações do ombro, 73, 74f
   do equino, 577-578, 580f, 603-604,
     605f
   do suíno, 768
Articulações intervertebrais, 36
Articulações sacroilíacas, 42, 686, 687f
Articulações tarsocrurais e intertársica
   proximal, 732b
Articulações temporomandibulares, 104,
   105b, 372-373
   do equino, 494-495, 506-508, 508f
Artrologia, 29
Árvore brônquica
   de pulmões bovinos, 661f
   no cão e gato, 408
Árvore da vida, 270
Árvore traqueobrônquica, 147, 147f
Asa, 779, 779f
Astrócitos, 255-256
Atlas, 32-33, 33f, 392f, 392t, 393, 394f
Átrio direito, 213-214, 214f-215f
Átrio esquerdo, 214, 215f
Aurícula, 331, 381
Auscultação, 3-4, 220b
   do equino, 533b
Axial, definição, 2f, 3

B
Baço, 249-250, 250f
   de aves, 783f, 785, 785f
   do cão e gato, 418f, 421f-423f,
     422-424, 425f
   do equino, 540, 541f-543f, 548f
   do ruminante, 667, 668f-670f, 681f
   do suíno, 753, 754f
   palpação de, 438-440
Bainha complexa, 720-721, 720f
Bainha peritoneal, 539
BALT. *ver* Tecido linfoide associado aos
   bronquíolos (BALT)
Barbela, 646f
Barbela, 772, 772f, 782f
Barbela, 774-775, 775f
Barreira hematoencefálica, 299
Basihioide, 513
   cartilagem, 365f
Berne, 542
Bexiga
   de suínos, 761, 762f-764f
   do cão e gato, 446, 446f
   do equino, 555-556, 556b, 557f,
     571-572
   músculo, 172
   ruminante, 689-690, 689f-691f
Bexiga, 171-173, 171f-173f
Bico, 772, 773f
"Bico de papagaio", 522-523
Bico de pena, 775, 775f
Bigodes, 346
Bigorna, 334
Biqueira. *ver* Bico
Biventre do pescoço, 400
Bloqueio do nervo pudendo, 688b
Boca
   assoalho da, 96
   desenvolvimento da, 131-134,
     131f-132f

Boca *(Cont.)*
   do cão e gato, 367-369
   do equino, 501-502
   do ruminante, 640-641, 640f-641f
   do suíno, 741-744, 743f-744f, 744t
     datas de erupção de, 744t
   fechamento da, 106
   visão geral da, 91-98
Bochechas, 93
Bolsa cloacal, 786f, 798
Bolsa cutânea, 382f
Bolsa gutural (divertículo da tuba
   auditiva), 334, 511-513, 511b,
   514f-516f
Bolsa infraorbital, glândulas de, 353,
   354f
Bolsa inguinal, glândulas de, 354-355,
   355f
Bolsa ovárica, 190-191, 448f
Bolsas jugais ou bochechas, 93
Bovino, anatomia do, palpação retal em,
   687f, 693f, 706-708, 708f
Braço
   proximal, do equino, 576-579, 579f
   ruminante, 715, 716f
Braquidonte, 99
Braquignatismo, 359-360
Braquiorradial, 471
Bronquíolos, 151-152
Brônquio primário, de aves, 787, 789f
Brônquios, do cão e gato, 408
Broto do membro, 64-65
Bula timpânica, 54, 56f, 332f, 333, 371f,
   373f-374f, 377f, 383
Bulbo, 723-724
   do pênis, 181f, 182
   no casco, 349, 350f, 352f
Bulbo da glande, 456, 457f
Bulbo da vagina, 326-327, 326f
Bulbo do olho, 318-331, 319f, 798
   do equino, 516
   do ruminante, 645
Bulbo do olho. *ver* Olho
Bulbo do pênis, 455-456
Bulboesponjoso, 457
Bulbo olfatório, 798
Bunodonte, 103
Bursa, articulações sinoviais e, 22, 22f
Bursa bicipital, 729
Bursa de Fabricius, 784, 793
Bursa infracardíaca, 113, 114f, 409
Bursa omental, do ruminante, 679
Bursa sinovial, 22, 22f

C
Cabeça
   articulações de, 60f
   conformação e características
     externas do ruminante, 632-635,
     634f-635f
   em ovinos e caprinos, 634-635
   de aves, 772f-773f
   de camelídeos, 804-811, 806f
   do cão e gato, 359-389, 389b
     conformação e características
      externas de, 359-361,
      360f-361f

Cabeça *(Cont.)*
 estruturas de superfície da, 361-362
 estruturas linfáticas de, 388-389,
  388f
 do equino
  carótida, 512, 515f, 520f
  facial, 496
 do ruminante, 632-651, 651b
 do suíno, 739-747, 747b
  característica mais marcante, 739
  estruturas linfáticas de, 746-747,
   747f
  estruturas superficiais de, 740, 742f
 estruturas superficiais de, no
  ruminante, 635-636, 638f
 músculos de, 60
  controle de movimentos de, 401,
   401f
  plano e desenvolvimento de, 50-51,
   51f
"Cabeça de carneiro,", 492
Calamo, 775
Calcâneo, 83, 84f, 488-489, 488f, 490f,
 732
 no equino, 619-620
Calcitonina, 207
Cálices endometriais, 198, 200f
Calvície, 345
Camada musculofibrosa, 328
Camelídeos, 800
 coleta de sêmen em, 818b
 considerações comportamentais para,
  830-831, 830f
 dentes de, 807
  bloqueios nervosos para, 808b,
   809f
  corte, 808f, 808b
  incidência de abscessos de raiz em,
   808
 dentes molares de, 807, 807b
 estômago de, 813, 813b-814b,
  814f-815f
  neonato, 814
 gestação de, 818b
 ossos do tarso de, 822f-823f
 pele, 802b
 posição "de *cush*" de, 830, 830f
 problemas de desenvolvimento
  congênitos em, 829-830
 sistema digestório de, 813-816
 sistema linfático de, 829
 sistema nervoso de, 827-828, 828b
 sistema reprodutor feminino de, 818-
  819, 818f-820f, 819b
 sistema reprodutor masculino de, 816-
  818, 816b
 sistema urinário de, 816
 topografia abdominal de, 813
 unhas, 827, 827b
Canal anal, 124, 124f, 443-444, 445f,
 688
 do equino, 553-555, 556f
Canal carotídeo, 298-299
Canalículo, 329, 329f
Canal inguinal, 48f, 49, 420
 do equino, 538-540, 539f
 do suíno, 752

Canal omasal, do ruminante, 670f, 676
Canal óptico, 364f
Canal pilórico, 116
Canal vertebral, 294, 294f, 396-398,
 396f-397f
Candidíase, 600
Canino
 cabeça, principais artérias e veias da,
  384f
 coluna vertebral de, desenvolvimento
  e maturação de, 392t
 esqueleto de, 391f
Cão e gato
 coração de, 409-412, 413f-414f, 414t
 esôfago de, 412-416, 415f
 mediastino de, 408-409, 409f-412f
 parede torácica do, 403-407,
  405f-406f
 pleura de, 403-407, 406f-407f, 406b
 pulmões de, 407-408, 408f
 timo do, 412-416, 415f
 tórax do, 403-417
  anatomia de superfície do, 403,
   404f-405f
  conformação do, 403, 403f-404f
  estruturas linfáticas do, 416-417,
   417t, 417b
  grandes vasos e nervos dentro, 416,
   416f
  traqueia do, 412-416
Capilares, 225-226, 226f. *ver também*
 Capilares aéreos
Capilares aéreos, 787-788, 789f
Cápsula articular, do equino, 592-593,
 595f-596f
Cápsula externa, 277
Cápsula fibrosa, 540b
Carpo
 do cão e gato, 472-476
 do equino, 582-588
 higromas de, 716b
 ruminante, 715-717
Cartilagem, 142-144, 143f
 alar, 139
 aritenoide, 143-144, 143f, 786
 articulações sinoviais e, 16
 articular, 12-13, 38, 38f
 auricular, 331, 333f, 381-382
 costal, 38, 39f
 cricoide, 143, 143f
 epiglótica, 142-143, 143f
 hialina, 144
 interaritenoide, 144
 laríngea, 143f
 modelos, 65
 tireoide, 143, 143f
 xifoide, 38-39, 39f
Cartilagem alar, 139
 do equino, 492-494, 493f
Cartilagem aritenoide, 143-144, 143f,
 786
Cartilagem articular, 12-13
Cartilagem auricular, 331, 333f, 381-382
Cartilagem costal, 38, 38f
Cartilagem cricoide, 143, 143f, 365f,
 377f
Cartilagem epiglótica, 142-143, 143f

Cartilagem interaritenoide, 144
Cartilagem laríngea, 143f
Cartilagem tireoide, 143, 143f, 377f
Cartilagem xifoide, 38-39, 39f
Cartilagens nasais, do equino, 493f
Carúncula lacrimal, 328, 329f
Carúnculas, 692, 695f, 697-698
Carúncula sublingual, do cão e gato,
 367f
Cascos, 349-352, 351f, 722-724,
 722f-723f
 cápsula, 724, 724f
 de um potro recém-nascido, 604f
 do equino, 597-602
 do suíno, 769f
 face palmar/plantar de, 599f
Castração, 180, 703b, 764b, 765f
 do equino, 538
Castração/Esterilização, 460
Catarata, 324-325
Cauda, do ruminante, 652-657, 655f,
 657f, 657b
Cauda equina, 263-264, 264f, 396, 397f
Caudal, definição, 2f, 3
Cavidade abdominal, 29, 31f
 do cão e gato, 418, 418f, 424f
 topografia visceral na, 113-115, 114f
 visão geral da, 112-115, 114f
Cavidade alantoide, 200
Cavidade amniótica, 196f, 198
Cavidade cranial, 293, 293f
Cavidade da órbita, do ruminante, 645
Cavidade dental, 100
Cavidade do tímpano, 332-333, 332f,
 776, 777f
Cavidade glenoide, 466
Cavidade hepática do peritônio,
 784-785
Cavidade infraglótica, 145
Cavidade nasal, 139, 140f
 de aves, 786
 do cão e gato, 362-365, 364f, 379f
 do ruminante, 636-640
 do suíno, 741, 742f-743f
 parte dorsal da, 364f
Cavidade nasofaríngea, 378f
Cavidade oral, 91, 92f-93f, 366f
 de camelídeos, 805-808, 806f-807f
Cavidade pélvica, 29, 31f, 430, 442,
 552, 686-688, 686f-687f
Cavidade peritoneal, 112-114
Cavidade pleural, 148-149
 do equino, 529
Ceco
 de camelídeos, 815
 do cão e gato, 429-430, 430f
 do equino, 543-545, 545f-546f
 do ruminante, 682, 682f
 do suíno, 755-756
 visão geral do, 119, 124, 124f
Celoma, 30, 32f
Célula de Schwann, 256, 256f
Células Clara, 151-152
Células cromafins, 208
Células da ilhota, 208
Células de Sertoli, 159-160, 174,
 183-184

Células parafoliculares (ou C), 207
Celulose, digestão de, 115
Cemento, 99-100, 99f
Centro axilar, linfonodos e, 245
Centro brônquico, linfonodos e, 246f-247f, 247
Centro celíaco, linfonodos e, 247, 248f
Centro cervical profundo
    do suíno, 747
    linfonodos e, 245, 246f
Centro cervical superficial
    do suíno, 746-747
    linfonodos e, 245, 246f
Centro germinativo. *ver* Linfonodos
Centro iliossacral, linfonodos e, 248f, 249
Centro inguinal (iliofemoral) profundo, linfonodos e, 248f, 249
Centro isquiático, linfonodos e, 249
Centro lombar, linfonodos e, 247, 248f
Centro mandibular
    do suíno, 746
    linfonodos e, 245, 246f
Centro mediastinal, linfonodos e, 246-247, 246f
Centro mesentérico caudal, linfonodos e, 247, 248f
Centro mesentérico cranial, linfonodos e, 247, 248f
Centro parotídeo, linfonodos e, 245, 246f
Centro poplíteo, linfonodos e, 249, 249f
Centro retrofaríngeo, linfonodos e, 245, 246f
Centros de ossificação, presentes ao nascimento, 392t
Centro torácico dorsal, linfonodos e, 246, 246f
Centro torácico ventral, linfonodos e, 246, 246f
Ceratoconjuntivite infecciosa bovina, 645b
Cere, 772
Cerebelo, 270-273, 270f, 273b
    função do, 289f, 290
Cérebro
    de aves, 798
    desenvolvimento do, 259-263, 259f
    drenagem venosa do, 300-301, 301f
    irrigação sanguínea arterial para, 298-300, 298f-299f
    meninges e ambiente líquido do, 295-298, 295f, 297f
    topografia do, 293-295
Cérebro. *ver* Telencéfalo
"Cernelha fistulosa,", 523-524
Cérvix
    de suínos, 761, 762f-763f
    do cão e gato, 448, 450f
Chalaza, 794
Ciclo estral bovino, 696
Cílios
Cílios, 328, 328f
Cíngulo, 279
Cintura peitoral, 67-69, 68f
Cintura pélvica, 40-41, 40b, 41f, 729

Cio. *ver* Estro
Circulação colateral, 228-229, 228f-229f
Circulação fetal, 239f-240f
Circulação pulmonar, 229
Circulação sistêmica, 229-239
Círculo arterioso do cérebro, 298
Circundução, articulações sinoviais e, 18f, 19
Cisterna cerebelomedular, 296
Cisterna do quilo, 26f, 125, 438
Cistos foliculares ovarianos, 691b
Cistos paraovarianos, 448
Claudicação, do equino, 596b
Clavícula, 69, 777f, 778
Clitóris, 189, 189f
    de suínos, 763f
    do cão e gato, 450-451, 450f-451f
Cloaca, 784, 786f, 791f, 792-793
Coana primitiva, 131-132, 131f
Coanas, 54, 59, 366f, 780-781
Coccígeo, 442
Cóclea, 82, 336, 336f, 799
    no equino, 618-619
Coilina, 783
Colágeno, 22
Colecistocinina, 120-122
Coleta, 781, 782f
Cólica, 543
Colículos caudais, 273
Colículo seminal, 180
Colículos rostrais, 273
Cólon
    do cão e gato, 429f
    do equino, 545-548
    do ruminante, 682, 682f
    visão geral do, 124, 124f
Cólon ascendente
    do equino, 545, 545f-546f
    do ruminante, 682, 682f
    do suíno, 755-756
Cólon descendente, 546f-547f, 548
    de camelídeos, 816b
Cólon dorsal direito, 541f, 545f, 547, 547f
Cólon dorsal esquerdo, 541f, 545f, 547, 547f
Cólon espiral, de camelídeos, 815, 816f, 816b
Cólon flutuante. *ver* Cólon descendente
Cólon transverso, 545f-547f, 547
Cólon ventral direito, do equino, 541f, 545f-547f, 546-547
Cólon ventral esquerdo, 541f, 545f, 546-547, 547f
Colorreto, 784
Colostro, 356
Coluna aferente somática, 269
Coluna aferente somática especial, 269
Coluna aferente visceral, 269
Coluna eferente somática, 268
Coluna eferente visceral, 268-269
Coluna vertebral, 27f, 31-36, 32f-35f, 777
    articulações de, 36-37, 36f-37f, 36b
    caudal, 34, 395
    cervical, 32, 33f, 392f, 394, 401-402, 401f, 522-523

Coluna vertebral *(Cont.)*
    disco intervertebral em, 395-396
    do cão e gato, 390-398, 391f-393f, 392t, 402b
    considerações clínicas em, 401-402, 401f
    do equino, 522-526, 523f, 526b
    do ruminante, 652-654
    do suíno, 748-751, 749f, 751b
    lombar, 34, 35f, 394-395, 395f, 522-523
    músculo de, 42-45, 43f
    músculos associados à, 398-401
    sacral, 395
    torácica, 33-34, 34f, 393f, 394, 402, 522-523
    toracolombar, 402
Comissura anterior, 276-277
Comissura do fórnix, 279, 280f
Comissura habenular, 274
Compacto, 390
Compartimento fêmoro-patelar, no equino, 618
Compartimento fêmoro-tibial lateral no equino, 618
Compartimento fêmoro-tibial medial, no equino, 618
Compartimento osteofascial, 9, 9f
Complexo, 400
Complexo do nuclear olivar, 269, 272f
Complexo justaglomerular, 209
Componente endócrino, do pâncreas, 129
Componente exócrino, do pâncreas, 129
Comportamento de acasalamento, 460, 462f
Comprimento de onda, 6-7
Concha nasal
    dorsal, 364f
    ventral, 364f
Conchas, 139-140, 140f, 362-364, 786, 788f
    do equino, 498, 499f
    dorsais, do suíno, 741
Conchas etmoidais, 364f, 366f, 374f
Condensação axial, 65
Côndilo articular, 69f, 70
Condrificação, 22
Cone arterioso, 214, 215f
Cone medular, 263-264, 294
Conjuntiva, 328-329
    do ruminante, 645
Conjuntiva bulbar, 328
Conjuntiva palpebral, 328
Constritor caudal, 109, 110f
Constritor médio, 109, 110f
Constritor rostral, 109, 109f-110f
Continência anal, 124
Contornos abdominais, em relação à condição médica, 665t
Contrações ruminorreticulares, do ruminante, 674
Coprodeu, 784, 786f, 792-793, 792f
Coração, 210-211
    anatomia funcional de, 217f, 219-220, 219f, 222f
    anatomia geral de, 213-216, 214f-215f

Coração *(Cont.)*
  de aves, 796
  desenvolvimento de, 210f-211f, 220-224, 223f-225f
  do cão e gato, 409-412, 413f-414f, 414t
  do equino, 528f, 531-533
  do ruminante, 660-662
  do suíno, 749
  estrutura do, 211f, 216-218, 216f-219f
  pericárdio e topografia do, 211-224, 212f-213f
  vasos e nervos do, 218-219, 219f-222f
  visão geral, 210-211, 211f-212f
Coracobraquial, do equino, 579, 581f, 582t
Corda do tímpano, 54, 304, 305f, 385
Cordão espermático, 177-178, 177f-179f, 453, 540
  do equino, 567
Cordão umbilical, 700
  de camelídeos, 819
Cordas vocais, 377
Córnea, 318-320, 320f, 324, 380, 798-799
  do equino, 516
Corno, 187, 352-353, 352f
  bovino, 632-633, 636f
  de ovinos e caprinos, 634
  do casco, 724
  glândulas, 353, 353f
Cornos ventrais, 23
Corno uterino, 448-449
  de suínos, 761, 762f-763f
Coroa, 597
Coroa (dente), 99-100, 100f
Coroide, 320-321
  do equino, 516
Corpo
  do estômago, 116
  do útero, 187, 189f
Corpo cavernoso, 182, 182f, 456
Corpo ciliar, 320f, 321, 322f
Corpo esponjoso, 182, 182f, 456, 765, 766f-767f
Corpo estriado, 276
Corpo lúteo, 697, 697f
Corpo mamilar, 269f, 276
Corpo perineal, 49-50
Corpos lúteos, 185, 451
Corpos negros, 810, 810f
Corpo trapezoide, 265-266
Corpo vítreo, 325
Corte da crista, 772
Córtex, 11
  adrenal, 208
Córtex cerebral, 277
Costae. *ver* Costelas
Costela "joelhos,", 403-405
Costelas, 38-39, 38f
  de aves, 777f, 778
  respiração e, 47
  vertebras torácicas e, 33-34
Coxa, músculos da, no equino, 612-616
Coxim do carpo, 472-473
Coxim (toro) digital, 349
Coxins sanguíneos, 227

Coxins (toros) plantares, 347-349, 349f
Cranial, definição, 2f, 3
Crânio, 51
Crânio, 51-64, 53f
  características comparativas de, 57-60
  da alpaca, 803, 805f
  da lhama, 803, 805f, 809f, 811f
  de aves, 776-777, 777f
  de ovinos e caprinos, 634, 637f
  diferenças raciais em, 359-360
  do bovino, 59, 60f, 633f
  do cachaço, 744f
  do cão, 51-57, 53f-58f
  do cão adulto, 359-362, 360f
  do equino, 495f
  do gato, 57f, 372f
  suturas e, 15, 15f
Cremáster, 178-179
CRH. *ver* Hormônio liberador de corticotrofina (CRH)
Cricoaritenóideo, 144-145, 144f
Cricofaríngeo, 109, 110f
Cricotiróideo, 144-145, 144f
Criptas, 120, 122b
Criptorquidismo, 540, 765
Crista, 772, 772f
Crista, 772, 772f
Crista facial, do equino, 494-495, 495f
Crista (ilíaca) convexa, 481
Crista sagital externa, do cão e gato, 359-360
Cristas ampulares, 335, 335f
Cristas Ilíacas, 40
Crista terminal, 213, 214f
Crista uretral, 171-172, 173f
Cúpula cega. *ver* Fundo
Cúpula da pleura, 149, 151f

D
da Boca, 93
Datas de erupção
  de dentes de cães, 372t
  de dentes de gatos, 372t
Debicagem, 772
Deglutição, 111-112, 375-376
Deltoide, do equino, 578, 579f
Dendritos, 254
Dente, 33, 36f, 36b, 99, 393-394
Dente de "lobo", 504, 505f
Dente incisivo
  do cão, 101-102, 370, 370f
  do equino, 502-504, 504f
  do gato, 370, 370f
  do ruminante, 641-642, 641f, 643f, 643t
Dente pré-molar, 370-371
"Dentes-agulhas," do suíno, 743
Dentes caninos, 369-370
  do equino, 504
  do ruminante, 641
  visão geral de, 102, 102f
Dentes. *ver* Dentição
Dentes molares, 102, 102f, 365-366
  de camelídeos, 807, 807b
  do equino, 505, 505f-506f
  do ruminante, 639, 642

Dentição
  alinhamento de, 106, 106f
  anatomia do dente e, 99, 99f
  de cães, 101-102, 102f, 369-372
  de equinos, 103, 104f, 502-506, 505f, 510f-511f
  de gatos, 102, 103f, 369-372
  de ruminantes, 103, 104f, 641-643, 642f-643f
  desenvolvimento de, 133, 133f
  de suínos, 103, 103f
  do suíno, 741-744, 743f-744f, 744t
    datas de erupção de, 744t
  em lhamas e alpacas, 806, 806f-807f
  erupção de, 101, 101f
  estimativa de idade e, 506, 507f, 509t, 510f-511f
  inervação de, 101
  visão geral de, 98-103
Dentina, 99-100
  depressor do lábio inferior, 495, 496f
  antebraço, do equino, 586-588
  articulação do joelho e, 89
  bainha do reto, 48f, 49, 419-420
  branco, 780b
  caudal da coxa, 768
    no equino, 614-615, 615t
  cervical dorsal, 523-524
  cintura, do equino, 574-576, 576f-577f, 578t
  coluna lateral, 43
  coluna média (longuíssimo), 43, 44f
  coluna medial (sistema transverso-espinal), 44, 45f
  curto dos dedos, 90
  da coluna vertebral, 42-45, 43f
  da coxa, no equino, 612-616
  da mastigação, 105-106, 105f, 506-508, 508f
  da parede torácica, 45-47, 45f
  da perna, no equino, 621-625
  de expressão facial, 61, 494-495
  digástrico, 105, 105f, 507, 508f
  divisão superficial, 61-62, 62f
  do membro pélvico, 483
  do membro torácico, 75-80, 75f, 79f, 478t-480t
  do quadril, no equino, 612-616
  do tórax, 527
  do tronco, 42-50, 43f-44f
  eletromiografia e, 24, 24f
  elevador do ânus, 48f, 50
  elevador do lábio superior, 495, 496f
  epaxial, 397f, 398-400
  escaleno, 45
  específico, elevador dos pelos, 8f
  espinhal e semiespinhal torácico e cervical, 399-400
  esplênio, 43-44, 44f, 63f, 398
  esquelético, organização de, 21-23, 21f
  esternocefálico, 63-64, 63f, 385, 478t-480t
  esterno-hióideo, 64, 512f, 518-519, 519f
  esternotireóideo, 64, 518-519, 518f
  estiloglosso, 95, 96f

Dentina *(Cont.)*
- extensor do carpo, 79-80, 79f
- extensor do dedo, 478t-480t
  - no equino, 623, 625f, 631f
- extensor, do equino, 581-582, 582f-583f, 584t
- extensor lateral dos dedos, 89f, 90
  - do equino, 587, 587f
- extensor medial dos dedos, 79f, 80
- extensor oblíquo do carpo, do equino, 587f, 588, 588t
- extensor radial do carpo, 478t-480t
  - do equino, 586-587, 587f
- facial, 61-62
- fibular longo, 89f, 90
- fibular terceiro, no equino, 620f, 622-623, 626f
- flexor do dedo, no equino, 624, 625f, 631f
- flexor, do equino, 580-581, 581f-583f, 584t, 605f
- flexor lateral, no equino, 625, 625f
- flexor radial do carpo, 79f, 80, 478t-480t
  - do equino, 588, 589f
- flexor superficial dos dedos, 79f, 80
  - do equino, 588, 589f
- flexor ulnar do carpo, 478t-480t
  - do equino, 589f
- fossa isquiorretal, 50
- fuga, 779f
- gastrocnêmio, 89f, 90
  - no equino, 623-624, 625f
- gêmeos, 88
- genioglosso, 95, 96f
- genio-hióideo, 95, 96f
- glúteo médio, 86-87, 87f
  - no equino, 613, 614f
- glúteo, no equino, 612-613, 614t
- glúteo profundo, 86-87, 87f
  - no equino, 613
- glúteo superficial, 86, 87f
  - no equino, 613, 614f
- grácil, 87, 87f
  - no equino, 615
- grande dorsal, 76, 76f, 478t-480t
  - do equino, 575, 576f
- grupo extensor, 77-78, 78b
  - do equino, 586-588
- grupo flexor, do equino, 588, 590t
- hioglosso, 95, 96f
- ilíaco, 45f, 49
- iliocostal, 398
- iliopsoas, 401
- infraespinhoso, 77, 478t-480t
  - do equino, 578, 579f
- intercostal, 45, 45f
- interespinhais, 400
- interósseo, 826
  - do equino, 594-597, 596f
- intertransversários, 400
- isquiocavernoso, 183, 457
- laringe, 377-378
- lombar hipaxial, 400-401
- longo da cabeça, 44, 45f
- longo do pescoço, 44, 45f, 63f
- longo dos dedos, 89f, 90

Dentina *(Cont.)*
- longuíssimo, 398-399
- longuíssimo da cabeça, 399
- longuíssimo do atlas, 399
- lumbricais do pé, 823
- masseter, 105, 105f, 506-507
- mastigatório, 361
- medial, no equino, 615-616, 615f, 615t
- mesovário, 187f, 189f-190f, 190-191
- milo-hióideo, 95, 96f, 96b
- oblíquo, 327, 327f
- oblíquo abdominal externo, do equino, 536, 536f
- oblíquo externo, do ruminante, 665, 666f
- oblíquo interno
  - do equino, 536f, 537
  - do ruminante, 665, 666f
- obturador externo, 88
- obturador interno, 87f, 88
- occipitomandibular, 507, 508f
- ombro e, 464-467
- omo-hióideo, 64, 518-519, 519f
- omotransversário, 63f, 76, 76f, 478t-480t
  - do equino, 574-575, 576f
- orbicular, 380
- orbicular do olho, 362
- parotidoauricular, 61-62
- pectíneo, 87, 87f
  - no equino, 615-616
- peitoral, 76, 76f, 464
- peitoral descendente, do equino, 575, 577f
- peitoral profundo, do equino, 576, 577f
- peitoral superficial, 75f, 76
- peitoral transverso, do equino, 575, 577f
- pena, 775
- pênis e, 183, 455-459
- poplíteo, 89, 89f
  - no equino, 623
- pronador quadrado, 79, 79f
- pronador redondo, 79, 79f, 478t-480t
- psoas, 49
- psoas menor, 400-401
- pterigoide, 105, 105f
- pterigoide medial e lateral, 507, 508f
- quadrado femoral, 88
- quadrado lombar, 45f, 49
- quadríceps femoral, 89
  - no equino, 616
- redondo, 77, 78f, 466, 478t-480t
- redondo maior
  - do equino, 578-579, 581f
- regional
  - baço e, 422-424
  - cabeça e, 229, 230f
  - coração e, 215f-216f
  - do clitóris, 236, 236f
  - do pênis, 236
  - estômago e, 118, 425-428
  - fígado e, 127
  - glândulas adrenais e, 434-436

Dentina *(Cont.)*
- glândulas mamárias e, 418-419, 419f
- intestinos e, 125, 428-431
- pâncreas e, 131, 433
- tireoide e, 206-207, 232
- tronco braquiocefálico, 229
- tronco costocervical, 230f, 231
- tronco pulmonar e, 416
- respiração e, 790
- reto, 322f, 327, 327f
- reto do abdome, 43f, 48-49
  - do equino, 536f, 537
- reto do tórax, 44f, 45
- reto ventral da cabeça, 44, 45f
- retrator do bulbo, 326f, 327
- romboide, 63f, 75f, 76-77, 478t-480t
  - do equino, 575, 577f
- sartório, 88
  - no equino, 615
- semimembranoso, 87f, 88
  - no equino, 612-615, 614f
- semitendinoso, 87f, 88
  - no equino, 612-613, 614f
- serrátil dorsal, 44f, 45
- serrátil ventral, 75f, 77
  - do equino, 575-576, 577f
- siríngeo, 786-787
- sistema transverso-espinal, 399
- subclávio, do equino, 576, 577f
- subescapular, 77, 78f, 478t-480t
  - do equino, 578
- supinador, 78-79, 478t-480t
- supracoracoide, 779
- supraespinhoso, 77, 78f, 478t-480t
  - do equino, 578, 579f
- tarso e articulações dos dedos e, 89-90
- temporal, 105, 105f, 507, 508f
- tendões e, 22, 22f
- tensor, 478t-480t
- tensor da fáscia do antebraço, 78, 78f
  - do equino, 582
- tensor da fáscia, no equino, 613, 614f
- tibial caudal, no equino, 624-625, 625f
- tibial cranial, 89f, 90
  - no equino, 620f, 621-622
- tireoaritenóideo, 144-145, 144f
- transverso abdominal, 45f, 48
  - do equino, 536f, 537
- transverso torácico, 45
- trapézio, 63f, 76, 76f
- tríceps do braço, 77-78, 478t-480t
- trigêmio, 60-61
- ulnar lateral, 79-80, 79f, 478t-480t
  - do equino, 587-588, 587f
- uretra e, 173
- vaginal, 188
- variações na arquitetura de, 21-22, 22f
- vermelho, 780b
Dermátomos, 29, 31f
Derme, 8, 8f, 341
- no equino
  - da ranilha, 600, 604f
  - da sola, 600
Derme laminar, do equino, 600, 601f
Derme perióplica, do equino, 600, 603f

840 Índice

Descamação, 345
Descenso testicular, processo de, 163-165, 165f-166f
Descorna, do ruminante, 633
Desenvolvimento pré-natal, placentação e, do equino, 565, 566t
Deslocamento direito do abomaso, em ruminantes, 677b-678b
Deslocamento, do abomaso, do ruminante, 677, 677b-678b
Deslocamento dorsal, 731b
Deslocamento esquerdo do abomaso, 677b-678b
Desmossomos, 341
Diafragma, 45-46, 46f, 48f
  do cão e gato, 405-406
  do equino, 527-529, 529f, 537f, 541f, 549, 551f
  pélvico, 48f, 50, 191
  urogenital, 50, 191
Diafragma pélvico, 48f, 50, 191
Diartroses, 15
Diastema, 99
Diencéfalo, 274-276, 274f-275f
Difiodontia, 98-99
Disco, 17-18, 36-37, 37f
Disco óptico, 321f, 323
  do equino, 516-517
Discos articulares fibrocartilaginosos, 104
Discos intervertebrais, 390, 395-396, 523
Displasia, quadril, 482
Distal, definição, 2f, 3
Distribuição arterial, padrões de, 227-229
Divertículo
  bolsa gutural (divertículo da tuba auditiva), 93
  prepucial, 764f, 767f
  uretra e, 173, 761, 762f
  vitelino, 784
Divertículo de Meckel, 784
Divertículo nasal, do equino, 492-494
Divertículo suburetral, 189
Divertículo vitelino, 784
Divisão epaxial, 42-43, 43f
Divisão hipaxial, 42-43, 43f
Doença de Marek, 798
Doença hemolítica, 196-198
Doenças respiratórias, em bovinos, 659b
do equino, 524-526, 525f
Dor referida, 340
Dorsal, definição, 2f, 3
Dorso, 29
  Conformação e características superficiais do, 522
  do cão e gato, 390-402
  do equino, 522-526
  do ruminante, 652-657, 657b
  do suíno, 748-751, 749f, 751b
do ruminante, 655-656
Drenagem linfática
  do membro, no equino, 628
  vias, 419, 420t
Drenagem linfática
  do membro, no equino, 628
  vias, 419, 420t

Drenagem venosa, 300-301
Ducto alantoide (úraco), 158-159, 158f
Ducto biliar, 122, 128, 130f, 432
  do equino, 549
Ducto cístico, 128, 135, 135f
Ducto coclear, 335
Ducto colédoco. *ver* Ducto biliar
Ducto deferente, 175f, 177f, 181f, 791-792, 791f
  do equino, 567-568, 567f
Ducto endolinfático, 336
Ducto incisivo, 93-94, 94f
Ducto mandibular, do cão e gato, 367f, 373f
Ducto mesonéfrico, 157, 158f
Ducto nasolacrimal, 329, 329f, 365, 365f
  do equino, 492-494, 493f, 516
Ducto pancreático, 122, 433
Ducto pancreático acessório, 433
Ducto papilar, 357, 357f
Ducto paramesonéfrico, 161-163, 162f-164f
Ducto parotídeo, do ruminante, 636
Ducto semicircular, 335
Ducto sublingual, do cão e gato, 373f
Ducto tireoglosso, 206, 207f
Ducto torácico, do ruminante, 663
Duodeno
  de aves, 783-784
  de camelídeos, 815
  do cão e gato, 428-429, 430f
  do equino, 541f-546f, 542-543, 548f
  do ruminante, 681-682
  do suíno, 755
  palpação do, 438-440
  visão geral do, 119, 120f
Duramáter, 295, 296f, 396b, 396f-397f

E
Ecdise. *ver* Muda
Ectoderme, 64-65
Efeito Tyndall, 776b
Eixo, 33, 33f, 392t, 393-394, 394f
Eixo óptico, 318, 319f
Eixo visual, 323
Eletromiografia, 24, 24f
Elevador da pálpebra superior, 327, 328f
Elevador do ânus, 442
Elevador do véu palatino, 109, 110f
Embrião, 91, 92f
Êmese, 542
Eminência mediana, 205
Encéfalo médio, 262, 263t, 273-279
Endocárdio, 216
Endocrinologia, 203
Endoderme, 91
Endométrio, 187, 187b
Endomísio, 21
Endoscopia, 4
  do equino, 509b
Enterocepção, 340
Enterotomia, 431b
Entrópio, 360
Epicárdio, 216
Epiderme, 8, 8f, 341
Epidídimo, 175f-177f, 176, 791-792
Epífise. *ver* Glândula pineal

Epiglotes, 107-109, 108f, 364f, 369f, 376f-377f, 379f
  do equino, 502b, 503f, 513
Epimísio, 21
Epinefrina, 208
Epitálamo, 274
Equador, (óptico), 318
Equino
  cabeça e pescoço ventral do, 492-521, 521b
  cavidade nasal e seios paranasais do, 498-501
  conformação e características externas de, 492-494
  dentição e aparelho mastigatório do, 502-508
  estrutura de superfície do, 494-497
  estruturas linfáticas da cabeça e pescoço no, 520f, 521
  faringe e bolsa gutural do, 509-513
  membro torácico do, 574-611, 575f, 611b
  pelve e órgãos reprodutivos do, 552-573, 573b
  tórax do, 527-534, 534b
Ereção, 766
  do equino, 570
  do pênis, 183-184, 184b
Ergots, 349, 350f
Eritroblastose fetal, 196-198
Eructação, do ruminante, 674
Escafa, 381-382
Escápula, 67-68, 68f, 464, 466f, 777f, 778
  do equino, 576-577, 576f, 579f
Esclera, 319, 320f, 798-799
  do equino, 516
  do ruminante, 645
Esclerótomo, 29, 31f
Escroto, 178-179, 179f
  de camelídeos, 816
  de suínos, 763-765, 764f
  do cão e gato, 453-454
  do equino, 566-567, 566f, 571f
  ruminante, 702, 702f
Escudo, 827
Esfíncter cardíaco, 542
Esfíncter cecal, 784
Esfíncter cecocólico, 124, 124f
Esfíncteres
  cecocólico, 124, 124f
  esofágico, 110
Esmalte, 99-100, 99f, 133-134, 506
Esôfago, 109
  de aves, 781, 782f
  de camelídeos, 813
  do cão e gato, 364f, 369f, 377f, 379f, 412-416, 415f
  do equino, 519, 533
  do ruminante, 647, 662-663
  visão geral do, 110-111, 110f-111f, 110b
Espaço aracnoide, 295
Espaço atlantoaxial, 392, 392f
Espaço atlanto-occipital, 392
Espaço epidural, 295, 396b
Espaço lombossacro, 392
  do suíno, 748

Espaço retroperitoneal, do ruminante, 678-679
Espaço sacrococcígeo, 397
Espaço subaracnoide, 296, 298f, 396-397
  do ruminante, 655
Espaço subdural, 295
Espaço visceral, conteúdo de, 385-388
Esparavão, 621
Esparavão sanguíneo, no equino, 628
Espécies não decíduadas, definição, 196
Espermatogênese, 173, 176f, 179-180
Espinha bífida, 260
Espinha da escápula, 468f
Espinha isquiática, 40, 41f
Espinhal do pescoço, 400
Espinhal e semiespinhal do tórax, 400
Espirro, 376
Esplancnologia, 91
Esplenectomia, 424b
Espora, 773, 774f
Esporão, 350f, 472-473
Esqueleto, 30f, 31-42
  de aves, 776, 777f
  desenvolvimento de, 65-66, 66f
  do equino, 582-586, 584f-587f, 588-594, 611f
  do membro pélvico, 80-83, 81f-83f
  do membro torácico, 67-73
  do ruminante, 653f-654f
  do suíno, 740f
  equino, 523f
Esqueleto do carpo, do equino, 583, 583b, 591f
Esqueleto do jarrete, do cão e gato, 488-489, 488f
Esqueleto do tarso, 732, 732f
Estapédio, 334
Esterno, 38-39, 39f, 777f, 778
Estigma, 793
Estilofaríngeo caudal, 109, 110f
Estômago
  de aves, 781-783, 783f
  de camelídeos, 813, 813b-814b, 814f
  desenvolvimento de, 134-135, 135f
  do cão e gato, 425-428, 426f-429f
  do equino, 540-542, 541f-545f, 548f
  do ruminante, 667-681, 671f
    desenvolvimento de, 680-681
  do suíno, 753-754, 755f-756f
  inervação de, 118b
  irrigação sanguínea de, 118
  palpação de, 438-440
  projeções superficiais, 541b
  visão geral de, 115-118, 115f-118f, 119b
Estomodeu, 131
Estradiol, 193
Estrias habenulares, 274
Estro, 185, 451
Estruturas linfáticas, 25-27
  da pelve, em suínos, 766
  ruminante, 724-725
Estruturas peritoneais, 112-115, 112f
"Esvoaçante,", 502b
Expiração, 47
Exploração retal, anatomia de, 767

Expressão facial, do equino, 494-495
Extensão, articulações sinoviais e, 18, 18f
Extensor lateral, 730f, 733
Extensor longo dos dedos, 733

F
Face auricular, 34, 35f
Face, do equino, conformação e características externas da, 492
Face nucal, 54, 55f, 361-362
Faceta circunferencial, 70f, 71
Fagócitos, 26-27
Faixa não glandular da mucosa, 754
Falange distal, 73, 717, 718f
  do equino, 590
Falange media, 73
  do equino, 590, 591f
Falange proximal, do equino, 590, 591f
Falo, 792-793, 792f-793f
Faringe
  desenvolvimento de, 134, 134f
  do cão e gato, 375, 375f
  do equino, 503f, 509-511, 513f-514f
  do ruminante, 644-645, 644f
  do suíno, 744-745, 745f
  visão geral de, 106-109, 107f
Fáscia, 8-11
  do ruminante, 664
Fáscia espermática externa, 178-179, 179f
Fáscia orbital, 325-327, 326f
Fáscia profunda, 9, 9f
Fascículo cuneato, 280-282
Fascículo grácil, 280-282
Fascículos, 256
Fase alveolar, 156
Fase canalicular, 156
Fase glandular, 156
Fatores Rhesus, 196-198
Feixe atrioventricular, 216, 217f
Felino, esqueleto do, 391f
Fêmur, 80-81, 81f, 481
  como um osso fraturado comumente, 483, 484f
  de aves, 777f, 779-780
  do equino, 612, 613f
  eixo do, 483
  ligamentos do, 84-85, 86f
  luxação do, 481b
  trocânter maior do, 481
Fenda da glote, 145
  do ruminante, 645
Fenda palatina, 132
Fermentação, 115
  do ruminante, 643
Fermentação microbiana, 545
Ferormônios, 353
Fertilização, 193-194, 794
Feto. *ver também* Placenta; Gestação
  envelhecimento do, 454t
  suíno, 763
    envelhecimento do, 764t
Fibras aferentes, 27
Fibras corticobulbares, 288
Fibras corticoespinais, 288
Fibras corticopontinas, 288

Fibras de contração lenta, 22
Fibras de contração rápida, 22
Fibras, músculos e, 23
Fibras vagais, 155
Fíbula, 82, 82f, 487, 488f, 490f, 731-732
  no equino, 619-620, 620f
Fibular longo, 730f, 733
Fibular terceiro, 733
Fígado
  biopsia
    amostras de, 432b
    localização, em camelídeos, 816b
  de aves, 784-785
  de camelídeos, 816
  desenvolvimento do, 135-136, 135f
  do cão e gato, 431-432, 433f-435f
  do equino, 541f-542f, 548f-550f, 549
  do ruminante, 679f, 681f, 683-684
  do suíno, 755f-756f, 756, 758f
  palpação do, 438-440
  visão geral do, 125-128, 128f-130f
Filme, 4
Filtro, 91-93, 93f
Fimose, 458b
Fissura coronária, 213
Fissura longitudinal, 276
Fissura mediana, 369f
Fissura palpebral, 328
Fixadores, 23
Flexão, articulações sinoviais e, 18, 18f
Flexor profundo do dedo, 733f, 734
Flexor superficial dos dedos, 733, 733f
Flexura pélvica, 545f-548f, 546-547
Fluido amniótico, 198
Fluido pleural, 530b
"Fluxo haustral,", 543
Focos de calcificação, 205
Foice do Cérebro, 276, 295
Folículo, 185
  crescimento de, 192-193
  de aves, 793, 794f
  de cães e gatos, 345-346, 347f
  de suínos, 761, 763f
  ruminante, 691
Folículo piloso, 8f
Forame da cava, 46, 46f
Forame epiploico (omental), 113
Forame infraorbital, 52-54, 54f, 361, 367f, 372f, 378f
Forame lacero, 54, 59f
Forame magno, 54, 56f, 59f
Forame obturador, 40, 41f
Forames, crânio e, 52, 54f
Forames palatinos caudais, 52, 54f
Forame vertebral, 32
Forças compressivas, 14, 14f
Forças de tensão, 14, 14f
Formação reticular, 269, 272f, 284, 284f
Forma trilobular, do cão e gato, 370f
Fórnix, 188, 189f, 279, 280f, 319f, 328
Fossa caudal, 293-294, 293f
"Fossa de ovulação,", 557-558
Fossa hipofisária, 364f
Fossa interpeduncular, 259
Fossa isquiorretal, 442
Fossa lacrimal, 329
Fossa média, 293-294, 293f

Índice

Fossa oval, 213-214, 214f
Fossa pterigopalatina, 380f
Fossa rostral, 293-294, 293f
Fossas gástricas, 116-118, 117f
Fossa sinovial, 16
Fossa trocantérica, 80-81, 81f
"Fraturas por avulsão", 583
Frênulo, 369f, 458
Frequência, comprimento de onda e, 6-7
FSH. *ver* Hormônio folículo-estimulante (FSH)
Fundo, 320-321, 321f
   do cão e gato, 380, 425, 425f-426f
   do equino, 517f, 542, 542f, 544f
   do olho, 381f
   do ruminante, 646f
   no gato, 382f
   visão geral do, 116
Funículo, 265
Fusos musculares, 257

G

Galhada, 352
GALT. *ver* Tecido linfoide associado ao intestino (GALT)
"Gancho,", 506
Gânglio espiral, 336f, 337
Gânglio geniculado, 304
Gânglios, 256
Garganta. *ver* Esôfago
Garras, 349-352, 351f, 473f, 475, 475f
Garupa, conformação da, no equino, 612
Gasterófilo, 542
Gástrico. *ver* Estômago
Gastrina, 118b, 120-122, 208
Gastrocnêmio, 730f, 733, 733f
Gastroduodenojejunite, 542-543
Gema, 795f
Gengiva, 99
Gengivas, 99, 99f
Gestação
   de camelídeos, 818b
   do ruminante, 697-700, 698f-699f
Gestação
   cérvix da égua durante, 559f, 564
   do cão e gato, 452
   em suínos, 763
   órgãos genitais, do equino, 563-565, 563f-565f, 563b
   ultrassonografia e, 452-453, 762f
   útero e, 194, 448-449
   visão geral da, 194-195, 195f
Gínglimo, 19, 20f
Giros cingulados, 269f, 278-279
Giro supracaloso, 269f, 278-279
Glande, 181f, 182
Glande do pênis, 157f, 161f, 182f, 456
Glândula ampular, 180, 454
Glândula cardíaca, 116-118
Glândula da casca, 794-795
Glândula fúndica. *ver* Glândula gástrica principal
Glândula gástrica própria, 116-118
Glândula lacrimal, 379
   do equino, 516, 517f
   do ruminante, 645
   em camelídeos, 810

Glândula mandibular
   do cão e gato, 363f, 367f-368f, 373f, 374
   do equino, 508
   do ruminante, 636, 644
   visão geral de, 96, 97f
Glândula nasal, 786
Glândula parótida
   do cão e gato, 362, 363f, 367f-368f, 373, 373f
   do equino, 508
   do ruminante, 643-644
   do suíno, 742f, 743-744
   visão geral do, 93, 96, 97f-98f
Glândula pilórica, 116-118
Glândula pineal, 205-206, 274
Glândula pituitária, 203, 204f-205f, 796, 797f
Glândulas adrenais, 207-208, 208f, 543f, 550f-551f, 551, 796
   do cão e gato, 434-436
   do ruminante, 671f, 684-685
Glândulas apócrinas, 444
Glândulas bulbouretrais, 181-182, 181f, 703f, 704, 764f, 765
   do equino, 567f, 568-569
Glândulas cárpicas, 354, 354f
   do suíno, 770f
Glândulas circum-anais, 355, 355f, 444
Glândulas circum-orais, 347f, 353-356
Glândulas cutâneas, 353. *ver também* Glândulas sebáceas; Glândulas sudoríferas
Glândulas da boca, do equino, 508
Glândulas da cauda, 355, 355f
Glândulas de Brunner, 120-122
Glândulas do vento, 774
Glândulas endócrinas, 203-209, 209b
Glândulas gástricas, 116-118
Glândulas genitais acessórias, 180-182, 181f, 454-455
Glândulas mamárias, 356-358, 356f-357f
   do cão e gato, 418-419, 419f, 420t
   do suíno, 752, 752f
Glândulas paratireoides, 207, 207f, 385, 796, 796f
   do ruminante, 647-648
   externas, 387
Glândulas prepuciais, 355
Glândulas salivares
   desenvolvimento de, 133
   do cão e gato, 362, 363f, 367f, 373-375
   do equino, 508
   do ruminante, 643-644
   visão geral de, 93, 96-98, 97f-98f
Glândulas sebáceas, 8f, 344f, 353-358, 383
   aural, 774
   de lhamas, 802-803
   do cão e gato, 444
Glândulas sebáceas aurais, 774
Glândulas sudoríferas, 8, 8f, 344f, 356
   do cão e gato, 444
Glândulas társicas, 328, 328f
   do equino, 494, 494f

Glândula sublingual, 96-98, 97f, 367f, 374-375
   do equino, 508, 512f
   do ruminante, 644
Glândulas vesiculares, 180-181, 181f, 703f, 704
   do equino, 567f, 568
Glândulas vestibulares, 189
Glândula tireoide, 206-207, 206f-207f
   de aves, 796, 796f
   de camelídeos, 812
   desenvolvimento de, 133
   do cão e gato, 386, 388f
   do equino, 519
   do ruminante, 647
   do suíno, 745
Glândula ultimobranquial, 796, 796f
Glândula uropigial, 773-774, 774f
Glândula zigomática, 93, 97f, 366f, 368f, 373-374
Glaucoma, 324
Globo pálido, 277
Glote, 781, 786
Glucagon, 208
Gluteobíceps, 729
Gnatoteca, 772
GnRH. *ver* Hormônio liberador de gonadotrofina (GnRH)
Gonadotrofina sérica da égua prenhe (PMSG), 198, 200f
Gonfose, 15
Gonócitos, 159-160
Gordura, 8-11, 10f
Gordura marrom, 10-11, 10f
Grandes vasos, no tórax, 533
Grânulos de pigmentos, 346b
Grânulos irídicos, 810
GRH. *ver* Hormônio liberador do hormônio de crescimento (GRH)
Grupo extensor, do equino, 586-588, 586f-587f
Gubernáculo, 163-164, 165f-166f
Gubernáculo dos testículos, 163-164, 165f

H

Habênula, 274, 274f
Hemácia, de camelídeos, 830
Hematose, em aves, 789b
Hemiplegia laríngea. *ver* Ronco
Hemorragia, pulmonar, 531
Hepático. *ver* Fígado
Herniação, 30-31
Hérnia, diafragmática, 405-406
Hérnia perineal, 442b
Hérnia umbilical, 30-31
   do suíno, 752
Heterodontia, 98-99
Hiato aórtico, 46, 46f
Hiato esofágico, 46, 46f
Hiofaríngeo, 109, 110f
Hipocampo, 278-279, 280f-281f
Hipoderme. *ver* Subcutâneo
Hipófise, 203-205, 203b, 204f-205f, 276, 291, 291f
Hipomane, no fluido alantoide, 565
Hipotálamo, 276, 290-291
Hipselodonte, 99

Hipsodonte, 99
Homúnculo, 278
Hormônio adrenocorticotrófico (ACTH), 204, 205f
Hormônio de crescimento (somatotrópico) (STH), 204, 205f
Hormônio folículo-estimulante (FSH), 204, 205f
Hormônio liberador de corticotrofina (CRH), 204, 205f
Hormônio liberador de gonadotrofina (GnRH), 204, 205f
Hormônio liberador do hormônio de crescimento (GRH), 204, 205f
Hormônio paratireoidiano, 207b
Hormônios tireoideanos, 207b
Hormônio tireoestimulante (TSH), 204, 205f
Humor aquoso, 321-322, 324, 324f
Hyopenna, 775

I

Idade, estimativa da, nos dentes, 506, 507f, 509t, 510f-511f
  no ruminante, 642-643, 643f, 643t-644t
Íleo, 120, 121f, 123f, 429, 430f-431f
  de aves, 784
  do equino, 543, 545f-546f, 548f
Ilhotas de Langerhans, 208
Ilhotas pancreáticas, 129, 208
Ílio, 401
Ílio, 40, 41f, 481
Imagem por ressonância magnética, 7, 8f
Implantação, 194
Imunoglobulina G (IgG), 196
Incisura, 116
Incisura angular, 116
Incisura cardíaca, 530
Incisura intertrágica, 382f
Incisura isquiática menor, 40, 41f
Incisura nasoincisiva, do equino, 492-494, 495f
Incisura pré-trágica, 382f
Incontinência urinária, 446
Infraespinhoso, 464, 466f
  do equino, 578
Infundíbulo, 186, 189f, 447-448, 502-504, 794, 795f
Injeções intramusculares, locais para, em camelídeos, 829-830
Inserção, definição, 23-24
Insulina, 208
Insulinoma, 433b-434b
Interneurônios, 257-258
Intertransversais do pescoço, 400
Intestino, 91, 92f, 121f
Intestino delgado, 119
Intestino delgado, 119-125, 121f-122f, 122b, 126f
  de camelídeos, 815, 816f
  do cão e gato, 428-429
  do equino, 542-543
  do suíno, 755, 757f
Intestino delgado, 91, 92f
  desenvolvimento a partir, 131
  parte caudal do, 134-135

Intestino grosso
  do equino, 543-548, 547f
  do suíno, 755-756, 757f
  visão geral do, 122-125, 123f-126f
Intestino grosso, 119
Intestino grosso, 91, 92f, 131, 136-138, 138f
Intestino médio, 91, 92f, 131, 136-138, 137f
Intestinos. *ver também* Intestino grosso; Intestino delgado
  de aves, 783-784, 784f
  desenvolvimento de, 138f
  do cão e gato, 428-431, 428f, 432f
  do equino, 542-548, 543f
  do ruminante, 681-683, 681f-682f
  nervos simpáticos e parassimpáticos do, 125
  palpação do, 438-440
  visão geral do, 119, 119f-120f, 126f
Intromissão, 460-461
Intubação endotraqueal, em camelídeo, 809b
Intubação nasotraqueal, em camelídeos, 809b
Intubação orotraqueal, em camelídeos, 809b
Intumescência, 263-264, 264f
Intussuscepção, 543
Íris, 319f, 321, 322f-323f, 798-799
  pigmentação em camelídeos, 810
Irrigação sanguínea, 13-14, 13f, 23. *ver também* Artéria(s); Capilares; Veias
  da derme, do equino, 600-602
  do cão e gato, 420, 420t
  na pelve, 687-688, 687f
Irrigação sanguínea arterial, 298-300, 298f
Ísquio, 40, 41f
Isquiouretral, 457
Istmo, 186, 189f, 783, 794, 795f

J

Janelas cocleares, 332-333, 332f
Janelas vestibulares, 332-333
Jejuno
  de aves, 784
  de camelídeos, 815
  do cão e gato, 429
  do equino, 541f, 542-543, 545f, 548f
  do ruminante, 682, 682f
  do suíno, 755
  palpação do, 438-440
  visão geral do, 120, 120f
Junção ileocecocólica, 429-430

L

Lã, 345
Lábio articular, 18
Lábio enrolado, 495. *ver também* Reação de flêmen
Lábios, 450-451
Lábios, 91
  do equino, 494
Labirinto membranoso, 335, 335f
Labirinto ósseo, 335f, 336
Labrum, 18

Lacerto fibroso, do equino, 580
"Lácteos.", 125
Lactogênio, 198
Lâmina dental, 133
Lâmina própria-submucosa, do ruminante, 672-673, 674f
Lâmina terminal cinzenta, 274-276
Laminectomia, 402
Laminite, 722b
Lanolina, 353
Laparotomia, para camelídeos, 813b
Laringe, 142-147, 143f
  articulações, ligamentos, membranas da, 143f-144f, 144
  cartilagem da, 142-144, 143f
  de aves, 782f, 786-787
  do cão e gato, 376-378, 378b
  do equino, 513-516, 516f
  do ruminante, 644f, 645
  do suíno, 745, 745f
  mecanismo da, 146-147, 146f
  musculatura, 144-145, 144f
Laringofaringe, 107-109, 109f, 386f
  do equino, 509-510, 513f
  do ruminante, 644, 644f
Lateral, definição, 2f, 3
Leite uterino, 193b
Lemnisco medial, 269-270, 273f, 280-282
Lentes, 324-325, 324f, 326f
Lhamas
  anatomia clínica de, 800-832, 804f, 831b
  cabeça de, 804-811, 806f
  características externas e tegumento de, 802-803
  carpo esquerdo de, 825f
  conformação de, 800-801
  esqueleto, 811f
  estrutura da face de, 803f
  membro pélvico de, 821f
  membro torácico de, 824f
  pés, 827f
  tamanho de, 800-801
  tarso direito de, 822f
Ligamento apical do dente, 393-394
Ligamento gastroesplênico, 116
Ligamento longitudinal, 395
Ligamento mediano da bexiga, 171
Ligamento nucal, 394
Ligamento orbital, 367f
Ligamentos, 143f-144f, 144
  Acessório, equino, 612, 625
  articulação do joelho e, 485, 486f, 617f
  articulações sinoviais e, 17, 17f
  cruzado, 485, 485b
  da cabeça do fêmur, 612
  da cintura pélvica, 41-42
  da coluna vertebral, 37, 38f
  do equino
    carótida, 512, 515f, 520f
    facial, 496
  do fêmur, 84-85, 86f
  dorsais longitudinais, discos intervertebrais e, 395
  dorsoescapular, 524, 525f

Índice

Ligamentos *(Cont.)*
elástico dorsal, 475, 475f
específico, sesamoide, 14-15
falciforme, 419, 420b
fêmoro-patelar, lesão do, 821b
garras e, 475, 475f
gastroesplênico, 421
hepatoduodenal, 421-422
hepatogástrico, 421-422
inguinal, 536-537
intercapital, 39, 39f
largo, 448-449
órgãos genitais e, 189-190
nucal, 523-524, 525f
do ruminante, 653f, 654
olho e, 328
orbital, 325
ovários e, 446-448
palpebral, 328
patelar, no equino, 617
pectinado, 324
periodontal, 100
redondo, 448-449
do útero, 191
regional, parede abdominal e, 419-420
sacroisquiático, 42, 42f
sacrotuberal, 42, 42f
útero e, 448-449
Ligamentos alares, pares, 393-394
Ligamentos anulares, 720f, 722f
do equino, 594-597
Ligamentos colaterais axiais, 717-718, 718f
Ligamentos fêmoro-patelares, lesão dos, 821b
Ligamentos intercapitais, 395
Ligamentos laterais da bexiga, 171
Limbo, 318, 319f
Linfáticos, de aves, 797
Linfa, trato gastrointestinal e, 548
Linfócitos, 26
Linfonodo facial, 363f
Linfonodo inguinal profundo, 736, 736f
Linfonodo poplíteo, 736
Linfonodo poplíteo, do cão e gato, 484
Linfonodo retrofaríngeo lateral, 389
Linfonodos, 26-27, 27f, 242, 243f-244f, 725, 735-736, 736f
agrupados de, 607-608
aórtico lombar, 436-438, 440t
no ruminante, 685
associados a paredes pélvicas, 553
cervical, 464, 466f
do ruminante, 650
profundo, 389
cólicos, 438
da cabeça e pescoço, 245-249, 246f, 388
do ruminante, 649-650, 650f, 650t
da parede abdominal, 249, 249f
da pelve, 249, 249f
das vísceras abdominais e garupa, 247, 248f
do cão e gato, 362, 417t
do equino, 496-497
retrofaríngeo, 512f, 521
do intestino delgado, 125

Linfonodos *(Cont.)*
do membro pélvico, 249, 249f
de suínos, 770, 770f
do membro torácico, 245, 466f
do pescoço, 245, 246f
do teto do abdome, no ruminante, 685
do tórax, 245-247, 246f-247f, 533
no ruminante, 663t
ducto torácico e, 247, 247f
ducto traqueal e, 245, 246f
em camelídeos, 829
esplênico, 438
esternal, do ruminante, 663f
estômago e, no ruminante, 680
estruturas de, 243f, 436-438, 437f-438f
gástrico, 438
hepático, 438
hipogástrico, 436-438, 440t
ilíaco medial, 436-438, 440t
no ruminante, 685
iliofemoral, 436-438
no ruminante, 685
inguinal, 418-419, 440t
no equino, 615, 628
intercostal, 534
do ruminante, 663, 663f
intestinos e, no ruminante, 682f
lateral retrofaríngeo, 389
do ruminante, 649-650
mandibular, 362, 363f, 388
do ruminante, 636, 649
mediastinal caudal, 534
mediastinal cranial, 534
mediastinal, do ruminante, 663, 663f
mesentérico, 438
no ruminante, 683
pancreático-duodenal, 438
parotídeo, 362, 363f, 388
do ruminante, 649
poplíteo, no equino, 628
regional
baço e, 422-424
cabeça e, 229, 230f
coração e, 215f-216f
do clitóris, 236, 236f
do pênis, 236
estômago e, 118, 425-428
fígado e, 127
glândulas adrenais e, 434-436
glândulas mamárias e, 418-419, 419f
intestinos e, 125, 428-431
pâncreas e, 131, 433
tireoide e, 206-207, 232
tronco braquiocefálico, 229
tronco costocervical, 230f, 231
tronco pulmonar e, 416
retrofaríngeo, 363f
medial, 388-389
retrofaríngeo medial, do ruminante, 649-650
sacral, 436-438
subilíaco, no equino, 628
traqueobrônquico, 534
troncos lombares e, 249, 249f
Linfonodos cervicais profundos, 519

Linfonodos retrofaríngeos, do equino, 521
Linfonodo tuberal, 735-736
Língua, 364f
de aves, 780-781
desenvolvimento de, 133
do cão e gato, 369f, 379f
com frênulo, 367f
do equino, 502, 503f
do ruminante, 640
inervação de, 95, 96b
visão geral de, 94-96, 94f
Língua, 94-95
Lingual, do nervo glossofaríngeo, 306
Linha alba, 30, 419
do ruminante, 664
no equino, 535-536, 536f-538f
Linha branca, 350-351, 599f, 600, 601f-602f
Líquido cerebroespinhal, 296, 297f, 392-393, 396b
coleta de, 828b
Lobação, de pulmões bovinos, 661f
Lobo da orelha, 772, 772f
Lobo floculonodular, 270
Lobo frontal, 278, 278f
Lobo occipital, 278, 278f
Lobo olfatório, 278, 278f
Lobo parietal, 278, 278f
Lobo piriforme, 267f, 276-277
Lobos visuais, 798
Lobo temporal, 278, 278f
Lóbulos renais, 791
Longíssimo do dorso, do equino, 575, 576f
Longo da cabeça, 400
Longo do pescoço, 400
Lume, 124
Lume, intestinal, 120, 121f
Luteólise, 198
Luxação, 466-467, 466b, 481b, 485

M

Mácula
do equino, 516-517
do ruminante, 645-646
Máculas, 335-336, 335f
Magnificação, radiografia e, 4, 5f-6f
Magno, 794, 795f
"Mal da cruz,", 523-524
Maleolo medial, 82, 82f
Mandíbula, 54-55, 56f-58f, 59, 366f, 777, 777f
movimento de, 373
Mandíbula/Maxila, articulações da, 104-105
Manúbrio, 38-39, 39f, 777f, 778
do equino, 527
Mão, 72, 72f
Mão, do cão e gato, 472-476
Mão, inervação da, 610-611, 611f
Marfim, 99
Margem pregueada, 542, 542f, 544f
Martelo, 383f
Mastigação, 60-61, 61t
no equino, 506-508, 508f
Meato acústico, 331, 332f

Índice **845**

Meatos etmoidais, 139-140
Medial, definição, 2f, 3
Mediastino, 149, 151f
 do cão e gato, 408-409, 409f-412f
 do equino, 528f, 531, 532f
 do ruminante, 659-663
Medula, 11-12
Medula (adrenal), 208
Medula espinal, 27, 27f, 31-32
 anatomia de, 263-265, 264f-266f
 de aves, 798
 do cão e gato, 396, 401f
 do equino, 524, 525f-526f
 do ruminante, 655, 655f
 drenagem venosa de, 300-301
 irrigação sanguínea arterial à,
  298-300, 298f
 meninges e ambiente líquido de,
  295-298, 296f
 topografia de, 293-295
Medula oblonga, 265-267, 267f-269f
Medula óssea. *ver* Medula
Melanina, 346, 776b
Melanócitos, 346
Melatonina, 206
Membrana do tímpano, 333, 333f,
  382-383, 799
Membrana epidérmica, de camelídeos,
  819
Membrana mucosa laríngea, 145-146
Membranas, da laringe, 143f-144f, 144
Membranas fetais, 195-200, 195f-196f,
  198f, 200f, 700
 retenção de, 700b
Membrana sinovial, 16-17, 17f, 85
"Membranas serosas,", 110
Membro pélvico
 articulações do, 83-85, 85f-86f
 de aves, 779-780, 780f
 do cão e gato, 481-491, 491b
  articulação do joelho e perna no,
   485-488
  garupa, quadril e coxa no, 481-484
  jarrete e pé no, 488-489, 488f
 do equino, 612-631, 631b
 do suíno, 768-770
  fluxo linfático do, 770f
 esqueleto do, 80-83, 81f-83f
  desenvolvimento e maturação do,
   483t-484t
 estruturas linfáticas do, 734-736
 músculos do, 85-90, 87f, 89f
 nervos do, 736-738
 ruminante, 729-738, 729f-730f,
  738b
 vasos sanguíneos e, 734-736
Membro pélvico, de camelídeos,
  821-824, 821b
Membros, 64-90
 articulações, 717-719, 718f
 do suíno, 768-770, 770b
 esqueleto, 717, 718f
 ossos de, 67t
 parte distal de, ruminante, 717-722
 plano e desenvolvimento de, 64-67
 tendões, 719-722
 veias de, 725

Membro torácico
 articulações do, 73-75, 74f-75f
 de aves, 778-779, 779f
 desenvolvimento e maturação do, 465t
 do cão e gato, 464-480, 477b
 do equino, 574-611, 575f, 611b
  estruturas linfáticas do, 606-608,
   606f-608f
  nervos do, 608-611
 do ruminante, 715-728, 727b
 do suíno, 768
 esqueleto do, 67-73
 músculo do, 75-80, 75f
 nervos do, 725-727
Membro torácico, de camelídeos,
  824-827, 825f-826f
Menisco, 486-487
 articulações sinoviais e, 17-18
Meridiano (óptico), 318, 319f
Mesênquima, 64-65
Mesentério, 112-113, 136
Mesobrônquio, 787
Mesocólon, 112-113
Mesoduodeno, 113
Mesogástrio, 113, 134-135
Mesoíleo, 113
Mesojejuno, 113
Mesórquio, 177-178, 177f
Mesorreto, 113, 689
Mesovário, 112-113
Metanefros, 157-158, 158f-159f
Metatálamo, 275, 275f
Metencéfalo, 262, 263t, 265-273
Mielina, 255-256, 256f
Mielografia, 392f-393f, 396-397
Mineralização, 452, 453t
Mioblasto, 66-67
Miocárdio, 216
Mioglobina, 22
Miologia, 29
Miométrio, 187b
Miótomos, 29, 31f
Moela, 782f-783f, 783
Molares, do cão, 102, 102f
Monotoco, definição, 185, 186f
Mucocele salivar, 375b
Mucosa, 148, 148f
Mucosa cervical, 692, 694f
Mucosa da boca, 93, 93f
Mucosa gástrica, 116-118
Mucosa glandular, do ruminante, 677
Mucosa interna, 148, 148f
Mucosa nasal, 140, 142f
Mucosa olfatória, 337
Mucosa ruminorreticular, do ruminante,
  672-673
Muda, 776
Multífidos, 400
Multíparos, definição, 185
Musculatura mimética, 61, 61t
Músculo, 19-24
 ações do, 23-24, 24f
 adutores, 87f, 88
 no equino, 616
 anconeu, 478t-480t
 do equino, 582
 antebraço, do equino, 586-588

Músculo *(Cont.)*
 articulação do joelho e, 89
 associado à coluna vertebral, do cão e
  gato, 398-401, 399f
 auricular, 332
 bainha do reto, 48f, 49, 419-420
 bexiga, 172
 bíceps do braço, 78, 78f, 478t-480t
 bíceps, do equino, 580
 bíceps femoral, no equino, 612-613,
  614f
 braço, do equino, 579-582, 582f
 branco, 780b
 braquial, 78, 78f, 469-470, 478t-480t
  do equino, 581
 braquiocefálico, 63f-64f, 64, 76, 76f,
  385
  do equino, 574-575, 576f
 braquiorradial, 78-79
 bucinador, 495, 496f
 bulboesponjoso, 457
 caudal da coxa, 768
  no equino, 614-615, 615t
 caudal, no equino, 623-625, 626t
 cervical dorsal, 523-524
 cervical hipaxial, 400
 cintura, do equino, 574-576,
  576f-577f, 578t
 coccígeo, 48f, 50
 coluna lateral, 43
 coluna média (longuíssimo), 43, 44f
 coluna medial (sistema
  transverso-espinal), 44, 45f
 controlando movimentos, da cabeça,
  401, 401f
 coracobraquial, 77, 78f, 478t-480t
  do equino, 579, 581f
 cranial, no equino, 616
 craniolateral, 89
  no equino, 621-623, 625t
 cricoaritenóideo, 144-145, 144f
 cricotireóideo, 144-145, 144f
 curto dos dedos, 90
 cutâneo, 42, 43f, 63
  do ruminante, 664
 da coluna vertebral, 42-45, 43f
 da coxa, no equino, 612-616
 da mastigação, 105-106, 105f, 506-
  508, 508f
 da parede do abdome, 47-49, 48f
 da parede torácica, 45-47, 45f
 da perna, no equino, 621-625
 de deglutição, 375-376
 de expressão facial, 61, 494-495
 deltoide, 478t-480t
 deltoide, 77, 78f
  do equino, 578, 579f
 determinado, bulboesponjoso, 183
 digástrico, 105, 105f, 507, 508f
 divisão profunda, 62
 divisão superficial, 61-62, 62f
 do abdome
  do equino, 538, 538f
  do ruminante, 664, 666f
 do abdome, do ruminante, 665, 666f
 do dorso e pescoço, 524
 do membro pélvico, 483

Músculo *(Cont.)*

do membro torácico, 75-80, 75f, 79f, 478t-480t
do quadril, no equino, 612-616
do tórax, 527
do tronco, 42-50, 43f-44f
eletromiografia e, 24, 24f
elevador do ânus, 48f, 50
elevador do lábio superior, 495, 496f
elevador do pelo, 344-345
epaxial, 397f, 398-400
escaleno, 45
específico, elevador dos pelos, 8f
espinhal e semiespinhal torácico e cervical, 399-400
esplênio, 43-44, 44f, 63f, 398
esquelético, organização de, 21-23, 21f
esternocefálico, 63-64, 63f, 385, 478t-480t
esterno-hióideo, 64, 512f, 518-519, 519f
esternotireóideo, 64, 518-519, 518f
estiloglosso, 95, 96f
extensor comum dos dedos, 79f, 80
do equino, 587, 587f
extensor do carpo, 79-80, 79f
extensor do dedo, 478t-480t
no equino, 623, 625f, 631f
extensor, do equino, 581-582, 582f-583f, 584t
extensor lateral dos dedos, 89f, 90
do equino, 587, 587f
extensor medial dos dedos, 79f, 80
extensor oblíquo do carpo, do equino, 587f, 588, 588t
extensor radial do carpo, 478t-480t
do equino, 586-587, 587f
facial, 61-62
fibular longo, 89f, 90
fibular terceiro, no equino, 620f, 622-623, 626f
flexor do dedo, no equino, 624, 625f, 631f
flexor, do equino, 580-581, 581f-583f, 584t, 605f
flexor lateral, no equino, 625, 625f
flexor profundo dos dedos, 79f, 80
do equino, 588, 589f
flexor radial do carpo, 79f, 80, 478t-480t
do equino, 588, 589f
flexor superficial dos dedos, 79f, 80
do equino, 588, 589f
flexor ulnar do carpo, 478t-480t
do equino, 589f
fossa isquiorretal, 50
fuga, 779f
gastrocnêmio, 89f, 90
no equino, 623-624, 625f
gêmeos, 88
genioglosso, 95, 96f
genio-hióideo, 95, 96f
glúteo médio, 86-87, 87f
no equino, 613, 614f
glúteo, no equino, 612-613, 614t

Músculo *(Cont.)*

glúteo profundo, 86-87, 87f
no equino, 613
glúteo superficial, 86, 87f
no equino, 613, 614f
grácil, 87, 87f
no equino, 615
grande dorsal, 76, 76f, 478t-480t
do equino, 575, 576f
grupo extensor, 77-78, 78b
do equino, 586-588
grupo flexor, do equino, 588, 590t
hioglosso, 95, 96f
ilíaco, 45f, 49
iliocostal, 398
iliopsoas, 401
infraespinhoso, 77, 478t-480t
do equino, 578, 579f
intercostal, 45, 45f
interespinhais, 400
interósseo, 826
do equino, 594-597, 596f
intertransversários, 400
irrigação sanguínea e inervação de, 23
isquiocavernoso, 183, 457
laringe, 377-378
lombar hipaxial, 400-401
longo da cabeça, 44, 45f
longo do pescoço, 44, 45f, 63f
longo dos dedos, 89f, 90
longuíssimo, 398-399
longuíssimo da cabeça, 399
longuíssimo do atlas, 399
lumbricais do pé, 823
mamário, 779, 780b
masseter, 105, 105f, 506-507
mastigatório, 361
medial, no equino, 615-616, 615f, 615t
mesovário, 187f, 189f-190f, 190-191
milo-hióideo, 95, 96f, 96b
oblíquo, 327, 327f
oblíquo abdominal externo, do equino, 536, 536f
oblíquo do abdome, 43f, 47
oblíquo externo, do ruminante, 665, 666f
oblíquo interno
do equino, 536f, 537
do ruminante, 665, 666f
obturador externo, 88
obturador interno, 87f, 88
occipitomandibular, 507, 508f
ombro e, 464-467
omo-hióideo, 64, 518-519, 519f
omotransversário, 63f, 76, 76f, 478t-480t
do equino, 574-575, 576f
orbicular, 380
orbicular do olho, 362
parotidoauricular, 61-62
pectíneo, 87, 87f
no equino, 615-616
peitoral, 76, 76f, 464
peitoral descendente, do equino, 575, 577f
peitoral profundo, 478t-480t

Músculo *(Cont.)*

peitoral profundo, do equino, 576, 577f
peitoral superficial, 75f, 76
peitoral transverso, do equino, 575, 577f
pena, 775
pênis e, 183, 455-459
poplíteo, 89, 89f
no equino, 623
pronador quadrado, 79, 79f
pronador redondo, 79, 79f, 478t-480t
psoas, 49
psoas menor, 400-401
pterigoide, 105, 105f
pterigoide medial e lateral, 507, 508f
quadrado femoral, 88
quadrado lombar, 45f, 49
quadríceps femoral, 89
no equino, 616
redondo, 77, 78f, 466, 478t-480t
redondo maior
do equino, 578-579, 581f
regional
baço e, 422-424
cabeça e, 229, 230f
coração e, 215f-216f
do clitóris, 236, 236f
do pênis, 236
estômago e, 118, 425-428
fígado e, 127
glândulas adrenais e, 434-436
glândulas mamárias e, 418-419, 419f
intestinos e, 125, 428-431
pâncreas e, 131, 433
tireoide e, 206-207, 232
tronco braquiocefálico, 229
tronco costocervical, 230f, 231
tronco pulmonar e, 416
respiração e, 790
reto, 322f, 327, 327f
reto do abdome, 43f, 48-49
do equino, 536f, 537
reto do tórax, 44f, 45
reto ventral da cabeça, 44, 45f
retrator do bulbo, 326f, 327
romboide, 63f, 75f, 76-77, 478t-480t
do equino, 575, 577f
rotador profundo, 400
sartório, 88
no equino, 615
semimembranoso, 87f, 88
no equino, 612-615, 614f
semitendinoso, 87f, 88
no equino, 612-613, 614f
serrátil dorsal, 44f, 45
serrátil ventral, 75f, 77
do equino, 575-576, 577f
siríngeo, 786-787
sistema transverso-espinal, 399
subclávio, do equino, 576, 577f
subescapular, 77, 78f, 478t-480t
do equino, 578
supinador, 78-79, 478t-480t
supracoracoide, 779

Músculo *(Cont.)*
  supraespinhoso, 77, 78f, 478t-480t
    do equino, 578, 579f
  tarso e articulações dos dedos e, 89-90
  temporal, 105, 105f, 507, 508f
  tendões e, 22, 22f
  tensor, 478t-480t
  tensor da fáscia do antebraço, 78, 78f
    do equino, 582
  tensor da fáscia, no equino, 613, 614f
  tibial caudal, no equino, 624-625, 625f
  tibial cranial, 89f, 90
    no equino, 620f, 621-622
  tireoaritenóideo, 144-145, 144f
  transverso abdominal, 45f, 48
    do equino, 536f, 537
  transverso torácico, 45
  trapézio, 63f, 76, 76f
  tríceps do braço, 77-78, 478t-480t
  trigêmio, 60-61
  ulnar lateral, 79-80, 79f, 478t-480t
    do equino, 587-588, 587f
  uretra e, 173
  vaginal, 188
  variações na arquitetura de, 21-22, 22f
  vermelho, 780b
Músculo agonista, definição, 23
Músculo antagonista, definição, 23
Músculo cardíaco, 19-21
Músculo digástrico, 105, 105f
  do cão e gato, 373f
Músculo dilatador, 109
Músculo eretor do pelo, 344-345
Músculo esplênio, 398
Músculo esquelético, 21-23, 21f
Músculo Iliopsoas, 401
Músculo interósseo, 719, 720f-721f
  do equino, 594-597
Músculo liso, 19-21
  visceral, 116
Músculo longuíssimo, 398-399
Músculo longuíssimo da cabeça, 399
Músculo longuíssimo do atlas, 399
Músculo milo-hióideo, 95, 96f, 96b
Músculo oblíquo ventral, 327
Músculo psoas menor, 400-401
Músculo pterigoide, medial, do cão e gato, 373f
Músculos caudais da coxa, 768
Músculos da cintura, 75-77, 75f
  do equino, 574-576, 576f-577f, 578t
Músculos epaxiais, 398-400
  do cão e gato, 403
Músculos extensores, 313b
  do equino, 581-582, 582f-583f, 584t
Músculos flexores, do equino, 580-581, 581f-583f, 584t, 605f
Músculos glúteos, do equino, 612-613
Músculos hipaxiais lombares, 400-401
Músculos hipoaxiais do pescoço, 400
Músculos iliocostais, 398
Músculos interespinais, 400
Músculos intertransversários, 400
Músculos isquiocavernosos, 183, 457
Músculos rotadores profundos, 400
Músculos tríceps, do cão e gato, 403

N

Narinas, 139, 140f, 786
  abertura do ducto nas, 365f
  do equino, 492-494, 493f
Nariz, 139-142, 140f
  externo, 362
Nasofaringe, 106-107, 107f-109f, 374f
  do equino, 509, 513f
  do ruminante, 636, 638f, 644
Néfrons, 791
Neonato, 200-202, 201f
Neopálio, 277-278, 279f
Nervo
  abducente, 304
  acessório, 308
  alveolar inferior, 303f, 304
  auricular, 304-306
  aurículo-palpebral, 305, 305f
    do ruminante, 635
  aurículo-temporal, 303-304, 303f
  axilar, 309f, 310, 476-477, 476f
  bexiga e, 446
  bolsa gutural (divertículo da tuba auditiva) e, 510-511
  bucal, 303-304, 303f
  carótida interna, 316
  cauda equina, 396, 397f
  ciliar longo, 303, 303f
  corno e, do ruminante, 633, 636f
  cornual, do ruminante, 633, 636f
  cranial, 301
  cutâneo, do ruminante, 635-636, 638t
  da pelve, 688, 688f
  dentes e, 101
  depressor, 306
  descorna e, do ruminante, 633
  disfunção de, 476
  do abdome, 551, 551f
  do canal pterigoide, 304
  do equino
    carótida, 512, 515f, 520f
    facial, 496
  do membro pélvico, 489-491
    no equino, 628-631, 629f
  do membro torácico, 476-478, 476f
  do suíno
    cranial, 752
    epigástrica superficial, 752
    infraorbital, 740
    torácica interna, 752
  em camelídeos, 812
  específico
    abducente, 331
    facial, 331, 337
    maxilar, 331
    oculomotor, 331
    oftálmico, 331
    óptico, 331
    trigêmio, 331
    troclear, 331
    vestíbulo-coclear, 337
  espinal, 308-313
  esplâncnico, 314f, 316
  etmoidal, 303
  facial, 304-305, 305f, 362, 363f
    do ruminante, 635, 638t
  facial transverso, 303-304, 303f

Nervo *(Cont.)*
  femoral, 311, 312f, 489, 490f
    no equino, 628, 629f
  femoral cutâneo caudal, 312, 312f
  fibular, 312, 312f
    supraorbital, 497
    trigêmio, 497, 498t
  fibular comum, 312, 312f, 489, 490f
  fibular, no equino, 629f, 630
  fibular profundo, 312, 312f
  frênico, 308-309
  frontal, 302-303, 303f
  gênito-femoral, 311
  glossofaríngeo, 306
  glúteo caudal, 312
  glúteo cranial, 312
  glúteo, no equino, 628, 629f
  hipoglosso, 96b, 308
  iliohipogástrico, 311
  ilioinguinal, 311
  infraorbital, 303, 303f
  infratroclear, 303, 303f
  isquiático, 312, 312f, 489, 490f, 688
    no equino, 628-630, 629f
  lacrimal, 302-303, 303f
  laríngeo, 533
  laríngeo caudal (recorrente), 306-307
  laríngeo cranial, 306
  lingual, 303f, 304
  mandibular, 303, 303f
  massetérico, 303, 303f
  maxilar, 303, 303f
  mediano, 309f, 310, 476f, 477
  mentual, 303f, 304
  milohioide, 303f, 304
  miótomos e, 29, 31f
  musculocutâneo, 309f, 310, 476, 476f
  músculos e, 23
  nasal caudal, 303, 303f
  nasociliar, 303, 303f
  no tórax, 533
  obturador, 311-312, 312f, 688
    no equino, 628, 629f
  oculomotor, 302
  oftálmico, 302-303, 303f
  olfatório, 301-308
  óptico, 302, 319
  ossos e, 14
  palatino menor, 303, 303f
  peitoral, 309, 309f
  pele e, 339, 339f, 343
    do ruminante, 637f
  pélvico, 312f, 313, 446
    bexiga e, 172-173
  periférico, 27-28, 27f-28f, 28b, 798
    em camelídeos, 828
  perineal profundo, 313
  petroso maior, 304, 305f
  plantar, 312f, 313
    no equino, 630f
  plexo braquial, 28, 309-311, 309f, 798
  plexo lombossacro, 311-313, 312f, 552
  pterigopalatino, 303, 303f
  pudendo, 312f, 313, 552, 555f, 688
  radial, 309f, 310, 476f, 477-478
  ramos dorsais, 308
    do ruminante, 665-666

Índice

Nervo *(Cont.)*
ramos lombares ventrais, 311
ramos ventrais, 308-313
do ruminante, 666
ramos ventrais cervicais, 308-309
ramos ventrais torácicos, 311
regional
baço e, 422-424
cabeça e, 229, 230f
coração e, 215f-216f
do clitóris, 236, 236f
do pênis, 236
estômago e, 118, 425-428
fígado e, 127
glândulas adrenais e, 434-436
glândulas mamárias e, 418-419, 419f
intestinos e, 125, 428-431
pâncreas e, 131, 433
tireoide e, 206-207, 232
tronco braquiocefálico, 229
tronco costocervical, 230f, 231
tronco pulmonar e, 416
retal, 688
retal caudal, 313, 553
rins e, 790f
sacral e ramos ventrais caudais, 313
safeno, 311, 312f, 489, 490f
no equino, 628, 629f
subescapular, 309, 309f
sublingual, 303f, 304
superficial, 362, 363f, 497
aurículo-palpebral, 497
facial, 497, 498f, 498t
infraorbital, 497
mentual, 497
supraescapular, 309, 309f
temporal profundo, 303, 303f
tibial, 312f, 313, 489-491, 490f
no equino, 630-631
timpânico, 305f, 306
torácico lateral, 309, 309f
torácico longo, 309, 309f
toracodorsal, 309, 309f
trato gastrointestinal e, 549
trigêmio, 302-304, 303f
troclear, 302
tronco vagossimpático, no ruminante, 649
ulnar, 309f, 310-311, 476f, 477
vago, 118b
do ruminante, 683
vago, 306-307, 307f, 798
do ruminante, 662-663
vasos sanguíneos e, 442-443
vestíbulo-coclear, 306
zigomático, 303, 303f
Nervo aurículo-palpebral, 363f
Nervo axilar, 476-477
Nervo cervical, segundo, 363f
Nervo facial, 363f
Nervo femoral, 736, 737f, 737t
Nervo fibular comum, 738, 738f
Nervo hipoglosso, 96b
Nervo isquiático, 736
Nervo mediano, 477, 477f, 717f, 725-726

Nervo musculocutâneo, 476
Nervo obturador, 736, 736f
Nervo pudendo, equino, 552, 555f
Nervo radial, 477-478, 477f, 727
Nervos cranianos, núcleos de, 267-269, 271f, 272t
Nervoso periférico simpático sistema, 314f, 315-317, 316f, 317t
Nervos periféricos, 27-28, 27f-28f, 28b
em camelídeos, 828
Nervos vagos, do ruminante, 662-663
Nervo tibial, 736-738, 737f
Nervo ulnar, 477, 477f, 717f, 726-727, 727f-728f
Neuroglia, 255-256
Neurohipófise, 203-205
Neuromodulação, 254-255
Neurônio bipolar, 254, 255f
Neurônio multipolar, 254, 255f
Neurônios, 254, 254f
Neurônios motores inferiores, 286-287
Neurônios motores superiores, 288
Neurônio unipolar, 254, 255f
Neuroporos, 260, 260f
Neurotransmissor, 292
Nociceptores, 258
Nodo atrioventricular, 217-218, 217f
Nodos hemais, 242, 242f
Nódulos linfáticos, 122, 123f, 429, 797
Nomina Anatômica Veterinária, 1-2
Norepinefrina, 208
Notarium, 777f, 778
Núcleo caudado, 275f, 277
Núcleo hipoglosso, 268
Núcleo interposto, 270, 272f
Núcleo lentiforme, 277
Núcleo mesencefálico, do nervo trigêmio, 269
Núcleo pulposo, 36-37, 37f, 37b
Núcleo salivar rostral, 268-269
Núcleo salivatório caudal, 268-269
Núcleos basais, 277
Núcleos cocleares, 269
Núcleos cuneatos, 267, 271f
Núcleos fastigiais, 270, 272f
Núcleos gráceis, 267, 271f
Núcleo supraquiasmático, 206
Nulípara, definição, 185

O

Oblíquo caudal da cabeça, 401, 401f
Oblíquo cranial da cabeça, 401, 401f
Ocitocina, 198, 204, 205f
Oclusão cêntrica, 106
OCVs. *ver* Órgãos circum-ventriculares (OCVs)
Odontoblastos, 100, 134
Olécrano, 70, 467
do equino, 535
Olho(s), 318, 319f
anexos do, 325-329, 326f-329f
de aves, 776, 798-799, 799f
de camelídeos, 809-811, 810f, 810b-811b
do cão e gato, 360f, 366f, 378-381, 378f
do equino, 494, 494f, 516-517, 517f

Olho(s) *(Cont.)*
do ruminante, 645-646, 646f
inervação do, 330-331
irrigação sanguínea dos, 329-330, 330f
meio refrator do, 324-325, 324f-326f
túnica fibrosa do, 318-325, 319f
túnica interna do, 319f, 322-324
túnica vascular, 319f, 320-322, 321f
Oligodendrócitos, 255-256, 256f
Oligohidrâmnio, 198
Omaso, do ruminante, 667-668, 669f-670f, 675-676, 676f, 678f
Ombro
do cão e gato, 464-467, 467f
músculo do, 77, 78f
região, do equino, 576-579, 579f
ruminante, 715, 716f
Omento, do ruminante, 669f, 672f, 678-679
Omento maior
de camelídeos, 815
do cão e gato, 418f, 420-421, 421f-423f
do ruminante, 678-679, 680f-681f
visão geral do, 113, 114f, 134-135
Omento menor, 114f, 421-422
do ruminante, 679
Omotransversário, do equino, 574-575, 576f
Onfaloplacentas, 195
Oniquectomia, 476b
Operação de Forsell, 518-519
Opérculo, 786
Ora serrata, 319f, 322-323
Orbicular da boca, 363f
Orbicular do olho, 363f
Órbita, 52, 55f, 367f, 378-381, 378f
Órbita canina, 380f
Orelha, 331-337, 332f-336f
base da, 363f
de aves, 799
de camelídeos, 808, 809f
do cão e gato, 381-385
do suíno, 740
externa, 381-383, 382f
média e interna, 383-385
Orelha de porco, 679
Organogênese, 194
Órgão efetor, 254
Órgão gustativo, 338-339
Órgão olfatório, 337-338, 338f, 340b
Órgãos abdominais, do suíno, 753-758, 754f
Órgãos circum-ventriculares (OCVs), 205, 300f
Órgãos genitais
alterações funcionais de, 451-453, 452f
crescimento e alterações cíclicas em, 558f-559f, 562-563, 562f
do equino, 552-573, 573b
fêmea, 556-565, 558f
macho, 566-570
ovários, 557-558, 557b
pélvicos, 567-569, 567f
tubas uterinas, 558-559, 559f

Órgãos genitais *(Cont.)*
    útero, 557f, 559-561, 559f
    vagina, 556f-557f, 560f, 561
    vascularização e inervação, 562
    vestíbulo, 557f, 560f-561f, 561-562
    vulva, 557f, 560f-561f, 561-562
  desenvolvimento de
    feminino, 161-163, 162f-164f
    masculino, 159-161, 159f-162f
  do cão e gato, 446-462, 460f
  do suíno, 761-767, 762b, 767b
  feminino, 690-702
    alterações cíclicas em, 696-697
    aspectos de desenvolvimento, 695f-696f, 700-702, 701t
    crescimento de, 696-697
    do ruminante, 686-714
    gestação, 697, 700f
    macho, 702-706
    ovário, 690-691, 691f-693f
    parto, 697-700, 697f
    tuba uterina, 690-692, 691f-693f
    útero, 692, 693f-695f
    vagina, 689f-691f, 692-693
    vascularização, 694-696
    vestíbulo, 691f, 693-694
    vulva, 694
  idade e alterações cíclicas em, 187f-188f, 192-194, 193b
  macho
    alterações funcionais em, 705-706, 707f
    crescimento de, 705-706, 707f
    escroto, 702, 702f
    órgãos genitais pélvicos, 703-704, 703f
    pênis, 704, 704f-707f
    prepúcio, 704
    testículo, 702, 702f
  pélvicos, 180-182
Órgaos genitais, durante gestação, do equino, 563-565, 563f-565f, 563b
Órgãos genitais femininos, 184-202, 185b
  desenvolvimento dos, 161-163, 162f-164f
  idade e alterações funcionais dos, 192-200
  inervação dos, 191
Órgãos genitais masculinos, 173-184
  desenvolvimento de, 159-161, 159f-162f
  transporte de espermatozoides em, 183-184, 184b
Órgãos genitais pélvicos, 703-704, 703f
  de suínos, 765, 766f
Órgãos intraperitoneais, definições, 112-113
Órgão subcomissural, 205
Órgão subfornical, 205
Órgãos urinários, 165-173
  desenvolvimento de, 157-159, 158f
Órgão vestíbulo-coclear, 331
Órgão vomeronasal, 93-94, 94f, 337-338, 338f
  do equino, 498, 500f
  do ruminante, 638
Origem, definição, 23-24

Orofaringe
  de aves, 780-781, 781f
  do cão, 108f, 364f, 369f, 376f
  do equino, 509-510, 513f
  do gato, 364f, 369f, 376f
  do ruminante, 638f, 644
  visão geral da, 107, 108f
Oscilações, 18, 18f
"Oscilações,", 524-526
Ossículos da orelha, 334
Ossificação, 65, 65f
  do esqueleto do membro pélvico, 483t-484t
  ossos curtos e, 11
  ossos longos e, 11
  suturas e, 15
  tendões e, 22
Osso coracoide, 777f, 778
Osso coxal, 40, 41f
Osso do pênis, 157f, 182b, 455-456
Osso esplâncnico, 15
Osso esponjoso, 11, 14, 14f
Osso incisivo, 58f, 59, 370, 372f
"Osso lateral,", 602
Osso nasal, 59, 60f, 776-777, 777f
  crista horizontal do, 364f
Osso palatino, 776-777, 777f
Osso quadrado, 777, 777f
Ossos, 11-15
  aspectos biomecânicos de, 14, 14f
  classificação de, 11, 11f
  frontal, 364f
  longos, organização de, 11-14, 12f
  sacos aéreos e, 776
  variedades especializadas de, 14-15
Ossos chatos, 11
Ossos curtos, 11
Ossos da cocha, 40
Ossos do carpo, 71, 71f
  do cão e gato, 473, 474f
  do suíno, 768, 769f
  fraturas de, equino, 583b
Ossos do coração, 216f
Ossos do metacarpo, 72-73, 73f
  de equinos, 588
  do cão e gato, 472
Ossos do tarso, 83, 83f
  central e quarto, 732, 733f
  do cão e gato, 488-489, 490f
  do suíno, 769f
  primeiro, 732, 732f
Osso sesamoide distal (navicular), do equino, 590-591, 591f, 593f
Ossos longos, 11, 11f-13f, 65, 65f, 80-81, 81f
  fratura, 715f
Ossos pneumáticos, 15
Ossos sesamoides, 14-15, 22, 73, 81-82, 475
Osso temporal petroso, 374f
Osso trabecular. *ver* Osso esponjoso
Osteoartrite, articulação do jarrete e, 621
Osteologia, 29
Osteônio, 11, 12f, 14
Óstio, 794
Óstio primeiro, 223-224, 223f
Óstio retículo-omasal, do ruminante, 676

Óstio segundo, 223-224, 223f
Otite média, 383b, 385
Ovário
  artéria, 191, 192f
  de aves, 788f, 793, 794f-795f
  de camelídeos, 818
  de suínos, 761, 762f-763f
  do cão e gato, 446-448, 448f
  do equino, 557-558, 557f-558f, 557b
  ruminante, 690-692, 691f-693f
  visão geral do, 185, 186f-188f
Ovariohisterectomia, 447
Oviduto, 794, 794f-795f
Ovos, 795f
Ovulação, 193t, 193b, 451

P
Palato, 132f, 780-781
  duro, 364f, 368, 374f
Palato duro, 54, 57, 93-94, 93f-94f, 364f, 368, 374f
  do equino, 501-502
  do ruminante, 640
Pálato duro, 93
Palatofaríngeo, 109
Palato mole, 54, 93f, 106-109, 107f, 109f, 364f-365f, 369f, 376f-377f, 379f
  do equino, 502, 503f, 513f-514f
Paleopálio, 276-277
Paleopulmão, 787
Palhetas, 774-775, 775f
Pálio, 276
Palmar, definição, 2f, 3
Palpação
  abdominal, 438-440, 438b, 439f, 462-463
  anatomia regional e, 3
  retal, em suínos, 763b
Palpação retal
  em bovinos, anatomia de, 687f, 693f, 706-708, 708f
  em suínos, 763b
Pálpebras, 328-329, 328f, 798
  do ruminante, 645
  dos equinos, 494, 494f
  terceira, 379
Pâncreas
  de aves, 784-785
  de camelídeos, 816
  desenvolvimento de, 135-136, 136f
  do cão e gato, 433
  do equino, 542f-543f, 549
  do ruminante, 684
  do suíno, 756
  visão geral do, 129-131, 130f
Panículo adiposo, 9, 10f
Papila dental, 133
Papila filiforme, 368
  do ruminante, 640-641, 642f
Papila fungiforme, 369f
Papila incisiva, 93-94, 93f-94f
Papilas
  da língua, 95, 95f, 640-641, 642f
  da parede da orofaringe, 780-781
  dérmica, 8, 775, 775f
  do estômago, 783
  ruminal, do ruminante, 672-673, 675f

Papilas gustativas, 338, 339f
Papilas mamárias supranumerárias, 356
Papila valada, 369f
Parabrônquio, 787
Paracentese, 420b
Parafimose, 458b
Paragânglios, 208
Paralisia, radial distal, do equino, 610f
Paralisia radial, terço distal, do equino, 610f
Paralisia tibial, no equino, 631
Para (sufixo), definição, 185
Parede abdominal
  canal inguinal e, 48f, 49, 420
  do cão e gato, 419-420, 421f
  do equino, 535-540
    canal inguinal e, 538-540, 539f
    estrutura da, 535-538
    inervação, vascularização da, 540
    projeção visceral da, 547f
  do suíno, 752, 753f
  músculos da, 47-49, 48f
Parede arterial, componentes da, 225f
Parede (casco), 597-598, 722f, 723
  estrutura de, 599f
Parede gástrica, 116
Parede pélvica
  inervação, vascularização e drenagem
    linfática de, 552-553
  irrigação sanguínea à, em camelídeos, 820-821
Paredes, 112-113
Parede torácica
  articulações de, 39-40, 39f
  do cão e gato, 403-407, 405f-406f
  do equino, 527-529, 528f
  do ruminante, 658, 659f
  músculos de, 45-47, 45f
Parênquima, 166, 168f
Parte longa, 456
Parte medial do complexo nuclear
  caudoventral do tálamo (MCV), 280-282, 282f
Parte monostomática, 367f
Parto, 200-202, 453
  ruminante, 697-700, 698f-699f
Pássaros, anatomia de, 771-799, 799b
Patela, 81-82
  aparelho de estação passiva e, 626
  como osso sesamoide, 14-15
  do cão e gato, 485
  do equino, 616-617, 626f
Pécten do púbis, 40
Pectus excavatum, 403
Pedículos, 32
Pedúnculos cerebelares, 270f, 273
Pedúnculos cerebelares médios, 265
Peitoral descendente, do equino, 575, 577f
Pé. *ver também* Membro pélvico
  de aves, 773, 774f
  de camelídeos, 827, 827f-829f
  do suíno, 769f
Pele, 7-8, 8f, 358b
  da face, no equino, conformação e
    características externas de, 492
  de aves, 771-772

Pele *(Cont.)*
  de camelídeos, 802b
  desenvolvimento de, 343f
  do cão e gato, 359-360
  estrutura de, 341-343, 342f
  inervação segmentar de, 29, 31f
  redundância, do cão e gato, 361f
  sensação e, 339
Pelo, 343-346, 344f-347f
Pelos de proteção, 344, 345f
Pelos lanosos, 345, 345f
Pelos táteis, 339, 346, 347f-348f
Pelos tilotricos, 348f
Pelve
  anatomia de, 442-443, 443f
  anatomia geral de, 552-553, 553f-554f, 557f, 566f
  do equino, 552-573, 573b
  do suíno, 761-767, 762f
  e órgãos genitais do cão e gato, 442-463, 463b
  irrigação sanguínea à, 553
  vasos na, 463
Pelve renal, 169f-171f, 170-171
Pélvico, do ruminante, 686-714
Pena de sangue, 776
Pena de sangue, 776
Penas, 771, 774-776, 775f
Penas da asa, 774, 775f
Penas da cauda, 774
Penas de contorno, 774, 775f
Penas de revestimento, 775, 775f
Penas de voo. *ver* Penas de contorno
Pênis, 182-183, 182f-183f
  artéria do, 456, 458f
  de camelídeos, 817, 817f
  de suínos, 764f, 765, 767f
  do cão e gato, 455-459, 459f, 461f
  do equino, 568f-569f, 569-570
  ereção do, 183-184, 184b
  radiografia do, 443f
  retrator, 457
  ruminante, 704, 704f-707f
Pênis fibroelástico, 182, 183f
Pepsina, 116-118
Peptídeos, 204f
Percussão, 3-4
Pericárdio, 211-224, 212f-213f
Pericardiocentese, 662
Pericário, 256
Pericôndrio, 65
Perimétrio, 187b
Perimísio, 21
Períneo, 49-50, 442-443, 687-688
  anatomia geral do, 552-553, 553f-554f, 557f, 566f
Periodonto, 100
Período puerperal, 200-202
Perioplo, 722-723
  do equino, 599, 599f
Periórbita, 325-326
Periósteo, 13, 65
Peristalse, 119b
Peritônio, 113, 114f, 116, 540
Peritônio, 789, 789f
Peritônio parietal, 112f
Peritônio visceral, 112f

Perna
  do cão e gato, 485-488
  músculos da, 730f, 733
  ruminante, 729f, 730-734, 731f
Perose, 780
Pescoço
  conformação e características
    externas, 359-361, 360f-361f
    do ruminante, 632-635
    em ovinos e caprinos, 634-635
    no bovino, 632-633
  conformação e superfície
    anatomia de, 390
    características de, 522, 524f, 652
  de aves, 782f
  de camelídeos, 811-812, 811f, 811b
  do cão e gato, 390-402
  do dente, 99
  do equino, 522-526
  do ruminante, 652, 657b
  do suíno, 740
  músculos de, 60
    controle de movimentos de, 401, 401f
  ventral, 50-64, 385, 386f-387f
    do cão e gato, 359-389, 389b
    do equino, 517-521
    do ruminante, 632-651, 647f
Pescoço ventral, do ruminante, 632-651
Piamáter, 295, 396
Pigmentos carotenoides, 776b
Pilar do rume, do ruminante, 670
Pilares
  do equino, 536-537
  do pênis, 182, 182f
Pilares cerebrais, 274
Pilares coronários, do ruminante, 670
Piloro, 119b, 425
Piometra, 451
Pirâmides, 265-266, 267f
Placa cribriforme, 293-294, 293f, 364f
Placa dental, 94, 94f
Placa nasal, 139, 362-366
  do ruminante, 634
Placa rostral, 139, 140f
Placas de Peyer, 121f, 122, 123f
Placenta
  corioalantoica, 195-196
  cotiledonária, 195-196, 197f
  de camelídeos, 819, 820b
  discoidal, 195-196, 198f
  epiteliocorial, 196
  hemoendotelial, 196
  onfalo, 195
  zonária, 195-196, 197f
Placentação, 195-200, 197f-200f, 200t
  e desenvolvimento pré-natal, do
    equino, 565, 566t
Placenta corioalantoide, 195-196
Placenta corioendotelial, 451-452, 452f
Placenta cotiledonária, 195-196, 197f
Placenta discoidal, 195-196, 198f
Placenta epiteliocorial, 196
Placenta hemoendotelial, 196
Placenta zonária, 195-196, 197f
Placódios olfatórios, 131
Plano dorsal, 2f, 3

Plano mediano, 2f, 3
Plano nasal, 139, 140f
Plano nasolabial, 139
  do ruminante, 632
Plano sagital, definição, 2f, 3
Plano transverso, definição, 2f, 3
Plantar, definição, 2f, 3
Pleura, 148-149, 149f
  do cão e gato, 403-407, 406f-407f,
    406b
Pleura parietal, 148, 149f
Plexo braquial, 28, 28f. *ver também*
    Ramos nervosos de
Plexo coroide, 276, 296, 297f
Plexo lombar, 490f
Plexo lombossacro, 28, 736
Plexo pampiniforme, 175f-176f, 178,
    178f-180f
Plexos vasculares, em lhamas, 803
Plexo venoso, 696, 696f
Plexo venoso vertebral, 301
Plexo vertebral interno, do ruminante,
    655-656, 656f
Pneumatização, 776
Pneumonia brônquica, 659b
Poeira de queratina, 775
Policerado, 634
Polifiodonte, 98-99
Polihidrâmnios, 198
Pólipo nasofaríngeo, 375
Polítoca, definição, 185
Polpa, 99-100, 99f
Ponte, 265-267
Pontos de apoio, 23, 24f
Pontos lacrimais, 328f, 329, 380
Pontos máximos, 532
Porfirinas, 776b
Porta Intestinal cranial, 91, 92f
Portal intestinal caudal, 91, 92f
Posição de *cush*, de camelídeos, 830,
    830f
Postura animal, em relação à condição
    médica, 665t
Postura digitígrada, 72, 72f
Postura plantígrada, 72, 72f
Postura unguligrada, 72, 72f
Pré-estômago, do ruminante, 667-668,
    669f
Prega da veia cava, 149, 150f
Prega ruminorreticular, do ruminante,
    670
Pregas ariepiglóticas, 145
Prega urogenital, 160-161
Pré-molares
  do cão, 102, 102f
  do equino, 504-505, 506f
Prepúcio, 182-183, 182f-183f, 458-459
  de suínos, 764f, 765, 767f
  do equino, 568f-569f, 569-570
  ruminante, 704
Primeiro dente pré-molar, 504
Primórdio, 156
Procedimento de bloqueio de nervo, 727
Processo anconeo, 70f, 71
Processo condilar, 54-55, 56f
Processo corniculado, 143-144,
    144f-145f

Processo dorsal, 32
Processo estiloide, 70f, 71
Processo hamular, 58f, 59
Processo palatino, 132, 132f
Processo retroarticular, 52, 55f
Processos acessórios, 394
Processos hemais, 656, 657f
Processos paracondilares, 54, 55f
Processo transverso, 32
Processo vaginal, 420
Processo xifoide, 527
Processo zigomático, 52, 54f
Proctodeu, 131, 787f, 792f-793f, 793
Proeminência laríngea, 781
Pró-estro, 185b, 451
Progesterona, 193b
Prolactina, 204, 205f
Prolapso, de reto, 761
Pronador, 471
Pronéfro, 157, 158f
Propatágio, 779b
Propriocepção, 339-340
Prosencéfalo, 274-279
  arquipálio no, 278-279, 280f-281f
  desenvolvimento do, 262, 263t
  diencéfalo no, 274-276, 274f-275f
  neopálio no, 277-278, 279f
  núcleos basais no, 277
  paleopálio no, 276-277
  telencéfalo (cérebro) no, 262, 276
Prostaglandina, 198
Próstata, 181, 181f, 704
  de camelídeos, 817
  do cão e gato, 462, 462f
  do equino, 567f, 568
Protuberância de caçador (dor
    sacroilíaca), 612
Proximal, definição, 2f, 3
Pseudociese, 451
Psoas maior, 401
Pterigofaringeo, 109
Pterila, 774
Púbis, 40, 41f
Pulmões, 149-156, 151t, 152f-153f, 155f
  de aves, 787-790, 789f
  de camelídeos, 813
  do cão e gato, 407-408, 408f
  do equino, 528f-530f, 529-531, 530b
  do suíno, 749b
  pleura do, no ruminante, 658-659
Pulmões bovinos, 155f
Pulmões equinos, 155f
Pulverização, 458-459, 461f
Punção lombar, 396-397
Pupila, 381, 381f, 798-799
  do equino, 516
Putâmen, 275f, 277

Q
Quadrado lombar, 401
Quadril, músculos do, no equino,
    612-616
"Quartela,", 604f
Quarto ventrículo, 266
Queratinização, 341
Queratinócitos, 346
Quilha, 778

R
Raças braquicefálicas, 359-360, 360f
Raças dolicocefálicas, 359-360, 360f
Raças mesaticefálicas, 359-360, 360f
Rádio, 70, 70f, 467
Radiografias dorsopalmares, 473
Radiografia ventrodorsal
  da cabeça canina, 374f
  da pelve canina, 482f
Raios-X, 4
Raiz dorsal, anatomia da, 27, 27f
Raiz ventral, 25, 27f
Ramo, 54-55, 56f, 384f
Ramo cutâneo distal, 688
Ramo dorsal, 28, 28f, 726
Ramo do seio carotídeo, do nervo
    glossofaríngeo, 306
Ramo palmar, 726
Ramo ventral, 28, 28f
Rampa da retina, 324
  do equino, 516
Ranfoteca, 772
Ranilha, 349, 350f
  do equino, 600
reação, 337-338
Reação de flêmen, 368, 368f
Receptores proprioceptivos, 252
Recesso maxilar, 366f
Recesso nasal, 365-366
Recessos piriformes, 107-109, 109f
Rede mirabile (maravilhosa), 299, 299f
Redondo maior, do equino, 578-579,
    581f
Reflexo, 257, 257f
Reflexo corneal, 331b
Reflexo de retirada/flexor, 258, 258f
Reflexo de tosse, 155-156
Reflexo patelar, 257, 257f
Região de transição cecocólica, 546-547
Região perineal, 49-50, 687, 691f
Região pterigopalatina, 59
Respiração, 47, 790
Respirar. *ver* Respiração
Reticulite traumática, 675b
Retículo, do ruminante, 667-668, 669f,
    670-675, 674f, 675b, 676f, 680-
    681, 681f
Retina, 319f, 322-323, 323f, 798-799
  do ruminante, 645-646
Reto
  de aves, 784
  de suínos, 761, 762f
  do cão e gato, 443-446, 444f
  do equino, 553-555, 556f
  exame digital de, 462
  exploração de, 570-572, 570f
    no equino, 567f, 570-572,
      570f-571f
  ruminante, 689, 689f-691f
  visão geral do, 124, 138f
Reto dorsal maior da cabeça, 401, 401f
Reto dorsal menor da cabeça, 401, 401f
Reto lateral da cabeça, 401
Reto ventral da cabeça, 401, 401f
Retrator do bulbo, 326f, 327
Retrator do pênis, 183, 705
Reverberações, ultrassonografia e, 7

"Revestimento nasal,", 91-93
Rima da glote, 145
Rinencéfalo, 276
Rinite atrófica, 741, 743f
Rinoteca, 772
Rins, 165-170, 167f-170f, 167b-168b
   de aves, 790-791, 790f-791f
   de camelídeos, 816
   do cão e gato, 435, 436f-437f, 445-446, 445f
   do equino, 547f, 550-551, 550f
   do ruminante, 681f, 684-685, 685f
   do suíno, 756-758, 758f-759f
   palpação dos, 438-440
Ritmo circadiano, 206
Ronronar, 377-378
Rotação, 18, 18f
Rufos pupilares, 810
Rugas, 93-94, 93f, 116, 117f, 426-428
Rugido, 512, 515
Rume, do ruminante, 667-668, 669f, 670-675, 672f, 675b, 676f, 680-681, 681f
Ruminante
   membro pélvico do, 729-738
   membro torácico do, 715-728
Ruminorretículo, 675f

S

Saco alantoide, 136-138, 446
Saco alveolar, 151-152
Saco cego, 540-541
Saco cego, 540-541
Saco cervical, 789, 789f
Saco clavicular, 789, 789f
Saco conjuntival, 328
Saco lacrimal, 329
Saco peritoneal, 112
Saco pleural, 149, 149f
Sacos aéreos, 776, 789, 789f
Sacos anais, 124-125, 444, 444b
   glândulas dos, 355-356, 355f
Sacos torácicos, 789, 789f
Saco vitelino, 91, 92f, 451-452, 452f
Sacro, 34, 35f, 395
Sáculo, 335, 335f
Saída pélvica, músculo de, 49-50
Saliva, 98, 780-781
SARA. ver Sistema ativador reticular ascendente (SARA)
Secodonte, 102
Seio basilar, 300
Seio cavernoso, 300, 301f
Seio conchofrontal, 500-501, 500f
Seio da papila, 357, 357f
Seio frontal, 140f-142f, 141, 364f, 367f, 371f, 377f
   canino, 367f
   do equino, 498, 500-501
   do ruminante, 639f, 640
   felino, 367f, 373f-374f
Seio infraorbital, 786
Seio interdigital, glândulas de, 354, 354f
Seio lactífero, 357, 357f
Seio maxilar, 141-142, 142f
   do cão e gato, 365-366
   do equino, 498, 499f-501f, 501, 501b

Seio maxilar (Cont.)
   do ruminante, 639f, 640
   em ovinos e caprinos, 640, 640b
Seio medular, 26
Seio reto, 300
Seio sagital dorsal, 298f, 300
Seios paranasais, 124-125. ver também Sacos anais
Seios paranasais, 139
   do cão e gato, 362-366, 366f
   do equino, 498-501
   do ruminante, 636-640, 639f, 639b
   do suíno, 741, 742f-743f
Seio subcapsular, 26
Seios venosos, 25
Seio transverso, 300
Seio urogenital, 138f
Sêmen, 184
Semiespinhal da cabeça, 400
Sensações exteroceptivas, 252
Sensibilidade cutânea, 339
Septo horizontal, 795
Septo nasal, 139, 141f-142f
Septo nasal, 139, 141f-142f
Septo oblíquo, 795
Septo orbital, 325-326, 326f
Septos, cavidade corpórea de aves e, 795
Septo telencefálico (pelúcido), 279
Septo urorretal, 136-138, 138f
Serosa, 110, 116
Sialografia, 367-368
Sinal de "gaveta cranial", 485
Sinapses, 254, 254f
Sinartroses, 15
Sincondroses, 15
Sindesmologia, 29
Síndrome da cauda equina, 396
Síndrome de Horner, 512
Sinergistas, 23
Sínfise, 15-16, 16f
Sínfise da mandíbula, 60
Sínfise pélvica, 41-42
Sinóvia, 17
Sinsacro, 777f, 778
Sinsarcose, 67-68, 75
Sinusoides, 225-226
Siringe, 786-787, 788f
Sistema aferente somático, 279-280
Sistema ativador reticular ascendente (SARA), 284, 284f
Sistema basilar, 300
Sistema cardiovascular, 210-251, 251b
   anastomoses arteriovenosas do, 226, 226f
   capilares e sinusoides do, 225-226, 226f
   circulação colateral e, 228-229, 228f-229f
   feto, após o nascimento e, 239-241
   tecido erétil do, 226-227
   vascularização e inervação dos vasos do, 227, 227f
   visão geral do, 210
Sistema circulatório pós-natal, 240f
Sistema de ductos hepáticos, 128, 130f
Sistema digestório, 91-138, 92f. ver também elementos específicos desenvolvimento de, 131-136, 138b

Sistema do seio paranasal, do suíno, 741
Sistema enterocromafim, 120-122
Sistema enteroendócrino, 120-122
Sistema espinocervicotalâmico, 283
Sistema extralemniscal, 282-283, 282f-283f
Sistema extrapiramidal, 288-290, 289f
Sistema lemniscal, 280-282, 282f
Sistema límbico, 292-293
Sistema linfático, 241f
Sistema nervosa periférico parassimpático, 314-315, 317t
Sistema nervoso, 252-317, 317b
   elementos estruturais de, 254-256
   função estímulo-resposta, 257-258
   subdivisões de, 252-258, 253f
Sistema nervoso autônomo, 292
Sistema nervoso central, 252, 253f.
   ver também Prosencéfalo; Nervo; Medula espinal
   anatomia do, 263-273
   desenvolvimento do, 259-263, 260f-263f, 263t
   mesencéfalo no, 273-279
   metencéfalo no, 265-273
   morfologia funcional do, 279-290
   morfologia geral e embriologia do, 258-263
   processamento de informação aferente somática do, 279-284
   vias motoras somáticas do, 286-290, 287f
Sistema nervoso periférico, 252, 253f, 313-317, 314f
   parassimpático, 314-315, 317t
   simpático, 314f, 315-317, 316f, 317t
Sistema nervoso visceral, 290-293
Sistema piramidal, 288, 289f
Sistema respiratório, 139-156, 156b
   desenvolvimento de, 156, 156f
   laringe, 142-147, 143f
   nariz, 139-142, 140f
   pleura, 148-149, 149f
   pulmões, 149-156, 151t, 152f-153f, 155f
   traqueia, 147-148, 147f
Sistema retículo-espinal, 290
Sistema transverso-espinal, 399
Sistema triadan, 370
Sistema urogenital, 157-202, 157f-159f, 202b
   desenvolvimento de, 157-165
Smegma, 355
Sola, 722f-723f, 723
   do equino, 599-600, 602f
   hemorragia, 723b
Somatostatina (SS), 204, 205f
Somatotopia, 278
Somitos, 29, 31f, 60
Streptococcus equi, 512
Subclávio, do equino, 576, 577f
Subescapular, do equino, 578, 581f
Submucosa, 116
Substância branca, 256
Substância cinzenta, 256
Substância cinzenta periaquedutal, 274
Substância cinzenta periventricular, 284

Substância negra, 274
Substância própria, 319-320
Subtálamo, 275
Sulco central, 271f, 278
Sulco de Galvayne, 506
Sulco de Sylvius, 278
Sulco intertubercular, 69, 69f
Sulco reticular, do ruminante, 671-672, 673f
Sulco rinal, 276-277, 277f
Sulcos lábio-gengivais, 133
Superfície mastigatória, 99-100
Superfície oclusal, 99-100
Superfícies de contato, 99-100
Supinador, 471
Supraescapular, 725, 727f
Supraespinhal, 464, 466f
  do equino, 578, 579f
Sustentáculo do talo, 488-489, 490f
Sutura, 15, 15f

T
Tálamo, 274-275
"Talas,", 588
Tálus, 83, 84f, 488-489, 488f, 490f
Tapete, do ruminante, 645-646
Tapete lúcido, 320-321, 321f
Tarso, 328, 328f
  higromas de, 716b
Tarsometatársica, 777f, 779-780
Tártaro, 96
Tecido adiposo. *ver* Gordura
Tecido cavernoso. *ver* Tecido erétil
Tecido erétil, 226-227
Tecido linfoide associado ao intestino (GALT), 797
Tecido linfoide associado aos bronquíolos (BALT), 797
Tecodonte, 98-99
Tegmento, 274
Tegumento, de aves, 771-776
Tela Subcutânea, 8-9, 8f, 342, 343f
  do equino, 600
Telencéfalo, 262, 276
Tendão flexor profundo, 720
Tendões, 719-722
  cicatrização de, 23
  do equino, 594-597
Tendões dos flexores superficiais, 720, 721f
Tendões extensores, 719-720, 722f
Tensor do véu palatino, 109, 110f
Tentório cerebelar parte membranosa, 295, 295f
Tentório do cerebelo, 374f
Terceiras pálpebras, 328-329, 329f
Terminação corpuscular, 339
Testículos, 173-174, 175f-176f
  componente endócrino de, 176b
  de aves, 791-792, 791f-792f
  de camelídeos, 816
  desenvolvimento de, estágios em, 159-160, 160f
  de suínos, 763-765, 764f
  do cão e gato, 453-454
  do equino, 566-567, 566f, 571f
  função de, 176f, 178f-180f, 179-180

Testículos *(Cont.)*
  idade e alterações funcionais de, 459-462
  ruminante, 702, 702f
Teto, 273, 273f
Tíbia, 82, 82f, 485, 490f, 731-732, 733f, 779-780
  no equino, 618-619, 620f
Tibiotarso, 777f, 779-780
Tilópodes, 827
Timo, 250, 251f
  de aves, 797-798
  do cão e gato, 412-416, 415f
  do equino, 521, 533
  do ruminante, 648, 648f, 662-663
  do suíno, 745
Timo, 684
Tímpano, 107, 383f
Tireoaritenóideo, 144-145, 144f
Tireofaringeo, 109, 110f
Tomografia, 4, 6f
Tomografia computadorizada (TC), 4, 6f
Tonsila, 107, 108f, 375
  cecal, 784
  do suíno, 745, 745f
Tonsila cecal, 784
Tonsila faríngea, 107, 108f
Tonsila palatina, 107, 108f, 369f, 376f
Topografia abdominal, de camelídeos, 813
Tórax, 29, 31f
  da alpaca, 812-813, 813f
  de lhama, 812-813
  do cão e gato, 403-417
    anatomia de superfície de, 403, 404f-405f
    conformação de, 403, 403f-404f
    estruturas linfáticas de, 416-417, 417t, 417b
    grandes vasos e nervos dentro, 416, 416f
  do equino, 527-534, 530f, 532f, 534b
    estruturas linfáticas de, 533-534
  do ruminante, 658-663, 659f-662f, 663b
  do suíno, 748-751, 749f-751f, 749b, 751b
    estruturas linfáticas de, 749-751, 751f
Toro
  do ruminante, 677
  muito proeminente, 754
Toros. *ver* coxins palmares e plantares
Toros sinoviais, 18
Torsão uterina, 819b
Trabécula septomarginal, 214-216
Trago, 381-382, 382f
Transdutores, 7
Translação, 18
Trapézio, 464, 466f, 478t-480t
Traqueia, 147-148, 147f
  de aves, 782f, 786-787
  do cão e gato, 379f, 386, 412-416
  do equino, 513f, 519, 533
  do ruminante, 647, 662-663
Traqueostomia, do equino, 533b
Trato alimentar, 91, 92f

Trato corticoespinal, 288
Trato espinocerebelar, 283-284
Trato espinorreticulotalâmico, 284
Trato espinotalâmico, 283
Trato gastrointestinal, 115, 116f
  vascularização, drenagem linfática, e inervação do, 548-549
Trato lateral, 276-277
Trato medial, 276-277
Trato olfatório, 267f, 276-277
Trato respiratório cranial, obstrução de no equino, 502b
Trato rubroespinal, 266f, 290
Trepanação, do equino, 501b
Triângulo de Viborg, 512
Trocânter, 769
  do equino, 612, 613f
Trocater, do ruminante, 683
Tróclea, 325-326, 326f
  femoral, no equino, 616-617
Tróclea femoral, no equino, 616-617
Trombo em "sela", 435b
Tronco, 29-50
  de camelídeos, 811-812
  esqueleto e articulações de, 31-42
  músculos de, 42-50, 43f-45f, 75
  plano e desenvolvimento, 29-31, 30f
Tronco arterioso, partição de, 225f
Tronco braquiocefálico, 416
Tronco facial, do equino, 497
Tronco lombossacral, 312
Tronco pulmonar, 215f, 229, 416
Troncos lombares, 249, 249f
Tronco traqueal, 389
TSH. *ver* Hormônio tireoestimulante (TSH)
Tubas auditivas, 334-335
Tubas auditivas (de Eustáquio), 107, 107f
Tubas de Eustáquio. *ver* Tubas auditivas
Tuba uterina, 185-186, 189f, 690-692, 691f-692f
  de suínos, 761, 763f
  do equino, 558-559, 559f
Túber cinéreo, 276
Tuber coxal, 40, 41f
  do equino, 535, 538f, 546f, 612, 613f-614f
  do suíno, 768
Tubérculo, 38, 464
Tubérculo intervenoso, 213-214, 214f
Túber isquiático, 40, 41f
  de suínos, 761
  do equino, 612, 613f
Tuber sacral, do equino, 612, 613f
Tubo gástrico, passagem de, 814b
Túbulo mesonéfrico, 157
Túbulo seminífero, 174, 175f
Túnica adventícia, 224-225, 225f
Túnica albugínea, 159-160, 160f, 175f, 183f, 187f, 767f
  do equino, 566-567
Túnica dartos, 178-179
Túnica fibrosa, 127
Túnica fibrosa (do olho), 318-325, 319f
Túnica interna, 224-225, 225f
Túnica interna (do olho), 319f, 322-324
Túnica media, 224-225, 225f

Túnica muscular, 117f
Túnica vaginal, 177-178, 177f-179f, 539
Túnica vascular (do olho), 319f, 320-322, 321f

U

Úbere, 708-714, 709f-714f, 714b
  do equino, 572-573, 572f-573f
Ulna, 70, 70f, 467
Ultrassonografia, 6, 7f, 452-453, 453f, 762f
  para equino, 562
Úmero, 69, 69f
  de aves, 777f, 778-779
  do cão e gato, 464, 471f
  do equino, 577, 579f
Unhas, 349-352, 351f
Unidade motora, 23
Unípara, definição, 185
Ureter, 170-171, 172f
  de aves, 790-791, 795f
Uretra
  do cão e gato, 446, 447f, 455f-456f
  feminina, 172f, 173, 174f
    de suínos, 761, 762f, 764f
    do equino, 555-556, 556b, 557f
  masculina, 181f
  pélvica, do garanhão, 567f, 572
  ruminante, 689-690, 689f-691f
Uretra pélvica, 704
  de suínos, 766f
Urodeu, 792-793, 792f-793f
Urografia, 437f
Útero, 164f, 172f, 186-187, 187b, 189f
  abordagem cirúrgica, 692b
  artéria, 191, 192f
  de aves, 794-795, 794f
  de suínos, 761
  do cão e gato, 448-449
  do equino, 557f, 559-561, 559f
    característica proeminente de, 564
  gestação e, 194, 195f
  ligamentos de, redondo, 191
  ruminante, 692, 693f-695f

V

Vaca, cavidade pélvica da, 686, 686f
Vagina, 172f, 187-188, 189f, 795, 795f
  de suínos, 762, 763f
  do cão e gato, 448f, 449-451, 450f-451f
  do equino, 556f-557f, 560f, 561
  ruminante, 690f-691f, 692-693, 696f
Vagina sinovial, 22, 22f
Valva aórtica, do equino, 533b
Valva atrioventricular, 214-216, 215f, 217f
Valva pulmonar, 216, 216f
  do equino, 532, 532f
Vascularização, ruminante, 694-696
Vasoconstrição, 125
Vasopressina, 204, 205f
Vasos caudais medianos, do suíno, 748
Vasos, do cão e gato, 435-436
Vasos linfáticos, 26, 26f
  cisterna do quilo, 26f, 125, 438
  ducto torácico, 125

Vasos sanguíneos, 224-229
  artérias, 224-225
  do equino, 606-608, 606f-608f
  ruminante, 724-725
Vasos sanguíneos periféricos, 24-25, 25f
Vasos superficiais, do cão e gato, 362
Veia angular do olho, 363f
Veia cava caudal
  de aves, 797
  no cão e gato, 416
Veia cava cranial
  no cão e gato, 416
  punção, 746b, 746f
Veia esplênica, 125
Veia jugular externa, 363f
Veia ovárica, 696
Veia porta, 125, 127, 127f
Veia porta hepática, no ruminante, 683
Veias, 23, 25, 25f, 226, 734-735, 735f
  abdome e, 540
  cauda e, do ruminante, 656, 656f
  cefálicas, 467, 469f
  de aves, 796-797
  do cão e gato, 467b, 470f
  do equino
    carótida, 512, 515f, 520f
    facial, 496
  do membro pélvico, no equino, 628
  dorsal, 457
  específica
    ázigos, 214f, 234, 237, 238f
    cardíaca, 218, 220f-221f
    ducto arterioso, 239-241
    ducto venoso, 239-240, 239f
    hepática, 238, 238f
    ilíaca, 237, 238f
    intra-abdominal, 239
    jugular, 237, 238f, 387f, 796-797
    mesentérica, 797
    porta, 238, 238f
    porta-hepática, 797
    pulmonar, 215f, 229
    renal, 237, 238f
    seio coronário, 237
    subclávia, 237, 238f
    veia cava, 237-239, 238f, 797
  espinal, 524-526
  estômago e, do ruminante, 680
  facial, 363f
    do ruminante, 636
  fígado e, de ruminante, 683
  frontal, do ruminante, 636
  jugular, do ruminante, 646-647
  leite, do ruminante, 666
  línguo-facial, 362, 363f
  maxilar, 363f
  no canal vertebral, 397-398
  ovárica, 191, 191f
  pênis e, 183, 455-459
  porta, 436
  regional
    baço e, 422-424
    cabeça e, 229, 230f
    coração e, 215f-216f
    do clitóris, 236, 236f
    do pênis, 236
    estômago e, 118, 425-428

Veias (Cont.)
  fígado e, 127
  glândulas adrenais e, 434-436
  glândulas mamárias e, 418-419, 419f
  intestinos e, 125, 428-431
  pâncreas e, 131, 433
  tireoide e, 206-207, 232
  tronco braquiocefálico, 229
  tronco costocervical, 230f, 231
  tronco pulmonar e, 416
  renal, do ruminante, 684
  rins e, 170
  safena lateral, 487, 487f
  testículos e, 174
  uretra feminina e, 173
  uterina, 191, 191f
  útero e, 448-449, 449f
  varicose, 329-330, 330f
  vascularização, inervação e, 227
Veia safena, lateral, 734-735, 735f
Veia safena medial, 734-735, 735f
Veias cefálicas, 725, 726f
Veias cefálicas acessórias, 725, 726f
Veias hepáticas, 127-128
Veias pulmonares, 229
Veias sistêmicas, 237-239
Veias superficiais, 735
Vela medular, 266
Veludo, 353
Venopunção, em aves, 797b
Venopunção jugular, 812b
Ventilação, do equino, 531
Ventral, definição, 2f, 3
Ventrículo, 783. *ver também* Estômago
Ventrículo direito, 214-216, 215f-216f
Ventrículo esquerdo, 215f-216f, 216
Ventrículos, 213
Ventrículo terminal, 524
Vermis, 270, 272f
Vértebras caudais, 395
Vértebras cervicais, 392f, 394, 401-402, 401f, 777-778, 777f
  da lhama, 811, 811f
Vértebras lombares, 394-395, 395f
Vértebras sacrais, 395
Vértebras torácicas, 393f, 394, 402, 777f, 778
Vértebras toracolombares, 402
Vesícula biliar
  do cão e gato, 431-432
  do equino, 549
  visão geral do, 127-128, 128f-129f, 135, 135f
Vestíbulo, 145, 145f, 172f, 174f, 188, 189f-190f
  de suínos, 762, 763f
  do cão e gato, 449-451, 450f-451f
  do equino, 501-502, 557f, 560f-561f, 561-562
  na laringe, 645
  ruminante, 691f, 693-694, 693f
Véu omental, 421
Véu palatino, 109
Vias aéreas craniais, de camelídeos, 808-809, 809b, 810f
Vias aferentes, 252

Vias aferentes somáticas, 252
Vias aferentes somáticas especiais, 253, 284-286
Vias aferentes viscerais, 252, 291-292
Vias aferentes viscerais especiais, 253
Vias descendentes. *ver* Vias eferentes
Vias eferentes, 252
Vias eferentes somáticas, 253
Vias eferentes viscerais, 253, 292, 292f
Vias motoras somáticas, 286-290
Vias proprioceptivas subconscientes, 283-284
Vias somáticas auditivas, 285-286, 287f

Vias somáticas visuais, 284-285, 285f
Vias vestibulares, 285, 286f
Vilosidades aracnoides, 298
Vilos, intestinais, 120, 122f
Vírus, 195
Vísceras, 91, 112-113
    irrigação sanguínea às, em camelídeos, 820-821
    topografia de, 113-115, 114f
Vôlvulo, 682b
    gástrico, 428b
Vôlvulo gástrico, 428b
Voz, 786-787

Vulva, 172f, 174f, 188, 189f-190f
    de suínos, 762, 762f-763f
    do cão e gato, 449-451, 450f-451f
    do equino, 557f, 560f-561f, 561-562
    ruminante, 693-694, 693f

Z

Zigodáctilo, 773
Zona alba. *ver* Linha branca
Zona parenquimatosa, 185
Zonas autônomas, de inervação cutânea, 611